MARTIN NEGWER

Organisch-chemische Arzneimittel und ihre Synonyma

Organic-chemical drugs and their synonyms

ORGANIC-CHEMICAL DRUGS AND THEIR SYNONYMS

(an international survey)

5th revised and enlarged edition

by
MARTIN NEGWER

Volume II

ORGANISCH-CHEMISCHE ARZNEIMITTEL UND IHRE SYNONYMA

(eine internationale Übersicht)

5. neubearbeitete, stark erweiterte Auflage

von

MARTIN NEGWER

Band II

AKADEMIE-VERLAG · BERLIN
1978

Erschienen im Akademie-Verlag, 108 Berlin, Leipziger Straße 3—4

Lizenznummer: 202 · 100/537/78
Einband und Schutzumschlag: Karl Salzbrunn
Gesamtherstellung: VEB Druckhaus „Maxim Gorki", 74 Altenburg
Bestellnummer: 762 427 5 (5300) · LSV 2067
Printed in GDR

3436 (2871) $C_{17}H_{24}N_6O_2$

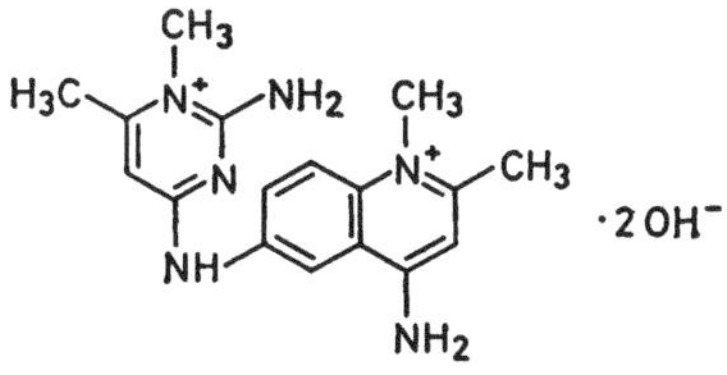

4-Amino-6-(2-amino-6-methyl-4-pyrimidinyl-amino)-chinaldin-1,1'-bis-methylhydroxid = 4-Amino-6-[(2-amino-1,6-dimethylpyrimidinium-4-yl)amino]-1,2-dimethylchinolinium-dihydroxid (●)

H Bis-methylsulfat (3270-78-8)

S Antrycid(e), *Chinapyramin*, M 7555, *Quinapyramine*

V Chemotherapeuticum gegen Trypanosomen-infektionen

3436-01 (2871a) 12650-36-1

H Dichlorid

S Pyraldin

V Chemotherapeuticum

3437 (2872) $C_{17}H_{24}O_2$

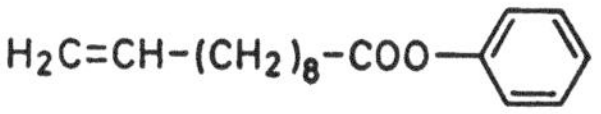

Phenylundec-10-enoat = Undecylensäurephenyl-ester = 10-Undecensäurephenylester (●)

S Ederphyt-Wirkstoff

V Antimykoticum

3438 (2873) $C_{17}H_{24}O_3$
456-59-7

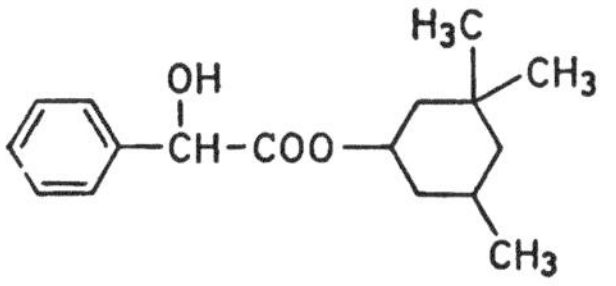

3,3,5-Trimethylcyclohexylmandelat = Mandel-säure-3,3,5-trimethylcyclohexylester = α-Hy-droxybenzenessigsäure-3,3,5-trimethylcyclohexyl-ester (●)

S Acyclin, Anaspast, Anavascular, Anticen, Apo-selebin, Arachinol, Arto-Espasmol, B.S. 572, Capilan, Capistar, Ceaclan, Cepidan, Ciclol, Ciclospasmol, Circle-one, Circulat, Clandilon, Cyclan „Nichiiko; Ohta“, Cyclandel, *Cyclandelat***, Cyclansato, Cycleat, Cyclolyt, Cyclomandol, Cycloplex, Cyclospasmol „Brocades“, Cycralate, Dilatan „Isis-Portugal“, Eparan, Farmapasmol, Hacosan, Hi-Cyclane, Leiopan, Lisospasm, Mandelic, Marucyclan, Mitalon, Newcellan, Perebral, Pericyclon, Saiclate, Sancyclan, Sepyron, Sikureat, Spadelate, Spasmione, Spasmocyclon(e), Syklandol, Tohcyclan, Vasodyl, Vasosyklan, Venala, Zirkulat

V Spasmolyticum, Vasodilatans

3439 (2874) $C_{17}H_{24}O_3$
89-46-3

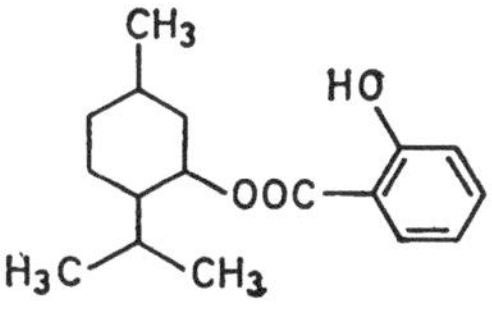

3-*p*-Menthylsalicylat = Salicylsäurementholester = (1α,2β,5α)-2-Hydroxybenzoesäure-5-methyl-2-(1-methylethyl)cyclohexylester (●)

S Salimenthol, Samol

V Antineuralgicum, Antirheumaticum

3440 (2875) $C_{17}H_{24}O_4$
4682-50-2

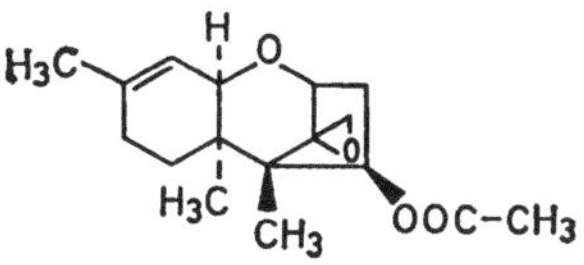

Trichodermolacetat = (4β)-12,13-Epoxytri-chothec-9-en-4-olacetat (●)

S *Trichodermin*, WG 696

V fungicid u. cytostatisch wirksames Antibioticum aus Trichoderma viride

3441 *(2876)* $C_{17}H_{24}O_5$
11 054-16-3

S *Naematolin, Nematolin*

V Antipolio-Virus, Coronarvasodilatans (Wirkstoff aus dem Pilz Naematoloma fasciculare)

3442 *(2877)* $C_{17}H_{25}N$
77-10-1

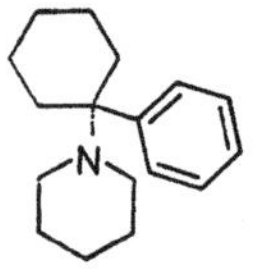

1-(1-Phenylcyclohexyl)piperidin (●)

H Hydrochlorid (956-90-1)

S CI-395, CN-25 253-2, GP-121, NSC-40 902, *Phencyclidinhydrochlorid***, Sernyl, Sernylan

V Analgeticum, Anästheticum

3443 *(2878)* $C_{17}H_{25}NO$
22 232-64-0

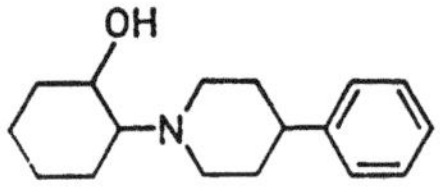

2-(4-Phenylpiperidino)-cyclohexanol = 2-(4-Phenyl-1-piperidinyl)cyclohexanol (●)

S AH 5183

V Muskelrelaxans

3444 $C_{17}H_{25}NO$
27 507-45-5

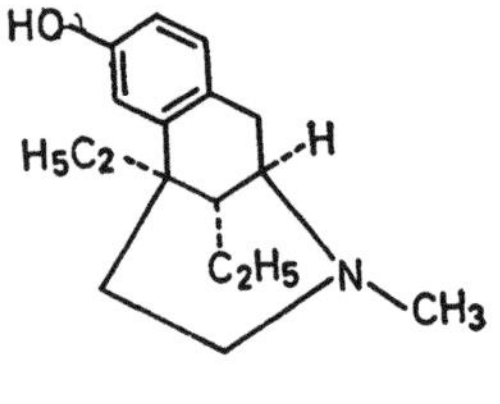

6,11α-Diethyl-1,2,3,4,5,6-hexahydro-3-methyl-2,6-methano-3-benzazocin-8-ol = (11α)-6,11-Diethyl-1,2,3,4,5,6-hexahydro-3-methyl-2,6-methano-3-benzazocin-8-ol (●)

H Hydrochlorid (10 286-45-0)

S GPA 2087

V Analgeticum

3445 *(2879)* $C_{17}H_{25}NO_2$
3670-68-6

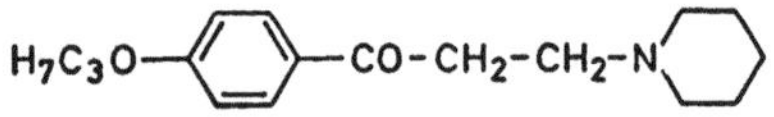

β-Piperidino-*p*-propoxypropiophenon = β-Piperidinoethyl-4-propoxyphenylketon = 3-(1-Piperidinyl)-1-(4-propoxyphenyl)-1-propanon (●)

H Hydrochlorid (1155-49-3)

S Anaesthesie-Spray „VEB Jenapharm", Exofalicain, Exotancain, Falicain (neue Form), Ophthafalicain, *Propipocainhydrochlorid***, *Propoxypiperocainum hydrochloricum*

V Lokalanästheticum

3446 *(2880)* $C_{17}H_{25}NO_2$
3686-86-0

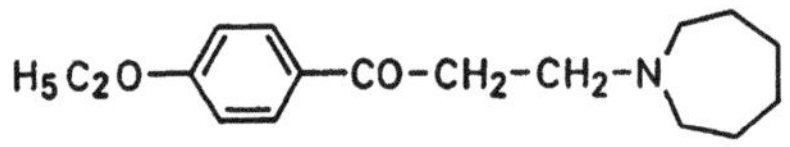

β-(Perhydroazepin-1-yl)-*p*-ethoxypropiophenon = β-Hexamethylenimino-*p*-ethoxypropiophenon = 1-(4-Ethoxyphenyl)-3-(hexahydro-1*H*-azepin-1-yl)-1-propanon (●)

H Hydrochlorid (18 075-21-3)

S Etamin, Ethamine, TG-5

V Oberflächenanästheticum

3447 $C_{17}H_{25}NO_2$
134-09-8

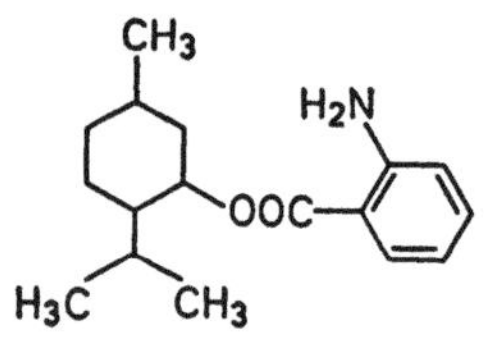

3-*p*-Menthylanthranilat = 2-Aminobenzoesäure-[1*R*-(1α,2β,5α)]-5-methyl-2-(1-methylethyl)cyclohexylester (●)

S A-Fil-Wirkstoff, *Menthylanthranilat*

V Lichtschutzmittel

3448 *(2881)* $C_{17}H_{25}NO_2$
64-39-1

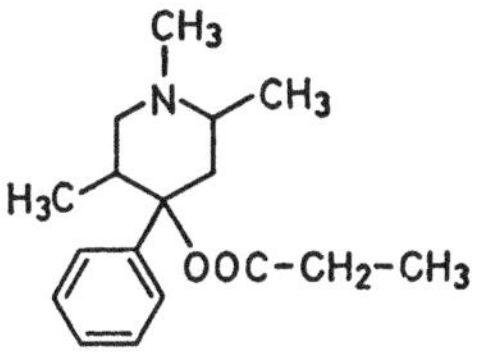

1,2,5-Trimethyl-4-phenyl-4-piperidylpropionat = 1,2,5-Trimethyl-4-phenyl-4-propionyloxypiperidin = 1,2,5-Trimethyl-4-phenyl-4-piperidinolpropanoat(ester) (●)

H Hydrochlorid **(125-80-4)**

S *Promedol(um), Trimeperidinhydrochlorid***

V Analgeticum

3449 *(2882)* $C_{17}H_{25}NO_2$
468-51-9

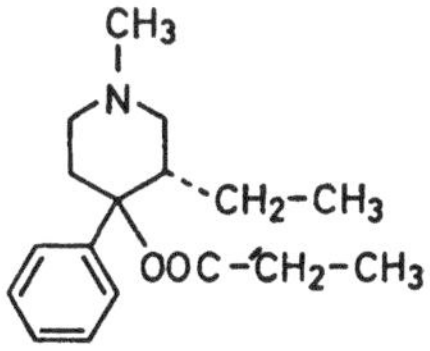

3α-Ethyl-1-methyl-4-phenyl-4α-piperidylpropionat = 3α-Ethyl-1-methyl-4-phenyl-4α-propionyloxypiperidin = *cis*-3-Ethyl-1-methyl-4-phenyl-4-piperidinolpropanoat(ester) (●)

S *Alfameprodin, Alphameprodin***

V Analgeticum

3450 *(2883)* $C_{17}H_{25}NO_2$
468-50-8

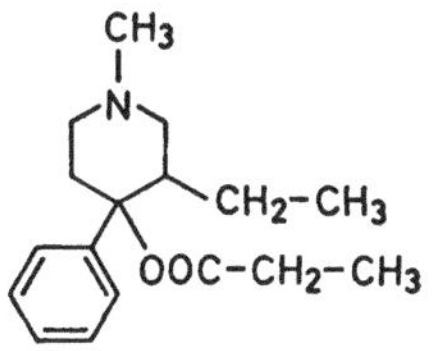

3β-Ethyl-1-methyl-4-phenyl-4α-piperidylpropionat = 3β-Ethyl-1-methyl-4-phenyl-4α-propionyloxypiperidin = *trans*-3-Ethyl-1-methyl-4-phenyl-4-piperidinolpropanoat(ester) (●)

S *Betameprodin***, Meprodine, Nu-1932

V Analgeticum

3451 *(2884)* $C_{17}H_{25}NO_2$
509-84-2

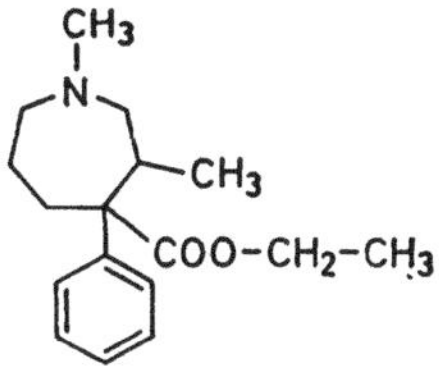

1,3-Dimethyl-4-phenylperhydroazepin-4-carbonsäureethylester = 1,3-Dimethyl-4-carbethoxy-4-phenylhexamethylenimin = Hexahydro-1,3-dimethyl-4-phenyl-1*H*-azepin-4-carbonsäureethylester (●)

S *Metethoheptazin***, Wy-535

V Analgeticum

3452 *(2885)* $C_{17}H_{25}NO_2$
77-14-5

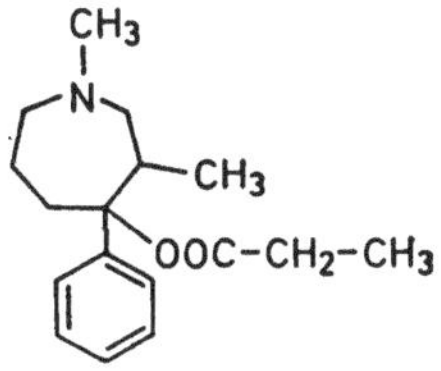

1,3-Dimethyl-4-phenylperhydroazepin-4-ylpropionat = 1,3-Dimethyl-4-phenyl-4-propionyloxyhexamethylenimin = Hexahydro-1,3-dimethyl-4-phenyl-1*H*-azepin-4-olpropanoat(ester) (●)

S *Diméphéprimine, Proeptazina, Proheptazin***, Wy-757

V Analgeticum

3453 *(2886)* $C_{17}H_{25}NO_2S$
53230-07-2

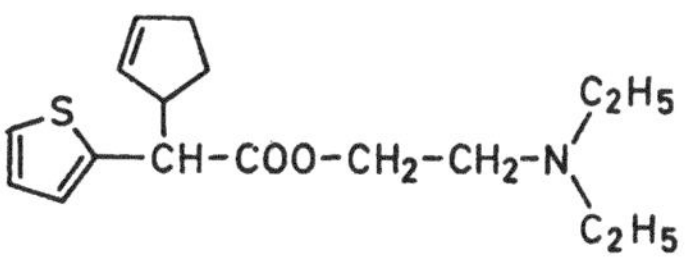

α-(2-Cyclopentenyl)-α-(2-thienyl)-essigsäure-β-diethylaminoethylester = α-2-Cyclopenten-1-yl-2-thiophenessigsäure-2-(diethylamino)ethylester (●)

H auch Hydrochlorid **(7558-84-1)**

S Neotropin „Warner Hudnut", W 290

V Spasmolyticum

3454 *(2887)* $C_{17}H_{25}NO_3$
512-15-2

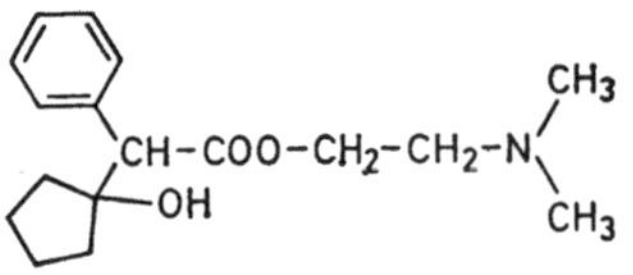

β-Dimethylaminoethyl-(1-hydroxycyclopentyl)-phenylacetat = α-(1-Hydroxycyclopentyl)-phenylessigsäure-β-dimethylaminoethylester = α-(1-Hydroxycyclopentyl)benzenessigsäure-2-(dimethylamino)ethylester (●)

H Hydrochlorid (5870-29-1)

S Ciclolux, Ciclopegic, Cicloplegicedol, Cicloplegico „Oculum", Cicloplegil, Colircusi ciclopejico, Cyclobar, Cyclogyl, Cyclopen „Irving", Cyclopentol, *Cyclopentolathydrochlorid*, Cyclopentylate, Cyplegin, G. T. 75, Mydplegic, Mydrax, Mydrilate, Nova-Cyclo, Oftan-syklo, Zyklolat

V Spasmolyticum, Mydriaticum

3455 *(2888)* $C_{17}H_{25}NO_3$
100-91-4

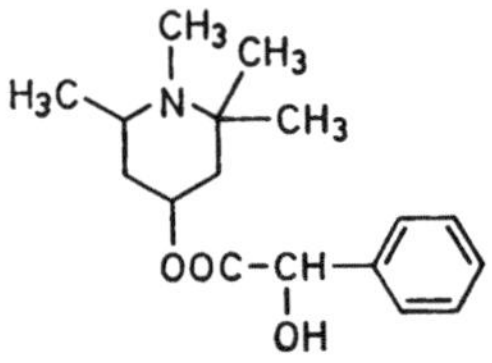

1,2,2,6-Tetramethyl-4-piperidylmandelat = 1,2,2,6-Tetramethyl-4-hydroxypiperidinphenylglykolat = α-Hydroxybenzenessigsäure-1,2,2,6-tetramethyl-4-piperidinylester (●)

H auch Hydrochlorid (536-93-6)

S *Eucatropin***, Euphthalmin

V Mydriaticum

3456 *(2889)* $C_{17}H_{25}NO_3$
27591-01-1

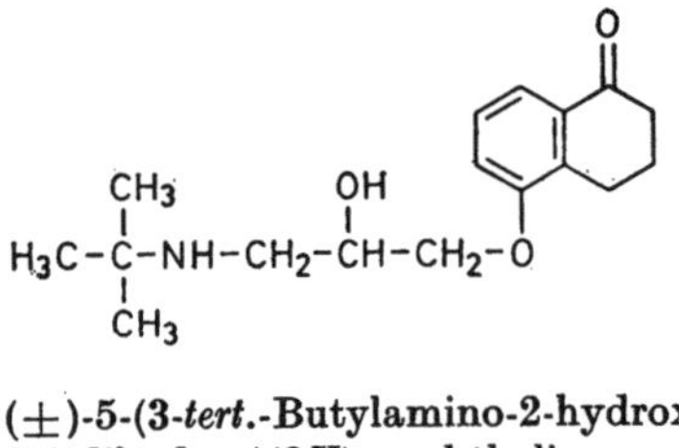

(±)-5-(3-*tert.*-Butylamino-2-hydroxypropoxy)-3,4-dihydro-1(2*H*)-naphthalinon = (±)-5-[3-[(1,1-Dimethylethyl)amino]-2-hydroxypropoxy]-3,4-dihydro-1(2*H*)-naphthalenon (●)

H auch Hydrochlorid (31969-05-8)

S *Bunolol***, W 6412 A

V adrenergischer β-Rezeptorenblocker

3457 *(2890)* $C_{17}H_{25}NO_3$
19504-77-9

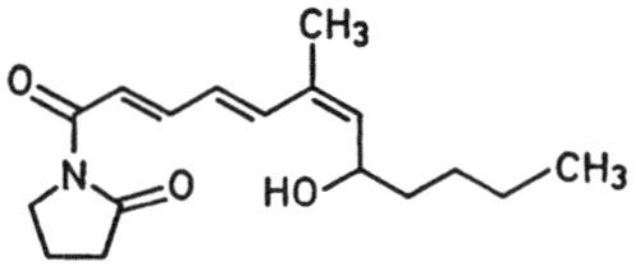

N-(8-Hydroxy-6-methyl-*trans,trans,cis*-dodeca-2,4,6-trienoyl)-pyrrolidin-2-on = [*R*-(*E,E,Z*)]-1-(8-Hydroxy-6-methyl-1-oxo-2,4,6-dodecatrienyl)-2-pyrrolidinon (●)

S Leofungine-Wirkstoff, *Pecilocin***, Supral, Variotin

V fungicides Antibioticum aus Paecilomyces varioti Bainier var. antibioticus

---

3458 *(2891)* $C_{17}H_{25}NO_4$
14368-24-2

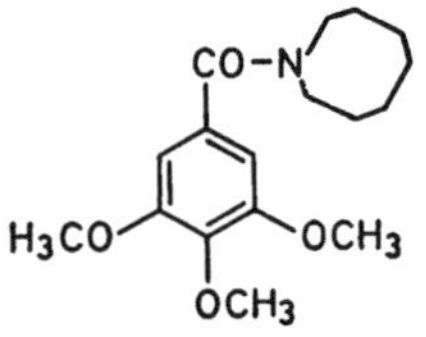

1-(3,4,5-Trimethoxybenzoyl)-perhydroazocin = *N*-(3,4,5-Trimethoxybenzoyl)-heptamethylenimin = Octahydro-1-(3,4,5-trimethoxybenzoyl)azocin (●)

S N-1157, Origen, *Trocimin**

V Antidepressivum

3459 *(2892)* $C_{17}H_{25}NO_4$

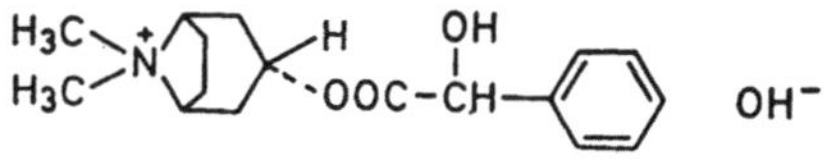

N-Methyl-*O*-DL-mandeloyl-α-tropiniumhydroxid = *endo*-(±)-3-[(Hydroxyphenylacetyl)oxy]-8,8-dimethyl-8-azabicyclo[3.2.1]octanhydroxid (●)

H Bromid (80-49-9)

S Arkitropin, Camatropin, Dallapasmo, Drimisol, Esopin, Helbratropin, Homapin, Homatrocel, Homatromide, Homatropil, *Homatropinmethylbromid***, *Homatropinum methylbromatum*, Homolone, Infraren, Malcotran, Mesopin, Methatropin, *Methylhomatropinbromid*, Nopar, Novatrin, Novatropin, Novatropit, Nutrop, Omnibel, Paratropina, Pasmolona, Sed-Tens, Sethyl, Spasex, Tropinal

V Anticholinergicum, Spasmolyticum

3459-01 *(2892a)*

H Nitrat

S Atoxatrin, Atox-Atropin, *Homatropinum methylonitricum*, *Methylhomatropinnitrat*

V Anticholinergicum, Spasmolyticum

3460 *(2893)* $C_{17}H_{25}NO_5$

520-47-8

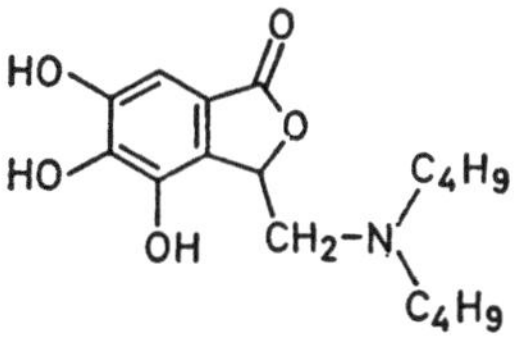

3-(Dibutylaminomethyl)-4,5,6-trihydroxyphthalid = 3-[(Dibutylamino)methyl]-4,5,6-trihydroxy-1(3*H*)-isobenzofuranon (●)

H Hydrochlorid (5968-79-6)

S Anthallan

V Antihistaminicum

3461 *(2894)* $C_{17}H_{25}NO_6$

3326-96-3

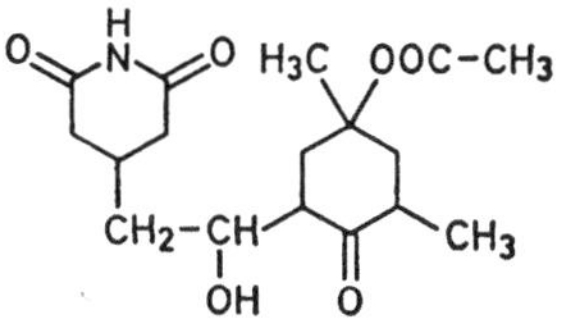

3-[2-(2,6-Dioxo-4-piperidyl)-1-hydroxyethyl]-1,5-dimethyl-4-oxocylohexylacetat = [3*S*-[1α(*S**)3β, 5β]]-4-[2-[5-(Acetyloxy)-3,5-dimethyl-2-oxocyclohexyl]-2-hydroxyethyl]--2,6-piperidindion (●)

S *Acetoxycycloheximide*, E 73, NSC-32743

V Cytostaticum

3462 *(2895)* $C_{17}H_{25}N_3O$

551-01-9

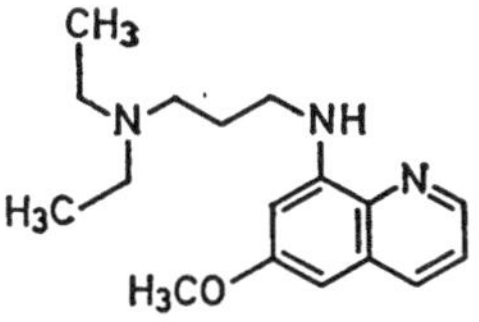

8-(3-Diethylaminopropylamino)-6-methoxychinolin = *N,N*-Diethyl-*N'*-(6-methoxy-8-chinolinyl)-1,3-propandiamin (●)

S Antimalarine, Fourneau 710, Plasmocid, Rhodochin, Rhodoquine, S. N. 3115

V Malariachemotherapeuticum

3463 *(2896)* $C_{17}H_{25}N_3O$

5696-09-3

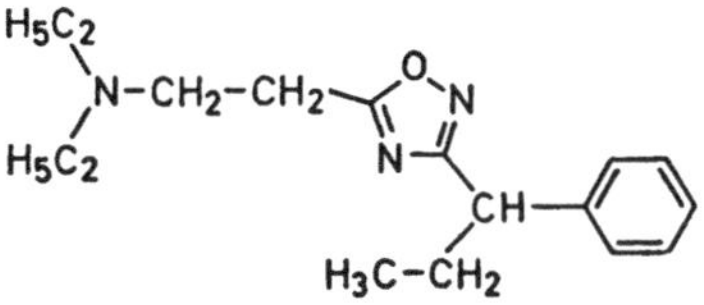

5-(2-Diethylaminoethyl)-3-(α-ethylbenzyl)-1,2,4-oxadiazol = *N,N*-Diethyl-3-(1-phenylpropyl)-1,2,4-oxadiazol-5-ethanamin (●)

H Citrat (132-35-4)

S Aerbron, AF 634, Bronchopront, Flou, Gastress, Mendozal, Nipodar, Pirecin, *Propaxolincitrat*, Proxal, *Proxazolcitrat***, PZ 17105, Recidol, Solacil, Toness

V Antitussivum, Spasmolyticum, Analgeticum, Antiphlogisticum

3464 *(2897)* $C_{17}H_{25}N_5O_5$

12712-75-3

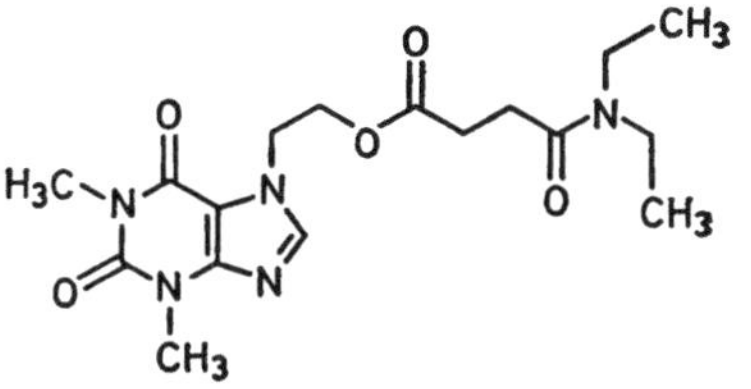

N,N-Diethylsuccinamidsäure-β-(1,3-dimethylxanthin-7-yl)-ethylester = 7-[2-(3-Diethylcarbamoylpropionyloxy)-ethyl]-theophyllin = 4-(Diethylamino)-4-oxobutansäure-2-(1,2,3,6-tetrahydro-1,3-dimethyl-2,6-dioxo-7*H*-purin-7-yl)ethylester (●)

S Argecor, Cardiodest, Marudin, Succiphylline, *Suxamidofyllinum*, Teosuccin

V Analepticum, Cardiacum

3465 *(2898)* $C_{17}H_{26}N_2O$
129-83-9

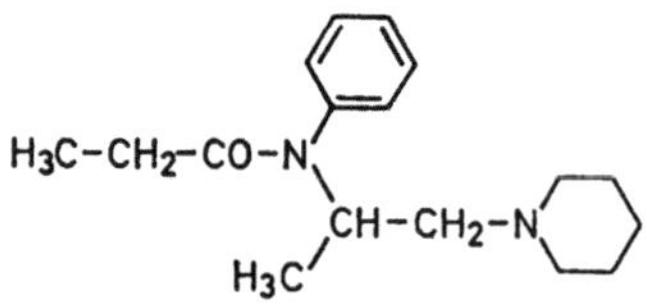

N-(1-Methyl-2-piperidinoethyl)-propionanilid = *N*-[1-Methyl-2-(1-piperidinyl)ethyl]-*N*-phenyl-propanamid (●)

S *Fenampromide, Phenampromid***

V Analgeticum

3466 *(2899)* $C_{17}H_{26}N_2O_2$
7162-37-0

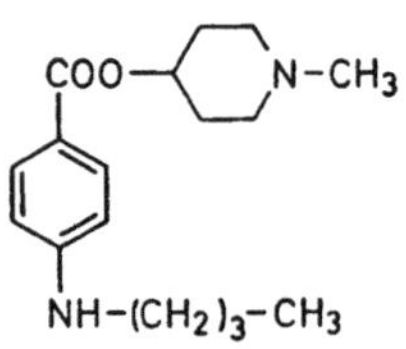

1-Methyl-4-piperidyl-*p*-butylaminobenzoat = *p*-Butylaminobenzoesäure-(1-methyl-4-piperidyl)-ester = 4-(Butylamino)benzoesäure(1-methyl-4-piperidinyl)ester (●)

S *Paridocain***

V Lokalanästheticum

3467 *(2900)* $C_{17}H_{26}N_2O_3$
24353-45-5

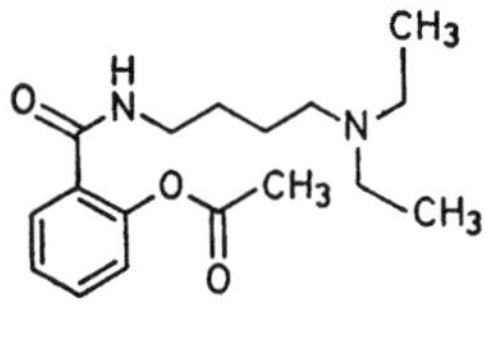

O-Acetyl-*N*-(4-diethylaminobutyl)-salicylamid = 2-(Acetyloxy)-*N*-[4-(diethylamino)butyl]benzamid (●)

H Citrat

S B. 862, Cenaldon, *Dibusadolcitrat***

V Analgeticum

3468 $C_{17}H_{26}N_2O_4S$
53583-79-2

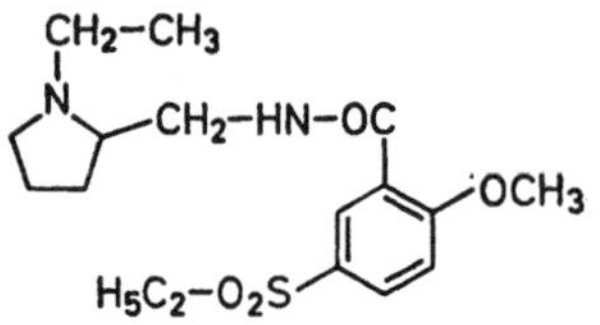

N-(1-Ethyl-2-pyrrolidinylmethyl)-5-(ethylsulfonyl)-*o*-anisamid = *N*-[(1-Ethyl-2-pyrrolidinyl)-methyl]-5-(ethylsulfonyl)-2-methoxybenzamid (●)

S Barnetil, LIN 1418, Lusedan, *Sultoprid***

V Psychotropicum, Antiemeticum

3469 *(2901)* $C_{17}H_{26}N_4O_3S_2$
804-30-8

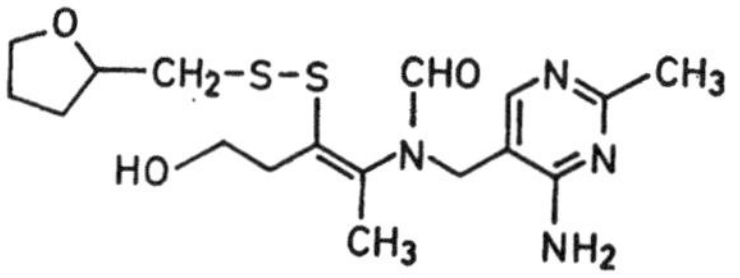

N-(4-Amino-2-methyl-5-pyrimidinylmethyl)-*N*-(4-hydroxy-1-methyl-2-tetrahydrofurfuryldithio-1-butenyl)-formamid = *N*-[(4-Amino-2-methyl-5-pyrimidinyl)methyl]-*N*-[4-hydroxy-1-methyl-2-[[(tetrahydro-2-furanyl)methyl]dithio]-1-butenyl]formamid (●)

S Adventan, Alinamin-F, Alinamin-Odorless, Benlipoid, Bevitol-lipophil, Diteftin, 25 F, *Fursultiamin***, Judolor „ICN-Woelm", Linamin, Retar-B_1, *Thiamintetrahydrofurfuryldisulfid*, TTFD

V neurotropes Analgeticum

3470 *(142 N)* $C_{17}H_{26}N_4S_2$
29952-13-4

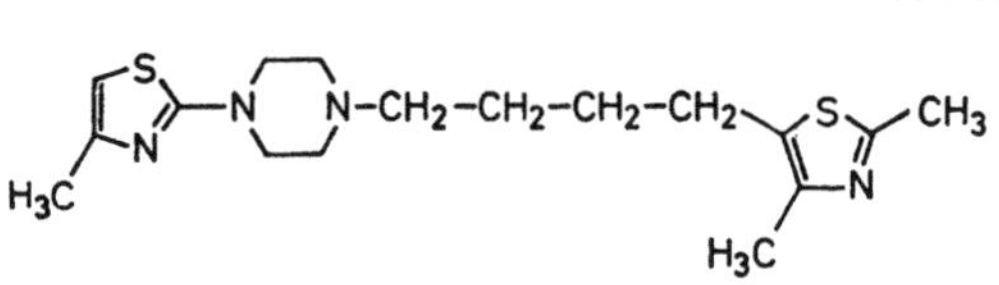

1-[4-(2,4-Dimethyl-5-thiazolyl)butyl]-4-(4-methyl-2-thiazolyl)piperazin (●)

H Maleat (1:2) (29953-55-7)

S EMD 19698, *Peratizolmaleat***

V Antihypertonicum

3471 *(2902)* $C_{17}H_{27}N$

7273-99-6

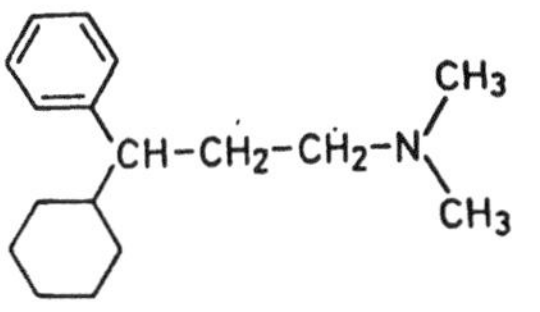

N,N-Dimethyl-3-cyclohexyl-3-phenylpropylamin = *N,N*-Dimethyl-γ-phenylcyclohexanpropylamin = *N,N*-Dimethyl-γ-phenylcyclohexanpropanamin (●)

S *Gamfexin***, Win 1344

V Antidepressivum

3472 $C_{17}H_{27}NO$

24 622-72-8

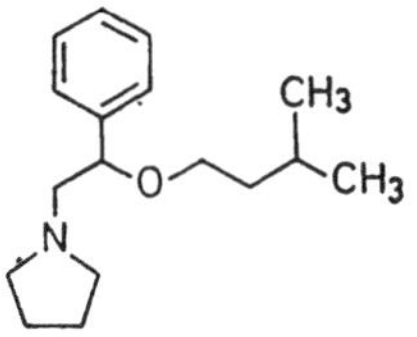

1-(β-Isopentyloxyphenethyl)-pyrrolidin = *N*-(2-Phenyl-2-isoamyloxyethyl)-pyrrolidin = 1-[2-(3-Methylbutoxy)-2-phenylethyl]pyrrolidin (●)

H Hydrochlorid **(24 622-52-4)**

S *Amixetrinhydrochlorid***, CERM 898, Somagest

V Anticholinergicum, Antidepressivum, Antiphlogisticum

3473 *(2903)* $C_{17}H_{27}NO_2$

86-41-9

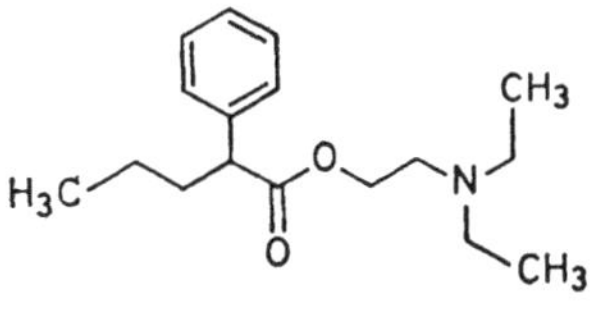

β-Diethylaminoethyl-2-phenylvalerat = 2-Phenylvaleriansäure-β-diethylaminoethylester = α-Propylbenzenessigsäure-2-(diethylamino)ethylester (●)

H Hydrochlorid **(132-45-6)**

S Episton, *Propivanhydrochlorid*, Prospasmin, 177 R.P., Tropiston

V Spasmolyticum

3474 $C_{17}H_{27}NO_2$

21 245-02-3

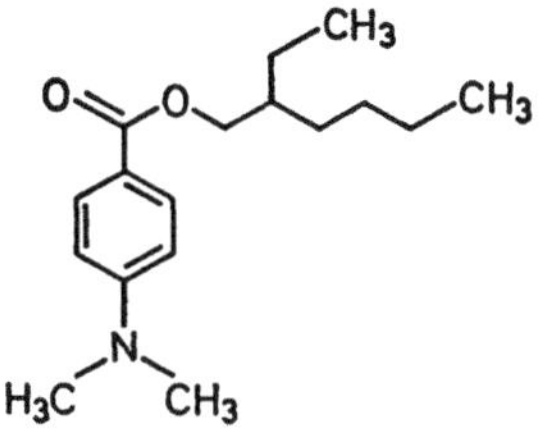

2-Ethylhexyl-*p*-(dimethylamino)-benzoat = 4-(Dimethylamino)benzoesäure-2-ethylhexylester (●)

S Escalol 507, *Padimate O*, Sundown

V Lichtschutzmittel

3475 *(2904)* $C_{17}H_{27}NO_3$

140-65-8

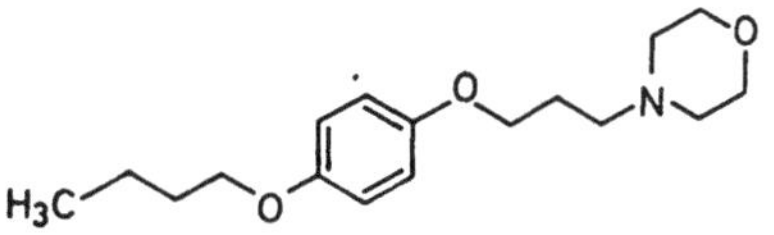

4-[3-(4-Butoxyphenoxy)propyl]morpholin (●) = 4-Butoxyphenyl-γ-morpholinopropyläther = 1-(3-Morpholinopropoxy)-4-butoxybenzol

H auch Hydrochlorid **(637-58-1)**

S Pallisan, *Pramocain***, *Pramoxin(e)*, Proctofoam, *Proxazocainhydrochlorid*, Tronotene, Tronothan(e)

V Lokalanästheticum

3476 *(2905)* $C_{17}H_{27}NO_3$

3772-43-8

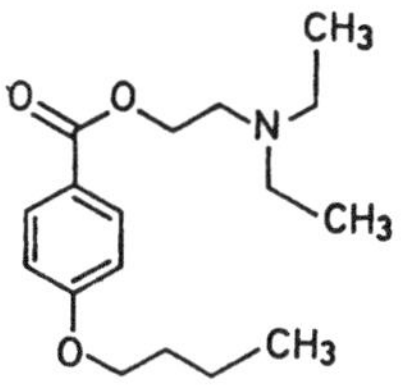

β-Diethylaminoethyl-*p*-butoxybenzoat = 4-Butoxybenzoesäure-2-(diethylamino)ethylester (●)

H Hydrochlorid **(2350-32-5)**

S Stadacain

V Lokalanästheticum

3477 *(2906)* $C_{17}H_{27}NO_3$

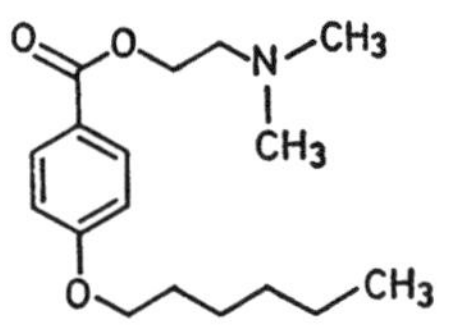

β-Dimethylaminoethyl-*p*-hexyloxybenzoat = 4-(Hexyloxy)benzoesäure-2-(dimethylamino)ethylester (●)

H Hydrochlorid

S Ricaine

V Lokalanästheticum

3478 *(2907)* $C_{17}H_{27}NO_3$
2444-46-4

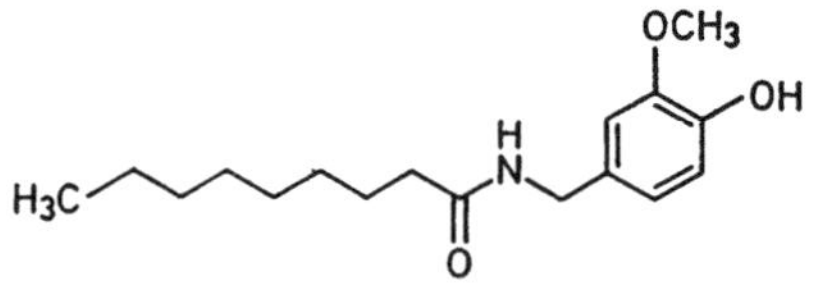

N-Vanillylnonanamid = Pelargonsäure-4-hydroxy-3-methoxybenzylamid = *N*-[(4-Hydroxy-3-methoxyphenyl)methyl]nonanamid (●)

S *Nonylvanillamid*, PSVA

V lokales Antirheumaticum

3479 *(2908)* $C_{17}H_{27}NO_3$
15 687-14-6

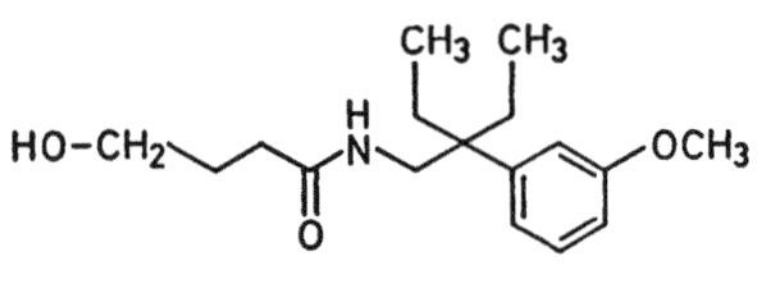

N-[2-Ethyl-2-(3-methoxyphenyl)-butyl]-4-hydroxybutyramid = *N*-(β,β-Diethyl-*m*-methoxyphenethyl)-4-hydroxybutyramid = *N*-[2-Ethyl-2-(3-methoxyphenyl)butyl]-4-hydroxybutanamid (●)

S *Embutramid***

V Narkoticum

3480 *(2909)* $C_{17}H_{27}NO_4$
22 664-55-7

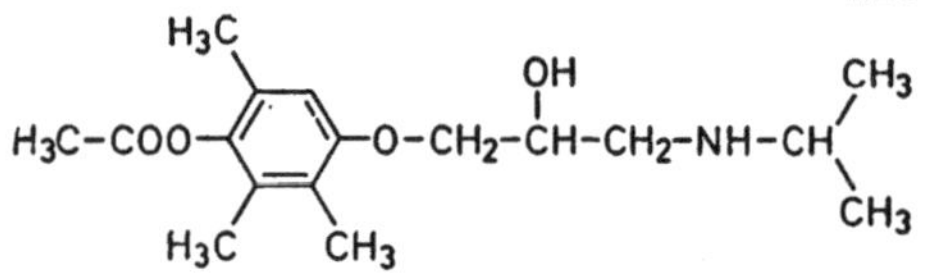

1-(4-Acetoxy-2,3,5-trimethylphenoxy)-3-isopropylamino-2-propanol = 4-[2-Hydroxy-3-(isopropylamino)propoxy]-2,3,6-trimethylphenylacetat = 4-[2-Hydroxy-3-[(1-methylethyl)amino]propoxy]-2,3,6-trimethylphenol-1-acetat (●)

H auch Hydrochlorid **(36 592-77-5)** oder Tartrat **(55 806-16-1)**

S Disorat, *Methypranol*, *Metipranolol**, TMP, Trimepranol, VÚFB-6453

V Antiarrhythmicum (adrenergischer β-Rezeptorenblocker)

3481 *(2910)* $C_{17}H_{27}N_3O_2$

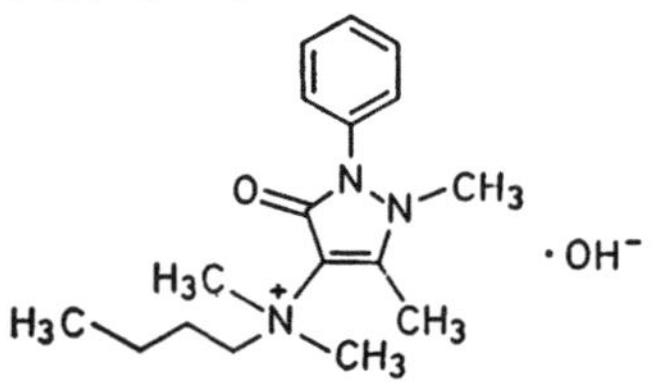

Butyldimethyl-(2,3-dimethyl-5-oxo-1-phenyl-3-pyrazolin-4-yl)-ammoniumhydroxid = *N*-Butyl-2,3-dihydro-*N*,*N*,1,5-tetramethyl-3-oxo-2-phenyl-1*H*-pyrazol-4-aminiumhydroxid (●)

H Jodid **(7077-30-7)**

S *Butopyrammoniumjodid***, Ralay 106, Raley 106

V Analgeticum, Antirheumaticum

3482 *(2911)* $C_{17}H_{27}N_3O_2$

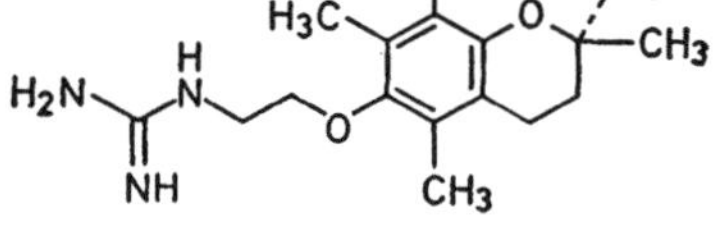

1-[2-(2,2,5,7,8-Pentamethylchroman-6-yloxy)-ethyl]-guanidin = 2,2,5,7,8-Pentamethyl-6-(2-guanidinoethoxy)-chroman = [2-[(3,4-Dihydro-2,2,5,7,8-pentamethyl-2*H*-1-benzofuran-6-yl)oxy]-ethyl]guanidin (●)

H Hydrogensulfat **(29 396-70-1)**

S *Cromanidin*

V Hypotensivum

3483 $C_{17}H_{28}N_2O$
36637-18-0

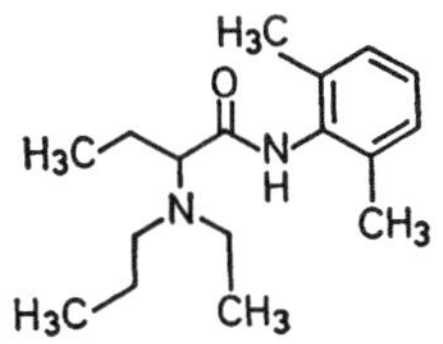

(±)-2-(*N*-Ethylpropylamino)-2′,6′-butyroxylidid = (±)-*N*-(2,6-Dimethylphenyl)-2-(ethylpropylamino)butanamid (●)

H auch Hydrochlorid (36637-19-1)
S Duranest, *Etidocain***, W-19053
V Lokalanästheticum

3484 *(2912)* $C_{17}H_{28}N_2O_2$
92-23-9

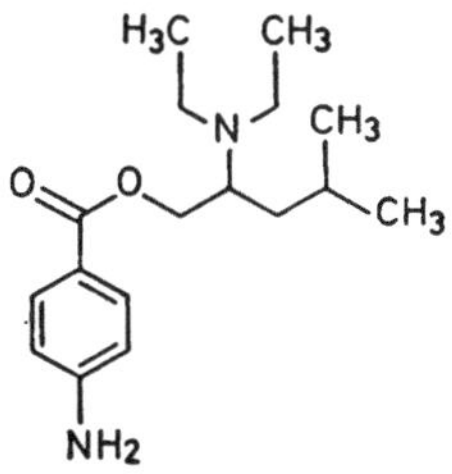

2-Diethylamino-4-methylpentyl-*p*-aminobenzoat = *p*-Aminobenzoesäure-*N*,*N*-diethylleucinolester = 2-(Diethylamino)-4-methyl-1-pentanol-4-aminobenzoat(ester) (●)

H Methansulfonat (135-44-4)
S *Leucinocainmesilat***, Panthesin
V Lokalanästheticum

3485 *(2913)* $C_{17}H_{28}N_2O_2$
3772-42-7

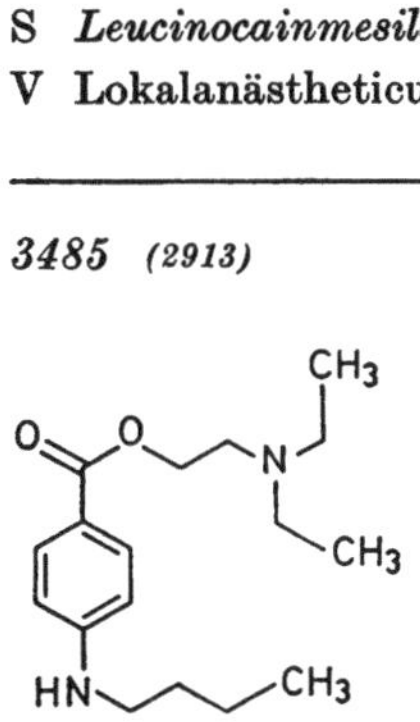

β-Diethylaminoethyl-*p*-butylaminobenzoat = 4-(Butylamino)benzoesäure-2-(diethylamino)ethylester (●)

H Hydrochlorid (16488-48-5)
S Depolipon, Farmocaina, Farmodent, Pharmocaine, T-cain, Teecaine
V Depotanästheticum

3486 *(2914)* $C_{17}H_{28}N_2O_2$
519-88-0

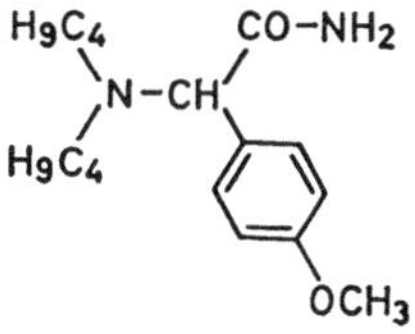

α-(Di-*n*-butylamino)-α-(*p*-methoxyphenyl)-acetamid = α-(Dibutylamino)-4-methoxybenzeneacetamid (●)

S A 16, *Ambucetamid***, *Ambuzetamid*, Bersen, *Dibutamide*, Meritin, R 5
V Spasmolyticum

3487 *(2915)* $C_{17}H_{28}N_2O_2$
4582-18-7

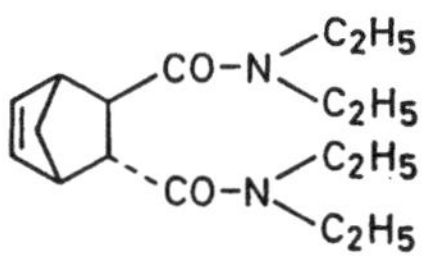

trans-*N*,*N*,*N*′,*N*′-Tetraethyl-5-norbornen-2,3-dicarboxamid = 1,4-Endomethylen-5-cyclohexen-2,3-*trans*-dicarbonsäure-bis-diethylamid = (*E*)-*N*,*N*,*N*′,*N*′-Tetraethylbicyclo[2.2.1]hept-5-en-2,3-dicarboxamid (●)

S Endomid, K-509
V Analepticum

3488 *(2916)* $C_{17}H_{28}N_2O_3$
3624-87-1

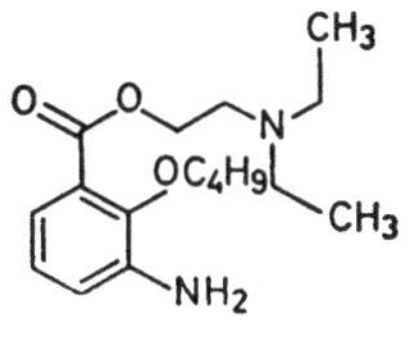

β-Diethylaminoethyl-3-amino-2-butoxybenzoat = 3-Amino-2-butoxybenzoesäure-2-(diethylamino)-ethylester (●)

H Hydrochlorid (550-01-6)
S *Metabutoxycaine*, Primacaine
V Lokalanästheticum

3489 *(2917)* $C_{17}H_{28}N_2O_3$
119-29-9

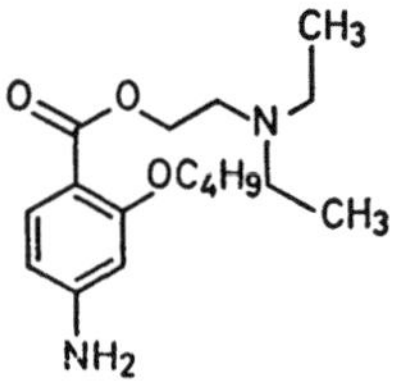

β-Diethylaminoethyl-4-amino-2-butoxybenzoat = 4-Amino-2-butoxybenzoesäure-2-(diethylamino)-ethylester (●)

H auch Hydrochlorid (15016-15-6)

S *Ambucain***, *Ambutoxate*, *2-Butoxyprocain*, Sympocain, Win 3706

V Lokalanästheticum

3490 *(2918)* $C_{17}H_{28}N_2O_3$
99-43-4

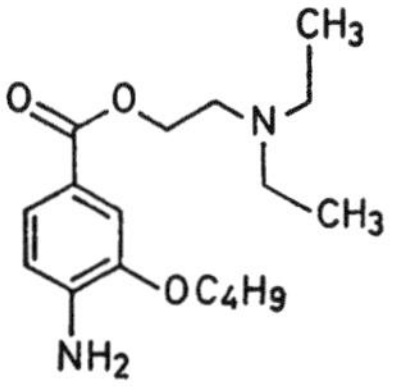

β-Diethylaminoethyl-4-amino-3-butoxybenzoat = 4-Amino-3-butoxybenzoesäure-2-(diethylamino)-ethylester (●)

H auch Hydrochlorid (5987-82-6)

S Anemixin-OP, Benocain, Benoxil, *Benoxinat(e)*, *3-Butoxyprocain*, Conjucain, Dorsacain(e), Lacrimin, Novesin(e), Novesinol, Oftalmocaina, *Oxibuprocainum*, *Oxybuprocain***, Poen-caina, Prescaina

V Lokalanästheticum

3491 *(2919)* $C_{17}H_{28}N_2O_3$
3687-99-8

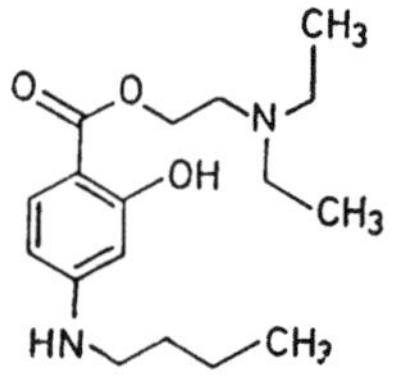

β-Diethylaminoethyl-4-butylaminosalicylat = 4-(Butylamino)-2-hydroxybenzoesäure-2-(diethylamino)ethylester (●)

H Hydrochlorid (528-97-2)

S Bronchiocain, Bronchocain, Paraesin, S 650, Wofacain A

V Lokalanästheticum

3492 *(2920)* $C_{17-23}H_{28-40}N_2O_4$

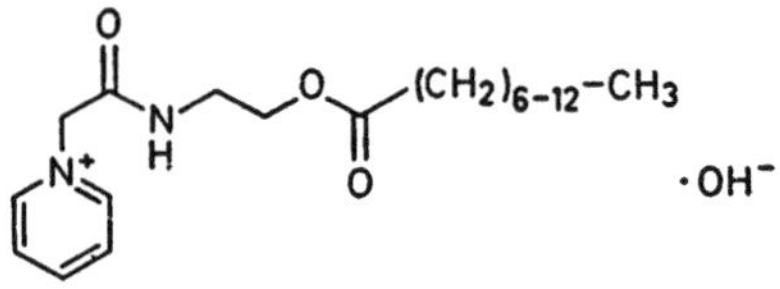

1-(Acylcolaminoformylmethyl)-pyridiniumhydroxid

H Chlorid (1337-59-3)

S *Undecoyliumchlorid*

V Antisepticum

3492-01 *(2920a)* 1338-54-1

H Chlorid-Jodkomplex

S Virac

V Antisepticum

3493 *(2921)* $C_{17}H_{28}N_2O_5$

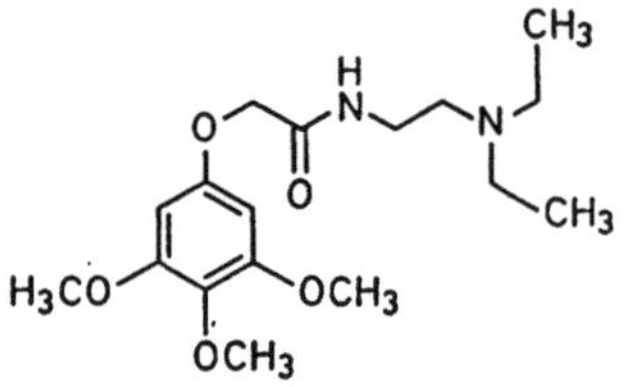

N-[2-(Diethylamino)ethyl]-2-(3,4,5-trimethoxyphenoxy)acetamid (●) = 3,4,5-Trimethoxyphenoxyessigsäure-2′-diethylaminoethylamid

H Hydrochlorid (24789-78-4)

S *Trimethophenoxamid*

V Antiarrhythmicum

3494 *(2922)* $C_{17}H_{28}N_4O$
299-48-9

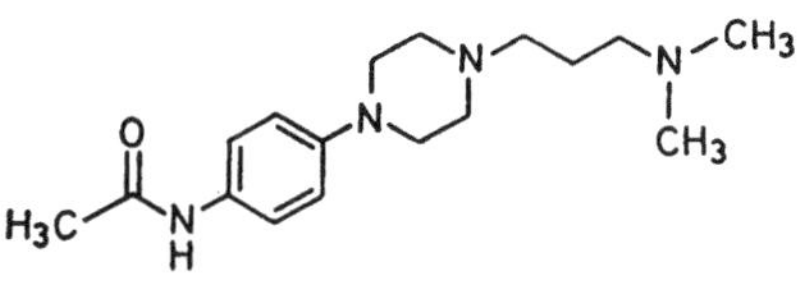

p-[4-(3-Dimethylaminopropyl)-1-piperazinyl]-acetanilid = *N*-[4-[4-[3-(Dimethylamino)propyl]-1-piperazinyl]phenyl]acetamid (●)

S Dimaleat (1252-69-3)

S CL 54131, *Piperamidmaleat***

V Parasiticid

3495 *(2923)* $C_{17}H_{28}O_4$
509-08-0

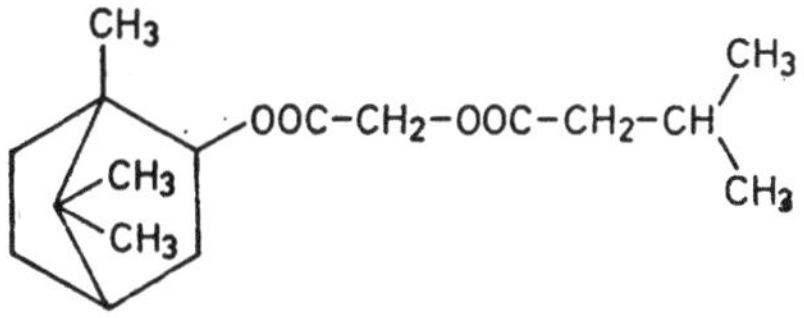

Isovaleryloxyessigsäure-2-bornylester = Borneolisovalerylglykolsäureester = *endo*-2-(3-Methyl-1-oxobutoxy)essigsäure-1,7,7-trimethylbicyclo-[2.2.1]hept-2-ylester (●)

S Neobornyval

V Sedativum, Analepticum

3496 *(2924)* $C_{17}H_{29}Cl_2NO_2$

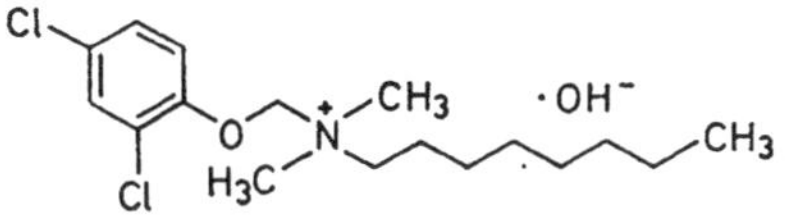

N-(2,4-Dichlorphenoxymethyl)-*N*,*N*-dimethyloctylammoniumhydroxid = *N*-[(2,4-Dichlorphenoxy)methyl]-*N*,*N*-dimethyl-1-octanaminiumhydroxid (●)

H 4,4'-Diaminostilben-2,2'-disulfonat (7168-18-5)

S *Chlorphenoctiumamsonat***, *Chlorphenoctoni amsonas*

V Baktericid, Fungicid

3497 *(2925)* $C_{17}H_{29}NO_8S$

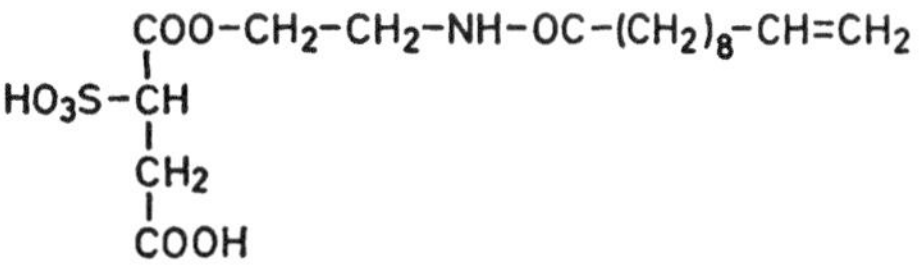

β-(10-Undecenamido)-ethyl-2-sulfohydrogensuccinat = Sulfobernsteinsäureester des Undecylensäuremonoethanolamids = 2-Sulfobutandisäuremono[2-[(1-oxo-10-undecenyl)amino]ethyl]ester (●)

H Natriumsalz (26650-05-5)

S SBU 185, Steinamid, Steinazid

V oberflächenaktives Antimykoticum, Antiseborrhoicum, Antiallergicum

---

3498 *(2926)* $C_{17}H_{29}N_3O_2$
553-65-1

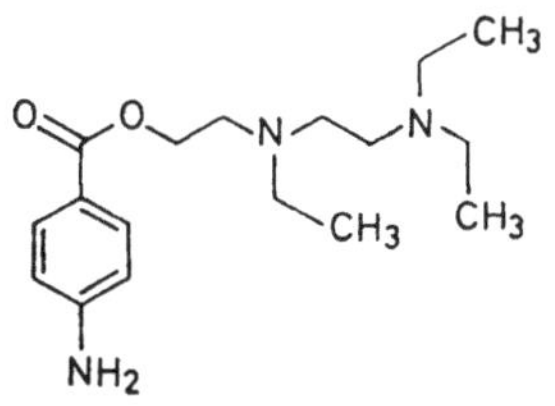

2-[*N*-(2-Diethylaminoethyl)-ethylamino]-ethyl-*p*-aminobenzoat = *p*-Aminobenzoat des *N*-β-Hydroxyethyl-*N*,*N'*,*N'*-triethylethylendiamins = 2-[[2-(Diethylamino)ethyl]ethylamino]ethanol-4-aminobenzoat(ester) (●)

H Hydrochlorid (5953-97-9)

S *Amoxecainhydrochlorid**, Locastine, 2856 R.P.

V Lokalanästheticum

3499 $C_{17}H_{30}N_2$

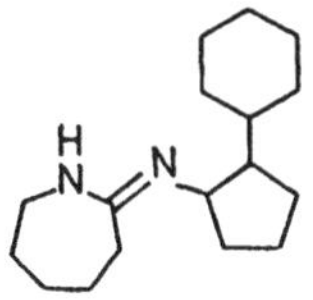

2-(*cis*-2-Cyclohexylcyclopentylimino)-hexahydroazepin = *cis*-2-Cyclohexyl-*N*-(hexahydro-2*H*-azepin-2-yliden)cyclopentanamin (●)

H Hydrochlorid (40296-98-8)

S RMI 11894

V Hypoglykämicum

3500 *(2927)* $C_{17}H_{31}NO$

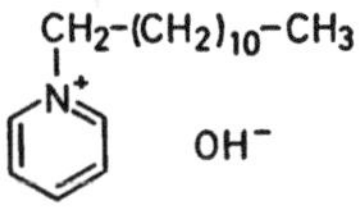

1-Dodecylpyridiniumhydroxid (●) = *N*-Laurylpyridiniumhydroxid

H Chlorid (104-74-5)

S Elprim, Invertol, Isothan Q 4

V Desinficiens, Netzmittel

3501 *(2928)* $C_{17}H_{31}NO$

7712-50-7

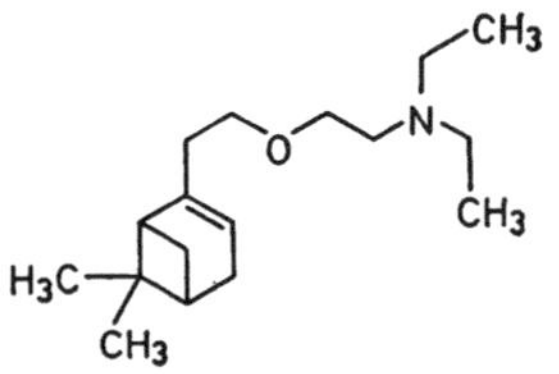

2-[2-(6,6-Dimethyl-2-norpinen-2-yl)-ethoxy]-triethylamin = 2-Homomyrtenyloxy-1-diethylaminoethan = 2-[2-(2-Diethylaminoethoxy)-ethyl]-6,6-dimethylbicyclo[3.1.1]hept-2-en = 2-[2-(6,6-Dimethylbicyclo[3.1.1]hept-2-en-2-yl)ethoxy]-*N*,*N*-diethylethanamin (●)

S *Myrtecain***, *Nopoxamine*

V Lokalanästheticum, Spasmolyticum

3502 *(2929)* $C_{17}H_{32}N_2O_2$

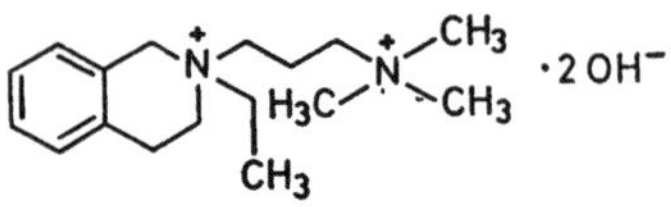

2-Ethyl-2-(3-trimethylammoniopropyl)-1,2,3,4-tetrahydroisochinoliniumdihydroxid = 2-Ethyl-1,2,3,4-tetrahydro-2-[3-(trimethylammonio)propyl]isochinolinium-dihydroxid (●)

H Dichlorid

S *Ethiquiniumchlorid*, IN 292

V Antihypertonicum

3503 *(2930)* $C_{17}H_{33}N$

4432-75-1

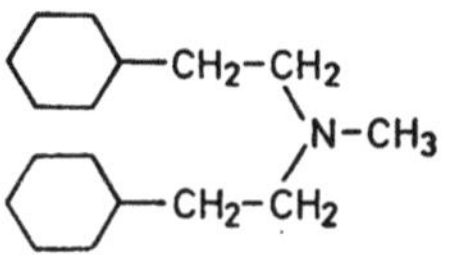

N,*N*-Bis-(2-cyclohexylethyl)-methylamin = *N*-(2-Cyclohexylethyl)-*N*-methylcyclohexanethanamin (●)

S Cyverine

V Sympathicolyticum

3504 *(2931)* $C_{17}H_{33}NO_3$

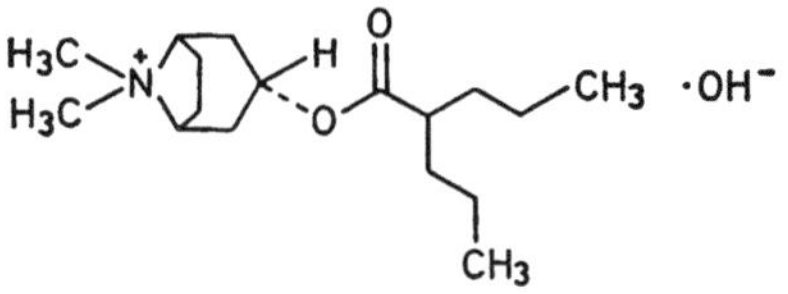

N-Methyl-*O*-(2-propylvaleryl)-tropiniumhydroxid = *endo*-8,8-Dimethyl-3-[(1-oxo-2-propylpentyl)-oxy]-8-azoniabicyclo[3.2.1]octanhydroxid (●)

H Bromid (80-50-2)

S *Anisotropinmethylbromid*, Endovalpin, Lytispasm, *Métoctatropiniumbromid*, *Octatropini methylbromidum***, *Octatroponum*, Valpin(e), Vapin

V Anticholinergicum, Spasmolyticum

3505 $C_{17}H_{34}N_4O_{10}$

25 546-65-0

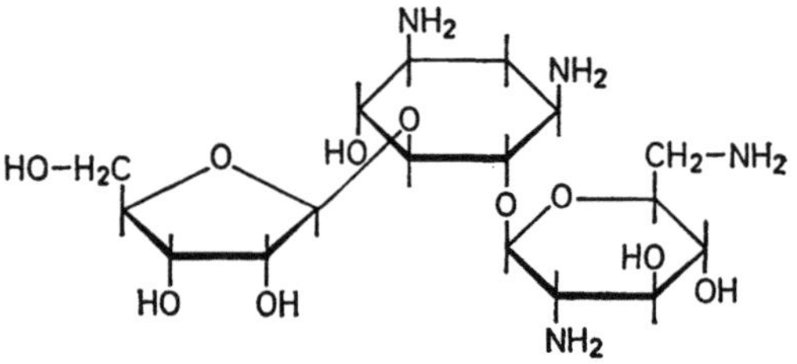

O-2,6-Diamino-2,6-dideoxy-α-D-glucopyranosyl-(1 → 4)-*O*-β-D-ribofuranosyl-(1 → 5)]-2-deoxy-D-streptamin (●)

H auch Sulfat (53797-35-6)

S Biopalina, Ribastamin, *Ribostamin*, *Ribostamycin***, SF 733, Vistamycin „Meiji"

V Antibioticum aus Streptomyces ribosidificus nov. spec.

3506 *(2932)* $C_{17}H_{38}N_2O_2$

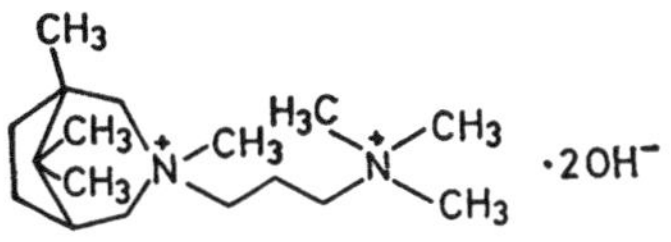

(+)-3-(3-Trimethylammoniopropyl)-1,3,8,8-tetramethyl-3-azoniabicyclo[3.2.1]octandihydroxid = *N*-(γ-Trimethylammoniopropyl)-*N*-methylcamphidiniumdihydroxid = (+)-1,3,8,8-Tetramethyl-3-[3-(trimethylammonio)propyl]-3-azoniabicyclo[3.2.1]octandihydroxid (●)

H Bis-methylsulfat (7009-82-7) [auch des Racemats (14149-43-0)]

S Baratol, Camphidonium, Euprex, HA 106, *Methocamphoni methylsulfas*, Ostensin, Ostensol, *Trimethidiniummethosulfat***, Wy-1395

V Ganglienblocker (zur Blutdrucksenkung)

3506-01 *(2932a)* 58594-48-2

H Dijodid

S Camphonium, Kamphonium

V Ganglienblocker (zur Blutdrucksenkung)

3507 *(2933)* $C_{17}H_{39}NO$

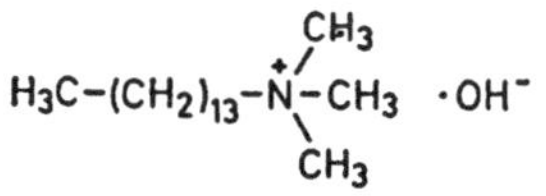

Trimethyltetradecylammoniumhydroxid = *N,N,N*-Trimethyl-1-tetradecanaminiumhydroxid (●)

H Bromid (1119-97-7)

S *Tetradoniumbromid***

V Antisepticum

3507-01 *(2933a)*

H Mischung des Bromids mit Dodecyl- und Hexadecyltrimethylammoniumbromid

S *Detrimoniumbromid*

V Antisepticum

3508 *(2934)* $C_{17}H_{40}N_2O_4$

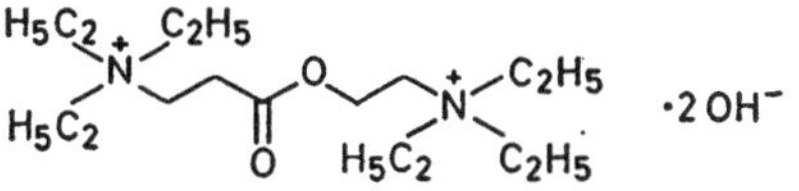

N,N,N-Triethyl-2-(β-triethylammoniopropionyloxy)-ethylammoniumdihydroxid = β-Triethylammonioethyl-β'-triethylammoniopropionat-dihydroxid = *N,N,N*-Triethyl-3-oxo-3-[2-(triethylammonio)ethoxy]propanaminium-dihydroxid (●)

H Dibromid (78-25-1)

S Racet

V Ganglienblocker

3509 *(2935)* $C_{18}H_{10}J_3NO_5$

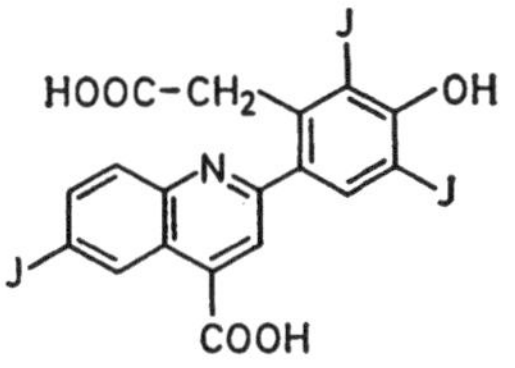

2-[2-(Carboxymethyl)-4-hydroxy-3,5-dijodphenyl]-6-jod-4-chinolincarbonsäure (●)

S Choleselectan

V Röntgenkontrastmittel

3510 *(2936)* $C_{18}H_{10}J_6N_2O_7$
2618-25-9

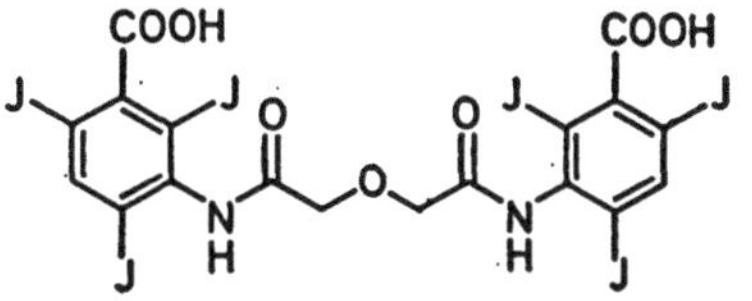

N,N'-Oxydiacetyl-bis-(3-amino-2,4,6-trijodbenzoesäure) = 3,3'-(Diglycoloyldiimino)-bis-(2,4,6-trijodbenzoesäure) = Diglykolsäure-bis-(3-carboxy-2,4,6-trijodanilid) = 3,3'-[Oxybis[(1-oxo-2,1-ethandiyl)imino]]bis[2,4,6-trijodbenzoesäure] (●)

S *Acidum ioglycamicum***, *Acidum joglycamicum*, BE 419, *Ioglycamic acid***, *Ioglycamid*, SH 419

V Röntgenkontrastmittel für die Gallenblase und die Gallenwege

3510-01 *(2936a)* 8076-14-0

H Gemisch des Natrium- und Methylglukaminsalzes

S Bilivistan

V Röntgenkontrastmittel für die Gallenblase und die Gallenwege

3510-02 14317-18-1

H Methylglucaminsalz

S Biligram

V Röntgenkontrastmittel für die Cholecystocholangiographie

3511 $C_{18}H_{12}ClN_3$

55150-67-9

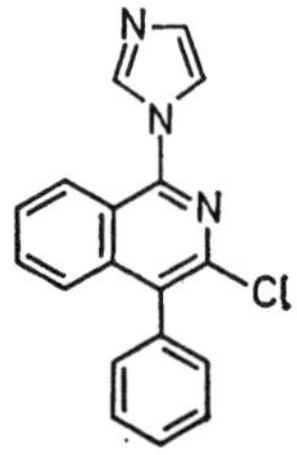

3-Chlor-1-(1-imidazolyl)-4-phenylisochinolin = 3-Chlor-1-(1*H*-imidazol-1-yl)-4-phenylisochinolin (●)

S *Climiqualin***

V Antilipidämicum

3512 *(2938)* $C_{18}H_{12}CuN_2O_{14}S_4$

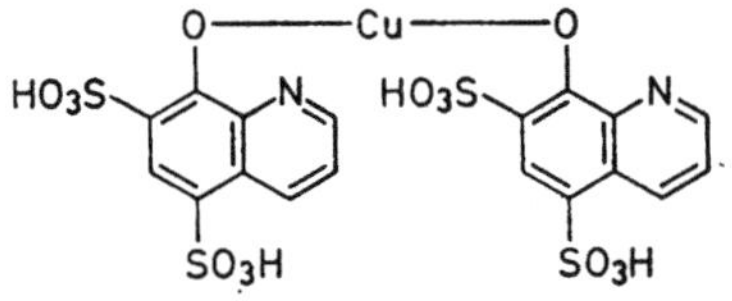

8,8′-Cupridioxy-bis-(chinolin-5,7-disulfonsäure)

H Tetrakis-diethylaminsalz (13007-93-7)

S Cuprimyl, *Cuproxilinum, Cuproxoline,* Dicuprene

V Antirheumaticum

3513 *(2939)* $C_{18}H_{12}N_2O_2$

580-74-5

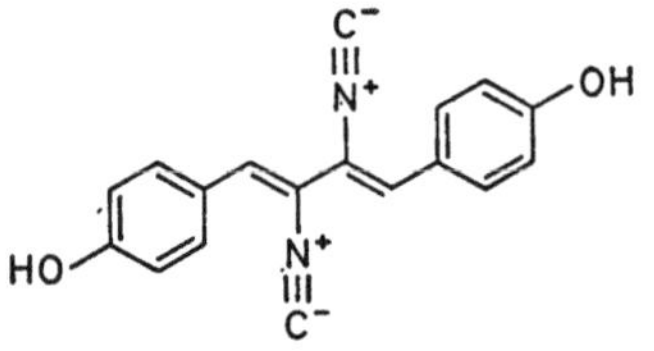

1,4-Bis-(*p*-hydroxyphenyl)-2,3-diisonitrilo-1,3-butadien = 1,2-Bis-(4-hydroxybenzyliden)-ethylendiisocyanid = 4,4′-(2,3-Diisocyano-1,3-butadien-1,4-diyl)bis[phenol] (●)

S Brevicid, Ophthocillin, Trianthil, *Xanthocillin* (-*X*), *Xantocillin***, Xantyrid

V Antibioticum aus einem Stamm von Penicillium notatum

3514 *(2940)* $C_{18}H_{12}N_4O_6S_2$

1790-56-3

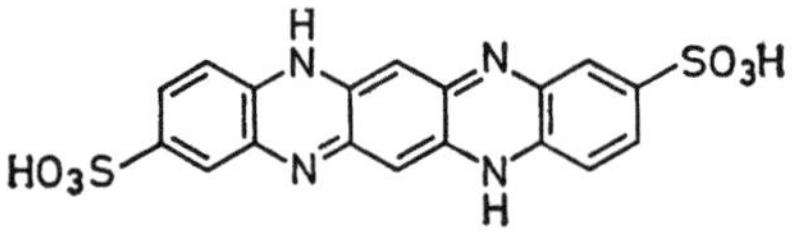

5,12-Dihydro-5,7,12,14-tetraazapentacen-2,9-disulfonsäure = 5,12-Dihydrochinoxalino[2,3-*b*]-phenazin-2,9-disulfonsäure (●)

H Dinatriumsalz

S Lutrax, Phacolin, Phacolysin

V Anticataracticum

3515 *(2941)* $C_{18}H_{12}O_6$

519-67-5

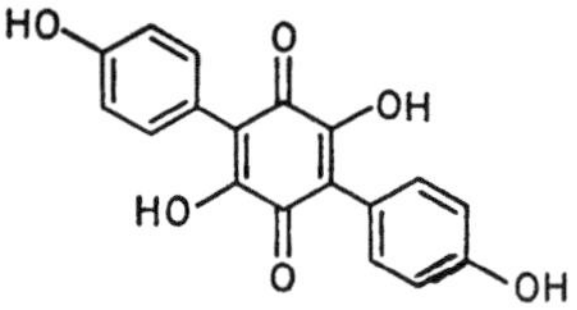

2,5-Dihydroxy-3,6-bis-(*p*-hydroxyphenyl)-*p*-benzochinon = 2,5-Dihydroxy-3,6-bis(4-hydroxyphenyl)-2,5-cyclohexadien-1,4-dion (●)

S *Atromentin*

V heparinartig wirkendes Antikoagulans aus dem höheren Pilz Hydnellum diabolus

3516 $C_{18}H_{13}ClN_2O$
52463-83-9

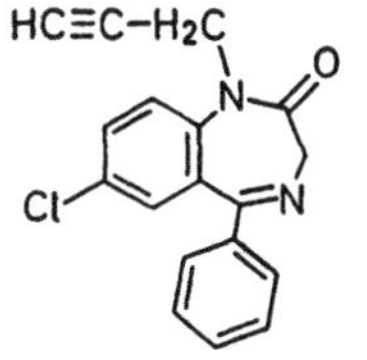

7-Chlor-1,3-dihydro-5-phenyl-1-(2-propinyl)-2*H*-1,4-benzodiazepin-2-on (●)

S Domar, *Pinazepam***, Z 905

V Tranquillizer

3517 $C_{18}H_{13}Cl_2NO_3$
33466-16-9

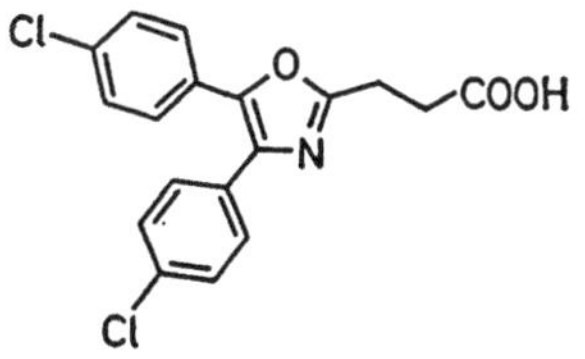

3-[4,5-Bis-(*p*-chlorphenyl)-oxazol-2-yl]-propionsäure = 4,5-Bis(4-chlorphenyl)-2-oxazolpropansäure (●)

S Wy-23205

V Antiphlogisticum

3518 *(2942)* $C_{18}H_{13}N$
2642-98-0

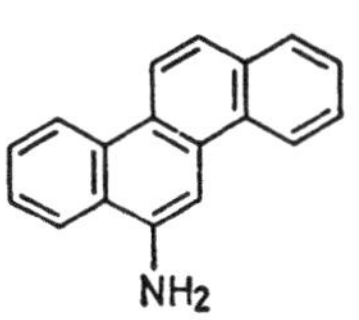

6-Chrysenylamin = 6-Aminochrysen = 6-Chrysenamin (●)

S Chrysenex, E.O.R.T.C. 116

V Cytostaticum

3519 *(2943)* $C_{18}H_{13}NO_2$
83-93-2

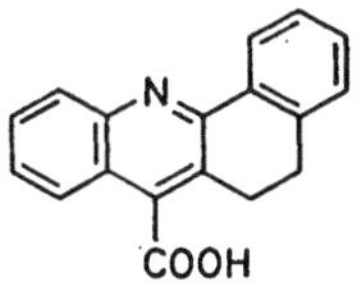

5,6-Dihydrobenz[*c*]acridin-7-carbonsäure (●) = 1,2-Dihydro-3,4-benzoacridin-9-carbonsäure

S Tetrofan, Tetrophan, Tetrophine

V neurotropes Reiztherapeuticum

3520 *(2944)* $C_{18}H_{13}NO_4$

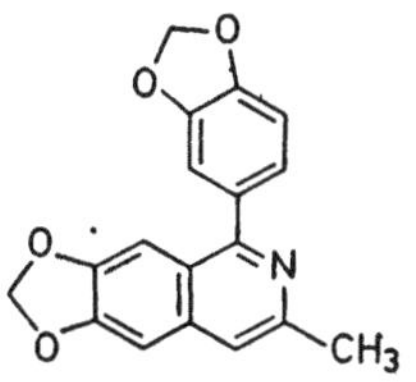

3-Methyl-6,7-methylendioxy-1-(3,4-methylendioxyphenyl)-isochinolin = 5-(1,3-Benzodioxol-5-yl)-7-methyl-1,3-dioxolo[4,5-*g*]isochinolin (●)

H auch Hydrochlorid **(20225-98-3)**

S Neupaverin

V Spasmolyticum

3521 *(2945)* $C_{18}H_{14}ClNO$
3737-16-4

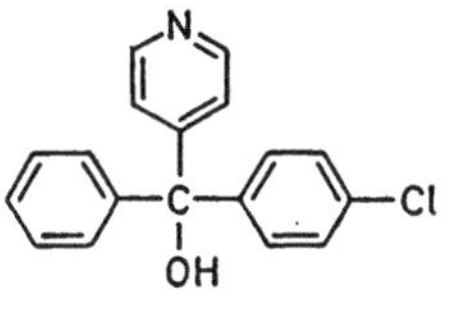

p-Chlor-α-(4-pyridyl)-diphenylmethanol = α-(*p*-Chlorphenyl)-α-phenyl-4-pyridincarbinol = α-(4-Chlorphenyl)-α-phenyl-4-pyridinmethanol (●)

S Cronaxil, M.G. 3062

V Stimulans

3522 *(2946)* $C_{18}H_{14}Cl_4N_2O$
22916-47-8

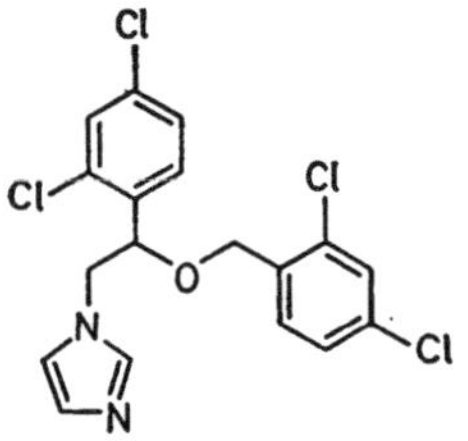

1-[2,4-Dichlor-β-(2,4-dichlorbenzyloxy)-phenethyl]-imidazol = 1-[2-(2,4-Dichlorphenyl)-2-[(2,4-dichlorphenyl)methoxy]ethyl]-1*H*-imidazol (●)

H Nitrat (22832-87-7)

S Albistat, Aloid, Brentan, Conofite, Daktar, Daktarin, Dermonistat, Epi-Monistat, Fungisdin, Gyno-Daktar(in), Gyno-Monistat, Micatin, *Miconazolnitrat***, Monistat, R 14889, Vodol,

V Fungicid

3523 $C_{18}H_{14}Cl_4N_2O$
27523-40-6

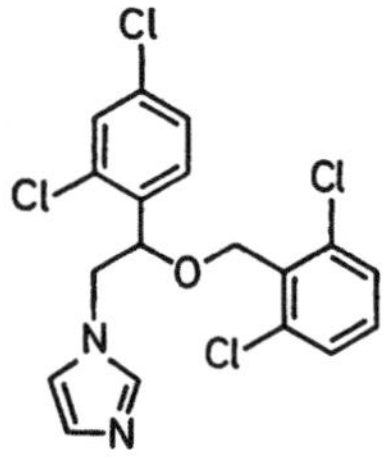

1-[2,4-Dichlor-β-(2,6-dichlorbenzyloxy)-phenethyl]-imidazol = 1-[2-(2,4-Dichlorphenyl)-2-[(2,6-dichlorphenyl)methoxy]ethyl]-1*H*-imidazol (●)

H Nitrat (40036-10-0)

S FF 149, *Isoconazolnitrat***, R 15454

V Fungicid, Bakterizid

3524 $C_{18}H_{14}FeO_3$
1298-66-4

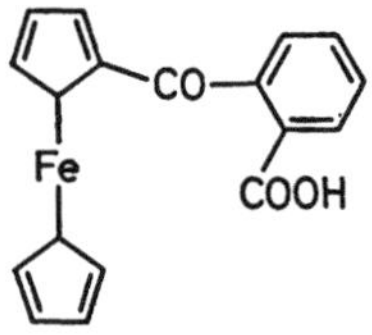

o-(Ferrocen-2-carbonyl)-benzoesäure = 2-(*o*-Carboxybenzoyl)-dicyclopentadienyleisen = (2-Carboxybenzoyl)ferrocen (●)

H Natriumsalz (35502-75-1)

S Ferroceron, Ferrotseron

V Eisentherapeuticum

3525 $C_{18}H_{14}N_2O$
31785-60-1

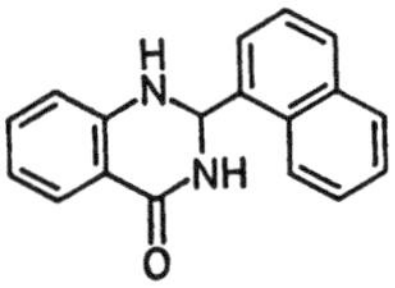

2,3-Dihydro-2-(1-naphthyl)-4(1*H*)-chinazolinon = 2,3-Dihydro-2-(1-naphthalenyl)-4(1*H*)-chinazolinon (●)

S NSC-145669, U-29409

V Spermatogenesehemmer, Cytostaticum

3526 *(2947)* $C_{18}H_{14}N_2O_2$
3784-92-7

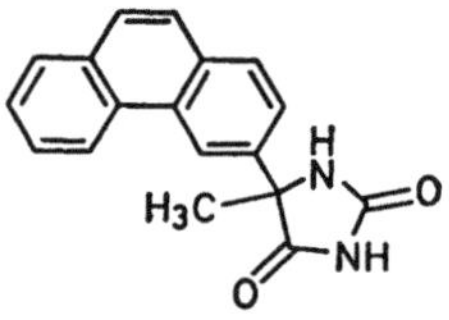

5-Methyl-5-(3-phenanthryl)-hydantoin = 5-Methyl-5-(3-phenanthrenyl)-2,4-imidazolidindion (●)

S Bagrosin

V Antiepilepticum

3527 *(2948)* $C_{18}H_{14}N_4O_5S$
599-79-1

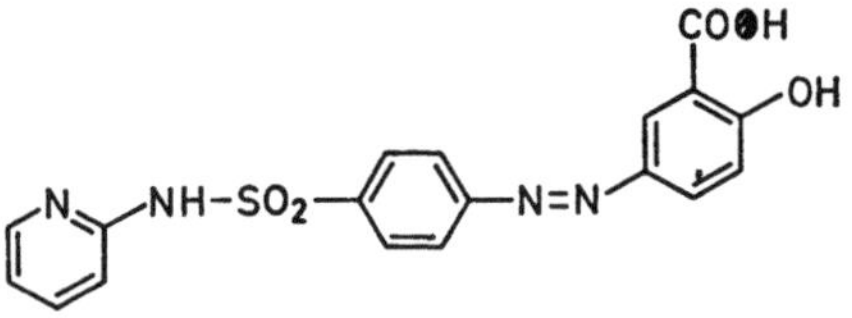

5-[*p*-(2-Pyridylsulfamoyl)-phenylazo]-salicylsäure = 4-Hydroxy-4'-(2-pyridylsulfamoyl)-azobenzol-3-carbonsäure = 2-Hydroxy-5-[[4-[(2-pyridinylamino)sulfonyl]phenyl]azo]benzoesäure (●)

S Accucol, Azopyrine, Azulfidine, Benzosulfa, Colo-Pleon, Colopyrin, Reupirin, Rorasul, Salazopirina, Salazopyridin, Salazopyrin, *Salazosulfapyridin**, *Salicylazosulfapyridin*, Salisulf, S.A.S.-500, Sulcolon, *Sulfasalazin*, *Sulphasalazine*, W-T SASP
V Chemotherapeuticum

3528 *(2949)* $C_{18}H_{14}O_4$

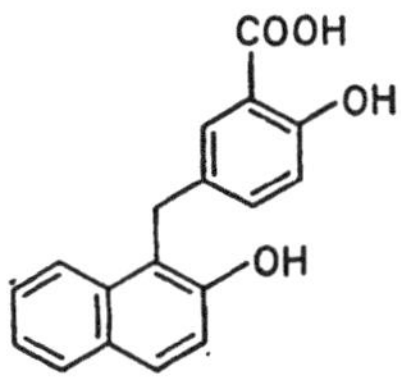

5-(2-Hydroxy-1-naphthylmethyl)-salicylsäure = 2-Hydroxy-1-(4-hydroxy-3-carboxybenzyl)-naphthalin = 2-Hydroxy-5-[(2-hydroxy-1-naphthalenyl)methyl]benzoesäure (●)

S Epicarin, Epinaphtin
V parasiticides Dermaticum

3528-01 *(2949a)*

H Aluminiumsulfatkomplex
S Santoperonin
V Anthelminthicum

3529 *(2950)* $C_{18}H_{14}O_7$
1466-82-6

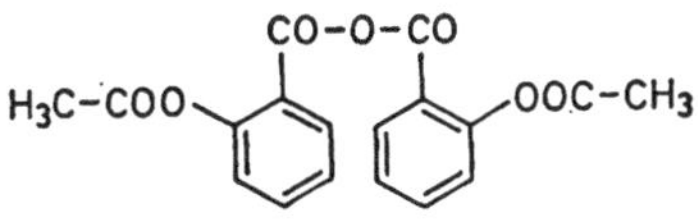

O-Acetylsalicylsäureanhydrid = 2-(Acetyloxy)benzoesäureanhydrid (●)

S Contraflu, Pircan „Zambeletti", Vigal
V Antirheumaticum, Antineuralgicum

3530 *(2951)* $C_{18}H_{14}O_8$
578-19-8

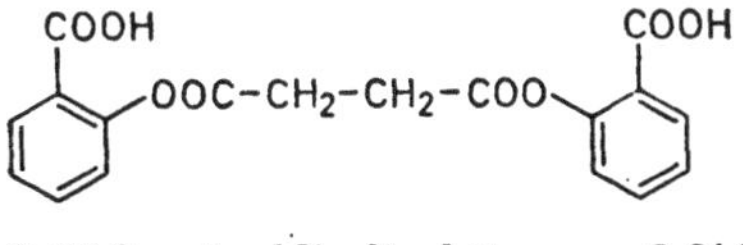

O,O'-Succinyldisalicylsäure = 2,2'-[1,4-Dioxo-1,4-butandiylbis(oxy)]bis[benzoesäure] (●)

S *Acidum disalicylsuccinicum*, Diaspirin, Salisuccyl
V Antipyreticum, Antirheumaticum, Analgeticum

3531 $C_{18}H_{15}ClN_2O$
33453-19-9

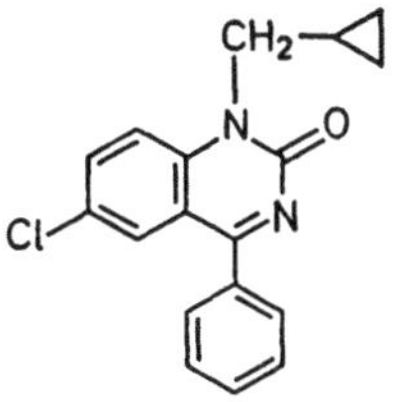

6-Chlor-1-(cyclopropylmethyl)-4-methyl-2(1*H*)-chinazolinon (●)

S SL-512
V Antiphlogisticum

3532 $C_{18}H_{15}ClN_2O_3$
39544-74-6

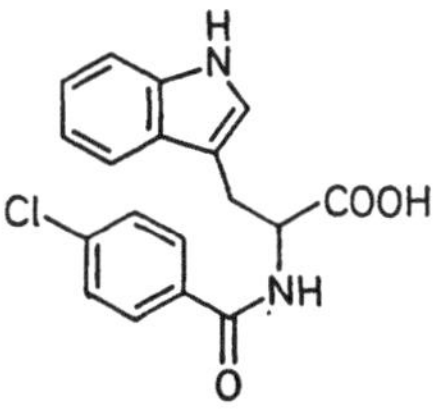

N-(4-Chlorbenzoyl)-L-tryptophan (●)

S *Benzotript**
V Ulcustherapeuticum

3533 *(2952)* $C_{18}H_{15}ClO_3$
2728-02-1

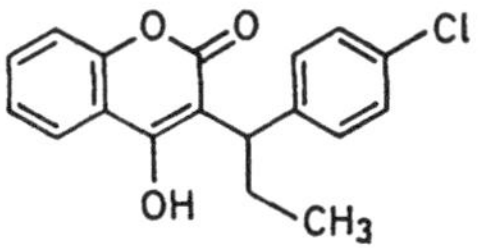

3-[1-(*p*-Chlorphenyl)-propyl]-4-hydroxycumarin = 3-[1-(4-Chlorphenyl)propyl]-4-hydroxy-2*H*-1-benzopyran-2-on (●)

S Enticide, *Oxycoumarin*, Ro 1-7627
V Rodenticid (Antikoagulans)

3534 *(2953)* $C_{18}H_{15}ClO_7$
23363-64-6

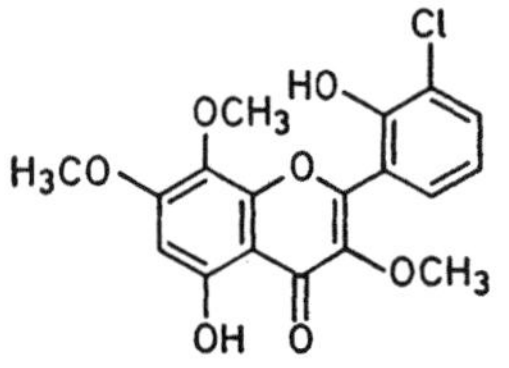

3′-Chlor-2′,5-dihydroxy-3,7,8-trimethoxyflavon = 2-(3-Chlor-2-hydroxyphenyl)-5-hydroxy-3,7,8-trimethoxy-4*H*-1-benzopyran-4-on (●)

S *Chlorflavonin*

V fungicides Antibioticum aus Aspergillus candidus

3535 $C_{18}H_{15}Cl_2N_3O$
28546-58-9

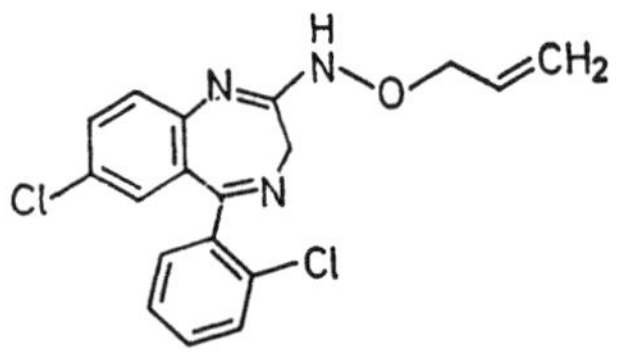

2-(Allyloxyamino)-7-chlor-5-(*o*-chlorphenyl)-3*H*-1,4-benzodiazepin = 7-Chlor-5-(2-chlorphenyl)-*N*-(2-propenyloxy)-3*H*-1,4-benzodiazepin-2-amin (●)

S U-31920, *Uldazepam***

V Tranquillizer

3536 $C_{18}H_{15}Cl_3N_2O$
27220-47-9

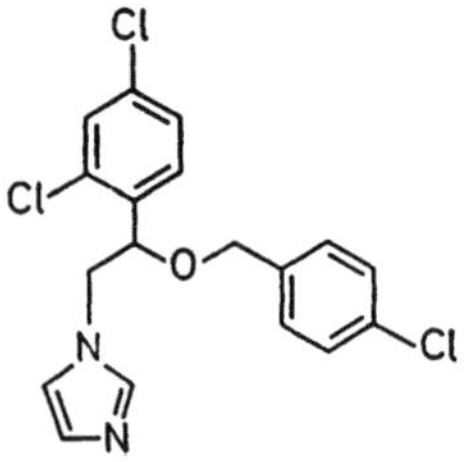

1-[2,4-Dichlor-β-(*p*-chlorbenzyloxy)-phenethyl]-imidazol = 1-[2-[(4-Chlorphenyl)methoxy]-2-(2,4-dichlorphenyl)ethyl]-1*H*-imidazol (●)

H Nitrat (24169-02-6)

S *Econazolnitrat***, Epi-Pevaryl, Gyno-Pevaryl, Pevaryl, R 14827, SQ 13050

V Fungicid

3537 $C_{18}H_{15}F_3N_2O_2$
36740-73-5

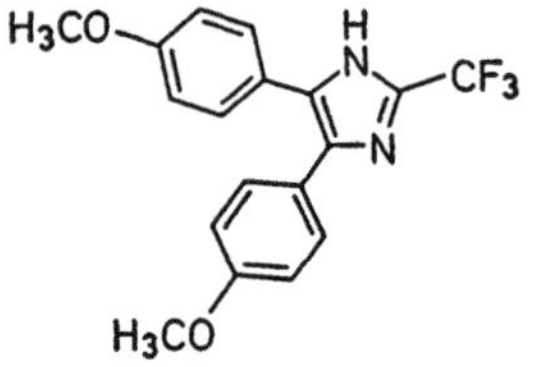

4,5-Bis-(*p*-methoxyphenyl)-2-(trifluormethyl)-imidazol = 4,5-Bis(4-methoxyphenyl)-2-(trifluormethyl)-1*H*-imidazol (●)

S CP-22665, *Flumizol***

V Antiphlogisticum, Thrombocytenaggregationshemmer

3538 *(2954)* $C_{18}H_{15}NO_2$
4420-46-6

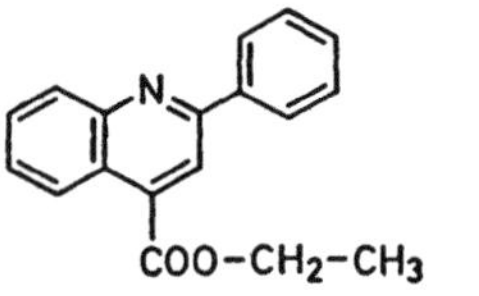

2-Phenyl-4-chinolincarbonsäureethylester (●)

S Acitrin, *Aethylcinchophen*, *Cinchophenäthylester*

V Antiarthriticum

3539 $C_{18}H_{15}NO_3$
21256-18-8

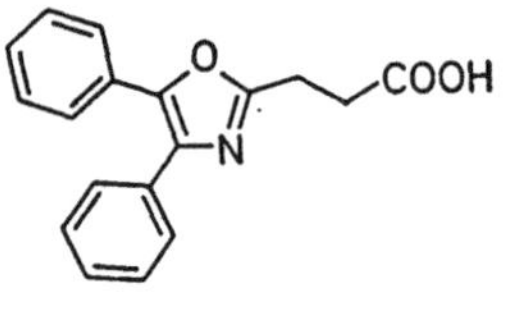

3-(4,5-Diphenyl-2-oxazolyl)-propionsäure = 4,5-Diphenyl-2-oxazolpropansäure (●)

S *Oxaprozin***, Wy-21743

V Antiphlogisticum

3540 $C_{18}H_{15}NO_4$
14748-94-8

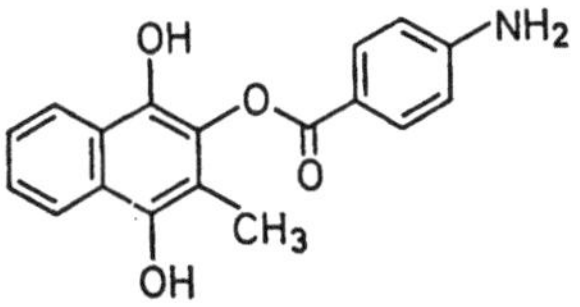

p-Aminobenzoesäure-1,4-dihydroxy-3-methyl-2-naphthylester = 2-Hydroxy-3-methyl-1,4-naphthohydrochinon-2-(*p*-aminobenzoat) = 3-Methyl-1,2,4-naphthalentriol-2-(4-aminobenzoat) (●)

S *Aminafton, Aminaphthone,* Capillarema
V Antihämorrhagicum

3541 *(2955)* $C_{18}H_{15}NO_8S_2$

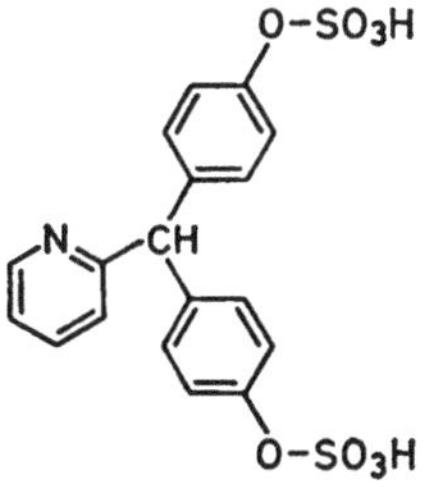

4,4'-(2-Pyridylmethylen)-bis-(phenylhydrogensulfat) = 4,4'-(2-Pyridinylmethylen)bis[phenol]-bis(hydrogensulfat)(ester) (●)

H Dinatriumsalz (10040-45-6)
S Anara, Contumax, DA 1773, Dibrolax, Evacuol, Gocce Lassativo Aicardi, Guttalax, La 391, Lasoberon, Laxidogol, Laxoberal, Laxoberon, *Natriipicosulfas***, Neopax, Picolax, *Picosulfol*, Rapilax, *Sodium picosulfate***, *Sodium picosulphate*, Suanel, Totalaxan, Trali
V Laxativum

3542 *(2956)* $C_{18}H_{15}N_5O_6S$
22933-72-8

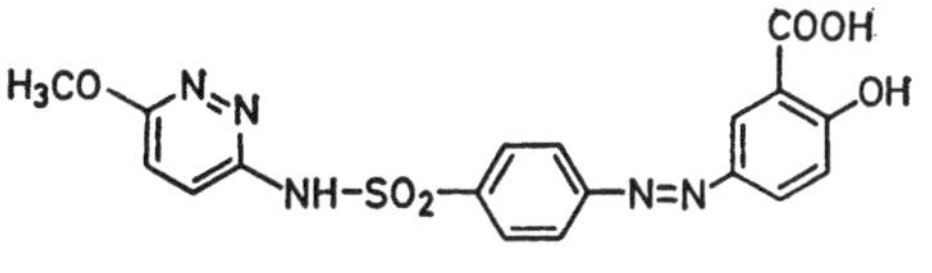

5-[*p*-(6-Methoxy-3-pyridazinylsulfamoyl)-phenylazo]-salicylsäure = 2-Hydroxy-5-[[4-[[(6-methoxy-3-pyridazinyl)amino]sulfonyl]phenyl]azo]benzoesäure (●)

S *Salazodin***, *Salazosulfapyridazin*
V Chemotherapeuticum

3543 *(2957)* $C_{18}H_{15}SSb$
3958-19-8

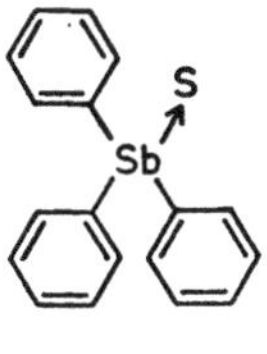

Triphenylstibinsulfid (●)

S Sulfoform
V parasiticides Dermaticum

3544 $C_{18}H_{16}ClFN_2O_3$
52829-30-8

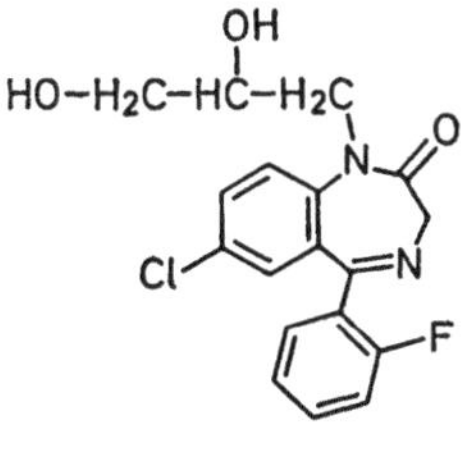

7-Chlor-1-(2,3-dihydroxypropyl)-5-(2-fluorphenyl)-1,3-dihydro-2*H*-1,4-benzodiazepin-2-on (●)

S *Proflazepam***
V Tranquillizer

3545 $C_{18}H_{16}ClN_3O_2$
2533-31-5

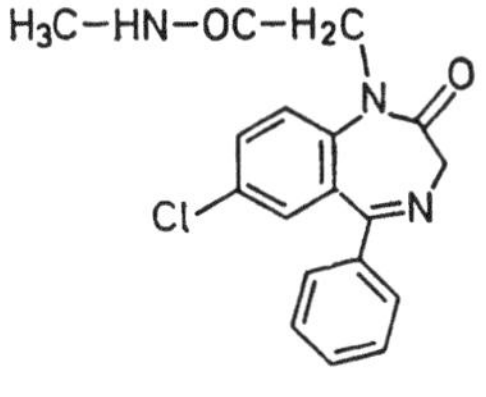

7-Chlor-2,3-dihydro-*N*-methyl-2-oxo-5-phenyl-1*H*-1,4-benzodiazepin-1-acetamid (●)

S Ro 5-5807
V Antikonvulsivum

3546 *(2958)* $C_{18}H_{16}N_2O_2$
605-90-3

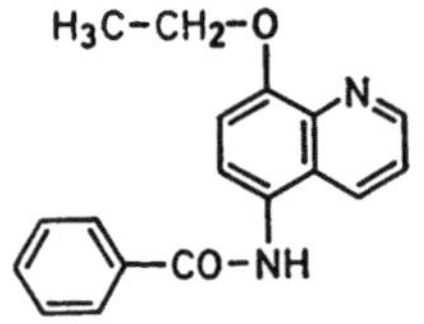

N-(8-Ethoxy-5-chinolyl)-benzamid = *o*-Ethoxy-*ana*-benzoylamidochinolin = *N*-(8-Ethoxy-5-chinolinyl)benzamid (●)

S Analgen, Benzanalgen, Chinalgen, Labordin, Quinalgen

V Analgeticum, Antipyreticum

3547 *(2959)* $C_{18}H_{16}N_2O_3$
15180-02-6

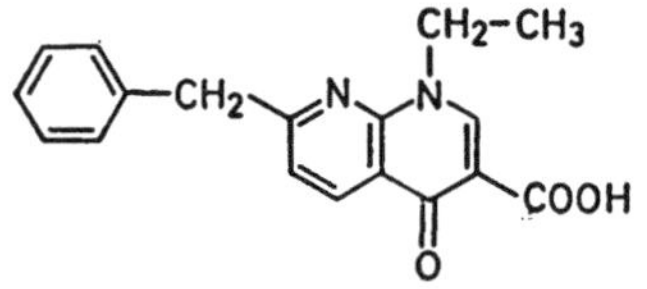

7-Benzyl-1-Ethyl-1,4-dihydro-4-oxo-1,8-naphthyridin-3-carbonsäure = 1-Ethyl-1,4-dihydro-4-oxo-7-(phenylmethyl)-1,8-naphthyridin-3-carbonsäure (●)

S *Acidum amfonelicum***, *Amfonelic acid***, NSC-100638, Win 25978

V CNS-Stimulans

3548 *(2960)* $C_{18}H_{16}N_4O_6S$
1596-63-0

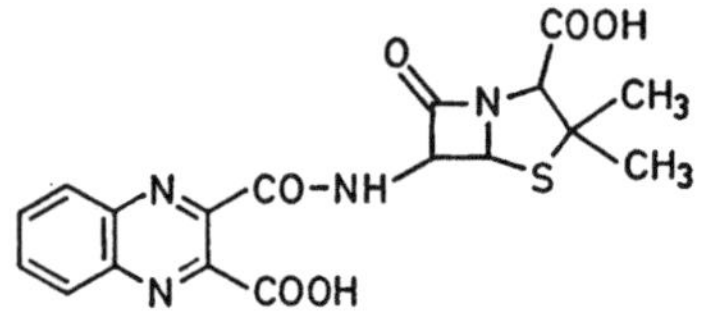

6-(3-Carboxychinoxalin-2-carboxamido)-3,3-dimethyl-7-oxo-4-thia-1-azabicyclo-[3.2.0]-heptan-2-carbonsäure = 6-(3-Carboxychinoxalin-2-carboxamido)-penicillansäure = 3-Carboxychinoxalin-2-ylpenicillin = [2*S*-(2α,5α,6β)]-6-[[(3-Carboxy-2-chinoxalinyl)carbonyl]amino]-3,3-dimethyl-7-oxo-4-thia-1-azabicyclo[3.2.0]heptan-2-carbonsäure (●)

S *Chinacillina*, *Quinacillin**, R.D. 13962

V Antibioticum

3549 *(2961)* $C_{18}H_{16}N_4O_{10}S_3$
132-38-7

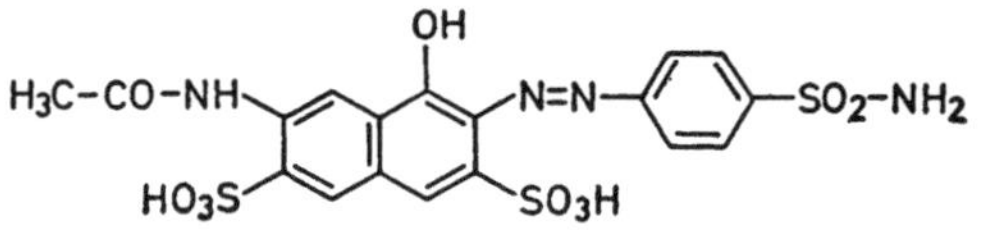

7-Acetylamino-1-hydroxy-2-(*p*-sulfamoylphenylazo)-naphthalin-3,6-disulfonsäure = 6-(Acetylamino)-3-[[4-(aminosulfonyl)phenyl]azo]-4-hydroxy-2,7-naphthalendisulfonsäure (●)

H Dinatriumsalz (133-60-8)

S *Azosulfanilamid*, Drometil, Neoprontosil, Prontosil pro injectione, Prontosil S, Prontosil solubile, Rubiazol injectable, Streptocidum rubrum solubile, Streptozon S, Urea-Sulphazide

V Chemotherapeuticum

3550 *(2962)* $C_{18}H_{16}O_3$
435-97-2

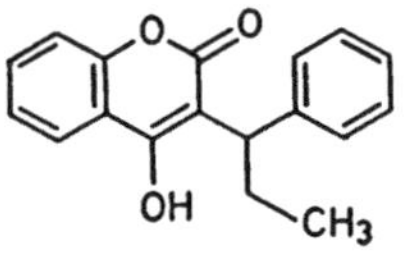

4-Hydroxy-3-(1-phenylpropyl)-cumarin = 3-(α-Ethylbenzyl)-4-hydroxycumarin = 4-Hydroxy-3-(1-phenylpropyl)-2*H*-1-benzopyran-2-on (●)

S Falithrom, Fencumar, Liquamar, Marcoumar, Marcumar, *Phenprocoumarol*, *Phenprocoumon*** *Phenylpropylhydroxycumarinum*, Ro 1-4849

V Antikoagulans

3551 $C_{18}H_{16}O_3$
35212-22-7

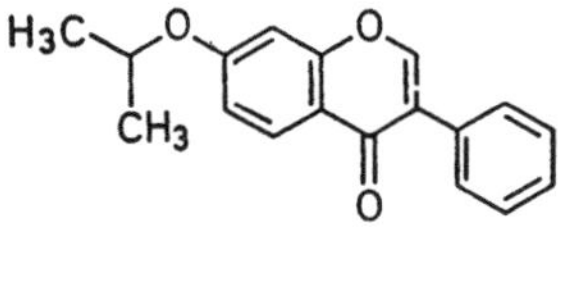

7-Isopropoxyisoflavon = 7-(1-Methylethoxy)-3-phenyl-4*H*-1-benzopyran-4-on (●)

S *Ipriflavon***, Yambolap

V veter. Anabolicum

3552 *(2963)* $C_{18}H_{16}O_7$

855-96-9

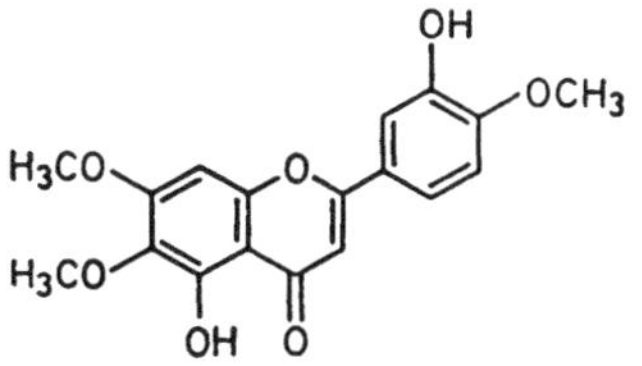

3',5-Dihydroxy-4',6,7-trimethoxyflavon = 5-Hydroxy-2-(3-hydroxy-4-methoxyphenyl)-6,7-dimethoxy-4*H*-1-benzopyran-4-on (●)

S *Eupatorin*

V Emeticum (Flavon aus Eupatorium semiserratum)

3553 *(2964)* $C_{18}H_{16}O_7$

125-46-2

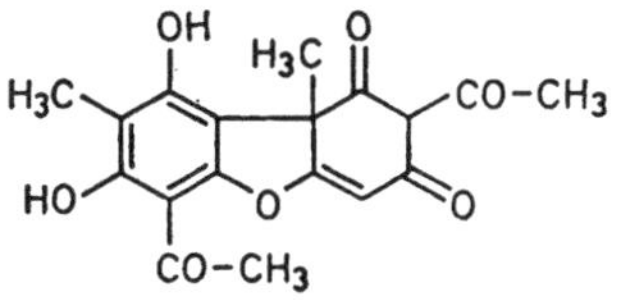

2,6-Diacetyl-7,9-dihydroxy-8,9b-dimethyl-1,2,3,9b-tetrahydrodibenzofuran-1,3-dion = 2,6-Diacetyl-7,9-dihydroxy-8,9b-dimethyl-1,3(2*H*, 9b*H*)-dibenzofurandion (●)

S Usnein, Usniacin, *Usnic acid, Usninsäure*

V Antibioticum aus Usnea barbata und anderen Flechten

3553-01 *(2964a)* 39012-86-7

H Natriumsalz

S BIN-7, Binan

V Antibioticum

3553-02 *(2964b)*

H Benzethoniumsalz (Nr. 5628)

S Usno

V Antibioticum, Baktericid

3554 *(2966)* $C_{18}H_{17}ClN_2O$

10171-69-4

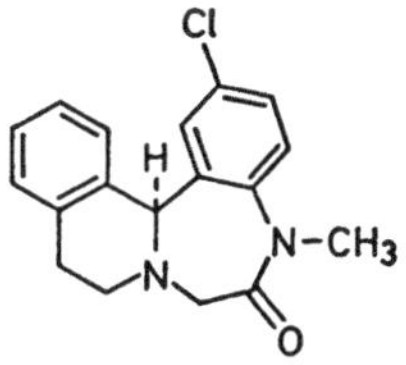

(+)-2-Chlor-5,9,10,14b-tetrahydro-5-methylisochino[2,1-*d*][1,4]benzodiazepin-6(7*H*)-on (●)

S *Clazolam**, Isoquinazepon*, SaH-1123

V Antidepressivum, Tranquillizer

3555 *(2967)* $C_{18}H_{17}ClN_2O_2$

24143-17-7

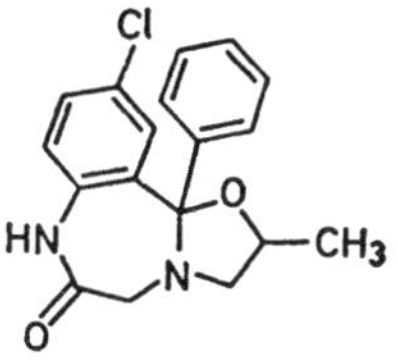

10-Chlor-2,3,7,11b-tetrahydro-2-methyl-11b-phenyloxazolo[3,2-*d*][1,4]benzodiazepin-6(5*H*)-on (●) = 10-Chlor-2,3,5,6,7,11b-hexahydro-2-methyl-11b-phenylbenzo[6,7]-1,4-diazepino[5,4-*b*]oxazol-6-on

S Convertal, CS 300, Hializan, *Oxazolam***, *Oxazolazepam*, Serenal „Sankyo"

V Psychosedativum

3556 $C_{18}H_{17}J_4NO_4$

17365-01-4

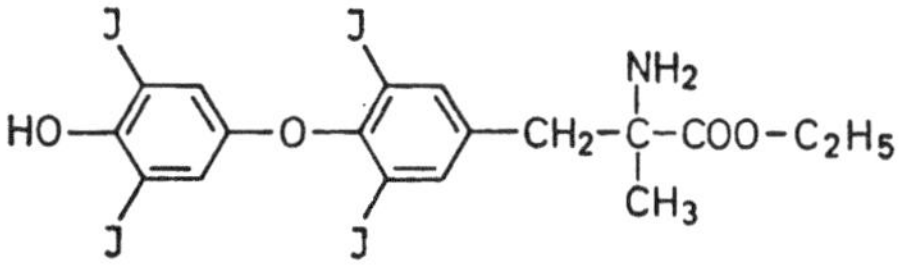

α-Methyl-DL-thyroxinethylester = DL-3-[4-(4-Hydroxy-3,5-dijodphenoxy)-3,5-dijodphenyl]-2-methylalaninethylester = 3,5-Dijod-α-methyl-*O*-(4-hydroxy-3,5-dijodphenyl)-DL-tyrosinethylester (●)

H Hydrochlorid (55327-22-5)

S CG 635, *Etiroxathydrochlorid***, Liponorm, Skleronorm

V Antilipämicum

3557 $C_{18}H_{17}N$
443-30-1

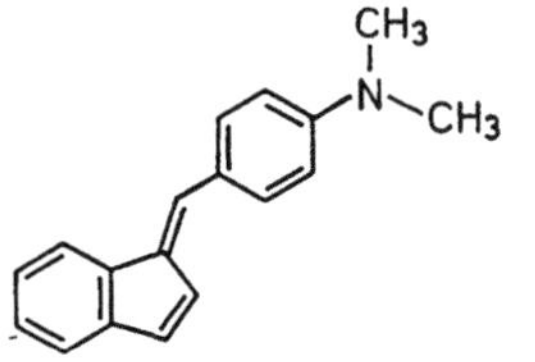

1-(4-Dimethylaminobenzyliden)-inden = 4-(1*H*-Inden-1-ylidenmethyl)-*N*,*N*-dimethylbenzenamin (●)

S DABI, 14 M 21, NSC-80087

V Cytostaticum

3558 *(2968)* $C_{18}H_{17}N_3O_3$
5712-95-8

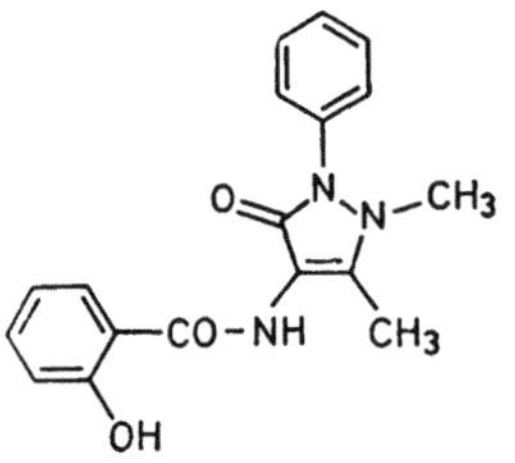

N-(2,3-Dimethyl-5-oxo-1-phenyl-3-pyrazolin-4-yl)-salicylamid = 2,3-Dimethyl-1-phenyl-4-salicylamido-5-pyrazolon = *N*-(2,3-Dihydro-1,5-dimethyl-3-oxo-2-phenyl-1*H*-pyrazol-4-yl)-2-hydroxybenzamid (●)

S Eupirone, Eupyron, *Salicylamidophenazon*

V Antipyreticum, Antirheumaticum

3559 *(2969)* $C_{18}H_{17}N_7O_6$
4521-87-3

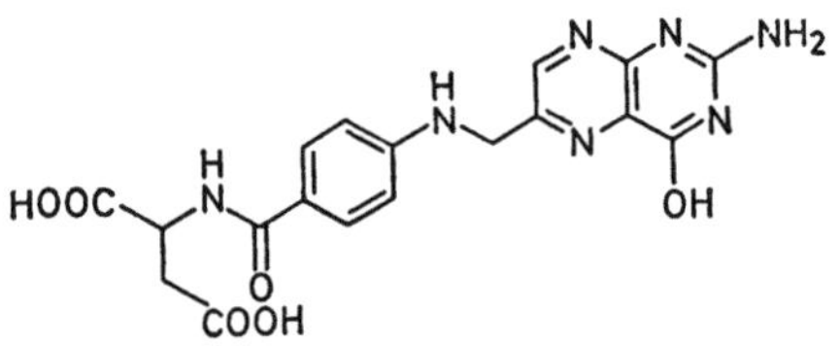

N-[*p*-(2-Amino-4-hydroxy-6-pteridinylmethylamino)-benzoyl]-asparaginsäure = Pteroyl-DL-asparaginsäure = *N*-[4-[[(2-Amino-1,4-dihydro-4-oxo-6-pteridinyl)methyl]amino]benzoyl]asparaginsäure (●)

S Anfol-R

V gegen Leukämie wirksames Cytostaticum

3560 *(2970)* $C_{18}H_{17}N_7O_6$

Pteroyl-L-asparaginsäure = *N*-[4-[[(2-Amino-1,4-dihydro-4-oxo-6-pteridinyl)methyl]amino]benzoyl]-L-asparaginsäure (●)

S Anfol-A

V gegen Leukämie wirksames Cytostaticum

3561 *(2971)* $C_{18}H_{18}As_2N_2O_6$

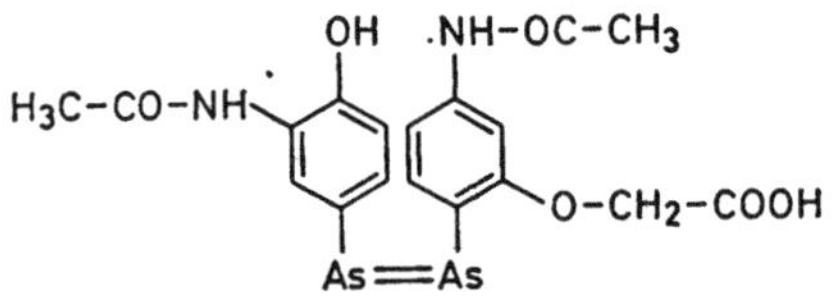

3-Acetylamino-4-hydroxybenzol-⟨arseno⟩-4′-acetylamino-2′-phenoxyessigsäure = [5-(Acetylamino)-2-[[3-(acetylamino)-4-hydroxyphenyl]diarsenyl]phenoxy]essigsäure (●)

H Natriumsalz

S *Acetylglycarsonobenzol*, *Soluarsphenamin*, Solu-Salvarsan

V Chemotherapeuticum

3562 *(143 N)* $C_{18}H_{18}ClNO_4$
30544-61-7

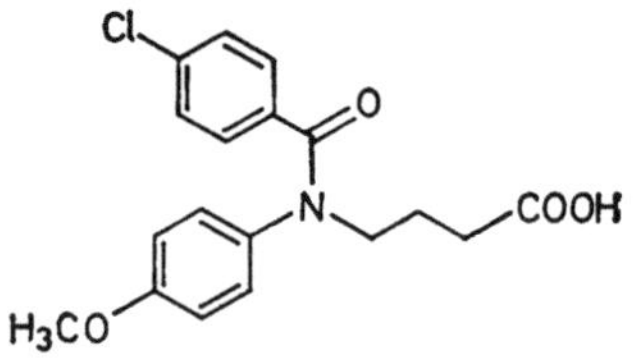

4-[*p*-Chlor-*N*-(*p*-methoxyphenyl)-benzamido]-buttersäure = 4-[(4-Chlorbenzoyl)(4-methoxyphenyl)amino]butansäure (●)

S B 6518, Bykahepar, *Clanobutin***

V Cholereticum

3563 $C_{18}H_{18}ClNO_5$
31 637-97-5

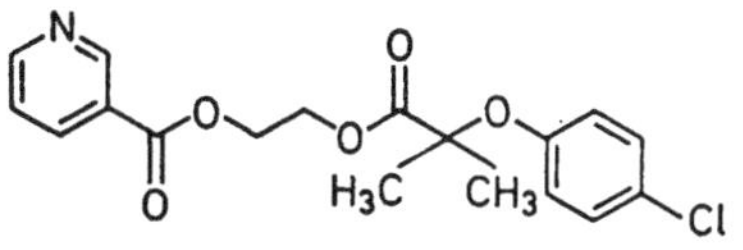

2-(*p*-Chlorphenoxy)-2-methylpropionseure-[2-(nicotinoyloxy)-ethyl]-ester = 2-Hydroxyethylnicotinat-2-(*p*-chlorphenoxy)-2-methylpropionat-(ester) = Nicotinsäure-2-[2-(*p*-chlorphenoxy)-2-methylpropionyloxy]-ethylester = 3-Pyridincarbonsäure-2-[2-(4-chlorphenoxy)-2-methyl-1-oxopropoxy]ethylester (●)

S *Etofibrat***, Lipo „Merz“

V Hypolipämicum

3564 *(2972)* $C_{18}H_{18}ClNS$
113-59-7

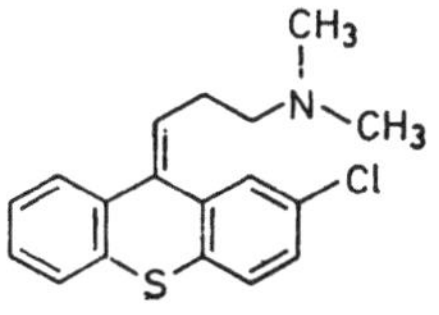

cis-2-Chlor-9-(3-dimethylaminopropyliden)-thioxanthen = (*Z*)-3-(2-Chlor-9*H*-thioxanthen-9-yliden)-*N*,*N*-dimethyl-1-propanamin (●)

H Hydrochlorid **(6469-93-8)** [oder auch Acetat **(58 889-16-0)**]

S Chlothixen, *Chlorprothixenhydrochlorid***, *Clorprotisene cloridrato*, Minithixen, N 714, Paxyl, Psicodin, Quinlan, Rentovet, Ro 4-0403, Tactaran, Taractan, Taras(s)an, Tractylon, Traquilan, Trictal, Truxal(etten), Truxil, Vetacalm

V Neurolepticum

3565 $C_{18}H_{18}ClN_2O_2P$
35 322-07-7

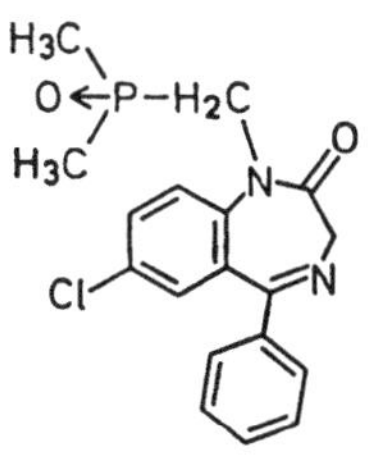

7-Chlor-1-[(dimethylphosphinyl)methyl]-1,3-dihydro-5-phenyl-2*H*-1,4-benzodiazepin-2-on (●)

S *Fosazepam***, HR 930

V Tranquillizer, Hypnoticum

3566 *(2973)* $C_{18}H_{18}ClN_3O$
1977-10-2

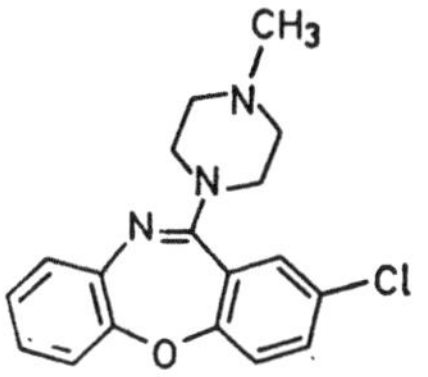

2-Chlor-11-(4-methyl-1-piperazinyl)dibenz[*b*,*f*]-[1,4]oxazepin (●)

S CL 62362, *Loxapin***, *Oxilapine*, S 805, SUM 3170

V Neurolepticum

3566-01 *(2973a)* **27 833-64-3**

H Succinat

S CL 71563, Daxolin, Loxapac, *Loxapinsuccinat***, Loxitane

V Neurolepticum

3567 *(2974)* $C_{18}H_{18}ClN_3S$
2058-52-8

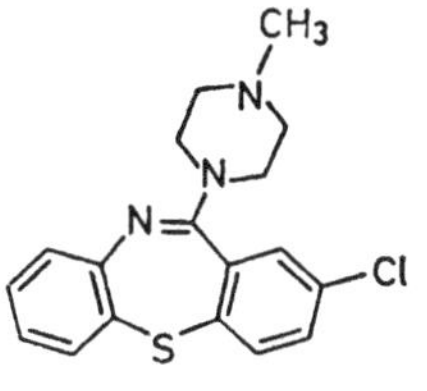

2-Chlor-11-(4-methyl-1-piperazinyl)dibenzo[*b*,*f*]-[1,4]thiazepin (●)

S *Clothiapine*, *Clotiapin***, Deliton, Entumin(e), Etumine, HF-2159, W 130

V Neurolepticum

3568 $C_{18}H_{18}F_3NO_4$
30 544-47-9

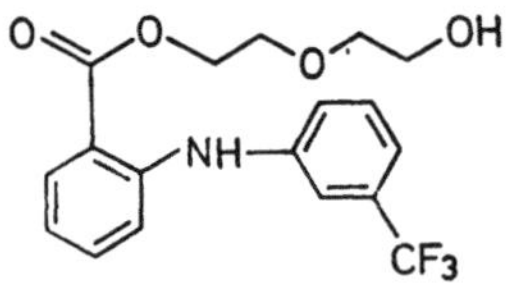

2-(2-Hydroxyethoxy)-ethyl-*N*-(α,α,α-trifluor-*m*-tolyl)-anthranilat = *N*-(*m*-Trifluormethylphenyl)-anthranilsäure-2-(2-hydroxyethoxy)-ethylester = 2-[[3-(Trifluormethyl)phenyl]amino]benzoesäure-2-(2-hydroxyethoxy)ethylester (●)

S B 577, *Etofenamat***, Rheumon, TV 485

V Antiphlogisticum, Analgeticum

3569 (2975) $C_{18}H_{18}N_2$
15 301-68-5

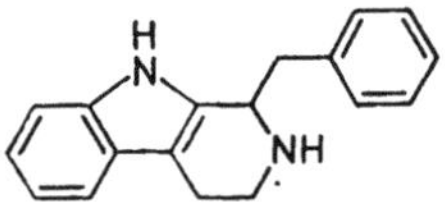

1-Benzyl-2,3,4,9-tetrahydro-1*H*-pyrid[3,4-*b*]indol = 1-Benzyl-1,2,3,4-tetrahydro-β-carbolin = 2,3,4,9-Tetrahydro-1-(phenylmethyl)-1*H*-pyrido-[3,4-*b*]indol (●)

S *Fenharman***, *Fenoharman*, *Phenoharman*

V Tranquillizer

3570 $C_{18}H_{18}N_2O$
37 855-92-8

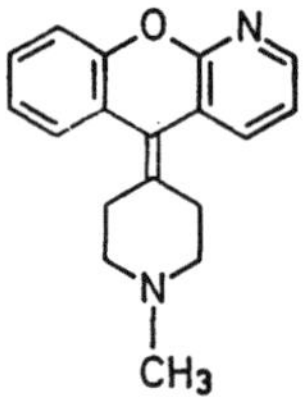

5-(1-Methyl-4-piperidinyliden)-5*H*-[1]benzopyrano[2,3-*b*]pyridin (●)

H Maleat (39 624-65-2)

S *Azanatormaleat***, Sch 15280

V Bronchodilatans

3571 $C_{18}H_{18}N_2O$
22 760-18-5

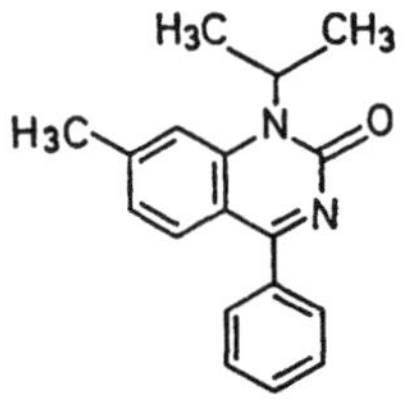

1-Isopropyl-7-methyl-4-phenyl-2(1*H*)-chinazolinon = 7-Methyl-1-(1-methylethyl)-4-phenyl-2(1*H*)-chinazolinon (●)

H Hydrochlorid

S 43-715, Biarison, *Proquazonhydrochlorid***

V Antiphlogisticum, Analgeticum

3572 $C_{18}H_{18}N_2O_5S$
14 079-08-4

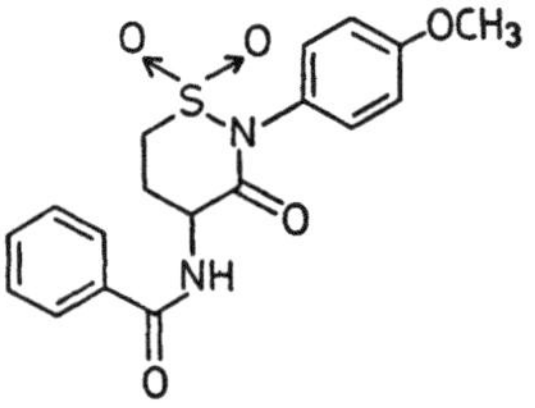

N-[Tetrahydro-2-(4-methoxyphenyl)-3-oxo-2*H*-1,2-thiazin-4-yl]-benzamid-*S*,*S*-dioxid (●)

S *Dibatod*

V Virustaticum

3573 (2976) $C_{18}H_{18}N_2O_6S$
859-07-4

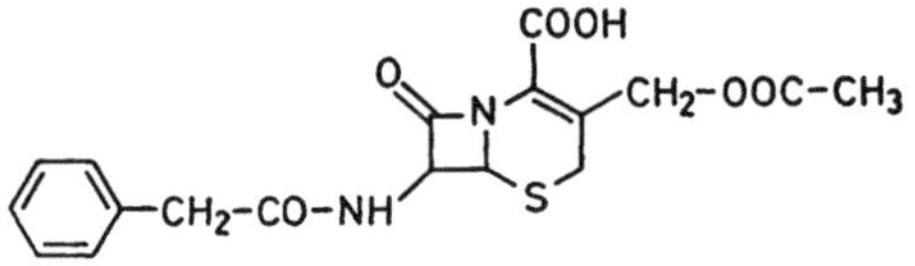

3-Acetoxymethyl-7-(phenylacetamido)-8-oxo-5-thia-1-azabicyclo[4.2.0]oct-2-en-2-carbonsäure = 7-Phenylacetamidocephalosporansäure = (6*R*-*trans*)-3-[(Acetyloxy)methyl]-8-oxo-7-[(phenylacetyl)-amino]-5-thia-1-azabicyclo[4.2.0]oct-2-en-2-carbonsäure (●)

S *Cefaloram**, *Cepaloramum*, *Cephaloram*

V Antibioticum

3574 (2977) $C_{18}H_{18}N_4O_2$

24 891-21-2

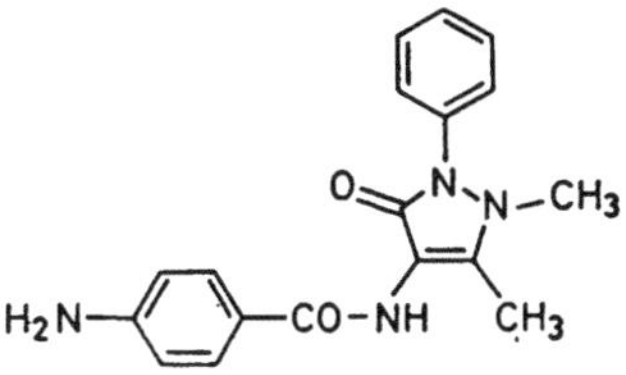

N^1-(2,3-Dimethyl-5-oxo-1-phenyl-3-pyrazolin-4-yl)-*p*-aminobenzamid = 4-(*p*-Aminobenzoyl-amino)-antipyrin = 4-Amino-*N*-(2,3-dihydro-1,5-dimethyl-3-oxo-2-phenyl-1*H*-pyrazol-4-yl)benz-amid (●)

S *Aminobenzamidophenazon*, Benzapyrin

V Antiphlogisticum, Antipyreticum, Analgeticum

3575 (2978) $C_{18}H_{18}N_4O_2$

34 760-49-1

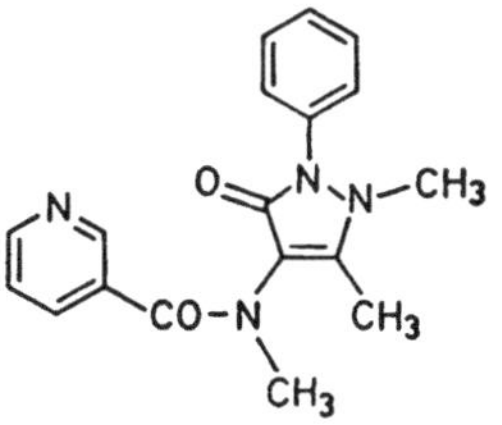

N-Methyl-*N*-(2,3-dimethyl-5-oxo-1-phenyl-3-pyrazolin-4-yl)-nicotinamid = *N*-Methyl-*N*-antipyrinylnicotinamid = *N*-(2,3-Dihydro-1,5-dimethyl-3-oxo-2-phenyl-1*H*-pyrazol-4-yl)-*N*-methyl-3-pyridincarboxamid (●)

S *Methylniphenazine, Metilnifenazina*

V Analgeticum, Antiphlogisticum

3576 $C_{18}H_{18}N_4O_2$

34 262-84-5

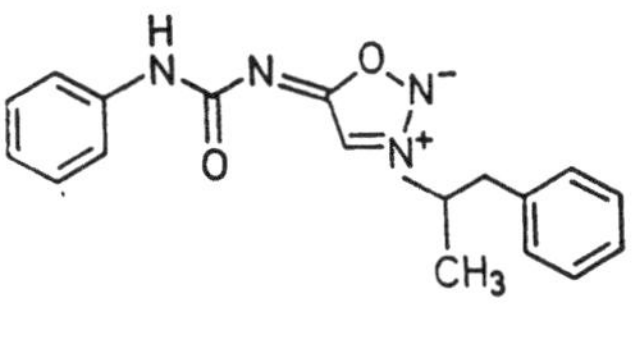

3-(α-Methylphenethyl)-*N*-(phenylcarbamoyl)-sydnonimin = 3-(1-Methyl-2-phenylethyl)-*N*-[(phenylamino)carbonyl]sydnonimin (●)

S *Mesocarb***, Sidnokarb, Sydnocarb

V Psychostimulans

3577 $C_{18}H_{18}N_4O_4$

34 435-09-1

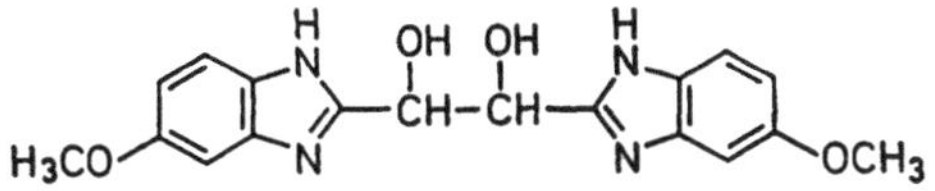

(*S*,*S*)-1,2-Bis-(5-methoxy-2-benzimidazolyl)-1,2-ethandiol = [*S*-(*R**,*R**)]-1,2-Bis(5-methoxy-1*H*-benzimidazol-2-yl)-1,2-ethandiol (●)

H auch Dihydrochlorid (34 435-11-5)

S A-37 536, Abbott-36 683

V Virustaticum

3578 (2979) $C_{18}H_{18}N_4S_2$

2962-75-6

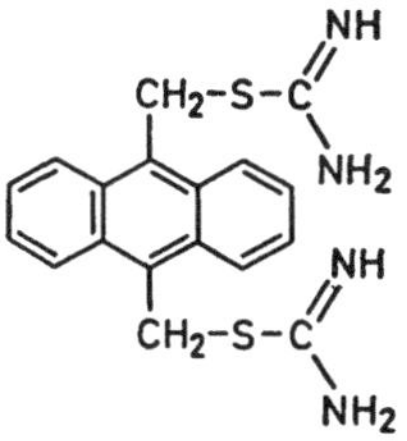

2,2′-(9,10-Anthrylendimethyl)-bis-(2-thiopseudoharnstoff) = Carbamimidothiosäure-9,10-anthracendiylbis(methylen)ester (●)

H Dihydrochloriddihydrat (22 993-25-5)

S NSC-56 054, „*Pseudourea*“

V Cytostaticum (gegen Leukämie wirksam)

3579 (2980) $[C_{18}H_{18}N_6O_5]_x$

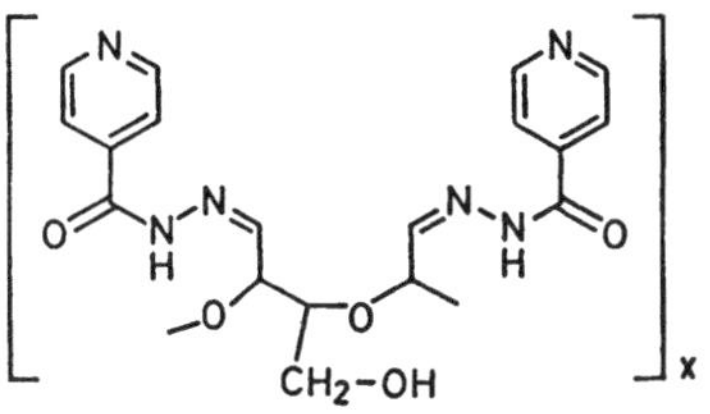

Isonicotinoylhydrazon von durch Stärkeoxydation erhaltenen Polysacchariden

S *Amyloniazide*, Isoniamyl

V Tuberkulostaticum

3580 $C_{18}H_{18}N_6O_5S_2$
34444-01-4

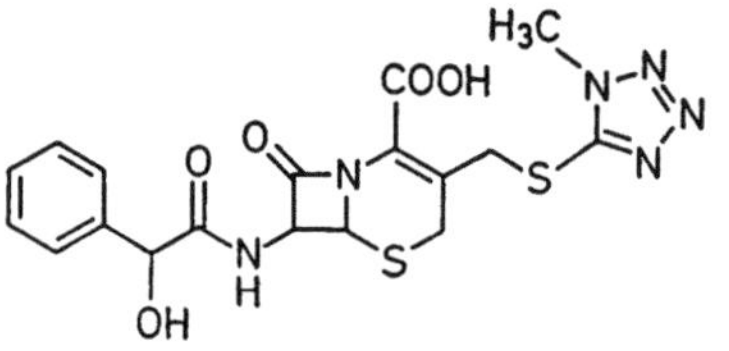

7-D-Mandelamido-3-(1-methyl-1*H*-tetrazol-5-ylthiomethyl)-8-oxo-5-thia-1-azabicyclo[4.2.0]oct-2-en-2-carbonsäure = 7-D-Mandelamido-3-(1-methyl-1*H*-tetrazol-5-ylthiomethyl)-3-cephem-4-carbonsäure = [6*R*-[6α,7β(*R**)]]-7-[(Hydroxyphenylacetyl)amino]-3-[[(1-methyl-1*H*-tetrazol-5-yl)thio]methyl]-8-oxo-5-thia-1-azabicyclo[4.2.0]oct-2-en-2-carbonsäure (•)

H vgl. auch Nr. 6479

S *Cefamandol***, *Cephamandole*, CMT, Lilly 83405

V Antibioticum

3581 (2981) $C_{18}H_{18}N_8O_5$
25312-31-6

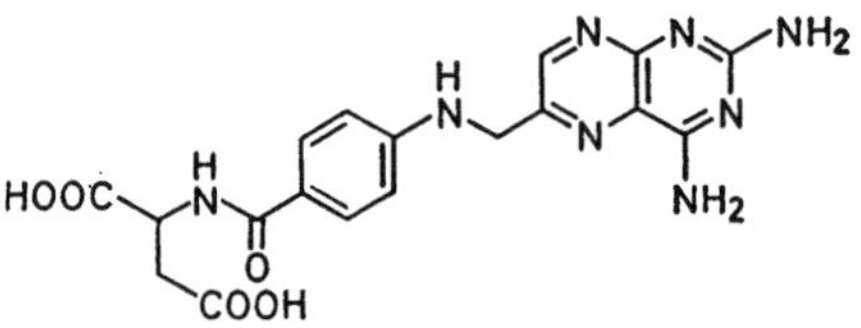

N-[4-[[(2,4-Diamino-6-pteridinyl)methyl]amino]benzoyl]asparaginsäure (•) = 4-Aminopteroylasparaginsäure

S Amino-Anfol

V gegen Leukämie wirksames Cytostaticum

3582 (2982) $C_{18}H_{18}O_2$
84-17-3

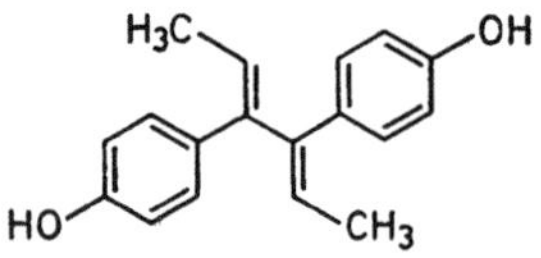

p,p'-(1,2-Diethylidenethylen)-diphenol = 3,4-Bis-(*p*-hydroxyphenyl)-2,4-hexadien = 4,4'-(1,2-Diethyliden-1,2-ethandiyl)bis[phenol] (•)

H vgl. auch Nrr. 3913, 4247, 4827

S Agaldog, Cycladiène, Denestrolin, *Dienestrol***, *Dienöstrol*, Dienol, Di-Estrone, Dinovex, DV, Estraguard, Estroral, Follidiene, Follormon, Fortostilbeen, Gynefollin, „Hexadien", Hormofemin, Kolpostrol, Menocrin, Oestrodiene, Oestrodienol, Oestroral liquidum, Paradien, Restrol, Sexadien, Synestrol „White", Synsteron, Teserene, Willnestrol

V synthetisches Östrogen

3583 (2983) $C_{18}H_{18}O_2$
964-82-9

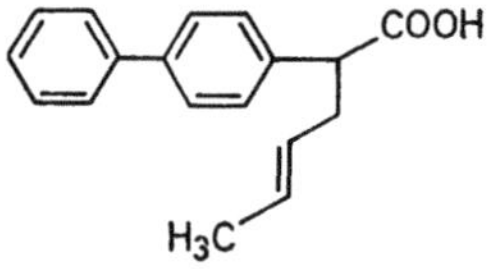

2-(4-Biphenylyl)-4-hexensäure = α-(2-Butenyl)-[1,1'-biphenyl]-4-essigsäure (•)

S *Acido seniesenico, Acidum diphenesenicum, Acidum xenyhexenicum***, C.V. 57533, Darilin, Desenovis, Desenovister, *Xenyhexenic acid***

V Fettstoffwechselregulator (gegen Hypercholesterinämien und Hyperlipämien)

3584 (2984) $C_{18}H_{18}O_2$
517-09-9

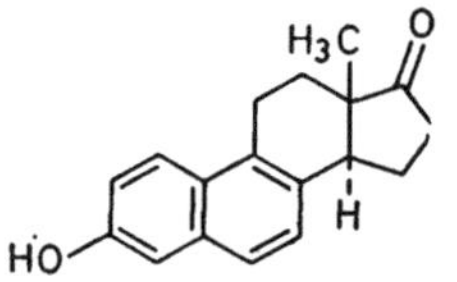

3-Hydroxy-1,3,5(10),6,8-östrapentaen-17-on = 3-Hydroxyöstra-1,3,5,7,9-pentaen-17-on (•)

S *Equilenin*

V Follikelhormon

3585 (2985) $C_{18}H_{18}O_4$
18493-30-6

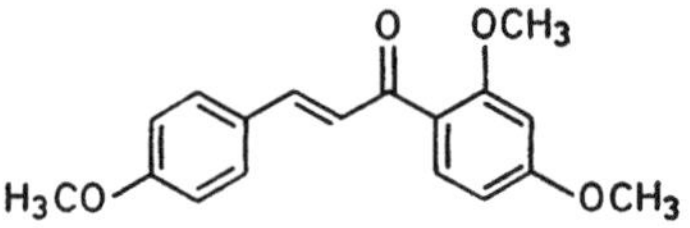

2',4,4'-Trimethoxychalkon = 1-(2,4-Dimethoxyphenyl)-3-(4-methoxyphenyl)-2-propen-1-on (•)

S Agobilex, Arcobil, Auxibilina, 1314 C.B., Chemicol, Cholesteril, Choligen „Ital Suisse", Colazid, Colerex, Colidrenina, Gebyl, Lesidrin, Megalip, *Metochalcon***, Solvocolo, Spechol, Trimecolo, Trimepaton, Vesidril, Vésidryl

V Choleretieum, Cholagogum, Leberschutzstoff

3586 *(2986)* $C_{18}H_{18}O_6$

10 023-11-7

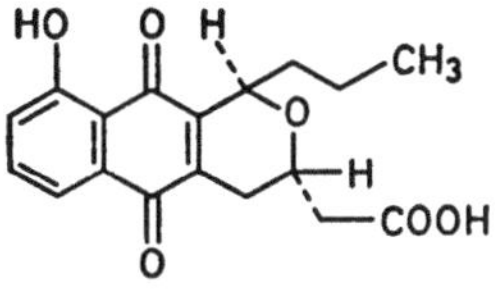

3β,4,5,10-Tetrahydro-9-hydroxy-5,10-dioxo-1β-propyl-1*H*-naphtho[2,3-*c*]pyran-3-essigsäure

S *Deoxyfrenolicin*

V insulinähnlich wirksames Antibioticum aus Streptomyces fradiae

---

3587 *(2987)* $C_{18}H_{18}O_8$

20 421-13-0

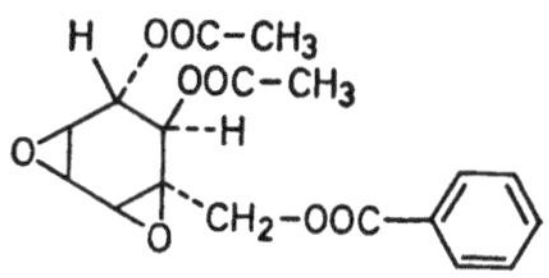

3,4:5,6-Diepoxy-3α-hydroxymethylcyclohexan-1α,2-diol-α-benzoat-1,2-diacetat = [1*R*-(1α,2α,4α,5β,6α,7α)]-4-[(Benzoyloxy)methyl]-3,8-dioxatricyclo[5.1.0.0^{2,4}]octan-5,6-dioldiacetat (●)

S *Crotepoxide*

V Cytostaticum aus Croton macrostachys

3588 $C_{18}H_{19}Br_2N_5O_2$

55 837-17-7

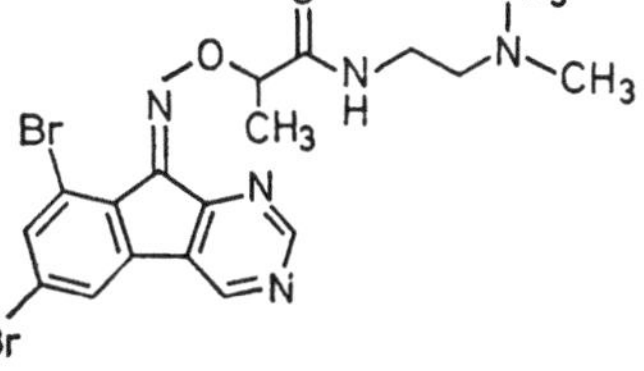

2-[[(6,8-Dibrom-9*H*-indeno[2,1-*d*]pyrimidin-9-yliden)amino]oxy]-*N*-[2-(dimethylamino)ethyl]propionamid = 2-[[(6,8-Dibrom-9*H*-indeno[2,1-*d*]pyrimidin-9-yliden)amino]oxy]-*N*-[2-(dimethylamino)ethyl]-propanamid (●)

S *Brindoxim***

V Malariachemotherapeuticum

3589 *(2988)* $C_{18}H_{19}ClN_2$

47 128-12-1

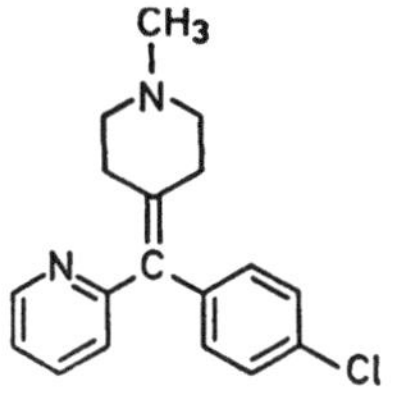

4-[*p*-Chlor-α-(2-pyridyl)-benzyliden]-1-methylpiperidin = 2-[(4-Chlorphenyl)(1-methyl-4-piperidinyliden)methyl]pyridin (●)

H Maleat **(5781-37-3)**

S *Cycliraminmaleat***, Prolergic, Sch 2544

V Antihistaminicum

3590 *(2989)* $C_{18}H_{19}ClN_2O_4S_2$

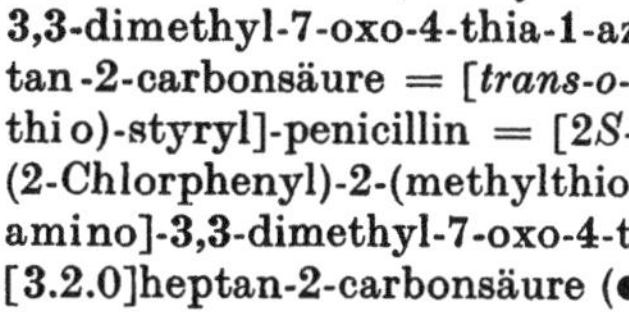

6-[*trans*-*o*-Chlor-α-(methylthio)-cinnamamido]-3,3-dimethyl-7-oxo-4-thia-1-azabicyclo[3.2.0]heptan-2-carbonsäure = [*trans*-*o*-Chlor-α-(methylthio)-styryl]-penicillin = [2*S*-[2α,5α,6β(*Z*)]]-6-[[3-(2-Chlorphenyl)-2-(methylthio)-1-oxo-2-propenyl]-amino]-3,3-dimethyl-7-oxo-4-thia-1-azabicyclo-[3.2.0]heptan-2-carbonsäure (●)

H Natriumsalz **(4414-51-1)**

S P-18(Na), Thiocillin

V Antibioticum

3591 *(2990)* $C_{18}H_{19}ClN_4$
5786-21-0

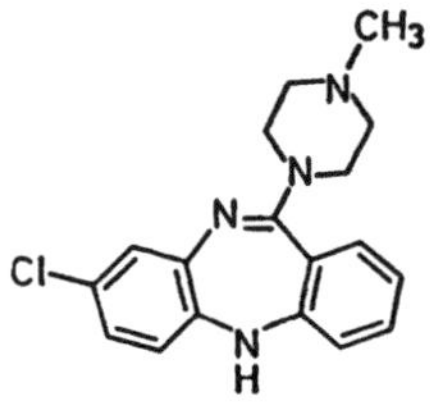

8-Chlor-11-(4-methyl-1-piperazinyl)-5*H*-dibenzo-[*b,e*][1,4]diazepin (●)

S *Clozapin***, HF-1854, Iprox, Lapenax, Leponex, LX 100-129, W-801

V Neurolepticum

3592 *(2991)* $C_{18}H_{19}F_3N_2S$
146-54-3

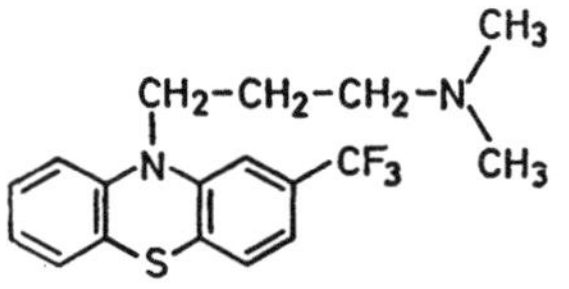

10-(3-Dimethylaminopropyl)-2-trifluormethyl-phenothiazin = *N,N*-Dimethyl-2-(trifluormethyl)-10*H*-phenothiazin-10-propanamin (●)

H Hydrochlorid (1098-60-8)

S Adazine, Amesin, Antansil, Aristofen, Emiquil, Flumazin, Fluomazina, *Fluopromazine hydrochloride*, Fluopromil, Fluorofen, Magactil, MC 4703, Neoprin, Neuro-Padil, Nivoman, Novotrane, Opikvil, Plegal, Psycol, Psyquil, Siquil, SKF 4648-A, S. Quill, Supravomin, Theraquil, Tranquil „La-Medica", Tranquilon, *Triflupromazinhydrochlorid***, Tripril, Ultrased, Vespral, Vesprin, Vetame, Vintral

V Neurolepticum, Antiemeticum

3593 *(2992)* $C_{18}H_{19}N$
17243-39-9

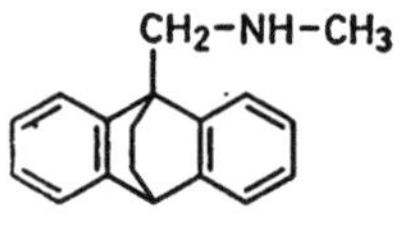

N-Methyl-9,10-ethanoanthracen-9(10*H*)-methylamin = 9,10-Ethano-9,10-dihydro-9-(methylaminomethyl)-anthracen = 1-(Methylaminomethyl)-dibenzo[*b,e*]bicyclo[2.2.2]octadien = *N*-Methyl-9,10-ethanoanthracen-9(10*H*)-methanamin (●)

H Hydrochlorid (10085-81-1)

S Ba-30803, *Benzoctaminhydrochlorid***, ME-910, Tacital, Tacitil, Tacitin(e), Tracitin

V Psychosedativum, Muskelrelaxans

3594 $C_{18}H_{19}NOS$
27877-51-6

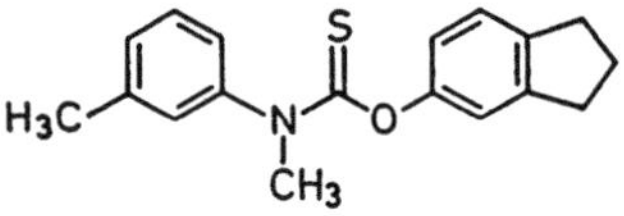

O-(5-Indanyl)-*m,N*-dimethylthiocarbanilat = Methyl(3-methylphenyl)carbamothiosäure-*O*-(2,3-dihydro-1*H*-inden-5-yl)ester (●)

S Dalnate, *Tolindat***

V Fungicid

3595 $C_{18}H_{19}NO_3$
17127-48-9

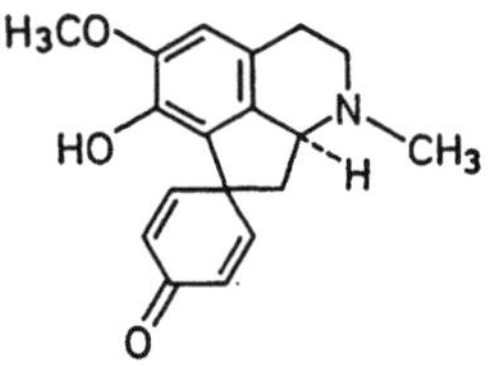

(±)-2′,3′,8′,8′a-Tetrahydro-6′-hydroxy-5′-methoxy-1′-methylspiro[2,5-cyclohexadien-1,7′(1′*H*)-cyclopent[*ij*]isochinolin]-4-on (●)

S Glazen, *Glaziovin***, *6-Methylcrotsparine*, PM 297, Suavedol

V Anxiolyticum (Alkaloid aus Ocotea glaziovii)

3596 *(2993)* $C_{18}H_{19}NS$
2622-24-4

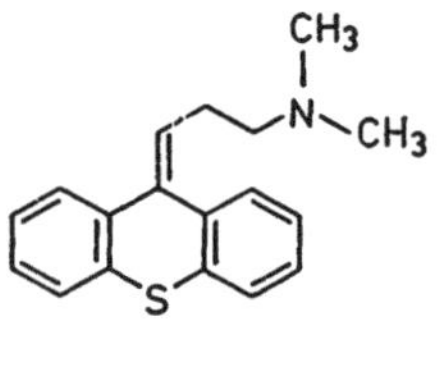

9-(3-Dimethylaminopropyliden)-thioxanthen =

N,*N*-Dimethyl-3-(9*H*-thioxanthen-9-yliden)-1-propanamin (●)

S *Prothixen***

V Psychotherapeuticum

3597 *(2994)* $C_{18}H_{19}NS$

1154-09-2

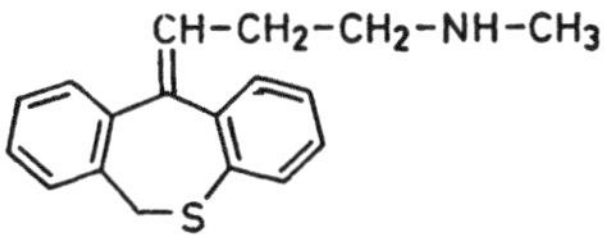

N-Methyl-3-(6*H*-dibenzo[*b*,*e*]thiepin-11-yliden)-propylamin = 11-(3-Methylaminopropyliden)-6,11-dihydrodibenzo[*b*,*e*]thiepin = 3-Dibenzo[*b*,*e*]thiepin-11(6*H*)-yliden-*N*-methyl-1-propanamin (●)

H Hydrochlorid (844-12-2)

S Northiaden

V Thymolepticum

3598 *(2995)* $C_{18}H_{19}N_3O_2$

83-63-6

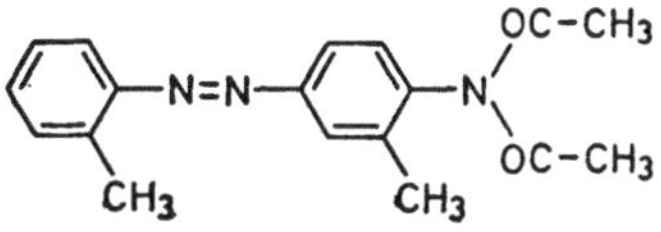

4-Diacetylamino-2′,3-dimethylazobenzol = *N*,*N*-Diacetyl-*p*-(*o*-tolylazo)-*o*-toluidin = 4-*o*-Tolylazo-*o*-diacetotoluidid = *N*-Acetyl-*N*-[2-methyl-4-[(2-methylphenyl)azo]phenyl]acetamid (●)

S Dermagan, Diacetazotol, Diacetotoluide, *Diacetylaminoazotoluol*, Diamazo, *Dimazenum*, Dimazon, Epidermol(o), Epidon, Epithelone, Granulin, Pellidol, *Peripherminum*, Pioderm

V Epithelisierungsmittel

3599 *(2996)* $C_{18}H_{19}N_3O_6S$

3577-01-3

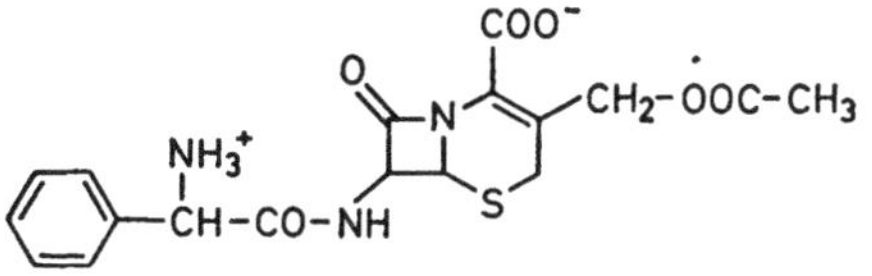

inneres Salz der 3-Acetoxymethyl-7-(2-amino-2-phenylacetamido)-8-oxo-5-thia-1-azabicyclo-[4.2.0]-2-octen-2-carbonsäure = 7-[D-α-Amino-phenylacetamido]-cephalosporansäure = [6*R*-[6α,7β(*R**)]]-3-[(Acetyloxy)methyl]-7-[(amino-phenylacetyl)amino]-8-oxo-5-thia-1-azabicyclo-[4.2.0]oct-2-en-2-carbonsäure (●)

H auch Dihydrat (22202-75-1)

S *Cefaloglycin**, *Cephaloglycin*, Kafocin, Kefglicin, Kefglycin, Lilly 39435

V Antibioticum

3600 *(2997)* $C_{18}H_{20}ClNO$

7009-68-9

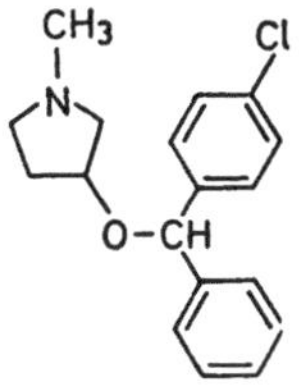

3-(*p*-Chlordiphenylmethoxy)-1-methylpyrrolidin = 3-[(4-Chlorphenyl)phenylmethoxy]-1-methyl-pyrrolidin (●)

H auch Maleat (5560-75-8)

S AHR-224, *Clopyroxinum*, *Pyroxamin***

V Antihistaminicum

3601 *(2998)* $C_{18}H_{20}ClN_3O$

4755-59-3

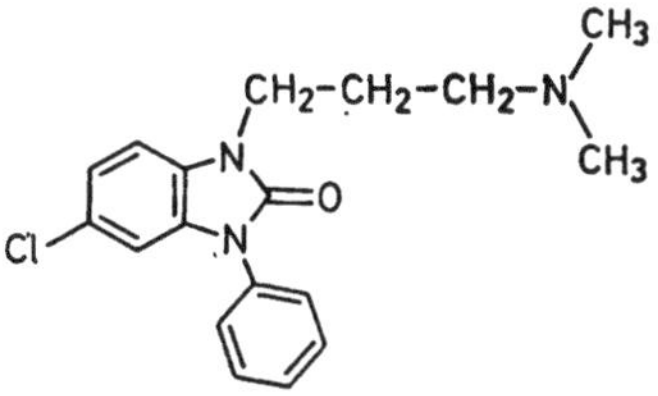

5-Chlor-1-(3-dimethylaminopropyl)-3-phenyl-2-benzimidazolinon = 5-Chlor-1-[3-(dimethylamino)-propyl]-1,3-dihydro-3-phenyl-2*H*-benzimidazol-2-on (●)

H Hydrochloridmonohydrat (31959-88-3)

S AW 142446, *Clodazonhydrochlorid**, HUF 2446

V Antidepressivum

3602 (2999) $C_{18}H_{20}N_2$
24 219-97-4

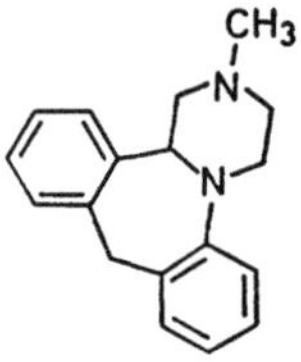

1,2,3,4,10,14b-Hexahydro-2-methyldibenzo[*c,f*]-pyrazino[1,2-*a*]azepin (●)

H Hydrochlorid (21535-47-7)

S Bolvidon, GB-94, *Mianserinhydrochlorid**, Norval, Org GB 94, Tolvin, Tolvon

V Antiserotonin, Antihistaminicum, Thymolepticum

3603 $C_{18}H_{20}N_2$
33 545-56-1

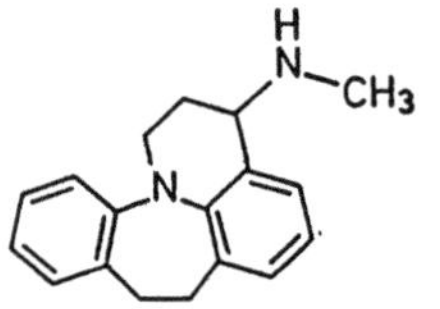

2,3,7,8-Tetrahydro-3-methylamino-1*H*-chino[1,8-*ab*]-1-benzazepin = 2,3,7,8-Tetrahydro-*N*-methyl-1*H*-chino[1,8-*ab*][1]benzazepin-3-amin (●)

S *Ciclopramin***

V Antidepressivum

3604 (3000) $C_{18}H_{20}N_2O$

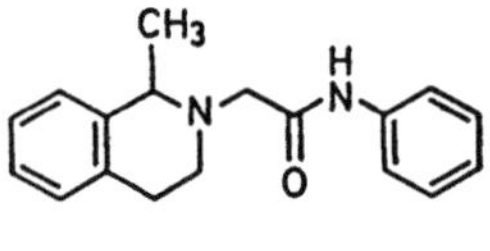

2-(1,2,3,4-Tetrahydro-1-methyl-2-isochinolyl)-acetanilid = 1,2,3,4-Tetrahydro-1-methyl-2-(phenylcarbamoylmethyl)-isochinolin = 1,2,3,4-Tetrahydro-1-methyl-*N*-phenyl-2-isochinolinacetamid (●)

H Hydrochlorid (22 623-20-7)

S Su-7692

V Leprostaticum

3605 (3001) $C_{18}H_{20}N_2O$
17 692-37-4

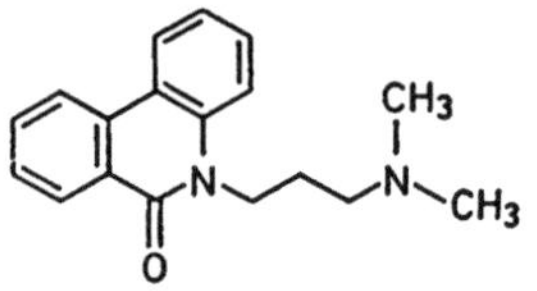

5-[3-(Dimethylamino)propyl]-6(5*H*)-phenanthridinon (●)

H Monohydrochloridmonohydrat (24 390-12-3)

S AGN 616, *Fanthridonhydrochlorid, Fantridonhydrochlorid***

V Antidepressivum

3606 (3002) $C_{18}H_{20}N_2OS$
641-33-8

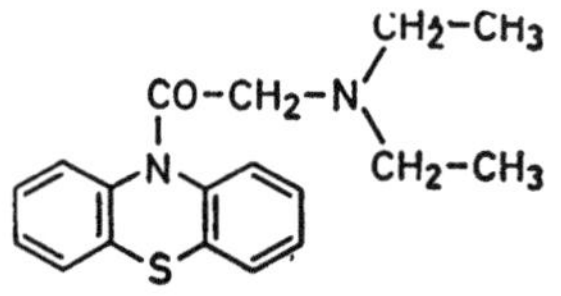

10-(Diethylaminoacetyl)-phenothiazin = 10-[(Diethylamino)acetyl]-10*H*-phenothiazin (●)

H Hydrochlorid (3476-72-0)

S *Diäthylglycylphenothiazinhydrochlorid*, Difasine, Diphasin, Diphazin, G-012

V Spasmolyticum, Lokalanästheticum, Antihistaminicum

3607 (3003) $C_{18}H_{20}N_2S$
84-08-2

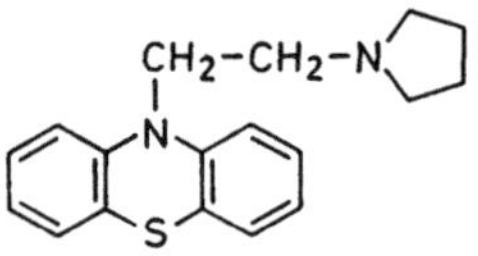

10-(β-Pyrrolidinoethyl)-phenothiazin = 10-[2-(1-Pyrrolidinyl)ethyl]-10*H*-phenothiazin (●)

H Hydrochlorid (522-25-8)

S *Parathiazinhydrochlorid**, *Pyrathiazine hydrochloride*, Pyrrolazot(e), Rolazote, 4270 R.P.

V Antihistaminicum

3607-01 *(3003a)* **34717-26-5**

H 8-Chlortheophyllinat

S Médiamer, *Parathiazinteoclat**

V Antiemeticum

3608 *(3004)* $C_{18}H_{20}N_2S$ **1982-37-2**

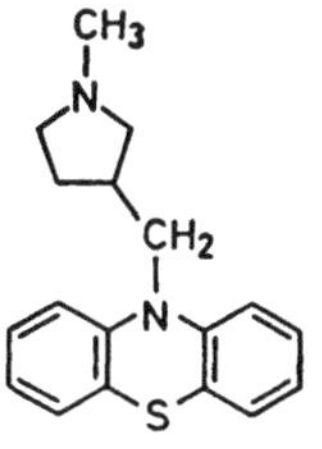

10-(1-Methyl-3-pyrrolidinylmethyl)-phenothiazin = 10-[(1-Methyl-3-pyrrolidinyl)methyl]-10*H*-phenothiazin (●)

H Hydrochlorid **(1229-35-2)**

S Bristaline „Bristol-Australia", Dilosyn, Disyncran, *Methdilazinhydrochlorid***, MJ 5022, Tacaryl, Tacryl

V Antiallergicum, Antihistaminicum

3609 *(3005)* $C_{18}H_{20}N_8O_4$ **26188-15-8**

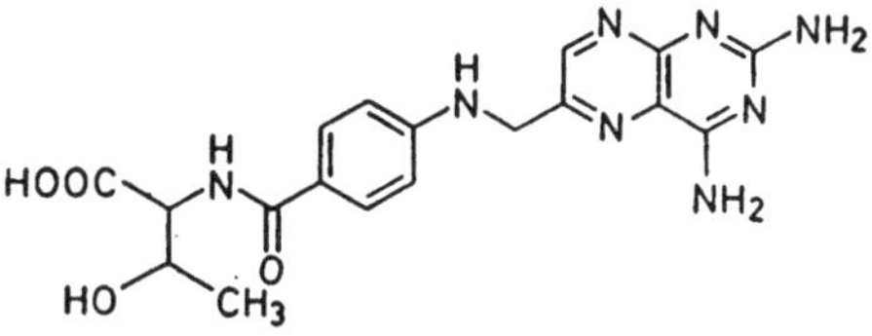

N-[4-[[(2,4-Diamino-6-pteridinyl)methyl]amino]-benzoyl]-L-threonin (●) = 4-Aminopteroyl-L-threonin

S Aminotreofol

V gegen Leukämie wirksames Cytostaticum

3610 *(3006)* $C_{18}H_{20}O_2$ **56-53-1**

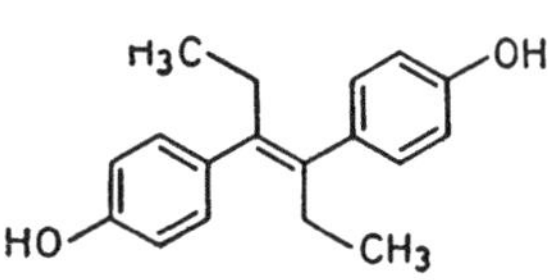

trans-p,p'-(1',2-Diethylvinylen)-diphenol = *trans*-3,4-Bis-(4-hydroxyphenyl)-3-hexen = *trans*-α,β-Diethylstilben-4,4'-diol = *trans*-4,4'-Dihydroxy-α,β-diethylstilben = (*E*)-4,4'-(1,2-Diethyl-1,2-ethendiyl)bis[phenol] (●)

H vgl. auch Nrr. 3612, 3675, 3976, 4312, 4850, 5252, 5384, 5645, 5867, 6045, 6116

S Acro-Estrol, Agostilben, Albestrol, Antigestil, Bio-des, Carnostrol, Cicloestrina, Clinestrol-Tabl., Clinoestrol, Comestrol, Cyren A, DAES, DES, Desma, Destrol, *Diäthylstilböstrol*, Diastyl, Dicorvin, Diestryl, Diethylex, *Diethylstilbestrol***, *Dietilstilbestrol(o)*, Distilbène, Domestrol, Dyestrol, Enboestrol, *Estilbestrol*, Estilbin, Estimon, Estrobene, Estrofix, Estromenin, Estromon, Estrosyn, Estrovena, Fonatol, Ginoxol, Grafestrol, Gynopharm, Hi-Bestrol, Hormostilboral, Implanetten, Implantin, Laboestrin, Makarol, Menosteroid, Menostilbeen, Mestralon, Metrokin, Metysil, Micrest, Microest, Mikarol, Milestrol, Neo-Foliculan-Pomada, Neo-Oestranol I, New-Estranol 1, Nomestrol, Normestrol, Normovagin, Novostilboestrol, NSC-3070, Nulabort, OeKolp, Oestrogen-Holzinger, Oestrogenin, Oestrol „Vetag", Östromenin, Oestromensyl, Oestromon, Ovendosyn, Pabestrol, Palestrol, Proestrin(a), Serral, Sexestrol, Sexocretin, Sexogen, Sibol, Stibilium, Stilbarol, Stilbenol, Stilbest-Oral, Stilbestrina, *Stilbestrol*, Stilbestrone, Stilbestrosan, Stilbetan C, Stilbetin, Stilbindon, Stilboefral, Stilboestroform, „*Stilböstrol*", Stilbofollin, *Stilbol(um)*, Stilboral, Stilestrate, Stilkap, Stilrol, Stils, Synestrin-Tabletten, Synthocrin, Synthoestrin, Syntofollin, Vagestrol

V synthetisches Östrogen

3611 *(3007)* $C_{18}H_{20}O_2$ **474-86-2**

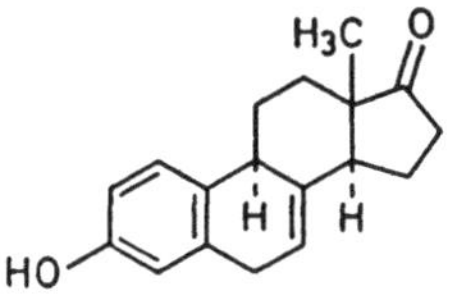

3-Hydroxyöstra-1,3,5(10),7-tetraen-17-on (●)

S *Equilin*

V Follikelhormon

3612 *(3008)* $C_{18}H_{20}O_8S_2$
316-23-4

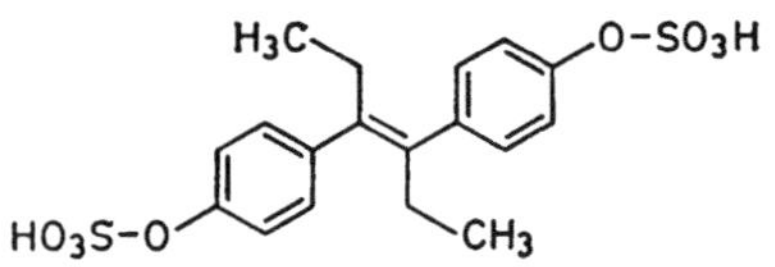

trans-p,p'-(1,2-Diethylvinylen)-bis-(phenylhydrogensulfat) = *trans*-α,β-Diethylstilben-4,4'-diol-bis-hydrogensulfat = 4,4'-Dihydroxy-α,β-diethylstilbendischwefelsäureester = (*E*)-4,4'-(1,2-Diethyl-1,2-ethendiyl)bis[phenol]bis(hydrogensulfat) (●)

H auch Natriumsalz (42583-92-6)

S *Diäthylstilböstroldisulfat*, Hydroestryl, Idroestril, M.G. 137

V synthetisches Östrogen, Cytostaticum

3613 *(3009)* $C_{18}H_{21}ClN_2$
82-93-9

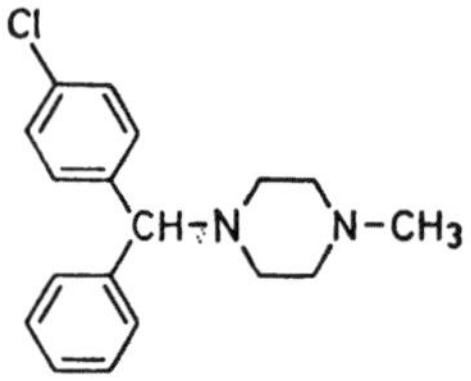

(±)-1-(*p*-Chlordiphenylmethyl)-4-methylpiperazin = 1-[(4-Chlorphenyl)phenylmethyl]-4-methylpiperazin (●)

H auch Hydrochlorid (1620-21-9)

S AH-289 HCl, Alergicide, Allergicid, *Chlorcyclizin***, *Chlorocyclizin(e)*, *Clorciclizina*, Di-Paralen(e), Getrihistan, *Histachlorazine*, Histantin „Bourroughs Wellcome“, Mecalmil, Perazil, Perazyl, Tardamin, Trihistan

V Antihistaminicum

3613-01 *(3009a)*

H Di-*tert*.-butylnaphthalinsulfonat (Nr. 3716)

S Bechitus, Bexedan, Licolen, *Naftoclizinum*, Tossitolu „R“

V Antitussivum

3614 *(3010)* $C_{18}H_{21}ClN_2$
5310-55-4

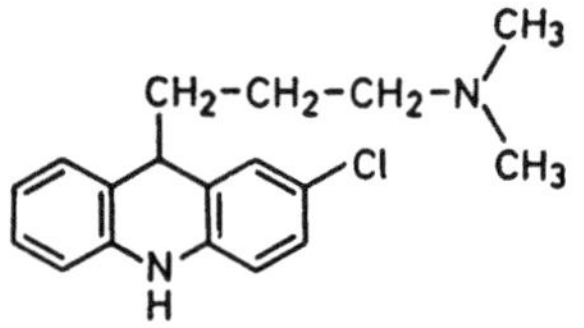

2-Chlor-9-(3-dimethylaminopropyl)-acridan = 2-Chlor-9,10-dihydro-*N*,*N*-dimethyl-9-acridinpropanamin (●) = *N*,*N*-Dimethyl-3-(2-chlor-9,10-dihydroacridin-9-yl)-propylamin

H Phosphat (22199-46-8)

S *Clomacranphosphat***, Develar, Devryl, SKF 14336

V Neurolepticum, Antipsychoticum

3615 *(3011)* $C_{18}H_{21}ClN_2$
47135-88-6

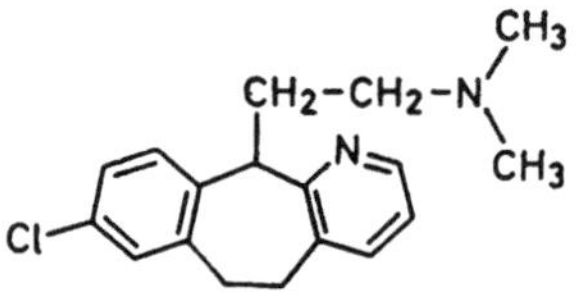

8-Chlor-11-(2-dimethylaminoethyl)-6,11-dihydro-5*H*-benzo[5,6]cyclohepta[1,2-*b*]pyridin = 8-Chlor-6,11-dihydro-*N*,*N*-dimethyl-5*H*-benzo[5,6]cyclohepta[1,2-*b*]pyridin-11-ethanamin (●)

H Verbindung mit *N*-Acetylglycin (23256-09-9)

S *Closiraminaceturat***, Sch 12169

V Antihistaminicum

3616 *(3012)* $C_{18}H_{21}ClN_2S$
2095-22-9

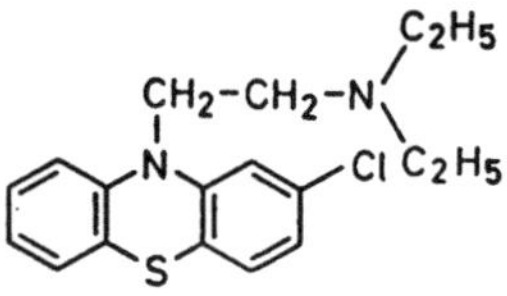

2-Chlor-10-(2-diethylaminoethyl)-phenothiazin = 2-Chlor-*N*,*N*-diethyl-10*H*-phenothiazin-10-ethanamin (●)

S Chlordinezin

V Spasmolyticum

3617 (*3013*) $C_{18}H_{21}ClN_4$

496-38-8

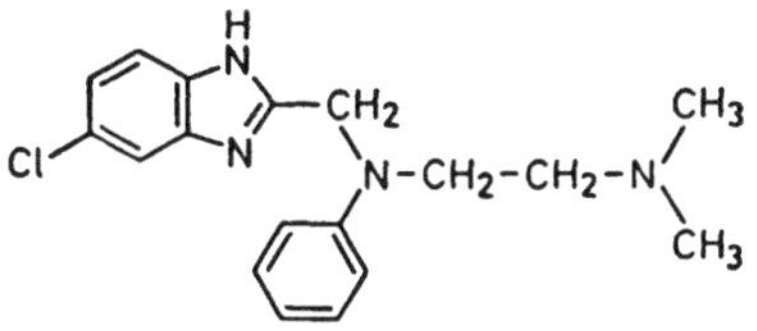

N-(5-Chlor-2-benzimidazolylmethyl)-*N*-phenyl-*N'*,*N'*-dimethylethylendiamin = *N*-[(5-Chlor-1*H*-benzimidazol-2-yl)methyl]-*N'*,*N'*-dimethyl-*N*-phenyl-1,2-ethandiamin (●)

S *Midacainum*, *Midamalin**

V Lokalanästheticum

3618 (*3014*) $C_{18}H_{21}N$

29 869-90-7

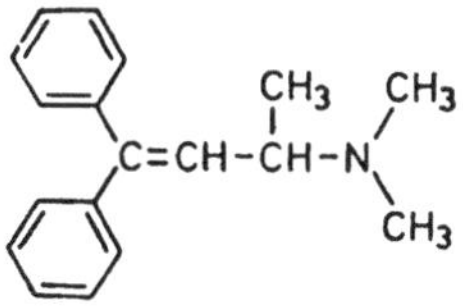

N,*N*,1-Trimethyl-3,3-diphenyl-2-propenylamin = 1,1-Diphenyl-3-dimethylamino-1-buten = *N*,*N*-Dimethyl-4,4-diphenyl-3-buten-2-amin (●)

S A 29 Lundbeck

V Spasmolyticum

3619 (*3015*) $C_{18}H_{21}NO$

467-60-7

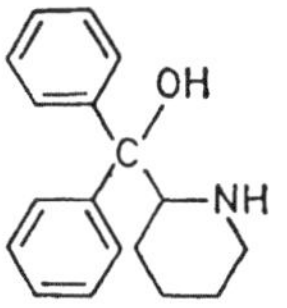

α,α-Diphenyl-α-(2-piperidyl)-methanol = α-(2-Piperidyl)-benzhydrol = α,α-Diphenyl-2-piperidinmethanol (●)

H Hydrochlorid (71-78-3)

S Alertol, Alertonic, Caropan, Detaril, Gadexyl (alte Form), Gerodyl, Leptidrol, Luxidin, Meratonic, Meratran, Meretran, Metadin, MRD-108, Pipradol, *Pipradrolhydrochlorid***, Pipral, Pipralon, Piridrol, Pyridrol, Stimolag

V zentrales Stimulans

3620 (*3016*) $C_{18}H_{21}NO$

115-46-8

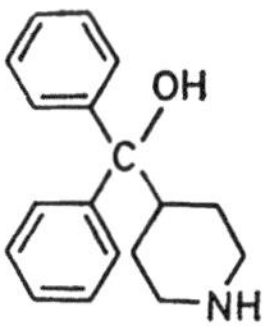

α,α-Diphenyl-α-(4-piperidyl)-methanol = α-(4-Piperidyl)-benzhydrol = α,α-Diphenyl-4-piperidinmethanol (●)

H Hydrochlorid (1798-50-1)

S Ataractan, *Azacyclonolhydrochlorid***, Calmeran, Frenoton, Frenquel, Mer-17, γ-*Pipradrol*, Psychosan

V Ataraktіcum

3621 (*3017*) $C_{18}H_{21}NOS$

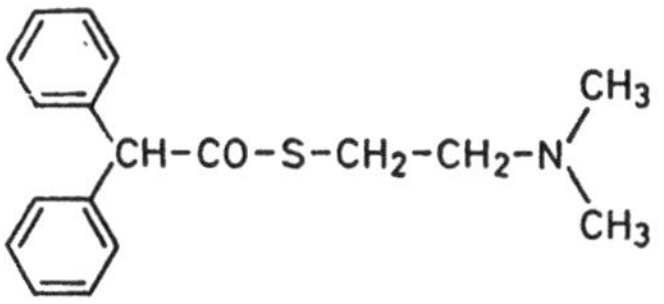

S-(β-Dimethylaminoethyl)-diphenylthioacetat = Diphenylthioessigsäure-2-dimethylaminoethylester = α-Phenylbenzenethanthiosäure-*S*-[2-(dimethylamino)ethyl]ester (●)

S Dimezin

V Spasmolyticum

3622 (*3018*) $C_{18}H_{21}NOS$

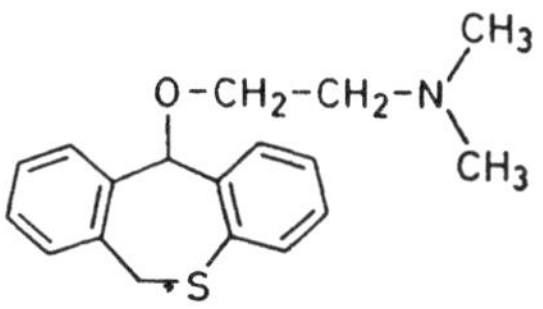

11-(2-Dimethylaminoethoxy)-6,11-dihydrodibenzo-[*b*,*e*]-thiepin = 2-[(6,11-Dihydrodibenzo-[*b*,*e*]thiepin-11-yl)oxy]-*N*,*N*-dimethylethanamin (●)

S *Amethobenzepin*

V Antihistaminicum

3623 *(144 N)* $C_{18}H_{21}NO_2$
15 256-58-3

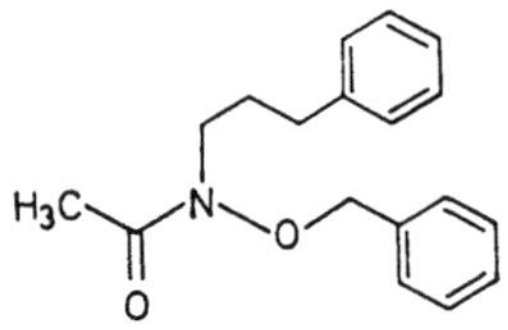

N-Benzyloxy-*N*-(3-phenylpropyl)-acetamid = *N*-(Phenylmethoxy)-*N*-(3-phenylpropyl)acetamid (●)

S *Beloxamid***, W 1372

V Anticholesterinämicum

3624 *(3019)* $C_{18}H_{21}NO_2$
22 292-91-7

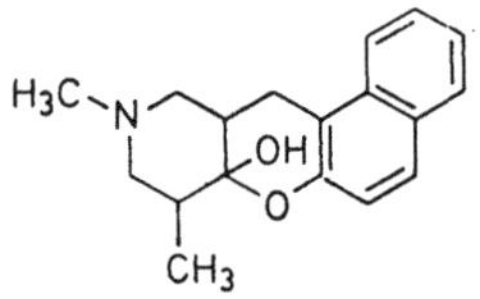

8,9,10,11,11a,12-Hexahydro-8,10-dimethyl-7a*H*-naphtho[1′,2′:5,6]pyrano[3,2-*c*]pyridin-7a-ol (●)

H Hydrochlorid **(34 256-91-2)**

S *Naranolhydrochlorid***, W 5494 A

V Tranquillizer

3625 *(3020)* $C_{18}H_{21}NO_2$
16 008-36-9

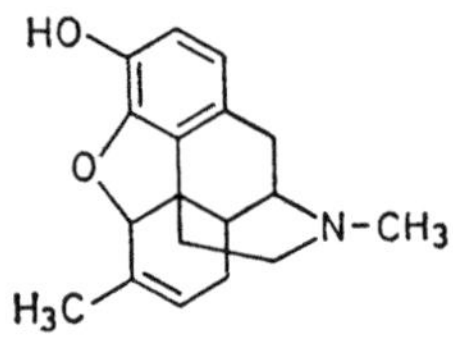

4,5-Epoxy-6,17-dimethylmorphin-6-en-3-ol = 3-Hydroxy-6,*N*-dimethyl-4,5-epoxymorphinen-(6) = 6-Methyl-Δ^6-desoxymorphin = (5α)-6,7-Didehydro-4,5-epoxy-6,17-dimethylmorphinan-3-ol (●)

S *Methyldesomorphin*, *Methyldesorphin***, *Metildesorfina*, MK-57

V Analgeticum

3626 *(3021)* $C_{18}H_{21}NO_3$
968-46-7

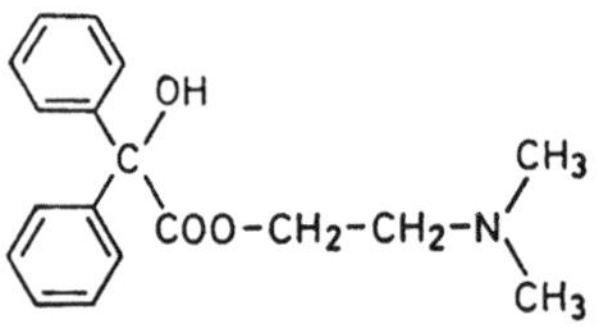

β-Dimethylaminoethyl-diphenylglykolat = α,α-Diphenyl-α-hydroxyessigsäure-2-dimethylaminoethylester = α-Hydroxy-α-phenylbenzenessigsäure-2-(dimethylamino)ethylester (●)

H Benzilat **(4618-47-7)** oder Hydrochlorid **(71-79-4)** [auch Gemisch beider Salze **(8062-04-2)**]

S Alin, Arinol, Asaletten, Aspamin M, *Benzacinum*, Benzazin, Cariolinas, Diphemin, Diphemin-Asaletten, Ifenti-Tabletten, Ipongin, Labotropin, Nuhaton, Parpon M, Sanetten-Tabletten, Simatropin, Tropalpin

V Antispasmodicum, Mydriaticum, Antirhiniticum

3626-01 *(3021a)*

H Salicylat

S Antirhin, Anti-Rhinitis

V Antirhiniticum

3627 *(3022)* $C_{18}H_{21}NO_3$
76-57-3

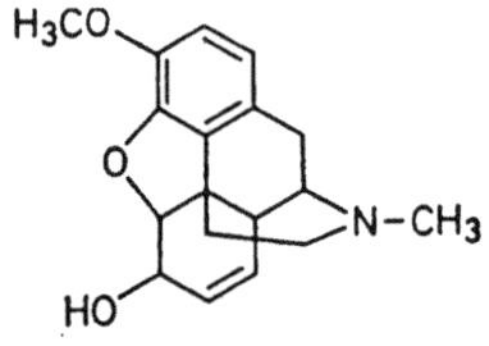

4,5-Epoxy-3-methoxy-17-methylmorphin-7-en-6-ol = 6-Hydroxy-3-methoxy-*N*-methyl-4,5-epoxymorphinen-(7) = (5α,6α)-7,8-Didehydro-4,5-epoxy-3-methoxy-17-methylmorphinan-3-ol (●)

S *Codein*, Coducept, *Kodein*, *Methylmorphin*

V Hustensedativum, Narkoticum, Analgeticum (Opium-Alkaloid)

3627-01 *(3022a)* **125-25-7**

H Hydrobromid

S Bromeine

V Hustensedativum

3627-02 *(3022b)* **125-26-8**

H Hydrojodid

S Iodéine, Jodeine

V Hustensedativum

3627-03 *(3022c)* **52-28-8**

H Phosphat (1:1) [auch Hemihydrat (41 444-62-6)]

S Bronchodine, Codeinfos, Codeinjuste, Codeisan, Codlin, Duraspan, Solcodein, Tricodein-Solco, Vixaton

V Hustensedativum

3627-04 *(3022d)*

H Camphersulfonat

S Neo-Codion

V Hustensedativum

3628 *(3023)* $C_{18}H_{21}NO_3$

125-29-1

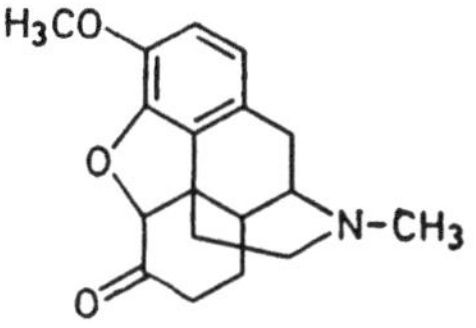

4,5-Epoxy-3-methoxy-17-methylmorphinan-6-on = 3-Methoxy-*N*-methyl-6-oxo-4,5-epoxymorphinan = (5α)-4,5-Epoxy-3-methoxy-17-methylmorphinan-6-on (●) = 7,8-Dihydro-O^3-methylmorphinon

H meist Bitartrathydrat (2:5) (34195-34-1) [oder Hydrochlorid (25968-91-6)]

S Assicodid, Bekadid, Bi-Co-Tussin, Biocodone, Broncodid, Calmodid, Codinan, Codinon, Codinovo, Codone, Cofacodide, Corutol DH, Cotussate, Curadol, Dicodal, Dicodethal, Dicodid, Dicodinon, Dicodrine, Diconon, Dicosed, *Dihydrocodeinon(e)*, Dihydrokon, Dikodid, Dosicodid, Duodin, Hycodan, Hycomine-Wirkstoff, Hydrocodan, *Hydrocodeinonbitartrat*, *Hydrocodon***, *Hydrocon*, Hydrokodin, *Hydrokon*, *Idrocodone*, Kolikodal, Mercodinone, Multacodin, Neocode, Norgan, Novicodina, Nyodid, Orthoxycol, Padrina, Procodal, Robidone, Stodcodon, Supracodin, Synkonin, Tucodil, Tuscodin, Uquicodid, Ydrocod

V Hustensedativum

3629 *(3024)* $C_{18}H_{21}NO_3$

143-52-2

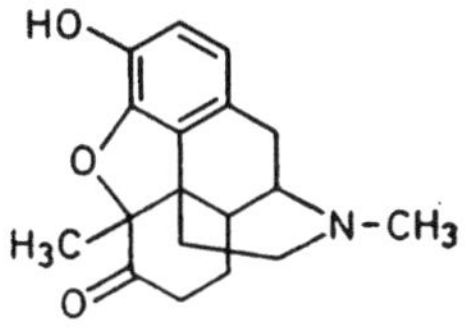

4,5-Epoxy-3-hydroxy-5,17-dimethylmorphinan-6-on = 5,*N*-Dimethyl-3-hydroxy-6-oxo-4,5-epoxymorphinan = Methyldihydromorphinon = (5α)-4,5-Epoxy-3-hydroxy-5,17-dimethylmorphinan-6-on (●)

S *Methyldihydromorphinon*, *Metopon**

V Analgeticum

3630 *(3025)* $C_{18}H_{21}NO_3$

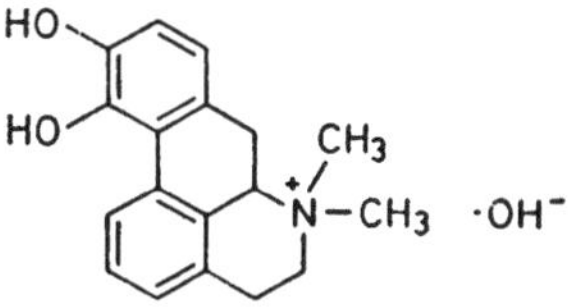

3,4-Dihydroxy-*N*-methylaporphiniumhydroxid = 10,11-Dihydroxy-6-methyl-6aβ-aporphiniumhydroxid = (*R*)-5,6,6a,7-Tetrahydro-10,11-dihydroxy-6,6-dimethyl-4*H*-dibenzo[*de*,*g*]chinoliniumhydroxid (●)

H Bromid (602-81-3)

S *Apomorphinmethylbromid*, Bromophin, Euporphin

V Expectorans

3631 *(3026)* $C_{18}H_{21}NO_4$

76-42-6

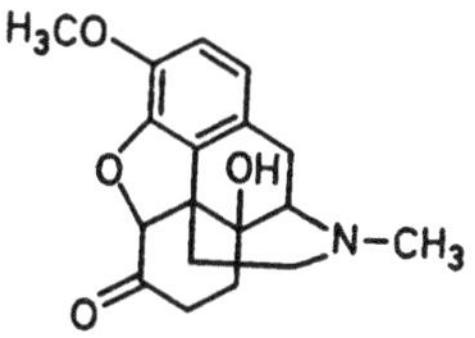

4,5-Epoxy-14-hydroxy-3-methoxy-17-methylmorphinan-6-on = 14-Hydroxy-3-methoxy-*N*-methyl-6-oxo-4,5-epoxymorphinan = Dihydrohydroxycodeinon = (5α)-4,5-Epoxy-14-hydroxy-3-methoxy-17-methylmorphinan-6-on (●)

H Hydrochlorid (124-90-3)

S Bionine, Bionone, Boncodal, Cardanon, Codeinona „Higiene", Codenon, Cofacodal, *Dihydrohydroxycodeinonhydrochlorid*, Dihydrone, Dinarkon, Dolodorm, Ducodal, Edusan Compr., Eubine, Eucodale, Eucodamine, Eucosan, Eudin, Eudol, Eukdin, Eukodal, Eukodan, Eumorphal, Eutagen, Hydrocodal, *Hydrooxycodeinona*, Ludonal, Medicodal, Mictoben, Narcobasina, Narcodal, Narcosin, Nargenol, NSC-19043, Nucodan, Opton, *Ossicodone*, Oxanest, *Oxiconum*, *Oxikon*, *Oxycodeinonhydrochlorid*, *Oxycodonhydrochlorid***, Oxycodyl, Oxykodal, Oxykon, Pancodine, Pavinal, Percodal, Percodan, Pronarcin, Pulmoluy-S, Sintiodal, Stupenal, Stupénone, Supeudol, Tebodal, Tekodin, *Thecodin(um)*, Valbine

V Analgeticum

3631-01 *(3026a)*

H Bitartrat

S Hydrolaudin

V Analgeticum, Sedativum

3631-02 *(3026b)* 9007-53-8

H Pectat

S Pancodone „Retard", Proladone

V Analgeticum

3632 *(3027)* $C_{18}H_{21}NO_4$

3688-65-1

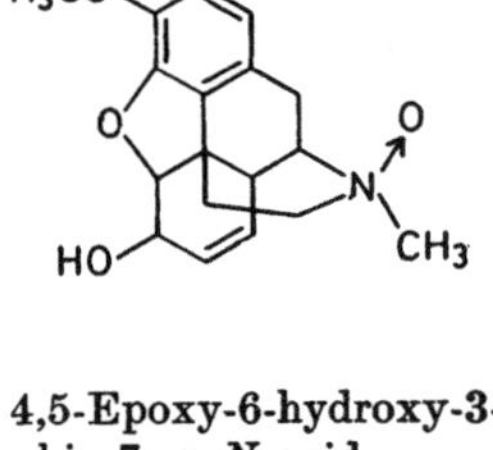

4,5-Epoxy-6-hydroxy-3-methoxy-*N*-methylmorphin-7-en-*N*-oxid = (5α,6α)-7,8-Didehydro-4,5-epoxy-3-methoxy-17-methylmorphinan-6-ol-17-oxid (●)

S Codéigène, *Codeinaminoxyd*, Genocodein, *Kodein-N-oxyd*

V Narcoticum

3633 *(3028)* $C_{18}H_{21}NO_5$

4439-67-2

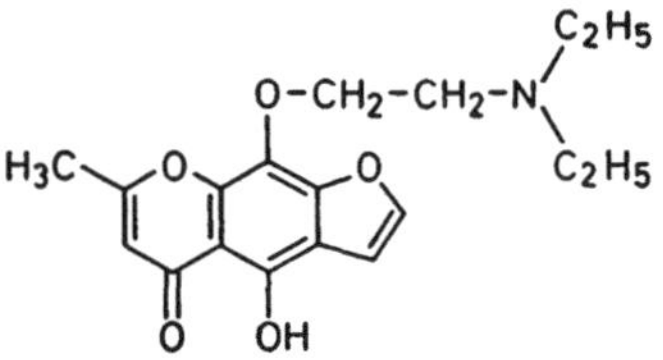

9-[2-(Diethylamino)ethoxy]-4-hydroxy-7-methyl-5*H*-furo[3,2-*g*][1]benzopyran-5-on (●) = 8-(β-Diethylaminoethoxy)-5-hydroxy-2-methylfuro-[4′,5′:6,7]-chromon

H Hydrochlorid (40709-23-7)

S *Amikhelline*, F 19, Kellidrina, Neokellina, Nokhel

V Coronarvasodilatans, Spasmolyticum

3634 *(3029)* $C_{18}H_{21}NO_5$

136-70-9

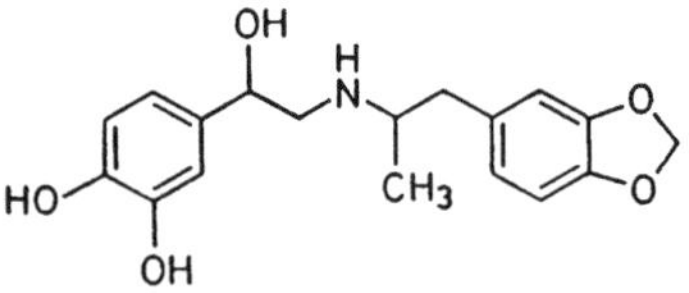

1-(3,4-Dihydroxyphenyl)-2-(α-methyl-3,4-methylendioxyphenethylamino)-ethanol = *N*-[β-(3,4-Methylendioxyphenyl)-isopropyl]-β,3,4-trihydroxyphenethylamin = α-[(α-Methyl-3,4-methylendioxyphenethylamino)-methyl]-protocatechualkohol = 4-[2-[[2-(1,3-Benzodioxol-5-yl)-1-methylethyl]amino]-1-hydroxyethyl]-1,2-benzendiol (●)

H Hydrochlorid (136-69-6)

S 1031-A.N., Asmetil, atmasanol (Dosieraerosol + Inhalationslösung), Beres, Caytine, JB-251, Palison, Protokyl, *Protokylolhydrochlorid***, Tocatyl, Ventaire „Marion"

V Sympathicomimeticum, Broncholyticum

3635 *(3030)* $C_{18}H_{21}NS$

14942-31-5

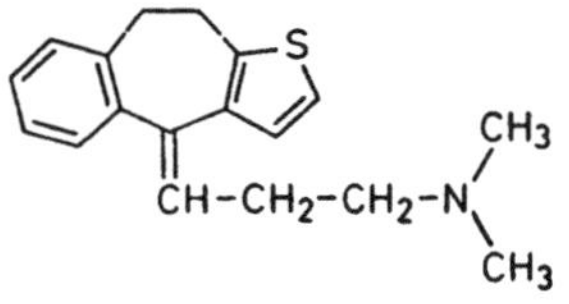

4-(3-Dimethylaminopropyliden)-9,10-dihydro-4*H*-benzo[4,5]cyclohepta[1,2-*b*]thiophen = 3-(9,10-Dihydro-4*H*-benzo[4,5]cyclohepta[1,2-*b*]thien-4-yliden)-*N*,*N*-dimethyl-1-propanamin (●)

S IB 503

V Antidepressivum

3636 *(3031)* $C_{18}H_{21}N_3O$ **17 692-35-2**

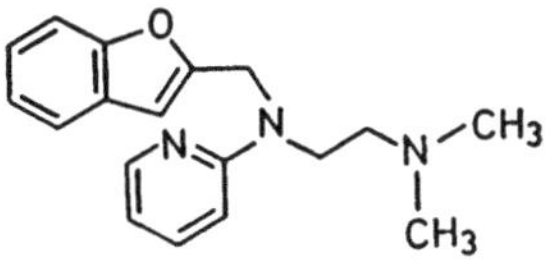

N-(Benzofuran-2-ylmethyl)-*N*-(2-pyridyl)-*N'*,*N'*-dimethylethylendiamin = *N*-(2-Benzofuranylmethyl)-*N'*,*N'*-dimethyl-*N*-2-pyridinyl-1,2-ethandiamin (●)

S *Etofuradin***

V Antitussivum

3637 *(3032)* $C_{18}H_{21}N_3O$ **16 485-05-5**

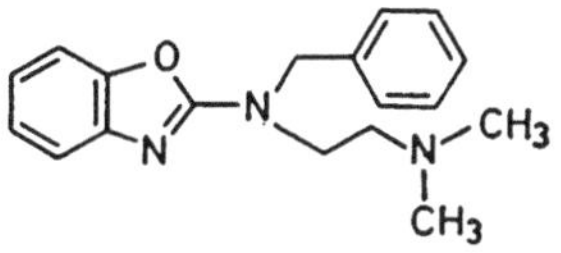

2-[Benzyl-(2-dimethylaminoethyl)-amino)-benzoxazol = *N*-(2-Benzoxazolyl)-*N*-benzyl-*N'*,*N'*-dimethylethylendiamin = *N*-2-Benzoxazolyl-*N'*,*N'*-dimethyl-*N*-(phenylmethyl)-1,2-ethandiamin (●)

S *Oxadimedin***

V Antihistaminicum

3638 *(3033)* $C_{18}H_{21}N_3O$ **4498-32-2**

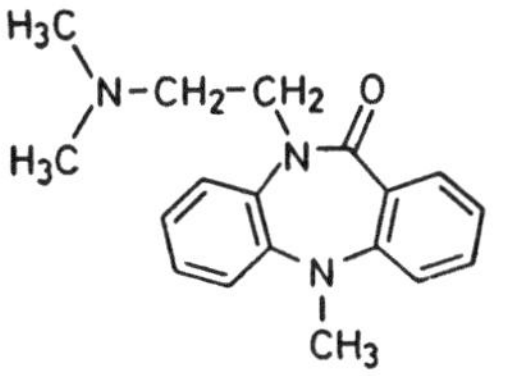

10-(2-Dimethylaminoethyl)-10,11-dihydro-5-methyl-5*H*-dibenzo-[*b*,*e*]-1,4-diazepin-11-on = 10-[2-(Dimethylamino)ethyl]-5,10-dihydro-5-methyl-11*H*-dibenzo[*b*,*e*][1,4]diazepin-11-on (●)

H Hydrochlorid **(315-80-0)**

S Ansiopax, Deprex „Novo“, *Dibenzepinhydrochlorid***, Ecatril, HF-1927, L.W. 1927, Neodalit, Neodit, Neodil, Noveril

V Antidepressivum

3639 *(3034)* $C_{18}H_{21}N_3O$ **478-99-9**

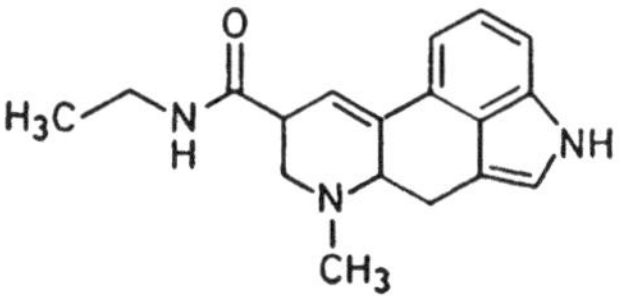

N-Ethyllysergamid = Lysergsäureethylamid = (8β)-9,10-Didehydro-*N*-ethyl-6-methylergolin-8-carboxamid (●)

S LAE

V sedativ wirkendes Psychotonicum

3640 *(145 N)* $C_{18}H_{21}N_5O_4$ **23 707-33-7**

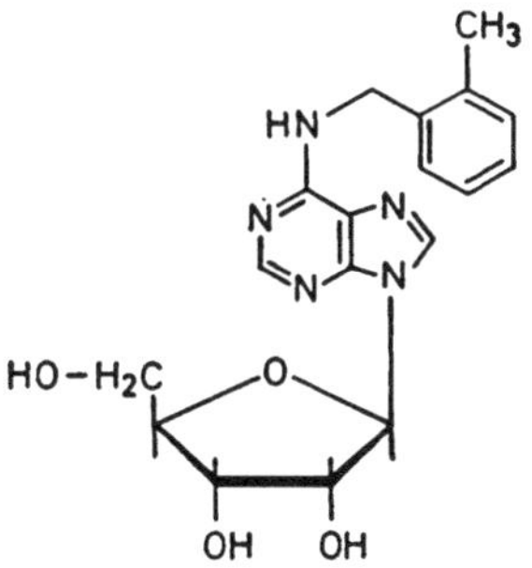

6-(*o*-Methylbenzylamino)-9-β-D-ribofuranosyl-9*H*-purin = N^6-(*o*-Methylbenzyl)-adenosin = *N*-[(2-Methylphenyl)methyl]adenosin (●)

S *Metrifudil***, Th 322

V Coronarvasodilatans

3641 *(3035)* $C_{18}H_{22}BrNO$

3565-72-8

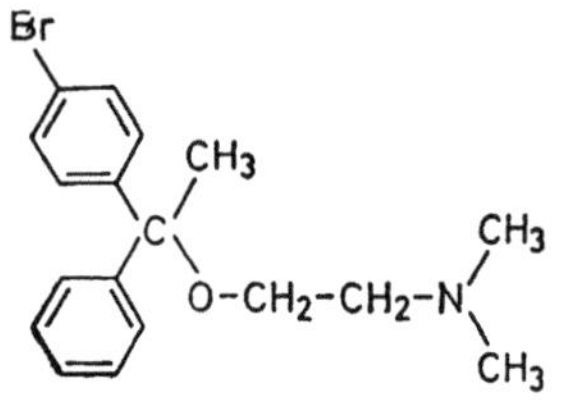

N,N-Dimethyl-2-(*p*-brom-1,1-diphenylethoxy)-ethylamin = β-Dimethylaminoethyl-(*p*-brom-α-methylbenzhydryl)-äther = 2-[1-(4-Bromphenyl)-1-phenylethoxy]-*N,N*-dimethylethanamin (●)

H Hydrochlorid (13977-28-1)

S Bromadryl, *Embraminhydrochlorid***, *Mebrophenhydraminhydrochlorid*, Mebryl „SKF"

V Antihistaminicum

3641-01 *(3035a)* 21 661-63-2

H 8-Chlortheophyllinat

S *Embraminteoclat***, *Mebrophenhydrinat*, Medrin „Spofa"

V Antiemeticum

3642 *(3036)* $C_{18}H_{22}ClNO$

77-38-3

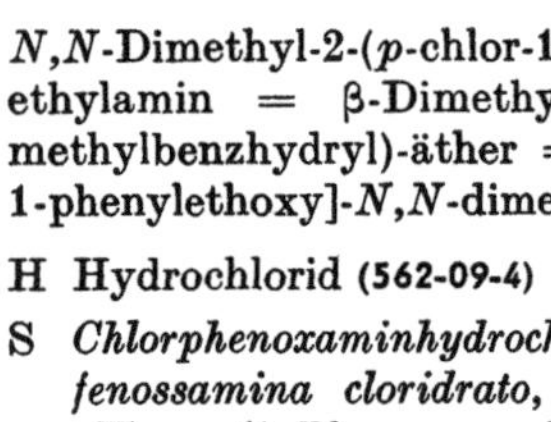

N,N-Dimethyl-2-(*p*-chlor-1,1-diphenylethoxy)-ethylamin = β-Dimethylaminoethyl-(*p*-chlor-α-methylbenzhydryl)-äther = 2-[1-(4-Chlorphenyl)-1-phenylethoxy]-*N,N*-dimethylethanamin (●)

H Hydrochlorid (562-09-4)

S *Chlorphenoxaminhydrochlorid***, Clorevan, *Clorfenossamina cloridrato*, Contristamine, Histol „Horner", Phenoxene, Phenoxine, Systral

V Antihistaminicum, Antiparkinsonmittel

3643 *(3037)* $C_{18}H_{22}ClNO$

59-96-1

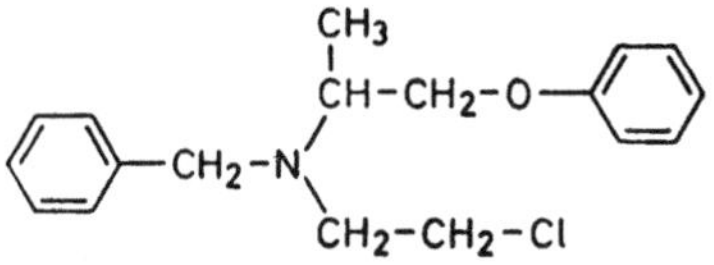

N-(β-Chlorethyl)-*N*-(1-methyl-2-phenoxyethyl)-benzylamin = *N*-(2-Chlorethyl)-*N*-(1-methyl-2-phenoxyethyl)benzenmethanamin (●)

H Hydrochlorid (63-92-3)

S 688 A, *Bensylytum*, Blocadren „Benzon", Dibencilina, Dibenyline, Dibenzylin(e), Dibenzyran, *Phenoxybenzaminhydrochlorid***, SKF 688-A

V Vasodilatans, Antihypertonicum (α-Rezeptorenblocker)

3644 *(3038)* $C_{18}H_{22}Cl_2N_4O_2S$

553-31-1

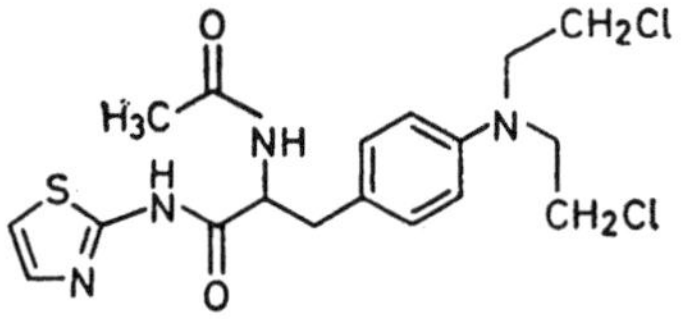

α-Acetamido-*p*-[bis-(2-chlorethyl)-amino]-*N*-(2-thiazolyl)-hydrocinnamamid = 2-Thiazolylamid-*N*-acetylsarcolysin = α-(Acetylamino)-4-[bis(2-chlorethyl)amino]-*N*-2-thiazolylbenzenpropanamid (●)

S Asazol

V Cytostaticum

3645 *(3039)* $C_{18}H_{22}FNO$

793-52-2

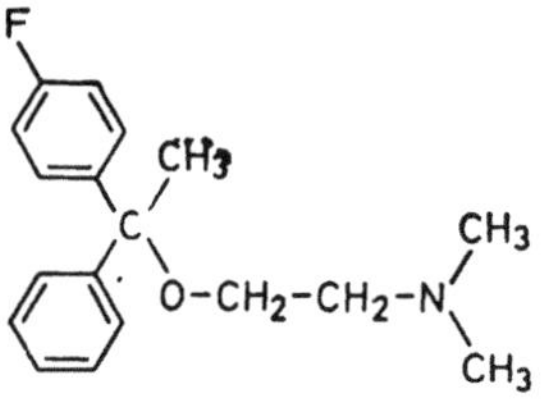

N,N-Dimethyl-2-(*p*-fluor-1,1-diphenylethoxy)-ethylamin = β-Dimethylaminoethyl-(*p*-fluor-α-methylbenzhydryl)-äther = 2-[1-(4-Fluorphenyl)-1-phenylethoxy]-*N,N*-dimethylethanamin (●)

H Hydrochlorid

S Fluodryl, *Meflophenhydraminhydrochlorid*

V Antihistaminicum

3646 $C_{18}H_{22}J_3N_3O_8$

31 112-62-6

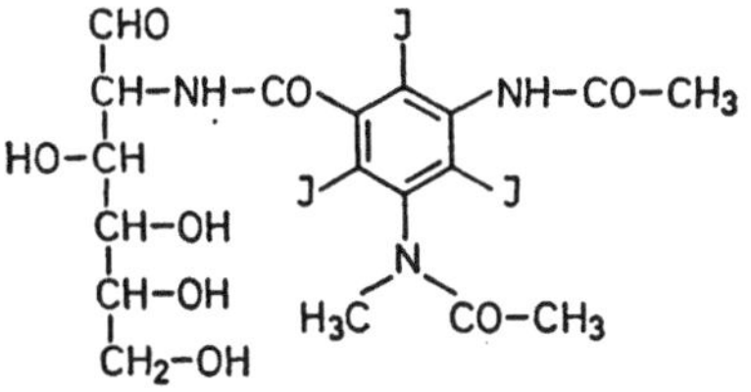

2-[3-Acetamido-2,4,6-trijod-5-(*N*-methylacetamido)-benzamido]-2-desoxy-D-glucose = 2-[[3-(Acetylamino)-5-(acetylmethylamino)-2,4,6-trijodbenzoyl]amino]-2-deoxy-D-glucose (●)

H nach anderen Angaben Verbindung mit Glucopyranosestruktur (55 134-11-7)

S Amipaque, *Metrizamid***, Win 39103

V Röntgenkontrastmittel

3647 *(3040)* $C_{18}H_{22}N_2$

82-92-8

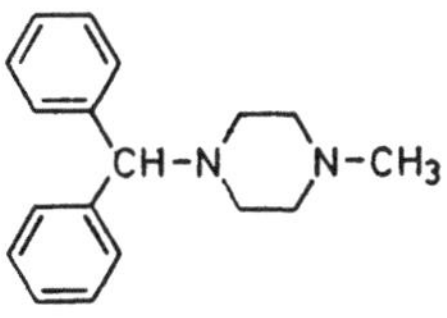

1-(Diphenylmethyl)-4-methylpiperazin (●) = 1-Benzhydryl-4-methylpiperazin

H Monohydrochlorid (303-25-3) [oder auch Lactat (5897-19-8)]

S Clamin, *Cyclizinhydrochlorid***, Echnatol, Erozine, Fortravel, Maremal, Marezine, Marzine, Motozina, Nautazine, Neo-Devomit „Noury", Reis-fit, Sereen, Valoid, Wellcome 47-83

V Antihistaminicum, Antiemeticum

3648 *(3041)* $C_{18}H_{22}N_2$

27432-00-4

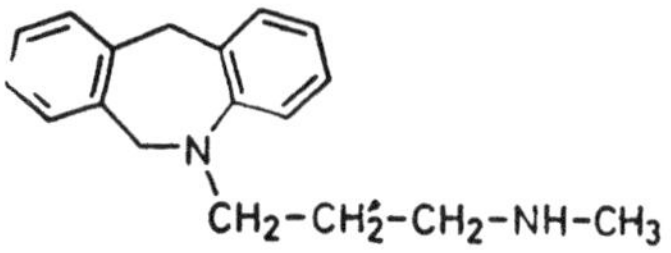

5,6-Dihydro-5-(3-methylaminopropyl)-11*H*-dibenz[*b,e*]azepin = 6,11-Dihydro-*N*-methyl-5*H*-dibenz[*b,e*]azepin-5-propanamin (●)

S *Mezepin***

V Antidepressivum

3649 *(3042)* $C_{18}H_{22}N_2$

50-47-5

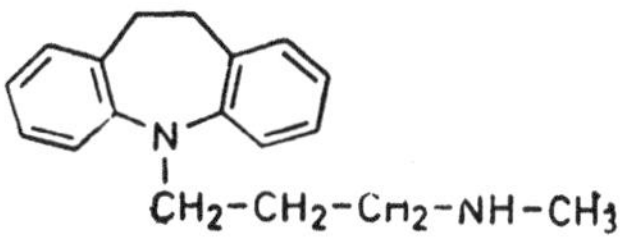

10,11-Dihydro-5-(3-methylaminopropyl)-5*H*-dibenz[*b,f*]azepin = *N*-(3-Methylaminopropyl)-iminodibenzyl = 10,11-Dihydro-*N*-methyl-5*H*-dibenz[*b,f*]azepin-5-propanamin (●)

H Hydrochlorid (58-28-6)

S Depramine „Propan", *Desipraminhydrochlorid***, *Desmethylimipraminhydrochlorid*, DMI, Ex 4355, G 35020, Irene, JB-8181, Majolisèr, Nebril, Norpolake, Norpramin, Norpran, Nortimil, Notranyl, Pertofran, Pertofren, Pertofrina, Petylyl, Sertofren

V Thymolepticum

3649-01

H 2,6-Di-*tert.*-butylnaphthalin-1,5-disulfonat

S *Desipramindibudinat***, Nebril-Caps.

V Thymolepticum

3650 *(3043)* $C_{18}H_{22}N_2OS$

61-01-8

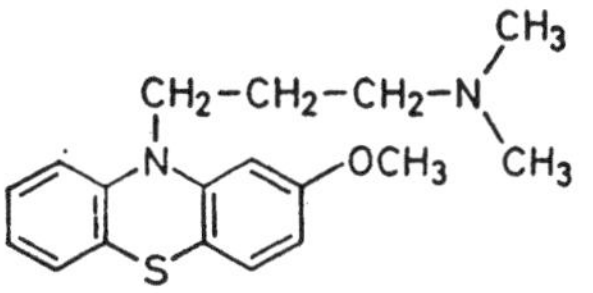

2-Methoxy-10-(3-dimethylaminopropyl)-phenothiazin = 2-Methoxy-*N,N*-dimethyl-10*H*-phenothiazin-10-propanamin (●)

H auch Maleat (3403-42-7)

S F.I. 5631, *Methopromazin***, Methopropazine, *Methoxypromazine*, Mopazine, Neoproma, 4632 R.P., Tentone, Vetamozine, Vetomazin

V Neurolepticum

3651 *(3044)* $C_{18}H_{22}N_2O_2$

31 416-65-6

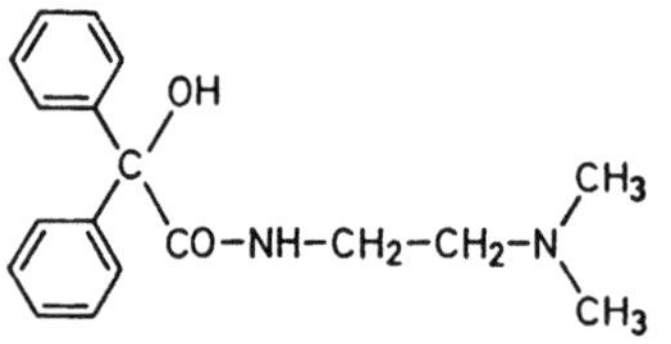

N-(β-Dimethylaminoethyl)-benzilamid = *N*-[2-(Dimethylamino)ethyl]-α-hydroxy-α-phenylbenzenacetamid (●)

H Hydrochlorid

S Aspamin A, Parpon A, Parpon M

V Spasmolyticum

3652 *(3045)* $C_{18}H_{22}N_2O_2$

101-93-9

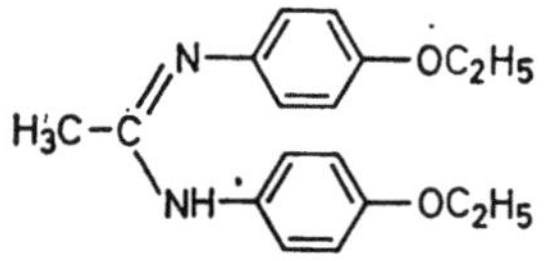

N,N'-Bis-(4-ethoxyphenyl)-acetamidin = *N,N'*-Bis(4-ethoxyphenyl)ethanimidamid (●)

S *Fenacaine*, Holocain(e), *Phenacain**, *Tanicaine*

V Lokalanästheticum

3653 *(3046)* $C_{18}H_{22}N_2O_2S$

3689-50-7

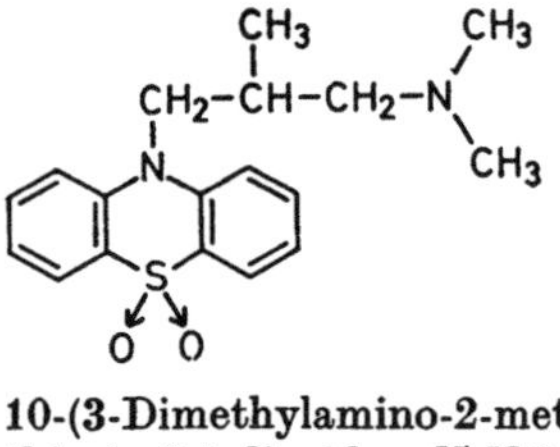

10-(3-Dimethylamino-2-methylpropyl)-phenothiazin-5,5-dioxid = *N,N*,β-Trimethyl-10*H*-phenothiazin-10-propanamin-5,5-dioxid (●)

H auch Hydrochlorid (4784-40-1)

S Doxergan, Dysedon, Imakol, *Oxomemazin***, 6847 R.P.

V Sedativum, Antitussivum, Antiallergicum, Antipruriginosum

3654 *(3047)* $C_{18}H_{22}N_2O_2S$

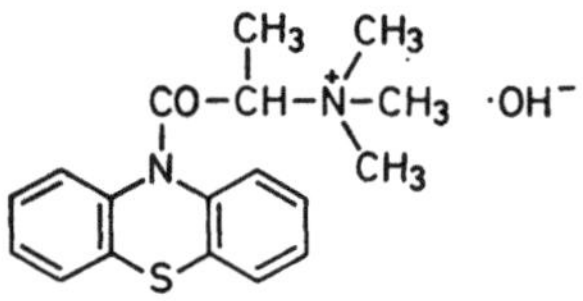

N,N,N-Trimethyl-1-(10-phenothiazinylcarbonyl)-ethylammoniumhydroxid = 10-(2-Trimethylammoniopropionyl)-phenothiazin = *N,N,N*,α-Tetramethyl-β-oxo-10*H*-phenothiazin-10-ethanaminiumhydroxid (●)

H Bromid (298-48-6)

S Astra 1470, *Phenthimentoniumbromid*, Secergan

V Parasympathicolyticum (zur Ulcustherapie)

3655 $C_{18}H_{22}N_2O_4$

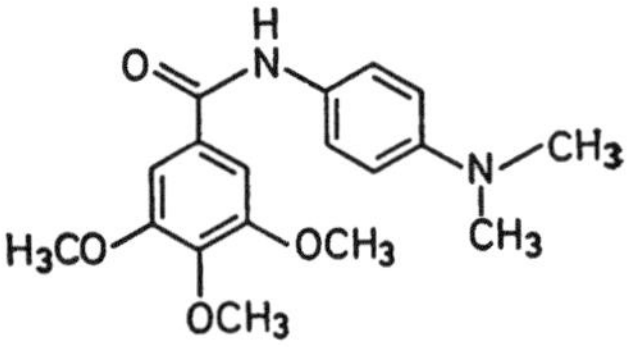

4'-Dimethylamino-3,4,5-trimethoxybenzanilid = *N*-[4-(Dimethylamino)phenyl]-3,4,5-trimethoxybenzamid (●)

S BL-M 188, *Methonalide*

V Neurolepticum

3656 *(3048)* $C_{18}H_{22}N_2O_4$

7279-57-4

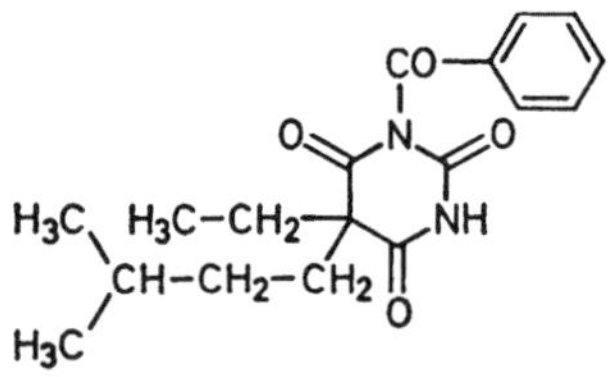

1-Benzoyl-5-ethyl-5-isopentylbarbitursäure = 1-Benzoyl-5-ethyl-5-(3-methylbutyl)-2,4,6(1*H*,3*H*,5*H*)-pyrimidintrion (●)

S Benzamyl, Benzobamil, Benzoylbarbamyl

V Antiepilepticum

3657 $C_{18}H_{22}N_2O_4S$
36148-38-6

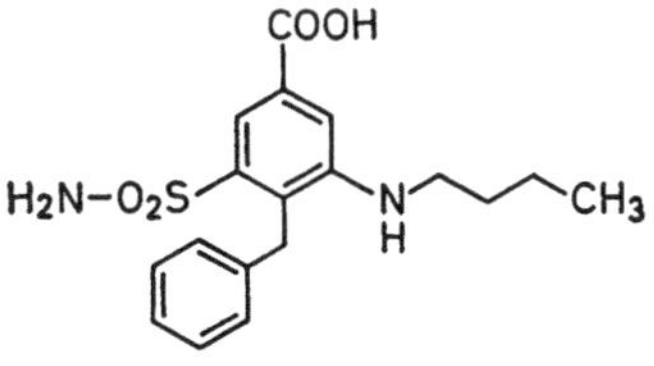

4-Benzyl-3-butylamino-5-sulfamoylbenzoesäure = 3-(Butylamino)-α-phenyl-5-sulfamoyl-*p*-toluesäure = 3-(Aminosulfonyl)-5-(butylamino)-4-(phenylmethyl)benzoesäure (●)

S *Besunid**

V Diureticum

3658 (3049) $C_{18}H_{22}N_2O_5S$
551-27-9

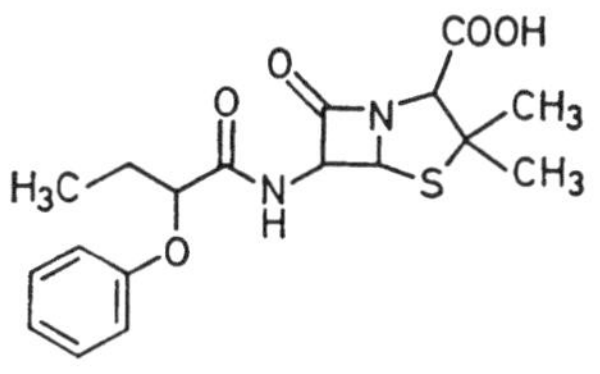

3,3-Dimethyl-7-oxo-6-(α-phenoxybutyramido)-4-thia-1-azabicyclo-[3.2.0]-heptan-2-carbonsäure = 6-(α-Phenoxybutyramido)-penicillansäure = α-Phenoxypropylpenicillin = [2*S*-(2α,5α,6β)]-3,3-Dimethyl-7-oxo-6-[(1-oxo-2-phenoxybutyl)amino]-4-thia-1-azabicyclo[3.2.0]heptan-2-carbonsäure (●)

H Kaliumsalz (1245-44-9) (möglicherweise zum Teil auch Nr. 3659)

S Baycilina, Baycillin, Bayer 5395, Bayercilina, Bayercillin, BRL 284, Brocillin(e), Celtacillin, Cetacillin, Cilinex, Delprosyn, Domocilline, Oracillin „Takeda", Oricillin (neue Form), *Phenoxypropylpenicillin-Kalium*, Pluscillin, Prevepen, *Propicillin-Kalium**, Synthepen P, Trescillin, Ultrapen

V oral wirksames Antibioticum

3659 (3050) $C_{18}H_{22}N_2O_5S$
3736-12-7

6-(L-α-Phenoxybutyramido)-penicillansäure = [2*S*-[2α,5α,6β(*R**)]]-3,3-Dimethyl-7-oxo-6-[(1-oxo-2-phenoxybutyl)amino]-4-thia-1-azabicyclo[3.2.0]-heptan-2-carbonsäure (●)

H Kaliumsalz (4803-44-5)

S *Levopropicillin-Kalium***, *Levopropylcillin Potassium*, P-248, *Potassium Levopropylcillin*

V oral wirksames Antibioticum

3660 (3051) $C_{18}H_{22}N_2O_5S$
4780-24-9

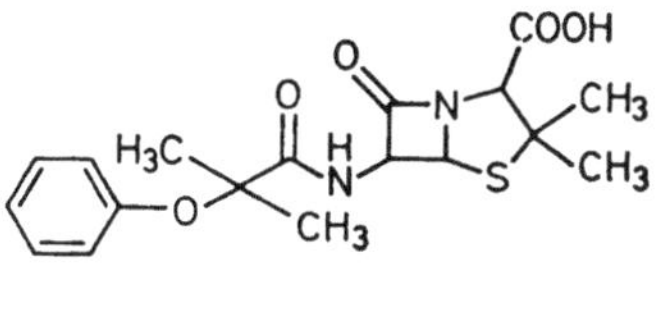

3,3-Dimethyl-6-(2-methyl-2-phenoxypropionamido)-7-oxo-4-thia-1-azabicyclo-[3.2.0]-heptan-2-carbonsäure = 6-(2-Methyl-2-phenoxypropionamido)-penicillansäure = 1-Methyl-1-phenoxyethylpenicillin = [2*S*-(2α,5α,6β)]-3,3-Dimethyl-6-[(2-methyl-1-oxo-2-phenoxypropyl)amino]-7-oxo-4-thia-1-azabicyclo[3.2.0]heptan-2-carbonsäure (●)

S *Isopropicillin***, Lilly 33332

V Antibioticum

3661 (3052) $C_{18}H_{22}N_2S$
60-91-3

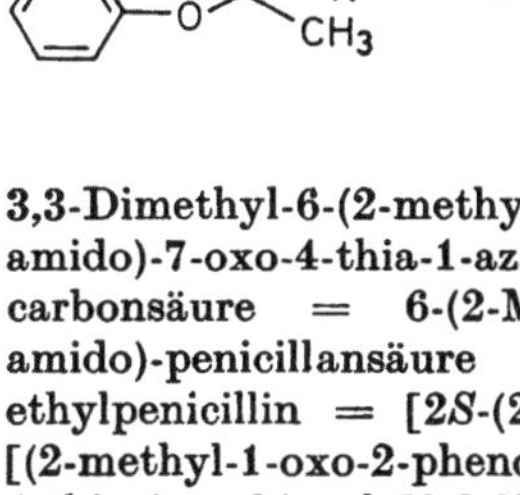

10-(2-Diethylaminoethyl)-phenothiazin = *N,N*-Diethyl-10*H*-phenothiazin-10-ethanamin (●)

H Hydrochlorid (341-70-8)

S Antipar, Aparkazin, Casantin, Deparkin, *Diäthazin*, *Diethazinhydrochlorid**, Dinezin, Diparcol, Diparkol, *Eazaminum*, Ethylemin, Latibon, Parkazin, 2987 R.P., Thiantan, Thiantetten, Thiontan

V Antihistaminicum, Antiallergicum, Antiparkinsonmittel

3662 (3053) $C_{18}H_{22}N_2S$
84-96-8

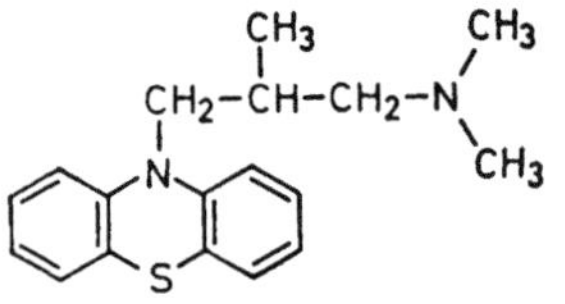

10-(3-Dimethylamino-2-methylpropyl)-phenothiazin = *N*,*N*,β-Trimethyl-10H-phenothiazin-10-propanamin (●)

H auch Tartrat (4330-99-8)

S *Alimemazin***, Alimezine, Bayer 1219, *Isobutrazine*, *Methylpromazine*, Nedeltran, Normaln A, Palpex, Panectyl, Repeltin, 6549 R. P., SKF 5277, Temaril, Teralene, Theralen, Théralène, *Trimeprazine*, Vallergan, Vanectyl, Variargil

V Antihistaminicum, Psychosedativum

3663 (3054) $C_{18}H_{22}N_2S$
20977-53-1

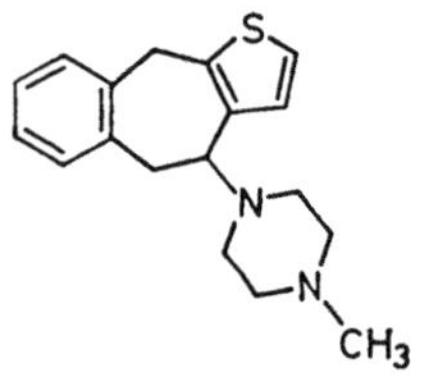

4-(4-Methyl-1-piperazinyl)-5,10-dihydro-4*H*-benzo[4,5]cyclohepta[2,1-*b*]thiophen = 1-(5,10-Dihydro-4*H*-benzo[5,6]cyclohepta[1,2-*b*]thien-4-yl)-4-methylpiperazin (●)

S *Perathiapten*

V Psychosedativum

3664 (3055) $C_{18}H_{22}N_4O_7$
5735-19-3

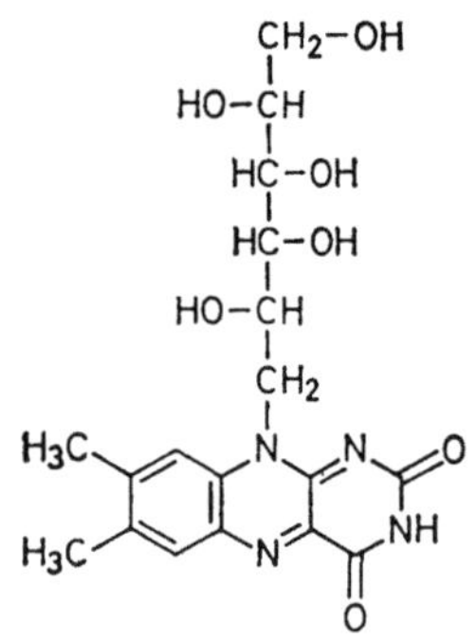

6,7-Dimethyl-9-(D-*galacto*-2,3,4,5,6-pentahydroxyhexyl)-isoalloxazin = 7,8-Dimethyl-10-(D-1′-dulcityl)-isoalloxazin = 1-Deoxy-1-(3,4-dihydro-7,8-dimethyl-2,4-dioxobenzo[*g*]pteridin-10(2*H*)-yl)-D-galactitol (●)

S *Galactoflavin*

V Riboflavinantagonist

3665 (3056) $C_{18}H_{22}N_4O_7$
8002-52-6

x-Hydroxymethylriboflavin

S Hyflavin, *Methylolriboflavin*

3666 (3057) $C_{18}H_{22}O$
53-45-2

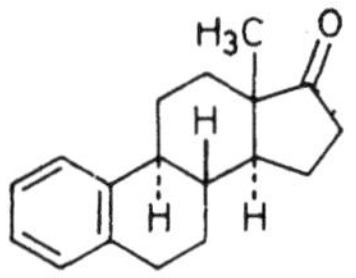

Östra-1,3,5(10)-trien-17-on (●)

S Adopron, Agrestin, *Desoxyestrone*, *Desoxyöstron*

V Anabolicum, Antihypercholesterinämicum

3667 (3058) $C_{18}H_{22}O_2$
5635-50-7

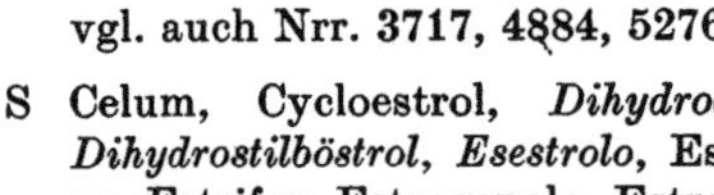

p,*p*′-(1,2-Diethylethylen)-diphenol = *p*,*p*′-Dihydroxy-3,4-diphenylhexan = 4,4′-(1,2-Diethyl-1,2-ethandiyl)bis[phenol] (●)

H auch die *meso*-Verb. [*R**,*S**] (●) (84-16-2)
vgl. auch Nrr. 3717, 4884, 5276, 5835, 5932

S Celum, Cycloestrol, *Dihydrodiäthylstilböstrol*, *Dihydrostilböstrol*, *Esestrolo*, Estra-Plex, Estrene, Estrifar, Estrogenolo, Estronal, Femirogen, Folliplex, *Hexanestrol*, *Hexanöstrol*, Hexestrofen, *Hexestrol***, Hexital, *Hexoestrol*, Hexron, Hextrol, Hexypheen, Hormoestrol, *Mesohexöstrol*, Novostrol, NSC-9894, Retalon-Salbe, Robal DP, Synestrol, *Synoestrol(um)*, Syntex, Synthovo, Vitestrol

V synthetisches Östrogen

3668 *(3059)* $C_{18}H_{22}O_2$

53-16-7

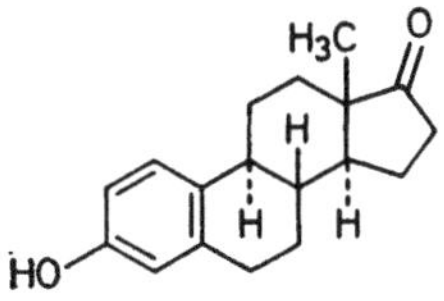

3-Hydroxyöstra-1,3,5(10)-trien-17-on (●)

H vgl. auch Nrr. 3673, 3932, 4037, 4314, 5878

S Almescon, Amniotin, Aquacrine, Aqua-Est, Caestrone, Conestron, Crinovaryl, Cristallovar, Crystogen, Destrone, Estrenol, Estrogen forte tabl., Estrol, Estromed, Estromone „Endo", *Estron***, Estronol, Estropon, Estrovarin, Estrugenone, Estrusol, Femestrone, Femidyn, Femogen „Stickley", *Foliculina*, Folikrin, Folimona-Ovulos, Folipex, Folisan, Follestrine, Follestrol, Follicolina, Follicormone „Sodia", *Folliculine*, Follicunodis, Follidrin forte, *α-Follikelhormon, Follikulin*, Ginezid, Glandubolin, Hiestrone, Hormofollin, Hormovarine, Kestrone, Ketodestrin, *Ketohydroxyestrin, Ketooxyoestrin*, Kolpon, Konogen, Livifollin, Menagen, Menfacid, Menformon-Dragees, Mestronaq, Mestrone, Natestrin, Natrogen, Oestrobion, Oestroform-Tablets, Oestroglandol, Oestrogynon, *Östron, Östron b*, Oestropur, Oestrosalve, Ondena (alte Form), Ovaria Ormon „Farbio", Ovasterol, Ovex Leo, Ovifollin, Ovormol-B-Tabl., Perlatan, Propagon-S, Solestrin, Spargan, Theelin, Thelestrin, Thelykinin, Tokokin, Unden, Urestrin, Wynestrone

V Follikelhormon

3669 *(146 N)* $C_{18}H_{22}O_2$

10161-33-8

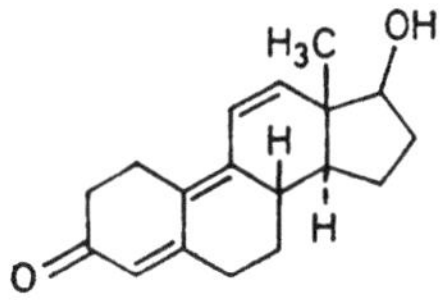

17β-Hydroxy-4,9,11-östratrien-3-on = (17β)-17-Hydroxyöstra-4,9,11-trien-3-on (●)

H auch Hexahydrobenzylcarbonat (23454-33-3) vgl. auch Nr 4315

S Hexabolan, R 2580, *Trenbolon***, *Trienbolone*

V Anabolicum

3670 *(3060)* $C_{18}H_{22}O_3$

566-76-7

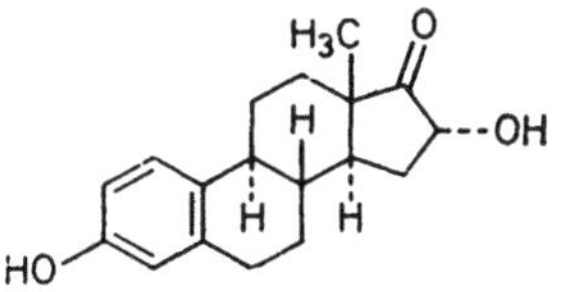

3,16α-Dihydroxy-1,3,5(10)-östratrien-17-on = 16α-Hydroxyöstron = (16α)-3,16-Dihydroxyöstra-1,3,5(10)-trien-17-on (●)

H vgl. auch Nr. 4885

S Hormocervix, *Hydroxyöstron*

V Östrogen

3671 *(3061)* $C_{18}H_{22}O_3$

517-18-0

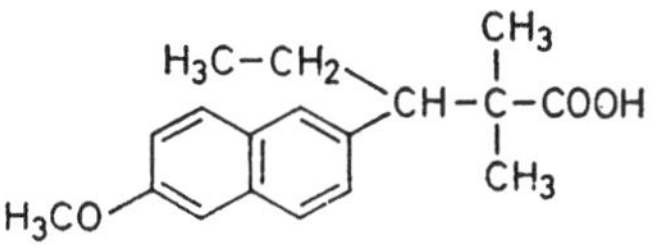

2,2-Dimethyl-3-(6-methoxy-2-naphthyl)-valeriansäure = α,α-Dimethyl-β-ethyl-β-(6-methoxy-2-naphthyl)-propionsäure = β-Ethyl-6-methoxy-α,α-dimethyl-2-naphthalenpropansäure (●)

S Cur-men, Ercostrol, Geklimon, *Methallenestril***, *Methallenoestril, Methallenoestrol*, Novestrine, Vallestril

V Östrogen

3672 *(3062)* $C_{18}H_{22}O_5$

17924-92-4

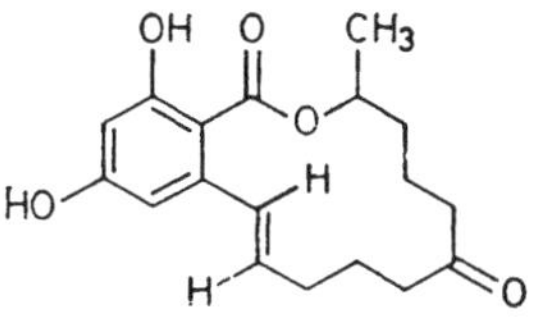

6-(10-Hydroxy-6-oxo-*trans*-1-undecenyl)-β-resorcylsäurelacton = [*S*-(*E*)]-3,4,5,6,9,10-Hexahydro-14,16-dihydroxy-3-methyl-1*H*-2-benzoxacyclotetradecin-1,7(8*H*)-dion (●)

S F 2, FES, RAL, *Zearalenone*

V Anabolicum, Uterotrophicum (Wirkstoff aus Gibberella zeae)

3673 *(3063)* $C_{18}H_{22}O_5S$
481-97-0

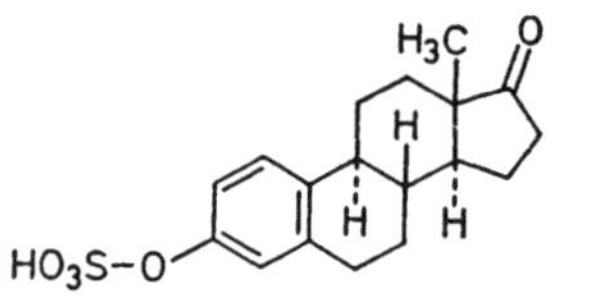

17-Oxo-1,3,5(10)-östratrien-3-ylhydrogensulfat = Östron-3-monosulfat = 3-(Sulfooxy)östra-1,3,5(10)-trien-17-on (●)

H Natriumsalz (438-67-5)

S Conestoral, Estronal „Orion", Estrosan, Evex, Morestin, *Natriumöstronsulfat*, *Sodium estrone sulfate*

V Östrogen

3673-01 *(3063a)* 7280-37-7

H Piperazinsalz

S Estropin, Harmogen, Ogen, *Piperazine Estrone Sulfate*, *Piperazinöstronsulfat*, Sulestrex Piperazine, Sultrex

V Östrogen

3674 *(3064)* $C_{18}H_{22}O_6S_2$
60 252-39-3

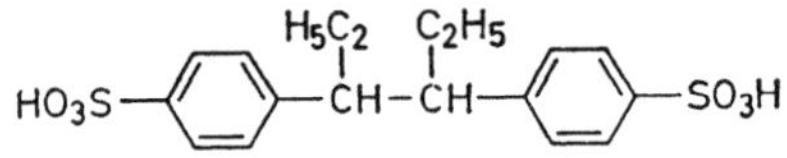

meso-p,p'-(1,2-Diethylethylen)-bis-benzolsulfonsäure = *meso*-3,4-Bis-(*p*-sulfophenyl)-hexan = (*R**, *S**)-4,4'-(1,2-Diethyl-1,2-ethandiyl)bis[benzensulfonsäure] (●)

H Dikaliumsalz (3563-47-1)

S Sigetin, Sygethin

V wasserlösliches Östrogenderivat gegen fetale Asphyxie

3675 *(3065)* $C_{18}H_{22}O_8P_2$
522-40-7

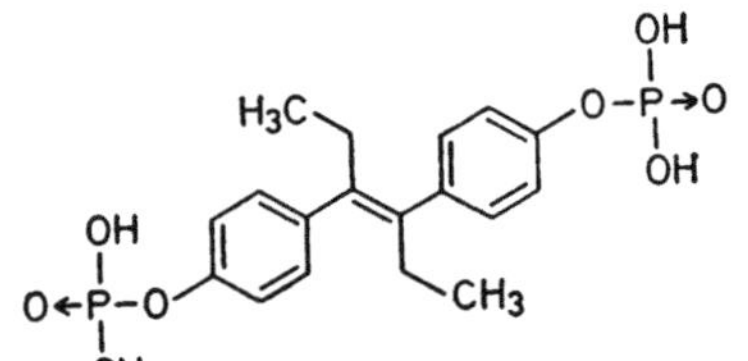

trans-α,α'-Diethylstilben-4,4'-diol-bis-(dihydrogenphosphat) = *p,p'*-(1,2-Diethylvinylen)-bis-phenyldihydrogenphosphat = 4,4'-Dihydroxy-α,β-diethylstilbendiphosphat = Diethylstilböstroldiphosphat = (*E*)-4,4'-(1,2-Diethyl-1,2-ethendiyl)-bis[phenol]bis(dihydrogenphosphat) (●)

H meist Tetranatriumsalz (23519-26-8)

S Cytonal, *Diaethylstilboestroli phosphas*, Difostilben, Diphostilben, *Fosfestrol***, Fosfostilben, Fostrolin, Honvan, Honvol, NSC-10481, *Phosphestrol*, *Phosphoestrolum*, St 52-Asta, St 52 Lucien, *Stilböstroldiphosphat*, Stilbostatin, Stilphostrol

V Cytostaticum (Östrogenderivat)

3676 *(3066)* $C_{18}H_{23}N$
13957-55-6

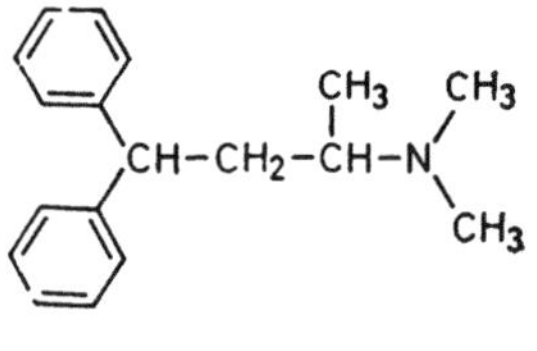

N,N,1-Trimethyl-3,3-diphenylpropylamin = 4,4-Diphenyl-2-dimethylaminobutan = *N,N*,α-Trimethyl-γ-phenylbenzenpropanamin (●)

H Hydrochlorid (22173-83-7)

S Recipavrin

V Spasmolyticum

3677 *(3067)* $C_{18}H_{23}N$
5632-44-0

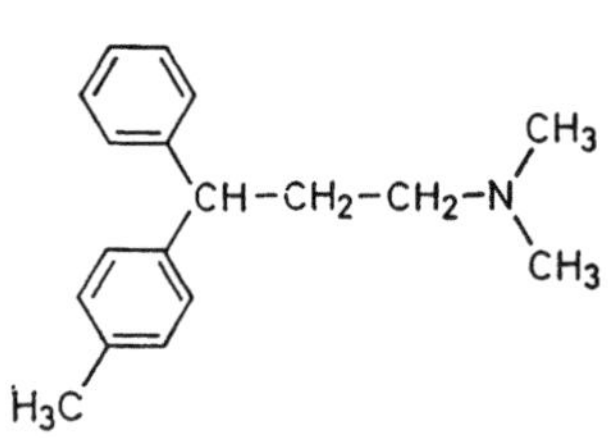

N,N-Dimethyl-3-phenyl-3-(*p*-tolyl)-propylamin = 1-Phenyl-1-(*p*-tolyl)-3-dimethylaminopropan = *N,N*,4-Trimethyl-γ-phenylbenzenpropanamin (●)

H Hydrochlorid (3339-11-5)

S Pragman, Pratalgin, *Tolpropaminhydrochlorid***, Tylagel

V Antihistaminicum, Antiallergicum

3678 (3068) $C_{18}H_{23}NO$
22 232-57-1

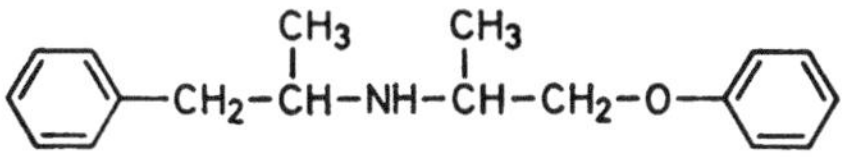

(±)-α-Methyl-*N*-(1-methyl-2-phenoxyethyl)-phenethylamin = DL-*threo*-3,5-Dimethyl-1,6-diphenyl-1-oxa-4-azahexan = (*R**, *R**)-(±)-α-Methyl-*N*-(1-methyl-2-phenoxyethyl)benzenethanamin (●)

H auch Hydrogenfumarat (1590-35-8)

S 3697 C.B., Dismalgina, Dysmalgine, Evalgin, *Racefemin***

V Spasmolyticum, Myorelaxans, Uterusrelaxans

3679 (3069) $C_{18}H_{23}NO$
15 687-08-8

(+)-α-Methyl-*N*-(1-methyl-2-phenoxyethyl)-phenethylamin = (+)-α-Methyl-*N*-(1-methyl-2-phenoxyethyl)benzenethanamin (●)

S *Dextrofemin**, Dysmalgine injectable

V Myorelaxans, Uterusrelaxans

3680 (3070) $C_{18}H_{23}NO$
3572-74-5

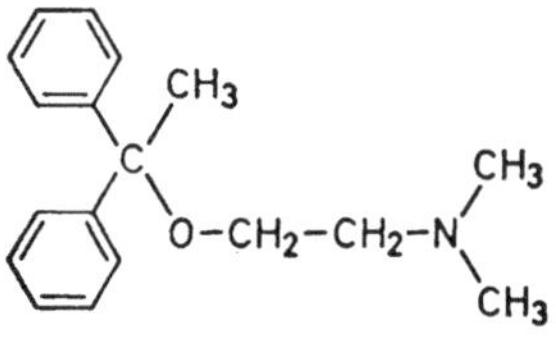

N,N-Dimethyl-2-(1,1-diphenylethoxy)-ethylamin = β-Dimethylaminoethyl-α'-methylbenzhydryläther = 2-(1,1-Diphenylethoxy)-*N,N*-dimethylethanamin (●)

H Hydrochlorid (4747-24-4)

S Alfadryl „Spofa", *Mefenhydraminhydrochlorid*, *Mephenhydramin*, *α-Methyldiphenhydraminhydrochlorid*, *Moxastinhydrochlorid***, Spofa 325

V Antihistaminicum

3680-01 (3070a) 21 661-62-1

H 8-Chlortheophyllinat

S Kinedryl-Wirkstoff, *Mephenhydraminteoclat*, *Mephenhydrinat*, *Moxastinteoclat***, Tedral, Theadryl(ettae)

V Antiemeticum

3681 (3071) $C_{18}H_{23}NO$
83-98-7

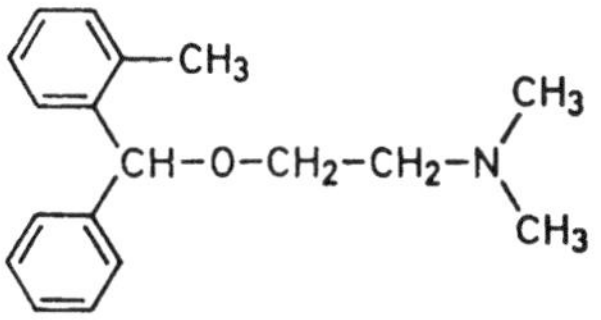

N,N-Dimethyl-2-[α-(*o*-tolyl)-benzyloxy]-ethylamin = β-Dimethylaminoethyl-*o*-methylbenzhydryläther = *N,N*-Dimethyl-2-[(2-methylphenyl)-phenylmethoxy]ethanamin (●)

H Hydrochlorid (341-69-5)

S Brocadisipal, Brocasipal, B.S. 5930, Disipal, Distalene „Paylos", Lysantin, Mebedrol, Mefenamina, Mephenamin(e), *o-Methyldiphenhydraminhydrochlorid*, Orfen, Orfenadin, *Orphenadini chloridum*, *Orphenadrinhydrochlorid***, Parekin, Ventromil

V Antiparkinsonmittel

3681-01 (3071a) 4682-36-4

H Citrat

S Bio-Flex, Neocyten, Norflex, Plenactol, Ro-Orphena, Tega-Flex, X-Otag

V Muskelrelaxans

3682 (3072) $C_{18}H_{23}NO$
19 804-27-4

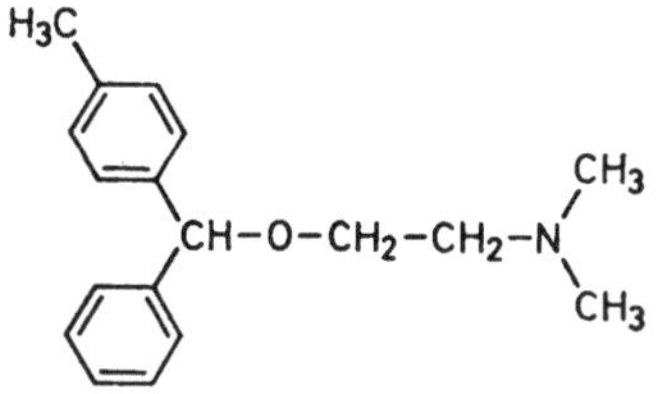

N,N-Dimethyl-2-[α-(*p*-tolyl)-benzyloxy]-ethylamin = β-Dimethylaminoethyl-*p*-methylbenzhydryläther = *N,N*-Dimethyl-2-[(4-methylphenyl)-phenylmethoxy]ethanamin (●)

H Hydrochlorid (4024-34-4)

S AH 853, B.S. 556, *p-Methyldiphenhydraminhydrochlorid*, Neo-Benodine, Toladryl

V Antihistaminicum

3683 *(3073)* $C_{18}H_{23}NO$

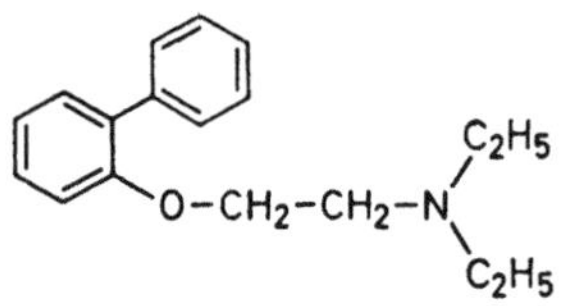

N,N-Diethyl-2-(*o*-biphenylyloxy)-ethylamin = 2-(β-Diethylaminoethoxy)-biphenyl = 2-[([1,1'-Biphenyl]-2-yl)oxy]-*N,N*-diethylethanamin (●)

H Hydrochlorid (1734-91-4)

S Coronaril, Dacorène, 1262 F

V Coronarvasodilatans

3683-01 *(3073a)*

H Monocitrat

S Pectol

V Coronarvasodilatans

3684 $C_{18}H_{23}NO_2$
27 689-69-6

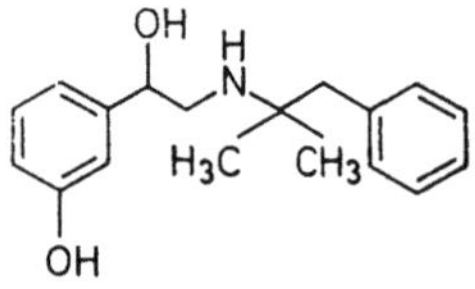

1-(3-Hydroxyphenyl)-2-(α,α-dimethylphenethylamino)-ethanol = α-(α,α-Dimethylphenethylaminomethyl)-*m*-hydroxybenzylalkohol = α-[[(1,1-Dimethyl-2-phenylethyl)amino]methyl]-3-hydroxybenzenmethanol (●)

H *p*-Aminobenzoat (27689-70-9)

S TV 399

V Sympathicomimeticum

3685 *(3074)* $C_{18}H_{23}NO_2$
524-99-2

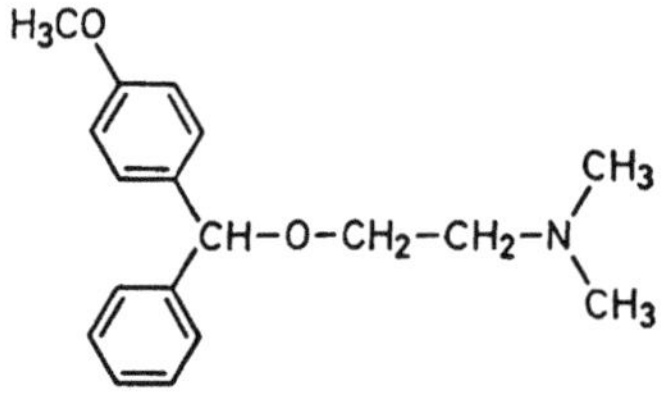

N,N-Dimethyl-2-(*p*-methoxydiphenylmethoxy)-ethylamin = β-Dimethylaminoethyl-*p*-methoxybenzhydryläther = 2-[(4-Methoxyphenyl)phenylmethoxy]-*N,N*-dimethylethanamin (●)

H auch Hydrochlorid (6027-00-5)

S Aphilan, Histaphene, Istafene, *Medrylamin***, 4-Methoxybenadryl, Plivistin, Postafen-Salbe, Stopcold, U.C.B. 502

V Antihistaminicum

3686 *(3075)* $C_{18}H_{23}NO_2S$

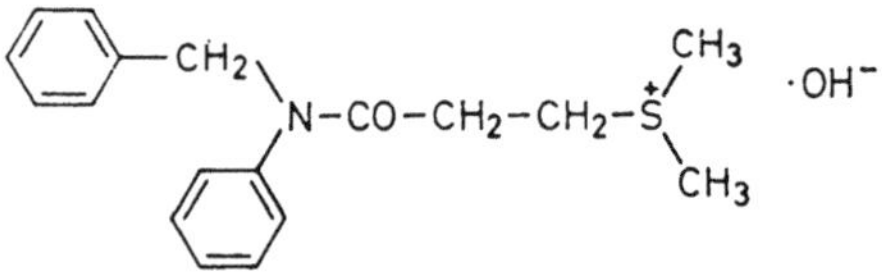

S,S-Dimethyl-2-(*N*-benzylphenylcarbamoyl)-ethylsulfoniumhydroxid = *N*-(β-Methylthiopropionyl)-*N*-benzylanilin-*S*-methylhydroxid = *S,S*-Dimethyl-3-oxo-3-[phenyl(phenylmethyl)amino]-propansulfoniumhydroxid (●)

H Jodid

S *Benzamsulfoniumjodid*

V Spasmolyticum

3687 *(3076)* $C_{18}H_{23}NO_3$
395-28-8

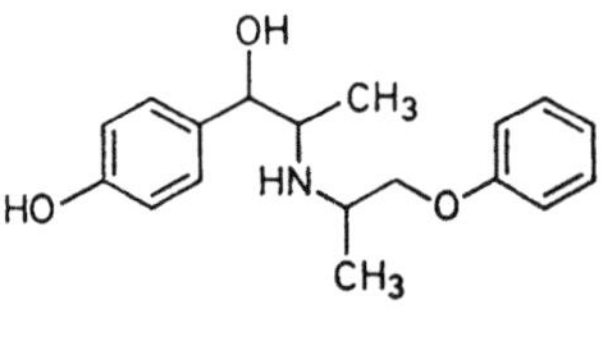

1-(*p*-Hydroxyphenyl)-2-(1-methyl-2-phenoxyethylamino)-propan-1-ol = *p*-Hydroxy-*N*-(1-methyl-2-phenoxyethyl)-norephedrin = *p*-Hydroxy-α-[1-(1-methyl-2-phenoxyethylamino)-ethyl]-benzylalkohol = 4-Hydroxy-α-[1-[(1-methyl-2-phenoxyethyl)amino]ethyl]benzenmethanol (●)

H Hydrochlorid (579-56-6)

S Caa 40, Cardilan „Ferrosan; Philips-Duphar", Defencin, Dilator, Dilavase, Dilum, Duvadilan, Efanol, *Isoxsuprinhydrochlorid***, Suprine, Vadosilan, Vascuprin, Vasodilan, Vasodilene, Vasoplex „Lappe", Vasotran, Vasuprina-Ilfi, Xuprin

V Vasodilatans

3687-01 58379-21-8

H Lactat

S Duphaspasmin (oet.), Partospamin

V Spasmolyticum

3687-02

H Harzkomplex

S Defencin, Duvadilan Retard, Fenam, Suprilent

V Vasodilatans

3687-03 60640-79-1

H Theophyllin-7-acetat

S Angiclan, *Teasuprina*

V Vasodilatans

3688 $C_{18}H_{23}NO_3$

34368-04-2

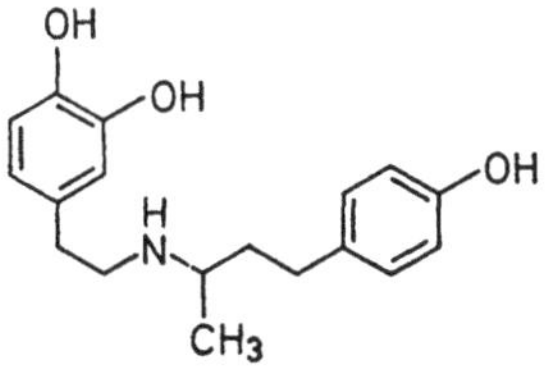

(±)-4-{2-[3-(*p*-Hydroxyphenyl)-1-methylpropyl-amino]-ethyl}-brenzcatechin = (±)-4-[2-[[3-(4-Hydroxyphenyl)-1-methylpropyl]amino]ethyl]-1,2-benzendiol (●)

H Hydrochlorid (52663-81-7)

S *Dobutaminhydrochlorid***, Dobutrex, Inotrex, Lilly 46236

V Cardiotonicum

3689 *(3077)* $C_{18}H_{23}NO_3$

19022-40-3

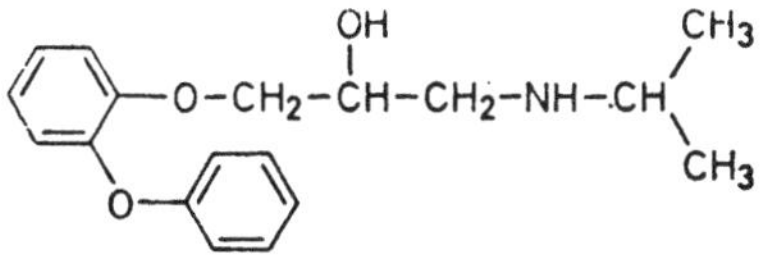

1-Isopropylamino-3-(*o*-phenoxyphenoxy)-2-propanol = 1-[(1-Methylethyl)amino]-3-(2-phenoxyphenoxy)-2-propanol (●)

H Hydrochlorid (6078-90-6)

S PHQA 33

V adrenergischer β-Rezeptorenblocker

3690 *(3079)* $C_{18}H_{23}NO_3$

509-56-8

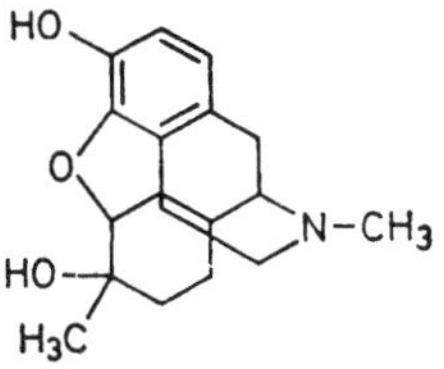

4,5-Epoxy-6,17-dimethylmorphinan-3,6-diol = 3,6-Dihydroxy-6,*N*-dimethyl-4,5-epoxymorphinan = (5α)-4,5-Epoxy-6,17-dimethylmorphinan-3,6-diol (●)

S Methydromorphine, *Methyldihydromorphin***, *Metildiidromorfina*

V Analgeticum

3691 *(3080)* $C_{18}H_{23}NO_3$

125-28-0

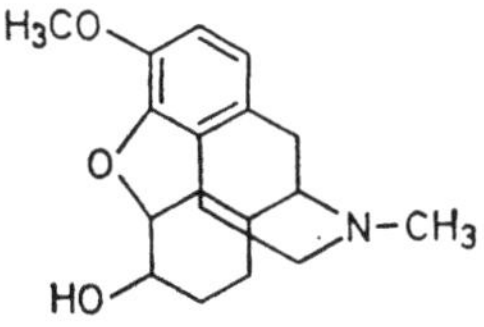

4,5-Epoxy-3-methoxy-17-methylmorphinan-6-ol = 6-Hydroxy-3-methoxy-*N*-methyl-4,5-epoxy-morphinan = (5α,6α)-4,5-Epoxy-3-methoxy-17-methylmorphinan-6-ol (●)

H meist Bitartrat (5965-13-9)

S Bicodein „Uquifa", Codhydrine, Dehacodin, DF 118, DH-codeine, Dico, Didrate, Dihydrin, *Dihydrocodein***, Dihydroneopine, Drocode, Fortuss, *Hydrocodein(a)*, Hydrocodin, Nadeine, Novicodin, Paracodein, Paracodin, Parzone, Rapacodin, Rikodeine, Tuscodin

V Hustensedativum

3691-01 *(3080a)*

H Hydrorhodanid

S Lucodina-Gotas, Paracodin-Tropfen

V Hustensedativum

3691-02

H Resinat

S Remedecan

V Hustensedativum

3692 *(3081)* $C_{18}H_{23}NO_4$

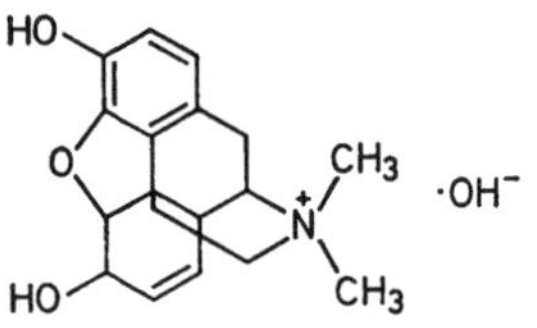

4,5-Epoxy-3,6-dihydroxy-17,17-dimethyl-7-morphineniumhydroxid = (5α,6α)-7,8-Didehydro-4,5-epoxy-3,6-dihydroxy-17,17-dimethylmorphinaniumhydroxid (●)

H Bromid (125-23-5)

S *Morphinmethylbromid*, Morphosan

V Analgeticum

3693 *(3082)* $C_{18}H_{23}NO_4$
529-38-4

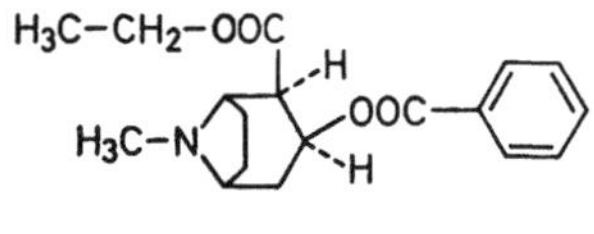

3β-Benzoyloxytropan-2β-carbonsäureethylester = Benzoylekgoninethylester = 3β-Benzoyloxy-2β-ethoxycarbonyltropan = [1*R*-(*exo*,*exo*)]-3-(Benzoyloxy)-8-methyl-8-azabicyclo[3.2.1]octan-2-carbonsäureethylester (●)

S *Benzoyläthylecgonin*, *Cocäthylin*, Homocaine, *Homococain*

V Lokalanästheticum

3694 *(3083)* $C_{18}H_{23}NO_4S$

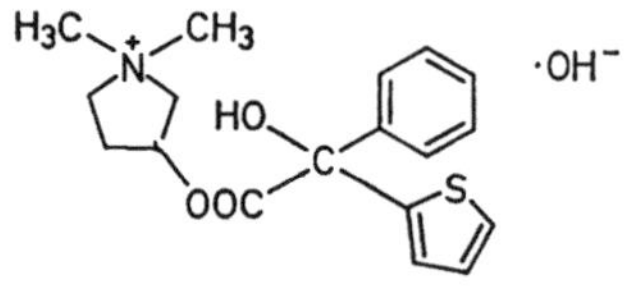

1,1-Dimethyl-3-[α-phenyl-α-(2-thienyl)-glykoloyloxy]-pyrrolidiniumhydroxid = 3-Hydroxy-1,1-dimethylpyrrolidiniumhydroxid-α-phenyl-2-thiophenglykolsäureester = 3-[(Hydroxyphenyl-2-thienylacetyl)oxy]-1,1-dimethylpyrrolidiniumhydroxid (●)

H Bromid (7247-57-6)

S *Heteroniumbromid***, Hetrum bromide, Lilly 31814

V Anticholinergicum

3695 *(3084)* $C_{18}H_{23}NO_6$

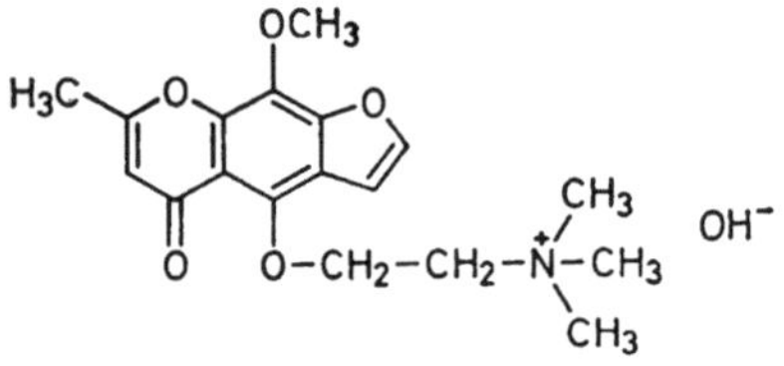

2-(9-Methoxy-7-methyl-5-oxo-5*H*-furo[3,2-*g*]benzopyran-4-yloxy)-ethyltrimethylammoniumhydroxid = 2-[(9-Methoxy-7-methyl-5-oxo-5*H*-furo[3,2-*g*][1]benzopyran-4-yl)oxy]-*N*,*N*,*N*-trimethylethanaminiumhydroxid (●)

H Theophyllinverbindung (17243-56-0)

S *Kellofyllin*, K.C.T., *Visnafyllin***

V Coronarvasodilatans

3696 *(3085)* $C_{18}H_{23}N_3O$
16231-75-7

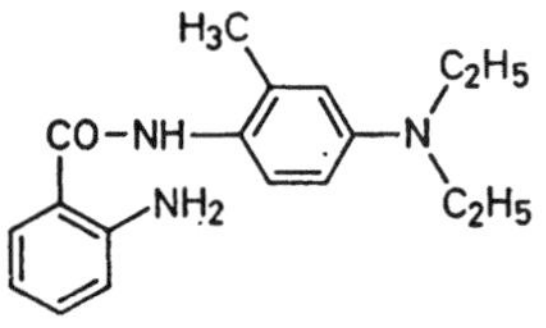

2-Amino-4′-diethylamino-*o*-benzotoluidid = 2-Amino-*N*-[4-(diethylamino)-2-methylphenyl]benzamid (●)

S *Atolid***, Gö 1213, W 5733

V Antikonvulsivum

3697 *(3086)* $C_{18}H_{23}N_3O$
3031-48-9

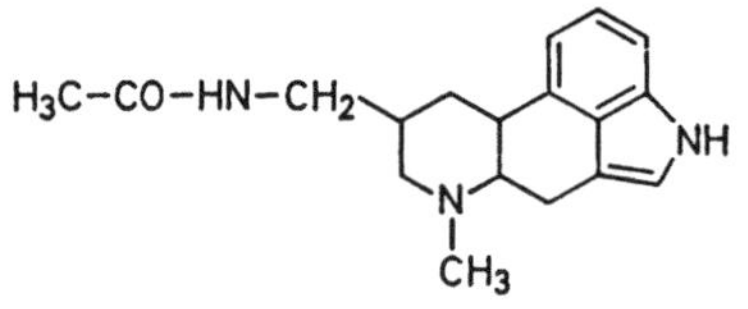

(+)-*N*-Acetyl-9,10-dihydrolysergamin = (+)-*N*-[[(8β)-6-Methylergolin-8-yl]methyl]acetamid (●)

S *Acetergamin***

V Oxytocicum

3698 *(3087)* $C_{18}H_{23}N_3O$

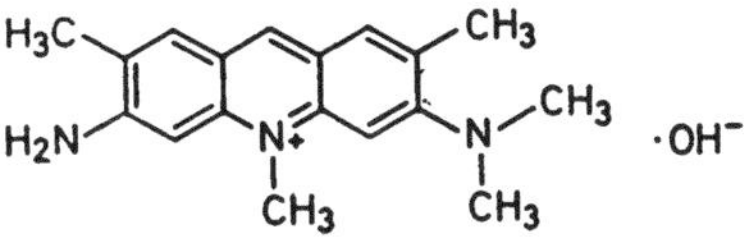

6-Amino-3-(dimethylamino)-2,7,10-trimethylacridiniumhydroxid (●)

H Chlorid (525-12-2)

S Flavicid, *Tetramethylacriflavin*

V Antisepticum

3699 *(3088)* $C_{18}H_{23}N_3O_2S$
13 409-53-5

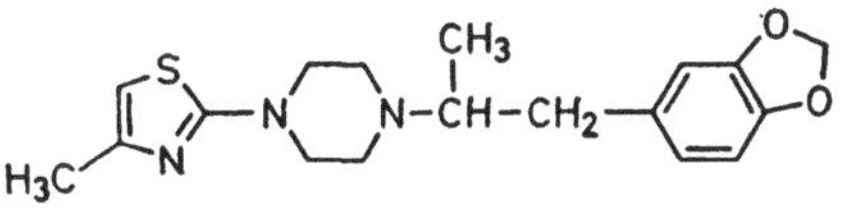

1-(α-Methyl-3,4-methylendioxyphenethyl)-4-(4-methyl-2-thiazolyl)-piperazin = 1-[2-(1,3-Benzodioxol-5-yl)-1-methylethyl]-4-(4-methyl-2-thiazolyl)piperazin (●)

S *Podilfen***

V Hypotensivum

3700 $C_{18}H_{23}N_5O$
30 194-63-9

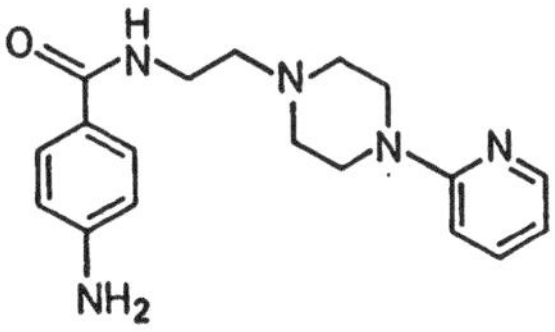

4-Amino-*N*-[2-[4-(2-pyridinyl)-1-piperazinyl]-ethyl]benzamid (●)

S S 1688

V Antiasthmaticum

3701 *(3089)* $C_{18}H_{23}N_5O_2$
3736-08-1

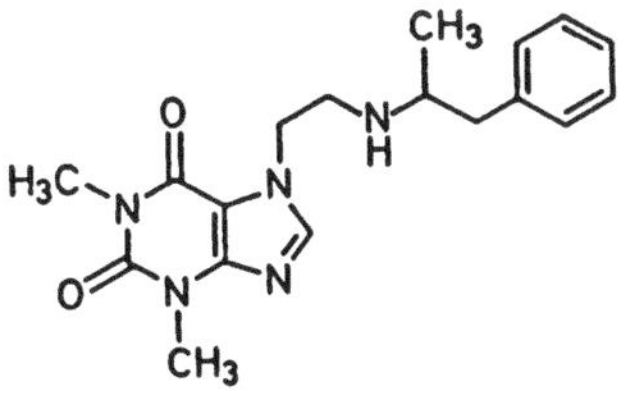

7-[2-(α-Methylphenethylamino)-ethyl]-theophyllin = 3,7-Dihydro-1,3-dimethyl-7-[2-[(1-methyl-2-phenylethyl)amino]ethyl]-1*H*-purin-2,6-dion (●)

H meist Hydrochlorid (1892-80-4)

S *7-Äthyltheophyllin-Amphetamin*, *Amfetyllinhydrochlorid*, Captagon, *Fenethyllinhydrochlorid*, *Fenetylini chloridum*, *Fenetyllinhydrochlorid***, H 814, *Theophyllinäthylamphetamin*

V Psychotonicum

3702 *(3090)* $C_{18}H_{23}N_5O_3$
58 166-83-9

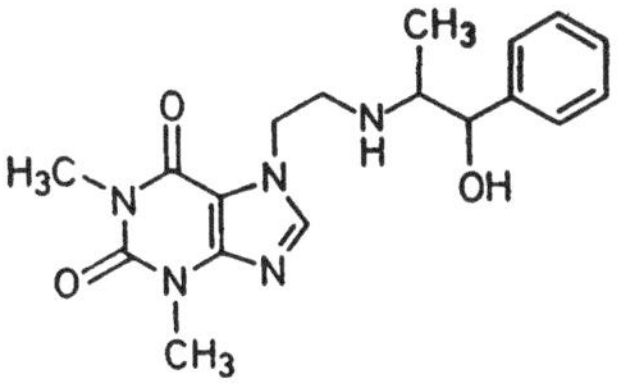

L-7-[2-(β-Hydroxy-α-methylphenethylamino)-ethyl]-theophyllin = [*R*-(*R,*S**)]-3,7-Dihydro-7-[2-[(2-hydroxy-1-methyl-2-phenylethyl)amino]-ethyl]-1,3-dimethyl-1*H*-purin-2,6-dion (●)**

H auch Hydrochlorid (3039-97-2)

S Akrinor-Substanz I, *Cafedrin**, Decrinor-Substanz I, Eufenor-Substancia I, H 835,1, *Kafedrin*, NET, *Norephedrinoäthyltheophyllin*, Praxinor-Substance I

V Kreislaufanalepticum

3703 $C_{18}H_{23}N_5O_5$
54 063-54-6

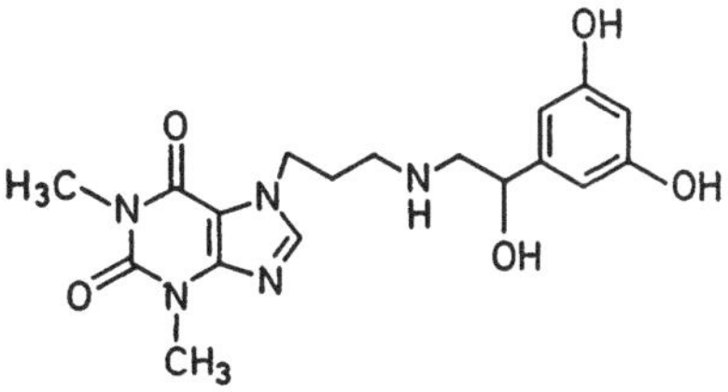

7-[3-(β,3,5-Trihydroxyphenethylamino)-propyl]-theophyllin = 7-[3-[[2-(3,5-Dihydroxyphenyl)-2-

hydroxyethyl]amino]propyl]-3,7-dihydro-1,3-dimethyl-1*H*-purin-2,6-dion (●)

H Hydrochlorid (13055-82-8)

S Bronchospasmin, D 1959, *Reproterolhydrochlorid***, W 2946-M

V Bronchodilatans

3704 (147 N) $C_{18}H_{24}ClNO_2$ 18966-32-0

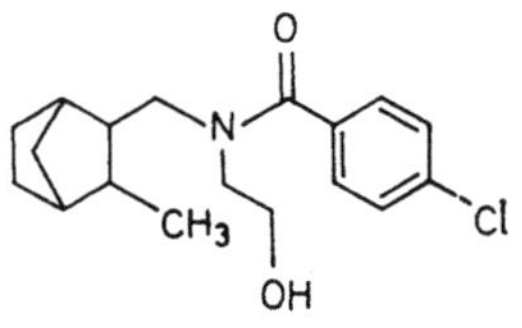

p-Chlor-*N*-(2-hydroxyethyl)-*N*-(3-methylnorborn-2-ylmethyl)-benzamid = *N*-(*p*-Chlorbenzoyl)-2-(2-hydroxyethylaminomethyl)-3-methylnorbornan = 4-Chlor-*N*-(2-hydroxyethyl)-*N*-[(3-methylbicyclo[2.2.1]hept-2-yl)methyl]benzamid (●)

S *Chlorocamphamide*, Clamiren, *Clocanfamid***, *Clorocanfamide*

V Ulcustherapeuticum

3705 $C_{18}H_{24}ClN_3O_5S$

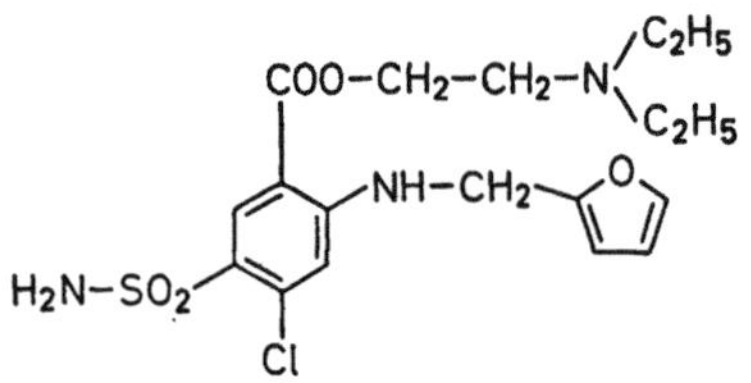

4-Chlor-*N*-(2-furylmethyl)-5-sulfamoylanthranilsäure-β-diethylaminoethylester = 5-(Aminosulfonyl)-4-chlor-2-[(2-furanylmethyl)amino]benzoesäure-2-(diethylamino)ethylester (●)

S *Furosemid-β-diethylaminoethylester*, Nuriban

V Diureticum

3706 (3091) $C_{18}H_{24}J_3NO_8$ 16024-67-2

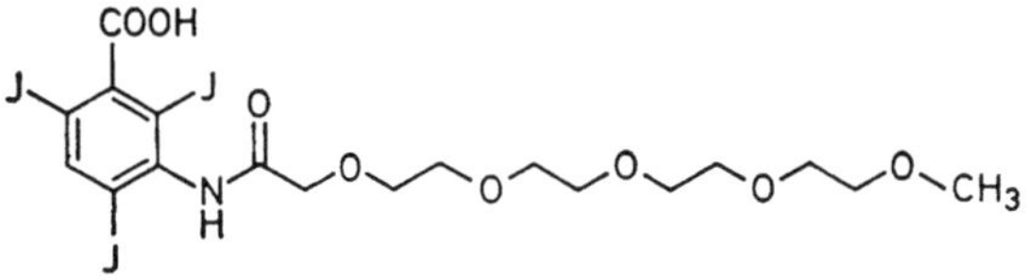

2,4,6-Trijod-3-(3,6,9,12,15-pentaoxahexadecanamido)-benzoesäure = 2,4,6-Trijod-3-[[2-[2-[2-[2-(2-methoxyethoxy)ethoxy]ethoxy]ethoxy]acetyl]-amino]benzoesäure = 2,4,6-Trijod-3-[(1-oxo-3,6,9,12,15-pentaoxahexadec-1-yl)amino]benzoesäure (●)

S *Acidum iotrizoicum***, *Iotrizoic acid***, *Acidum jotrizoicum*

V Röntgenkontrastmittel

3707 (40 E) $C_{18}H_{24}N_2O$ 448-34-0

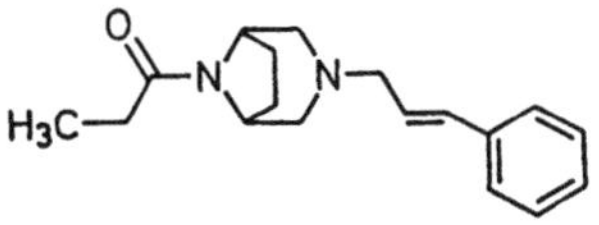

3-Cinnamyl-8-propionyl-3,8-diazabicyclo[3.2.1]-octan = 8-(1-Oxopropyl)-3-(3-phenyl-2-propenyl)-3,8-diazabicyclo[3.2.1]octan (●)

S *Azaprocin***

V parenterales Analgeticum

3708 (3092) $C_{18}H_{24}N_2O$

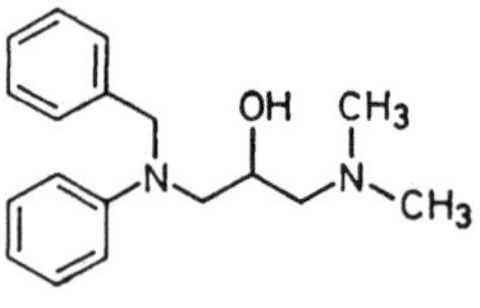

N-Benzyl-*N*-phenyl-*N'*,*N'*-dimethyl-1,3-diaminopropan-2-ol = 1-(Dimethylamino)-3-[phenyl(phenylmethyl)amino]-2-propanol (●)

S AH_1, Migyl

V Antihistaminicum

3709 (3093) $C_{18}H_{24}N_2OS$

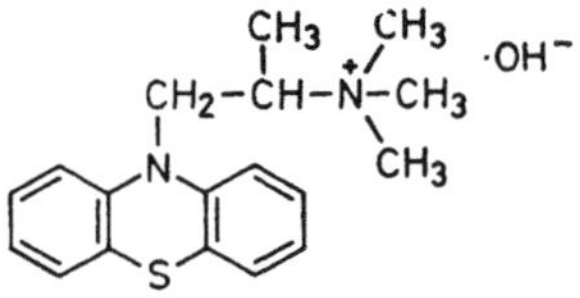

N,*N*,*N*,1-Tetramethyl-2-(10-phenothiazinyl)-ethylammoniumhydroxid = *N*-(2-Trimethylammoniopropyl)-phenothiazinhydroxid = *N*,*N*,*N*,α-

Tetramethyl-10*H*-phenothiazin-10-ethanaminium-hydroxid (●)

H Methylsulfat (58-34-4)

S *Methylpromethazinium methylsulfuricum*, Multergan, Multezin, Padisal, 3554 R.P., *Thiazinamiummetilsulfat***, *Thiazinamon*, *Thiozinamin*, Valan

V Antihistaminicum, vagotropes Spasmolyticum

3710 $C_{18}H_{24}N_4OS$
25 827-12-7

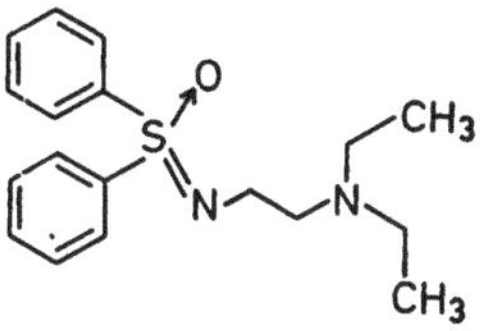

N-(2-Diethylaminoethyl)-*S*,*S*-diphenylsulfoximid = *N*-[2-(Diethylamino)ethyl]-*S*,*S*-diphenylsulfoximin (●)

H Oxalat (25 827-13-8)

S Gö 1733, *Suloxifenoxalat***, W 6439 A

V Bronchospasmolyticum

3711 (3094) $C_{18}H_{24}N_2O_3$
17 230-85-2

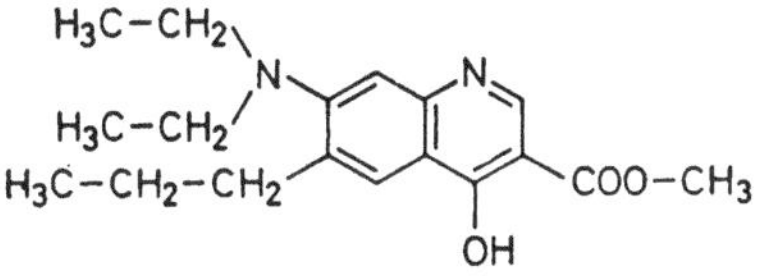

7-(Diethylamino)-4-hydroxy-6-propyl-3-chinolincarbonsäuremethylester (●)

S *Amquinat***, *Amquinolate*

V Malariachemotherapeuticum, Coccidiostaticum

3712 $C_{18}H_{24}N_2O_6$
54 063-23-9

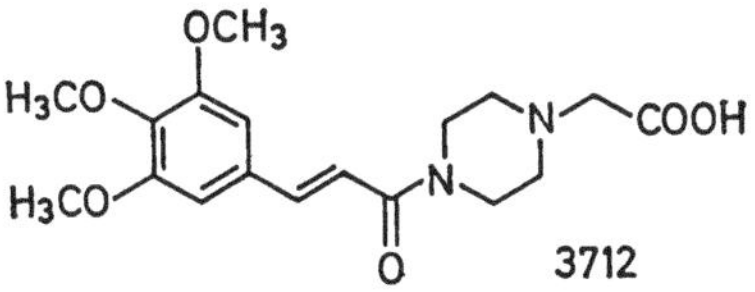

3712

4-(3,4,5-Trimethoxycinnamoyl)-1-piperazinessigsäure = 4-[1-Oxo-3-(3,4,5-trimethoxyphenyl)-2-propenyl]-1-piperazinessigsäure (●)

H vgl. auch Nr. 4403

S *Acide cinépazique***, *Acidum cinepazicum***, *Cinepazic acid***

V Coronarvasodilatans

3713 (3095) $C_{18}H_{24}O_2$
50-28-2

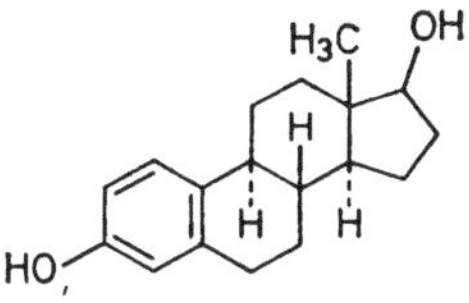

1,3,5(10)-Östratrien-3,17β-diol = (17β)-Östra-1,3,5(10)-trien-3,17-diol (●)

H vgl. auch Nrr. 4066, 4313, 4700, 5097, 5173, 5182, 5183, 5258, 5312, 5390, 5435, 5440, 5529, 5603, 5814, 5885, 5938, 5976, 6017

S Almediol, Almestrone, Altrad, Aquadiol, Aquagen, Aquiol, Bardiol, Corpagen, *Dihydro-α-Follikelhormon*, *Dihydrofollikulin*, Dihydromenformon, *Dihydro-Östron*, Dihydrotheelin, *Dihydroxyestrin*, Dimenformon, Diogyn(ets), Diolets, *Dioxyoestrin*, Endofollicolina, Esprorone, Estrace, *Estradiol***, Estraldine, Estrogil, Estroglan, Estrogyne, Estrol „Hartford", Estrolan-Micropelets, Estrovite, Eutocol-200, Fasigyn (alte Form), Femestral, Femogen Aqueous, Femovolin, Folanyl, Folimona-Pomada, Follicormon „Erba", Follicyclin, Ginosedol, Gynergon, Gynoestrol, Gynoestryl, Intragen, Lamdiol, Lip-Oid, Longevan, Macrodiol, Menformon, Met-estrin, Microdiol, Naga-Hormo-F, Nordiol, Oestergon, *Östradiol*, *β-Östradiol*, Oestroform-Pellets, Oestrogel, Ormogamma, Ovahormon, Ovigon-perlingual, Ovociclina, Ovocyclin, Ovocylin, Pangene, Perlatanol, Primofol, Primogyn, Profoliol, Progynon, Propagon-E, Senalid, Syndiol

V Follikelhormon

3713-01 (3095a) 28 014-46-2

H polymerer Phosphorsäureester

S Estradurin, Leo 114, PEP, *Polyestradiol Phosphate***, *Polyöstradiolphosphat*

V Depot-Östrogen (gegen Prostata-Karzinom)

3714 *(3096)* $C_{18}H_{24}O_3$

50-27-1

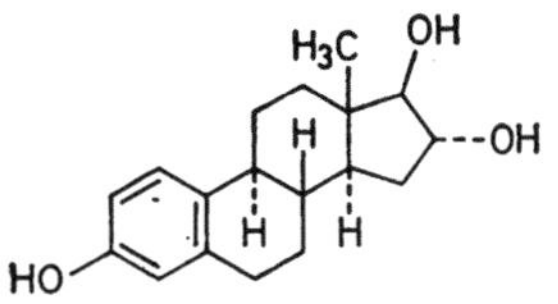

1,3,5(10)-Östradien-3,16α,17β-triol = (16α,17β)-Östra-1,3,5(10)-trien-3,16,17-triol (●)

H vgl. auch Nrr. 5184, 5507, 5605, 5732

S Aacifemine, Biestrol, Climatol, Destriol, Deuslon-A, Estriel, *Estriol*, *α-Follikelhormonhydrat*, Ginovormon, Holin, Hormomed, Klimoral, Leostrin, Leostriol, Liestriol, NSC-12169, *Östriol*, Orgestriol, Ovapause, Ovesterin, Ovestin, Ovestinon, Ovestrion, Season, Theelol, Tridestrin, *Trihydroxyestrin*, Triovex, *Trioxyoestrin*

V Follikelhormon

3714-01 *(3096a)* 37452-43-0

H polymerer Phosphorsäureester

S Klimadurin, *Polyestriol Phosphate*, *Polyöstriolphosphat*, Triodurin

V Depot-Östrogen

3715 *(3097)* $C_{18}H_{24}O_3$

547-81-9

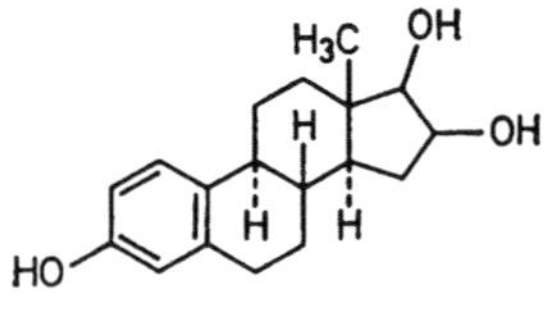

1,3,5(10)-Östratrien-3,16β,17β-triol = 16-Epiöstriol = (16β,17β)-Östra-1,3,5(10)-trien-3,16,17-triol (●)

S Actriol, *Epiestriol***, *Epioestriol*

V Follikelhormon zur Anwendung gegen Akne

3716 *(3098)* $C_{18}H_{24}O_3S$

25377-92-8

Di-*tert*.-Butylnaphthalinsulfonsäure = Bis(1,1-dimethylethyl)naphthalensulfonsäure (●)

H Isomerengemisch

vgl. auch Nrr. 815-04, 2040-03, 3129-02, 3613-01, 3727-03, 4322-02, 4418

S *Acide dibunique*, *Acidum dibunicum*

V Broncholyticum, Antitussivum

3716-01 39315-52-1

H Natriumsalz des Isomerengemisches

S Aducin, Becantal, Becantex, Becantyl, Bechisan, Bunaftil, Cantobel, Cautemine S, Centapect, Codexine, Cof, *Dibunate Sodium*, Ferinal, Grotux, Kalmo, Keuten, L 1633, Linctussal, Mugol, *Natrii dibunas***, Nekal (BX), Neo-Ascron, Neo-Gadital Pascopon, Pectoro, Pnol, Sepan „Yamanouchi" *Sodium dibunate***, Zaral, Zenusin

V Broncholyticum, Antitussivum

3717 *(3100)* $C_{18}H_{24}O_8P_2$

24809-02-7

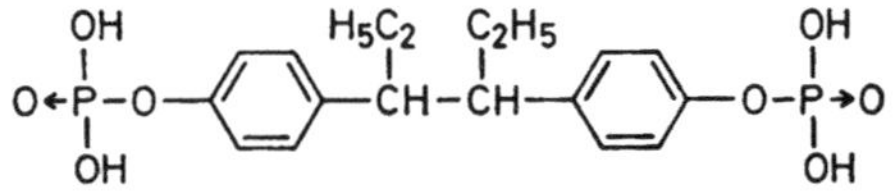

p,p'-(1,2-Diethylethylen)-bis-phenyldihydrogenphosphat = 3,4-Bis-(*p*-hydroxyphenyl)-hexandiphosphat = (*R**,*S**)-4,4'-(1,2-Diethyl-1,2-ethandiyl)bis[phenol]bis(dihydrogenphosphat) (●)

H auch Tetranatriumsalz

S Citostasina, Cytostasin, *Hexöstroldiphosphat*, NSC-35752, Pharmestrin, Retalon aquosum

V Cytostaticum, Östrogen

3718 $C_{18}H_{25}ClN_2O$

38821-80-6

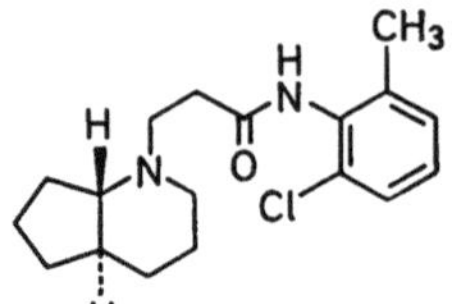

trans-6'-Chlor-2,3,4,4a,5,6,7,7a-oktahydro-1*H*-pyrindin-1-propiono-*o*-toluidid = 3-(Perhydropyrindin-1-yl)-propiono-(6-chlor-*o*-toluidid) = *N*-(2-Chlor-6-methylphenyl)octahydro-1*H*-pyrindin-1-propanamid (●)

S R 19317, *Rodocain**

V Lokalanästheticum

3719 *(3101)* $C_{18}H_{25}ClO_2$

13583-21-6

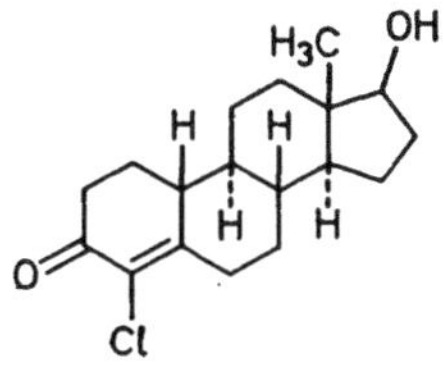

4-Chlor-17β-hydroxy-4-östren-3-on = 4-Chlor-19-nortestosteron = (17β)-4-Chlor-17-hydroxyöstr-4-en-3-on (●)

S Anabol-4-19, Lentabol, *Norclostebol***

V Anabolicum

3720 *(3102)* $C_{18}H_{25}N$

54063-48-8

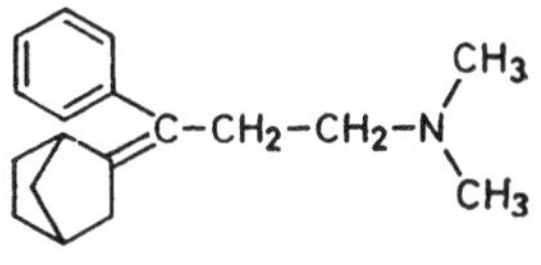

N,N-Dimethyl-γ-phenyl-$\Delta^{2,\gamma}$-norbornanpropylamin = 2-(3-Dimethylamino-1-phenylpropyliden)-norbornan = γ-Bicyclo[2.2.1]hept-2-yliden-*N,N*-dimethylbenzenpropanamin (●)

S *Heptaverin***

V Spasmolyticum

3721 *(3103)* $C_{18}H_{25}N$

15686-68-7

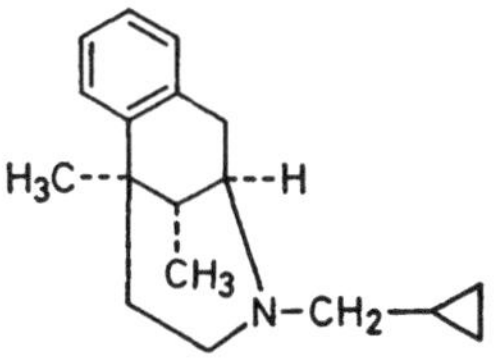

cis-3-(Cyclopropylmethyl)-1,2,3,4,5,6-hexahydro-6,11-dimethyl-2,6-methano-3-benzazocin (●)

S *Volazocin***, Win 23200

V Analgeticum

3722 $C_{18}H_{25}N$

36309-01-0

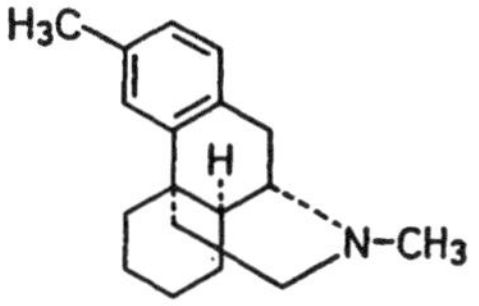

(+)-3,17-Dimethylmorphinan = (9α,13α,14α)-3,17-Dimethylmorphinan (●)

H Phosphat (40678-33-9)

S Astomin, AT-17, *Dimemorfanphosphat***

V Antitussivum

3723 *(3104)* $C_{18}H_{25}NO$

510-53-2

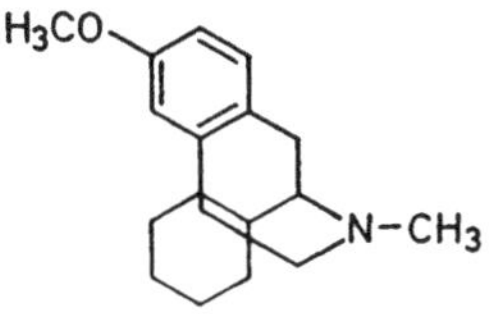

(±)-3-Methoxy-*N*-methylmorphinan = (±)-3-Methoxy-17-methylmorphinan (●)

S *Methorphan*, *Racemethorphan***, *Racemetorfano*, Ro 1-5470, Romilan

V Analgeticum

3724 *(3105)* $C_{18}H_{25}NO$

125-71-3

(+)-3-Methoxy-*N*-methylmorphinan = (9α,13α,14α)-3-Methoxy-17-methylmorphinan (●)

H meist Hydrobromid (125-69-9) [auch als Monohydrat (6700-34-1)]

S Antisep, Arrestol, Athos, Balminil-Syr., Contratuss „Eri", Cosylan, Coughcon, Decofan, Demorphan, *Destrometorfano*, *Dextromethorphan**, *D-Methorphan*, Dormethan, Hihustan-M, Husmedin, Hustep, Hycorphan, Kibon S,

Medicon, Medituss, Methorcon, Methorate, d-3-Methyldromoran, Neo-Ulcoid, Pectobron-Gotas, Protan, Ro 1-5470/5, Romilar, Sacophan, Sedatuss, Sedional-DM, Sedotus, Silentium, Sisaal, Supotusil infantil, Supressin, Tancolin, Tartrina, Testamin, Thorexin, Torfan, Tusilan, Tussade, Tussin, Val-Atux, Wick-Hustenstiller

V Antitussivum

3725 *(3106)* $C_{18}H_{25}NO$

125-70-2

(−)-3-Methoxy-*N*-methylmorphinan = 3-Methoxy-17-methylmorphinan (●)

S *Levomethorphan***, Ro-1-5470/6

V Analgeticum

3726 *(3107)* $C_{18}H_{25}NO$

3572-80-3

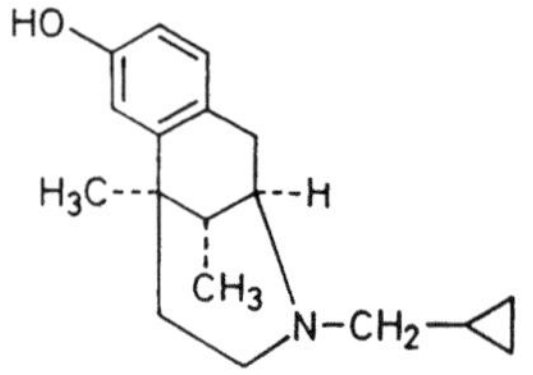

3-(Cyclopropylmethyl)-1,2,3,4,5,6-hexahydro-6,11-dimethyl-2,6-methano-3-benzazocin-8-ol (●) = 2-Cyclopropylmethyl-2′-hydroxy-5,9-dimethyl-6,7-benzomorphan

S *Cyclazocin***, Win 20740, *Cyclozine*

V Analgeticum, Morphinantagonist

3727 *(3108)* $C_{18}H_{25}NO_2$

59745-27-6

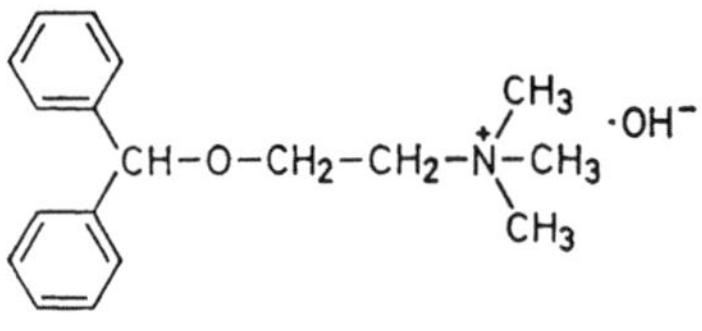

2-(Diphenylmethoxy)-ethyltrimethylammoniumhydroxid = 2-(Diphenylmethoxy)-*N*,*N*,*N*-trimethylethanaminiumhydroxid (●)

H Bromid (31065-89-1)

S *Diphenhydraminmethylbromid*, Dylamon, Monadyl, Paradryl

V Antihistaminicum, Antitussivum

3727-01 *(3108a)* 14177-81-2

H Jodid

S Teldrin „Ralay“

V Antihistaminicum, Antiemeticum

3727-02 *(3108b)* 4858-60-0

H Methylsulfat

S Alerga, Allerga

V Antihistaminicum

3727-03 *(3108c)*

H Di-*tert.*-butylnaphthalinsulfonat (Nr. 3716)

S Bechistop

V Antitussivum

3728 *(3109)* $C_{18}H_{25}NO_2$

4939-34-8

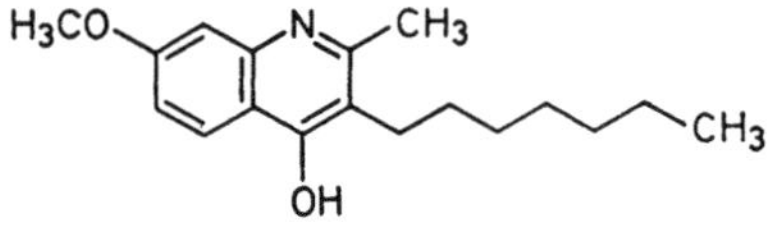

3-Heptyl-7-methoxy-2-methyl-4-chinolinol (●) = 2-Methyl-3-heptyl-4-hydroxy-7-methoxychinolin

S Endochin, S.N. 13421

V Malariachemotherapeuticum

3729 *(3110)* $C_{18}H_{25}NO_2$

25384-17-2

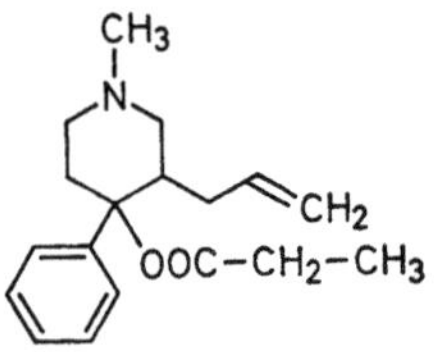

3-Allyl-1-methyl-4-phenyl-4-piperidylpropionat = 3-Allyl-1-methyl-4-phenyl-4-propionyloxypiperidin = 1-Methyl-4-phenyl-3-(2-propenyl)-4-piperidinolpropionat(ester) (●)

S *Allilprodina*, *Allylprodin***, Alperidine, NIH 7440, Ro 2-7113

V Analgeticum

3730 *(3111)* $C_{18}H_{25}NO_3$
428-07-9

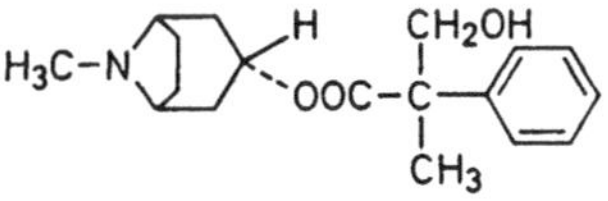

(—)-3α-Tropanyl-(2-methyl-2-phenylhydracrylat) = Tropin-(—)-α-methyltropat = [3(*S*)-*endo*]-α-(Hydroxymethyl)-α-methylbenzenessigsäure-8-methyl-8-azabicyclo[3.2.1]oct-3-ylester (●)

S Analgispan, *Atromepin***, Dispan, *Levomepate*, Normospas, TMT

V Anticholinergicum

3731 *(3112)* $C_{18}H_{25}NO_3S$

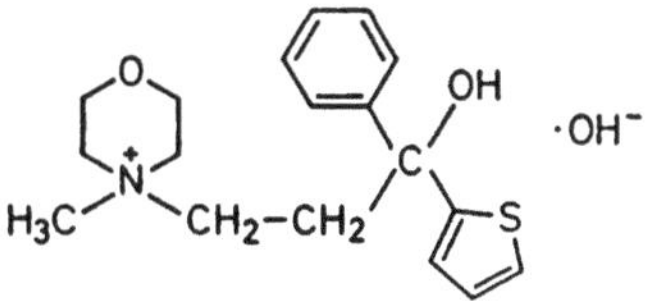

4-[3-Hydroxy-3-phenyl-3-(2-thienyl)propyl]-4-methylmorpholiniumhydroxid (●)

H Jodid (144-12-7)

S Bort, simple, CERFA 114, TE 114, *Tiemonium-jodid***, Tiemozyl, Visceralgin, Viscéralgine

V Spasmolyticum, Analgeticum

3732 *(3113)* $C_{18}H_{25}NO_5$

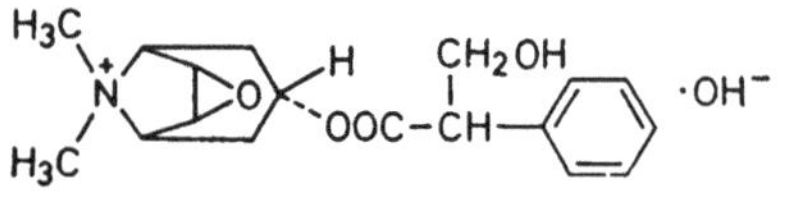

(8*r*)-6β,7β-Epoxy-3α-hydroxy-8-methyl-1α*H*,5α*H*-tropaniumhydroxid-(—)-tropat = *N*-Methyl-*O*-tropoylscopiniumhydroxid = 6,7-Epoxytropin-tropatmethylhydroxid = [7(*S*)-(1α,2β,4β,5α,7β)]-7-(3-Hydroxy-1-oxo-2-phenylpropoxy)-9,9-dimethyl-3-oxa-9-azoniatricyclo[3.3.1.0^{2,4}]nonanhydroxid (●)

H Bromid (155-41-9)

S Ace, Ampyrox, Blocan, Broscomide, Compaver, Diopal, Epoxine, *Epoxymethamine bromide*, Epoxymid, Holopane, Holopon, *Hyoscinmethylbromid*, Lescopine Bromide, Mescomine, Mescopil, Methscopal, *Methscopolamine Bromide*, *Methylscopolaminbromid*, Neo-Avagal, Normopina-Amp., Pamin(e), Parantin, Paraspan, Proscomide, Restropin, Roxytropyl, Scoline „Westerfield", *Scopolaminmethobromid*, *Scopolaminum methylobromatum*, Scopomin, Scordin, Secrepina, Tropane, U-0382

V Parasympathicolyticum, Spasmolyticum

3732-01 *(3113a)* 6106-46-3

H Nitrat

S Mesconit, *Methscopolamine Nitrate*, *Methylscopolaminnitrat*, Paraspan, Pylorpine, Sconitran, *Scopolaminum methylonitricum*, Scopolin, Scopyl, Scotrate, Skopal, Skopolat(e), Skopyl, Spasmyl, Viscope

V Parasympathicolyticum, Spasmolyticum

3732-02 *(3113b)* 18067-13-5

H Methylsulfat

S CERM 1290, Daipin, DD-234, Drix „Riom", Eprolin „Vitória", *Methscopolamini metosulfas*, Methylhyoscin „Diabetylin", Sandrix, Sibro, Simaran, Ulix

V Parasympathicolyticum, Spasmolyticum

3733 *(3114)* $C_{18}H_{25}N_3O_3$
1164-33-6

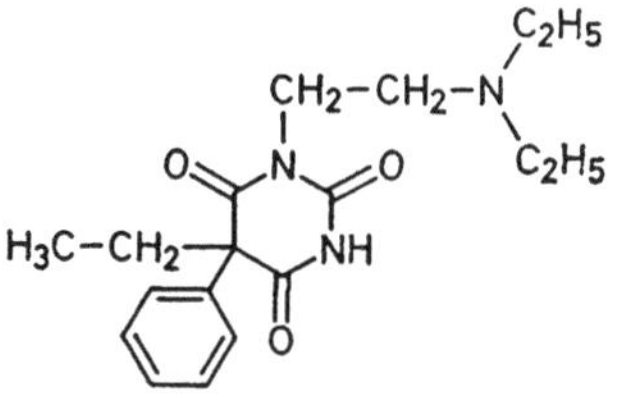

1-(2-Diethylaminoethyl)-5-ethyl-5-phenylbarbitursäure = 5-Ethyl-1-(β-diethylaminoethyl)-5-phenylhexahydropyrimidin-2,4,6-trion = 1-[2-(Diethylamino)ethyl]-5-ethyl-5-phenyl-2,4,6(1*H*,3*H*,5*H*)-pyrimidintrion (●)

S AF 242, F 156, Hexamid „Nordmark", Rexamid

V Antiarrhythmicum

3734 *(148 N)* $C_{18}H_{25}N_7O_5S$

23374-45-0

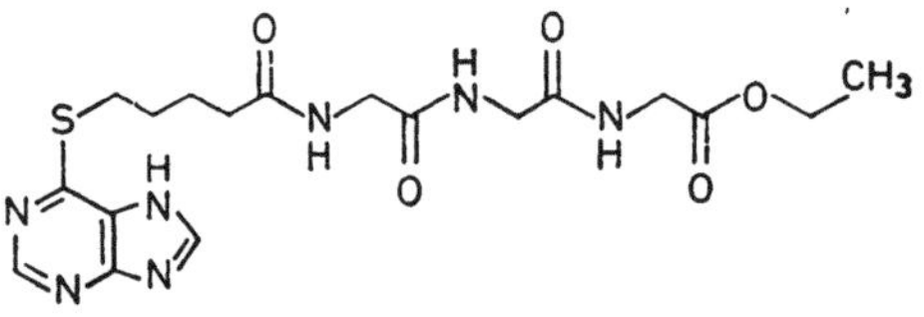

N-[*N*-{*N*-[5-(6-Purinylthio)-valeryl]-glycyl}-glycyl]-glycinethylester = *N*-[*N*-[*N*-[1-Oxo-5-(1*H*-purin-6-ylthio)pentyl]glycyl]glycyl]glycinethylester (●)

S *Butotricin*

V Cytostaticum

3735 *(3116)* $C_{18}H_{26}As_2N_4O_7S_2$

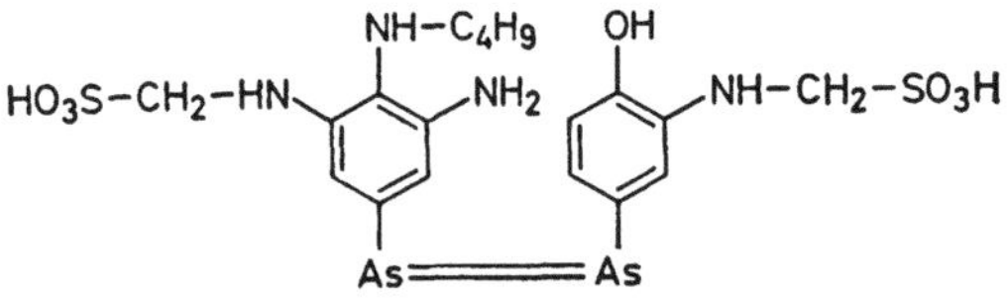

3,3′,5-Triamino-4-butylamino-4′-hydroxyarsenobenzol-N^3,$N^{3'}$-bis-(methylensulfonsäure) = [[3-Amino-2-(butylamino)-5-[[4-hydroxy-3-[(sulfomethyl)amino]phenyl]diarsenyl]phenyl]amino]-methansulfonsäure (●)

H Dinatriumsalz

S Arsutyl, Hoechst 8452

V Chemotherapeuticum

3736 *(3117)* $C_{18}H_{26}ClN_3$

54-05-7

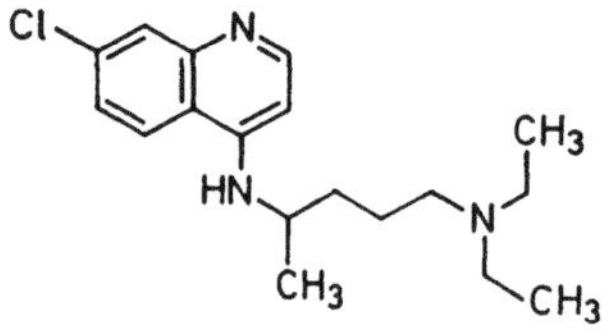

4-(4-Diethylamino-1-methylbutylamino)-7-chlorchinolin = N^4-(7-Chlor-4-chinolinyl)-N^1,N^1-diethyl-1,4-pentandiamin (●)

H Diphosphat (50-63-5) [oder auch Sulfat (132-73-0)]

S Amokin, Amraquin, Aralen, Arechin, Arthrochin, Artrichin, Avloclor, Bemaphate, Bemasulph, Benaquin, Bipiquin, Bita-Quine, Cadiquin, Chemochin, *Chingamin(um)*, *Chlorochinphosphat*, Chlorokin, *Chloroquinphosphat***, Chlorquin, Cidanchin, *Clorochina bifosfato*, *Cloroquina*, Cocartrit, Delagil, Dichinalex, Gontochin, Heliopar, Ifiquin, Imagon, Indiaquin, Iroquine, *Klorokin*, Malaquin, Malaren, Malarex, Mesylith, Miniquine, Neochin, Nivachine, Nivaquine (B), Nuquin, Quinachlor, Quingamin, Quinilon, Quinoscan, Repal, Resochen, Resochin, Resoquina, Reumachlor, Reumaquin, Roquine, 3377 R. P., Sanoquin, Silbesan „Atmos", Siragan, S.N. 7618, Solprina, Sopaquin, Tanakan, Tresochin, Trochin, Truxquine, Vinoquin, W 7618, Win 244

V Malariachemotherapeuticum, Antiarthriticum, Antiasthmaticum

3736-01 *(3117a)* 16510-14-8

H 2,5-Dihydroxybenzoat (Gentisat)

S Quinercyl, 502-R

V Antiarthriticum, Malariachemotherapeuticum

3736-02 *(3117b)* 7270-12-4

H 8-Hydroxy-7-jodchinolin-5-sulfonat

S Albatrol, *Chlochinat*, *Chloquinate*, *Clochinatum*, *Cloquinat***, Resotren

V intestinal und extraintestinal aktives Chemotherapeuticum

3736-03 *(3117c)* 16301-30-7

H Diorotat

S Kidola, Kidora

V Antiallergicum

3736-04 *(3117d)*

H Silikat

S Resochen S

V Malariachemotherapeuticum

3737 *(3118)* $C_{18}H_{26}ClN_3O$

118-42-3

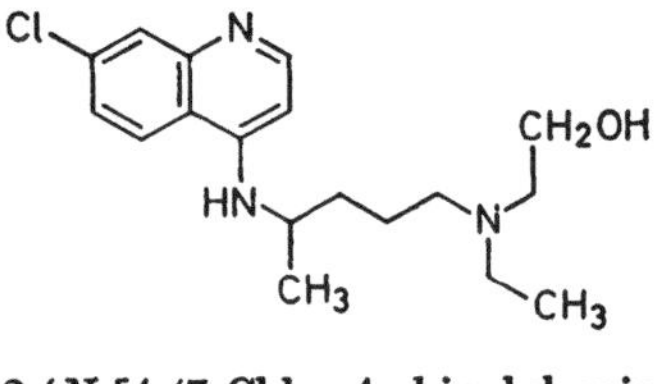

2-{*N*-[4-(7-Chlor-4-chinolylamino)-pentyl]-*N*-ethylamino}-ethanol = 4-[4-(*N*-Ethyl-*N*-β-hydroxy-ethylamino)-1-methylbutylamino]-7-chlorchinolin = 2-[[4-[(7-Chlor-4-chinolinyl)amino]pentyl]ethyl-amino]ethanol (●)

H auch Sulfat (747-36-4) oder Phosphat (6168-85-0)

S Chloquin, Ercoquin, *Hydroxychlorochin, Hydroxychloroquin**, Oxichlorochinum,* Oxiklorin, *Oxychlorochin, Oxychloroquine,* Plaquenil, Plaquinol, Quensyl, Reumoide, Toremonil, Win 1258-2

V Malariachemotherapeuticum, Antiarthriticum

3738 $C_{18}H_{26}N_2O_2$
41 018-28-4

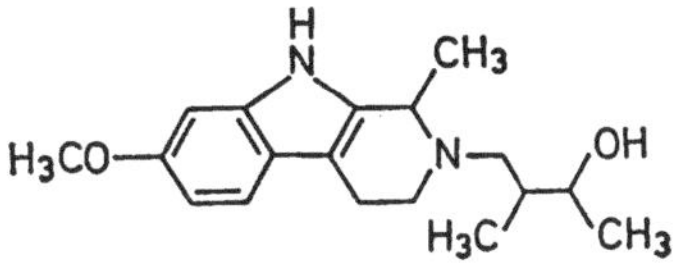

2-(3-Hydroxy-2-methylbutyl)-1,2,3,4-tetrahydro-harmin = 1,3,4,9-Tetrahydro-7-methoxy-α,β,1-trimethyl-2*H*-pyrido[3,4-*b*]indol-2-propanol (●)

H Hydrochlorid (40583-13-9)

S AR_{13}, Reseran 13

V Tranquillizer

3739 *(3119)* $C_{18}H_{26}N_2O_4$
6620-60-6

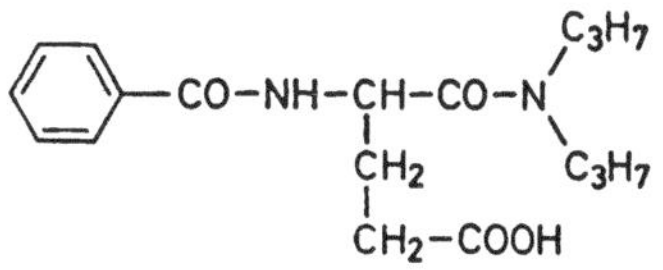

DL-4-Benzamido-*N*,*N*-dipropylglutaramidsäure = *N*-Benzoyl-N^1,N^1-di-*n*-propyl-DL-isoglutamin = (±)-4-(Benzoylamino)-5-(dipropylamino)-5-oxo-pentansäure (●)

S CR 242, Binoside-Wirkstoff, Gastridine, Gastrotopic, KXM, Midelid, Milid(e), Nulsa, *Proglumid***, Proxylide, Snol, Triulco, Ulcutin, W 5219, *Xilamida,* Xyde, *Xylamide*

V Ulcustherapeuticum

3740 *(3120)* $C_{18}H_{26}N_2O_4S$
26 944-48-9

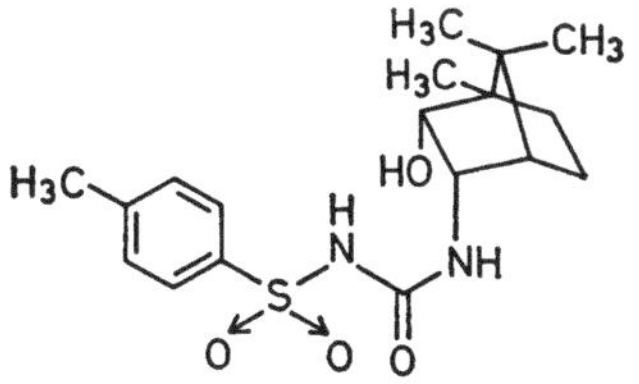

1-[(1*R*)-2-*endo*-Hydroxy-3-*endo*-bornyl)]-3-(*p*-tolyl-sulfonyl)-harnstoff = [1*S*-(*endo,endo*)]-*N*-[[(3-Hydroxy-4,7,7-trimethylbicyclo[2.2.1]hept-2-yl)-amino]carbonyl]-4-methylbenzensulfonamid (●)

S *Glibornurid***, Glitrim, Gluborid, Glutrid, Glutril, Glytril, Glytrim, Ro 6-4563

V Antidiabeticum

3741 $C_{18}H_{26}N_2S$
42 408-80-0

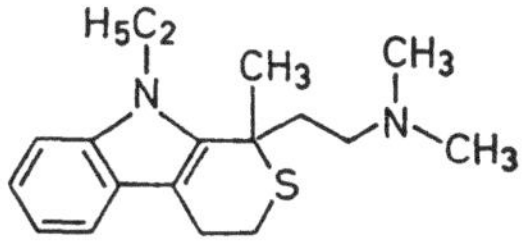

1-[2-(Dimethylamino)-ethyl]-9-ethyl-1,3,4,9-tetrahydro-1-methylthiopyrano[3,4-*b*]indol = 9-Ethyl-1,3,4,9-tetrahydro-*N*,*N*,1-trimethylthio-pyrano[3,4-*b*]indol-1-ethanamin (●)

H Monohydrochlorid (58167-78-5)

S Ay-23946, *Tandaminhydrochlorid**

V Antidepressivum

3742 *(3121)* $C_{18}H_{26}N_4OS$
4553-10-0

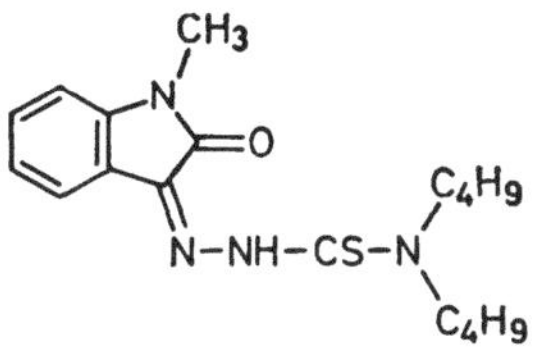

1-Methylindol-2,3-dion-3-(4,4-dibutylthiosemicarb-azon) = *N*-Methylisatin-β-4′,4′-dibutylthiosemi-carbazon = *N*,*N*-Dibutyl-2-(1,2-dihydro-1-methyl-2-oxo-3*H*-indol-3-yliden)hydrazincarbothio-amid (●)

S *Busatin*

V Virustaticum

3743 *(3122)* $C_{18}H_{26}N_4O_6S$
137-76-8

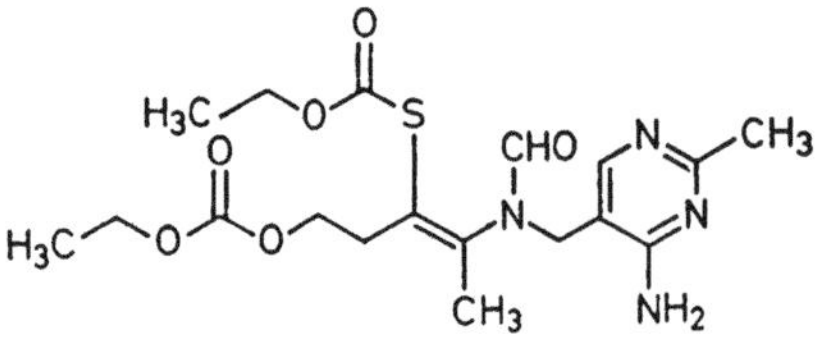

N-(4-Amino-2-methyl-5-pyrimidinylmethyl)-*N*-(4-hydroxy-2-mercapto-1-methyl-1-butenyl)-formamid-*O,S*-bis-ethylcarbonat = *O,S*-Bis-(ethoxycarbonyl)-thiamin = Kohlensäure-4-[[(4-amino-2-methyl-5-pyrimidinyl)methyl]formylamino]-3-[(ethoxycarbonyl)thio]-3-pentenyl-ethylester (●)

H Hydrochloridmonohydrat (616-96-6)

S *Cetotiaminhydrochlorid***, DCET, Dicetamin, *Dicethiaminhydrochlorid*

V neurotropes Analgeticum

3744 *(3123)* $C_{18}H_{26}N_{10}O_3$
554-32-5

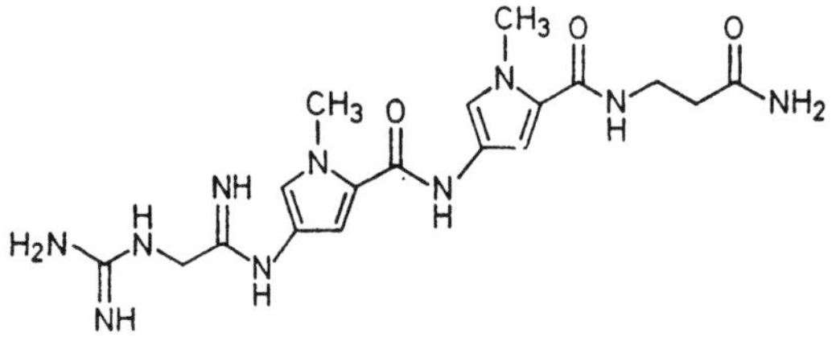

β-[4-(4-Guanidinoacetamidino-1-methylpyrrol-2-carboxamido)-1-methylpyrrol-2-carboxamido]-propionamid = 4-[[2-[(Aminoiminomethyl)amino]-1-iminoethyl]amino]-*N*-[5-[[(3-amino-3-oxopropyl)amino]carbonyl]-1-methyl-1*H*-pyrrol-3-yl]-1-methyl-1*H*-pyrrol-2-carboxamid (●)

S *Congocidine*, Netropsin, Sinanomycin, T-1384

V Antibioticum aus Streptomyces netropsis

3745 *(3124)* $C_{18}H_{26}O$
13741-18-9

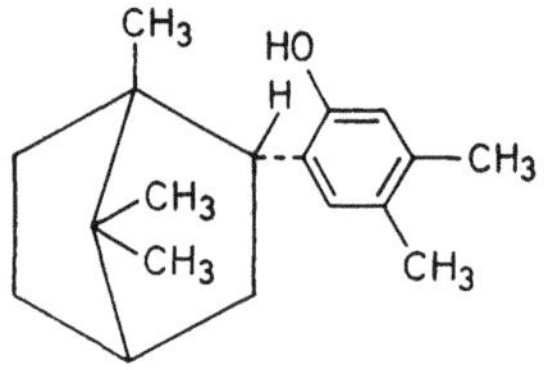

6-Isobornyl-3,4-xylenol = *exo*-4,5-Dimethyl-2-(1,7,7-trimethylbicyclo[2.2.1]hept-2-yl)phenol (●)

S Bactacine, Nanbacine, *Xibornol***

V Bronchochemotherapeuticum

3746 *(3125)* $C_{18}H_{26}O_2$
434-22-0

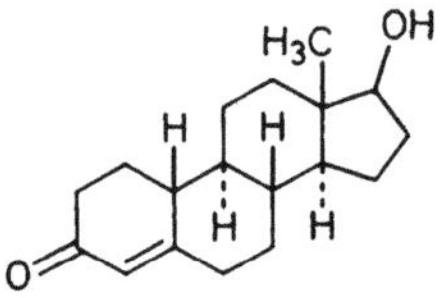

17β-Hydroxy-4-östren-3-on = 17β-Hydroxy-19-nor-4-androsten-3-on = (17β)-17-Hydroxyöstr-4-en-3-on (●)

H vgl. auch Nrr. 4740, 4989, 5349, 5421, 5441, 5539, 5596, 5617, 5687, 5711, 5762, 5785, 5837, 5903

S *Nandrolon**, *Norandrostenolon*, Nortestonate, *Nortestosteron*, *Oestrenolon*

V Anabolicum

3747 *(3126)* $C_{18}H_{26}O_3$
31 221-85-9

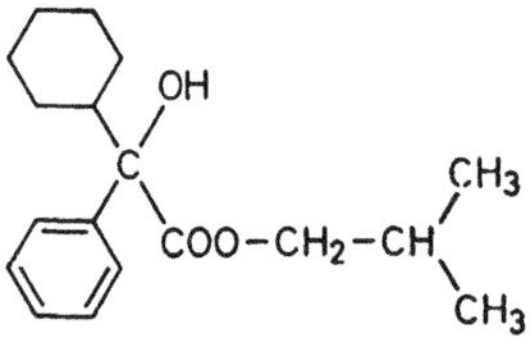

α-Cyclohexyl-α-phenylglycolsäureisobutylester = α-Cyclohexyl-α-hydroxybenzenessigsäure(2-methylpropyl)ester (●)

S B.S. 6321, *Ibuverin***

V Spasmolyticum

3748 *(41 E)* $C_{18}H_{26}O_3$
5466-77-3

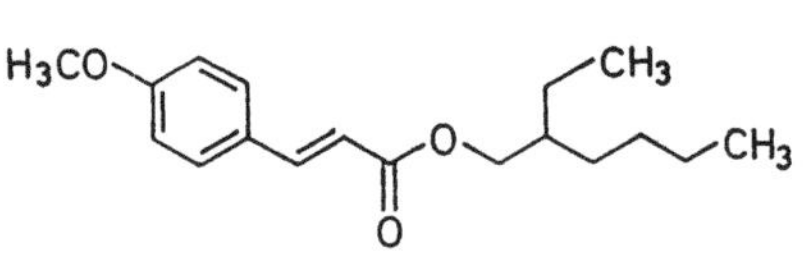

p-Methoxyzimtsäure-2-ethylhexylester = 3-(4-

Methoxyphenyl)-2-propensäure-2-ethylhexylester (●)

S Solarstat

V Lichtschutzmittel

3749 *(3127)* $C_{18}H_{26}O_5$

26 538-44-3

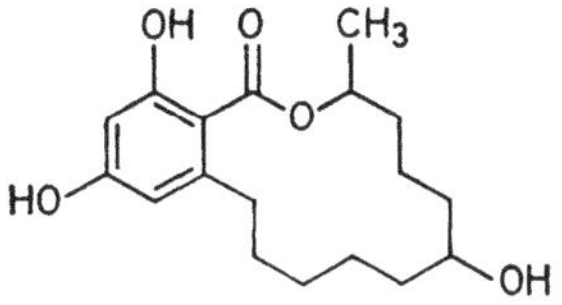

(3*S*,7*R*)-3,4,5,6,7,8,9,10,11,12-Dekahydro-7,14,16-trihydroxy-3-methyl-1*H*-2-benzoxacyclotetradecin-1-on = (6*R*,10*S*)-6-(6,10-Dihydroxyundecyl)-β-resorcylsäure-μ-lacton = [3*S*-(3*R**,7*S**)]-3,4,5,6,7,8,9,10,11,12-Decahydro-7,14,16-trihydroxy-3-methyl-1*H*-2-benzoxacyclotetradecin-1-on (●)

S Frideron, MK-188, P-1496, Ralabol, Ralgro, Ralone, THFES (HM), *Zearalanol*, Zerano, *Zeranol***

V Östrogen, Anabolicum

3750 $C_{18}H_{26}O_5$

42 422-68-4

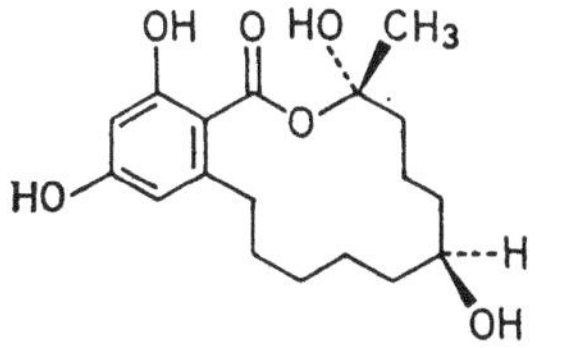

(3*S*,7*S*)-3,4,5,6,7,8,9,10,11,12-Decahydro-7,14,16-trihydroxy-3-methyl-1*H*-2-benzoxacyclotetradecin-1-on = [3*S*-(3*R**,7*R**)]-3,4,5,6,7,8,9,10,11,12-Decahydro-7,14,16-trihydroxy-3-methyl-1*H*-2-benzoxacyclotetradecin-1-on (●) = (6*S*,10*S*)-6-(6,10-Dihydroxyundecyl)-β-resorcylsäure-μ-lacton

S P-1560, *Taleranol***

V Gonadotropininhibitor

3751 *(3128)* $C_{18}H_{27}NO_2$

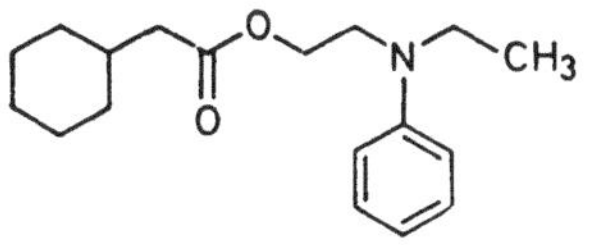

Cyclohexylessigsäure-2-(*N*-ethylanilino)-ethylester = Cyclohexanessigsäure-2-(ethylphenylamino)ethylester (●)

S Eunesine

V Spasmolyticum

3752 *(3129)* $C_{18}H_{27}NO_2$

7009-54-3

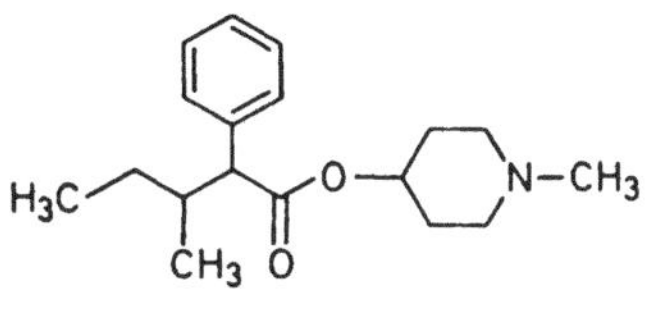

(1-Methyl-4-piperidyl)-3-methyl-2-phenylvalerat = 3-Methyl-2-phenylpentansäure-(1-methyl-4-piperidyl)-ester = α-(1-Methylpropyl)benzenessigsäure-(1-methyl-4-piperidinylester (●)

H vgl. auch Nr. 4125
Hydrogenfumarat (635-32-5)

S C 4675, Lyspafen (alte Form), *Pentapiperidhydrogenfumarat***

V Anticholinergicum, Spasmolyticum

3753 *(3130)* $C_{18}H_{27}NO_2$

55 837-14-4

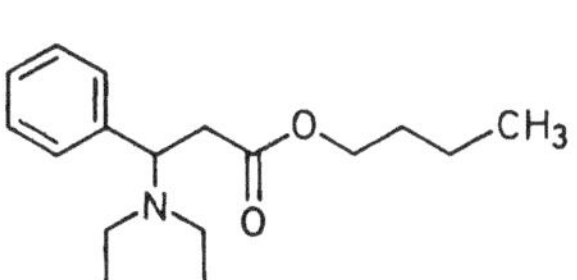

Butyl-3-phenyl-3-piperidinopropionat = 3-Phenyl-3-piperidinopropionsäurebutylester = β-Phenyl-1-piperidinpropansäurebutylester (●)

H auch Hydrochlorid (17 824-89-4)

S *Butamivérine*, *Butaverin***, Espasmo-Gemora, Espasmopax, Gémora

V Spasmolyticum

3754 *(3131)* $C_{18}H_{27}NO_2$
77-22-5

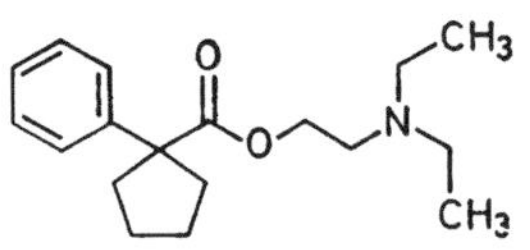

1-Phenylcyclopentancarbonsäure-2-(diethylamino)ethylester (●)

H Hydrochlorid (125-85-9)

S *Caramiphen*, *Caramipheniumchlorid***, G 2747, Panparnit, Parpanit, Pentafen, Pentaphen

V Spasmolyticum

3754-01 *(3131a)* 125-86-0

H Ethandisulfonat

S Alcopon, *Caramiphenedisilat***, Parenton, SKF 769-J_2, Taoryl, Toryn, Tosivia, Tussoryl

V Antitussivum

3755 *(3132)* $C_{18}H_{27}NO_2$
5959-44-4

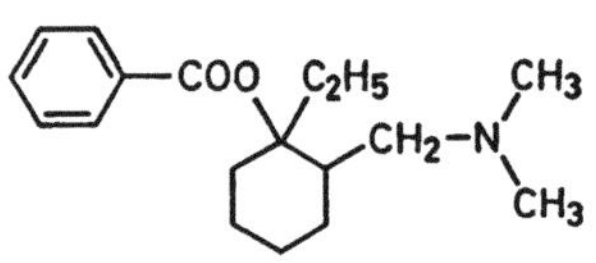

1-Ethyl-2-(dimethylaminomethyl)-cyclohexylbenzoat = Benzoesäure-1-ethyl-2-dimethylaminomethylcyclohexylester = 2-[(Dimethylamino)methyl]-1-ethylcyclohexanolbenzoat(ester) (●)

H Hydrochlorid (5959-45-5)

S *Aminohexan*

V Analgeticum

3756 $C_{18}H_{27}NO_2$
32386-39-3

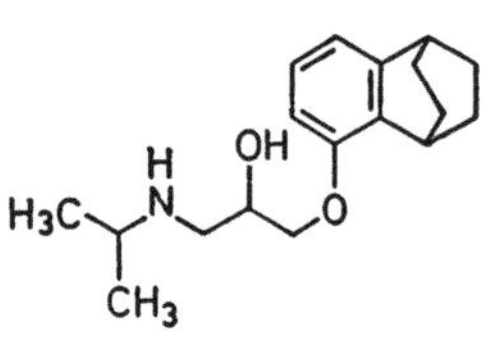

1-Isopropylamino-3-(1,4-ethano-1,2,3,4-tetrahydro-5-naphthyloxy)-propan-2-ol = 1-[(1-Methylethyl)amino]-3-[(1,2,3,4-tetrahydro-1,4-ethanonaphthalen-5-yl)oxy]-2-propanol (●)

H Hydrochlorid (36804-75-8)

S K 4423

V adrenergischer β-Rezeptorenblocker

3757 *(3133)* $C_{18}H_{27}NO_2$
586-60-7

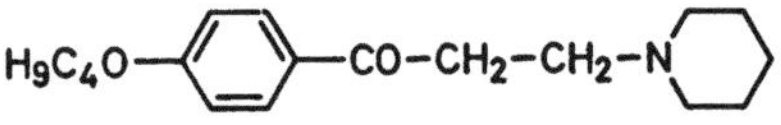

p-Butoxy-β-piperidinopropiophenon = 1-(4-Butoxyphenyl)-4-(1-piperidinyl)-1-propanon (●)

H Hydrochlorid (536-43-6)

S Diclonina, *Dyclocainum*, Dyclone, *Dycloninhydrochlorid***, Dyclothane, Tanaclone

V Lokalanästheticum, Antiarrhythmicum

3758 $C_{18}H_{27}NO_2$
16689-12-6

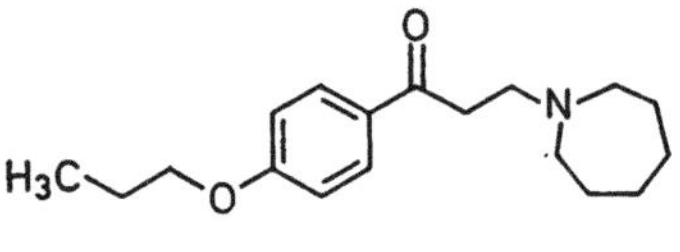

β-(Perhydroazepin-1-yl)-*p*-propoxypropiophenon = 3-(Hexahydro-1*H*-azepin-1-yl)-1-(4-propoxyphenyl)-1-propanon (●)

H auch Hydrochlorid (3670-67-5)

S Hexacaine, TG-16

V Antiarrhythmicum

3759 *(3134)* $C_{18}H_{27}NO_2S_2$

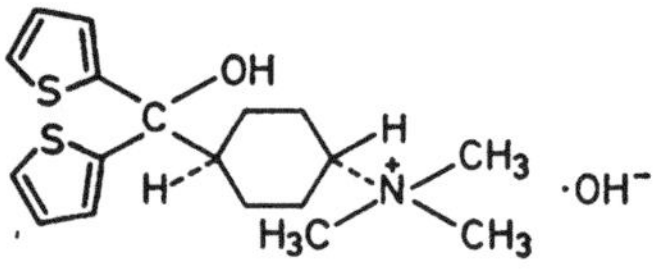

trans-*N*,*N*,*N*-Trimethyl-4-[hydroxydi-(2-thienyl)-methyl]-cyclohexylammoniumhydroxid = *trans*-α,α-Di-(2-thienyl)-(4-dimethylaminocyclohexyl)-carbinolmethylhydroxid = (*E*)-4-(Hydroxydi-2-

thienylmethyl)-*N*,*N*,*N*-trimethylcyclohexan-1-aminiumhydroxid (●)

H Bromid (7219-91-2)

S Entoquel, *Thihexinolmethylbromid***, *Thihexinoloni bromidum*

V Antidiarrhoicum

3760 $C_{18}H_{27}NO_3$

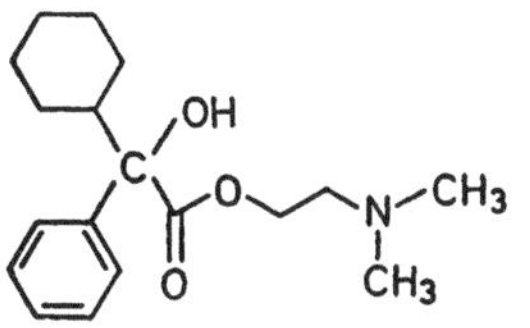

α-Cyclohexyl-α-phenylglycolsäure-2-dimethylaminoethylester = α-Cyclohexyl-α-hydroxybenzenessigsäure-2-(dimethylamino)ethylester (●)

H Hydrochlorid (6834-29-3)

S Amedin

V Parkinsontherapeuticum

3761 *(3135)* $C_{18}H_{27}NO_3$
13877-99-1

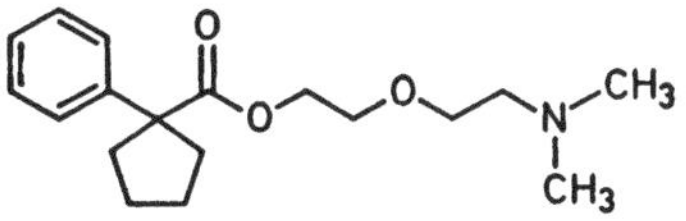

1-Phenylcyclopentancarbonsäure-2-[2-(dimethylamino)ethoxy]ethylester (●)

S *Minepentat***, U.C.B. 1549

V Parkinsontherapeuticum

3762 *(3136)* $C_{18}H_{27}NO_3$
404-86-4

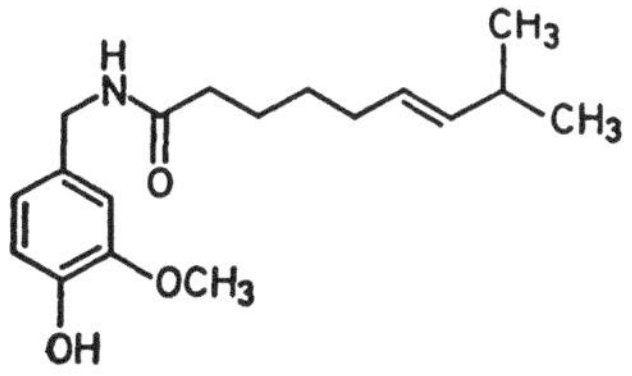

trans-8-Methyl-*N*-vanillyl-6-nonenamid = *N*-(4-Hydroxy-3-methoxybenzyl)-8-methyl-*trans*-6-nonensäureamid = (*E*)-*N*-[(4-Hydroxy-3-methoxyphenyl)methyl]-8-methyl-6-nonenamid (●)

S *Capsaicin*

V Hyperämicum (Wirkstoff aus den Früchten von Capsicum annuum)

3763 $C_{18}H_{27}NO_3$

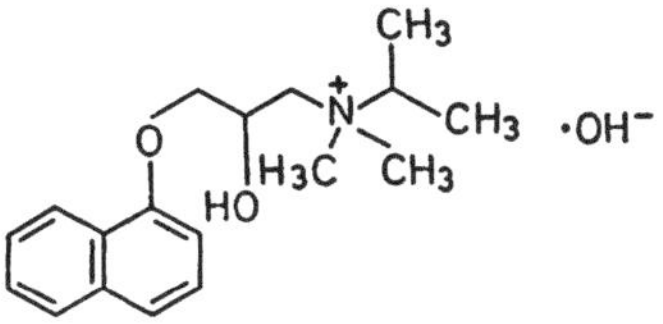

[2-Hydroxy-3-(1-naphthyloxy)-propyl]-isopropyldimethylammoniumhydroxid = 2-Hydroxy-*N*,*N*-dimethyl-*N*-(1-methylethyl)-3-(1-naphthalenyloxy)-1-propanaminiumhydroxid (●)

H Chlorid (42879-47-0)

S *Pranoliumchlorid***, SC-27761

V Antiarrhythmicum

3764 *(3137)* $C_{18}H_{27}NO_3$
15599-26-5

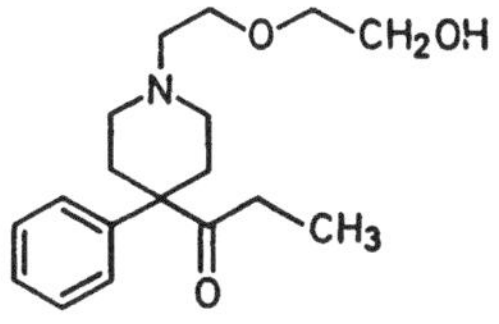

1-{1-[2-(2-Hydroxyethoxy)-ethyl]-4-phenyl-4-piperidyl}-1-propanon = 1-[2-(2-Hydroxyethoxy)-ethyl]-4-phenyl-4-propionylpiperidin = 1-[1-[2-(2-Hydroxyethoxy)ethyl]-4-phenyl-4-piperidinyl]-1-propanon (●)

S *Droxipropinum*, *Droxypropin***

V Antitussivum, Analgeticum

3765 *(3138)* $C_{18}H_{27}NO_4$
469-82-9

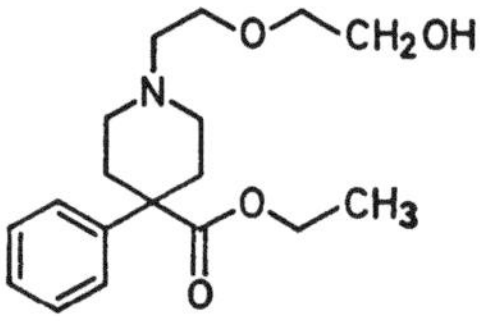

1-[2-(2-Hydroxyethoxy)ethyl]-4-phenyl-4-piperidincarbonsäureethylester (●)

S Atenorax, Atenos, Carbetidine, *Etosseridina*, *Etoxeridin***, U.C.B. 2073, Wy-2039

V Analgeticum

3766 *(3139)* $C_{18}H_{27}NO_4$

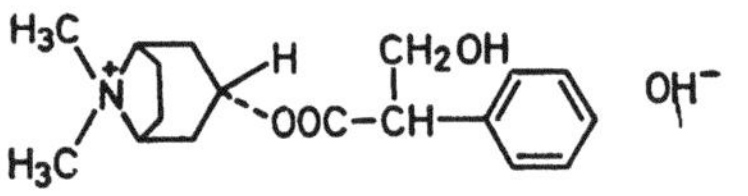

(±)-8-Methyl-3-tropoyloxytropaniumhydroxid = *endo*-(±)-3-(3-Hydroxy-1-oxo-2-phenylpropoxy)-8,8-dimethyl-8-azoniabicyclo[3.2.1]octanhydroxid (●)

H Nitrat (52-88-0)

S *Atropinmethonitrat***, Ekomine, Eumidrina, Eumydrin, Europen, Harvatrate, Metanite, *Methylatropinnitrat*, Methylon, Metropine, Mydrindon, Pylostropin, Tridium

V Anticholinergicum, Mydriaticum, Spasmolyticum

3766-01 *(3139a)* 2870-71-5

H Bromid

S *Atropinmethylbromid*, *Methylatropinbromid*, Mintussin, Mydriasin, Tropin „Takeda"

V Anticholinergicum, Mydriaticum, Spasmolyticum

3767 $C_{18}H_{27}NO_4$

L-8-Methyl-3-tropoyloxytropaniumhydroxid = [3(*S*)-*endo*]-3-(3-Hydroxy-1-oxo-2-phenylpropoxy)-8,8-dimethyl-8-azoniabicyclo[3.2.1]octanhydroxid (●)

H Bromid

S *Hyoscyaminmethylbromid*, Hyosmide

V Anticholinergicum, Spasmolyticum

3768 *(3140)* $C_{18}H_{27}NO_5$
1421-14-3

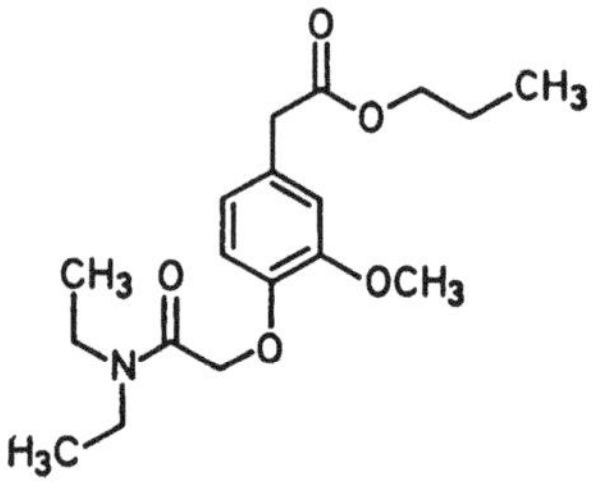

4-(Diethylcarbamoylmethoxy)-3-methoxyphenylessigsäurepropylester = 4-[2-(Diethylamino)-2-oxoethoxy]-3-methoxybenzenessigsäurepropylester (●)

S Bayer 1420, Epontol, Fabantol, Fabontal, FBA 1420, *Propanidid***, Propantan, 13245 R.P., Sombrevin, 2180 TH, WH 5668

V Anästheticum

3769 *(3141)* $C_{18}H_{27}NO_5$
2492-09-3

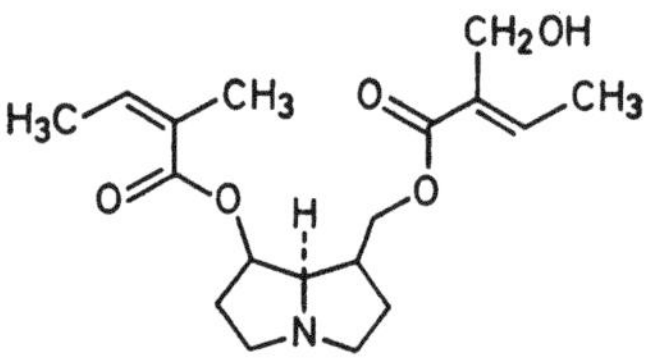

Diester des Platynecins mit Angelicasäure und Sarracinsäure = 2-(Hydroxymethyl)-2-butensäure-[1*S*-[1α(*Z*),7α(*Z*),7aβ]]-[hexahydro-7-[(2-methyl-1-oxo-2-butenyl)oxy]-1*H*-pyrrolizin-1-yl]-methylester (●)

S *Sarracin*, *Sarratsin*

V Spasmolyticum (Alkaloid aus Senecio-Arten)

3770 *(3142)* $C_{18}H_{27}NO_5$
480-78-4

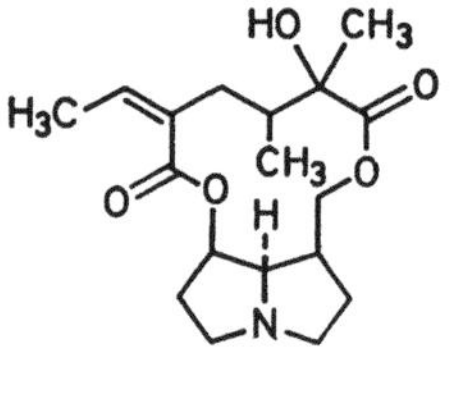

3-Ethyliden-6-hydroxy-5,6-dimethylperhydro-1,8-

dioxacyclododeka[2,3,4-*gh*]pyrrolizin-2,7-dion = (1α)-1,2-Dihydro-12-hydroxysenecionan-11,16-dion (●)

S *Platifillin, Platyphyllin*

V Spasmolyticum, Mydriaticum (Senecio platyphyllus-Alkaloid)

3771 $C_{18}H_{27}NO_6$

47420-28-0

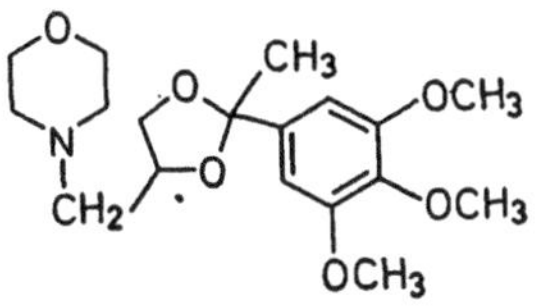

4-[[2-Methyl-2-(3,4,5-trimethoxyphenyl)-1,3-dioxolan-4-yl]methyl]morpholin (●)

S *Trixolan***

V Spasmolyticum, Choleretícum

3772 *(3143)* $C_{18}H_{27}N_3O$

86-78-2

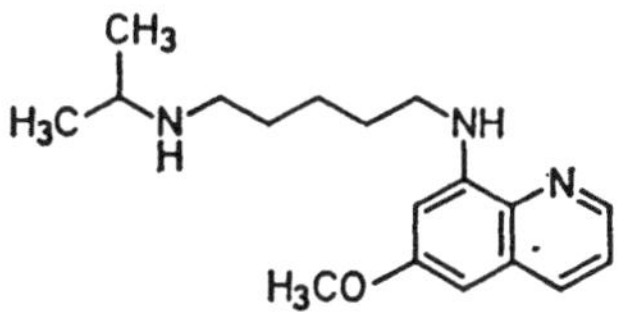

8-(5-Isopropylaminopentylamino)-6-methoxychinolin = *N*-(6-Methoxy-8-chinolinyl)-*N'*-(1-methylethyl)-1,5-pentandiamin (●)

H auch Phosphat **(5428-64-8)**

S *Pentachin, Pentaquin***, S.N. 13276

V Malariachemotherapeuticum

3773 *(3144)* $C_{18}H_{27}N_3O$

529-73-7

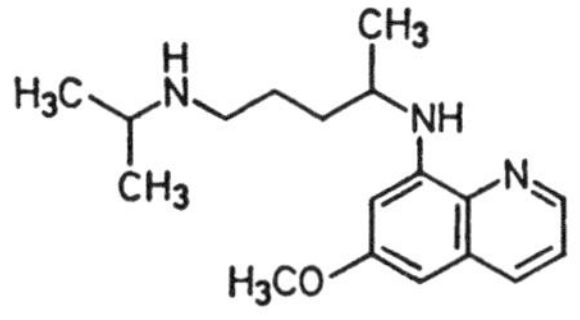

8-(4-Isopropylamino-1-methylbutylamino)-6-methoxychinolin = N^4-(6-Methoxy-8-chinolinyl)-N^1-(1-methylethyl)-1,4-pentandiamin (●)

H auch Phosphat **(34938-99-3)**

S *Isopentachin, Isopentaquin*, S.N. 13274

V Malariachemotherapeuticum

3774 *(3145)* $C_{18}H_{28}ClNO$

5632-52-0

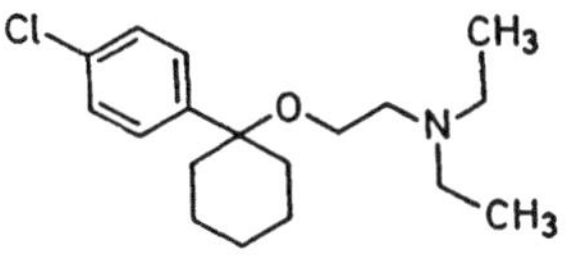

2-[1-(*p*-Chlorphenyl)-cyclohexyloxy]-triethylamin = *N,N*-Diethyl-2-(1-*p*-chlorphenylcyclohexyloxy)-ethylamin = 1-(*p*-Chlorphenyl)-cyclohexyl-(β-diethylaminoethyl)-äther = 2-[[1-(4-Chlorphenyl)cyclohexyl]oxy]-*N,N*-diethylethanamin (●)

H Hydrochlorid **(13352-70-0)**

S *Chlorphencyclanhydrochlorid, Clofenciclanhydrochlorid***, KSW 788

V zentrales Stimulans

3775 *(3146)* $C_{18}H_{28}N_2O$

2180-92-9

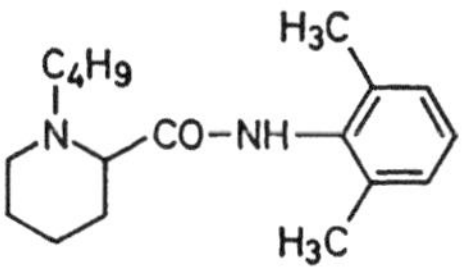

1-Butyl-2',6'-dimethylpiperidin-2-carboxanilid = 1-Butyl-2',6'-pipecoloxylidid = 1-Butyl-*N*-(2,6-dimethylphenyl)-2-piperidincarboxamid (●)

H Hydrochlorid **(18010-40-7)**

S AH 2250, *Bupivacainhydrochlorid***, Carbostesin, Duracaine „Astra", LAC-43, Marcain(a), Marcaine, Meaverin-ultra, Narcain, Svedocain, Win 11318

V Lokalanästheticum

3776 *(42 E)* $C_{18}H_{28}N_2O$

30103-44-7

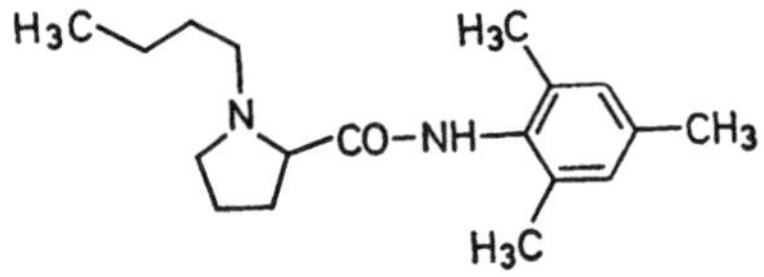

1-Butyl-2′,4′,6′-trimethyl-2-pyrrolidincarboxanilid = 1-Butyl-*N*-(2,4,6-trimethylphenyl)-2-pyrrolidincarboxamid (●)

H Hydrochlorid (19089-24-8)

S *Bumecainhydrochlorid**, Pirromekain, Pyrromecain

V Lokalanästheticum

3777 $C_{18}H_{28}N_2O_4$

37517-30-9

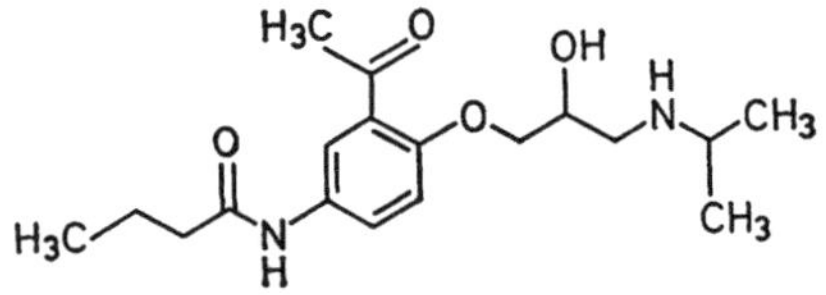

(±)-3′-Acetyl-4′-(2-hydroxy-3-isopropylamino-propoxy)-butyranilid = (±)-1-(2-Acetyl-4-butyramidophenoxy)-3-isopropylaminopropan-2-ol = (±)-*N*-[3-Acetyl-4-[2-hydroxy-3-[(1-methylethyl)amino]propoxy]phenyl]butanamid (●)

H Hydrochlorid (34381-68-5)

S *Acebutololhydrochlorid***, IL-17803 A, M. & B. 17803 A, Prent, 21823 R.P., Sectral

V adrenergischer β-Rezeptorenblocker

3778 *(3147)* $C_{18}H_{28}N_2O_7$

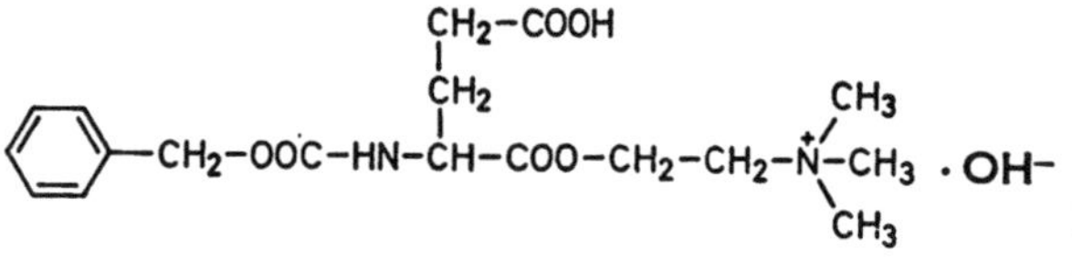

N-Benzyloxycarbonyl-L-glutamylcholin = 2-[4-Carboxy-1-oxo-2-[[(phenylmethoxy)carbonyl]-amino]butoxy]-*N*,*N*,*N*-trimethylethanaminium-hydroxid (●)

H Chlorid

S Glucin-Inj.

V Therapeuticum gegen Myoparalyse bei Poliomyelitis

3779 *(3148)* $C_{18}H_{28}N_2O_{12}S$

56046-38-9

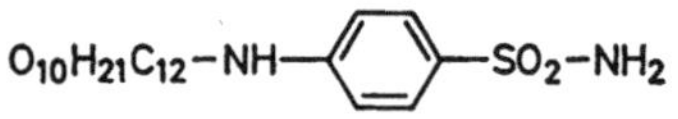

N[4]-Lactosidosulfanilamid = 4-[(4-*O*-β-D-Galactopyranosyl-β-D-glucopyranosyl)amino]benzensulfonamid (●)

S Antistreptin solubile, *Lactosylsulfanilamid*

V Chemotherapeuticum

3780 *(3149)* $C_{18}H_{28}N_4O$

22131-35-7

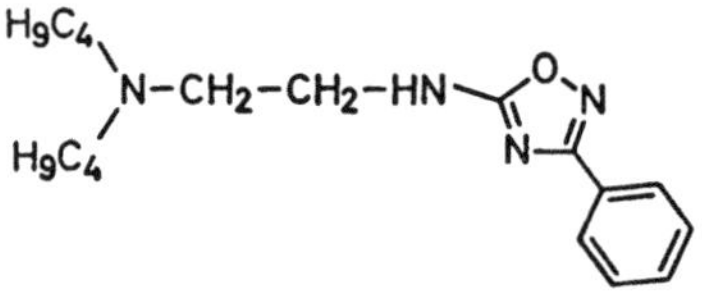

5-(2-Dibutylaminoethylamino)-3-phenyl-1,2,4-oxadiazol = *N*,*N*-Dibutyl-*N*′-(3-phenyl-1,2,4-oxadiazol-5-yl)-1,2-ethandiamin (●)

H Hydrochlorid (28875-47-0)

S Adrevil, *Butalaminhydrochlorid**, *Dibutylimolaminhydrochlorid*, Hemetrope, LA 1221, Surem, Surhème

V Vasodilatans

3781 *(3150)* $C_{18}H_{28}O_3S$

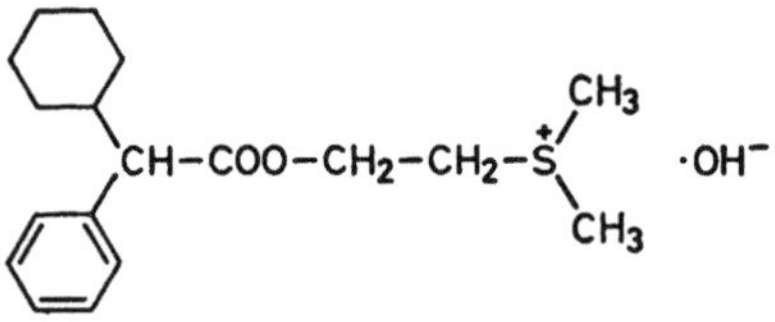

S,*S*-Dimethyl-2-(α-cyclohexylphenylacetoxy)-ethylsulfoniumhydroxid = 2-[(Cyclohexylphenylacetyl)oxy]-*S*,*S*-dimethylethansulfoniumhydroxid (●)

H Jodid (3569-59-3)

S III-1216, *Hexadiphensulfoniumjodid*, *Hexasoniumjodid***, Thiospasmin

V Parasympathicolyticum, Anticholinergicum, Spasmolyticum

3782 *(3099)* $C_{18}H_{28}O_4$
25 129-91-3

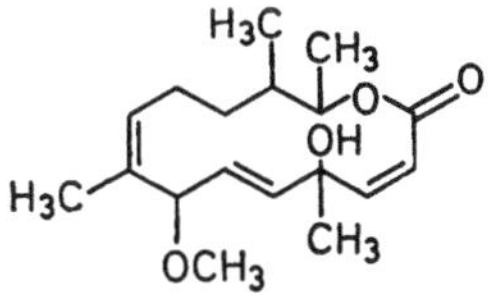

5-Hydroxy-8-methoxy-5,9,13,14-tetramethyloxacyclodeca-3,6,9-trien-2-on (●)

S Albocyclin, TA-2407

V Antibioticum aus Streptomyces bruneogriseus nov. sp. MCRL-0129

3783 *(3151)* $C_{18}H_{28}O_4S$

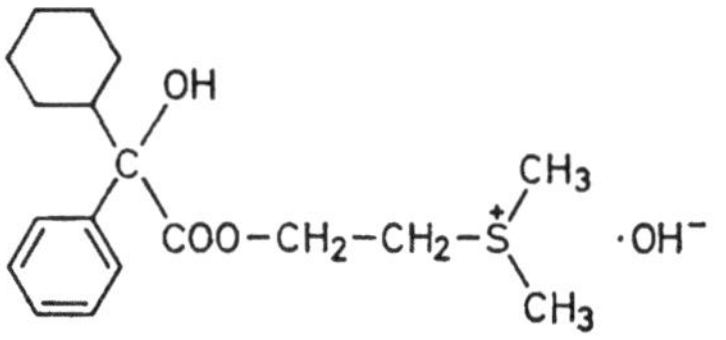

S,S-Dimethyl-2-(α-cyclohexylphenylglykoloyl-oxy)-ethylsulfoniumhydroxid = 2-[(Cyclohexylhydroxyphenylacetyl)oxy]-*S,S*-dimethylethansulfoniumhydroxid (●)

H Jodid (3569-58-2)

S *Oxisoni jodidum, Oxyfensulfoniumjodid, Oxyhexadiphensulfoniumjodid, Oxysoniumjodid***, Oxythiospasmin, Thiospasmin-inj.

V Parasympathicolyticum, Anticholinergicum, Spasmolyticum

3784 *(3152)* $C_{18}H_{29}NO$
90-23-3

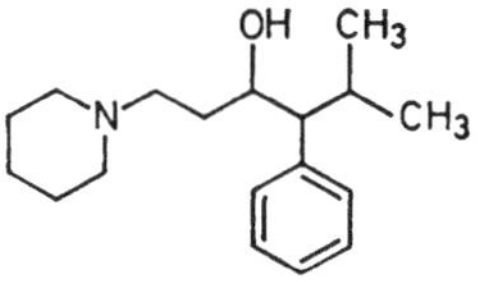

5-Methyl-4-phenyl-1-piperidinohexan-3-ol = 1-(3-Hydroxy-5-methyl-4-phenylhexyl)-piperidin = α-(2-Methyl-1-phenylpropyl)-1-piperidinpropanol (●)

H Hydrochlorid (6091-56-1)

S *Piperphenidolhydrochlorid*, Reltine

V Anticholinergicum

3785 *(3153)* $C_{18}H_{29}NO_2$
1092-46-2

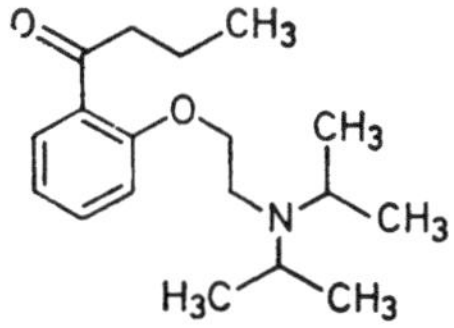

2′-(2-Diisopropylaminoethoxy)-butyrophenon = 1-[2-[2-[Bis(1-methylethyl)amino]ethoxy]phenyl]-1-butanon (●)

H auch Hydrochlorid (1092-47-3)

S *Chetocaina, Ketocain***, Rec 7/0518

V Lokalanästheticum

3786 $C_{18}H_{29}NO_2$
41 144-17-6

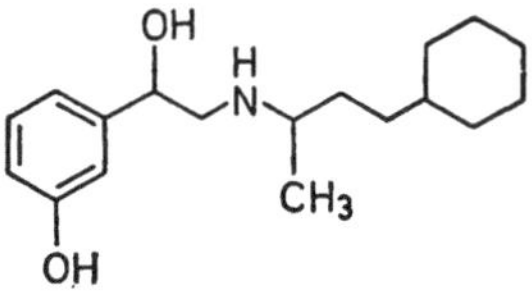

1-(3-Hydroxyphenyl)-2-(1-methyl-2-cyclohexylpropylamino)-ethanol = α-(3-Cyclohexyl-1-methylpropylaminomethyl)-*m*-hydroxybenzylalkohol = α-[[(3-Cyclohexyl-1-methylpropyl)amino]methyl]-3-hydroxybenzenmethanol (●)

H *p*-Aminobenzoat (34 300-25-9)

S D 935

V Sympathicomimeticum, Bronchospasmolyticum

3787 $C_{18}H_{29}NO_2$
55 837-19-9

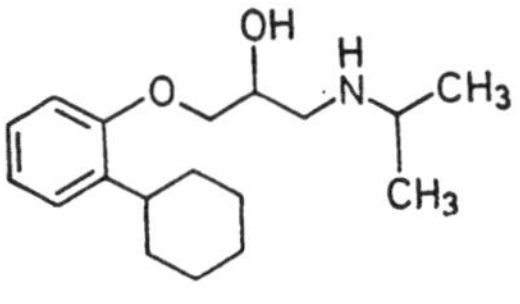

1-(*o*-Cyclohexylphenoxy)-3-(isopropylamino)-2-propanol = 1-(2-Cyclohexylphenoxy)-3-[(1-methylethyl)amino]-2-propanol (●)

H Hydrochlorid (59 333-90-3)

S *Exaprololhydrochlorid***, M.G. 8823

V adrenergischer β-Rezeptorenblocker

3788 *(43 E)* $C_{18}H_{29}NO_2$
38 363-40-5

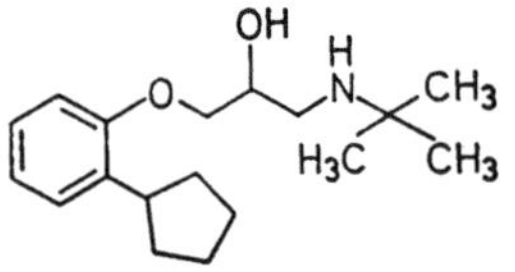

(—)-1-(*tert.*-Butylamino)-3-(*o*-cyclopentylphenoxy)-2-propanol = (—)-1-(2-Cyclopentylphenoxy)-3-[(1,1-dimethylethyl)amino]-2-propanol (●)

S Hoechst 893d, *Penbutolol***, *Terbuclomine*

V adrenergischer β-Rezeptorenblocker

3789 $C_{18}H_{29}NO_2$
52 304-85-5

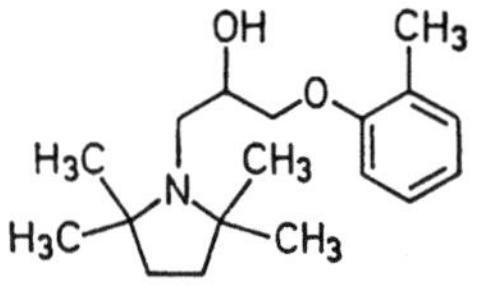

1-(2,2,5,5-Tetramethyl-1-pyrrolidinyl)-3-(*o*-tolyloxy)-propan-2-ol = 2,2,5,5-Tetramethyl-α-(*o*-tolyloxymethyl)-1-pyrrolidinethanol = 2,2,5,5-Tetramethyl-α-[(2-methylphenoxy)methyl]-1-pyrrolidinethanol (●)

H Hydrochlorid (23 875-59-4)

S Bledocaina, *Lotucainhydrochlorid***, MY 33-7, *Tolcainhydrochlorid*

V Lokalanästheticum

3790 *(3154)* $C_{18}H_{29}NO_3$
18 109-80-3

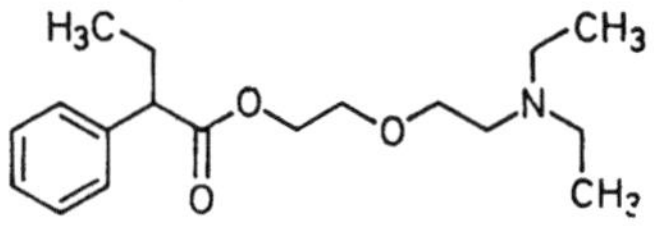

2-Phenylbuttersäure-2-(2-diethylaminoethoxy)-ethylester = α-Ethylbenzenessigsäure-2-[2-(diethylamino)ethoxy]ethylester

H Citrat (18 109-81-4)

S Abbott-36 581, Acodeen, Brospamin, *Butamiratcitrat**, *Butamyratcitrat*, Codesin, HH 197, Sincodeen, Sincodin, Sincodix, Sinecod „Hommel"

V Antitussivum

3791 *(3155)* $C_{18}H_{29}NO_3$
148-32-3

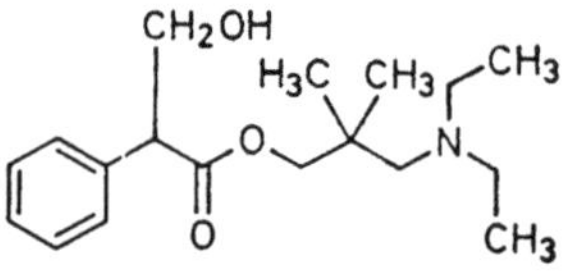

Tropasäure-3-diethylamino-2,2-dimethylpropylester = α-(Hydroxymethyl)benzenessigsäure-3-(diethylamino)-2,2-dimethylpropylester (●)

H Phosphat (134-53-2)

S *Amprotropinphosphat*, AP 407, Syntropan

V Spasmolyticum, Anticholinergicum

3792 *(3156)* $C_{18}H_{29}NO_4$
852-42-6

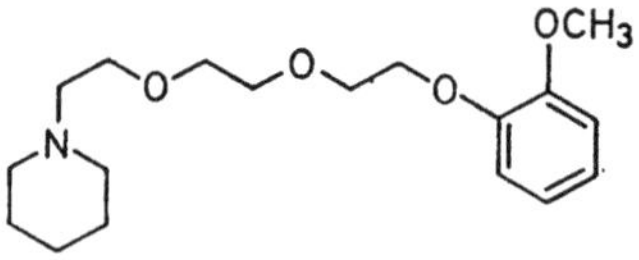

1-[2-[2-[2-(2-Methoxyphenoxy)ethoxy]ethoxy]-ethyl]piperidin (●) = 1-(2-Methoxyphenoxy)-3,6-dioxa-8-piperidinooctan

H auch Citrat oder Acetat

S *Guaiapat***, Klamar, M.G. 5454, *Piperoctane*

V Antitussivum

3793 $C_{18}H_{29}NO_4$
53 684-49-4

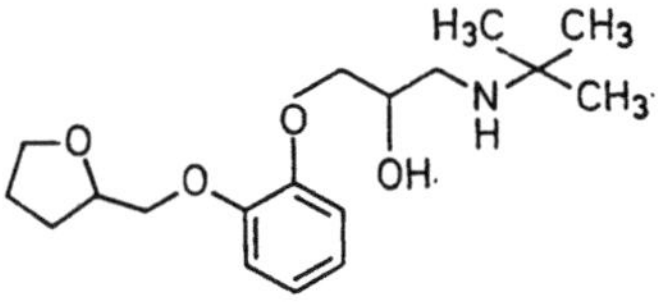

1-*tert.*-Butylamino-3-[*o*-(tetrahydrofurfuryloxy)-phenoxy]-2-propanol = 1-[(1,1-Dimethylethyl)-amino]-3-[2-[(tetrahydro-2-furanyl)methoxy]phenoxy]-2-propanol (●)

H Hydrochlorid (35 108-88-4)

S Adobiol, *Bufetololhydrochlorid***, *Bufuronolhydrochlorid*, Y-6124

V adrenergischer β-Rezeptorenblocker

3794 *(3157)* $C_{18}H_{29}NO_6$

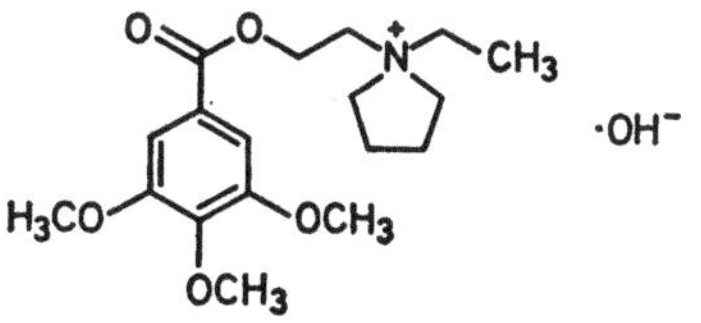

1-Ethyl-1-[2-[(3,4,5-trimethoxybenzoyl)oxy]-ethyl]pyrrolidiniumhydroxid (●)

H Tosylat **(3612-98-4)**

S FWH 399, *Troxypyrrole, Troxypyrroliumtosilat***

V Antihypertensivum

3795 *(3158)* $C_{18}H_{30}N_2OS$ **13977-90-7**

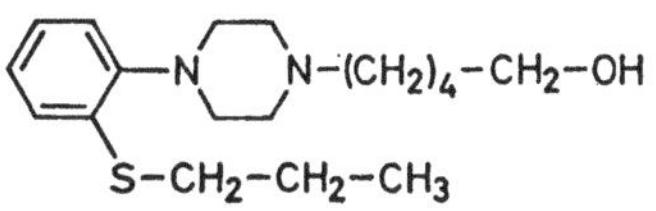

5-[4-(*o*-Propylthiophenyl)-1-piperazinyl]-pentanol = 4-[2-(Propylthio)phenyl]-1-piperazinpentanol (●)

S *„Piperazinepentanol"*

V Tranquillizer

3796 *(3159)* $C_{18}H_{30}N_2O_2$ **149-16-6**

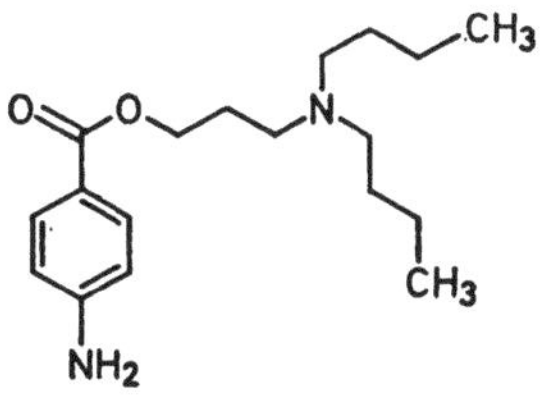

3-Dibutylaminopropyl-*p*-aminobenzoat = *p*-Aminobenzoesäure-γ-dibutylaminopropylester = 3-(Dibutylamino)-1-propanol-4-aminobenzoat-(ester) (●)

H meist Hydrochlorid **(5892-15-9)** oder Sulfat **(149-15-5)**

S Amolyn, Bucainol, *Butacain**, *Butaprobenz*, Butelline, Butilcaina, Butine, *Butocaina*, Butyn „Abbott", Elycaine, Optyn

V Lokalanästheticum

3797 *(3160)* $C_{18}H_{30}N_2O_2$

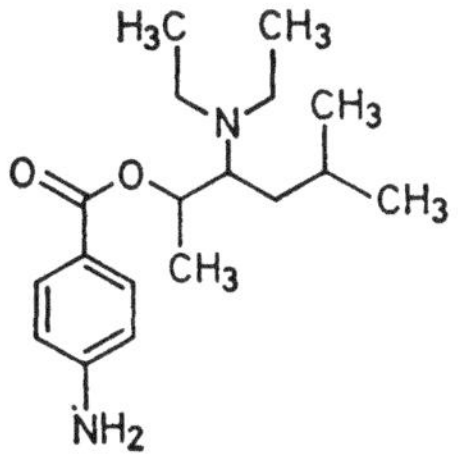

p-Aminobenzoesäure-(2-diethylamino-1,4-dimethylpentyl)-ester = 5-Methyl-3-diethylaminohexanol-(2)-*p*-aminobenzoat = 3-(Diethylamino)-5-methyl-2-hexanol-4-aminobenzoat(ester) (●)

H Sulfamat

S Calocain

V Lokalanästheticum

3798 *(3161)* $C_{18}H_{30}N_2O_4$

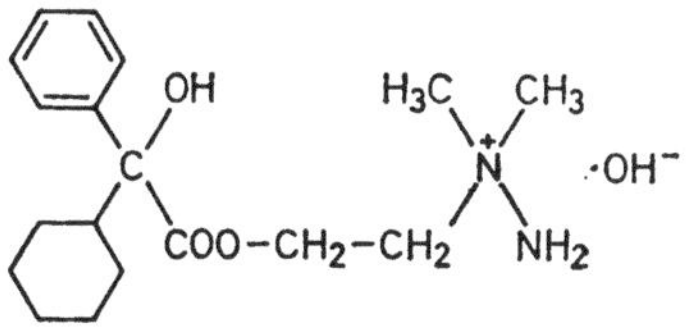

N-[2-(Hexahydrobenziloyloxy)-ethyl]-*N,N*-dimethylhydraziniumhydroxid = 2-[(Cyclohexylhydroxyphenylacetyl)oxy]-*N,N*-dimethylethanhydraziniumhydroxid (●)

H Bromid **(7638-50-8)**

S *Oxyphenhydrazoniumbromid*, VÚFB-3113

V Anticholinergicum, Spasmolyticum

3799 *(3162)* $C_{18}H_{30}N_4O_2$ **23724-96-1**

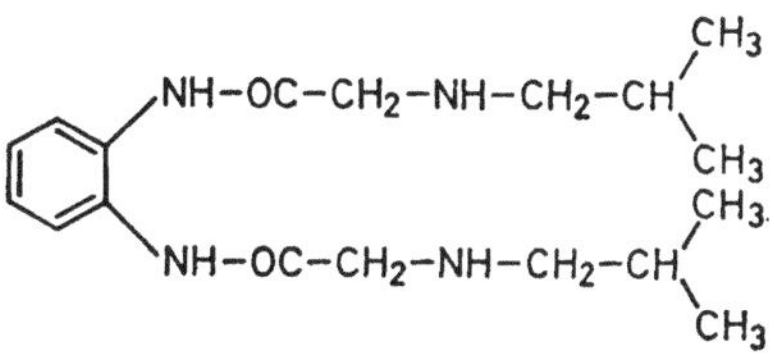

N,N'-(*o*-Phenylen)-bis-(isobutylaminoacetamid) = *N,N'*-Bis-(isobutylaminoacetyl)-*o*-phenylendiamin = *N,N'*-1,2-Phenylenbis[2-[(2-methylpropyl)-amino]acetamid] (●)

S Ambrostasin

V Lokalanästheticum

3800 *(3163)* $C_{18}H_{30}O_2$
506-26-3

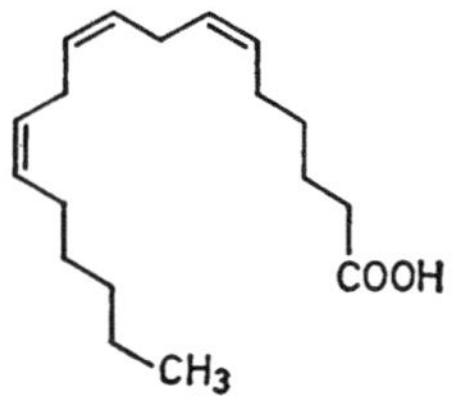

cis,cis,cis-Octadeca-6,9,12-triensäure = (*Z,Z,Z*)-6,9,12-Octadecatriensäure (●)

S *Acidum gamolenicum***, *Gamolenic acid***

V Antihypercholesterinämicum

3801 *(3164)* $C_{18}H_{30}O_2$
23142-02-1

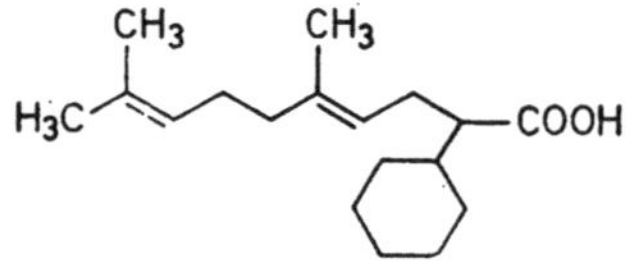

2-Cyclohexyl-5,9-dimethyl-4,8-decadiensäure (●) = Cyclohexylgeranyl-essigsäure

S Cigerol, Cygerol

V Epithelisierungsmittel, Strahlenschutzmittel

3802 $C_{18}H_{31}NO_2$
7488-92-8

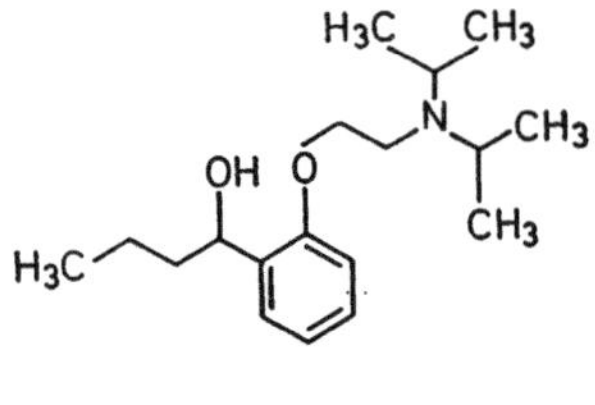

1-{2-[2-(Diisopropylamino)-ethoxy]-phenyl}-1-butanol = *o*-[2-(Diisopropylamino)-ethoxy]-α-propylbenzylalkohol = 2-[2-[Bis(1-methylethyl)-amino]ethoxy]-α-propylbenzenmethanol (●)

S *Ketocainol***, Rec 7/0544

V Antiarrhythmicum

3803 *(3166)* $C_{18}H_{31}NO_4S$

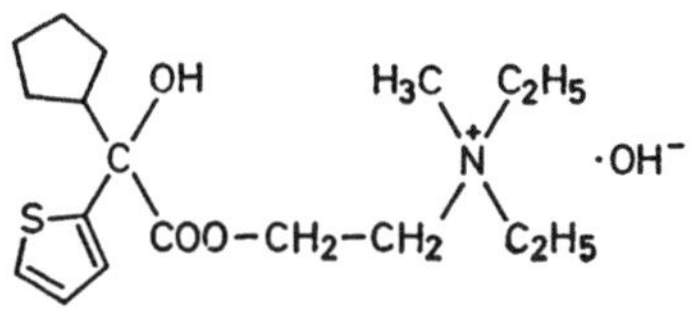

N,N-Diethyl-*N*-methyl-2-[α-cyclopentyl-α-(2-thienyl)-glykoloyloxy]-ethylammoniumhydroxid = 2-Diethylaminoethyl-α-cyclopentyl-α-(2-thienyl)-α-hydroxyacetatmethylhydroxid = 2-[(Cyclopentylhydroxy-2-thienylacetyl)oxy]-*N,N*-diethyl-*N*-methylethanaminiumhydroxid (●)

H Bromid (60-44-6)

S Dorico, Monodral, *Penthienate (metho)bromide*, Win 4369

V Spasmolyticum

3804 *(3167)* $C_{18}H_{31}NO_6$

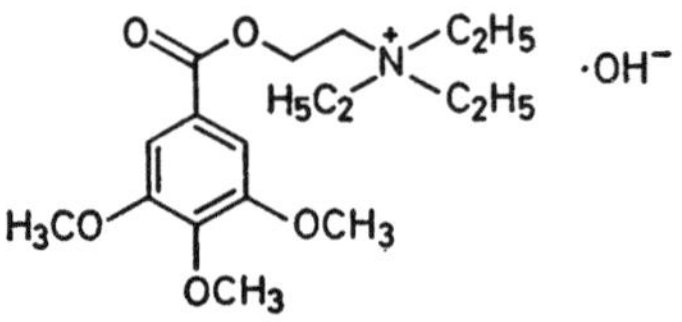

N,N,N-Triethyl-2-(3,4,5-trimethoxybenzoyloxy)-ethylammoniumhydroxid = *N,N,N*-Triethyl-2-[(3,4,5-trimethoxybenzoyl)oxy]ethanaminium-hydroxid (●)

H Tosylat (391-70-8)

S FWH 429, Troxone, *Troxoniumtosilat***

V Antihypertensivum

3805 *(3168)* $C_{18}H_{32}J_2O_2$
533-86-8

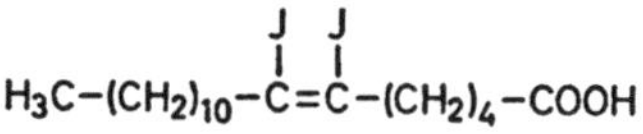

6,7-Dijod-6-octadecensäure (●) = Taririnsäuredijodid

S Jodostarin

V Jodtherapeuticum

3806 *(3169)* $C_{18}H_{32}J_2O_3$
53586-99-5

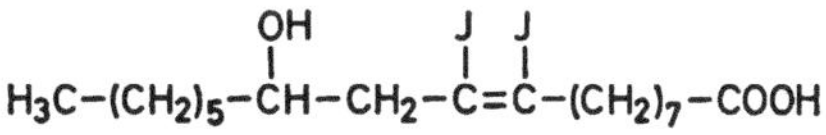

12-Hydroxy-9,10-dijod-9-octadecensäure (●) = Dijodricinstearolsäure

S Dijodyl, Joristen, Periodyl

V Jodtherapeuticum

3807 *(3170)* $C_{18}H_{32}N_2O_2$

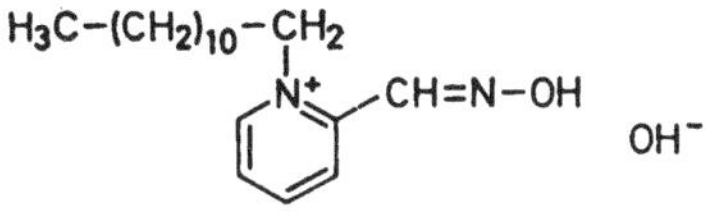

1-Dodecyl-2-[(hydroxyimino)methyl]pyridinium-hydroxid (●) = 2-Pyridinaldoximdodecylhydroxid

H Jodid (3150-38-7)

S PAD

V Antidot (Cholinesterasereaktivator)

3808 *(3171)* $C_{18}H_{32}O_2$
60-33-3

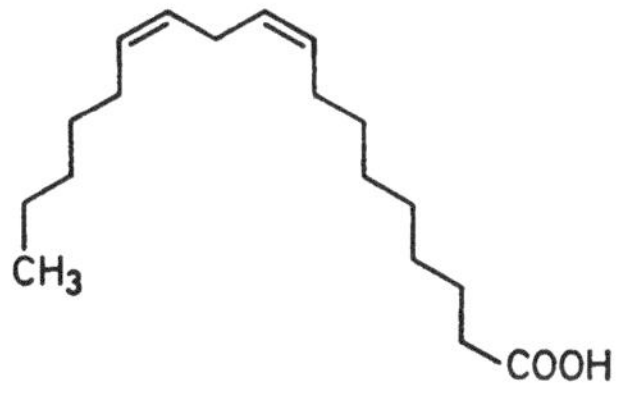

cis,cis-Octadeca-9,12-diensäure = (*Z,Z*)-9,12-Octadecadiensäure (●) = Linolsäure

H Calciumsalz (19704-83-7)

S Linocalcium

V Antipruriginosum

3809 *(3172)* $C_{18}H_{32}O_2$
3552-12-3

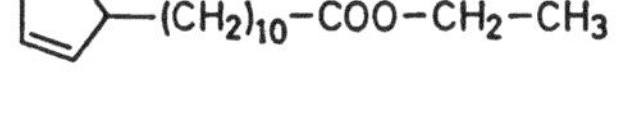

11-(2-Cyclopentenyl)-undecansäureethylester = 2-Cyclopenten-1-undecansäureethylester (●) = Hydnocarpussäureethylester

H vgl. Nr. 4481

V Therapeuticum gegen Tuberkulose und Lepra

3810 *(3173)* $C_{18}H_{32}O_2$
502-30-7

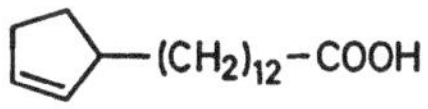

D-13-(2-Cyclopentenyl)-tridecansäure = (*S*)-2-Cyclopenten-1-tridecansäure (●) = Chaulmoograsäure

H Natriumsalz

S Chaulmoogrina

V Lepratherapeuticum

3811 *(3174)* $C_{18}H_{33}BrO_2$

Monobromölsäure

H Natriumsalz

S Multibrol

V Sedativum

3812 *(3175)* $C_{18}H_{33}ClN_2O_5S$
18323-44-9

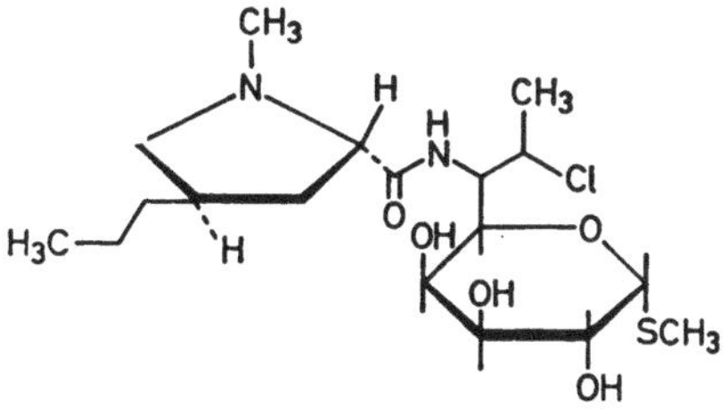

Methyl-[7-chlor-6,7,8-tridesoxy-6-*trans*-(1-methyl-4-propyl-L-2-pyrrolidincarboxamido)-1-thio-L-*threo*-α-D-*galacto*-octopyranosid] = 7-Chlor-7-desoxylincomycin = (2*S*-*trans*)-Methyl-7-chlor-6,7,8-trideoxy-6-[[(1-methyl-4-propyl-2-pyrrolidinyl)-carbonyl]amino]-1-thio-L-*threo*-α-D-*galacto*-octopyranosid (●)

H vgl. auch Nrr. 3813, 5942
auch Hydrochlorid (21462-39-5)

S 7-CDL, *Chlorodeoxylincomycin*, Cleocin, *Clindamicina*, *Clindamycin***, *Clinimycin*, Dalacin(e), Dalacin C, *Klindamycin*, Sobelin, U-21251

V Antibioticum

3813 $C_{18}H_{34}ClN_2O_8PS$

24729-96-2

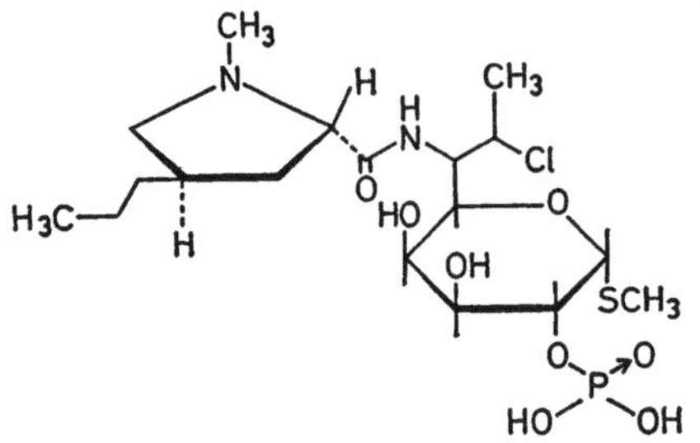

7-Chlor-7-desoxylincomycin-2′-dihydrogenphosphat = (2*S*-*trans*)-Methyl-7-chlor-6,7,8-trideoxy-6-[[(1-methyl-4-propyl-2-pyrrolidinyl)carbonyl]-amino]-1-thio-L-*threo*-α-D-*galacto*-octopyranosid-2-(dihydrogenphosphat) (●)

S Cleocin Phosphate, *Clindamycinphosphat*, Dalacin C Phosphate, Sobelin Solubile, U-28508

V Antibioticum

3814 *(3176)* $C_{18}H_{34}J_2O_2$

Dijodstearinsäure = Dijodoctadecansäure (●)

H Calciumsalz

S Mikol

V Ophthalmologicum (gegen Retinitis, Glaskörpertrübung)

3815 *(3177)* $C_{18}H_{34}N_2O_6S$

154-21-2

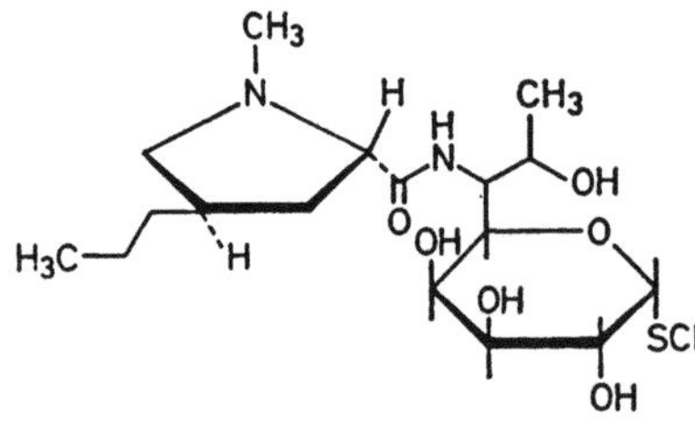

6,8-Didesoxy-6-*trans*-(1-methyl-4-propyl-L-2-pyrrolidincarboxamido)-1-methylthio-D-*erythro*-α-D-*galacto*-octopyranosid = (2*S*-*trans*)-Methyl-6,8-dideoxy-6-[[(1-methyl-4-propyl-2-pyrrolidinyl)carbonyl]amino]-1-thio-D-*erythro*-α-D-*galacto*-octopyranosid (●)

S *Lincolnensin*, *Lincomycin***

V Antibioticum aus Streptomyces lincolnensis

3815-01 *(3177a)* **859-18-7**

H Hydrochlorid [auch Monohydrat (7179-49-9)]

S Albiotic, Cillimicina, Cillimycin, Frademicina, Lincocin(e), Lincolcina, Lincolcipan, Lincomix, Linkomyzin, Liocin, Mycivin, Pura-Ject 100, U-10149 A, Waynecomycin

V Antibioticum

3816 *(3178)* $C_{18}H_{34}O_2$

112-80-1

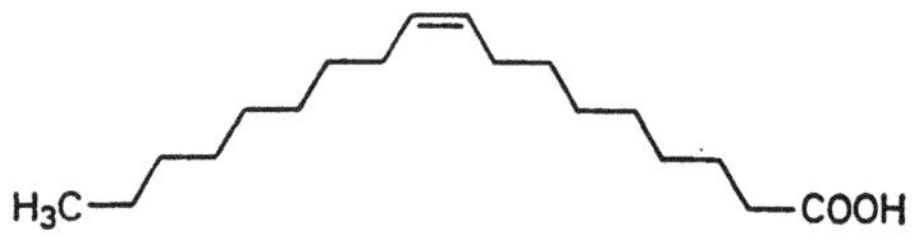

cis-Octadec-9-ensäure = (*Z*)-9-Octadecensäure (●) = Ölsäure

H Magnesiumsalz (1555-53-9)

S Cholomagnol

V Cholagogum

3816-01 *(3178a)* **1191-80-6**

H Quecksilbersalz

S Hermesol

V Germicid, Fungicid

3816-02 *(3178b)* **39664-27-2**

H Ethylaminsalz

S Etalate

V zur Varizenverödung

3816-03 *(3178c)* **2272-11-9**

H 2-Aminoethanolsalz (Monoethanolaminsalz)

S *Aethaminolum*, Antivariz, Esclerosina, Etamolin, Ethaminol, Ethamolin, Etholate, Etolein, Monethan, *Monoäthanolaminoleat*, *Monoethanolamine oleate***, Monolate, Moramin, Neosclérol, Neo-Varicane, Phlebocid, Thanomin, Tindanol, Varex, Varicetin, Varistab

V zur Varizenverödung

3817 *(3179)* $C_{18}H_{35}NO_2$
28 815-27-2

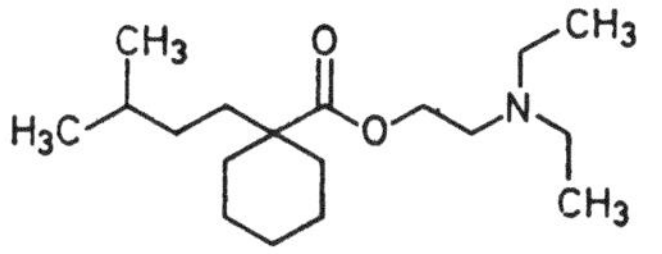

1-Isopentylcyclohexancarbonsäure-2-diethylaminoethylester = 1-(3-Methylbutyl)cyclohexancarbonsäure-2-(diethylamino)ethylester (●)

H Hydrochlorid (24 357-98-0)

S A-Plus, *Isomilaminhydrochlorid*, *Isomylaminhydrochlorid*, Neurylan

V Spasmolyticum

3818 *(3180)* $C_{18}H_{36}N_2O_5S$

$H_3C-(CH_2)_5-CH(O-SO_3H)-CH_2-CH{=}CH-(CH_2)_7-CO-NH-NH_2$

12-(Sulfooxy)-9-octadecensäurehydrazid (●) = Sulforicinhydrazid

H Natriumsalz

S SRH

V Chemotherapeuticum gegen Staupe

3819 *(3181)* $C_{18}H_{36}N_4O_{11}$
59-01-8

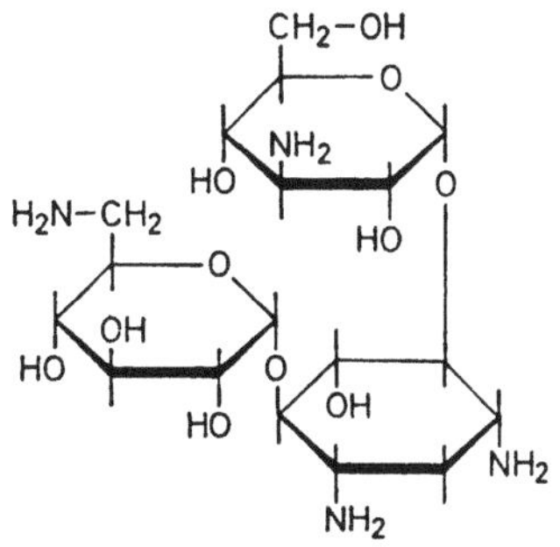

4(6)-[3-Desoxy-3-amino-α-D-glucopyranosyl]-6(4)-[6-desoxy-6-amino-α-D-glucopyranosyl]-1,2,3-tridesoxy-1,3-diaminoscyllitol = *O*-3-Amino-3-deoxy-α-D-glucopyranosyl-(1→6)-*O*-[6-amino-6-deoxy-α-D-glucopyranosyl-(1→4)]-2-deoxy-D-streptamin (●)

H Sulfat (1:1) (25 389-94-0)

S Archimicina, Cantrex, Carmicina, Chanamyn, Cristalomicina, Daljkan, Delkacina, Enterokan, Enterokanacin, Gilor, Kamaxin, Kamycine, Kamynex, Kanabiol, Kanabiot, Kanabiotic, Kanabristol, Kanacedin, Kanacet, Kanacetic, Kanacillina, Kanacidin, Kanacin, Kanacol, Kanacyl, Kanacyn, Kanadesan, Kanafil, Kanafosal, Kanahidro, Kana-In, Kanalaif, Kanalux, *Kanamicin(a)*, Kanamine, Kanamorgens, *Kanamycin A-sulfat*, *Kanamycinsulfat***, Kanamytrex, Kananova, Kanapert, Kanapiam, Kanaqua, Kanasene, Kanasig, Kanasirux, Kanatol, Kanavina, Kancin, Kanecidin, Kanescin, Kanexin, Kanfar, Kanicin, Kanicortem, Kanmy, Kannasyn, Kano, Kanoxin, Kantrex, Kantrim, Kantrox, Kanycin, Kappaxan, Keimicina, K-Micina, Koptin, Negakan, Ophtalmokalixan, Orokanamicil, Otokalixan, Resistomycin „Bayer", Rezistomicin, Rhinokalixan, Roseocin, Tokomicina, Visiokan, Yapamicin

V Antibioticum aus Streptomyces kanamyceticus

3819-01 18 851-52-0

H Salz mit Ampicillin (Nr. 3097)

S Amplibiot

V Antibioticum

3820 $C_{18}H_{37}N$
1838-19-3

$H_3C-(CH_2)_7-CH{=}CH-(CH_2)_7-CH_2-NH_2$

9-Octadecenylamin = 9-Octadecen-1-amin (●)

H Hydrofluorid (36 505-83-6)

S *Dectaflur***, SKF 38094

V Kariesprophylakticum

3821 *(3182)* $C_{18}H_{37}NO_2$
544-31-0

$H_3C-(CH_2)_{14}-CO-NH-CH_2-CH_2-OH$

N-(2-Hydroxyethyl)-palmitamid = *N*-(2-Hydroxyethyl)hexadecanamid (●)

S Impulsin, *Palmidrol***, PEA

V Antiphlogisticum, Therapeuticum zur unspezifischen Resistenzerhöhung gegenüber Infektionen

3822 *(3183)* $C_{18}H_{37}NO_3$
14 058-38-9

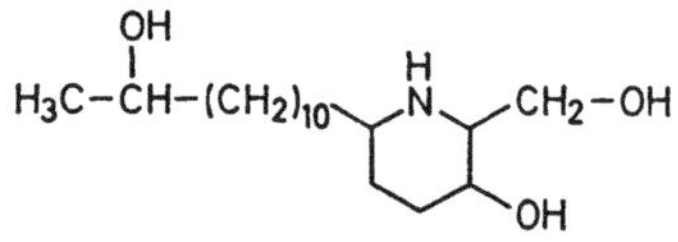

6-(11-Hydroxydodecyl)-2-(hydroxymethyl)-piperidin-3-ol = [2*R*-[2α(*S**),5α,6β]]-5-Hydroxy-6-(hydroxymethyl)-α-methyl-2-piperidinundecanol (●)

S *Prosopin*

V Lokalanästheticum, Antiphlogisticum, Fungicid (Alkaloid aus Prosopis africana)

3823 $C_{18}H_{37}N_5O_8$
34 493-98-6

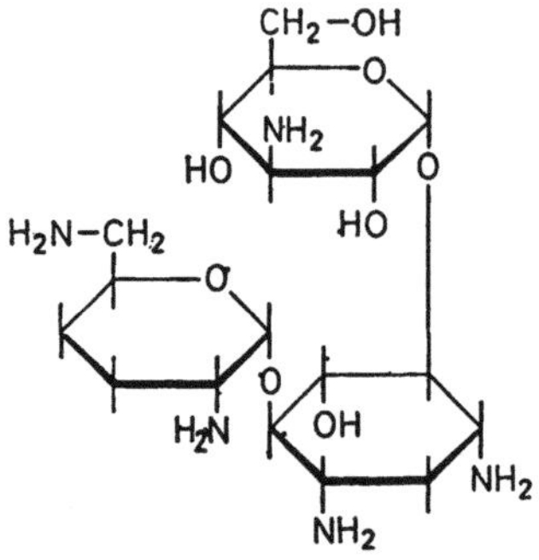

O-3-Amino-3-deoxy-α-D-glucopyranosyl-(1→4)-*O*-[2,6-diamino-2,3,4,6-tetradeoxy-α-D-*erythro*-hexopyranosyl-(1→6)]-2-deoxy-L-streptamin = *O*-3-Amino-3-deoxy-α-D-glucopyranosyl-(1→6)-*O*-[2,6-diamino-2,3,4,6-tetradeoxy-α-D-*erythro*-hexopyranosyl-(1→4)]-2-deoxy-D-streptamin (●) = 3′,4′-Dideoxykanamycin B

H auch Sulfat (60 594-69-6)

S *Dibekacin***, *Didesoxykanamycin B*, DKB, Panimycin

V Antibioticum

3824 $C_{18}H_{37}N_5O_9$
32 986-56-4

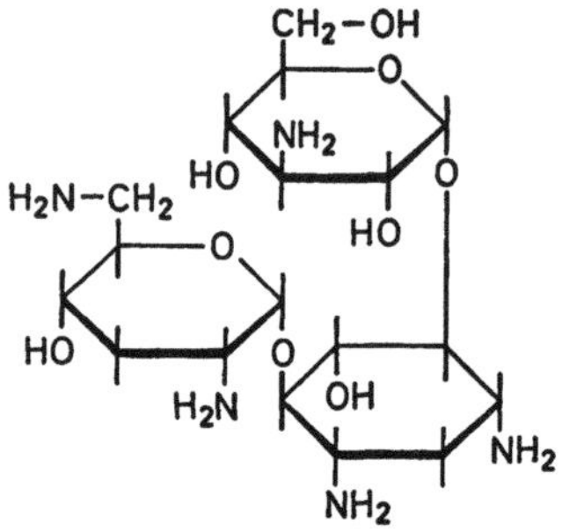

O-3-Amino-3-deoxy-α-D-glucopyranosyl-(1→6)-*O*-[2,6-diamino-2,3,6-trideoxy-α-D-*ribo*-hexopyranosyl-(1 → 4)]-2-deoxy-D-streptamin (●)

H auch Sulfat (49842-07-1)

S Distobram, Gernebcin, Lilly 47663, Nebcin(e), Nebicina, *Nebramycin-Faktor 6*, Obracin, Tobra, Tobradistin, *Tobramycin***, Tobrasix

V Breitspektrumantibioticum aus Streptomyces tenebrarius

3825 *(3184)* $C_{18}H_{37}N_5O_{10}$
4696-76-8

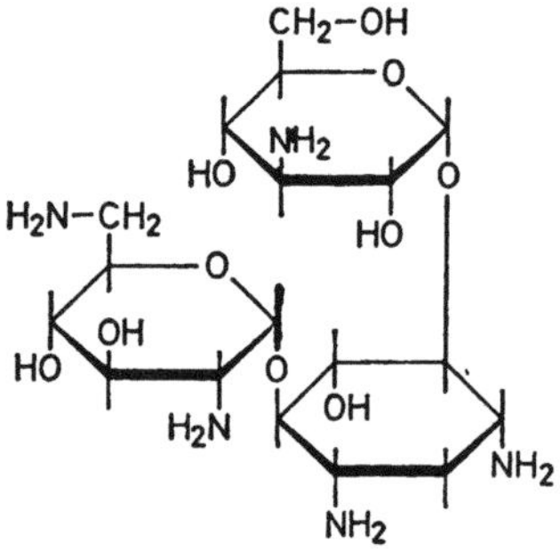

L-*O*-3-Amino-3-desoxy-α-D-glucopyranosyl-(1→4)-*O*-[2,6-diamino-2,6-didesoxy-α-D-glucopyranosyl-(1→6)]-2-desoxystreptamin = *O*-3-Amino-3-deoxy-α-D-glucopyranosyl-(1→6)-*O*-[2,6-diamino-2,6-dideoxy-α-D-glucopyranosyl-(1→4)]-2-deoxy-D-streptamin (●) = 2′-Amino-2′-desoxykanamycin

H auch Sulfat (29 701-07-3)

S *Aminodeoxykanamycin*, Bekanacyn, *Bekanamycin***, Coltericin, *Kanamycin B*, Kanendomicina, Kanendomycin, KDM, *Nebramycin-Faktor 5*, Nekacin, NK 1006, Racomex, Rakomex

V Breitspektrum-Antibioticum aus Streptomyces kanamyceticus

3826 *(3185)* $C_{18}H_{38}Cl_2N_4O_4$

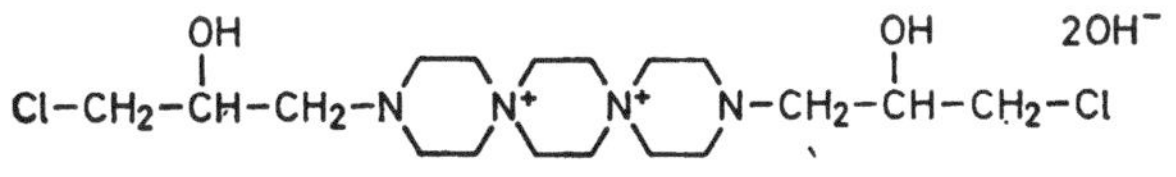

3,12-Bis(3-chlor-2-hydroxypropyl)-3,12-diaza-6,9-diazoniadispiro[5.2.5.2]hexadecandihydroxid (●) = *N*,*N*‴-Bis-(γ-chlor-β-hydroxypropyl-)*N*′,*N*″-dispirotripiperaziniumdihydroxid

H Dichlorid (23476-83-7)

S Prospidin, ***Prospidiumchlorid*****

V Cytostaticum

3827 *(3186)* $C_{18}H_{38}N_4O_5$

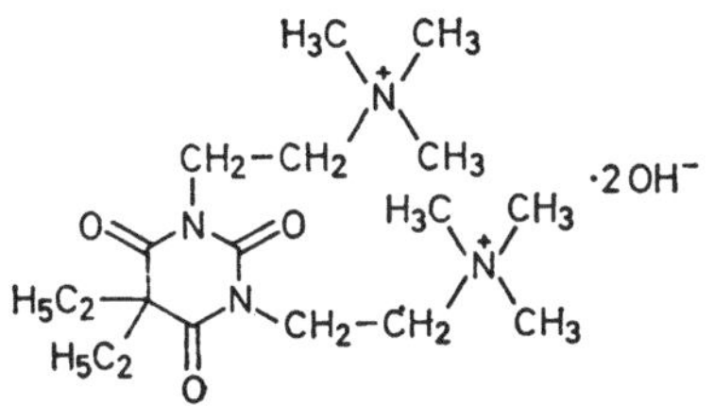

2,2′-(5,5-Diethyl-2,4,6-trioxohexahydropyrimidin-1,3-ylen)-bis-(ethyltrimethylammoniumhydroxid) = 1,3-Bis-(β-trimethylammonioethyl)-5,5-diethylbarbitursäure = 2,2′-(5,5-Diethylhexahydro-2,4,6-trioxo-1,3-pyrimidindiyl)bis(*N*,*N*,*N*-trimethylethanaminiumhydroxid) (●)

H Dijodid

S *Barbismetylii iodidum*, C.S. 23, Planium

V Therapeuticum gegen arteriellen Hochdruck und Eklampsie

3828 *(3187)* $C_{18}H_{38}O_5$
7736-71-2

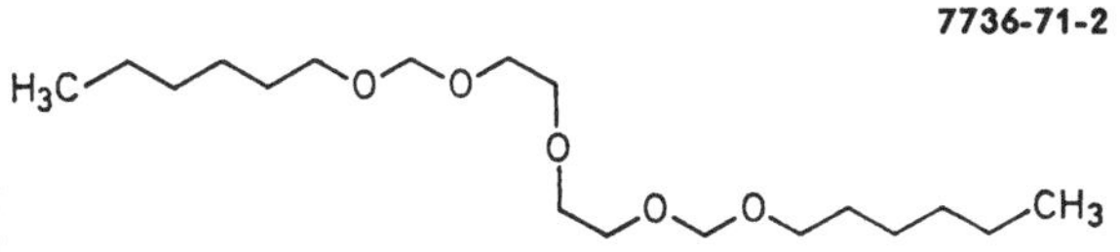

Bis-[2-hexyloxymethoxy)-ethyl]-äther = Dihexoxydimethyldiethylenglykoläther = 7,9,12,15,17-Pentaoxatricosan (●)

S Efiran-583

V Lokalanästheticum

3829 *(3188)* $C_{18}H_{39}N_3O_2$
6843-97-6

$H_3C-(CH_2)_{11}-(NH-CH_2-CH_2)_2-NH-CH_2-COOH$

2,5,8-Triazaeikosan-1-carbonsäure = Docecylbis-(2-aminoethyl)-glycin = *N*-[2-[[2-(Dodecylamino)-ethyl]amino]ethyl]glycin (●)

H auch Natriumsalz (59079-49-1) und Hydrochlorid (18205-85-1)

S Dodicin, Lebon 15, Tego 103 S, Tego-Spray

V Hautdesinficiens

3830 *(3189)* $C_{18}H_{40}N_2O_6$

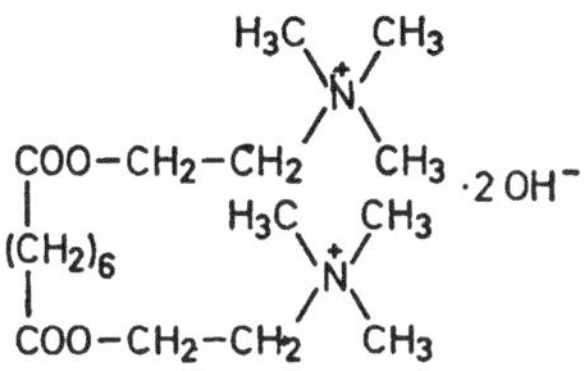

***N*,*N*′-[2,2′-(Suberoyldioxy)-diethyl]-bis-trimethylammoniumhydroxid = Korksäure-bis-cholinester = 2,2′-[(1,8-Dioxo-1,8-octandiyl)bis(oxy)]bis-[*N*,*N*,*N*-trimethylethanaminiumhydroxid] (●)**

H Dijodid (3810-71-7)

S Corkonium, *Dicholinsuberat-dijodid*, Korkonium, *Subecholin*

V Respirationsstimulans

3831 *(44 E)* $C_{18}H_{40}N_2O_6$

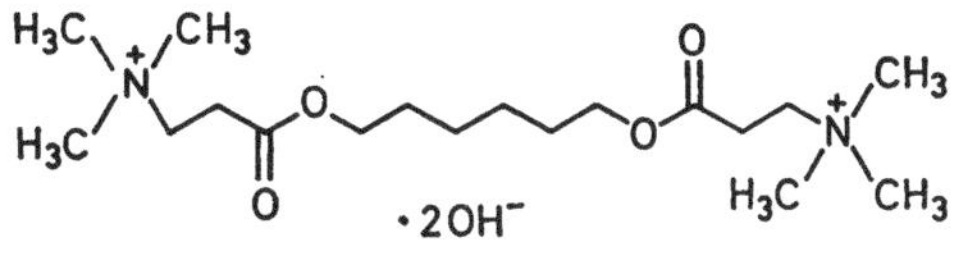

Hexamethylen-bis-(β-dimethylaminopropionat)-bis-methylhydroxid = 3,3′-[1,6-Hexandiyl-bis(oxy)]bis[*N*,*N*,*N*-trimethyl-3-oxo-1-propanaminiumhydroxid] (●)

H Dijodid (25238-82-8)

S Hexatolin

V Muskelrelaxans

3832 *(3190)* $C_{18}H_{42}N_4O_6$

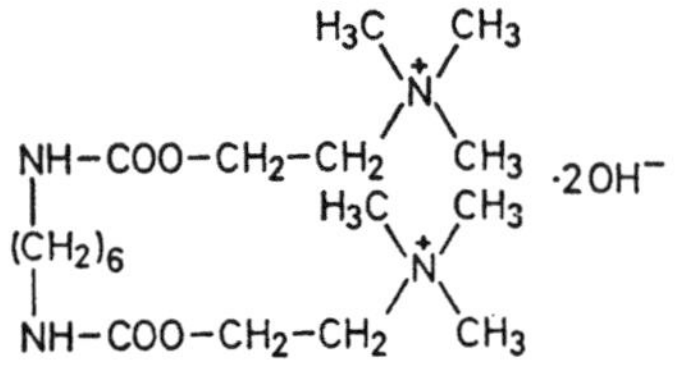

N,N'-Hexamethylenbis-[2-(carbamoyloxy)-ethyl-trimethylammoniumhydroxid] = Hexamethylen-bis-carbamoylcholin = 2,2'-[1,6-Hexandiylbis-(iminocarbonyloxy)]bis[*N,N,N*-trimethylethan-aminiumhydroxid] (●)

H Dibromid (306-41-2)

S BC 16, Calbogen, *Carboloniumbromid, Hexabis-carbacholine, Hexcarbacholinbromid***, Imbretil

V Muskelrelaxans

3832-01 *(3190a)* 2001-72-1

H Dijodid

S LBC. 131, Synrex

V Muskelrelaxans

3833 *(3191)* $C_{19}H_{10}HgJ_2O_7S$

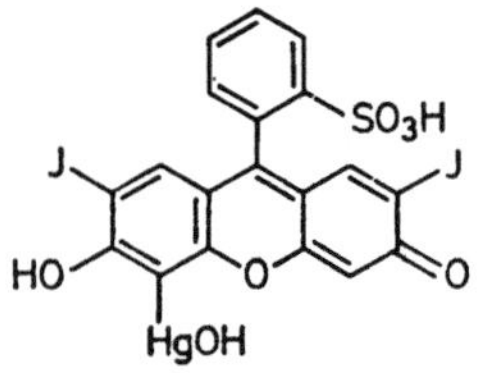

o-(6-Hydroxy-5-hydroxymercuri-2,7-dijod-3-oxo-3*H*-xanthen-9-yl)-benzolsulfonsäure = 2,7-Dijod-4-hydroxymercuriresorcinsulfonphthalein = (3',6'-Dihydroxy-α',7'-dijodspiro[3*H*-2,1-benzoxathiol-3,9'-[9*H*]xanthen]-5'-yl)hydroxyquecksilber-*S,S*-dioxid (●)

H Natriumsalz (4386-35-0)

S *Meraleinum natricum***, Mercurex, Merodicein, *Sodium meralein***

V Antisepticum

3834 *(149 N)* $C_{19}H_{11}Cl_2J_2NO_3$
22 662-39-1

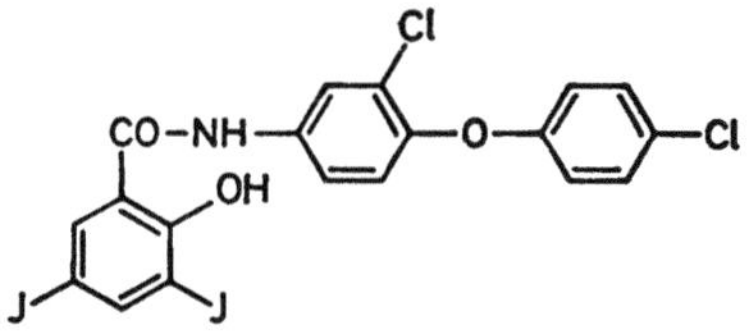

3'-Chlor-4'-(*p*-chlorphenoxy)-3,5-dijodsalicylanilid = *N*-[3-Chlor-4-(4-chlorphenoxy)phenyl]-2-hydroxy-3,5-dijodbenzamid (●)

S Disalan, Flukanide, MK-990, Novazole, *Rafoxanid***, Ranide

V Veterinär-Anthelminthicum (Fasciolocid)

3834-01 50 933-50-1

H Gemisch mit Tiabendazol (Nr. 1173)

S *Ranizole*

V Anthelminthicum

3835 *(45 E)* $C_{19}H_{12}F_6N_2O_7$
30 533-89-2

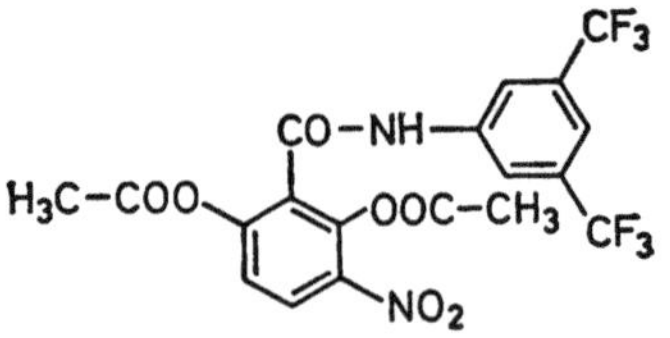

2,6-Diacetoxy-3-nitro-3',5'-bis-(trifluormethyl)-benzanilid = 2,6-Bis(acetyloxy)-*N*-[3,5-bis(trifluormethyl)phenyl]-3-nitrobenzamid (●)

S *Flurantel***

V Anthelminthicum (Fasciolocid)

3836 (3192) $C_{19}H_{12}O_2$
1786-03-4

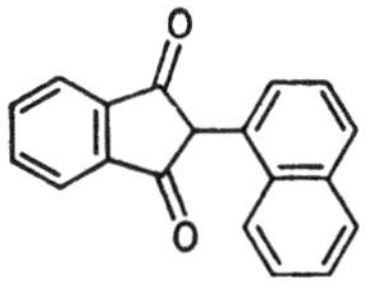

2-(1-Naphthyl)-1,3-indandion = 2-(1-Naphthalenyl)-1*H*-inden-1,3(2*H*)-dion (●)

S Naphthylin

V Antikoagulans

3837 (3193) $C_{19}H_{12}O_3$
39923-41-6

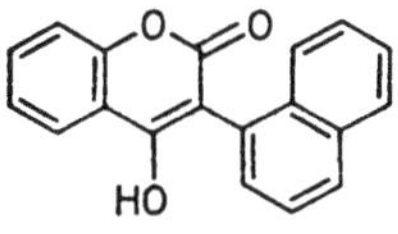

3-(1-Naphthyl)-4-hydroxycumarin = 4-Hydroxy-3-(1-naphthalenyl)-2*H*-1-benzopyran-2-on (●)

S N.H.C.

V Antikoagulans

3838 (3194) $C_{19}H_{12}O_6$
66-76-2

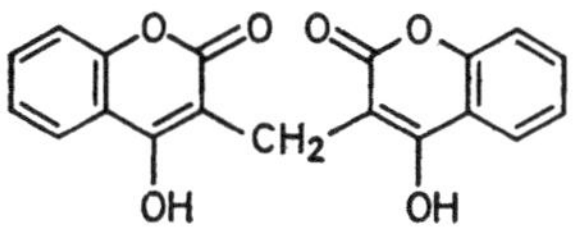

3,3'-Methylen-bis-(4-hydroxycumarin) = 3,3'-Methylenbis[4-hydroxy-2*H*-1-benzopyran-2-on] (●)

S Acavyl, Antiprotrombin A.L., Antitrombosin, AP, Baracoumin, *Biscumarol*, *Bishydroxycoumarin*, Cuma, Cumarene, Cumid, Dicoumal, *Dicoumarin*, *Dicoumarol***, Dicuman, *Dicumarin*, *Dicumarol*, Dicumol, Dufalone, *Dikumarol*, Kumoran, Medicumarin, *Melitoxin*, Symparin, Temparin, Trombolisina, Trombosan

V Antikoagulans (aus Melilotus officinalis)

3838-01 (3194a)

H Lithiumsalz

S Anathrombase

V Antikoagulans

3839 $C_{19}H_{14}N_2OS_2$
28820-28-2

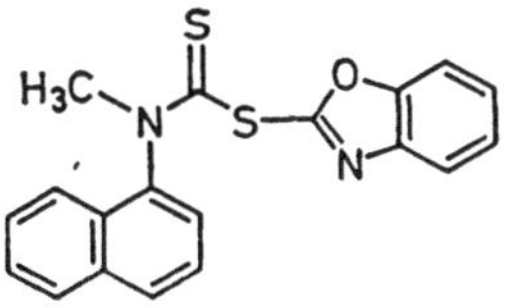

2-Benzoxazolyl-*N*-methyldithio-1-naphthalincarbamat = Methyl-(1-naphthyl)-dithiocarbamidsäure-2-benzoxazolylester = Methyl-1-naphthalenylcarbamodithiosäure-2-benzoxazolylester (●)

S KF-224, *Naftoxat***

V Fungicid

3840 $C_{19}H_{14}O_5$
52156-73-7

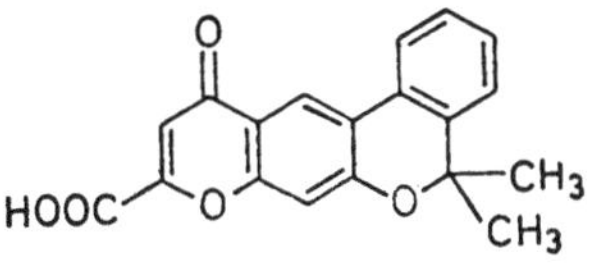

5,5-Dimethyl-11-oxo-5*H*,11*H*-[2]benzopyrano-[4,3-*g*][1]benzopyran-9-carbonsäure (●)

H 2-Aminoethanolsalz (57165-39-6)

S PR-D 92 EA

V Antiallergicum

3841 *(3195)* $C_{19}H_{14}O_5S$

143-74-8

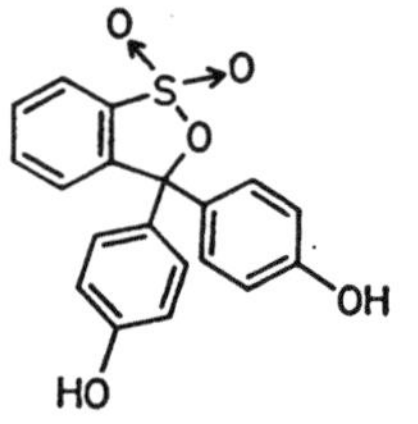

3,3-Bis-(4-hydroxyphenyl)-2,1-3*H*-benzoxathiol-1,1-dioxid = α-Hydroxy-α,α-bis-(*p*-hydroxyphenyl)-*o*-toluolsulfonsäure-γ-sulton = 4,4'-(3*H*-2,1-Benzoxathiol-3-yliden)bis[phenol]-*S,S*-dioxid (●)

S Fenolipuna, *Phenol red, Phenolrot, Phenolsulfonphthalein, Phenolsulfophthaleinum,* P.S.P., *Rouge de Phénol,* Sulfonphthal, Sulphental, Sulphonthal, Test P.S.P.

V Farbstoff, Indikator, Diagnosticum zur Nierenfunktionsprüfung

---

3842 *(3196)* $C_{19}H_{14}O_8$

37 470-13-6

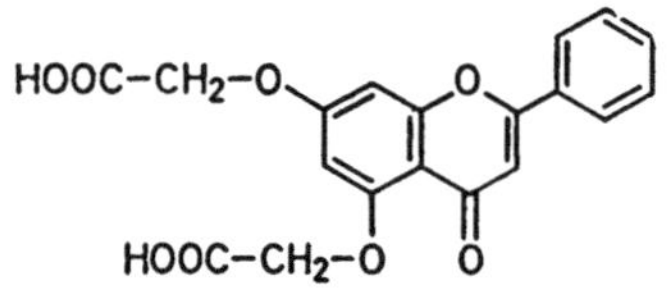

4-Oxo-2-phenyl-4*H*-1-benzopyran-5,7-diyldioxydiessigsäure = 5,7-Bis-(carboxymethoxy)-flavon = 2,2'-[(4-Oxo-2-phenyl-4*H*-1-benzopyran-5,7-diyl)bis(oxy)]bis[essigsäure] (●)

S *Acide flavodique**, Acidum flavodicum**, Flavodic acid***

V Kapillartherapeuticum

3842-01 *(3196a)* 13 358-62-8

H Dinatriumsalz

S Comparison, *Dinatriumflavodat, Disodium flavodate,* Intercyton, Pericel

V Kapillartherapeuticum

3843 *(3197)* $C_{19}H_{15}ClN_2O_5$

4700-56-5

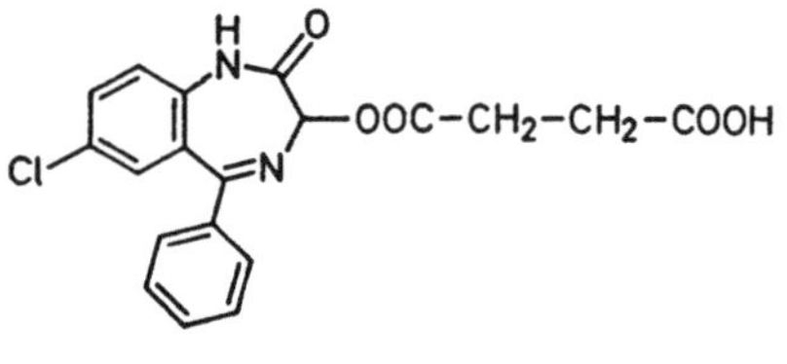

7-Chlor-2,3-dihydro-2-oxo-5-phenyl-1*H*-1,4-benzodiazepin-3-ylhydrogensuccinat = 7-Chlor-1,3-dihydro-3-hemisuccinyloxy-5-phenyl-2*H*-1,4-benzodiazepin-2-on = Butandisäuremono[7-chlor-2,3-dihydro-2-oxo-5-phenyl-1*H*-1,4-benzodiazepin-3-yl]ester (●)

H Natriumsalz (3693-18-3)

S Ansielix, Aplakil „Vitoria", Empracil, Nulans, *Oxazepamnatriumsuccinat,* SAS 538

V Psychosedativum

3843-01 *(3197a)* 16 327-90-5

H 2-Dimethylaminoethanolsalz

S SAS 546

V Psychosedativum

3844 *(3198)* $C_{19}H_{15}ClO_4$

81-82-3

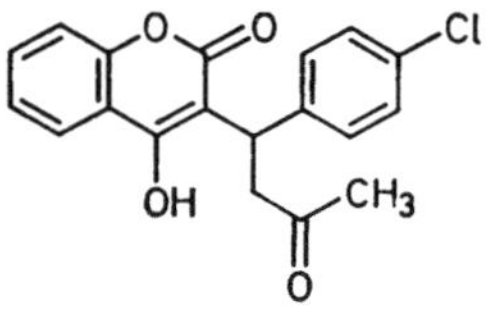

3-[1-(*p*-Chlorphenyl)-3-oxobutyl]-4-hydroxycumarin = 3-(α-Acetonyl-*p*-chlorbenzyl)-4-hydroxycumarin = 3-[1-(4-Chlorphenyl)-3-oxobutyl]-4-hydroxy-2*H*-1-benzopyran-2-on (●)

S *Coumachlore, Cumachlorum,* Tomorin

V Antikoagulans, Rodenticid

3845 (3199) $C_{19}H_{15}JO_4$
5543-62-4

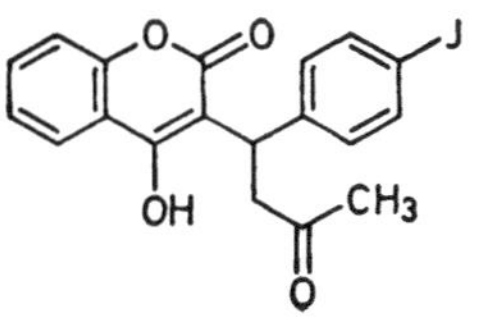

3-[1-(*p*-Jodphenyl)-3-oxobutyl]-4-hydroxycumarin = 3-(α-Acetonyl-*p*-jodbenzyl)-4-hydroxycumarin = 4-Hydroxy-3-[1-(4-jodphenyl)-3-oxobutyl]-2*H*-1-benzopyran-2-on (●)

S Diocoumine

V Antikoagulans

3846 (3200) $C_{19}H_{15}NO_2$
524-34-5

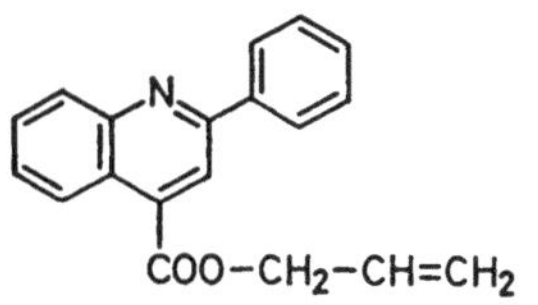

2-Phenylchinolin-4-carbonsäureallylester = 2-Phenyl-4-chinolincarbonsäure-2-propenylester (●)

S *Allylcinchophen*, Atochinol, Atoquinol, *Cinchophenallylester*

V Antiarthriticum, Analgeticum, Antiphlogisticum

3847 (3201) $C_{19}H_{15}NO_4$
550-73-2

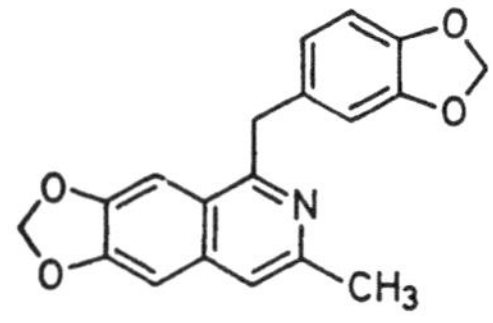

3-Methyl-6,7-methylendioxy-1-(3,4-methylendioxybenzyl)-isochinolin = 5-[(1,3-Benzodioxol-5-yl)methyl]-7-methyl-1,3-dioxolo[4,5-*g*]isochinolin (●)

S Eupaverin (alte Form), Syntaverin (alte Form)

V Spasmolyticum

3848 (3202) $C_{19}H_{15}NO_6$
152-72-7

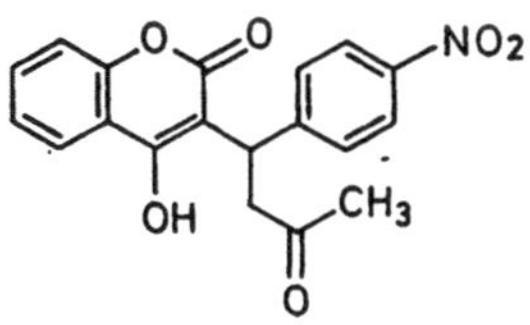

3-[1-(*p*-Nitrophenyl)-3-oxobutyl]-4-hydroxycumarin = 3-[α-Acetonyl-*p*-nitrobenzyl]-4-hydroxycumarin = 4-Hydroxy-3-[1-(4-nitrophenyl)-3-oxobutyl]-2*H*-1-benzopyran-2-on (●)

S *Acenocumarin*, *Acenocoumarol***, Ascumar, G 23350, Neo-Sintrom, *Nicoumalone*, Sincoumar, Sinthrome, Sintrom(a), Syncoumar, Syncumar, Synthrom, Trombostop, Zotil

V Antikoagulans

3849 $C_{19}H_{16}ClNO_4$
25 803-14-9

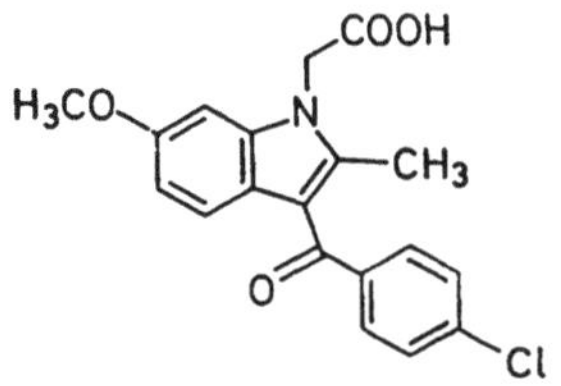

3-(*p*-Chlorbenzoyl)-6-methoxy-2-methylindol-1-yl-essigsäure = 3-(4-Chlorbenzoyl)-6-methoxy-2-methyl-1*H*-indol-1-essigsäure (●)

S C 1656, *Clometacin***, Duperan, *Mindolic acid*, R 3959, RU 3959

V Antiphlogisticum, peripheres Analgeticum

3850 (3203) $C_{19}H_{16}ClNO_4$
53-86-1

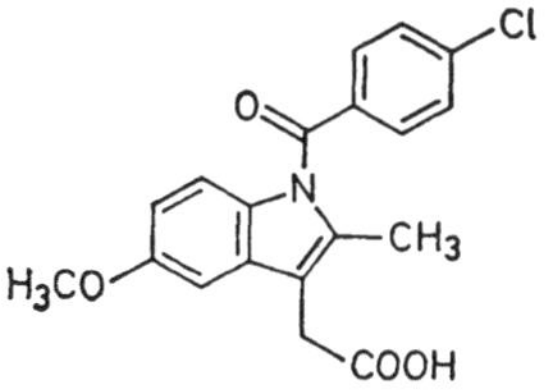

1-(*p*-Chlorbenzoyl)-5-methoxy-2-methylindol-3-yl-essigsäure = 1-(4-Chlorbenzoyl)-5-methoxy-2-methyl-1*H*-indol-3-essigsäure (●)

H vgl. auch Nr. 5386

S Afardin, Algometacin, Amuno, Aristopone, Articin, Artrinovo, Artrivia, Artrizinal, Artrobase, Artrocid, Bavilon, Bonatol, Boutycin, Bresanil, Cidalgon, Cinodocin, Confortid, Cosmocalm, Doctucid, Dolopas, Dolovin, Droindomet, Duracaps, Enipox, Etivolax, Flem, Fortathrin, GM 60, Ifimethacin, I.M. 75, Imbrilon, Imet, Inacid, Indacin, Inderapollon, Indium, Indo-Arcana, Indocap, Indochem, Indocid, Indocin, Indofar, Indolene, Indoman, Indomecol, Indomed, Indomee, *Indometacin***, Indometan, *Indomethacin*, Indomethine, Indomethol, Indometin, Indomin, Indomon, Indopal, Indo-Rectolmin, Indostine, Indosule, Indotur, Indren, Indumet, Infrocin, Inmetsin, Inteban, Inthacin, Intomin, Kadomethan, Klevapon, Malival, Maroselis, Melitex, Metacen, Metaril, Metartril, Methacid, Methazine, Metindol, Mezolin, MK-615, Myorestan, Myozytal, Nectamethacid, Neo-Arthropen, Nuricon, Peralgon, Phenotacin, Reocolp, Reumacid(e), Reumadolor, Reumatin, Rheumafar, Sadoreum, Valicent, Vellopan, Yamaben

V Antirheumaticum, Antiphlogisticum, Antipyreticum

3850-01 **36 218-19-6**

H L-Argininsalz (Nr. 483)

S *Indoarginina*

V Antiphlogisticum

3850-02 **36 798-16-0**

H Megluminsalz (Nr. 685)

S Liometacen, Liometacina

V Antiphlogisticum

3851 *(3204)* **$C_{19}H_{16}Cl_2N_2O_8$**

32 307-90-7

Chloramphenicolphthalat = 1,2-Benzendicarbonsäuremono[[*R*-(*R**,*R**)]-2-[(dichloracetyl)amino]-3-hydroxy-3-(4-nitrophenyl)propyl]ester (●)

H Natriumsalz

S Neo-Typhusan

V Antibioticum

3852 *(3205)* **$C_{19}H_{16}N_2$**

6882-99-1

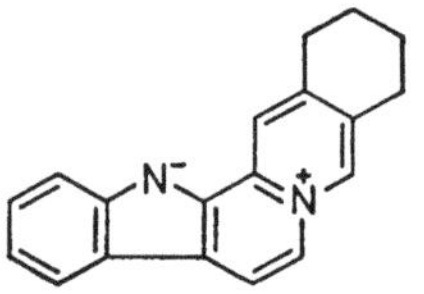

3,4,5,6,14,15,20,21-Octadehydroyohimbanium = 2,3,4,13-Tetrahydro-1*H*-benz[*g*]indolo[2,3-*a*]chinolizin-6-ium (●)

S *Sempervirene*, *Sempervirin*

V Alkaloid aus den Wurzeln von Gelsemium sempervirens

3853 *(3206)* **$C_{19}H_{16}N_2O_3$**

606-36-0

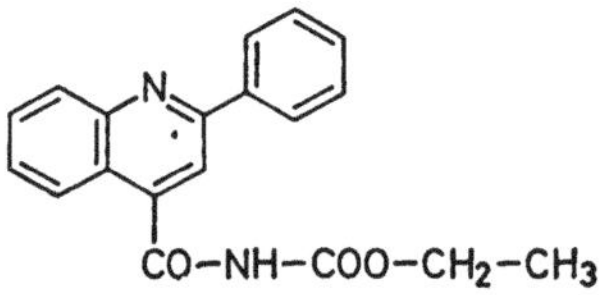

Ethyl-*N*-(2-phenylcinchonoyl)-carbamat = *N*-(2-Phenylcinchonoyl)-ethylurethan = [(2-Phenyl-4-chinolinyl)carbonyl]carbamidsäureethylester (●)

S Anotal, Fantan

V Antiarthriticum, Antirheumaticum

3854 *(3207)* **$C_{19}H_{16}N_2O_4$**

744-80-9

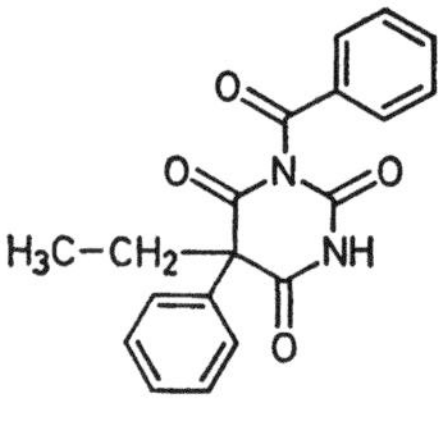

1-Benzoyl-5-ethyl-5-phenylbarbitursäure = 1-Benzoyl-5-ethyl-5-phenyl-2,4,6(1*H*,3*H*,5*H*)-pyrimidintrion (●)

S *Benzobarbital***, *Benzonal(um)*, Benzoylluminal

V Antiepilepticum

3855 *(3208)* $C_{19}H_{16}N_4O$

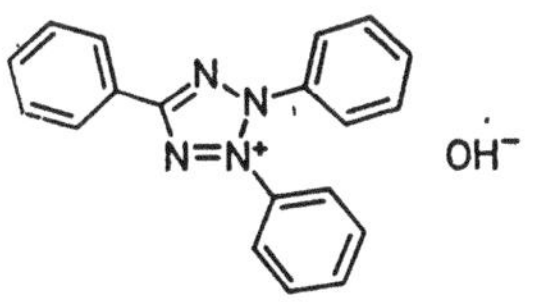

2,3,5-Triphenyl-2*H*-tetrazoliumhydroxid (●)

H Chlorid (298-96-4)

S *Red tetrazolium*, *Triphenyltetrazoliumchlorid*, TPTZ, TTC, Urocheck, Uroscreen, VitaStain

V Diagnosticum zur Feststellung von Infektionen der Harnwege

3856 *(3209)* $C_{19}H_{16}N_4O_6S$ 13010-46-3

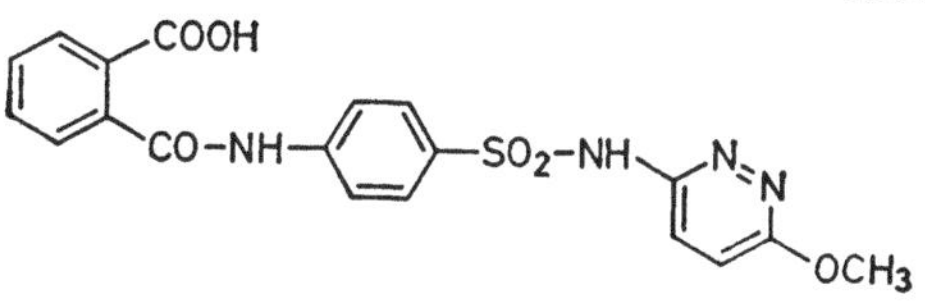

p'-(6-Methoxy-3-pyridazinylsulfamoyl)-phthalanilsäure = 3-Methoxy-6-(N^4-phthaloylsulfanilamido)-pyridazin = 2-[[[4-[[(6-Methoxy-3-pyridazinyl)amino]sulfonyl]phenyl]amino]carbonyl]benzoesäure (●)

S *Phthalylsulfapyridazin*, Phthazin

V darmwirksames Chemotherapeuticum

3857 *(3210)* $C_{19}H_{16}O_4$ 81-81-2

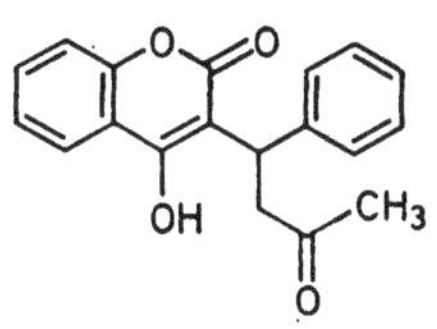

3-(3-Oxo-1-phenylbutyl)-4-hydroxycumarin = 3-(α-Acetonylbenzyl)-4-hydroxycumarin = 4-Hydroxy-3-(3-oxo-1-phenylbutyl)-2*H*-1-benzopyran-2-on (●)

H auch Natriumsalz (129-06-6)

S Actosin, Aldocumar, Athrombin, Bliz, Compound 42, Coumadin(e), Cumaribys, Dicusat, Farpol-C, Hemofluid, Link's Compound No. 42, Marevan, Muriton, Nawarin, NSC-59813, Panwarfin, Prothromadin, Ramy, Raticida, Ratiso, Ratmaster, Tintorane, Turagil, Uni-Warfin, Varfan, Varfine, Waran, Warcoumin, Warfalest, *Warfarin***, WARF compd. 42, Warfilone, Warnerin

V Antikoagulans, Rodenticid

3857-01 *(3210a)* 3324-63-8

H β-Dimethylaminoethanol-Salz

S Adoisine, 6134 MD

V Antikoagulans

3858 *(3211)* $C_{19}H_{16}O_5$ 119-41-5

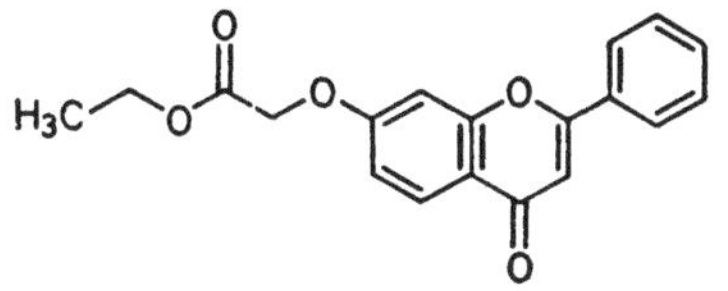

[(4-Oxo-2-phenyl-4*H*-1-benzopyran-7-yl)oxy]essigsäureethylester (●) = 7-(Carbethoxymethoxy)-flavon

S Angorlisin, Coril, Corosanin, Dilatan Kore, Domucor, Eflocor, *Efloxat***, Oxiflavil, Rec 1/0185, Recordil

V Coronarvasodilatans

3859 *(3212)* $C_{19}H_{17}ClFN_3O_5S$ 5250-39-5

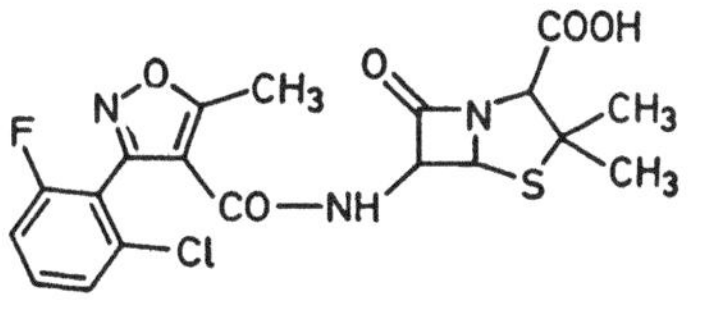

6-[3-(2-Chlor-6-fluorphenyl)-5-methylisoxazol-4-carboxamido]-3,3-dimethyl-7-oxo-4-thia-1-azabicyclo[3.2.0]heptan-2-carbonsäure = 6-[3-(2-Chlor-6-fluorphenyl)-5-methylisoxazol-4-carboxamido]-penicillansäure = 3-(2-Chlor-6-fluorphenyl)-5-methyl-4-isoxazolylpenicillin = [2*S*-(2α,5α,6β)]-6-[[[3-(2-Chlor-6-fluorphenyl)-5-methyl-4-isoxazolyl]carbonyl]amino]-3,3-dimethyl-7-oxo-4-thia-1-azabicyclo[3.2.0]heptan-2-carbonsäure (●)

H auch Natriumsalz (1847-24-1)

S BRL 2039, Culpen, Dumpikal, FK 900, *Floxacillin*, Floxapen, *Flucloxacillin***, Heracillin, Staphylex

V Antibioticum

3860 *(3213)* $C_{19}H_{17}ClF_3NO_4$

26718-25-2

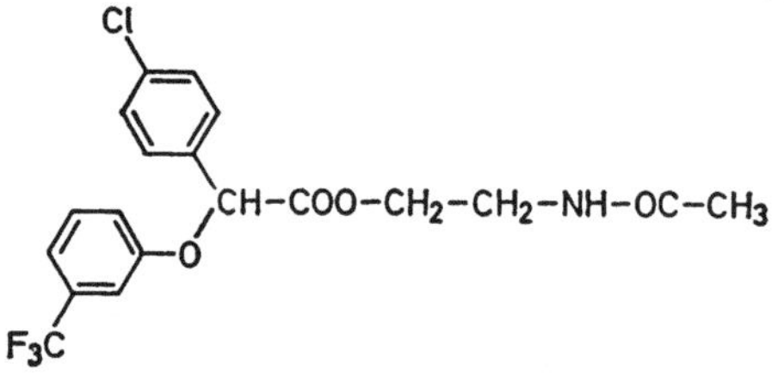

2-(*p*-Chlorphenyl)-2-(α,α,α-trifluor-*m*-tolyloxy)-essigsäure-β-acetylaminoethylester = 4-Chlor-α-[3-(trifluormethyl)phenoxy]benzenessigsäure-2-(acetylamino)ethylester (●)

S *Halofenat***, Livipas, MK-185

V Antihypercholesterinämicum

3861 *(3214)* $C_{19}H_{17}ClN_2O$

2955-38-6

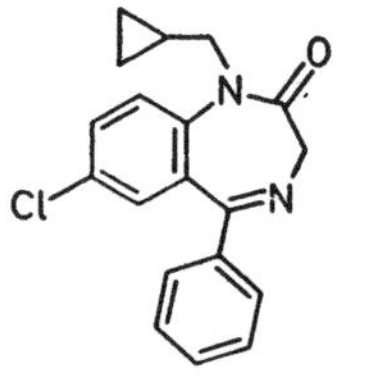

7-Chlor-1-(cyclopropylmethyl)-1,3-dihydro-5-phenyl-2*H*-1,4-benzodiazepin-2-on (●)

S Demetrin, Equipax „Parke, Davis", *Prazepam***, Quipax, Reapam, Tenzepam, Verstran, W 4020

V Psychosedativum, Muskelrelaxans

3862 *(3215)* $C_{19}H_{17}ClN_2O_4$

3820-67-5

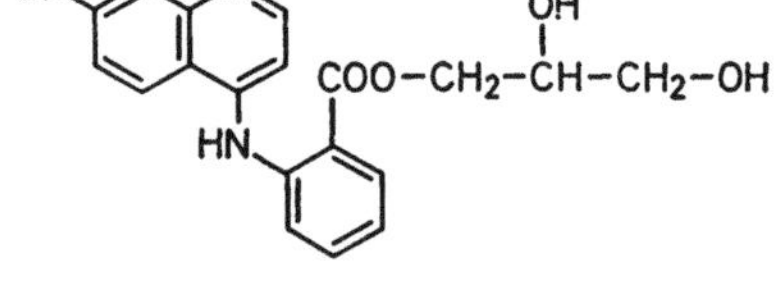

N-(7-Chlor-4-chinolyl)-anthranilsäure-(2,3-dihydroxypropyl)-ester = 2-[(7-Chlor-4-chinolinyl)-amino]benzoesäure-2,3-dihydroxypropylester (●)

S Alcidon, Dolnovon, Dolomate, *Glafenin***, *Glaphénine*, Glaquil, Glicafan, Glifan, Glifanan, Glifanar, *Glycerylaminophenaquine*, R 1707

V Analgeticum, Antiphlogisticum

3863 *(3216)* $C_{19}H_{17}Cl_2N_3O_5S$

3116-76-5

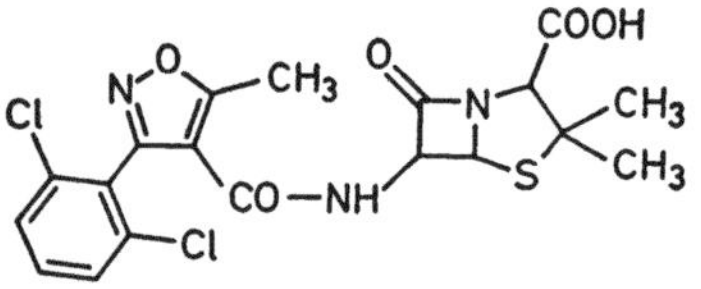

6-[3-(2,6-Dichlorphenyl)-5-methylisoxazol-4-carboxamido]-3,3-dimethyl-7-oxo-4-thia-1-azabicyclo-[3.2.0]heptan-2-carbonsäure = 6-[3-(2,6-Dichlorphenyl)-5-methylisoxazol-4-carboxamido]-penicillansäure = 3-(2,6-Dichlorphenyl)-5-methyl-4-isoxazolylpenicillin = [2*S*-(2α,5α,6β)]-6-[[[3-(2,6-Dichlorphenyl)-5-methyl-4-isoxazolyl]carbonyl]-amino]-3,3-dimethyl-7-oxo-4-thia-1-azabicyclo-[3.2.0]heptan-2-carbonsäure (●)

H Natriumsalzmonohydrat (13412-64-1)

S Bactopen D, Bayer 5488, Biocloxin, Brispen, BRL 1702, Clocil, Cloxi-Cortem, Constaphyl, Dichlor-Stapenor, Diclex, Diclo', Diclocil(a), Diclocilina, Diclocillin, Diclomax, Dicloro-Stapenor, Diclophen, Diclosil, *Dicloxacillin-Natrium***, Dicloxapen, Dicloxin, Dicloxypen, Diflor, Digloxilline, Dinapen, Dycill, Dynapen, Maclicine, Noxabén, Omnipen „Norma", P-1011, Pathocil, Pen-Sint, Posipen, R-13423, *Sodium dicloxacillin***, Soldak, Stafopenin, Stampen, Stapenor-DC, Staphcillin A, Veracilina, Veracillin

V penicillinasefestes Antibioticum

3864 *(3217)* $C_{19}H_{17}NOS$

2398-96-1

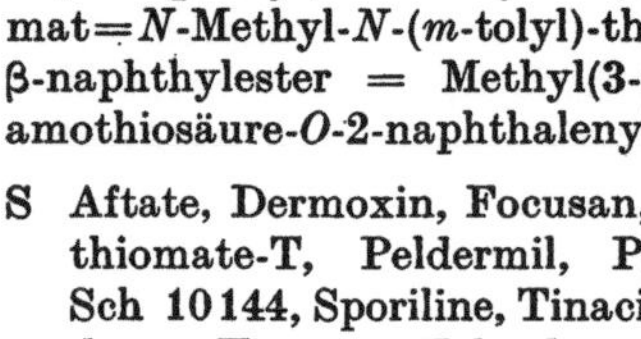

m,N-Dimethylcarbanilsäure-*O*-2-naphthylester = *O*-(2-Naphthyl)-*N*-methyl-*N*-(3-tolyl)-thiocarbamat = *N*-Methyl-*N*-(*m*-tolyl)-thionocarbamidsäure-β-naphthylester = Methyl(3-methylphenyl)carbamothiosäure-*O*-2-naphthalenylester (●)

S Aftate, Dermoxin, Focusan, Macoderm, Naphthiomate-T, Peldermil, Phytoderm, Pitrex, Sch 10144, Sporiline, Tinacidin, Tinactin, Tinaderm, Tinavet, Tolnaderm, *Tolnaftat***, *Tolnaphthat*, Tolnaphyt, Tolsanil, Tonoftal

V Fungicid

3865 (*3218*) $C_{19}H_{17}NO_2$
53555-73-0

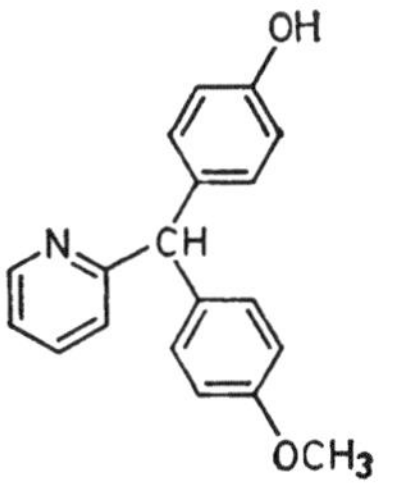

p-[*p*-Methoxy-α-(2-pyridyl)-benzyl]-phenol = (4-Hydroxy-4′-methoxydiphenyl)-(2-pyridyl)-methan = 4-[(4-Methoxyphenyl)-(2-pyridinylmethyl]-phenol (●)

S Laxilal

V Laxativum

3866 (*3219*) $C_{19}H_{17}NO_2$
485-34-7

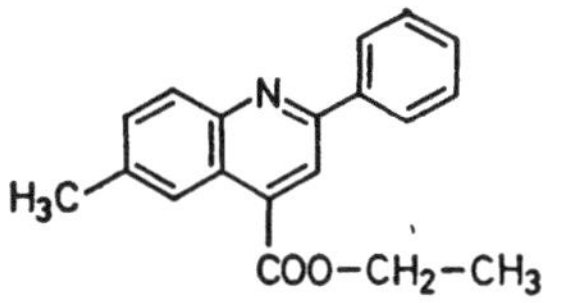

6-Methyl-2-phenyl-4-chinolincarbonsäureethylester (●)

S Neoatophan, *Neocinchophen**, Neomagnephen, Neophan, Neoquinophan, Neu-Nylofanol, Novatophan, Novo-Rheumatophin, Tolysin

V Antiarthriticum, Antirheumaticum

3867 (*3220*) $C_{19}H_{17}N_3O_4S_2$
50-59-9

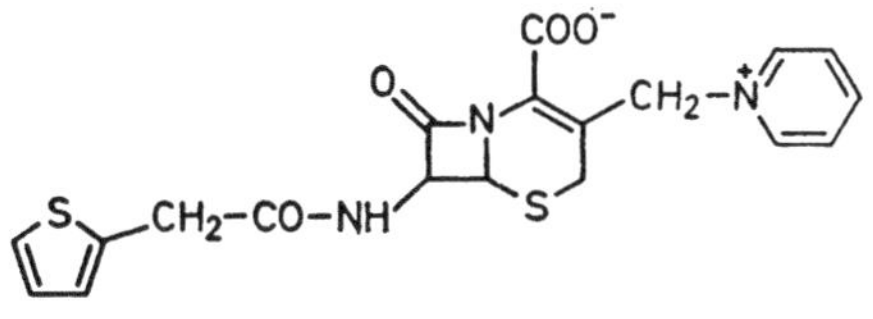

inneres Salz des 1-{[2-Carboxy-8-oxo-7-(2-thienylacetamido)-5-thia-1-azabicyclo[4.2.0]oct-2-en-3-yl]-methyl)}-pyridiniumhydroxids = 7-(2-Thienylacetamido)-3-(1-pyridylmethyl)-3-cephem-4-carbonsäurebetain = (6*R*-*trans*)-1-[[2-Carboxy-8-oxo-7-[(2-thienylacetyl)amino]-5-thia-1-azabicyclo-[4.2.0]oct-2-en-3-yl]methyl]pyridiniumhydroxid (inneres Salz) (●)

S Aliporina, Ampligram, Balcloridina, Basporidina, Cefabiot-Inyect., Cefalescord-Susp., Cefalisan, Cefalobiotic, Cefalogobens-Inyect., *Cefaloridin**, Ceflorin, Cepaloridin, Cepalorin, Ceph 87/4, Cephalomycine, *Cephaloridine*, Ceporan, Ceporin, Céporine, Cer, Cilifor, Cinorin, Coridine, Cusisporina, Dinasint, Eldia, Endosporol, Enebiotico, Filoklin, Gencefal, Glaxoridin, Glucoferal-Inyect., Henina, Huberlexina-Inyect., Intrasporin, Keflodin(a), Keflordin, Kefspor, Latorex, Lauridin, Libesporina, Liexina, Lilly 40602, Lloncefal, Loridine, Prinderin, Sasperin, Sch 11527, Sefacin, Sintoridyn, Talinsul-Inyect., Tapiola, Totalmicina

V Antibioticum

3868 (*3221*) $C_{19}H_{17}N_5O_5S$
2315-08-4

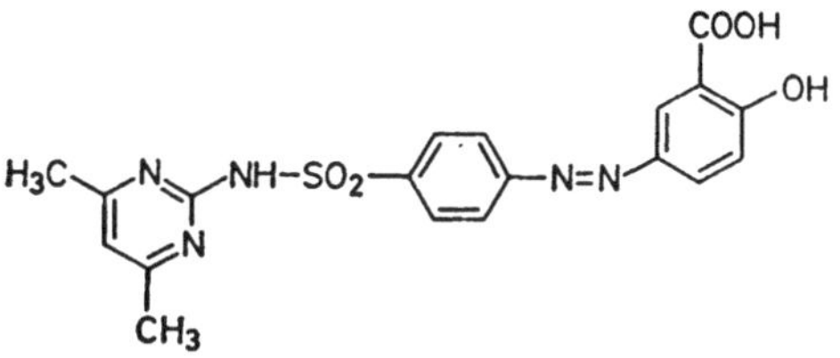

5-[*p*-(4,6-Dimethyl-2-pyrimidinylsulfamoyl)-phenylazo]-salicylsäure = 4′-(4,6-Dimethylpyrimidin-2-ylsulfamoyl)-4-hydroxyazobenzol-3-carbonsäure = 5-[[4-[[(4,6-Dimethyl-2-pyrimidinyl)amino]sulfonyl]phenyl]azo]-2-hydroxybenzoesäure (●)

S Azudimidine, Salazodimidine, *Salazosulfadimidin***, *Salazosulphadimidine*, *Salicylazosulfadimidin*, *Salicylazosulfamethazin*

V Chemotherapeuticum

3869 $C_{19}H_{18}BrF_3N_2O_4$
41113-86-4

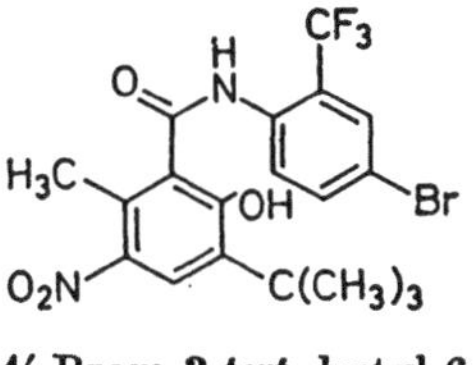

4′-Brom-3-*tert*.-butyl-6-methyl-5-nitro-2′-(trifluormethyl)-salicylanilid = 4′-Brom-3-*tert*.-butyl-α′,α′,α′-trifluor-5-nitro-2,6-cresoto-*o*-toluidid = *N*-[4-Brom-2-(trifluormethyl)phenyl]-3-(1,1-dimethylethyl)-2-hydroxy-6-methyl-5-nitrobenzamid (●)

S *Bromoxanid***, SKF 61636

V Anthelminthicum

3870 $C_{19}H_{18}ClFN_2O_3$

27 060-91-9

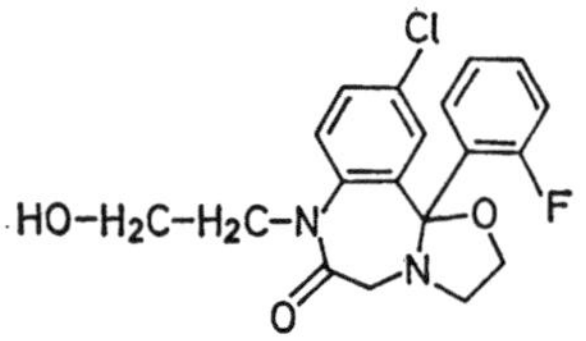

10-Chlor-11b-(2-fluorphenyl)-2,3,7,11b-tetrahydro-7-(2-hydroxyethyl)oxazolo[3,2-*d*][1,4]benzodiazepin-6(5*H*)-on (●)

S *Flutazolam***, MS 4101, Ro 7-6102

V Tranquillizer

3871 *(3222)* $C_{19}H_{18}ClN_3O$

15 687-07-7

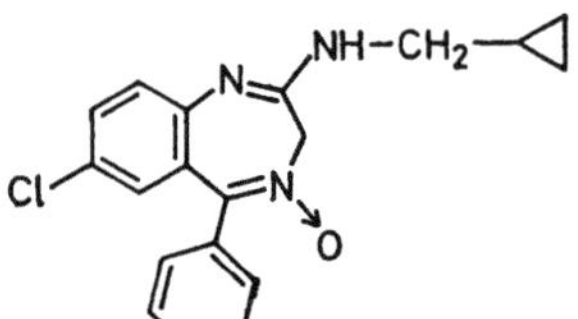

7-Chlor-2-(cyclopropylmethylamino)-5-phenyl-3*H*-1,4-benzodiazepin-4-oxid = 7-Chlor-*N*-(cyclopropylmethyl)-5-phenyl-3*H*-1,4-benzodiazepin-2-amin-*N*-oxid (●)

S *Ciprazepam, Cyprazepam***, W 3623

V Psychosedativum

3872 $C_{19}H_{18}ClN_3O_3$

36 104-80-0

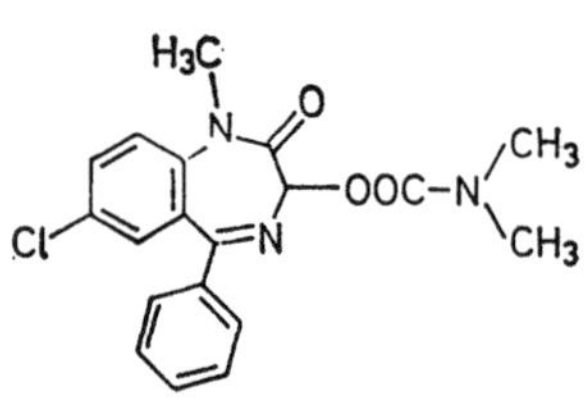

7-Chlor-1,3-dihydro-3-hydroxy-1-methyl-5-phenyl-2*H*-1,4-benzodiazepin-2-on-dimethylcarbamat = Dimethylcarbamidsäure-7-chlor-2,3-dihydro-1-methyl-2-oxo-5-phenyl-1*H*-1,4-benzodiazepin-3-ylester (●)

S Albego, *Camazepam***, Nebolam, SB 5833

V Sedativum, Tranquillizer

3873 *(3223)* $C_{19}H_{18}ClN_3O_5S$

61-72-3

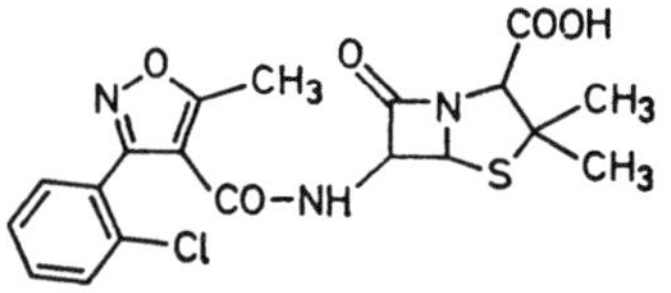

6-[3-(*o*-Chlorphenyl)-5-methylisoxazol-4-carboxamido]-3,3-dimethyl-7-oxo-4-thia-1-azabicyclo-[3.2.0]-heptan-2-carbonsäure = 6-[3-(*o*-Chlorphenyl)-5-methylisoxazol-4-carboxamido]-penicillansäure = 3-(*o*-Chlorphenyl)-5-methyl-4-isoxazolylpenicillin = [2*S*-(2α,5α,6β)]-6-[[[3-(2-Chlorphenyl)-5-methyl-4-isoxazolyl]carbonyl]amino]-3,3-dimethyl-7-oxo-4-thia-1-azabicyclo[3.2.0]heptan-2-carbonsäure (●)

H Natriumsalz (642-78-4)
[oder Natriumsalzmonohydrat (7081-44-9)]

S Ankerbin „Ankerfarm", Austrastaph, Bactopen, Biocloxil, Bristapen, BRL 1621, Clocillin, *Cloxacillin-Natrium***, *Cloxacillin-Sodium***, cf-Cloxamin, Cloxapen, Cloxipen, Cloxipenil, Cloxypen, Diner, Ekvacillin, Ellecid, Equacillin, Gelstaph, Gertemin, Klox, Landerclox, Lutrexin, Methocillin S., Novocloxin, Orbenin, P-25, Penstapho N (Penstaphon), Prevencilina P, Prostaphilin A, Prostaphlin A, Semicillina, *Sodium Cloxacillin*, Staphobristol, Staphybiotic, Staphyclox, Syntarpen, Tegopen, Ubracillin

V gegen Staphylokokken wirksames Antibioticum

3873-01 32 222-55-2

H Salz mit *N,N'*-Dibenzylethylendiamin

S *Benzathin-Cloxacillin*, Dry-Clox

V Depot-Antibioticum

3874 $C_{19}H_{18}Cl_2N_4O_4S$

15 949-72-1

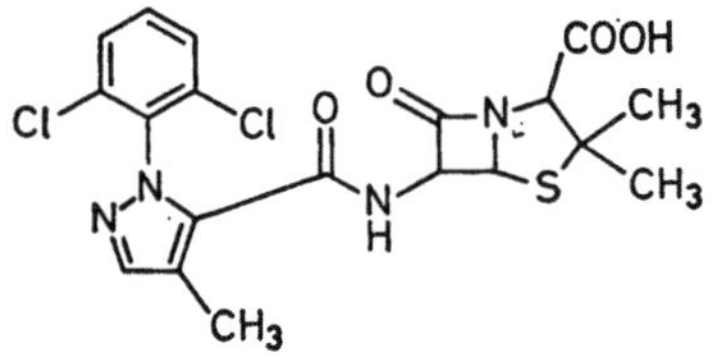

6-[1-(2,6-Dichlorphenyl)-4-methylpyrazol-5-carboxamido]-3,3-dimethyl-7-oxo-4-thia-1-azabicyclo[3.2.0]heptan-2-carbonsäure = 6-[1-(2,6-Dichlorphenyl)-4-methylpyrazol-5-carboxamido]-penicillansäure = 1-(2,6-Dichlorphenyl)-4-methyl-5-pyrazolylpenicillin = [2*S*-(2α,5α,6β)]-6-[[[1-(2,6-Dichlorphenyl)-4-methyl-1*H*-pyrazol-5-yl]carbonyl]amino]-3,3-dimethyl-7-oxo-4-thia-1-azabicyclo[3.2.0]heptan-2-carbonsäure (•)

H auch Natriumsalz (15 949-69-6)

S *Pirazocillin, Prazocillin**, Pyrazocillin*

V Antibioticum

3875 $C_{19}H_{18}N_2O_2$

33 453-23-5

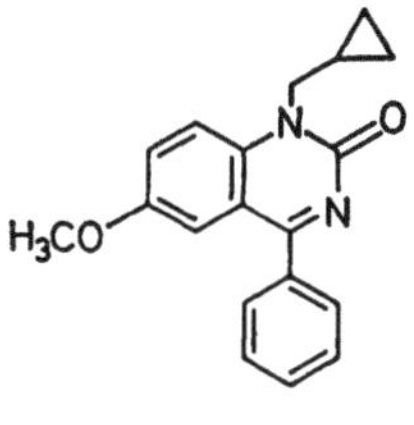

1-(Cyclopropylmethyl)-6-methoxy-4-phenyl-2(1*H*)-chinazolinon (•)

S *Ciproquazone*, SL-573

V Antiphlogisticum, Antirheumaticum

3876 (3224) $C_{19}H_{18}N_2O_3$

853-34-9

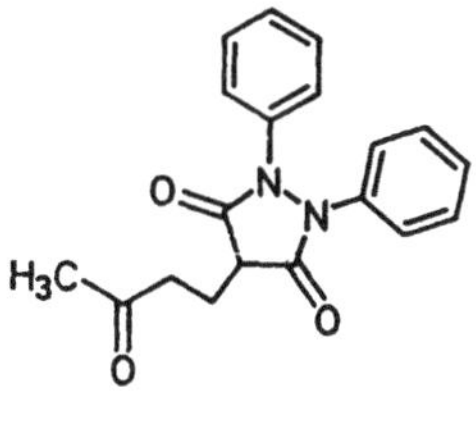

4-(3-Oxobutyl)-1,2-diphenylpyrazolidin-3,5-dion (•)

S Audominen, Chebutan, Chepirol, Chetazol, Chetazolidin, Chetil, *Chetofenilbutazone*, Chetopir, Chetosol, Copirene, Ejor, Gammachetone, Hichillos, Isolidin, *Kebuzon**, Kentan-S, Ketazon(e), Ketobutane, Ketobutazon(e), Ketofen, *Ketophenylbutazonum*, Ketophezon, Neo-Panalgyl, Neufenil, Neuphenyl, Pecnon, Recheton, Reuchetal, Reumo-Campil, Rheumalgin, Trixidol, Vintop, Zenmasal

V Antirheumaticum, Antiphlogisticum

3877 (3225) $C_{19}H_{18}O_7$

3447-95-8

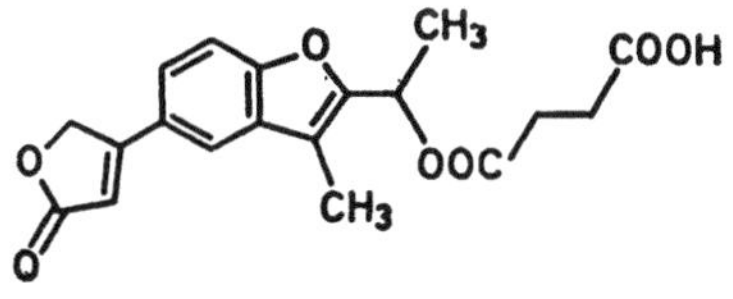

1-[3-Methyl-5-(2,5-dihydro-5-oxo-3-furyl)-benzofuran-2-yl]-ethylhydrogensuccinat = 2-(1-Hydroxyethyl)-β-(hydroxymethyl)-3-methyl-5-benzofuranacrylsäure-γ-lacton-hydrogensuccinat = Butandisäuremono[1-[5-(2,5-dihydro-5-oxo-3-furanyl)-3-methyl-2-benzofuranyl]ethyl]ester (•)

S *Benfurodilhemisuccinat**, Benfurodili succinas*, 4091 C.B., Clinodilat, Eucilat, Eudilat

V Cardiotonicum, Vasodilatans

3878 (3226) $C_{19}H_{18}O_7$

118-27-4

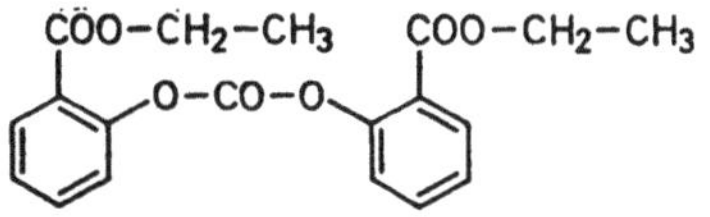

O,O'-Carbonyl-bis-ethylsalicylat = Bis-ethylsalicylat-kohlensäureester = 2,2'-[Carbonylbis(oxy)]-bis[benzoesäureethylester] (•)

H vgl. auch Nr. 2266-19

S *Carbethyl Salicylate*, Sal-Ethyl Carbonate

V Analgeticum, Antipyreticum

3879 (3227) $C_{19}H_{18}O_8$

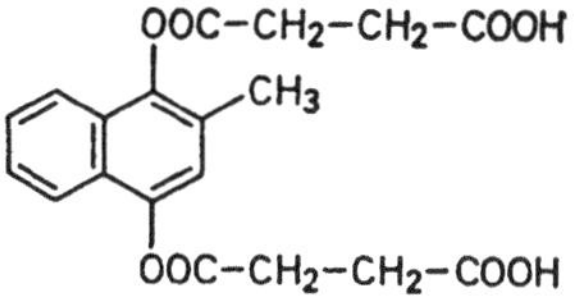

2-Methyl-1,4-naphthylen-bis-hydrogensuccinat = 2-Methyl-1,4-disuccinylnaphthohydrochinon = Butandisäuremono(2-methyl-1,4-naphthalendiyl)-ester (•)

S Kapathrom, *Menadioldisuccinat*

V Antihämorrhagicum

3880 *(3228)* $C_{19}H_{18}O_8$
479-20-9

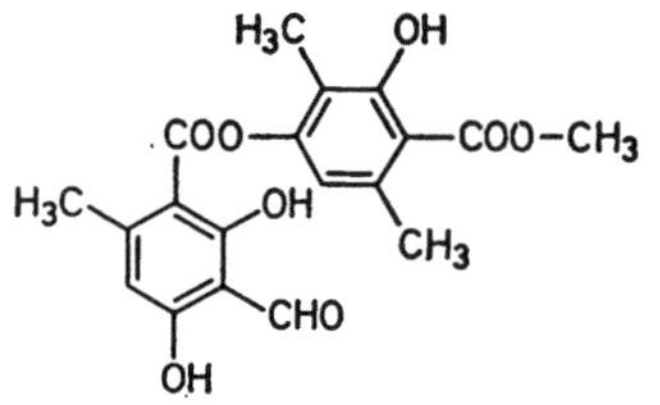

3-Formyl-2,4-dihydroxy-6-methylbenzoesäure-3-hydroxy-4-(methoxycarbonyl)-2,5-dimethylphenylester (●)

S *Atranorin, Atranorsäure,* Parmelin, Usnarin

V Antibioticum aus Flechten

3881 $C_{19}H_{19}ClN_2$
39 051-50-8

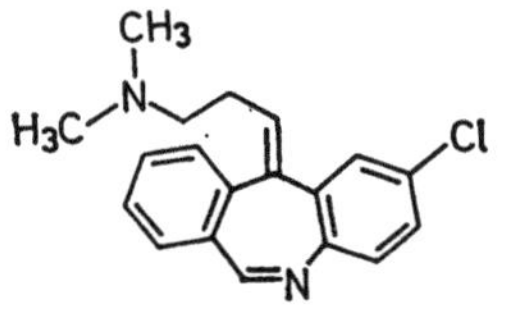

2-Chlor-11-(3-dimethylaminopropyliden)-11*H*-dibenz[*b,e*]azepin = 2-Chlor-11-(3-dimethylaminopropyliden)-morphanthridin = 3-(2-Chlor-11*H*-dibenz[*b,e*]]azepin-11-yliden)-*N,N*-dimethyl-1-propanamin (●)

S EX 11582 A

V Hypotensivum, ZNS-Depressivum

3882 $C_{19}H_{19}ClN_2S$
22 431-21-6

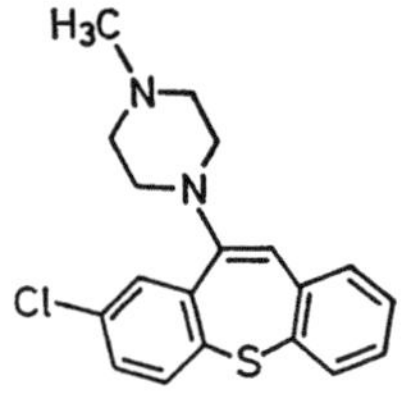

8-Chlor-10-(4-methyl-1-piperazinyl)-dibenzo[*b,f*]-thiepin = 1-(8-Chlordibenzo[*b,f*]thiepin-10-yl)-4-methylpiperazin (●)

S *Dehydroclothepin*

V Neurolepticum

3883 *(3229)* $C_{19}H_{19}ClO_3$
13 878-10-9

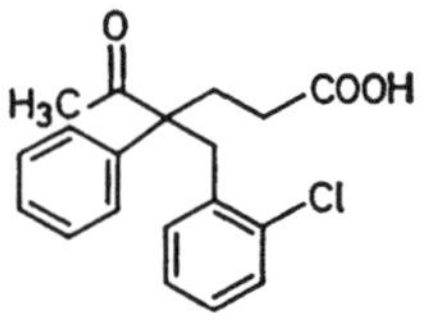

L-4-(*o*-Chlorbenzyl)-4-phenyl-5-oxocapronsäure = (−)-γ-Acetyl-2-chlor-γ-phenyl-benzenpentansäure (●)

H Natriumsalz

S *Caprochlorone*

V Chemotherapeuticum gegen Virusinfektionen

3884 $C_{19}H_{19}FO_4$
52 995-24-1

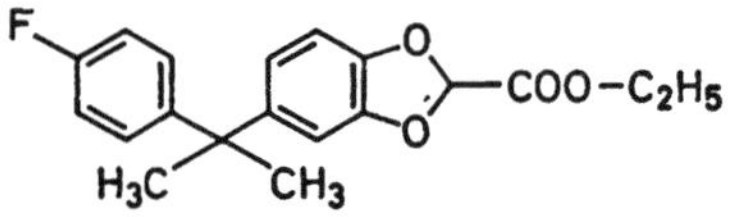

5-(4-Fluor-α,α-dimethylbenzyl)-1,3-benzodioxol-2-carbonsäureethylester = 5-[1-(4-Fluorphenyl)-1-methylethyl]-1,3-benzodioxol-2-carbonsäureethylester (●)

S RMI 14676

V Hypolipämicum

3885 $C_{19}H_{19}F_2NO_2$
21 221-18-1

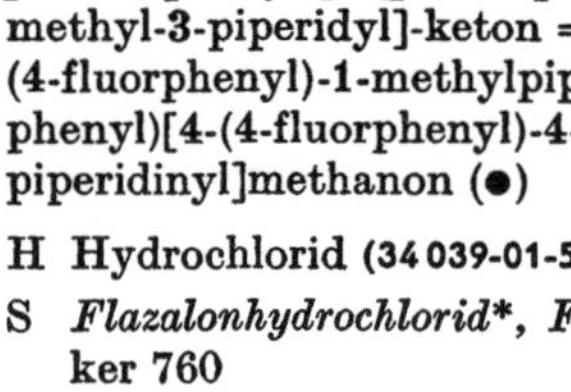

p-Fluorphenyl-[4-(*p*-fluorphenyl)-4-hydroxy-1-methyl-3-piperidyl]-keton = 3-(4-Fluorbenzoyl)-4-(4-fluorphenyl)-1-methylpiperidin-4-ol = (4-Fluorphenyl)[4-(4-fluorphenyl)-4-hydroxy-1-methyl-3-piperidinyl]methanon (●)

H Hydrochlorid (34 039-01-5)

S *Flazalonhydrochlorid*, Flumefenine,* R 760, Riker 760

V Antiphlogisticum

3886 *(3230)* $C_{19}H_{19}HgN_5O_5$

20619-89-0

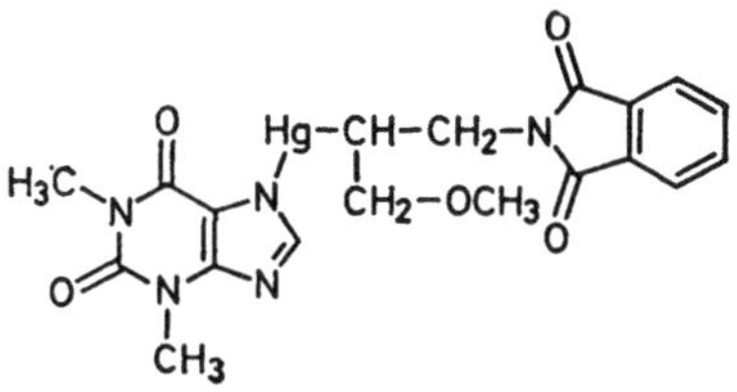

N-[3-Methoxy-2-(7-theophyllinylmercuri)-propyl]-phthalimid = (3,7-Dihydro-1,3-dimethyl-1*H*-purin-2,6-dionato-*N*[7])[2-(1,3-dihydro-1,3-dioxo-2*H*-isoindol-2-yl)-1-(methoxymethyl)ethyl]quecksilber (●)

N Natriumsalz

S Merphtallyl, Poliurene, Polyurene

V Diureticum

3887 *(3231)* $C_{19}H_{19}N$

82-88-2

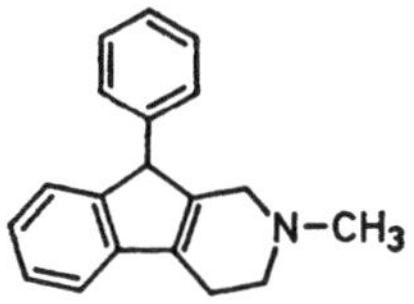

2,3,4,9-Tetrahydro-2-methyl-9-phenyl-1*H*-indeno-[2,1-*c*]pyridin (●) = 2-Methyl-9-phenyl-2,3,4,9-tetrahydro-1*H*-pyridinden = 1,2,3,4-Tetrahydro-2-methyl-9-phenyl-1-azafluoren

H Tartrat (569-59-5)

S Nu 1504, Pernovin, *Phenindamintartrat***, PM 254, Teforin(a), Theophorin, Thephorin

V Antiallergicum, Antihistaminicum

3888 $C_{19}H_{19}NO_2$

30011-11-1

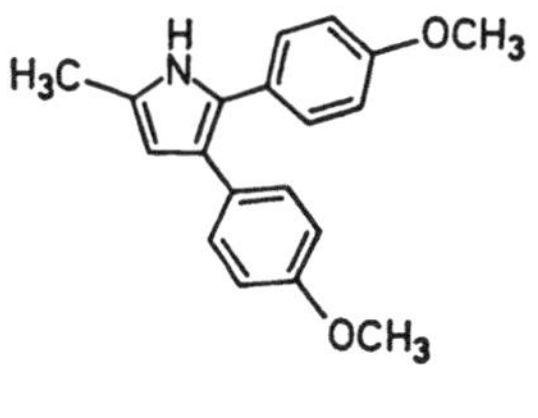

2,3-Bis-(*p*-methoxyphenyl)-5-methylpyrrol = 2,3-Bis(4-methoxyphenyl)-5-methyl-1*H*-pyrrol (●)

S *Bimetopyrol*

V Antiphlogisticum

3889 *(3232)* $C_{19}H_{19}NO_3$

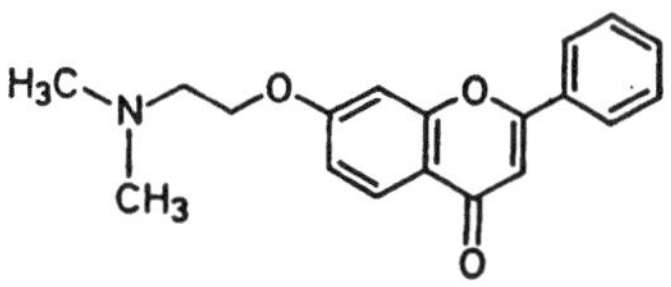

7-[2-(Dimethylamino)ethoxy]-2-phenyl-4*H*-1-benzopyran-4-on (●) = 7-(β-Dimethylaminoethoxy)-flavon

H Theophyllinacetat (1715-55-5)

S Aperflavon, Laoflavon, Perflavon

V Coronarvasodilatans

3890 *(3233)* $C_{19}H_{19}NO_4$

15547-50-9

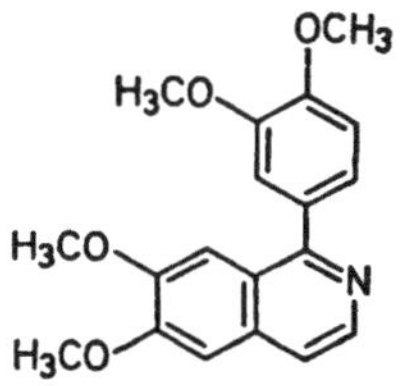

1-(3,4-Dimethoxyphenyl)-6,7-dimethoxyisochinolin (●)

S Chinoparin, Quinoparine

V Spasmolyticum

3891 *(3234)* $C_{19}H_{19}NO_4$

298-45-3

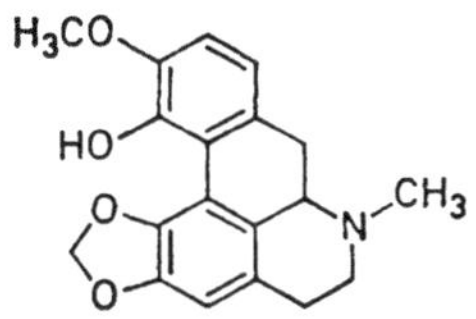

3-Methoxy-5,6-methylendioxyaporphin-4-ol = 10-Methoxy-1,2-methylendioxy-6aα-aporphin-1-ol = (*S*)-6,7,7a,8-Tetrahydro-11-methoxy-7-methyl-5*H*-benzo[*g*]-1,3-benzodioxolo[6,5,4-*de*]chinolin-12-ol (●)

S *Bulbocapnin*

V Therapeuticum gegen Tremorerscheinungen (Alkaloid aus Corydalis cava)

3892 *(3235)* $C_{19}H_{19}NS$
314-03-4

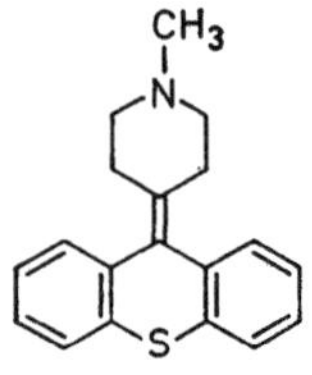

1-Methyl-4-(thioxanthen-9-yliden)-piperidin = 1-Methyl-4-(9*H*-thioxanthen-9-yliden)piperidin (●) = 9-(1-Methyl-4-piperidyliden)-thioxanthen

S BP 400, Calmixen, LC 115, Metixopan, Muricalm, *Pimethixen***, *Pimétixène*, Sedosil, Zaditen

V Antihistaminicum, Bronchospasmolyticum, Sedativum

3892-01

H 7-Theophyllinacetat

S *Acefyllin-Pimethixen*, Restoren

V Appetitstimulans

3893 *(3236)* $C_{19}H_{19}N_3$

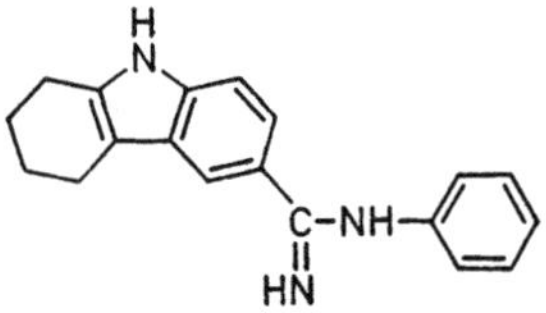

N^1-Phenyl-5,6,7,8-tetrahydrocarbazol-3-carboxamidin = 6-(N^1-Phenylamidino)-1,2,3,4-tetrahydrocarbazol = 5,6,7,8-Tetrahydro-*N*-phenyl-9*H*-carbazol-3-carboximidamid (●)

S Pathcole

V Serotoninantagonist

3894 *(3237)* $C_{19}H_{19}N_3O$
467-62-9

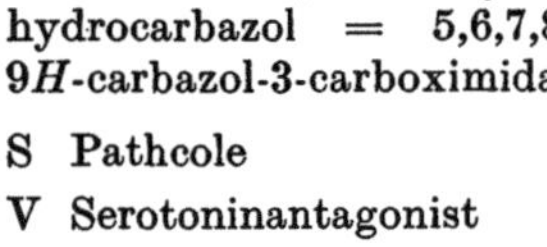

Tris-(*p*-aminophenyl)-methyliumhydroxid = 4-Amino-α,α-bis(4-aminophenyl)benzenmethanol (●)

H Hemi-[4,4′-methylen-bis-(3-hydroxy-2-naphthoat)]-hydrat (7232-51-1)

S CI-403 A, CN-15573-23 A, *Pararosanilini embonas***, *Pararosanilinpamoat*, PS-1286

V Chemotherapeuticum gegen Schistosomeninfektionen

3895 $C_{19}H_{19}N_3O_4$
40915-84-2

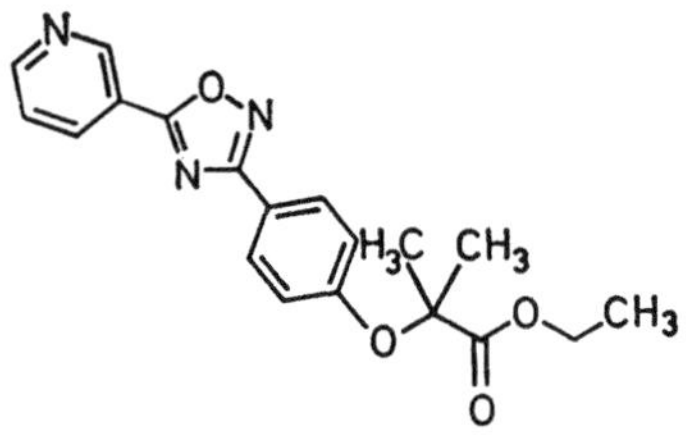

2-Methyl-2-{*p*-[5-(3-pyridyl)-1,2,4-oxadiazol-3-yl]-phenoxy}-propionsäureethylester = 2-Methyl-2-[4-[5-(3-pyridinyl)-1,2,4-oxadiazol-3-yl]phenoxy]propansäureethylester (●)

S AT-308

V Hypocholesterinämicum

3896 *(3238)* $C_{19}H_{19}N_3O_5S$
66-79-5

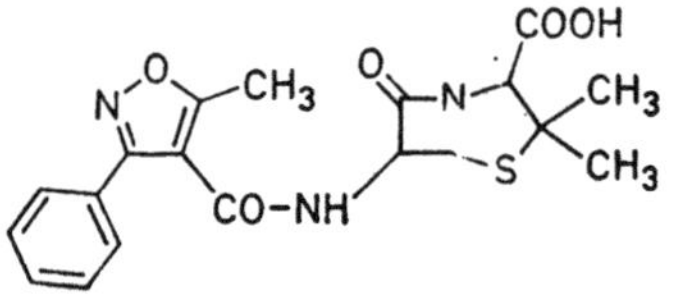

3,3-Dimethyl-6-(5-methyl-3-phenylisoxazol-4-carboxamido)-7-oxo-4-thia-1-azabicyclo-[3.2.0]-heptan-2-carbonsäure = 6-(5-Methyl-3-phenylisoxazol-4-carboxamido)-penicillansäure = 5-Methyl-3-phenyl-4-isoxazolylpenicillin = [2*S*-(2α,5α,6β)]-3,3-Dimethyl-6-[[(5-methyl-3-phenyl-4-isoxazolyl)-carbonyl]amino]-7-oxo-4-thia-1-azabicyclo[3.2.0]-heptan-2-carbonsäure (●)

H Natriumsalzmonohydrat (7240-38-2)

S AB 1400, Bactocill, Bristopen, BRL 1400, Cryptocillin, Micropenin, Oxabel, Oxacilin, *Oxacillin-Natrium**, *Oxacillin-Sodium**, Oxazina „Made-Lisboa", *Oxazocilline(-Sodium)*, Oxilin, P-12, Penicillin P-12, Penistafil, Penstapho, Penstaphocid, Prostafilina, Prostaphcillin, Prostaphlin, Resistopen „Bristol; Squibb“, **Sodium Oxacillin**, SQ 16423, Stafcilin „V“, Staficilin-N, Stapenor, Staphcillin V, Viostatin

V gegen Staphylokokken wirksames Antibioticum

3897 *(3239)* $C_{19}H_{19}N_5O_3$

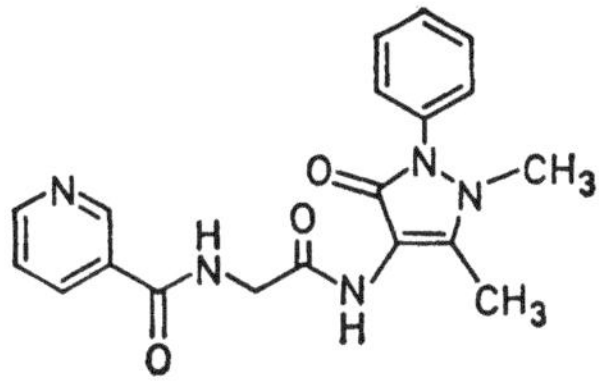

N-(2,3-Dimethyl-5-oxo-1-phenyl-3-pyrazolin-4-yl)-α-nicotinamidoacetamid = 2,3-Dimethyl-4-(nicotinamidoacetamido)-1-phenyl-5-pyrazolon = *N*-[[(2,3-Dihydro-1,5-dimethyl-3-oxo-2-phenyl-1*H*-pyrazol-4-yl)amino]acetyl]-3-pyridincarboxamid (●)

H Hydrochlorid

S Nicopyron-ad injectionum, Nicozone-I

V Antineuralgicum, Antirheumaticum

3898 $C_{19}H_{19}N_5O_5S_3$
51 627-20-4

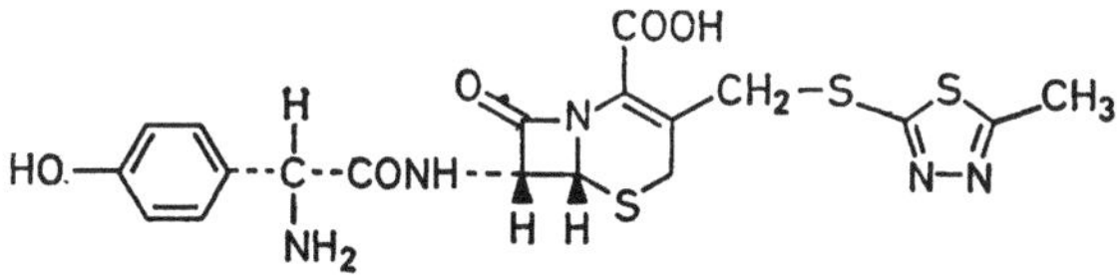

(6*R*,7*R*)-7-[(*R*)-2-Amino-2-(*p*-hydroxyphenyl)-acetamido]-3-[[(5-methyl-1,3,4-thiadiazol-2-yl)-thio]-methyl]-8-oxo-5-thia-1-azabicyclo[4.2.0]oct-2-en-2-carbonsäure = [6*R*-[6α,7β(*R**)]]-7-[[Amino(4-hydroxyphenyl)acetyl]amino]-3-[[(5-methyl-1,3,4-thiadiazol-2-yl)thio]methyl]-8-oxo-5-thia-1-azabicyclo[4.2.0]oct-2-en-2-carbonsäure (●)

S *Cefaparol**, Lilly 110264

V Antibioticum

3899 *(3240)* $C_{19}H_{19}N_7O_6$
59-30-3

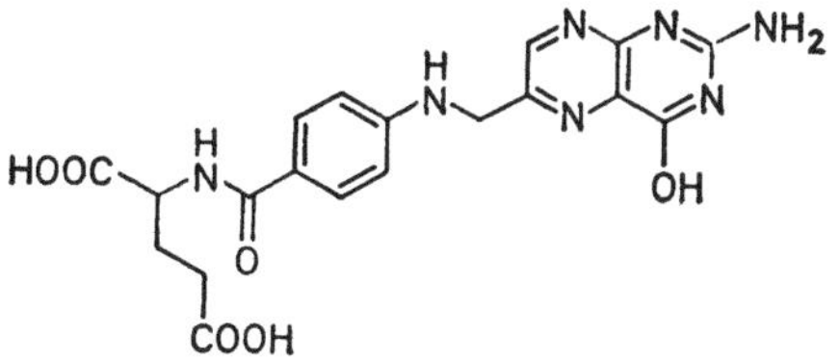

N-[*p*-(2-Amino-4-hydroxy-6-pteridinylmethyl-amino)-benzoyl-L(+)-glutaminsäure = *N*-[4-[[(2-Amino-1,4-dihydro-4-oxo-6-pteridinyl)methyl]-amino]benzoyl]-L-glutaminsäure (●)

H auch Natriumsalz **(6484-89-5)**

S Acfol, *Acide folique***, *Acidum folicum***, *Acidum pteroylglutaminicum*, Acifolic, Bipifol, Clonfolic, Cytofol, Elfolin, Facid, Filicine, Folacid, Folacin, Folämin, Folasic, Folbal, Folcidin, Foldine, Folecina, Folettes, Foliamin, Folical, Folicil, Folicindon, Folico-Cidan, Folico „Taricco“, Folicum, Folijuste, Folillon, Folina, Folinor, Folinsyra ACO, Folipac, Folivin, Folmac, *Folsäure***, Folsan, Folsav, Folvite, Iberfolico, Incafolic, *Lactobacillus casei-Faktor*, Millafol, Novofolacid, NSC-3073, PGA, Piofolin, *Pteroylglutaminsäure*, Terofolin, Vibefol, *Vitamin B_{11}*, *Vitamin B_c*, *Vitamin M*, *Witamina B_c*, *Witamina M*

V Antianämicum, Wuchsfaktor

3900 *(3241)* $C_{19}H_{20}ClN_3$
442-52-4

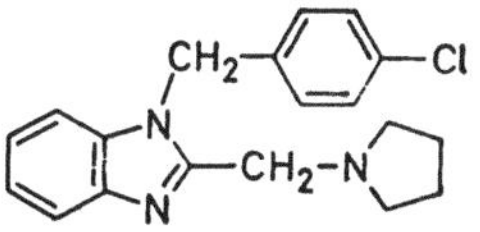

1-(*p*-Chlorbenzyl)-2-(1-pyrrolidinylmethyl)-benzimidazol = 1-[(4-Chlorphenyl)methyl]-2-(1-pyrrolidinylmethyl)-1*H*-benzimidazol (●)

H Hydrochlorid **(1163-36-6)**
vgl. auch Nrr. 3066-09, 3069-04

S Alercur, Allercur, Allercurol, Allerpant, Benmidina, Betistin, *Clemizolhydrochlorid***, Desensibil, Hérol, Histacur, Histacuran, Klemidox, Pan-Allerg, Reactrol, Sanall-Vi

V Antihistaminicum, Antiallergicum

3901 *(3242)* $C_{19}H_{20}Cl_2N_2O_5$
25 287-60-9

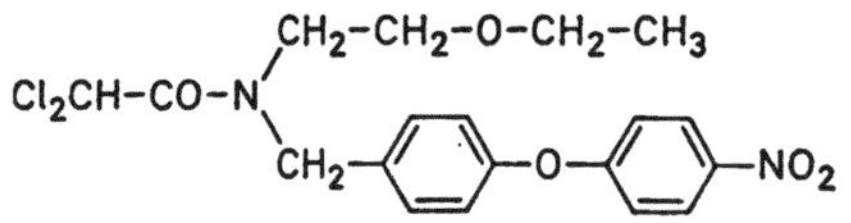

N-(2-Ethoxyethyl)-*N*-[*p*-(*p*-nitrophenoxy)-benzyl]-dichloracetamid = 2,2-Dichlor-*N*-(2-ethoxyethyl)-*N*-[[4-(4-nitrophenoxy)phenyl]methyl]acetamid (●)

S *Ethychlordiphene, Eticlordifene, Etofamid***, K-430, Kitnos, Kitnosil

V Amoebicid

3902 *(3243)* $C_{19}H_{20}F_3NO$
10 355-14-3

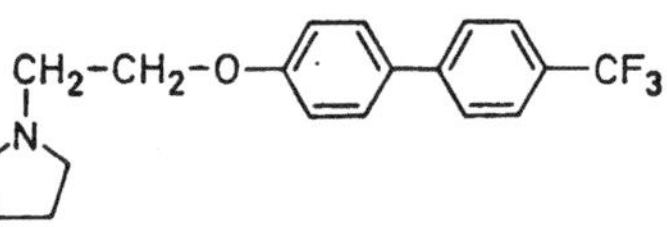

1-[2-(4′-Trifluormethyl-4-biphenylyloxy)-ethyl]-pyrrolidin = 1-[2-[[4′-(Trifluormethyl)[1,1′-biphenyl]-4-yl]oxy]ethyl]pyrrolidin (●)

S *Boxidin**, CL 65205

V Antihypercholesterinämicum

3903 *(46 E)* $C_{19}H_{20}F_3NO_2$
23 602-78-0

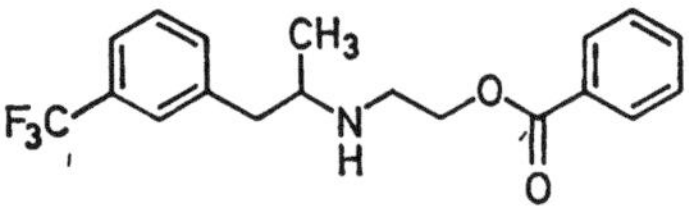

2-[α-Methyl-*m*-(trifluormethyl)-phenethylamino]-ethylbenzoat = *N*-(2-Benzoyloxyethyl)-norfenfluramin = 2-[[1-Methyl-2-[3-(trifluormethyl)-phenyl]ethyl]amino]ethanolbenzoat(ester) (●)

H auch Hydrochlorid (23642-66-2)

S *Benfluorex**, Mediator, SE 780

V Appetitzügler

3904 $C_{19}H_{20}F_3N_3O_3$

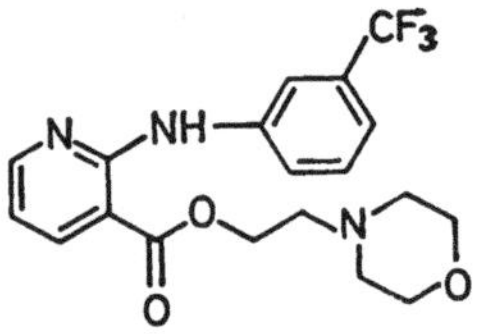

2-(α,α,α-Trifluor-*m*-toluidino)-nicotinsäure-2-morpholinoethylester = 2-[[3-(Trifluormethyl)-phenyl]amino]-3-pyridincarbonsäure-2-(4-morpholinyl)ethylester (●)

S Nifluril-Suppos.

V Antiphlogisticum

3905 *(3244)* $C_{19}H_{20}N_2$
524-81-2

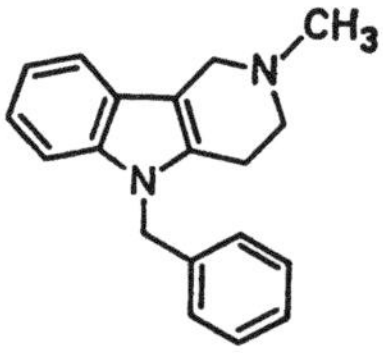

5-Benzyl-2,3,4,5-tetrahydro-2-methyl-1*H*-pyrid-[4,3-*b*]indol = 9-Benzyl-1,2,3,4-tetrahydro-3-methyl-γ-carbolin = 2,3,4,5-Tetrahydro-2-methyl-5-(phenylmethyl)-1*H*-pyrido[4,3-*b*]indol (●)

H auch Naphthalin-1,5-disulfonat (6153-33-9)

S Diasolin, *Diazolin(um)*, Fabahistin, Incidal, Incidan, Insidal, *Mebhydrolin***, Omeril

V Antihistaminicum

3906 *(3245)* $C_{19}H_{20}N_2O_2$
50-33-9

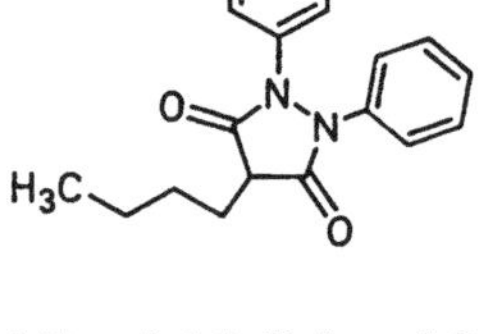

4-Butyl-1,2-diphenyl-3,5-pyrazolidindion (●) = 3,5-Dioxo-1,2-diphenyl-4-*n*-butylpyrazolidin

H vgl. auch Nrr. 2605-01, 3150-01, 5728 auch Natriumenolat (129-18-0)

S Acrizeal, Algoverine, Alindor, Alkábutazona, Amrazoladin, Antadol, Anuspiramin, Arkazolidine, Arthril, Arthrizon, Artrizin, Artrizone, Artropan, Azobutil, Azolid, Benzone, Betazed, Bipizolidin, Bizolin, B.T.Z., Bufenil, Buffazone-Wirkstoff, Bulentan, Busone, Butacal, Butacompren, Butacote, *Butadion(um)*, Butadiona, Butadyne, Butagesic, Butalan, Butalgin, Butalgina „Esteve“, Butalidon, Butaluy, Buta-Phen, Butaphen „Marois; Prosana“, Butaphen „Wiedenmann“-Salbe, Butapirazol, Butaran, Butarecbon, Butarex, Butartril, Butartrina, Butazina, Butazolidin(e), Butazona, Butazone, Butidiona, Butina, Butiwas-simple, Butofar, Butone, Butoroid, Butosal, Butoz, Butozone, Butrex, Butylpyrin, Buvetzone, Buzon, Chembutazone, Chillos-P, Chrobutazon, Clonbute, Colbutan, Curozoladin, Delbutan, Deltabutanyl, Dibutone, Digibutina, Diossidione, Diozol, Diphebuzol, *Diphenylbutazon*, Ecobutazone, Elmedal, Equi-Bute, Equipalazone, Eributazone, Erobutal, Febuzina, Fenibutasan, Fenibutol, *Fenilbutazona*, Fenilbutina, Fenilidina, Fenotone, *Fenylbutazon*, Flexazone, G 13871, Ia-but, Imphabutazone, Intrabutazone, Ipsoflame, Jagozolidine, Kadol, Lingel, Malgesic, Mephabutazon, Merizone, Nadozone, Neo-Algolaz, Neo-Zoline, Neuplus, Novophenyl, Panazone, Phebutan, Phebuzine, Phenatone, Phen-Buta-Vet, Phenbutazol, Phenbutazone, Phenopyrine, Phenylbetazone, *Phenylbutazon***, Phenyl-Mobuzon, Pilazon, Pirarreumol-B, Praecirheumin-Drag., Rectofasa, Reudo(x), Reumaphen, Reumasyl, Reumazin, Reumazol, Reumune, Reumuzol, Reupolar, Rheumal, Rhomatoryl, Robizone-V, Rubatone, Salyren, Scanbutazone, Schmergen, Sedazole, Shigrodin, Silalidin, Spondyril, Tazone, Tetnor, Tevcodyne, Therazone, Thilozone, Ticinil „de Angeli“, Tisatin, Todalgil, Tokugen, Umezolina, Uzone, Wescozone, Zolaphen, Zolidinum

V Antirheumaticum, Antiphlogisticum

3906-01 (3245a)

H Calciumsalz

S Butazona Cálcica, Neo Ticinil Calcium, Pyrazon „Un.Am.Ph.“, Siobutazone, Ticinil Calcico

V Antirheumaticum, Antiphlogisticum

3906-02 (3245b)

H Gentisat

S Azogen

V Antirheumaticum, Antiarthriticum

3906-03 (3245c) 4985-25-5

H Piperazinsalz

S Aflamina, Carudol, Carudolin, Clavezona, Crucium, Dartranol, Doriol, Ischialzid, *Phénylbutazone-Pipérazine*, *Pirzon*, *Pyrasanonum*, *Pyrazinobutazon*, Ranorac

V Antiphlogisticum

3906-04 (3245d) 34427-79-7

H Verbindung mit Dextropropoxyphen (Nr. 4958)

S *Fenoxipirazofenona*, *Phenoxypyrazophenon*, *Proxifezon***, *Prozodiona*

V Antiphlogisticum, Analgeticum

3906-05 34214-49-8

H Verbindung (1:1) des Natriumenolats mit Glycerin

S G 26872, *Phenbutazone Sodium Glycerate*

V Antiphlogisticum

3906-06 54749-86-9

H Salz mit 2-Thiazolin-2-amin [4,5-Dihydro-2-thiazolamin (●)]

S Fordonal, LAS 11871, *Thiazolinobutazon*

V Antiphlogisticum, Antirheumaticum

3906-07 37598-92-8

H Verbindung des 5-Enolats mit Benzydamin (Nr. 4004)

S *Butazidamina*, Butial

V Antirheumaticum, Antiphlogisticum

3907 (3246) $C_{19}H_{20}N_2O_3$
129-20-4

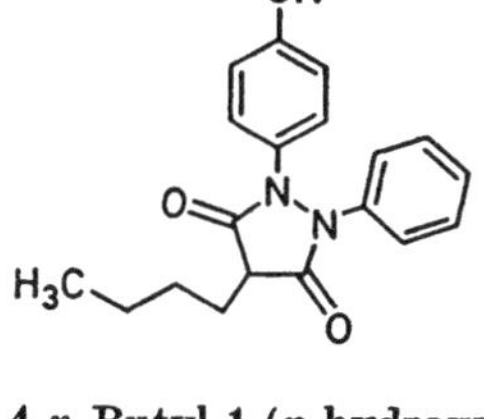

4-*n*-Butyl-1-(*p*-hydroxyphenyl)-2-phenylpyrazolidin-3,5-dion = 4-Butyl-1-(4-hydroxyphenyl)-2-phenyl-3,5-pyrazolidindion (●)

H auch Monohydrat (7081-38-1)

S Aflamox, Altodol, Amsafenil, Arkaril, Artroflog, Breis, Butaflogin, Butanova, Butapirone, Butilene, Cinophan-N, Crovaril, Delilidin, Eroxyzone, Etrozolidina, Fedezona, Fendril, Finaril, Flamaril, Flammryl, Flegmostam, Flogal, Floghene, Flogistin, Flogitolo, Flogodin, Flogoril, Flogostop, Flopirina, Frabel, G 27202, Genal, *Hydroxyphenylbutazon*, Idrobutazina, Imbun, Inflamil, Inflammil, Inflanil, Ipebutona, Iridil, Isobutil, Jagril, Ladryl, Medoxyl, Naleran, Neo-Farmadol, Neofen, Offitril, Ophen, Oxalid, Oxazolidin-Geigy, Oxibutol, *Oxifenbutazona*, Oxi-Fenibutol, *Oxiphenbutazonum*, Oxi-Pirabutal, Oxitazona, Oxybutazone, Oxyfenibutol, Oxygesic, Oxyphen, *Oxyphenbutazon***, Oxzan, Phenderil, Phlogase-Suppos., Phlogistol, Phlogont, Pirabutina, Piraflogin, Poliflogil, Prolin „Mercury“, Rapostan, Reducin, Remazin, Reumabutal, Reumox, Rheumapax, Rhuemazone, Ronderil, Rumapax, Rumoxil, Tandacote, Tandearil, Tanderal, Tanderil, Telidal, Trifazin, Validil, Visubutina

V Antirheumaticum, Antiphlogisticum

3907-01 (3246a) **25146-18-3**

H Salz mit Fenyramidol (Nr. 2197)

S Anabutol, Butofen, Butolfen, Clandilon, Febutol(o), *Fenbutamidolum, Fenhidroxibutol*, Fepirina, Litial, Reumatex

V Antiphlogisticum

3908 (3247) $C_{19}H_{20}N_2O_3$
18471-20-0

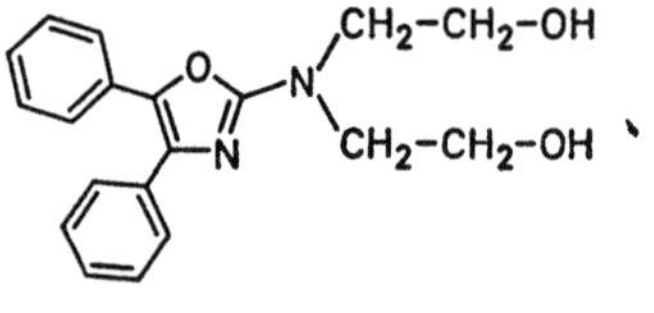

2,2′-(4,5-Diphenyl-2-oxazolylimino)-diethanol = 2,2′-[(4,5-Diphenyl-2-oxazolyl)imino]bis[ethanol] (●)

S Ageroplas, *Diethamphenazole, Ditazol***, S 222

V Antiphlogisticum, Vasoprotektor

3909 (3248) $C_{19}H_{20}N_2O_3$
1673-06-9

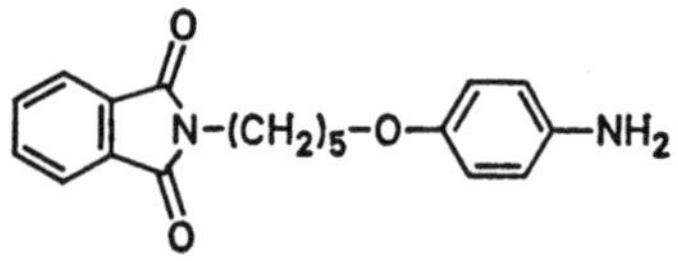

N-[5-(*p*-Aminophenoxy)-pentyl]-phthalimid = 2-[5-(4-Aminophenoxy)pentyl]-1*H*-isoindol-1,3(2*H*)-dion (●)

S *Amphotalid***, M. & B. 1948 A, 6171 R.P. Schistomide

V Chemotherapeuticum gegen Schistosomeninfektionen

3910 (3249) $C_{19}H_{20}N_2O_3S$
34316-48-8

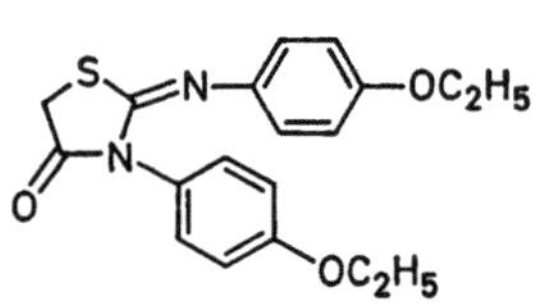

3-(4-Ethoxyphenyl)-2-[(4-ethoxyphenyl)imino]-4 thiazolidinon (●) = 2′,3-Bis-(*p*-ethoxyphenyl)-pseudothiohydantoin

S Ditofen, Ditophen

V Tuberkulostaticum

3911 (3250) $C_{19}H_{20}N_6O$
27885-92-3

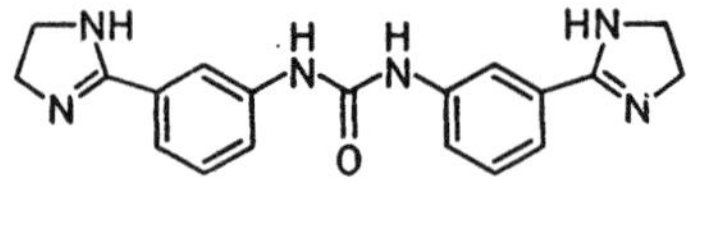

3,3′-Di-(2-imidazolin-2-yl)-carbanilid = *N,N′*-Bis-[3-(4,5-dihydro-1*H*-imidazol-2-yl)phenyl]harnstoff (●)

H Hydrochlorid (5318-76-3)

S 4 A 65, *Imidocarbhydrochlorid***

V Babesicid

3912 (3251) $C_{19}H_{20}N_8O_5$

54-62-6

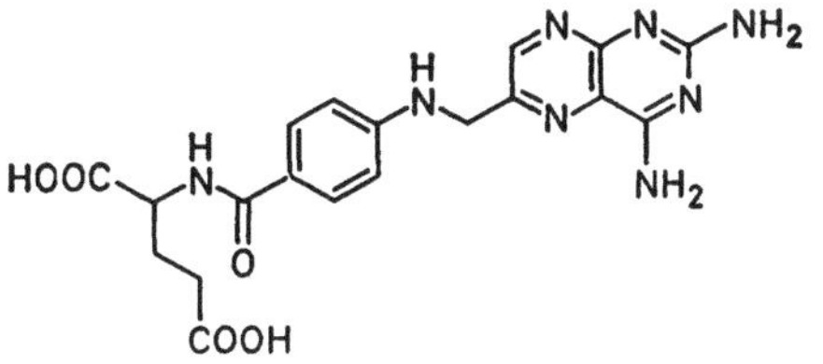

N-[*p*-(2,4-Diamino-6-pteridinylmethylamino)-benzoyl]-L(+)-glutaminsäure = *N*-[4-[[(2,4-Diamino-6-pteridinyl)methyl]amino]benzoyl]-L-glutaminsäure (●)

H auch Dinatriumsalz (58602-66-7)

S *4-Aminofolsäure*, *4-Amino-PGA*, *Aminopterin***, *4-Aminopteroylglutaminsäure*, *Antifolsäure*, APGA, NSC-739, Pteramina

V gegen Leukämie wirksames Cytostaticum

3913 (3252) $C_{19}H_{20}O_2$

6033-98-3

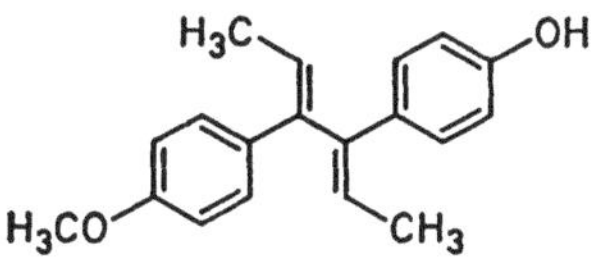

p-[1,2-Diethyliden-2-(*p*-methoxyphenyl)-ethyl]-phenol = 3,4-Bis-(*p*-hydroxyphenyl)-2,4-hexadienmonomethyläther = 4-[1-Ethyliden-2-(4-methoxyphenyl)-2-butenyl]phenol (●)

S Depot-Dienol forte, *Dienöstrolmonomethyläther*

V synthetisches Östrogen

3914 (3253) $C_{19}H_{20}O_5$

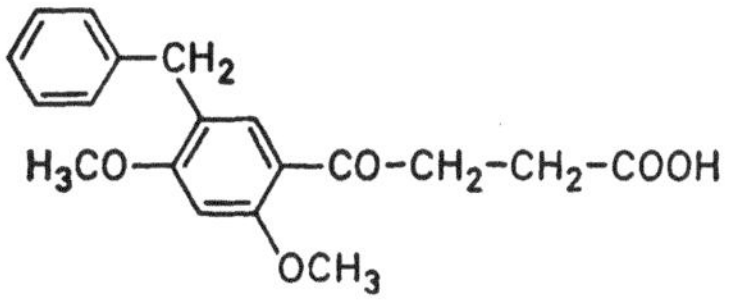

4-(5-Benzyl-2,4-dimethoxyphenyl)-4-oxobuttersäure = 3-(5-Benzyl-2,4-dimethoxybenzoyl)-propionsäure = 2,4-Dimethoxy-γ-oxo-5-(phenylmethyl)benzenbutansäure (●)

S Diphébyl

V Choleretticum

3915 $C_{19}H_{20}O_7$

13017-11-3

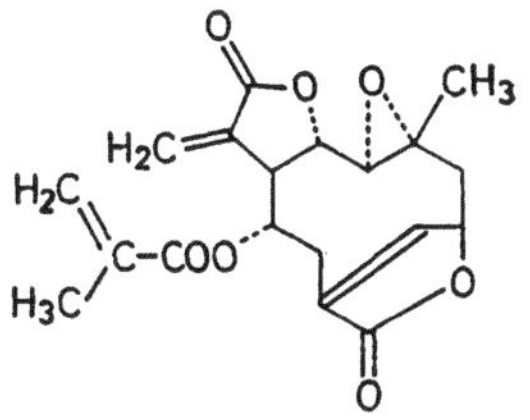

2-Methyl-2-propensäure-[1a*R*-(1a*R**,3*R**8*S**8a*R**, 11a*S**,11b*S**)]-1a,2,3,7,8,8a,9,10,11a,11b-decahydro-1a-methyl-9-methylen-5,10-dioxo-5*H*-3,6-metheno[2,3-*f*]oxireno[*d*]oxacycloundecin-8-yl-ester (●)

S *Elephantopin*

V Cytostaticum (Sesquiterpen)

3916 (3254) $C_{19}H_{20}O_8$

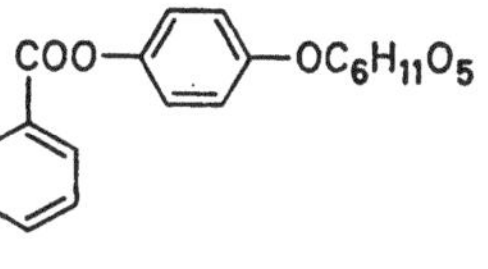

p-Glucosyloxyphenylbenzoat = Hydrochinon-β-D-glucopyranosidbenzoat = Monobenzoylarbutin = Benzoesäure-4-(β-D-glucopyranosyloxy)phenylester (●)

S Cellotropin

V Therapeuticum gegen Infektionskrankheiten, Tuberkulose und Scrofulose

3917 (3255) $C_{19}H_{20}O_9$

18700-78-2

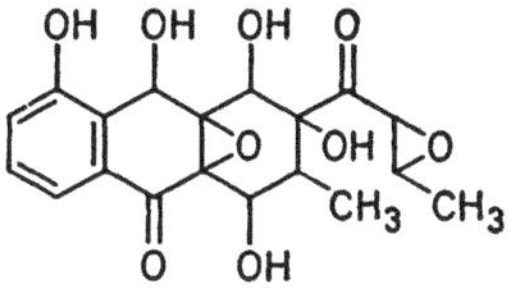

4a,9a-Epoxy-3-(2,3-epoxybutyryl)-1,2,3,4,4a,9a-hexahydro-1,3,4,5,10-pentahydroxy-2-methyl-anthron = 1,2,3,4-Tetrahydro-1,3,4,5,10-pentahydroxy-2-methyl-3-[(3-methyloxiranyl)carbonyl]-4a,9a-epoxyanthracen-9(10*H*)-on (●)

S *Cervicarcin*

V cytostatisch wirksames Antibioticum aus Streptomyces ogaensis

3918 *(3256)* $C_{19}H_{20}O_{10}$

17 226-75-4

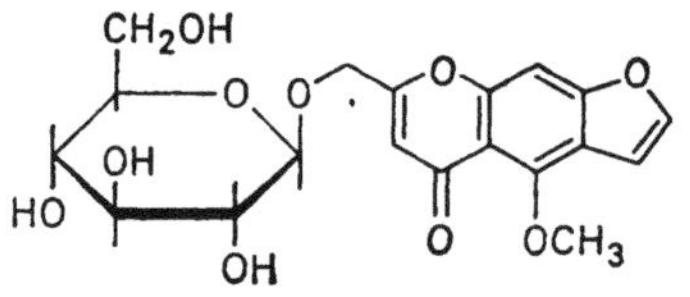

7-Hydroxymethyl-4-methoxy-5*H*-furo[3,2-*g*]benzopyran-5-onglucosid = 5-Methoxy-2-hydroxymethylfuro[3,2-*g*]chromon-β-D-glucosid = 7-[(β-D-Glucopyranosyloxy)methyl]-4-methoxy-5*H*-furo-[3,2-*g*][1]benzopyran-5-on (●)

S *Khellinin, Khellolglucosid, Khellosid***

V Coronarvasodilatans

3919 *(3257)* $C_{19}H_{21}ClN_2OS$

15 599-36-7

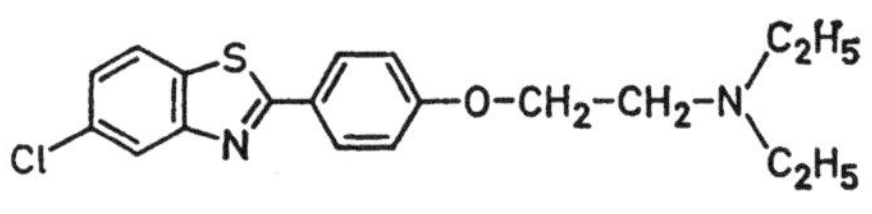

5-Chlor-2-[*p*-(β-diethylaminoethoxy)-phenyl]-benzothiazol = 2-[4-(5-Chlor-2-benzothiazolyl)-phenoxy]-*N*,*N*-diethylethanamin (●)

H auch Hydrochlorid

S Episol, *Haletazol***, *Halethazole*

V Antisepticum

3920 *(3258)* $C_{19}H_{21}ClN_2OS$

800-22-6

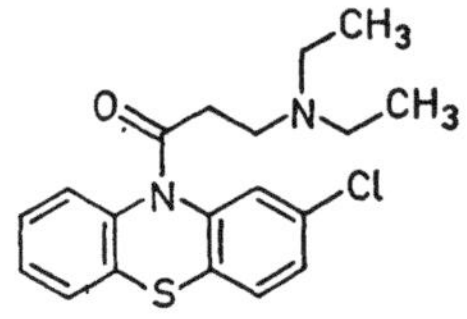

2-Chlor-10-(3-diethylaminopropionyl)-phenothiazin = 2-Chlor-10-[3-(diethylamino)-1-oxopropyl]-10*H*-phenothiazin (●)

H auch Hydrochlorid (1045-82-5)

S *Chloracizin, Chloracyzin***, *Chlorazisin*, G-020

V Spasmolyticum, Coronarvasodilatans

3921 *(3259)* $C_{19}H_{21}ClN_2S$

13448-22-1

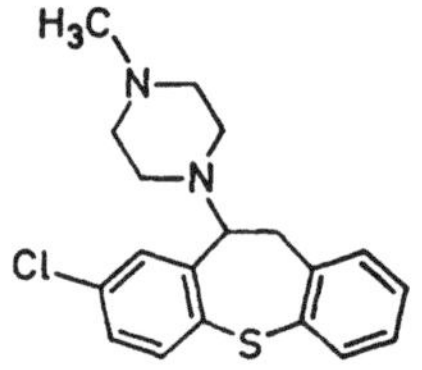

1-(8-Chlor-10,11-dihydrodibenzo[*b*,*f*]thiepin-10-yl)-4-methylpiperazin (●) = 8-Chlor-10-(4-methyl-1-piperazinyl)-10,11-dihydrodibenzo[*b*,*f*]thiepin

H Maleat (26791-18-4)

S Clopiben, *Clorotepinmaleat**, Clotepin, Clothepin, *Octoclothepinmaleat*, VÚFB-6281

V Neurolepticum

3922 *(3260)* $C_{19}H_{21}F_3N_2S$

2622-37-9

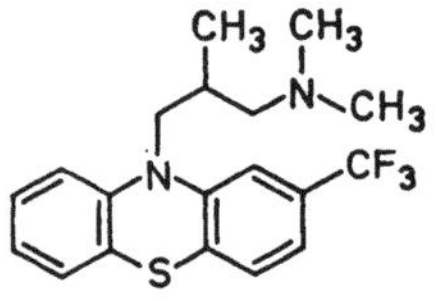

10-(3-Dimethylamino-2-methylpropyl)-2-trifluormethylphenothiazin = *N*,*N*,β-Trimethyl-2-(trifluormethyl)-10*H*-phenothiazin-10-propanamin (●)

H auch Maleat

S Nortan, Nortran, SKF 5354-A, *Trifluomeprazin***, *Triflutrimeprazin*

V Neurolepticum

3923 *(3261)* $C_{19}H_{21}N$

7395-90-6

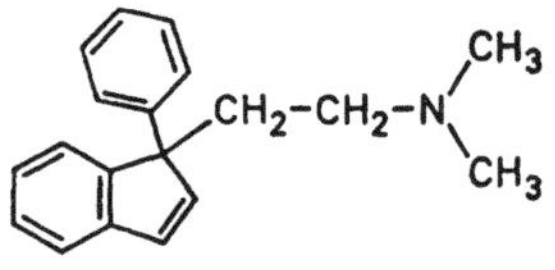

N,*N*-Dimethyl-2-(1-phenyl-1-indenyl)-ethylamin = 1-(2-Dimethylaminoethyl)-1-phenylinden = *N*,*N*-Dimethyl-1-phenyl-1*H*-inden-1-ethanamin (●)

H Hydrochlorid (2988-32-1)

S *Indrilinhydrochlorid***, Lu 3-083, MJ 1986

V CNS-Stimulans

3924 *(3262)* $C_{19}H_{21}N$
72-69-5

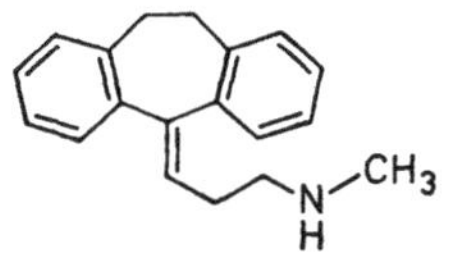

N-Methyl-3-(dibenzo[a,d]-1,4-cycloheptadien-5-yliden)-propylamin = 5-(3-Methylaminopropyliden)-dibenzo[a,d]-1,4-cycloheptadien = 3-(10,11-Dihydro-5H-dibenzo[a,d]cyclohepten-5-yliden)-N-methyl-1-propanamin (●)

S *Desitriptyline, Desmethylamitriptylin, Nortriptilina, Nortriptylin***

V Antidepressivum

3924-01 *(3262a)* 894-71-3

H Hydrochlorid

S Acetexa, Allegron, Altilev, Ateben, Avantyl, Aventyl, E.L.F. 101, Kareon „Ima", Lilly 38489, Martimil, N 7048, Noritren, Nortab(s), Nortrilen, Nortrilin, Nortrix, Nortyl, Nortylin, Norzepine, Paxtibi, Psychostyl, Sensaval, Sensival, Sintyben, Vividyl

V Antidepressivum

3925 *(3263)* $C_{19}H_{21}N$
438-60-8

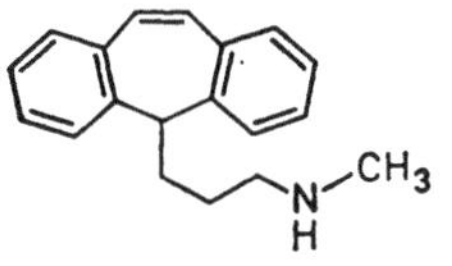

N-Methyl-3-(5H-dibenzo[a,d]cyclohepten-5-yl)-propylamin = 5-(3-Methylaminopropyl)-5H-dibenzo[a,d]cyclohepten = N-Methyl-5H-dibenzo-[a,d]cyclohepten-5-propanamin (●)

H Hydrochlorid (1225-55-4)

S *Amimethylinhydrochlorid*, Anelun, Concordin, Maximed, MK-240, *Protriptylinhydrochlorid***, Triptil, Vivactil „M. S. + D."

V Antidepressivum

3926 *(3264)* $C_{19}H_{21}NO$
1668-19-5

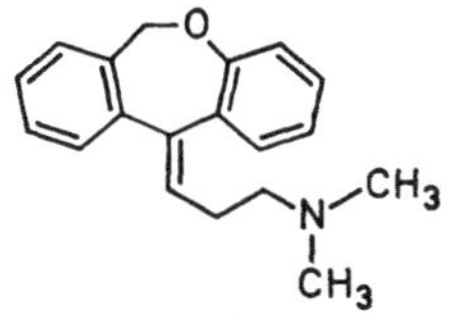

N,N-Dimethyl-3-(6H-dibenz[b,e]oxepin-11-yliden)-propylamin = 3-Dibenz[b,e]oxepin-11(6H)-yliden-N,N-dimethyl-1-propanamin (●)

H Hydrochlorid des *cis-trans*-Gemischs (ca. 1:5) (1229-29-4)

S Adapin, Aponal, Curatin, Doxal, Doxedyn, *Doxepinhydrochlorid***, MF 10, Novoxapin, P-3693 A, Quitaxon, Sinequan, Sinquan, Toruan

V Antidepressivum, Tranquillizer, Antipruriginosum

3927 *(3265)* $C_{19}H_{21}NO$
3607-18-9

N,N-Dimethyl-3-(6H-dibenz[b,e]oxepin-11-yliden)-*cis*-propylamin = (Z)-3-Dibenz[b,e]oxepin-11(6H)-yliden-N,N-dimethyl-1-propanamin (●)

H Hydrochlorid (25127-31-5)

S *Cidoxepinhydrochlorid***, P-4599

V Antidepressivum, Tranquillizer

3928 *(3266)* $C_{19}H_{21}NO_2$
6538-22-3

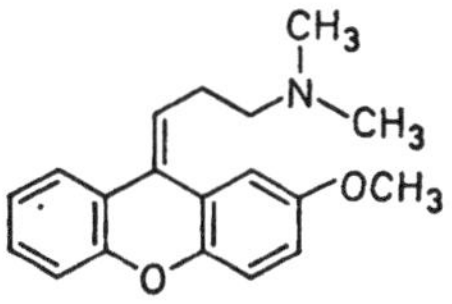

9-(3-Dimethylaminopropyliden)-2-methoxyxanthen = 3-(2-Methoxy-9H-xanthen-9-yliden)-N,N-dimethyl-1-propanamin (●)

S *Dimeprozan***, *Dimeprozinum*

V Psychosedativum

3929 (3267) $C_{19}H_{21}NO_2$
29541-85-3

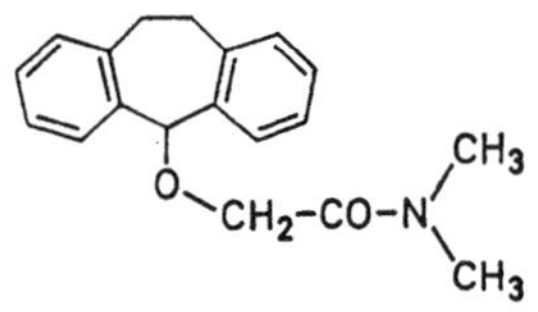

2-[(10,11-Dihydro-5*H*-dibenzo[*a,d*]cyclohepten-5-yl)oxy]-*N,N*-dimethylacetamid (●)

S B.S. 7679, *Oxitriptylin***

V Antikonvulsivum

3930 $C_{19}H_{21}NO_2$
39787-47-8

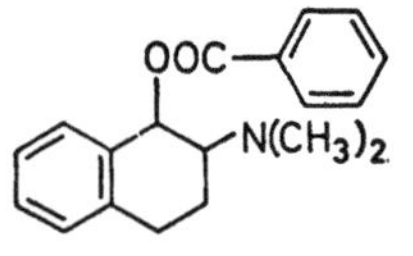

cis-2-Dimethylamino-1,2,3,4-tetrahydro-1-naphthylbenzoat = *cis*-1-Benzoyloxy-2-dimethylamino-1,2,3,4-tetrahydronaphthalin = *cis*-2-(Dimethylamino)-1,2,3,4-tetrahydro-1-naphthalenolbenzoat(ester) (●)

S *Benamocaine*, YAU-17

V Anästheticum

3931 $C_{19}H_{21}NO_2$
40077-13-2

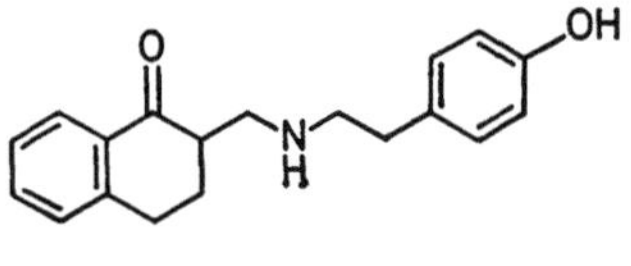

2-[β-(4-Hydroxyphenyl)-ethylaminomethyl]-tetralon = 3,4-Dihydro-2-[[[2-(4-hydroxyphenyl)-ethyl]amino]methyl]-1(2*H*)-naphthalenon (●)

S BE 2254, HEAT

V α-Rezeptorenblocker, Hypothermicum

3932 $C_{19}H_{21}NO_2$
23623-36-1

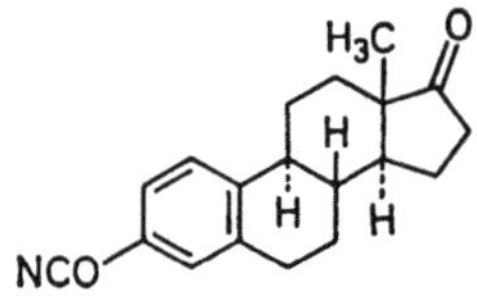

3-Cyanatoöstra-1,3,5(10)-trien-17-on (●)

S *Östroncyanat*

V Östrogen

3933 $C_{19}H_{21}NO_3$
47254-05-7

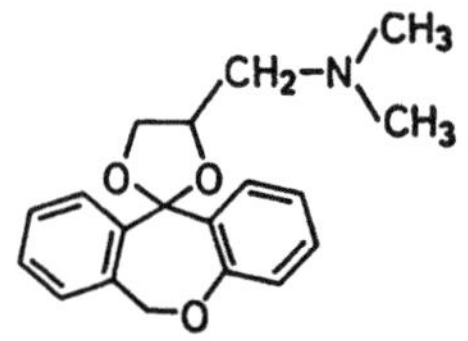

N,N-Dimethylspiro[dibenz[*b,e*]oxepin-11(6*H*),2'-[1,3]dioxolan]-4'-methylamin = *N,N*-Dimethylspiro[dibenz[*b,e*]oxepin-11(6*H*),2'-[1,3]dioxolan]-4'-methanamin (●)

S *Spiroxepin***

V Antidepressivum

3934 (3268) $C_{19}H_{21}NO_3$
115-37-7

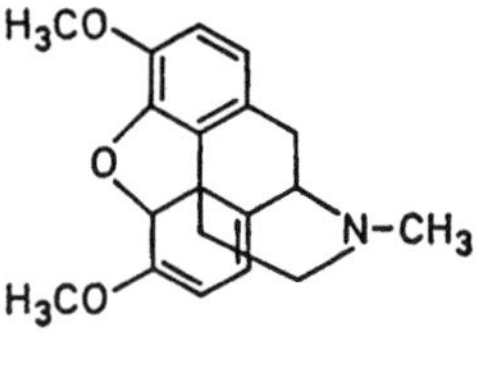

4,5-Epoxy-3,6-dimethoxy-*N*-methyl-6,8-morphinadien = (5α)-6,7,8,14-Tetradehydro-4,5-epoxy-3,6-dimethoxy-17-methylmorphinan (●)

S *Paramorphin, Tebaina, Thebain*

V Opiumalkaloid

3935 (3269) $C_{19}H_{21}NO_3$
62-67-9

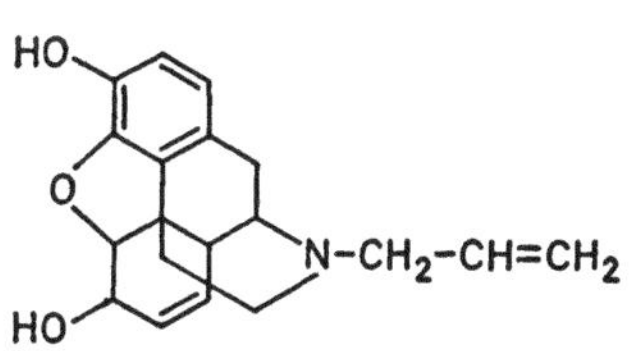

17-Allyl-4,5-epoxymorphin-7-en-3,6-diol = *N*-Allyl-3,6-dihydroxy-4,5-epoxymorphinen-(7) = *N*-Allylnormorphin = (5α,6α)-7,8-Didehydro-4,5-epoxy-17-(2-propenyl)morphinan-3,6-diol (●)

H auch Hydrochlorid (57-29-4) oder Hydrobromid (1041-90-3)
vgl. auch Nr. 5845

S Acetorphin, Allorphine, *Allylnormorphin*, Anarcon, Antorfin, Antorphin, Lethidrone, Lithidrone, Miromorfalil, Nallin(e), *Nalorfin(a)*, *Nalorphin***, Norfin

V Morphinantagonist

3936 (3270) $C_{19}H_{21}NO_4$
465-65-6

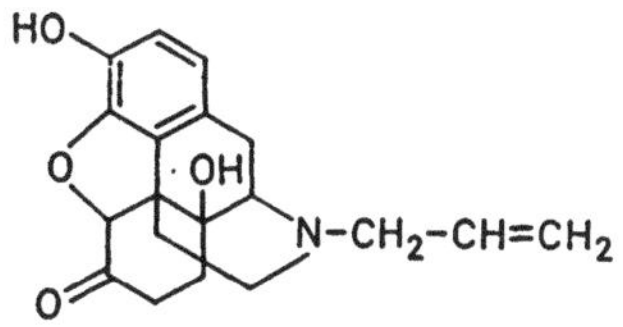

L-17-Allyl-4,5-epoxy-3,14-dihydroxymorphinan-6-on = L-*N*-Allyl-14-hydroxynordihydromorphinon = L-12-Allyl-7,7a,8,9-tetrahydro-3,7a-dihydroxy-4a*H*-8,9c-iminoethanophenanthro-[4,5-*b,c,d*]-furan-5(6*H*)-on = (5α)-4,5-Epoxy-3,14-dihydroxy-17-(2-propenyl)morphinan-6-on (●)

H Hydrochlorid (357-08-4)

S EN-1530, EN-15304, Nalone, *Naloxonhydrochlorid***, Narcan, Narcanti

V Narkoticaantagonist

3937 (3271) $C_{19}H_{21}NO_4$
476-70-0

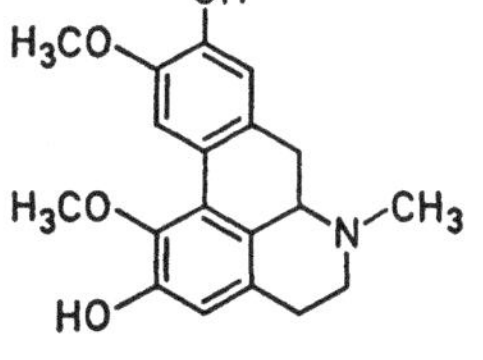

3,5-Dimethoxyaporphin-2,6-diol = 1,10-Dimethoxy-6aα-aporphin-2,9-diol = (*S*)-5,6,6a,7-Tetrahydro-1,10-dimethoxy-6-methyl-4*H*-dibenzo-[*de,g*]chinolin-2,9-diol (●)

H vgl. auch Nr. 5381-01

S Boldicina, *Boldin(e)*, Uniboldina

V Choleretieum, Laxativum (Alkaloid aus Peumus boldus)

3938 (3272) $C_{19}H_{21}NS$
113-53-1

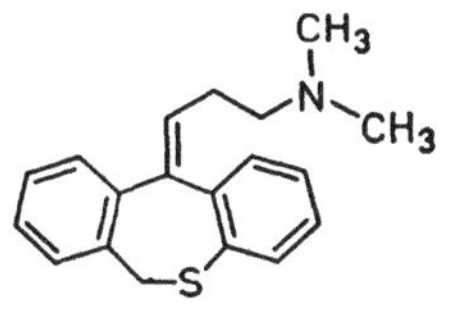

N,N-Dimethyl-3-(6*H*-dibenzo[*b,e*]thiepin-11-yliden)-propylamin = 5-(3-Dimethylaminopropyliden)-10,11-dihydro-11-thiadibenzo[*a,c*]cyclohepten = 3-Dibenzo[*b,e*]thiepin-11(6*H*)-yliden-*N,N*-dimethyl-1-propanamin (●)

H Hydrochlorid (897-15-4)

S *Dosulepinhydrochlorid**, *Dothiepinhydrochlorid*, Prothiaden

V Thymolepticum, Antidepressivum

3939 (3273) $C_{19}H_{21}NS$
15574-96-6

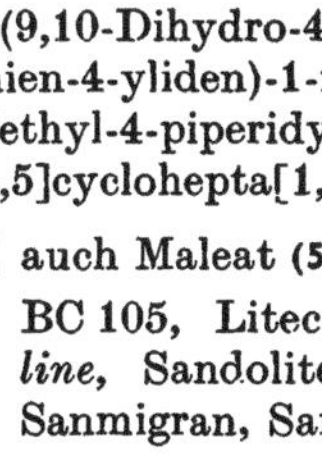

4-(9,10-Dihydro-4*H*-benzo[4,5]cyclohepta[1,2-*b*]-thien-4-yliden)-1-methylpiperidin (●) = 4-(1-Methyl-4-piperidyliden)-9,10-dihydro-4*H*-benzo-[4,5]cyclohepta[1,2-*b*]thiophen

H auch Maleat (5189-11-7)

S BC 105, Litec, Mosegor, *Pizotifen***, *Pizotyline*, Sandolitec, Sandomigran, Sandomigrin, Sanmigran, Sanomigran, Trilitec

V Migränetherapeuticum, Appetitstimulans

3940 *(150 N)* $C_{19}H_{21}N_3$
1977-11-3

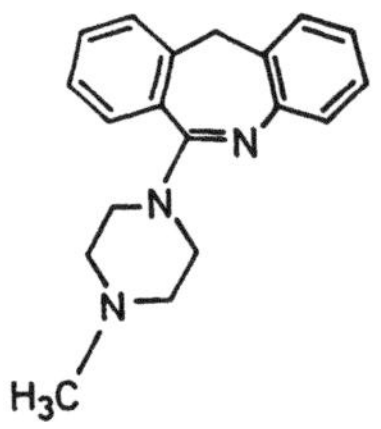

6-(4-Methyl-1-piperazinyl)-11*H*-dibenz[*b,e*]azepin (●) = 6-(4-Methyl-1-piperazinyl)-morphanthridin

S AW-142333, HF-2333, Hypnodin(e), *Perlapin***
V Hypnoticum

3941 $C_{19}H_{21}N_3O$

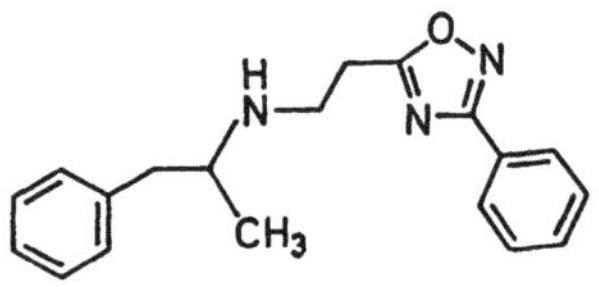

5-[2-(α-Methylphenethylamino)-ethyl]-3-phenyl-1,2,4-oxadiazol = *N*-(1-Methyl-2-phenylethyl)-3-phenyl-1,2,4-oxadiazol-5-ethanamin (●)

H Hydrochlorid (49561-54-8)
S Wd 67/2
V Appetitzügler

3942 *(3274)* $C_{19}H_{21}N_3O$
16188-61-7

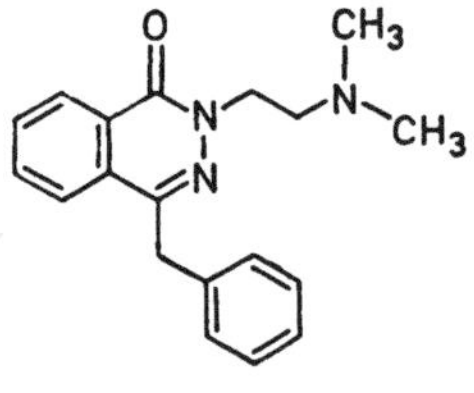

4-Benzyl-2-(2-dimethylaminoethyl)-phthalazin-1(2*H*)-on = 2-[2-(Dimethylamino)ethyl]-4-(phenylmethyl)-1(2*H*)-phthalazinon (●)

H Hydrochlorid (16188-76-4)
S Ahanon, *Benzylphthalazonhydrochlorid*, HL 2186, *Talastinhydrochlorid***
V Antihistaminicum, Antiallergicum

3943 $C_{19}H_{21}N_3O_3$
36179-23-4

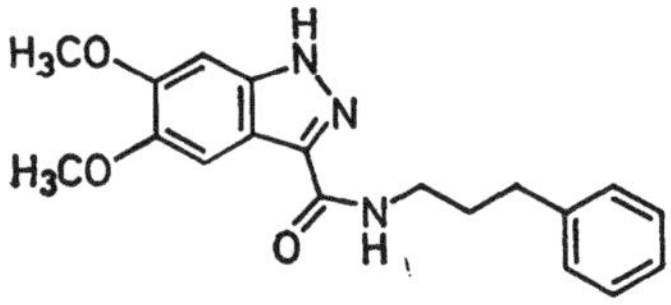

5,6-Dimethoxy-*N*-(3-phenylpropyl)-1*H*-indazol-3-carboxamid (●)

S Egyt-1331
V Analgeticum

3944 *(3275)* $C_{19}H_{21}N_3S$
3546-03-0

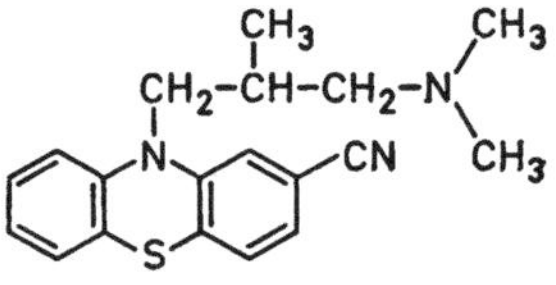

10-(3-Dimethylamino-2-methylpropyl)-phenothiazin-2-carbonitril = 2-Cyano-10-(3-dimethylamino-2-methylpropyl)-phenothiazin = 10-[3-(Dimethylamino)-2-methylpropyl]-10*H*-phenothiazin-2-carbonitril (●)

S Cianatil, *Cyamemazin**, *Cyamepromazine*, F.I. 6229, *Kyamepromazin*, 7204 R.P., Tercian, 2602 TH
V Neurolepticum, Antihistaminicum

3945 *(3276)* $C_{19}H_{21}N_3S$
5800-19-1

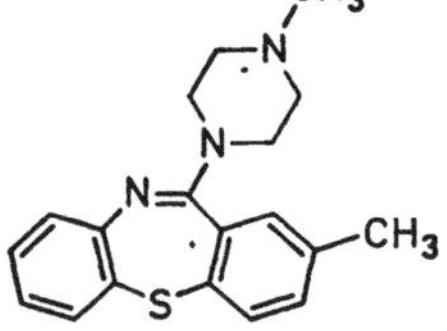

2-Methyl-11-(4-methyl-1-piperazinyl)dibenzo[*b,f*]-[1,4]thiazepin (●)

S *Metiapin***
V Psychotherapeuticum

3946 $C_{19}H_{21}N_5O_2$
28797-61-7

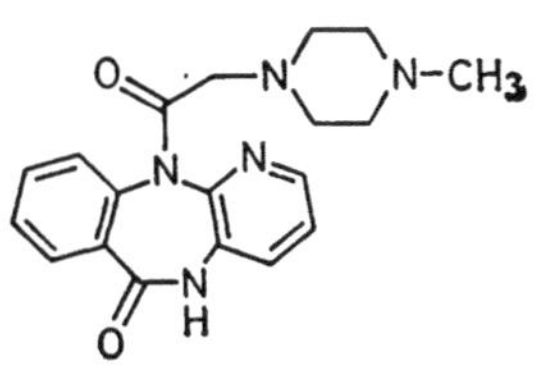

5,11-Dihydro-11-[(4-methyl-1-piperazinyl)acetyl]-6*H*-pyrido[2,3-*b*][1,4]benzodiazepin-6-on (●)

H Dihydrochlorid (29868-97-1)

S Gastrozepin, L-S519, *Pirenzepindihydrochlorid***

V Ulcustherapeuticum, Antiemeticum

3947 *(3277)* $C_{19}H_{21}N_5O_4$
19216-56-9

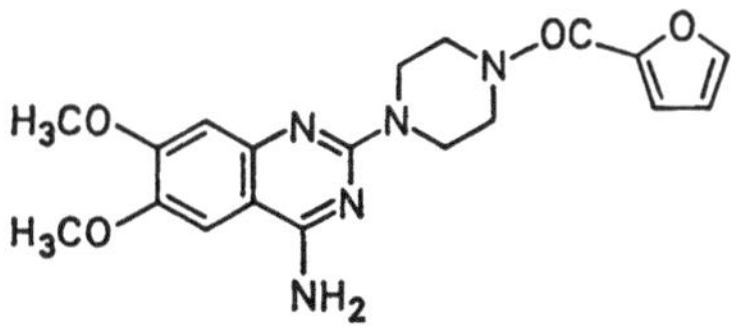

1-(4-Amino-6,7-dimethoxy-2-chinazolinyl)-4-(2-furoyl)-piperazin = 1-(4-Amino-6,7-dimethoxy-2-chinazolinyl)-4-(2-furanylcarbonyl)piperazin (●)

H Hydrochlorid (19237-84-4)

S CP-12299-1, *Furazosinhydrochlorid*, Hypovase, Minipres, Minipress, *Prazosinhydrochlorid***, Sinetens

V Antihypertonicum

3948 *(3278)* $C_{19}H_{22}ClNO_2$
494-14-4

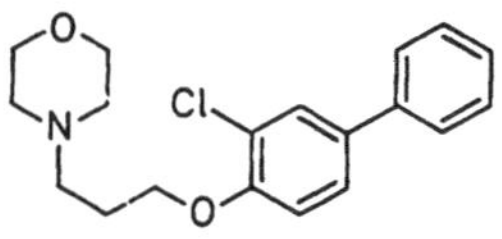

4-[3-(2-Chlor-4-biphenylyloxy)-propyl]-morpholin = 4-(γ-Morpholinopropoxy)-3-chlorbiphenyl = 4-[2-[(2-Chlor[1,1′-biphenyl]-4-yl)oxy]ethyl]morpholin (●)

S *Chlordimorin***

V Analgeticum

3949 *(3279)* $C_{19}H_{22}ClNO_2$
5617-26-5

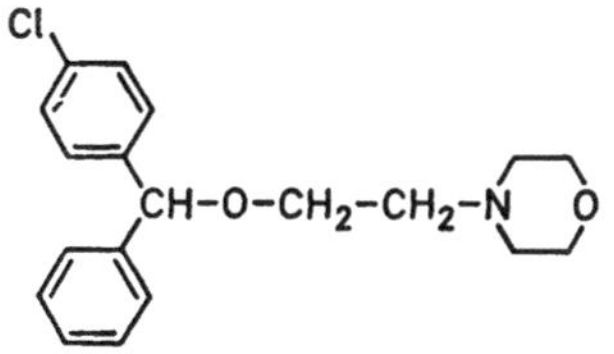

4-[2-(*p*-Chlordiphenylmethoxy)-ethyl]-morpholin = 4-[2-(*p*-Chlor-α-phenylbenzyloxy]-ethyl]-morpholin = 1-Phenyl-1-(*p*-chlorphenyl)-1-(β-morpholinoethoxy)-methan = 4-[2-[(4-Chlorphenyl)-phenylmethoxy]ethyl]morpholin (●)

H meist Hydrochlorid (1798-49-8)

S *Difencloxazin***, *Diphenchloxazine*, L.D. 2630, Olympax

V Psychosedativum

3950 *(3280)* $C_{19}H_{22}ClN_5O$
19794-93-5

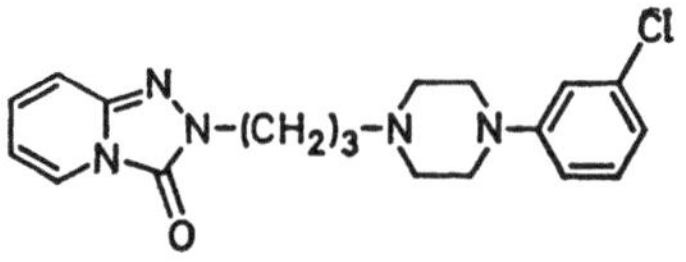

2-[3-[4-(3-Chlorphenyl)-1-piperazinyl]propyl]-1,2,4-triazolo[4,3-*a*]pyridin-3(2*H*)-on (●)

H Hydrochlorid (25332-39-2)

S AF 1161, Manegan, *Trazodonhydrochlorid***, Tombran, Tresin, Trittico

V Antidepressivum, Anxiolyticum, Anästhesie-adjuvans

3951 *(3281)* $C_{19}H_{22}Cl_2N_2O_3$
857-95-4

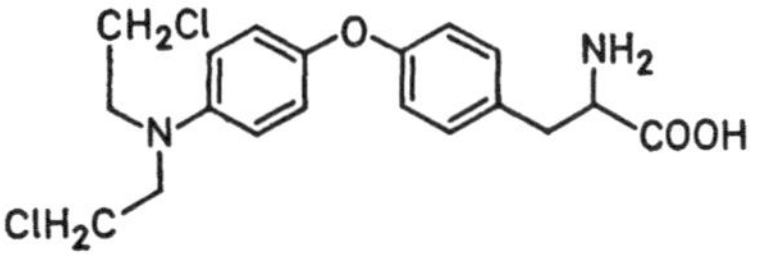

DL-2-Amino-3-{*p*-[*p*-bis-(β-chlorethyl)-aminophenoxy]-phenyl}-propionsäure = *O*-[4-[Bis(2-chlorethyl)amino]phenyl]-DL-tyrosin (●)

H Hydrochlorid (56348-18-6)

S Fentirin, Phentyrin

V Cytostaticum, Immunosuppressivum

3952 *(3282)* $C_{19}H_{22}FN_3O$ 1649-18-9

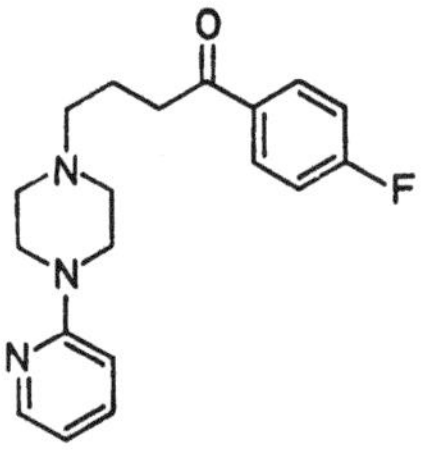

4′-Fluor-4-[4-(2-pyridyl)-1-piperazinyl]-butyrophenon = 1-(4-Fluorphenyl)-4-[4-(2-pyridinyl)-1-piperazinyl]-1-butanon (●)

S Afiperon, *Azaperon***, R 1929, Sedaperone, Stresnil, Suicalm

V Neurolepticum, Hypnosedativum

3953 *(3283)* $C_{19}H_{22}N_2$ 6293-01-2

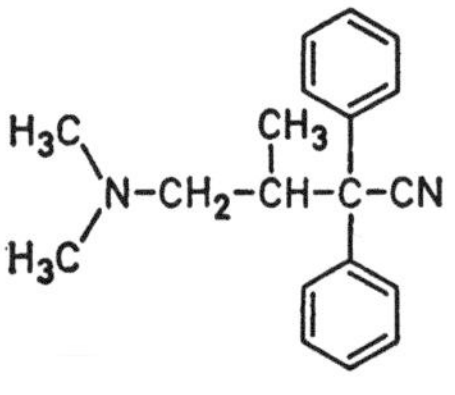

4-Dimethylamino-3-methyl-2,2-diphenylbutyronitril = α-[2-(Dimethylamino)-1-methylethyl]-α-phenylbenzenacetonitril (●)

H Salicylat

S ATE-15, Bronco-Blandin, Tuso-Blandin

V Antitussivum

3954 *(3284)* $C_{19}H_{22}N_2$ 125-79-1

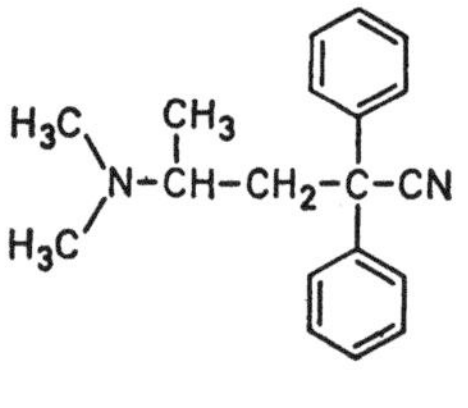

4-Dimethylamino-2,2-diphenylvaleronitril = 3-Dimethylamino-1,1-diphenyl-1-cyanobutan = α-[2-(Dimethylamino)propyl]-α-phenylbenzenacetonitril (●)

S *Methadone intermediate, Methadon-Zwischenprodukt, Pre-Methadone*

V Analgeticum

3955 $C_{19}H_{22}N_2$ 303-54-8

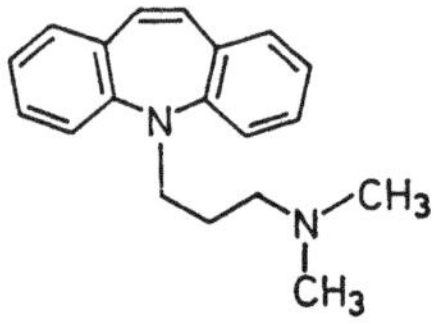

5-(3-Dimethylaminopropyl)-5*H*-dibenz[*b*,*f*]azepin = *N*,*N*-Dimethyl-5*H*-dibenz[*b*,*f*]azepin-5-propanamin (●)

S *Balipramine, Dehydroimipramin, Depramin**, GP 31406

V Parkinsontherapeuticum

3956 *(3285)* $C_{19}H_{22}N_2$ 486-12-4

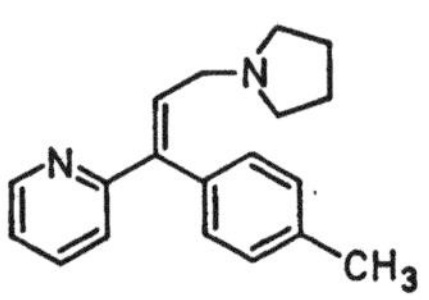

trans-2-[3-(1-Pyrrolidinyl)-1-(*p*-tolyl)-1-propenyl]-pyridin = *trans*-1-(2-Pyridyl)-3-pyrrolidino-1-(*p*-tolyl)-1-propen = (*E*)-2-[1-(4-Methylphenyl)-3-(1-pyrrolidinyl)-1-propenyl]pyridin (●)

H Hydrochlorid (550-70-9)

S Actidil, Actidilon, Actiphyll, 295 C 51, Entra, Pro-Actidil, Pro-Actidilon, Pro-Entra, *Triprolidinhydrochlorid***

V Antihistaminicum

3957 *(3286)* $C_{19}H_{22}N_2O$ 441-91-8

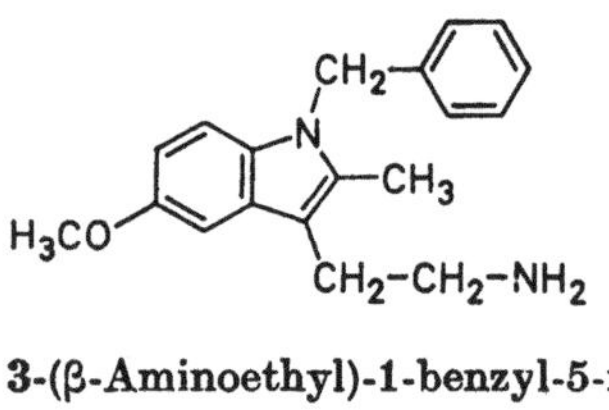

3-(β-Aminoethyl)-1-benzyl-5-methoxy-2-methylindol = 5-Methoxy-2-methyl-1-(phenylmethyl)-1*H*-indol-3-ethanamin (●)

H Hydrochlorid (525-02-0)

S BAS, *Benanserinhydrochlorid*, *Benzylantiserotonin*, Woolley's Antiserotonin

V Serotoninantagonist

3958 *(151 N)* $C_{19}H_{22}N_2O$

22136-26-1

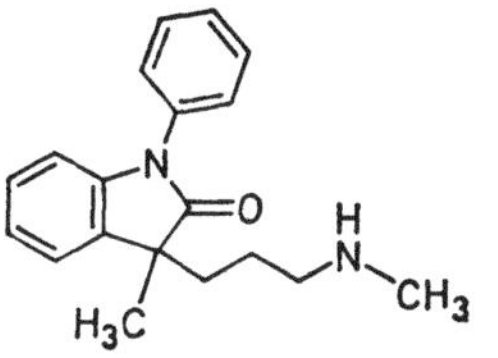

3-Methyl-3-(3-methylaminopropyl)-1-phenylindolin-2-on = 1,3-Dihydro-3-methyl-3-[3-(methylamino)propyl]-1-phenyl-2*H*-indol-2-on (●)

H Monohydrochlorid (22232-73-1)

S *Amedalinhydrochlorid***, UK 3540-1

V Antidepressivum

3959 *(3287)* $C_{19}H_{22}N_2O$

796-29-2

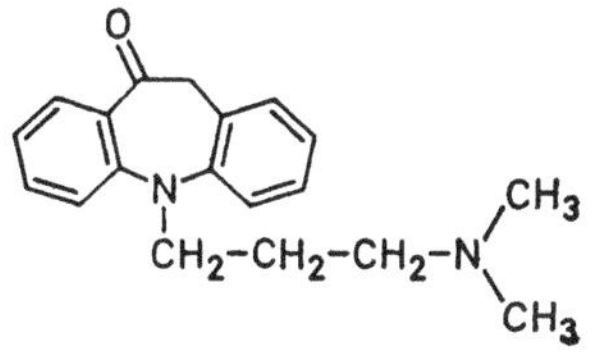

5-[3-(Dimethylamino)propyl]-5,11-dihydro-10*H*-benz[*b,f*]azepin-10-on (●)

H auch Fumarat (17243-32-2)

S G 35259, *Ketimipramin***, *Ketipramine*

V Antidepressivum

3960 *(3288)* $C_{19}H_{22}N_2O$

3362-45-6

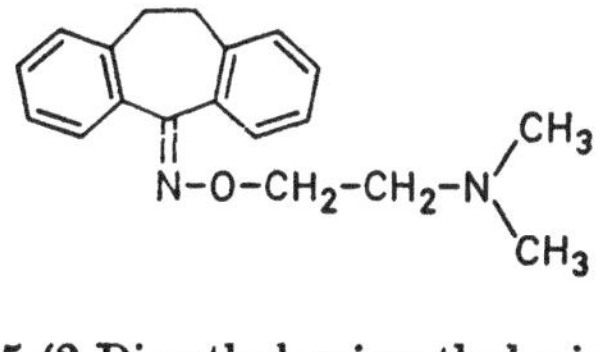

5-(2-Dimethylaminoethyloximino)-5*H*-dibenzo[*a,d*]-cyclohepta-1,4-dien = 10,11-Dihydro-5*H*-dibenzo[*a,d*]cyclohepten-5-on-*O*-[2-(dimethylamino)ethyl]oxim (●)

H Hydrochlorid (4985-15-3)

S Agedal, Bayer 1521, CD 37 B, *Dibenzoxin*, Elronon, *Noxiptilinhydrochlorid***, *Noxiptylinhydrochlorid*, Sipcar

V Antidepressivum

3961 $C_{19}H_{22}N_2O$

118-10-5

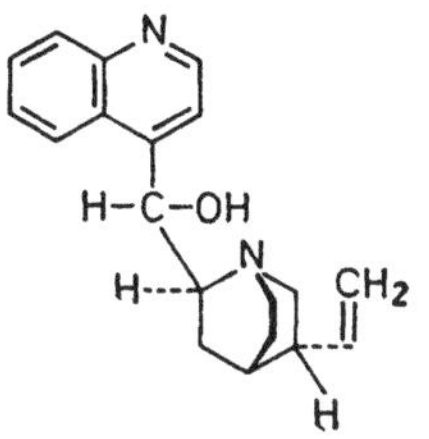

(5-Vinyl-2-chinuclidinyl)-(4-chinolyl)-methanol = (9*S*)-Cinchonan-9-ol (●)

S *Cinchonin*

V Malariachemotherapeuticum, Reagens (Chinarindenalkaloid)

3962 *(3289)* $C_{19}H_{22}N_2OS$

61-00-7

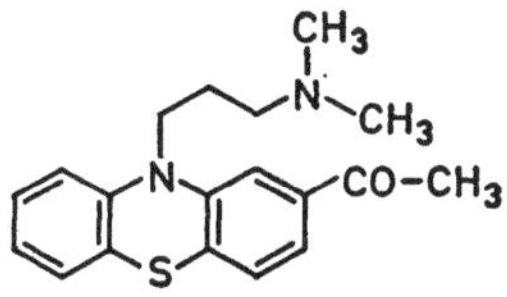

2-Acetyl-10-(3-dimethylaminopropyl)-phenothiazin = 1-[10-[3-(Dimethylamino)propyl]-10*H*-phenothiazin-2-yl]ethanon (●)

H auch Hydrochlorid oder Maleat (3598-37-6)

S *Acepromazin***, Acetacin, Acetazin, *Acetopromazine*, *Acetylpromazine*, Anatran, Atravet, 1522 C. B., Notensil, Plegicil, Plegicin, Plegicyl, Plivaphen, Soprontin, Vetranquil

V Neurolepticum, Antiemeticum

3963 *(3290)* $C_{19}H_{22}N_2OS$

13461-01-3

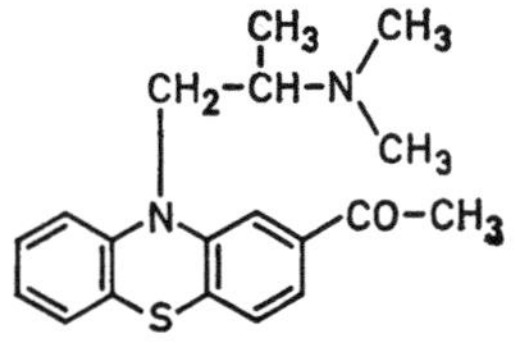

2-Acetyl-10-(2-dimethylaminopropyl)-phenothiazin = 10-(2-Dimethylaminopropyl)-2-phenothiazinylmethylketon = 1-[10-[2-(Dimethylamino)propyl]-10*H*-phenothiazin-2-yl]ethanon (●)

S *Aceprometazin***, 1664 C.B.

V Neurolepticum, Antitussivum

3964 *(3291)* $C_{19}H_{22}N_2OS$

5845-26-1

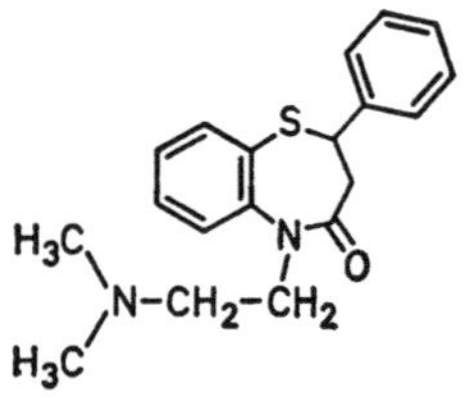

5-[2-(Dimethylamino)ethyl]-2,3-dihydro-2-phenyl-1,5-benzothiazepin-4(5*H*)-on (●)

H Hydrochlorid (3122-01-8)

S Altinil, SQ 10496, *Thiazenone*, *Thiazesimhydrochlorid*, *Tiazesimhydrochlorid***

V Antidepressivum

3965 *(3292)* $C_{19}H_{22}N_2O_2$

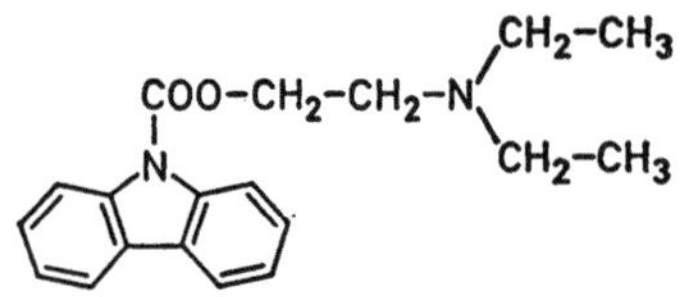

Carbazol-9-carbonsäure-β-diethylaminoethylester = 9*H*-Carbazol-9-carbonsäure-2-(diethylamino)-ethylester (●)

S Carbacain

V Lokalanästheticum

3966 *(3293)* $C_{19}H_{22}N_2O_2$

7008-15-3

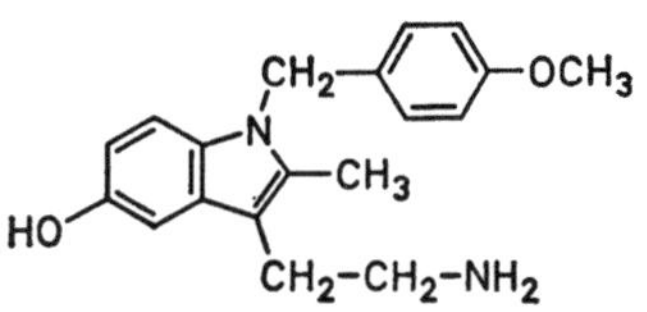

3-(2-Aminoethyl)-1-(*p*-methoxybenzyl)-2-methylindol-5-ol = 5-Hydroxy-1-(*p*-methoxybenzyl)-2-methyltryptamin = 3-(2-Aminoethyl)-1-[(4-methoxyphenyl)methyl]-2-methyl-1*H*-indol-5-ol (●)

H auch Hydrochlorid (24353-32-0)

S *Hydroxindasol***, *Oxindasolum*, Presid

V Stimulans, Serotoninantagonist

3967 *(3294)* $C_{19}H_{22}N_2O_2$

482-68-8

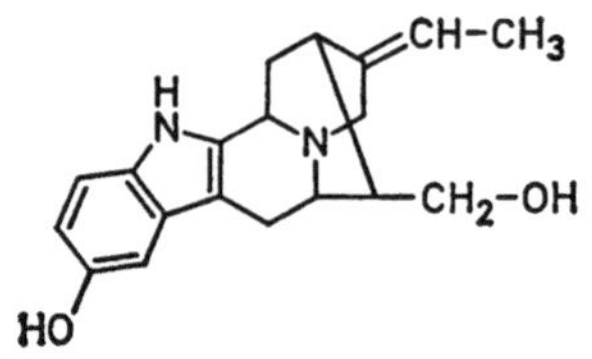

Sarpagan-10,11-diol (●)

S *Raupin*, *Sarpagin*

V Antihypertonicum (Rauwolfiaalkaloid)

3968 *(3295)* $C_{19}H_{22}N_2O_2S$

82-00-8

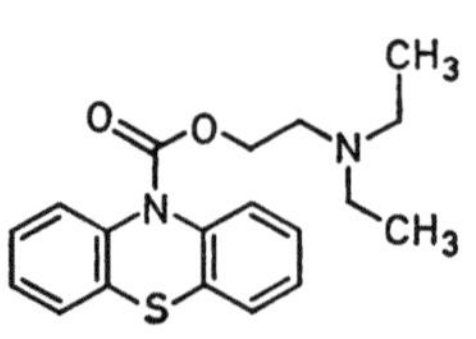

Phenothiazin-10-carbonsäure-β-diethylaminoethylester = 10*H*-Phenothiazin-10-carbonsäure-2-(diethylamino)ethylester (●)

H Hydrochlorid (298-51-1)

S Novazin, Transergan

V Spasmolyticum

3969 *(152 N)* $C_{19}H_{22}N_2O_3$
3583-64-0

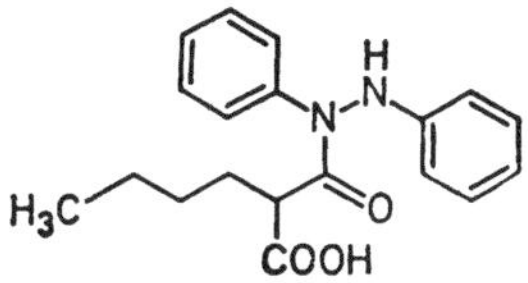

Butylmalonsäuremono-(1,2-diphenylhydrazid) = Butylpropandisäuremono(1,2-diphenylhydrazid) (●)

H Calciumsalzsemihydrat (34461-73-9)

S B 64114-Ca, *Bumadizon-Calcium***, Dibilan, Eumotol, Imotol, Rheumatol

V Antiphlogisticum, Antipyreticum

3970 $C_{19}H_{22}N_2O_3S$
49858-38-0

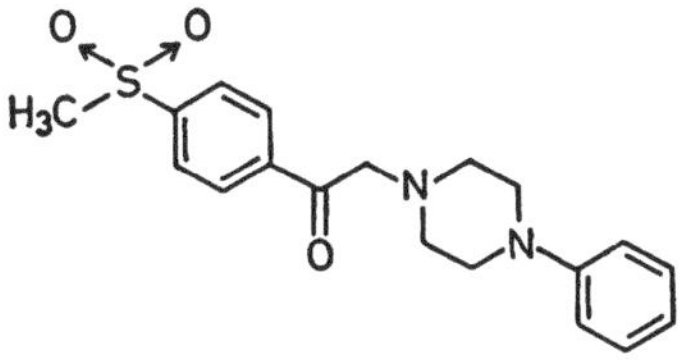

1-(4-Methylsulfonylphenacyl)-4-phenylpiperazin = 1-[4-(Methylsulfonyl)phenyl]-2-(4-phenyl-1-piperazinyl)ethanon (●)

H Maleinat (50648-51-6)

S *Mesylphenacyrazine*, VÚFB-8752

V Tranquillizer

3971 *(3296)* $C_{19}H_{22}N_2O_3S$
477-93-0

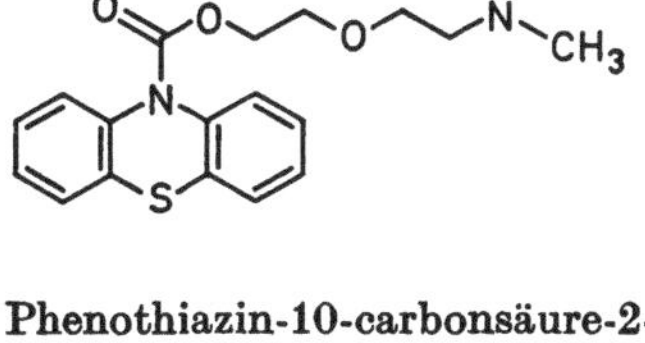

Phenothiazin-10-carbonsäure-2-(2-dimethylaminoethoxy)-ethylester = 10*H*-Phenothiazin-10-carbonsäure-2-[2-(dimethylamino)ethoxy]ethylester (●)

H Hydrochlorid (518-63-8)

S Atuss, Cothera, Cotrane, *Dimethoxanathydrochlorid***, Egotux, Metaxan „Faro“, Perlatos, Toa, Toxanon, Tussidin, Tussizid

V Antitussivum

3972 *(3297)* $C_{19}H_{22}N_2O_6S$
983-85-7

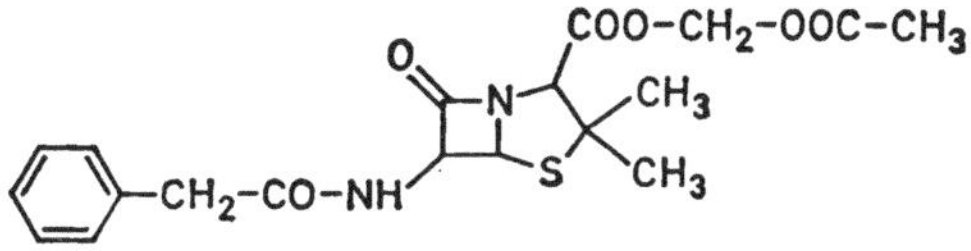

3,3-Dimethyl-7-oxo-6-(phenylacetamido)-4-thia-1-azabicyclo[3.2.0]heptan-2-carbonsäure-(acetoxymethyl)-ester = 6-Phenylacetamidopenicillansäure-(acetoxymethyl)-ester = Benzylpenicillin-(acetoxymethyl)-ester = [2*S*-(2α,5α,6β)]-3,3-Dimethyl-7-oxo-6-[(phenylacetyl)amino]-4-thia-1-azabicyclo[3.2.0]heptan-2-carbonsäure(acetyloxy)-methylester (●)

S Havapen, Maripen, *Penamecillin***, Wy-20788

V Antibioticum

3973 *(3298)* $C_{19}H_{22}N_2S$
60-89-9

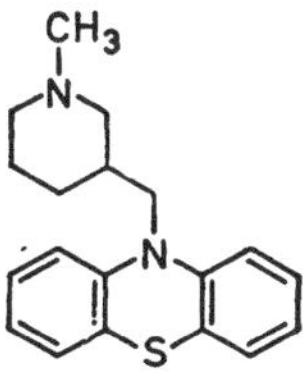

10-[(1-Methyl-3-piperidyl)-methyl]-phenothiazin = 10-[(1-Methyl-3-piperidinyl)methyl]-10*H*-phenothiazin (●)

H auch Hydrochlorid (2975-36-2) oder Acetat (24360-97-2)

S III-2318, Lacumin, *Mepasin*, *Mepazine*, MPMP, Nothiazine, P 391, Pacatal, Pacatol, Pactal, Papital, Paxital, *Pecazin**, *Pekazin*, Ravenil, Seral „Cresci“, W 1224

V Neurolepticum

3974 *(3299)* $C_{19}H_{22}N_2S$
15 302-12-2

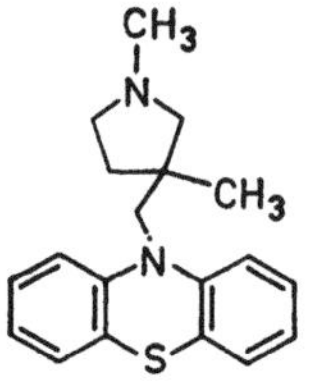

10-[(1,3-Dimethyl-3-pyrrolidinyl)-methyl]-phenothiazin = 10-[(1,3-Dimethyl-3-pyrrolidinyl)methyl]-10*H*-phenothiazin (●)

H auch Hydrochlorid

S Centrophène, *Dimelazin***, *Diprothazinum*, *Mepyrrotazinum*

V Psychosedativum

3975 *(3300)* $C_{19}H_{22}N_2S$
1526-83-6

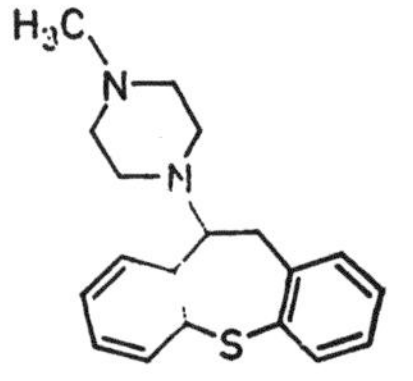

1-(10,11-Dihydrodibenzo[*b,f*]thiepin-10-yl)-4-methylpiperazin (●) = 10-(4-Methyl-1-piperazinyl)-10,11-dihydrodibenzo-[*b,f*]-thiepin

H Maleat (6746-45-8)

S Perathiepin

V Neurolepticum

3976 *(3301)* $C_{19}H_{22}O_2$
18 839-90-2

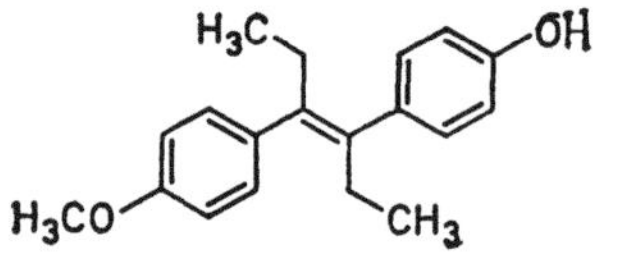

trans-p-[1,2-Diethyl-2-(*p*-methoxyphenyl)-vinyl]-phenol = *trans-p,p'*-(1,2-Diethylvinylen)-diphenolmonomethyläther = *trans*-4-Hydroxy-4'-methoxy-α,β-diethylstilben = (*E*)-4-[1-Ethyl-2-(4-methoxyphenyl)-1-butenyl]phenol (●)

S *Diäthylstilböstrolmonomethyläther*, Mestilbol, Monomestrol

V synthetisches Östrogen

3977 *(3302)* $C_{19}H_{22}O_3$
15 372-34-6

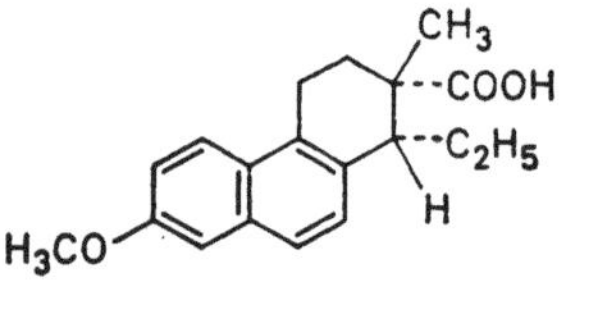

DL-*cis*-1-Ethyl-7-methoxy-2-methyl-1,2,3,4-tetrahydrophenanthren-2-carbonsäure = 7-Methyl-bisdehydrodoïsynolsäure = *cis*-(±)-1-Ethyl-1,2,3,4-tetrahydro-7-methoxy-2-methyl-2-phenanthrencarbonsäure (●)

S BDDA-ME, *Doisynestrol*, *Doisynoestrol*, Fenociclina, Fenocyclin, Fenocylin, Phenocyclin, RS-2874, Surestrine, Surestryl

V Östrogen

3978 $C_{19}H_{22}O_3$
2012-73-9

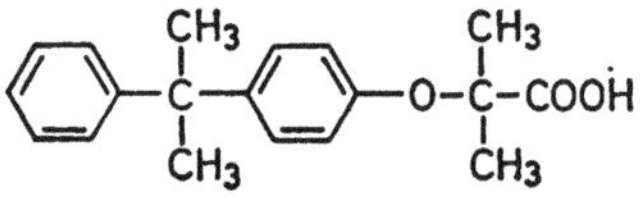

2-[4-(α,α-Dimethylbenzyl)-phenoxy]-2-methylpropionsäure = 2-Methyl-2-[4-(1-methyl-1-phenylethyl)phenoxy]propansäure (●)

S ICI 53072, Su-13314

V Hypolipämicum

3979 *(3303)* $C_{19}H_{22}O_4$
53 370-44-8

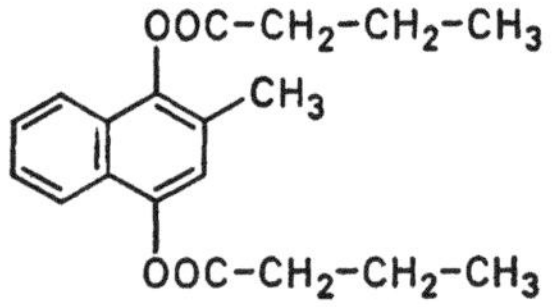

2-Methyl-1,4-naphthohydrochinondibutyrat = Butansaure-2-methyl-1,4-naphthalendiylester (●)

S Karan, Karanum, *Menadioldibutyrat*

V Antihämorrhagicum

3980 $C_{19}H_{22}O_5$
35413-70-8

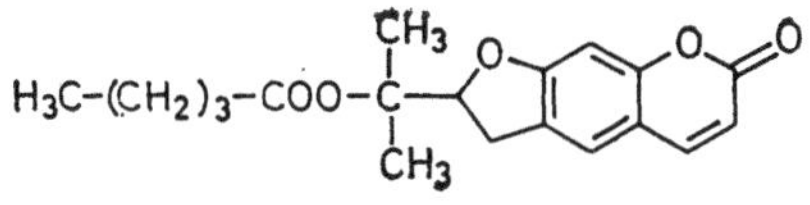

α,α-Dimethyl-6,7-dihydrofuro[4',5':6,7]cumarin-7-ylmethylvalerianat = Pentansäure-1-(2,3-dihydro-7-oxo-7*H*-furo[3,2-*g*][1]benzopyran-2-yl)-1-methylethylester (●)

S *Marmesinvalerianat*

V Spasmolyticum

3981 (3304) $C_{19}H_{23}ClN_2$
848-53-3

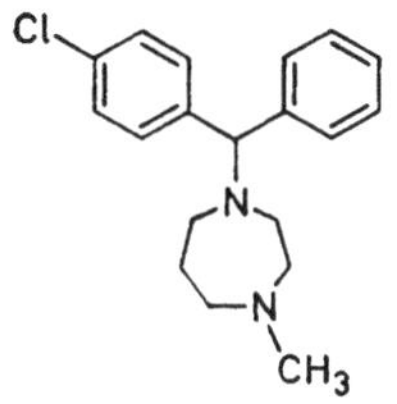

1-(*p*-Chlordiphenylmethyl)-4-methyl-1,4-perhydrodiazepin = 1-(*p*-Chlordiphenylmethyl)-4-methyl-1,4-diazacycloheptan = 1-[(4-Chlorphenyl)phenylmethyl]hexahydro-4-methyl-1*H*-1,4-diazepin (●)

H auch Dihydrochlorid (1982-36-1)

S Attackmin, Curosajin, Homadamon, Homochlo, Homochlogyl, *Homochlorcyclizin***, Homoclicin, Homoclomin, Homocolzine, Homoginin, Homomallermin, Homoradin, Homorestar, Lysilan, Noikohis, Palphard, Rimskin, SA-97, Sacronal, Sankumin, Wicron, Zenchlomin

V Antiallergicum

3982 (3305) $C_{19}H_{23}ClN_2$
303-49-1

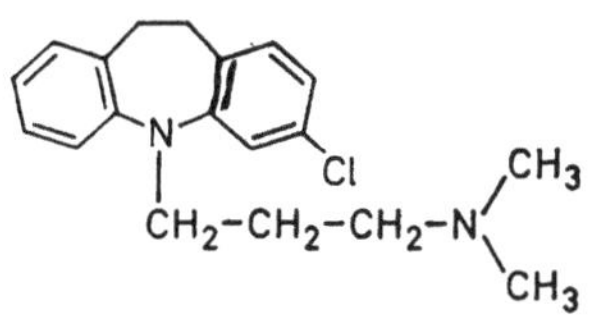

3-Chlor-5-(3-dimethylaminopropyl)-10,11-dihydro-5*H*-dibenz[*b,f*]azepin = 3-Chlor-10,11-dihydro-*N,N*-dimethyl-5*H*-dibenz[*b,f*]azepin-5-propanamin (●)

H Hydrochlorid (17321-77-6)

S Anafranil, *Chlorimipraminhydrochlorid*, *Clomipraminhydrochlorid***, G 34586, *Monochlorimipraminhydrochlorid*

V Antidepressivum

3983 (3306) $C_{19}H_{23}ClN_2S$
84-01-5

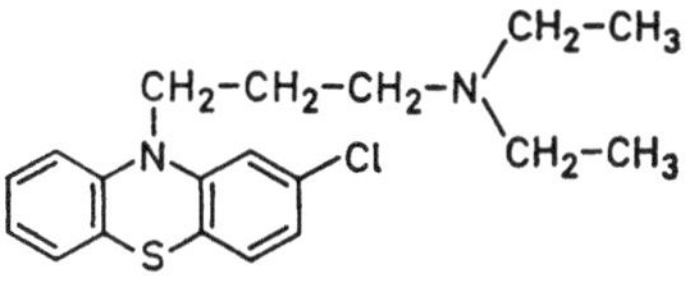

2-Chlor-10-(3-diethylaminopropyl)-phenothiazin = 2-Chlor-*N,N*-diethyl-10*H*-phenothiazin-10-propanamin (●)

H auch Hydrochlorid (4611-02-3)

S *Chlorproethazin***, Neuriplege, 4909 R.P.

V Neurolepticum, Spasmolyticum

3984 (3307) $C_{19}H_{23}ClO_2$
4091-75-2

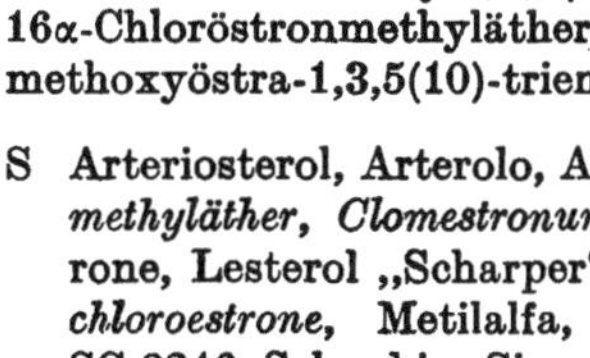

16α-Chlor-3-methoxy-1,3,5(10)-östratrien-17-on = 16α-Chlorästronmethyläther = (16α)-16-Chlor-3-methoxyöstra-1,3,5(10)-trien-17-on (●)

S Arteriosterol, Arterolo, Athéran-N, *Chloröstronmethyläther*, *Clomestronum*, Colesterel, Iposclerone, Lesterol „Scharper", Liprotene, *Methoxychloroestrone*, Metilalfa, Ormovas, Persclerol, SC-8246, Sclerokin, Sincolestrol, Steroclazina

V Therapeuticum gegen Hypercholesterinämie

3985 *(3308)* $C_{19}H_{23}FN_2O_3$
2804-00-4

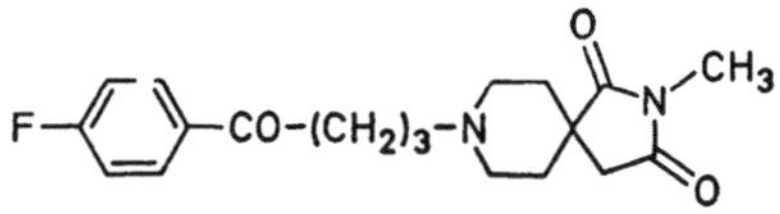

8-[3-(*p*-Fluorbenzoyl)-propyl]-2-methyl-2,8-diazaspiro[4.5]decan-1,3-dion = 8-[4-(4-Fluorphenyl)-4-oxobutyl]-2-methyl-2,8-diazaspiro[4.5]decan-1,3-dion (●)

S *Roxoperon***

V Neurolepticum

3986 *(153 N)* $C_{19}H_{23}J_2NO_2$
22103-14-6

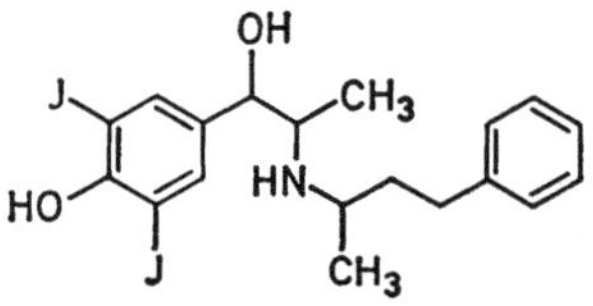

1-(4-Hydroxy-3,5-dijodphenyl)-2-(1-methyl-3-phenylpropylamino)-propan-1-ol = 4-Hydroxy-3,5-dijod-α-[1-(1-methyl-3-phenylpropylamino)-ethyl]-benzylalkohol = 4-Hydroxy-3,5-dijod-α-[1-[(1-methyl-3-phenylpropyl)amino]ethyl]benzenmethanol (●)

S *Bufeniod***, *Dijodobuphenin*, 241-HF, Procli-val

V Vasodilatans, Antihypertonicum

3987 *(3309)* $C_{19}H_{23}N$

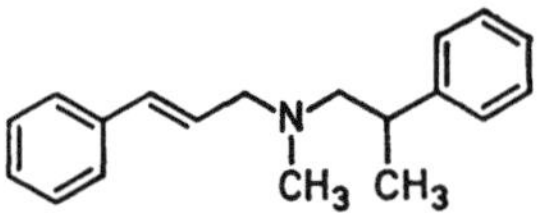

N-Methyl-*N*-(2-phenylpropyl)-cinnamylamin = 1-(*N*-Cinnamylmethylamino)-2-phenylpropan = *N*,β-Dimethyl-*N*-(3-phenyl-2-propenyl)benzenethanamin (●)

S Filocor, Vasoflex

V Coronarvasodilatans

3988 *(3310)* $C_{19}H_{23}NO$
90-86-8

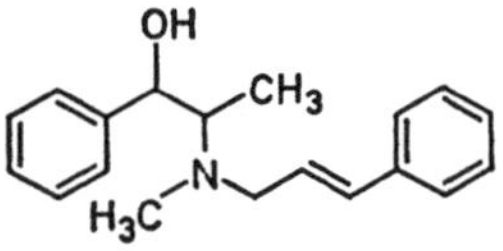

2-(*N*-Cinnamylmethylamino)-1-phenylpropan-1-ol = α-[1-(*N*-Cinnamylmethylamino)-ethyl]-benzylalkohol = α-[1-[Methyl(3-phenyl-2-propenyl)-amino]ethyl]benzenmethanol (●)

S *Cinnamedrin***, *Cinnamylephedrin*

V Spasmolyticum, Analgeticum

3989 *(3311)* $C_{19}H_{23}NO$
147-20-6

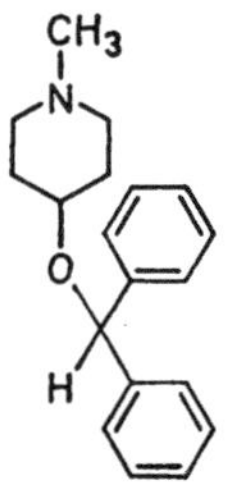

4-(Diphenylmethoxy)-1-methylpiperidin (●) = 1-Methyl-4-piperidylbenzhydryläther

H Hydrochlorid (132-18-3)

S Aerogastol, Allergen, Allergie S, Allerzine, Anti-H 10, Antihistamin „Linz“, Antihist Retard, Antivom, Atinal, Belfene, Cupertin, Dayfen, Diafen, Difenpir, Difrin, Diphenine „Maney“, *Diphenylpyralinhydrochlorid***, *Diphenylpyrilenhydrochlorid*, Dorahist, Eskayol, Hispril, Histalert, Histargan, Histrol, Histryl, Histyn, Hystamin, Hystryl, Kolton-Gelee, Lergoban, Lyssipoll, Mepiben, Neargal, Neo-Kohis, Neo-Lergic, P 253, Phenypyra, Pyrahist, Sumadil

V Antihistaminicum, Antiallergicum

3989-01 *(3311a)* 606-90-6

H 8-Chlortheophyllinat

S Agiell, Colton, Kolton, Koltonal, Mepedyl, P 284, *Piprinhydrinat***, Plokon, Sea Legs (in Canada)

V Antihistaminicum, Antiemeticum, Antirhiniticum

3989-02 *(3311b)*

H Theophyllinacetat

S Disergan

V Antihistaminicum, Antiemeticum

3990 $C_{19}H_{23}NO_2$

56 030-50-3

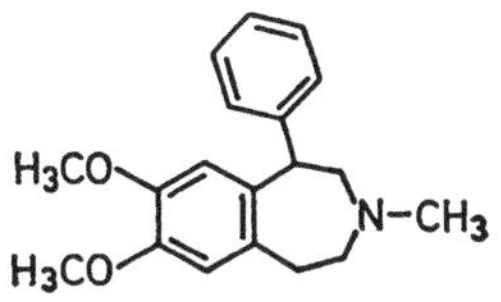

(+)-2,3,4,5-Tetrahydro-7,8-dimethoxy-3-methyl-1-phenyl-1*H*-3-benzazepin (●)

H Maleat (1:1) (39 624-66-3)

S Sch 12679, *Trimopammaleat, Trepipammaleat**

V Antipsychoticum

3991 $C_{19}H_{23}NO_2$

25 314-87-8

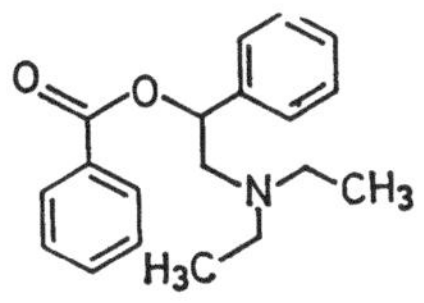

Benzoesäure-α-(diethylaminomethyl)-benzylester = α-(Diethylaminomethyl)-benzylalkoholbenzoat-(ester) = α-[(Diethylamino)methyl]benzenmethanolbenzoat(ester) (●)

S *Elucain**

V Lokalanästheticum, Magensekretioninhibitor

3992 *(3312)* $C_{19}H_{23}NO_2$

525-01-9

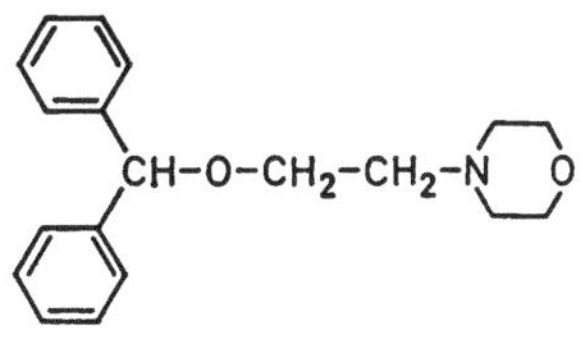

4-[2-(Diphenylmethoxy)ethyl]morpholin (●) = β-Morpholinoethylbenzhydryläther

S A-446, Linadryl

V Antihistaminicum

3993 *(3313)* $C_{19}H_{23}NO_2S$

4295-63-0

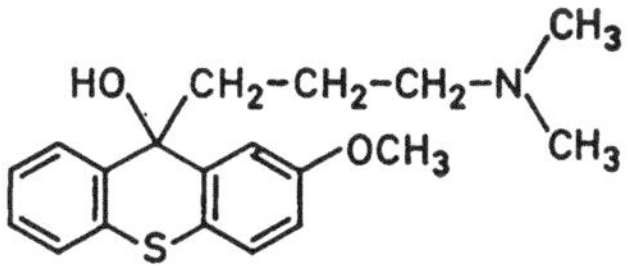

9-(3-Dimethylaminopropyl)-2-methoxythioxanthen-9-ol = 9-[3-(Dimethylamino)propyl]-2-methoxy-9*H*-thioxanthen-9-ol (●)

S *Meprothixol, Meprotixol***, N 7020

V Antitussivum, Neurolepticum, Antiphlogisticum

3994 *(3314)* $C_{19}H_{23}NO_3$

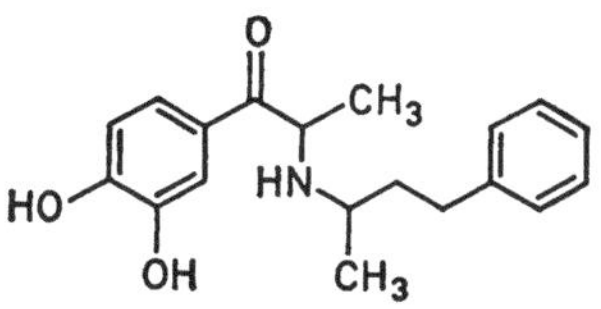

1-(3,4-Dihydroxyphenyl)-2-[(1-methyl-3-phenylpropyl)amino]-1-propanon (●) = 3,4-Dihydroxy-α-(1-methyl-2-phenylpropylamino)-propiophenon

H Hydrochlorid (3810-85-3)

S Asthma-Keton 11, Asthma-Tropon

V Antiasthmaticum

3995 *(3315)* $C_{19}H_{23}NO_3$

15 687-41-9

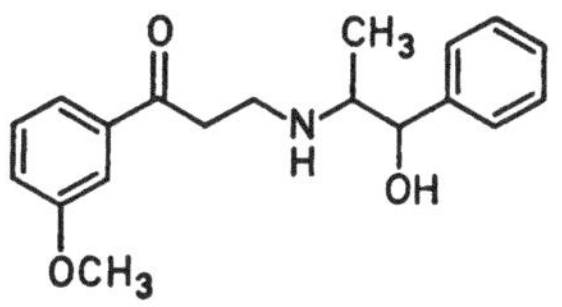

L-3-(β-Hydroxy-α-methylphenethylamino)-3′-methoxypropiophenon = L-3-Methoxy-ω-(1-hydroxy-1-phenylisopropylamino)-propiophenon = [*R*-(*R**,*S**)]-3-[(2-Hydroxy-1-methyl-2-phenylethyl)amino]-1-(3-methoxyphenyl)-1-propanon (●)

H Hydrochlorid (16 777-42-7)

S D 563, Ildamen, Modacor „I.S.H.", *Oxifedrini chloridum, Oxyfedrinhydrochlorid***

V cardioenergetisches Coronartherapeuticum

3996 $C_{19}H_{23}NO_3$
21 071-51-2

DL-3-(β-Hydroxy-α-methylphenethylamino)-3′-methoxypropiophenon = (*R**,*S**)-(±)-3-[(2-Hydroxy-1-methyl-2-phenylethyl)amino]-1-(3-methoxyphenyl)-1-propanon (●)

H Hydrochlorid (14 223-94-0)

S Myofedrin, DL-*Oxyfedrinhydrochlorid***, DL-*Oxyphedrinum hydrochloricum*

V cardioenergetisches Coronartherapeuticum

3997 *(3316)* $C_{19}H_{23}NO_3$
6037-21-4

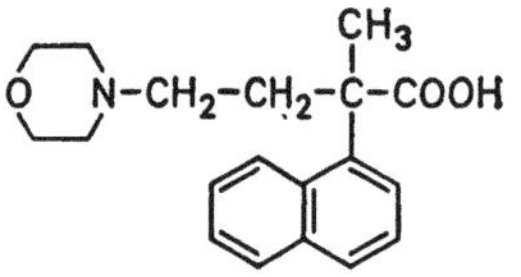

α-Methyl-α-(2-morpholinoethyl)-1-naphthylessigsäure = α-Methyl-α-(1-naphthyl)-4-morpholinbuttersäure = α-Methyl-α-1-naphthalenyl-4-morpholinbutansäure (●)

H Hydrochlorid (6680-44-0)

S DA 1627

V Choleretícum

3998 *(3317)* $C_{19}H_{23}NO_3$
3572-52-9

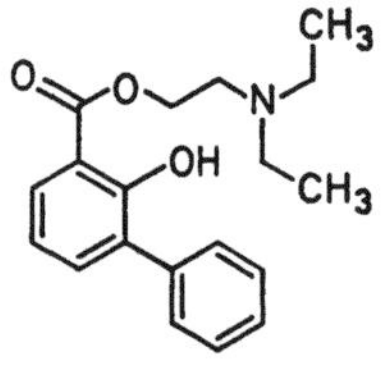

(2-Diethylaminoethyl)-3-phenylsalicylat = 3-Phenylsalicylsäure-β-diethylaminoethylester = 2-Hydroxy[1,1′-biphenyl]-3-carbonsäure-2-(diethylamino)ethylester (●)

H Hydrochlorid (5560-62-3)

S Alvinine-Wirkstoff, *Biphenaminhydrochlorid*, Melsaphine, Sebaclen, Sébaklen, *Xenysalathydrochlorid***

V Antiseborrhoicum

3999 *(3318)* $C_{19}H_{23}NO_3$
76-58-4

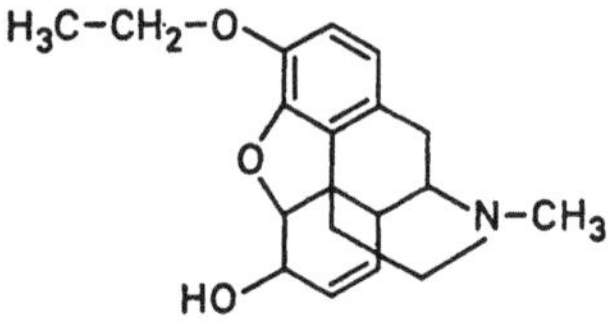

4,5-Epoxy-3-ethoxy-17-methylmorphin-7-en-6-ol = 3-Ethoxy-6-hydroxy-*N*-methyl-4,5-epoxymorphinen-(7) = (5α,6α)-7,8-Didehydro-4,5-epoxy-3-ethoxy-17-methylmorphinan-6-ol (●) = Ethylmorphin

H Hydrochlorid (125-30-4)

S *Aethomorphinum*, *Äthylmorphinhydrochlorid*, Chloromyl, *Codéthyline*, *Codetilina*, Cosylan (alte Form), Diocil, Diolan, Dionin, Dionjuste, Diosan, *Ethomorphine*, *Ethylmorphine hydrochloride*, Etyfin, Syropon, Tionidel

V Hustensedativum, Analgeticum, resorptionsförderndes Mittel bei Augenkrankheiten

---

4000 *(3319)* $C_{19}H_{23}NO_4$
115-53-7

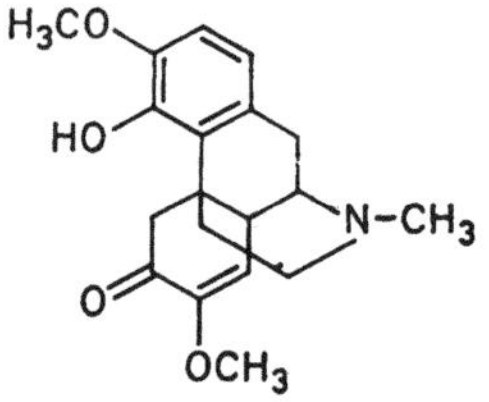

4-Hydroxy-3,7-dimethoxy-17-methylmorphin-7-en-6-on = (9α,13α,14α)-7,8-Didehydro-4-hydroxy-3,7-dimethoxy-17-methylmorphinan-6-on (●)

S *Coculin*, *Kukoline*, *Sinomenin*

V Antirheumaticum, Antineuralgicum (Menispermaceenalkaloid)

4001 *(3320)* $C_{19}H_{23}NO_4$

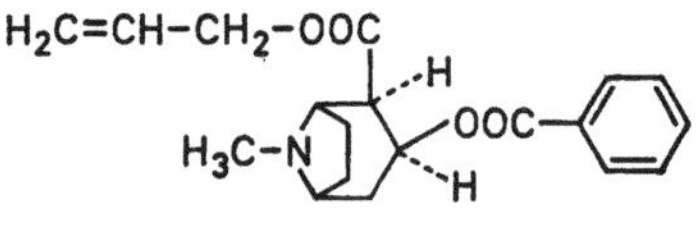

3β-Benzoyloxytropan-2β-carbonsäureallylester = Benzoylekgoninallylester = 3β-Benzoyloxy-2β-allyloxycarbonyltropan = (*exo*,*exo*)-3-(Benzoyloxy)-8-methyl-8-azabicyclo[3.2.1]octan-2-carbonsäure-2-propenylester (●)

H Hydrochlorid
S *Benzoylallylecgonin*, Nycain
V Anästheticum

4002 *(3321)* $C_{19}H_{23}NO_5$
30418-38-3

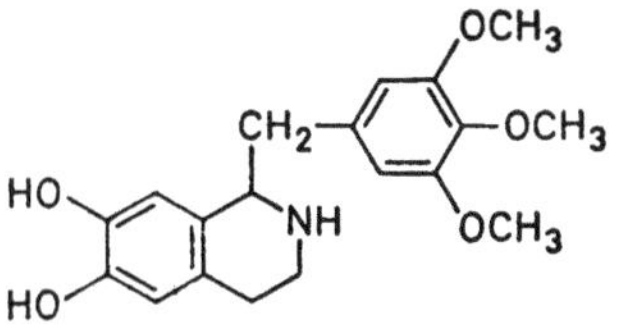

L-1,2,3,4-Tetrahydro-1-(3,4,5-trimethoxybenzyl)-6,7-isochinolindiol = (—)-1,2,3,4-Tetrahydro-1-[(3,4,5-trimethoxyphenyl)methyl]-6,7-isochinolindiol (●)
H Hydrochlorid (18559-59-6)
S AQL 208, Inolin, Pneumobenzil, *Tretoquinolhydrochlorid**, *Trimethoquinolhydrochlorid*
V Bronchodilatans, Antiasthmaticum

4003 *(3322)* $C_{19}H_{23}NS$
1886-45-9

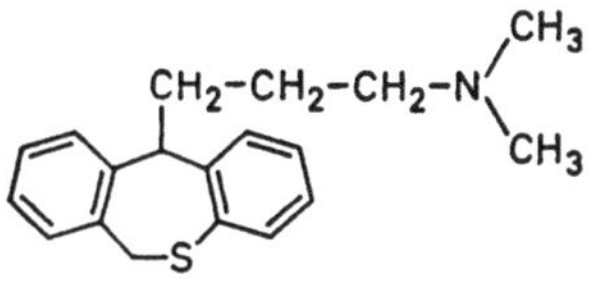

11-(3-Dimethylaminopropyl)-6,11-dihydrodibenzo-[*b,e*]thiepin = 6,11-Dihydro-*N,N*-dimethyldibenzo-[*b,e*]thiepin-11-propanamin (●)
H Hydrochlorid (846-54-8)
S Hydrothiaden
V Thymolepticum

4004 *(3323)* $C_{19}H_{23}N_3O$
642-72-8

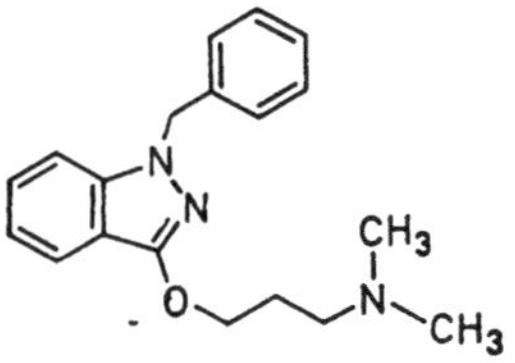

1-Benzyl-3-(3-dimethylaminopropoxy)-1*H*-indazol = *N,N*-Dimethyl-3-[[1-(phenylmethyl)-1*H*-indazol-3-yl]oxy]-1-propanamin (●)
H Hydrochlorid (132-69-4)
vgl. auch Nr. 3906-07
S AF-864, Afloben, Alcidol, Algiflog, Algiflogue, Antol, A-Termadol, Azutan, Benalgin, Benciflam, Bendaminol, Benflogin, *Benzidammina (cloridrato di)*, Benzidan, *Benzindamina*, *Benzydaminhydrochlorid***, Benzyrin, Benzyta, Dorinamin, Epirotin, Flogaton, I.M. 25, Imotryl, Indolin, Lilizin, Limbron, Multum „Lampugnani", Oxinazin, Panxin, Reutissome, Riripen, Salyzoron, Sanal, Tamas, Tantum, Verax
V Analgeticum, Antipyreticum, Antiphlogisticum

4004-01
H Salicylat
S Fulgium
V Antiphlogisticum, Analgeticum

4005 *(3324)* $C_{19}H_{23}N_3O_2$
60-79-7

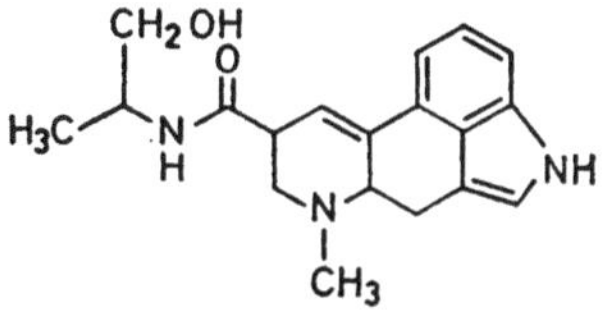

N-(2-Hydroxy-1-methylethyl)-D(+)-lysergamid = D(+)-Lysergsäure-β-hydroxyisopropylamid = [8β(*S*)]-9,10-Didehydro-*N*-(2-hydroxy-1-methylethyl)-6-methylergolin-8-carboxamid (●)
S *Ergobasin*, Ergoklinine, *Ergometrin***, *Ergonovin*, Ergostetrin, *Ergotocin*
V wehenerregendes Mutterkornalkaloid

4005-01 *(3324a)* 129-51-1
H Maleat
S Arconovina, Cornocentin, Ergomal, Ergomed, Ergomet, Ergomine, Ergostabil, Ergoton-B, Ergotrate Maleate, Ermalate, Ermetrin, Hemogen, Margonovine, Metrisanol, Novergo, Panergal, Secometrin, Takimetrin, Uteron
V wehenerregendes Mittel

4005-02 *(3324b)* 129-50-0
H Tartrat
S Basergin, Ergomar „Nordson", Neofemergen
V wehenerregendes Mittel

4006 *(3325)* $C_{19}H_{23}N_3O_3$

13424-56-1

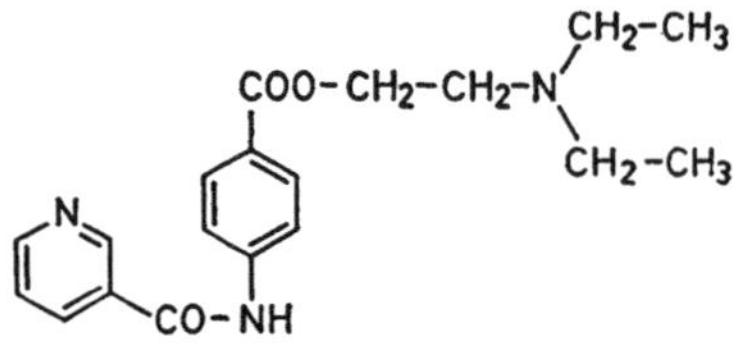

2-Diethylaminoethyl-*p*-nicotinamidobenzoat = *p*-Nicotinoylaminobenzoesäure-β-diethylaminoethylester = 4-[(3-Pyridinylcarbonyl)amino]benzoesäure-2-(diethylamino)ethylester (●)

S Atheroplex-Wirkstoff, D 348, *Nicotinoyl-Procain*

V Lokalanästheticum, Atmungskatalysator

4007 *(3326)* $C_{19}H_{23}N_3O_4S$

3511-16-8

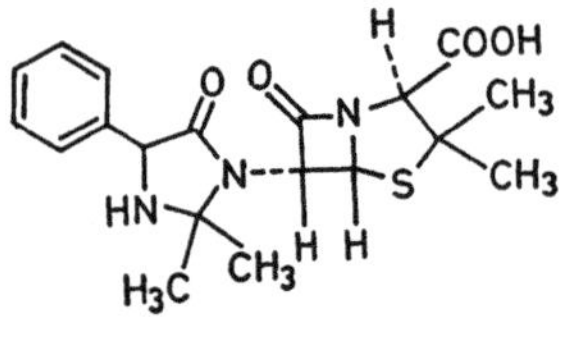

6β-(2,2-Dimethyl-5-oxo-4-phenyl-1-imidazolidinyl)-3,3-dimethyl-7-oxo-4-thia-1-azabicyclo[3.2.0]-heptan-2-carbonsäure = 6β-(2,2-Dimethyl-5-oxo-4-phenyl-1-imidazolidinyl)-penicillansäure = [2*S*-[2α,5α,6β(*S**)]]-6-(2,2-Dimethyl-5-oxo-4-phenyl-1-imidazolidinyl)-3,3-dimethyl-7-oxo-4-thia-1-azabicyclo[3.2.0]heptan-2-carbonsäure (●)

H auch Kaliumsalz (5321-32-4)
vgl. auch Nr. 6542

S Ambiopen, Amfogram, Amplipen, Anfalin, BL-P 804, BRL 804, Emyfarcilina, Etaciland, *Etacillina*, Etasepti, Heciline, Hetabiotic, *Hetacillin**, Hetacin-K, Hetacycline, Hetadoce, Hetamcisina, Natacillin, Nepopen, Penplenum, Pentalina, *Phenazacillin*, Uropen, Versapen, Versatrex, Viderbiotic, Vimocilin, Viobretine

V Antibioticum

4008 *(3327)* $C_{19}H_{23}N_3O_4S$

18715-92-9

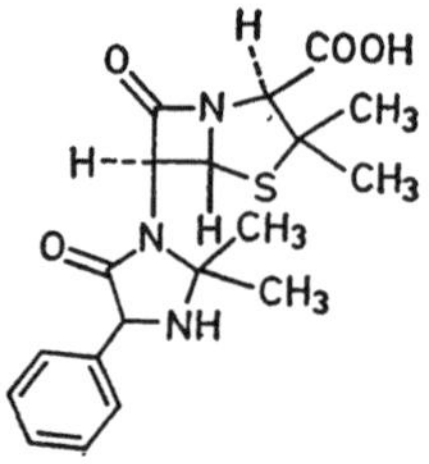

6α-(2,2-Dimethyl-5-oxo-4-phenyl-1-imidazolidinyl)-3,3-dimethyl-7-oxo-4-thia-1-azabicyclo[3.2.0]-heptan-2-carbonsäure = 6α-(2,2-Dimethyl-5-oxo-4-phenyl-1-imidazolidinyl)-penicillansäure = [2*S*-(2α,5α,6α)]-6-(2,2-Dimethyl-5-oxo-4-phenyl-1-imidazolidinyl)-3,3-dimethyl-7-oxo-4-thia-1-azabicyclo[3.2.0]heptan-2-carbonsäure (●)

S *Epihetacillin*

V Antibioticum

4009 $C_{19}H_{23}N_3O_5S$

53861-02-2

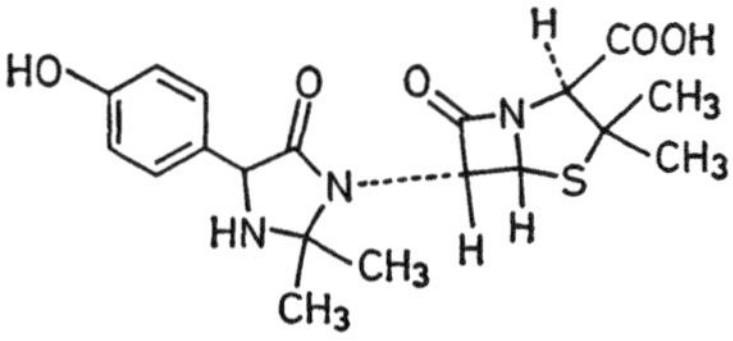

(2*S*,5*R*,6*R*)-6-[(*R*)-[4-(*p*-Hydroxyphenyl)-2,2-dimethyl-5-oxo-1-imidazolidinyl]]-3,3-dimethyl-7-oxo-4-thia-1-azabicyclo[3.2.0]heptan-2-carbonsäure = [2*S*-[2α,5α,6β(*S**)]]-6-[4-(4-Hydroxyphenyl)-2,2-dimethyl-5-oxo-1-imidazolidinyl]-3,3-dimethyl-7-oxo-4-thia-1-azabicyclo[3.2.0]heptan-2-carbonsäure (●)

S *Oxetacillin***

V Antibioticum

4010 *(3328)* $C_{19}H_{23}N_4O_6PS$

22457-89-2

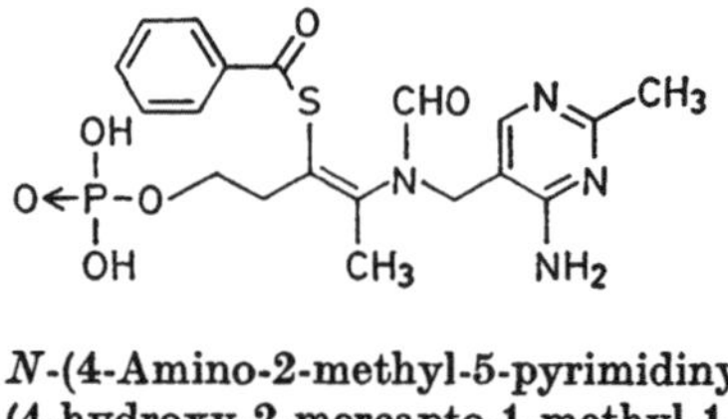

N-(4-Amino-2-methyl-5-pyrimidinylmethyl)-*N*-(4-hydroxy-2-mercapto-1-methyl-1-butenyl)-formamid-*S*-benzoat-*O*-phosphat = Benzencarbothiosäure-*S*-[2-[[(4-amino-2-methyl-5-pyrimidinyl)methyl]formylamino]-1-[2-(phosphonooxy)-ethyl]-1-propenyl]ester (●)

S *Benfotiamin***, *Benzoylthiaminmonophosphat*, Berdi, Betivina, Bietamine, Biotamin, BTMP, 8088 C.P., Neurostop, Tabiomyl, Vitanévril

V neurotropes Analgeticum

4011 ***(3329)*** $C_{19}H_{24}ClNO$

5668-06-4

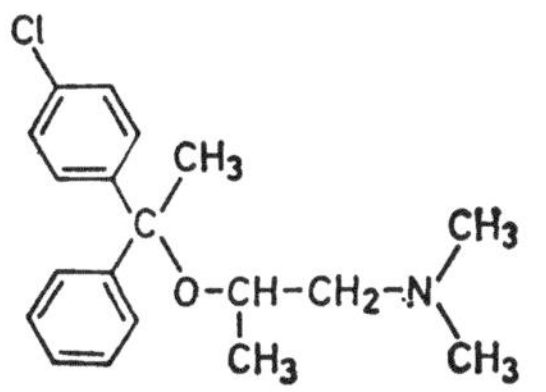

2-(*p*-Chlor-α-methyl-α-phenylbenzyloxy)-*N*,*N*-dimethylpropylamin = β-Dimethylaminoisopropyl-(4-chlor-α-methylbenzhydryl)-äther = 2-[1-(4-Chlorphenyl)-1-phenylethoxy]-*N*,*N*-dimethyl-1-propanamin (●)

H Citrat **(5964-37-4)**

S Isopropyl-Systral, *Mecloxamincitrat***, *Prophenoxamincitrat*

V Anticholinergicum

4012 ***(154 N)*** $C_{19}H_{24}ClNO_4$

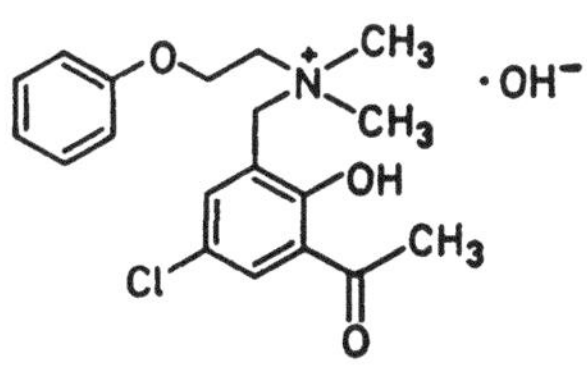

N-(3-Acetyl-5-chlor-2-hydroxybenzyl)-*N*,*N*-dimethyl-*N*-(β-phenoxyethyl)-ammoniumhydroxid = 3-Acetyl-5-chlor-2-hydroxy-*N*,*N*-dimethyl-*N*-(2-phenoxyethyl)benzenmethanaminiumhydroxid (●)

H 3-Hydroxy-2-naphthoat **(34987-38-7)**

S Difezil, Diphezyl, G-472-b

V Anthelminthicum

4013 $C_{19}H_{24}Cl_2N_4O_3$

2764-56-9

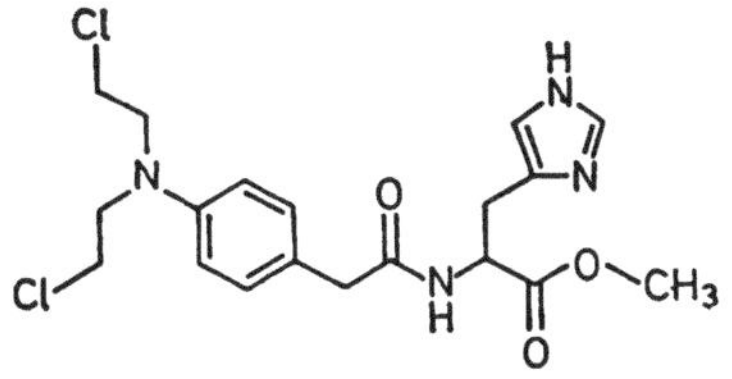

N-[*p*-Bis-(2-chlorethyl)-aminophenylacetyl]-3-(4-imidazolyl)-alaninmethylester = *N*-[[4-[Bis(2-chlorethyl)amino]phenyl]acetyl]-L-histidinmethylester (●)

H auch Dihydrochlorid **(2792-04-3)**

S Hisfen, Hisphen, MD 2

V Cytostaticum

4014 ***(3330)*** $C_{19}H_{24}N_2$

493-80-1

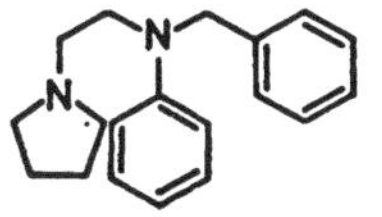

N-Phenyl-*N*-(2-pyrrolidinoethyl)-benzylamin = 1-[2-(*N*-Benzylanilino)-ethyl]-pyrrolidin = *N*-Phenyl-*N*-(phenylmethyl)-1-pyrrolidinethanamin (●)

H Hydrochlorid **(6113-17-3)**

S Domistan, *Histapyrrodinhydrochlorid***, Luvistin

V Antihistaminicum, Antiallergicum

4015 ***(3331)*** $C_{19}H_{24}N_2$

4945-47-5

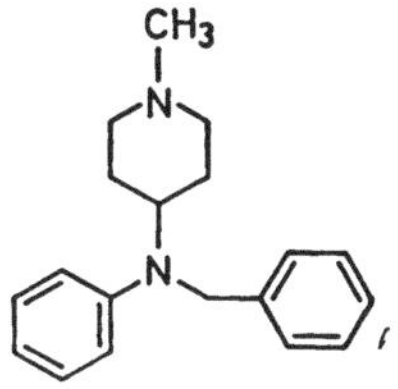

4-(*N*-Benzylanilino)-1-methylpiperidin = *N*-Benzyl-*N*-phenyl-4-amino-1-methylpiperidin = 1-Methyl-*N*-phenyl-*N*-(phenylmethyl)-4-piperidinamin (●)

H auch Hydrochlorid **(1229-69-2)** oder Lactat **(61670-09-5)**

S *Bamipin***, *Piperamine*, Soventilo, Soventol, Soventolo, Taumidrine, Tomindrina

V Antihistaminicum

4016 *(3332)* $C_{19}H_{24}N_2$

22136-27-2

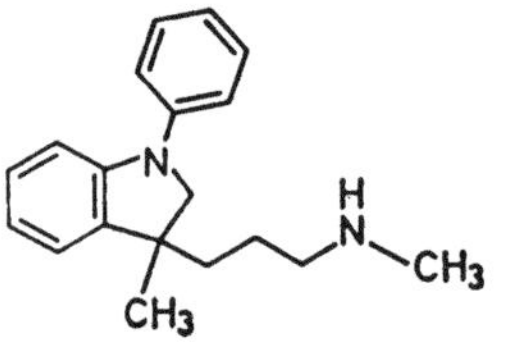

3-Methyl-3-(3-methylaminopropyl)-1-phenylindolin = 2,3-Dihydro-*N*,3-dimethyl-1-phenyl-1*H*-indol-3-propanamin (●)

H *p*-Toluolsulfonat (23226-37-1)

S *Daledalintosilat***, UK 3557

V Antidepressivum

4017 *(3333)* $C_{19}H_{24}N_2$

4757-49-7

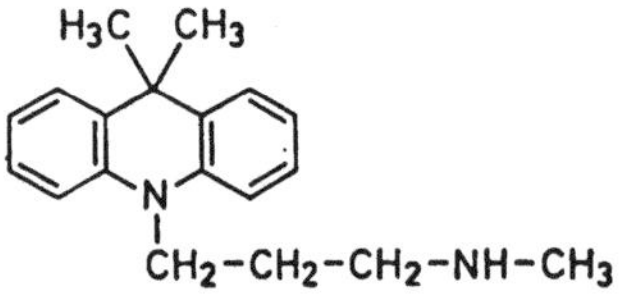

9,9-Dimethyl-10-(3-methylaminopropyl)-acridan = *N*,9,9-Trimethyl-10(9*H*)-acridinpropanamin (●)

S *Monometacrin***

V Antidepressivum

4018 *(3334)* $C_{19}H_{24}N_2$

73-07-4

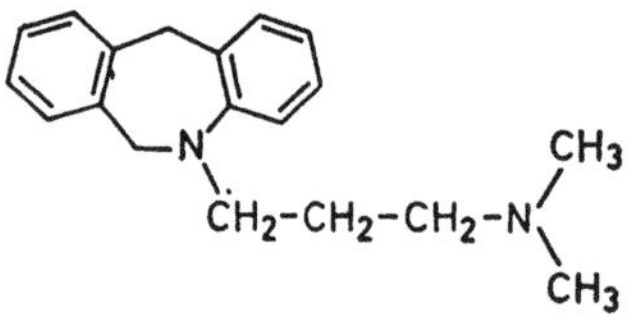

5,6-Dihydro-5-(3-dimethylaminopropyl)-11*H*-dibenz[*b*,*e*]azepin = 6,11-Dihydro-*N*,*N*-dimethyl-5*H*-dibenz[*b*,*e*]azepin-5-propanamin (●)

S *Prazepin**, *Propazepin*

V Antidepressivum

4019 *(3335)* $C_{19}H_{24}N_2$

50-49-7

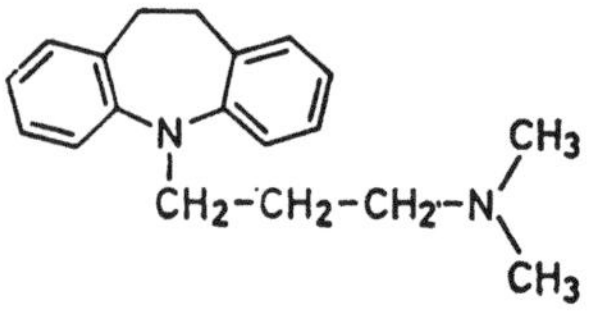

5-(3-Dimethylaminopropyl)-10,11-dihydro-5*H*-dibenz[*b*,*f*]azepin = *N*-(3-Dimethylaminopropyl)-iminodibenzyl = 10,11-Dihydro-*N*,*N*-dimethyl-5*H*-dibenz[*b*,*f*]azepin-5-propanamin (●)

H meist Hydrochlorid (113-52-0)

S Antideprin, Berkomine, Censtim, Chemipramine, Chrytemin, Clonimip, Depramine „Adelco“, Depranil, Deprenil „Polfa“, Depress, Deprimin, Deprinol, Dimipressin, Dynaprin, Dyna-Zina, Efuranol, Emprime, Eupramin, Feinalmin, G 22355, Ia-pram, Imavate, *Imidobenzyle*, Imilanyle, Iminil, Imipranil, *Imipramin***, Imiprin, *Imizin(um)*, Impamin*(e)*, Impram, Impranil, Imprasine, Impratab, Impratone, Impril, Iprogen, Iramil, Irmin, Janimine, Melipramin, Mepramin, Meripramin, Norpramine „Norton“, Novopramine, Panpramine, Pramin, Praminil, Presamine, Prodepress, Promiben, Pryleugan, Psicopramin, Psychoforin, SK-Pramine, Smeralium, Somipra, Surplix, Talpramin, Thymopramin(e), Timolet, Tofranil, Venefon, Vionyl

V Psychoanalepticum

4019-01 10075-24-8

H Embonat (Pamoat)

S Tofranil-PM

V Antidepressivum

4020 *(3336)* $C_{19}H_{24}N_2O$

6829-98-7

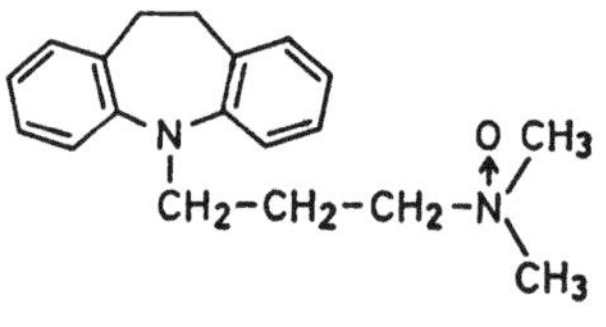

5-(3-Dimethylaminopropyl)-10,11-dihydro-5*H*-dibenz[*b*,*f*]azepin-5-(3-*N*-oxid) = 10,11-Dihydro-*N*,*N*-dimethyl-5*H*-dibenz[*b*,*f*]azepin-5-propanamin-*N*-oxid (●)

H auch Hydrochlorid

S Diamifan, Ditisan, Elepsin, *Imipramin-N-oxid*, *Imipraminoxid***, Imiprex, Nediol

V Antidepressivum

4021 *(3337)* $C_{19}H_{24}N_2O$
13931-73-2

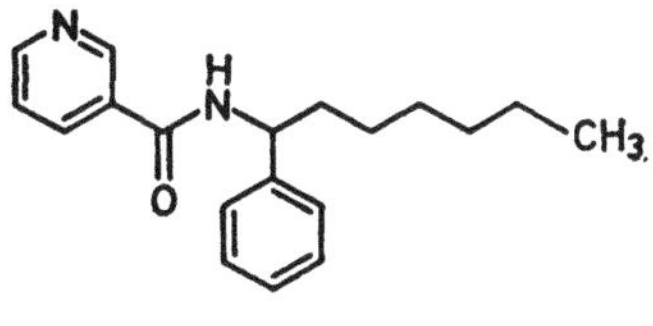

N-(1-Phenylheptyl)-nicotinamid = *N*-(1-Phenylheptyl)-3-pyridincarboxamid (●)

S Lytosin

V Spasmolyticum

4022 *(3338)* $C_{19}H_{24}N_2O$
60-46-8

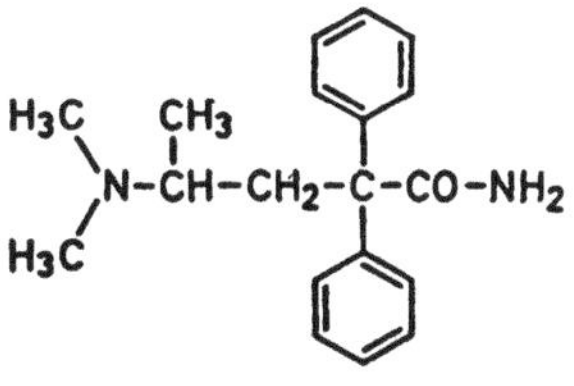

4-Dimethylamino-2,2-diphenylvaleramid = α-[2-(Dimethylamino)propyl]-α-phenylbenzenacetamid (●)

H Sulfat (29620-30-2)

S *Aminopentamidsulfat*, BL 139, Centrin(e), Compound 3 K 1358, *Dimevamidsulfat***, Estomida, Pentamyl, Valeramide-OM, Valerylamide

V Parasympathicolyticum

4023 *(3339)* $C_{19}H_{24}N_2OS$
3735-90-8

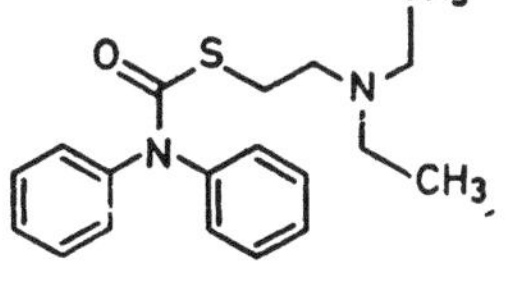

S-(2-Diethylaminoethyl)-diphenylthiocarbamat = Diphenylcarbamidsäure-(2-diethylaminoethyl)-thioester = Diphenylcarbamothiosäure-*S*-[2-(diethylamino)ethyl]ester (●)

S Bayer 1355, *Diphencarbamid*, Escorpal, *Fencarbamid***, *Fenocarbamida*, *Phencarbamid(e)*, Rispasulf

V Spasmolyticum (besonders für die Geburtshilfe)

·*4024* *(3340)* $C_{19}H_{24}N_2OS$
60-99-1

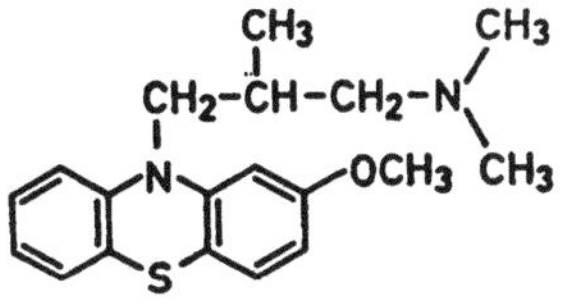

(—)-2-Methoxy-10-(3-dimethylamino-2-methylpropyl)-phenothiazin = (—)-2-Methoxy-*N*,*N*,β-trimethyl-10*H*-phenothiazin-10-propanamin (●)

H meist Maleinat (7104-38-3) oder Hydrochlorid (1236-99-3)

S Bayer 1213, CL 36467, Dedoran, Hirnamin, *Laevomepromazin*, *Levomeprazine*, *Levomepromazin***, Levomezine, Levopromazin „Spofa", Levoprome, Levotomin, *Methotrimeprazine*, Milezin, Minozinan, Neozine, Neuractil, Neurocil, Nirvan, Nozinan, 7044 R.P., Sinogan, SKF 5116, Sofmin, Tisercin, Veractil

V Neurolepticum

4024-01

H Embonat (Pamoat)

S Nozinan Embonate, Specia 246

V Neurolepticum

4025 *(3341)* $C_{19}H_{24}N_2O_2$
15585-88-3

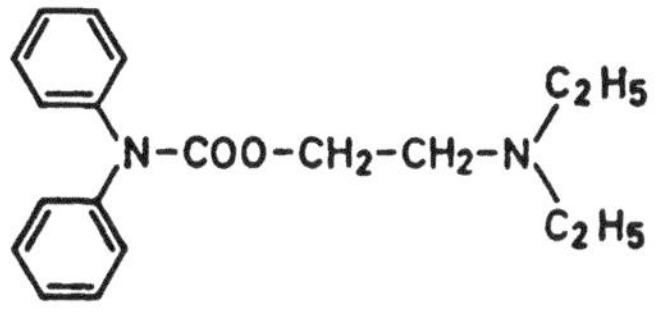

(2-Diethylaminoethyl)-*N*,*N*-diphenylcarbamat = Diphenylcarbamidsäure-2-(diethylamino)ethylester (●)

H Hydrochlorid (668-37-1)

S *Dicarfenhydrochlorid***, SD 25, Sipasyl

V Lokalanästheticum, Cholinolyticum, Parkinsontherapeuticum

4026 *(3342)* $C_{19}H_{24}N_2O_2$

6376-26-7

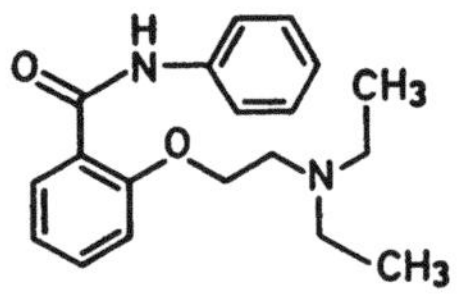

o-(2-Diethylaminoethoxy)-benzanilid = 2-[2-(Diethylamino)ethoxy]-*N*-phenylbenzamid (●)

H auch Hydrochlorid

S Ajucin simplex, Ajurac, Biospal, M 811, *Salverin***

V Spasmolyticum

4027 *(3343)* $C_{19}H_{24}N_2O_2$

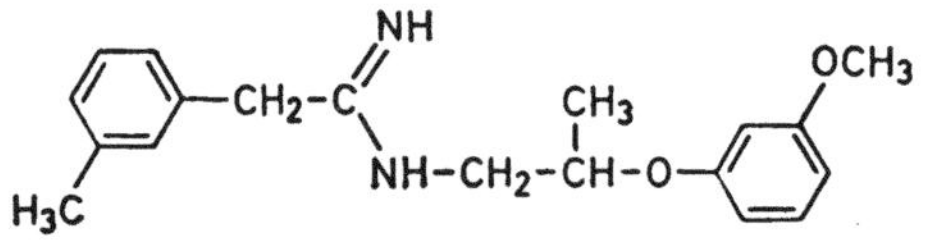

N-[2-(3-Methoxyphenoxy)-propyl]-*m*-tolylacetamidin = *N*-[2-(3-Methoxyphenoxy)propyl]-3-methylbenzenethanimidamid

H *p*-Toluolsulfonat (6443-40-9)

S B.W. 545-C-64, *Xylamidintosilat**

V Serotoninantagonist

4028 *(3344)* $C_{19}H_{24}N_2O_2S$

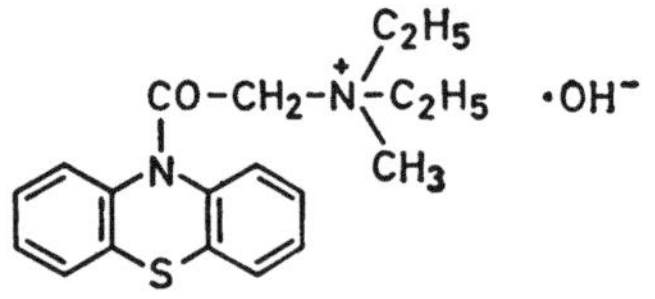

N,*N*-Diethyl-*N*-methyl-(10-phenothiazinylcarbonyl)-methylammoniumhydroxid = 10-(Diethylaminoacetyl)-phenothiazinmethylhydroxid = *N*,*N*-Diethyl-*N*-methyl-β-oxo-10*H*-phenothiazin-10-ethanaminiumhydroxid (●)

H Methylsulfat (6249-68-9)

S Mefazine, Mephasine, Mephazin

V Spasmolyticum

4029 $C_{19}H_{24}N_2O_3$

36 894-69-6

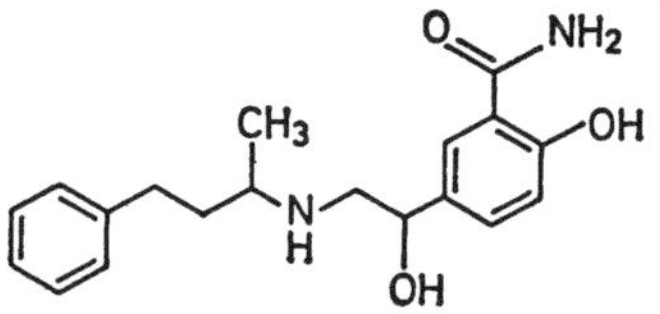

5-[1-Hydroxy-2-[(1-methyl-3-phenylpropyl)-amino]-ethyl]-salicylamid = 2-Hydroxy-5-[1-hydroxy-2-[(1-methyl-3-phenylpropyl)amino]-ethyl]benzamid (●)

H auch Hydrochlorid (32 780-64-6)

S AH 5158 A, *Ibidomide*, *Labetalol***, Sch 15 719 W, Trandate

V Vasodilatans, Antihypertonicum (α- und β-Rezeptorenblocker)

4030 $C_{19}H_{24}N_2O_4$

38 103-61-6

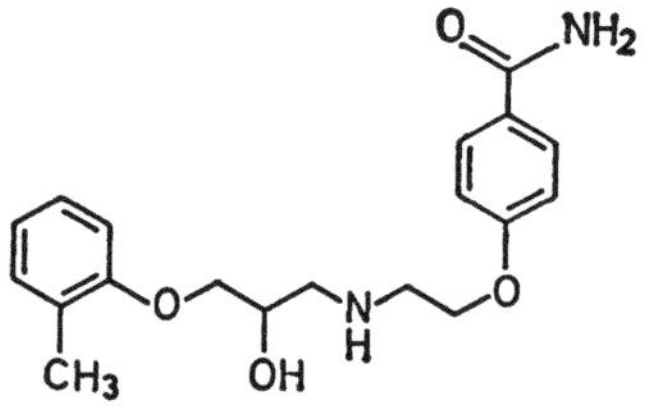

p-{2-[2-Hydroxy-3-(*o*-tolyloxy)-propylamino]-ethoxy}-benzamid = 1-[2-(4-Carbamoylphenoxy)-ethylamino]-3-(2-methylphenoxy)-propan-2-ol = 4-[2-[[2-Hydroxy-3-(2-methylphenoxy)propyl]-amino]ethoxy]benzamid (●)

H Hydrochlorid (51 599-37-2)

S Coptin, *Tolamololhydrochlorid***, UK 6558-01

V adrenergischer β-Rezeptorenblocker

4031 *(3345)* $C_{19}H_{24}N_2O_4$

15 534-05-1

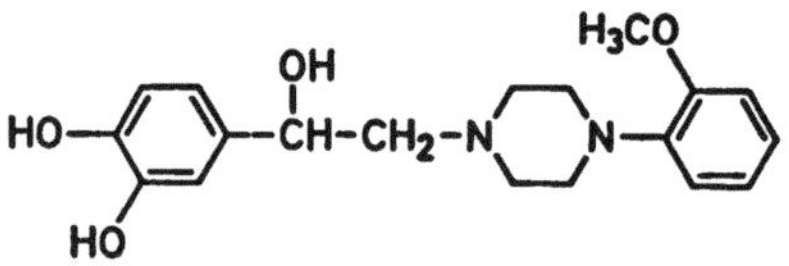

α-(3,4-Dihydroxyphenyl)-4-(2-methoxyphenyl)-1-piperazinethanol (●) = 3,4-Dihydroxy-α-[4-(2-methoxyphenyl)-1-piperazinylmethyl]-benzylalkohol

S *Pipratecol***, S 4216, 711 SE

V Vasodilatans

4032 $C_{19}H_{24}N_2O_7S$
54340-65-7

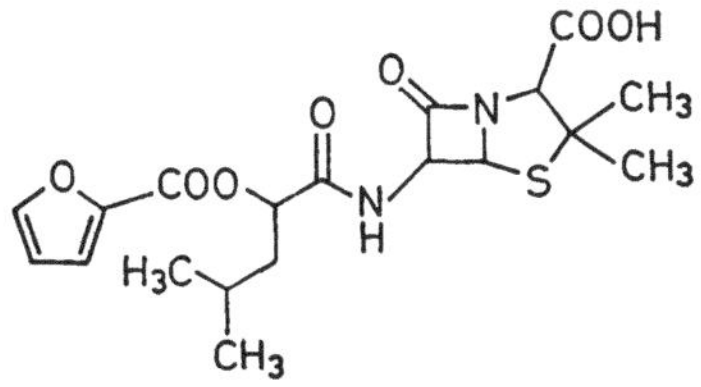

6-[(*R*)-2-Hydroxy-4-methylvaleramido]-3,3-dimethyl-7-oxo-4-thia-1-azabicyclo[3.2.0]heptan-2-carbonsäure-2-furoat(ester) = 6-[(*R*)-2-Furoyloxy-4-methylvaleramido]-penicillansäure = [2*S*-[2α,5α,6β(*R**)]]-6-[[2-[(2-Furanylcarbonyl)oxy]-4-methyl-1-oxopentyl]amino]-3,3-dimethyl-7-oxo-4-thia-1-azabicyclo[3.2.0]heptan-2-carbonsäure (●)

S *Furbucillin***

V Antibioticum

4033 *(3346)* $C_{19}H_{24}N_2S$
522-00-9

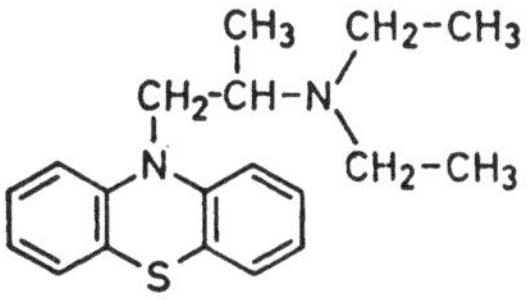

10-(2-Diethylaminopropyl)-phenothiazin = *N,N*-Diethyl-α-methyl-10*H*-phenothiazin-10-ethanamin (●)

H Hydrochlorid (1094-08-2)

S *Äthopropazin*, Dibutil, *Ethopropazine*, *Isothazine*, *Isothiazin*, Lysivane, Parcidol, Pardisol, Parfezin, Parkin, Parkisol, Parphezein, Parsidol, Parsitan, Parsotil, Phenopropazin, *Profenaminhydrochlorid***, *Prophenaminum*, Rochipel, Rodipal, 3356 R.P., W-483

V Neurolepticum, Antiparkinsonmittel

4034 *(3347)* $C_{19}H_{24}N_2S_2$
7009-43-0

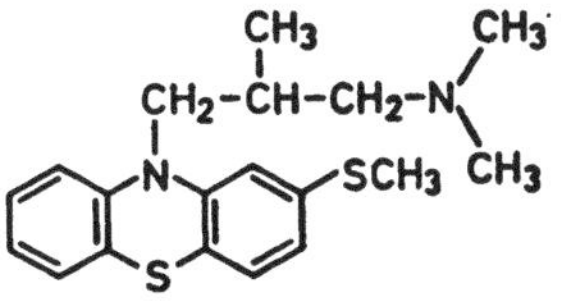

(±)-10-(3-Dimethylamino-2-methylpropyl)-2-(methylthio)-phenothiazin = (±)-*N,N*,β-Trimethyl-2-(methylthio)-10*H*-phenothiazin-10-propanamin (●)

S *Methiomeprazin**, SKF 6270

V Neurolepticum, Antiemeticum

4035 *(3348)* $C_{19}H_{24}N_2S_2$
1759-09-7

(—)-10-(3-Dimethylamino-2-methylpropyl)-2-(methylthio)-phenothiazin = (—)-*N,N*,β-Trimethyl-2-(methylthio)-10*H*-phenothiazin-10-propanamin (●)

S *Levomethiomeprazinum*, *Levometiomeprazin***, Phenaceda

V Neurolepticum, Antiemeticum

4036 *(3349)* $C_{19}H_{24}N_4O_2$
100-33-4

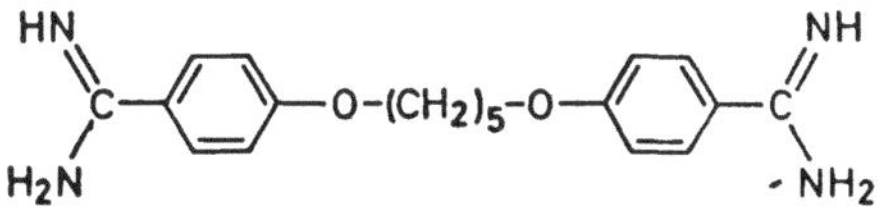

p,p'-(Pentamethylendioxy)-bis-benzamidin = *p,p'*-Diamidino-1,5-diphenoxypentan = 4,4'-[1,5-Pentandiylbis(oxy)]bis[benzencarboximidamid] (●)

S *Pentamidin***

V Chemotherapeuticum gegen Protozoeninfektionen

4036-01 *(3349a)* 140-64-7

H Diisäthionat

S Diamidine, Lomidine, M. & B. 800, 2512 R.P.

V Chemotherapeuticum gegen Protozoeninfektionen

4036-02 *(3349b)*

H Suraminsalz (Nr. 6116)

S 4891 R.P.

V Chemotherapeuticum

4037 *(155 N)*

$C_{19}H_{24}O_2$

10448-96-1

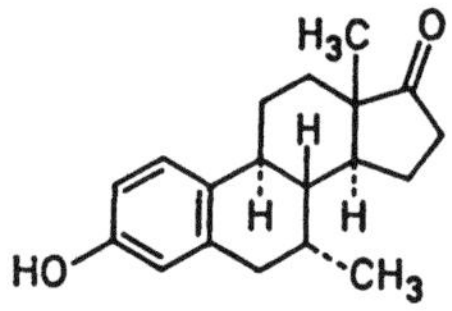

3-Hydroxy-7α-methyl-1,3,5(10)-östratrien-17-on (7α)-3-Hydroxy-7-methylöstra-1,3,5(10)-trien-17-on (●)

S *Almestron***, Ba-38372, *7α-Methylöstron*

V Östrogen

4038 *(3350)*

$C_{19}H_{24}O_2$

965-93-5

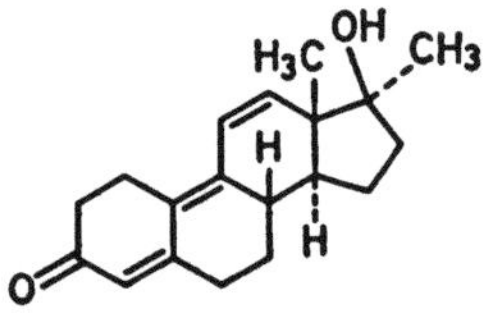

17β-Hydroxy-17α-methyl-4,9,11-östratrien-3-on = (17β)-17-Hydroxy-17-methylöstra-4,9,11-trien-3-on (●)

S *Methyltrienolone*, *Metribolon***, R 1881, RU 1881

V Anabolicum

4039 *(3351)*

$C_{19}H_{24}O_3$

968-93-4

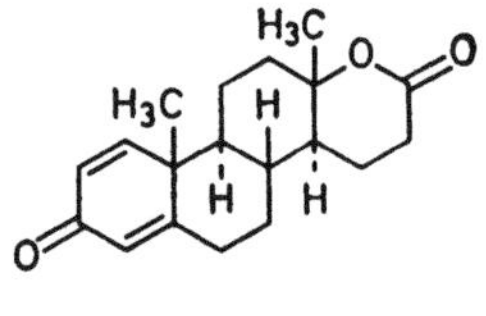

D-Homo-17a-oxaandrosta-1,4-dien-3,17-dion (●) = Δ^1-Testololacton = 1,2,3,4,4a,4b,7,9,10,10a-Dekahydro-2-hydroxy-2,4b-dimethyl-7-oxo-1-phenanthrenpropionsäure-δ-lacton

S Fludestrin, NSC-23759, SQ 9538, Teolit, Teslac, Teslak, *Testolacton***

V Antineoplasticum

4040 *(3352)*

$C_{19}H_{24}O_5$

6379-69-7

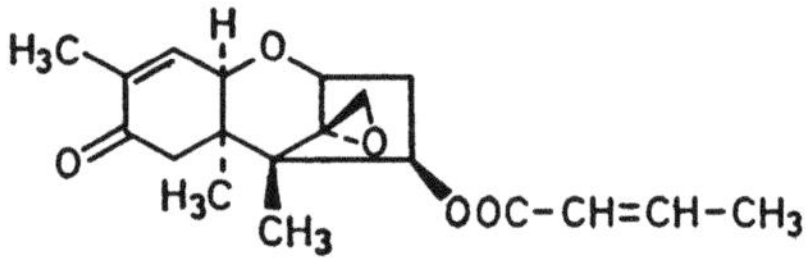

(4β)-12,13-Epoxy-4-[(1-oxo-2-butenyl)oxy]trichothec-9-en-8-on (●)

S *Trichothecin*

V Antibioticum aus Trichothecium roseum

4041 *(3353)*

$C_{19}H_{25}NO$

15599-37-8

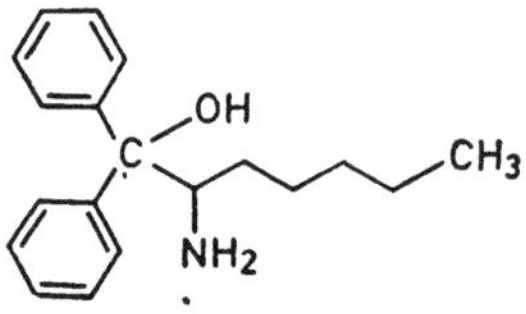

α-(1-Aminohexyl)-benzhydrol = 2-Amino-1,1-diphenylheptan-1-ol ≙ α-(1-Aminohexyl)-α-phenylbenzenmethanol (●)

S *Hexapradol***

V Psychoanalepticum

4042

$C_{19}H_{25}NO$

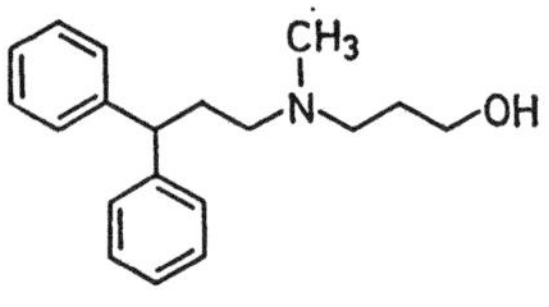

3-[(3,3-Diphenylpropyl)methylamino]-1-propanol (●)

H Hydrochlorid (23903-11-9)

S PF-82

V Antidepressivum

4043 *(3354)* $C_{19}H_{25}NO$
642-58-0

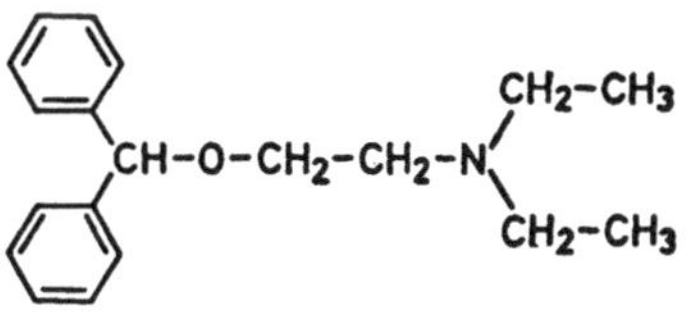

2-(Benzhydryloxy)-triethylamin = *N,N*-Diethyl-2-(diphenylmethoxy)-ethylamin = β-Diethylaminoethylbenzhydryläther = 2-(Diphenylmethoxy)-*N,N*-diethylethanamin (●)

H Hydrochlorid (86-24-8)

S *Äthylbenzhydraminhydrochlorid,* Antiparkin, PKM-Tabletten, Rigidyl, S-45

V Antiparkinsonmittel, Antiallergicum

4044 *(3355)* $C_{19}H_{25}NO$
1157-87-5

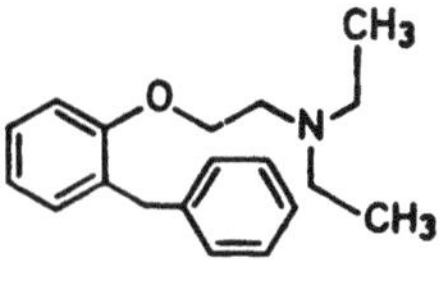

N,N-Diethyl-2-(*o*-benzylphenoxy)-ethylamin = β-Diethylaminoethyl-(2-benzylphenyl)-äther = 2-(α-Phenyl-*o*-tolyloxy)-triethylamin = *N,N*-Diethyl-2-[2-(phenylmethyl)phenoxy]ethanamin (●)

H Hydrochlorid (2087-37-8)

S AH 3, *Diaethylaminoaethoxydiphenylmethanum hydrochloricum, Etoloxaminhydrochlorid***

V Antihistaminicum

4045 *(3356)* $C_{19}H_{25}NO$
152-02-3

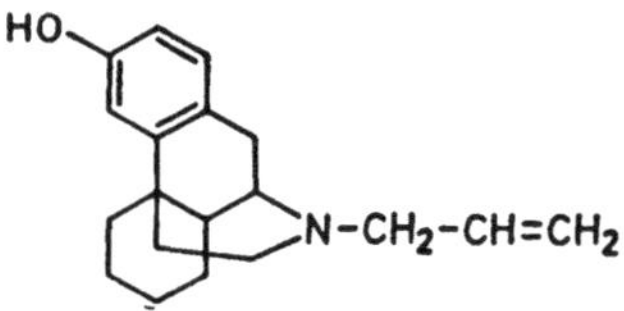

L-17-Allylmorphinan-3-ol = L-3-Hydroxy-*N*-allylmorphinan = 17-(2-Propenyl)morphinan-3-ol (●)

S *Lävallorphan, Levallorphan***, *Naloxifan, Naloxiphan*

V Morphinantagonist

4045-01 *(3356a)* 71-82-9

H Tartrat

S Lorfan, Ro-1-7700

V Morphinantagonist

4046 *(3357)* $C_{19}H_{25}NO_2$
447-41-6

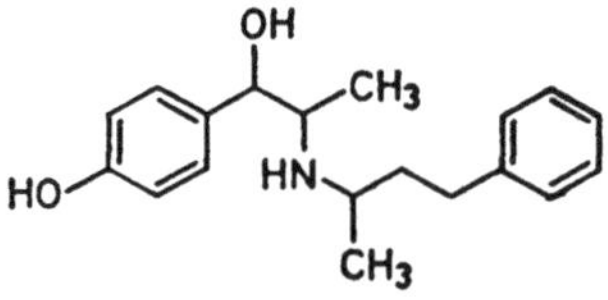

1-(*p*-Hydroxyphenyl)-2-(1-methyl-3-phenylpropylamino)-propan-1-ol = *p*-Hydroxy-α-[1-(1-methyl-3-phenylpropylamino)-ethyl]-benzylalkohol = 4-Hydroxy-α-[1-[(1-methyl-3-phenylpropyl)amino]-ethyl]benzenmethanol (●)

H Hydrochlorid (849-55-8)

S Agyrax, Arlibide, Arlidin, Belidrin, Bufedon, Buphedrin, *Bupheninhydrochlorid***, Certadyn, Circovenil, CS/6712, Dilatal, Dilatol, Dilatropin, Dilatropon, Dilatyl, Dilydrin, Flumil, Mefeprol, Nalide, Nilvitam, Nyderal, *Nylidrinhydrochlorid,* Nylin, Opino „Bayropharm", Perdilat, Perdilatal, Pervadil, Pharmadil, Rinard, Rudilin, Rydrin, Shatorn, SKF 1700-A, Tocodrin, Vasiten, Verina „Fujisawa"

V Sympathicomimeticum, Vasodilatans

4047 *(3358)* $C_{19}H_{25}NO_2$
3811-53-8

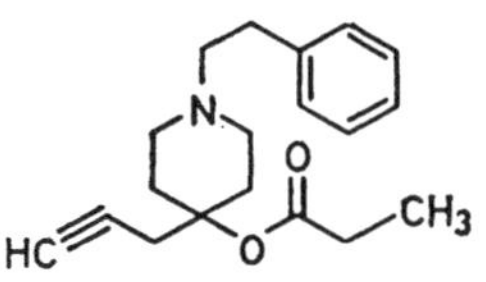

1-Phenethyl-4-(2-propinyl)-4-piperidylpropionat = 1-(2-Phenylethyl)-4-propargyl-4-propionyloxy-piperidin = 1-(2-Phenylethyl)-4-(2-propinyl)-4-piperidinolpropanoat(ester) (●)

S L. 2909, Labazyl (neue Form), *Propinetidin***

V Antitussivum

4048 *(3359)* $C_{19}H_{25}NO_3$
73-54-1

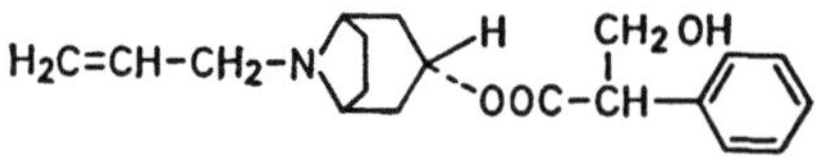

Tropasäure-8-allyl-3α-nortropylester = *N*-Allylnortropin = *endo*-α-(Hydroxymethyl)benzenessigsäure-8-(2-propenyl)-8-azabicyclo[3.2.1]oct-3-ylester (●)

S N-728, *Naltropin*

V Anticholinergicum

4049 $C_{19}H_{25}NO_3$
39907-68-1

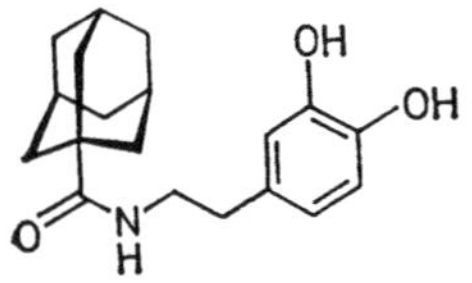

N-(3,4-Dihydroxyphenethyl)-1-adamantancarboxamid = *N*-[2-(3,4-Dihydroxyphenyl)ethyl]tricyclo[3.3.1.1^{3,7}]decan-1-carboxamid (●)

S *Dopamantin***, Sch 15507

V Parkinsontherapeuticum

4050 *(3360)* $C_{19}H_{25}NO_4$

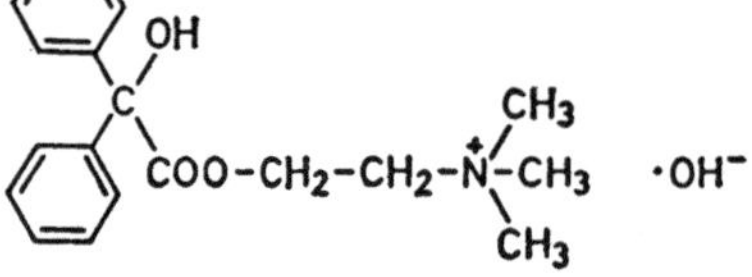

N,N,N-Trimethyl-2-(benziloyloxy)-ethylammoniumhydroxid = Diphenylhydroxyessigsäure-β-dimethylaminoethylestermethylhydroxid = 2-[(Hydroxydiphenylacetyl)oxy]-*N,N,N*-trimethylethanaminiumhydroxid (●)

H Bromid (55019-64-2)

S *Benzilylcholinbromid*, Hypaventral

V Parasympathicolyticum, Spasmolyticum

4050-01 2424-71-7

H Jodid

S Metacin, *Methacin(um)*, Methoxin, *Metociniumjodid**

V Parasympathicolyticum, Spasmolyticum

4051 *(3361)* $C_{19}H_{25}NO_4$

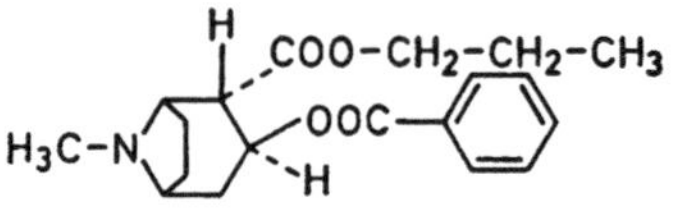

O-Benzoyl-D-pseudotropin-2-carbonsäure-*n*-propylester = (2-*endo*,3-*exo*)-3-(Benzoyloxy)-8-methyl-8-azabicyclo[3.2.1]octan-2-carbonsäurepropylester (●)

S Neopsicaine, Psicain-Neu

V Lokalanästheticum

4052 *(3362)* $C_{19}H_{25}NO_4$
18910-65-1

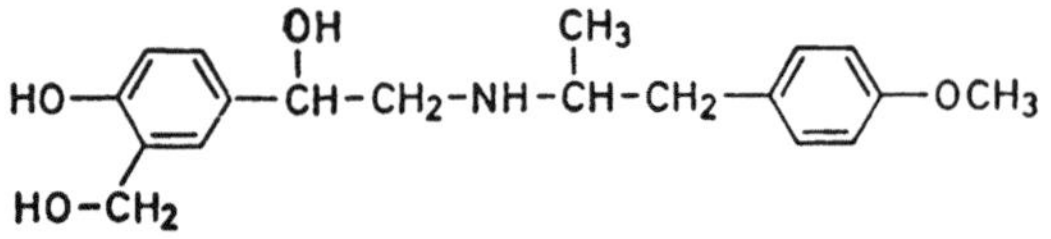

1-[4-Hydroxy-3-(hydroxymethyl)-phenyl]-2-(4-methoxy-α-methylphenethylamino)-ethanol = 4-Hydroxy-α-(4-methoxy-α-methylphenethylaminomethyl)-*m*-xylol-α,α′-diol = 4-Hydroxy-α^1-[[[2-(4-methoxyphenyl)-1-methylethyl]amino]methyl]-1,3-benzendimethanol (●)

S AH 3923, *Salmefamol***

V Bronchodilatans

4053 *(3363)* $C_{19}H_{25}NO_4$

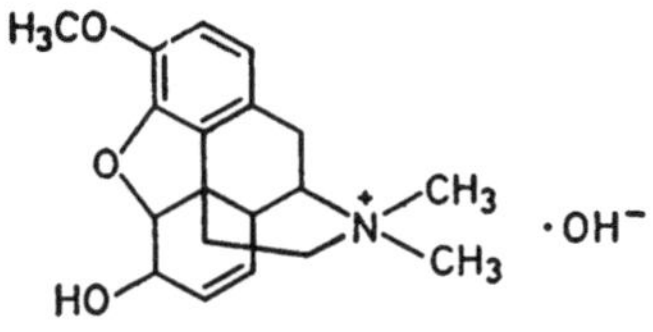

4,5-Epoxy-6-hydroxy-3-methoxy-*N,N*-dimethylmorphin-7-eniumhydroxid = Kodeinmethylhydroxid = (5α,6α)-7,8-Didehydro-4,5-epoxy-6-hydroxy-3-methoxy-17,17-dimethylmorphinaniumhydroxid (●)

H Bromid (125-27-9)

S Eucodin

V Expectorans, Sedativum

4054 *(3364)* $C_{19}H_{25}N_3$

21 755-66-8

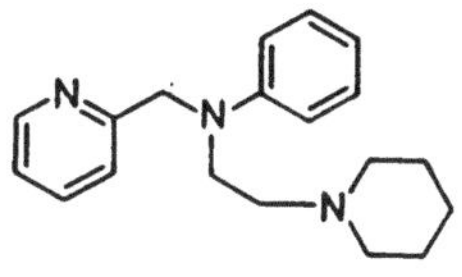

1-[2-[*N*-(2-Pyridylmethyl)-anilino]-ethyl]-piperidin = *N*-(2-Picolyl)-*N*-phenyl-*N*-(2-piperidinoethyl)-amin = *N*-Phenyl-*N*-[2-(1-piperidinyl)-ethyl]-2-pyridinmethanamin (●)

H auch Hydrochlorid (24 699-40-9) oder Tripalmitat (24 656-22-2)

S Coben, *Picoperidamine, Picoperin***, TAT-3

V Antitussivum

4055 *(47 E)* $C_{19}H_{25}N_3O$

54 063-58-0

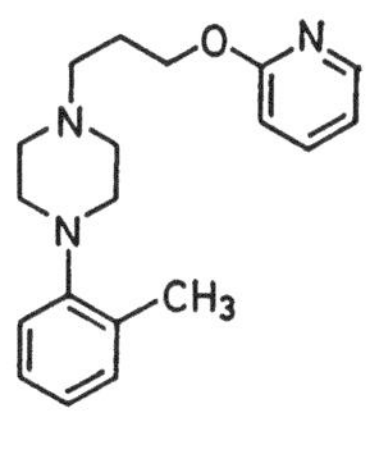

1-[3-(2-Pyridyloxy)-propyl]-4-(*o*-tolyl)-piperazin = 1-(2-Methylphenyl)-4-[3-(2-pyridinyloxy)propyl]piperazin (●)

H Hydrochlorid (37 816-49-2)

S Hoechst 757, *Toprilidinhydrochlorid***

V peripheres Vasodilatans, Sedativum

4056 *(3365)* $C_{19}H_{25}N_3OS$

500-89-0

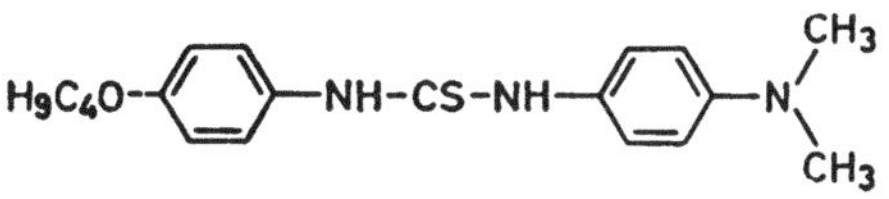

1-(*p*-Butoxyphenyl)-3-(*p*-dimethylaminophenyl)-thioharnstoff = *p*-Butoxy-*p'*-(dimethylamino)-thiocarbanilid = *N*-(4-Butoxyphenyl)-*N'*-[4-(dimethylamino)phenyl]thioharnstoff (●)

S Ciba 1906, ***Thiambutosin*****, Su-1906

V Chemotherapeuticum gegen Lepra

4057 *(3366)* $C_{19}H_{25}N_3O_2S_2$

7456-24-8

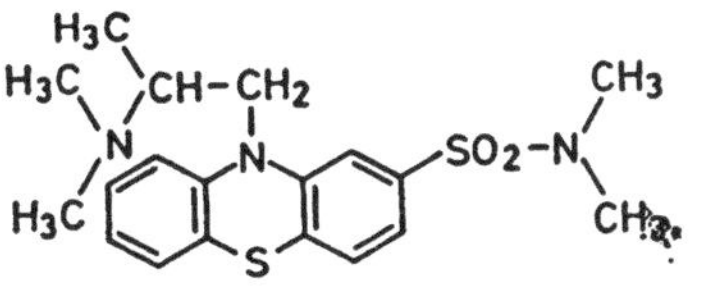

10-(2-Dimethylaminopropyl)-*N,N*-dimethylphenothiazin-2-sulfonamid = 10-(2-Dimethylamino-propyl)-2-dimethylsulfamoylphenothiazin = 10-[2-(Dimethylamino)propyl]-*N,N*-dimethyl-10*H*-phenothiazin-2-sulfonamid (●)

H auch Methansulfonat (Mesilat) (7455-39-2)

S Alius, Banistyl, Bayer 1483, *Dimethothiazine, Dimétiotazine, Dimetotiazin***, *Fonazine mesylate*, Fusaban, IL-6302, Migristène, Promaquid, 8599 R.P.

V Antiserotonin, Antihistaminicum, Antianaphylakticum

4058 *(3367)* $C_{19}H_{25}N_3S$

58-37-7

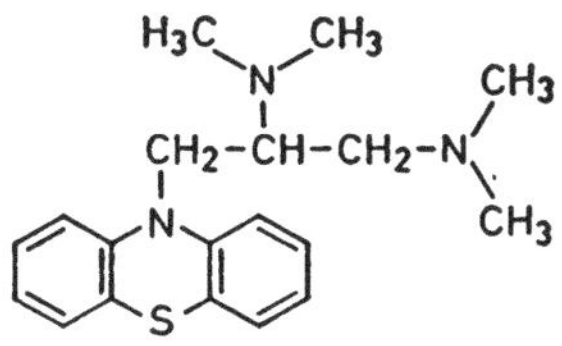

10-[2,3-Bis-(dimethylamino)-propyl]-phenothiazin = *N,N,N',N'*-Tetramethyl-3-(10*H*-phenothiazin-10-yl)-1,2-propandiamin (●)

H Fumarat (3688-62-8)

S *Aminopromazinfumarat***, Bayer A 124, Jenotone, Lispamol, Lorusil, Myspamol, *Proquamezinfumarat*, 3828 R.P., Spamol, *Tetraméprozine*

V Spasmolyticum

4059 *(3368)* $C_{19}H_{26}N_2$

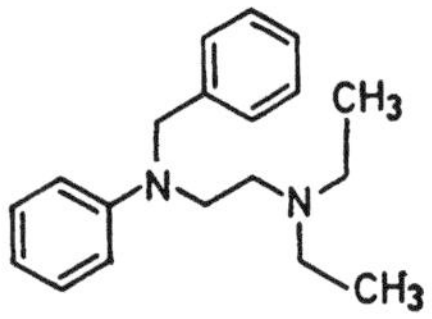

N-Benzyl-*N*-(β-diethylaminoethyl)-anilin = *N*-Benzyl-*N'*,*N'*-diethyl-*N*-phenylethylendiamin = *N*,*N*-Diethyl-*N'*-phenyl-*N'*-(phenylmethyl)-1,2-ethandiamin (●)

H Dihydrochlorid oder Maleinat

S Rodismin

V Antihistaminicum, Antiallergicum

4060 *(3369)* $C_{19}H_{26}N_2O$
1505-95-9

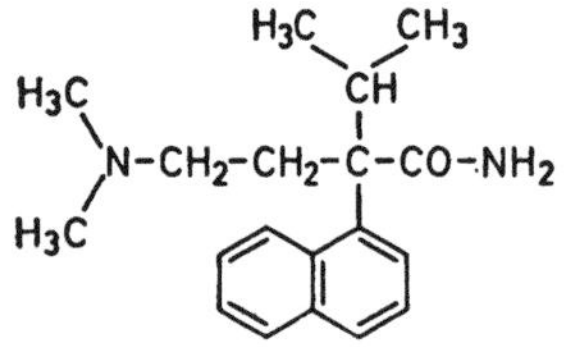

4-Dimethylamino-2-isopropyl-2-(1-naphthyl)-butyramid = α-(2-Dimethylaminoethyl)-α-isopropyl-1-naphthylacetamid = α-[2-(Dimethylamino)ethyl]-α-(1-methylethyl)-1-naphthalenacetamid (●)

S DA 992, *Naftipramide*, *Naftypramid***, *Naphthypramide*

V Antiphlogisticum

4061 *(3370)* $C_{19}H_{26}N_2O_2S$

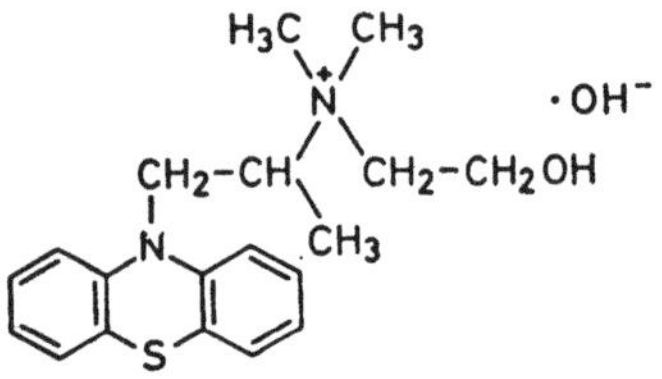

N-(2-Hydroxyethyl)-*N*,*N*-dimethyl-*N*-[1-methyl-2-(10-phenothiazinyl)-ethyl]-ammoniumhydroxid = *N*-(2-Hydroxyethyl)-*N*,*N*,α-trimethyl-10*H*-phenothiazin-10-ethanaminiumhydroxid (●)

H Chlorid (2090-54-2)

S Aprobit, *Hydroxyäthylpromethazin*, Lergobit, *Promethazinhydroxyethylchlorid*

V Antihistaminicum, Anticholinergicum

4062 *(3371)* $C_{19}H_{26}N_2O_5S$
7541-30-2

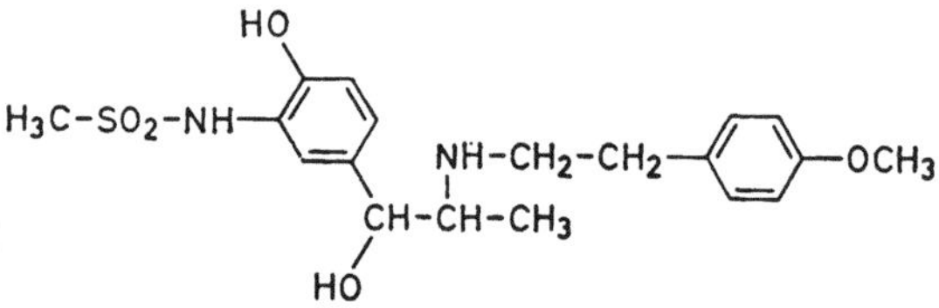

2'-Hydroxy-5'-[1-hydroxy-2-(*p*-methoxyphenethylamino)-propyl]-methansulfonanilid = *N*-[2-Hydroxy-5-[1-hydroxy-2-[[2-(4-methoxyphenyl)-ethyl]amino]propyl]phenyl]methansulfonamid (●)

H Hydrochlorid (7660-71-1)

S *Mesuprinhydrochlorid**, MJ 1987

V Vasodilatans, Uterusrelaxans

4063 *(3372)* $C_{19}H_{26}N_4O_4$
21560-58-7

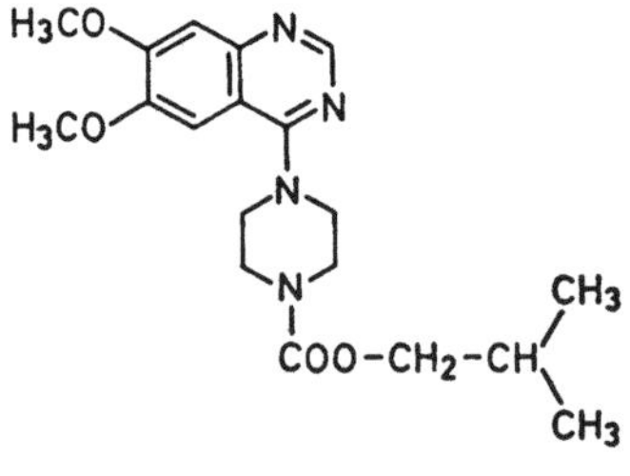

4-(6,7-Dimethoxy-4-chinazolinyl)-piperazin-1-carbonsäureisobutylester = 4-(6,7-Dimethoxy-4-

chinazolinyl)-1-piperazincarbonsäure-2-methylpropylester (●)

H Hydrochlorid (23256-26-0)

S CP 12521-1, *Piquizilhydrochlorid***

V Bronchodilatans

4064 (3373) $C_{19}H_{26}N_4O_5$ 21560-59-8

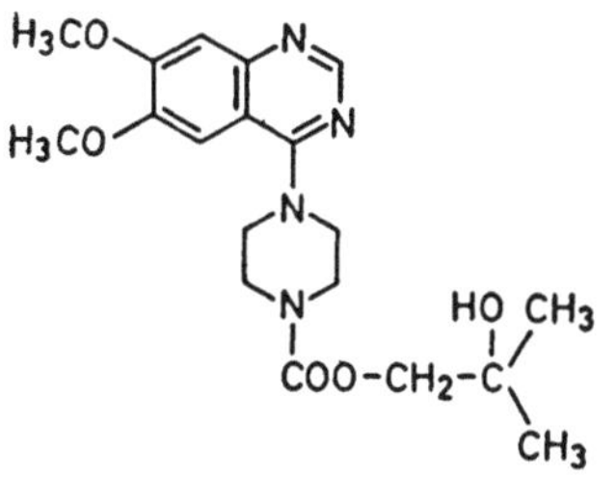

4-(6,7-Dimethoxy-4-chinazolinyl)-1-piperazincarbonsäure-2-hydroxy-2-methylpropylester (●)

H Hydrochlorid (23256-28-2)

S CP 14185-1, *Hoquizilhydrochlorid***

V Bronchodilatans

4065 (3374) $C_{19}H_{26}O_2$ 846-48-0

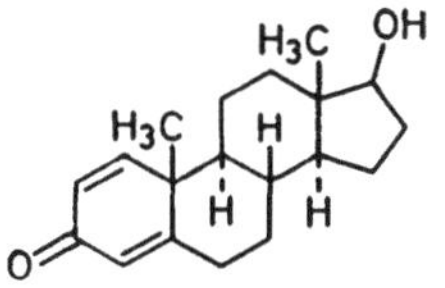

17β-Hydroxyandrosta-1,4-dien-3-on = (17β)-17-Hydroxyandrost-1,4-dien-3-on (●)

S *Boldenon***, *1-Dehydrotestosteron*

V Anabolicum

4066 (3375) $C_{19}H_{26}O_2$ 302-76-1

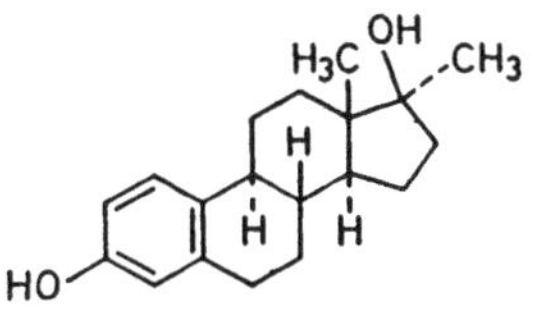

17α-Methyl-1,3,5(10)-östratrien-3,17β-diol = (17β)-17-Methylöstra-1,3,5(10)-trien-3,17-diol (●) = 17α-Methylöstradiol

S Follikosid-Tabletten, *Methylöstradiol*

V Östrogen

4067 (3376) $C_{19}H_{26}O_3$ 7004-98-0

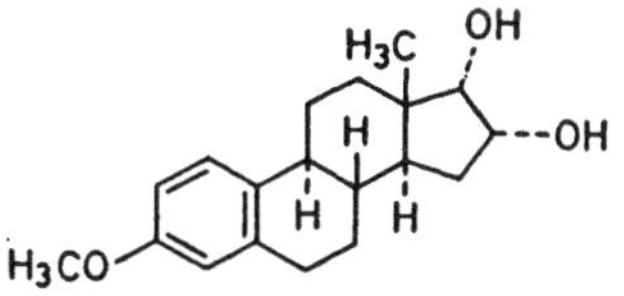

3-Methoxy-1,3,5(10)-östratrien-16α,17α-diol = (16α,17α)-3-Methoxyöstra-1,3,5(10)-trien-16,17-diol (●)

S *Epimestrol***, NSC-55975, Org 817, Stimovul

V Ovulationsstimulans

4068 (3377) $C_{19}H_{26}O_4$ 115-66-2

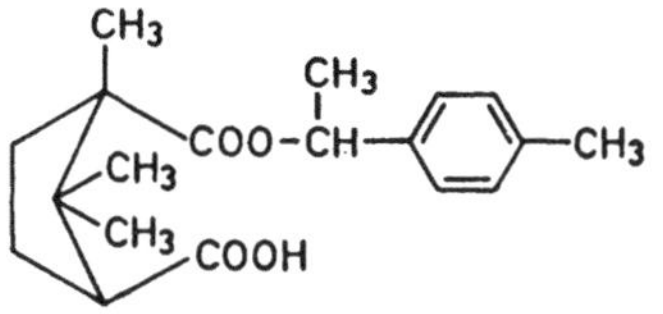

1-(*p*,α-Dimethylbenzyl)-hydrogencamphorat = Mono-D-camphersäureester des *p*-Tolylmethylcarbinols = 1,2,2-Trimethyl-1,3-cyclopentandicarbonsäure-1-[1-(4-methylphenyl)ethyl]ester (●)

H vgl. auch Nr. 1063
2,2′-Iminodiethanolsalz (5634-42-4)

S Bilagen, Biliphorin, Gallogen, Hepasynthyl, Hepatoxane, Licarbin, Lymethol, Syncuma, Syntabil, Synthobilin, *Tocamphyl***

V Choleretic um

4069 (3378) $C_{19}H_{26}O_4$

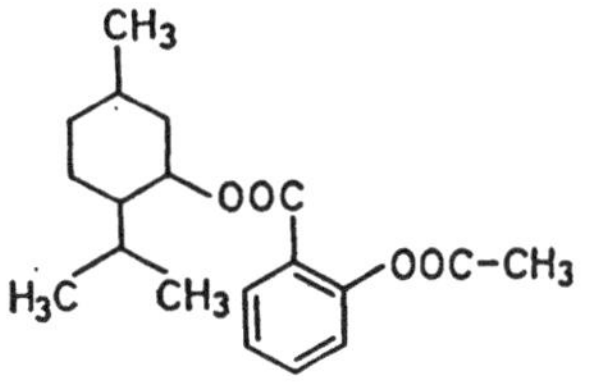

3-*p*-Menthylacetylsalicylat = Acetylsalicylsäurementholester = 2-(Acetyloxy)benzoesäure-[1*R*-(1α,2β,5α)]-5-methyl-2-(1-methylethyl)cyclohexylester (●)

S Menthospirin

V Therapeuticum gegen Laryngitis, Pharyngitis und Rhinitis

4070 *(3379)* $C_{19}H_{26}O_7$
25 662-95-7

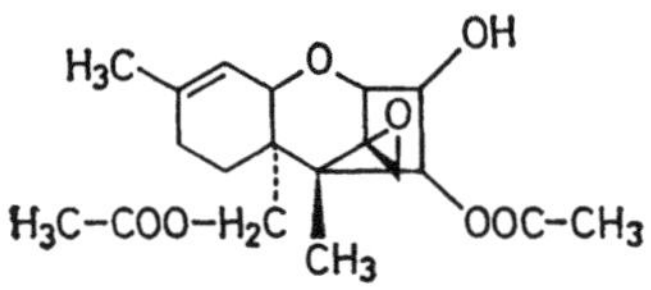

5a-[(Acetyloxy)methyl]-2,3,4,5,5a,6,7,9a-octahydro-5,8-dimethylspiro[2,5-methano-1-benzoxepin-10,2′-oxiran]-3,4-diol-4-acetat (●)

S ANG-66, *Anguidin, Diacetoxyscirpenol,* NSC-141 537

V Virustaticum, Immunosuppressivum, Cytostaticum (Wirkstoff aus Fusarium-Arten)

4071 *(3380)* $C_{19}H_{27}ClO_2$
1093-58-9

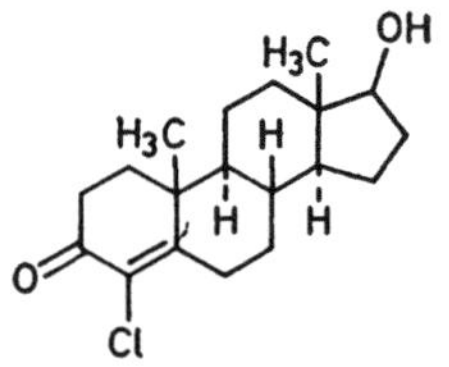

4-Chlor-17β-hydroxyandrost-4-en-3-on = 4-Chlortestosteron = (17β)-4-Chlor-17-hydroxyandrost-4-en-3-on (●)

H vgl. auch Nrr. 4708, 4994, 5447

S *Chlortestosteron, Clostebol***

V Anabolicum

4072 *(3381)* $C_{19}H_{27}ClO_2$

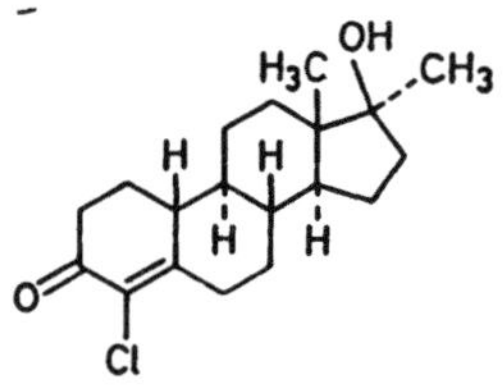

4-Chlor-17β-hydroxy-17α-methyl-4-östren-3-on = 4-Chlor-17α-methyl-19-nortestosteron = (17β)-4-Chlor-17-hydroxy-17-methylöstr-4-en-3-on (●)

S *Chlordrolone, Clordrolone,* SKF 6612

V Anabolicum

4073 *(3382)* $C_{19}H_{27}FN_2O_3$
20 977-50-8

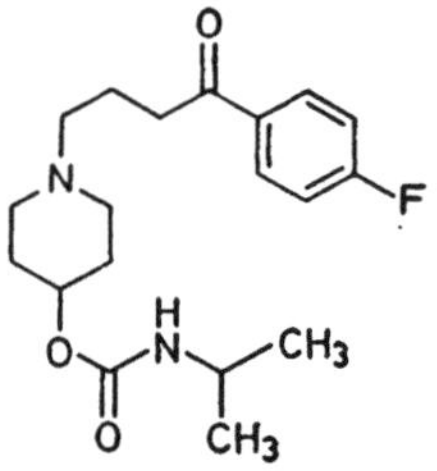

1-[3-(4-Fluorbenzoyl)-propyl]-4-piperidyl-*N*-isopropylcarbamat = Isopropylcarbamidsäureester mit 4′-Fluor-4-(4-hydroxypiperidino)-butyrophenon = (1-Methylethyl)carbamidsäure-1-[4-(4-fluorphenyl)-4-oxobutyl]-4-piperidinylester (●)

S AL-1021, *Carperon***

V Antipsychoticum, Antiemeticum

4074 *(3383)* $C_{19}H_{27}NO$
359-83-1

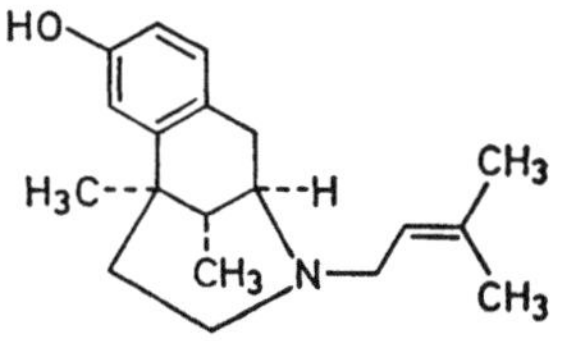

(2α,6α,11*R**)-1,2,3,4,5,6-Hexahydro-6,11-dimethyl-3-(3-methyl-2-butenyl)-2,6-methano-3-benzazocin-8-ol (●) = 2-(3,3-Dimethylallyl)-2′-hydroxy-5,9-dimethyl-6,7-benzomorphan

H auch Hydrochlorid (2276-52-0) oder Lactat (17146-95-1)

S Basta, CS 350, Dolapent, Dolofortin, Fortal, Fortalgesic, Fortral, Fortralin, Liticon, NIH 7958, Peltazon, Pentacina, Pentafen, Pentafort „Coli“, Pentagin, Pentalgina, *Pentazocin***, Penzin, Sosegon, Sosenyl, Sosigon, Sossegon, Talwin, Talwinsup, Talwintab, Win 20228

V Analgeticum

4075 *(3384)* $C_{19}H_{27}NO_2$

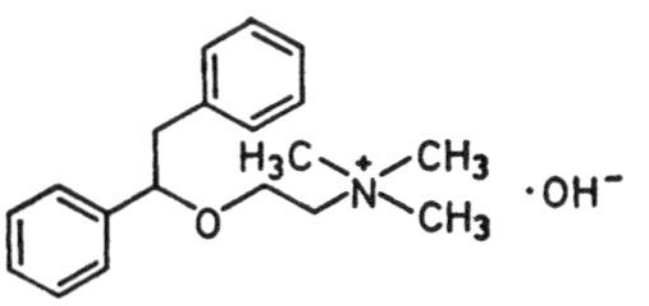

N,N,N-Trimethyl-2-(1,2-diphenylethoxy)-ethylammoniumhydroxid = *N,N,N*-Trimethyl-2-(1,2-diphenylethoxy)ethanaminiumhydroxid (●)

H Bromid (15585-70-3)

S *Bibenzoniumbromid***, Bractos, ES 132, Lisibex, LOM-tussis, Lysbex, Lysibex, Lysobex, Medipectol, OM-tussic, OM-tussis, Rea-tos, Sedobex, Thoragol, Tussibex, Tussis-OM

V Antitussivum

4076 *(3385)* $C_{19}H_{27}NO_3$
58-46-8

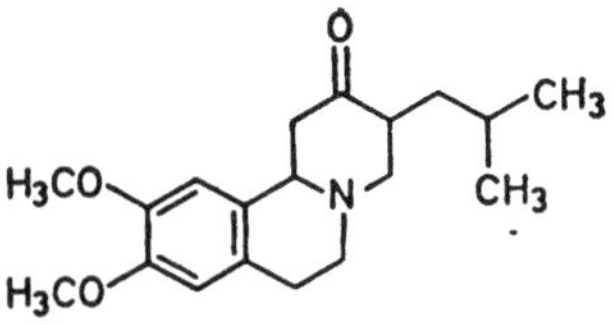

1,2,3,4,6,7-Hexahydro-3-isobutyl-9,10-dimethoxy-11b*H*-benzo[*a*]chinolizin-2-on = 1,3,4,6,7,11b-Hexahydro-9,10-dimethoxy-3-(2-methylpropyl)-2*H*-benzo[*a*]chinolizin-2-on (●)

H Methansulfonat (804-53-5)

S Nitoman, Regulin „Takeda", Ro 1-9569, Rubigen, *Tetrabenazinmesilat***

V Antipsychoticum, Neurolepticum

4077 $C_{19}H_{27}NO_4$
28598-08-5

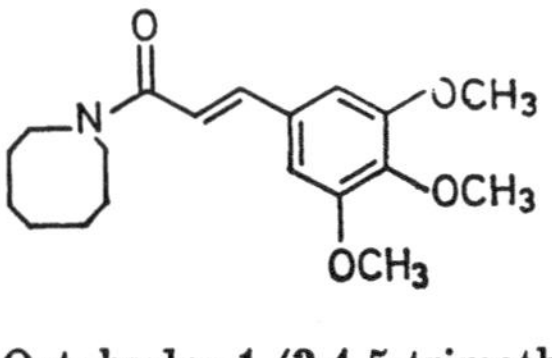

Octahydro-1-(3,4,5-trimethoxycinnamoyl)-azocin = Octahydro-1-[1-oxo-3-(3,4,5-trimethoxyphenyl)-2-propenyl]azocin (●)

S *Cinoctramid***

V Tranquillizer

4078 *(156 N)* $C_{19}H_{27}NO_4$
3176-03-2

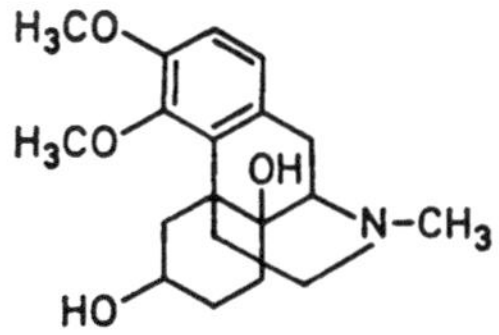

3,4-Dimethoxy-17-methylmorphinan-6β,14-diol = 14-Hydroxydihydro-6β-thebainol-4-methyläther = (6β)-3,4-Dimethoxy-17-methylmorphinan-6,14-diol (●)

S *Drotebanol***, Metebanyl, Methebanyl, *Oxymethebanol*, RAM 327

V Antitussivum, Analgeticum

4079 *(3386)* $C_{19}H_{27}NO_4$
470-68-8

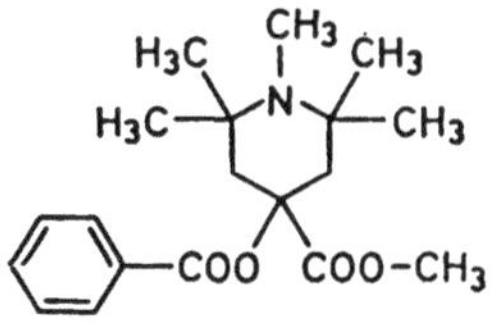

4-(Benzoyloxy)-1,2,2,6,6-pentamethyl-4-piperidincarbonsäuremethylester (●)

H Hydrochlorid

S Alphacain, α-Eucain, Eucain (A)

V Lokalanästheticum

4080 *(3387)* $C_{19}H_{27}NO_4S$

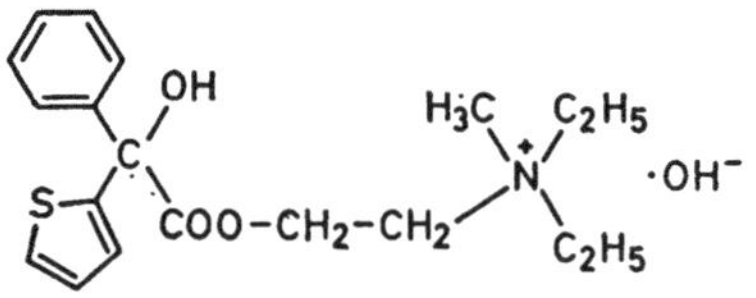

N,N-Diethyl-*N*-methyl-*N*-[2-(α-phenyl-2-thiophenglycoloyloxy)-ethyl]-ammoniumhydroxid = *N,N*-Diethyl-2-[(hydroxyphenyl-2-thienylacetyl)oxy]-*N*-methylethanaminiumhydroxid (●)

H Bromid (17692-63-6)

S Nibitor, *Oxitefoniumbromid***, *Oxytéfoniumbromid*

V Spasmolyticum

4081 (3388) $C_{19}H_{27}N_3O_4S$
10004-67-8

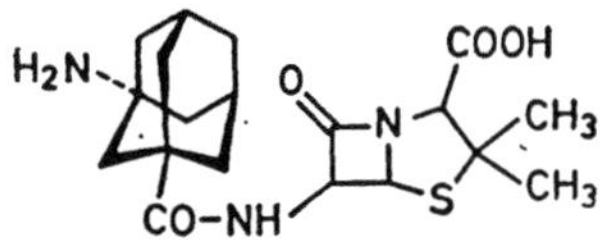

6-(3-Amino-1-adamantancarboxamido)-3,3-dimethyl-7-oxo-4-thia-1-azabicyclo[3.2.0]heptan-2-carbonsäure = 6-(3-Amino-1-adamantancarboxamido)-penicillansäure = [2*S*-(2α,5α,6β)]-6-[(3-Aminotricyclo[3.3.1.1^{3,7}]dec-1-ylcarbonyl)amino]-3,3-dimethyl-7-oxo-4-thia-1-azabicyclo[3.2.0]heptan-2-carbonsäure (●)

S *Amantocillin***

V Antibioticum

4082 (3389) $C_{19}H_{28}ClN_3$
85-10-9

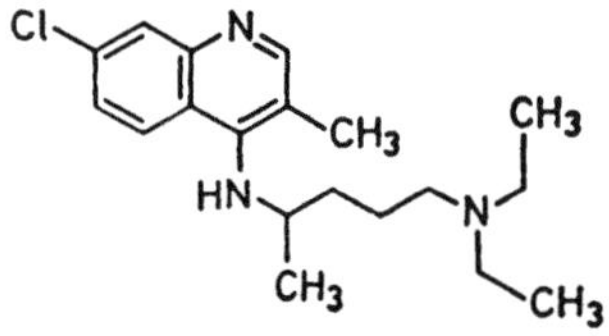

7-Chlor-4-(4-diethylamino-1-methylbutylamino)-3-methylchinolin = N^4-(7-Chlor-3-methyl-4-chinolinyl)-N^1,N^1-diethyl-1,4-pentandiamin (●)

S *Methylchloroquin*, Nivaquine C, 3038 R.P., Santochin, Santoquine, S.N. 6911, Sontochin, Sontoquine

V Malariachemotherapeuticum

4083 (3390) $C_{19}H_{28}Cl_2N_2O_3$
3568-16-9

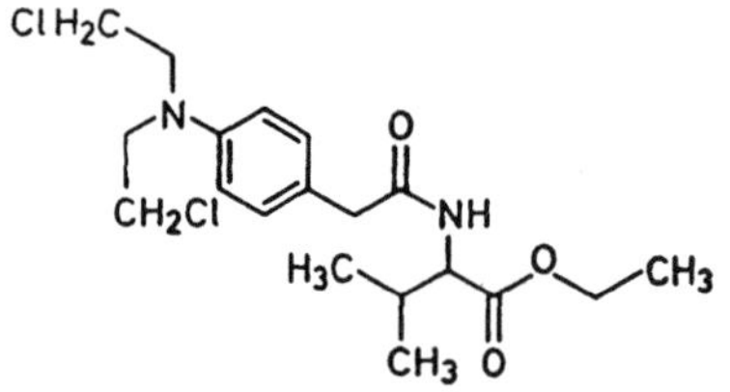

N-[*p*-Bis-(β-chlorethyl)-aminophenylacetyl]-valinethylester = *N*-[[4-[Bis(2-chlorethyl)amino]phenyl]acetyl]valinethylester (●)

S Phenaline

V Cytostaticum

4084 (3391) $C_{19}H_{28}Cl_2N_2O_3S$
3819-34-9

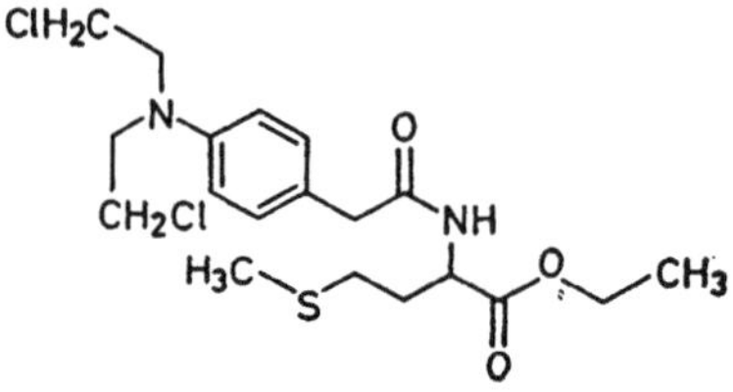

N-[*p*-Bis-(β-chlorethyl)-aminophenylacetyl]-methioninethylester = *N*-[[4-[Bis(2-chlorethyl)-amino]phenyl]acetyl]-L-methioninethylester (●)

S Fenamet, Phenamet

V Cytostaticum

4085 (3392) $C_{19}H_{28}N_2$
1228-02-0

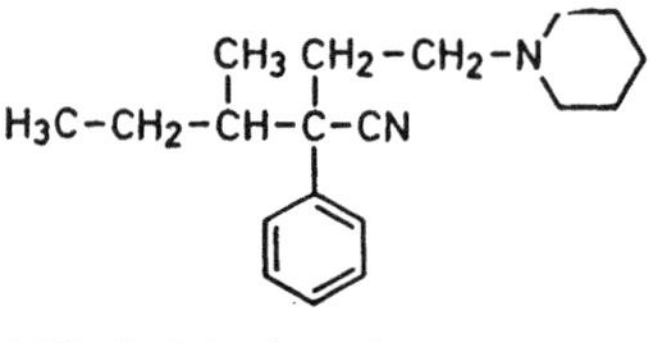

3-Methyl-2-phenyl-2-(2-piperidinoethyl)-valeronitril = α-*sek.*-Butyl-α-phenyl-4-piperidinobutyronitril = α-(1-Methylpropyl)-α-phenyl-1-piperidinbutannitril (●)

H Hydrochlorid (53198-87-1)

S Eurazyl, R 154

V Analgeticum, Spasmolyticum

4086 (3393) $C_{19}H_{28}N_2$
5560-72-5

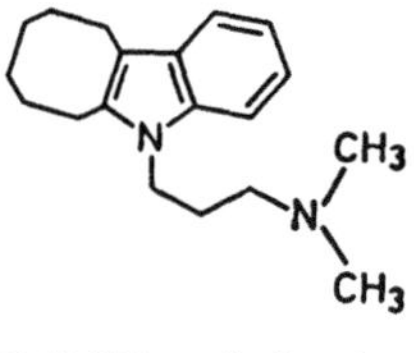

5-(3-Dimethylaminopropyl)-6,7,8,9,10,11-hexahydro-5*H*-cyclooct[*b*]indol = 6,7,8,9,10,11-Hexahydro-*N*,*N*-dimethyl-5*H*-cyclooct[*b*]indol-5-propanamin (●)

H Hydrochlorid (20432-64-8)

S E-330, Galatur, *Iprindolhydrochlorid***, *Pramindolhydrochlorid*, Prindol, Prondol, Sprindol, Tertran, Wy-3263-HCl

V Antidepressivum

4087 *(3394)* $C_{19}H_{28}N_2O$

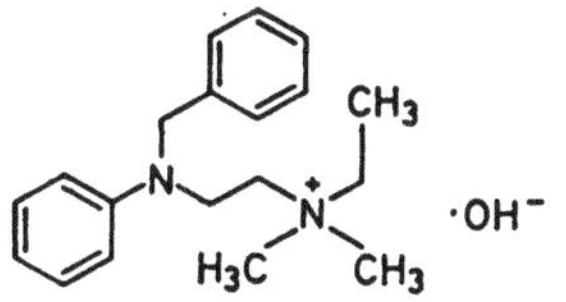

N-Ethyl-*N*,*N*-dimethyl-2-(*N*-benzylanilino)-ethyl-ammoniumhydroxid = *N*-Benzyl-*N*-(β-dimethyl-aminoethyl)-anilinethylhydroxid = *N*-Ethyl-*N*,*N*-dimethyl-2-[phenyl(phenylmethyl)amino]ethan-aminiumhydroxid (●)

H Bromid (13928-80-8)

S Dispasmol

V Spasmolyticum

4088 $C_{19}H_{28}N_2O_3$
25331-92-4

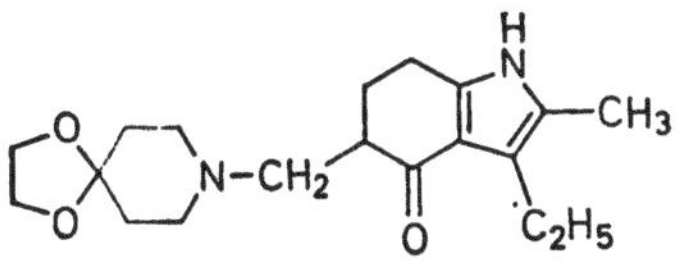

5-[(1,4-Dioxa-8-azaspiro[4.5]dec-8-yl)methyl]-3-ethyl-6,7-dihydro-2-methyl-1*H*-indol-4(5*H*)-on (●) = 3-Ethyl-6,7-dihydro-2-methyl-5-(4,4-ethylen-dioxypiperidinomethyl)-indol-4(5*H*)-on

S AL-1612

V Antipsychoticum, Antiemeticum

4089 *(3395)* $C_{19}H_{28}O_2$
58-22-0

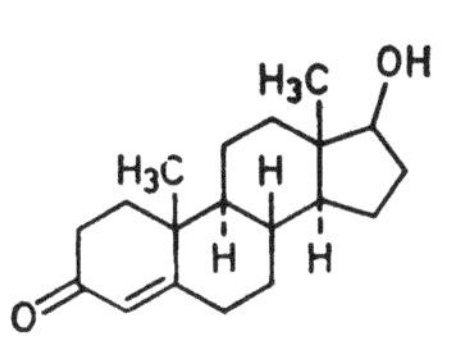

17β-Hydroxy-4-androsten-3-on = Δ⁴-Androsten-17β-ol-3-on = (17β)-17-Hydroxyandrost-4-en-3-on (●)

H vgl. auch Nrr. 4109, 4442, 4738, 5014, 5160, 5198, 5278, 5406, 5538, 5547, 5595, 5616, 5619, 5674, 5705, 5860, 5931, 6010

S Androgen, Androlan aqueous, Androlin, Andronaq, Androtest, Andrusol, Aqua-Testerone, Aquaviron, Cristaviron, Dep-Androle, Depotest „Hyrex“, Enarmon, Harvogen, Homogene-S, Homosteron, Hydrotest, Malerone, Malestrone, Malogen aqueous inj., Malotrone, Mertestate, Naga-Hormo-M, Nendron, Neo-Hombreol F, Neotestis, NSC-9700, Oreton F, Orquisteron, Pan-Test, Perandren, Primoniat T, Primotest T, Primoteston T, Proviron T, Rektandron, Stérandryl, Sterotate, Strong-Lar, Synandrets, Synandrol F, Synandrulin, Telipex-Lösung, Tesamone, Tes-Hol „Z“, Teslen, Tesone, Testadenos, Testahomen T, Testandrone, Testaqua, Testeplex Aq. inj., *Testikelhormon*, Testoban, Testobase Aqueous, Testodrin-lösning, Testopropon, Testoral „Organon“, Testorona-Tropfen, Testosir, Testosteroid, *Testosteron***, Testovena, Testoviron T, Testraq, Testro-Med, Testrone, Testryl, Virex, Virormone, Virosterone, Virotest Mariatherma

V Testishormon

4090 *(3396)* $C_{19}H_{28}O_2$
53-43-0

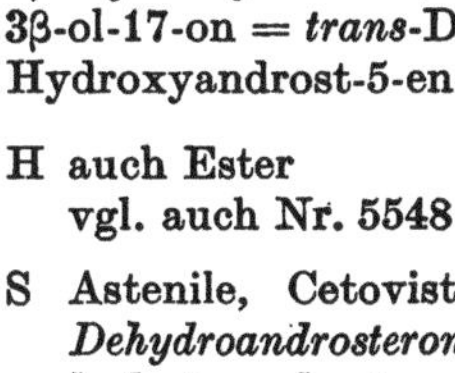

3β-Hydroxy-5-androsten-17-on = Δ⁵-Androsten-3β-ol-17-on = *trans*-Dehydroandrosteron = (3β)-3-Hydroxyandrost-5-en-17-on (●)

H auch Ester
vgl. auch Nr. 5548

S Astenile, Cetovister, 17-Chetovis, Deandros, *Dehydroandrosteron*, *Dehydroepiandrosteron*, *Dehydroisoandrosteron*, DHA, DHEA, Diandron, Hormobagó, 17-Hormoforin, 17-Ketovis, Mentalormon, *Prasteron**, Psicosterone

V Psychotropicum (physiologische Vorstufe der Sexualhormone)

4091 (*3397*) $C_{19}H_{28}O_2$
514-61-4

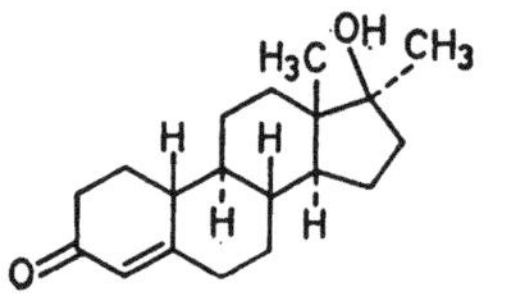

17β-Hydroxy-17α-methyl-4-östren-3-on = 17α-Methyl-17β-hydroxy-3-oxo-4-östren = (17β)-17-Hydroxy-17-methylöstr-4-en-3-on (●)

S Lutenin, Matronal, Metalutin, Methalutin, *Methylnortestosteron*, *Methyloestrenolon*, *Normethandrolone*, *Normethandrone*, *Normethisterone*, Orgasteron, Orosteron

V Gestagen

4092 (*3398*) $C_{19}H_{28}O_2$
3570-10-3

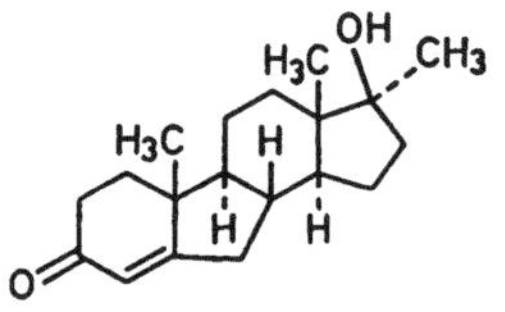

17β-Hydroxy-17α-methyl-B-nor-4-androsten-3-on = 17α-Methyl-B-nortestosteron = (17β)-17-Hydroxy-17-methyl-*B*-norandrost-4-en-3-on (●)

S *Benorteron***, FC-612, SKF 7690

V Antiandrogen

4093 (*3399*) $C_{19}H_{29}JO_2$
99-79-6

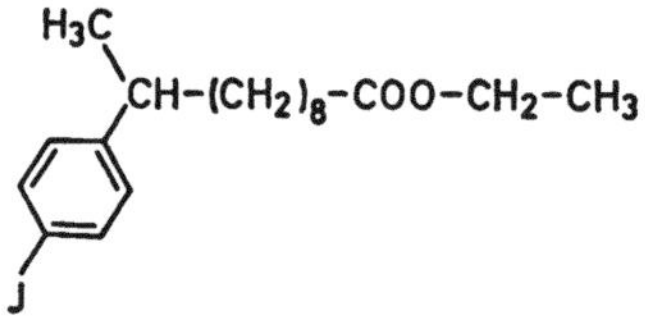

Ethyl-10-(*p*-jodphenyl)-undecanoat = 10-(*p*-Jodphenyl)-undecansäureethylester = 4-Jod-ι-methylbenzendecansäureethylester (●)

H auch Mischung mit Isomeren (1320-11-2)

S Ethiodan, *Iofendylat***, *Iophendylate*, *Jofendylatum*, Mulsopaque, Myelodil, Myodil, Neurotrast, Pantopaque

V Röntgenkontrastmittel zur Myelographie

4094 (*3400*) $C_{19}H_{29}NO$
77-39-4

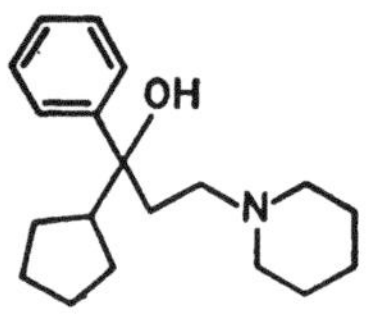

1-Cyclopentyl-1-phenyl-3-piperidinopropan-1-ol = α-Cyclopentyl-α-phenyl-1-piperidinpropanol (●)

H Hydrochlorid (126-02-3)

S *Cicrimin*, *Cycriminhydrochlorid***, Pagitane, Verbindung 08958

V Antiparkinsonmittel

4095 (*3401*) $C_{19}H_{29}NO$
77-37-2

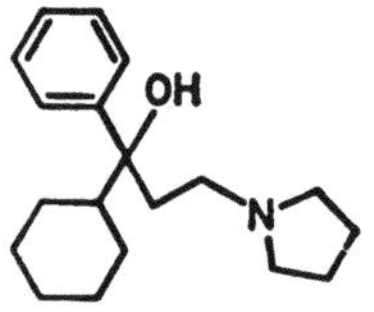

1-Cyclohexyl-1-phenyl-3-pyrrolidinopropan-1-ol = α-Cyclohexyl-α-phenyl-1-pyrrolidinpropanol (●)

H Hydrochlorid (1508-76-5)

S Kemadren, Kemadrin, Metanin, Osnervan, *Prociclidina*, Procyclid, *Procyclidinhydrochlorid***

V Antiparkinsonmittel

4096 (*3402*) $C_{19}H_{29}NO_2$
5662-89-5

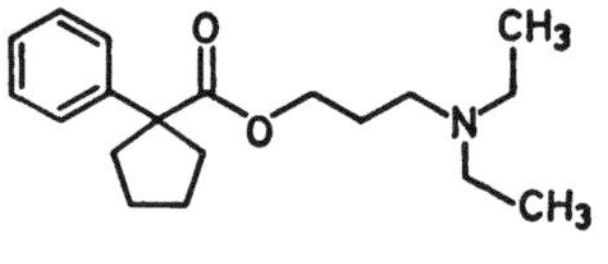

1-Phenylcyclopentancarbonsäure-3-(diethylamino)propylester (●)

H Hydrochlorid (3613-69-2)

S Cipenam, Cypenam, ITOX 3808, Tsipenam

V Antikonvulsivum

4097 $C_{19}H_{29}NO_2$
3670-69-7

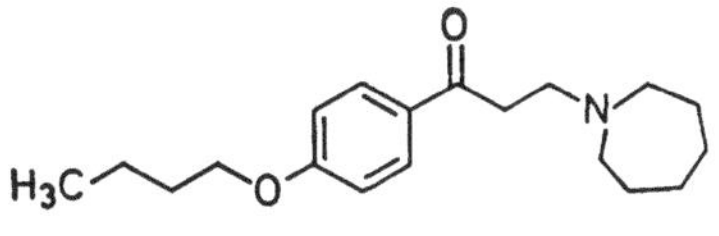

β-(Perhydroazepin-1-yl)-*p*-butoxypropiophenon = β-*N*-Hexamethylenimino-*p*-butoxypropiophenon = 1-(4-Butoxyphenyl)-3-(hexahydro-1*H*-azepin-1-yl)-1-propanon (●)

S TG-17

V Antiarrhythmicum

4098 *(3403)* $C_{19}H_{29}NO_3$
52 109-93-0

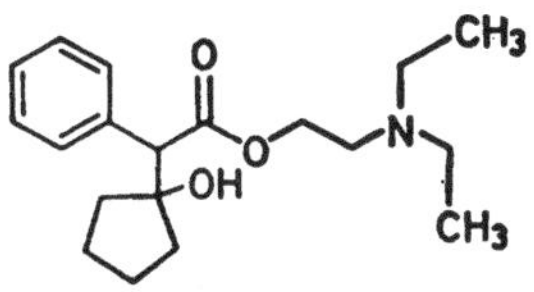

α-(1-Hydroxycyclopentyl)-phenylessigsäure-β-diethylaminoethylester = α-(1-Hydroxycyclopentyl)-benzenessigsäure-2-(diethylamino)ethylester (●)

H Hydrochlorid

S *Cyclodrinum hydrochloricum*, Cyclopent, G.T. 92, *Zyklodrinhydrochlorid*

V Spasmolyticum, Mydriaticum

4099 *(3404)* $C_{19}H_{29}NO_3$
55 837-15-5

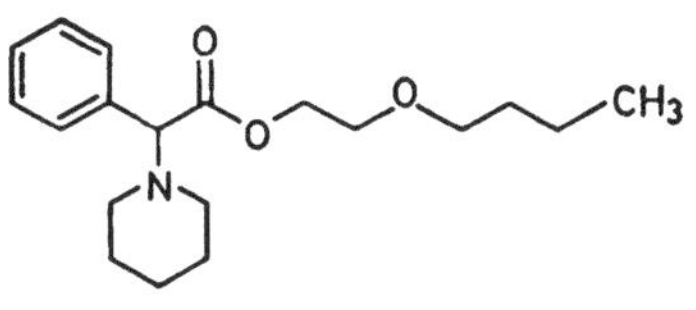

2-Phenyl-2-piperidinoessigsäure-β-butoxyethylester = α-Phenyl-1-piperidinessigsäure-2-butoxyethylester (●)

H Hydrobromid

S *Butopiprinhydrobromid***, Laucalon, LD 2351, Rutacel, Taci-Bex

V Antitussivum

4100 *(3405)* $C_{19}H_{29}NO_4$

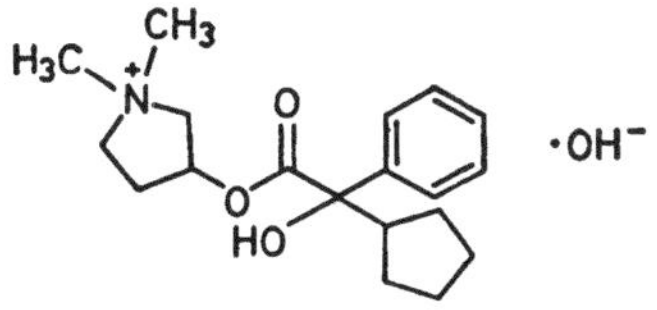

3-(α-Cyclopentylmandeloyloxy)-1,1-dimethylpyrrolidiniumhydroxid = 1,1-Dimethyl-3-hydroxypyrrolidiniumhydroxid-α-cyclopentylmandelat = 3-[(Cyclopentylhydroxyphenylacetyl)oxy]-1,1-dimethylpyrrolidiniumhydroxid (●)

H Bromid **(596-51-0)**

S AHR-504, Asecryl, Gastrodyn, *Glycopyrrolate*, *Glycopyrroniumbromid***, Nodapton, Robanul, Robinal, Robinul, Tarodyl, Tarodyn

V Anticholinergicum

4101 $C_{19}H_{29}NO_4$

erythro-3-Hydroxy-1,1-dimethylpyrrolidiniumhydroxid-α-cyclopentylmandelat = (*R**,*S**)-3-[(Cyclopentylhydroxyphenylacetyl)oxy]-1,1-dimethylpyrrolidiniumhydroxid (●)

H Bromid **(53 808-86-9)**

S *Ritropyrroniumbromid***

V Anticholinergicum

4102 *(3406)* $C_{19}H_{29}NO_4$
35 507-03-0

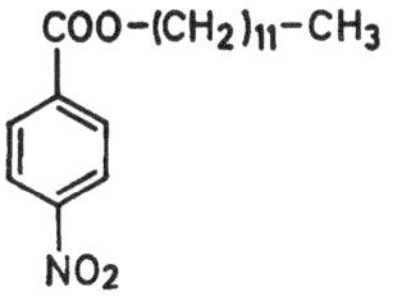

Dodecyl-*p*-nitrobenzoat = 4-Nitrobenzoesäure-dodecylester (●)

S Amonal

V Chemotherapeuticum

4103 *(3407)* $C_{19}H_{29}NO_4$
14436-50-1

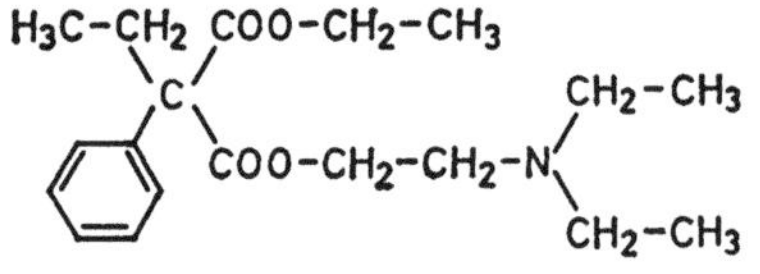

Ethyl-(2-diethylaminoethyl)-2-ethyl-2-phenylmalonat = 2-Ethyl-2-phenylmalonsäuremonoethylmono-(2-diethylaminoethyl)-ester = Ethylphenylpropandisäure-2-(diethylamino)ethylethylester (●)

S PHEM

V anti-Tremorin-wirksam

4104 $C_{19}H_{29}NO_5$
36121-13-8

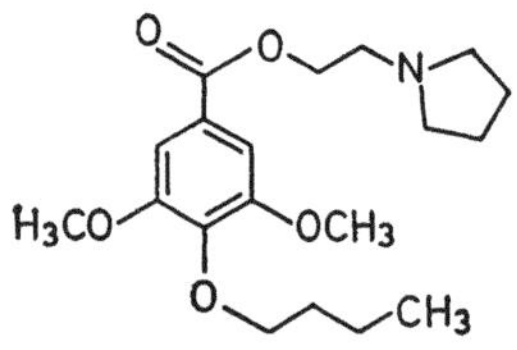

4-Butoxy-3,5-dimethoxybenzoesäure-2-(1-pyrrolidinyl)ethylester (●)

S *Burodilin**, Vasopentol

V Spasmolyticum

4105 $C_{19}H_{29}NO_5$
52365-63-6

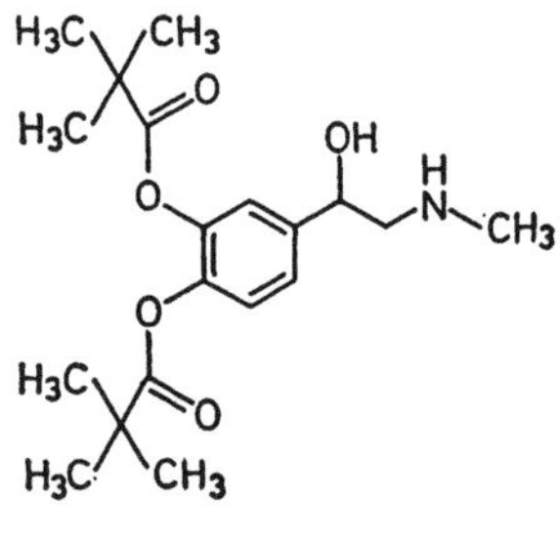

4-(1-Hydroxy-2-methylamino)-*o*-phenylendipivalat = (±)-2,2-Dimethylpropansäure-4-[1-hydroxy-2-(methylamino)ethyl]-1,2-phenylenester (●)

S *Adrenalindipivalat*, DPE, *Pro-Epinephrin*

V Sympathicomimeticum

4106 *(3408)* $C_{19}H_{29}N_3O$
491-92-9

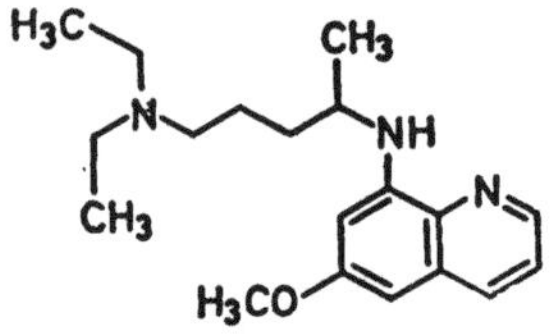

8-(4-Diethylamino-1-methylbutylamino)-6-methoxychinolin = N^1,N^1-Diethyl-N^4-(6-methoxy-8-chinolinyl)-1,4-pentandiamin (●)

H Salz der 1,1′-Methylenbis-(2-hydroxy-3-naphthoesäure) = Embonat (635-05-2)

S Aminoquin, Beprochin, Gamefar, Gametocid, Oxypentyl simplex, *Pamachin*, *Pamaquin***, Plasmochin, Plasmokin, Plasmoquin, Praequine, Prequine, Proechin, Quipenyl, S. N. 971, Trobochine

V Malariachemotherapeuticum

4107 $C_{19}H_{29}N_3O_2$
31386-24-0

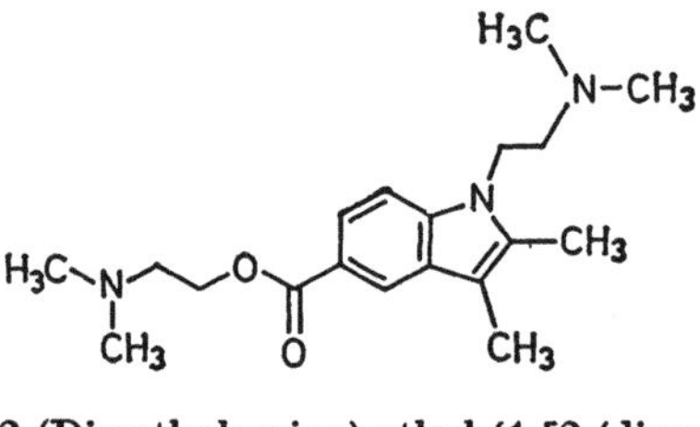

2-(Dimethylamino)-ethyl-{1-[2-(dimethylamino)-ethyl]-2,3-dimethylindol-5-carboxylat} = 1-[2-(Dimethylamino)ethyl]-2,3-dimethyl-1*H*-indol-5-carbonsäure-2-(dimethylamino)ethylester (●)

S *Amindocat***, Diamind

V Serotoninantagonist

4108 *(3409)* $C_{19}H_{29}N_3O_4$

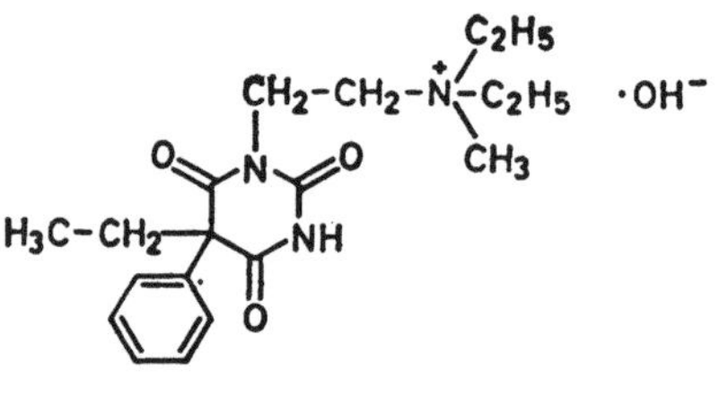

N,*N*-Diethyl-*N*-methyl-2-(5-ethyl-2,4,6-trioxo-5-phenylhexahydropyrimidin-1-yl)-ethylammoniumhydroxid = 1-(β-Diethylaminoethyl)-5-ethyl-5-phenylbarbitursäure-*N'*-methylhydroxid = *N*,*N*,5-Triethylhexahydro-*N*-methyl-2,4,6-trioxo-5-phenyl-1-pyrimidinethanaminiumhydroxid (●)

H Jodid (6191-48-6)

S *Barbetonii iodidum*, CS 11, Defenale

V Anticholinergicum (gegen Ulcus pepticum)

4109 *(3410)* $C_{19}H_{29}O_5P$

1242-14-4

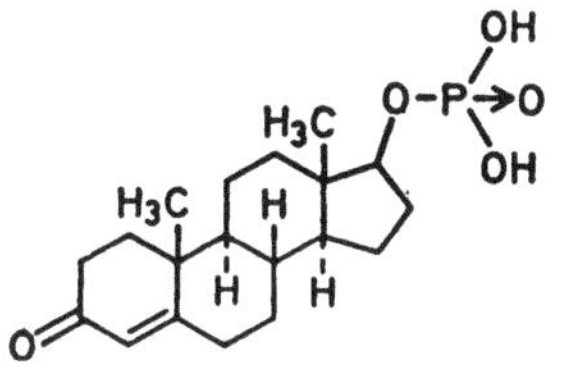

3-Oxo-4-androsten-17β-yldihydrogenphosphat = 17β-Hydroxy-4-androsten-3-on-17-dihydrogenphosphat = (17β)-17-(Phosphonooxy)androst-4-en-3-on (●)

S Telipex aquosum, *Testosteronphosphat*

V Androgen

4110 *(3411)* $C_{19}H_{30}N_2O_2$

479-81-2

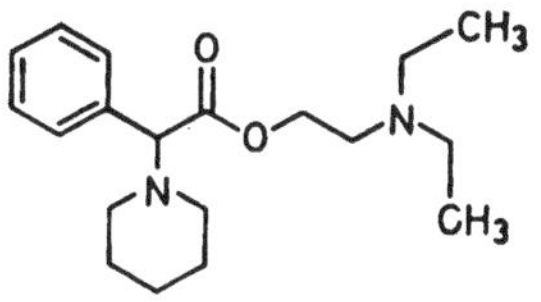

α-Phenylpiperidinoessigsäure-β-diethylaminoethylester = α-Phenyl-1-piperidinessigsäure-2-(diethylamino)ethylester (●)

H auch Dihydrochlorid (2691-46-5)

S *Bietamiverin***, *Diëtamiverine*, Fine-Dol, Novosparol, Paparid, Sparine „Tokyo Tanabe", Spasmaparid, Spasmisolvina, Spasmo-Paparid, Tripaverin

V Spasmolyticum

4111 $C_{19}H_{30}N_2O_2$

24671-26-9

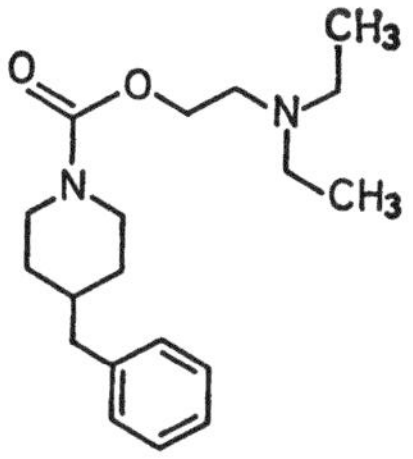

4-Benzyl-1-piperidincarbonsäure-2-diethylaminoethylester = 4-(Phenylmethyl)-1-piperidincarbonsäure-2-(diethylamino)ethylester (●)

S *Benrixat***

V Antiarrhythmicum

4112 *(3412)* $C_{19}H_{30}N_2O_2$

54063-28-4

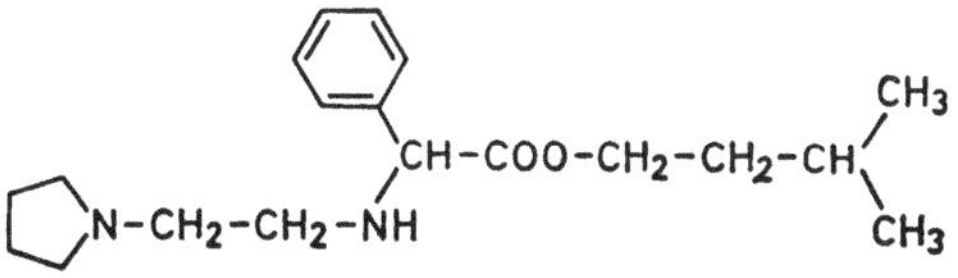

α-Phenyl-α-[2-(1-pyrrolidinyl)-ethylamino]-essigsäureisopentylester = α-[[2-(1-Pyrrolidinyl)ethyl]-amino]benzenessigsäure-3-methylbutylester (●)

S *Camiverin***, Sanaspasmina

V Spasmolyticum

4113 *(3413)* $C_{19}H_{30}N_2O_3$

4551-59-1

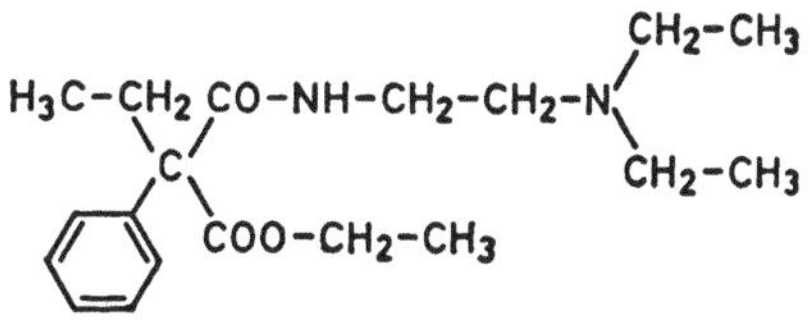

N-(2-Diethylaminoethyl)-2-ethyl-2-phenylmalonamidsäureethylester = Phenylethylmalonsäuremonoethylester-mono-β-diethylaminoethylamid = α-[[[2-(Diethylamino)ethyl]amino]carbonyl]-α-ethylbenzenessigsäureethylester (●)

S *Fenalamid**, *Phemamid*, SH 30858, Spasmamide (semplice)

V Spasmolyticum

4114 $C_{19}H_{30}N_2O_4S$
50 656-94-5

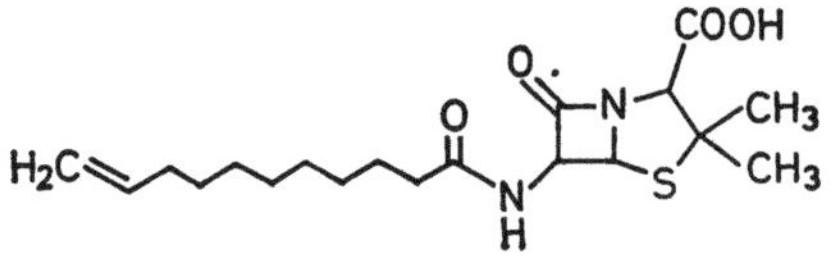

3,3-Dimethyl-7-oxo-6-(10-undecenamido)-4-thia-1-azabicyclo[3.2.0]heptan-2-carbonsäure = 6-(10-Undecenamido)-penicillansäure = [2*S*-(2α,5α,6β)]-3,3-Dimethyl-7-oxo-6-[(1-oxo-10-undecenyl)-amino]-4-thia-1-azabicyclo[3.2.0]heptan-2-carbonsäure (●)

S *Undecillin*

V Antibioticum

4115 $C_{19}H_{30}N_2O_6S$
35 423-51-9

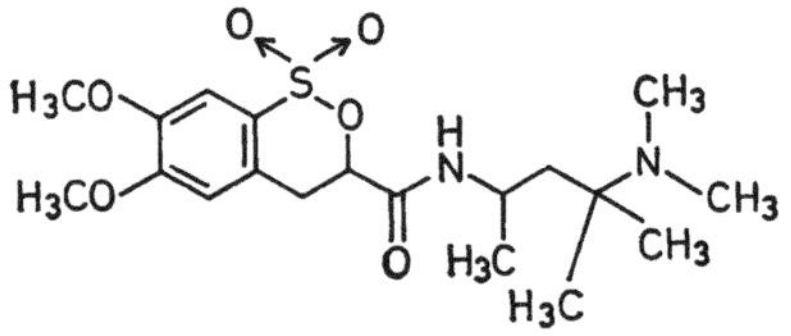

N-[3-(Dimethylamino)-1,3-dimethylbutyl]-6,7-dimethoxy-2,1-benzoxathian-3-carboxamid-1,1-dioxid = *N*-[3-(Dimethylamino)-1,3-dimethylbutyl]-3,4-dihydro-6,7-dimethoxy-2,1-benzoxathiin-3-carboxamid-1,1-dioxid (●)

S Impavido, *Tisocromid***

V Antidepressivum

4116 (3414) $C_{19}H_{30}N_4O_3$

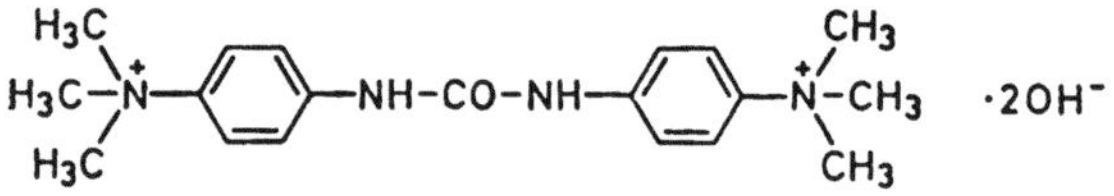

p,p'-Ureylen-bis-(phenyltrimethylammonium-hydroxid) = *N,N'*-Bis-(4-dimethylaminophenyl)-harnstoff-bis-methylhydroxid = 4,4'-(Carbonyldiimino)bis[*N,N,N*-trimethylbenzenaminiumhydroxid] (●)

H Bis-methylsulfat (26 271-84-1)

S Hämosporidin, Hemosporidin, LP 2

V Chemotherapeuticum

4117 (3415) $C_{19}H_{30}OS$
2363-58-8

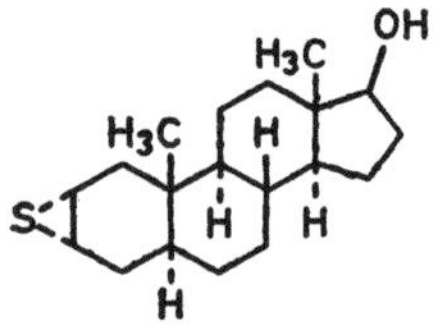

2α,3α-Epithio-5α-androstan-17β-ol = (2α,3α,5α,17β)-2,3-Epithioandrostan-17-ol (●)

S *Epithioandrostanol, Epitiostanol***, 10275-S, Thiodril „Shionogi“

V Antiöstrogen, Cytostaticum, Androgen

4118 (3416) $C_{19}H_{30}O_2$
3642-89-5

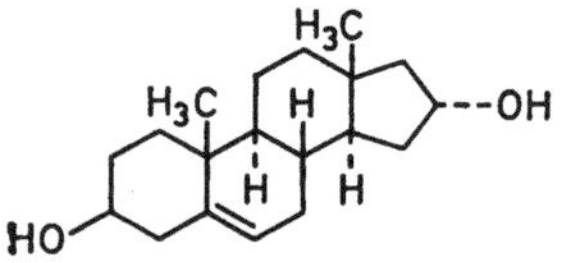

5-Androsten-3β,16α-diol = (3β,16α)-Androst-5-en-3,16-diol (●)

S Cetadiol

V Tranquillizer (zur Behandlung des Alkoholismus)

4119 (3417) $C_{19}H_{30}O_2$
53-41-8

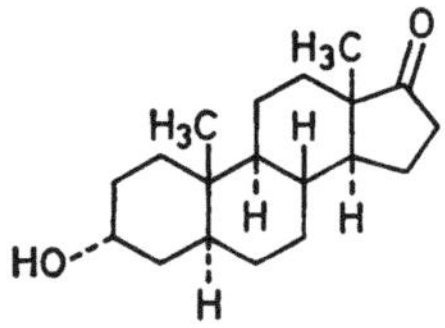

3α-Hydroxy-5α-androstan-17-on = Androstan-3α-ol-17-on = (3α,5α)-3-Hydroxyandrostan-17-on (●)

S Androkinine, Androtine, *Androsteron*

V Testishormon

4120 *(3418)* $C_{19}H_{30}O_2$
521-18-6

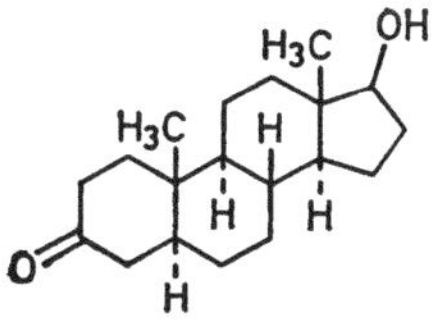

17β-Hydroxy-5α-androstan-3-on = Androstan-17β-ol-3-on = (5α,17β)-17-Hydroxyandrostan-3-on (●)

H vgl. auch Nrr. 5028, 5355, 5517, 5553

S Anabol-Tablinen, Anaboleen, Anabolex „Lloyd-Hamol", Anaprotin, *Androstanolon***, Apeton, Cristerona-MB, *Dihydrotestosteron*, L.G. 152, Neodrol, Pesomax, Protéina, Protona, Stanaprol, *Stanolone*, Stanorone

V Anabolicum (Testishormon)

4121 *(3419)* $C_{19}H_{30}O_3$
53-39-4

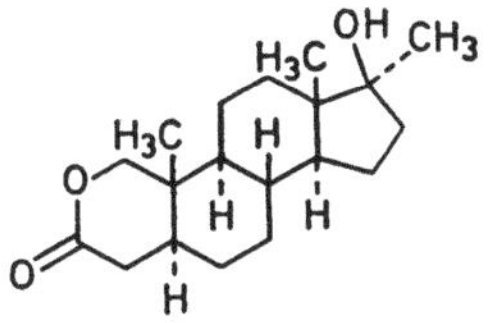

17β-Hydroxy-17α-methyl-2-oxa-5α-androstan-3-on = Dodekahydro-3-hydroxy-6-hydroxmethyl-3,3a,6-trimethyl-1*H*-benz[*e*]inden-7-essigsäure-δ-lacton = (5α,17β)-17-Hydroxy-17-methyl-2-oxa-androstan-3-on (●)

S Anavar, Antitriol, 8075 C.B., Lipidex, Lonavar, Lonovar, *Oxandrolon***, Protivar, SC-11585, Vasorome-Kowa

V Antilipämicum, Anabolicum

4122 $C_{19}H_{30}O_5$
51-03-6

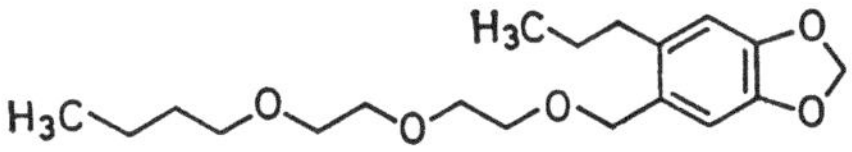

5-[[2-(2-Butoxyethoxy)ethoxy]methyl]-6-propyl-1,3-benzodioxol (●) = α-[2-(2-Butoxyethoxy)-ethoxy]-4,5-methylendioxy-2-propyltoluol = *O*-(4,5-Methylendioxy-2-propylbenzyl)-*O'*-butyldiethylenglykoläther

S Butacide, *Piperonyl Butoxide*

V Acaricid, Insekticid

4123 *(3420)* $C_{19}H_{31}NO$
2179-37-5

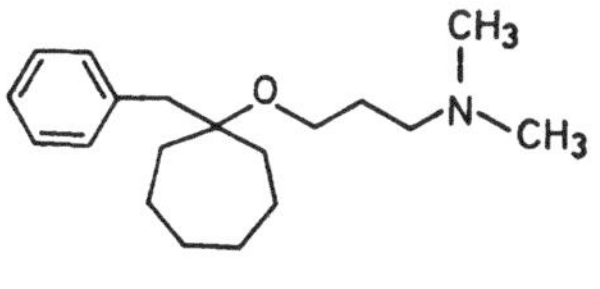

N,*N*-Dimethyl-3-(1-benzylcycloheptyloxy)-propylamin = 1-Benzyl-1-(3-dimethylaminopropoxy)-cycloheptan = *N*,*N*-Dimethyl-3-[[1-(phenylmethyl)cycloheptyl]oxy]-1-propanamin (●)

H Fumarat (1:1) (14286-84-1)

S Angiociclan, *Bencyclanfumarat***, DAN-991, Desoblit, Dilangio, Egyt-201, Fludilat, Flussema, Fluxema, Halidor, Ludilat, Vasodarkey

V Therapeuticum gegen Durchblutungsstörungen, Spasmolyticum, Ulcustherapeuticum

---

4124 *(3421)* $C_{19}H_{31}NO_3$

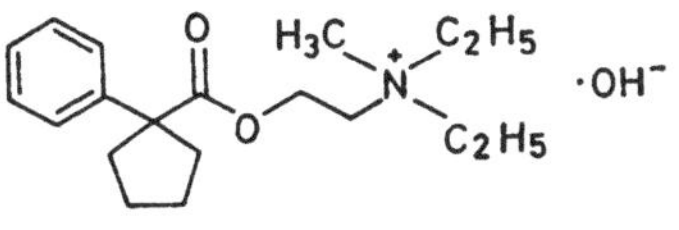

N,*N*-Diethyl-*N*-methyl-2-(1-phenylcyclopentancarbonyloxy)-ethylammoniumhydroxid = 1-Phenylcyclopentancarbonsäure-β-diethylaminoethylestermethylhydroxid = *N*,*N*-Diethyl-*N*-methyl-2-[[(1-phenylcyclopentyl)carbonyl]oxy]ethanaminiumhydroxid (●)

H Methylsulfat (3690-66-2)

S *Caramiphenmethylsulfomethylat*, Mepanit, Merpanit

V Cholinolyticum

4125 *(3422)* $C_{19}H_{31}NO_3$

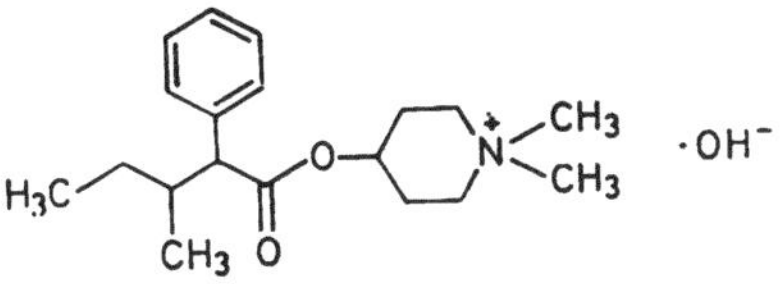

1,1-Dimethyl-4-(3-methyl-2-phenylvaleroyloxy)-piperidiniumhydroxid = (1-Methyl-4-piperidyl)-3-methyl-2-phenylvalerat-*N*-methylhydroxid = 1,1-

Dimethyl-4-[(3-methyl-1-oxo-2-phenylpentyl)oxy]-piperidiniumhydroxid (●)

H Methylsulfat (7681-80-3)

S AY-5810, Crilin, Crylène, Hycholin, *Pentapiperidmetilsulfat*, *Pentapiperiummetilsulfat***, Perium, Quilene, *Valpipamatmethylsulfat*

V Anticholinergicum, Spasmolyticum

4126 *(157 N)* $C_{19}H_{31}NO_4$

14817-09-5

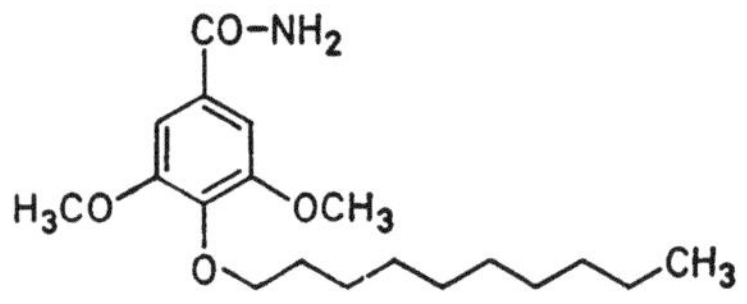

4-(Decyloxy)-3,5-dimethoxybenzamid (●)

S *Decimemid***, Denegyt, Egyt-1050, V-285

V Antiepilepticum, Spasmolyticum

4127 *(3423)* $C_{19}H_{32}N_2O_2$

54-30-8

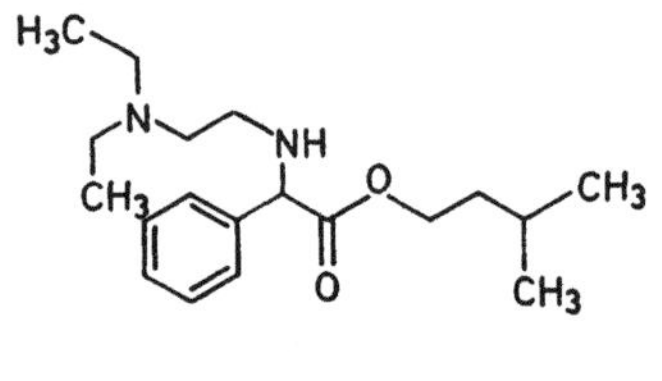

N-(2-Diethylaminoethyl)-phenylglycinisopentylester = α-[*N*-(β-Diethylaminoethyl)-amino]-phenylessigsäureisoamylester = α-[[2-(Diethylamino)-ethyl]amino]benzenessigsäure-3-methylbutylester (●)

H Hydrochlorid (5892-41-1)

S *Acamylophenin*, Adopon, Avacan, Avadyl, Belosin, *Camylofinhydrochlorid***, Fisiozim, Licosin, Navadyl, Novospasmina, Rugo, Sintespasmil, Spasmocan, Tospasmol

V Spasmolyticum

4128 *(3424)* $C_{19}H_{32}N_2O_2S$

13957-60-3

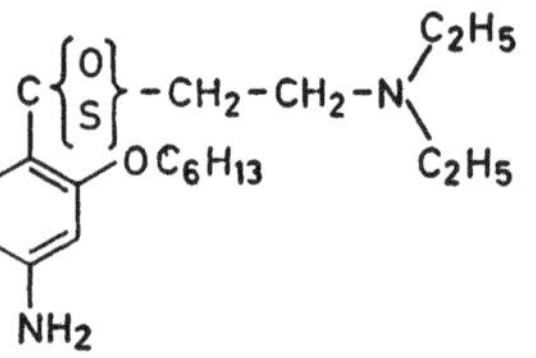

4-Amino-2-hexyloxythiobenzoesäure-β-diethylaminoethylester = 4-Amino-2-(hexyloxy)benzencarbothiosäure-*O*-[2-(diethylamino)ethylester] (●)

S *Hexothiocaine*, Largacaine, Mocaton, Onocaine

V Lokalanästheticum, Antipruriginosum

4129 *(3425)* $C_{19}H_{32}N_2O_3$

53352-75-3

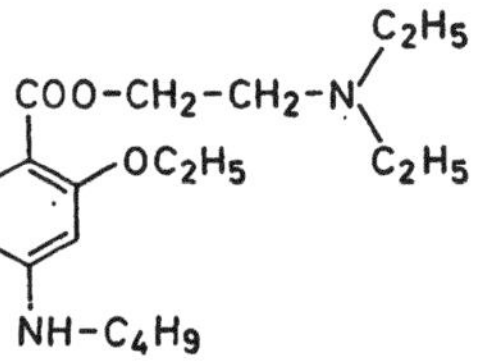

4-(Butylamino)-2-ethoxybenzoesäure-2-(diethylamino)ethylester (●)

H Hydrochlorid

S Gynodal, Prusocain

V Schleimhautanästheticum

4130 *(3426)* $C_{19}H_{32}N_2O_3$

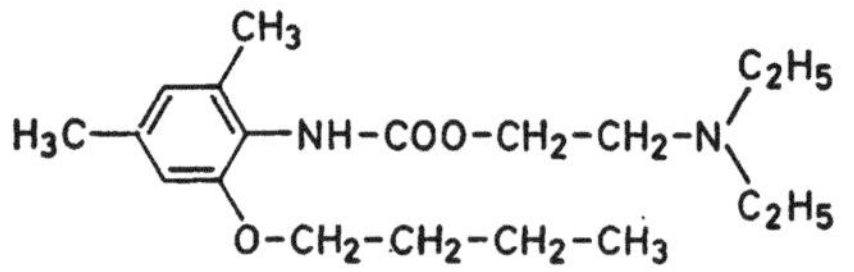

2-*n*-Butoxy-4,6-dimethylcarbanilsäure-β-diethylaminoethylester = (2-Butoxy-4,6-dimethylphenyl)carbamidsäure-2-(diethylamino)ethylester (●)

H Hydrochlorid

S LAC-18

V Lokalanästheticum

4131 *(3427)* $C_{19}H_{32}N_2O_4$
3818-62-0

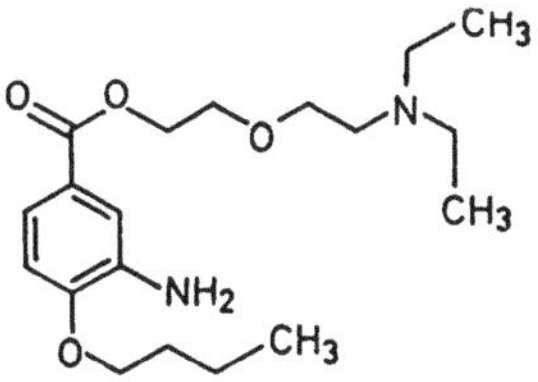

3-Amino-4-butoxybenzoesäure-2-[2-(diethylamino)ethoxy]ethylester (●)

H Hydrochlorid (5003-47-4)

S *Betoxicainichloridum*, *Betoxycainhydrochlorid***, *Millicaine*, Posicaine

V Lokalanästheticum

4132 *(3428)* $C_{19}H_{32}O_2$
1852-53-5

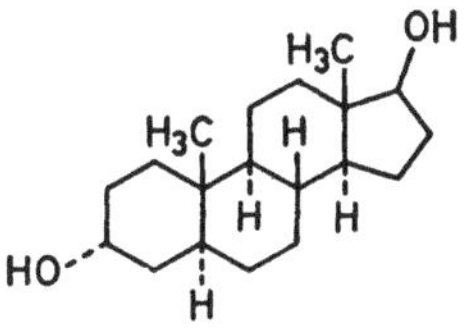

5α-Androstan-3α,17β-diol = (3α,5α,17β)-Androstan-3,17-diol (●)

S Adiol, *Androstandiol*, *Dihydroandrosteron*, Hombreol

V Androgen

4133 *(3429)* $C_{19}H_{33}N$
3626-67-3

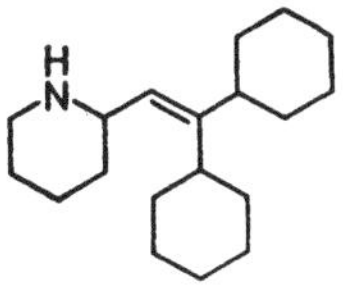

2-(2,2-Dicyclohexylvinyl)-piperidin = 2-(2,2-Dicyclohexylethenyl)piperidin (●)

S *Hexadilin***, *Hexadylamin*, MRL-38

V Coronarvasodilatans

4134 *(158 N)* $C_{19}H_{33}NO_2$
18966-39-7

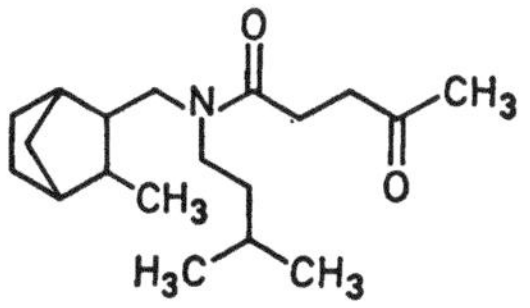

N-(3-Methylbutyl)-*N*-(3-methylnorborn-2-ylmethyl)-lävulinamid = *N*-[(3-Methylbicyclo[2.2.1]-hept-2-yl)methyl]-*N*-(3-methylbutyl)-4-oxopentanamid (●)

S Bornamid, *Pentanobornamid*, SIR 93

V Spasmolyticum

4135 *(3430)* $C_{19}H_{33}NO_2$

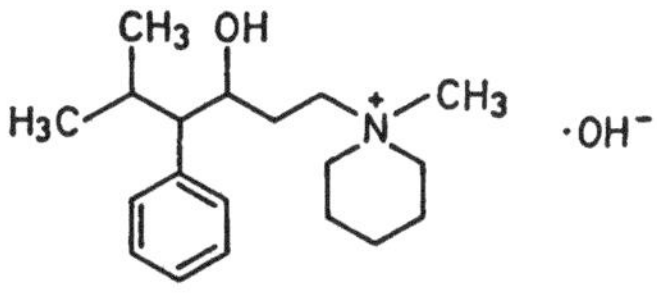

1-(3-Hydroxy-5-methyl-4-phenylhexyl)-1-methylpiperidiniumhydroxid (●) = 5-Methyl-4-phenyl-1-piperidinohexanol-(3)-methylhydroxid

H Bromid (520-20-7)

S Compound 1575, Darstin(e), *Mepiperphenidol*, Mepiperphenidyl, Piperphenamine, *Piperphenidolmethylbromid*

V Anticholinergicum

4136 *(3431)* $C_{19}H_{33}NO_3$

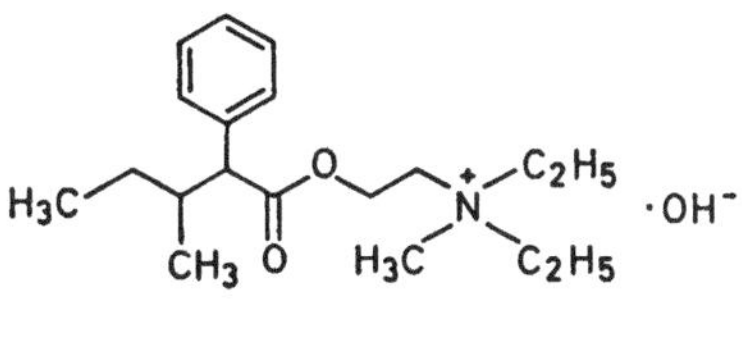

N,N-Diethyl-*N*-methyl-2-(3-methyl-2-phenylvaleryloxy)-ethylammoniumhydroxid = α-Phenyl-β-methylvaleriansäure-β′-diethylaminoethylestermethylhydroxid = *N,N*-Diethyl-*N*-methyl-2-[(3-methyl-1-oxo-2-phenylpentyl)oxy]ethanaminiumhydroxid (●)

H Bromid (90-22-2)

S Barespan, Baretaval, Beruhgen, Cranfupan, Elist, Epidosan, Epidosin, Funapan V, Kaichyl, Letamate, Murel, Panmate, Pastan, Release-V, Resitan, S 78, Shikitan, Spantrin, Study, Ulban-Q, Valate, Valemate, Valemeton, Valethalin, *Valethamatbromid*, Valethamin, Velamate

V Spasmolyticum

4137 *(3432)* $C_{19}H_{33}NO_3$

799-25-7

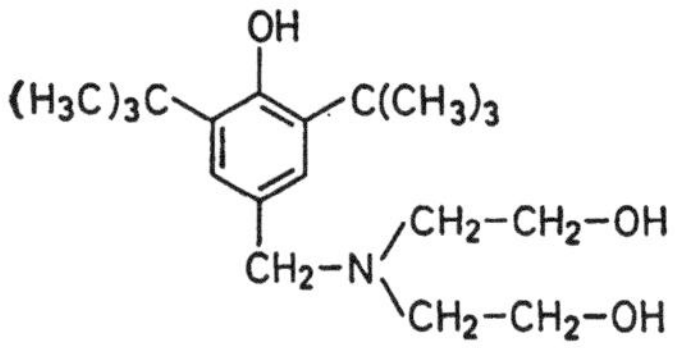

4-[*N*-Bis-(β-hydroxyethyl)-aminomethyl]-2,6-di-*tert.*-butylphenol = 2,2'-(3,5-Di-*tert.*-butyl-4-hydroxybenzylimino)-diethanol = 4-[[Bis(2-hydroxyethyl)amino]methyl]-2,6-bis(1,1-dimethylethyl)phenol (●)

H Hydrochlorid (2226-97-3)

S Ambunol

V Cytostaticum, Antisepticum

4138 $C_{19}H_{34}N_4OS$

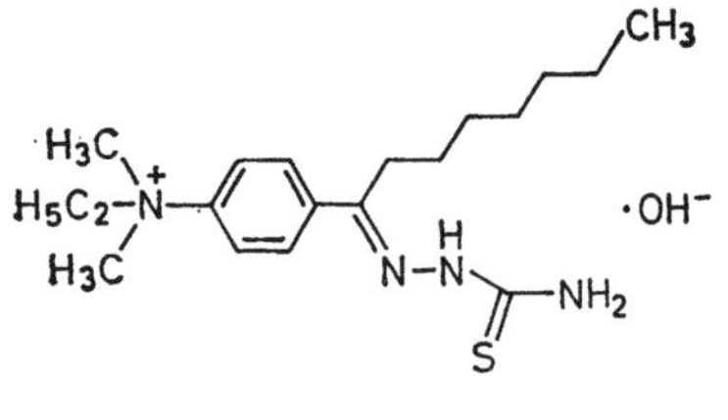

(*p*-Dimethylaminophenyl)-heptylketonthiosemicarbazonethylhydroxid = 4-[1-[(Aminothioxomethyl)hydrazono]octyl]-*N*-ethyl-*N*,*N*-dimethylbenzenaminiumhydroxid (●)

H Jodid (26673-60-9)

S M. & B. 15944

V Muskelrelaxans

4139 $C_{19}H_{34}N_8O_8$

3808-42-2

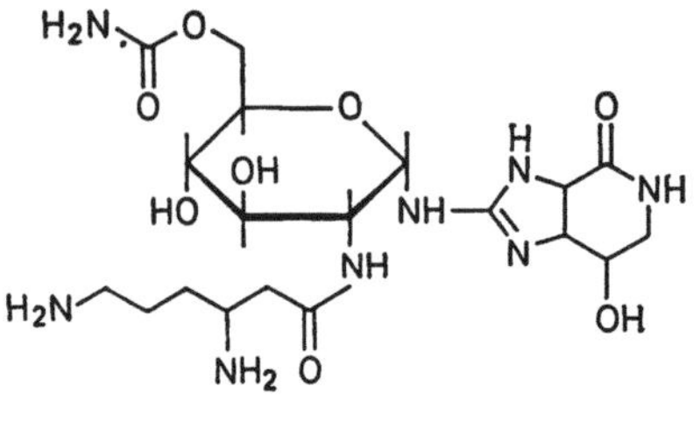

2-[6-*O*-Carbamoyl-2-desoxy-2-lysylamino-β-D-gulopyranosylamino]-3,3a,5,6,7,7a-hexahydro-7-hydroxy-4*H*-imidazo[4,5-*c*]pyridin-4-on = stereoisomeres2-[[6-*O*-(Aminocarbonyl)-2-deoxy-2-[(2,6-diamino-1-oxohexyl)amino]-β-D-gulopyranosyl]amino]-3,3a,5,6,7,7a-hexahydro-7-hydroxy-4*H*-imidazo[4,5-*c*]pyridin-4-on (●)

S *Streptothricin F*

V Antibioticum aus Actinomyces lavendulae

4140 $C_{19}H_{35}ClN_2O_5S$

31 101-25-4

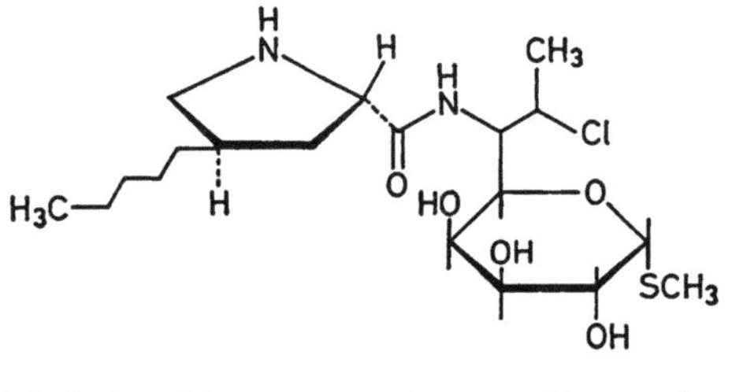

Methyl-7-chlor-6,7,8-tridesoxy-6-(4-pentyl-L-2-pyrrolidincarboxamido)-1-thio-L-*threo*-α-D-*galacto*-octopyranosid (*cis-trans*-Gemisch) = 7-Chlor-*N*-demethyl-7-deoxy-3'-depropyl-3'-pentyllincomycin (●)

H Hydrochlorid (8063-91-0)

S *Mirincamycinhydrochlorid***, U-24729 A

V Antibioticum

4141 *(3433)* $C_{19}H_{35}N$

6621-47-2

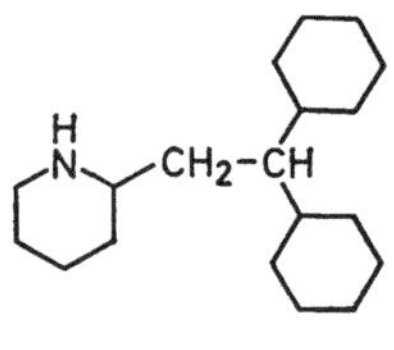

2-(2,2-Dicylohexylethyl)piperidin (●)

H Maleat (6724-53-4)

S Corzepin, *Perhexilinmaleat***, Nodixil, Pexid, WSM 3978 G

V Coronarvasodilatans

4142 *(3434)* $C_{19}H_{35}NO_2$

77-19-0

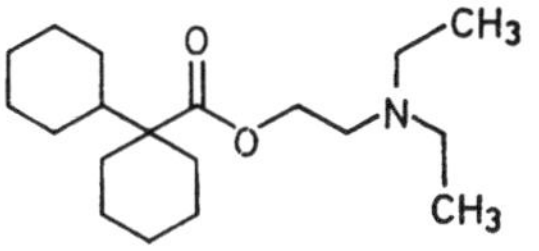

β-Diethylaminoethyl-1-cylohexylcyclohexancarboxylat = 1-Cyclohexylcyclohexancarbonsäure-β-diethylaminoethylester = [1,1'-Bicyclohexyl]-1-carbonsäure-2-(diethylamino)ethylester (●)

H Hydrochlorid (67-92-5)

S Ametil, Atumin, Babypasmil, Bentomine, Bentyl, Bentylol, Clomin, Coloplex, Cyclobec, DCC, Dici-Gotas, Diciclomina, Diclomin, *Dicyclominhydrochlorid*, *Dicycloverinhydrochlorid***, Dicycol, Diocyl, Di-Syntramine, Dycimina, Dyspas, Esentil, Incron, Isospasmex, J.L. 998, Kolantyl, M 33536, Mamiesan, Menospasm, Merbantal, Merbentyl, Nomocramp, Optimal, OR-Tyl, Panakiron, Procyclomin, Reparal, Sawamin, Spascol, Viscerol, Wyovin

V Spasmolyticum, Anticholinergicum

4143 *(3435)* $C_{19}H_{37}NO_4$

$H_3C-(CH_2)_{10}-COO-C_3H_6-NH-C_3H_6-COOH$

Lauroyloxypropylaminobuttersäure = 4-[[3-[(1-Oxododecyl)oxy]propyl]amino]butansäure (●)

S T 59

V Antisepticum, Fungicid

4144 *(159 N)* $C_{19}H_{37}N_5O_7$

32385-11-8

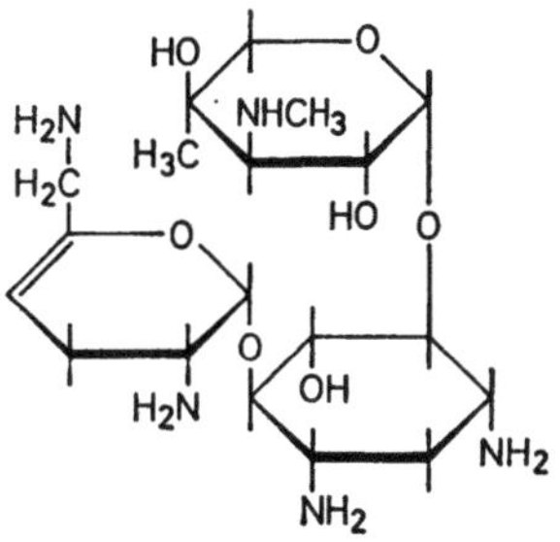

O-[2,6-Diamino-2,3,4,6-tetradeoxy-α-D-*glycero*-hex-4-enopyranosyl-(1 → 4)]-*O*-[3-deoxy-4-*C*-methyl-3-methylamino-β-L-arabinopyranosyl-(1 → 6)]-2-deoxy-D-streptamin = (2*S*-*cis*)-4-*O*-[3-Amino-6-(aminomethyl)-3,4-dihydro-2*H*-pyran-2-yl]-2-deoxy-6-*O*-[3-deoxy-4-*C*-methyl-3-(methylamino)-β-L-arabinopyranosyl]-D-streptamin (●)

H auch Sulfat (2 : 5) (53179-09-2)

S *Antibioticum 6640*, Bay c 8990, Extramycin, Pathomycin, *Rickamycin*, Sch 13475, Sch Bay 13475, Siseptin, *Sisomicin***, Sisomin(a)

V Antibioticum aus Micromonospora purpurea

4145 $C_{19}H_{38}N_4O_{10}$

36889-15-3

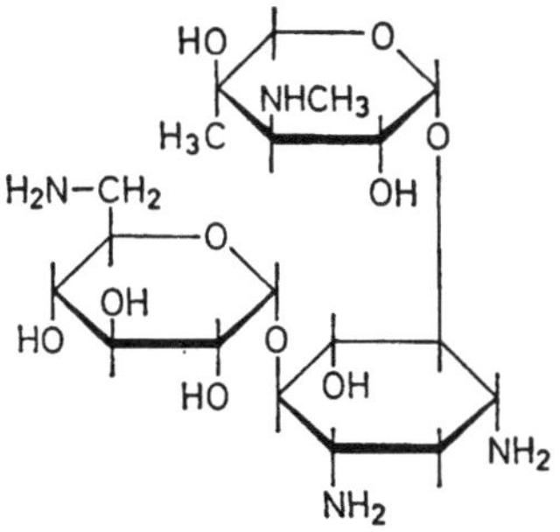

O-6-Amino-6-deoxy-α-D-glucopyranosyl-(1 → 4)-*O*-[3-deoxy-4-*C*-methyl-3-(methylamino)-β-L-arabinopyranosyl-(1 → 6)]-2-deoxy-D-streptamin (●)

H Sulfat (43169-50-2)

S *Betamicinsulfat**, *Gentamicin B-sulfat*, Sch 14342

V Antibioticum

4146 *(3436)* $C_{19}H_{40}N_2O_2$

6582-31-6

$H_3C-(CH_2)_{11}-NH-C_3H_6-NH-C_3H_6-COOH$

3-[3-(Dodecylamino)-propylamino]-buttersäure = 3-[[3-(Dodecylamino)propyl]amino]butansäure (●)

S PS 620

V Antisepticum

4147 *(3437)* $C_{19}H_{42}N_2O_2$

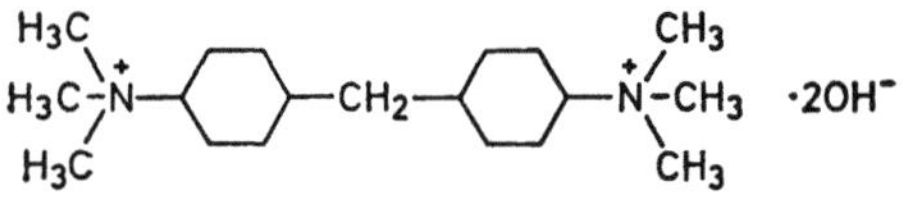

4,4′-Methylenbis-(cyclohexyltrimethylammoniumhydroxid) = (Methylendi-1,4-cyclohexylen)-bis-(trimethylammoniumhydroxid) = 4,4′-Methylenbis[*N*,*N*,*N*-trimethylcyclohexanaminiumhydroxid] (●)

H Dijodid (7681-78-9)

S *Mebezoniumjodid***

V Muskelrelaxans

4148 *(3438)* $C_{19}H_{43}NO$

505-86-2

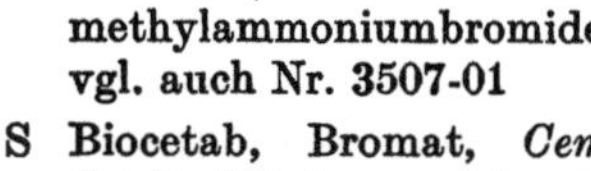

Hexadecyltrimethylammoniumhydroxid = Cetyltrimethylammoniumhydroxid = *N*,*N*,*N*-Trimethyl-1-hexadecanaminiumhydroxid (●)

H Bromid (enthält bis zu 20% andere Alkyltrimethylammoniumbromide) (57-09-0)
vgl. auch Nr. 3507-01

S Biocetab, Bromat, *Cemetrimoni bromidum*, Cetab, Cetabrom, Cetamium, Cetavlex, Cetavlon, Cetril, Cetrimex, *Cetrimide*, *Cetriminium*, *Cetrimoniumbromid***, Cetylamine, Cirrasol-OD, CTAB, Dermanatal, Gomaxine, Lissolamine, Micol, Quamonium, Savlon-Cream, Seboderm, Septol „Hemofarm"

V Antisepticum, Invertseife

4148-01 138-32-9

H *p*-Toluolsulfonat

S *Cetrimonii tosilas***, Intol

V Antisepticum

4148-02 87-76-3

H Pentachlorphenolat

S T.S.P.

V Hautantisepticum

4149 *(3439)* $C_{20}H_4Cl_4{}^{131}J_4O_5$

42 352-53-4

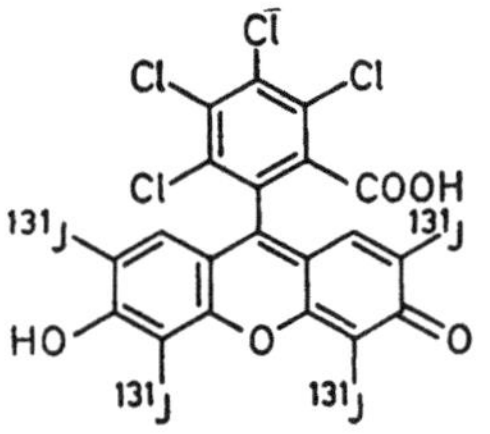

4,5,6,7-Tetrachlor-2′,4′,5′,7′-tetra-^{131}jodfluorescein = 4,5,6,7-Tetrachlor-3′,6′-dihydroxy-2′,4′,5′,7′-tetra(jod-^{131}J)spiro[isobenzofuran-1(3*H*),9′-[9*H*]-xanthen]-3-on (●)

H Dinatriumsalz (15 251-14-6) (mit Spiroisobenzofuranstruktur: 50 291-21-9)

S *Bengalrosa-*^{131}*J*, *Radio-Rose-Bengal-I-131*, Robengatope, *Rose bengal I 131*, *Rose bengal sodium* (^{131}*I*)**, *Roseum bengalense natricum* (^{131}*I*)**

V Gelbsuchtdiagnosticum

4150 *(160 N)* $C_{20}H_8Br_4O_5$

152-75-0

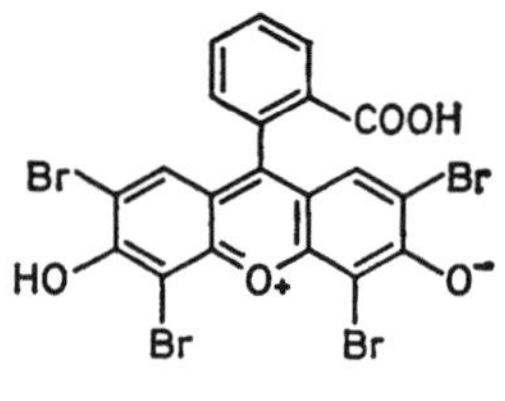

2′,4′,5′,7′-Tetrabromfluorescin = 2′,4′,5′,7′-Tetrabrom-3′,6′-dihydroxyspiro[isobenzofuran-1(3*H*),9′-[9*H*]xanthen]-3-on (●)

H Dinatriumsalz (17 372-87-1)

S *Bromeosin*, C.I. 45 380, C.I. Acid Red 87, *Eosin* (*gelblich-yellowish*), Eosinal

V Farbstoff, Reagenz, Dermaticum

4151 *(3440)* $C_{20}H_8J_4O_5$
15905-32-5

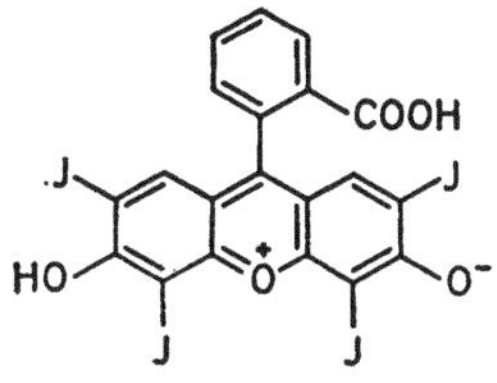

2',4',5',7'-Tetrajodfluorescein = 3',6'-Dihydroxy-2',4',5',7'-tetrajodspiro[isobenzofuran-1(3*H*),9'-[9*H*]xanthen]-3-on (●)

H Dinatriumsalz (16423-68-0) [auch Monohydrat (49746-10-3)]

S Butler Red-Cote, Ceplac, *Erythrosin*, FD & C Red No. 3, Felumin, *Iodeosin*, *Jodeosin*, Plaquefärbetabletten, Trace

V Gallenblasenröntgenkontrastmittel, Farbstoff (Indikator, orthochromatischer Sensibilisator)

4152 *(3441)* $C_{20}H_{10}Br_2HgO_6$
145-53-9

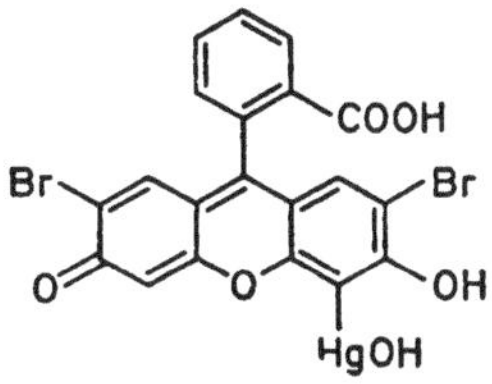

2,7-Dibrom-4-hydroxymercurifluorescein = [2,7-Dibrom-9-(2-carboxyphenyl)-6-hydroxy-3-oxo-3*H*-xanthen-5-yl]hydroxyquecksilber (●)

H Dinatriumsalz (129-16-8)

S Aseptichrome, Badyl a la Mercuresceine, Biocrom, Brocasept, Bromochrom(e), Chibromercurobrome, Chromagyre, Chromine, Cinfacromin, Colluchromine, Curichrome, Curocromo, Cynochrome, Davurcrom, D.O.M.F., Ekachrome, Emcerol, Flavurol, Flurochrom, Gallochrome, Glubelcromo, Gynochrome, Histochrome, Lapicromo, Lafircrom, Lupurol, *Merbromin***, *Merbromine sodique*, Mercromina, Mercromsal, Mercrotona, Mercroverk, Mercuranine, Mercuranum DAK., Mercurasept, *Mercurescéine*, Mercurin „Monik", Mercurio rojo „Ideal Tide", *Mercurobromfluorescein*, Mercurocéine, *Mercurochrom(e)*, Mercurocil, *Mercurocromo*, Mercurocol, Mercuro-Fluoren, Mercurome, Mercurophage, Neostyl a la Mercuresceine, No. 220 soluble, Osmobrom, Pintacrom, Planochrome, Septichrome, Soluchrome, Stellachrome, Stickrome, Super-Cromer-orto, Stylochrome, Tube Chauvin Dermochrome, Tube P.O.S. Chromercure, Veriscrom, Yocrom

V Antisepticum

4153 *(3442)* $C_{20}H_{10}Br_4O_4$
76-62-0

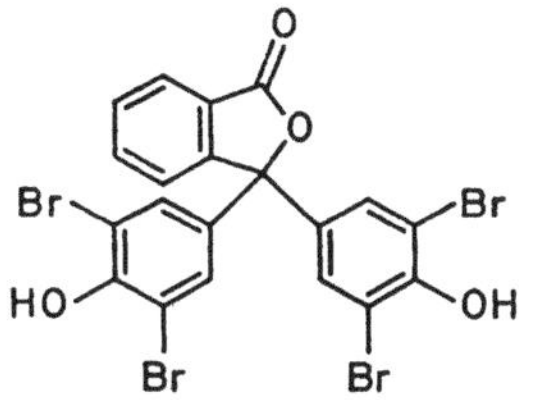

3,3-Bis-(3,5-dibrom-4-hydroxyphenyl)-phthalid = 3',5',3'',5''-Tetrabromphenolphthalein = 3,3-Bis-(3,5-dibrom-4-hydroxyphenyl)-1(3*H*)-isobenzofuranon (●)

H Dinatriumsalz

S *Bromophthalein-Natrium*, Brom-Tetragnost, *Tetbrothalein-Sodium*, Tetrabrom

V Gallenblasenröntgenkontrastmittel

4154 *(3443)* $C_{20}H_{10}Br_4O_{10}S_2$
297-83-6

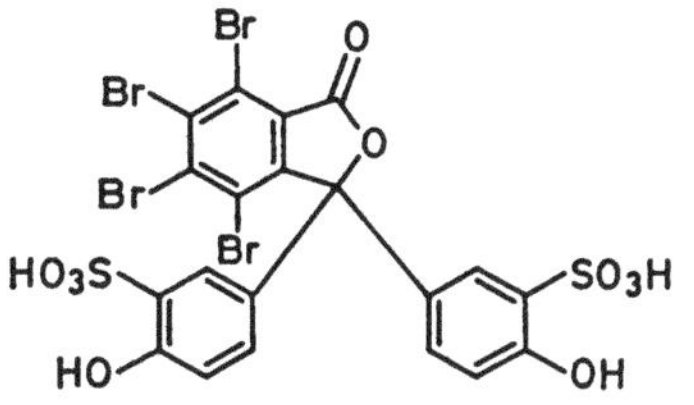

5,5'-(4,5,6,7-Tetrabromphthalidyliden)-bis-(2-hydroxybenzolsulfonsäure) = 4,5,6,7-Tetrabromphenolphthalein-3',3''-disulfonsäure = 3,3'-(4,5,6,7-Tetrabrom-3-oxo-1(3*H*)-isobenzofuranyliden)bis-[6-hydroxybenzensulfonsäure] (●)

H Dinatriumsalz (71-67-0)

S Bromotaleina, *Bromsulfalein*, Bromsulfan, *Bromsulfophthalein*, *Bromsulphalein*, *Bromsulphthalein*, Bromthalein, B.S.F. Simes, BSP, Hepartest „Cassella", Hepatestabrome, Hepatosulfalein, Hepatotestbrom, *Sulfobromophthalein-Sodium*, *Sulfobromphthalein*

V Diagnosticum (zur Leberfunktionsprüfung)

4155 *(3444)* $C_{20}H_{10}Cl_4O_4$
81-89-0

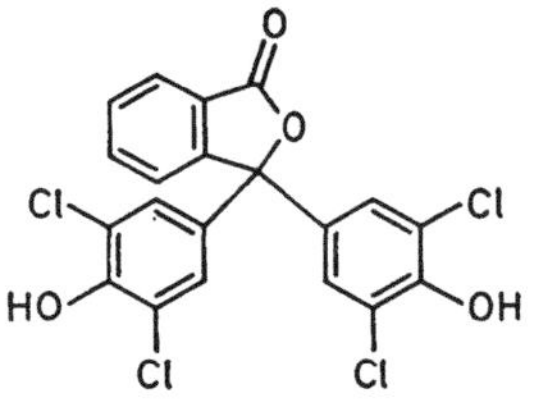

3,3-Bis-(3,5-dichlor-4-hydroxyphenyl)-phthalid = 3',5',3'',5''-Tetrachlorphenolphthalein = 3,3-Bis-(3,5-dichlor-4-hydroxyphenyl)-1(3*H*)-isobenzofuranon (●)

H Dinatriumsalz

S *Chlorophthalein-Natrium*, Chlor-Tetragnost, Cholegnostyl

V Röntgenkontrastmittel

4156 *(3445)* $C_{20}H_{10}J_4O_4$
81-36-7

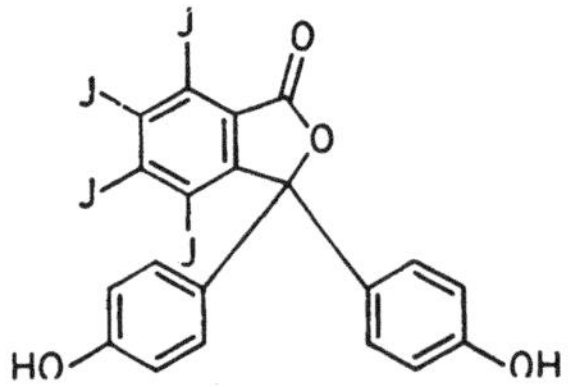

3,3-Bis-(*p*-hydroxyphenyl)-4,5,6,7-tetrajodphthalid = 4,5,6,7-Tetrajodphenolphthalein = 3,3-Bis-(4-hydroxyphenyl)-4,5,6,7-tetrajod-1(3*H*)-isobenzofuranon (●)

H Dinatriumsalz (128-72-3)

S Iso-Iodeikon, *Phentetiothalein-Sodium*

V Röntgenkontrastmittel

4157 *(3446)* $C_{20}H_{10}J_4O_4$
386-17-4

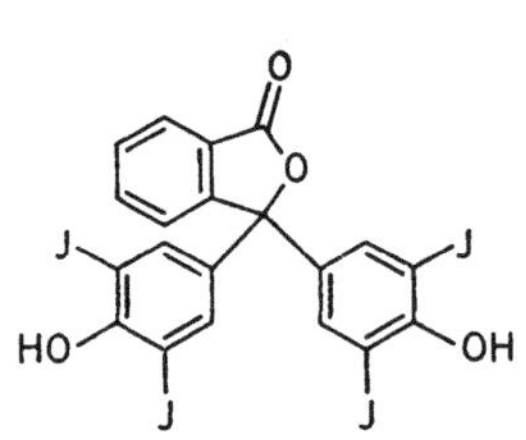

3,3-Bis-(3,5-dijod-4-hydroxyphenyl)-phthalid = 3',5',3'',5''-Tetrajodphenolphthalein = 3,3-Bis(4-hydroxy-3,5-dijodphenyl)-1(3*H*)-isobenzofuranon (●)

H meist Dinatriumsalz (632-73-5)

S Antinosine, Bilagnost, Bilicontrast, Bilitrast, Cholagnost, Cholepulvis, Cholotrast, Cholumbral, Cholumbrin, Cistopac, Cystopac, Foriod, Galisol, Iodeikon, *Iodognost(um)*, Iodophene, *Iodophthalein Natrium***, Iodo-Ray, Iodoray-oral, Jodafen, Jod-Cholumbral, Jodognost, Jodophen, *Jodophthalein*, *Jodphthalein*, Jod-Tetragnost, Keraphen, Kontrastol G, Nosophen, Opacin(e), Opacol, Oral-Tetragnost, Oro-Bilopac, Photobiline, Piliophen, Protistène, Radiotétrane, Shadocol, Sombrachol, Stipolac, Syntagnost, Tetiothalein, Tetra-Contrast, Tetraiode, *Tetraiodophthalein-Natrium*, Tetrajod, Tetrajod-Contrast, Tetrothalein, TIP, T.I.P.P.S., Videophel

V Gallenblasenröntgenkontrastmittel, Antisepticum

4157-01 *(3446a)*

H Quecksilbersalz

S Apallagin

V Antisepticum

4157-02 *(3446b)*

H Wismutsalz

S Eudoxin

V Magen- und Darmdesinficiens

4158 $C_{20}H_{11}Cl_2J_2NO_3$
36093-47-7

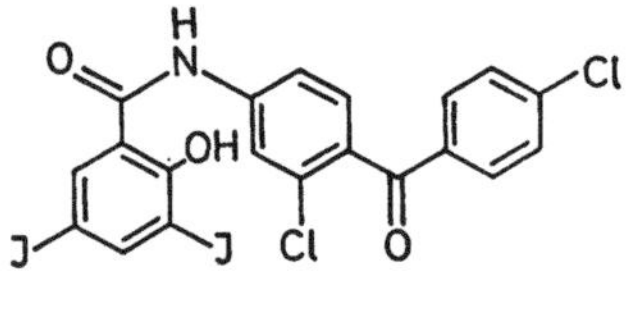

3'-Chlor-4'-(*p*-chlorbenzoyl)-3,5-dijodsalicylanilid = *N*-[3-Chlor-4-(4-chlorbenzoyl)phenyl]-2-hydroxy-3,5-dijodbenzamid (●)

S R 23050, *Salantel***

V Fasciolocid

4159 *(3447)* $C_{20}H_{12}O_5$
2321-07-5

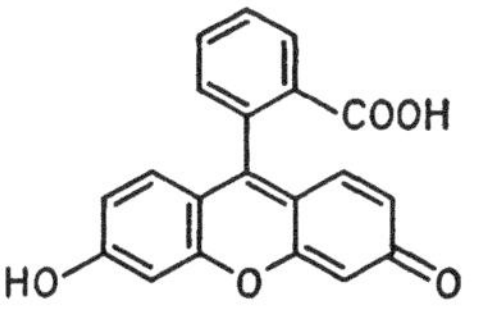

o-(6-Hydroxy-3-oxoisoxanthen-9-yl)-benzoesäure = 4″-Hydroxy-2,2′-epoxyfuchson-2-carbonsäure = 3′,6′-Fluorandiol = 3′,6′-Dihydroxyspiro[isobenzofuran-1(3*H*),9′-[9*H*]xanthen]-3-on (●)

H Dinatriumsalz (518-47-8)

S C.I. 45350, C.I. Acid Yellow 73, *Dioxyfluran sodium*, Fluo-rectal, *Fluoresceinnatrium*, Fluorescite, Fluoreseptic, Fluorin, Fluor-I-Strip, Ful-Glo, Funduscein, Obiturine, Opulets, *Resorcinphthalein-Natrium*, Uranin, Vectidan-inyectable

V Diagnosticum, Therapeuticum gegen Erytheme, Indikator

4159-01 *(3447a)* 25931-86-6

H Silbersalz

S Collogène d'Argent fort

V Chemotherapeuticum

4159-02 *(3447b)*

H basisches Wismutsalz

S *Bismuti subfluoresceinas*, Bis-Oralin, Bi-Steril „Bouty", Collogène de Bismuth

V Chemotherapeuticum gegen Infektionen des Rachenraumes

4160 *(3448)* $C_{20}H_{14}J_6N_2O_6$
606-17-7

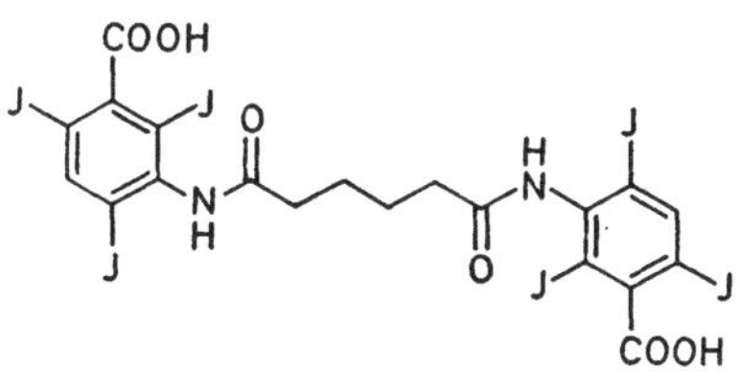

N,N′-Adipoylbis-(3-amino-2,4,6-trijodbenzoesäure) = Adipinsäure-bis-(3-carboxy-2,4,6-trijodanilid) = 3,3′-[(1,6-Dioxo-1,6-hexandiyl)diimino]-bis[2,4,6-trijodbenzoesäure] (●)

H auch Dinatriumsalz (2618-26-0) oder Methylglucaminsalz (3521-84-4)

S *Adipiodon***, BE 426, Bilgrafin, *Bilignost(um)*, Biligrafin, Biligran, Bilipolinum, Bilispect, Cavumbren, Cholografin, Cholospekt, Endocistobil, Endografin, Intrabilix, *Iodipamide*, *Jodipamid*, Kontrastmittel SH 216, Pobilan, Radiosélectan biliaire fort, SH 216, Sinografin, *Sodium iodipamide*, Transbilix, Ultrabil

V Röntgenkontrastmittel

4160-01 *(3448a)*

H Lithiumsalz

S SH 243

V Röntgenkontrastmittel

4161 *(3449)* $C_{20}H_{14}{}^{131}J_6N_2O_6$
42028-09-1

^{131}J-Adipiodone = 3,3′-[(1,6-Dioxo-1,6-hexandiyl)-diimino]bis[2,4,6-tri(jod-^{131}J)benzoesäure] (●)

H Natriumsalz (24360-85-8)

S Radio-Chologr注fin

V Röntgenkontrastmittel

4162 *(3450)* $C_{20}H_{14}O_3$
519-95-9

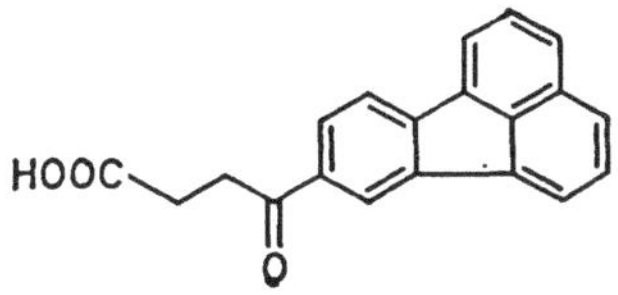

4-(8-Fluoranthenyl)-4-oxobuttersäure = γ-Oxo-8-fluoranthenbutansäure (●)

S Bilyn, Cistoplex, *Florantiron*, *Florantyron***, Fluochol, Idrobil, Idroepar, SC-1674, Zanchol

V Hydrocholereticum

4163 *(3451)* $C_{20}H_{14}O_4$

77-09-8

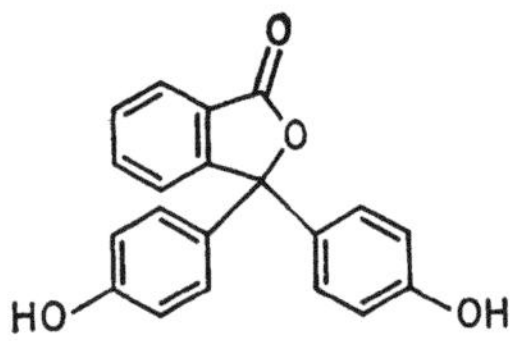

3,3-Bis-(*p*-hydroxyphenyl)-phthalid = 3-Oxo-1,1-bis-(4-hydroxyphenyl)-phthalan = 3,3-Bis(4-hydroxyphenyl)-1(3*H*)-isobenzofuranon (●)

S Arkalax, Becalax, Bitalax, Bonomint, Brooklax, Castivlax, Castoline, Castroline Laxative, Chocolaxine, Ciocolax, Cocolax, Darmol, Darolax, *Dihydroxyphthalophenon*, Egmol (neue Form), Egmolax, Espotabs, Euchessina, Ex-Lax, Fedolax, Feen-A-Mint, Fenolax, *Fenolftalein*, Fentalax, Flatax-Orange, Fructines-Vichy, Gastol, Healax, Huxol, Imphalax, Jaglax, Julabin, Koprol, Laxal, Laxane, Laxante „Pyre“, Laxa-Tabs, Laxeine-N, Laxen-Busto, Laxicaps, Laxil, Laxiline, Laxin, Laxogen, Laxol, Lilo, Merilax, Metalax „Bombay Drug House“, Natlex, Nectalax, Novopuren, Opilax, Phenaloin, Phenolax, Phenolaxan, Phenolaxol, *Phenolphthalein*, Phthalimetten, Prulet, Purex, Purga, Purgalon, Purganol-Daguin, Purgarol, Purgativ, Purgatol, Purgax-Zazzera, Purgen, Purgophen, Purgyl, Reguletts, Rilaxan, Rowol-lax, Spulmako-lax, Stanlax, Superlax, Syntholax, Thalinol, Thiolax, Trilax, Vaculax, Wa-fer-lax

V Laxativum, Indikator

4163-01 *(3451a)* 37721-39-4

H Gemisch äquivalenter Mengen des Essigsäure- und Isobaldriansäureesters (Acetat + Isovalerat)

S Eval, Laxatol, *Phenovalin*

V Laxativum

4164 *(3452)* $C_{20}H_{14}O_6$

1821-16-5

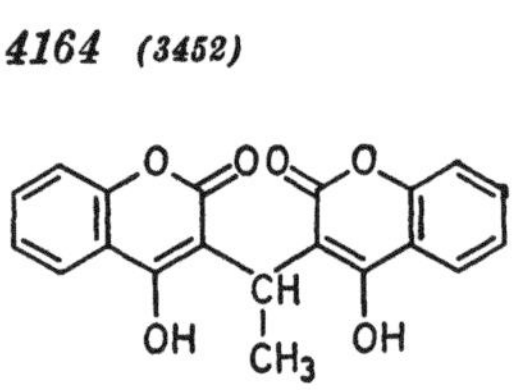

3,3′-Ethyliden-bis-4-hydroxycumarin = 3,3′-Ethylidenbis[4-hydroxy-2*H*-1-benzopyran-2-on] (●)

S E.D.C., *Ethylidene Dicoumarin*, *Ethylidenedicoumarol*, Pertrombon, Thrombaton

V Antikoagulans

4165 *(3453)* $C_{20}H_{15}Br$

1607-57-4

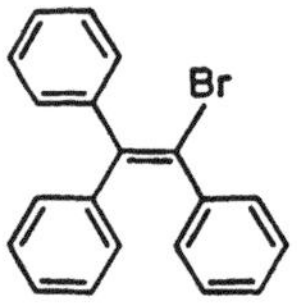

1-Brom-1,2,2-triphenylethen = Triphenylbromethylen = Phenylstilbenbromid = 1,1′,1″-(1-Brom-1-ethenyl-2-yliden)tris[benzen] (●)

S Bromylène, Oestronyl, *Phenylstilbenbromid*, Prostilban, Tribenorm

V synthetisches Östrogen

4166 *(3454)* $C_{20}H_{15}Cl$

18084-97-4

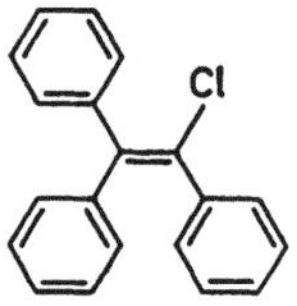

1-Chlor-1,2,2-triphenylethen = Triphenylchlorethylen = Phenylstilbenchlorid = 1,1′,1″-(1-Chlor-1-ethenyl-2-yliden)tris[benzen] (●)

S Gynosone, Oestrogyl, *Phenylstilbenchlorid*

V synthetisches Östrogen

4167 *(3455)* $C_{20}H_{15}Cl_3O_3$

6642-07-5

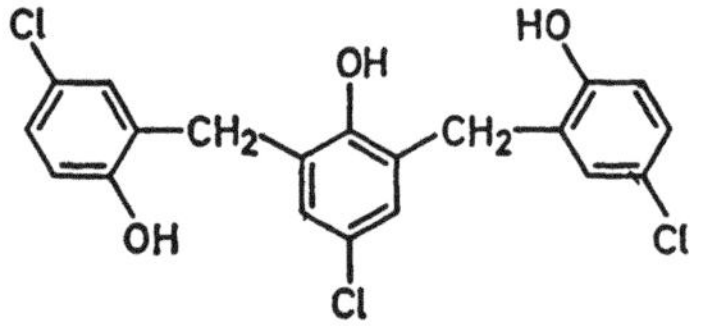

2,6-Bis-(5-chlor-2-hydroxybenzyl)-4-chlorphenol = 4-Chlor-2,6-bis[(5-chlor-2-hydroxyphenyl)methyl]phenol (●)

S G-610, Trichlorophen

V Anthelminthicum

4168 *(3456)* $C_{20}H_{15}JN_2O_5S$

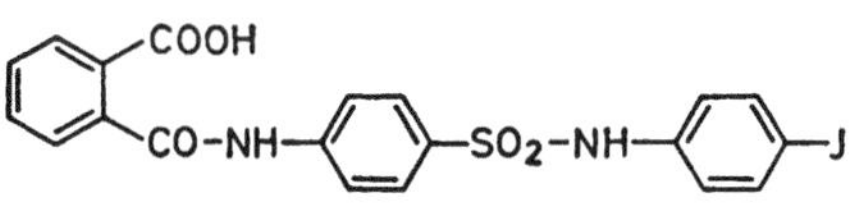

p'-(4-Jodphenylsulfamoyl)-phthalanilsäure = *N*[1]-(4-Jodphenyl)-*N*[4]-phthaloylsulfanilamid = 2-[[[4-[[(4-Jodphenyl)amino]sulfonyl]phenyl]amino]carbonyl]benzoesäure (●)

S Ftalil-Medeyol

V darmwirksames Chemotherapeuticum

4169 *(3457)* $C_{20}H_{15}NO_3$
125-13-3

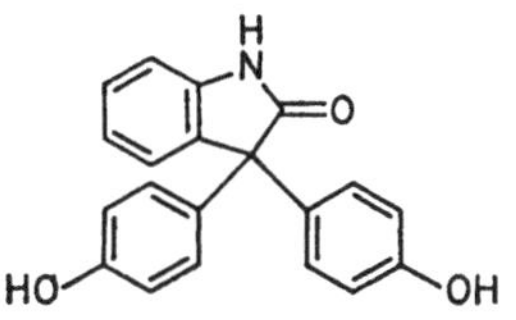

3,3-Bis-(*p*-hydroxyphenyl)-indol-2(3*H*)-on = 3,3-Bis-(4-hydroxyphenyl)-oxindol = 3,3-Bis-*p*-phenolisatin = 1,3-Dihydro-3,3-bis(4-hydroxyphenyl)-2*H*-indol-2-on (●)

H vgl. auch Nrr. 5216, 5470, 6150

S Critex, *Dioxyphenylisatin*, Hoscolax, Isolax, Lavema, Med-Laxan-Suppos., Neodrast, Normalax, *Oxiphenisatinum*, *Oxyphenisatin***, PCL 243, *Phenolisatin*, Propellax-„R", Recolon, Veripaque

V Laxans, Adjuvans in der röntgenologischen Dickdarmdiagnostik

---

4170 *(3458)* $C_{20}H_{15}NO_5$
117-00-0

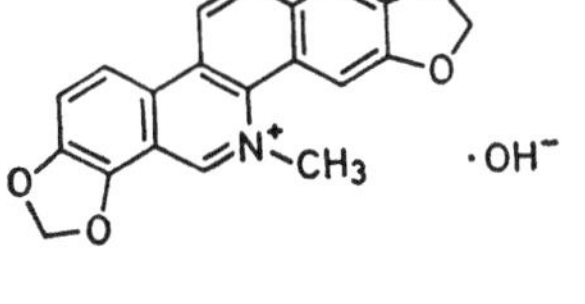

13-Methyl[1,3]benzodioxolo[5,6-*c*]-1,3-dioxolo-[4,5-*i*]phenanthridiniumhydroxid (●)

S *Pseudochelerythrin*, *Sanguinarin*

V baktericides Alkaloid aus Sanguinaria canadensis und anderen Papaveraceen

---

4171 *(3459)* $C_{20}H_{15}N_3O_2$

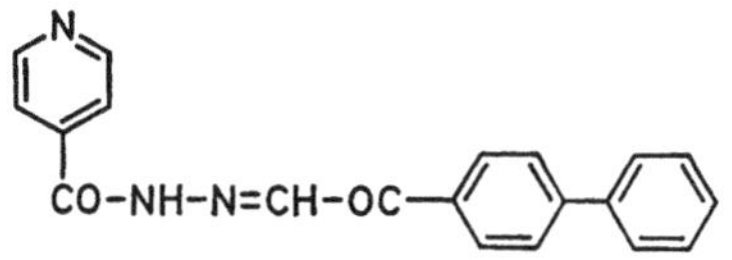

N[2]-(*p*-Phenylphenacyliden)-isonicotinhydrazid = 4-Biphenylylglyoxalisonicotinoylhydrazon = 4-Pyridincarbonsäure[2-([1,1'-biphenyl]-4-yl)-2-oxo-ethyliden]hydrazid (●)

S C.V. 58858, *Xenalazone*

V Virustaticum

4172 *(3460)* $C_{20}H_{16}N_2O$
7689-03-4

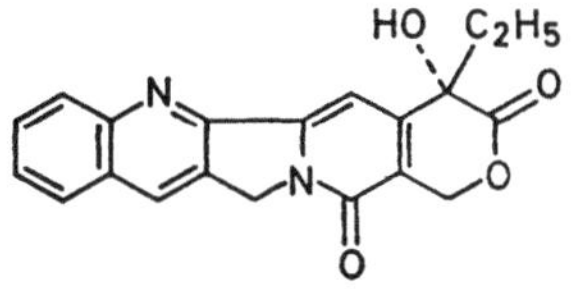

(*S*)-4-Ethyl-4-hydroxy-1*H*-pyrano[3',4':6,7]indolizino[1,2-*b*]chinolin-3,14(4*H*,12*H*)-dion (●)

S *Camptothecin*, NSC-94600

V cytostatisch wirksames Alkaloid aus Camptotheca acuminata

4173 *(3461)* $C_{20}H_{16}O_6$
16203-97-7

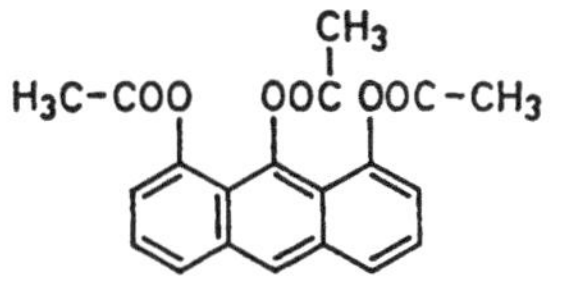

1,8,9-Anthratriyltriacetat = 1,8,9-Triacetoxyanthracen = 1,8,9-Anthracentrioltriacetat (●)

S Exolan, Psoralex, *Triacetoxyanthracen*

V Antipsoriaticum

4174 (*48 E*) $C_{20}H_{17}ClN_2O_3$
27223-35-4

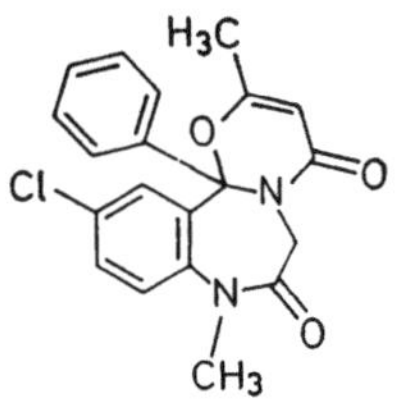

11-Chlor-8,12b-dihydro-2,8-dimethyl-12b-phenyl-4*H*-[1,3]oxazino[3,2-*d*][1,4]benzodiazepin-4,7(6*H*)-dion (●)

S *Ketazolam***, U-28774

V Tranquillizer

4175 (*3462*) $C_{20}H_{17}Cl_3O_5$
1329-04-0

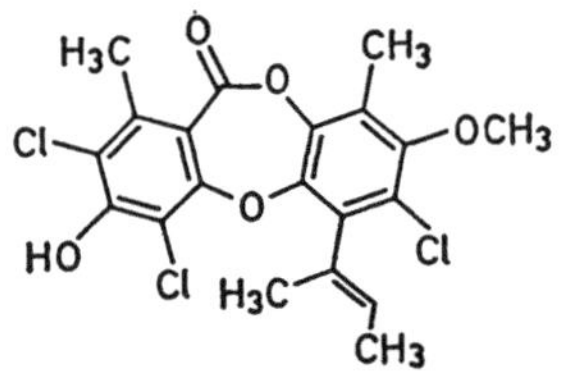

2,4,7-Trichlor-3-hydroxy-8-methoxy-1,9-dimethyl-6-(1-methyl-1-propenyl)dibenzo[*b*,*e*][1,4]-dioxepin-11-on (●)

S Methylustin, *Nidulin*

V antimykotisch wirksames Antibioticum aus Aspergillus nidulans

4176 $C_{20}H_{17}FO_3S$
38194-50-2

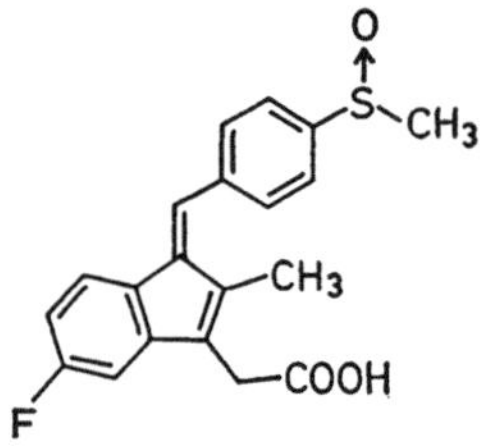

(*Z*)-5-Fluor-2-methyl-1-[*p*-(methylsulfinyl)-benzyliden]-inden-3-essigsäure = (*Z*)-5-Fluor-2-methyl-1-[[4-(methylsulfinyl)phenyl]methylen]-1*H*-inden-3-essigsäure (●)

S Arthrocine, Artribid, Artrobid, Clinoril, Imbaral, Klinoril, MK-231, *Sulindac***

V Antiphlogisticum, Antipyreticum, Analgeticum

4177 (*161 N*) $C_{20}H_{17}F_3N_2O_4$
23779-99-9

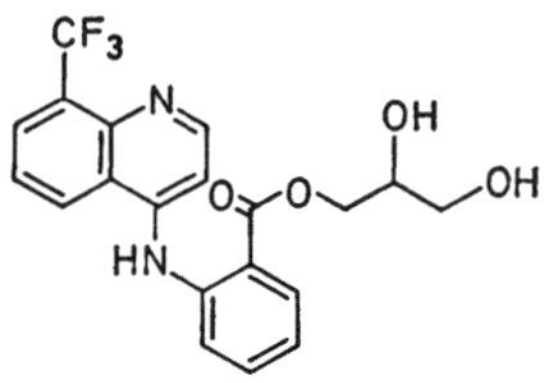

N-(8-Trifluormethyl-4-chinolyl)-anthranilsäure-2,3-dihydroxypropylester = 2-[[8-(Trifluormethyl)-4-chinolinyl]amino]benzoesäure-2,3-dihydroxypropylester (●)

S Diralgan, Duralgin, *Floctafenin***, Idarac, Novodolan, R 4318, RU 15750

V Analgeticum

4178 (*3463*) $C_{20}H_{17}NO_2$

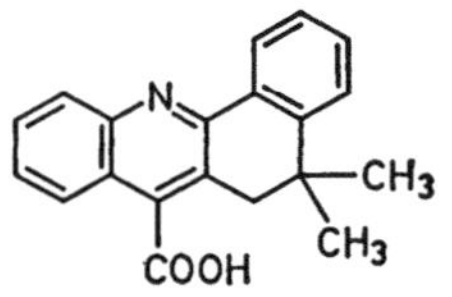

5,6-Dihydro-5,5-dimethylbenz[*c*]acridin-7-carbonsäure (●)

S „*Benzacridine*"

V Antiarrhythmicum

4179 (*3464*) $C_{20}H_{17}NO_6$
21722-66-7

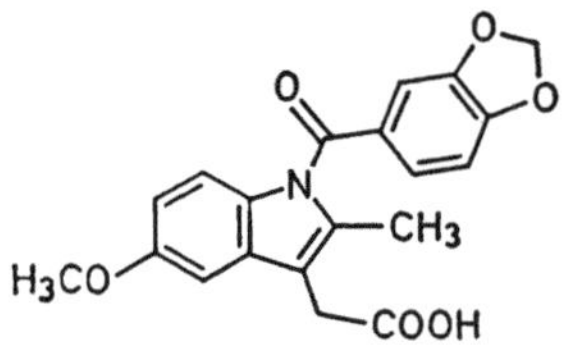

5-Methoxy-2-methyl-1-(3,4-methylendioxybenzoyl)-indol-3-ylessigsäure = 1-[(1,3-Benzodioxol-5-yl)carbonyl]-5-methoxy-2-methyl-1*H*-indol-3-essigsäure (●)

S ID-955

V Antiphlogisticum

4180 *(3465)* $C_{20}H_{17}NO_6$
17 298-36-1

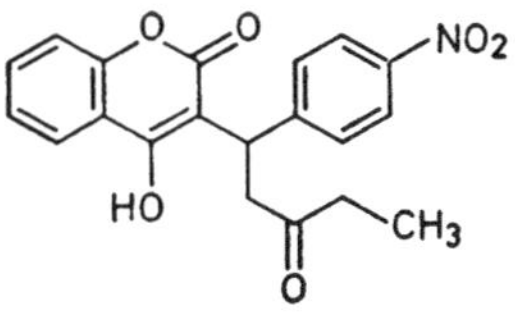

4-Hydroxy-3-[1-(*p*-nitrophenyl)-3-oxopentyl]-cumarin = 3-[α-(*p*-Nitrophenyl)-β-propionyl-ethyl]-4-hydroxycumarin = 4-Hydroxy-3-[1-(4-nitrophenyl)-3-oxopentyl]-2*H*-1-benzopyran-2-on (●)

S Nitrofarin, Nitropharin

V Antikoagulans

4181 *(3466)* $C_{20}H_{18}Cl_2N_2O$
14 399-14-5₆

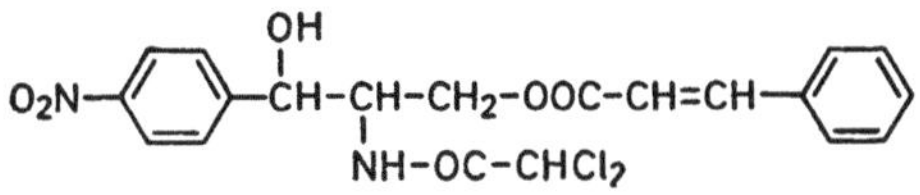

(—)-*threo*-1-(*p*-Nitrophenyl)-2-dichloracetamido-1,3-propandiol-3-cinnamat = 3-Phenyl-3-propensäure[*R*-(*R**,*R**)]-2-[(dichloracetyl)amino]-3-hydroxy-3-(4-nitrophenyl)propylester (●)

S Biclomicil Jarabe, *Chloramphenicolmonocinnamat*, Cloromilen, Farmicetina Sciroppo, Ismicetina Cinnamato, Tramina liquida

V Antibioticum

4182 *(3467)* $C_{20}H_{18}N_2O$
553-06-0

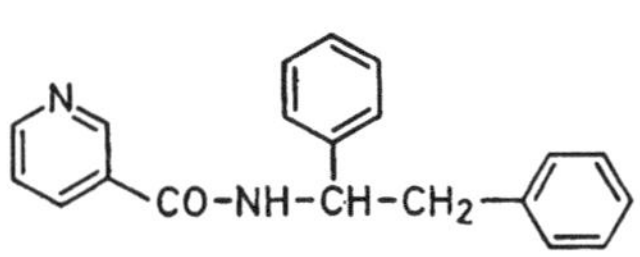

N-(1,2-Diphenylethyl)-nicotinamid = Nicotinsäure-1,2-diphenylethylamid = *N*-(1,2-Diphenylethyl)-3-pyridincarboxamid (●)

S C 1065, *Diphénéthyl-nicotinamide*, Lispamina, Lyspamin

V Spasmolyticum

4183 *(3468)* $C_{20}H_{18}N_2O$
17 019-04-4

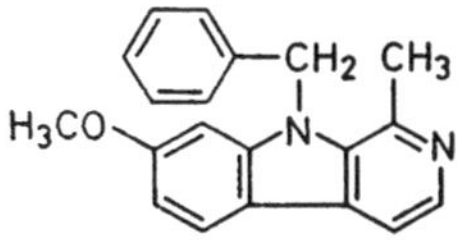

9-Benzyl-7-methoxy-1-methyl-β-carbolin = 7-Methoxy-1-methyl-9-(phenylmethyl)-9*H*-pyrido-[3,4-*b*]indol (●)

H Hydrochlorid (1679-77-2)

S *Benzylharmin*

V Spasmolyticum, Vasodilatans (Peganum harmala-Alkaloid)

4184 *(3469)* $C_{20}H_{18}N_2O_3$
477-80-5

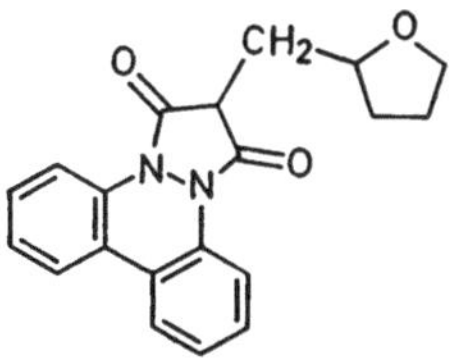

2-Tetrahydrofurfuryl-1*H*-benzo[*c*]pyrazolo[1,2-*a*]-cinnolin-1,3(2*H*)-dion = 4-Tetrahydrofurfuryl-1,2-(benzo[*c*]cinnolino)-pyrazolidin-3,5-dion = 1,2-Dihydro-1,2-(2-tetrahydrofurfuryl-1,3-dioxotrimethylen)-benzo[*c*]cinnolin = 2-[(Tetrahydro-2-furanyl)methyl]-1*H*-benzo[*c*]pyrazolo[1,2-*a*]cinnolin-1,3(2*H*)-dion (●)

S *Cinnofuradion***, *Cinnofuronum*

V Analgeticum

4185 *(162 N)* $C_{20}H_{18}N_2O_5$

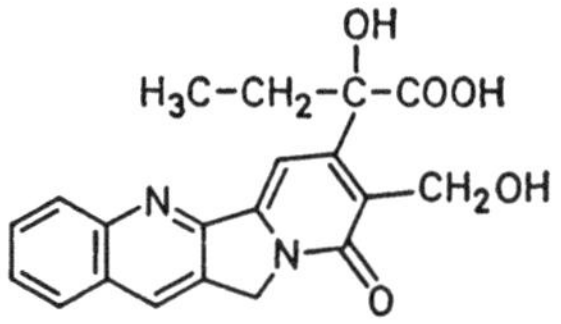

(*S*)-α-Ethyl-9,11-dihydro-α-hydroxy-8-(hydroxymethyl)-9-oxoindolizino[1,2-*b*]chinolin-7-essigsäure (●) = 21,22-Secocamtothecin-21-säure

H Natriumsalz (25 387-67-1)

S *Camptothecin-Natrium*, NSC-100 880

V Cytostaticum (Alkaloid aus Camptotheca acuminata)

4186 *(3470)* $C_{20}H_{18}N_2O_7S_2$

19 885-51-9

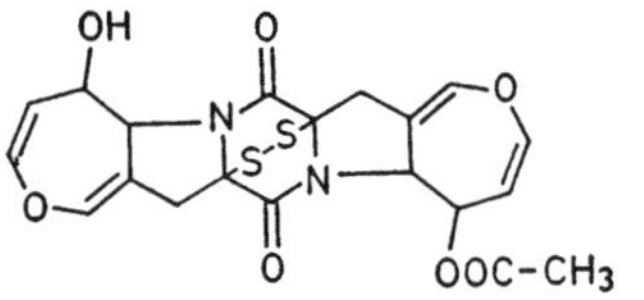

[5*S*-(5α,5aα,7aβ,13α,13aα,15aβ)]-5-(Acetyloxy)-5,5a,13,13a-tetrahydro-13-hydroxy-8*H*,16*H*-7a,15a-epidithio-7*H*,15*H*-bisoxepino[3′,4′:4,5]-pyrrolo[1,2-*a*:1′,2′-*d*]pyrazin-7,15-dion (●)

S *Aranotin***

V Virustaticum aus Arachniotus aureus

4187 *(3471)* $C_{20}H_{18}N_4O_5S_2$

5575-21-3

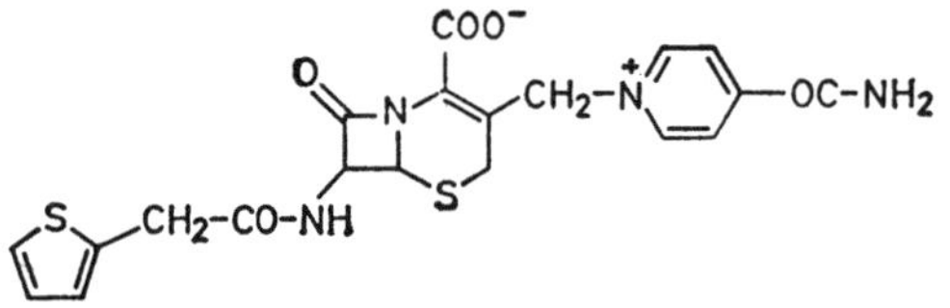

3-(4-Carbamoylpyridiniomethyl)-8-oxo-7-(2-thienylacetamido)-5-thia-1-azabicyclo[4.2.0]oct-2-en-2-carbonsäure = 7-(2-Thienylacetamido)-3-(4-carbamoyl-1-pyridylmethyl)-3-cephem-4-carbonsäure-betain = (6*R*-*trans*)-4-(Aminocarbonyl)-1-[[2-carboxy-8-oxo-7-[(2-thienylacetyl)amino]-5-thia-1-azabicyclo[4.2.0]oct-2-en-3-yl]methyl]pyridinium-hydroxid (inneres Salz) (●)

S *Cefalonium**, *Cefalonum*, *Cepalonium*, *Cephalonium*, Cepravin

V Antibioticum

4188 *(3472)* $C_{20}H_{18}O_3$

81-92-5

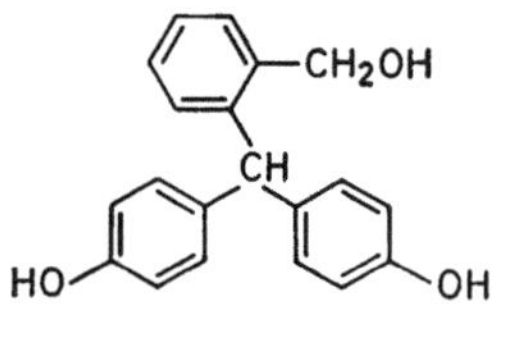

2-[Bis-(*p*-hydroxyphenyl)-methyl]-benzylalkohol = 2-[Bis(4-hydroxyphenyl)methyl]benzenmethanol (●)

S Bical, Egmol, Normolax, sneroll, *Phenolphthalol*, Regmolax, Velaxin

V Laxans

4189 *(3473)* $C_{20}H_{18}O_4$

15 620-34-5

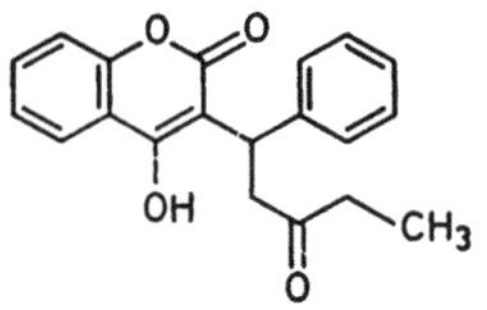

4-Hydroxy-3-(3-oxo-1-phenylpentyl)-cumarin = 4-Hydroxy-3-(3-oxo-1-phenylpentyl)-2*H*-1-benzopyran-2-on (●)

H auch Natriumsalz (5058-39-9)

S Fepromaron, Nafarin, Napharin, Phepromaron

V Antikoagulans

4190 *(3474)* $C_{20}H_{18}O_4$

518-20-7

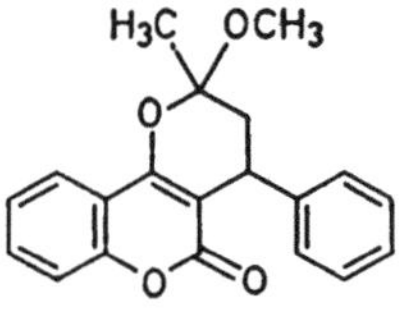

3,4-Dihydro-2-methoxy-2-methyl-4-phenyl-2*H*,5*H*-pyrano[3,2-*c*][1]benzopyran-5-on (●) = 3,4-(2-Methyl-2-methoxy-4-phenyl)-dihydropyranocumarin

S Anticoagulans 63, BL-5, Cumopyran, Cumopyrin, *Cyclocoumarol*, *Cyclocumarol*, Link's Compound No. 63, Methanopyranorin, Methopyranorin

V Antikoagulans

4191 *(3475)* $C_{20}H_{19}ClN_2OS$

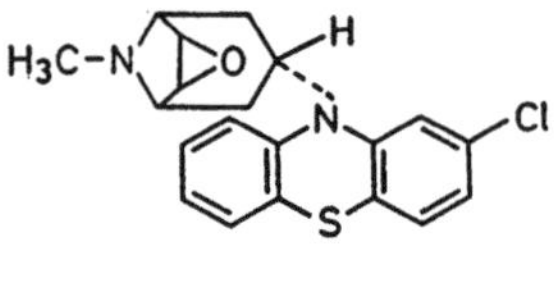

2-Chlor-10-(6,7-epoxy-3-tropyl)-phenothiazin = 3-(2-Chlor-10-phenothiazinyl)-scopin = [7(*S*)-(1α,2β,4β,5α,7β)]-7-(2-chlor-10*H*-phenothiazin-10-yl)-9-methyl-3-oxa-9-azatricyclo[3.3.1.0^{2,4}]nonan (●)

S *Chlorophenothiazinylscopin*, *Clorofenotiazinylscopina*

V Antiemeticum, Tranquillizer, Spasmolyticum

4192 $C_{20}H_{19}ClN_6O_5$
18921-73-8

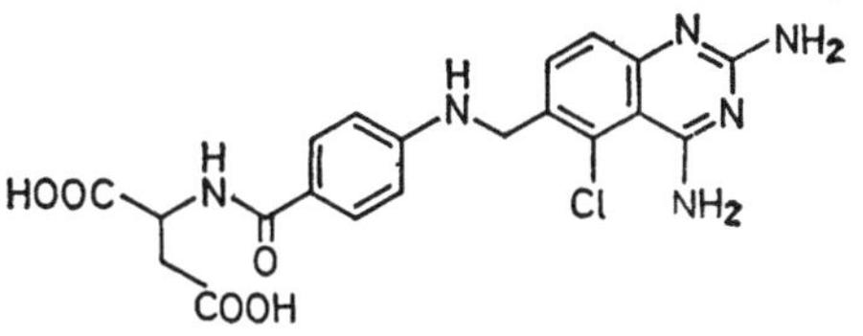

N-[4-[[(2,4-Diamino-5-chlor-6-chinazolinyl)methyl]amino]benzoyl]-L-asparaginsäure (●)

H Dihydrat
S *Chlorasquin*, NSC-529861
V Antineoplasticum

4193 *(3476)* $C_{20}H_{19}Cl_2NO_3$
148-07-2

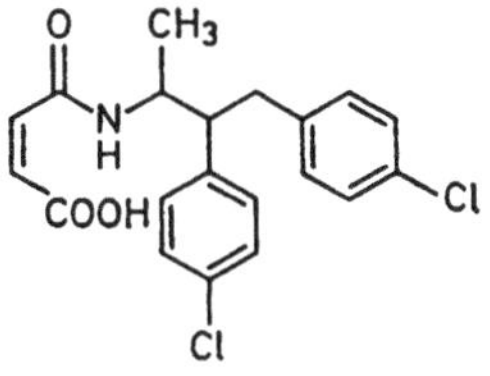

α-*N*-[2,3-Bis-(*p*-chlorphenyl)-1-methylpropyl]-maleamsäure = 4-[[2,3-Bis(4-chlorphenyl)-1-methylpropyl]amino]-4-oxo-2-butensäure (●)

S *Benzmalacene*, *Benzmalecen***, MK-135
V Antihistaminicum

4194 *(163 N)* $C_{20}H_{19}NO_3$
27591-42-0

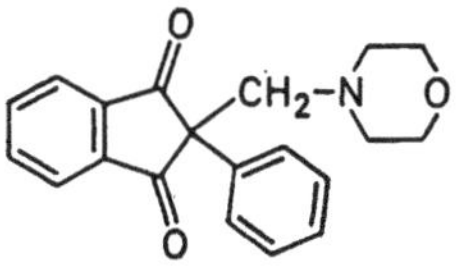

2-(Morpholinomethyl)-2-phenyl-1,3-indandion = 2-(4-Morpholinylmethyl)-2-phenyl-1*H*-inden-1,3(2*H*)-dion (●)

S Amplidione, L.D. 4610, *Mofedion*, *Oxazidion***, Transidione
V Antikoagulans

4195 *(3477)* $C_{20}H_{19}NO_3$
7008-42-6

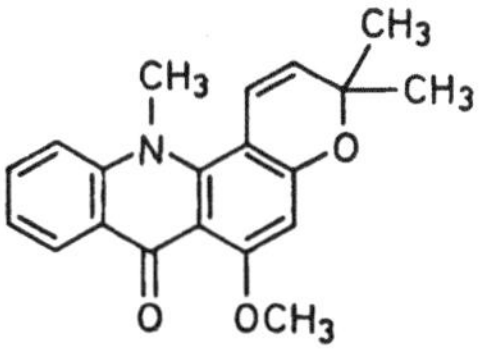

3,12-Dihydro-6-methoxy-3,3,12-trimethyl-7*H*-pyrano[2,3-*c*]acridin-7-on (●)

S *Acronin***, *Acronycin*, Compound 42339, NSC-403169
V Antineoplasticum (Acronychia Baueri-Alkaloid)

4196 *(3478)* $C_{20}H_{19}NO_5$
117-74-8

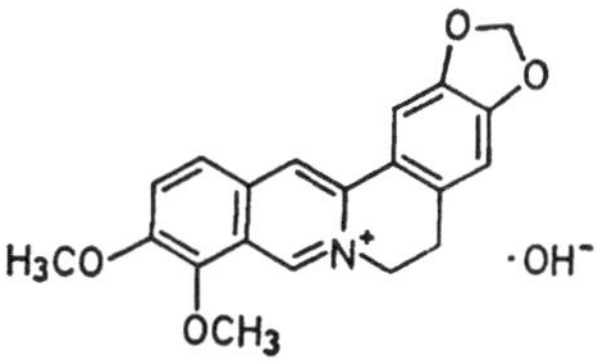

5,6-Dihydro-9,10-dimethoxybenzo[*g*]-1,3-benzodioxolo[5,6-*a*]chinoliziniumhydroxid (●)

S *Berberin*, *Umbellatin*
V Stomachicum, Tonicum (Berberidaceen-Alkaloid)

4196-01 *(3478a)* **633-65-8**
H Hydrochlorid
S Dirin, Phelloberin, Wakamatu, T-Up
V Antidiarrhoicum, Stomachicum

4196-02 *(3478b)* **316-41-6**
H Sulfat
S Berberal, Berisol, Stogerin-Amp.
V Antidiarrhoicum, Stomachicum

4196-03 *(3478c)*
H Citrat
S Enterin „Kyoto“
V Antidiarrhoicum, Stomachicum

4196-04 *(3478d)*

H Tannat

S Erben-Powd., Tanberin

V Antidiarrhoicum

4197 *(3479)* $C_{20}H_{19}NO_5$

476-32-4

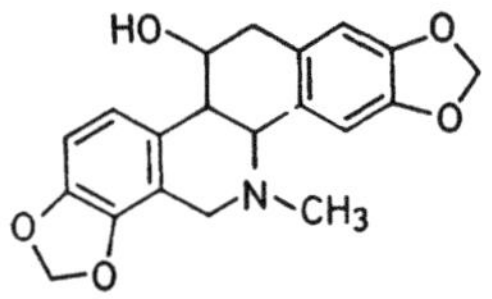

[5b*S*-(5bα,6β,12bα)]-5b,6,7,12b,13,14-Hexahydro-13-methyl[1,3]benzodioxolo[5,6-*c*]-1,3-dioxolo-[4,5-*i*]phenanthridin-6-ol (●)

S *Chelidonin, Stylophorin*

V Spasmolyticum (Chelidonium-Alkaloid)

4198 $C_{20}H_{19}NO_5$

25771-23-7

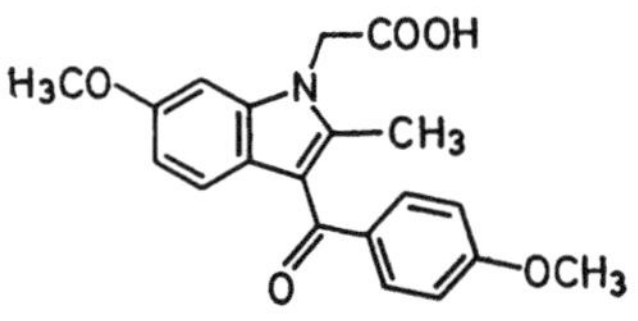

3-(*p*-Anisoyl)-6-methoxy-2-methylindol-1-ylessigsäure = 6-Methoxy-3-(4-methoxybenzoyl)-2-methyl-1*H*-indol-1-essigsäure (●)

S *Duometacin***, R 4444

V Analgeticum, Antiphlogisticum

4199 *(3480)* $C_{20}H_{19}N_3O$

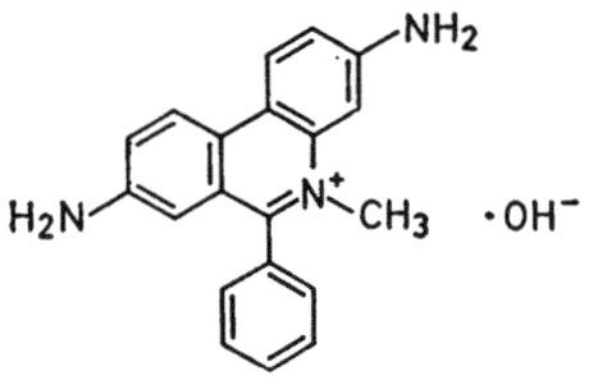

3,8-Diamino-5-methyl-6-phenylphenanthridiniumhydroxid (●)

H Bromid (518-67-2)

S *Dimidiumbromid*, Phenanthridinium 1553, Trypadine

V trypanocid wirkendes Chemotherapeuticum

4200 $C_{20}H_{20}Br_2O_2$

32953-81-4

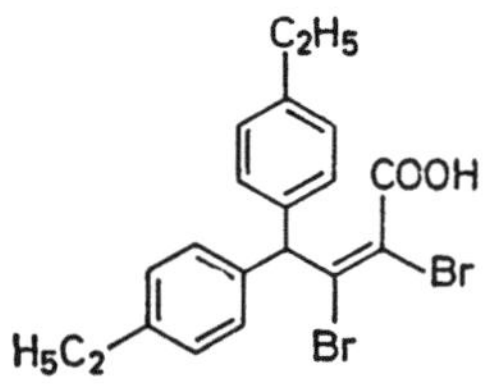

4,4-Bis-(4-ethylphenyl)-2,3-dibromisocrotonsäure = (*Z*)-2,3-Dibrom-4,4-bis(4-ethylphenyl)-2-butensäure (●)

S Edikron, EFBK, VÚFB-6688

V Cytostaticum

4201 *(3481)* $C_{20}H_{20}ClN_3O$

550-81-2

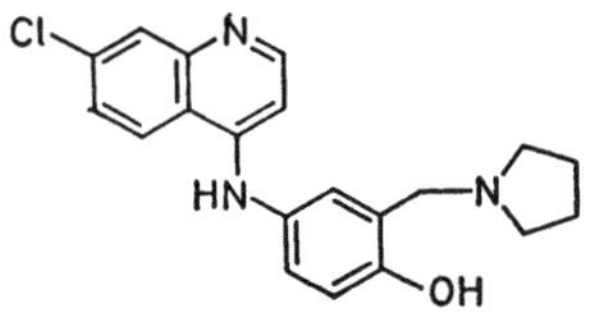

4-(7-Chlor-4-chinolylamino)-α-(1-pyrrolidinyl)-*o*-kresol = 7-Chlor-4-(4-hydroxy-3-pyrrolidinomethylanilino)-chinolin = 4-[(7-Chlor-4-chinolinyl)-amino]-2-(1-pyrrolidinylmethyl)phenol (●)

H auch Dihydrochlorid (10350-81-9)

S *Amopyrochinum, Amopyroquin***, PAM-780, Propoquin

V Malariachemotherapeuticum

4202 $C_{20}H_{20}N_2$

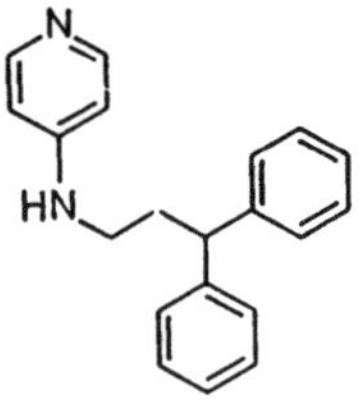

N-(4-Pyridyl)-3,3-diphenylpropylamin = *N*-(3,3-Diphenylpropyl)-4-pyridinamin (●)

H Hydrochlorid (29769-70-8)

S *Fenpyraminhydrochlorid*, Miospasm

V Spasmolyticum

4203 $C_{20}H_{20}N_2O_2$
30748-29-9

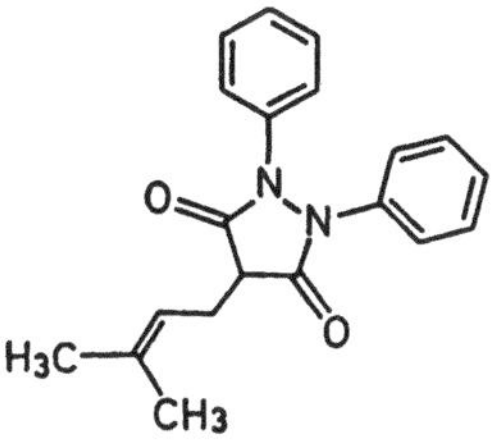

4-(3-Methyl-2-butenyl)-1,2-diphenyl-3,5-pyrazolidindion (●) = 4-Prenyl-1,2-diphenylpyrazolidin-3,5-dion

S Brotazona, DA 2370, Danfenona, *Fenilprenazona*, *Feprazon***, Grisona, Naloven, Nilatin, *Phenylprenazone*, *Prenazone*, Represil, Tabrien, Zepelin

V Antiphlogisticum, Analgeticum

4204 *(164 N)* $C_{20}H_{20}N_2O_3$
42438-73-3

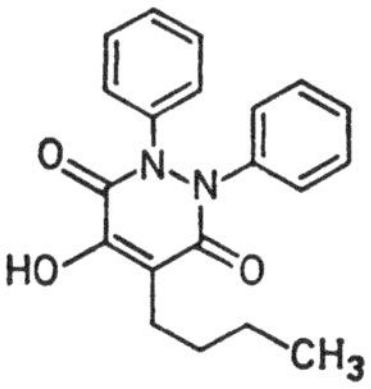

4-Butyl-1,2-dihydro-5-hydroxy-1,2-diphenyl-3,6-pyridazindion (●)

S *Denpidazon***

V Muskelrelaxans

4205 *(3482)* $C_{20}H_{20}N_2O_4$
10351-50-5

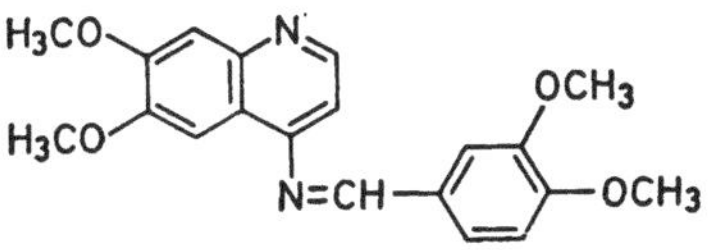

6,7-Dimethoxy-4-(veratrylidenamino)-chinolin = *N*-[(3,4-Dimethoxyphenyl)methylen]-6,7-dimethoxy-4-chinolinamin (●)

S EU-1085, *Leniquinsin***, U-1085

V Antihypertonicum

4206 $C_{20}H_{20}N_4O$
39038-32-9

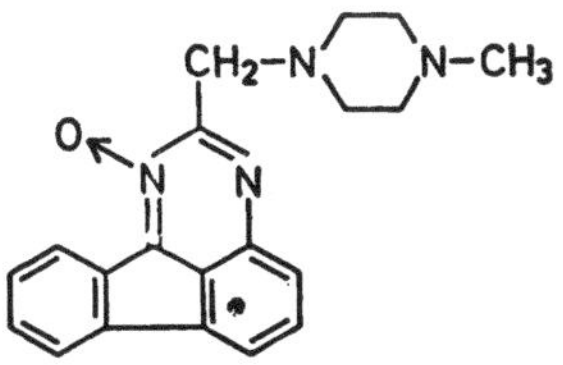

2-(4-Methylpiperazinomethyl)-1,3-diazafluoranthen-1-oxid = 2-[(4-Methyl-1-piperazinyl)methyl]-indeno[1,2,3-*de*]chinazolin-1-oxid (●)

S AC 3579, NSC-170561

V Tranquillizer, Cytostaticum

4207 $C_{20}H_{20}N_6O_5$
18921-65-8

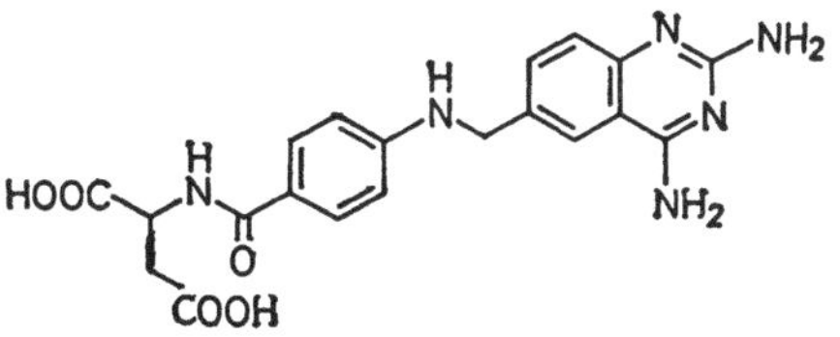

N-[4-[[(2,4-Diamino-6-chinazolinyl)methyl]amino]-benzoyl]-L-asparaginsäure (●)

S NSC-112846, *Quinaspar*

V Antineoplasticum

4208 *(3483)* $C_{20}H_{21}ClN_2O_4$
34161-24-5

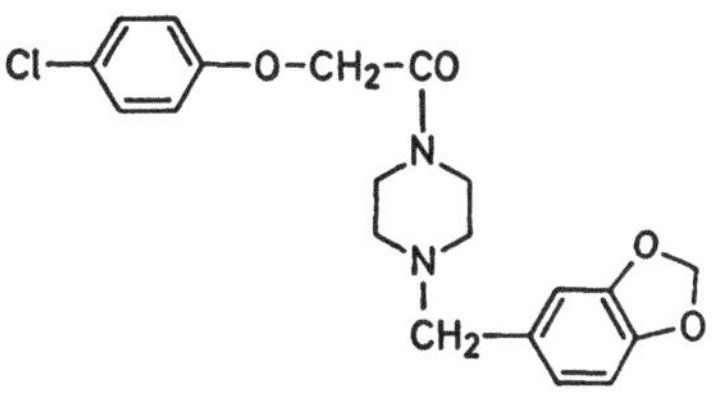

1-(*p*-Chlorphenoxyacetyl)-4-piperonylpiperazin = 1-[(1,3-Benzodioxol-5-yl)methyl]-4-[(4-chlorphenoxy)acetyl]piperazin (●)

H Hydrochlorid (34161-23-4)

S *Fipexidhydrochlorid***, Vigilor

V Antidepressivum, Psychotonicum

4209 *(3484)* $C_{20}H_{21}Cl_2NO_4$
22 204-91-7

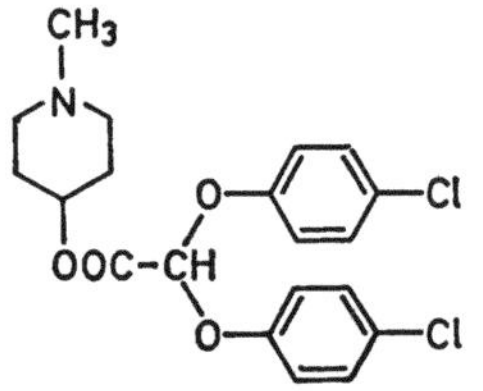

1-Methyl-4-piperidyl-bis-(*p*-chlorphenoxy)-acetat = 1-Methyl-4-piperidylglyoxalat-2-[bis-(*p*-chlorphenyl)-acetal] = Bis(4-chlorphenoxy)essigsäure-1-methyl-4-piperidinylester (●)

S *Lifibrat***, MPCA, SaH-2348

V Hypolipämicum

4210 $C_{20}H_{21}Cl_2NO_4$
54 063-27-3

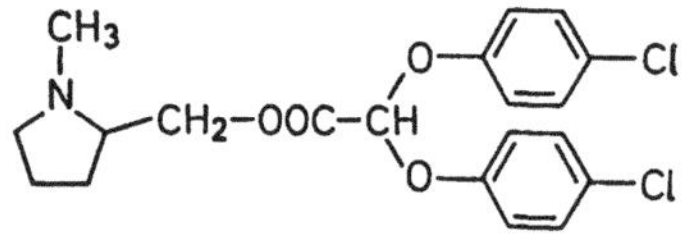

Bis(4-chlorphenoxy)essigsäure(1-methyl-2-pyrrolidinyl)methylester (●) = 1-Methyl-2-pyrrolidinylmethylbis-(*p*-chlorphenoxy)-acetat

S *Biclofibrat***

V Hypolipämicum

4211 *(165 N)* $C_{20}H_{21}F_3N_2OS$
30 223-48-4

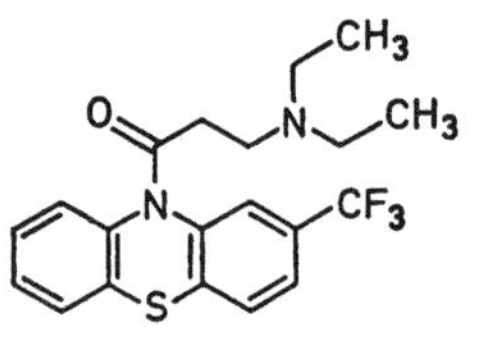

10-(3-Diethylaminopropionyl)-2-trifluormethylphenothiazin = 10-[3-(Diethylamino)-1-oxopropyl]-2-(trifluormethyl)-10*H*-phenothiazin (●)

H auch Monohydrochlorid (27 312-93-2)

S *Fluacizin***, *Fluoracizin*, Ftoracizin, Phthoracizin, Phtorazisin

V Antidepressivum

4212 $C_{20}H_{21}F_3N_2O_3$
40 256-99-3

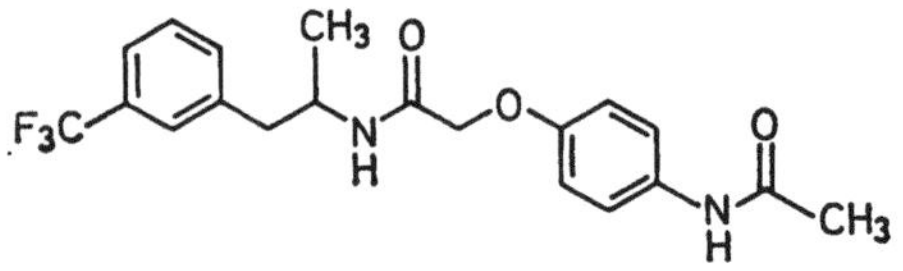

2-(*p*-Acetamidophenoxy)-*N*-[α-methyl-*m*-(trifluormethyl)-phenethyl]-acetamid = α-{[α-Methyl-*m*-(trifluormethyl)-phenethyl]-carbamoyl}-*p*-acetanisidid = 2-[4-(Acetylamino)phenoxy]-*N*-[1-methyl-2-[3-(trifluormethyl)phenyl]ethyl]acetamid (●)

S *Flucetorex***, PM 3944

V Appetitzügler

4213 *(166 N)* $C_{20}H_{21}F_3N_2S$
24 495-62-3

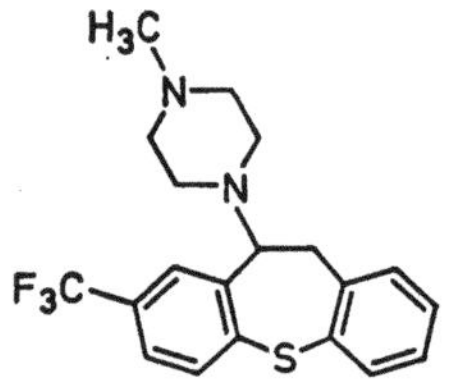

10-(4-Methylpiperazin-1-yl)-8-trifluormethyl-10,11-dihydrodibenzo[*b,f*]thiepin = 1-[10,11-Dihydro-8-(trifluormethyl)dibenzo[*b,f*]thiepin-10-yl]-4-methylpiperazin (●)

S *Trifluthepin*

V Neurolepticum

4214 $C_{20}H_{21}N$
47 166-67-6

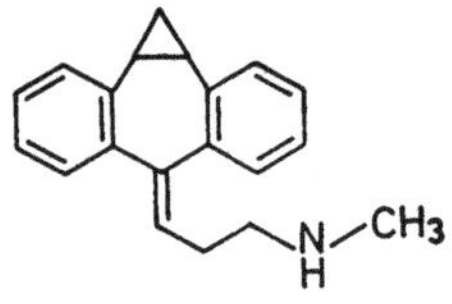

1a,10b-Dihydro-*N*-methyldibenzo[*a,e*]cyclopropa-[*c*]cyclohepten-$\Delta^{6(1H),\gamma}$-propylamin = 3-(1a,10b-Dihydrodibenzo[*a,e*]cyclopropa[*c*]cyclohepten-6(1*H*)-yliden)-*N*-methyl-1-propanamin (●)

H Phosphat (51 481-67-5)

S *Octriptylinphosphat***, SC-27 123

V Antidepressivum

4215 *(3485)* $C_{20}H_{21}N$
303-53-7

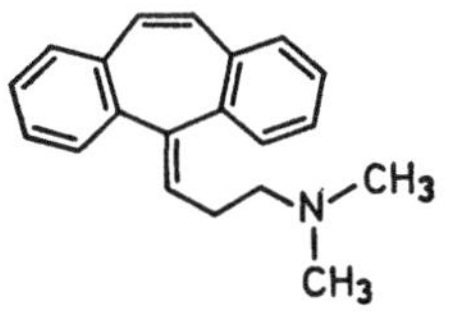

*N*li*N*-Dimethyl-3-(dibenzo[*a,d*]cyclohepten-5-yliden)-propylamin = 5-(3-Dimethylaminopropybden)-dibenzo[*a,d*]cycloheptatrien = 3-(5*H*-Dipenzo[*a,d*]cyclohepten-5-yliden)-*N,N*-dimethyl-1-Propanamin (●)

H auch Hydrochlorid (6202-23-9)

S *Cyclobenzaprin***, Lisseril, MK-130, Proheptatrien, 9715 R.P.

V Psychosedativum, Muskelrelaxans

4216 $C_{20}H_{21}NO$
31 232-26-5

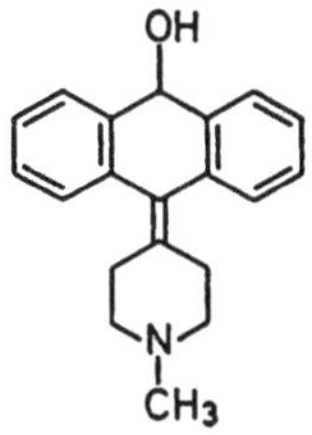

9,10-Dihydro-10-(1-methyl-4-piperidyliden)-9-anthrol = 9,10-Dihydro-10-(1-methyl-4-piperidinyliden)-9-anthracenol (●)

S *Danitracen***, WA 335-BS

V Antidepressivum, Serotoninantagonist, Sexualstimulans

4217 *(3486)* $C_{20}H_{21}NO$
968-63-8

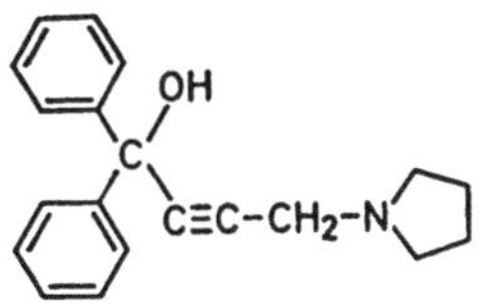

1,1-Diphenyl-4-pyrrolidino-2-butin-1-ol = α-Phenyl-α-[3-(1-pyrrolidinyl)-1-propinyl]benzenmethanol (●)

H Phosphat (1:1) (54118-66-0)

S Azulon comp. (spasmolyt. Komponente), *Butinolinphosphat***, Homburg 811, Spasmo-Nervogastrol (spasmolyt. Komponente)

V Anticholinergicum, Spasmolyticum

4218 $C_{20}H_{21}NO$
34 662-67-4

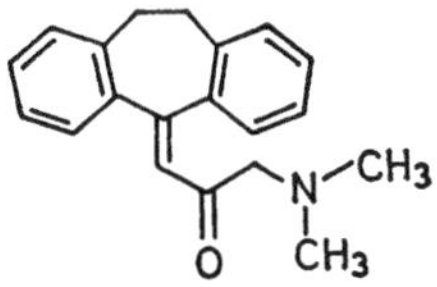

1-Dimethylamino-3-(10,11-dihydro-5*H*-dibenzo-[*a,d*]cyclohepten-5-yliden)-2-propanon = 1-(10,11-Dihydro-5*H*-dibenzo[*a,d*]cyclohepten-5-yliden)-3-(dimethylamino)-2-propanon (●)

S *Cotriptylin***

V Antidepressivum

4219 $C_{20}H_{21}NOS$
50 838-36-3

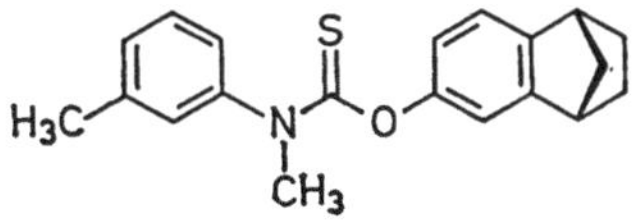

O-(1,2,3,4-Tetrahydro-1,4-methanonaphthalen-6-yl)-*m,N*-dimethylthiocarbanilat = Methyl(3-methylphenyl)carbamothiosäure-*O*-(1,2,3,4-tetrahydro-1,4-methanonaphthalen-6-yl)ester (●)

S KC 9147 *Tolciclat***

V Fungicid

4220 $C_{20}H_{21}NOS_2$
36 702-83-7

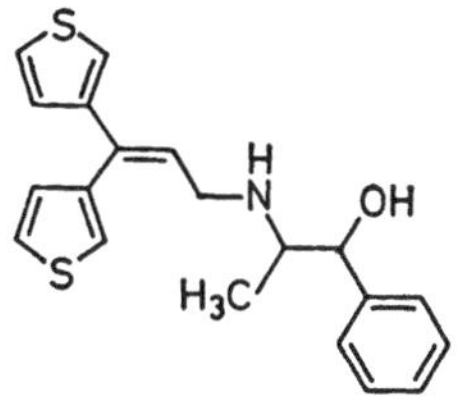

α-[1-[(3,3-Di-3-thienylallyl)-amino]-ethyl]-benzylalkohol = 2-[3,3-Di-(3-thienyl)-allylamino]-1-phenyl-1-propanol = α-[1-[(3,3-Di-3-thienyl-2-propenyl)amino]ethyl]benzenmethanol (●)

S *Tinofedrin***

V cerebrales Vasodilatans

4221 *(3487)* $C_{20}H_{21}NO_2$
10539-19-2

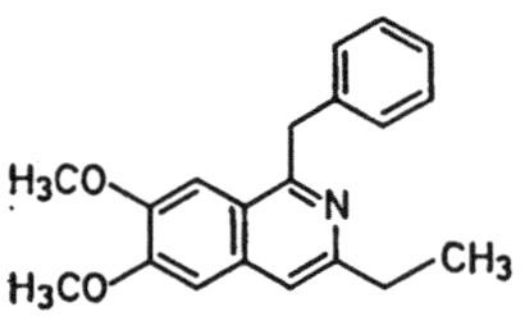

1-Benzyl-3-ethyl-6,7-dimethoxyisochinolin = 3-Ethyl-6,7-dimethoxy-1-(phenylmethyl)isochinolin (●)

H Hydrochlorid (1163-37-7)

S BEN, Eupaverin(a), Kollateral-150, *Meteverinhydrochlorid*, *Moxaverinhydrochlorid***, Paverin „Bracco"

V Spasmolyticum

4222 *(3488)* $C_{20}H_{21}NO_3$
1165-48-6

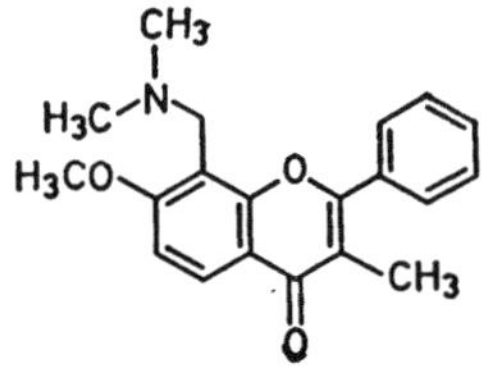

8-Dimethylaminomethyl-7-methoxy-3-methylflavon = 8-(Dimethylaminomethyl)-7-methoxy-3-methyl-2-phenylbenzo-γ-pyron = 8-[(Dimethylamino)methyl]-7-methoxy-3-methyl-2-phenyl-4*H*-1-benzopyran-4-on (●)

H Hydrochlorid (2740-04-7)

S Demefline, *Dimeflinhydrochlorid***, DW-62, Rec 7/0267, Reanimil, Remeflin

V Atmungsanalepticum

4223 *(3489)* $C_{20}H_{21}NO_4$
58-74-2

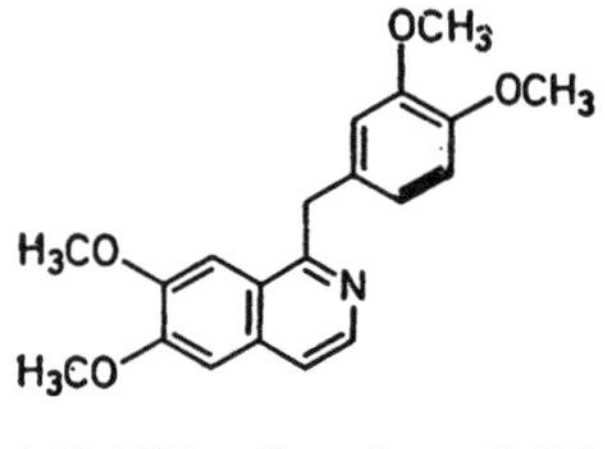

1-(3,4-Dimethoxybenzyl)-6,7-dimethoxyisochinolin = 6,7-Dimethoxy-1-veratrylisochinolin = Papaverolintetramethyläther = 1-[(3,4-Dimethoxyphenyl)methyl]-6,7-dimethoxyisochinolin (●)

H auch Hydrochlorid (61-25-6)

S Agmapav, Alapav, Amapol, Angioverin, Blupav, C „USV", Cardiospan, Cardoverina, Cerebid, Cerespan, Cervaspan, Delapav, Dilaspan, Dilaverin, Dilaves, Dipav, Dispamil, Drapavel, Durapav, Dylate „Elder", Dynovas, Eupavéryl, Forpavin, Isquespan, Kavrin, K-Pava, Lapav Graduals, Lemobid, Lempav, Myobid, NSC-35443, Panergon, Padoverin, Pameion, Panpav TP, Papacon, Papalease, Papaveril, *Papaverin*, Papaverlumin fuerte, Papaversan, Papavéryl, Papital T.R., Pap-Kaps, P-A-V, Pava, PAVA-2, Pavabid, Pavacap, Pavacels, Pavacen, Pavaclar, Pavaco, Pavacot, Pavadel, Pavadyl, Pavagen, Pavagrant, Pavakey, Pava-Lyn, Pava-Mead, Pava-Par, Pava-RX, Pavased, Pavasil, Pavaspan, Pavasule, Pavatest, Pavatime, Pavatran, Paverine, Paver-Med, Paverolan, Paveron, Pavnell, Pavosal, 3 P-Pav, Promtpaverin, Qua-Bid, Ro-Papav, S-M-R, Spasmone, Sustaverine, Sy-Pav T.D., Tempav, Vasal, Vaso-Pav, Vasospan

V Spasmolyticum, Vasodilatans (Opium-Alkaloid)

4223-01 *(3489a)* 132-40-1

H Nitrit

S Panitrin

V Spasmolyticum

4223-02 *(3489b)*

H Nicotinat

S Nicopavin, Nipavina, Paniverin

V Vasodilatans

4223-03 *(3489c)* 5949-36-0

H Phenylethylbarbiturat

S Barberine, Pavemal

V Vasodilatans

4223-04 *(3489d)* 6591-59-9

H Phenylglykolat (Mandelat)

S Endoverine

V Spasmolyticum

4223-05 *(3489e)* 2053-26-1

H Sulfat
S Maspaver inyectable, Synpaverine
V Spasmolyticum

4223-06 *(3489f)* 16960-31-9

H 3-(7-Theophyllinyl)-propansulfonat
S Kaldil, LBC 319, *Papaverinteprosilat*
V Spasmolyticum, Coronarvasodilatans

4223-07 34317-37-8

H Codecarboxylat (Nr. 782)
S Albatran, PCDC
V Vasodilatans

4223-08 39024-96-9

H Adenosinphosphat (Nr. 1376)
S CERM 3209, Dicertan, *Padefosum*
V Vasodilatans

4223-09 19524-64-2

H 6,7-Dihydroxycumarin-4-methansulfonat [6,7-Dihydroxy-2-oxo-2*H*-1-benzopyran-4-methansulfonat (●)]
S *Papaverincromesilat*, Permavérine
V Vasoprotektor

4224 *(3490)* $C_{20}H_{21}NS$
1447-70-7

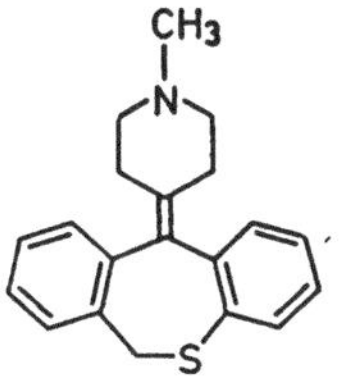

11-(1-Methyl-4-piperidyliden)-6,11-dihydrodibenzo[*b,e*]thiepin = 4-Dibenzo[*b,e*]thiepin-11(6*H*)-yliden-1-methylpiperidin (●)

H Hydrochlorid
S Perithiaden
V Thymolepticum

4225 *(3491)* $C_{20}H_{21}N_3O_3$
19395-58-5

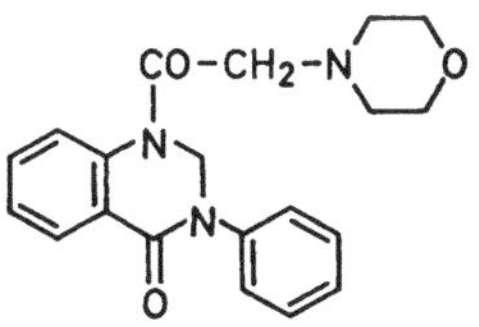

2,3-Dihydro-1-(4-morpholinylacetyl)-3-phenyl-4(1*H*)-chinazolinon (●)

H auch Hydrochlorid (19395-78-9)
S *Acemoquinazone*, *Moquizon**, Peristil, Rec 14/0127, Recobilina
V Choleretucum, Antihypercholesterinämicum

4226 *(3492)* $C_{20}H_{21}N_3O_4$
38964-88-4

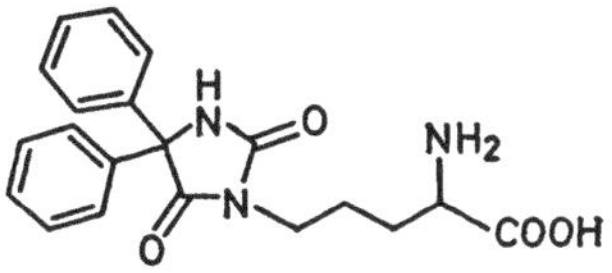

5-(5,5-Diphenyl-3-hydantoinyl)-norvalin = α-Amino-δ-diphenylhydantoylvaleriansäure = α-Amino-2,5-dioxo-4,4-diphenyl-1-imidazolidinpentansäure (●)

S Citrullamon V, Neo-Citrullamon, *Phenytoin-3-norvalin*
V Antiepilepticum

4227 *(3493)* $C_{20}H_{21}N_3O_8S_3$

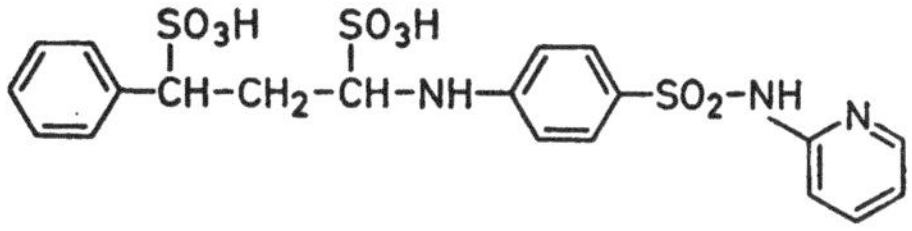

1-Phenyl-3-[*p*-(2-pyridylsulfamoyl)-anilino]-propan-1,3-disulfonsäure = 2-[*p*-(γ-Phenylpropylamino)-benzolsulfonamido]-pyridin-α,γ-disulfonsäure = 1-Phenyl-3-[[4-[(2-pyridinylamino)sulfonyl]phenyl]amino]-1,3-propandisulfonsäure (●)

H Dinatriumsalz (53778-51-1)
S *Solupyridine*, *Sulfapyridine Neutral Soluble*
V Chemotherapeuticum

4228 *(167 N)* $C_{20}H_{21}N_3S$
24579-08-6

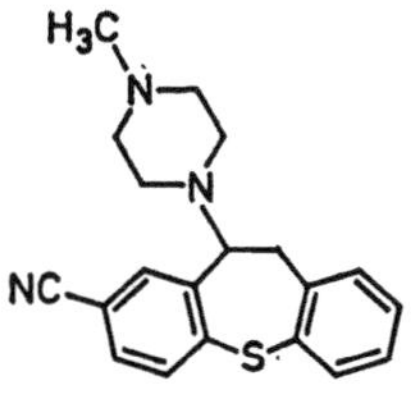

8-Cyano-10-(4-methylpiperazin-1-yl)-10,11-dihydrodibenzo[*b,f*]thiepin = 10,11-Dihydro-11-(4-methyl-1-piperazinyl)dibenzo[*b,f*]thiepin-2-carbonitril (●)

S *Cyanothepin*

V Neurolepticum

4229 *(3494)* $C_{20}H_{21}N_7O_6$
2179-16-0

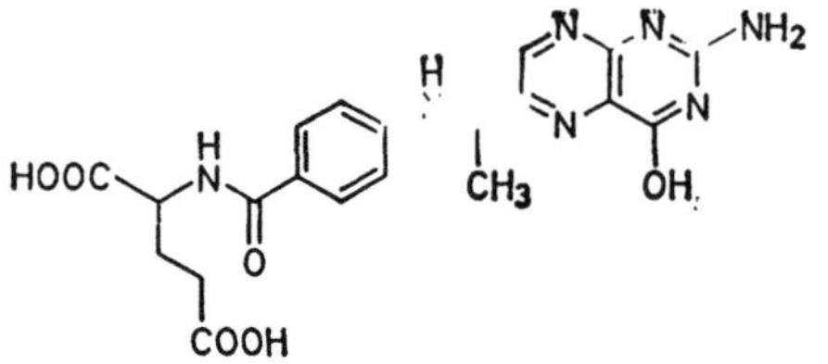

N-{*p*-[1-(2-Amino-4-hydroxy-6-pteridinyl)-ethylamino]-benzoyl}-glutaminsäure = 9-Methylpteroylglutaminsäure = *N*-[4-[[1-(2-Amino-1,4-dihydro-4-oxo-6-pteridinyl)ethyl]amino]benzoyl]-L-glutaminsäure (●)

S Bremfol, Ninopterin

V gegen Leukämie wirksames Cytostaticum (Folsäureantagonist)

4230 *(3495)* $C_{20}H_{21}N_7O_6$
7171-00-8

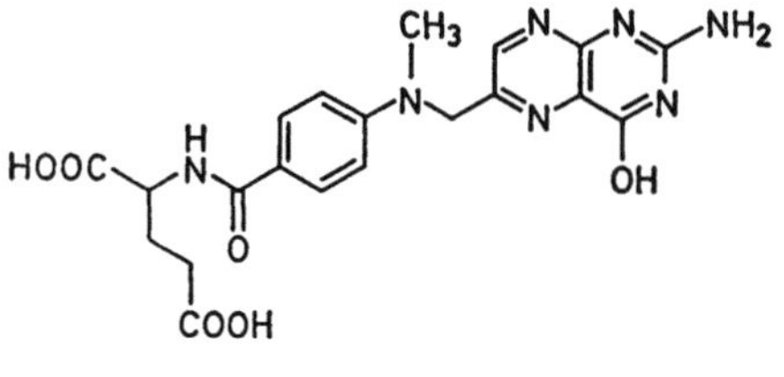

N-{*p*-[*N*-(2-Amino-4-hydroxy-6-pteridinylmethyl)-methylamino]-benzoyl}-glutaminsäure = N^{10}-Methylpteroylglutaminsäure = *N*-[4-[[(2-Amino-1,4-dihydro-4-oxo-6-pteridinyl)methyl]methylamino]benzoyl]-L-glutaminsäure (●)

S Methopterine

V Gegen Leukämie wirksames Cytostaticum (Folsäureantagonist)

4231 *(3496)* $C_{20}H_{22}ClN$
91-82-7

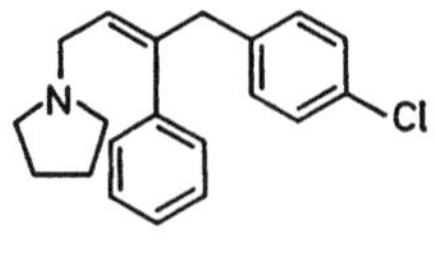

1-[4-(4-Chlorphenyl)-3-phenyl-2-butenyl]pyrrolidin (●) = 1-(*p*-Chlorphenyl)-2-phenyl-4-pyrrolidino-2-buten

H auch Phosphat (135-31-9)

S *Pirrobutamina*, Proladyl, Pyronil, *Pyrrobutamine*

V Antihistaminicum

4232 $C_{20}H_{22}ClN_3$
14169-54-1

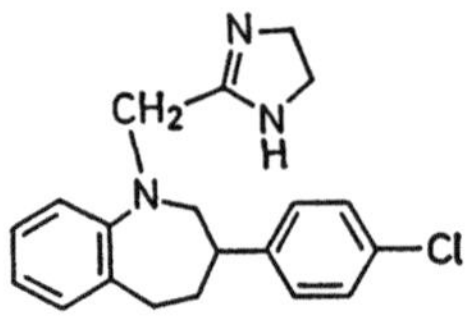

3-(*p*-Chlorphenyl)-1-(2-imidazolin-2-ylmethyl)-2,3,4,5-tetrahydro-1*H*-1-benzazepin = 3-(4-Chlorphenyl)-1-[(4,5-dihydro-1*H*-imidazol-2-yl)-methyl]-2,3,4,5-tetrahydro-1*H*-1-benzazepin (●)

H Hydrochlorid (12379-49-6)

S Su-13197

V Antiarrhythmicum

4233 (168 N) $C_{20}H_{22}ClN_3$
21 228-13-7

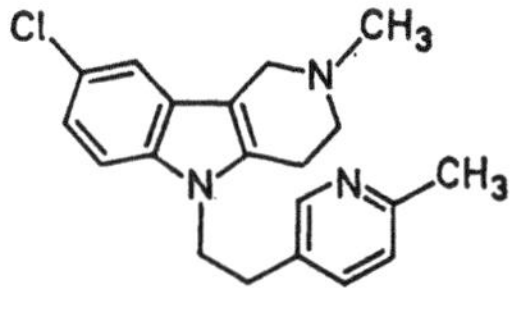

8-Chlor-2,3,4,5-tetrahydro-2-methyl-5-[2-(6-methyl-3-pyridinyl)ethyl]-1*H*-pyrido[4,3-*b*]indol (●)

H Hydrochlorid (21 228-28-4)

S *Dorastinhydrochlorid**, Ro 5-9110/1

V Antihistaminicum

4234 (3497) $C_{20}H_{22}ClN_3O$
86-42-0

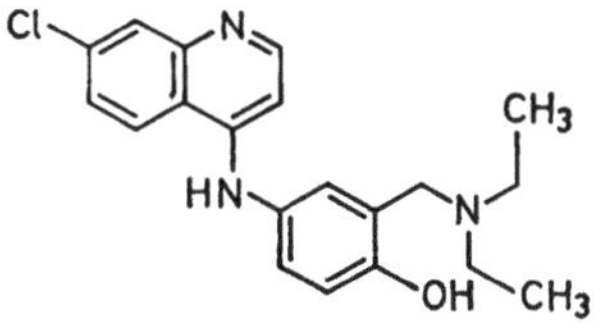

4-(7-Chlor-4-chinolylamino)-α-diethylamino-*o*-kresol = 7-Chlor-4-(3-diethylaminomethyl-4-hydroxyanilino)-chinolin = 4-[(7-Chlor-4-chinolinyl)amino]-2-[(diethylamino)methyl]phenol (●)

H Dihydrochloriddihydrat (69-44-3)

S *Amodiachinhydrochlorid, Amodiaquinhydrochlorid***, CAM-AQI, Camochin, Camoquin(e), Camoquinal, Flavoquine, Miaquin, S.N. 10751

V Malariachemotherapeuticum

4235 $C_{20}H_{22}F_3NO_4$
23191-75-5

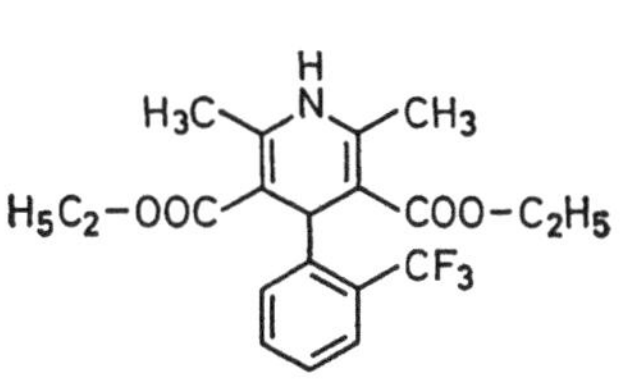

2,6-Dimethyl-4-(2-trifluormethylphenyl)-1,4-dihydropyridin-3,5-dicarbonsäurediethylester = 1,4-Dihydro-2,6-dimethyl-4-[2-(trifluormethyl)-phenyl]-3,5-pyridindicarbonsäurediethylester (●)

S Ftorin, SKF 24260

V Hypotensivum, Vasodilatans

4236 (3498) $C_{20}H_{22}N_2$
3964-81-6

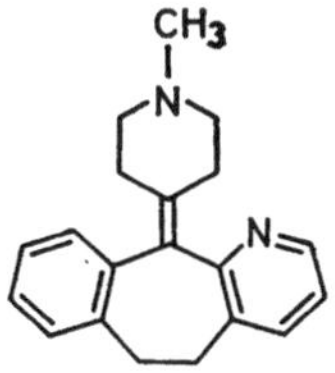

6,11-Dihydro-11-(1-methyl-4-piperidinyliden)-5*H*-benzo[5,6]cyclohepta[1,2-*b*]pyridin (●)

H Dimaleat (3978-86-7)

S *Azatadindimaleat***, Idulamina, Idulian, Optimine, Sch 10649, Zadine

V Antihistaminicum, Antipruriginosum

4237 (3499) $C_{20}H_{22}N_2O_2$

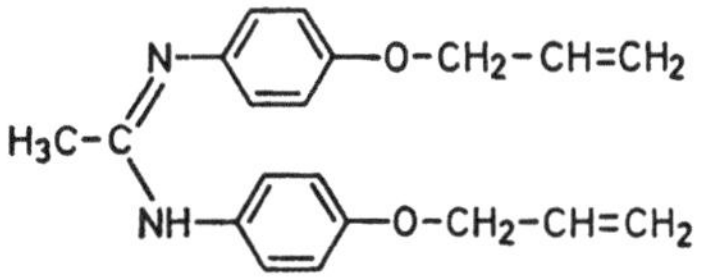

N,N'-Bis-(*p*-allyloxyphenyl)-acetamidin = *N,N'*-Bis[4-(2-propenyloxy)phenyl]ethanimidamid (●)

H Hydrochlorid (537-76-8)

S Diocain

V Lokalanästheticum

4238 $C_{20}H_{22}N_2O_2$
22013-23-6

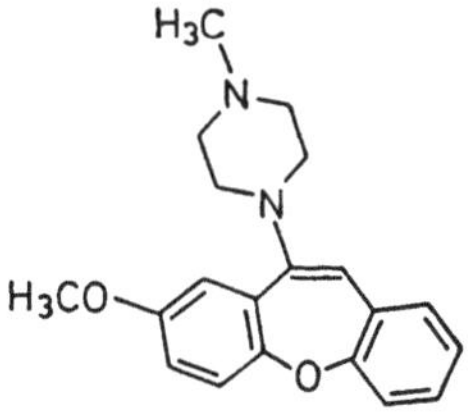

1-(8-Methoxydibenz[*b,f*]oxepin-10-yl)-4-methylpiperazin (●)

S *Metoxepin***

V Neurolepticum, Antihistaminicum, Antiemeticum

4239 (3500) $C_{20}H_{22}N_2O_2$
509-15-9

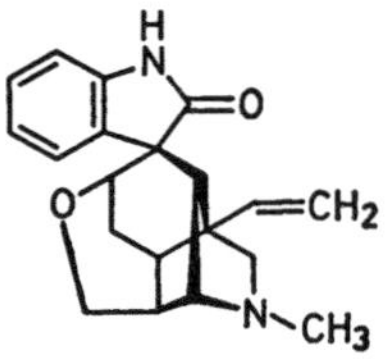

stereoisomeres 5-Ethenyl-3,4,4a,5,6,7,8,8a-octahydro-7-methylspiro[3,5,8-ethanylyliden-1*H*-pyrano[3,4-*c*]pyridin-10,3'-[3*H*]indol]-2'(1'*H*)-on (●)

S *Gelsemin*

V Antineuralgicum (Alkaloid aus den Wurzeln von Gelsemium sempervirens)

4240 $C_{20}H_{22}N_2O_2S$

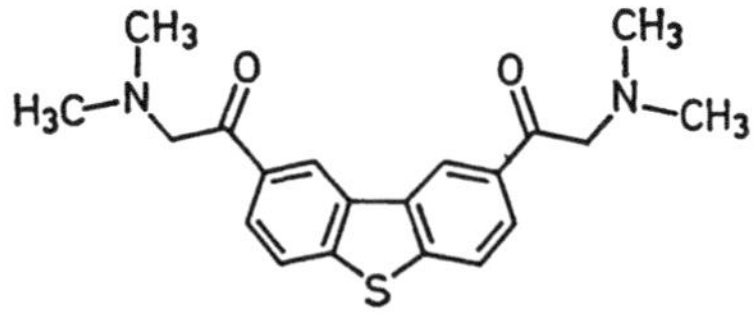

2,8-Bis-(2-dimethylaminoacetyl)-dibenzothiophen = 1,1'-(2,8-Dibenzothiophendiyl)bis[2-(dimethylamino)ethanon] (●)

H Dihydrochlorid (35 556-06-0)

S RMI 11877 DA

V Virustaticum

4241 $C_{20}H_{22}N_2O_3$
1963-86-6

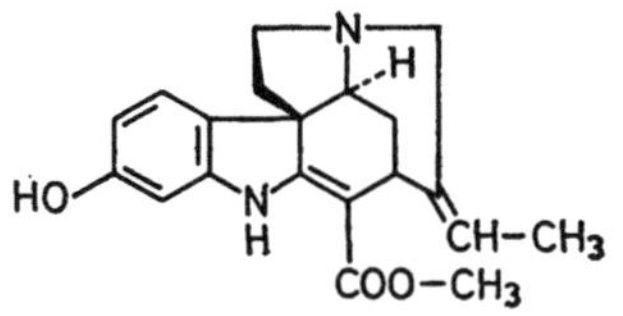

12-Ethyliden-1,2,3a,4,5,7-hexahydro-9-hydroxy-3,5-ethano-3*H*-pyrrolo[2,3-*d*]carbazol-6-carbonsäuremethylester = (19*Z*)-2,16,19,20-Tetradehydro-11-hydroxycuran-17-säuremethylester (●)

S *Vinervin*

V Antineoplasticum (Alkaloid aus Vinca erecta)

4242 $C_{20}H_{22}N_2S$
29 216-28-2

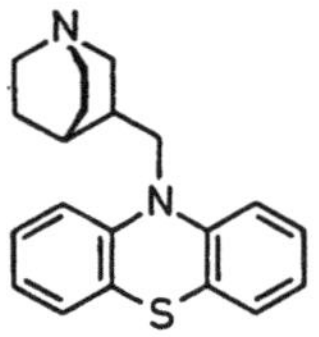

10-(3-Chinuclidinylmethyl)-phenothiazin = 10-(1-Azabicyclo[2.2.2]oct-3-ylmethyl)-10*H*-phenothiazin (●)

S LM 209, *Mequitazin**, Metaplexan, Mircol, Primalan, Vigigan

V Antihistaminicum, Sedativum, Antitussivum, Antidepressivum

4243 (3501) $C_{20}H_{22}N_4O$
20 170-20-1

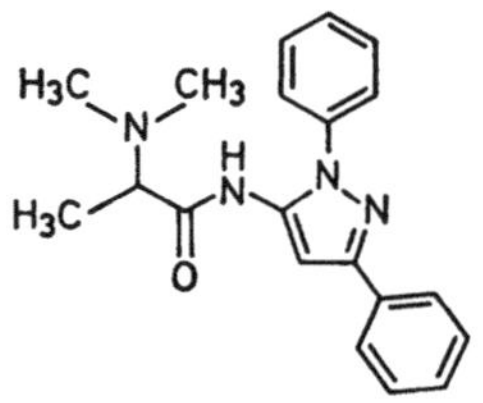

2-Dimethylamino-*N*-(1,3-diphenylpyrazol-5-yl)-propionamid = 1,3-Diphenyl-5-(2-dimethylaminopropionamido)-pyrazol = 2-(Dimethylamino)-*N*-(1,3-diphenyl-1*H*-pyrazol-5-yl)propanamid (●)

S AP-14, *Difamizol*, *Difenamizol***, Pasalin

V Analgeticum

4244 (3502) $C_{20}H_{22}N_4O_6S_2$
119-85-7

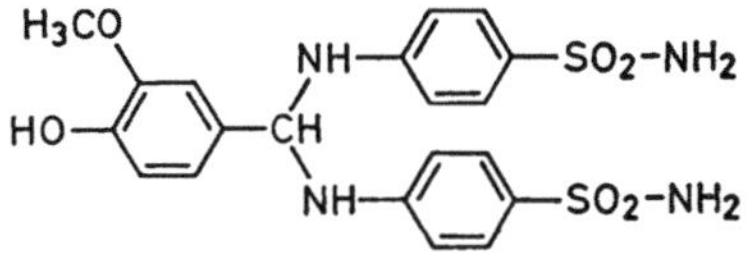

N^4,$N^{4'}$-Vanillyliden-bis-sulfanilamid = *N*,*N'*-Bis-(4-sulfamoylphenyl)-vanillylidendiamin = 4,4'-[(4-Hydroxy-3-methoxyphenyl)methylendiimino]-bis[benzensulfonamid] (●)

S Argolamide-Wirkstoff, *Vanyldisulfamid***, *Vanyldisulfanilamid*

V Chemotherapeuticum

4245 *(3503)* $C_{20}H_{22}N_8O_5$
59-05-2

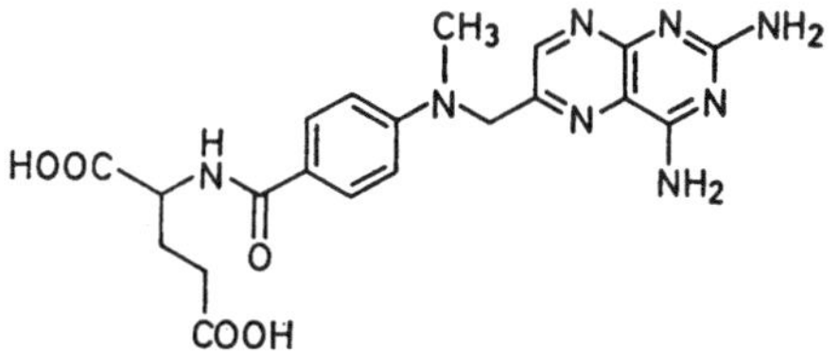

N-{*p*-[*N*-(2,4-Diamino-6-pteridinylmethyl)-methylamino]-benzoyl}-glutaminsäure = 4-Desoxy-4-amino-*N*[10]-methylfolsäure = *N*-[4-[[(2,4-Diamino-6-pteridinyl)methyl]methylamino]benzoyl]-L-glutaminsäure (●)

S A-methopterin, CL 14377, Ledertrexate, *Methotrexat***, *Methylaminopterinum*, MTX, NSC-740, R 9985

V gegen Leukämie wirksames Cytostaticum (Folsäureantagonist)

4246 *(3504)* $C_{20}H_{22}N_8O_5$
751-19-9

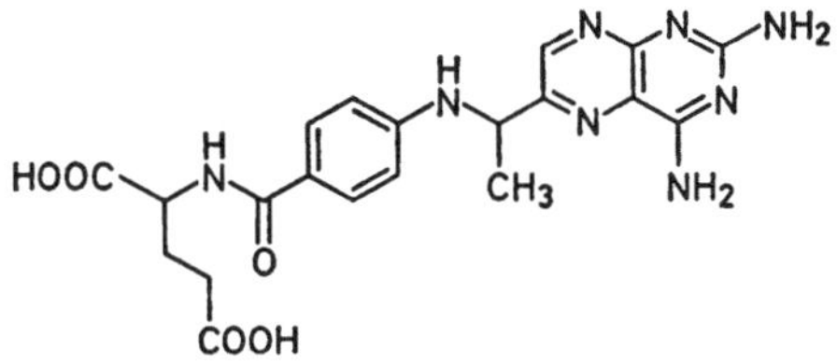

N-{*p*-[1-(2,4-Diamino-6-pteridinyl)-ethylamino]-benzoyl}-glutaminsäure = 4-Desoxy-4-amino-9-methylfolsäure = *N*-[4-[[1-(2,4-Diamino-6-pteridinyl)ethyl]amino]benzoyl]-L-glutaminsäure (●)

S A-ninopterin

V gegen Leukämie wirksames Cytostaticum (Folsäureantagonist)

4247 *(3505)* $C_{20}H_{22}O_2$
6033-99-4

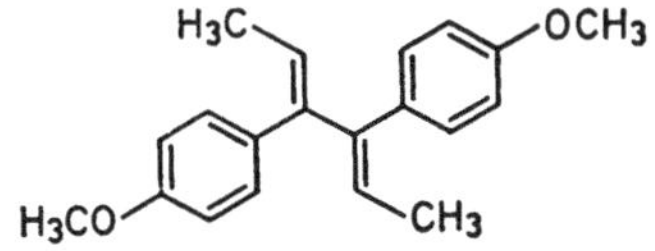

3,4-Bis-(*p*-methoxyphenyl)-2,4-hexadien = 1,1′-(1,2-Diethyliden-1,2-ethandiyl)bis[4-methoxybenzen] (●)

S *Dienöstroldimethyläther*

V synthetisches Östrogen

4248 *(3506)* $C_{20}H_{22}O_2$
848-21-5

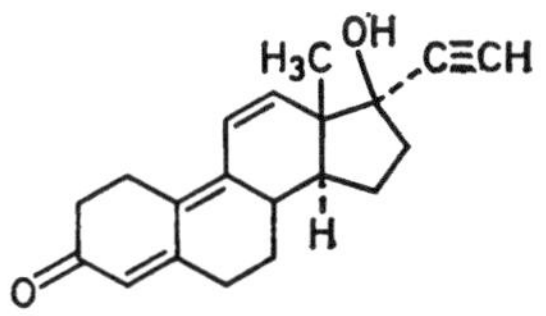

17β-Hydroxy-19-nor-17α-pregna-4,9,11-trien-20-in-3-on = 17α-Ethinyl-17β-hydroxy-4,9,11-östratrien-3-on = (17α)-17-Hydroxy-19-norpregna-4,9,11-trien-20-in-3-on (●)

S A 301, *Norgestrienon***, Ogyline

V Gestagen

4249 *(3507)* $C_{20}H_{22}O_3$
3771-19-5

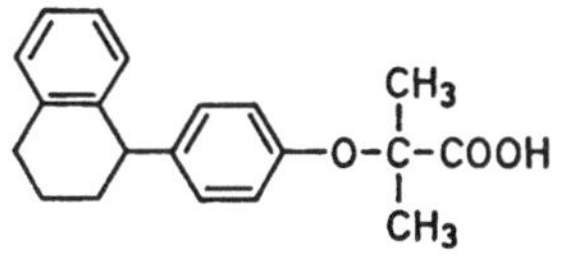

2-Methyl-2-[*p*-(1,2,3,4-tetrahydro-1-naphthyl)-phenoxy]-propionsäure = 2-Methyl-2-[4-(1,2,3,4-tetrahydro-1-naphthalenyl)phenoxy]propansäure (●)

S CH 13437, Melipan (neue Form), *Nafenoic acid*, *Nafenopin***, Su-13437, TPIA

V Hypolipämicum

4250 *(3508)* $C_{20}H_{22}O_6$
546-97-4

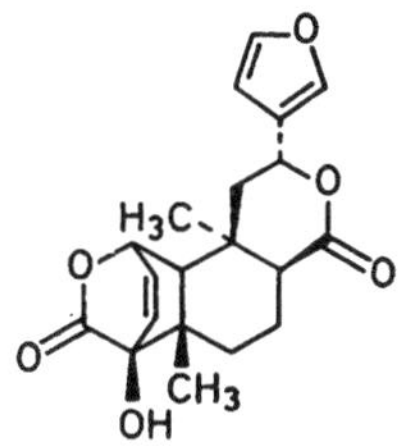

[1*R*-(1α,4β,4aα,6aβ,9β,10aβ,10bα)]-9-(3-Furanyl)decahydro-4-hydroxy-4a,10a-dimethyl-1,4-etheno-3*H*,7*H*-benzo[1,2-*c*:3,4-*c*′]dipyran-3,7-dion (●)

S *Columbin*

V Bitterstoff aus Jatrorrhiza palmata

4251 *(3509)* $C_{20}H_{23}ClN_2O_2$

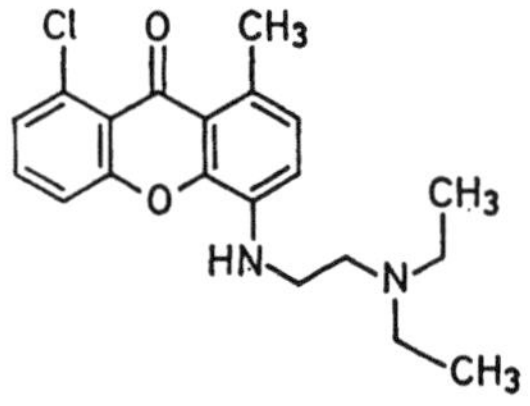

8-Chlor-4-(2-diethylaminoethylamino)-1-methyl-9-xanthon = 8-Chlor-4-[[2-(diethylamino)ethyl]-amino]-1-methyl-9*H*-xanthen-9-on (●)

S Miracil B

V Chemotherapeuticum (Schistosomicid)

4252 *(3510)* $C_{20}H_{23}ClN_4O_2$

3861-76-5

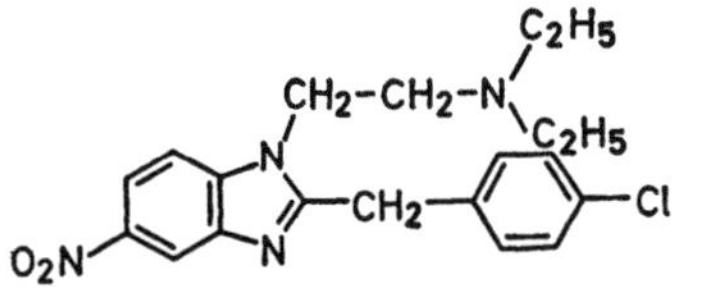

2-(*p*-Chlorbenzyl)-1-(β-diethylaminoethyl)-5-nitrobenzimidazol = 2-[(4-Chlorphenyl)methyl]-*N*,*N*-diethyl-5-nitro-1*H*-benzimidazol-1-ethanamin (●)

S C-193901, *Clobedolum*, *Clonitazen***, *Clonitazinum*

V Analgeticum

4253 *(3511)* $C_{20}H_{23}ClO_2$

3124-93-4

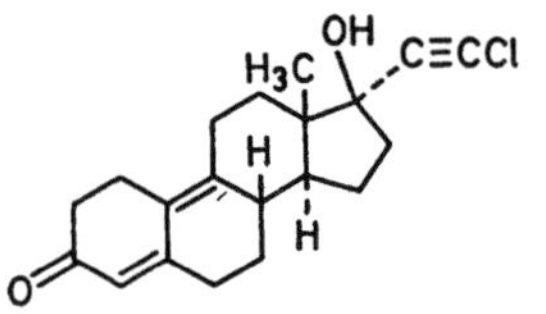

21-Chlor-17β-hydroxy-19-nor-17α-pregna-4,9-dien-20-in-3-on = 17α-(2-Chlorethinyl)-17β-hydroxy-4,9-östradien-3-on = (17α)-21-Chlor-17-hydroxy-19-norpregna-4,9-dien-20-in-3-on (●)

S *Ethyneron***, MK-665

V Progestativum

4254 *(3512)* $C_{20}H_{23}Cl_2N_3O_4$

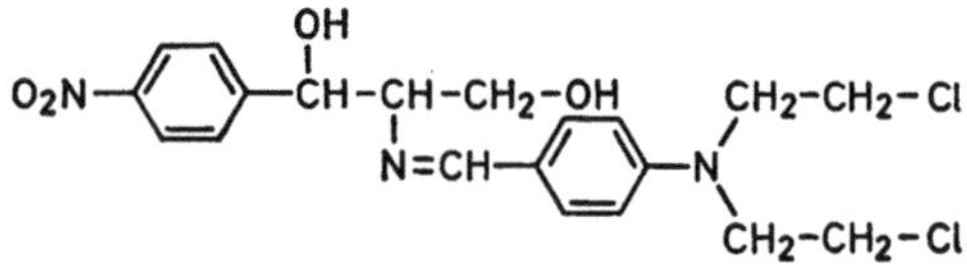

2-[*p*-Bis-(2-chlorethyl)-aminobenzylidenamino]-1-[*p*-nitrophenyl]-propan-1,3-diol = 2-[[[4-[Bis(2-chlorethyl)amino]phenyl]methylen]amino]-1-(4-nitrophenyl)-1,3-propandiol (●)

S AT-16

V Cytostaticum

4255 *(3513)* $C_{20}H_{23}FN_2O$

2354-61-2

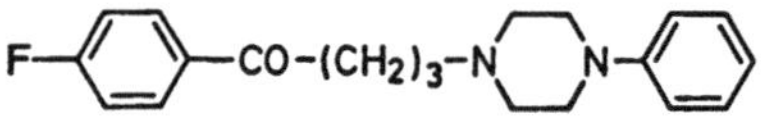

p-Fluor-4-(4-phenyl-1-piperazinyl)-butyrophenon = 1-(3-*p*-Fluorbenzoylpropyl)-4-phenylpiperazin = 1-(4-Fluorphenyl)-4-(4-phenyl-1-piperazinyl)-1-butanon (●)

S *Butropipazone*, R 1892

V Neurolepticum

4256 *(3514)* $C_{20}H_{23}N$

50-48-6

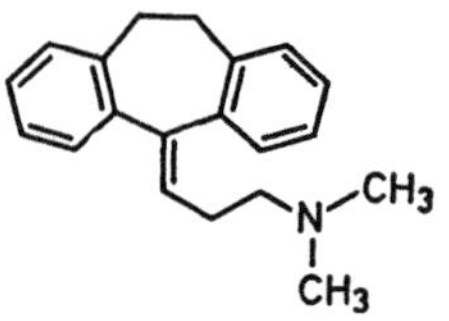

N,*N*-Dimethyl-3-(dibenzo-[*a*,*d*]-1,4-cyclohepta-dien-5-yliden)-propylamin = 5-(3-Dimethylamino-propyliden)-dibenz-[*a*,*d*]-1,4-cycloheptadien = 3-(10,11-Dihydro-5*H*-dibenzo[*a*,*d*]cyclohepten-5-yliden)-*N*,*N*-dimethyl-1-propanamin (●)

H Hydrochlorid (549-18-8)

S Adepress, Adepril „Lepetit", ADT-„Zimaia", Ami-Anelun, Amilent, Amilit, Amiprin, Amiptanol, *Amitriptilina (cloridrato di)*, *Amitriptylinhydrochlorid***, Amtrip, Annolytin, Atryptal, Belpax, Damilen, Daprimen, Deprex „M & M", Domical, Elatrol, Elavil, Endep, Lantron,

Laroxal, Laroxyl, Larozyl, Lentizol, Levate, Loraxyl, Mareline, Mitaptyline, MK-230, N 750, Normaln, Novotriptyn, Oasil-M „Gap“, Polysal, Prosaldon, Proheptadien, Psycolin, Redomex, Ro 4-1575, Saroten(a), Sarotex, Schuvel, Teperin, Thymontil, Triptanol, Triptizol, Triptyl, Tryptac Tryptanol, Tryptizol, Uxenap,

V Antidepressivum

4257 *(169 N)* $C_{20}H_{23}N$

10262-69-8

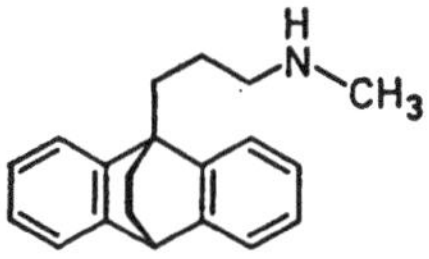

N-Methyl-9,10-ethanoanthracen-9(10*H*)-propylamin = 9,10-Ethano-9,10-dihydro-9-(3-methylaminopropyl)-anthracen = 1-(3-Methylaminopropyl)-dibenzo[*b*,*e*]bicyclo[2.2.2]octadien = *N*-Methyl-9,10-ethanoanthracen-9(10*H*)-propanamin (●)

H Hydrochlorid (10347-81-6)

S Ba-34276, Ladiomil, Ludiomil, Ludionil, *Maprotilinhydrochlorid***

V Antidepressivum

4258 *(3515)* $C_{20}H_{23}N$

5118-30-9

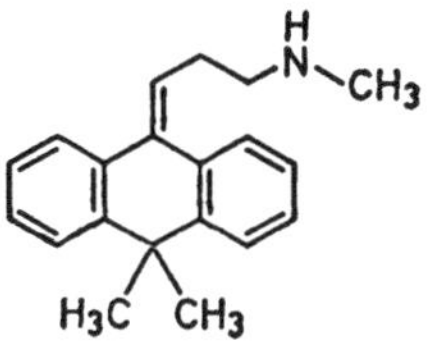

N-Methyl-3-(9,10-dihydro-10,10-dimethylanthracen-9-yliden)-propylamin = 9-(3-Methylaminopropyliden)-10,10-dimethyl-9,10-dihydroanthracen = 3-(10,10-Dimethyl-9(10*H*)-anthracenyliden)-*N*-methyl-1-propanamin (●)

S *Litracen**, N 7049

V Antidepressivum

4259 *(3516)* $C_{20}H_{23}NO_2$

76-65-3

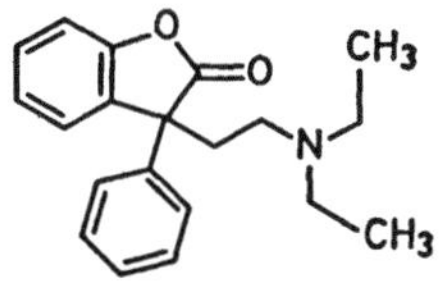

3-[2-(Diethylamino)ethyl]-3-phenyl-2(3*H*)-benzofuranon (●)

H auch Hydrochlorid (6009-67-2)

S Amethone, *Amocainum*, *Amolanon**, AP-43

V Lokalanästheticum

4260 *(3517)* $C_{20}H_{23}NO_2$

6495-46-1

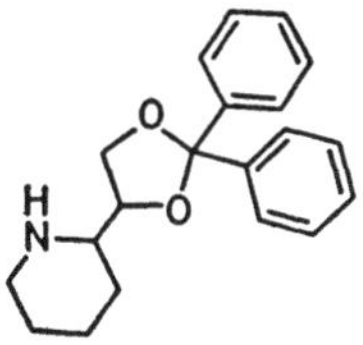

(±)-2-(2,2-Diphenyl-1,3-dioxolan-4-yl)piperidin (●)

H. auch Hydrochlorid (3666-69-1)

S CL-639 C, *Dioxadrol***, *Oxadrolum*, Rydar

V Psychotherapeuticum

4261 *(3518)* $C_{20}H_{23}NO_2$

4741-41-7

(+)-2-(2,2-Diphenyl-1,3-dioxolan-4-yl)piperidin (●)

H auch Hydrochlorid (631-06-1)

S CL-911 C, *Dexoxadrol***, Relane, U-22559 A

V Psychotherapeuticum

4262 *(3519)* $C_{20}H_{23}NO_2$

4792-18-1

(−)-2-(2,2-Diphenyl-1,3-dioxolan-4-yl)piperidin (●)

H auch Hydrochlorid (23257-58-1)

S CL-912 C, *Levoxadrol***, Levoxan

V Psychotherapeuticum

4263 $C_{20}H_{23}NO_2$
34753-46-3

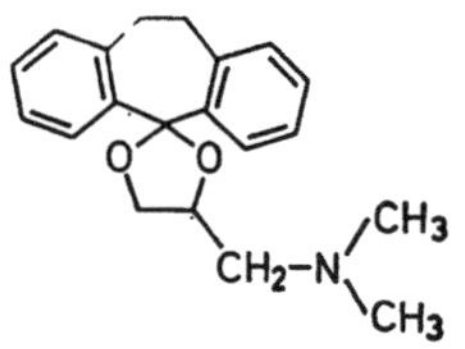

10,11-Dihydro-*N*,*N*-dimethylspiro-[5*H*-dibenzo-[*a*,*d*]cyclohepten-5,2′-[1,3]dioxolan]-4′-methylamin = 10,11-Dihydro-*N*,*N*-dimethylspiro[5*H*-dibenzo[*a*,*d*]cyclohepten-5,2′-[1,3]dioxolan]-4′-methanamin (•)

S *Ciheptolan***

V Analgeticum, Hypotensivum

4264 *(3520)* $C_{20}H_{23}NO_2$
4425-78-9

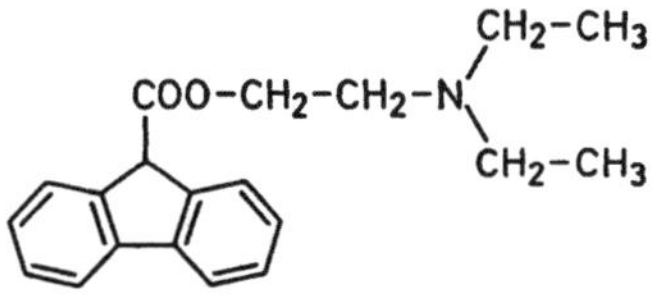

Fluoren-9-carbonsäure-β-diethylaminoethylester = 9*H*-Fluoren-9-carbonsäure-2-(diethylamino)-ethylester (•)

H Hydrochlorid (548-65-2)

S *Aminocarbofluorene*, Pavatrin(e), Robitrin, Spasmadrina

V Spasmolyticum

4265 *(3521)* $C_{20}H_{23}NO_3$
7009-76-9

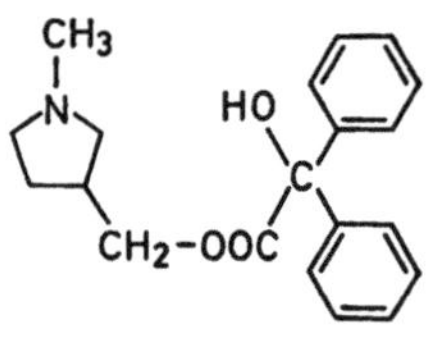

1-Methyl-3-pyrrolidinylmethylbenzilat = Diphenylhydroxyessigsäure-(1-methyl-3-pyrrolidinyl)-methylester = α-Hydroxy-α-phenylbenzenessigsäure(1-methyl-3-pyrrolidinyl)methylester (•)

S *Triclazat***, *Tricylatate*

V Anticholinergicum

4266 *(3522)* $C_{20}H_{23}NO_3$
17720-33-1

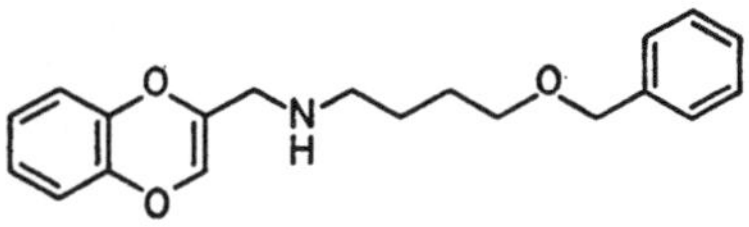

2-[4-(Benzyloxy)-butylaminomethyl]-benzo-1,4-dioxin = *N*-[4-(Phenylmethoxy)butyl]-1,4-benzodioxin-2-methanamin (•)

S WB 4130

V Konvulsivum

4267 *(3523)* $C_{20}H_{23}NO_3$

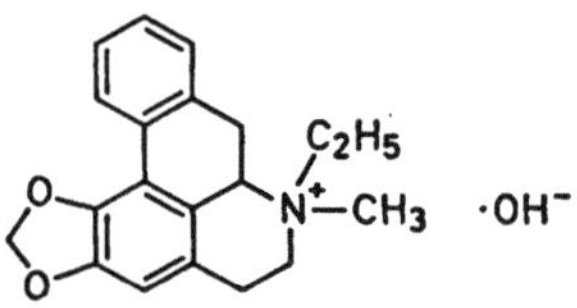

6-Ethyl-1,2-methylendioxy-6aβ-aporphinium-hydroxid = (*R*)-7-Ethyl-6,7,7a,8-tetrahydro-7-methyl-5*H*-benzo[*g*]-1,3-benzodioxolo[6,5,4-*de*]-chinoliniumhydroxid (•) = Remerinethylhydroxid

H Chlorid (21178-62-1)

S Remaxan

V curareartig wirkendes Muskelrelaxans

4268 *(3524)* $C_{20}H_{23}NO_4$

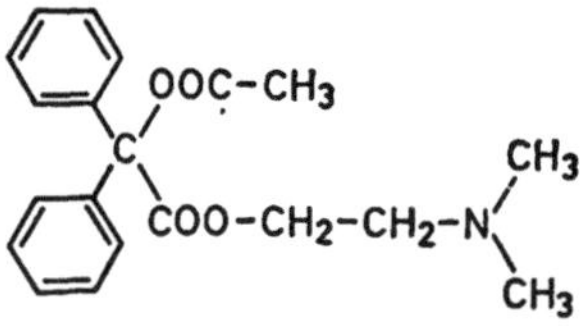

O-Acetylbenzilsäure-β-dimethylaminoethylester = α-(Acetyloxy)-α-phenylbenzenessigsäure-2-(dimethylamino)ethylester (•)

S Acetyldiphemin

V Neurotonicum, Antirheumaticum

4269 *(3525)* $C_{20}H_{23}NO_4$
6957-27-3

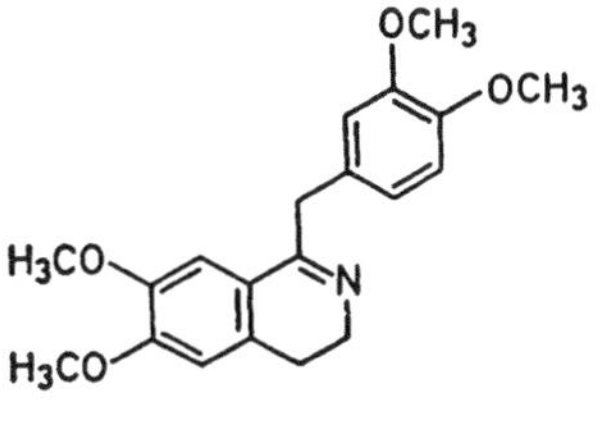

1-(3,4-Dimethoxybenzyl)-6,7-dimethoxy-3,4-dihydroisochinolin = 3,4-Dihydro-6,7-dimethoxy-1-veratrylisochinolin = 1-[(3,4-Dimethoxyphenyl)-methyl]-3,4-dihydro-6,7-dimethoxyisochinolin (●)

S *Dihydropapaverin*, Paverin

V Spasmolyticum

4270 *(3526)* $C_{20}H_{23}NO_4$
466-90-0

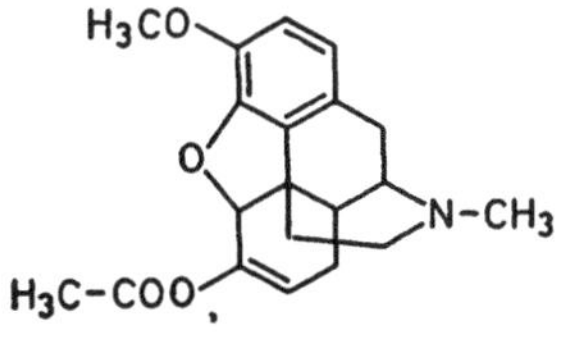

4,5-Epoxy-3-methoxy-17-methylmorphin-6-en-6-ylacetat = 3-Methoxy-6-acetoxy-*N*-methyl-4,5-epoxymorphinen-(6) = Acetyldihydrocodeinon = (5α)-6,7-Didehydro-4,5-epoxy-3-methoxy-17-methylmorphinan-6-olacetat(ester) (●)

H auch Hydrochlorid (20236-82-2)

S Acedicon, *Acethydrocodone*, Cofadicon, Diacodon, Negadol, Novocodon, *Tebacone*, *Tebakon*, Thebacetyl, Thebacodon, *Thebacon**

V Narkoticum, Analgeticum

4271 $C_{20}H_{23}NO_4$
16590-41-3

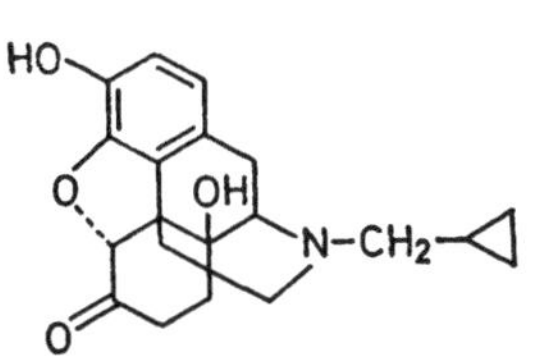

(−)-17-(Cyclopropylmethyl)-4,5α-epoxy-3,14-dihydroxymorphinan-6-on = (5α)-17-(Cyclopropylmethyl)-4,5-epoxy-3,14-dihydroxymorphinan-6-on (●)

H Hydrochlorid (16676-29-2)

S EN-1639 A, *Naltrexonhydrochlorid***, UM 792

V Narkoticaantagonist

4272 *(3527)* $C_{20}H_{23}NO_4S$
2731-16-0

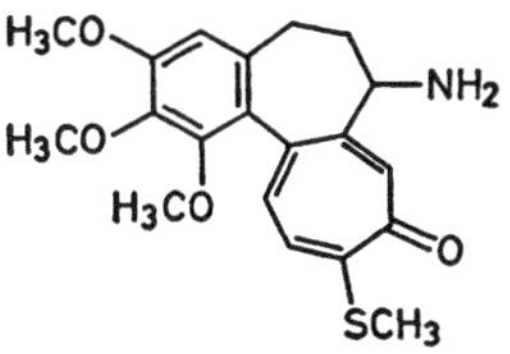

N-Desacetylthiocolchicin = (*S*)-7-Amino-6,7-dihydro-1,2,3-trimethoxy-10-(methylthio)benzo[*a*]-heptalen-9(5*H*)-on (●)

H Hydrochlorid (16665-61-5)

S Corps R. 261, Thio-Colciran, Tio-Colciran

V Antimitoticum

4273 *(3528)* $C_{20}H_{23}NO_5$
3476-50-4

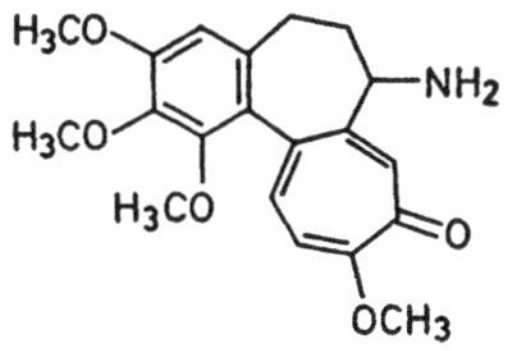

N-Desacetylcolchicin = Trimethylcolchicinsäure-methyläther = (*S*)-7-Amino-6,7-dihydro-1,2,3,10-tetramethoxybenzo[*a*]heptalen-9(5*H*)-on (●)

H Tartrat (27963-65-1)

S Citostal, TMCA

V Cytostaticum

4274 *(3529)* $C_{20}H_{23}NO_5$
19485-08-6

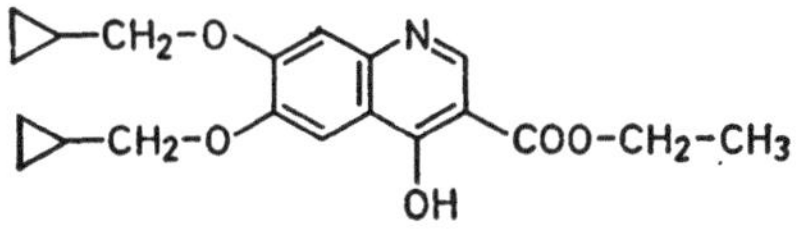

6,7-Bis(cyclopropylmethoxy)-4-hydroxy-3-chinolincarbonsäureethylester (●)

S *Ciproquinat***, Coxytrol, *Cyproquinate*, *Cyproxyquine*, Su-18137

V Coccidiostaticum

4275 *(3530)*

$C_{20}H_{23}NS$

4969-02-2

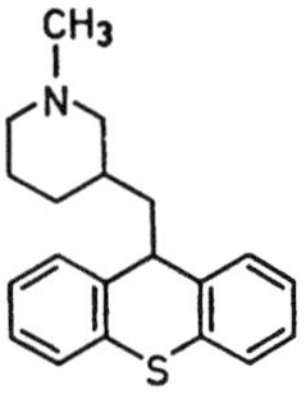

1-Methyl-3-(9-thioxanthenylmethyl)-piperidin = 9-(1-Methyl-3-piperidylmethyl)-thioxanthen = 1-Methyl-3-[(9*H*-thioxanthen-9-yl)methyl]piperidin (●)

H Hydrochlorid (1553-34-0) oder Hydrochlorid-monohydrat (7081-40-5)

S Atosil „Teisan", Cholinfall, Dalpan, Methixart, *Methixenhydrochlorid,* Methyloxan, *Metixenhydrochlorid***, 6 O/SJ 1977, PT 432, Raunans, SJ 1977, Thioperkin, Tremaril, Tremarit, Tremilor, Tremonil, Tremoquil, Trest

V Therapeuticum gegen Parkinson und senilen Tremor, Spasmolyticum

---

4276 *(3531)*

$C_{20}H_{23}NS$

13448-33-4

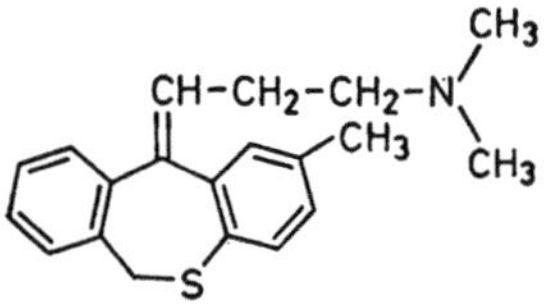

11-(3-Dimethylaminopropyliden)-2-methyl-6,11-dihydrodibenzo[*b,e*]thiepin = *N,N*-Dimethyl-3-[2-methyldibenzo[*b,e*]thiepin-11(6*H*)-yliden]-1-propanamin (●)

H Hydrochlorid (53046-96-1)

S Methiaden

V Antihistaminicum

4277

$C_{20}H_{23}N_3OS$

23492-69-5

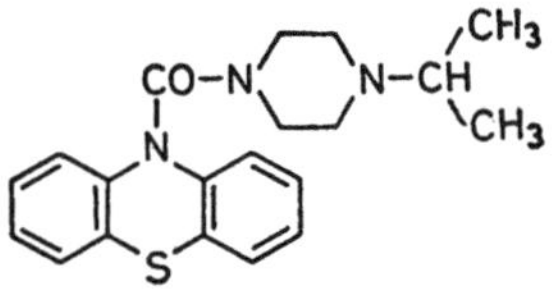

10-(4-Isopropyl-1-piperazinylcarbonyl)-phenothiazin = 10-[[4-(1-Methylethyl)-1-piperazinyl]-carbonyl]-10*H*-phenothiazin (●)

S *Sopitazin***

V Parasympathicolyticum

4278

$C_{20}H_{23}N_3O_2$

5322-53-2

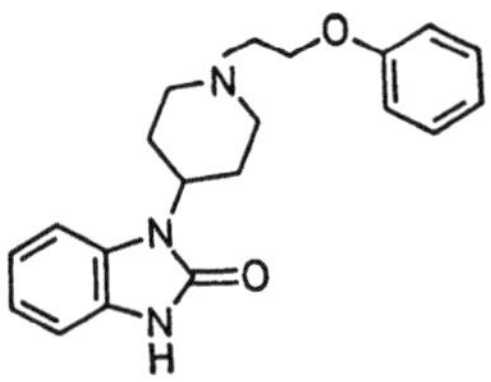

1-[1-(2-Phenoxyethyl)-4-piperidinyl]-2-benzimidazolinon = 1,3-Dihydro-1-[1-(2-phenoxyethyl)-4-piperidinyl]-2*H*-benzimidazol-2-on (●)

S *Oxiperomid***, *Peromide,* R 4714

V Neurolepticum, Antipsychoticum

4279

$C_{20}H_{23}N_3O_4S$

26785-16-0

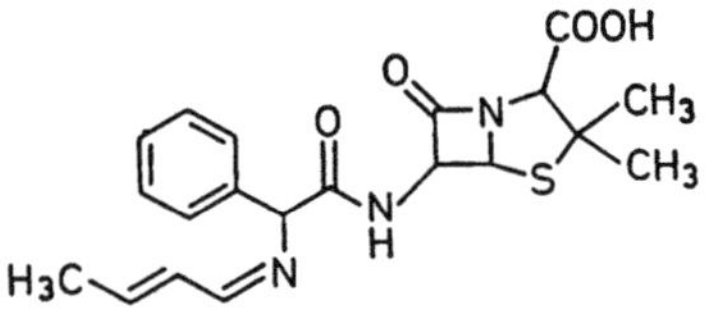

6-[α-(2-Butenylidenamino)-phenylacetamido]-3,3-dimethyl-7-oxo-4-thia-1-azabicyclo[3.2.0]heptan-2-carbonsäure = 6-[α-(2-Butenylidenamino)-phenylacetamido]-penicillansäure = [2*S*-(2α,5α,6β)]-6-[[(2-Butenylidenamino)phenylacetyl]amino]-3,3-dimethyl-7-oxo-4-thia-1-azabicyclo[3.2.0]heptan-2-carbonsäure (●)

H Natriumsalz

S *Butampicillin*

V Antibioticum (Breitspektrumpenicillin)

4280 (3532) $C_{20}H_{23}N_7O_7$

58-05-9

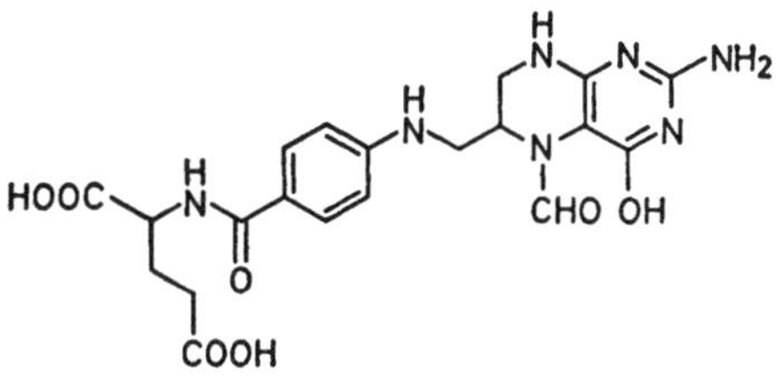

N-[*p*-(2-Amino-5-formyl-5,6,7,8-tetrahydro-4-hydroxy-6-pteridinylmethylamino)-benzoyl]-glutaminsäure = 5-Formyl-5,6,7,8-tetrahydropteroylglutaminsäure = *N*-[4-[[(2-Amino-5-formyl-1,4,5,6,7,8-hexahydro-4-oxo-6-pteridinyl)methyl]-amino]benzoyl]-L-glutaminsäure (●)

S *Acidum folinicum*, CF, *Citrovorin*, *Citrovorumfaktor*, *Factor citrovorum*, *Folinsäure*, *Formyltetrahydrofolsäure*, *Leuconostoc-citrovorum-Faktor*, Leucal

V Wachstumsfaktor, Antianämicum

4280-01 (3532a) 1492-18-8

H Calciumsalz [auch Pentahydrat (41 927-89-3)]

S *Calciumfolinat***, Calcium-Leucovorin, Lederfoline, Ledervorin-Calcium, Leucovorin, NSC-3590

V Antidot bei Überdosierung von Folsäureantagonisten, Antianämicum

4281 $C_{20}H_{24}BrN_3O$

478-84-2

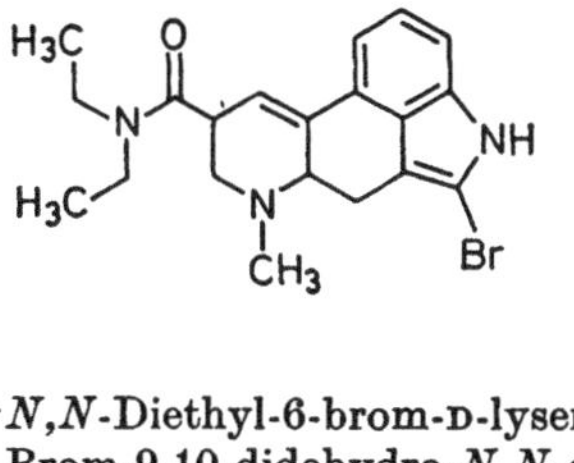

N,*N*-Diethyl-6-brom-D-lysergamid = (8β)-2-Brom-9,10-didehydro-*N*,*N*-diethyl-6-methylergolin-8-carboxamid (●)

S BOL 148, 2-Brom-LSD

V Sympathicolyticum

4282 (3533) $C_{20}H_{24}ClNO$

3703-76-2

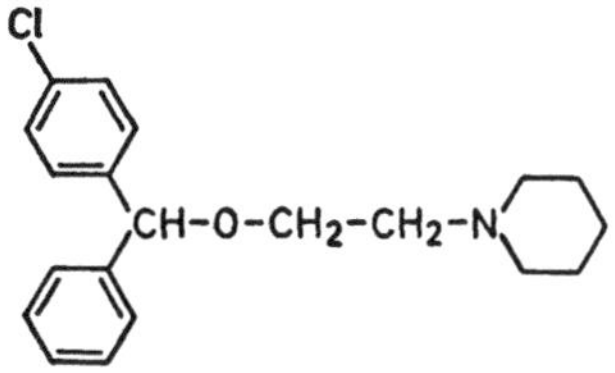

1-[2-(4-Chlor-α-phenylbenzyloxy)-ethyl]-piperidin = β-Piperidinoethyl-*p*-chlorbenzhydryläther = 1-[2-[(4-Chlorphenyl)phenylmethoxy]ethyl]piperidin (●)

H auch Hydrochlorid (14984-68-0) oder 2-[4-(2-Hydroxyphenyl)-benzoyl]-benzoat

S *Cloperastin**, HT-11, Hustazol

V Antitussivum

4283 (3534) $C_{20}H_{24}ClNO_2$

2154-02-1

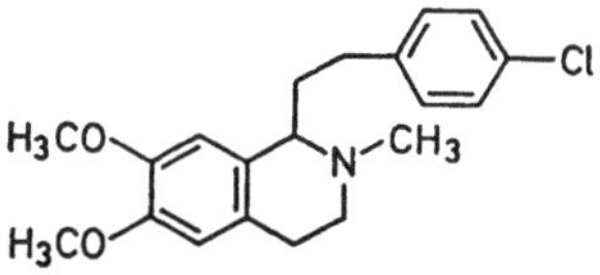

1-(*p*-Chlorphenethyl)-6,7-dimethoxy-2-methyl-1,2,3,4-tetrahydroisochinolin = 1-[2-(4-Chlorphenyl)ethyl]-1,2,3,4-tetrahydro-6,7-dimethoxy-2-methylisochinolin (●)

S ARC 1-K-1, NIH 7672, *Methopholine*, *Metofolin**, Ro 4-1778/1, Versidyne

V nicht narkotisch wirkendes Analgeticum

4284 (3535) $C_{20}H_{24}ClNO_2$

6699-38-3

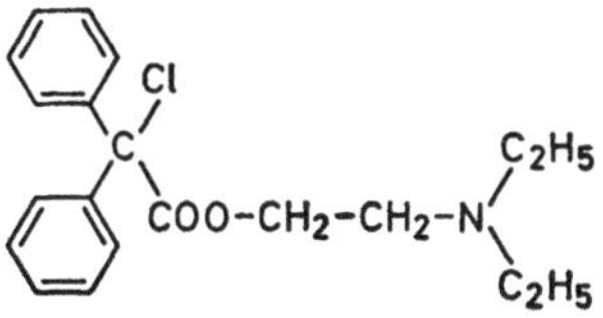

Diphenylchloressigsäure-β-diethylaminoethylester = α-Chlor-α-phenylbenzenessigsäure-2-(diethylamino)ethylester (●)

H Hydrochlorid (902-83-0)

S Diamifen, Diamiphene, Diaphen

V Anticholinergicum, Antihistaminicum, Tranquillizer

4285 $C_{20}H_{24}ClN_3O_2$
55 905-53-8

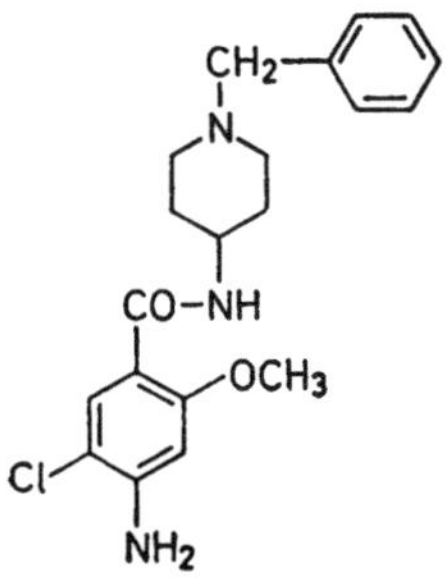

4-Amino-*N*-(1-benzyl-4-piperidyl)-5-chlor-*o*-anisamid = 4-Amino-5-chlor-2-methoxy-*N*-[1-(phenylmethyl)-4-piperidinyl]benzamid (●)

S *Clebôprid***

V Antiemeticum

4286 (3536) $C_{20}H_{24}ClN_3S$
58-38-8

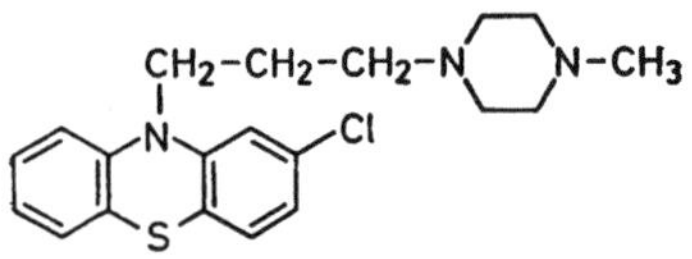

2-Chlor-10-[3-(4-methyl-1-piperazinyl)-propyl]-phenothiazin = 1-[3-(2-Chlor-10-phenothiazinyl)-propyl]-4-methylpiperazin = 2-Chlor-10-[3-(4-methyl-1-piperazinyl)propyl]-10*H*-phenothiazin (●)

H auch Salze [besonders Maleat (84-02-6), Methansulfonat (5132-55-8) und Ethandisulfonat (1257-78-9)]

S Anti-Naus, Bayer A 173, Capazine, *Chlormeprazine*, Chlorperazin, Chloropernazinum, Compazine, Depafen, Dicopal, Emelent, Emetiral, Gastrectil, Klometil, Kronocin, Mentil, Meterazin, Nipodal, Novamin „Shionogi", Pasotomin, *Prochlorpémazine*, *Prochlorperazin***, Proclorperazina, Propizin, 6140 R.P., Sedovomin, SKF 4657, Stemetil, Stemmetil, Témentil, Temetil, Vertigon

V Antiemeticum, Neurolepticum

4287 (3537) $C_{20}H_{24}Cl_2N_{10}$
5636-92-0

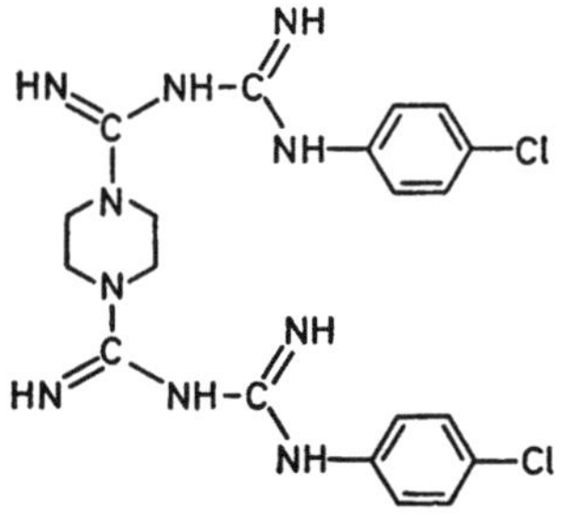

1,1′-[1,4-Piperazindiylbis-(imidocarbonyl)]-bis-[3-(*p*-chlorphenyl)-guanidin] = 1,4-Bis-[3-*p*-chlorphenyl)-guanidinoformimidoyl]-piperazin = 1,1′-Diethylenbis-[5-(*p*-chlorphenyl)-biguanid] = *N,N″*-Bis-[[(4-chlorphenyl)amino]iminomethyl]-1,4-piperazindicarboximidamid (●)

S *Picloxydin***

V Bakteriostaticum

4288 $C_{20}H_{24}FN_3O_2$
21 686-10-2

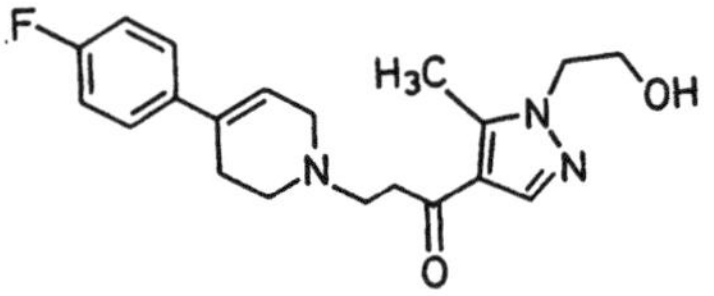

3-[4-(*p*-Fluorphenyl)-3,6-dihydro-1(2*H*)-pyridyl]-1-[1-(2-hydroxyethyl)-5-methylpyrazol-4-yl]-1-propanon = 3-[4-(4-Fluorphenyl)-3,6-dihydro-1(2*H*)-pyridinyl]-1-[1-(2-hydroxyethyl)-5-methyl-1*H*-pyrazol-4-yl]-1-propanon (●)

S *Flupranon***, Go 1507

V Antihypertonicum

4289 (170 N) $C_{20}H_{24}F_3N_3OS_2$
10 202-40-1

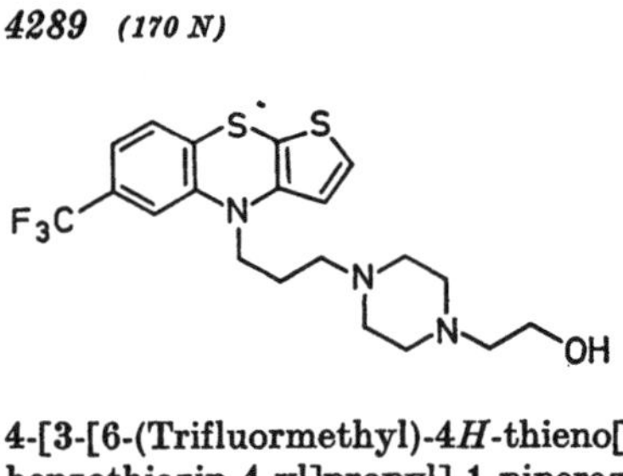

4-[3-[6-(Trifluormethyl)-4*H*-thieno[2,3-*b*][1,4]-benzothiazin-4-yl]propyl]-1-piperazinethanol (●)

= 4-[3-(4-β-Hydroxyethylpiperazin-1-yl)-propyl]-6-trifluormethyl-4*H*-thieno[2,3-*b*]-1,4-benzothiazin

S *Flutizenol***, NR 286

V Neurolepticum

4290 *(3538)* $C_{20}H_{24}J_2O_2$

552-22-7

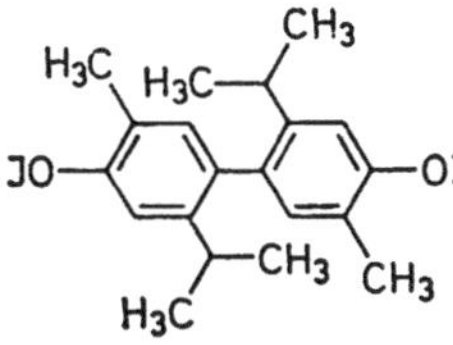

5,5'-Diisopropyl-4,4'-bis-(jodoxy)-2,2'-dimethyl-1,1'-biphenyl = 4,4'-Bis(jodoxy)-2,2'-dimethyl-5,5'-bis(1-methylethyl)-1,1'-biphenyl (●) = Dijoddithymol

H Gemisch mit Isomeren

S Annidalin, Aristol, *Diiodothymol*, *Dithymoldijodid*, Iodistol, Iodohydromol, Iodosol, *Iodothymol*, Iosol, Iothymol, Thymiode, Thymiodol, Thymodin, *Thymol iodide*, Thymotol

V Wundantisepticum

4291 *(3539)* $C_{20}H_{24}N_2$

5636-83-9

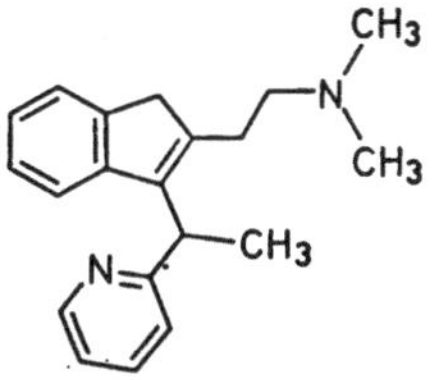

2-{1-[2-(2-Dimethylaminoethyl)-inden-3-yl]-ethyl}-pyridin = 2-[β-Dimethylaminoethyl]-3-[1-(2-pyridyl)-ethyl]-inden = *N*,*N*-Dimethyl-3-[1-(2-pyridinyl)ethyl]-1*H*-inden-2-ethanamin (●)

H Maleat (3614-69-5)

S *Dimethindenmaleat*, *Dimethpyrindenmaleat*, *Dimethylpyrindenmaleat*, *Dimetindenmaleat***, Fenestil, Fenistil, Fenostil, Forhistal, Foristal, Su-6518, Triten

V Antihistaminicum, Antiallergicum, Antipruriginosum

4292 *(3540)* $C_{20}H_{24}N_2$

4855-95-2

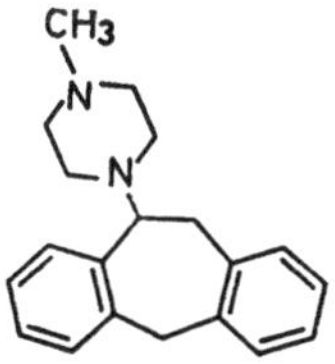

1-(10,11-Dihydro-5*H*-dibenzo[*a*,*d*]cyclohepten-10-yl)-4-methylpiperazin (●)

S *Perapten*

V Psychosedativum

4293 $C_{20}H_{24}N_2$

47206-15-5

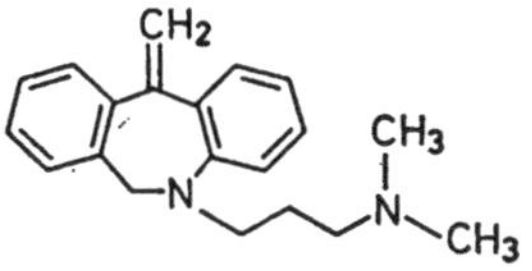

5-(3-Dimethylaminopropyl)-5,6-dihydro-11-methylen-11*H*-dibenz[*b*,*e*]azepin = 5-(3-Dimethylaminopropyl)-5,6-dihydro-11-methylenmorphanthridin = 6,11-Dihydro-*N*,*N*-dimethyl-11-methylen-5*H*-dibenz[*b*,*e*]azepin-5-propanamin (●)

S *Enprazepin***

V Antidepressivum

4294 $C_{20}H_{24}N_2$

1232-85-5

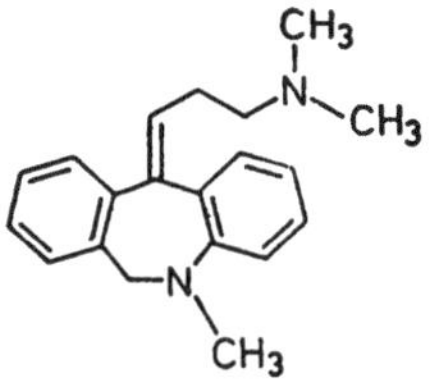

11-(3-Dimethylaminopropyliden)-5,6-dihydro-5-methyl-11*H*-dibenz[*b*,*e*]azepin = 11-(3-Dimethylaminopropyliden)-5,6-dihydro-5-methylmorphanthridin = 3-(5,6-Dihydro-5-methyl-11*H*-dibenz[*b*,*e*]azepin-11-yliden)-*N*,*N*-dimethyl-1-propanamin (●)

H auch Dicyclamat (1443-91-0)

S *Elantrin**, EX 10-029, Fantrine

V Parkinsontherapeuticum

4295 *(171 N)* $C_{20}H_{24}N_2O$

26070-78-0

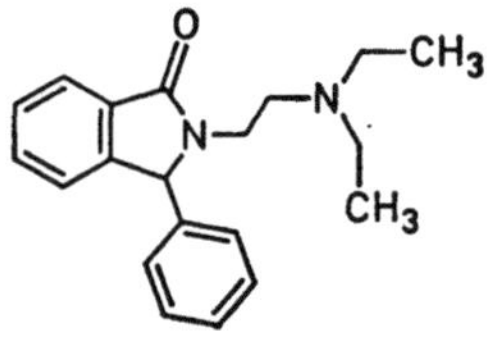

2-(2-Diethylaminoethyl)-3-phenylphthalimidin = 2-[2-(Diethylamino)ethyl]-2,3-dihydro-3-phenyl-1*H*-isoindol-1-on (●)

H Phosphat (26070-68-8)

S Bu-232, Gitan, *Ubisindinphosphat***

V Antiarrhythmicum, Antitussivum

4296 $C_{20}H_{24}N_2OS$

4774-53-2

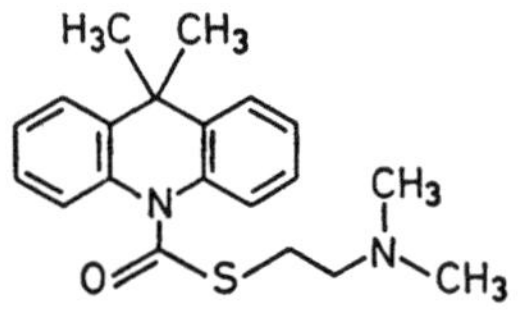

S-(2-Dimethylaminoethyl)-9,9-dimethyl-10-acridancarbothioat ≙ 9,9-Dimethyl-10(9*H*)-acridincarbothiosäure-*S*-[2-(dimethylamino)ethyl]ester (●)

S *Botiacrin***

V Parkinsontherapeuticum

4297 *(3541)* $C_{20}H_{24}N_2OS$

1166-34-3

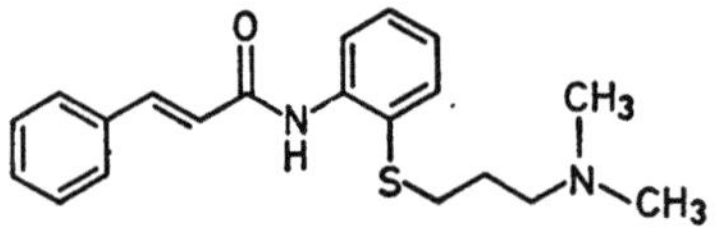

2′-(3-Dimethylaminopropylthio)-cinnamanilid = *N*-[2-[[3-(Dimethylamino)propyl]thio]phenyl]-3-phenyl-2-propenamid (●)

H Hydrochlorid (54-84-2)

S *Cinanserinhydrochlorid***, SQ 10643

V Serotoninantagonist

4298 *(3542)* $C_{20}H_{24}N_2OS$

479-50-5

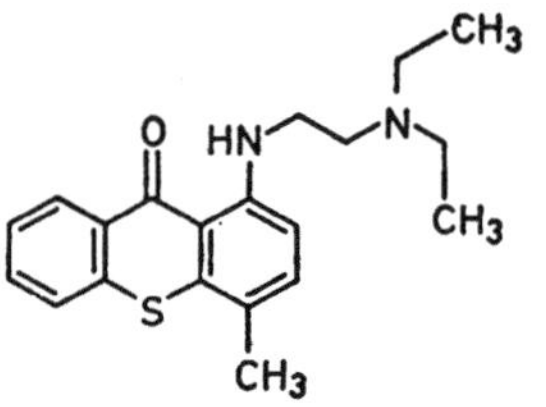

1-(2-Diethylaminoethylamino)-4-methylthioxanthen-9-on = 1-[[2-(Diethylamino)ethyl]amino]-4-methyl-9*H*-thioxanthen-9-on (●)

H Hydrochlorid (548-57-2)

S B.W. 57-233, *Lucanthonhydrochlorid***, Miracil D, Miracol, Ms. 752, Nilodin, NSC-14574, 3735 R.P., Scapuren, 79 T 61, *Thioxanthone, Tixantone*

V Chemotherapeuticum (Schistosomicid)

4299 *(3543)* $C_{20}H_{24}N_2OS$

3568-24-9

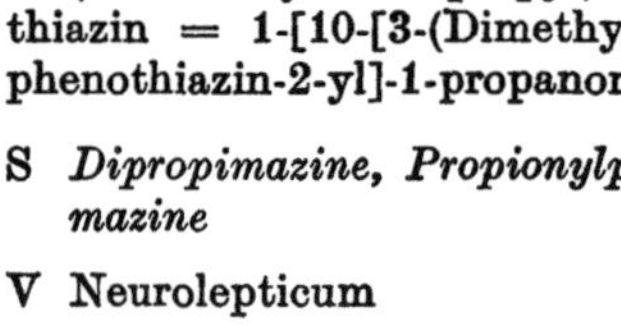

10-(3-Dimethylaminopropyl)-2-propionylphenothiazin = 1-[10-[3-(Dimethylamino)propyl]-10*H*-phenothiazin-2-yl]-1-propanon (●)

S *Dipropimazine, Propionylpromazin, Propiopromazine*

V Neurolepticum

4299-01 *(3543a)* 14796-43-1

H Phosphat

S 1497 C.B., Combelen, Combilen, Tranvet

V Neurolepticum

4300 *(3544)* $C_{20}H_{24}N_2OS$

362-29-8

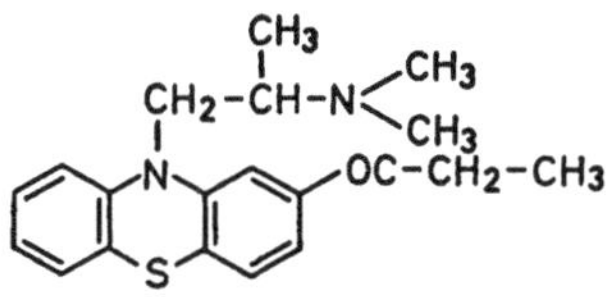

10-(2-Dimethylaminopropyl)-2-propionylphenothiazin = 1-[10-(2-Dimethylaminopropyl)-phenothiazin-2-yl]-1-propanon = 1-[10-[2-(Dimethylamino)propyl]-10*H*-phenothiazin-2-yl]-1-propanon (●)

S *Propiomazin***

V Hypnoticum, Sedativum

4300-01 *(3544a)* 1240-15-9

H Hydrochlorid

S Largon

V Hypnoticum, Sedativum

4300-02 *(3544b)* 3568-23-8

H Hydrogenmaleat

S 1678 C.B., Dorevan, Dorévane, Indorm, Phenoctyl, Propavan, Propial, Wy-1359

V Hypnoticum, Sedativum

4301 *(3545)* $C_{20}H_{24}N_2O_2$

130-95-0

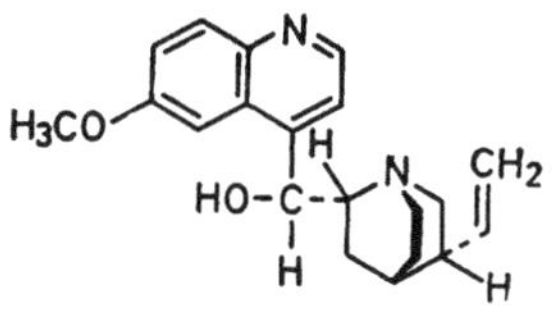

(5-Vinyl-2-chinuclidinyl)-(6-methoxy-4-chinolyl)-methanol = 6-Methoxycinchonin = (8α,9*R*)-6′-Methoxycinchonan-9-ol (●)

H vgl. auch Nr. 775-08, 3066-03

S *Chinin, Kinin, Methylcuprein, Quinin*

V universales Protoplasmagift, Chemotherapeuticum, Antipyreticum, Tonicum (Chinarinden-alkaloid)

4301 *(3545a)* 7549-43-1

H Hydrochlorid

S Chinimetten

V Grippeprophylakticum

4301-02 *(3545b)* 549-48-4

H Dihydrojodid

S Reducto (alte Form)

V Grippeprophylakticum

4301-03 *(3545c)* 549-56-4

H Sulfat

S Aflukin „A.C.F.“, Adaquin, Bi-Quin, Coco-Quinine, Quinamin, Quinbisan, Quinsan, Quirin

V Grippeprophylakticum

4301-04 *(3545d)* 1337-18-4

H Jodowismutat

S Angino-Bismutho, Bijochinol, Bijogadol, Bismiochinina, Bismos, Bismosalvan, Bismugalol, Bismuxel, Hepabismol, Iodobismuto „Pons“, Jobichin, Quimutol, Quinby, Quinimutol, Quiniobine, Quiniobismuth, Quinostab, Recto-Klari, Rubyl, Suquinabis, Trepoquinol

V Antisyphiliticum

4301-05 *(3545e)* 130-93-8

H Acetylsalicylat

S Chinacetyl, Chinasprin, Xaxaquin

V Antipyreticum, Analgeticum, inneres Antisepticum

4301-06 *(3545f)* 146-40-7

H Ascorbat

S Combatin

V Antipyreticum, Grippeprophylakticum

4301-07 *(3545g)* 117-72-6

H Bisalicylosalicylat

S Quinisal, Quinisan

V Analgeticum, Antipyreticum

4301-08 *(3545h)* 6151-67-3

H Diethylbarbiturat

S Chineonal

V Antipyreticum, Uterotonicum

4301-09 *(3545i)* 130-90-5

H Formiat
S Quinaform, Quinoform
V Chemotherapeuticum

4301-10 *(3545j)*

H Gentisat
S Gentochin
V Grippeprophylakticum

4301-11 *(3545k)* 146-39-4

H Glycerophosphat
S Kineurine
V Tonicum

4301-12 *(3545l)*

H Guajacolsalicylat
S Ermerol
V Grippetherapeuticum

4301-13 *(3545m)*

H 2-Hydroxyisophthalat (3-Carboxysalicylat)
S Hivernine
V Antirheumaticum, Antipyreticum, Analgeticum

4301-14 *(3545n)*

H Phenylchinolincarboxylat
S Chinin „Byk", Chininett, Chinin „Lüdi", Chinin „Weil", Chiniphen, Diplochin, Fenilbichina
V Grippeprophylakticum

4301-15 *(3545o)* 16846-31-4

H Thymolat
S Neotimolo, Quinothymol, Quinotimol, Tilakin, Timochin, Timolkina
V Bronchotherapeuticum

4301-16

H Goldthiosulfat
S Orosanil B
V Goldtherapeuticum

4302 *(3546)* $C_{20}H_{24}N_2O_2$
56-54-2

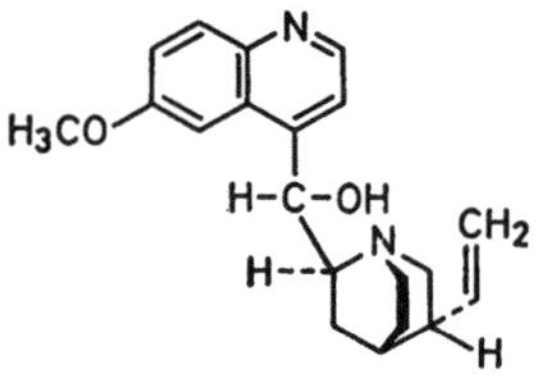

stereoisomeres (5-Vinyl-2-chinuclidinyl)-(6-methoxy-4-chinolyl)-methanol = (9*S*)-6′-Methoxycinchonan-9-ol (●)

H vgl. auch Nr. 1845-12
S *Chinidin, β-Chinin, Chinotin, Cinchotin, Conchinin, Conquinine, Kinidin, Pitayin, Quinidin, β-Quinin*
V Antiarrhythmicum (Chinarindenalkaloid)

4302-01 *(3546a)* 50-54-4

H Sulfat (oder Bisulfat)
S Auriquin, Cardoquin, Cin-Quin, Clinadol, Cordichin, Keyquin, Kinichron, Kiniduron, Kinilentin, Kinilong, Kinitard, Novoquinidin, Optochinidin retard, Proquin, Quinicardine, Quinidate, Quinidex, Quinidoxine, Quiniduran, Quinidurule, Quini-Durules, Quinilent, Quinitex, Quinoctal, Quinora, Sincroquina, Systodin, Vanquin „Vangard"
V Antiarrhythmicum

4302-02 *(3546b)*

H Camphersulfonat
S Canfochinid, Rhythmidine-Amp.
V Cardiotonicum

4302-03 *(3546c)*

H Desoxyribonucleinat
S Nuclinid
V Antiarrhythmicum

4302-04 *(3546d)* 7054-25-3

H Gluconat
S Depo-Kinidin, Durakinid, Dura-Tab, Gluquinate, Gluquine, Quinaglute, Quinate
V Antiarrhythmicum

4302-05 *(3546e)* 58829-32-6

H Polygalakturonat

S Cardioquin, Galactoquin, Galatturil-Chinidina, Naticardina, Neochinidin, Quinilac, Ritmocor Sineflutter

V Cardiotonicum

4302-06 *(3546f)* 49558-34-1

H Theophyllinacetat

S Chinteina

V Cardiotonicum (gegen Tachycardie)

4302-07 54692-74-9

H Arabogalactansulfat

S Longacor

V Antiarrhythmicum

4303 *(172 N)* $C_{20}H_{24}N_2O_2$

84-55-9

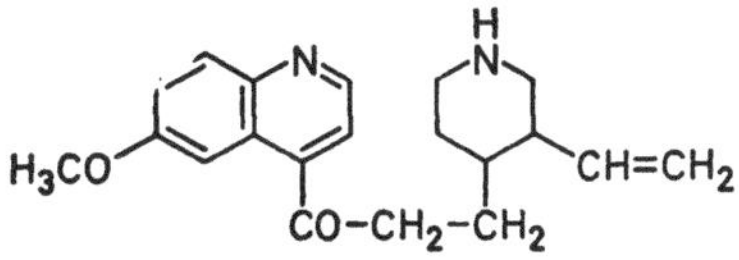

(3*R*,4*S*)-1-(6-Methoxy-4-chinolyl)-3-(3-vinyl-4-piperidyl)-propan-1-on = 6-Methoxy-4-[β-(3-vinyl-4-piperidyl)-propionyl]-chinolin = (3*R-cis*)-3-(3-Ethenyl-4-piperidinyl)-1-(6-methoxy-4-chinolinyl)-1-propanon (●)

H auch Hydrochlorid (36342-92-4)

S Desclidium, LM 192, *Mequiverine*, *Quinicine*, Vasexeten, *Viquidil***

V Vasodilatans

4304 *(3547)* $C_{20}H_{24}N_2O_2$

481-80-1

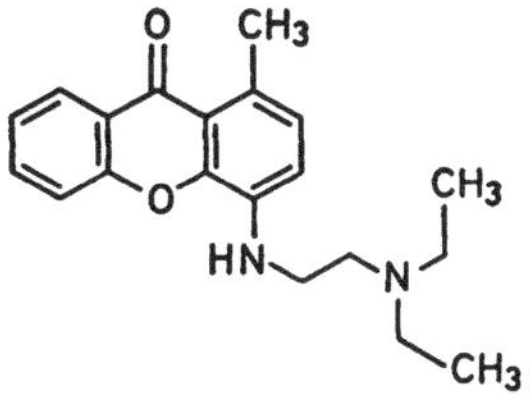

4-(2-Diethylaminoethylamino)-1-methyl-9-xanthon = 4-[[2-(Diethylamino)ethyl]amino]-1-methyl-9*H*-xanthen-9-on (●)

H Hydrochlorid

S Miracil A

V Chemotherapeuticum (Schistosomicid)

4305 *(3548)* $C_{20}H_{24}N_2O_2S$

3105-97-3

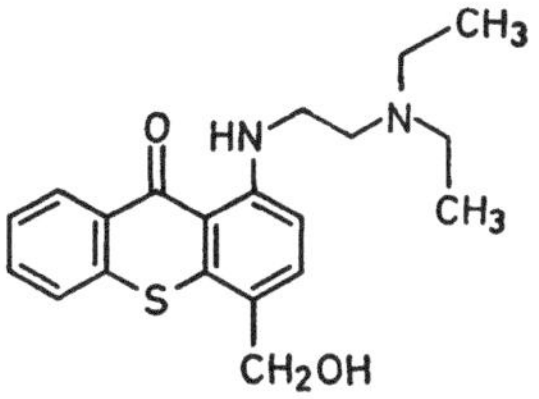

1-(2-Diethylaminoethylamino)-4-(hydroxymethyl)-thioxanthen-9-on = 1-[[2-(Diethylamino)ethyl]amino]-4-(hydroxymethyl)-9*H*-thioxanthen-9-on (●)

H auch Methansulfonat (Mesilat) (23255-93-8)

S Etrenol, *Hycanthon***, *Lucanthon-Metabolit*, Win 24933

V Schistosomicid

4306 *(3549)* $C_{20}H_{24}N_2O_2S$

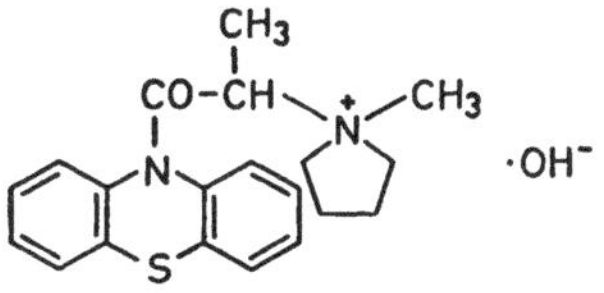

1-Methyl-1-[1-(phenothiazin-10-carbonyl)-ethyl]-pyrrolidiniumhydroxid = 10-(α-Pyrrolidinopropionyl)-phenothiazinmethylhydroxid = 1-Methyl-1-[1-methyl-2-oxo-2-(10*H*-phenothiazin-10-yl)-ethyl]pyrrolidiniumhydroxid (●)

H Bromid (145-54-0)

S Diaspasmyl, LD 335, *Propyromazinbromid***, SD 104.19

V Spasmolyticum

4307 (3550) $C_{20}H_{24}N_2O_3$
522-87-2

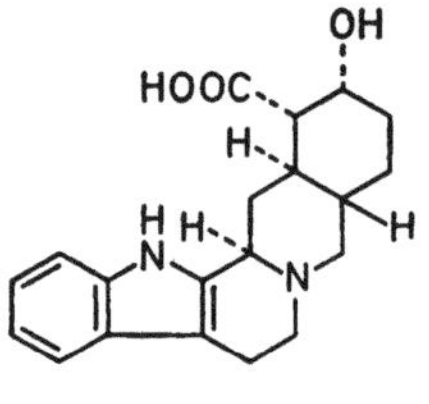

2α-Hydroxyyohimban-1α-carbonsäure = (16α,17α)-17-Hydroxyyohimban-16-carbonsäure (●)

S *Acidum yohimbicum**, Yohimbic acid**, Yohimboasäure*

V Sympathicolyticum

4308 $C_{20}H_{24}N_2O_5$
36141-82-9

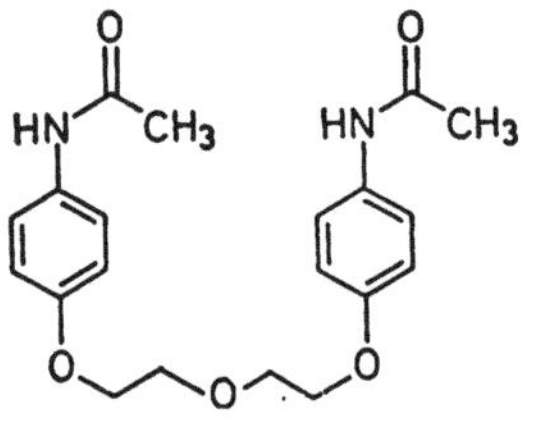

β,β'-Oxybis-(*p*-acetophenetidid) = 2,2'-Bis-(*p*-acetylaminophenoxy)-diethyläther = *N,N'*-[Oxybis(2,1-ethandiyloxy-4,1-phenylen)]bis[acetamid] (●)

S Coriban, *Diamfenetid**, Diamphenethide*

V Anthelminthicum (Fasciolocid)

4309 (3551) $C_{20}H_{24}N_2O_5$
7125-76-0

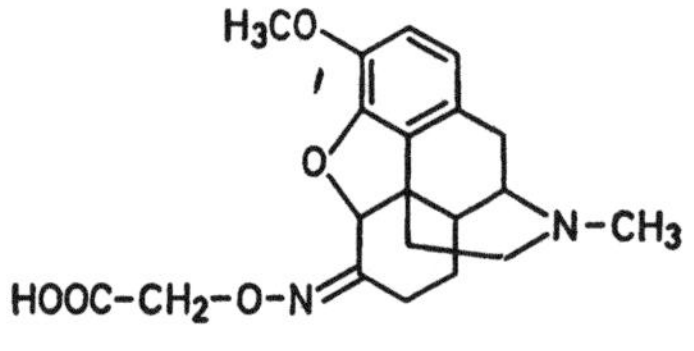

N-(4,5-Epoxy-3-methoxy-17-methylmorphinan-6-yliden)-aminooxyessigsäure = Dihydrocodeinon-*O*-(carboxymethyl)-oxim = (5α)-[[(4,5-Epoxy-3-methoxy-17-methylmorphinan-6-yliden)amino]-oxy]essigsäure (●)

S *Codossima, Codoxim***

V Antitussivum

4310 (3552) $C_{20}H_{24}N_2S$
32367-75-2

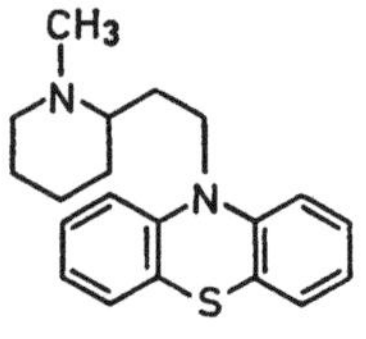

10-[2-(1-Methyl-2-piperidyl)-ethyl]-phenothiazin = 10-[2-(1-Methyl-2-piperidinyl)ethyl]-10*H*-phenothiazin (●)

S *Ridazine*

V Neurolepticum

4311 (3553) $C_{20}H_{24}N_2S_2$
20229-30-5

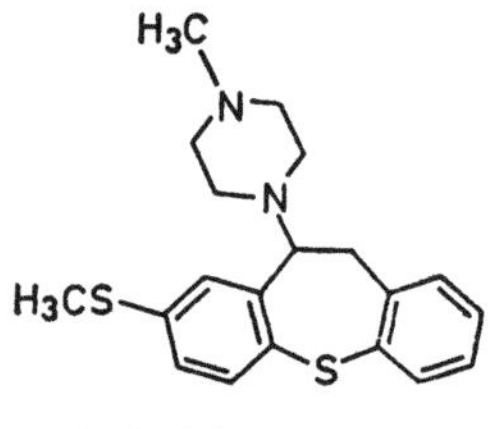

8-Methylthio-10-(4-methyl-1-piperazinyl)-10,11-dihydrodibenzo[*b,f*]thiepin = 1-[10,11-Dihydro-8-(methylthio)dibenzo[*b,f*]thiepin-10-yl]-4-methylpiperazin (●)

H auch Maleat (19728-88-2)

S *Methiothepin, Metitepin**

V Neurolepticum

4312 (3554) $C_{20}H_{24}O_2$
130-79-0

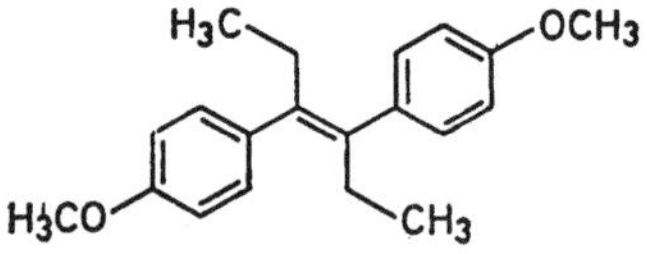

trans-4,4'-Dimethoxy-α,β-diethylstilben = (*E*)-1,1'-(1,2-Diethyl-1,2-ethendiyl)bis[4-methoxybenzen] (●)

S Depoestron, Depot-Cyren, Depot-Östromenin, Depot-Östromon, *Diäthylstilböstroldimethyläther, Dianisylhexen,* Dimestrol, Dimethyl-Oestrogen, Dimoestrol, Estromenin-Deposito, Östrastilben (D), Oestromenine-Depot, *Stilböstroldimethyläther*, Synthila

V synthetisches Östrogen

4313 (3555) $C_{20}H_{24}O_2$
57-63-6

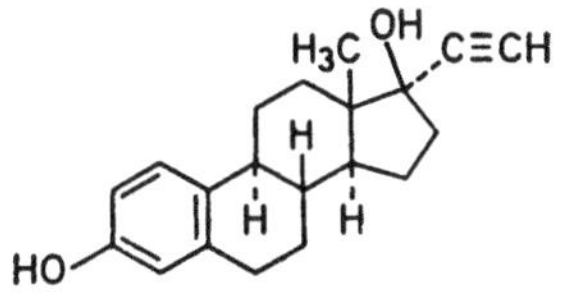

17α-Ethinyl-1,3,5(10)-östratrien-3,17β-diol = 17α-Ethinylöstradiol-(3,17β) = (17α)-19-Norpregna-1,3,5(10)-trien-20-in-3,17-diol (●)

H vgl. auch Nr. 5419

S Acnormon, *Aethinylöstradiol*, BP 12, Chee-O-Gen, Diogyn-E, Diolyn, Duramen, Dyloform, Edrol, Ertonyl, Esteed, Estigyn, Estinil, Estinyl, Eston-E, Estoral „Orion", Estrasal, Estrine-forte, Estroid, Estrolan-E, Estronex-Tabl., Estroral „Pabyrn", Ethidol, Ethinestryl, Ethin-Oestryl, Ethinoral, *Ethinylestradiol***, *Ethinyl-oestradiol*, Ethistradon, Éthy 11, Eticiclina, Eticyclin, Eticyclol, Eticylol, Etifollin, Etinestrol, Etinestryl, *Etinilestradiolo*, Etinil-Ovigon, Etinoestryl, *Etinylestradiol*, Etistradiol, Etivex, Feminone, Fodinyl, Follicoral, Follikoral, Furiginone, Ginestrene, Ginormon-Compr., Gynan-Rub, Gynoral, Gynolett, Hewoestrol, Inestra, Kolpolyn, Linoral, Lynestoral, Lynoral, Menolyn, Metrociclina, Metroval, Mikrofollin, Nadestryl, Naphaestrone-Tabl., Neo-Estrone, Norma-1, Norma-oestren, Norquentiel A, Novestrol, NSC-10973, Nylestrin, Oestralyn, Oestroperos, Oradiol, Orestralyn, Ostral, Ovahormon-Strong, Palonyl, Perovex, Primogyn C, Primogyn M, Progynon C, Progynon M, Roldiol, Spanestrin, Tradinol, Ugenol, Ylestrol, Zetzurin-B

V Östrogen (Follikelhormonderivat)

4314 (3556) $C_{20}H_{24}O_3$
901-93-9

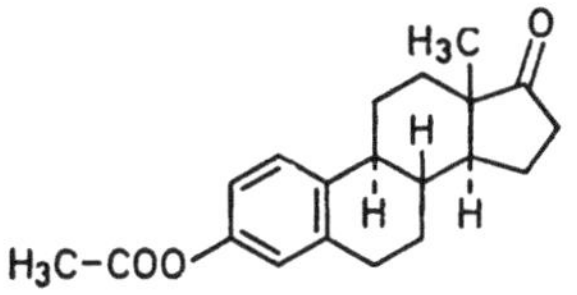

3-Hydroxy-1,3,5(10)-östratrien-17-on-3-acetat = 3-(Acetyloxy)östra-1,3,5(10)-trien-17-on (●)

S Hogival, *Östronacetat*

V Östrogen (Follikelhormonderivat)

4315 $C_{20}H_{24}O_3$
10161-34-9

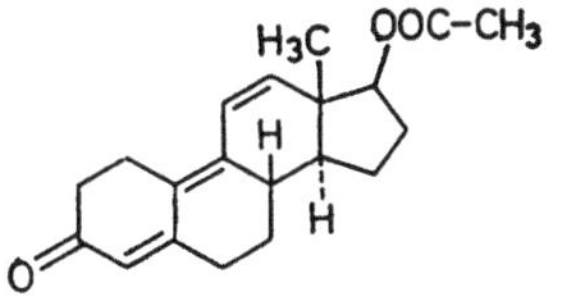

17β-Hydroxy-4,9,11-östratrien-3-on-17-acetat = (17β)-17-(Acetyloxy)östra-4,9,11-trien-3-on (●)

S Finaject, Finaplix, *Trenbolonacetat***, *Trienbolone acetate*

V Anabolicum

4316 (3557) $C_{20}H_{25}ClN_2O_2$
1243-33-0

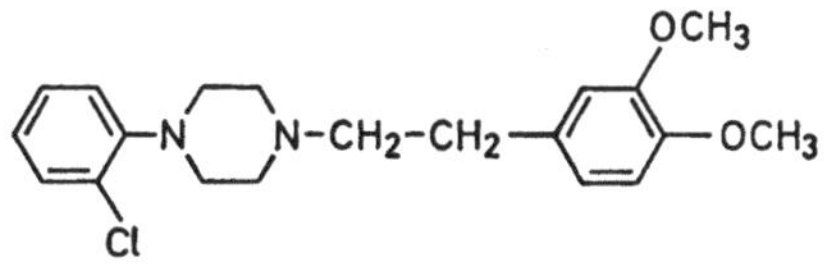

1-(*o*-Chlorphenyl)-4-(3,4-dimethoxyphenethyl)-piperazin = 1-(4-Chlorphenyl)-4-[2-(3,4-dimethoxyphenyl)ethyl]piperazin (●)

S *Mefeclorazin***, *Méphéchlorazine*, SD 218-06

V Psychosedativum

4317 (3558) $C_{20}H_{25}ClN_4OS$
15311-77-0

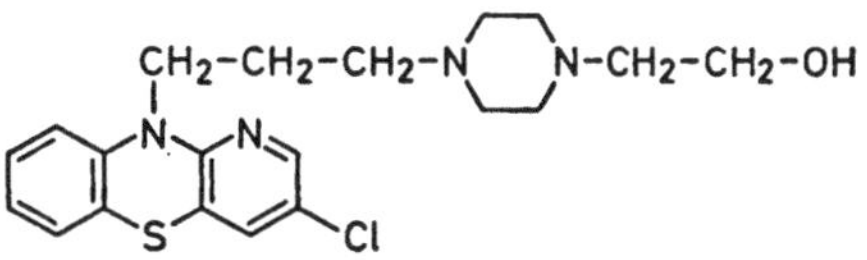

2-{4-[3-(3-Chlor-10*H*-pyrido[3,2-*b*]-1,4-benzothiazin-10-yl)-propyl]-1-piperazinyl}-ethanol = 3-Chlor-10-{3-[4-(2-hydroxyethyl)-1-piperazinyl]-propyl}-1-azaphenothiazin = 4-[3-(3-Chlor-10*H*-pyrido[3,2-*b*][1,4]benzothiazin-10-yl)propyl]-1-piperazinethanol (●)

S *Cloxypendyl**, D 1262

V Neurolepticum

4318 *(173 N)* $C_{20}H_{25}FN_4O$

27 367-90-4

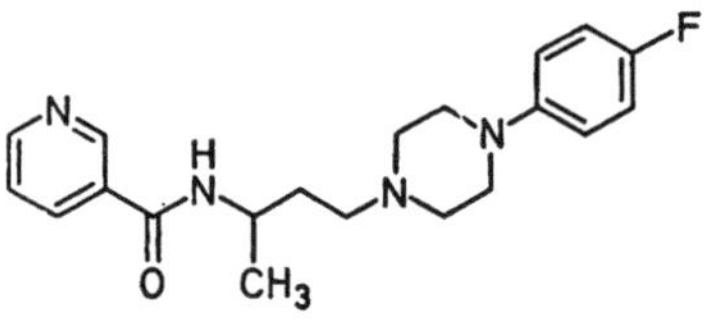

N-{3-[4-(*p*-Fluorphenyl)-1-piperazinyl]-1-methyl-propyl}-nicotinamid = *N*-[3-[4-(4-Fluorphenyl)-1-piperazinyl]-1-methylpropyl]-3-pyridincarbox-amid (●)

S CERM 1709, *Niaprazin***, Nopron

V Sedativum, Antiallergicum, Bronchospasmolyticum

4319 *(3559)* $C_{20}H_{25}JN_4O_2$

53 230-08-3

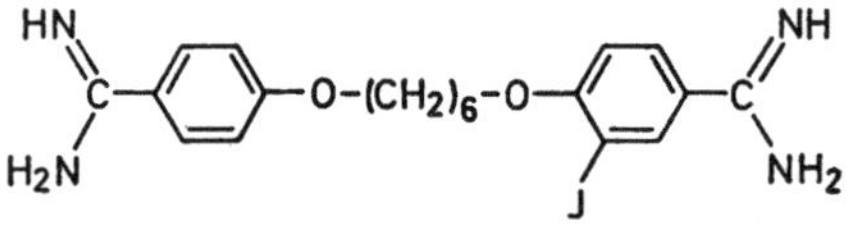

m-Jod-*p,p'*-(hexamethylendioxy)-bis-benzamidin = *p,p'*-Diamidino-*o*-jod-1,6-diphenoxyhexan = 4-[[6-[4-(Aminoiminomethyl)phenoxy]hexyl]oxy]-3-jodbenzencarboximidamid (●)

S *Iodohexamidine, Jodhexamidin*, M. & B. 1314

V Chemotherapeuticum gegen Protozoeninfektionen

4320 *(3560)* $C_{20}H_{25}N$

3540-95-2

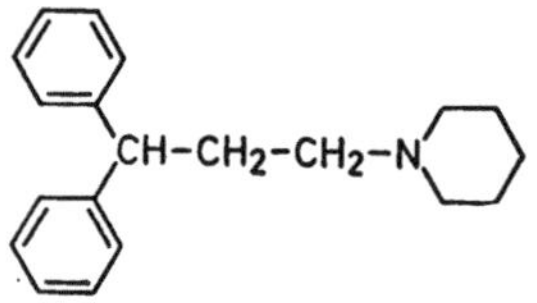

1-(3,3-Diphenylpropyl)piperidin (●) = 1,1-Diphenyl-3-piperidinopropan

H Hydrochlorid (3329-14-4)

S Asipol-Wirkstoff, Aspasan-Wirkstoff, Aspen-Wirkstoff, *Fenpipranhydrochlorid***, Hoechst 10116

V Antiasthmaticum, Antiallergicum, Spasmolyticum

4321 $C_{20}H_{25}N$

31 314-38-2

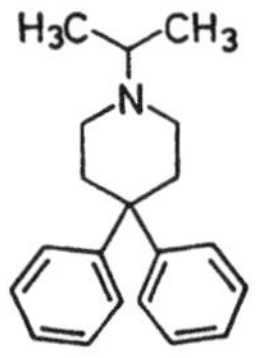

1-Isopropyl-4,4-diphenylpiperidin = 1-(1-Methylethyl)-4,4-diphenylpiperidin (●)

S *Prodipin***

V Parkinsontherapeuticum

4322 *(3561)* $C_{20}H_{25}NO$

467-85-6

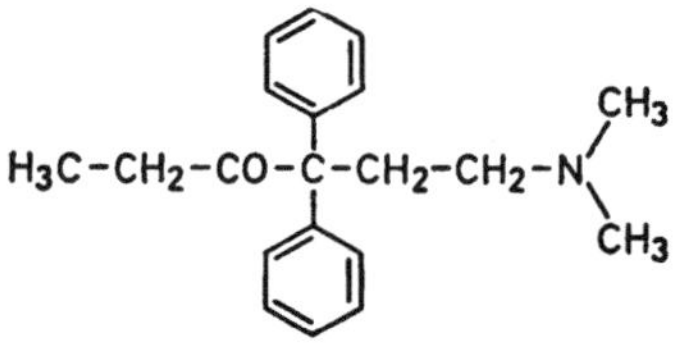

6-(Dimethylamino)-4,4-diphenyl-3-hexanon (●)

H auch Hydrochlorid (847-84-7)

S *Desmethylmethadon*, Eucopon-Wirkstoff, Hoechst 10582, Mepidon, *Noramidon*, Normedon, *Normetadone, Normethadon***, NSC-10039, *Phenyldimazone*

V Analgeticum, Antitussivum

4322-01 *(3561a)*

H Präparate mit Zusatz von Methylsynephrin (Nr. 1395)

S Cophylac, Dacartil, Ralopar, Ticarda

V Antitussivum

4322-02 *(3561b)*

H 2,6-Di-*tert.*-butylnaphthalindisulfonat (Nr. 3716)

S Extussin, Tinafon

V Antitussivum

4323 *(174 N)* $C_{20}H_{25}NO$

7182-51-6

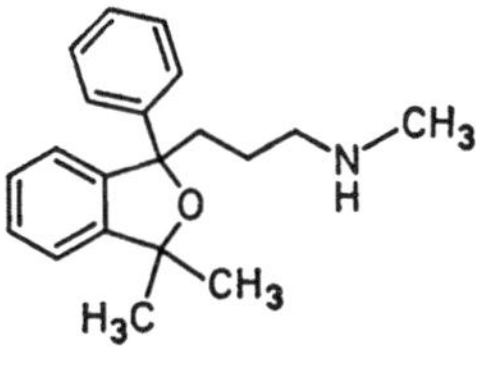

3,3-Dimethyl-1-(3-methylaminopropyl)-1-phenyl-phthalan = 1,3-Dihydro-*N*,3,3-trimethyl-1-phenyl-1-isobenzofuranpropanamin (●)

H Hydrochlorid (7013-41-4)

S AY-21554, Lu 3-010, *Phtalapromine*, *Talopramhydrochlorid**

V Antidepressivum (Catecholaminpotentiator), Ophthalmologicum

4324 *(3562)* $C_{20}H_{25}NO$

510-07-6

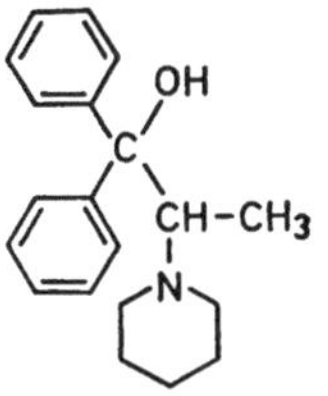

1,1-Diphenyl-2-piperidinopropan-1-ol = β-Methyl-α,α-diphenyl-1-piperidinethanol (●)

H auch Hydrochlorid (6159-39-3) oder Salicylat (1059-28-5)

S *Diphépanol*, Hoechst 10682, Tus(s)ukal-Wirkstoff, Tusucal-Wirkstoff

V Antitussivum

4324-01 *(3562a)* 55668-48-9

H Guajacolsulfonat

S Viatussin

V Antitussivum

4325 *(3563)* $C_{20}H_{25}NO$

13862-07-2

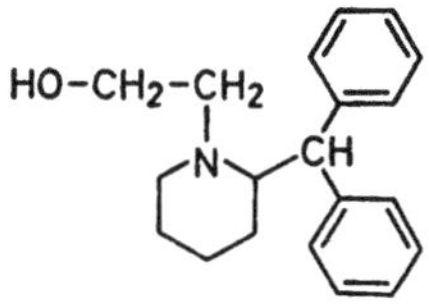

2-[2-(Benzhydryl)-piperidino]-ethanol = 1-(2-Hydroxyethyl)-2-(diphenylmethyl)-piperidin = 2-(Diphenylmethyl)-1-piperidinethanol (●)

H Hydrochlorid (20269-19-6)

S Ba-18189, Cléofil, *Diphemethoxidinhydrochlorid*

V Appetitzügler

4326 *(3564)* $C_{20}H_{25}NO$

511-45-5

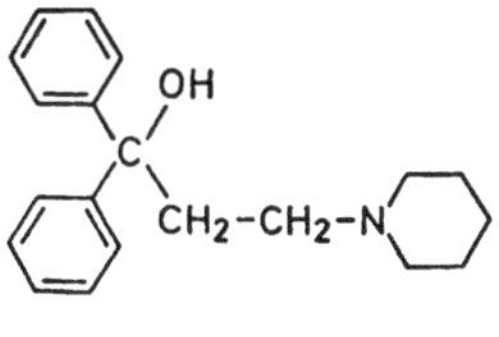

1,1-Diphenyl-3-piperidinopropan-1-ol = α-(2-Piperidinoethyl)-benzhydrol = α,α-Diphenyl-1-piperidinpropanol (●)

H Hydrochlorid (968-58-1)

S 238 C, Parks, Par KS 12-Hommel, *Pridinolhydrochlorid***, Ridinol

V Anticholinergicum, Antiparkinsonmittel

4326-01 *(3564a)* 6856-31-1

H Methansulfonat

S Flacid, HH 212, Konlax „Nippon Shinyaku“, Loxeen, Lyseen, Miolibran, Mitanoline, Nonplessin, Poluraxin, *Pridinolmesilat***, Tirashizin, Trilax

V Spasmolyticum, Relaxans

4327 *(3565)* $C_{20}H_{25}NO$
4960-10-5

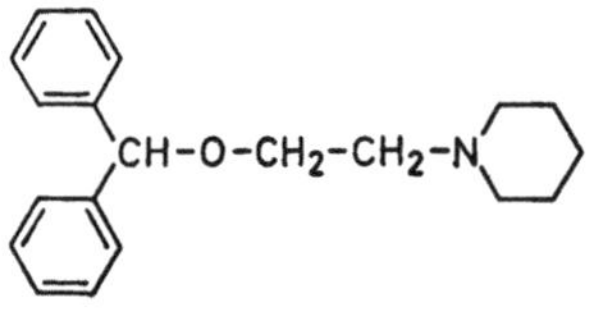

1-[2-(Diphenylmethoxy)ethyl]piperidin (●) = Benzhydryl-β-piperidinoethyläther

H Hydrochlorid (3626-66-2)

S Antihistamin Spofa, *Benzperidinhydrochlorid*, *Perastinhydrochlorid**, Spofa III/101

V Antihistaminicum

4328 *(3566)* $C_{20}H_{25}NO$
479-72-1

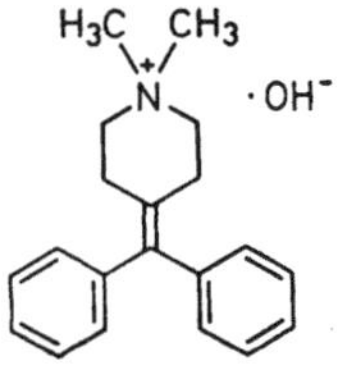

4-(Diphenylmethylen)-1,1-dimethylpiperidinium-hydroxid (●)

H Methylsulfat (62-97-5)

S Demotil, *Diphemanilmetilsulfat***, Diphenatil, *Diphenmethanilmethylsulfat*, Nivelon, Prantal, Prantil, Prentol, Talpran, *Vagophemanilmethylsulfat*, Variton

V Anticholinergicum

4329 *(3568)* $C_{20}H_{25}NOS$
82-99-5

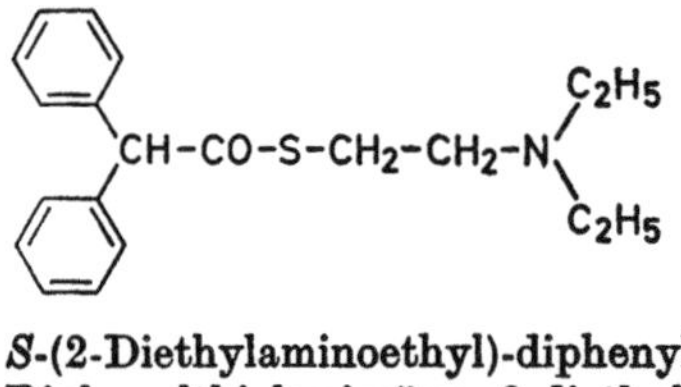

S-(2-Diethylaminoethyl)-diphenylthioacetat = Diphenylthiolessigsäure-β-diethylaminoethylester = α-Phenylbenzenethanthiosäure-*S*-[2-(diethylamino)ethyl]ester (●)

H Hydrochlorid (548-68-5)

S B-23, *Thiphen(um)*, *Thiphenamilhydrochlorid*, Tifen, *Tifenamilhydrochlorid***, Tiphen, Trocinate

V Spasmolyticum

4330 *(3569)* $C_{20}H_{25}NO_2$
64-95-9

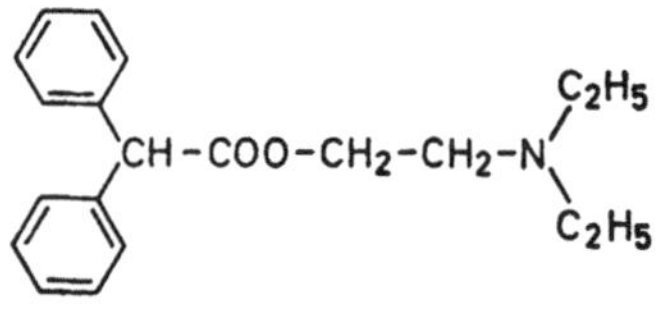

(2-Diethylaminoethyl)-diphenylacetat = Diphenylessigsäure-β-diethylaminoethylester = α-Phenylbenzenessigsäure-2-(diethylamino)ethylester (●)

H meist Hydrochlorid (50-42-0)
vgl. auch Nr. 4450

S Adiphen, *Adiphenin***, Anfosentin-Grageas, Difacil, Diphacil, NSC-129224, Patrovina-Wirkstoff, Paxil „Frosst", Rophene, Sentiv, Solvamin AB, Spasmolytin, Trasentin, Vagospasmyl, Vegantil, Vegantin

V Spasmolyticum

4331 *(3570)* $C_{20}H_{25}NO_2$
493-76-5

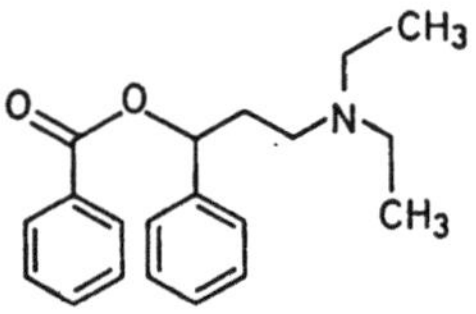

3-Diethylamino-1-phenylpropylbenzoat = Benzoesäure-3-diethylamino-1-phenylpropylester = α-[2-(Diethylamino)ethyl]benzenmethanolbenzoat(ester) (●)

H auch Hydrochlorid (1679-79-4)

S 467 D_3, Detraine, *Propanocain***

V Lokalanästheticum

4332 *(3571)* $C_{20}H_{25}NO_2$
3562-48-9

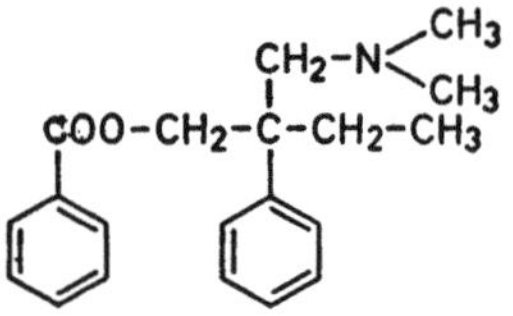

2-(Dimethylaminomethyl)-2-phenylbutylbenzoat = *N*-(2-Benzoyloxymethyl-2-phenylbutyl)-*N*,*N*-dimethylamin = β-[(Dimethylamino)methyl]-β-ethylbenzenethanolbenzoat(ester) (●)

S Benzobutamin

V Lokalanästheticum, Antitussivum

4333 *(3572)* $C_{20}H_{25}NO_2$
17 692-39-6

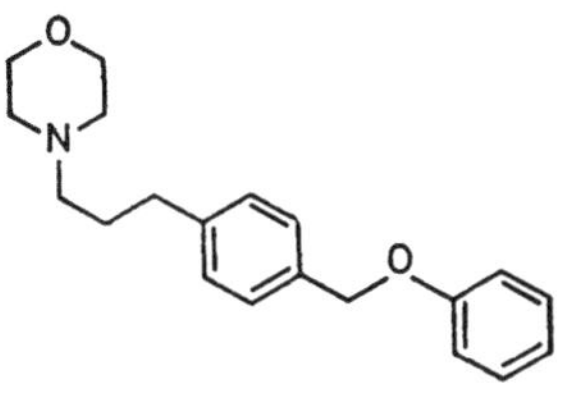

4-[3-[4-(Phenoxymethyl)phenyl]propyl]morpholin (●) = 4-(3-Morpholinopropyl)-benzylphenyläther

S Erbocain, *Fomocain**, Panacain

V Oberflächenanästheticum

4334 *(3573)* $C_{20}H_{25}NO_2$
5941-36-6

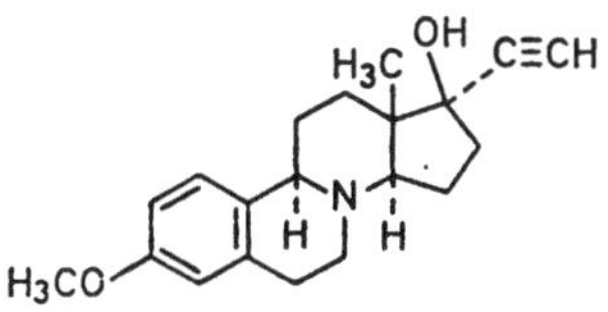

DL-3-Methoxy-8-aza-19-nor-17α-pregna-1,3,5(10)-trien-20-in-17β-ol = (17α)-(±)-3-Methoxy-8-aza-19-norpregna-1,3,5(10)-trien-20-in-17-ol (●)

H Hydrobromid (15 179-97-2)

S *Estrazinolhydrobromid***, W 4454 A

V Östrogen

4335 *(3574)* $C_{20}H_{25}NO_3$
302-40-9

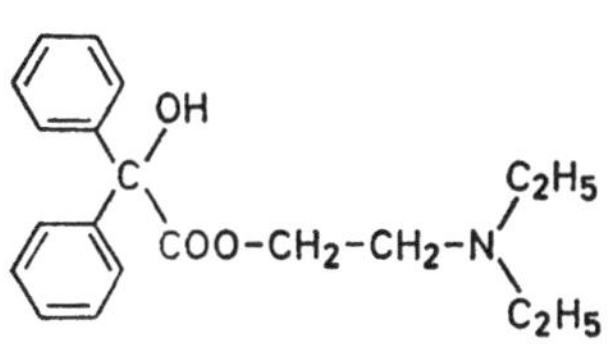

2-Diethylaminoethylbenzilat = Benzilsäure-β-diethylaminoethylester = α-Hydroxy-α-phenylbenzenessigsäure-2-(diethylamino)ethylester (●)

H Hydrochlorid (57-37-4)

S Actozine, Amicil, Amikon, Amisyl, Amitacon, Amizil, Amizylum, Angustil, Arcadin, Aspamin, AY-5406, Beatilina, Benactina, Benactizan, Benactizin, Benactone, *Benactyzinhydrochlorid***, Benetrank, Cafron, Cedad, Cevanol, Destendo, Diazil (sowjet. Präp.), Ester 22, Fobex, Fortran, Ibiotyzil, Karmazine, Lucidex, Lucidil, Megasedan, Mokapon-Inj., Morcain, Nervacton, Nervatil, Neurobenzile, Neuroleptone, NFN, Noicetin, Nutinal, Parasan „Medicinalco", Paratil, Parpon, Phobex, Procalm, Savitil, Sedansina, Stoikon, Suavitil, Svavitil, Tranquillactin, Tranquilline T.E.V. A., Valladan, Weisen, Win 5606

V Tranquillizer, Anticholinergicum

4336 *(3575)* $C_{20}H_{25}NO_3$
3477-97-2

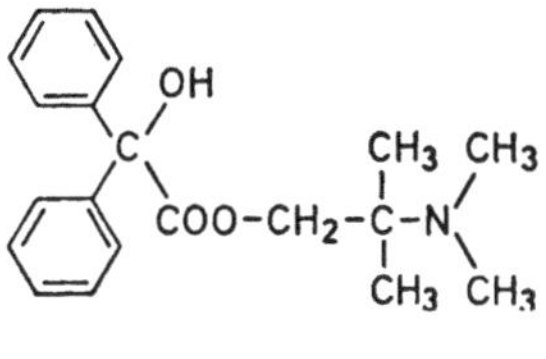

2-Dimethylamino-2-methylpropylbenzilat = Diphenylglykolsäure-2-dimethylamino-2-methylpropylester = α-Hydroxy-α-phenylbenzenessigsäure-2-(dimethylamino)-2-methylpropylester (●)

H Hydrochlorid

S *Difemerinhydrochlorid***, Luostyl, UP 57

V Anticholinergicum, Spasmolyticum

4337 *(3576)* $C_{20}H_{25}NO_3$
509-78-4

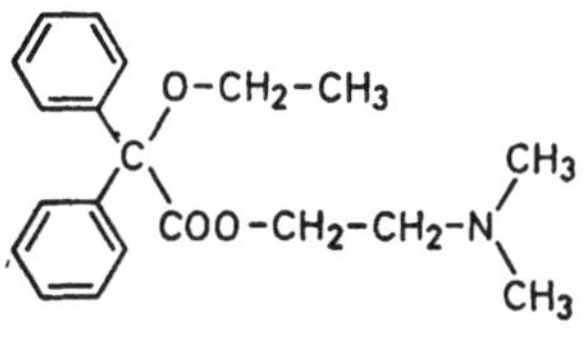

(2-Dimethylaminoethyl)-1-ethoxy-1,1-diphenylacetat = α-Ethoxy-α,α-diphenylessigsäure-β'-dimethylaminoethylester = α-Ethoxy-α-phenylbenzenessigsäure-2-(dimethylamino)ethylester (●)

H Hydrochlorid (2424-75-1)

S Aestocin, *Dimenossadolo cloridrato, Dimenoxadolhydrochlorid***, Estocin, Lokarin, Propalgyl

V Analgeticum, Spasmolyticum

4338 *(3577)* $C_{20}H_{25}NO_4$
550-92-5

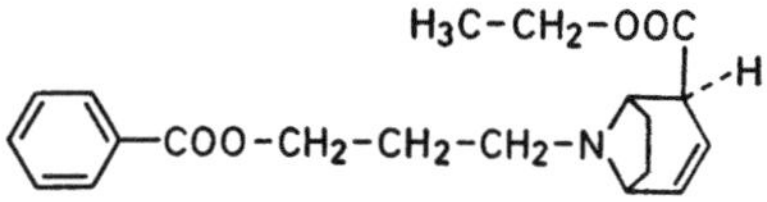

8-(3-Benzoyloxypropyl)-nortrop-3-en-2β-carbonsäureethylester = *N*-[γ-(Benzoyloxy)-propyl]-noranhydroekgoninethylester = 8-[3-(Benzoyloxy)-propyl]-8-azabicyclo[3.2.1]oct-3-en-2-carbonsäureethylester (●)

H Hydrochlorid (5796-28-1)

S Eccain, Ekkain

V Lokalanästheticum

4339 *(3578)* $C_{20}H_{25}NO_4$

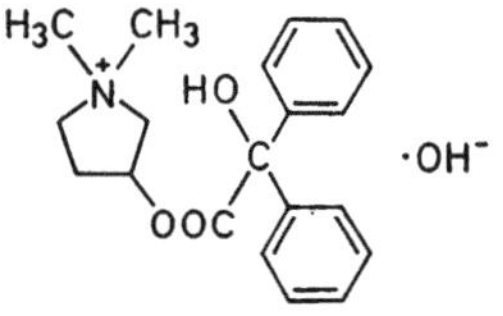

3-Benziloyloxy-1,1-dimethylpyrrolidiniumhydroxid = 1,1-Dimethyl-3-hydroxypyrrolidiniumhydroxidbenzilat = 3-[(Hydroxydiphenylacetyl)-oxy]-1,1-dimethylpyrrolidiniumhydroxid (●)

H Bromid (13 696-15-6)

S *Benzopyrroniumbromid***

V Anticholinergicum

4340 *(3579)* $C_{20}H_{25}NO_4$
3861-72-1

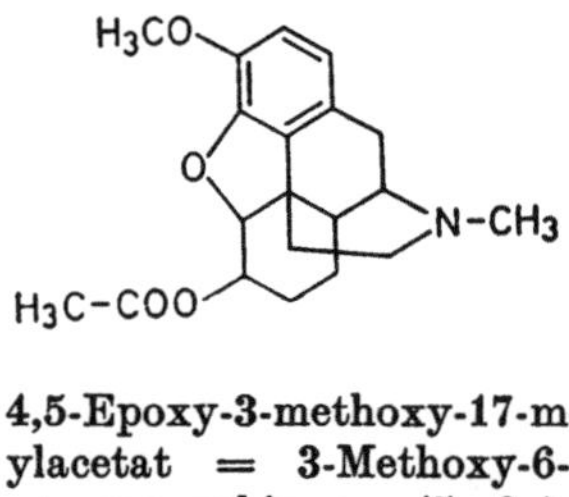

4,5-Epoxy-3-methoxy-17-methylmorphinan-6-ylacetat = 3-Methoxy-6-acetoxy-*N*-methyl-4,5-epoxymorphinan = (5α,6α)-4,5-Epoxy-3-methoxy-17-methylmorphinan-6-olacetat(ester) (●)

S Acetylcodon, *Acetyldihydrocodein*

V Analgeticum

4341 *(3580)* $C_{20}H_{25}NO_5$
585-14-8

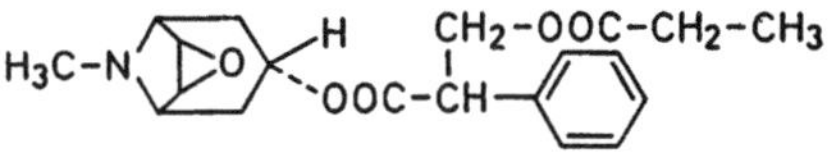

6,7-Epoxytropin-*O*-propionyltropat = 3-[2-Phenyl-2-(propionyloxymethyl)-acetoxy]-6,7-epoxytropan = Propionylhyoscin = [7(*S*)-(1α,2β,4β,5α,7β)]-α-[(1-Oxopropoxy)methyl]benzenessigsäure-9-methyl-3-oxa-9-azatricyclo[3.3.1.0^{2,4}]non-7-ylester (●)

H Hydrobromid (2089-54-5)

S *Poskinhydrobromid***, *Propionylscopolaminhydrobromid*, Proscopine

V Parasympathicolyticum, Therapeuticum gegen Reisekrankheiten

---

4342 $C_{20}H_{25}NS$
40 550-32-1

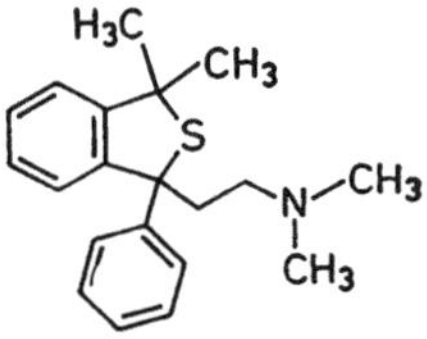

1,1-Dimethyl-3-(2-dimethylaminoethyl)-3-phenyl-2,3-dihydro-1*H*-benzo[*c*]thiophen = 3,3-Dimethyl-1-(2-dimethylaminoethyl)-1-phenylthiophthalan = 1,3-Dihydro-*N*,*N*,3,3-tetramethyl-1-phenylbenzo[*c*]thiophen-1-ethanamin (●)

S Lu 6-062

V Analgeticum (Antinoceptivum)

4343 *(3581)* $C_{20}H_{25}NS$
21 489-20-3

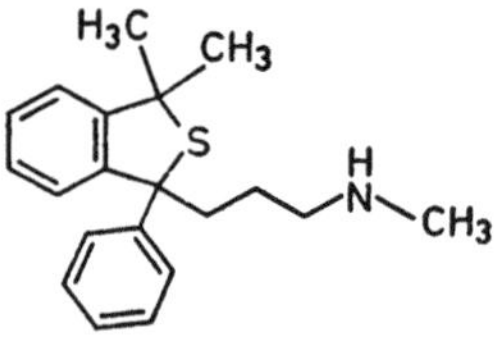

1,1-Dimethyl-3-(3-methylaminopropyl)-3-phenyl-2,3-dihydro-1*H*-benzo[*c*]thiophen = 3,3-Dimethyl-1-(3-methylaminopropyl)-1-phenylthiophthalan = 1,3-Dihydro-*N*,3,3-trimethyl-1-phenylbenzo[*c*]-thiophen-1-propanamin (●)

S Lu 5-003, *Talsupram***, „*Thiophtalane*"

V Antidepressivum

4344 $C_{20}H_{25}N$
20069-03-8

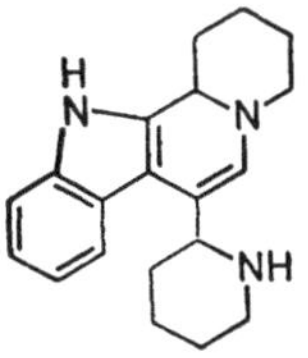

stereoisomeres 1,2,3,4,12,12b-Hexahydro-7-(2-piperidinyl)indolo[2,3-*a*]chinolizin (●)

S *Nitrarin*

V Spasmolyticum, Hypotensivum (Alkaloid aus Nitraria schoberi)

4345 *(3582)* $C_{20}H_{25}N_3O$
82-89-3

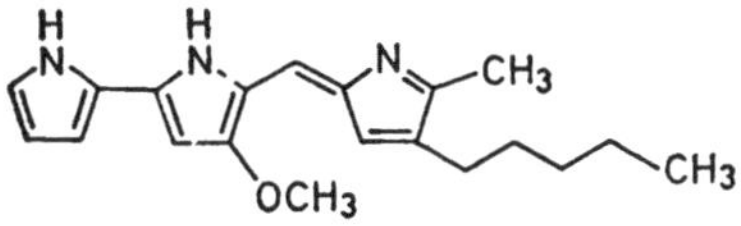

4-Methoxy-5-(5-methyl-4-pentyl-2-pyrrolyliden-methyl)-2,2′-bipyrrol = 4-Methoxy-5-[(5-methyl-4-pentyl-2*H*-pyrrol-2-yliden)methyl]-2,2′-bi-1*H*-pyrrol (●)

S *Prodigiosin*

V Antibioticum auch Chromobacterium prodigiosum

4346 *(3583)* $C_{20}H_{25}N_3O$
50-37-3

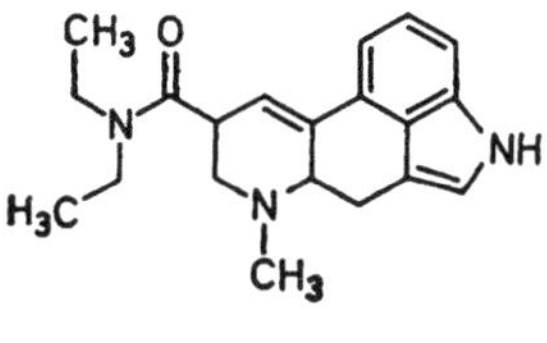

N,*N*-Diethyl-D-lysergamid = D-Lysergsäurediethylamid = D-7-Methyl-4,6,6a,7,8,9-hexahydroindolo-[4,3-*f*,*g*]chinolin-9-carbonsäurediethylamid = (8β)-9,10-Didehydro-*N*,*N*-diethyl-6-methylergolin-8-carboxamid (●)

H auch D-Tartrat **(17676-08-3)**

S Delysid, *Lisergide*, LSD, LSD-25, Lysergamid „Spofa", *Lysergid***

V Sympathicolyticum, Psychotomimeticum

4347 *(3584)* $C_{20}H_{25}N_3O_2$
113-42-8

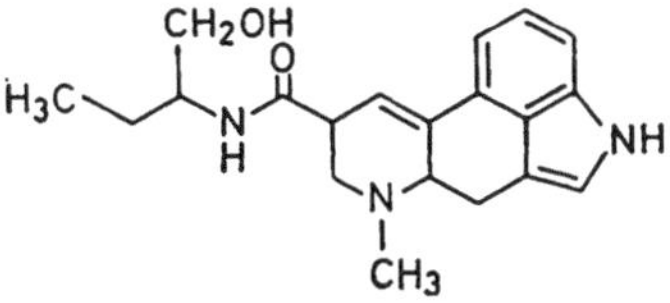

N-[α-(Hydroxymethyl)-propyl]-D-lysergamid = D-Lysergsäure-(+)-butanolamid-(2) = [8β(*S*)]-9,10-Didehydro-*N*-[1-(hydroxymethyl)propyl]-6-methylergolin-8-carboxamid (●)

S *Methylergobasin*, *Methylergobrevin*, *Methylergometrin***, *Methylergonovin*

V Uterotonicum, Wehenmittel

4347-01 *(3584a)* **7054-07-1**

H Maleinat [oder Tartrat **(6209-37-6)**]

S Basofortina, Demergin, Elamidon, Ergobacin, Ergopartin, Ergotyl, Ergovit-Amp., Levospan, Metenarin, Methergen, Methergin, Mitrabagin-C, Mitrosystal, Mitrotan, Partergin, Ryegonovin, Santargot, Secotyl, Takimetrin-M, Utergine

V Uterotonicum, Wehenmittel

4348 *(3585)* $C_{20}H_{25}N_3S$
84-97-9

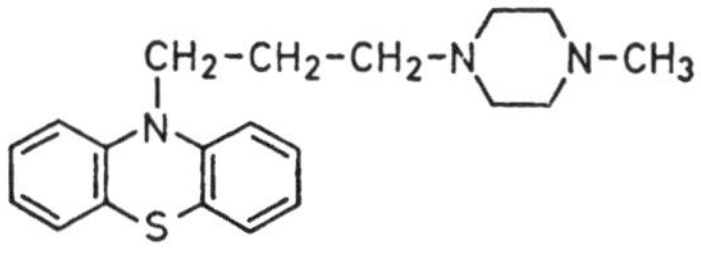

10-[3-(4-Methyl-1-piperazinyl)-propyl]-phenothiazin = 10-[3-(4-Methyl-1-piperazinyl)propyl]-10*H*-phenothiazin (●)

H auch Dimalonat **(14777-25-4)**

S P 725, *Perazin*, Pernazinum, Psytomin, Taxilan

V Psychosedativum

4349 *(3586)* $C_{20}H_{26}ClNO$
511-46-6

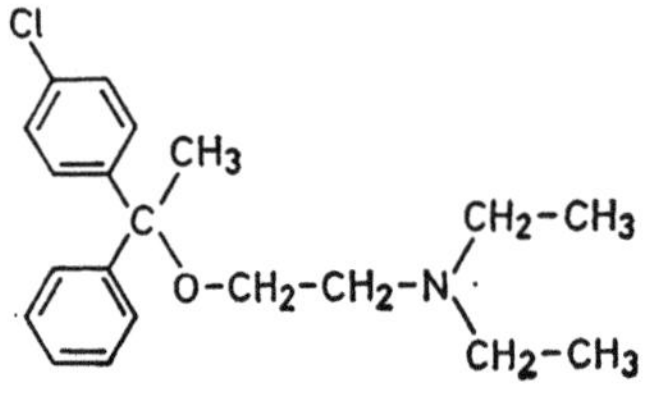

N,*N*-Diethyl-2-(*p*-chlor-1,1-diphenylethoxy)-ethylamin = 2-(*p*-Chlor-α-methyl-α-phenylbenzyl-oxy)-triethylamin = β-Diethylaminoethyl-(*p*-chlor-α-methylbenzhydryl)-äther = 2-[1-(4-Chlorphenyl)-1-phenylethoxy]-*N*,*N*-diethylethanamin (●)

H Hydrochlorid (2019-16-1)

S *Clofenetaminhydrochlorid***, Kaithon, Keithon, KT 5, *Phénoxéthamine*

V Parkinsontherapeuticum

4350 *(3587)* $C_{20}H_{26}ClN_3O_2$
55 837-13-3

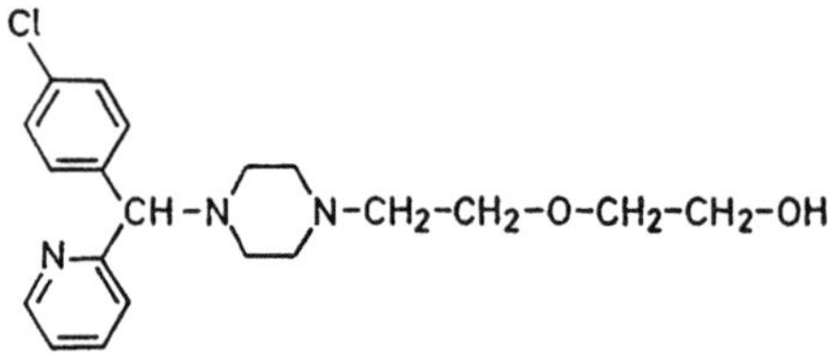

2-{2-[4-(*p*-Chlor-α-2-pyridylbenzyl)-1-piperazinyl]-ethoxy}-ethanol = 2-[2-[4-[(4-Chlorphenyl)-2-pyridinylmethyl]-1-piperazinyl]ethoxy]ethanol (●)

S *Piclopastin***

V Antihistaminicum

4351 $C_{20}H_{26}Cl_2N_2O$
33 189-65-0

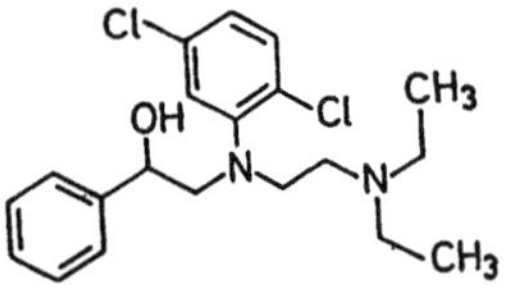

α-[*N*-(2,5-Dichlorphenyl)-2-(diethylamino)-ethyl-aminomethyl]-benzylalkohol = α-[[(2,5-Dichlorphenyl)[2-(diethylamino)ethyl]amino]methyl]-benzenmethanol (●)

S AN 162, RMI 6792

V Antithromboticum

4352 *(3588)* $C_{20}H_{26}N_2$

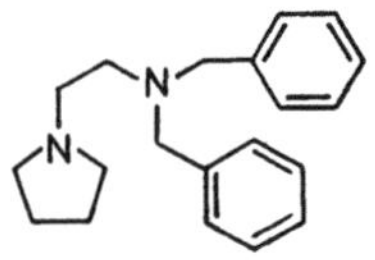

1-(2-Dibenzylaminoethyl)-pyrrolidin = *N*,*N*-Dibenzyl-*N*-(β-pyrrolidinoethyl)-amin = *N*,*N*-Bis-(phenylmethyl)-1-pyrrolidinethanamin (●)

H Hydrochlorid

S Myostimin

V Antihistaminicum

4353 *(3589)* $C_{20}H_{26}N_2$
3626-71-9

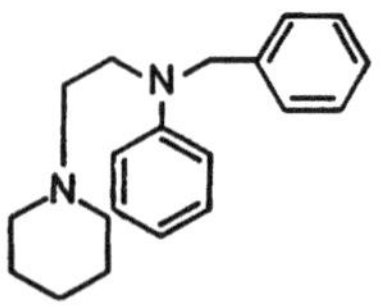

1-[2-(*N*-Benzylanilino)-ethyl]-piperidin = *N*-[β-(Benzylphenylamino)-ethyl]-piperidin = *N*-Phenyl-*N*-(phenylmethyl)-1-piperidinethanamin (●)

H Hydrochlorid

S Allantan, *Histapiperidinhydrochlorid*

V Antihistaminicum

4354 *(3590)* $C_{20}H_{26}N_2$
4757-55-5

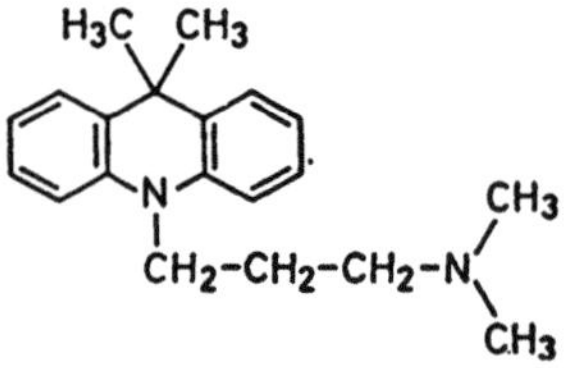

10-(3-Dimethylaminopropyl)-9,9-dimethylacridan = *N*,*N*,9,9-Tetramethyl-10(9*H*)-acridinpropan-amin (●)

H Tartrat (3759-07-7)

S *Dimetacrintartrat***, *Dimethacrintartrat*, Istonil, Linostil, Miroistonil, SD 709

V Antidepressivum, Thymolepticum

4355 *(3591)* $C_{20}H_{26}N_2$
739-71-9

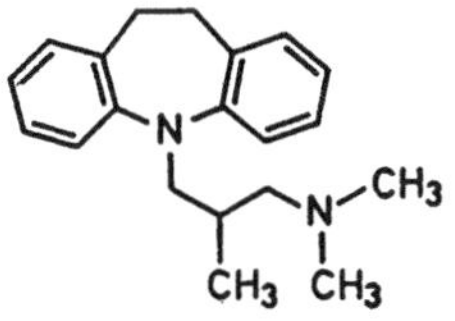

5-(3-Dimethylamino-2-methylpropyl)-10,11-dihydro-5*H*-dibenz[*b,f*]azepin = *N*-(3-Dimethylamino-2-methylpropyl)-iminodibenzyl = 10,11-Dihydro-*N*,*N*,β-trimethyl-5*H*-dibenz[*b,f*]azepin-5-propanamin (●)

H auch Methansulfonat (25332-13-2) oder Maleat (521-78-8)

S F.I. 6120, IL-6001, 7162 R.P., Sapilent, Stangyl, Sulmontil, Surmontil, *Triméprimine*, *Trimepropiminum*, *Trimipramin**

V Antidepressivum

4356 *(3592)* $C_{20}H_{26}N_2$
3277-59-6

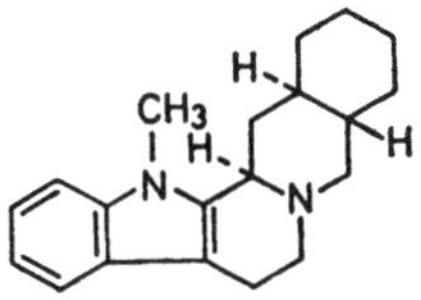

1,2,3,4,4a,5,7,8,13,13b,14,14a-Dodekahydro-13-methylbenz[*g*]indolo[2,3-*a*]chinolizin = 1-Methylyohimban (●)

H Hydrochlorid (5560-73-6)

S *Mimbanhydrochlorid***, W 2291 A

V Analgeticum

4357 *(3593)* $C_{20}H_{26}N_2O_2$
522-66-7

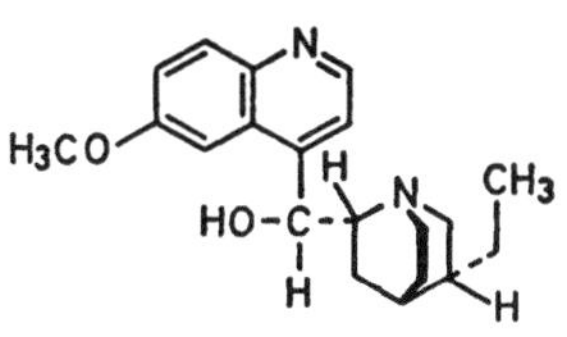

(5-Ethyl-2-chinuclidinyl)-(6-methoxy-4-chinolyl)-methanol = (8α,9*R*)-10,11-Dihydro-6′-methoxycinchonan-9-ol (●)

S *Dihydrochinin*, *Dihydroquinine*, *Hydrochinin*, *Hydroquinine*, *Methylhydrocuprein*

V Malariachemotherapeuticum

4358 *(3594)* $C_{20}H_{26}N_2O_2$
1435-55-8

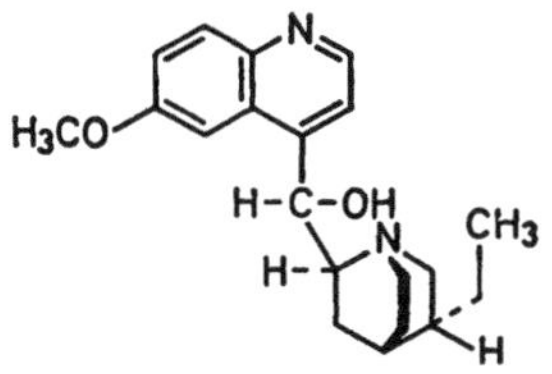

stereoisomeres (5-Ethyl-2-chinuclidinyl)-(6-methoxy-4-chinolyl)-methanol = (9*S*)-10,11-Dihydro-6′-methoxycinchonan-9-ol (●)

H auch Gluconat (21666-86-4)
vgl. auch Nrr. 1767-02, 1845-13

S *Dihydrochinidin*, *Dihydroconchinin*, *Dihydroquinidine*, *Hydrochinidin*, *Hydroquine*, *Hydroquinidine*, *Idrochinidina*, Lentoquine

V Antiarrhythmicum

4359 *(3595)* $C_{20}H_{26}N_2O_2$

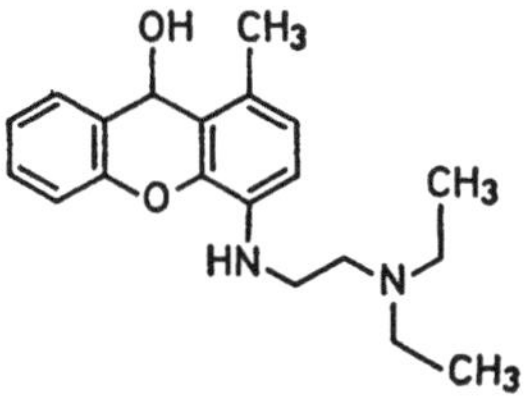

4-(2-Diethylaminoethylamino)-1-methylxanthen-9-ol = 1-Methyl-4-(β-diethylaminoethylamino)-xanthydrol = 4-[[2-(Diethylamino)ethyl]amino]-1-methyl-9*H*-xanthen-9-ol (●)

S Miracil C

V Chemotherapeuticum (Schistosomicid)

4360 *(3596)* $C_{20}H_{26}N_2O_2$
4360-12-7

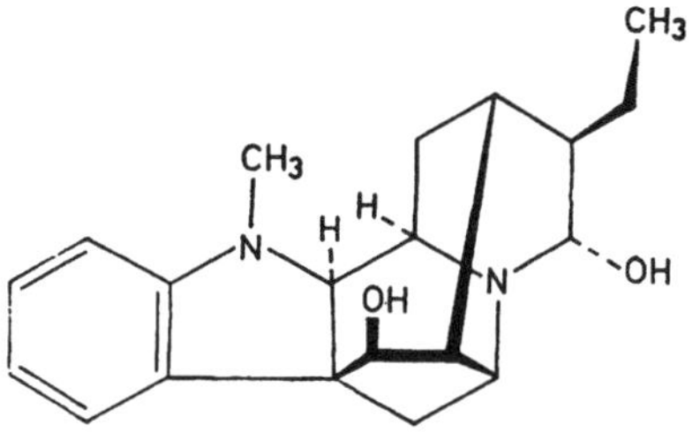

3-Ethyl-4,13-dihydroxy-12-methyl-1,2,3,4,6,7,12a,12b-oktahydro-12*H*-7a,2,6-ethanylylidenindolo-[2,3-*a*]chinolizin = (17*R*,21α)-Ajmalan-17,21-diol (●)

H auch Hydrochlorid (4410-48-4) oder Phosphat

S Ajimaline, Ajma, *Ajmalin*, Ajmalulin, Aritmina, Arytmal, Cardia-Tab., Cardiorythmine, Cartagine, Coeur-Maline, Crossperin, Giluryt-mal, Hanemaline, Ignazin, Merabitol, Nichimaline, Pulsline, Rauforin, *Rauwolfin*, Rhythmaton, Ritmos, Rytmalin, Tachmalin, Tajmalin, Takycor

V Antiarrhythmicum (Rauwolfiaalkaloid)

4361 *(3597)* $C_{20}H_{26}N_2S$

523-54-6

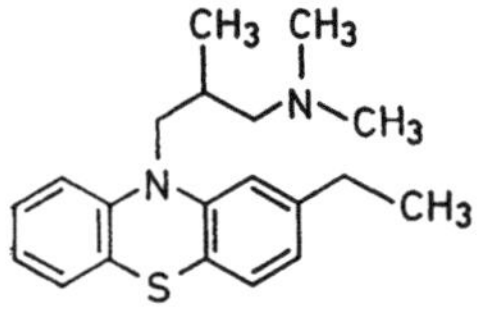

10-(3-Dimethylamino-2-methylpropyl)-2-ethyl-phenothiazin = 2-Ethyl-*N*,*N*,β-trimethyl-10*H*-phenothiazin-10-propanamin (●)

H auch Hydrochlorid (3737-33-5)

S *Äthylisobutrazin*, Diquel, *Ethotrimeprazine*, *Ethylisobutrazine*, *Etymemazin***, Nuital, 6484 R. P., Sergetyl

V Antihistaminicum, Hypnoticum, Tranquillizer

4362 *(3598)* $C_{20}H_{26}N_4O$

18016-80-3

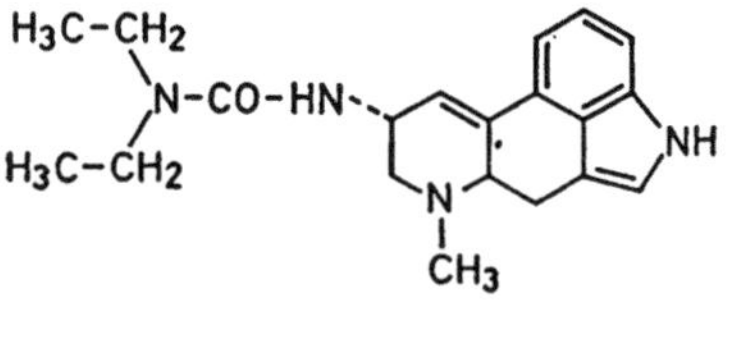

3-(9,10-Didehydro-6-methylergolin-8α-yl)-1,1-diethylharnstoff = *N*-(D-6-Methyl-8-isoergolenyl)-*N'*,*N'*-diethylharnstoff = *N'*-[(8α)-9,10-Didehydro-6-methylergolin-8-yl]-*N*,*N*-diethylharnstoff (●)

H auch Hydrogenmaleat (19875-60-6)

S *Lisurid***, Lizenil, Lysenyl, *Lysurid*, *Mesorgydin*, *Methylergolcarbamid*, MIP/2204

V Antiallergicum, Migränetherapeuticum, Antiserotonin

4363 *(3599)* $C_{20}H_{26}N_4OS$

5585-93-3

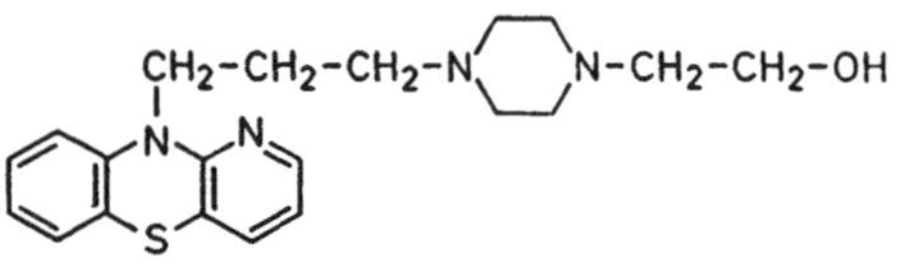

2-{4-[3-(1-Aza-10-phenothiazinyl)-propyl]-1-piperazinyl}-ethanol = 4-[3-(10*H*-Pyrido[3,2-*b*][1,4]-benzothiazin-10-yl)propyl]-1-piperazinethanol (●) =10-[3-(1-β-Hydroxyethyl-4-piperazinyl)-propyl]-thiophenylpyridylamin

H Dihydrochlorid (17297-82-4)

S D 706 E, *Oxipendyli chloridum*, *Oxypendyldihydrochlorid***, *Perthipendyldihydrochlorid*, Pervetral

V Antiemeticum

4364 *(3600)* $C_{20}H_{26}N_4O_2$

3811-75-4

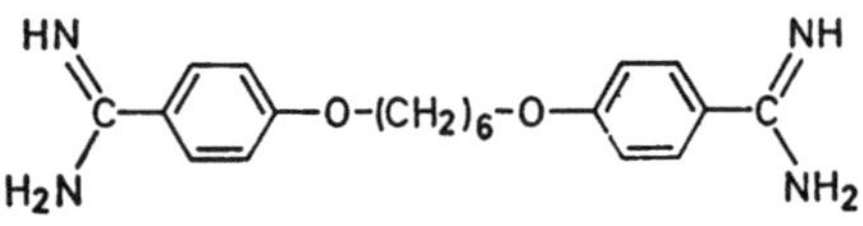

p,*p'*-(Hexamethylendioxy)-bis-benzamidin = *p*,*p'*-Diamidino-1,6-diphenoxyhexan = 4,4'-[1,6-Hexandiylbis(oxy)]bis[benzencarboximidamid] (●)

S *Hexamidin***

V Chemotherapeuticum gegen Protozoeninfektionen

4364-01 *(3600a)* 659-40-5

H Diisäthionat

S Désomédine, Esomedina, Hexomedine, Ophtamedine, 2535 R.P.

V Chemotherapeuticum, Antisepticum

4365 *(3601)* $C_{20}H_{26}O_2$
130-73-4

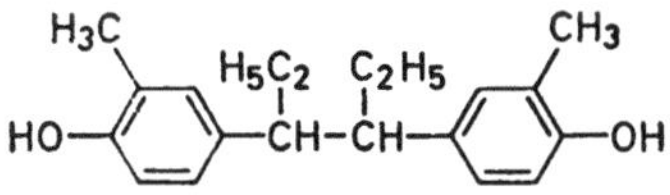

4,4'-(1,2-Diethylethylen)-di-*o*-kresol = 3,4-Bis-(4-hydroxy-3-methylphenyl)-hexan = 4,4'-(1,2-Diethyl-1,2-ethandiyl)bis[2-methylphenol]

H vgl. auch Nr. 5518

S *Dimethylhexöstrol*, Meprane, *Methestrol***, *Methoestrolum*, *Promethestrol*

V synthetisches Östrogen

4366 *(3602)* $C_{20}H_{26}O_2$
85-95-0

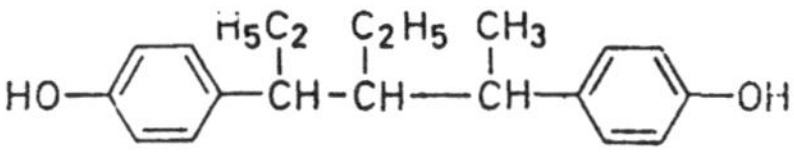

p,p'-(1,2-Diethyl-3-methyltrimethylen)-diphenol = 2,4-Bis-(*p*-hydroxyphenyl)-3-ethylhexan = 4,4'-(1,2-Diethyl-3-methyl-1,3-propandiyl)bis-[phenol] (●)

S *Benzestrol***, *Benzöstrol*, Chemestrogen, Ocestrol, Octestrol, *Octoestrol(um)*, Octofollin

V synthetisches Östrogen

4367 *(3603)* $C_{20}H_{26}O_2$
68-22-4

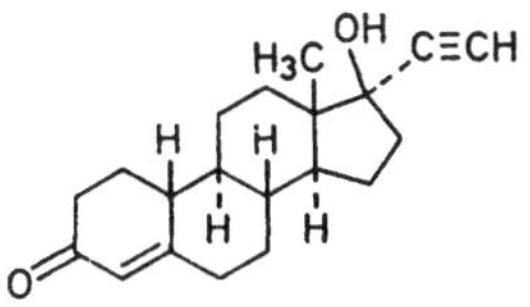

17α-Ethinyl-17β-hydroxy-4-östren-3-on = 17α-Ethinyl-19-nortestosteron = Anhydrohydroxy-norprogesteron = (17α)-17-Hydroxy-19-norpregn-4-en-20-in-3-on (●)

H vgl. auch Nrr. 4935, 5612

S *Äthinylnortestosteron*, Anovule, Anzolan, Conludag, Dianor, *Ethinylnortestosterone*, Fortilut, Gestest, Hormoluton, Kysteron, LG 202, Limitin, Micronett, Micronor, Micronovum, Mini-Pe, Mini-Pill, Neo-Hemagol, *Noräthisteron*, Noralutin, Norcolut, *Norethindrone*, *Norethisteron**, *Noretisterone*, Norfor, Norgestin, Noriday, Noridei, Norluten, Norlutin, Norluton, *Norpregneninolon*, Norprogen, Nor-Q.D., NSC-9564, Primolut N, Progela, Proluteasi, Santalut

V oral wirksames Gestagen

4368 *(3604)* $C_{20}H_{26}O_2$
68-23-5

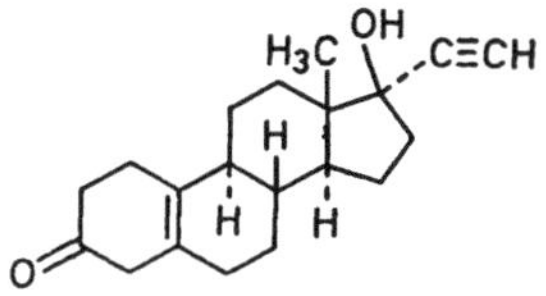

17α-Ethinyl-17β-hydroxy-5(10)-östren-3-on = 17β-Hydroxy-19-nor-17α-pregn-5(10)-en-20-in-3-on = (17α)-17-Hydroxy-19-norpregn-5(10)-en-20-in-3-on (●)

S 8023 C. B., Conovid, Enavid-Wirkstoff, Enidrel-Wirkstoff, Enovid-Wirkstoff, *5(10)-Noräthisteron*, *Noräthynodrel*, *Norethynodrel*, *Noretinodrel*, *Noretynodrel***, NSC-15432, Rodilen

V oral wirksames Gestagen

4369 *(3605)* $C_{20}H_{26}O_3$
14340-01-3

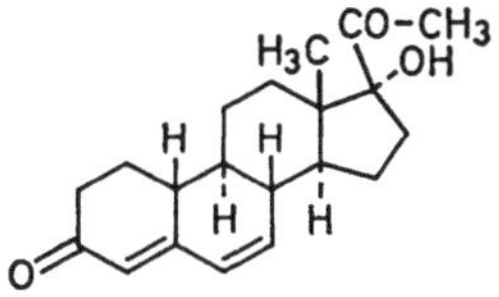

17α-Hydroxy-19-norpregna-4,6-dien-3,20-dion = 17-Hydroxy-19-norpregna-4,6-dien-3,20-dion (●)

S *Gestadienol***

V Progestativum

4370 *(3606)* $C_{20}H_{26}O_6$
25644-08-0

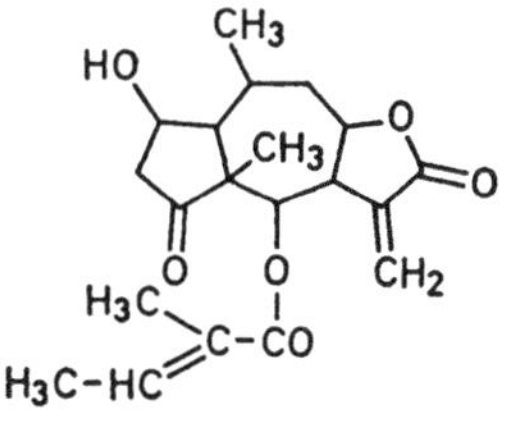

(*E*)-2,6α,8β-Trihydroxy-4-oxoambros-11(13)-en-12-säure-12,8-lacton-6-(2-methylcrotonat) = 2-Methyl-2-butensäuredodecahydro-7-hydroxy-4a,8-

dimethyl-3-methylen-2,5-dioxoazuleno[6,5-*b*]-furan-4-ylester (●)

S *Arnifolin*

V Hämostypticum (Wirkstoff aus Arnica folliosa und Arnica montana)

4371 *(3607)* $C_{20}H_{26}O_7$

24394-09-0

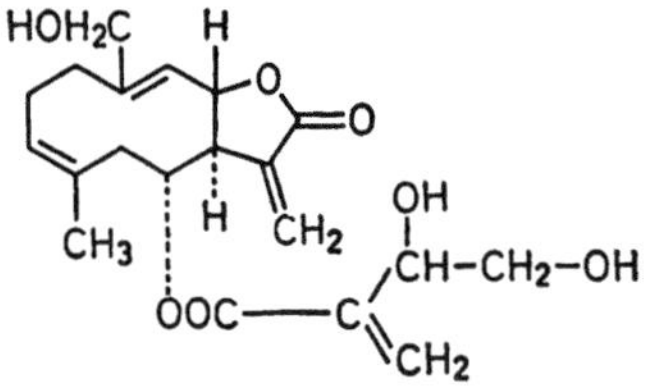

[3a*R*-(3aα,4α,11aβ)]-3,4-Dihydroxy-2-methylen-butansäure-2,3,3a,4,5,8,9,11a-octahydro-10-(hydroxymethyl)-6-methyl-3-methylen-2-oxocyclodeca[*b*]furan-4-ylester (●)

S *Centaurin, Cnicin, Cynisin*

V Bitterstoff aus Cnicus benedictus

4372 *(3608)* $C_{20}H_{27}ClO_2$

2446-23-3

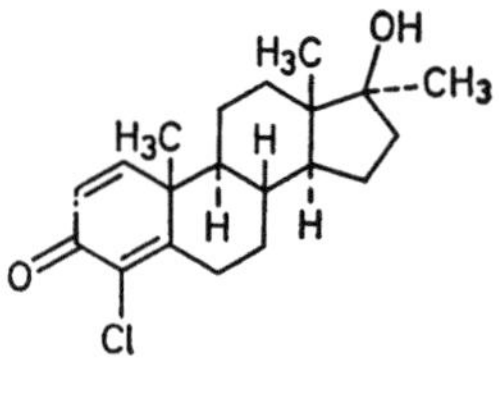

4-Chlor-17β-hydroxy-17α-methyl-1,4-androstadien-3-on = 4-Chlor-1-dehydromethyltestosteron = (17β)-4-Chlor-17-hydroxy-17-methylandrosta-1,4-dien-3-on (●)

S *Dehydrochlormethyltestosteron*, Oral-Turinabol

V Anabolicum

4373 *(3609)* $C_{20}H_{27}ClO_3$

2614-57-5

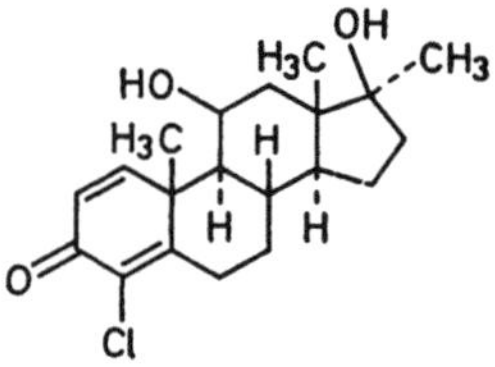

4-Chlor-11β,17β-dihydroxy-17α-methyl-1,4-androstadien-3-on = 4-Chlor-1-dehydro-11β-hydroxy-17α-methyltestosteron = (11β,17β)-4-Chlor-11,17-dihydroxy-17-methylandrosta-1,4-dien-3-on (●)

S *Chloroxydienon*

V Anabolicum

4374 $C_{20}H_{27}FN_2O_3$

54063-29-5

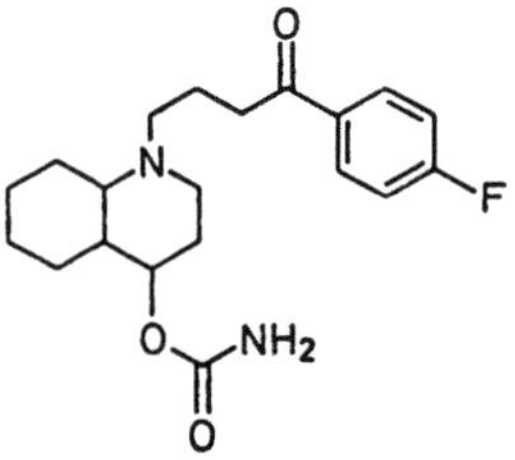

1-[4-(*p*-Fluorphenyl)-4-oxobutyl]-perhydro-4-chinolylcarbamat = 4′-Fluor-4-[octahydro-4-hydroxy-1(2*H*)-chinolyl)-butyrophenon-carbamat-(ester) = 4-[4-[(Aminocarbonyl)oxy]octahydro-1(2*H*)-chinolinyl]-1-(4-fluorphenyl)-1-butanon (●)

H Hydrochlorid (50656-93-4)

S *Cicarperonhydrochlorid***, L 7810

V Antidiarrhoicum

4375 *(3610)* $C_{20}H_{27}HgN_5O_5$

117-20-4

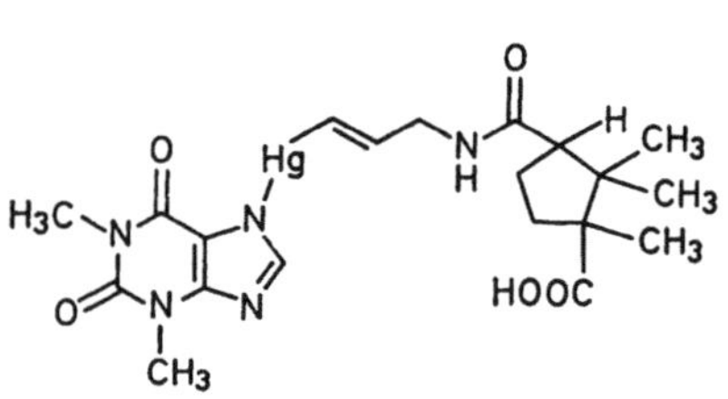

1,2,2-Trimethyl-3-[3-(7-theophyllinylmercuri)-2-propenylcarbamoy-cyl]clopentancarbonsäure = 7-

[3-(3-Carboxy-2,2,3-trimethylcyclopentancarboxamido)-propenylmercuri]-theophyllin = [3-[[(3-Carboxy-2,2,3-trimethylcyclopentyl)carbonyl]-amino]-1-propenyl](1,2,3,6-tetrahydro-1,3-dimethyl-2,6-dioxo-7*H*-purin-7-yl)quecksilber (●)

H Natriumsalz (6416-03-1)

S Tachidrolo, Tachydrol

V Diureticum

4376 *(3611)* $C_{20}H_{27}N$

15793-40-5

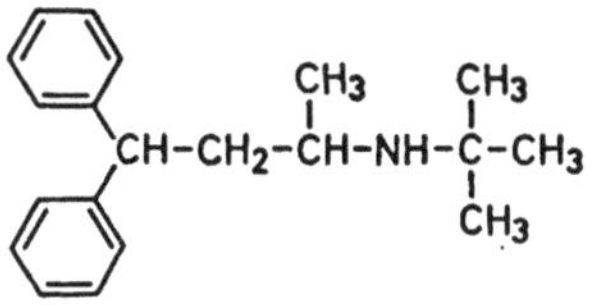

N-tert.-Butyl-1-methyl-3,3-diphenylpropylamin = *N*-(1,1-Dimethylethyl)-α-methyl-γ-phenylbenzenpropanamin (●)

H Hydrochlorid (7082-21-5)

S Bicor, *Terodilinhydrochlorid***

V Coronarvasodilatans

4377 *(3612)* $C_{20}H_{27}N$

150-59-4

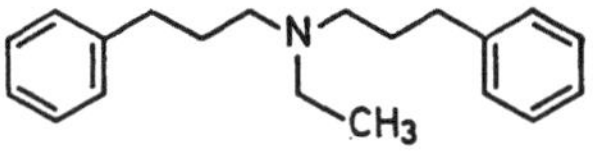

N,N-Bis-(3-phenylpropyl)-ethylamin = *N*-Ethyl-3,3'-diphenyldipropylamin = *N*-Ethyl-*N*-(3-phenylpropyl)benzenpropanamin (●)

H auch Citrat (5560-59-8)

S *Alverincitrat**, Antispasmin, Calmabel, *Dipropyline*, Espastik-Supos., *Fenpropamin*, Fujipaverin, Gamatran, Kalmadol, Phenopropyl, *Phenpropaminum*, Praeformin, Profenil, Profenine, Prophelan, Sedogamma, Sestron, Spacolin, Spasmocol, Spasmaverine, Supavan

V Spasmolyticum

4378 *(3613)* $C_{20}H_{27}NO$

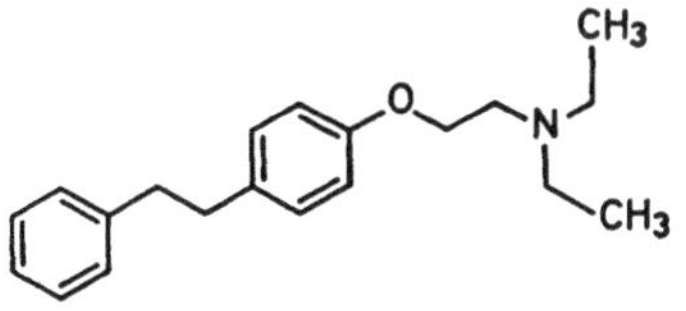

2-[*p*-(Phenethyl)-phenoxy]-triethylamin = 4-(β-Diethylaminoethoxy)-diphenylethylen = *N,N*-Diethyl-2-[4-(2-phenylethyl)phenoxy]ethanamin (●)

H Hydrochlorid

S M. G. 346, Neo-Coronaril

V Cardiotonicum, Spasmolyticum

4379 *(3614)* $C_{20}H_{27}NO$

4163-15-9

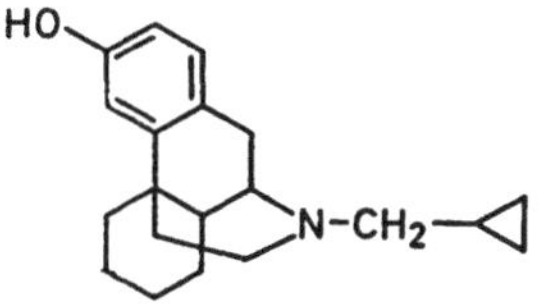

17-(Cyclopropylmethyl)morphinan-3-ol (●)

S *Cyclorphan*

V Analgeticum, Narkoticaantagonist

4380 *(3615)* $C_{20}H_{27}NO_2$

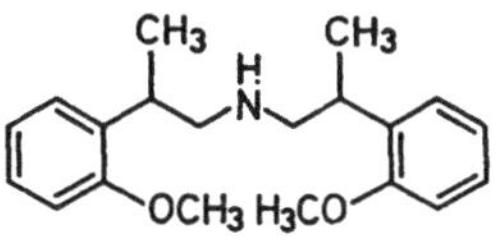

Bis-(*o*-methoxy-β-methylphenethyl)-amin = 2-Methoxy-*N*-[2-(2-methoxyphenyl)propyl]-β-methylbenzenethanamin (●)

H Lactat (24407-55-4)

S *Bimethoxycainlactat*, Isocaine „Upjohn“

V Lokalanästheticum

4381 (3616) $C_{20}H_{27}NO_2$
3735-45-3

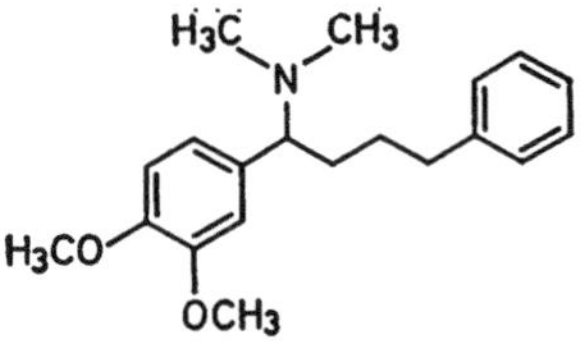

N,N-Dimethyl-1-(3,4-dimethoxyphenyl)-4-phenylbutylamin = 1-(3,4-Dimethoxyphenyl)-1-dimethylamino-4-phenylbutan = *N,N*-Dimethyl-α-(3-phenylpropyl)-veratrylamin = α-(3,4-Dimethoxyphenyl)-*N,N*-dimethylbenzenbutanamin (●)

H Hydrochlorid (5974-09-4)

S Monzal, Monzaldon, *Profenveraminhydrochlorid*, *Revatrinhydrochlorid*, Sp 281, *Vetrabutinhydrochlorid***

V Uterusrelaxans

4382 $C_{20}H_{27}NO_2$
34616-39-2

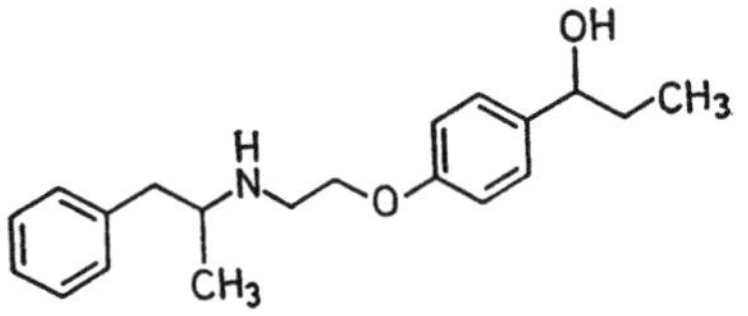

α-Ethyl-*p*-[2-(α-methylphenethylamino)-ethoxy]-benzylalkohol = 1-[*p*-[2-(α-methylphenethylamino)-ethoxy]-phenyl]-1-propanol = α-Ethyl-4-[2-[(1-methyl-2-phenylethyl)amino]ethoxy]benzenmethanol (●)

H Hydrochlorid (34535-83-6)

S Cordoxène, *Fenalcominhydrochlorid***

V Coronartherapeuticum

4383 $C_{20}H_{27}NO_2$
42281-59-4

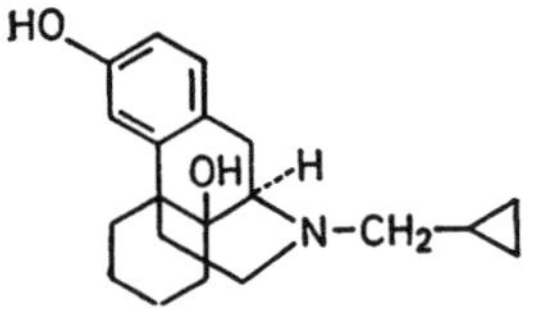

(–)-17-(Cyclopropylmethyl)morphinan-3,14-diol = 17-(Cyclopropylmethyl)morphinan-3,14-diol (●)

S levo-BC-2605, *Oxilorphan***

V Narkoticaantagonist

4384 (3617) $C_{20}H_{27}NO_2$
3570-06-7

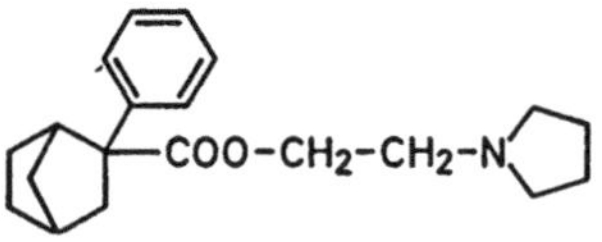

2-Phenyl-2-norbornancarbonsäure-β-pyrrolidinoethylester = 2-Phenylbicyclo[2.2.1]heptan-2-carbonsäure-2-(1-pyrrolidinyl)ethylester (●)

S Bicyclophenamin

V Spasmolyticum

4385 (3618) $C_{20}H_{27}NO_2$
40796-85-8

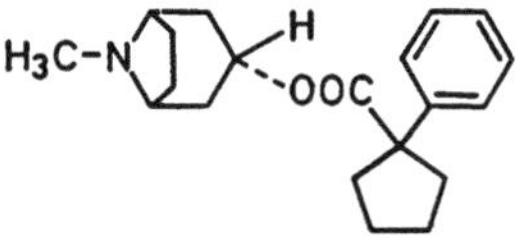

1-Phenylcyclopentancarbonsäuretropinester = *endo*-1-Phenylcyclopentancarbonsäure-8-methyl-8-azabicyclo[3.2.1]oct-3-ylester (●)

H Hydrochlorid

S Tropentan

V Spasmolyticum

4386 (3619) $C_{20}H_{27}NO_2S$

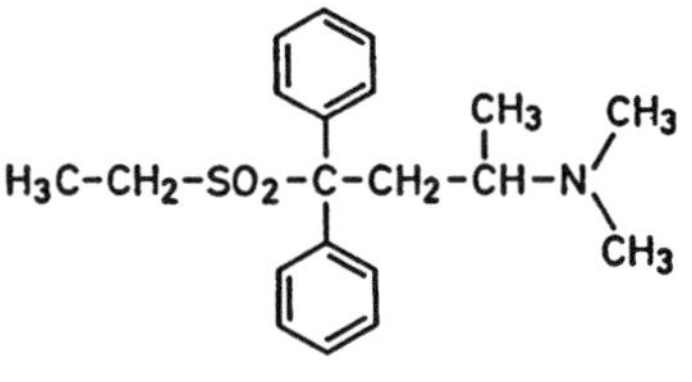

D-3-Ethylsulfonyl-*N,N*,1-trimethyl-3,3-diphenylpropylamin = D-3-Dimethylamino-1,1-diphenylbutylethylsulfon = (+)-γ-(Ethylsulfonyl)-*N,N*,α-trimethyl-γ-phenylbenzenpropanamin (●)

H Hydrochlorid

S I-C 26, *Methadone-S*, Win 1161-3

V Antitussivum, Narkoticum

4387 (3620) $C_{20}H_{27}NO_4$

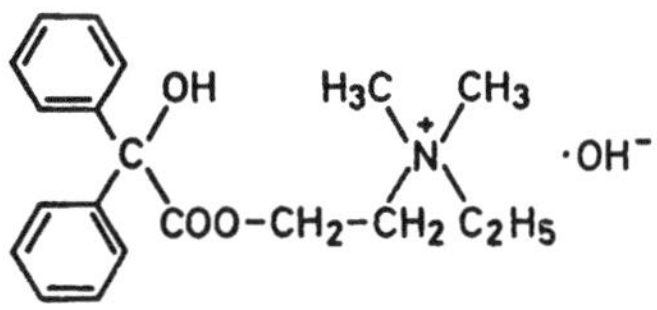

N-Ethyl-*N*,*N*-dimethyl-2-(benziloyloxy)-ethylammoniumhydroxid = Benzilsäure-β-dimethylaminoethylesterethylhydroxid = *N*-Ethyl-2-[(hydroxydiphenylacetyl)oxy]-*N*,*N*-dimethylethanaminiumhydroxid (●)

H Chlorid (1164-38-1)

S E_3, Lachesin, Laxesin

V Mydriaticum

4388 (3621) $C_{20}H_{27}NO_4$

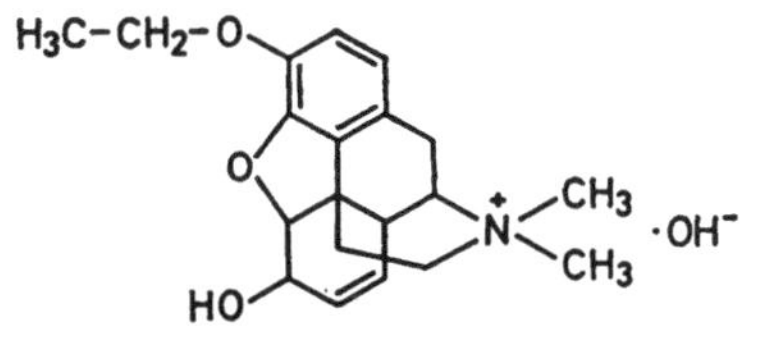

3-Ethoxy-4,5-epoxy-6-hydroxy-*N*,*N*-dimethylmorphin-7-eniumhydroxid = Ethylmorphin-*N*-methylhydroxid = (5α,6α)-7,8-Didehydro-4,5-epoxy-3-ethoxy-6-hydroxy-17,17-dimethylmorphinaniumhydroxid (●)

H Jodid (6696-59-9)

S *Äthylmorphinmethyljodid*, *Codéthyline iodomethylate*, Trachyl

V Analgeticum, Antitussivum

4389 (3622) $C_{20}H_{27}NO_5$
804-10-4

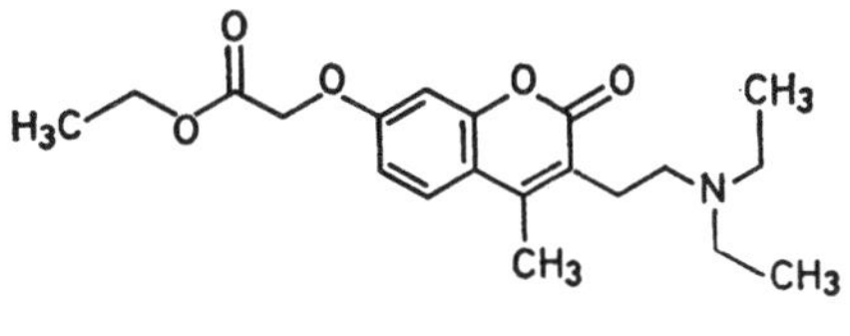

[[3-[2-(Diethylamino)ethyl]-4-methyl-2-oxo-2*H*-1-benzopyran-7-yl]oxy]essigsäureethylester (●) = 3-(β-Diethylaminoethyl)-4-methyl-7-(carbethoxymethoxy)-2-oxo-(1,2-chromen)

H auch Hydrochlorid (655-35-6)

S A-27053, AG-3, Antiangor, *Carbochromen*, *Carbocromen***, Cardiocap, Cassella 4489, *Chromonar*, Cromene, Intercordin, Intensacrom, Intensain

V Coronarvasodilatans

4390 (3623) $C_{20}H_{27}NO_5$
5486-03-3

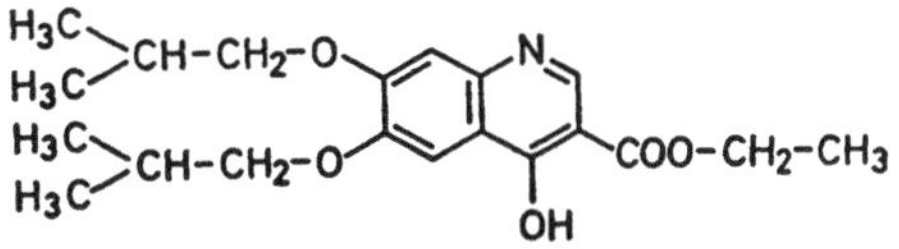

4-Hydroxy-6,7-diisobutoxychinolin-3-carbonsäureethylester = 4-Hydroxy-6,7-bis(2-methylpropoxy)-3-chinolincarbonsäureethylester (●)

S Bonaid, *Buchinolatum*, *Buquinolat***, Butoril, EU-1093, VÚFB-4824, U-1093

V Coccidiostaticum

4391 $C_{20}H_{27}NO_{11}$
29883-15-6

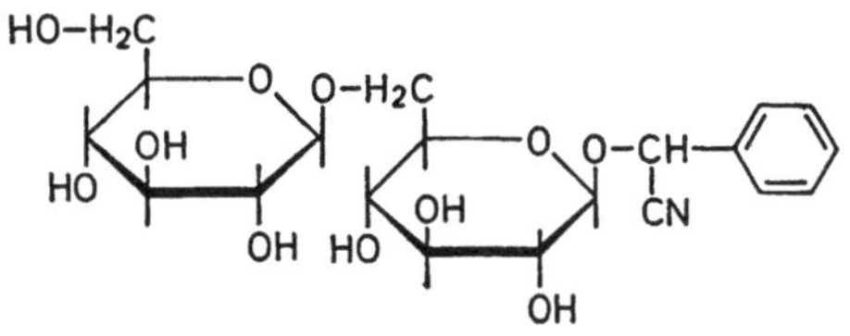

Mandelnitril-β-gentiobiosid = D-Mandelnitril-β-D-glucosido-6-β-D-glucosid = *(R)*-α-[(6-*O*-β-D-Glucopyranosyl-β-D-glucopyranosyl)oxy]benzenacetonitril (●)

S *Amygdalin*, *Amygdalosid*, NSC-15780, *Vitamin* B_{17}

V Cytostaticum (Glykosid aus den Samen von Rosaceen)

4392 *(3624)* $C_{20}H_{27}N_3O_6$
13246-02-1

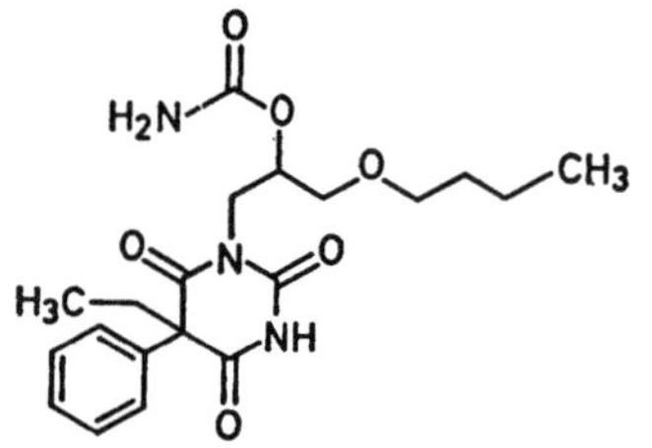

1-(3-Butoxy-2-carbamoyloxypropyl)-5-ethyl-5-phenylbarbitursäure = 1-[2-[(Aminocarbonyl)oxy]-3-butoxypropyl]-5-ethyl-5-phenyl-2,4,6(1*H*,3*H*,-5*H*)-pyrimidintrion (●)

S *Febarbamat***, Getril, Go-560, G-Tril, *Phenobamate*, Solium „Lirca"

V Sedativum, Relaxans, Antitremormittel

4393 *(175 N)* $C_{20}H_{27}N_3O_6$
23113-01-1

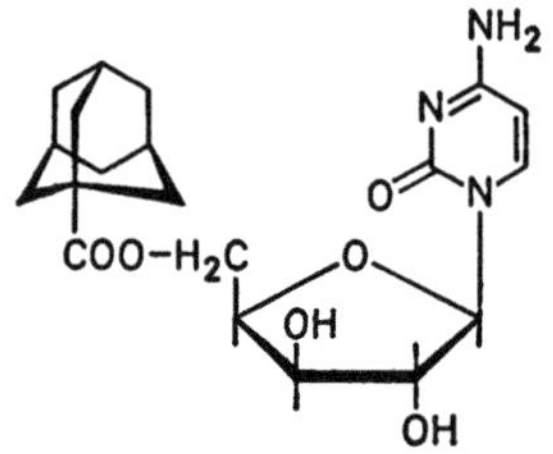

1-β-D-Arabinofuranosylcytosin-5'-(1-adamantan-carboxylat) = Tricyclo[3.3.1.1^{3,7}]decan-1-carbonsäure-5'-ester mit 4-Amino-1-β-D-arabinofuranosyl-2(1*H*)-pyrimidinon (●)

S *Adamantoylcytarabin*, Adam CA, U-26516

V Immunosuppressivum

4394 *(3625)* $C_{20}H_{27}N_5O_3$
2016-63-9

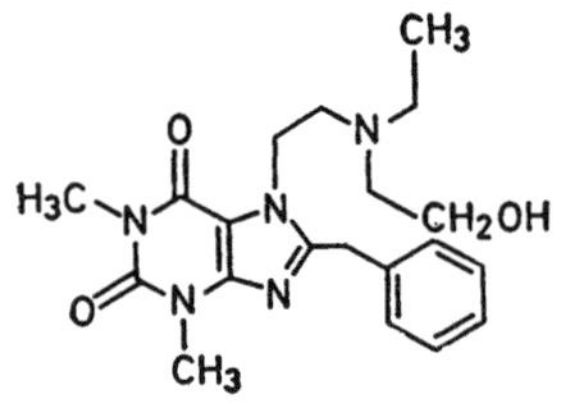

7-[2-(*N*-Ethyl-β-hydroxyethylamino)-ethyl]-8-benzyltheophyllin = 7-[2-[Ethyl(2-hydroxyethyl)-amino]ethyl]-3,7-dihydro-1,3-dimethyl-8-(phenylmethyl)-1*H*-purin-2,6-dion (●)

H Monohydrochlorid (20684-06-4)

S AC 3810, *Bamifyllinhydrochlorid***, *Bamiphyllinhydrochlorid*, BAX 2739 Z, *Benzétamophylline*, 8102 C. B., Stofilin, Trentadil

V Coronarvasodilatans, Bronchodilatans

4395 *(176 N)* $C_{20}H_{27}N_5O_5S$
25046-79-1

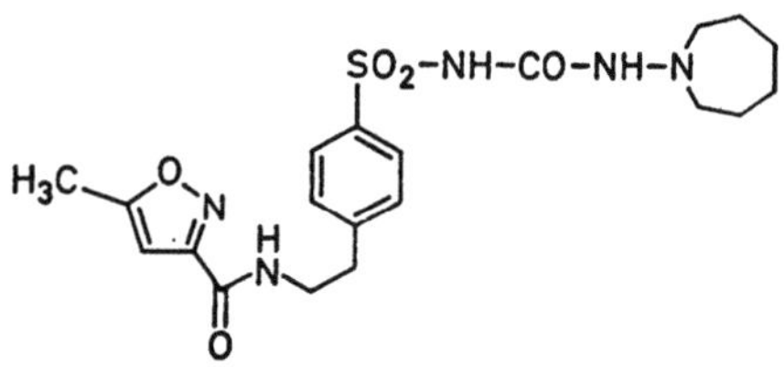

1-(Hexahydro-1*H*-azepin-1-yl)-3-{*p*-[2-(5-methyl-3-isoxazolcarboxamido)-ethyl]-phenylsulfonyl}-harnstoff = 4-{4-[β-(5-Methylisoxazol-3-carboxamido)-ethyl]-phenylsulfonyl}-1,1-hexamethylen-semicarbazid = *N*-[2-[4-[[[[(Hexahydro-1*H*-azepin-1-yl)amino]carbonyl]amino]sulfonyl]phenyl]-ethyl]-5-methyl-3-isoxazolcarboxamid (●)

S Bay b 4231, BS 4231, FB b 4231, *Glisoxepid***, Pro-Diaban, 22410 R. P.

V Antidiabeticum

4396 *(3626)* $C_{20}H_{27}O_4P$
1241-94-7

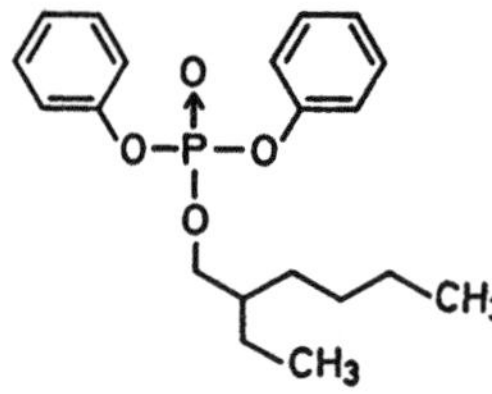

(2-Ethylhexyl)-diphenylphosphat = Phosphorsäure(2-ethylhexyl)diphenylester (●)

S *Octicizer*, Santicizer 141

V Plastificans (zur Anwendung in Wundsprays)

4397 *(3627)* $C_{20}H_{28}Cl_4N_2O_4$
5560-78-1

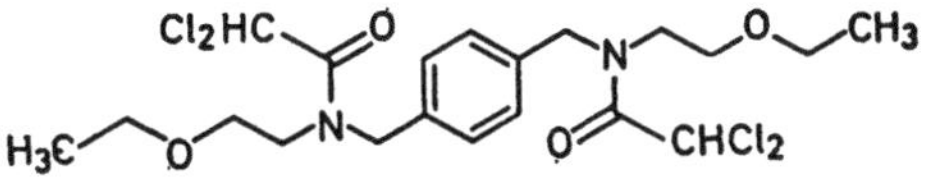

N,N'-(*p*-Phenylendimethylen)-bis-[2,2-dichlor-*N*-(2-ethoxyethyl)-acetamid] = *N,N'*-[1,4-Phenylen-bis(methylen)]bis[2,2'-dichlor-*N*-(2-ethoxyethyl)-acetamid (●)

S Falmonox, *Teclozan***, *Teclozine*, Win 13146

V Amöbicid

4398 *(3628)* $C_{20}H_{28}N_2O$
15301-88-9

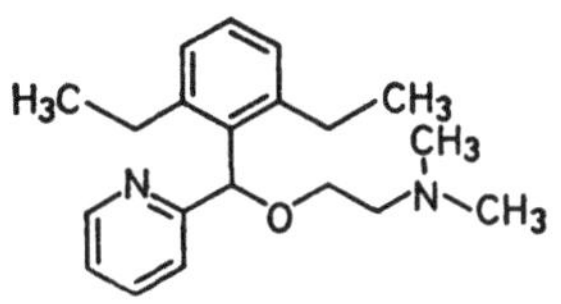

2-[α-(2-Dimethylaminoethoxy)-2,6-diethylbenzyl]-pyridin = 2-[(2,6-Diethylphenyl)-2-pyridinyl-methoxy]-*N,N*-dimethylethanamin (●)

H Hydrochlorid (641-35-0)

S B.S. 7161-D, *Pytaminhydrochlorid**

V Diureticum

4399 *(3629)* $C_{20}H_{28}N_2O_2$

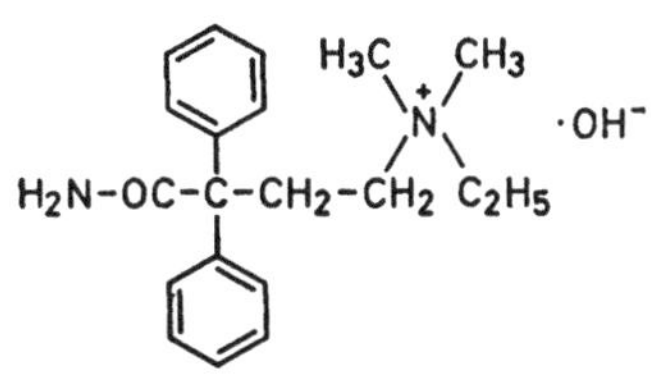

N-Ethyl-*N,N*-dimethyl-3-carbamoyl-3,3-diphenylpropylammoniumhydroxid = α,α-Diphenyl-γ-dimethylaminobutyramidethylhydroxid = γ-(Aminocarbonyl)-*N*-ethyl-*N,N*-dimethyl-γ-phenylbenzenpropanaminiumhydroxid (●)

H Bromid (115-51-5)

S *Ambutoniumbromid*, BL 700 B, R 100

V Anticholinergicum

4400 *(3630)* $C_{20}H_{28}N_2O_3$
125-53-1

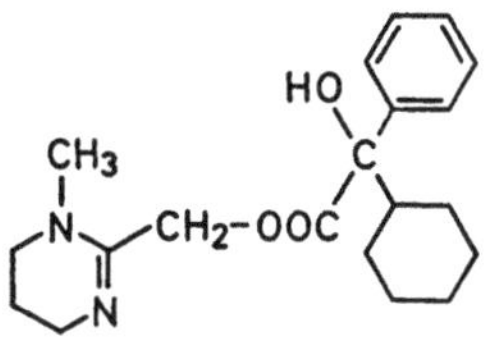

1-Methyl-1,4,5,6-tetrahydro-2-pyrimidinylmethyl-α-cyclohexylphenylglykolat = α-Cyclohexylphenylglykolsäure-(1-methyl-1,4,5,6-tetrahydro-2-pyrimidinylmethyl)-ester = α-Cyclohexyl-α-hydroxybenzenessigsäure(1,4,5,6-tetrahydro-1-methyl-2-pyrimidinyl)methylester (●)

H Hydrochlorid (125-52-0)

S Acolergic, Antulcus, Caridan, Cycmin, Daricol, Daricon, Dominil, Enterex, Gastrix, Gastrovitória, Inomaru-S, Lictine, Madil, Manir, Naridan, Norman, Oximin, *Oxiphencyclimini chloridum*, *Oxyphencycliminhydrochlorid***, Protropin, Quaternil, Rotropin, Roxifen „Sigurtà", S 1-1236, Sedomucol, Setrol, Spazamin, Syklifen, Ulcociclinina, Vagogastrin, Vio-Thene, W-T Anticholinergic, Zamanil

V Anticholinergicum

4401 *(177 N)* $C_{20}H_{28}N_2O_3S$

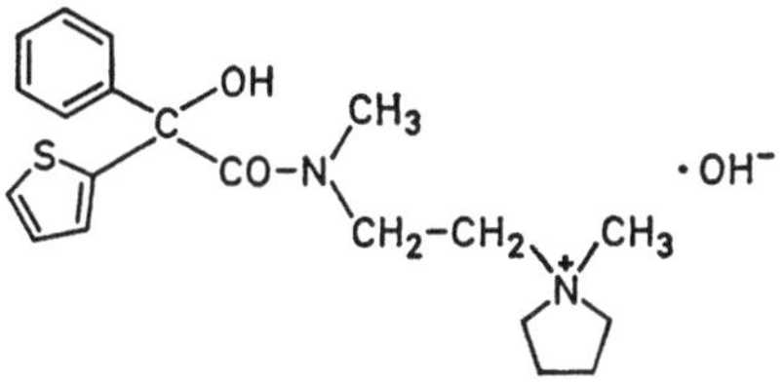

1-Methyl-1-[2-(*N*-methyl-α-2-thienylmandelamido)-ethyl]-pyrrolidiniumhydroxid = 1-[2-[(Hydroxyphenyl-2-thienylacetyl)methylamino]-ethyl]-1-methylpyrrolidiniumhydroxid (●)

H Bromid (26058-50-4)

S *Dotefoniumbromid***, H 4132

V Spasmolyticum

4402 $C_{20}H_{28}N_2O_4$
18174-89-5

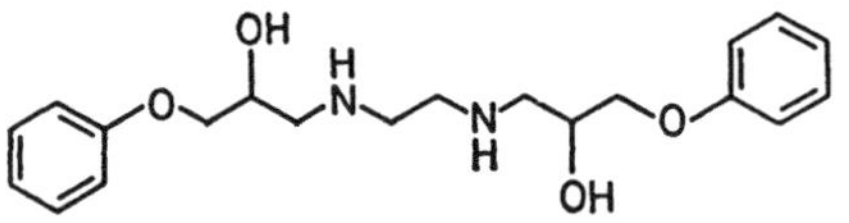

1,1'-(Ethylendiamino)-bis-(3-phenoxypropan-2-ol) = *N*,*N'*-Bis-(2-hydroxy-3-phenoxypropyl)-ethylendiamin = 1,1'-(1,2-Ethandiyldiimino)bis-[3-phenoxy-2-propanol] (●)

H Dihydrochlorid (35607-13-7)

S IF ROM-203, ROM-203

V adrenergischer β-Rezeptorenblocker

4403 (49 E) $C_{20}H_{28}N_2O_6$
23887-41-4

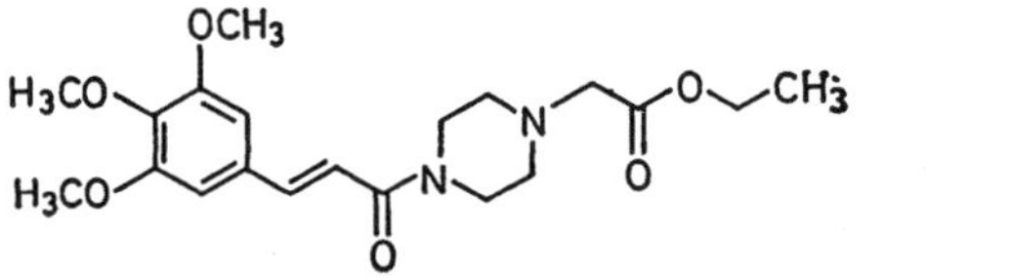

2-[4-(3,4,5-Trimethoxycinnamoyl)-1-piperazinyl]-essigsäureethylester = 4-[1-Oxo-3-(3,4,5-trimethoxyphenyl)-2-propenyl]-1-piperazinessigsäure-ethylester (●)

H auch Maleat (1 : 1) (50679-07-7)

S *Äthylcinepazat*, *Cinepazet**, 6753 MD, Vascoril

V Coronarvasodilatans

4404 $C_{20}H_{28}N_4O$
37686-84-3

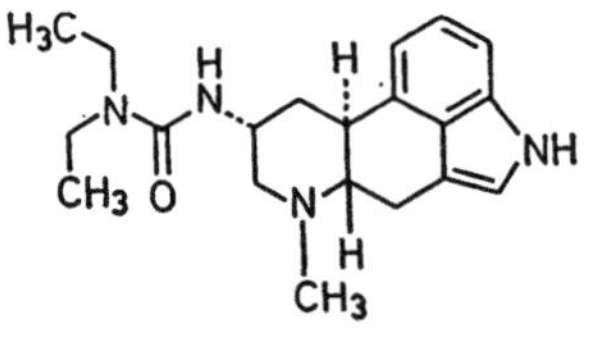

N-(D-6-Methyl-8-isoergolin-*I*-yl)-*N'*,*N'*-diethyl-harnstoff = *N*,*N*-Diethyl-*N'*-[(8α)-6-methylergolin-8-yl]harnstoff (●)

H Hydrogenmaleinat (37686-85-4)

S Dironyl, VÚFB-6638

V Prolaktininhibitor

4405 (3631) $C_{20}H_{28}N_4O_2$
7543-69-3

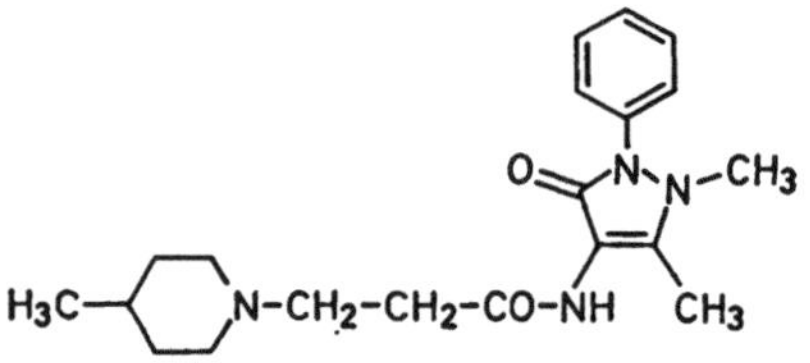

1-Phenyl-2,3-dimethyl-4-[3-(4-methylpiperidino)-propionylamino]-pyrazol-5-on = *N*-(2,3-Dihydro-1,5-dimethyl-3-oxo-2-phenyl-1*H*-pyrazol-4-yl)-4-methyl-1-piperidinpropanamid (●)

H Salicylat (18429-62-4)

S HM 187, *Promepiazon*

V Antiphlogisticum, Antirheumaticum

4406 (3632) $C_{20}H_{28}N_6O_2$
28947-50-4

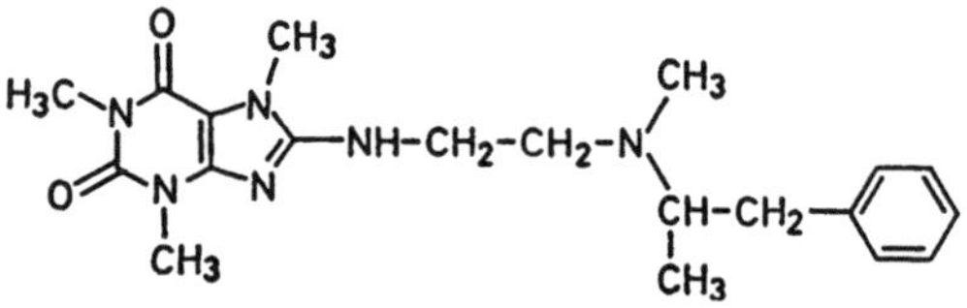

DL-8-[2-(*N*,α-Dimethylphenethylamino)-ethyl-amino]-coffein = 1-(1,3,7-Trimethyl-2,6-dioxopurin-8-yl)-4-methyl-4-(α-methylphenethyl)ethylendiamin = 3,7-Dihydro-1,3,7-trimethyl-8-[[2-[methyl(1-methyl-2-phenylethyl)amino]ethyl]-amino]-1*H*-purin-2,6-dion (●)

H Hydrochlorid (33246-03-6)

S Altimina, *Fencaminahydrochlorid*, *Phencaminhydrochlorid*, Sicoclor, ST-374

V Psychotonicum

4407 (3633) $C_{20}H_{28}O$
79-80-1

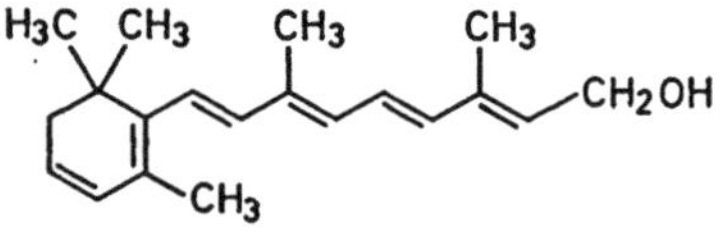

3,7-Dimethyl-9-(2,6,6-trimethyl-1,3-cyclohexadienyl)-2,4,6,8-nonatetraen-1-ol = 3,4-Didehydroretinol (●)

S *Dehydroretinol*, *Vitamin A_2*

V Epithelschutzvitamin

4408 *(3634)* $C_{20}H_{28}O$
52-76-6

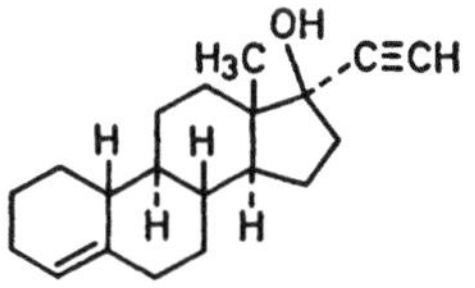

19-Nor-17α-pregn-4-en-20-in-17β-ol = 17α-Ethinyl-4-östren-17β-ol = (17α)-19-Norpregn-4-en-20-in-17-ol (●)

S *Äthinylöstrenol*, *Ethinylestrenol*, Exlutena, Exlution, Exluton(a), *Linestrenol(o)*, *Lynestrenol***, *Lynoestrenol*, NSC-37725, Orgametil, Orgametril, Orgametrol

V Progestativum

4409 *(3635)* $C_{20}H_{28}O$
16915-71-2

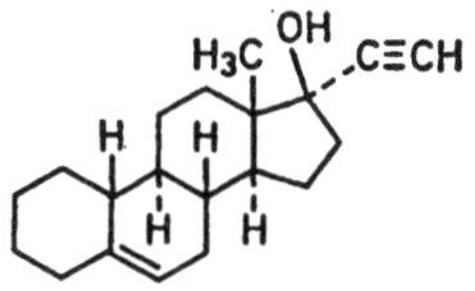

19-Nor-17α-pregn-5-en-20-in-17β-ol = 17α-Ethinyl-5-östren-17β-ol = (17α)-19-Norpregn-5-en-20-in-17-ol (●)

S *Cingestol***

V Progestagen

4410 *(3636)* $C_{20}H_{28}O$
896-71-9

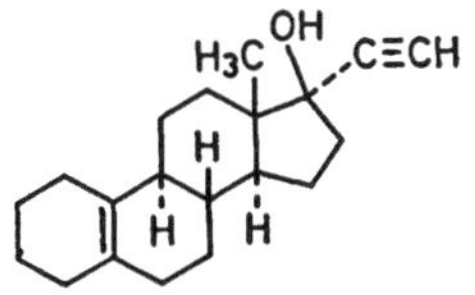

19-Nor-17α-pregn-5(10)-en-20-in-17β-ol = 17α-Ethinyl-5(10)-östren-17β-ol = (17α)-19-Nor-pregn-5(10)-en-20-in-17-ol (●)

S *Tigestol***

V Progestagen

4411 *(178 N)* $C_{20}H_{28}O_2$
302-79-4

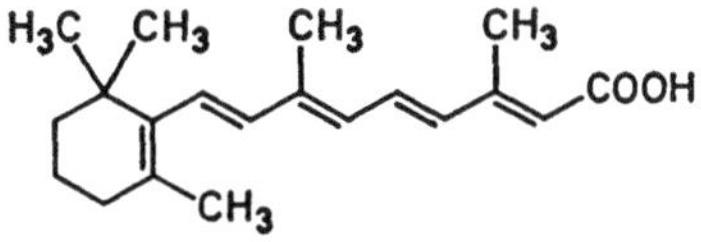

all-trans-3,7-Dimethyl-9-(2,6,6-trimethyl-1-cyclohexenyl)-2,4,6,8-nonatetraensäure = (*all-E*)-3,7-Dimethyl-9-(2,6,6-trimethyl-1-cyclohexen-1-yl)-2,4,6,8-nonatetraensäure (●)

S A-Acido, Abarel, Aberel(a), Accutane, Acid-A-Vit, Acnavit, Acnelyse, Airoderm, Airol, Aknebon, Avitcit, Dermairol, Dermojuventus, Dumin, Effederm, Epi-Aberel, Eudyna, NSC-122758, Retin A, *Retinoesäure*, *Retinoic acid*, *Tretinoin***, Vit-A-Acid, *Vitamin A-säure*

V Aknetherapeuticum, Keratolyticum

4412 $C_{20}H_{28}O_2$
33122-60-0

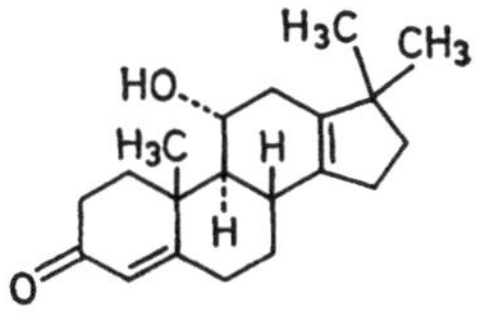

11α-Hydroxy-17,17-dimethyl-18-norandrosta-4,13-dien-3-on = (11α)-11-Hydroxy-17,17-dimethyl-18-norandrosta-4,13-dien-3-on (●)

S *Nordinon***

V Antiandrogen

4413 *(3637)* $C_{20}H_{28}O_2$
13563-60-5

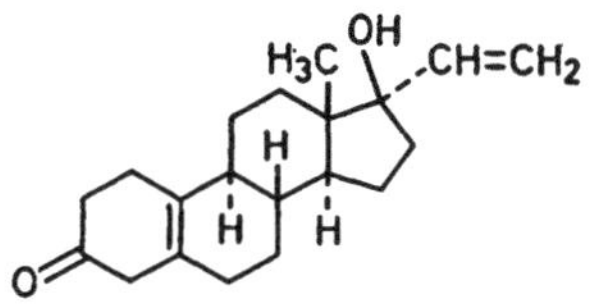

17β-Hydroxy-17α-vinyl-5(10)-östren-3-on = 17β-Hydroxy-19-nor-17α-pregna-5(10),20-dien-3-on =

(17α)-17-Hydroxy-19-norpregna-5(10),20-dien-3-on (●)

S *Norgesteron*, Norvinodrel, Vinilestrenolone*

V Progestativum

4414 (3638) $C_{20}H_{28}O_2$ 6795-60-4

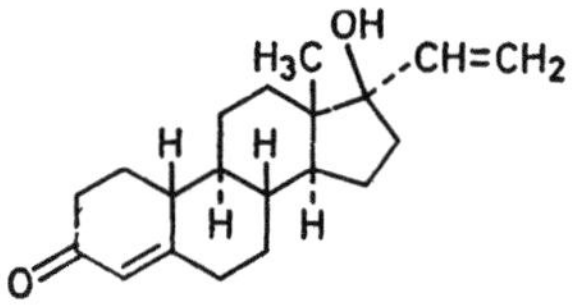

17β-Hydroxy-17α-vinyl-4-östren-3-on = 17β-Hydroxy-19-nor-17α-pregna-4,20-dien-3-on = 17α-Vinyl-19-nortestosteron = (17α)-17-Hydroxy-19-norpregna-4,20-dien-3-on (●)

S Neoprogestin, Nor-progestelea, *Norvinisteron**, Vinylnortestosteron*

V Progestativum

4415 (3639) $C_{20}H_{28}O_2$ 72-63-9

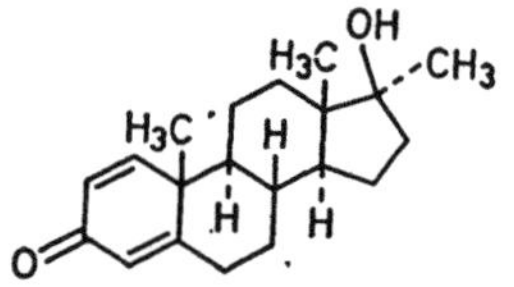

17β-Hydroxy-17α-methyl-1,4-androstadien-3-on = 1-Dehydro-17α-methyltestosteron = (17β)-17-Hydroxy-17-methylandrosta-1,4-dien-3-on (●)

S Abirol, Anabol „Piam", Anabolex „CIPLA", Anabolin „Gea; Medica", Anaboral, Bionabol, Ciba 17309-Ba, Crein, Danabol, *Dehydromethyltestosteron*, Dianabol, Distranorm, Geabol, Lanabolin, Metabolina, Metanabol, *Metandienon*, Metandrostenolon*, Metastenol, *Methandienone, Methandrostenolone*, Methastenon, Methbolin, Nabolin, Naposim, Nerobol(ettes), Novabol, NSC-42722, Perabol, Perbolin, Protobolin, Stenolon, TMV-17, Tonobolin-Tabl., Vanabol

V Anabolicum

4416 (3640) $C_{20}H_{28}O_3$ 2320-86-7

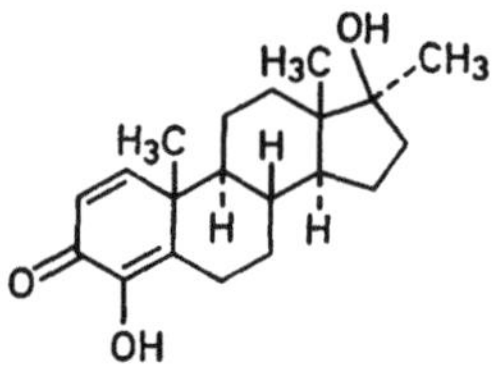

4,17β-Dihydroxy-17α-methyl-1,4-androstadien-3-on = (17β)-4,17-Dihydroxy-17-methylandrosta-1,4-dien-3-on (●)

S *Enestebol***

V Anabolicum

4417 (3641) $C_{20}H_{28}O_3$ 5108-94-1

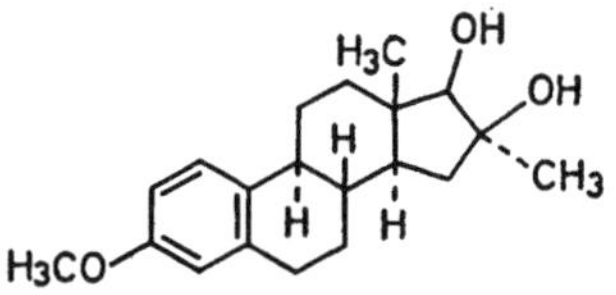

3-Methoxy-16α-methyl-1,3,5(10)-östratrien-16β,17β-diol = (16β,17β)-3-Methoxy-16-methylöstra-1,3,5(10)-trien-16,17-diol (●)

S Anvene, Manvene, *Mytatrienediol*, SC-6924

V Steroidtherapeuticum gegen Atherosklerose

4418 (3642) $C_{20}H_{28}O_3S$ 5560-69-0

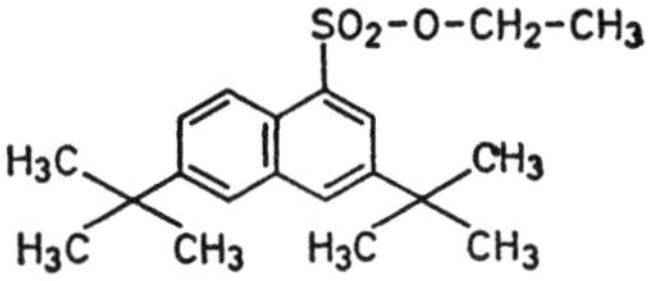

3,6-Di-*tert.*-butylnaphthalin-1-sulfonsäureethylester = 3,6-Bis(1,1-dimethylethyl)-1-naphthalensulfonsäureethylester (●)

S *Aethyli dibunas, Ethylis dibunas***, NDR 304, Neodyne, Tussets

V Antitussivum

4419 *(3643)* $C_{20}H_{28}O_6$
17 673-25-5

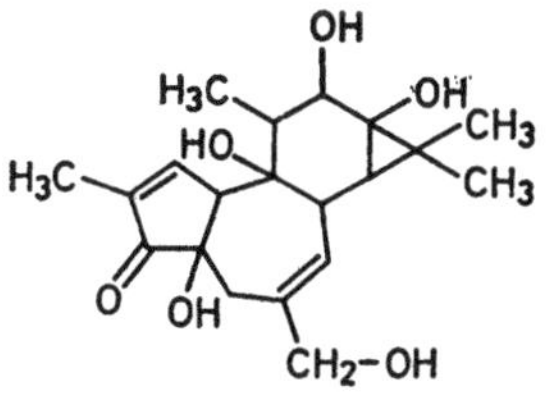

[1a*R*-(1aα,1bβ,4aβ,7aα,7bα,8α,9β,9aα)]-1,1a,1b,4,4a,7a,7b,8,9,9a-Decahydro-4a,7b,9,9a-tetrahydroxy-3-(hydroxymethyl)-1,1,6,8-tetramethyl-5*H*-cyclopropa[3,4]benz[1,2-*e*]azulen-5-on (●)

S *Phorbol*

V starkes Laxans (Wirkstoff aus den Samen von Croton tiglium)

4420 *(3644)* $C_{20}H_{29}ClO_3$
10 392-52-6

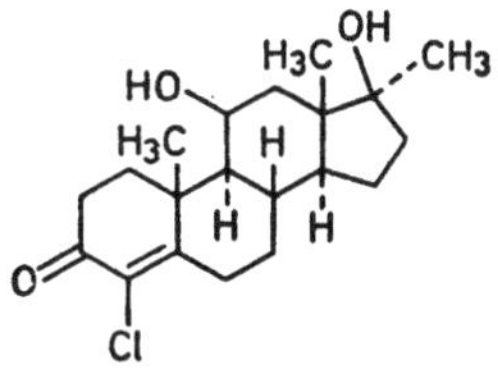

4-Chlor-11β,17β-dihydroxy-17α-methyl-4-androsten-3-on = 4-Chlor-11β-hydroxy-17α-methyl-testosteron = (11β,17β)-4-Chlor-11,17-dihydroxy-17-methylandrost-4-en-3-on (●)

S *Chloroxymesteron*

V Anabolicum

4421 *(3645)* $C_{20}H_{29}FO_3$
76-43-7

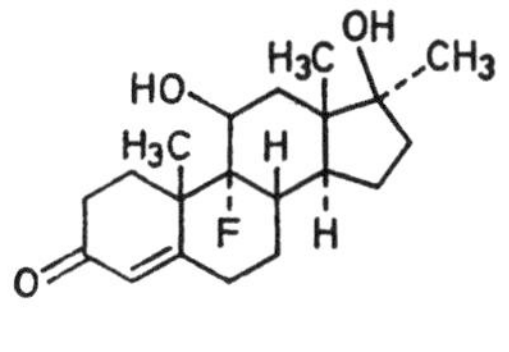

9α-Fluor-11β,17β-dihydroxy-17α-methyl-4-androsten-3-on = 9α-Fluor-11β-hydroxy-17α-methyl-testosteron = (11β,17β)-9-Fluor-11,17-dihydroxy-17-methylandrost-4-en-3-on (●)

S Afluteston, Androfluorone, Androsterolo, Ferona „Sidus", *Fluossimesterone*, Fluotestin, *Fluoximesteronum*, *Fluoxymesteron***, Flusteron, Flutestos, Halotestin, Neo-Ormonal, NSC-12165, Oralsterone, Oratestin, Ora-Testryl, Testoral „Farmit", U-6040, Ultandren

V Androgen (oral wirksames Testosteronderivat)

4422 *(3646)* $C_{20}H_{29}NO$

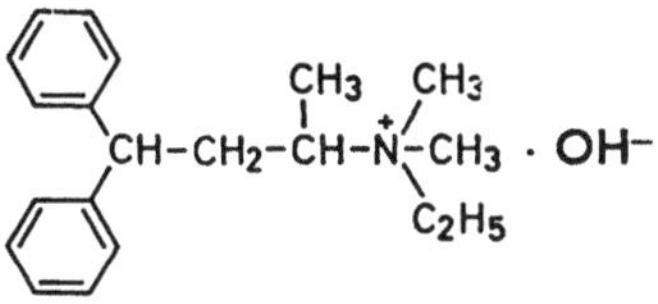

N-Ethyl-*N*,*N*,1-trimethyl-3,3-diphenylpropyl-ammoniumhydroxid = Dimethylethyl-(β-benz-hydrylisopropyl)-ammoniumhydroxid = *N*-Ethyl-*N*,*N*,α-trimethyl-γ-phenylbenzenpropanaminium-hydroxid (●)

H Bromid (3614-30-0)

S Cetiprin, Detrulisin, *Emepromiumbromid***, Hexanium „Fides", Restenacht

V Anticholinergicum, Spasmolyticum

4423 $C_{20}H_{29}NO$
54 063-47-7

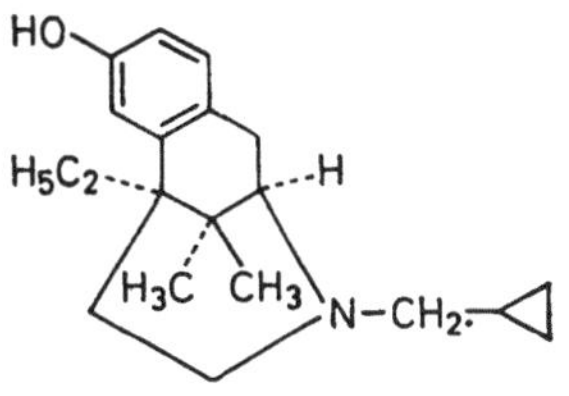

3-(Cyclopropylmethyl)-6-ethyl-1,2,3,4,5,6-hexahydro-11,11-dimethyl-2,6-methano-3-benzazocin-8-ol (●)

S Cyclogemine, *Gemazocin***

V Narkoticaantagonist

4424 *(3647)* $C_{20}H_{29}NO_2$

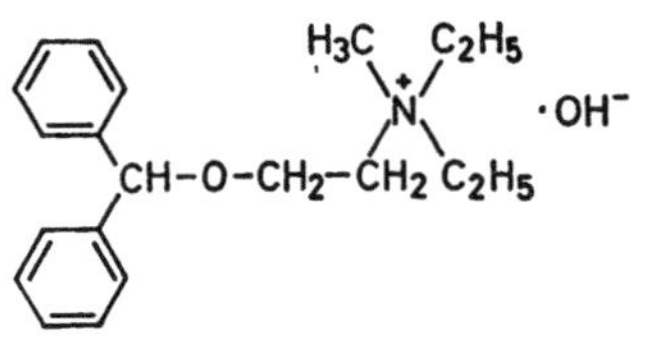

N,N-Diethyl-*N*-methyl-2-(diphenylmethoxy)-ethylammoniumhydroxid = 2-(Diphenylmethoxy)-*N,N*-diethyl-*N*-methylethanaminiumhydroxid (●)

H Bromid oder Jodid (5982-52-5)

S Esyntin, Metropin

V Parasympathicolyticum, Spasmolyticum

4425 *(3648)* $C_{20}H_{29}NO_3$

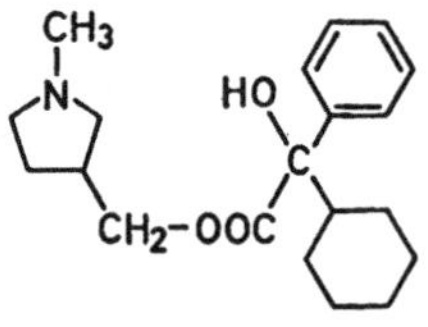

1-Methyl-3-pyrrolidinylmethyl-α-phenylcyclohexylglykolat = α-Phenylcyclohexylglykolsäure-(1-methyl-3-pyrrolidinylmethyl)-ester = α-Cyclohexyl-α-hydroxybenzenessigsäure(1-methyl-3-pyrrolidinyl)methylester (●)

S Promandeline-263

V Anticholinergicum

4426 *(3649)* $C_{20}H_{29}NO_3$
4354-45-4

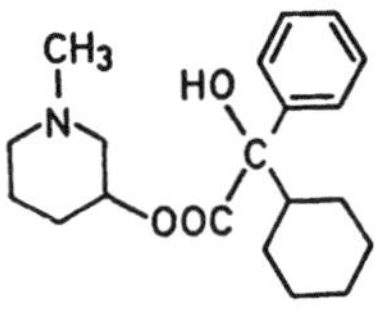

1-Methyl-3-piperidyl-α-phenylcyclohexylglykolat = α-Phenylcyclohexylglykolsäure-(1-methyl-3-piperidyl)-ester = α-Cyclohexyl-α-hydroxybenzenessigsäure-1-methyl-3-piperidinylester (●)

H auch Hydrochlorid (1420-03-7)

S Delinal, JB-840, NDR 263, *Oxiclipinum*, *Oxyclipin***, *Propenzolate*

V Anticholinergicum

4427 *(3650)* $C_{20}H_{29}NO_3$
7199-05-5

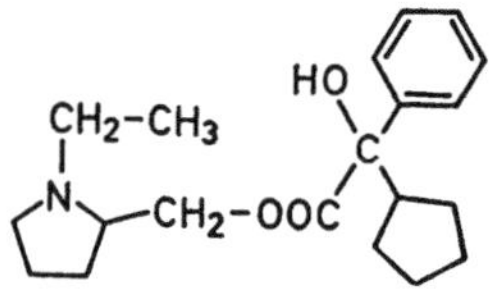

1-Ethyl-2-pyrrolidinylmethyl-α-phenylcyclopentylglykolat = α-Cyclopentyl-α-hydroxybenzenessigsäure(1-ethyl-2-pyrrolidinyl)methylester (●)

H Gemisch des Hydrochlorids mit 30% 1-Ethyl-3-piperidyl-α-phenylcyclopentylglykolathydrochlorid (8015-54-1)

S Ditran, JB-329

V Antidepressivum

4428 *(3651)* $C_{20}H_{29}NO_4$

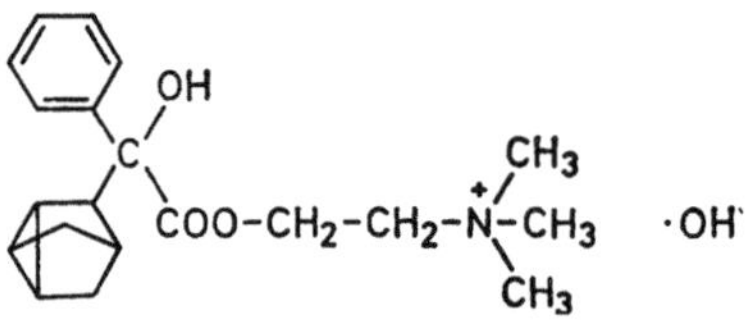

N-{2-[2-Hydroxy-2-phenyl-2-(tricyclo[2.2.1.0^{2,6}]-hept-3-yl)-acetoxy]-ethyl}-trimethylammoniumhydroxid = Tricyclo[2.2.1.0^{2,6}]hept-3-ylphenylhydroxyessigsäure-β-trimethylammonioethylester = 2-[[Hydroxyphenyl(tricyclo[2.2.1.0^{2,6}]hept-3-yl)acetyl]oxy]-*N,N,N*-trimethylethanaminiumhydroxid (●)

H Bromid mit 10% Gehalt einer isomeren Verbindung (Dehydronorbornyl- statt Tricycloheptylrest) (8058-76-2)

S *Endobenzylinbromid*, PC-1238, Ulcyn

V Anticholinergicum

4429 *(3652)* $C_{20}H_{29}NO_4$
23 271-74-1

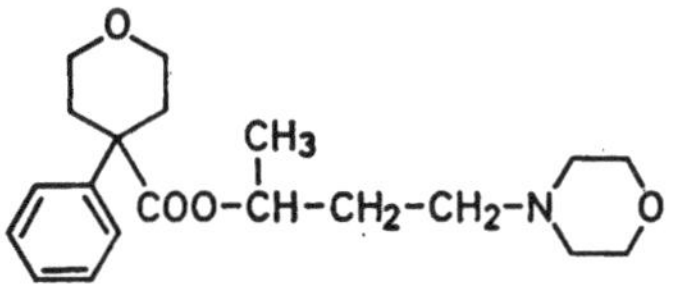

4-Phenylperhydropyran-4-carbonsäure-(1-methyl-3-morpholinopropyl)-ester = Tetrahydro-4-phenyl-2*H*-pyran-4-carbonsäure-1-methyl-3-(4-morpholinyl)propylester (●)

H Maleat

S *Fedrilatmaleat***, *Phenhydropyxylate*, Tussapax, Tussefane, U.C.B. 3928

V Antitussivum

4430 *(3653)* $C_{20}H_{29}NO_4S$
25 442-88-0

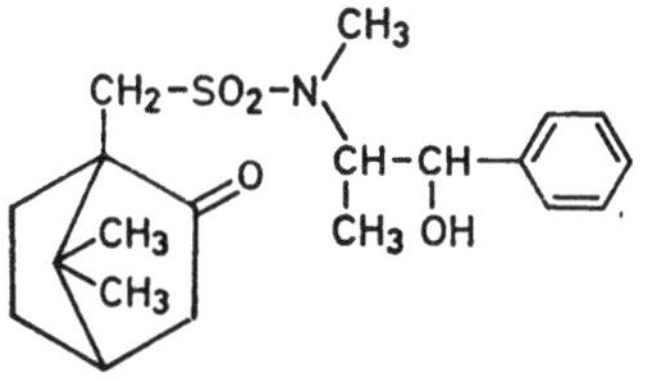

N-(β-Hydroxy-α-methylphenethyl)-*N*-methyl-2-oxobornan-10-sulfonamid = Campher-10-sulfonsäure-*N*-(2-hydroxy-2-phenyl-1-methylethyl)-*N*-methylamid = *N*-(2-Hydroxy-1-methyl-2-phenylethyl)-*N*,7,7-trimethyl-2-oxobicyclo[2.2.1]heptan-1-methansulfonamid (●)

S Camphotone, *Camphamédrine*, Cardenyl

V Analepticum

4431 *(3654)* $C_{20}H_{29}NO_6S$
15 130-91-3

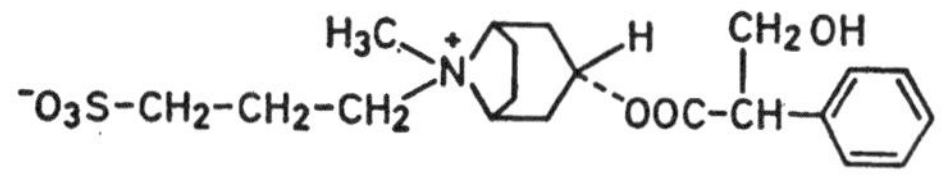

inneres Salz von 8-(3-Sulfopropyl)-atropinium-hydroxid = 3-[3-(3-Hydroxy-2-phenylpropionyl-oxy)-8-methyl-8-tropanio]-propansulfonat = *endo*-(±)-3-(3-Hydroxy-1-oxo-2-phenylpropoxy)-8-methyl-8-(3-sulfopropyl)-8-azoniabicyclo[3.2.1]-octanhydroxid (inneres Salz) (●)

S A 118, Sultropan, *Sultroponium***, *Sultroponum*

V Anticholinergicum, Spasmolyticum

4432 *(3655)* $C_{20}H_{29}N_3O_2$
85-79-0

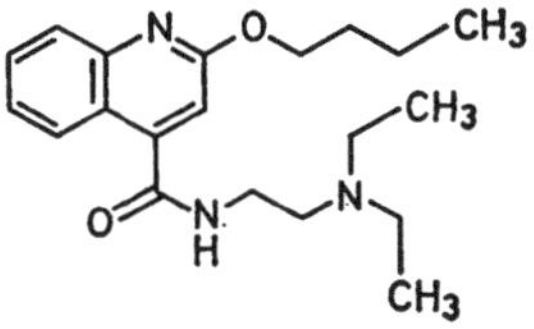

N-(2-Diethylaminoethyl)-2-butoxycinchoninamid = 2-Butoxychinolin-4-carbonsäure-β-diethyl-aminoethylamid = 2-Butoxy-*N*-[2-(diethyl-amino)ethyl]-4-chinolincarboxamid (●)

H Hydrochlorid (61-12-1)

S Afko-Dibucaine, Benzolin, Butylcaine, *Cincaini chloridum*, *Cinchocainiumchlorid***, *Cinkain*, Dermacaine, *Dibucain(e)*, Lar, Nupercain, Nupercainal, Nuperlone, Nuporals, Optokain, Percain(e), Percamin, Quinocaine, *Sovcain(um)*, *Zinchokainhydrochlorid*

V Lokalanästheticum

4433 $C_{20}H_{29}N_5O_3$
34 661-75-1

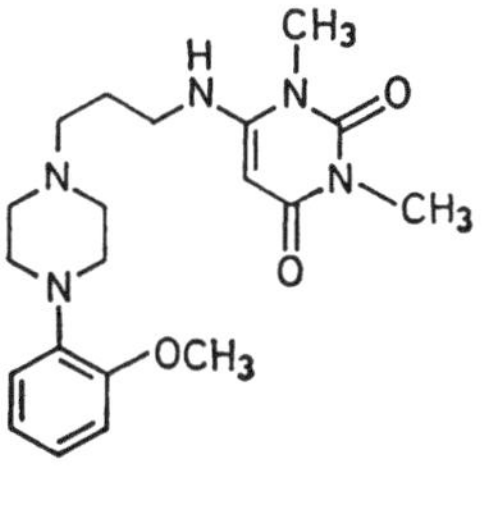

6-{3-[4-(*o*-Methoxyphenyl)-1-piperazinyl]-propyl-amino}-1,3-dimethyluracil = 6-[[3-[4-(2-Methoxy-phenyl)-1-piperazinyl]propyl]amino]-1,3-dimethyl-2,4(1*H*,3*H*)-pyrimidindion (●)

S B 66256, Ebrantil, *Urapidil***

V Hypotensivum

4434 $C_{20}H_{29}N_5O_6$

35795-16-5

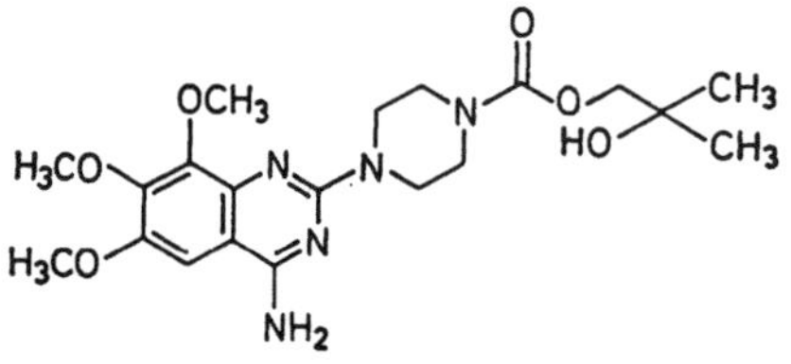

4-(4-Amino-6,7,8-trimethoxy-2-chinazolinyl)-1-piperazincarbonsäure-2-hydroxy-2-methylpropylester (●)

H Monohydrochloridmonohydrat (53746-46-6)

S CP-19106-1, *Trimazosimhydrochlorid***

V Antihypertonicum

4435 *(50 E)* $C_{20}H_{30}N_2O$

30099-00-4

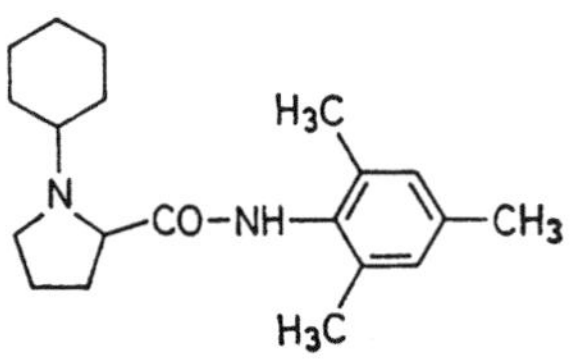

1-Cyclohexyl-2′,4′,6′-trimethyl-2-pyrrolidincarboxanilid = 1-Cyclohexyl-*N*-(2,4,6-trimethylphenyl)-2-pyrrolidincarboxamid (●)

H Hydrochlorid (19089-27-1)

S Cyclomecain, Tsiklomekain

V Lokalanästheticum

4436 *(3656)* $C_{20}H_{30}N_2O_2$

117-30-6

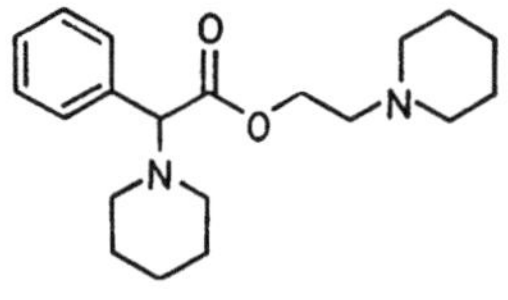

2-Piperidinoethyl-α-phenyl-α-piperidinoacetat = α-Phenyl-α-piperidinoessigsäure-β′-piperidinoethylester = α-Phenyl-1-piperidinessigsäure-2-(1-piperidinyl)ethylester (●)

H auch Dihydrochlorid (2404-18-4)

S *Dipiproverin***, L.D. 935, Lévospasme, Levospasmol, Spasmo-Kalipsina, Spasmonal „VEB-AWD“

V Spasmolyticum

4437 *(3657)* $C_{20}H_{30}N_2O_2$

1239-29-8

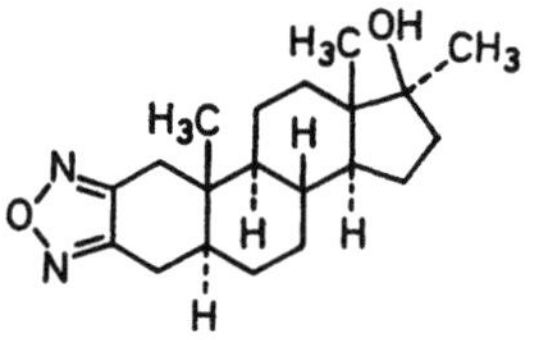

17α-Methyl-5α-androstano[2,3-*c*]furazan-17β-ol = (5α,17β)-17-Methylandrostano[2,3-*c*][1,2,5]oxadiazol-17-ol (●)

S *Androfurazanol*, DH 245, Frazalon, Frazobol, *Furazabol**, Miotolon

V Anabolicum, Hypolipämicum

4438 *(3658)* $C_{20}H_{30}N_2O_3$

469-81-8

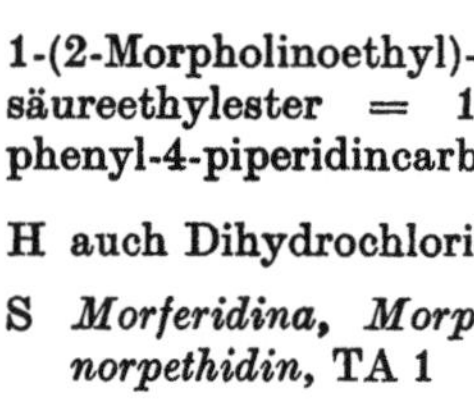

1-(2-Morpholinoethyl)-4-phenylpiperidin-4-carbonsäureethylester = 1-[2-(4-Morpholinyl)ethyl]-4-phenyl-4-piperidincarbonsäureethylester (●)

H auch Dihydrochlorid

S *Morferidina*, *Morpheridin***, *Morpholinoäthylnorpethidin*, TA 1

V Analgeticum

4439 (3659) $C_{20}H_{30}O$
68-26-8

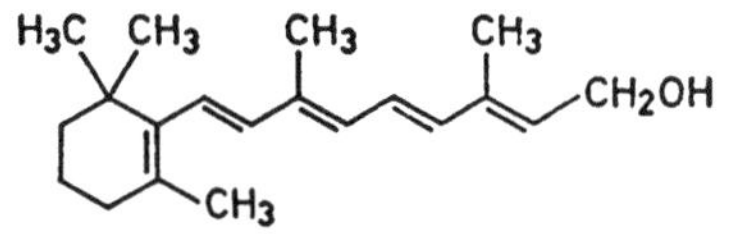

3,7-Dimethyl-9-(2,6,6-trimethyl-1-cyclohexenyl)-2,4,6,8-nonatetraen-1-ol = (*all-E*)-3,7-Dimethyl-9-(2,6,6-trimethyl-1-cyclohexen-1-yl)-2,4,6,8-nonatetraen-1-ol (●)

H vgl. auch Nrr. 5007, 5196, 5977

S „A 313", A-Caps, A-Cidan, Acon, Acrisina, Actifral A, Adatone, Afaxin, Afebo, AFI-A, Afilina, Agiolan, Agoncal, A-Kairon, Alcovit A, Alfadelta A, Alfaergin, Alfamin, Alfa-Monovit, Alfa-Sir, Alfasole, Alfasterolo, Alfatar, Alfavena, Alfavitina, Alfene, Alphalin, Alphasterol, Alphavit, Amravit, A-Mulsal, A-Mulsin, Amulvit, Amunine, Anatola, Anavit, A-Om, Aoral, Apexol, A-Pharma, Aquacaps, Aquasol A, Asol, Asteril, Atav, Aterapion, A-Tiber, Atin, Ativina, Auxina A, Avax, Avibon, Avimin, A-Vi-Pel, Avipur, A-Visol, A-Vit, Avita, Avitabiol, A-Vitadit, Avital, Avitaminum-Kolin, Avitan, Avitana, Avitil, Avitina, Avitol, Avitpal, Avogina, Avoleum, Axerodina, *Axeroftolo*, Axerol, *Axerophthol*, *Axerophthylium*, Axerovit, Bagovit A, Bentavit A, Bioanabee, Biobarc-A, Biominol „A", Biosterol, Bio-Tan, Capi A, Carofral, Catavin A, Crystal, Cytobiase, Dagravit A, Davitamon A, Daxeron, Del-VI-A, Derm-A-Caps, Dermosan, Dextamina A, Difvitamin A, Dohyfral-A, Dolce-A, Duphafral A, Egavit A, Endo A, Epiteliol, Essogen, Euvit A, Euvitol „Zambeletti", Evitex A, Farmobion A, Fiyiton A, Fletase, *Gadol*, Halivitan, Helgovit A, Hi-A-Vita, Hidro-A, IDO-A, Idratene, Idrurto A, Ingavit A, Inovitan A, Lagarmin-A, Larmavita A, Ledovit A, Massive-A, Meditalfa, Miluyvit A, Mulsal A, Neo-Axil, Neominas A, Oleovit A, *Oleovitamin A*, Ophthalamin, Plivit A, Prepalin, Preparato A Glaxo, Primavit, Purvit A, Radiosa A, Recalferol A, Resistovites, *Retinol***, Rexamin A, Ro-A-Vit, Romedat A forte, Seamvita A, Solaneed, Solu-A, Solvisyn-A, Solvitan A, Somavit A, Stabil A, Sterogyl A, Super A, Supervit A, Testavol, Ucemine A, Ursovit A, Vaconex, Vaflol, Veroftal, Viacaps, Viadenin, Vi-alpha, Viamit, Vicelpas A, Virgin, Vita-A, Vitadral, Vitalfa, Vitalen A, Vitama, *Vitamin A*, *Vitamin A_1*, Vit A-N, Vitaplex A, Vitapur A, Vitasan A, Vitavel A, Vitavex, Vitpex, Vitwas A, Vogan, Wandervit A, Xeroftal, *Xerophthol*

V Epithelschutzvitamin

4440 (3660) $C_{20}H_{30}O_2$
514-10-3

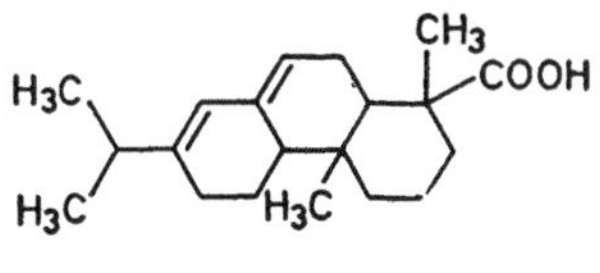

1,4a-Dimethyl-7-isopropyl-1,2,3,4,4a,4b,5,6,10,10a-dekahydrophenanthren-1-carbonsäure = Abietinsäure = [1*R*-(1α,4aβ,4bα,10aα)]-1,2,3,4,4a,4b,5,6,10,10a-Decahydro-1,4a-dimethyl-7-(1-methylethyl)-1-phenanthrencarbonsäure (●)

H Mangansalz (54675-76-2)

S Abietal, Manganol

V Antiallergicum

4441 (3661) $C_{20}H_{30}O_2$
5197-58-0

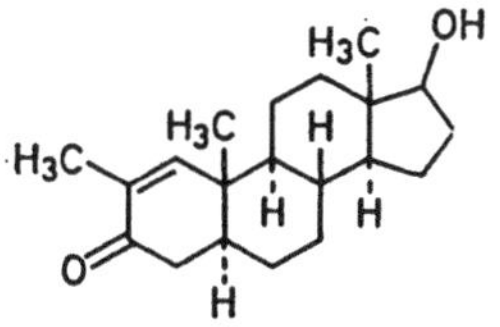

17β-Hydroxy-2-methyl-5α-androst-1-en-3-on = (5α,17β)-17-Hydroxy-2-methylandrost-1-en-3-on (●)

S *Stenbolon***

V Anabolicum

4442 (3662) $C_{20}H_{30}O_2$
58-18-4

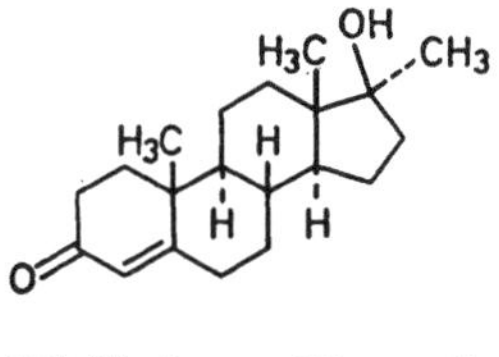

17β-Hydroxy-17α-methyl-4-androsten-3-on = 17α-Methyl-4-androsten-17β-ol-3-on = (17β)-17-Hydroxy-17-methylandrost-4-en-3-on (●)

H vgl. auch Nr. 5552

S Agovirin-Dragees, Andrest-Tabl., Andrhormone-Tabl., Andrifar-Compr., Android-5 (-10, -25), Androrneth, Andronex-Tabl., Androral, Androsan-Tabl., Androsten, Androteston-Tabl., Androxil-oral, Anertan perlingual, Arcosterone, Biolmon-Cap., Enarmon-Tabl., Entestil-M, Gastasterone, Glosso-Stérandryl, Homan, Homandren-Tabl., Hormale, Hormondrine-Tabl., Hormoneta, Malestrone-Tabl., Malogen, Masenone, Mastestona, Mesteron, Metandren, Metestine, Metestone, *Metiltestosterone*, Metrone, Metexterona, Methylets, *Methyltestosteron***, Nadosterone, Neo-Hombreol-M, Neoviron-Tabl., NSC-9701, Nu-Man, Opotestan-perlingual, Oraviron, Orchisteron-Lingualtabl., Orchisterone-M, Oreton-M, Oreton Methyl, Pantestin-oral, Perandren-Linguetten, Perandrone-Linguettes, Primoteston-Tabl., Steronyl, Sublings, Suprasteron-Tabl., Synandrotabs, Syndren-Tabl., Telipex-Tabl., Testaform-Tabl., Testahomen-Tabl., Testeplex-Tabl., Testhormona, Testin-Tabl., Testipron, Testobase, Testogenina, Testomet, Teston-Tabl., Testonorpon-Tabl., Testora, Testoral „Leo", Testorex, Testormon-Tabl., Testosid-Tabl., Testostelets, Testosterona Dexter Compr., Testosteron Großmann-Tabl., Testosteron-Lingualtabl., Testosteron lingvalete, Testosteron resoribl. „Orion", Testosteron-Tabl. „Jenapharm", Testosterone-Vifor, Testoviron-Tabl., Testovis Compr., Testoxyl perlinguale, Testral, Testred, Tostrina-M, Tylandril, Vi-Andro, Virex-oral, Virormolo-compr., Virormone-oral

V oral wirksames Testishormonderivat

4443 $C_{20}H_{30}O_2$
3704-09-4

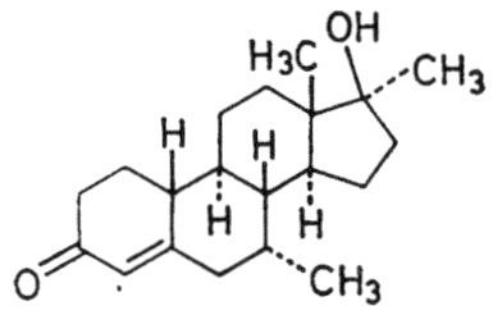

17β-Hydroxy-7α,17-dimethyl-4-östren-3-on = (7α,17β)-17-Hydroxy-7,17-dimethylöstr-4-en-3-on (●)

S *Miboleron***, U-10997

V Androgen, Anabolicum

4444 $C_{20}H_{30}O_2$
52279-58-0

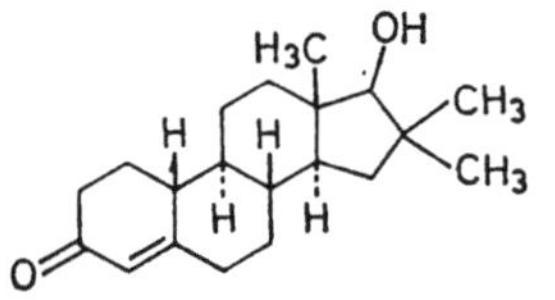

17β-Hydroxy-16,16-dimethyl-4-östren-3-on = (17β)-17-Hydroxy-16,16-dimethylöstr-4-en-3-on (●)

S *Metogest***, SC-14207

V Aknetherapeuticum

4445 *(3663)* $C_{20}H_{30}O_2$
52-78-8

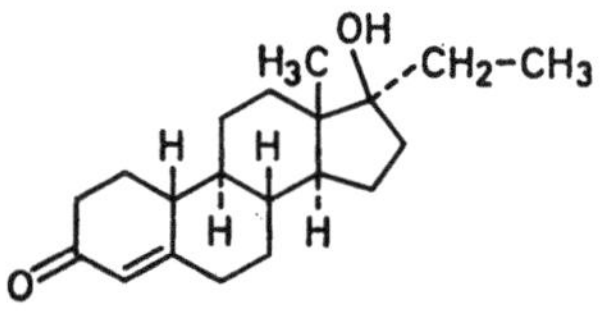

17α-Ethyl-17β-hydroxy-4-östren-3-on = 17α-Ethyl-17β-hydroxy-19-nor-4-androsten-3-on = 17β-Hydroxy-19-nor-17α-pregn-4-en-3-on = (17α)-17-Hydroxy-19-norpregn-4-en-3-on (●)

S *Äthylnortestosteron*, *Äthyloestrenolon*, 8022 C.B., 17-ENT, Nilevar, *Noräthandrolon*, *Noretandrolone*, *Norethandrolon***, Pronabol

V Anabolicum

4446 *(3664)* $C_{20}H_{30}O_2$
3643-00-3

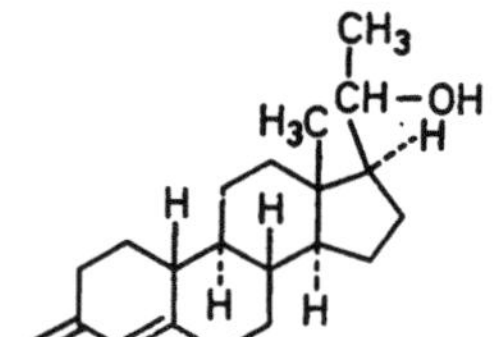

20-Hydroxy-19-nor-4-pregnen-3-on = 20-Hydroxy-19-norpregn-4-en-3-on (●)

S *Oxogeston***

V Gestagen

4447 *(3665)* $C_{20}H_{30}O_3$

145-12-0

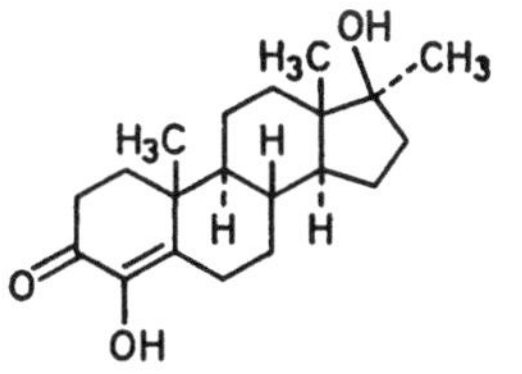

4,17β-Dihydroxy-17α-methyl-4-androsten-3-on = 4-Hydroxy-17α-methyltestosteron = (17β)-4,17-Dihydroxy-17-methylandrost-4-en-3-on (●)

S Anamidol, Balnimax, *Hydroxymethyltestosteron*, *Methandrostenediolone*, Oranabol, *Ossimesterone*, *Oximesteronum*, *Oxymesteron***, *Oxymestrone*, Sanaboral, Théranabol, Tubil

V Anabolicum

4448 *(3666)* $C_{20}H_{31}Cl_2N_3O_3$

31 661-12-8

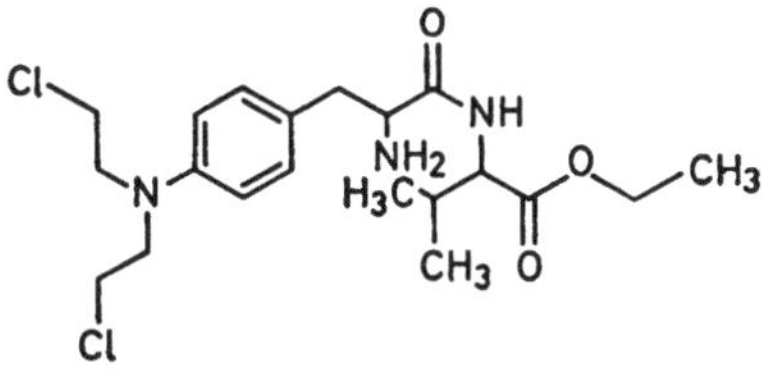

Sarkolysyl-α-valinethylester = *N*-[4-[Bis(2-chlorethyl)amino]-DL-phenylalanyl]-DL-valinethylester (●)

H Hydrochlorid (30 632-01-0)

S Salin, Salyne

V Cytotoxicum

4449 *(3667)* $C_{20}H_{31}NO$

144-11-6

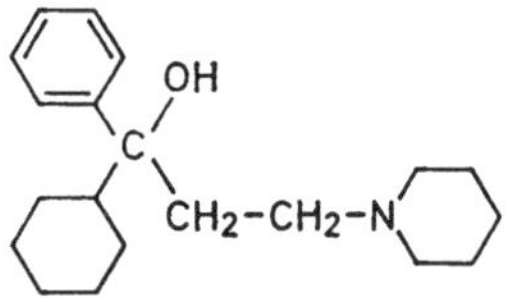

1-Cyclohexyl-1-phenyl-3-piperidinopropan-1-ol = α-Cyclohexyl-α-phenyl-1-piperidinpropanol (●)

H Hydrochlorid (52-49-3)

S Anti-Spas, Antitrem, Aparkan(e), Artane, *Benzhexolhydrochlorid*, Ciklodol, *Cyclodol(um)*, Novohexidyl, Pacitane, Paralest, Pargitan, Parkan, Parkidyl, Parkinane retard, Parkinsan, Parkisan, Parkopan, Partigan, Peragit, Pipanol, Placidyl „La-Medica", Pyramistin, Rodenal, Romparkin, Sedrena, Tremin, Trems, *Triesifenidile*, Trihexane, Trihexin, Trihexy, *Trihexyphenidylhydrochlorid***, Triphedinon, Triphenidyl, Trixyl, Win 511

V Spasmolyticum, Antiparkinsonmittel

4450 *(3668)* $C_{20}H_{31}NO_2$

1679-76-1

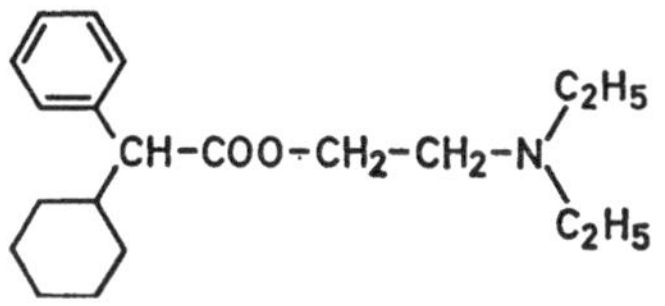

(2-Diethylaminoethyl)-α-phenylcyclohexylacetat = α-Phenylcyclohexylessigsäure-β-diethylaminoethylester = α-Cyclohexylbenzenessigsäure-2-(diethylamino)ethylester (●)

H Hydrochlorid (548-66-3)

S Anfosentin-Amp., *Drofeninhydrochlorid**, *Hexahydroadiphenin*, Trasentine-A, Trasentin H

V Spasmolyticum

4451 *(3669)* $C_{20}H_{31}NO_2$

561-79-5

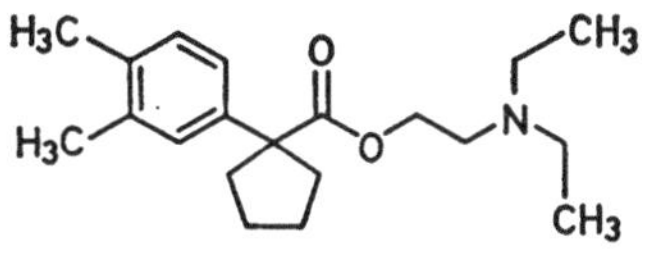

β-Diethylaminoethyl-1-(3,4-xylyl)-cyclopentancarboxylat = 1-(3,4-Dimethylphenyl)-cyclopentancarbonsäure-β-diethylaminoethylester = 1-(3,4-Dimethylphenyl)cyclopentancarbonsäure-2-(diethylamino)ethylester (●)

H Hydrochlorid (1950-31-8)

S *Dimethylcaramiphen*, 3012 G, *Metacaraphen*, *Metcaraphen*, Netrin, Parnetil, Vanetril(a), Vanetrilla

V Spasmolyticum

4452 $C_{20}H_{31}NO_2S$
14176-10-4

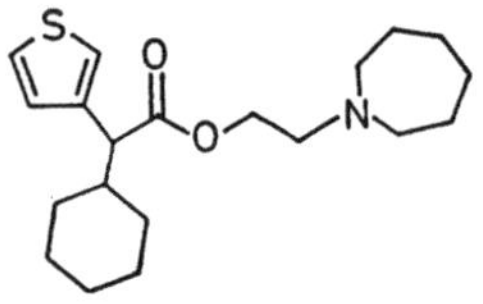

α-Cyclohexyl-3-thiophenessigsäure-2-(hexahydro-1*H*-azepin-1-yl)ethylester (●)

H Citrat (16286-69-4)

S *Cetiedilcitrat***, INO 502, Stratene

V Vasodilatans

4453 *(3670)* $C_{20}H_{31}NO_3$
77-23-6

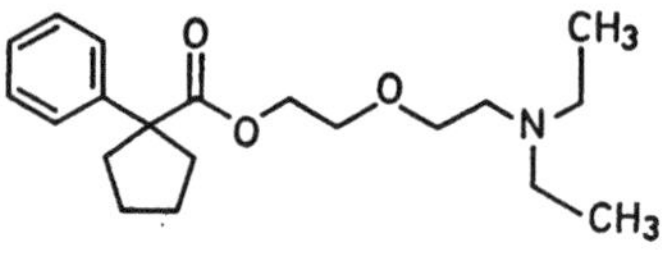

1-Phenylcyclopentancarbonsäure-2-[2-(diethylamino)ethoxy]ethylester (●)

H Citrat (1:1) (23142-01-0)

S Antees, Aslos, Atussil, Bestfull, Caldan, Calnathal, *Carbapentancitrat*, Carbetan(e), *Carbetapentane Citrate*, Carbeten, *Carbetopentancitrat*, Carbex, Cartpenta, Cossym, Culten, Elmocar, Fuscardin, Fustpentane, Germapect, Kaibohl, Loucarbate, Milysted, Miroclase, Pencal, Pencarbil, *Pentoxiverini citras*, *Pentoxyverincitrat***, Sedotussin, Takabetane, Toclase, Tosnone, Tossedin, Tossex, Tuclase, Tusolven, U.C.B. 2543

V Antitussivum

4454 *(3671)* $C_{20}H_{31}NO_3$

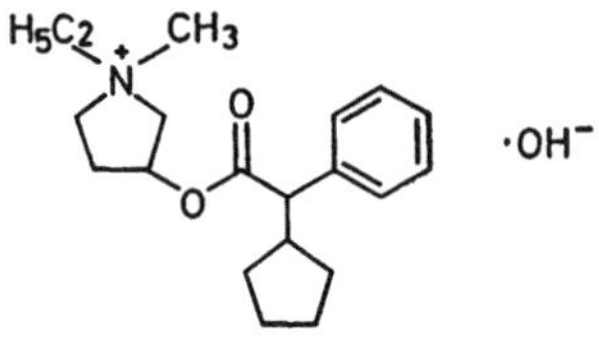

1-Ethyl-1-methyl-3-(α-cyclopentylphenylacetoxy)-pyrrolidiniumhydroxid = 1-Ethyl-1-methyl-3-hydroxypyrrolidiniumhydroxid-α-cyclopentylphenylacetat = 3-[(Cyclopentylphenylacetyl)oxy]-1-ethyl-1-methylpyrrolidiniumhydroxid (●)

H Bromid (15599-22-1)

S *Cyclopyrroniumbromid***

V Anticholinergicum

4455 $C_{20}H_{31}NO_4$

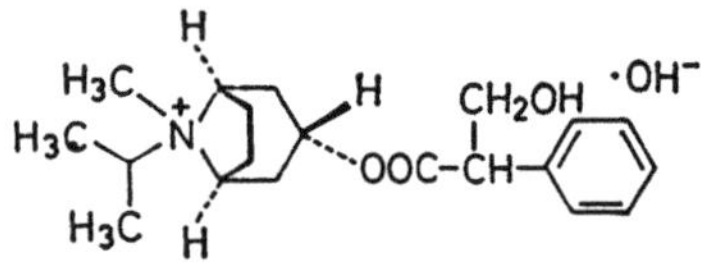

8-Isopropyl-3α-DL-tropoyloxy-1α*H*,5α*H*-tropaniumhydroxid = (8*r*)-3α-Hydroxy-8-isopropyl-1α*H*,5α*H*-tropaniumhydroxid-(±)-tropat = *N*-Isopropylatropiniumhydroxid = *endo*-(±)-3-(3-Hydroxy-1-oxo-2-phenylpropoxy)-8-methyl-8-(1-methylethyl)-8-azoniabicyclo[3.2.1]octanhydroxid (●)

H Bromid (22254-24-6)

S Atrovent, *Ipratropiumbromid***, Normosecretol, Norsecrolo, Sch 1000

V Spasmolyticum

4456 *(3672)* $C_{20}H_{31}NO_4$

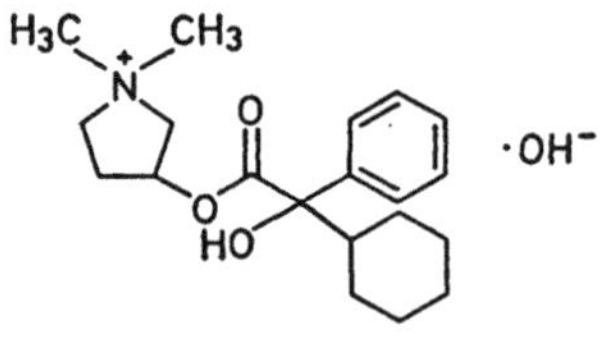

3-(α-Cyclohexylphenylglycoloyloxy)-1,1-dimethylpyrrolidiniumhydroxid = 3-[(Cyclohexylhydroxyphenylacetyl)oxy]-1,1-dimethylpyrrolidiniumhydroxid (●)

H Bromid (3734-12-1)

S AHR-483, *Hexopyrrolate*, *Hexopyrroniumbromid***

V Anticholinergicum

4457 $C_{20}H_{31}NO_5$
53034-85-8

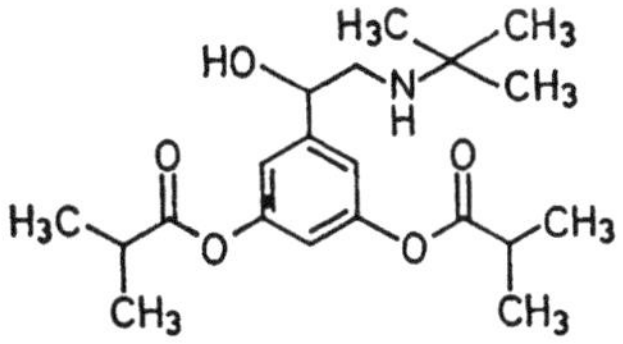

5-[2-(*tert.*-Butylamino)-1-hydroxyethyl]-*m*-phenylendiisobutyrat = 2-Methylpropansäure-5-[2-[(1,1-dimethylethyl)amino]-1-hydroxyethyl]-1,3-phenylenester (●)

H auch Hydrochlorid (61 435-51-6)

S *Ibuterol***, KWD 2058, Spiranyl, *Terbutalindiisobutyrat*

V Bronchodilatans

4458 (3673) $C_{20}H_{32}O$
965-90-2

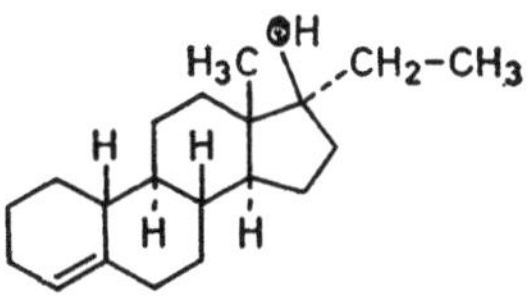

17α-Ethyl-4-östren-17β-ol = 19-Nor-17α-pregn-4-en-17β-ol = (17α)-19-Norpregn-4-en-17-ol (●)

S *Äthyloestrenol*, Durabolin-O, Durabolin-Oral, Duraboral, *Ethylestrenol***, *Ethyloestrenol(um)*, *Etilestrenolo*, Maxibolin, Orabolin, Org-483, Orgabolin, Orgaboral, Virastine

V Anabolicum

4459 (3674) $C_{20}H_{32}O$
16915-78-9

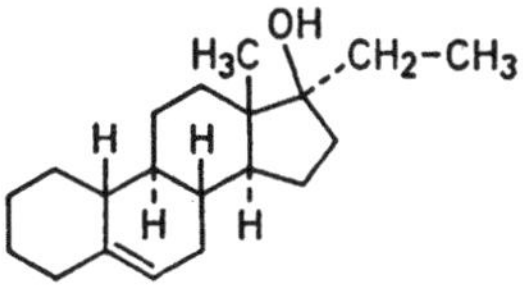

19-Nor-17α-pregn-5-en-17β-ol = 17α-Ethyl-5-östren-17β-ol = (17α)-19-Norpregn-5-en-17-ol (●)

S *Bolenol**

V Anabolicum

4460 (3675) $C_{20}H_{32}O_2$
521-10-8

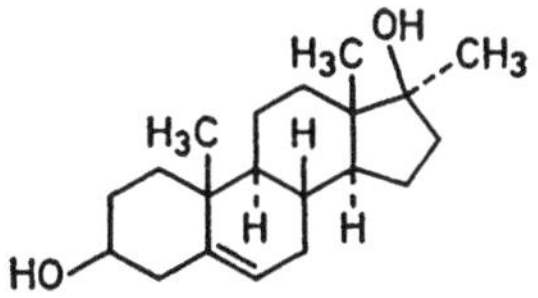

17α-Methyl-5-androsten-3β,17β-diol = (3β,17β)-17-Methylandrost-5-en-3,17-diol (●)

H teilweise auch das 3,17-Dipropionat (Nr. 5549) vgl. auch Nrr. 5205, 6003

S Anabolin „Sig", Anadiol, Andris, Androdiol, Androgonyl, Androteston „M", Anormon, Cenabolic, Diandrin, Diolandrone, Diolostene, Drostene, Esjaydiol, Gynediolo, Hibol, Hybolin, Isormon, MAD, Madiol, Masdiol, Megabion „Teikoku Zoki", *Mestenediol*, Metandiol, Metasteron, Metendiol, Methanabol, Methandiol, *Methandriol***, Methandrol, Methostan, *Methylandrostendiol*, „Methyl Diol", Methyltestediol, Metidione, *Metilandrostendiolo*, Metilbisexovis-Compr., Metildiolo, Metocryst, Nabadial, Neostene, Neosteron, Neusteron, Neutormone, Neutrosteron, Neviron, Notandron, Novandrol, Noviril, Protandren, Protendiol, Sinesex, Spenbolic, Stenediol, Stenesium, Stenibell, Steniform, Stenosterone, Testodiol, Tonormon, Troformone

V Steroidhormon zur anabolen und heterohormonalen Therapie

4461 (3676) $C_{20}H_{32}O_2$
1424-00-6

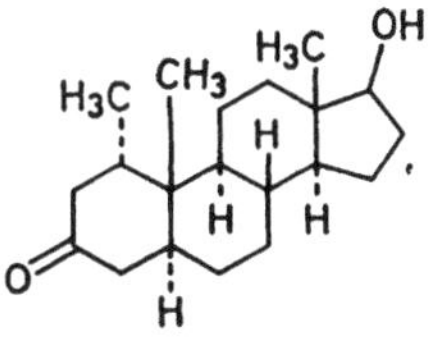

17β-Hydroxy-1α-methyl-5α-androstan-3-on = (1α,5α,17β)-17-Hydroxy-1-methylandrostan-3-on (●)

S Androviron, Gavrol, Mesteranum, *Mesterolon***, Mestoranum, 1α-*Methylandrostanolon*, Proviron (neue Form), SH 723, SH-60723, Sten-or, Testiwop, Vistimon

V Androgen

4462 *(3677)* $C_{20}H_{32}O_2$
58-19-5

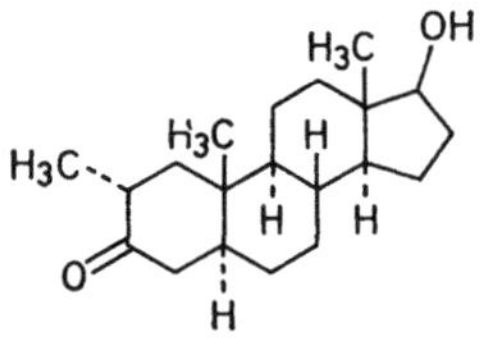

17β-Hydroxy-2α-methyl-5α-androstan-3-on = 2α-Methyldihydrotestosteron = (2α,5α,17β)-17-Hydroxy-2-methylandrostan-3-on (●)

H vgl. auch Nr. 5206

S *Drostanolon***, Methalone

V Anabolicum, Hypocholesterinämicum

4463 *(3678)* $C_{20}H_{32}O_2$
521-11-9

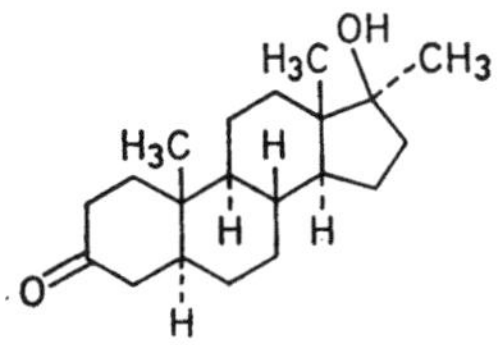

17β-Hydroxy-17α-methyl-5α-androstan-3-on = 17α-Methyl-5α-androstan-17β-ol-3-on = (5α,17β)-17-Hydroxy-17-methylandrostan-3-on (●)

H vgl. auch Nr. 5517

S Anavormol, Andoron, Androne, Androstalone, Antalon, Assimil, Ermalone, Etnabolate, Hermalone-Glosset, Macrobin (Tabl. + Syrup), Mesanolon, Mestalone, *Mestanolon***, Methyantalon, Methybol, *17α-Methylandrostanolon*, Preroide, Prohormo, Protenolon, Protergine, Proteron, Restore, Tantarone, Yonchlon-Syr.

V Androgen, Anabolicum

4464 *(3679)* $C_{20}H_{32}O_5$
363-24-6

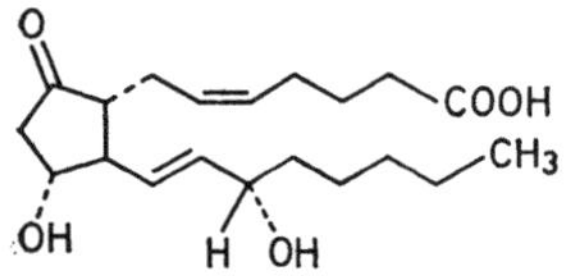

7-[3-Hydroxy-2-(3-hydroxy-1-octenyl)-5-oxo-cyclopentyl]-5-heptensäure = (5*Z*,11α,13*E*,15*S*)-11,15-Dihydroxy-9-oxoprosta-5,13-dien-1-säure (●)

S *Dinoproston***, Enzaprost-E, *Medullin*, PGE_2, *Prostaglandin* E_2, Prostarmon E, Prostin E_2, U-12062

V Oxytocicum, Vasodilatans, Muskelstimulans (Wirkstoff aus den männlichen Keimdrüsen)

4465 *(3680)* $C_{20}H_{33}NO_2$
511-42-2

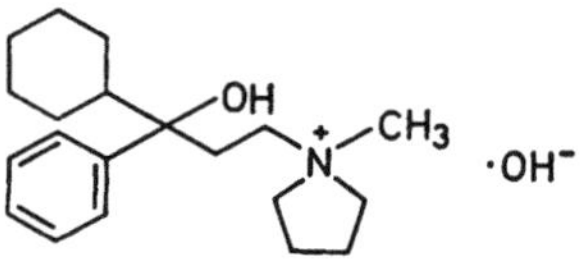

DL-1-Methyl-1-(3-cyclohexyl-3-hydroxy-3-phenylpropyl)-pyrrolidiniumhydroxid = 1-(3-Cyclohexyl-3-hydroxy-3-phenylpropyl)-1-methylpyrrolidiniumhydroxid (●)

H meist Chlorid (3818-88-0)

S Aconil, Anticholinergic 14045, Elorine, Lergine, Lilly 14045, *Procyclidinmethylchlorid*, Tricoloid, *Tricyclamolchlorid***, *Tricyvagol*, Vagosin, Verbindung 14045

V Anticholinergicum

4466 *(3681)* $C_{20}H_{33}NO_3$
468-61-1

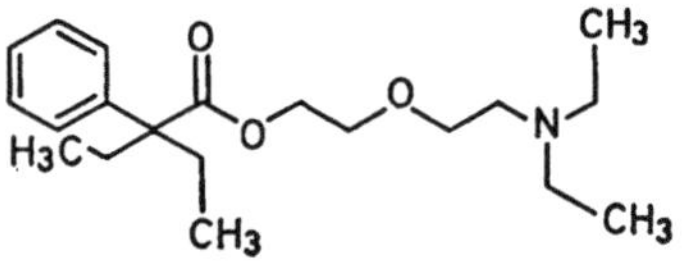

α.α-Diethylphenylessigsäure-2-(2-diethylamino-ethoxy)-ethylester = α,α-Diethylbenzenessigsäure-2-[2-(diethylamino)ethoxy]ethylester (●)

H Citrat (16485-39-5)

S Antusel, Aplacol, Bronchell-retard, Calmoquintil, Dorex retard, Ergatosse, Ethochlon, Frenotos, Hihustan, Hustopan-Ox, Marukofon-A, Neobex, Neusedan, Notox, *Oxeladincitrat***, Oxethamol, Paxeladine, Pectamol, Pectamon, Pectussil, Silopentol, Toxedin, Tussedina-Smit, Tussilisin, Tussimol

V Antitussivum

4466-01 *(3681a)*

H Tannat

S Tarmina

V Antitussivum

4467 *(3682)* $C_{20}H_{33}NO_3$
299-61-6

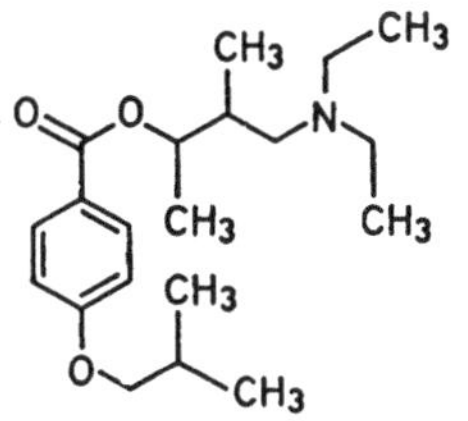

3-Diethylamino-1,2-dimethylpropyl-*p*-isobutoxybenzoat = *p*-Isobutoxybenzoesäure-γ-diethylamino-α,β-dimethylpropylester = 4-(2-Methylpropoxy)benzoesäure-3-(diethylamino)-1,2-dimethylpropylester (●)

H Hydrochlorid (1510-29-8)
S *Ganglefenhydrochlorid***, Gangleron
V Therapeuticum gegen Angina pectoris

4468 *(3683)* $C_{20}H_{33}NO_3$
26 322-65-6

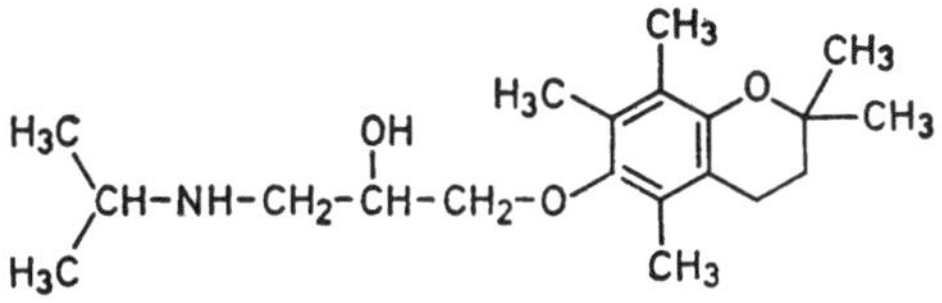

1-Isopropylamino-3-(2,2,5,7,8-pentamethylchroman-6-yloxy)-2-propanol=2,2,5,7,8-Pentamethyl-6-(3-isopropylamino-2-hydroxypropoxy)-chroman = 1-[(3,4-Dihydro-2,2,5,7,8-pentamethyl-2*H*-1-benzopyran-6-yl)oxy]-3-[(1-methylethyl)amino]-2-propanol (●)

H Tartrat (26 229-62-9)
S *Cromipranol*, VÚFB-6493
V β-Adrenolyticum

4469 $C_{20}H_{33}N_3O_3$
57 460-41-0

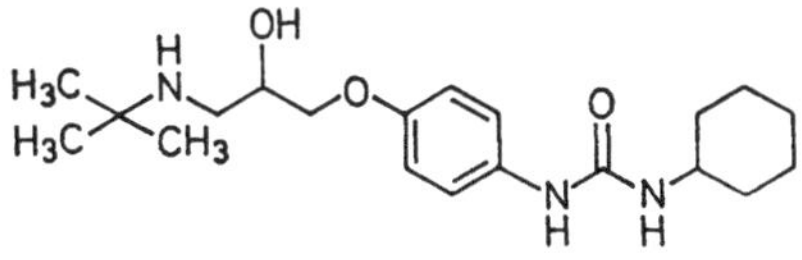

(±)-1-[*p*-(3-*tert.*-Butylamino-2-hydroxypropoxy)-phenyl]-3-cyclohexylharnstoff = (±)-*N*-Cyclohexyl-*N'*-[4-[3-[(1,1-dimethylethyl)amino]-2-hydroxypropoxy]phenyl]harnstoff (●)

S 02-115, Cordanum, *Talinolol***
V adrenergischer β-Rezeptorenblocker

4470 *(3684)* $C_{20}H_{34}N_2O_2$

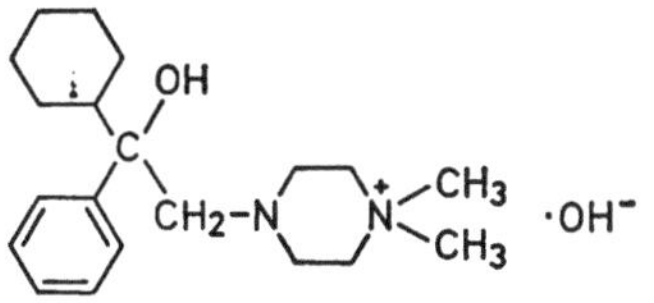

N-(β-Cyclohexyl-β-hydroxyphenethyl)-*N'*,*N'*-dimethylpiperaziniumhydroxid = 4-(2-Cyclohexyl-2-hydroxy-2-phenylethyl)-1,1-dimethylpiperaziniumhydroxid (●)

H Methylsulfat (115-63-9)
S AB 803, Duopax, *Hexocycliummetilsulfat***, Mosidal (neue Form), Plegan, Sanulcer, Tral, Tralin(e), Ulcazina, Ulcolin
V Parasympathicolyticum, Anticholinergicum (zur Ulcustherapie)

4471 *(3685)* $C_{20}H_{34}O_2$
14 760-52-2

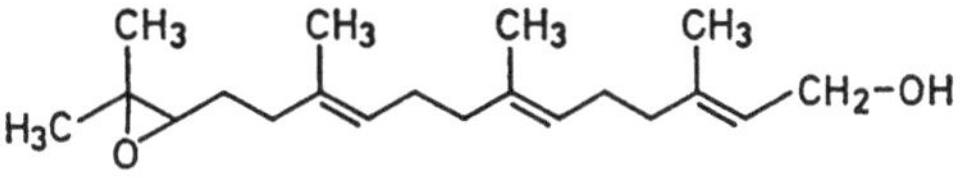

all-trans-(−)-14,15-Epoxygeranylgeranol = (−)-(*E*,*E*,*E*)-13-(3,3-Dimethyloxiranyl)-3,7,11-trimethyl-2,6,10-tridecatrien-1-ol (●)

S *Pterodon*
V Bilharziosechemoprophylakticum (Terpen aus Pterodon pubescens)

4472 *(3686)* $C_{20}H_{34}O_5$
745-65-3

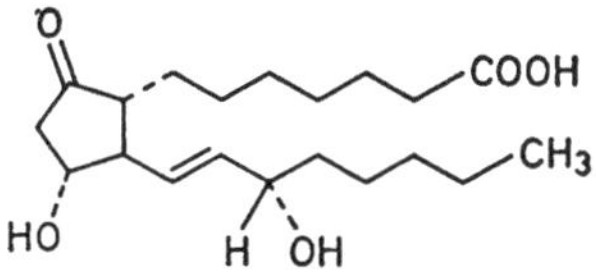

7-[3-Hydroxy-2-(3-hydroxy-1-octenyl)-5-oxocyclopentyl]-heptansäure = (11α,13*E*,15*S*)-11,15-Dihydroxy-9-oxoprost-13-en-1-säure (●)

S PGE₁, *Prostaglandin E₁*, U-10136
V Oxytocicum, Vasodilatans, Muskelstimulans (Wirkstoff aus den männlichen Keimdrüsen)

4473 (3687) $C_{20}H_{34}O_5$
551-11-1

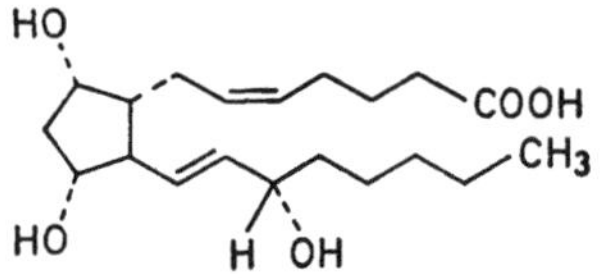

7-[3,5-Dihydroxy-2-(3-hydroxy-1-octenyl)-cyclopentyl]-5-heptensäure = (5*Z*,9α,11α,13*E*,15*S*)-9,11,15-Trihydroxyprosta-5,13-dien-1-säure (●)

S *Dinoprost***, Enzaprost-F, Penacelan F, PGF_2, Prostaglan, *Prostaglandin* $F_{2\alpha}$, Prostarmon F, Prostin F_2 Alpha, U-14583

V Oxytocicum, Vasodilatans, Muskelstimulans (Wirkstoff aus den männlichen Keimdrüsen)

4473-01 38562-01-5

H Salz mit Trometamol (Nr. 212)

S Amoglandin, *Dinoprost-Tromethamine*, Lutalyse, Minprostin $F_{2\alpha}$, PGF_2-THAM, Prostin F_2, Prostin F_2 Alpha Inj., U-14583 E

V Oxytocicum

4474 $C_{20}H_{34}O_6S$
55837-16-6

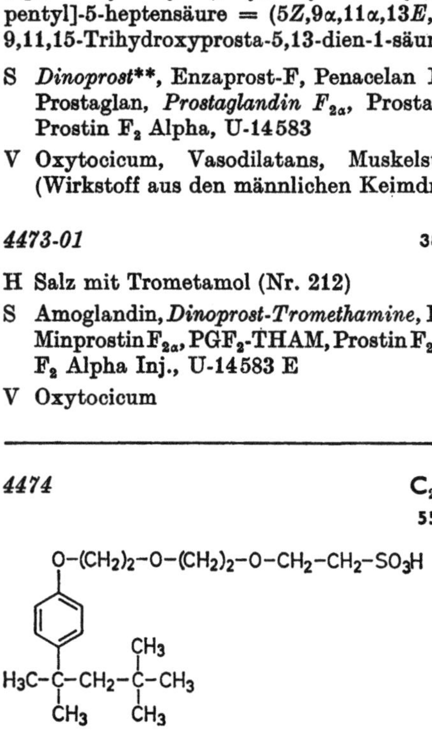

2-[2-[2-[4-(1,1,3,3-Tetramethylbutyl)phenoxy]ethoxy]ethoxy]ethansulfonsäure (●)

H Natriumsalz (2917-94-4)

S *Entsufon-Natrium***, *Entsufon Sodium***

V Detergens

4475 (3688) $C_{20}H_{34}O_8$
77-90-7

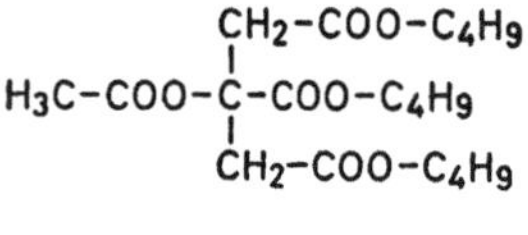

O-Acetyltributylcitrat = 2-(Acetyloxy)-1,2,3-propantricarbonsäuretributylester (●)

S Blo-trol

V Veterinärtherapeuticum gegen Trommelsucht (Meteorismus)

4476 $C_{20}H_{35}NOS$
54063-56-8

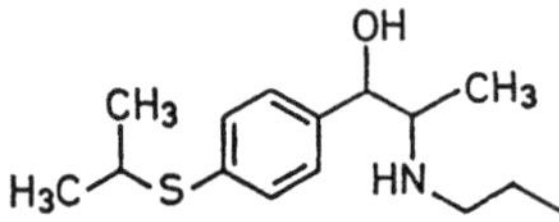

1-[*p*-(Isopropylthio)-phenyl]-2-octylamino-1-propanol = *p*-(Isopropylthio)-α-[1-(octylamino)-ethyl]-benzylalkohol = 4-[(1-Methylethyl)thio]-α-[1-(octylamino)ethyl]benzenmethanol (●)

S CP 556 S, Duloctil, Periman, *Suloctidil***, Sulocton

V Vasodilatans

4477 (3689) $C_{20}H_{35}NO_2$
561-77-3

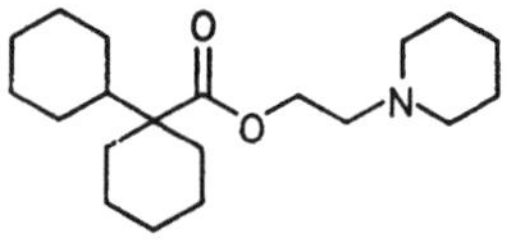

1-Cyclohexylcyclohexancarbonsäure-β-piperidinoethylester = [1,1'-Bicyclohexyl]-1-carbonsäure-2-(1-piperidinyl)ethylester (●)

H auch Hydrochlorid (5588-25-0)

S *Dihexiverine*, *Dihexyverin***, Dispas, Diverine, J.L. 1078, Metaspas, Neospasmina, Olimplex, Seclin, Spasmalex, Spasmodex, Spasmolevel

V Spasmolyticum

4478 $C_{20}H_{36}BrN_3O_2$
6042-36-0

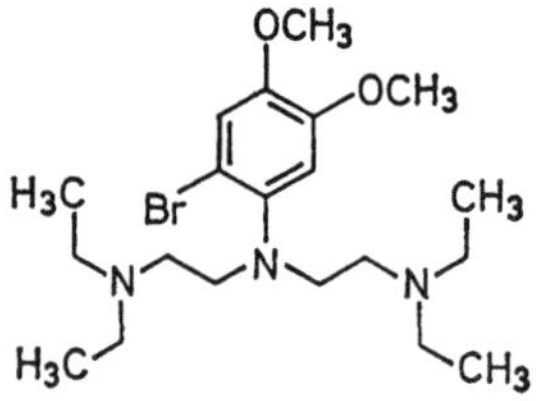

4-(2-Brom-4,5-dimethoxyphenyl)-1,1,7,7-tetraethyldiethylentriamin = *N*-(2-Brom-4,5-dimethoxyphenyl)-*N*-[2-(diethylamino)ethyl]-*N'*,*N'*-diethyl-1,2-ethandiamin (●)

S RC-12

V Malariachemotherapeuticum

4479 *(3690)* $C_{20}H_{36}N_6O$
135-43-3

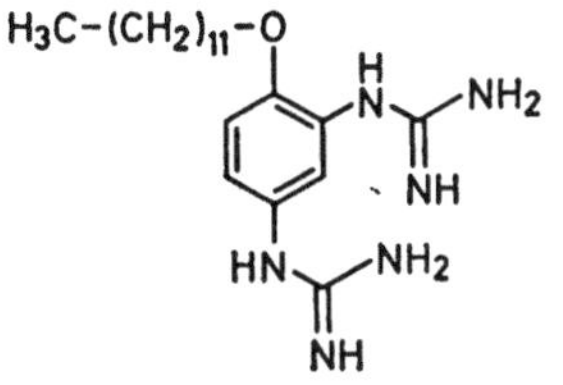

1,1′-(4-Dodecyloxy-*m*-phenylen)-diguanidin = 2,4-Diguanidinophenyldodecyläther = *N,N‴*-[4-(Dodecyloxy)-1,3-phenylen]bis[guanidin] (●)

H Dihydrochlorid (135-42-2)

S Farmidril, *Lauroguadindihydrochlorid***, P_7

V oberflächenaktives Desinficiens

4480 *(3691)* $C_{20}H_{36}O_2$
544-35-4

$H_3C-(CH_2)_4-CH=CH-CH_2-CH=CH-(CH_2)_7-COO-C_2H_5$

Ethyllinoleat = Linolsäureethylester = (*Z,Z*)-9,12-Octadecadiensäureethylester (●)

S Cholestan F, Mandenol

V Antiarterioskleroticum

4481 *(3692)* $C_{20}H_{36}O_2$
623-32-5

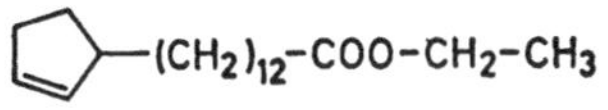

Chaulmoograsäureethylester = 2-Cyclopenten-1-tridecansäureethylester (●)

H Mischung mit Hydnocarpussäureethylester (Nr. 3809) (8054-56-6)

S Antileprol, Chaulmestrol, Chaulmoogrol, Hyrganol, Moogrol

V Therapeuticum gegen Tuberkulose und Lepra

4482 *(3693)* $C_{20}H_{36}O_5$
745-62-0

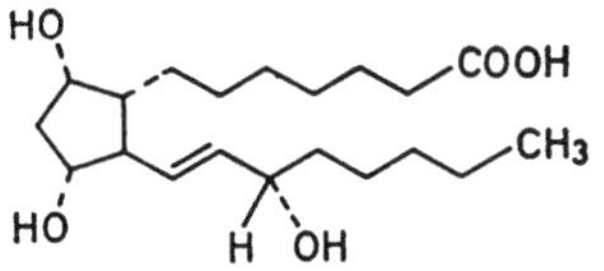

7-[3,5-Dihydroxy-2-(3-hydroxy-1-octenyl)-cyclopentyl]-heptansäure = (9α,11α,13*E*,15*S*)-9,11,15-Trihydroxyprost-13-en-1-säure (●)

S PGF_1, *Prostaglandin* $F_{1\alpha}$

V Oxytocicum, Vasodilatans, Muskelstimulans (Wirkstoff aus den männlichen Keimdrüsen)

4483 *(3694)* $C_{20}H_{37}J_3O_2$

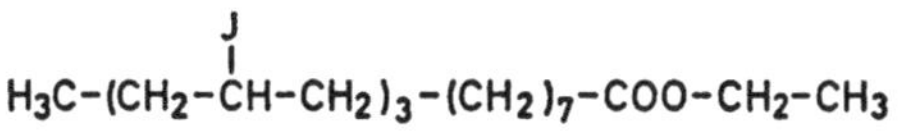

Ethyl-10,13,16-trijodstearat = 10,13,16-Trijodstearinsäureethylester = 10,13,16-Trijodoctadecansäureethylester (●)

S Hepatoselectan

V Röntgenkontrastmittel

4484 *(3695)* $C_{20}H_{37}NO$

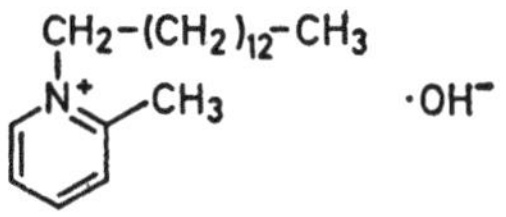

2-Methyl-1-tetradecylpyridiniumhydroxid (●) = *N*-Myristylpicoliniumhydroxid

H Chlorid

S Quatrasan, Quatresin

V Antisepticum, Desinficiens

4485 $C_{20}H_{37}NO_3$
53716-44-2

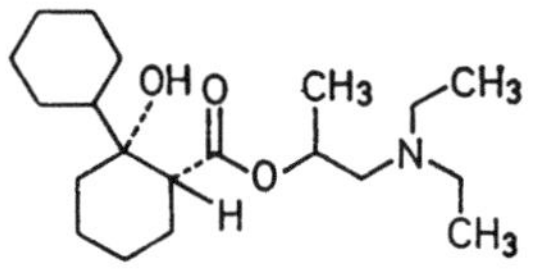

2-Diethylamino-1-methylethyl-*cis*-1-hydroxy-[bicyclohexyl]-2-carboxylat = *cis*-2-Hydroxy-2-cyclohexylcyclohexancarbonsäure-2-diethylamino-1-methylethylester = *cis*-1-Hydroxy[1,1′-bicyclohexyl]-2-carbonsäure-2-(diethylamino)-1-methylethylester (●)

S *Rociverin***

V Spasmolyticum, Anticholinergicum

4486 *(3696)* $C_{20}H_{37}N_3O_2$
16791-42-7

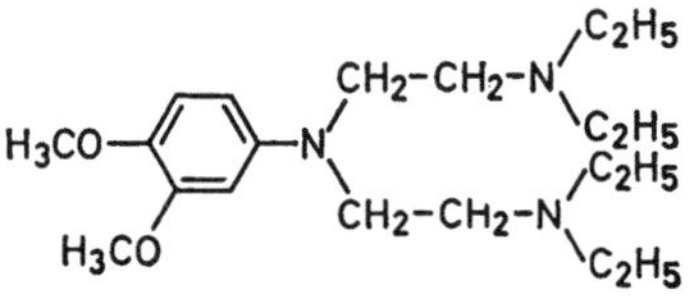

N,*N*-Bis-(2-diethylaminoethyl)-3,4-dimethoxyanilin = 1,2-Dimethoxy-4-(bis-diethylaminoethyl)-aminobenzol = *N*-[2-(Diethylamino)ethyl]-*N*-(3,4-dimethoxyphenyl)-*N*′,*N*′-diethyl-1,2-ethandiamin (●)

S Dimeplasmin

V Malariachemotherapeuticum

4487 *(3697)* $C_{20}H_{37}N_3O_{13}$
14918-35-5

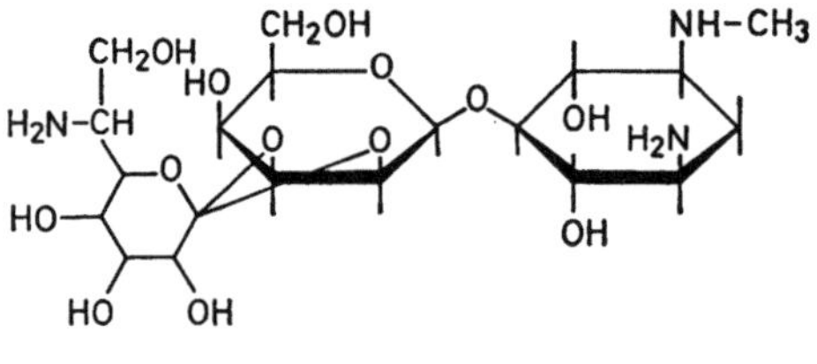

5-*O*-[2,3-*O*-(6-Amino-6-deoxyheptopyranosyliden)-β-D-talopyranosyl]-2-deoxy-N^3-methyl-D-streptamin (●)

S *Destomycin A*, Destonate 20

V Antibioticum aus Streptomyces rimofaciens (Veterinär-Anthelminthicum)

4488 *(3698)* $C_{20}H_{38}J_2O_2$
7008-02-8

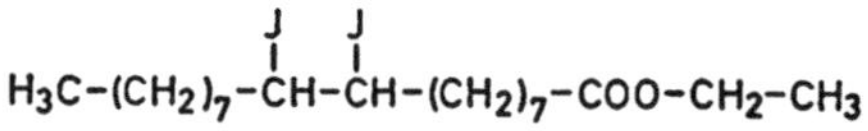

Ethyl-9,10-dijodstearat = 9,10-Dijodstearinsäureethylester = 9,10-Dijodoctadecansäureethylester (●)

S Angiopac, *Iodetryl***, *Jodetrylum*, Vasoselectan

V Röntgenkontrastmittel zur Vasographie

4489 *(3699)* $C_{20}H_{38}N_4O_4$
119-48-2

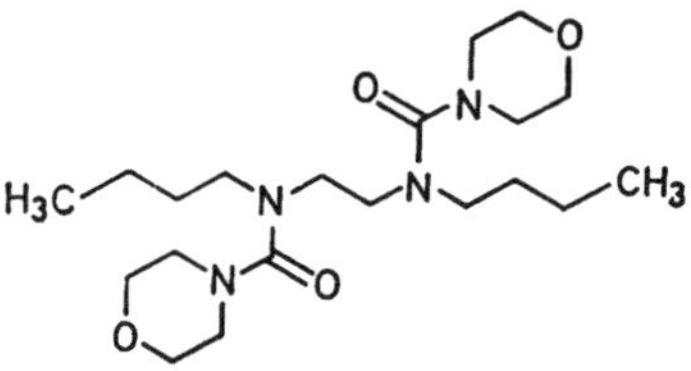

4,4′-(*N*,*N*′-Di-*n*-butyl-*N*,*N*′-ethylen-dicarbamoyl)-dimorpholin = *N*,*N*′-Di-*n*-butyl-*N*,*N*′-bis-(morpholinocarbonyl)-ethylendiamin = *N*,*N*′-1,2-Ethandiylbis[*N*-butyl-4-morpholincarboxamid] (●)

S Amipan T, Atmurin, Cardiac, *Dimorpholaminum*, Puls, Respiron, 1064 TH, Théraleptique, Therapline, Theraptique

V Analepticum

4490 *(179 N)* $C_{20}H_{38}N_8S_2$
13456-08-1

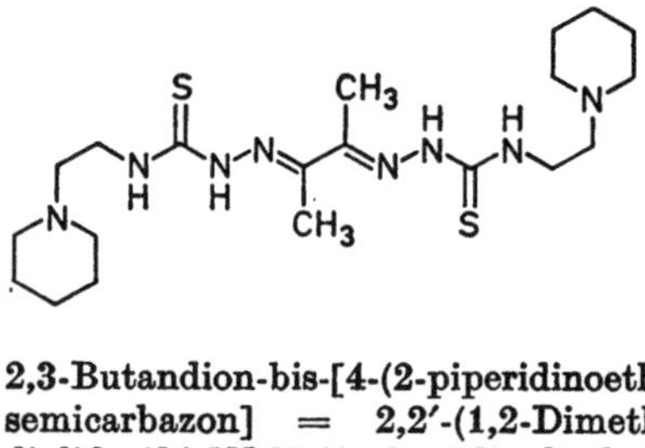

2,3-Butandion-bis-[4-(2-piperidinoethyl)-thiosemicarbazon] = 2,2′-(1,2-Dimethyl-1,2-ethandiyliden)bis[*N*-[2-(1-piperidinyl)ethyl]hydrazincarbothioamid] (●)

S *Bitipazon***, Hoechst 153

V Coccidiostaticum

4491 (3700) $C_{20}H_{38}O_7S$

10041-19-7

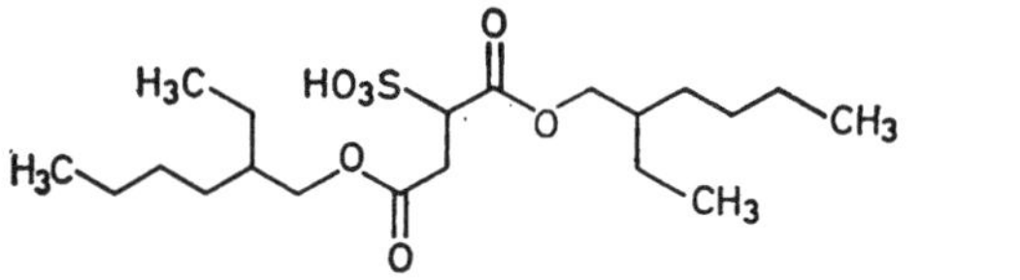

Bis-(2-ethylhexyl)-succinat-2-sulfonsäure = Sulfobernsteinsäure-bis-(2-ethylhexyl)-ester = Sulfobutandisäure-1,4-bis(2-ethylhexyl)ester (●)

H Natriumsalz (577-11-7)

S Abilax, Aerosol OT, Afko-Lube, Alphasol OT, Anonaid T, Aqua-Lax, Audinorm, Bantex, Bu-Lax, Cetimel, Colace, Coloctyl, Coloxyl, Comfolax, Complemix, Constiban, Consto-Caps., Constonate, Coprol(a), Decerosol OT, Defilin, Definate, Dioctin, Dioctlyn, Diocto, Dioctylal, Dioctyl-Medo, Dioctyl-Polfa, *Dioctyl Sodium Sulphosuccinat*, Diocyl „Amco“, Diofectyl, Diolaxil, Diomedicone, Diosuccin, Diosux, Diotilan, Diovac, Diox, Disonate, Di-Sosul, Disulans, Doctate, Doctyl, Doctynol, Dollax, DONS, Doss 300, Doxate, Doxilato, Doxinate, Doxol „Purdue Frederick“, Doxolan, DSS, Dulsivac, Duosol, Dynoctol, Emulax simplex, Eosan, Evactil, Evac-U-8, Exalcol, Exonic OT, Factol, Fecalate, Fisioral-laxante, Fluilax, Humectol, Humevac, Hydrolax Pediatric, Ilozoft, Klyx, Konlax „Buffington“, Kosate, Laxativum 59, Laxinate, Manoxol OT, Mervamine, Milkinol, Min-Evac, Molatoc, Molcer, Mollax, Molofac, *Natrii dioctylsulfosuccinas*, *Natriumdioctylsulfossuccinat***, Nevax, Nigalax, Norm-Evac, Norval (alte Form), Obston, Octyl-Softener, Parlax, Physiolax, Provilax, Redux, Regal „Andromaco“, Regul-aid, Regulex, Regutol, Rektolax, Revac, Rytonate, Sintolax, Siponol-O-100, *Sodium dioctylsulfosuccinate***, Soffecine, Sof-ner, Softene, Softeze, Softil, Softol, Softon, Soliwax, Solusol, Stulex, Sulfimel DOS, Tropagel, Ummetus, Vatsol OT, Velmol, Viforlax, Wasser-Lax, Waxnate, Waxsol

V Laxativum (Stuhlerweicher), anionisches Netzmittel, Emulgator, Cerumenolyticum

4491-01 (3700a) 128-49-4

H Calciumsalz

S *Dioctyl Calcium Sulfosuccinat*, Doxical, Surfak

V Laxativum (Stuhlerweicher)

4491-02 7491-09-0

H Kaliumsalz

S Sigmol

V Laxativum

4492 (3701) $C_{20}H_{39}JO_2$

Ethylmonojodstearat = Jodstearinsäureethylester = 9(oder 10)-Jodoctadecansäureethylester (●)

H Gemisch der 9- und 10-Jod-Isomeren (29611-66-3)

S Duroliopaque

V Röntgenkontrastmittel

4493 (3702) $C_{20}H_{39}NO_3$

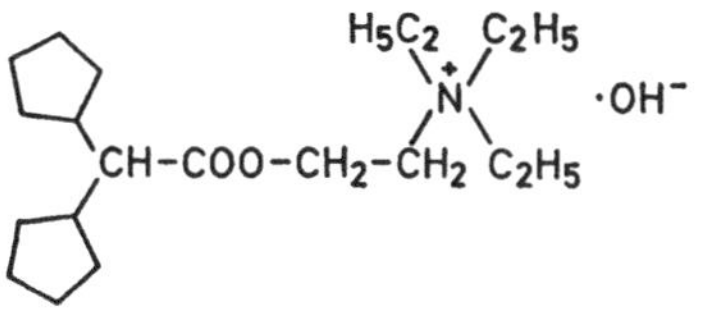

2-(Dicyclopentylacetoxy)-tetraethylammoniumhydroxid = Dicyclopentylessigsäure-β-diethylaminoethylesterethylhydroxid = 2-[(Dicyclopentylacetyl)oxy]-*N*,*N*,*N*-triethylethanaminiumhydroxid (●)

H Bromid (2001-81-2)

S *Dipenine bromide*, *Diponiumbromid***, Espaston, HL 267, Sa 267, Spaston, Unospaston

V Spasmolyticum

4494 (3703) $C_{20}H_{40}N_2O$

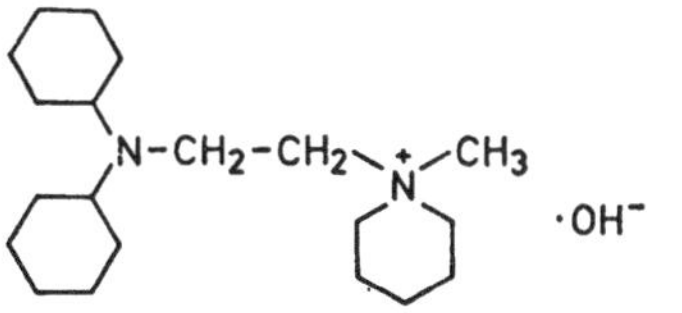

N-Methyl-*N*-[β-(dicyclohexylamino)-ethyl]-piperidiniumhydroxid = 1-[2-(Dicyclohexylamino)-ethyl]-1-methylpiperidiniumhydroxid (●)

H Chlorid

S Calacidol, I.U. 7

V Spasmolyticum

4495 (*3704*) $C_{20}H_{40}N_2O_4$

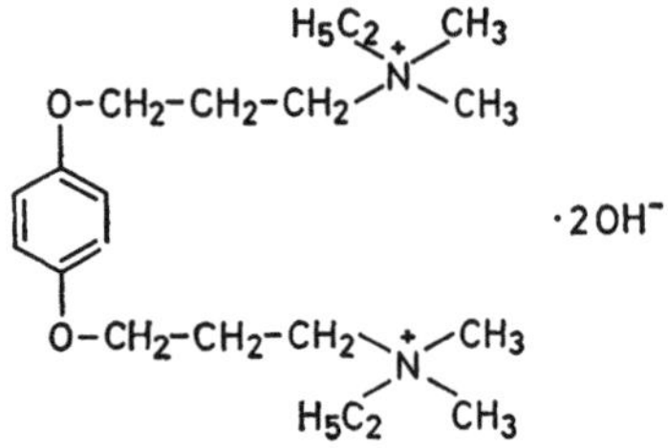

N,N'-[3,3'-(*p*-Phenylendioxy)-dipropyl]-bis-ethyl-dimethylammoniumhydroxid = 3,3'-[1,4-Phenylenbis(oxy)]bis[*N*-ethyl-*N,N*-dimethyl-1-propanaminiumhydroxid] (•)

H Dijodid (5807-94-3)

S *Dipropamine*

V Ganglienblocker

4496 (*3705*) $C_{20}H_{40}N_2O_6$

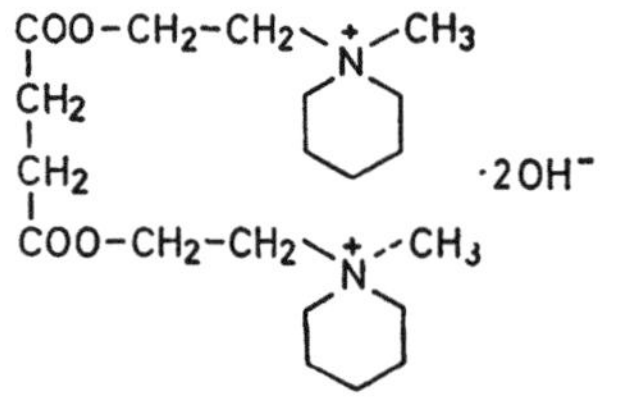

N,N'-[2,2'-(Succinyldioxy)-diethyl]-bis-(*N*-methylpiperidiniumhydroxid) = Bernsteinsäure-bis-(β-piperidinoethylester)-bis-methylhydroxid = 1,1'-[(1,4-Dioxo-1,4-butandiyl)bis(oxy)]di-2,1-ethandiyl]-bis[1-methylpiperidiniumhydroxid] (•)

H Dibromid

S Cyclotylin

V Cholinesteraseinhibitor

4497 $C_{20}H_{40}N_2O_6$

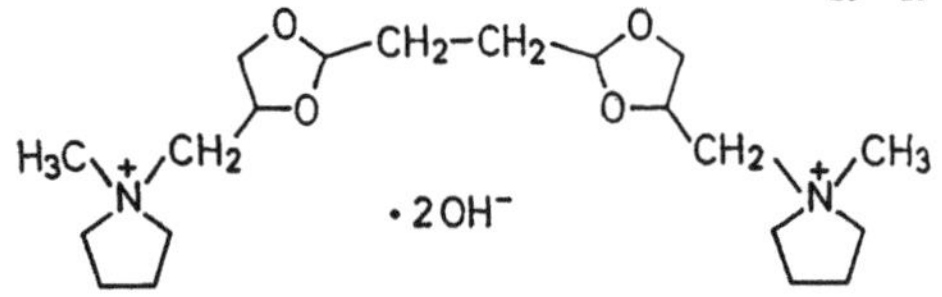

N,N'-[2,2'-Ethylenbis-(1,3-dioxolan-4-ylmethyl)]-bis-[*N*-methylpyrrolidiniumhydroxid] = 1,1'-[1,2-Ethandiyl-bis(1,3-dioxolan-2,4-diylmethylen)]bis-[1-methylpyrrolidiniumhydroxid] (•)

H Dijodid (37069-07-1)

S Dioxonium

V Muskelrelaxans

4498 (*3706*) $C_{20}H_{40}N_2O_8$
11006-56-7

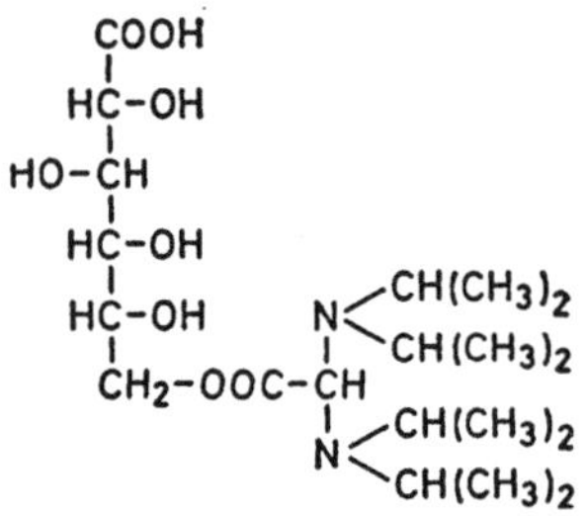

Gluconsäure-6-bis-(*N*-diisopropylamino)-acetat

H auch Natriumsalz

S *Acidum pangamicum*, Acipangan, Beforce$_{15}$, Bio-15, bio-pangamina, Cruvi B 15, Hidrovitamina B$_{15}$, Miluyvit B$_{15}$, Pangacitin, *Pangamic acid*, Pangamil, Pangamine, Pangamox, *Pangamsäure*, Plentine, Sopangamine, *Vitamin B*$_{15}$

V Diureticum, Antiskleroticum

4498-01 (*3706a*) 11041-98-8

H Calciumsalz

S *Calcii pangamas*, Calgam, Pangametin

V Cardiacum

4498-02 (*3706b*)

H Argininsalz

S Cardiopangamina

V Cardiacum

4499 (*3707*) $C_{20}H_{43}N$
124-28-7

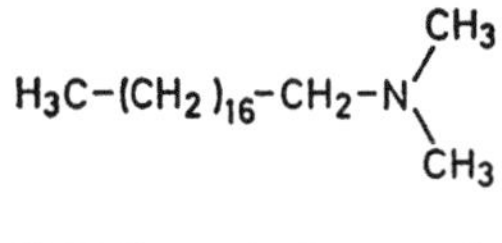

N,N-Dimethyl-*n*-octadecylamin = *N,N*-Dimethyl-1-octadecanamin (•)

H Hydrochlorid (1613-17-8)

S *Dimantinhydrochlorid***, Doda, *Dymanthinhydrochlorid*, GS-1339, NSC-5547, Thelmesan

V Veterinär-Anthelminthicum

4500 *(3708)* $C_{20}H_{45}NO$

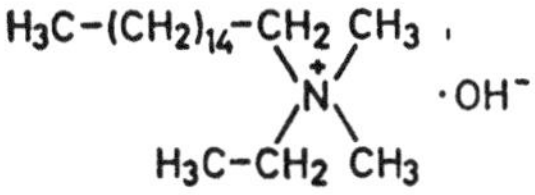

N-Ethyl-*N*-hexadecyl-*N*,*N*-dimethylammoniumhydroxid = Cetyldimethylethylammoniumhydroxid = *N*-Ethyl-*N*,*N*-dimethyl-1-hexadecanaminiumhydroxid (●)

H Bromidchlorid

S „Cetylamin", Quamonium, Radiol

V Desinficiens

4501 *(3709)* $C_{20}H_{45}N_3$
3687-16-9

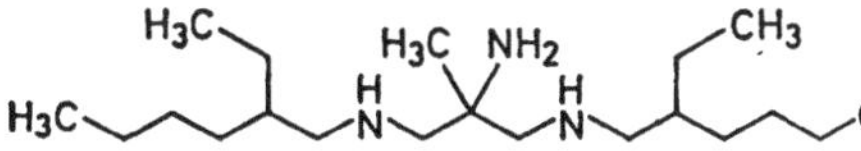

N^1,N^3-Bis-(2-ethylhexyl)-1,2,3-triamino-2-methylpropan = N^1,N^3-Bis(2-ethylhexyl)-2-methyl-1,2,3-propantriamin (●)

S *Propoctamin*

V Antisepticum

4502 $C_{21}H_{16}Cl_4N_2S$
28614-19-9

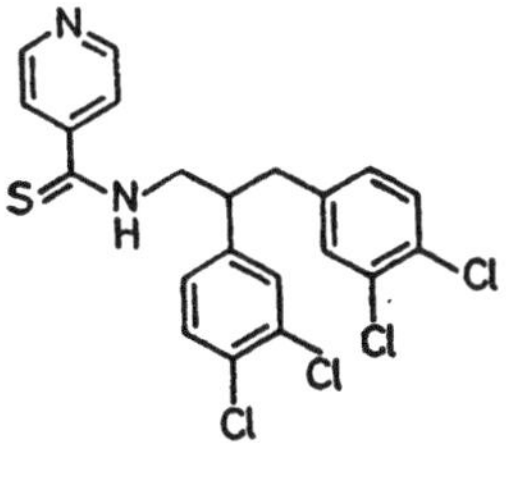

N-[2,3-Bis-(3,4-dichlorphenyl)-propyl]-thioisonicotinamid = *N*-[2,3-Bis(3,4-dichlorphenyl)propyl]-4-pyridincarbothioamid (●)

S Hoechst 30036

V Chemotherapeuticum (Trypanosomicid)

4503 *(3710)* $C_{21}H_{16}N_2$
1729-61-9

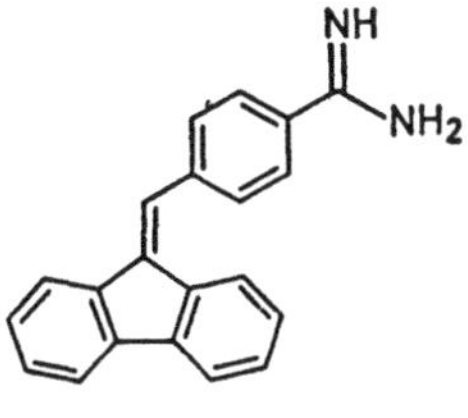

α-(9-Fluorenyliden)-*p*-toluamidin = 9-(*p*-Amidinobenzyliden)-fluoren = 4-[(9*H*-Fluoren-9-yliden)methyl]benzencarboximidamid (●)

H auch Hydrochlorid (5585-60-4)

S Mer-27, *Paranyline*, *Renytolin***

V Antiphlogisticum, Antiarthriticum

4504 *(180 N)* $C_{21}H_{16}N_2O_4S$
21413-28-5

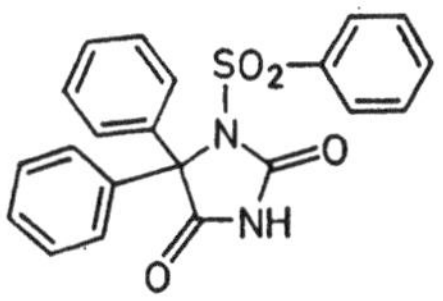

1-Phenylsulfonyl-5,5-diphenylhydantoin = 5,5-Diphenyl-1-(phenylsulfonyl)-2,4-imidazolidindion (●)

S PC-796

V Antiphlogisticum

4505 *(3711)* $C_{21}H_{16}O_6S_2$

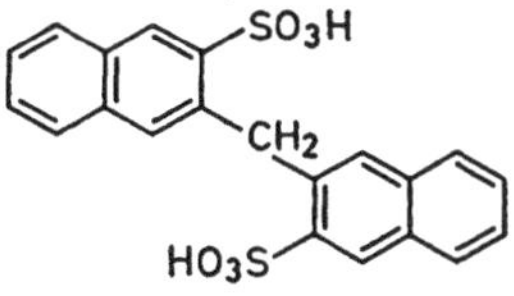

3,3'-Methylenbis-(naphthalin-2-sulfonsäure) = Methylenbis-(2-naphthyl-3-sulfonsäure) = 3,3'-Methylenbis[2-naphthalensulfonsäure] (●)

H Phenylquecksilbersalz (14235-86-0)

S Conotrane, Hydraphen, *Hydrargaphen***, Mer „Takeda", Peneton, Penotrane, Versotrane

V Antisepticum, Antimykoticum

4505-01 *(3711a)* 53 370-43-7

H Disilbersalz

S Methargen, Viacutan

V Antisepticum

4506 *(3712)* $C_{21}H_{16}O_7$

4366-18-1

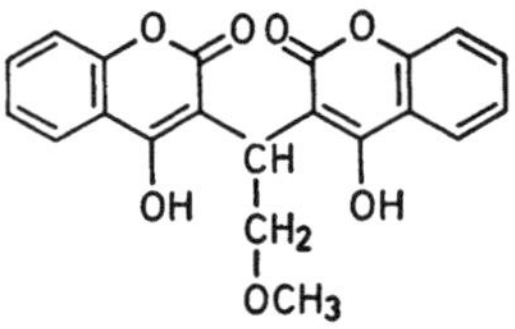

3,3′-(2-Methoxyethyliden)-bis-(4-hydroxycumarin) = 4,4′-Dihydroxy-3,3′-(2-methoxyethyliden)-dicumarin = 2,2-Bis-(4-hydroxy-3-cumarinyl)-ethylmethyläther = 3,3′-(2-Methoxyethyliden)bis[4-hydroxy-2*H*-1-benzopyran-2-on] (●)

S *Coumetarol***, *Cumetarolum*, *Cumetharol*, *Cumethoxaethanum*, *Cumethoxan*, Dicoumoxyl, Dicumoxan, Ph. 137

V Antikoagulans

4507 *(3713)* $C_{21}H_{16}O_{11}$

53112-35-9

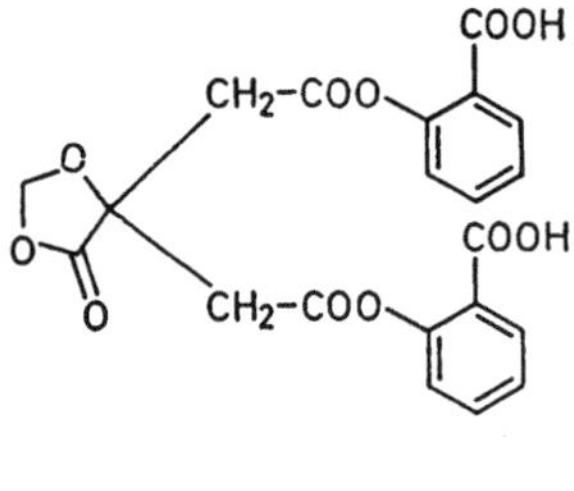

O,O′-Anhydromethylencitroyldisalicylsäure = Disalicylsäureester der Anhydromethylencitronensäure = 5-Oxo-1,3-dioxolan-4,4-diessigsäurebis-(2-carboxyphenyl)ester (●)

S Citrodisalyl, Novaspirin, Salicitrin

V Antipyreticum, Antineuralgicum

4508 *(3714)* $C_{21}H_{17}AsN_2O_5S_2$

91-71-4

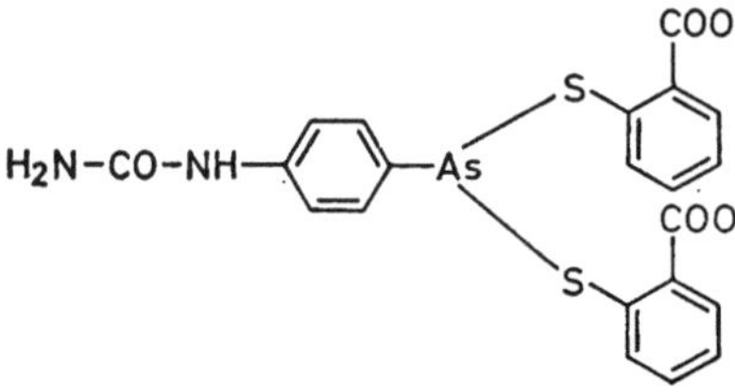

o,o′-(*p*-Ureidophenylarsylendithio)-dibenzoesäure = 4-Ureidophenyl-bis-(2-carboxyphenyl)-thioarsenit = 2,2′-[[4-[(Aminocarbonyl)amino]phenyl]arsinidinbis(thio)]bis[benzoesäure] (●)

S Thio-Carbamisin, Thiocarbamizine

V Chemotherapeuticum

4509 $C_{21}H_{17}ClO$

7469-01-4

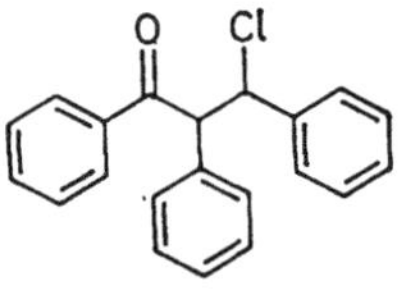

3-Chlor-2,3-diphenylpropiophenon = 3-Chlor-1,2,3-triphenyl-1-propanon (●)

S E 383

V Contraceptivum

4510 $C_{21}H_{17}NO_5$

37 646-31-4

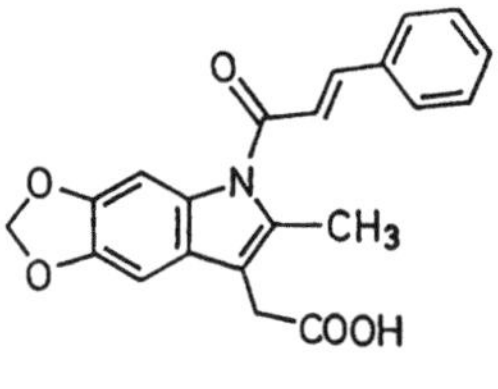

1-Cinnamoyl-2-methyl-5,6-methylendioxy-3-indolylessigsäure = 6-Methyl-5-(1-oxo-3-phenyl-2-propenyl)-5*H*-1,3-dioxolo[4,5-*f*]indol-7-essigsäure (●)

S ID-1619

V Antiphlogisticum

4511 $C_{21}H_{18}ClNO_6$
53164-05-9

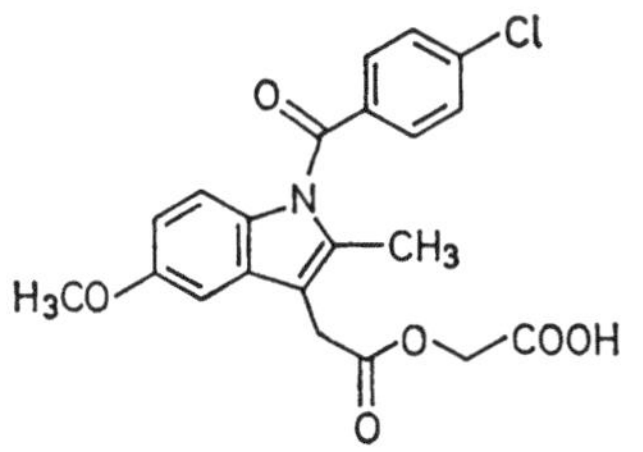

1-(*p*-Chlorbenzoyl)-5-methoxy-2-methylindol-3-essigsäureester mit Glykolsäure = 1-(4-Chlorbenzoyl)-5-methoxy-2-methyl-1*H*-indol-3-essigsäurecarboxymethylester (●)

S *Acemetacin***, Bay f 4975, Rantodil, TVX 1322

V Analgeticum, Antiphlogisticum

4512 $C_{21}H_{18}ClN_3O_7S$
36920-48-6

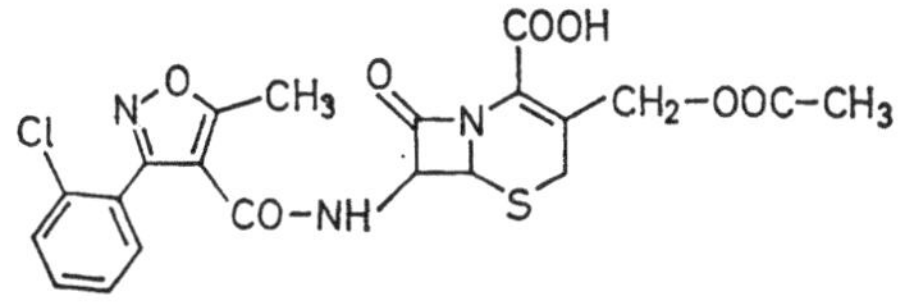

(6*R*,7*R*)-3-Acetoxymethyl-7-[3-(*o*-chlorphenyl)-5-methylisoxazol-4-carboxamido]-8-oxo-5-thia-1-azabicyclo[4.2.0]oct-2-en-2-carbonsäure = 7-(3-*o*-Chlorphenyl-5-methylisoxazol-4-carboxamido)-cephalosporansäure = (6*R*-*trans*)-3-[(Acetyloxy)-methyl]-7-[[[3-(2-chlorphenyl)-5-methyl-4-isoxazolyl]carbonyl]amino]-8-oxo-5-thia-1-azabicyclo-[4.2.0]oct-2-en-2-carbonsäure (●)

S *Cefoxazol***, *Cephoxazole*

V Antibioticum

4513 $C_{21}H_{19}N$
27466-27-9

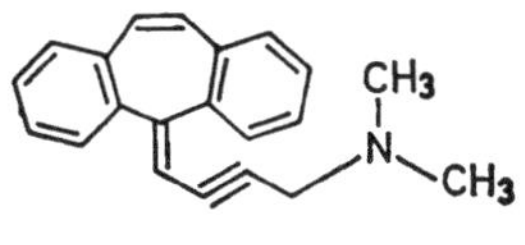

4-(5*H*-Dibenzo[*a*,*d*]cyclohepten-5-yliden)-*N*,*N*-dimethyl-2-butinylamin = 4-(5*H*-Dibenzo[*a*,*d*]cyclohepten-5-yliden)-*N*,*N*-dimethyl-2-butin-1-amin (●)

H Hydrochlorid (27466-29-1)

S AY-22124, *Intriptylinhydrochlorid***

V Antidepressivum

4514 *(3715)* $C_{21}H_{19}NO$
7433-09-2

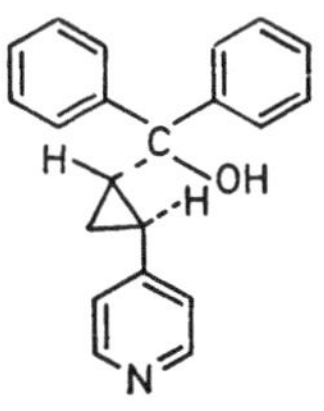

2-(4-Pyridyl)-α,α-diphenylcyclopropanmethanol = α-[2-(4-Pyridyl)-cyclopropyl]-benzhydrol = α-Phenyl-α-[2-(4-pyridinyl)cyclopropyl]benzenmethanol (●)

H Hydrochlorid (2364-72-9)
[auch *trans*-Verbindung (4904-00-1); Hydrochlorid (4904-01-2)]

S *Cyprolidolhydrochlorid***, IN 1060

V Antidepressivum

4515 $C_{21}H_{19}NO$
7387-60-2

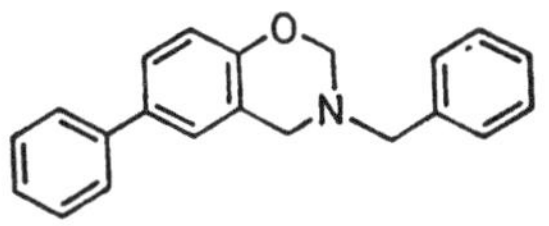

3-Benzyl-3,4-dihydro-6-phenyl-2*H*-1,3-benzoxazin = 3,4-Dihydro-6-phenyl-3-(phenylmethyl)-2*H*-1,3-benzoxazin (●)

S T 615

V Tuberkulostaticum, Bakteriostaticum

4516 *(3716)* $C_{21}H_{19}NO_3S$
7527-94-8

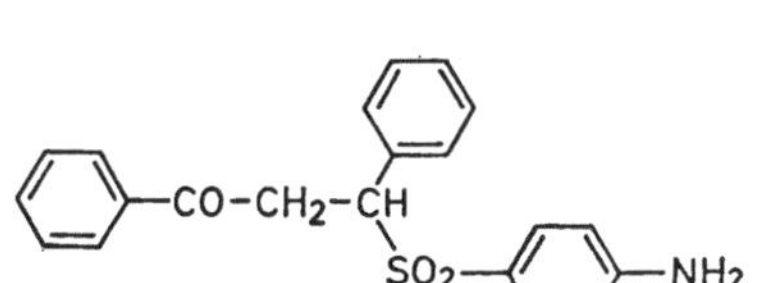

3-Phenyl-3-sulfanilylpropiophenon = 3-[(4-Aminophenyl)sulfonyl]-1,3-diphenyl-1-propanon (●)

S Alfone, *Alkafanone*, Clafanone, Nu-404, Ro 2-0404

V Therapeuticum gegen unspezifische Diarrhoen

4517 (181 N) $C_{21}H_{19}NO_4$
20168-99-4

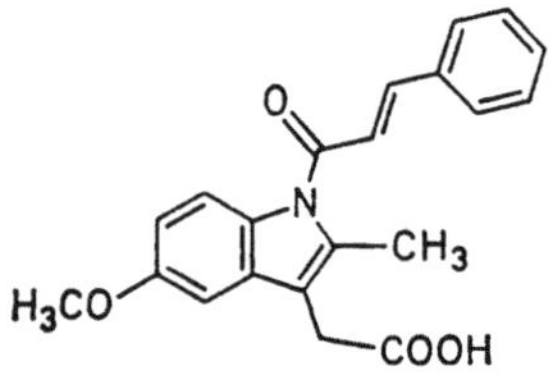

1-Cinnamoyl-5-methoxy-2-methylindol-3-ylessigsäure = 5-Methoxy-2-methyl-1-(1-oxo-3-phenyl-2-propenyl)-1*H*-indol-3-essigsäure (●)

S *Cinmetacin***, Indolacin, S 1290

V Antiphlogisticum

4518 (3717) $C_{21}H_{20}N_2O_4S$
304-43-8

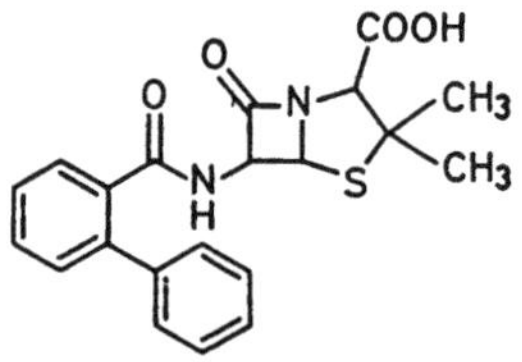

3,3-Dimethyl-7-oxo-6-(*o*-phenylbenzamido)-4-thia-1-azabicyclo[3.2.0]heptan-2-carbonsäure = 6-(*o*-Phenylbenzamido)-penicillansäure = *o*-Biphenylylpenicillin = [2*S*-(2α,5α,6β)]-6-[([1,1'-Biphenyl]-2-ylcarbonyl)amino]-3,3-dimethyl-7-oxo-4-thia-1-azabicyclo[3.2.0]heptan-2-carbonsäure (●)

H Natriumsalz (2289-50-1)

S Ancillin, Bifenicillin, Biphenicillin, *Diphenicillin-Natrium*, Penicillin 12141-Z, SKF 12141, *Sodium diphenicillin*

V Antibioticum

4519 (3718) $C_{21}H_{20}N_6O$
3811-56-1

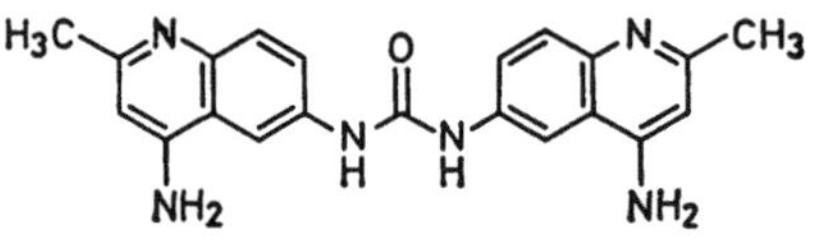

1,3-Bis-(4-amino-2-methyl-6-chinolyl)-harnstoff = *N,N'*-Bis(4-amino-2-methyl-6-chinolinyl)harnstoff (●)

H auch Dihydrochlorid (5424-37-3)

S *Aminochincarbamid, Aminochinuridum, Aminoquinuride*, Gelastypt S, Revasa(n), Surfen

V Antisepticum

4520 (3719) $C_{21}H_{20}O_6$
458-37-7

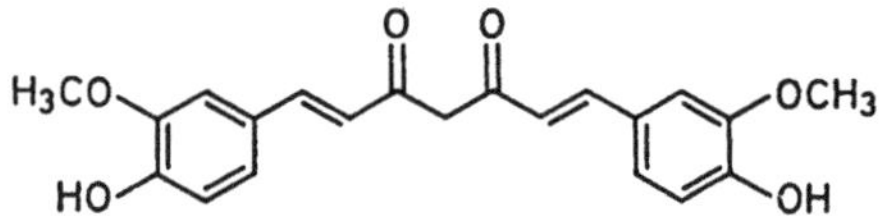

Diferuloylmethan = 1,7-Bis(4-hydroxy-3-methoxyphenyl)-1,6-heptadien-3,5-dion (●)

S *Curcumin*

V Cholagogum (Farbstoff aus Curcuma longa)

4521 (3720) $C_{21}H_{21}ClN_2O_8$
127-33-3

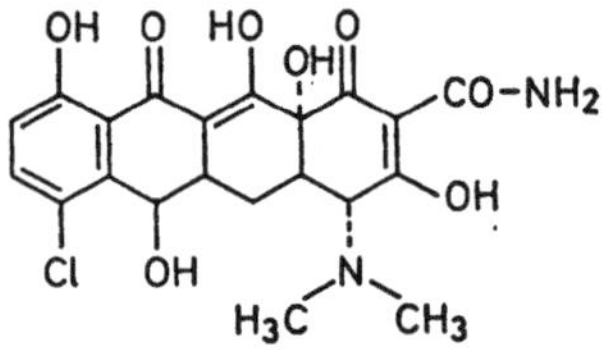

7-Chlor-4-dimethylamino-1,4,4a,5,5a,6,11,12a-oktahydro-3,6,10,12,12a-pentahydroxy-1,11-dioxo-2-naphthacencarboxamid = 7-Chlor-6-demethyltetracyclin = [4*S*-(4α,4aα,5aα,6β,12aα)]-7-Chlor-4-(dimethylamino)-1,4,4a,5,5a,6,11,12a-octahydro-3,6,10,12,12a-pentahydroxy-1,11-dioxo-2-naphthacencarboxamid (●)

H auch Hydrochlorid (64-73-3)

S Achromycin A VIII, Actaciclina, Ameciclina, Amsaciclina D.M., Benaciclin, Biormicin, Bioterciclin, Cloracetine, Clortetrin, Compleciclin, Dalmicina, Dankermicina, Delomycin, Deganol, Demecidin, *Demeclocyclin***, Demeclor, Demeplus, Deme-Proter, Demetetra, *Demethylchlortetracyclin*, Demetilciclina, *Demetilclortetraciclina*, Demetilina, Demetraciclina, Demetraclin, Demexin, De-Tetralonga, Detracin, Detra-Vis, Detricin, Dimeral, Diuciclin „Benvegna", DMCT, Doriciclina, Elkamicina, Fidocin, Glucomycin, Isodemetil, Iticiclina, Latomicina, Ledermicina, Ledermycin, Leomicina, Leuciclina, Magis-Ciclina, Meciclin, Megaciclina, Metilciclina, Mexocine, Mirciclina, Neocromaciclin, Novociclina, Novotriclina, Ozark, Perciclina, Provimicina, Riclor, Ricomicina, 10192 R.P., Sadociclina, Sumaclina, Superciclina, Tassocidin, Temet, Tetra-cipan, Tetradek, Tollerclin, Veraciclina, Wolnerciclina

V Antibioticum

4522 $C_{21}H_{21}ClO_3$
35 838-63-2

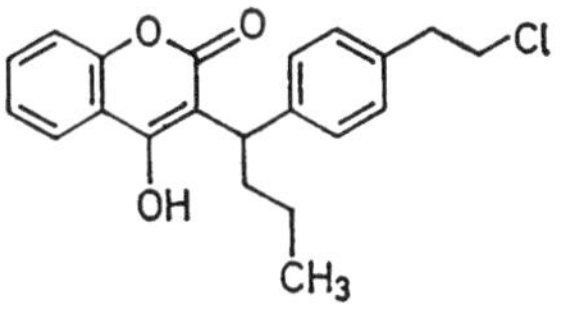

3-[*p*-(2-Chlorethyl)-α-propylbenzyl]-4-hydroxycumarin = 3-[1-[4-(2-Chlorethyl)phenyl]butyl]-4-hydroxy-2*H*-1-benzopyran-2-on (●)

S *Clocoumarol***

V Antikoagulans

4523 (3721) $C_{21}H_{21}N$
129-03-3

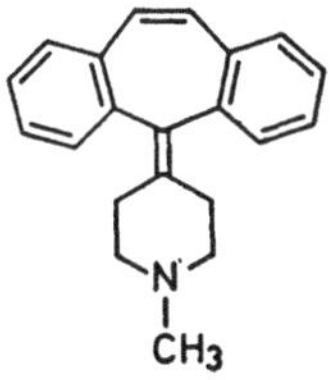

4-(5-Dibenzo[*a,d*]cycloheptatrienyliden)-1-methylpiperidin = 4-(5*H*-Dibenzo[*a,d*]cyclohepten-5-yliden)-1-methylpiperidin (●)

H Hydrochlorid (969-33-5)

S Adekin, Agotex, Anarexol, Antegan, Apetigen, Astonin, Belindox, Cipractin, Cipro, Cyprodin, *Cyproeptadina*, *Cyproheptadinhydrochlorid***, F.I. 5967, Grisetin „Andromaco", HSp 1229, Istabin, Istam-Far, Nuran, Oviedan, Periactin, Periactinol, Periatin, Peritol, Sarohist, Supersan, Vieldrin, Vimicon, Vinorex

V Antiallergicum, Appetitstimulans

4523-01 (3721a) 24 440-32-2

H Cyclamat

S Stolimina

V Appetitstimulans

4523-02

H Salz mit Pyridoxalphosphat (Nr. 782)

S *Dihexazin*, Viternum

V Appetitstimulans

4523-03 56 595-83-6

H Theophyllinacetat

S *Acefyllin-Cyproheptadin*, Metopina, UR-185

V Appetitstimulans

4524 (3722) $C_{21}H_{21}NO$

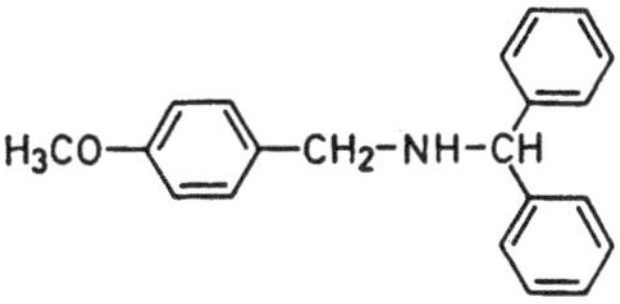

N-(Diphenylmethyl)-*p*-methoxybenzylamin = *p*-Methoxybenzylbenzhydrylamin = *N*-(Diphenylmethyl)-4-methoxybenzenmethanamin (●)

H Hydrochlorid

S Calmavine

V Spasmolyticum

4525 (182 N) $C_{21}H_{21}NO_2$
26 020-55-3

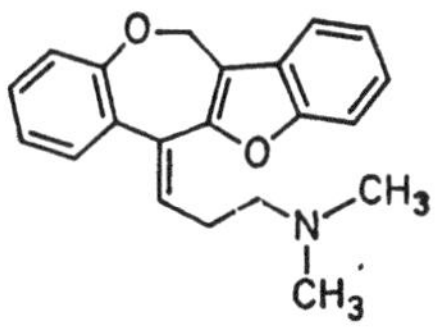

N,N-Dimethylbenzofuro[3,2-*c*]-1-benzoxepin-$\Delta^{6(12H),\gamma}$-propylamin = 6-(3-Dimethylaminopropyliden)-6,12-dihydrobenzofuro[3,2-*c*]-1-benzoxepin = 3-(Benzofuro[3,2-*c*][1]benzoxepin-6(12*H*)-yliden)-*N,N*-dimethyl-1-propanamin (●)

H auch Hydrogenfumarat (34 522-46-8)

S L 6257, Nocertone, *Oxetoron***

V Migränetherapeuticum

4526 *(3723)* $C_{21}H_{21}NO_6$
118-08-1

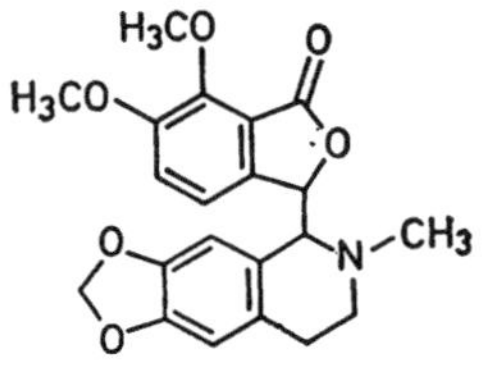

1-(6,7-Dimethoxy-3-phthalidyl)-2-methyl-6,7-methylendioxy-1,2,3,4-tetrahydroisochinolin = [*S*-(*R**,*S**)]-6,7-Dimethoxy-3-(5,6,7,8-tetrahydro-6-methyl-1,3-dioxolo[4,5-*g*]isochinolin-5-yl)-1(3*H*)-isobenzofuranon (●)

S *Hydrastin, Idrastina*

V Hämostaticum (Hydrastisalkaloid)

4527 *(3724)* $C_{21}H_{21}N_3O$
51 636-14-7

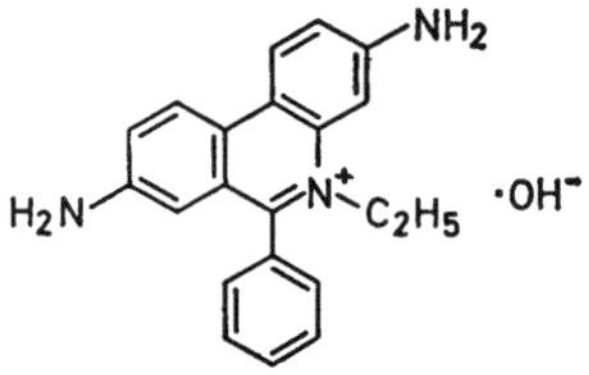

3,8-Diamino-5-ethyl-6-phenylphenanthridinium-hydroxid (●)

H Bromid (1239-45-8)

S *Äthidiumbromid*, Babidiumbromid, *Ethidiumbromid, Homidiumbromid***, Novidiumbromid

V trypanocid wirksames Chemotherapeuticum

4528 $C_{21}H_{21}N_3O_5S$
26785-17-1

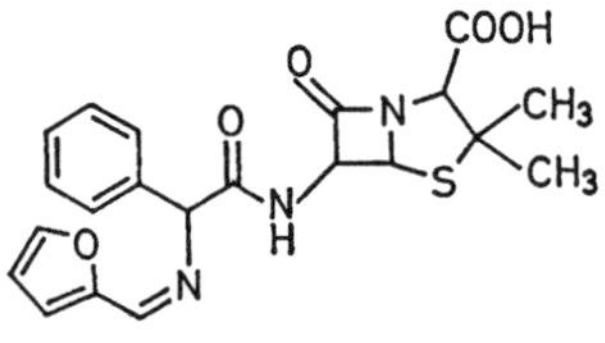

6-[α-(Furfurylidenamino)-phenylacetamido]-3,3-dimethyl-7-oxo-4-thia-1-azabicyclo[3.2.0]heptan-2-carbonsäure = 6-[α-(Furfurylidenamino)-phenylacetamido]-penicillansäure = [2*S*-(2α,5α,6β)]-6-[[[(2-Furanylmethylen)amino]phenylacetyl]-amino]-3,3-dimethyl-7-oxo-4-thia-1-azabicyclo-[3.2.0]heptan-2-carbonsäure (●)

H Natriumsalz

S *Furampicillin*

V Antibioticum (Breitspektrumpenicillin)

4529 *(3725)* $C_{21}H_{21}N_3O_9$
5585-59-1

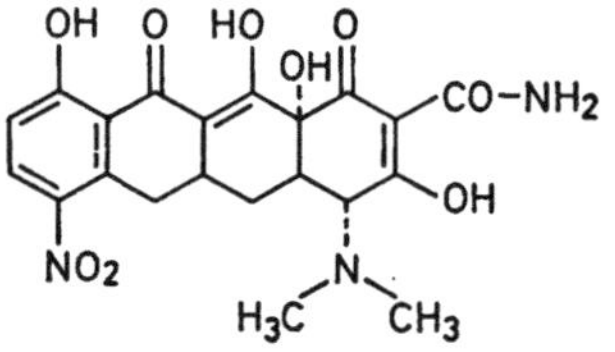

4-Dimethylamino-1,4,4a,5,5a,6,11,12a-oktahydro-3,10,12,12a-tetrahydroxy-7-nitro-1,11-dioxo-2-naphthacencarboxamid = [4*S*-(4α,4aα,5aα,12aα)]-4-(Dimethylamino)-1,4,4a,5,5a,6,11,12a-octahydro-3,10,12,12a-tetrahydroxy-7-nitro-1,11-dioxo-2-napthacencarboxamid (●)

S *Nitrocyclin***

V Antibioticum

4530 *(3726)* $C_{21}H_{22}F_3N_3OS$
33414-30-1

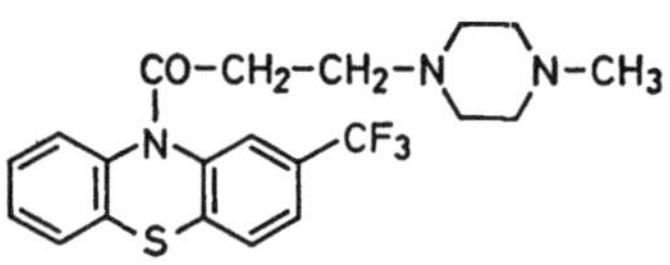

10-[3-(4-Methyl-1-piperazinyl)-propionyl]-2-trifluormethylphenothiazin = 10-[3-(4-Methyl-1-piperazinyl)-1-oxopropyl]-2-(trifluormethyl)-10*H*-phenothiazin (●)

S *Ftormetazin***

V Antidepressivum

4531 *(3727)* $C_{21}H_{22}N_2OS_2$

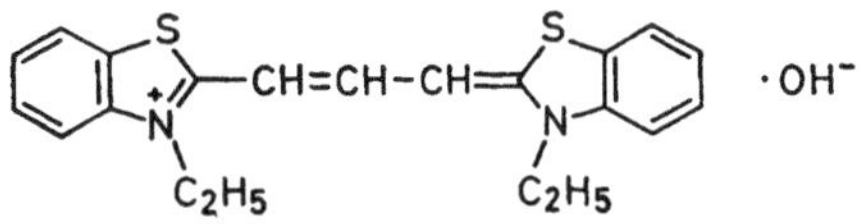

3-Ethyl-2-[3-(3-ethyl-2-benzothiazolinyliden)-propenyl]-benzothiazoliumhydroxid = 3-Ethyl-2-[3-(3-ethyl-2(3*H*)-benzothiazolyliden)-1-propenyl]-benzothiazoliumhydroxid (●)

H 2,4,5-Trichlorphenolat im Gemisch mit 2 Mol. 2,4,5-Trichlorphenol (5779-59-9)

S *Alazanini triclofenas***

V Anthelminthicum

4532 *(3728)* $C_{21}H_{22}N_2O_2$

57-24-9

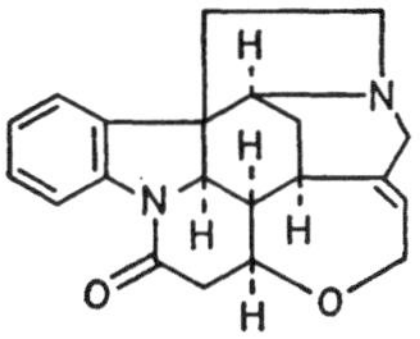

Strychnidin-10-on (●)

S *Estricnina, Estrychnina, Stricnina, Strychnin*

V Reflexkrampfgift (Strychnosalkaloid), Cholinesteraseinhibitor, Tonicum, Stomachicum

4532-01 *(3728a)* 66-32-0

H Nitrat

S Stchinin, Strychintran, Strychnovet

V Analepticum, Tonicum

4533 *(3729)* $C_{21}H_{22}N_2O_3$

7248-28-4

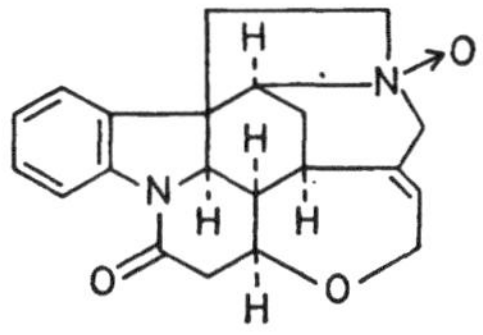

Strychnin-*N*-oxid = Strychnidin-10-on-19-oxid (●)

H auch Hydrochlorid oder Benzoat

S Genostrychnin, Movellan-Tabletten, Stricnogen, Z 203

V Depotstrychninpräparat

4534 *(3730)* $C_{21}H_{22}N_2O_5S$

147-52-4

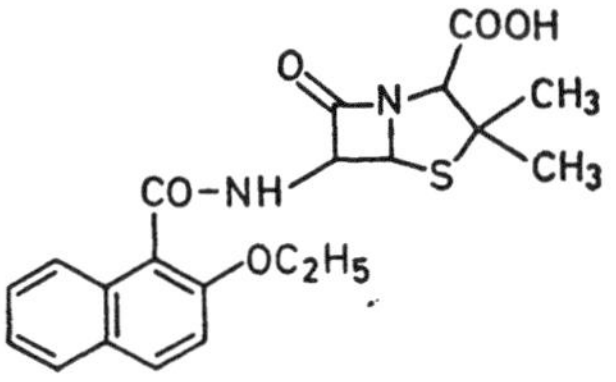

6-(2-Ethoxy-1-naphthamido)-3,3-dimethyl-7-oxo-4-thia-1-azabicyclo-[3.2.0]-heptan-2-carbonsäure = 6-(2-Ethoxy-1-naphthamido)-penicillansäure = 2-Ethoxy-1-naphthylpenicillin = [2*S*-(2α,5α,6β)]-6-[[(2-Ethoxy-1-naphthalenyl)carbonyl]amino]-3,3-dimethyl-7-oxo-4-thia-1-azabicyclo[3.2.0]-heptan-2-carbonsäure (●)

H Natriumsalz (985-16-0) [bzw. Natriumsalzmonohydrat (7177-50-6)]

S Nafcil, *Nafcillin-Natrium***, Naftopen, *Naphcillin sodium, Sodium nafcillin***, Unipen „Wyeth", Wy-3277

V penicillinaseresistentes Antibioticum

4535 *(3731)* $C_{21}H_{22}N_2O_7$

808-26-4

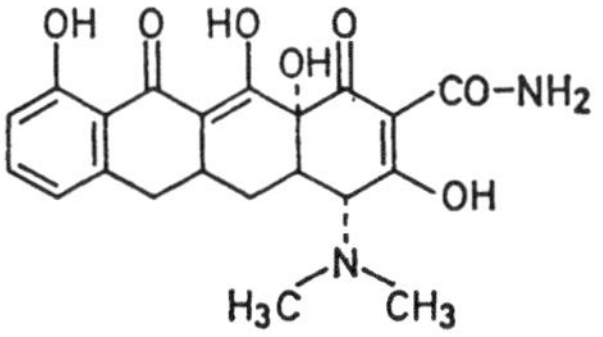

4-Dimethylamino-1,4,4a,5,5a,6,11,12a-oktahydro-3,10,12,12a-tetrahydroxy-1,11-dioxo-2-naphthacencarboxamid = 6-Demethyl-6-deoxytetracyclin = [4*S*-(4α,4aα,5aα,12aα)]-4-(Demethylamino)-1,4,4a,5,5a,6,11,12a-octahydro-3,10,12,12a-tetrahydroxy-1,11-dioxo-2-naphthacencarboxamid (●)

S Bonomycin, GS-2147, *Norcycline*, NSC-51812, *Sancyclin***

V Antibioticum

4536 *(3732)* $C_{21}H_{22}N_2O_8$

987-02-0

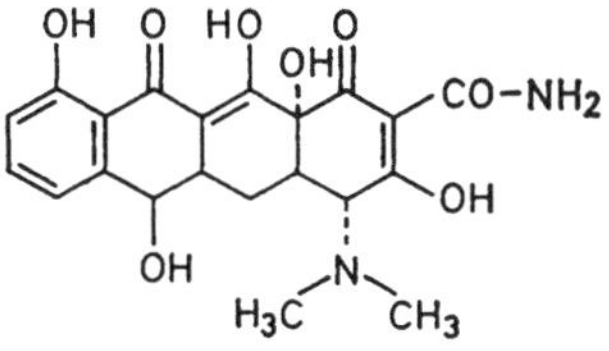

4-Dimethylamino-1,4,4a,5,5a,6,11,12a-oktahydro-3,6,10,12,12a-pentahydroxy-1,11-dioxo-2-naphthacencarboxamid = [4*S*-(4α,4aα,5aα,6β,12aα)]-4-(Dimethylamino)-1,4,4a,5,5a,6,11,12a-octahydro-3,6,10,12,12a-pentahydroxy-1,11-dioxo-2-naphthacencarboxamid (●)

S A IX, CL 22415, *Demecyclin***, *Demethyltetracyclin*, Floricina-Wirkstoff

V Antibioticum

4537 (3733) $C_{21}H_{22}N_4O_3$

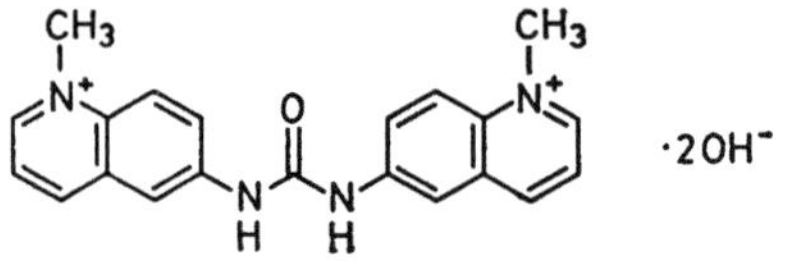

6,6'-Ureylenbis-(1-methylchinoliniumhydroxid) = *N,N'*-Bis-(6-chinolyl)-harnstoff-bis-methylhydroxid = 6,6'-(Carbonyldiimino)bis(1-methylchinoliniumhydroxid) (●)

H Bis-methylsulfat (135-14-8)

S Acaprin, Acapron, Atral, Babesan, Baburan, *Chinuridi methylsulfas*, Diveronal, Kinurid-Avlon, Ludobal, Pirevan, Pirocyl, Pirozoo, Pyroplasmin, *Quinuroniumsulfat*, S.N. 5870, Zothelone

V Chemotherapeuticum gegen die Piroplasmose der Haustiere

4538 $C_{21}H_{22}N_6O_4S_3$
40158-24-5

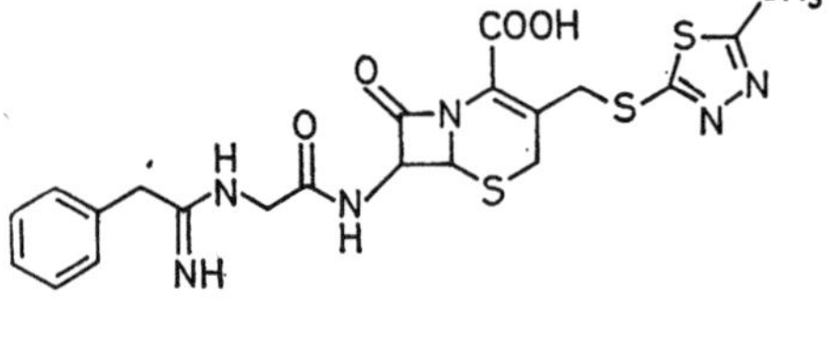

7-[(Phenylacetimidoylamino)-acetamido]-3-(5-methyl-1,3,4-thiadiazol-2-ylthiomethyl)-ceph-3-em-4-carbonsäure = (6*R-trans*)-7-[[[(1-Imino-2-phenylethyl)amino]acetyl]amino]-3-[[(5-methyl-1,3,4-thiadiazol-2-yl)thio]methyl]-8-oxo-5-thia-1-azabicyclo[4.2.0]oct-2-en-2-carbonsäure (●)

S BL-S 339

V Breitspektrumantibioticum

4539 (183 N) $C_{21}H_{22}N_6O_5$
18921-70-5

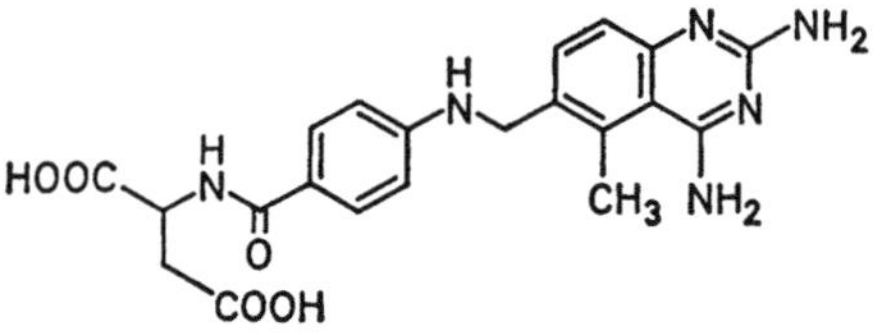

N-[4-[[(2,4-Diamino-5-methyl-6-chinazolinyl)methyl]amino]benzoyl]-L-asparaginsäure (●)

H auch Dinatriumsalz (18921-69-2)

S *Methasquin*, NSC-122870

V Antineoplasticum

4540 $C_{21}H_{22}O_4$
52995-37-6

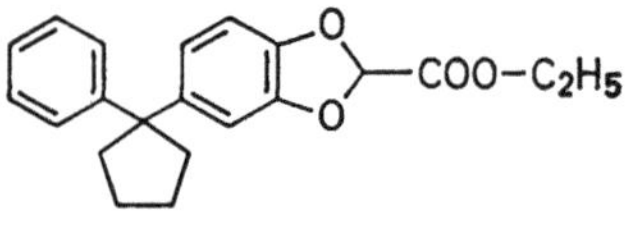

5-(1-Phenylcyclopentyl)-1,3-benzodioxol-2-carbonsäureethylester (●)

S RMI 14654

V Hypolipämicum

4541 (3734) $C_{21}H_{22}O_8$

S Antimycin-forte

V fungicides Antibioticum aus Penicillium-Arten

4542 $C_{21}H_{22}O_9$
1415-73-2

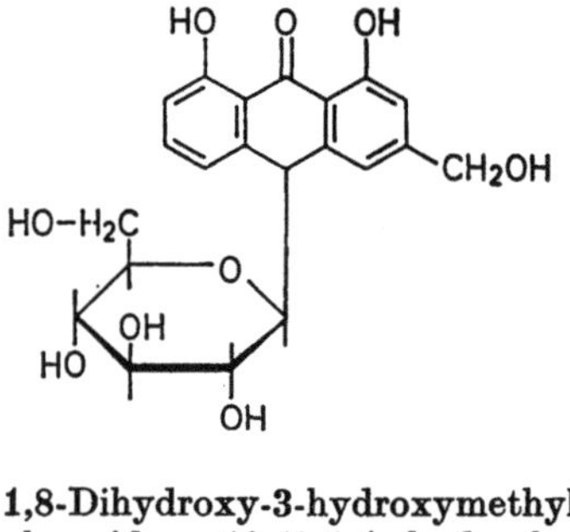

1,8-Dihydroxy-3-hydroxymethyl-9-anthron-10-*C*-glucosid = 10-(1,5-Anhydroglucosyl)-aloeemodin-

9-anthron = 10-Glucopyranosyl-1,8-dihydroxy-3-(hydroxymethyl)-9(10*H*)-anthracenon (●)

S *Aloin, Barbaloin*

V Laxans (Anthronglucosid aus Aloearten)

4543 $C_{21}H_{23}BrFNO_2$

10457-90-6

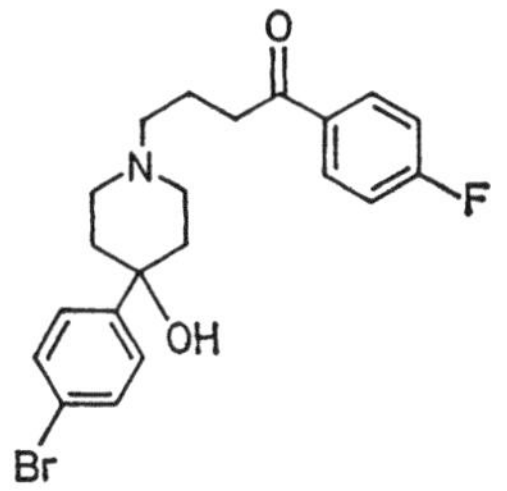

4-[4-(*p*-Bromphenyl)-4-hydroxypiperidino]-4'-fluorbutyrophenon = 4-(*p*-Bromphenyl)-1-[3-(*p*-fluorbenzoyl)-propyl]-piperidin-4-ol = 4-[4-(4-Bromphenyl)-4-hydroxy-1-piperidinyl]-1-(4-fluorphenyl)-1-butanon (●)

S *Bromoperidol, Bromperidol***, R 11333

V Neurolepticum

4544 *(3735)* $C_{21}H_{23}ClFNO_2$

52-86-8

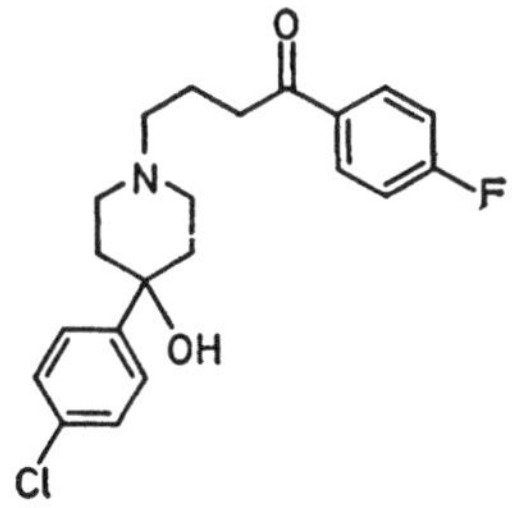

γ-[4-(*p*-Chlorphenyl)-4-hydroxypiperidino]-*p*-fluorbutyrophenon = 4-(*p*-Chlorphenyl)-1-[3-(*p*-fluorbenzoyl)-propyl]-piperidin-4-ol = 4-[4-(4-Chlorphenyl)-4-hydroxy-1-piperidinyl]-1-(4-fluorphenyl)-1-butanon (●)

S Aloperidin, Brotopon, Haldol, Halidol, *Haloperidol***, Haloperin, Halophen, Halopidol, Keselan, McN-JR 1625, R 1625, Serenace, Serenase, Serenelfi

V Neurolepticum

4545 *(3736)* $C_{21}H_{23}ClFN_3O$

17617-23-1

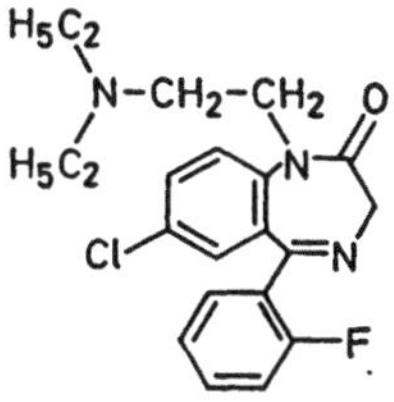

7-Chlor-1-[2-(diethylamino)ethyl]-5-(2-fluorphenyl)-1,3-dihydro-2*H*-1,4-benzodiazepin-2-on (●)

H Dihydrochlorid (1172-18-5)

S Benozil, Dalmador, Dalmadorm, Dalmane, Dalmate, Dormigen „Sanitas", Dormodor, Enoctan, Felison, Flunox, *Flurazepamdihydrochlorid***, ID-480, Insonium, Lunipax, Morfex, Natam, Noctosom, Noctyn-N.F., Remdue, Ro 5-6901, Somlan, Valdorm

V Hypnoticum, Psychotropicum

4546 *(3737)* $C_{21}H_{23}ClN_4O_2$

4052-13-5

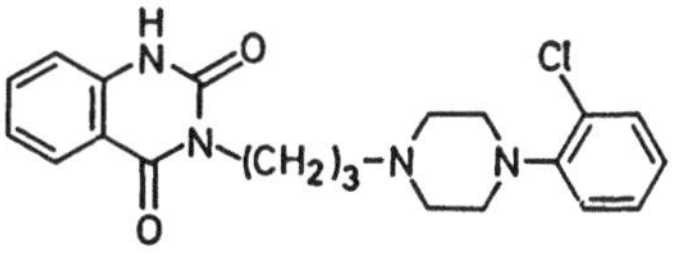

3-[3-[4-(2-Chlorphenyl)-1-piperazinyl]propyl]-2,4(1*H*,3*H*)-chinazolinon (●)

H Hydrochlorid (525-26-8)

S *Cloperidonhydrochlorid***, MA 1337

V Sedativum, Tranquillizer

4547 $C_{21}H_{23}Cl_2N_3O$

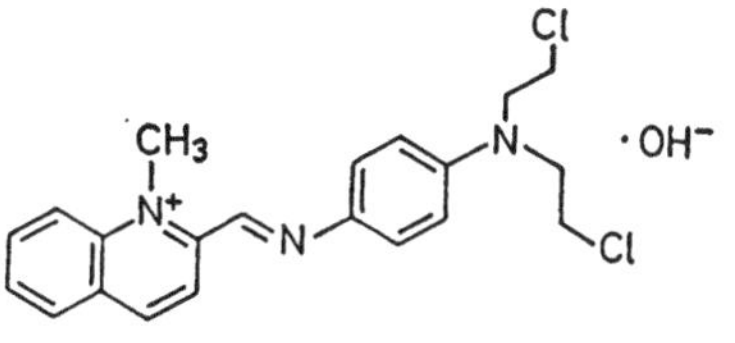

1-Methyl-2-{*p*-[bis-(2-chlorethyl)-amino]-phenyliminomethyl}-chinoliniumhydroxid = 2-[[[4-[Bis(2-chlorethyl)amino]phenyl]imino]methyl]-1-methylchinoliniumhydroxid (●)

H Chlorid (25843-64-5)

S IMET 3106

V Cytostaticum

4548 $C_{21}H_{23}N$
34 061-33-1

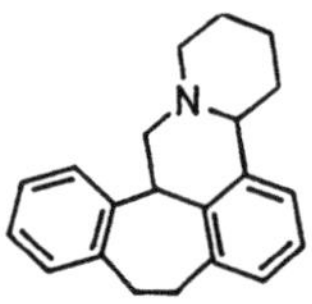

2,3,4,4a,8,9,13b,14-Octahydro-1*H*-benzo[6,7]cyclohepta[1,2,3-*de*]pyrido[2,1-*a*]isochinolin (●)

H Hydrochlorid (34 061-34-2)

S AY-22214, *Taclaminhydrochlorid***

V Tranquillizer

4549 *(3738)* $C_{21}H_{23}NO$
972-04-3

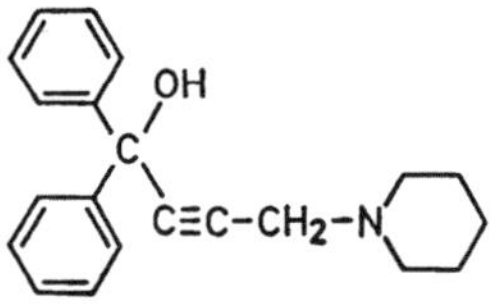

1,1-Diphenyl-4-piperidino-2-butin-1-ol = α-Phenyl-α-[3-(1-piperidinyl)-1-propinyl]benzenmethanol (●)

S Diferidin, Dipheridin

V Cholinolyticum, Antihypertonicum

4550 *(3739)* $C_{21}H_{23}NO$

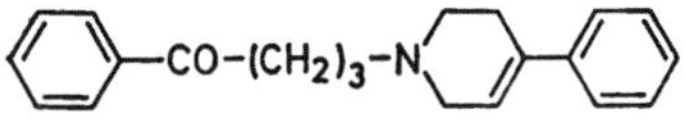

4-(4-Phenyl-1,2,3,6-tetrahydro-1-pyridyl)-butyrophenon = 1-Phenyl-4-(1,2,3,6-tetrahydro-4-phenyl-1-pyridinyl)-1-butanon (●)

H auch Hydrochlorid (14777-22-1)

S *Phenoperidone*, R 1516, Trabuton

V Neurolepticum

4551 *(3740)* $C_{21}H_{23}NO_2$
15 686-60-9

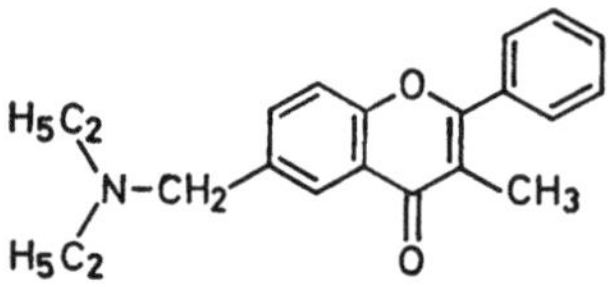

6-Diethylaminomethyl-3-methylflavon = 6-Diethylaminomethyl-3-methyl-2-phenyl-4*H*-chromen-4-on = 6-[(Diethylamino)methyl]-3-methyl-2-phenyl-4*H*-1-benzopyran-4-on (●)

H Hydrochlorid (16146-79-5)

S *Flavaminhydrochlorid**, Rec 7/0052

V Spasmolyticum

4552 *(3741)* $C_{21}H_{23}NO_3$
13 479-13-5

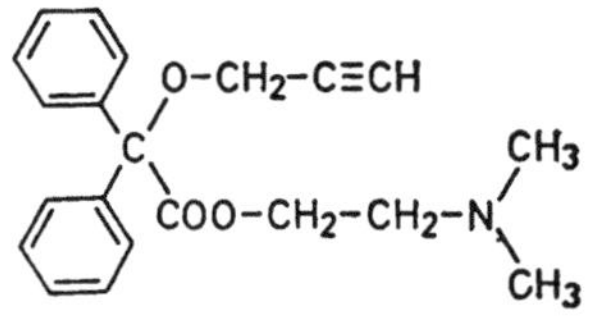

2-Dimethylaminoethyl-*O*-(2-propinyl)-benzilat = α,α-Diphenyl-α-propargyloxyessigsäure-β-dimethylaminoethylester = α-Phenyl-α-(2-propinyloxy)benzenessigsäure-2-(dimethylamino)ethylester (●)

H Hydrochlorid (2765-97-1)

S BE 50, Bipasmin, Doledon, Elidol-A, Gastrinerval, *Pargeverinhydrochlorid**, *Propinoxhydrochlorid*, R 164, Sertal, Terisal, Vagopax „Jaba“

V Spasmo-Analgeticum

4552-01 *(3741a)*

H Hydrochlorid in Kombination mit Aluminiumglycinat (Nr. 49-02)

S Ipecsal, Ulcadol, Ventrinerval

V Magentherapeuticum

4553 $C_{21}H_{23}NO_3$
33743-96-3

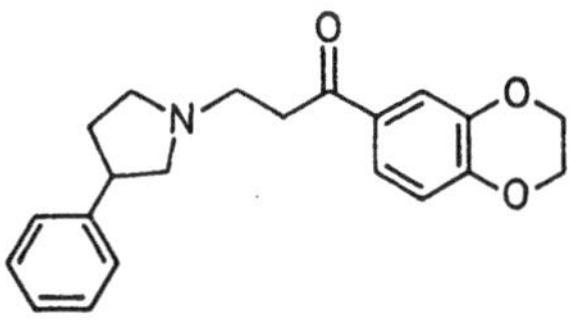

6-[3-(3-Phenyl-1-pyrrolidinyl)-propionyl]-benzodioxan = 1-(2,3-Dihydro-1,4-benzodioxin-6-yl)-3-(3-phenyl-1-pyrrolidinyl)-1-propanon (●)

H Hydrochlorid (33025-33-1)

S AY-24269, Piroxan, Pirroksan, Pyrroxane

V Antihypertonicum (α-Rezeptorenblocker)

4554 $C_{21}H_{23}NO_5$
131-04-4

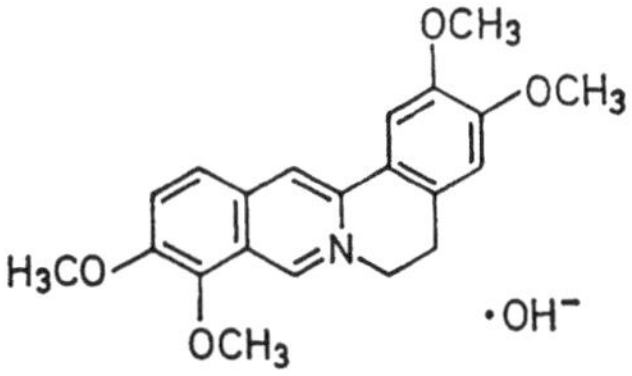

5,6-Dihydro-2,3,9,10-tetramethoxydibenzo[*a*,*g*]-chinoliziniumhydroxid (●)

H meist Jodid (4880-79-9)

S *Calystigin, Palmatin*

V Baktericid (Menispermaceen-Alkaloid)

4555 *(3742)* $C_{21}H_{23}NO_5$
561-27-3

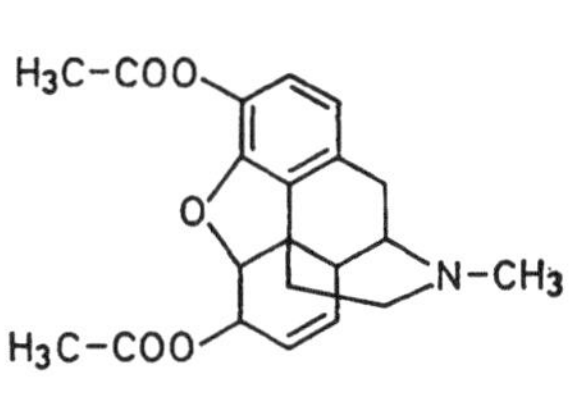

4,5-Epoxy-17-methylmorphin-7-en-3,6-diyldiacetat = 3,6-Diacetoxy-*N*-methyl-4,5-epoxymorphinen-(7) = Diacetylmorphin = (5α,6α)-7,8-Didehydro-4,5-epoxy-17-methylmorphinan-3,6-diol-diacetat(ester) (●)

H auch Hydrochlorid (1502-95-0)

S Acetomorfin, Acetomorphin, Aspron, Diacephin, *Diacetylmorphin, Diamorphin(e)*, Diaphorm, Eclorion, Eroin, Heroin, Herolan, Ieroin, Iroini, Morphacetin, *Morphindiacetat*, Preza

V Narkoticum, Analgeticum

4556 *(3743)* $C_{21}H_{23}NO_5$
485-91-6

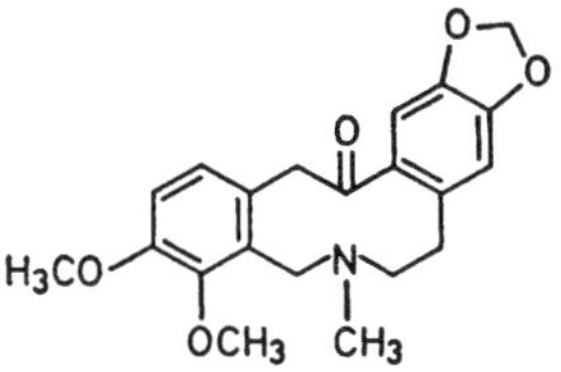

5,7,8,15-Tetrahydro-3,4-dimethoxy-6-methylbenzo[*e*][1,3]dioxolo[4,5-*k*][3]benzazecin-14(6*H*)-on (●)

S *α-Allocryptopin, α-Fagarin*

V Antiarrhythmicum (Alkaloid aus Fagara coco und verschiedenen Papaveraceen)

4557 $C_{21}H_{23}N_3$
42011-54-1

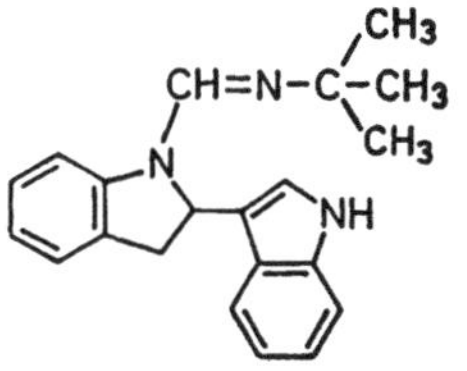

1-(*tert.*-Butyliminomethyl)-2-(3-indolyl)-indolin = *N*-[[2,3-Dihydro-2-(1*H*-indol-3-yl)-1*H*-indol-1-yl]-methylen]-2-methyl-2-propanamin (●)

H Hydrochlorid (36815-43-7)

S MJ 8592-1

V Diureticum

4558 *(3744)* $C_{21}H_{23}N_3OS$
2622-26-6

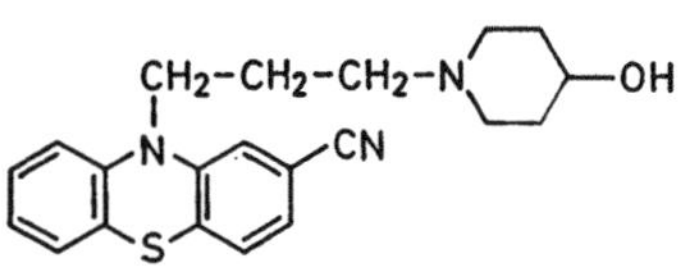

10-[3-(4-Hydroxypiperidino)-propyl]-phenothiazin-2-carbonitril = 2-Cyan-10-[3-(4-hydroxypiperidino)-propyl]-phenothiazin = 10-[3-(4-Hydroxy-1-piperidinyl)propyl]-10*H*-phenothiazin-2-carbonitril (●)

S Aolept, Apamin, Bayer 1409, Nemactil, Neulactil, Neuleptil, *Periciazin**, *Pericyazine*, *Propériciazine*, 8909 R.P., SKF 20716

V Neurolepticum

4559 $C_{21}H_{23}N_3O_3$
19395-74-5

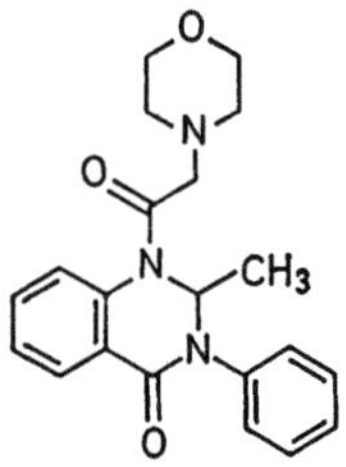

2,3-Dihydro-2-methyl-1-(4-morpholinylacetyl)-3-phenyl-4(1*H*)-chinazolinon (●) = 1-Morpholinoacetyl-2-methyl-3-phenyl-4-oxo-1,2,3,4-tetrahydrochinazolin

H Hydrochlorid (20866-13-1)

S HQ-275

V Choleretïcum

4560 *(3745)* $C_{21}H_{23}N_3O_7$
5874-95-3

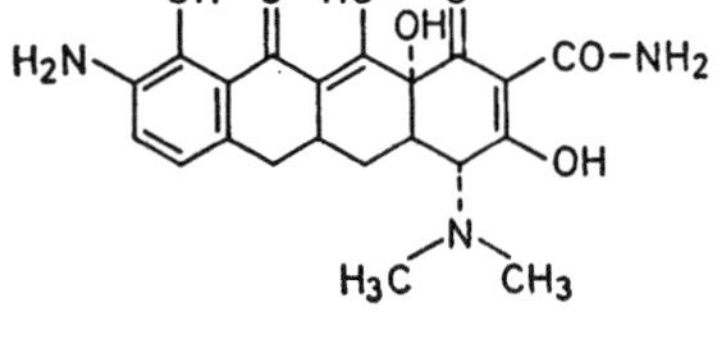

9-Amino-4-dimethylamino-1,4,4a,5,5a,6,11,12a-oktahydro-3,10,12,12a-tetrahydroxy-1,11-dioxo-2-naphthacencarboxamid = [4*S*-(4α,4aα,5aα,12aα)]-9-Amino-4-(dimethylamino)-1,4,4a,5,5a,6,11,12a-octahydro-3,10,12,12a-tetrahydroxy-1,11-dioxo-2-naphthacencarboxamid (●)

S *Amicyclin***

V Antibioticum

4561 $C_{21}H_{23}N_5O_2$
39632-88-7

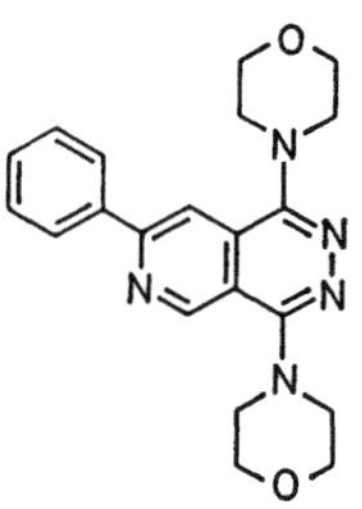

1,4-Dimorpholino-7-phenylpyrido[3,4-*d*]pyridazin = 1,4-Bis(4-morpholinyl)-7-phenylpyrido[3,4-*d*]-pyridazin (●)

S DS-511

V Diureticum

4562 *(3746)* $C_{21}H_{23}N_7O_6$
655-06-1

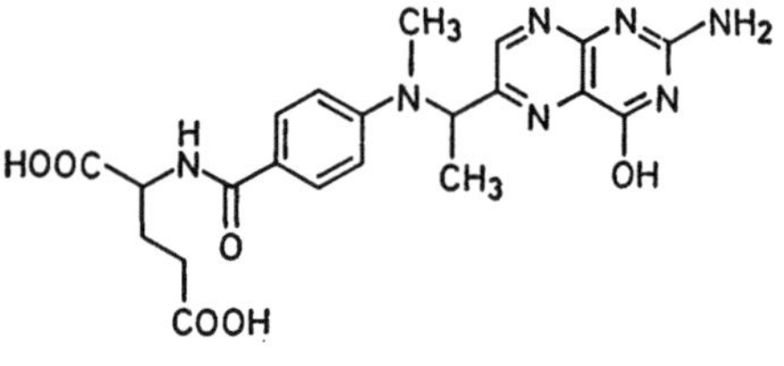

N-{*p*-[1-(2-Amino-4-hydroxy-6-pteridinyl)-ethyl-methylamino]-benzoyl}-glutaminsäure = 9,*N*¹⁰-Dimethylfolsäure = *N*-[4-[[1-(2-Amino-1,4-dihydro-4-oxo-6-pteridinyl)ethyl]methylamino]benzoyl]-L-glutaminsäure (●)

S *Denopterin*, Dimetfol

V gegen Leukämie wirksames Cytostaticum

4563 *(3747)* $C_{21}H_{24}ClNO$

5627-46-3

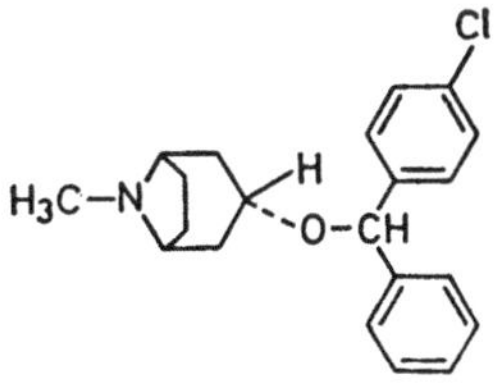

3-(*p*-Chlordiphenylmethoxy)-tropan = Tropin-4-chlorbenzhydryläther = *endo*-3-[(4-Chlorphenyl)-phenylmethoxy]-8-methyl-8-azabicyclo[3.2.1]-octan (●)

H Hydrochlorid (14008-79-8)

S *Chlorobenztropinhydrochlorid*, *Clobenztropinhydrochlorid***, FC 1, SL 6057, Teprin

V Antihistaminicum

4564 *(3748)* $C_{21}H_{24}ClNO_2$

15301-89-0

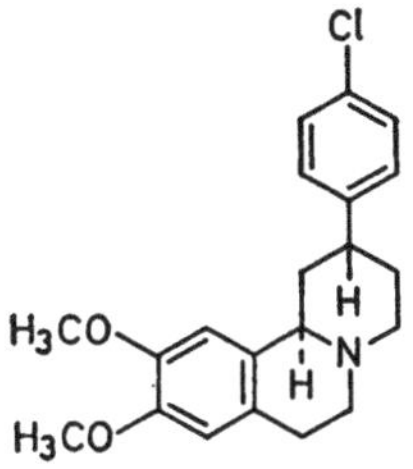

trans-2-(*p*-Chlorphenyl)-1,3,4,6,7,11b-hexahydro-9,10-dimethoxy-2*H*-benzo[*a*]chinolizin = 2-(4-Chlorphenyl)-1,3,4,6,7,11b-hexahydro-9,10-dimethoxy-2*H*-benzo[*a*]chinolizin (●)

H auch Hydrochlorid

S B.S. 7284, *Chillifolinum*, *Quillifolin***

V Analgeticum

4565 $C_{21}H_{24}ClNO_5$

31848-01-8

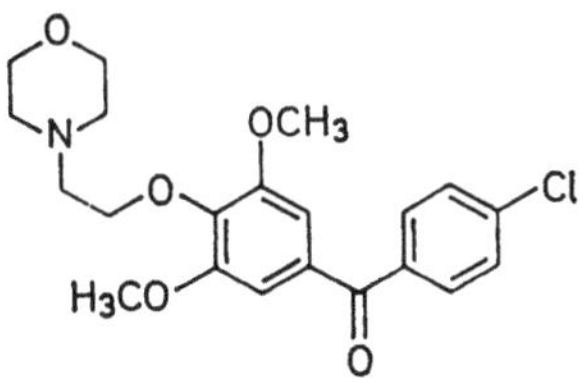

4'-Chlor-3,5-dimethoxy-4-(2-morpholinoethoxy)-benzophenon = (4-Chlorphenyl)[3,5-dimethoxy-4-[2-(4-morpholinyl)ethoxy]phenyl]methanon (●)

H Hydrochlorid (31848-02-9)

S K 3712, *Morclofonhydrochlorid***, Plausitan

V Antitussivum

4566 *(3749)* $C_{21}H_{24}ClN_3OS$

84-04-8

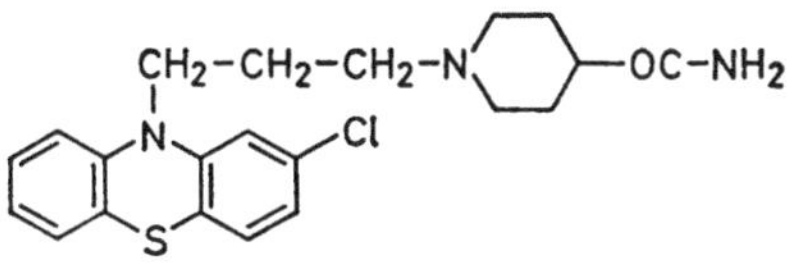

1-[3-(2-Chlor-10-phenothiazinyl)-propyl]-piperidin-4-carboxamid = 10-[3-(4-Carbamoylpiperidino)-propyl]-2-chlorphenothiazin = 1-[3-(2-Chlor-10*H*-phenothiazin-10-yl)propyl]-4-piperidincarboxamid (●)

S Mornidine, Nausidol, Nometine, *Pipamazin***, 9153 R.P., SC-9387

V Antiemeticum

4567 $C_{21}H_{24}ClN_3O_3$

18053-31-1

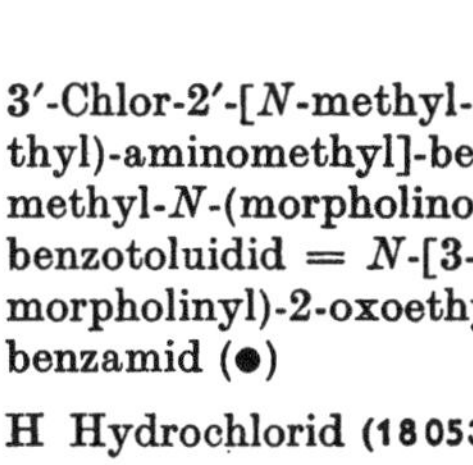

3'-Chlor-2'-[*N*-methyl-*N*-(morpholinocarbonylmethyl)-aminomethyl]-benzanilid = 3'-Chlor-α-[*N*-methyl-*N*-(morpholinocarbonylmethyl)-amino]-*o*-benzotoluidid = *N*-[3-Chlor-2-[[methyl[2-(4-morpholinyl)-2-oxoethyl]amino]methyl]phenyl]-benzamid (●)

H Hydrochlorid (18053-32-2)

S *Fominobenhydrochlorid***, Noleptan, Oleptan, PB 89

V Respirationsanalepticum, Antitussivum

4568 *(184 N)* $C_{21}H_{24}Cl_2N_2O_3$
10047-08-2

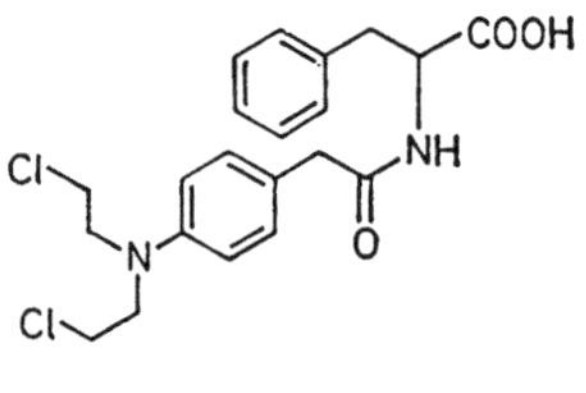

N-{*p*-[Bis-(2-chlorethyl)-amino]-phenylacetyl}-DL-phenylalanin = *N*-[[4-[Bis(2-chlorethyl)amino]-phenyl]acetyl]-DL-phenylalanin (●)

S Lofenal

V Cytostaticum

4569 *(3750)* $C_{21}H_{24}Cl_2N_2O_3$
5683-88-5

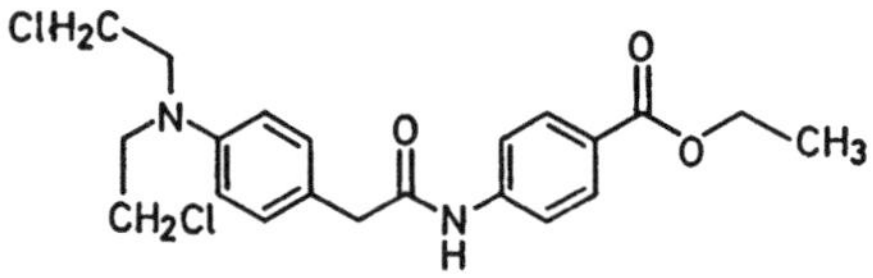

4-[[[4-[Bis(2-chlorethyl)amino]phenyl]acetyl]-amino]benzoesäureethylester (●)

S Fenastezin, Phenastezin

V Cytostaticum

4570 *(3751)* $C_{21}H_{24}FNO_2$
3109-12-4

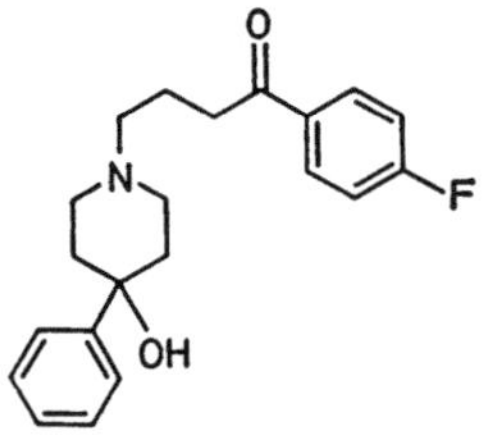

p-Fluor-γ-(4-hydroxy-4-phenylpiperidino)-butyrophenon = 1-(4-Fluorphenyl)-4-(4-hydroxy-4-phenyl-1-piperidinyl)-1-butanon (●)

H auch Hydrochlorid (4021-57-2)

S *Peridol*, R 1589

V Neurolepticum

4571 *(3752)* $C_{21}H_{24}FNO_3$
21492-67-1

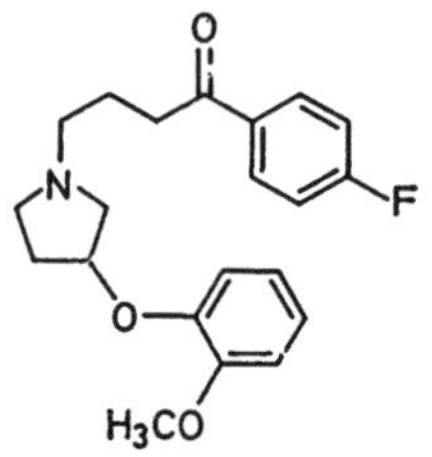

p-Fluor-4-[3-(*o*-methoxyphenoxy)-pyrrolidin-1-yl]-butyrophenon = 1-(4-Fluorphenyl)-4-[3-(2-methoxyphenoxy)-1-pyrrolidinyl]-1-butanon (●)

S AHR-1900

V Neurolepticum

4572 *(3753)* $C_{21}H_{24}F_3N_3S$
117-89-5

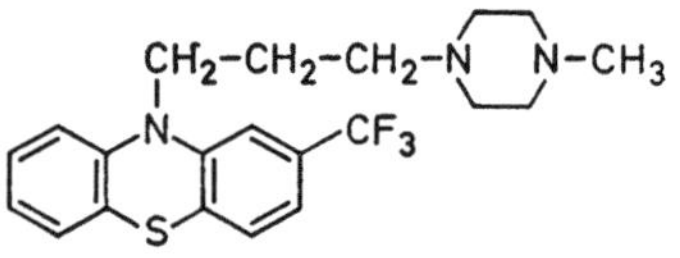

10-[3-(4-Methyl-1-piperazinyl)-propyl]-2-trifluormethylphenothiazin = 10-[3-(4-Methyl-1-piperazinyl)propyl]-2-(trifluormethyl)-10*H*-phenothiazin (●)

H auch Dihydrochlorid (440-17-5)

S Anchostam, Aquil, Athimol, Bitafurazine, Calmazine, Cariogrin-S, Chemflurazine, Clinazine, Diethriton, Diprazine, Dymoperazine, Ecuril, Equazine, Equizine, Escazine, Eskazine, Eskazinyl, Fluazine, Fluoren, Ifizine, Iquil, Jatroneural, Jetirison, Lufacintyl, Modalina, Nerolet, Normaln P, Novoflurazine, Nylipton, Pentazine „Pentagone“, Pierol, Promax, Roblesix, Sedofren, Semazine, SKF 5019, Solazine, Sporalon, Stelazine, Stelium, Terfluzine, T.F.P., Thioquil, Trankozine, Tranquis, Triazin, *Trifluoperazin***, Trifluoper-Ez-Ets, *Trifluoroperazine*, *Trifluperazine*, Triflurin, Triftazin, Trinaphazine, Tripazine, Triperazin(e), Triphtazine, *Triphthazinum*, Tryptazin, Vespezine, Yatroneural

V Neurolepticum

4572-01 3946-37-0

H Maleat

S Asterfenazina

V Neurolepticum

4573 *(3754)* $C_{21}H_{24}J_3NO_4$

15 301-96-9

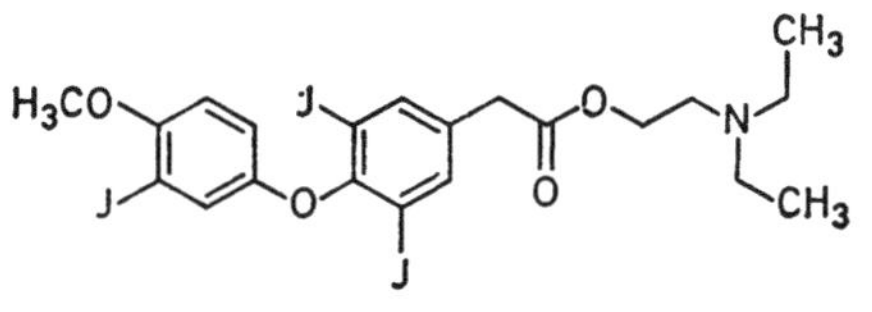

3,5-Dijod-4-(3-jod-4-methoxyphenoxy)-phenylessigsäure-2-diethylaminoethylester = 3,5-Dijod-4-(3-jod-4-methoxyphenoxy)benzenessigsäure-2-(diethylamino)ethylester (●)

H Hydrochlorid (57-65-8)

S SKF 13364-A, *Thyromedanhydrochlorid*, *Tyromedanhydrochlorid***

V Thyromimeticum

4574 $C_{21}H_{24}N_2$

31 721-17-2

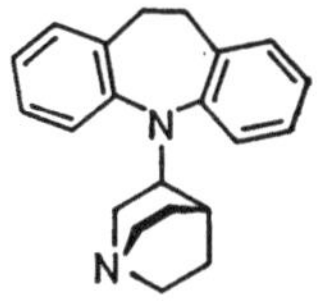

10,11-Dihydro-5-(3-chinuclidinyl)-5*H*-dibenz[*b,f*]-azepin = 5-(1-Azabicyclo[2.2.2]oct-3-yl)-10,11-dihydro-5*H*-dibenz[*b,f*]azepin (●)

S LM 208, *Quinupramin***

V Antidepressivum

4575 *(185 N)* $C_{21}H_{24}N_2$

26 070-23-5

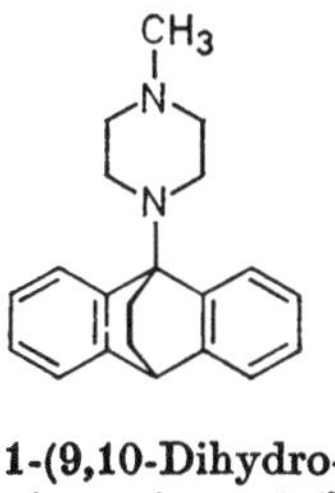

1-(9,10-Dihydro-9,10-ethano-9-anthryl)-4-methylpiperazin = 1-(Dibenzo[*b,e*]bicyclo[2.2.2]octadien-1-yl)-4-methylpiperazin = 1-(9,10-Ethano-9(10*H*)-anthracenyl)-4-methylpiperazin (●)

S SD 1223-01, *Trazitilin***

V Antihistaminicum

4576 *(3755)* $C_{21}H_{24}N_2O_3$

7008-14-2

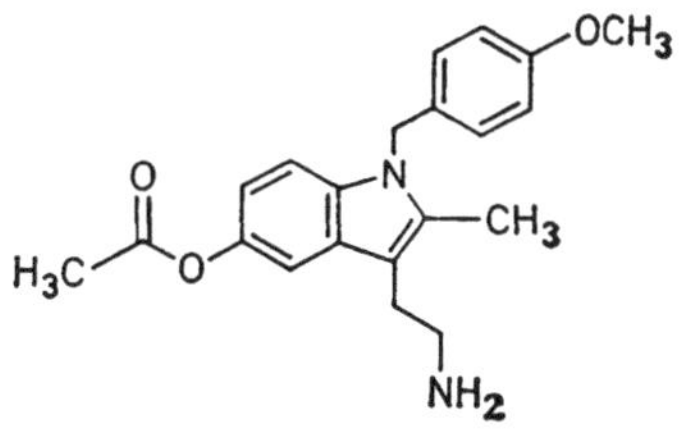

3-(β-Aminoethyl)-1-(*p*-methoxybenzyl)-2-methylindol-5-ylacetat = 5-Acetoxy-3-(2-aminoethyl)-1-(*p*-methoxybenzyl)-2-methylindol = 3-(2-Aminoethyl)-1-[(4-methoxyphenyl)methyl)]-2-methyl-1*H*-indol-5-olacetat(ester) (●)

S *Hydroxindasat***, *Oxindasoli acetas*

V Serotoninantagonist, Diureticum

4577 *(3756)* $C_{21}H_{24}N_2O_3$

483-04-5

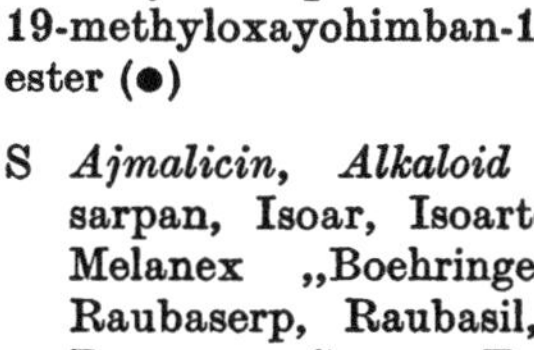

Tetrahydroserpentin = (19α)-16,17-Didehydro-19-methyloxayohimban-16-carbonsäuremethylester (●)

S *Ajmalicin*, *Alkaloid F*, Circolene, Hydrosarpan, Isoar, Isoarteril, Lamuran, Loparol, Melanex „Boehringer-Mannheim", Ranitol, Raubaserp, Raubasil, *Raubasin*, Raumalina, Rauvasan, Sarpan, Tensyl, δ-*Yohimbin*

V Therapeuticum zur Behandlung von arteriellen Durchblutungsstörungen (Rauwolfiaalkaloid)

4578 $C_{21}H_{24}N_2O_3$
642-17-1

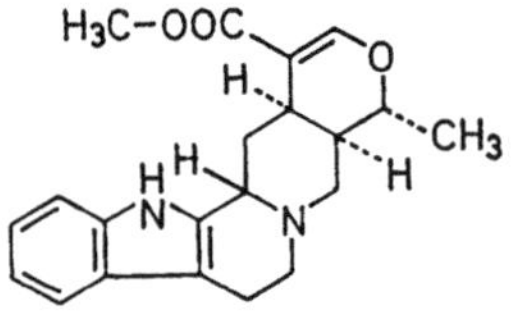

(3β,19α,20α)-16,17-Didehydro-19-methyloxayohimban-16-carbonsäuremethylester (●)

S *Akuammigin*

V Rauwolfiaalkaloid

4579 (3757) $C_{21}H_{24}N_2O_3$
509-52-4

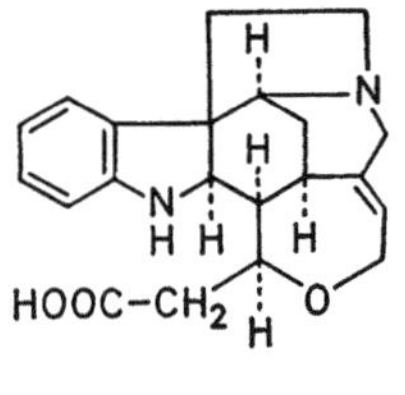

Strychninsäure = 9,10-Secostrychnidin-10-säure (●)

H Natriumsalz (6033-06-3)

S Movellan-Ampullen, *Natrium strychninicum*, Perton

V Depotstrychninpräparat

4579-01 (3757a)

H Ethylbetainsulfat

S *Betaino-Strychnin*, Strychnal

V Depotstrychninpräparat

4580 (3758) $C_{21}H_{24}N_2O_4$
5779-54-4

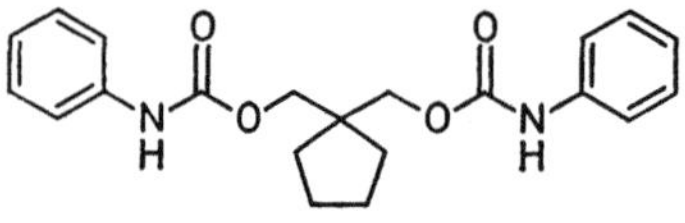

1,1-Cyclopentylidendimethyldicarbanilat = 1,1-Cyclopentylidendimethanoldicarbanilat = 1,1-Cyclopentandimethanolbis(phenylcarbamat) (●)

S B.S.M. 906 M, C 1428, Calmalone, Camalon, Casmalon, *Cyclarbamat***, *Cyclocarbamate*, *Cyclopentaphène*

V Spasmolyticum, Tranquillizer

4581 (3759) $C_{21}H_{24}N_4O_3S$
26 242-33-1

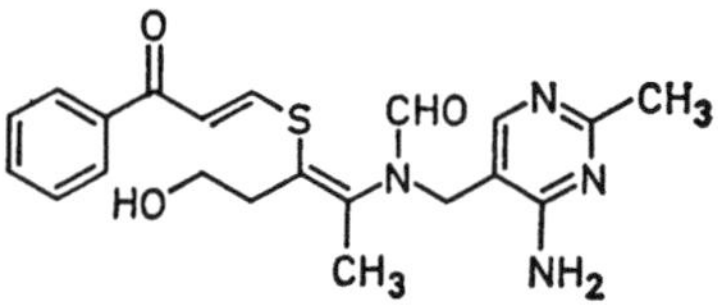

N-(4-Amino-2-methyl-5-pyrimidinylmethyl)-*N*-[2-(2-benzoylvinylthio)-4-hydroxy-1-methyl-1-butenyl]-formamid = *S*-Benzoylvinylthiamin = *N*-[(4-Amino-2-methyl-5-pyrimidinyl)methyl]-*N*-[4-hydroxy-1-methyl-2-[(3-oxo-3-phenyl-1-propenyl)-thio]-1-butenyl]formamid (●)

S *Vinthiamol*, *Vintiamol***

V neurotropes Analgeticum

4582 (3760) $C_{21}H_{24}N_4O_7S$
10 072-48-7

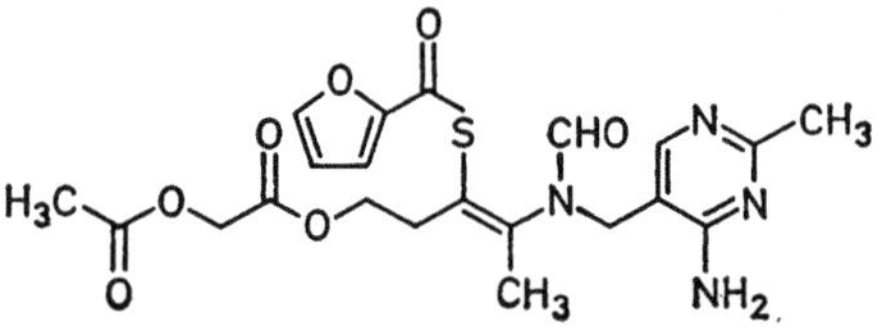

N-[4-(2-Acetoxyacetoxy)-2-(2-furoylthio)-1-methyl-1-butenyl]-*N*-(4-amino-2-methyl-4-pyrimidinylmethyl)-formamid = (Acetyloxy)essigsäure-4-[[(4-amino-2-methyl-5-pyrimidinyl)methyl]formylamino]-3-[(2-furanylcarbonyl)thio]-3-pentenylester (●)

S *Acefurtiamin***, AFT, Biotamin S, *Glycofurthiamine*

V neurotropes Analgeticum

4583 (3761) $C_{21}H_{24}N_4O_8S_3$

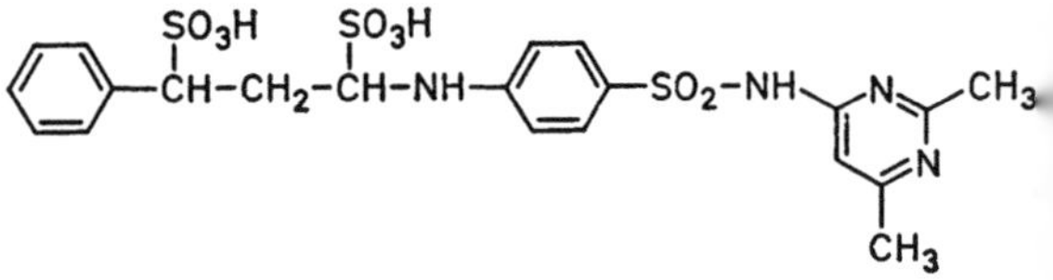

6-[*N*-(γ-Phenylpropyl)-sulfanilamido]-2,4-dimethylpyrimidin-α,γ-disulfonsäure = 1-[4-(2,4-Dimethylpyrimidin-6-ylsulfamoyl)-anilino]-3-phenylpropan-1,3-disulfonsäure = 3-[[4-[[(2,6-Dimethyl-4-pyrimidinyl)amino]sulfonyl]phenyl]amino]-1-phenyl-1,3-propandisulfonsäure (●)

H Dinatriumsalz

S Aristoplomb

V Chemotherapeuticum

4584 (3762) $C_{21}H_{24}N_8O_5$
751-44-0

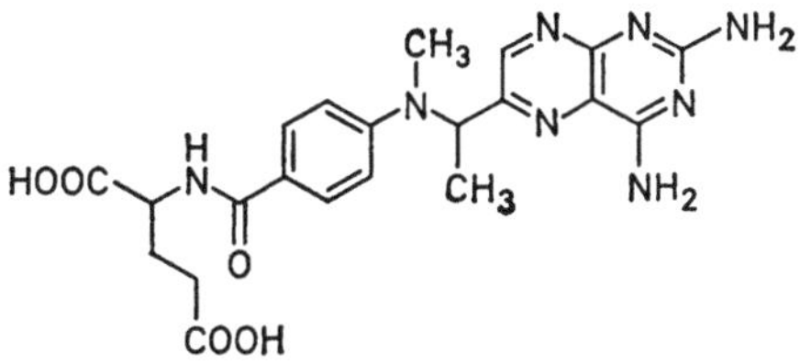

N-{*p*-[1-(2,4-Diamino-6-pteridinyl)-ethylmethyl-amino]-benzoyl}-glutaminsäure = 4-Amino-9,N^{10}-dimethylfolsäure = *N*-[4-[[1-(2,4-Diamino-6-pteridinyl)ethyl]methylamino]benzoyl]-L-glutaminsäure (●)

S A-denopterin

V gegen Leukämie wirksames Cytostaticum

4585 (3763) $C_{21}H_{24}N_8O$

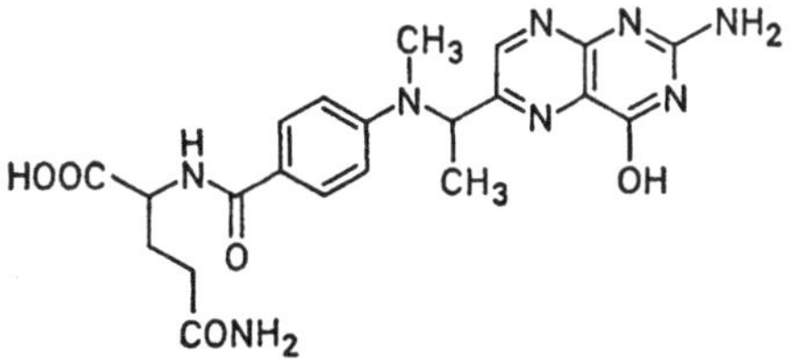

N^2-{*p*-[1-(2-Amino-4-hydroxy-6-pteridinyl)-ethyl-methylamino]-benzoyl}-glutamin = 9,N^{10}-Dimethylfolsäureamid = N^2-[4-[[1-(2-Amino-1,4-dihydro-4-oxo-6-pteridinyl)ethyl]methylamino]benzoyl]-L-glutamin (●)

S Dimetfolamid

V gegen Leukämie wirksames Cytostaticum

4586 (3764) $C_{21}H_{24}O^7$
477-32-7

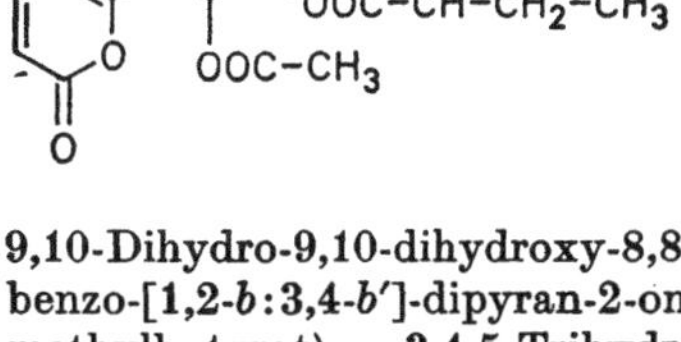

9,10-Dihydro-9,10-dihydroxy-8,8-dimethyl-2*H*,8*H*-benzo-[1,2-*b*:3,4-*b*′]-dipyran-2-on-10-acetat-9-(2-methylbutyrat) = 3,4,5-Trihydroxy-2,2-dimethyl-6-chromanacrylsäure-δ-lakton-4-acetat-3-(2-methylbutyrat) = 3′-α-Methylbutyryloxy-4′-acetoxy-3′,4-dihydroseselin = 2-Methylbutansäure-10-(acetyloxy)-9,10-dihydro-8,8-dimethyl-2-oxo-2*H*,8*H*-benzo[1,2-*b*:3,4-*b*′]dipyran-9-ylester (●)

S Argiodin, Cardine, Carduben, Provismine (A), Selva, Vibeline, Visgan, Visnacorin, *Visnadin***, *Visnagan*, Visnamine

V Coronarvasodilatans (aus Ammi visnaga)

4587 (3765) $C_{21}H_{24}O_9$
155-58-8

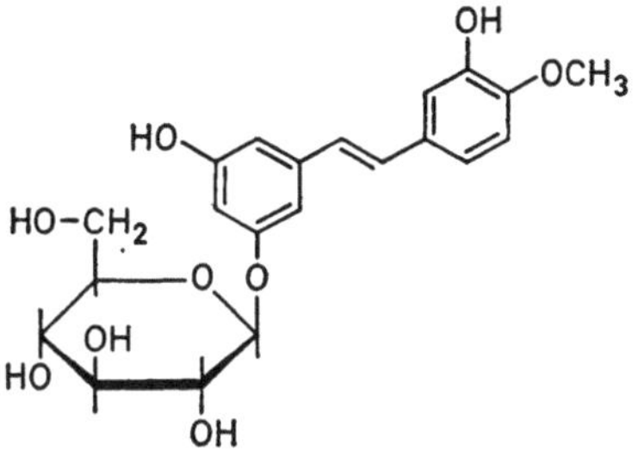

4′-Methoxy-3,3′,5-stilbentriol-3-glucosid = 3-Hydroxy-5-[2-(3-hydroxy-4-methoxyphenyl)ethenyl]-phenyl-β-D-glucopyranosid (●)

S *Ponticin, Rhaponticin, Rhapontin*

V Östrogen (Glucosid aus Rheum-Arten)

4588 (3766) $C_{21}H_{24}O_{13}$

2,3,3′,4,4′,5,7-Heptahydroxyflavanglukosid

S Eurhyton

V Vasodilatans, Cardiotonicum

4589 $C_{21}H_{25}ClN_2OS$
30 297-71-3

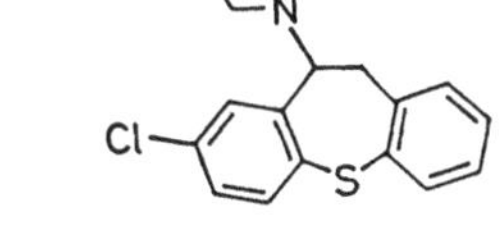

3-[4-(8-Chlor-10,11-dihydrodibenzo[*b,f*]thiepin-10-yl)-1-piperazinyl]-1-propanol = 2-Chlor-11-[4-(3-hydroxypropyl)-1-piperazinyl]-10,11-dihydrodibenzo[*b,f*]thiepin = 4-(8-Chlor-10,11-dihydrodibenzo[*b,f*]thiepin-10-yl)-1-piperazinpropanol (●)

S *Oxyclothepin*

V Neurolepticum

4590 $C_{21}H_{25}ClN_6O_2$
48 223-06-9

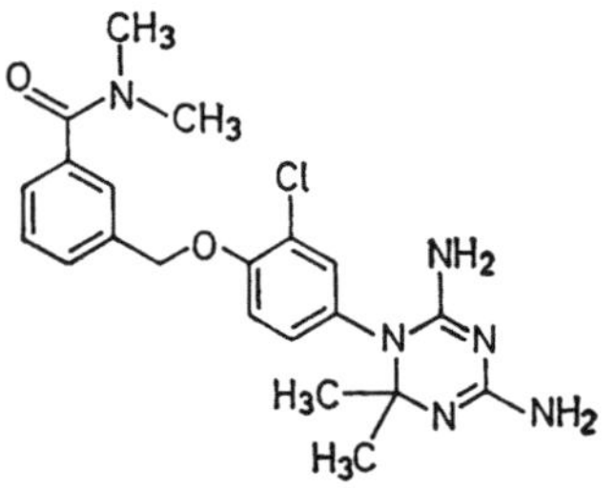

3-[[2-Chlor-4-(4,6-diamino-2,2-dimethyl-1,3,5-triazin-1(2*H*)-yl)phenoxy]methyl]-*N*,*N*-dimethylbenzamid (●)

H Monoethansulfonat (41 191-04-2)

S BAF, Baker's antifol, NSC-139105, Triazinate

V Cytostaticum

4591 *(3767)* $C_{21}H_{25}ClO_2$
5192-84-7

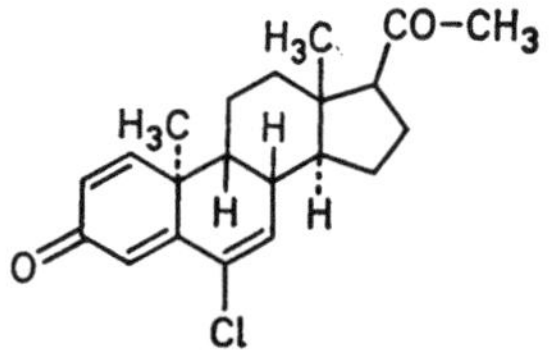

6-Chlor-9β,10α-pregna-1,4,6-trien-3,20-dion = 1,6-Bis-dehydro-6-chlorretroprogesteron = (9β,10α)-6-Chlorpregna-1,4,6-trien-3,20-dion (●)

S Reteroid, Retroid, Retrone, Ro 4-8347, *Trengeston***

V Progestativum

4592 $C_{21}H_{25}ClO_5$
5251-34-3

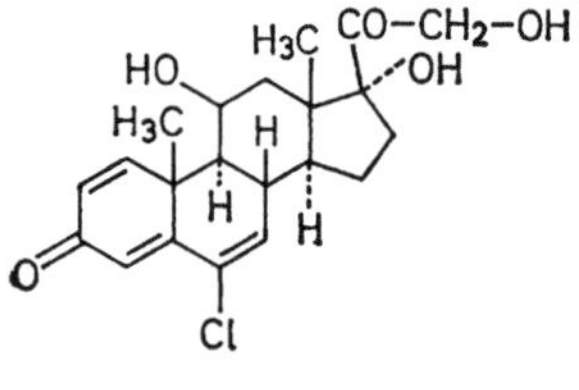

6-Chlor-11β,17α,21-trihydroxy-1,4,6-pregnatrien-3,20-dion = (11β)-6-Chlor-11,17,21-trihydroxy-pregna-1,4,6-trien-3,20-dion

S *Cloprednol***, RS-4691

V antiphlogistisch und antiallergisch wirksames Glucocorticoid

4593 *(3768)* $C_{21}H_{25}Cl_2N_3O_3$

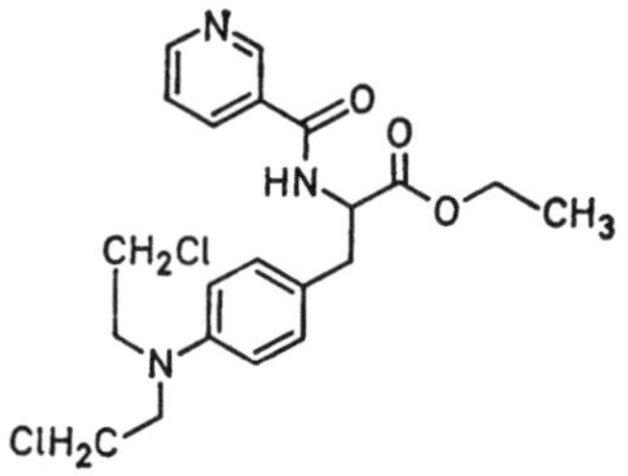

β-[*p*-(Bis-2-chlorethylamino)-phenyl]-α-nicotinoylaminopropionsäureethylester = 4-[Bis(2-chlorethyl)amino]-*N*-(3-pyridinylcarbonyl)phenylalaninethylester (●)

S Nicosin, Nikozin

V Cytostaticum

4594 *(3769)* $C_{21}H_{25}FN_2O_2$
1480-19-9

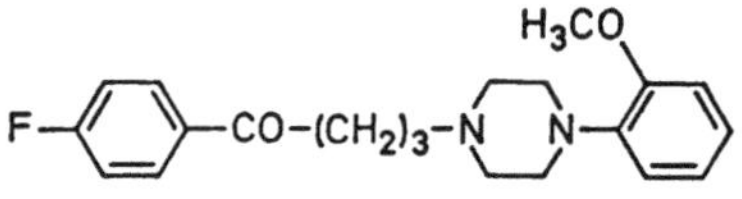

p-Fluor-γ-[4-(*o*-methoxyphenyl)-1-piperazinyl]-butyrophenon = 1-[3-(*p*-Fluorbenzoyl)-propyl]-4-(*o*-methoxyphenyl)-piperazin = 1-(4-Fluorphenyl)-4-[4-(2-methoxyphenyl)-1-piperazinyl]-1-butanon (●)

H auch Dihydrochlorid

S Anti-Pica, *Fluanison***, Haloanison, 2028 MD, Methorin, Metoran, R 2028, Sedalande, Solusediv

V Neurolepticum

4595 $C_{21}H_{25}N$

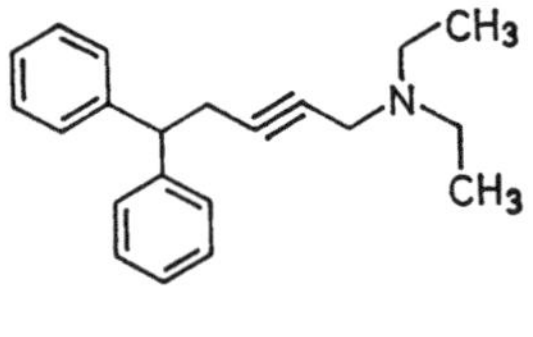

N,*N*-Diethyl-5,5-diphenyl-2-pentinylamin = *N*,*N*-Diethyl-5,5-diphenyl-2-pentin-1-amin (●)

H Hydrochlorid (3146-15-4)

S Pediphen

V Spasmolyticum

4596 *(3770)* $C_{21}H_{25}N$
5118-29-6

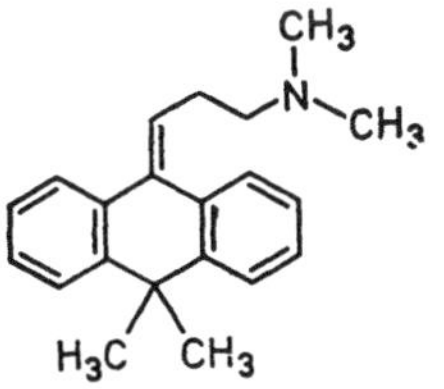

N,N-Dimethyl-3-(9,10-dihydro-10,10-dimethyl-anthracen-9-yliden)-propylamin = 9-(3-Dimethyl-aminopropyliden)-10,10-dimethyl-9,10-dihydro-anthracen = 3-(10,10-Dimethyl-9(10*H*)-anthra-cenyliden)-*N,N*-dimethyl-1-propanamin (●)

H auch Hydrochlorid (10563-70-9)

S Adaptol, Adepril, Dixeran, *Melitracen***, Meli-xeran, Metraxil, N 7001, Thymeol, Trausabun, U-24973

V Antidepressivum

4597 *(3771)* $C_{21}H_{25}N$
7009-69-0

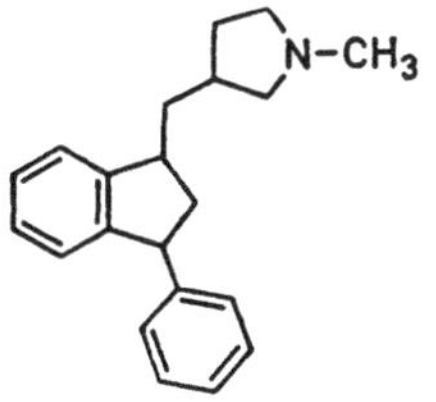

1-Methyl-3-(3-phenyl-1-indanylmethyl)-pyrrolidin = 1-(1-Methyl-3-pyrrolidinylmethyl)-3-phenylin-dan = 1-Methyl-3-[(2,3-dihydro-3-phenyl-1*H*-inden-1-yl)methyl]pyrrolidin (●)

S *Pyrophendan***, *Pyrophenindane*

V Spasmolyticum

4598 *(3772)* $C_{21}H_{25}NO$
86-13-5

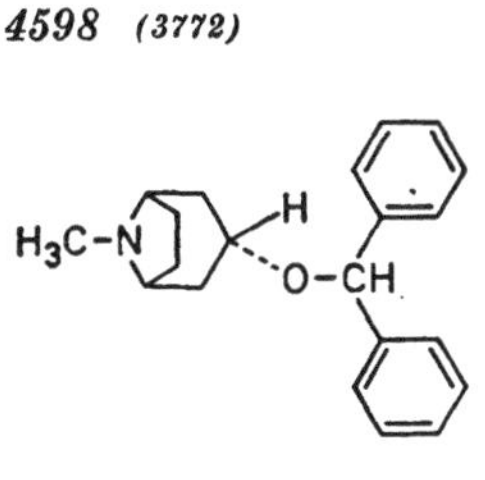

3-(Diphenylmethoxy)-tropan = Tropinbenzhydryl-äther = *endo*-3-(Diphenylmethoxy)-8-methyl-8-azabicyclo[3.2.1]octan (●)

H Methansulfonat (132-17-2)

S Akitan, *Benzatropinmesilat***, *Benzotropin*, *Benztropinmethansulfonat*, Cobrentin, Cogentin, Cogentinol, MK-02

V Parasympathicolyticum, Antiparkinsonmittel

4599 *(3773)* $C_{21}H_{25}NO$
1096-72-6

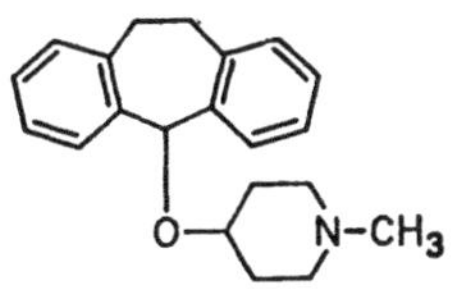

4-[(10,11-Dihydro-5*H*-dibenzo[*a,d*]cyclohepten-5-yl)oxy]-1-methylpiperidin (●)

H Maleat (1057-81-4)

S B.S. 7051, *Hepzidinmaleat***

V Antidepressivum

4600 *(3774)* $C_{21}H_{25}NO_2$
3626-07-1

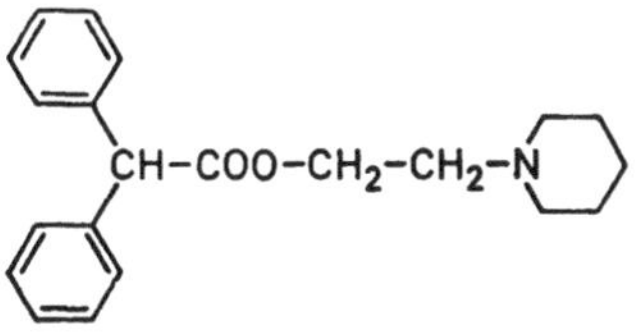

(2-Piperidinoethyl)-diphenylacetat = Diphenyl-essigsäure-β-piperidinoethylester = α-Phenyl-benzenessigsäure-2-(1-piperidinyl)ethylester (●)

S Anicain

V Lokalanästheticum

4601 *(3775)* $C_{21}H_{25}NO_2$
82-98-4

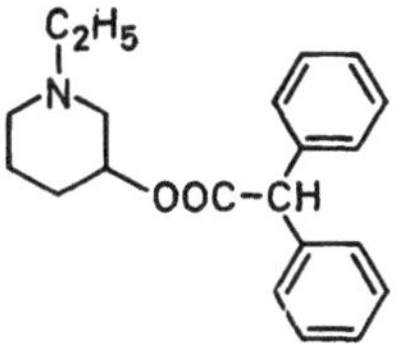

(1-Ethyl-3-piperidyl)-diphenylacetat = Diphenyl-essigsäure-1-ethyl-3-piperidylester = α-Phenyl-benzenessigsäure-1-ethyl-3-piperidinylester (●)

H Hydrochlorid (129-77-1)

S Crapinon, Dactil, Dactilake, Dactiran, Edelel, JB-305, *Piperidolathydrochlorid***

V Anticholinergicum, Spasmolyticum, Analgeti-cum

4602 *(3776)* $C_{21}H_{25}NO_2$
1679-75-0

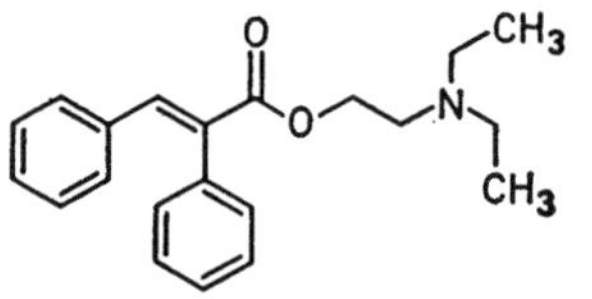

β-Diethylaminoethyl-2-phenylcinnamat = 2-Phenylzimtsäure-β-diethylaminoethylester = α-(Phenylmethylen)benzenessigsäure-2-(diethylamino)-ethylester (●)

S 2136 C.B., *Cinnamaverin***

V Spasmolyticum

4603 *(3777)* $C_{21}H_{25}NO_2$
4575-34-2

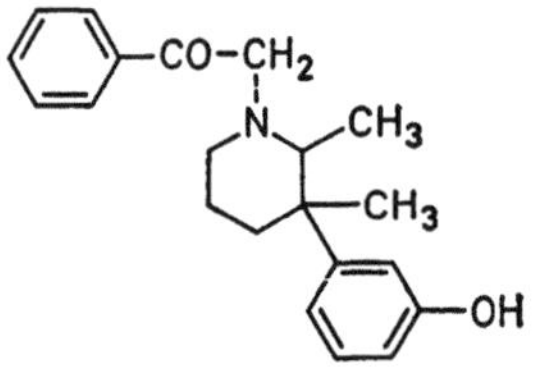

2-[3-(*m*-Hydroxyphenyl)-2,3-dimethylpiperidino]-acetophenon = 2-[3-(3-Hydroxyphenyl)-2,3-dimethyl-1-piperidinyl]-1-phenylethanon (●)

S *Myfadol***, TA 306

V Analgeticum, Antitussivum

4604 *(3778)* $C_{21}H_{25}NO_3$

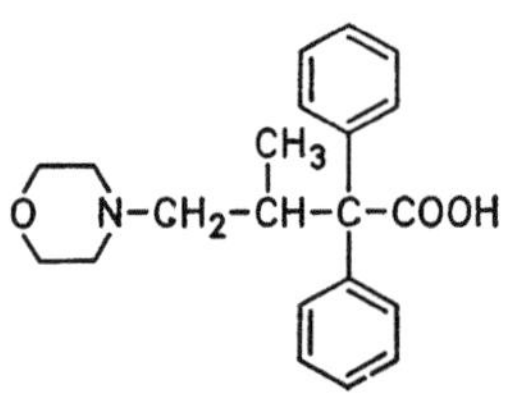

3-Methyl-4-morpholino-2,2-diphenylbuttersäure = β-Methyl-α,α-diphenyl-4-morpholinbutansäure (●)

S *Moramide intermediate, Moramid-Zwischenprodukt, Pre-Moramide*

V Analgeticum

4605 *(3779)* $C_{21}H_{25}NO_3$
4546-39-8

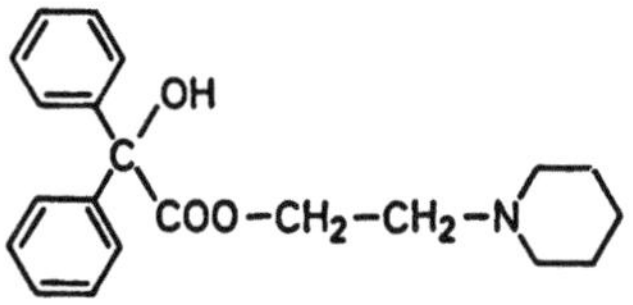

2-Piperidinoethylbenzilat = Benzilsäure-β-piperidinoethylester = α-Hydroxy-α-phenylbenzenessigsäure-2-(1-piperidinyl)ethylester (●)

H Hydrochlorid (4544-15-4)

S Epithanate, Horipinen, Iminon, Inomaru, Offterror, Pensanate, Pethanail, Phorbic, Pinate, Pinnes, Pipenate, *Piperilathydrochlorid*, Pipesan(e), *Pipethanathydrochlorid***, Sycotrol

V Anticholinergicum, Tranquillizer

4606 *(3780)* $C_{21}H_{25}NO_4$

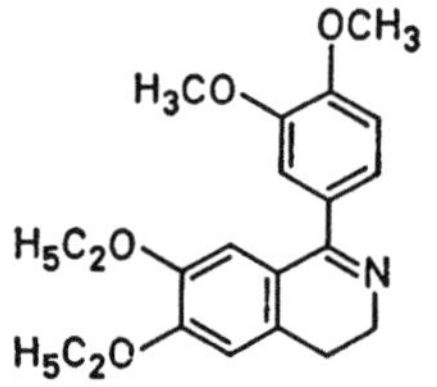

6,7-Diethoxy-1-(3,4-dimethoxyphenyl)-3,4-dihydroisochinolin = 1-(3,4-Dimethoxyphenyl)-6,7-diethoxy-3,4-dihydroisochinolin (●)

H Hydrochlorid

S Tedryl

V Spasmolyticum

4607 *(186 N)* $C_{21}H_{25}NO_4$
483-14-7

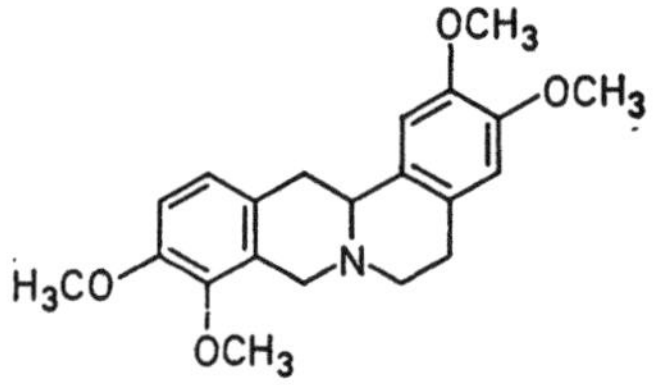

2,3,9,10-Tetramethoxy-13aα-berbin = (*S*)-5,8,13,13a-Tetrahydro-2,3,9,10-tetramethoxy-6*H*-dibenzo[*a,g*]chinolizin (●)

S *Gindarin, Gyndarin, Hyndarin, Tetrahydropalmatin*

V Sedativum, Hypotensivum (Alkaloid aus Stephania glabra)

4608 *(3781)* $C_{21}H_{25}NO_4$

523-02-4

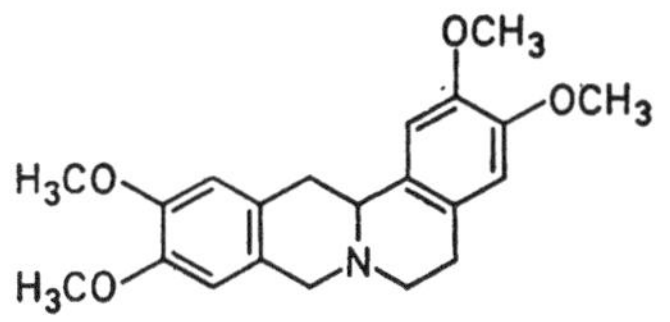

2,3,10,11-Tetramethoxy-5,6,13,13a-tetrahydro-8*H*-dibenzo[*a*,*g*]chinolizin = (*S*)-5,8,13,13a-Tetrahydro-2,3,10,11-tetramethoxy-6*H*-dibenzo[*a*,*g*]-chinolizin (●)

S *Norcoralydin, Xylopinine*

V Protoberberin-Alkaloid

4609 *(3782)* $C_{21}H_{25}NO_4$

475-81-0

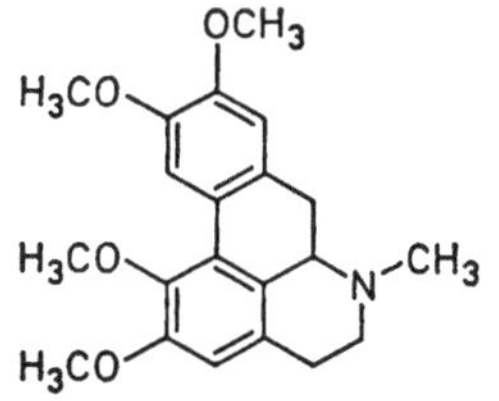

1,2,9,10-Tetramethoxy-6aα-aporphin = 2,3,5,6-Tetramethoxyaporphin = (*S*)-5,6,6a,7-Tetrahydro-1,2,9,10-tetramethoxy-6-methyl-4*H*-dibenzo[*de*,*g*]chinolin (●)

H Hydrobromid (5996-06-5)

S *Glaucinhydrobromid*, Glauvent, Tussiglaucin

V Antitussivum (Papaveraceen- und Fumariaceen-Alkaloid)

4610 *(3783)* $C_{21}H_{25}NO_4$

16676-26-9

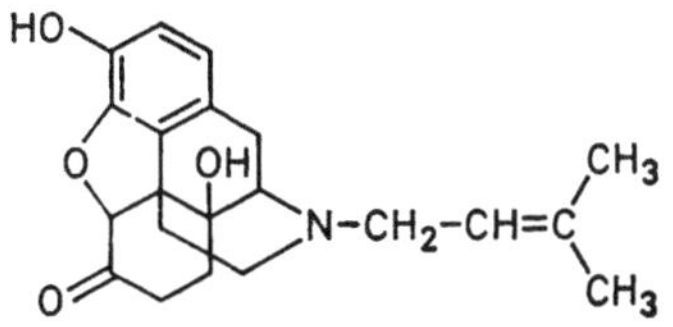

4,5-Epoxy-3,14-dihydroxy-17-(3-methyl-2-butenyl)-morphinan-6-on = 7,8-Dihydro-14-hydroxy-*N*-(3-methyl-2-butenyl)-normorphinon = (5α)-4,5-Epoxy-3,14-dihydroxy-17-(3-methyl-2-butenyl)morphinan-6-on (●)

H Hydrochlorid (16676-27-0)

S EN-1620 A, *Nalmexonhydrochlorid***, UM 592

V Analgeticum, Narkoticaantagonist

4611 *(3784)* $C_{21}H_{25}NO_5$

477-30-5

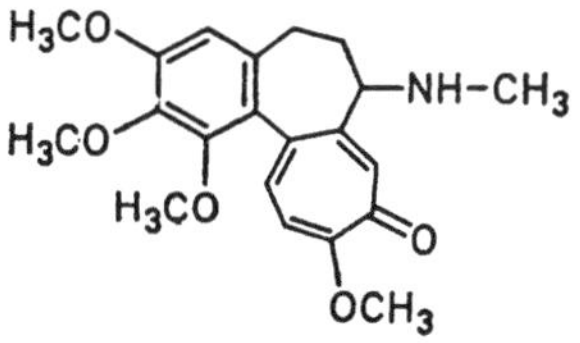

N-Desacetyl-*N*-methylcolchicin = (*S*)-6,7-Dihydro-1,2,3,10-tetramethoxy-7-(methylamino)benzo-[*a*]heptalen-9(5*H*)-on (●)

S *Alkaloid F*, Ciba 12669 A, Colcemid, *Colchamin*, *Demecolcin***, Kolkamin, NSC-3096, Omain, *Santavy's Substanz F*, *Verbindung F aus Herbstzeitlose*

V Cytostaticum (Colchicumalkaloid)

4612 $C_{21}H_{25}NO_5$

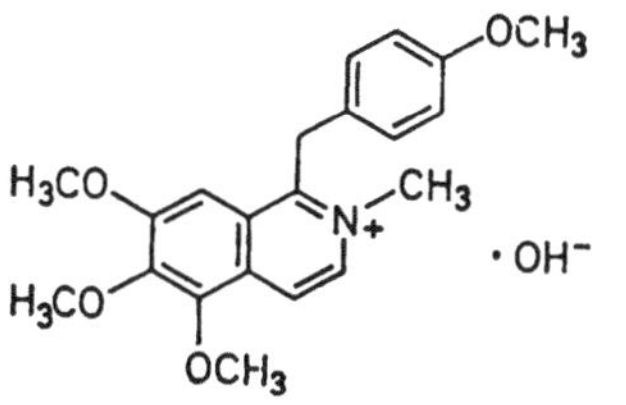

5,6,7-Trimethoxy-1-(*p*-methoxybenzyl)-2-methylisochinoliniumhydroxid = 5,6,7-Trimethoxy-1-[(4-methoxyphenyl)methyl]-2-methylisochinoliniumhydroxid (●)

H Jodid (5083-11-4)

S *Takatoniumjodid*

V Spasmolyticum

4613 (*3785*) $C_{21}H_{25}NO_5$

509-71-7

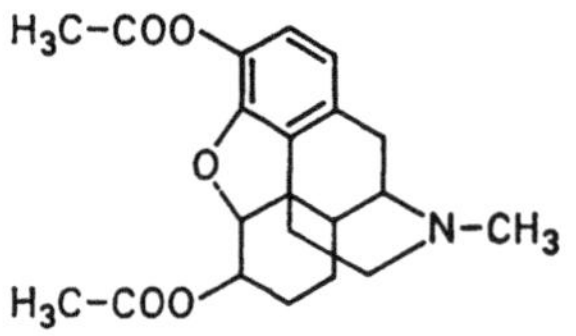

4,5-Epoxy-17-methylmorphinan-3,6-diyldiacetat = 3,6-Diacetoxy-*N*-methyl-4,5-epoxymorphinan = Diacetyldihydromorphin = (5α,6α)-4,5-Epoxy-17-methylmorphinan-3,6-dioldiacetat(ester) (●)

H Hydrochlorid (5893-87-8)

S *Diacetyldihydromorphin*, *Dihydrodiamorphin*, Dihydroheroin, *Dihydromorphindiacetat*, Paralaudin

V Narkoticum

4614 (*3786*) $C_{21}H_{25}N_3$

3613-73-8

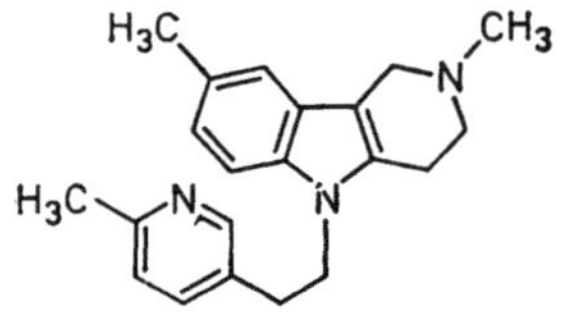

2,3,4,5-Tetrahydro-2,8-dimethyl-5-[2-(6-methyl-3-pyridinyl)ethyl]-1*H*-pyrid[4,3-*b*]indol (●)

S Dimebol, Dimebolin

V Antihistaminicum

4615 (*3787*) $C_{21}H_{25}N_3O$

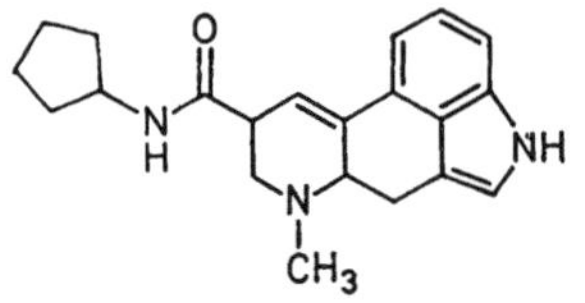

N-Cyclopentyllysergamid = Lysergsäurecyclopentylamid = (8β)-*N*-Cyclopentyl-9,10-didehydro-6-methylergolin-8-carboxamid (●)

S C_5Al, Cepentil, Cepentyl, Tsepentil

V Uterotonicum

4616 (*3788*) $C_{21}H_{25}N_3O_3S$

2167-85-3

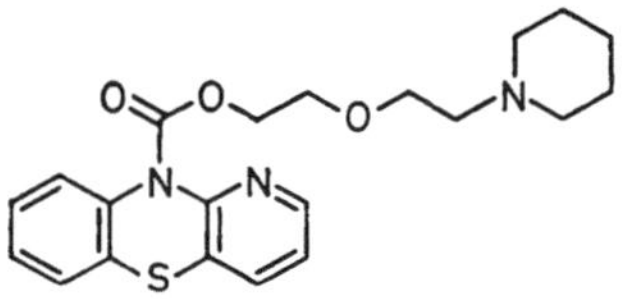

1-Azaphenothiazin-10-carbonsäure-2-(2-piperidinoethoxy)-ethylester = 2-(2-Piperidinoethoxy)-ethyl-10*H*-pyrido[3,2-*b*][1,4]benzothiazin-10-carboxylat = Thiophenylpyridylamin-10-carbonsäurepiperidinoethoxyethylester = 10*H*-Pyrido[3,2-*b*]-[1,4]benzothiazin-10-carbonsäure-2-[2-(1-piperidinyl)ethoxy]ethylester (●)

H Hydrochlorid (6056-11-7)

S D 254, Dipect, Lenopect, *Pipazetathydrochlorid***, *Pipazethathydrochlorid*, Selvignon, Selvigon, SKF 70230-A, SQ 15874, Theratuss

V Antitussivum

4617 $C_{21}H_{25}N_3O_8S_2$

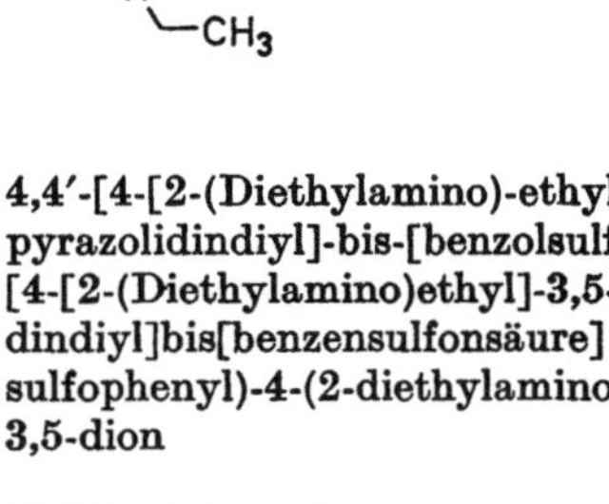

4,4′-[4-[2-(Diethylamino)-ethyl]-3,5-dioxo-1,2-pyrazolidindiyl]-bis-[benzolsulfonsäure] = 4,4′-[4-[2-(Diethylamino)ethyl]-3,5-dioxo-1,2-pyrazolidindiyl]bis[benzensulfonsäure] (●) = 1,2-Di-(*p*-sulfophenyl)-4-(2-diethylaminoethyl)-pyrazolidin-3,5-dion

H Dinatriumsalz (53039-87-5)

S Sulfodethamedion

V Antiphlogisticum

4618 *(3789)* $C_{21}H_{25}N_5O_2$
15 387-10-7

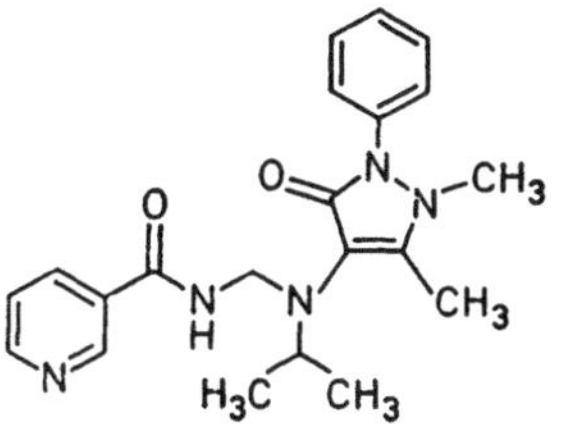

N-[*N*-Isopropyl-*N*-(2,3-dimethyl-5-oxo-1-phenyl-3-pyrazolin-4-yl)-aminomethyl]-nicotinamid = 4-[*N*-Isopropyl-*N*-(nicotinamidomethyl)-amino]-2,3-dimethyl-1-phenyl-3-pyrazolin-5-on = *N*-[[(2,3-Dihydro-1,5-dimethyl-3-oxo-2-phenyl-1*H*-pyrazol-4-yl)(1-methylethyl)amino]methyl]-3-pyridincarboxamid (●)

S *Niapirina, Niapyrinum, Niprofazon***, Ra 101, Ravalgene

V Antiphlogisticum, Antihistaminicum

4619 $C_{21}H_{25}N_5O_8S_2$
51 481-65-3

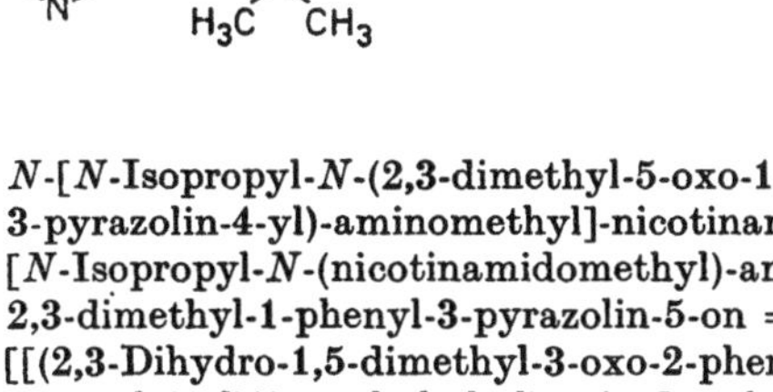

(2*S*,5*R*,6*R*)-3,3-Dimethyl-6-[(*R*)-2-[3-(methylsulfonyl)-2-oxo-1-imidazolidincarboxamido]-2-phenylacetamido]-7-oxo-4-thia-1-azabicyclo[3.2.0]-heptan-2-carbonsäure = 6-[D-2-(3-Methylsulfonyl-2-oxoimidazolidin-1-ylcarboxamido)-2-phenyl-acetamido]-penicillansäure = D-α-[(2-Oxo-3-mesyl-1-imidazolidinyl)-carbonylamino]-benzylpenicillin = [2*S*-[2α,5α,6β(*S**)]]-3,3-Dimethyl-6-[[[[[3-(Methylsulfonyl)-2-oxo-1-imidazolidinyl]-carbonyl]amino]phenylacetyl]amino]-7-oxo-4-thia-1-azabicyclo[3.2.0]heptan-2-carbonsäure (●)

H Mononatriumsalz (42 057-22-7)

S Bay f 1353, Baypen, *Mezlocillin-Natrium***

V Antibioticum

4620 *(3790)* $C_{21}H_{26}ClNO$
15 686-51-8

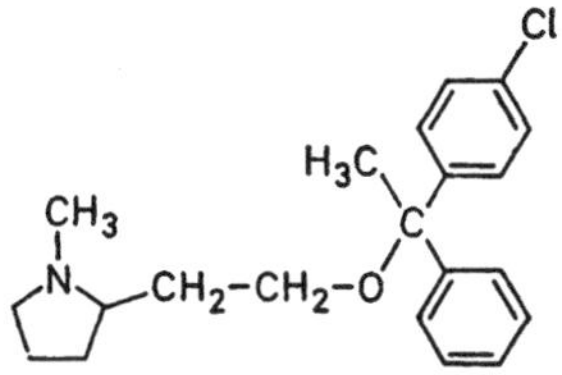

1-Methyl-2-[2-(α-methyl-*p*-chlorbenzhydryloxy)-ethyl]-pyrrolidin = 2-[2-[1-(4-Chlorphenyl)-1-phenylethoxy]ethyl]-1-methylpyrrolidin (●)

H Hydrogenfumarat (14 976-57-9)

S Agasten, *Clemastinfumarat***, HS-592, *Meclastinfumarat, Mecloprodinfumarat*, Tavegil, Tavegyl, Tavist

V Antiallergicum, Antihistaminicum

4621 *(3791)* $C_{21}H_{26}ClN_3OS$
58-39-9

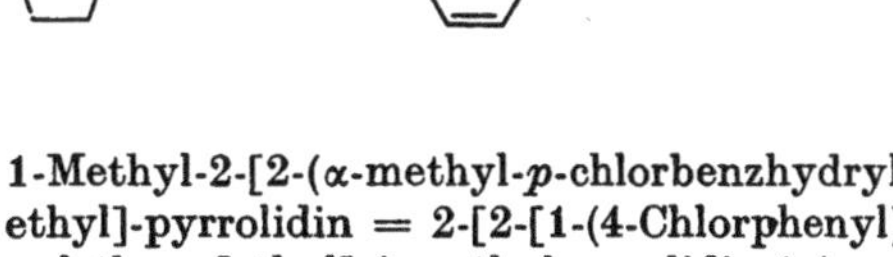

2-{4-[3-(2-Chlor-10-phenothiazinyl)-propyl]-1-piperazinyl}-ethanol = 2-Chlor-10-[3-(4-β-hydroxyethyl-1-piperazinyl)-propyl]-phenothiazin = 4-[3-(2-Chlor-10*H*-phenothiazin-10-yl)propyl]-1-piperazinethanol (●)

H vgl. auch Nrr. 5112, 5423-01, 5848

S Aethaperazinum, Biofenazina, Calmazina, *Chlorpiprazin, Chlorpiprozine*, Decentan, Emesinal, Etaperazin, Ethaperazin, Fentazin, Metid, Neuropax, Penazine, Peratsin, *Perfenazin(a)*, Perfenil, Perfesin, Perphenan, *Perphenazin***, Phenazine „ICN", PZC, Scanpazine, Sch 3940, Sedofaro, Sedozina, Thilatazin, Tranquisan „N.D.F.", Trilafan, Trilafon, Trilifan, Trinazin, Triomin, Triphenot

V Neurolepticum, Antiemeticum

4622 *(3792)* $C_{21}H_{26}ClN_3O_2$
522-20-3

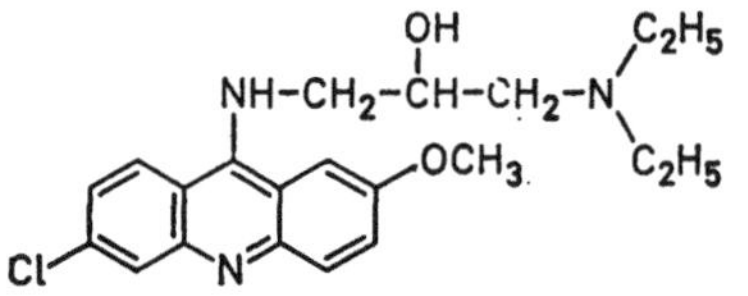

1-[(6-Chlor-2-methoxy-9-acridinyl)amino]-3-(diethylamino)-2-propanol (●) = 6-Chlor-9-(3-diethylamino-2-hydroxypropylamino)-2-methoxyacridin

H Dihydrochlorid (1684-42-0)

S Acranil, SKF 16214-A2, S.N. 186, Sostol

V Chemotherapeuticum gegen Lambliasis und Bandwurminfektionen, Antimutagen (verhindert die Entstehung von streptomycinresistenten Bakterienstämmen)

4623 *(3793)* $C_{21}H_{26}Cl_2O_2$
15 686-33-6

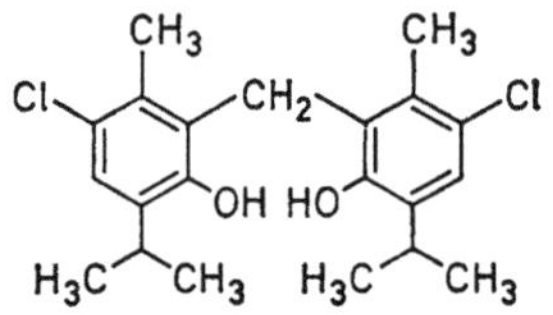

2,2′-Methylenbis-(6-chlorthymol) = 2,2′-Methylenbis[4-chlor-3-methyl-6-(1-methylethyl)phenol] (●)

S *Biclotymol***

V Antisepticum

4624 *(3794)* $C_{21}H_{26}Cl_2O_4$
7008-26-6

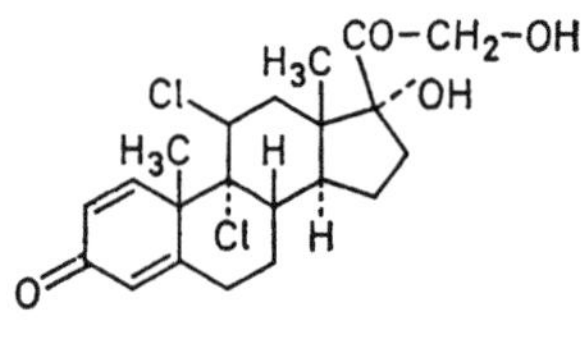

9α,11β-Dichlor-17α,21-dihydroxy-1,4-pregnadien-3,20-dion = (11β)-9,11-Dichlor-17,21-dihydroxy-pregna-1,4-dien-3,20-dion (●)

H vgl. auch Nr. 5115

S *Dichlorison***

V antiphlogistisch und antiallergisch wirksames Glucocorticoid

---

4625 *(3795)* $C_{21}H_{26}N_2O$
77-01-0

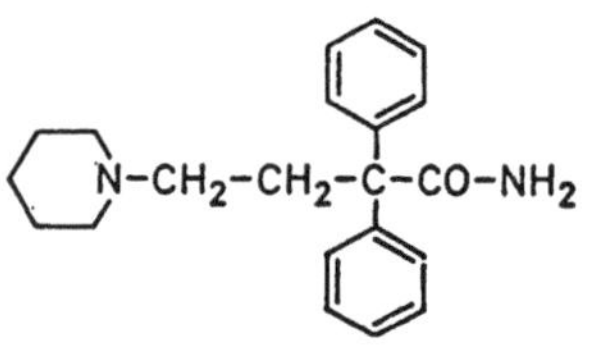

2,2-Diphenyl-4-piperidinobutyramid = α,α-Diphenyl-1-piperidinbutanamid (●)

H Hydrochlorid (14 007-53-5)

S *Fenpipramidhydrochlorid***, Hoechst 9980

V Spasmolyticum

4626 *(3796)* $C_{21}H_{26}N_2O$
20 537-22-8

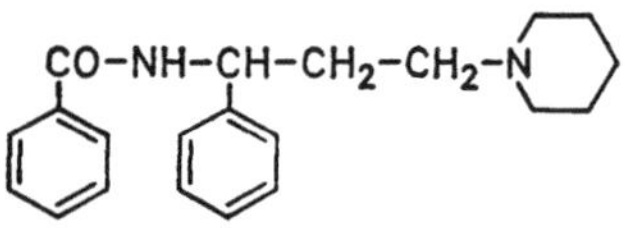

N-(1-Phenyl-3-piperidinopropyl)-benzamid = 1-Benzamido-1-phenyl-3-piperidinopropan = *N*-[1-Phenyl-3-(1-piperidinyl)propyl]benzamid (●)

S Digammacain

V Lokalanästheticum

4627 $C_{21}H_{26}N_2OS$
20 769-36-2

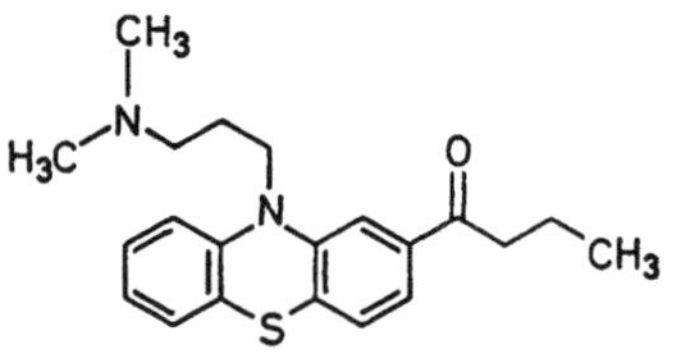

2-Butyryl-10-(3-dimethylaminopropyl)-phenothiazin = 1-[10-[3-(Dimethylamino)propyl]-10*H*-phenothiazin-2-yl]-1-butanon

S *Butyrylpromazin*, 1613 C.B.

V Neurolepticum

4628 (3797) $C_{21}H_{26}N_2OS$
14759-04-7

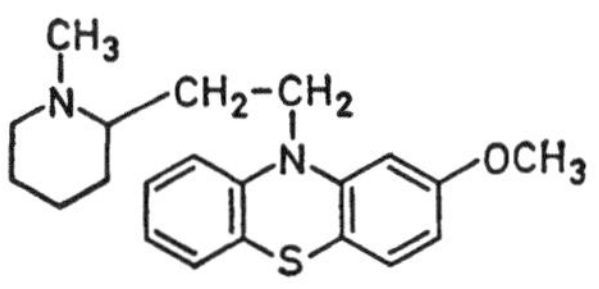

2-Methoxy-10-[2-(1-methyl-2-piperidyl)-ethyl]-phenothiazin = 2-Methoxy-10-[2-(1-methyl-2-piperidinyl)ethyl]-10*H*-phenothiazin (●)

S KS 33, *Oxiridazinum, Oxyridazin***

V Psychosedativum

4629 (3798) $C_{21}H_{26}N_2OS_2$
5588-33-0

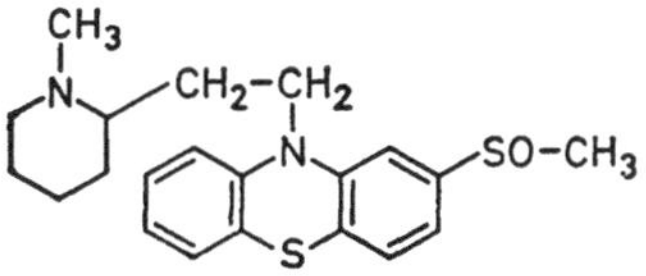

10-[2-(1-Methyl-2-piperidyl)-ethyl]-2-(methylsulfinyl)-phenothiazin = 10-[2-(1-Methyl-2-piperidinyl)ethyl]-2-(methylsulfinyl)-10*H*-phenothiazin (●)

H Benzolsulfonat (1:1) (32672-69-8)

S Lidanar, Lidanil, Lidanor, *Mesoridazinbesilat***, NC 123, Serentil, TPS-23

V Psychosedativum

4630 (3799) $C_{21}H_{26}N_2O_2S_2$
14759-06-9

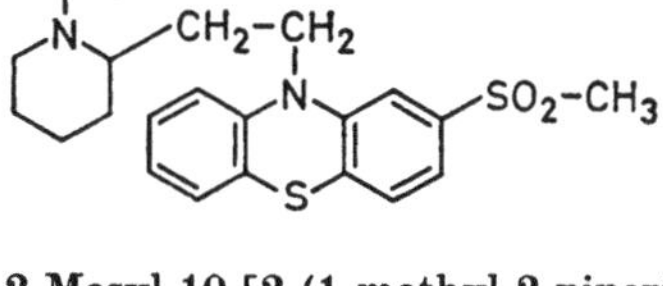

2-Mesyl-10-[2-(1-methyl-2-piperidyl)-ethyl]-phenothiazin = 10-[2-(1-Methyl-2-piperidyl)-ethyl]-2-methylsulfonylphenothiazin = 10-[2-(1-Methyl-2-piperidinyl)ethyl]-2-(methylsulfonyl)-10*H*-phenothiazin (●)

S Imagotan, Inofal, Psychoson, *Sulforidazin***, TPN 12

V Neurolepticum

4631 (3800) $C_{21}H_{26}N_2O_3$
146-48-5

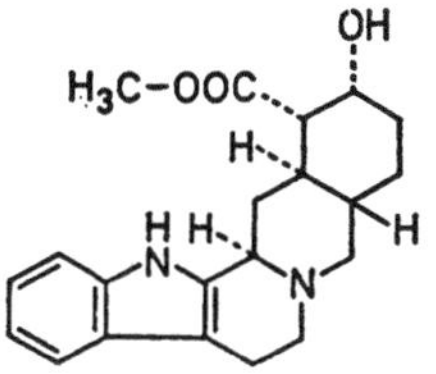

Yohimboasäuremethylester = (+)-2α-Hydroxy-yohimban-1α-carbonsäuremethylester = (16α,17α)-17-Hydroxyyohimban-16-carbonsäuremethylester (●)

S Corymbin, Corynine, *Iohimbina, Johimbin, Quebrachin, Yohimbin*, Yohimvetol

V Sympathicolyticum, Aphrodisiacum (Yohimbe-Alkaloid)

4631-01 (3800a) 65-19-0

H Hydrochlorid

S Aphrodine, Gynimbine, Menolysin, Parkimbine, Tosanpin, Yobinol, Yohydrol

V Sympathicolyticum, Aphrodisiacum

4631-02 (3800b)

H Valerat

S Valymbin

V Sedativum, Analgeticum

4632 (3801) $C_{21}H_{26}N_2O_3$
1617-90-9

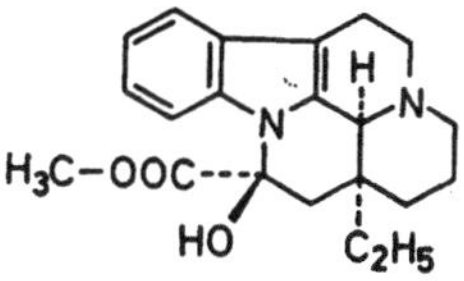

Vincaminsäuremethylester = (3α,14β,16α)-14,15-Dihydro-14-hydroxyeburnamenin-14-carbonsäure-methylester (●)

H auch Hydrochlorid (10592-03-7)

S Anasclerol, Artensen, Arteriovinca, Cerebroxine, Cetal, Devincan, Minorin, Oxencephal, Oxygeron, Perval, Pervincamin(e), Pervone, Vasculogène, Vinca-10 (-20), Vincabrain, Vincacen, Vincadar, Vinca-Dil, Vincafor, Vincagalup, Vincagil, Vincalex, Vincametrin, *Vincamin***, Vincaminor, Vincane, Vincanor, Vincapan, Vincapront, Vincasaunier, Vincavix, Vinodrel, Vitren, Zinka

V Cerebrotonicum, Antihypertonicum (Vinca-Alkaloid)

4632-01 54 341-01-4

H 2-Glutarat[2-Oxopentandioat (●)] (1:1)

S Cetovinca, *Oxovinca*

V Cerebrotonicum

4633 *(3802)* $C_{21}H_{26}N_2S_2$

50-52-2

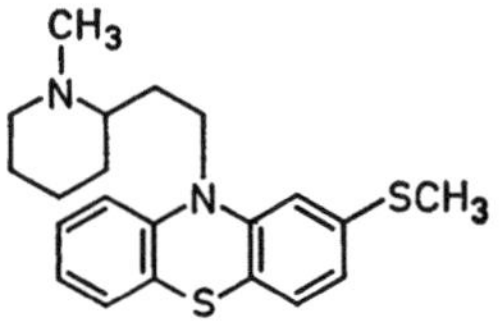

2-Methylthio-10-[2-(1-methyl-2-piperidyl)-ethyl]-phenothiazin = 10-[2-(1-Methyl-2-piperidinyl)-ethyl]-2-(methylthio)-10*H*-phenothiazin (●)

H auch Hydrochlorid (130-61-0) oder Tartrat (1257-76-7)

S Mallorol, Malloryl, Meleril, Mellaril, Mellerette(n), Mellerets, Melleril, Novoridazine, Orsanil, Sonapax, *Thioridazin***, Thioril, Tioriander, *Tioridazina*, TP 21

V Neurolepticum, Psychorelaxans

4634 $C_{21}H_{26}N_4O_3$

14 680-51-4

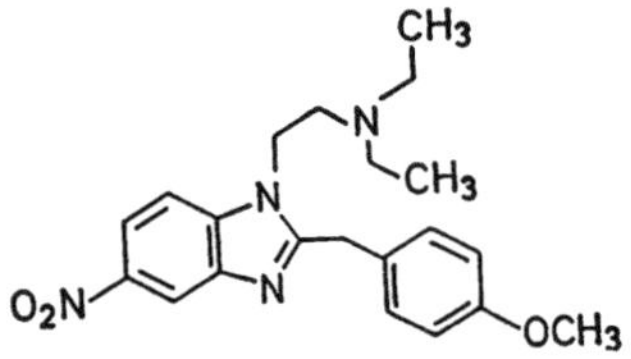

1-(2-Diethylaminoethyl)-2-(*p*-methoxybenzyl)-5-nitrobenzimidazol = *N,N*-Diethyl-2-[(4-methoxyphenyl)methyl]-5-nitro-1*H*-benzimidazol-1-ethanamin (●)

S Ba-20227

V Analgeticum

4635 *(3803)* $C_{21}H_{26}O_2$

521-35-7

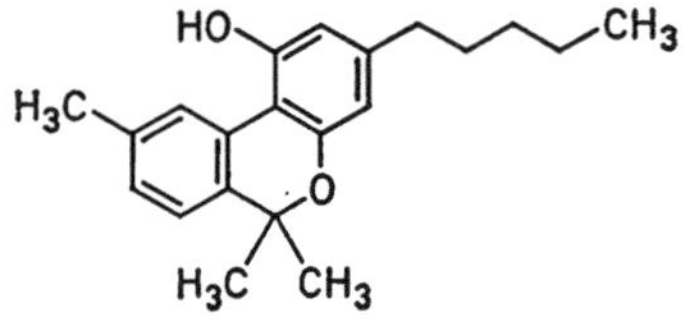

6,6,9-Trimethyl-3-pentylbenzo[*c*]chromen-1-ol = 6,6,9-Trimethyl-3-pentyl-6*H*-dibenzo[*b,d*]pyran-1-ol (●)

S *Cannabinol***

V Wirkstoff aus Cannabis sativa

4636 *(3804)* $C_{21}H_{26}O_2$

72-33-3

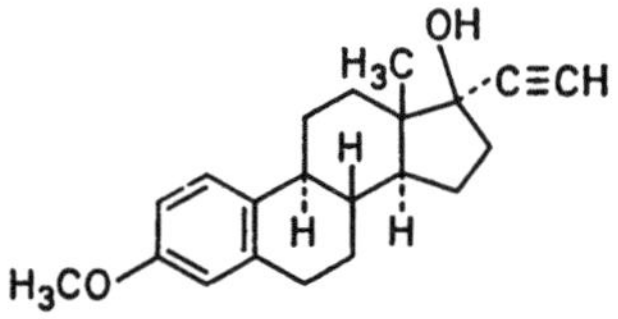

17α-Ethinyl-3-methoxy-1,3,5(10)östratrien-17β-ol = 17α-Ethinyl-3,17β-östradiol-3-methyläther = (17α)-3-Methoxy-19-norpregna-1,3,5(10)-trien-20-in-17-ol (●)

S 8027 C.B., Devocin, EE_3ME, *Mestranol***, Ovastol

V Östrogen

4637 *(3805)* $C_{21}H_{26}O_3$

1843-05-6

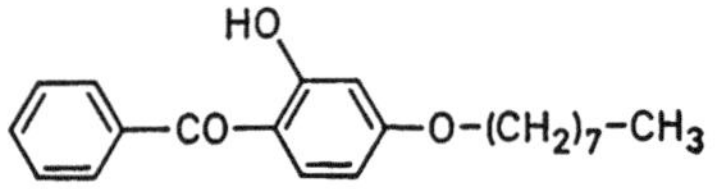

2-Hydroxy-4-octyloxybenzophenon = [2-Hydroxy-4-(octyloxy)phenyl]phenylmethanon (●)

S *Octabenzon***, Spectra-Sorb UV 531

V Lichtschutzmittel

4638 *(187 N)* $C_{21}H_{26}O_3$

34 816-55-2

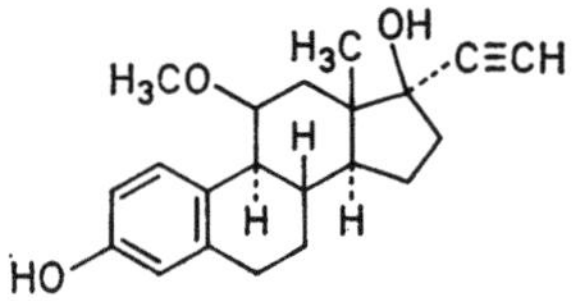

17α-Ethinyl-11β-methoxy-1,3,5(10)-östratrien-3,17β-diol = 11β-Methoxy-19-nor-17α-pregna-1,3,5(10)-trien-20-in-3,17β-diol = (11β,17α)-11-Methoxy-19-norpregna-1,3,5(10)-trien-20-in-3,17-diol (●)

S *Moxestrol***, R 2858, Surestryl (neue Form), Urestryl

V Östrogen

4639 *(3806)* $C_{21}H_{26}O_5$
53-03-2

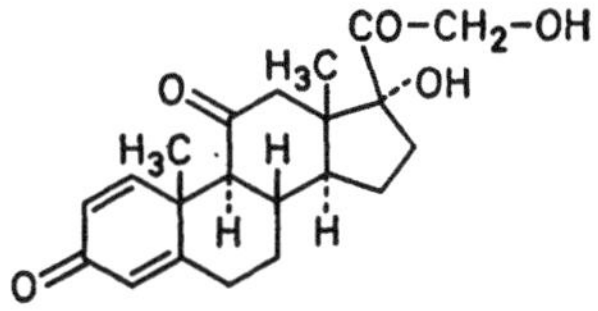

17α,21-Dihydroxy-1,4-pregnadien-3,11,20-trion = 1,4-Pregnadien-17α,21-diol-3,11,20-trion = 1,2-Dehydrocortison = 17,21-Dihydroxypregna-1,4-dien-3,11,20-trion (●)

H auch 21-Acetat (125-10-0); vgl. auch Nr. 5400

S Adasone, Alto-Pred, Ancortone, Antison, Benison, Bicortone, Bi-Delta, Buffacort, Chrocort, Clonisone, Co-Deltra, Colisone, Corisone, Cortan, Cortancyl, Cortialer, Corticor, Cortidelt, Cortilona, Cortinter, Cortiol, Cortisid „Boehringer", *Δ¹-Cortison*, Dabroson, Dacortin (Merck-Spanien), Decortancyl, Decortin „E. Merck", DeCortisyl, Decorton „Salfa", *Dehydrocortison*, *Deidrocortisone*, Delco-Cortex, Delcort, Delcortin, Delta-Corlin, Delta-Cortelan, Deltacortene, *Delta-Cortisone*, Deltacortone, Delta-Dome, delta E, Deltalone, Delta-Prenovis, Delta-Scheroson, Deltasone, Deltasson, Deltastendiolo, Deltatrione, Deltison, Deltra, Di-Adreson, Dispersona, Ejizon, Erftopred, Encorton, Fernisone-Tabl., Fiasone, Hicorton, Hormozol, Hostacortin, Idrosone, Inocortyl, Insone, Juvason, Keteocort, Keysone, Kolpisone, Leocortine-D, Lepicortin, Lisacort, Marnisonal, Marsone, Marvidiene, Marvisona, Médiasone, Me-Korti, Meprison, *Metacortandracin*, Metacortin, Metasone, Meticortem, Meticorten(e), Metisone „Luso", Neoaltesona, Neo-Cortisona, Nisocort, Nisone, Nizon, Novoprednisone, NSC-10023, Nurison, Orasone, Ostopred, Panafcort, Paracort, Parmenison, Precortal, Predeltin, Predna, Predni-Artrit, Prednicen, Prednico, Prednicorm, Prednifor-Tabl., Prednilong, Prednilonga, Predniment, Predniseguer, Prednisol „Smallwood", *Prednison***, Predni-Tablinen, Prednital, Predni-Wolner, *Prednizon*, Prednovister, Predorgasona, Predsol „Morgan", Predsone, Pronison, Propred, Rectodelt, Retrocortin, Ropred, Servisone, Solisone, Sone, Sterapred, Supercortil, Supernisona, Supopred, Tarocorten, Ultracorten, Umecortil, Urtilone, Vitazon, Wescopred, Winpred, Xynisone, Zenidrid

V antiphlogistisch und antiallergisch wirksames Glucocorticoid

4640 *(3807)* $C_{21}H_{27}BrO_3$
2527-11-9

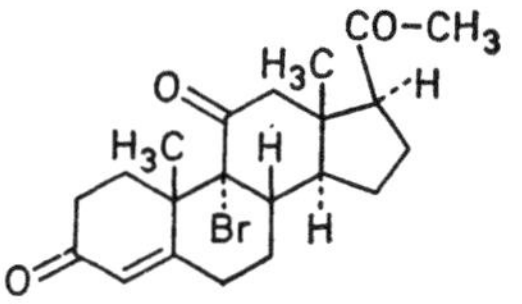

9-Brompregn-4-en-3,11,20-trion (●) = 9α-Brom-11-oxoprogesteron

S BOP, Braxarone, Brolon, *Bromoxoprogesteron*, Broxoron

V Adjuvans in der Mammakarzinomtherapie

4641 *(3808)* $C_{21}H_{27}ClN_2O_2$
68-88-2

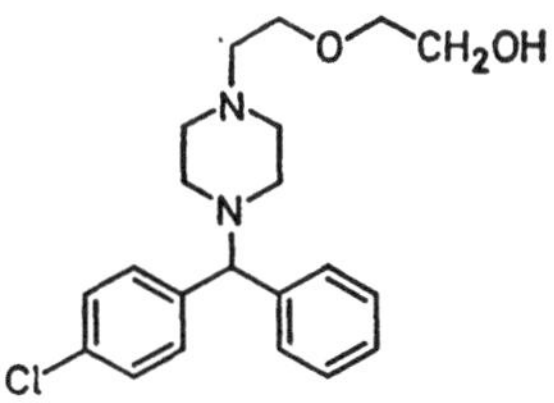

2-{2-[4-(p-Chlordiphenylmethyl)-1-piperazinyl]-ethoxy}-ethanol = 1-(p-Chlorbenzhydryl)-4-[2-(2-hydroxyethoxy)-ethyl]-piperazin = 2-[2-[4-[(4-Chlorphenyl)phenylmethyl]-1-piperazinyl]ethoxy]ethanol (●)

H meist Dihydrochlorid (2192-20-3)

S Alamon, Arcanax, Atara, Atarax, Atazina, Aterax, Clorixin, Deinait, Disron, Forticalmin, *Hydroxizinum*, *Hydroxysinum*, *Hydroxyzin***, *Idrossizina*, Iremofar, Iremoxin, Judolor „Velka", Marax, Neocalma, Neurolax „Pharmachim", Neurozina, PAS-Depress, Placidol, Tran-Q, U.C.B. 4492, Ucerax

V Ataraktikum

4641-01 *(3808a)* 10246-75-0

H Embonat (Pamoat)

S Atarax P, Domarax „Pfizer", Equipose, Masmoran, Pamozine, Paxistil, Tranquizine, Vistaril

V Ataraktikum

4642 *(3809)* $C_{21}H_{27}FN_2O_2$

442-03-5

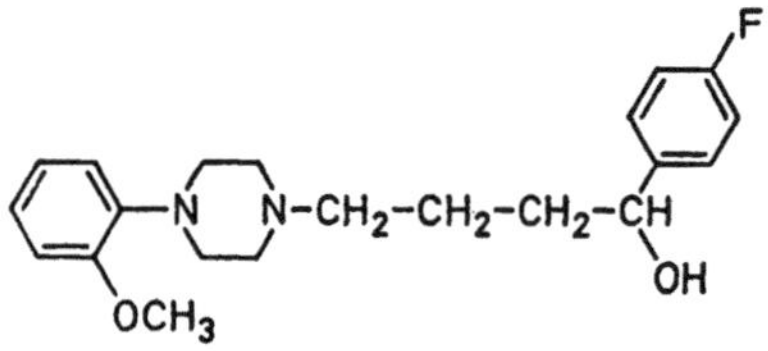

(±)-1-(*p*-Fluorphenyl)-4-[4-(*o*-methoxyphenyl)-1-piperazinyl]-butan-1-ol = (±)-α-(4-Fluorphenyl)-4-(2-methoxyphenyl)-1-piperazinbutanol (●)

S *Anisopirol***, Haloisol, R 2159

V Psychosedativum

4643 *(3810)* $C_{21}H_{27}FO_5$

53-34-9

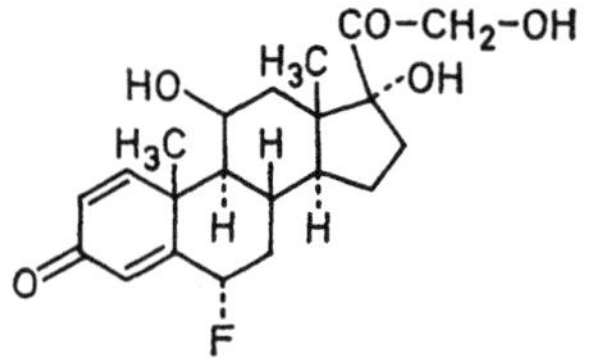

6α-Fluor-11β,17α,21-trihydroxy-1,4-pregnadien-3,20-dion = 6α-Fluorprednisolon = (6α,11β)-6-Fluor-11,17,21-trihydroxypregna-1,4-dien-3,20-dion (●)

H vgl. auch Nrr. 5128, 5403, 5523

S Alphadrol, Etadrol, B 673, F.I. 6150, Flucort „Ikapharm", *6-Fluorprednisolon*, *Fluprednisolon***, Isopredon, U-7800, Vladicort

V antiphlogistisch und antiallergisch wirksames Glucocorticoid

---

4644 *(3811)* $C_{21}H_{27}FO_5$

595-52-8

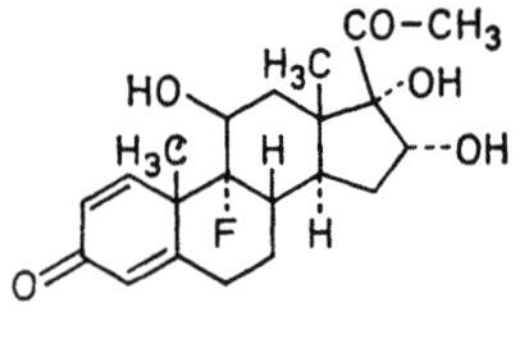

9α-Fluor-11β,16α,17α-trihydroxy-1,4-pregnadien-3,20-dion = (11β,16α)-9-Fluor-11,16,17-trihydroxypregna-1,4-dien-3,20-dion (●)

S *Descinolon***

V antiphlogistisch und antiallergisch wirksames Glucocorticoid

4645 *(3812)* $C_{21}H_{27}FO_5$

338-95-4

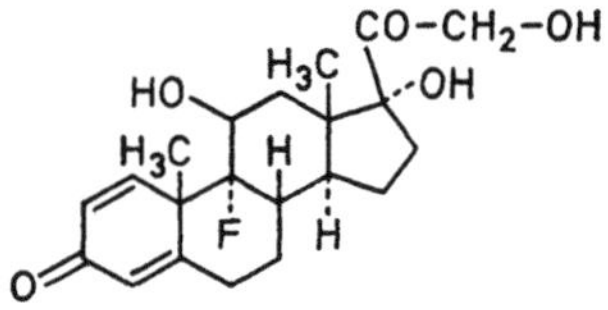

9α-Fluor-11β,17α,21-trihydroxy-1,4-pregnadien-3,20-dion = 9α-Fluorprednisolon = (11β)-9-Fluor-11,17,21-trihydroxypregna-1,4-dien-3,20-dion (●)

H vgl. auch Nr. 5129

S *Deltafludrocortisone*, *9-Fluorprednisolon*, *Isoflupredon***

V antiphlogistisch und antiallergisch wirksames Glucocorticoid

---

4646 *(3813)* $C_{21}H_{27}FO_6$

124-94-7

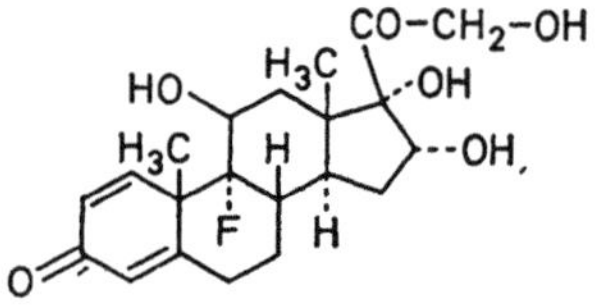

9α-Fluor-11β,16α,17α,21-tetrahydroxy-1,4-pregnadien-3,20-dion = 9α-Fluor-16α-hydroxyprednisolon = (11β,16α)-9-Fluor-11,16,17,21-tetrahydroxypregna-1,4-dien-3,20-dion (●)

H vgl. auch Nrr. 5261, 5289, 5305, 5402, 5522, 5671, 5737, 5817, 6023, 6153

S Adcortyl, Albacort, Aristocort, Aristo-Pak, Bucalsone, Celeste, Cinolone, CL 19823, Cortinovus, Delfacort, Delphicort, Delsolone, Ditrizin, Extracort (4 + 8 mg), Flogicort, Fluosterolone, *Fluoxiprednisolonum*, *Fluoxyprednisolon*, Glicortene, Ipercortis, Kenacort, Ledercort, Medicort, Omcilon, Omnicort-V, Orion „Cyanamid", Oticortrix, Polcortolon, Positon, Sadocort, Sedozolona, Supercort, Triacortyl, Trialona, *Triamcinolon***, Triamcort „Farmila", Triaminoral, Triam-Tablinen, Tricortale, Trigon, Trisucort, Volon, Voncort-Compr.

V antiphlogistisch und antiallergisch wirksames Corticosteroid

4647 *(3814)* $C_{21}H_{27}N$

14334-40-8

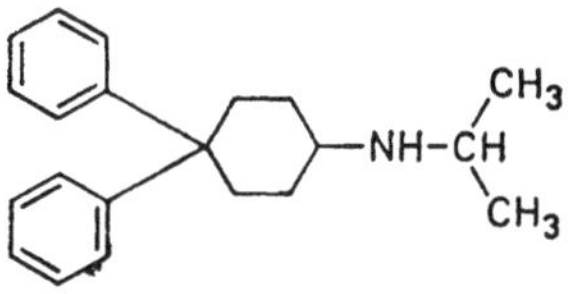

N-Isopropyl-4,4-diphenylcyclohexylamin = *N*-(1-Methylethyl)-4,4-diphenylcyclohexanamin (●)

H auch Hydrochlorid (14334-41-9)

S Cintaverin, EMD 9806, HSp 2986, *Pramiverin***, *Propaminodiphen*, Raptalgin, Sistalcin, Sistalgin, Syntaverin

V Spasmolyticum

4648 *(3815)* $C_{21}H_{27}N$

3426-08-2

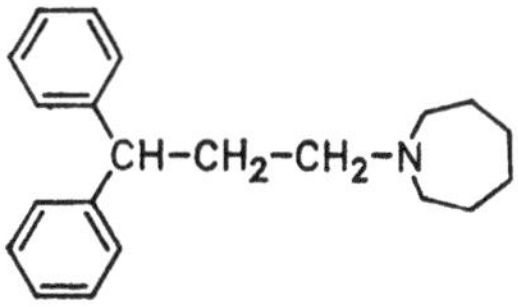

1-(3,3-Diphenylpropyl)-perhydroazepin = 1,1-Diphenyl-3-hexamethyleniminopropan = 1-(3,3-Diphenylpropyl)hexahydro-1*H*-azepin (●)

S *Hexadiphane*, *Prozapin***, R 714

V Choleretieum, Spasmolyticum

4648-01 *(3815a)* 13657-24-4

H Hydrochlorid [auch mit Zusatz von Sorbit (8057-40-7)]

S Norbiline

V Choleretieum, Spasmolyticum

4649 *(3816)* $C_{21}H_{27}N$

35941-65-2

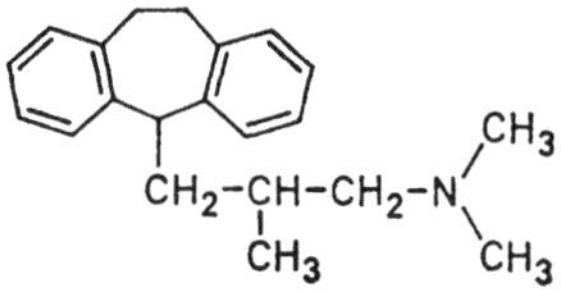

DL-*N*,*N*,2-Trimethyl-3-(dibenzo[*a*,*d*]-1,4-cycloheptadien-5-yl)-propylamin = DL-10,11-Dihydro-*N*,*N*,β-trimethyl-5*H*-dibenzo[*a*,*d*]cyclohepten-5-propylamin = (±)-10,11-Dihydro-*N*,*N*,β-trimethyl-5*H*-dibenzo[*a*,*d*]cyclohepten-5-propanamin (●)

H Hydrochlorid (5585-73-9)

S AY-62014, *Butriptylinhydrochlorid***, Centrolyse, Evadene, Evadyne

V Antidepressivum

4650 *(3817)* $C_{21}H_{27}NO$

76-99-3

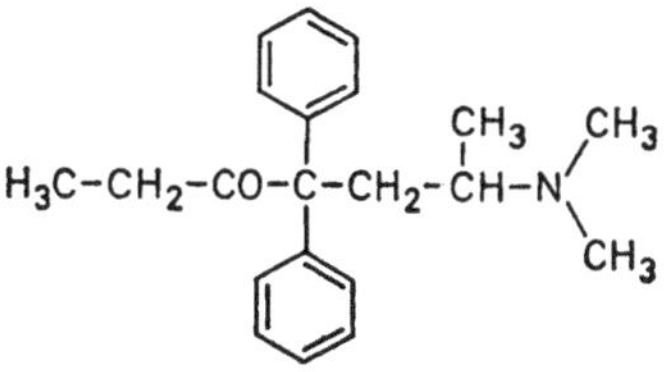

6-(Dimethylamino)-4,4-diphenyl-3-heptanon (●)

H meist Hydrochlorid (1095-90-5)

S A 4624, Adanon, Adolan „Abic", Algidon, Algiton, Algolysin, Algovetan, Algoxale, Althose, *Amidon(e)*, Amidosan, Amilone, AN 148, Béthadone, Butalgin „Gea", Cloro-Nona, Deamin, Depridol, Deptadol, Diadone, Diaminon, Dianone, Disefonin, Disipan, Disket, Dolafin, Dolamid, Dolamina, Dolesona, Dolofin, Doloheptan, Dolophin(e), Dolorex, Dorexol, Eptadone, Fenadone, Fiseptona, Fysepton, Heptadol, Heptadon, „Heptanal", „Heptanon", H.E.S., Hoechst 10820, Ketalgin, Mecodin, Mekodin, Mepecton, Mephenon, *Metadone*, Metasedin, Metatone, *Methadon**, Methajade, Methidon, Metylan, Miadon(e), Midadone, Moheptan, Optalgin, Panalgen, Petalgin, *Phenadon(um)*, Physepton(e), Polamidon, Polamivet, Porfolan, Quotidine, Quotidon-Wirkstoff, Sedo-Rapide, Septa-om, Sin-Algin, Sintalgon, Symoron, Synthanal, Syrco, Turanone, Tussal, Veronyl, Westadone, Zefalgin

V Analgeticum

4651 *(3818)* $C_{21}H_{27}NO$

125-58-6

(−)-6-(Dimethylamino)-4,4-diphenyl-3-heptanon (●)

H Hydrochlorid (5967-73-7)

S *Levomethadonhydrochlorid*, Levothyl, L-Polamidon

V Analgeticum

4651-01 *(3818a)* 20 233-35-6

H Tartrat

S Levadone, Win 1766

V Analgeticum

4652 *(3819)* $C_{21}H_{27}NO$

466-40-0

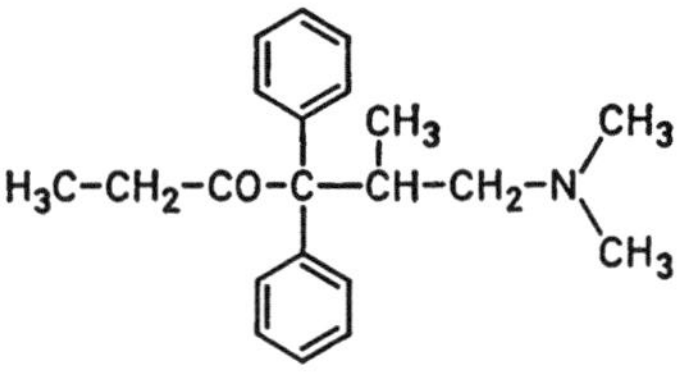

(±)-(6-Dimethylamino)-5-methyl-4,4-diphenyl-3-hexanon (●)

H auch L-Form (561-10-4)

S 442-C-47, Isoadanon, *Isoamidon*, *Isometadone*, *Isomethadon***, Isopolamidon, Liden, Win 1783

V Analgeticum

4653 *(3820)* $C_{21}H_{27}NO$

972-02-1

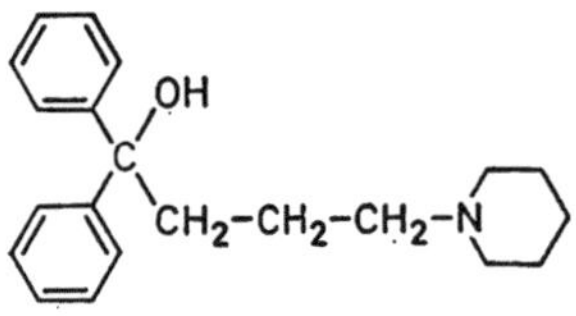

1,1-Diphenyl-4-piperidinobutan-1-ol = α,α-Diphenyl-1-piperidinbutanol (●)

H auch Hydrochlorid (3254-89-5) oder Embonat (Pamoat) (26 363-46-2)

S Avomol, Cefadol, Cephadol, *Difenidol**, *Diphenidol*, Nometic, SKF 478, Vontrol

V Antiemeticum, Antihistaminicum

4654 *(3821)* $C_{21}H_{27}NO$

3735-08-8

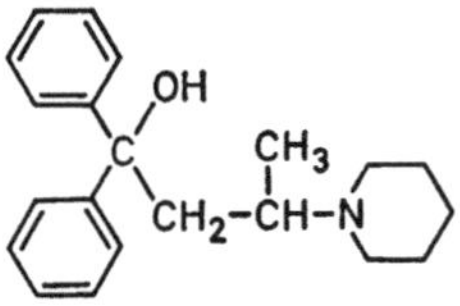

1,1-Diphenyl-3-piperidinobutan-1-ol = γ-Methyl-α,α-diphenyl-1-piperidinpropanol (●)

H Hydrochlorid (21 100-36-7)

S Aspaminol

V Spasmolyticum

4655 *(3822)* $C_{21}H_{27}NO$

2156-27-6

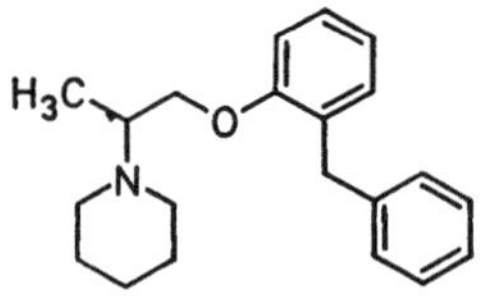

1-[2-(*o*-Benzylphenoxy)-1-methylethyl]-piperidin = 1-(*o*-Benzylphenoxy)-2-piperidinopropan = 1-[1-Methyl-2-[2-(phenylmethoxy)phenoxy]ethyl]-piperidin (●)

H auch Dihydrogenphosphat (3563-76-6) oder Embonat (Pamoat)

S ASA 158/5, *Benproperin***, Blascorid, Flaveric, Pirexil, Pirexyl, Pyrexil, Tussafug

V Antitussivum

4656 *(3823)* $C_{21}H_{27}NO_2$

3578-28-7

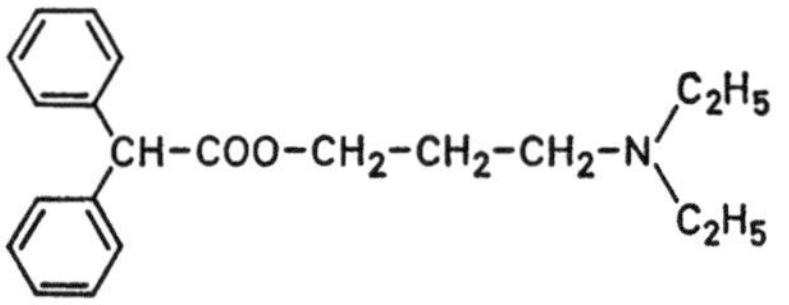

3-Diethylaminopropyl-diphenylacetat = Diphenylessigsäure-3-diethylaminopropylester = α-Phenylbenzenessigsäure-3-(diethylamino)propylester (●)

H Hydrochlorid (3098-65-5)

S Arpenal

V Cholinolyticum, Antiasthmaticum

4657 *(3824)* $C_{21}H_{27}NO_2$
64-94-8

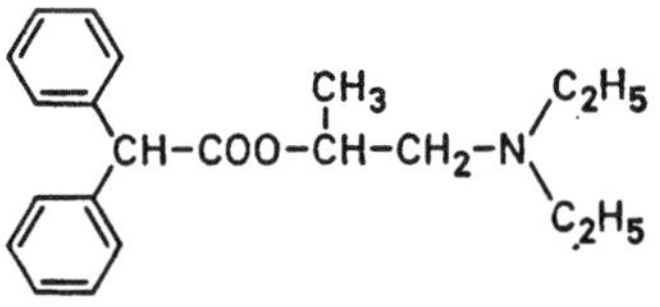

Diphenylessigsäure-2-diethylamino-1-methylethylester = α-Phenylbenzenessigsäure-2-(diethylamino)-1-methylethylester (●)

H Hydrochlorid (3213-44-3)

S IEM-265, Methyldiphacil

V Cholinolyticum

4658 *(3825)* $C_{21}H_{27}NO_2$
3563-01-7

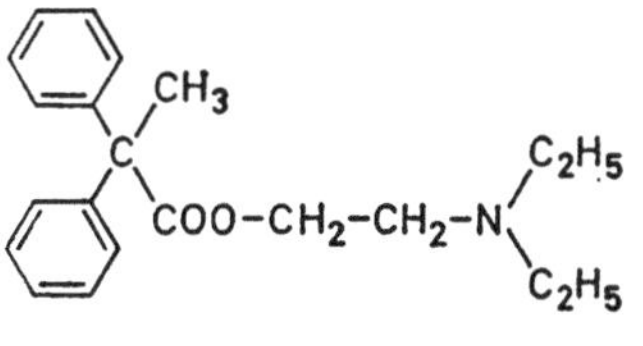

β-Diethylaminoethyl-2,2-diphenylpropionat = α,α-Diphenylpropionsäure-β-diethylaminoethylester = α-Methyl-α-phenylbenzenessigsäure-2-(diethylamino)ethylester (●)

H auch Hydrochlorid (2589-00-6)

S *Aprofen***, *Aprophen*, Diphen (sowjet. Präp.)

V Spasmolyticum

4659 *(3826)* $C_{21}H_{27}NO_2$
528-52-9

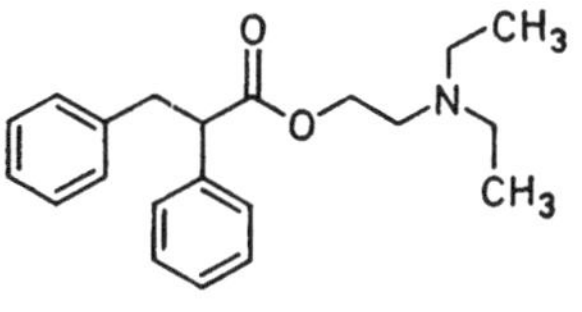

(β-Diethylaminoethyl)-2,3-diphenylpropionat = α-Benzylphenylessigsäure-2-diethylaminoethylester = α-Phenylbenzenpropansäure-2-(diethylamino)ethylester (●)

H Hydrochlorid (5807-85-2)

S Spasmadryl

V Spasmolyticum

4660 $C_{21}H_{27}NO_2$
23210-56-2

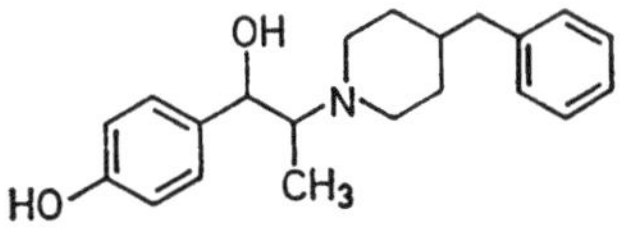

2-(4-Benzylpiperidino)-1-(4-hydroxyphenyl)-1-propanol = α-[1-(4-Benzylpiperidino)-ethyl]-*p*-hydroxybenzylalkohol = 4-Benzyl-α-(*p*-hydroxyphenyl)-β-methyl-1-piperidinethanol = α-(4-Hydroxyphenyl)-β-methyl-4-(phenylmethyl)-1-piperidinethanol (●)

H Tartrat (23210-58-4)

S *Ifenprodiltartrat***, RC 61-91, Vadilex

V Vasodilatans

4661 *(3827)* $C_{21}H_{27}NO_2$
90-54-0

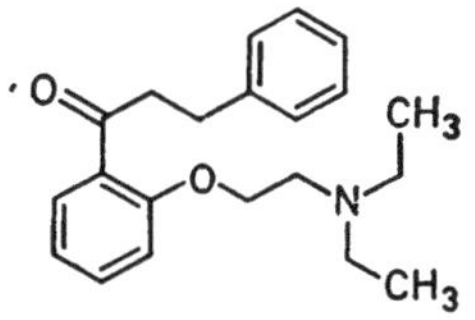

2′-(2-Diethylaminoethoxy)-3-phenylpropiophenon = 2-(2-Diethylaminoethoxy)-phenylphenethylketon = 1-[2-[2-(Diethylamino)ethoxy]phenyl]-3-phenyl-1-propanon (●)

H Hydrochlorid (2192-21-4)

S Baxacor, Corodilan, Dialicor, *Etafenonhydrochlorid***, Etamfen, LG-11457, Relicor „Azevados"

V Coronarvasodilatans

4662 *(3828)* $C_{21}H_{27}NO_2$
3686-78-0

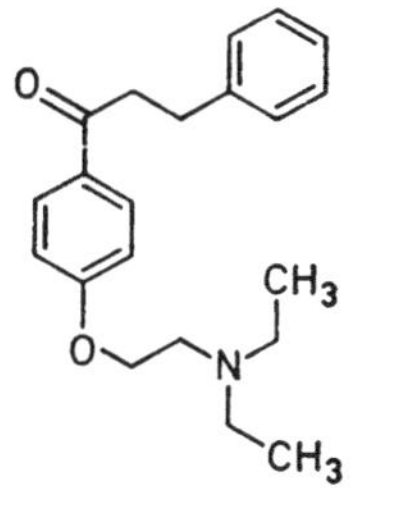

4′-(2-Diethylaminoethoxy)-3-phenylpropiophenon = 4-(2-Diethylaminoethoxy)-phenylphenethylketon = 1-[4-[2-(Diethylamino)ethoxy]phenyl]-3-phenyl-1-propanon (●)

H Citrat

S *Dietifencitrat***, Epilin

V Epilationsmittel, Antimykoticum

4663 *(3829)* $C_{21}H_{27}NO_2$

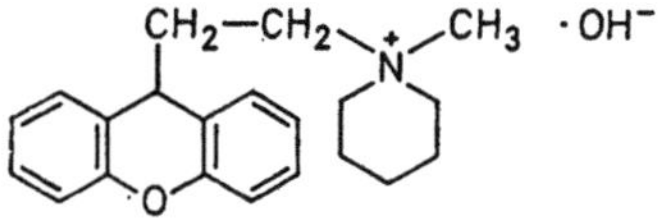

1-Methyl-1-[2-(9-xanthenyl)-ethyl]-piperidinium-hydroxid = 9-(β-Piperidinoethyl)-xanthenmethyl-hydroxid = 1-Methyl-1-[2-(9*H*-xanthen-9-yl)-ethyl]piperidiniumhydroxid (●)

H Bromid

S Espalisal, Espalisyl, Spalisal

V Anticholinergicum, Spasmolyticum

4664 *(3830)* $C_{21}H_{27}NO_3$
57-36-3

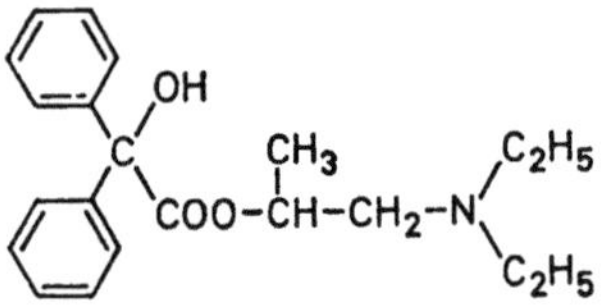

Benzilsäure-2-diethylamino-1-methylethylester = α-Hydroxy-α-phenylbenzenessigsäure-2-(diethyl-amino)-1-methylethylester (●)

H Hydrochlorid (10503-18-1)

S IEM-275, Metamisyl, Methamicil, *Methylbenactyzinhydrochlorid*, Methyldiazil

V Cholinolyticum

4665 *(3831)* $C_{21}H_{27}NO_3$
22487-42-9

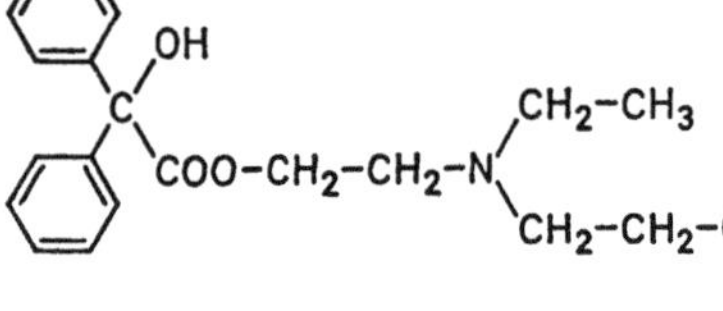

2-(Ethylpropylamino)-ethylbenzilat = Benzil-säure-2-(*N*-ethylpropylamino)-ethylester = α-Hy-droxy-α-phenylbenzenessigsäure-2-(ethylpropyl-amino)ethylester (●)

H Hydrochlorid (3202-55-9)

S AP 1288, *Benaprizinhydrochlorid***, *Benapryzine hydrochloride*, *Beneprizinhydrochlorid*, Brizin, BRL 1288

V Parkinsontherapeuticum

4666 $C_{21}H_{27}NO_3$

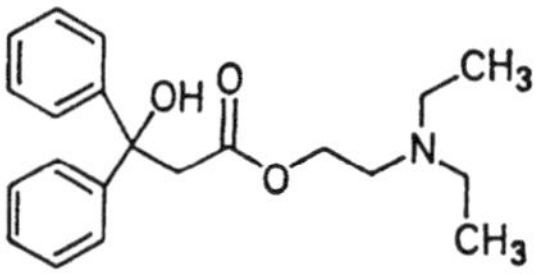

3-Hydroxy-3,3-diphenylpropionsäure-2-diethyl-aminoethylester = β-Hydroxy-β-phenylbenzen-propansäure-2-(diethylamino)ethylester (●)

H Hydrochlorid (53421-38-8)

S *Chinsedal*, Chin Z-F

V Analgeticum

4667 $C_{21}H_{27}NO_3$
54063-53-5

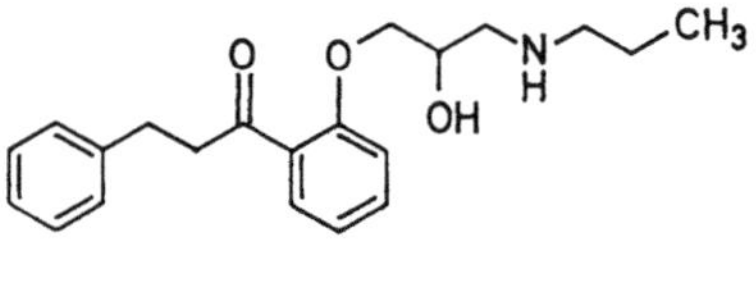

2′-(2-Hydroxy-3-propylaminopropoxy)-3-phenyl-propiophenon = 1-[2-[2-Hydroxy-3-(propyl-amino)propoxy]phenyl]-3-phenyl-1-propanon (●)

H Hydrochlorid (34183-22-7)

S Baxarytmon, *Fenoprainhydrochlorid*, *Propafenonhydrochlorid***, Rytmonorm, SA 79

V Coronarvasodilatans, Antiarrhythmicum

4668 *(3832)* $C_{21}H_{27}NO_3$

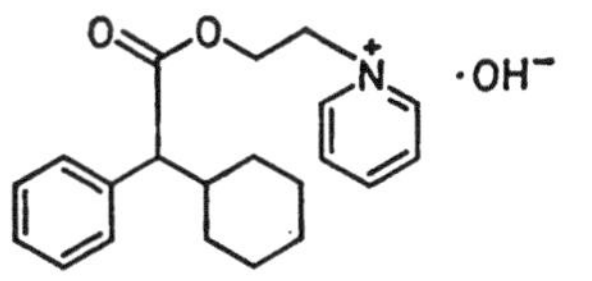

N-[2-(α-Cyclohexylphenylacetoxy)-ethyl]-pyridiniumhydroxid = 1-[2-[(Cyclohexylphenylacetyl)oxy]ethyl]pyridiniumhydroxid (●)

H Bromid

S *Hexadifeniumbromid*, *Hexadipheniumbromid*

V Spasmolyticum

4669 $C_{21}H_{27}NO_3S_2$
42 024-98-6

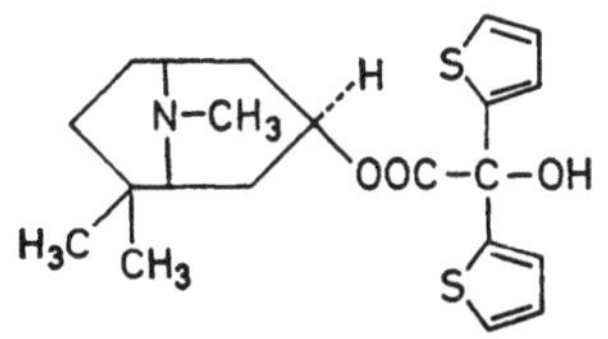

6,6,9-Trimethyl-9-azabicyclo[3.3.1]non-3-yl-di-2-thienylglycolat = *exo*-α-Hydroxy-α-2-thienyl-2-thiophenessigsäure-6,6,9-trimethyl-9-azabicyclo-[3.3.1]non-3-ylester (●)

H Hydrochlorid (38 738-59-9)

S KAO-264, *Mazaticolhydrochlorid***, Pentona, PG-501

V Parkinsontherapeuticum

4670 *(3833)* $C_{21}H_{27}NO_4$

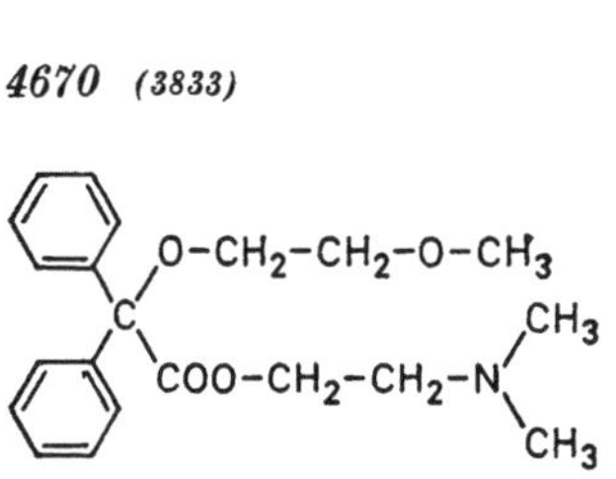

O-(β-Methoxyethyl)-benzilsäure-β-dimethylaminoethylester = α-(2-Methoxyethoxy)-α-phenylbenzenessigsäure-2-(dimethylamino)ethylester (●)

S Despasmin

V Anticholinergicum, Spasmolyticum

4671 *(3835)* $C_{21}H_{27}NO_4$

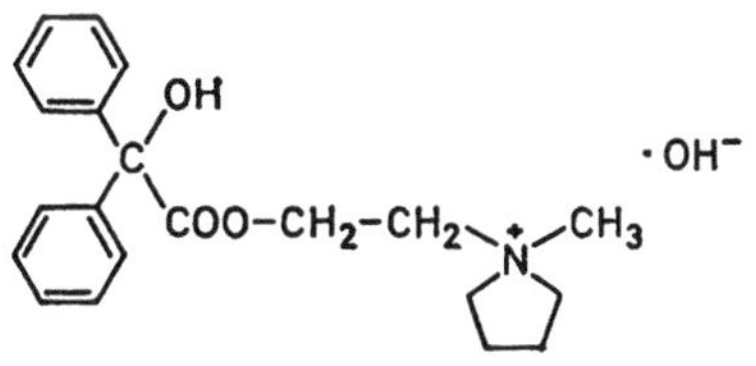

1-(2-Benziloyloxyethyl)-1-methylpyrrolidiniumhydroxid = 1-[2-[(Hydroxydiphenylacetyl)oxy]-ethyl]-1-methylpyrrolidiniumhydroxid (●)

H Jodid (3478-15-7)

S *Etipirii iodidum***, *Etipyriumjodid*, I.M.P.E.

V Antihämorrhagicum

4672 *(3836)* $C_{21}H_{27}NO_4$

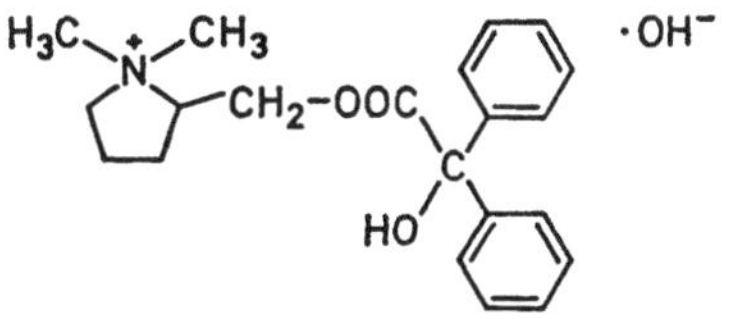

2-Benziloyloxymethyl-1,1-dimethylpyrrolidiniumhydroxid = 1-Methyl-2-pyrrolidinylmethylbenzilatmethylhydroxid = 2-[[(Hydroxydiphenylacetyl)oxy]methyl]-1,1-dimethylpyrrolidiniumhydroxid (●)

H Methylsulfat (545-80-2)

S Alfaland, CLB 499, I.S. 499, McN-R-726-47, Nactate, Nacton, *Poldinmetilsulfat**, *Poldoni methylsulfas*

V Anticholinergicum (zur Ulcustherapie)

4673 *(3837)* $C_{21}H_{27}NO_4$

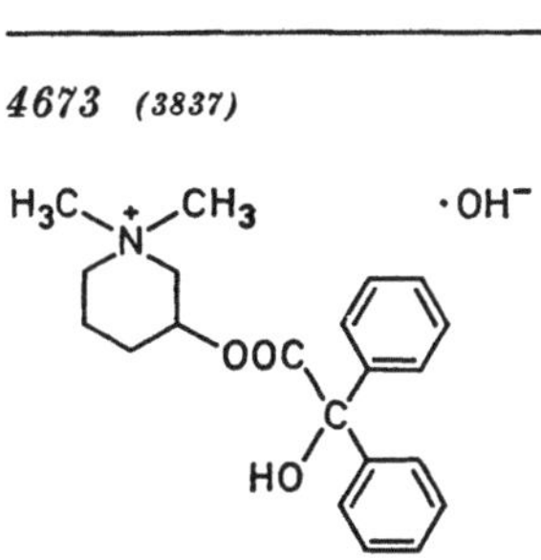

3-Benziloyloxy-1,1-dimethylpiperidiniumhydroxid = 1-Methyl-3-piperidyldiphenylglykolatmethylhydroxid = 3-[(Hydroxydiphenylacetyl)oxy]-1,1-dimethylpiperidiniumhydroxid (●)

H Bromid (76-90-4)

S Cantil, Cantilake, Cantilaque, Cantilon, Cantilyn, Cantril, Colibantil, Colopiril, Colum, Delevil, Eftoron, Gastropidil, Giacol, *Glycophenylate bromide*, JB-340, *Mepenzolatbromid***, *Mepenzolonbromid*, Trancolon

V Anticholinergicum

4674 (3838) $C_{21}H_{27}NO_4$

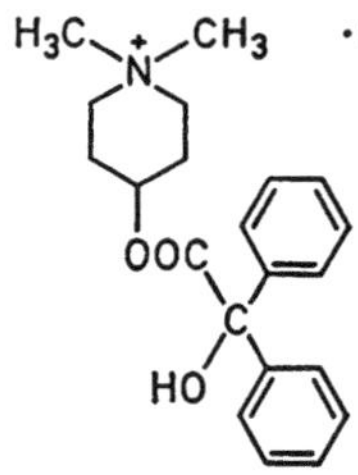

4-Benziloyloxy-1,1-dimethylpiperidiniumhydroxid = 4-[(Hydroxydiphenylacetyl)oxy]-1,1-dimethylpiperidiniumhydroxid (●)

H Bromid (5634-41-3)

S Dorela, Neupran, *Parapenzolatbromid***, *Parapenzolonbromid*, Relanol, Relenol, Sch 3444, Vagopax

V Anticholinergicum

4675 (3839) $C_{21}H_{27}NO_4$
568-83-2

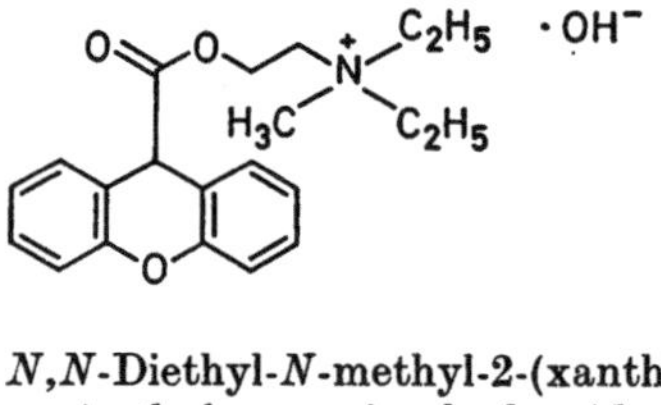

N,N-Diethyl-*N*-methyl-2-(xanthen-9-carbonyloxy)-ethylammoniumhydroxid = Xanthen-9-carbonsäure-β-diethylaminoethylestermethylhydroxid = *N,N*-Diethyl-*N*-methyl-2-[(9*H*-xanthen-9-ylcarbonyl)oxy]ethanaminiumhydroxid (●)

H Bromid (53-46-3)

S Asabine, Asatylon, Avagal, Banthin(e), Bantosal, Bromantina, Bronerg, Dexabine, *Dixamonbromid*, Doladene, Emtebe-51, Evogal, Frenogastrico, Gastron, Gastrophyl, Gastrosedan, Mantheline, *Metantelina*, Metantyl, Metaxan, Methanide, *Methantheliniumbromid**, Methanthine Bromide, Methelina, MTB 51, Pantamin, Pepulsan, Probantim, Resobantin-Wirkstoff, SC-2910, Ulcantina, Ulcine, Ulcudexter, Ulcuwas, Uldumont, Ulkophob, Vagamin, Vagantin, Vagominal, Vaxantene, Ventrisan, Vilcurin, Xanteline, Xantenol

V Anticholinergicum (zur Ulcustherapie)

4676 (3840) $C_{21}H_{27}NO_4$
20594-83-6

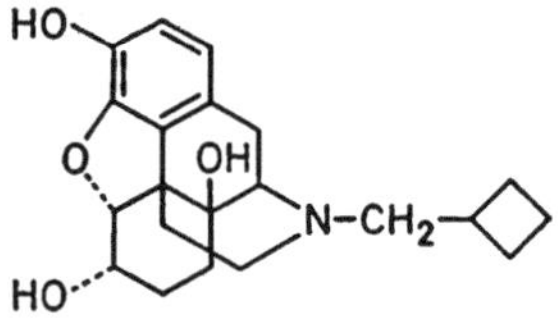

17-Cyclobutylmethyl-4,5α-epoxymorphinan-3,6α,14-triol = (5α,6α)-17-(Cyclobutylmethyl)-4,5-epoxymorphinan-3,6,14-triol (●)

H Hydrochlorid (23277-43-2)

S EN-2234 A, *Nalbuphinhydrochlorid***

V Analgeticum, Narkoticaantagonist

4677 (3841) $C_{21}H_{27}NO_4$
549-28-0

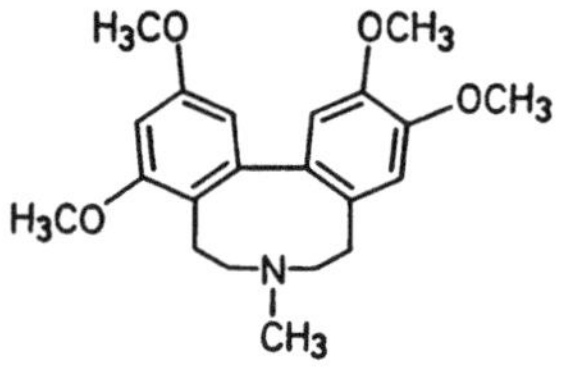

6,7,8,9-Tetrahydro-2,3,10,12-tetramethoxy-7-methyl-5*H*-dibenz[*d,f*]azonin (●)

S *Protostephanin*

V Hypotensivum

4678 (3842) $C_{21}H_{27}N_3O_2$
361-37-5

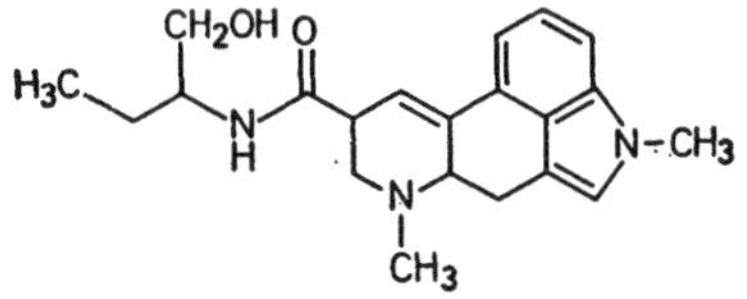

N-[α-(Hydroxymethyl)-propyl]-1-methyl-D-lyserg-amid = 1-Methyl-D-lysergsäure-(+)-butanolamid-(2) = (8β)-9,10-Didehydro-*N*-[1-(hydroxymethyl)-propyl]-1,6-dimethylergolin-8-carboxamid (●)

H auch Hydrogenmaleat (129-49-7)

S Deseril, Deserila, Désernil, Deserril, *Dimethylergometrin*, Methylmethergin, *Methysergid***, *Metisergide*, Sansert, UML 491

V Serotoninantagonist, Migräneprophylakticum

4679 $C_{21}H_{27}N_3O_2$
27258-23-7

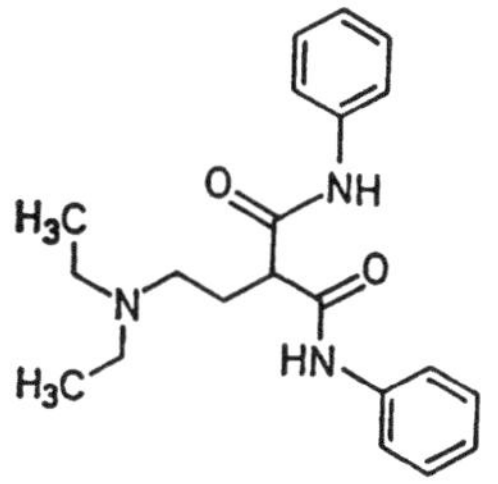

2-[2-(Diethylamino)-ethyl]-malonanilid = 2-[2-(Diethylamino)ethyl]-*N*,*N'*-diphenylpropandiamid (●)

H Hydrochlorid

S Detamid, Dethamid

V Antiphlogisticum

4680 $C_{21}H_{27}N_3O_2S_2$
16185-21-0

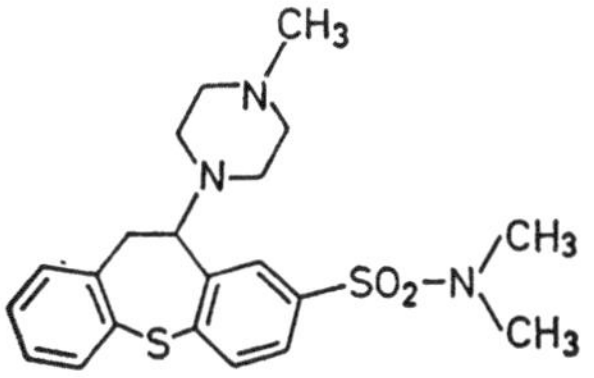

10,11-Dihydro-*N*,*N*-dimethyl-11-(4-methyl-1-piperazinyl)dibenzo[*b*,*f*]thiepin-2-sulfonamid (●) = 8-Dimethylsulfamoyl-10-(4-methylpiperazino)-10,11-dihydrodibenzo[*b*,*f*]thiepin

H Monomethansulfonatmonohydrat (39841-98-0)

S *Sulfamothepin*, VÚFB-9056

V Neurolepticum

4681 $C_{21}H_{27}N_3O_3$
34297-34-2

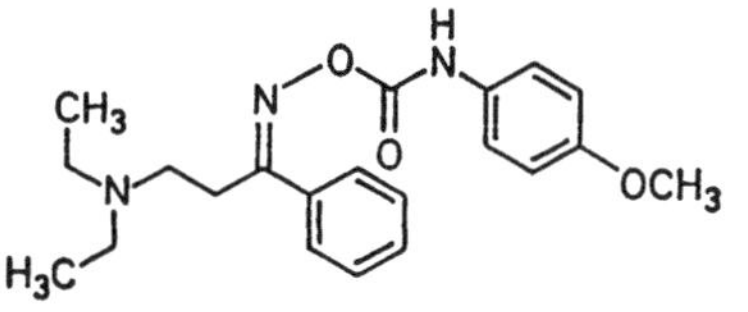

3-Diethylaminopropiophenon-*O*-(*p*-methoxyphenylcarbamoyl)-oxim = 3-(Diethylamino)-1-phenyl-1-propanon-*O*-[[(4-methoxyphenyl)amino]carbonyl]oxim (●)

S *Anidoxim***, *Bamoxine*, BRL 11870, E-142

V Analgeticum

4682 $C_{21}H_{27}N_3O_5$
35843-07-3

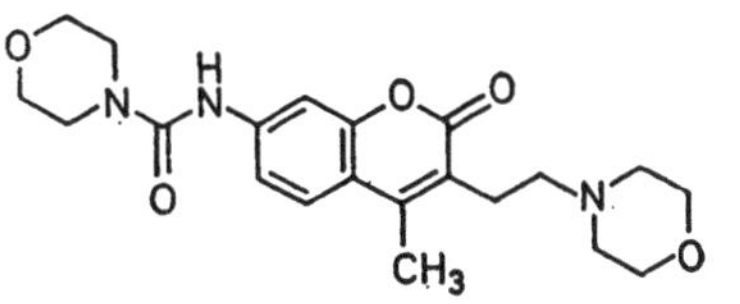

4-Methyl-7-(4-morpholincarboxamido)-3-(2-morpholinoethyl)-cumarin = *N*-[4-Methyl-3-[2-(4-morpholinyl)ethyl]-2-oxo-2*H*-1-benzopyran-7-yl]-4-morpholincarboxamid (●)

H Hydrochlorid (35843-09-5)

S *Morocromenhydrochlorid***, TVX 647

V Coronarvasodilatans

4683 $C_{21}H_{27}N_3O_7S$
50972-17-3

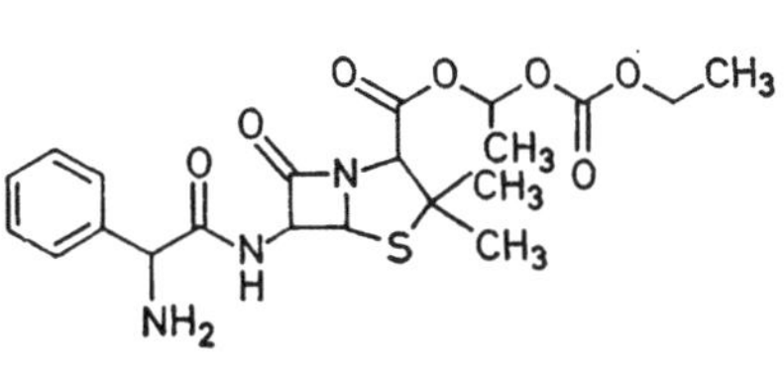

(2*S*,5*R*,6*R*)-6-[(*R*)-(2-Amino-2-phenylacetamido)]-3,3-dimethyl-7-oxo-4-thia-1-azabicyclo[3.2.0]-

heptan-2-carbonsäureester mit Ethyl-1-hydroxyethylcarbonat = [2*S*-[2α,5α,6β(*S**)]]-6-[(Aminophenylacetyl)amino]-3,3-dimethyl-7-oxo-4-thia-1-azabicyclo[3.2.0]heptan-2-carbonsäure-1-[(ethoxycarbonyl)oxy]ethylester (●)

H auch Monohydrochlorid (37661-08-8)

S *Bacampicillin***, *Carampicillin*, Penglobal, Penglobe

V Antibioticum (Breitspektrumpenicillin)

4684 *(51 E)* $C_{21}H_{27}N_5O_4S$
29094-61-9

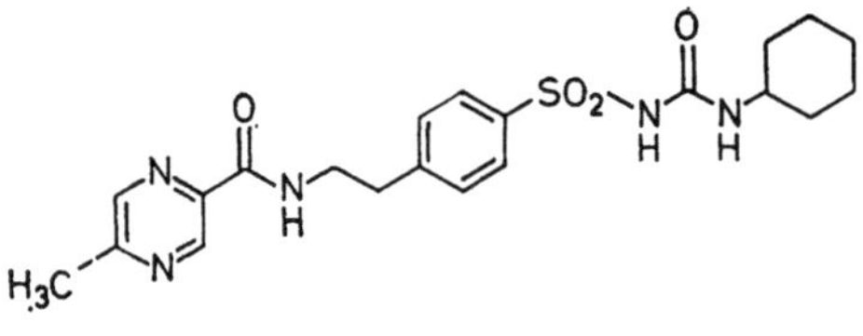

N-{4-[β-(5-Methylpyrazin-2-carboxamido)-ethyl]-phenylsulfonyl}-*N'*-cyclohexylharnstoff = 1-Cyclohexyl-3-{*p*-[2-(5-methylpyrazincarboxamido)-ethyl]-phenylsulfonyl}-harnstoff = *N*-[2-[4-[[[(Cyclohexylamino)carbonyl]amino]sulfonyl]phenyl]-ethyl]-5-methylpyrazincarboxamid (●)

S CP-28720, Glibenese, Glibinese, *Glipizid**, *Glydiazinamid*, K 4024, Menodiab, Mindiab, Minibetic, Minidiab, Minodiab, TK-1320

V Antidiabeticum

4685 *(3843)* $C_{21}H_{27}N_7O_{14}P_2$
53-84-9

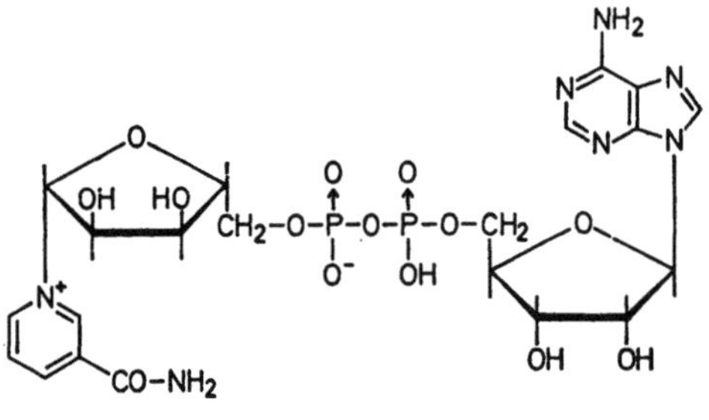

inneres Salz des 3-Carbamoyl-1β-D-ribofuranosyl-pyridiniumhydroxid-5'-(adenosin-5'-pyrophosphat)-esters = Adenosin-5'-(trihydrogendiphosphat)-5' → 5'-ester mit 3-(Aminocarbonyl)-1-β-D-ribofuranosylpyridiniumhydroxid (inneres Salz)

S CO-I, *Codehydrase I*, *Codehydrogenase I*, *Coenzym I*, *Cozymase*, *Diphosphopyridinnucleotid*, DPN, Enzopride, NAD, *Nadid***, Nicodrasi, *Nicotinamidadenindinucleotid*, NSC-20272

V Oxydoreduktasencoenzym, Therapeuticum gegen Alkoholismus und Rauschgiftsucht

---

4686 *(3844)* $C_{21}H_{28}BrFO_2$
3538-57-6

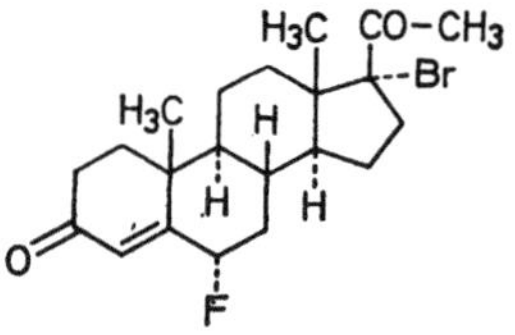

17α-Brom-6α-fluor-4-pregnen-3,20-dion = (6α)-17-Brom-6-fluorpregn-4-en-3,20-dion (●)

S *Haloprogesteron***, Prohalone

V Progestativum

4687 *(3845)* $C_{21}H_{28}N_2O$
552-25-0

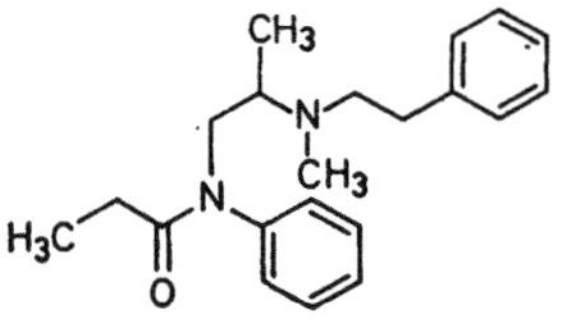

N-[2-(*N*-Methylphenethylamino)-propyl]-propionanilid = *N*-[2-[Methyl(2-phenylethyl)amino]propyl]-*N*-phenylpropanamid (●)

S *Diampromid***

V Analgeticum

4688 *(3846)* $C_{21}H_{28}N_2O_2$
3733-63-9

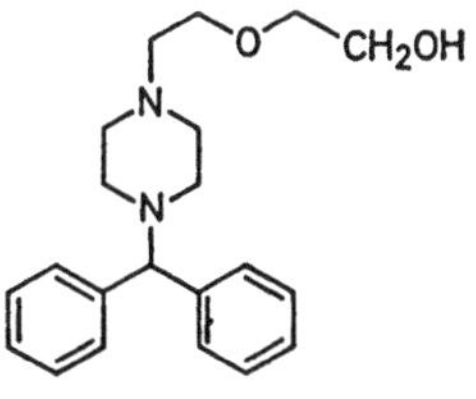

2-[2-[4-(Diphenylmethyl)-1-piperazinyl]ethoxy]-ethanol (●) = 1-[2-(2-Hydroxyethoxy)-ethyl]-4-[α-phenylbenzyl]-piperazin

H Dihydrochlorid (13073-96-6)

S Autokar, *Decloxizindihydrochlorid***, *Hydroxydiäthylphenamin*, Rescupal, U.C.B. 1402

V Respirationsstimulans, Bronchodilatans, Antiemeticum

4689 *(3847)* $C_{21}H_{28}N_2O_2$
522-60-1

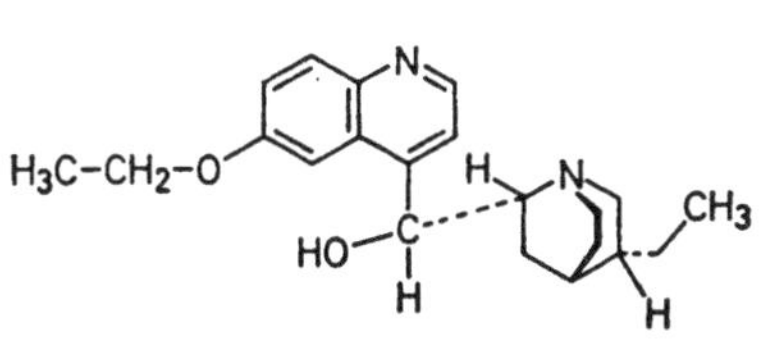

(5-Ethyl-2-chinuclidinyl)-(6-ethoxy-4-chinolyl)-methanol = (8α,9*R*)-6′-Ethoxy-10,11-dihydrocinchonan-9-ol (●)

H auch Hydrochlorid (3413-58-9)

S *Äthylhydrocuprein*, *Ethylhydrocupreine*, Neumolisina, Neumolysin, Numoquin, Optochin (alte Form)

V Chemotherapeuticum (bes. gegen Hornhautgeschwüre am Auge)

4690 *(3848)* $C_{21}H_{28}N_2O_4$

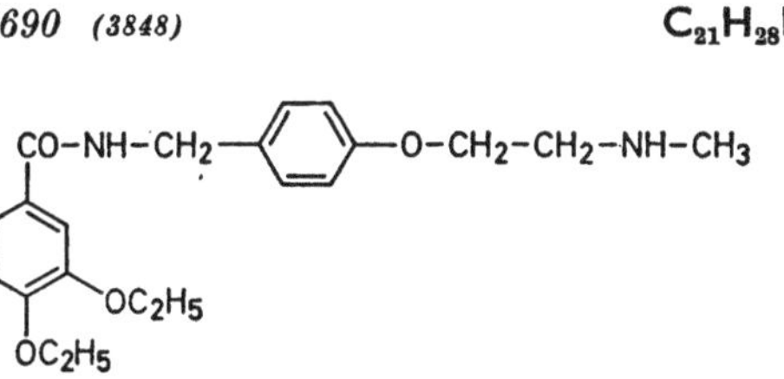

N-[*p*-(2-Methylaminoethoxy)-benzyl]-3,4-diethoxybenzamid = 3,4-Diethoxy-*N*-[[4-[2-(methylamino)ethoxy]phenyl]methyl]benzamid (●)

H Hydrochlorid (19457-00-2)

S Ancobon (alte Form), Ro 5-6574

V Antiemeticum

4691 *(3849)* $C_{21}H_{28}N_2O_5$
138-56-7

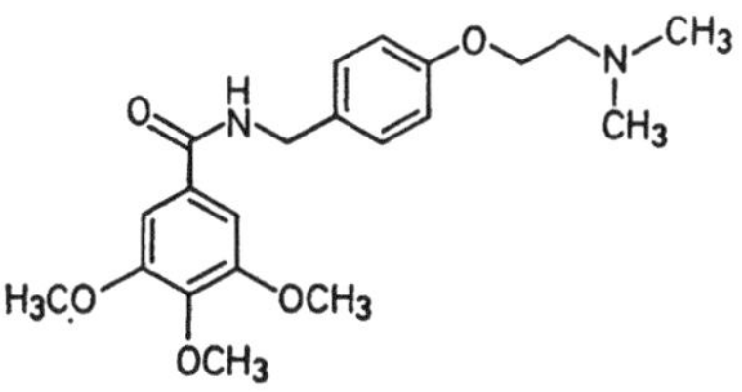

N-[*p*-(2-Dimethylaminoethoxy)-benzyl]-3,4,5-trimethoxybenzamid = 4-(2-Dimethylaminoethoxy)-*N*-(3,4,5-trimethoxybenzoyl)-benzylamin = *N*-[[4-[2-(Dimethylamino)ethoxy]phenyl]methyl]-3,4,5-trimethoxybenzamid (●)

H Hydrochlorid (554-92-7)

S Ametik, Anaus, Contrauto, Denausin, Eleń, Emamin, Emetan, Kantem, Nausan, Nauseton, Novom, Poligerim, Ro 2-9578, Supremesil, Tigan, *Trimethobenzamidhydrochlorid***, Trimetoxan, Violamil, Vomitin „Akendiz", Vonon, Xametina

V Antiemeticum

4692 *(3850)* $C_{21}H_{28}N_4O$
2697-80-5

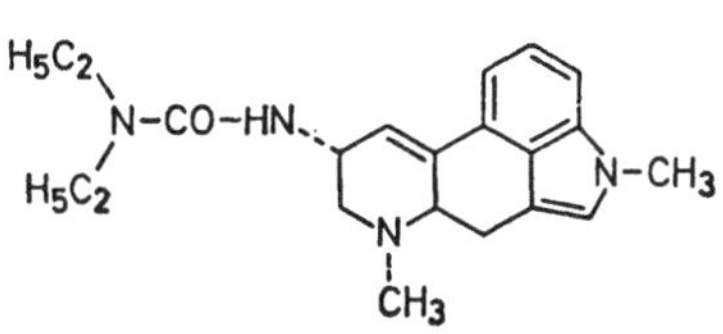

N-(D-1,6-Dimethyl-8-isoergolenyl)-*N′*,*N′*-diethylharnstoff = *N′*-[(8α)-9,10-Didehydro-1,6-dimethylergolin-8-yl]-*N*,*N*-diethylharnstoff (●)

S Mesenyl

V Antiserotonin

4693 *(3851)* $C_{21}H_{28}O_2$
434-03-7

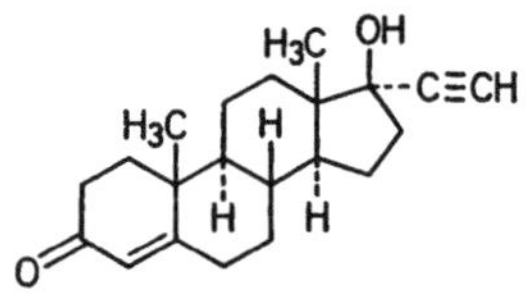

17α-Ethinyl-17β-hydroxy-4-androsten-3-on = 17β-Hydroxy-17α-pregn-4-en-20-in-3-on = Anhydrohydroxyprogesteron = (17α)-17-Hydroxypregn-4-en-20-in-3-on (●)

S *Acthinyltestosteron, Aethisteron, Anhydrohydroxyprogesteron,* Cistone, Colutoid, Diketolut-Tabl., Etherone, Ethinone, *Ethinyltestosterone, Ethisteron***, *Etisteron(a)*, Gestone-Oral, Gestoral, Lucorteum-Oral, Lupronex-Tablets, Luteosterone-Compresse, Lutidon-Oral, Lutociclina-Linguetas, Lutocyclin-Linguetten, Lutocylol, Lutogyl-Tabletten, Lutoral „Assia", Lutormon (Compr. + Suppos.), Lutral, Nalutoral, NSC-9565, Nugestoral, Oophormin-Luteum-Tabl., Ora-Lutin, Oraluton, *Praegninum*, Pranone, *Pregneninolon, Pregnin,* Pregnoral, Primolut C, Prodroxan, Produxan, Progestab, Progestelets, Progesterona-Serral-Tabl., Progesteron lingvalete, Progestin P, Progestolets, Progestoral, Progestrol, Prolidon-Comprimidos, Prolutol, Proluton C, Prone, Syngestrotabs, Syntolutin-Tabletten, Trosinone

V oral wirksames Progestativum

4694 *(188 N)* $C_{21}H_{28}O_2$
10116-22-0

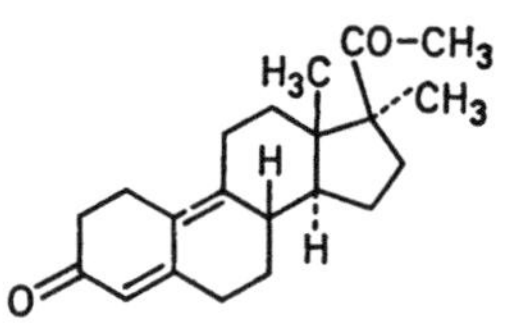

17α-Methyl-19-nor-4,9-pregnadien-3,20-dion = 17-Methyl-19-norpregna-4,9-dien-3,20-dion (●)

S *Demegeston***, Lutionex, R 2453

V Progestativum

4695 *(3852)* $C_{21}H_{28}O_2$
5630-53-5

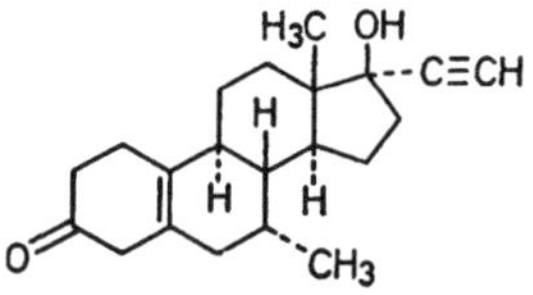

17β-Hydroxy-7α-methyl-19-nor-17α-pregn-5(10)-en-20-in-3-on = (7α,17α)-17-Hydroxy-7-methyl-19-norpregn-5(10)-en-20-in-3-on (●)

S Org OD 14, *Tibolon***

V Anabolicum

4696 *(3853)* $C_{21}H_{28}O_2$
6533-00-2

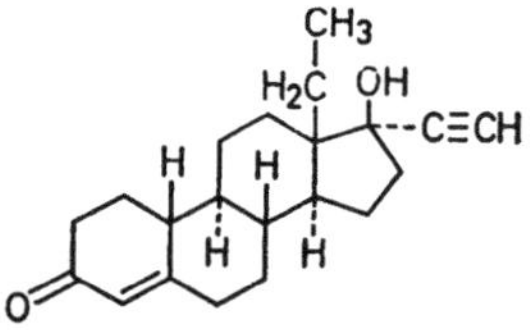

(±)-13β-Ethyl-17β-hydroxy-18,19-dinor-17α-pregn-4-en-20-in-3-on = DL-17α-Ethinyl-17β-hydroxy-18-methyl-4-östren-3-on = DL-13β-Ethyl-17α-ethinyl-17β-hydroxy-4-gonen-3-on = (17α)-(±)-13-Ethyl-17-hydroxy-18,19-dinorpregn-4-en-20-in-3-on (●)

S Monovar, Neogest, *Norgestrel***, Ovrette, SH 850, Wy-3707

V Progestogen

4697 $C_{21}H_{28}O_2$
797-63-7

D-(−)-13β-Ethyl-17β-hydroxy-18,19-dinor-17α-pregn-4-en-20-in-3-on = D-17α-Ethinyl-17β-hydroxy-18-methyl-4-östren-3-on = D-13β-Ethyl-17α-ethinyl-17β-hydroxy-4-gonen-3-on = (17α)-13-Ethyl-17-hydroxy-18,19-dinorpregn-4-en-20-in-3-on (●)

H vgl. auch Nr. 5170

S *Dexnorgestrel*, Follistrel, *Levonorgestrel***, Micro-30, Microlut, Microluton, Microval, Mikro-30, D-*Norgestrel*, WL 17

V Progestogen

4698 *(3854)* $C_{21}H_{28}O_2$
152-62-5

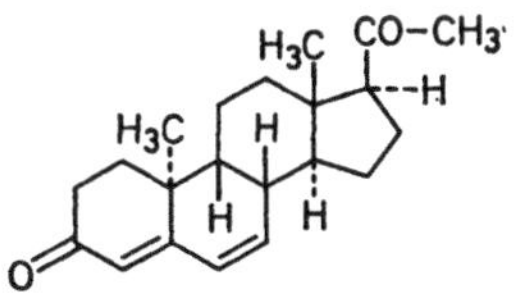

9β,10α-Pregna-4,6-dien-3,20-dion = 6-Dehydro-retro-progesteron = (9β,10α)-Pregna-4,6-dien-3,20-dion (●)

S Dufaston, Duphaston, Duvaron, *Dydrogesteron***, Gestatron, Gynorest, *Isopregnenone*, Prodel, Retrone, Terolut

V Progestativum

4699 *(3855)* $C_{21}H_{28}O_3$
516-15-4

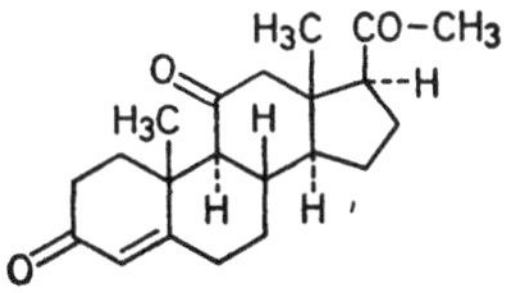

Pregn-4-en-3,11,20-trion (●) = 11-Oxoprogesteron

S Bio. 66, Ketogestin, *11-Ketoprogesteron*, U-1258

V Therapeuticum gegen Rinderazetonämie, Anästheticum

4700 *(3856)* $C_{21}H_{28}O_3$
3758-34-7

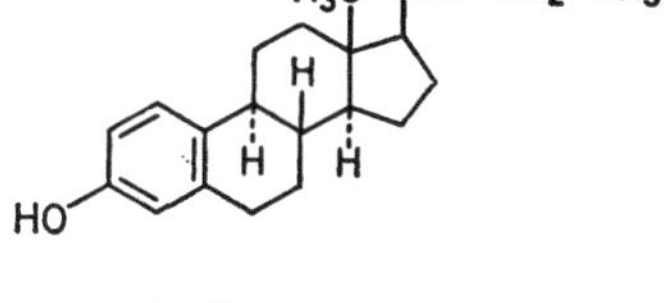

1,3,5(10)-Östratrien-3,17β-diol-17-propionat = 3,17β-Östradiol-17-monopropionat = (17β)-Östra-1,3,5(10)-trien-3,17-diol-17-propanoat (●)

S Acrofollin, Akrofollin, Follhormon „Saper", *Östradiolmonopropionat*, *Oestrolum propionicum*

V Östrogen

4701 $C_{21}H_{28}O_4$
2454-11-7

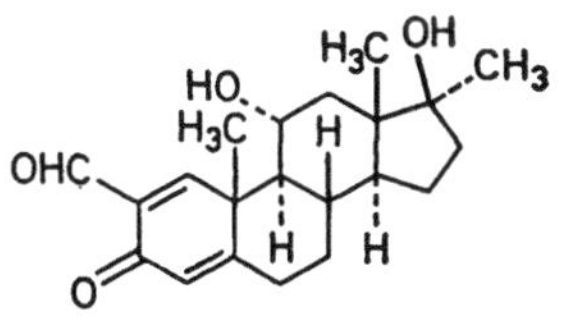

11α,17β-Dihydroxy-17α-methyl-3-oxoandrosta-1,4-dien-2-carboxaldehyd = 2-Formyl-11α,17β-dihydroxy-17α-methylandrosta-1,4-dien-3-on = (11α,17β)-11,17-Dihydroxy-17-methyl-3-oxo-androsta-1,4-dien-2-carboxaldehyd (●)

S Esiclene, *Formebolon***, *Formyldienolon*, Hubernol,

V Anabolicum

4702 *(3857)* $C_{21}H_{28}O_4$
72-23-1

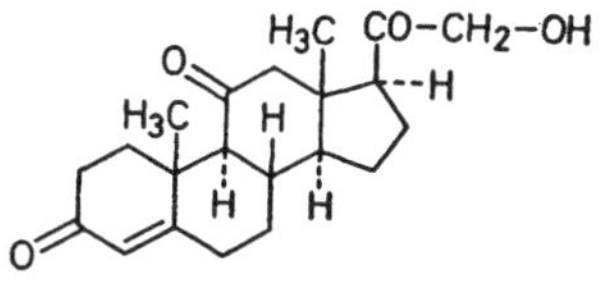

21-Hydroxypregn-4-en-3,11,20-trion (●) = 11-Dehydrocorticosteron

S *Dehydrocorticosteron*, NSC-9702, *Verbindung A van Kendall*

V Glucocorticoid

4703 *(3858)* $C_{21}H_{28}O_5$
53-06-5

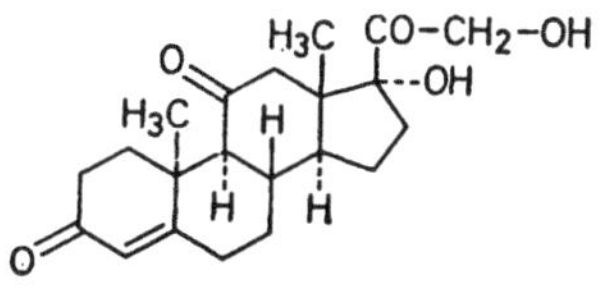

17α,21-Dihydroxy-4-pregnen-3,11,20-trion = 4-Pregnen-17α,21-diol-3,11,20-trion = 17α-Hydroxy-11-dehydrocorticosteron = 17,21-Dihydroxy-pregn-4-en-3,11,20-trion (●)

H vgl. auch Nr. 5155

S Adrenalex, Adreson, Altesona, *Compound E von Kendall*, *Compound F von Wintersteiner*, Corlodrin, Cortadren, Cortelin, Cortifor, Cortisartrone, Cortisat(e), *Cortison***, Cortisyl, Cortivite, *Cortizon*, Cortodrin, Cortogen, Eschatin, KE,

Kortison, NSC-9703, Rafa-Cortin, Rincorten, *Verbindung E von Kendall*, *Verbindung Fa von Reichstein*

V antiphlogistisch und antiallergisch wirksames Glucocorticoid

---

4704 *(3859)* $C_{21}H_{28}O_5$

50-24-8

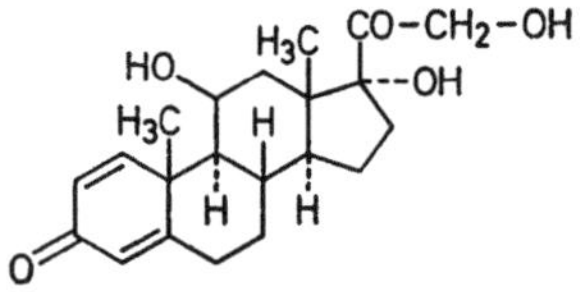

11β,17α,21-Trihydroxy-1,4-pregnadien-3,20-dion = 1,4-Pregnadien-11β,17α,21-triol-3,20-dion = 1,2-Dehydro-hydrocortison = (11β)-11,17,21-Trihydroxypregna-1,4-dien-3,20-dion (●)

H vgl. auch Nrr. 4726, 5156, 5423, 5530, 5531, 5613, 5614, 5660, 5692, 5747, 5942, 5987, 6031, 6042

S Abilene „Farmagen", Adelcort, Adnisolone, Aersolin, Antisolon, Aprednislon, Arcosolone, Benisolon, Berlisolon, Bisuo-Cream, Caberdelta, Clonisolone, Codelcortone, Co-Hydeltra, Cordelta, Cordex, Cordonin, Cordrol, Corisilone, Cortadeltona, Cortalone, Cortelinter, Corticar, Cortilona-B, Cortisolone, Cotogesic, Cotolone, Croycort B, Dacortin(a), Dacortin-H, Decaprednil, Decortin H, Decortril, *Dehydrocortisol*, *Dehydro-hydrocortison*, Delcort-E, Delcortol, Delhydro-Cortex, Delta-Cortef, Deltacortenolo, Deltacortril, Deltaderm, Delta-Ef-Cortelan, delta F, Delta-Genacort, Deltaglycortril, Delta-Hycortol, *Deltahydrocortison*, Delta-Larma, Delta-ophticor, Delta-Prenin, Deltasolone, Deltastab, Deltidrosol, Deltisilone, Deltisolon, Deltolasson, Deltosona, Di-Adreson-F, Dicortol, Domucortone, Donisolone, Ejizolon, Encortolon, Facort, Farnisol „Lauzier", Fernisolone, Filocorten, Flamasone, Glucortin-Tabl., Hicortin, Hostacortin H, Hubersona, Hydeltra, Hydeltrone, Hydrocortancyl, Hydrocortidelt, *Δ¹-Hydrocortison*, Hydrodeltalone, Hydrodeltisone, Hydroretrocortin, Ibisterolon, In-solone, Juvasolon, Keteocort H, Key-Pred, Kylicorton, Lenisolone, Leocortol, Lepicortinolo, Livopredin, Marsolone, Médiasolone, Meprisolon, Metacortalon, *Metacortandralon(e)*, Meticortelone, Meti-Derm, Morlone, Neocorlin, Neo-Cortisolona, Neodelta, Neohidroaltesona, Nisolone, Normonsona, Novoprednisolone, NSC-9120, Nurisolon, Optocort, Panafcortelone, Paracortol, Phaken, Phlogex, Precin, Precortalon-Tabl., Precortancyl, Precortilone, PreCortisyl, Predaler, Predartrina, Predeltilone, Preditabs, Predne-Dome, Prednelan, Prednicen, Predni-Coelin, Prednicor, Prednicort, Prednicortelone, Prednidoren, Prednifor-Tropfen, Predni-H-Tablinen, Predniretard, Prednis, Prednisol „Farmila", *Prednisolon***, Prednivet, *Prednizolon*, Prednorsolon, Predonine, Predorgasolona, Prehokon, Prelon(e), Prenolone, Preskort, Presolon, Presone, Prezolon, Ranbisolone, Ropredlone, Scansolone, Scherisolon, Serilone, Shikiprezonin, Solone „F. & M.", Solucort „Therapeutic", Solupren, Sopacortelone, Spolotan, S.P. Ster-Tab., Ster, Sterane, Stereon, Stermin, Sterolone, Supercortisol, Tarocortelone, Ulacort, Ultracorten H, Vinopred, Vitacort „Vitarine", Wysolone

V antiphlogistisch und antiallergisch wirksames Glucocorticoid

---

4705 *(3860)* $C_{21}H_{28}O_5$

52-39-1

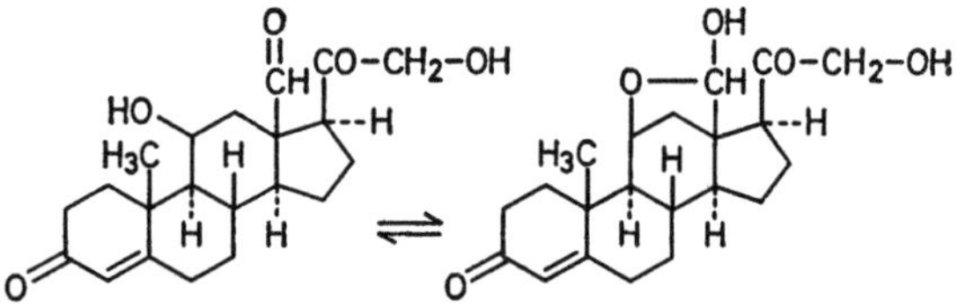

11β,21-Dihydroxy-3,20-dioxo-4-pregnen-18-al ⇌ 11β,21-Dihydroxy-3,20-dioxo-4-pregnen-18-al-11,18-halbacetal (11,18-Epoxy-18,21-dihydroxy-4-pregnen-3,20-dion) = (11β)-11,21-Dihydroxy-3,20-dioxopregn-4-en-18-al (●)

S Aldocorten, *Aldosteron***, *Elektrocortin*, *Oxocorticosteron*, *Verbindung X von Reichstein*

V Mineralocorticoid, Therapeuticum gegen Addisonsche Krankheit

4706 $C_{21}H_{28}O_6$
18118-80-4

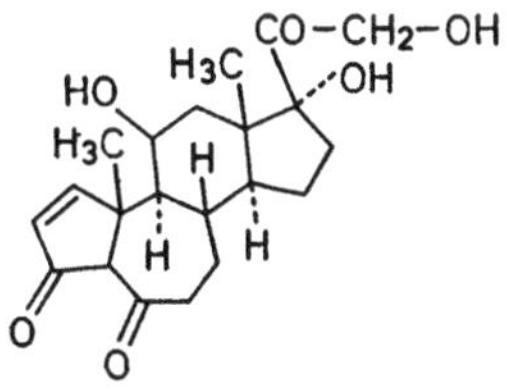

11β,17α,21-Trihydroxy-B-homo-A-norpregn-1-en-3,6,20-trion = (11β)-11,17,21-Trihydroxy-*B*-homo-*A*-norpregn-1-en-3,6,20-trion (●)

S *Oxisopred***

V Corticosteroid

4707 *(3861)* $C_{21}H_{29}ClO_3$
20047-75-0

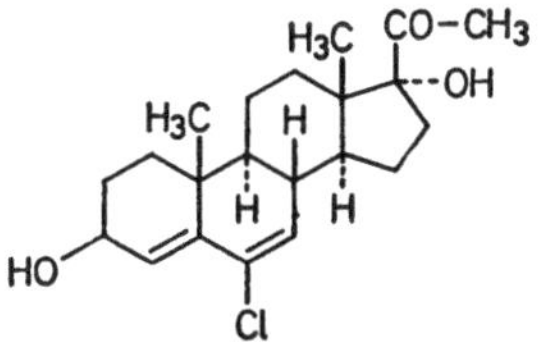

6-Chlor-3β,17α-dihydroxy-4,6-pregnadien-20-on = (3β)-6-Chlor-3,17-dihydroxypregna-4,6-dien-20-on (●)

S *Clogeston***

V Progestativum

4708 *(3862)* $C_{21}H_{29}ClO_3$
855-19-6

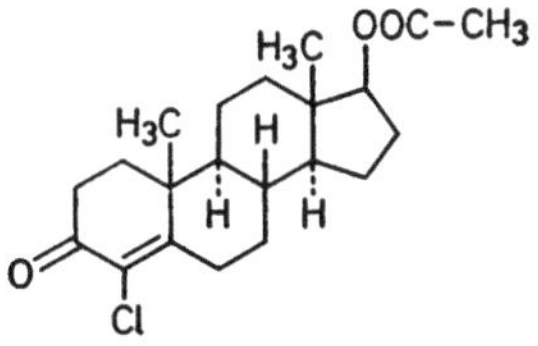

4-Chlor-17β-hydroxy-4-androsten-3-on-17-acetat = 4-Chlortestosteronacetat = (17β)-17-(Acetyloxy)-4-chlorandrost-4-en-3-on (●)

H vgl. auch Nrr. 4071, 4994, 5447

S Alfa-Trofodermin, Anabolit, *Chlortestosteronacetat, Clostebolacetat***, Macrobin, Sterabol, Steranabol, Test-Anabol, Testomed, Turinabol (alte Form)

V Anabolicum

4709 $C_{21}H_{29}FN_2O_2$
54340-64-6

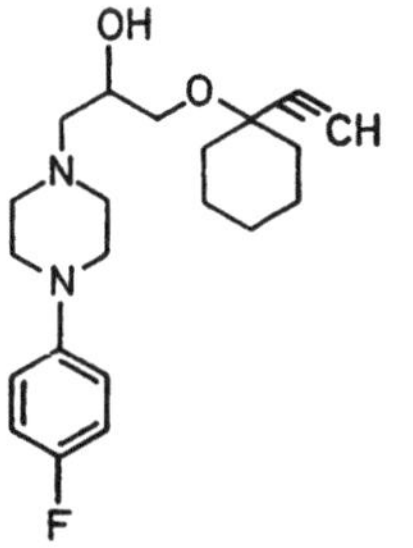

α-[[(1-Ethinylcyclohexyl)oxy]methyl]-4-(4-fluorphenyl)-1-piperazinethanol (●) = 1-(1-Ethinylcyclohexyloxy)-3-[4-(*p*-fluorphenyl)-1-piperazinyl]-2-propanol

S *Fluciprazin***

V Neurolepticum

4710 $C_{21}H_{29}FN_2O_3$
54063-38-6

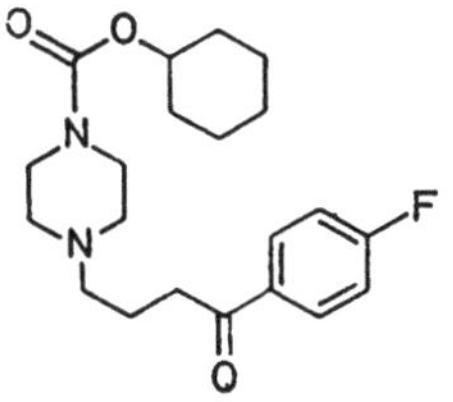

4-[3-(*p*-Fluorbenzoyl)-propyl]-1-piperazincarbonsäurecyclohexylester = 4-[4-(4-Fluorphenyl)-4-oxobutyl]-1-piperazincarbonsäurecyclohexylester (●)

S *Fenaperon***

V Neurolepticum

4711 *(3863)* $C_{21}H_{29}FO_5$
127-31-1

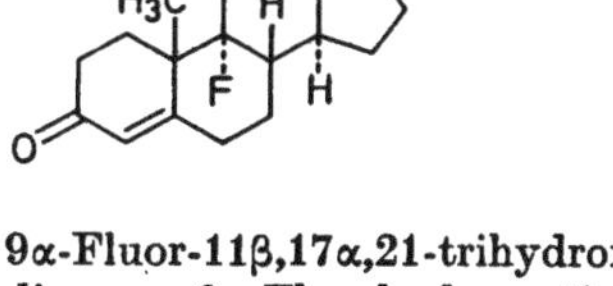

9α-Fluor-11β,17α,21-trihydroxy-4-pregnen-3,20-dion = 9α-Fluorhydrocortison = (11β)-9-Fluor-11,17,21-trihydroxypregn-4-en-3,20-dion (●)

H vgl. auch Nr. 5163

S Alflorone, Astonin-H, Corti-9, Florinef, *Fludrocortison***, Fludrocortone, Fludrone, Fludronef, *Fluorcortisol*, Fluohydrisone, *Fluorhydrocortisonum*, StC 1400

V Corticoid mit überwiegend mineralocorticoiden Eigenschaften (Anwendung besonders bei Hypotonie)

4712 *(3864)* $C_{21}H_{29}N$

5966-41-6

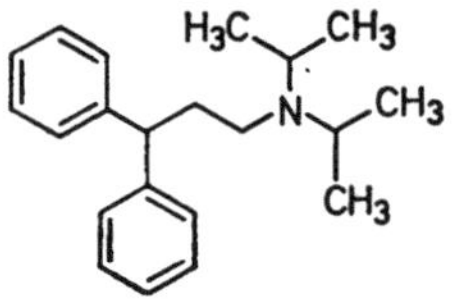

N,N-Diisopropyl-3,3-diphenylpropylamin = *N,N*-Bis(1-methylethyl)-γ-phenylbenzenpropanamin (●)

H Hydrochlorid (24358-65-4) (auch im Gemisch mit Sorbit)

S Agofel(l), Belagol, Belivron, Bilagol, Biliflux, Cholagol, *Diisoprominhydrochlorid***, *Disoprominii chloridum*, Do-Bil, Galbil, Hepabyl, Hepacol, Mégabyl, Polagol, Prylaphan, R 253, Vesicalma

V Choleretieum, Spasmolyticum

4713 *(3865)* $C_{21}H_{29}NO$

545-90-4

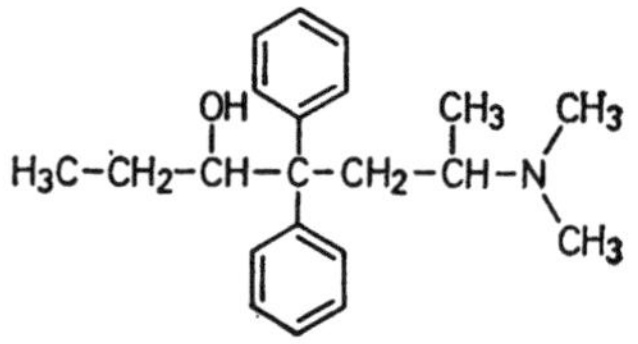

6-Dimethylamino-4,4-diphenylheptan-3-ol = β-[2-(Dimethylamino)propyl]-α-ethyl-β-phenylbenzenethanol (●)

S *Amidol*, *Bimethadolum*, *Dimefeptanolo*, *Dimepheptanol***, *Methadol*, NIH 2933, Pangerin, *Racemethadol*

V Analgeticum

4714 *(3866)* $C_{21}H_{29}NO$

17199-54-1

α-6-Dimethylamino-4,4-diphenylheptan-3-ol = [*R*-(*R**,*R**)]-β-[2-(Dimethylamino)propyl]-α-ethyl-β-phenylbenzenethanol (●)

S *Alfametadolo*, *Alphamethadol***, α-*Methadol*

V Analgeticum

4715 *(3867)* $C_{21}H_{29}NO$

17199-55-2

β-6-Dimethylamino-4,4-diphenylheptan-3-ol = [*S*-(*R**,*S**)]-β-[2-(Dimethylamino)propyl]-α-ethyl-β-phenylbenzenethanol (●)

S *Betametadolo*, *Betamethadol***, β-*Methadol*

V Analgeticum

4716 *(3868)* $C_{21}H_{29}NO$

514-65-8

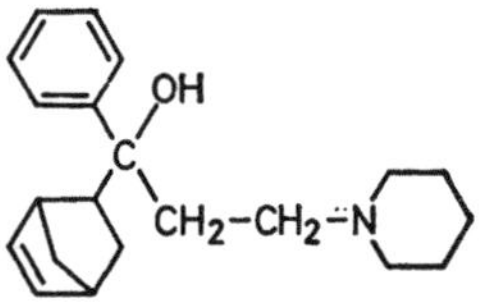

1-(Bicyclo[2.2.1]hept-5-en-2-yl)-1-phenyl-3-piperidinopropan-1-ol = α-5-Norbornen-2-yl-α-phenyl-1-piperidinpropanol = α-(Bicyclo[2.2.1]hept-5-en-2-yl)-α-phenyl-1-piperidinpropanol (●)

H auch Hydrochlorid (1235-82-1) oder Lactat (7085-45-2)

S Akineton, Akinophyl, *Biperiden***, KL 373, Tasmolin

V Parkinsontherapeuticum

4717 *(3869)* $C_{21}H_{29}NO$

14617-18-6

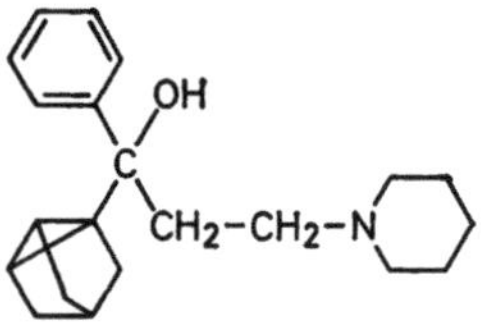

1-(Tricyclo[2.2.1.$0^{2,6}$]hept-2-yl)-1-phenyl-3-piperidinopropan-1-ol = α-Phenyl-α-tricyclo[2.2.1.$0^{2,6}$]-hept-2-yl-1-piperidinpropanol (●)

H Hydrochlorid des Gemischs mit der isomeren Tricyclohept-3-yl-Verbindung **(14617-19-7)**

S Norakin, P 259, *Triperidenhydrochlorid*

V Parkinsontherapeuticum

4718 *(3870)* $C_{21}H_{29}NO$

604-74-0

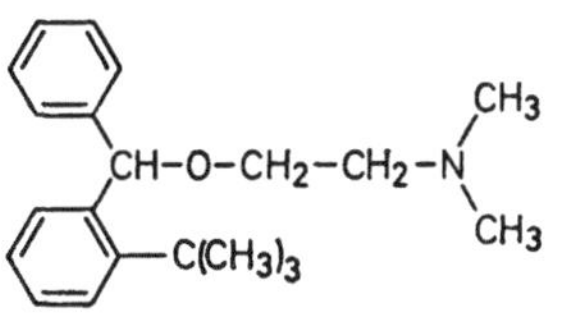

N,N-Dimethyl-2-(*o-tert.*-butyldiphenylmethoxy)-ethylamin = 2-(*o-tert.*-Butyl-α-phenylbenzyloxy)-*N,N*-dimethylethylamin = 2-[[2-(1,1-Dimethylethyl)phenyl]phenylmethoxy]-*N,N*-dimethylethanamin (●)

H auch Hydrochlorid **(5697-60-9)**

S B.S. 6534, *Bufenadinum, Bufenadrin***

V Antiemeticum, Antihistaminicum, Parkinsontherapeuticum

4719 *(3871)* $C_{21}H_{29}NO_2$

3572-62-1

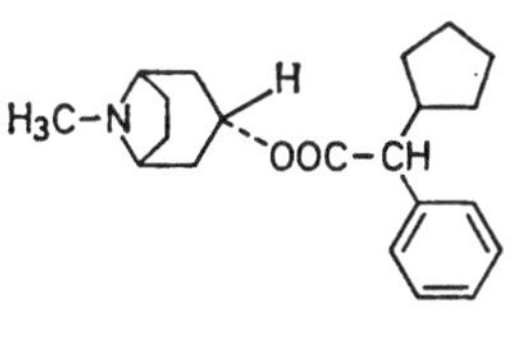

Tropin-α-cyclopentylphenylacetat = α-Cyclopentylphenylessigsäuretropinester = *endo*-α-Cyclopentylbenzenessigsäure-8-methyl-8-azabicyclo-[3.2.1]oct-3-ylester (●)

S Fenatrop, IT-79, Phenatrop

V Cholinolyticum

4720 $C_{21}H_{29}NO_2$

42408-82-2

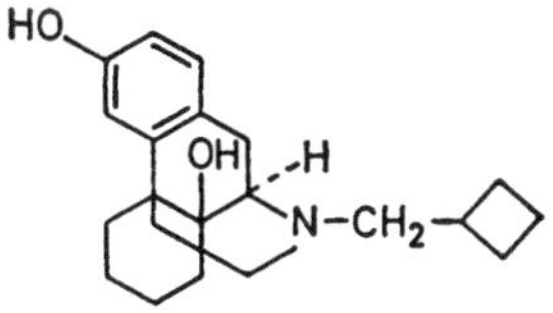

(−)-17-(Cyclobutylmethyl)-morphinan-3,14-diol = 17-(Cyclobutylmethyl)morphinan-3,14-diol (●)

H auch Tartrat **(54244-71-2)**

S *Butorphanol***, levo-BC-2627

V Analgeticum, Antitussivum

4721 *(3872)* $C_{21}H_{29}NO_3$

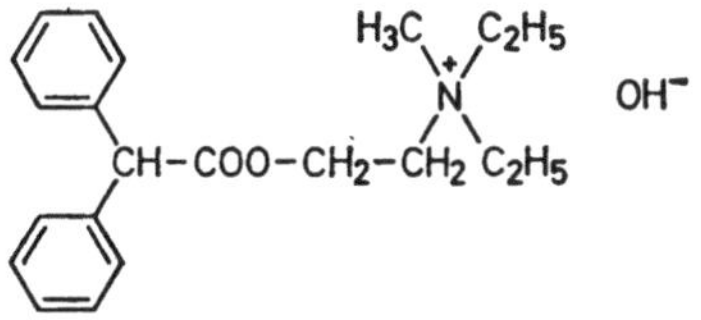

N,N-Diethyl-*N*-methyl-2-(diphenylacetoxy)-ethylammoniumhydroxid = Diphenylessigsäure-β-diethylaminoethylestermethylhydroxid = 2-[(Diphenylacetyl)oxy]-*N,N*-diethyl-*N*-methylethanaminiumhydroxid (●)

H Bromid **(6113-04-8)**

S Lunal

V Ganglienblocker

4722 *(3873)* $C_{21}H_{29}NO_3$

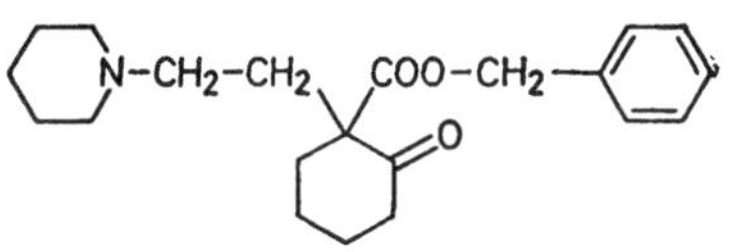

2-Oxo-1-(β-piperidinoethyl)-cyclohexancarbonsäurebenzylester = 2-Piperidinoethylcyclohexanon-2-carbonsäurebenzylester = 2-Oxo-1-[2-(1-piperidinyl)ethyl]cyclohexancarbonsäure(phenylmethyl)ester (●)

S Cesedon, Cetran

V Analgeticum, Sedativum, Spasmolyticum

4723 (3874) $C_{21}H_{29}NO_4$

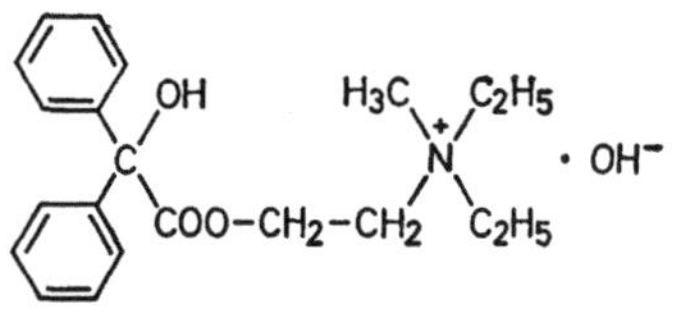

N,N-Diethyl-*N*-methyl-2-(benziloyloxy)-ethyl-ammoniumhydroxid = Benzilsäure-β-diethyl-aminoethylestermethylhydroxid = *N,N*-Diethyl-2-[(hydroxydiphenylacetyl)oxy]-*N*-methylethan-aminiumhydroxid (●)

H Bromid (3166-62-9)

S Alsain, Apulcin, *Benactyzinnmethobromid*, Final, Finalin, Ganglioplegina, Gastrimade, Igsain, Magemin, *Methylbenactyzii bromidum***, Neo-Aspamin, Neo-Nichigreen, Neunalin, Noinarin, Notilas, Paragone, PMB, Sanrine, Semulgin, Spatomac

V Anticholinergicum (zur Ulcustherapie)

4724 (3875) $C_{21}H_{29}NS_2$ 486-17-9

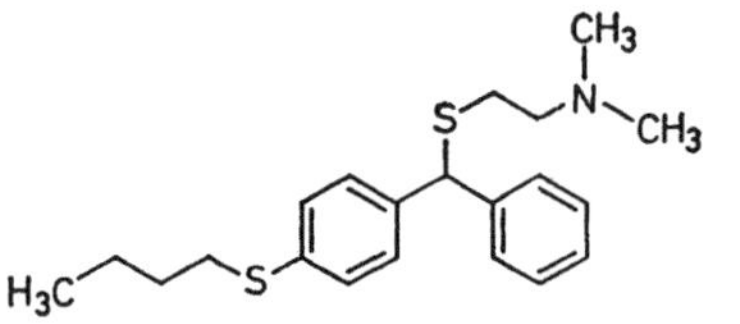

2-[*p*-(Butylthio)-diphenylmethylthio]-ethyldi-methylamin = *p*-Butylthiobenzhydryl-β-dime-thylaminoethylsulfid = 2-[[[4-(Butylthio)phenyl]-phenylmethyl]thio]-*N,N*-dimethylethanamin (●)

H auch Hydrochlorid (904-04-1)

S *Captodiamin*, *Captodiam**, *Captodraminhydro-chlorid*, Covatin, Covatix, N-68, Suvren

V Psychoregulans, Tagessedativum

4725 (3876) $C_{21}H_{29}N_3O$ 3737-09-5

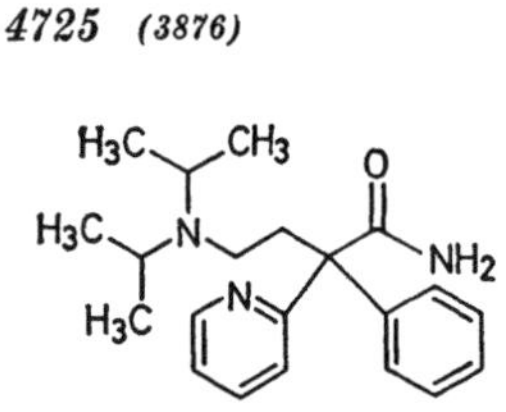

4-Diisopropylamino-2-phenyl-2-(2-pyridyl)-butyr-amid = α-(2-Diisopropylaminoethyl)-α-phenyl-α-(2-pyridyl)-acetamid = α-[2-[Bis(1-methyl-ethyl)amino]ethyl]-α-phenyl-2-pyridinacetamid (●)

H auch Phosphat (1:1) (22059-60-5)

S Dicorantil, Dicorynan, Dimodan, *Disopyr-amid***, H. 3292, Norpace, Ritmodan, Rythmo-dan, Rythmodul, SC-7031, Searle 703

V Antiarrhythmicum

4726 (3877) $C_{21}H_{29}O_8P$ 302-25-0

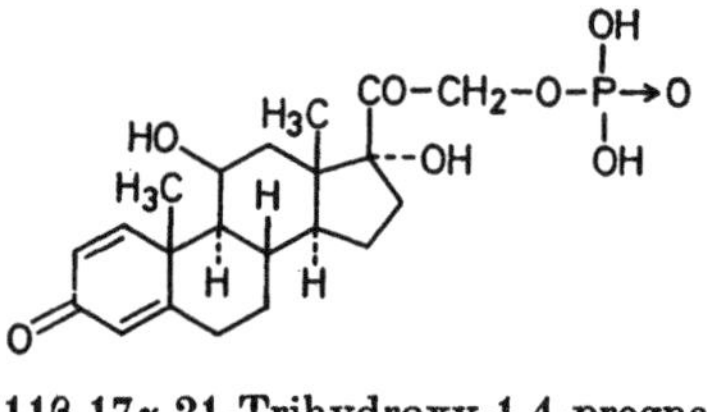

11β,17α,21-Trihydroxy-1,4-pregnadien-3,20-dion-21-dihydrogenphosphat = Prednisolon-21-phos-phat = (11β)-11,17-Dihydroxy-21-(phosphono-oxy)pregna-1,4-dien-3,20-dion (●)

H vgl. auch Nr. 6042
auch Natriumsalz (125-02-0)

S Caberdelta-endovena, Codelsol, Deltelan, Hy-deltrasol, Inflamase, Metreton, Nova-Pred, Optival, Parisilon, Phortisolone, Pred-Clysma, Prednesol, Prednis-A-Vet, *Prednisolondina-triumphosphat*, *Prednisolone Sodium Phosphate*, Predsol „Glaxo“, Predsolan, Prozorin-inj., PSP-IV, Sodasone, Solucort „Chibret“

V wasserlösliches Prednisolonderivat (antiphlo-gistisch und antiallergisch wirksames Gluco-corticoid)

4726-01 (3877a) 6693-90-9

H Verbindung mit Fenoxazolin (Nr. 2288)

S Aturgyl-Delta, Déturgylone, L.D. 4003, *Pred-nazolin***

V Rhiniticum, Antiphlogisticum, Antiallergicum

4727 (3878) $C_{21}H_{30}FN_3O_2$ 1893-33-0

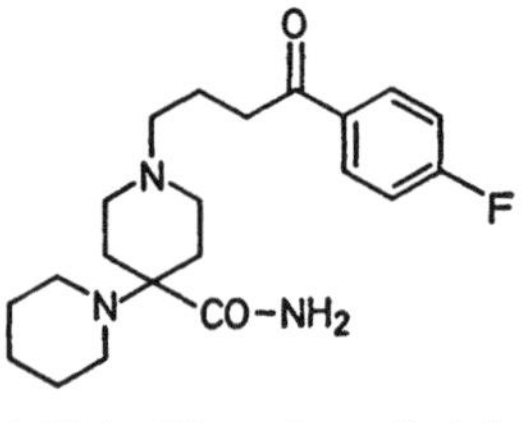

1-[4-(*p*-Fluorphenyl)-4-oxobutyl]-4-piperidino-piperidin-4-carboxamid = *p*-Fluor-γ-(4-carbamo-yl-4-piperidinopiperidino)-butyrophenon = 1′-[4-(4-Fluorphenyl)-4-oxobutyl][1,4′-bipiperidin]-4′-carboxamid (●)

S *Carpiperone*, Dipiperal, Dipiperon, *Floropipamide, Fluoropipamide*, McN-JR 3345, *Pipamperon***, Piperonil, Piperonyl, Propitan, R 3345
V Neurolepticum

4728 *(3879)* $C_{21}H_{30}N_2O$
5697-57-4

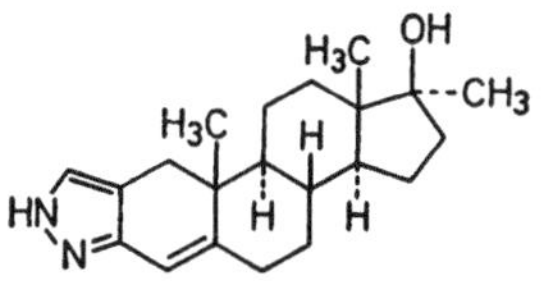

17α-Methyl-4-androsteno[3,2-*c*]pyrazol-17β-ol = 17β-Hydroxy-17α-methyl-4-androsteno[3,2-*c*]-pyrazol = (17β)-17-Methylandrost-4-eno[3,2-*c*]pyrazol-17-ol (●)
S *Hydroxystenozol***
V Androgen

4729 $C_{21}H_{30}N_2O$
32 421-46-8

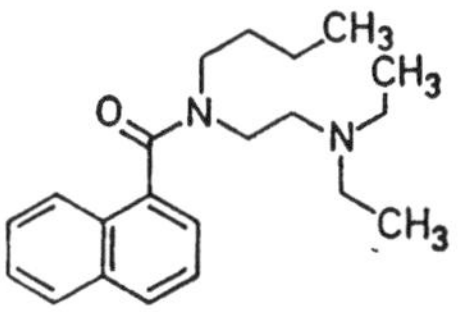

N-Butyl-*N*-(2-diethylaminoethyl)-1-naphthamid = *N*-Butyl-*N*-[2-(diethylamino)ethyl]-1-naphthalencarboxamid (●)
H auch Citrat oder Hydrochlorid **(58 779-43-4)**
S *Bunaftin***, Bunamide, *Bunaphtide*, Daredan, Meregon
V Antiarrhythmicum

4730 *(3880)* $C_{21}H_{30}N_2O_2$

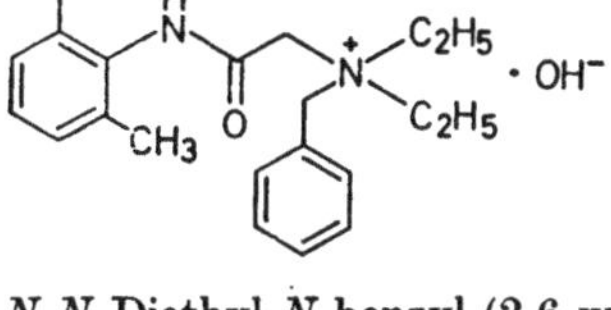

N,N-Diethyl-*N*-benzyl-(2,6-xylylcarbamoylmethyl)-ammoniumhydroxid = *N*-[2-[(2,6-Dimethylphenyl)amino]-2-oxoethyl]-*N,N*-diethylbenzenmethanaminiumhydroxid (●)
H Benzoat **(3734-33-6)**
S Bitrex, *Denatoniumbenzoat***, *Lidocainbenzylbenzoat*, THS-839, Win 16568
V Ethylalkoholdenaturans

4731 $C_{21}H_{30}N_4O_3S$
25 859-76-1

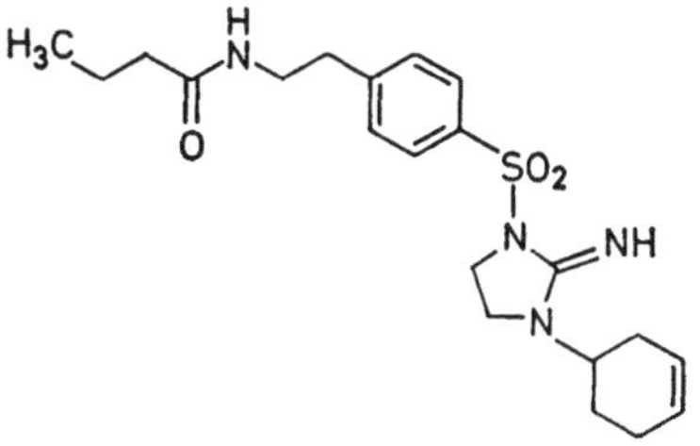

N-[*p*-[[3-(3-Cyclohexen-1-yl)-2-imino-1-imidazolidinyl]sulfonyl]phenethyl]butyramid = *N*-[2-[4-[[3-(3-Cyclohexen-1-yl)-2-imino-1-imidazolidinyl]-sulfonyl]phenyl]ethyl]butanamid (●)
S *Glibutimin***, GP 51084
V Antidiabeticum

4732 *(3881)* $C_{21}H_{30}O_2$
7663-50-5

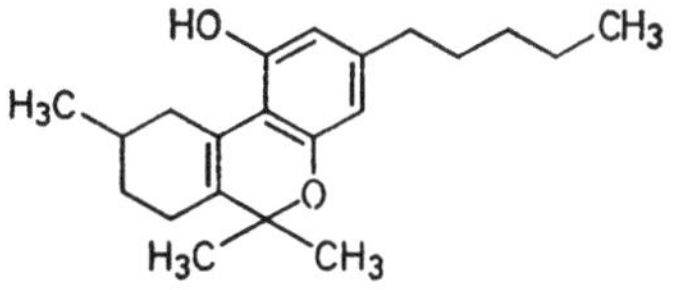

7,8,9,10-Tetrahydro-6,6,9-trimethyl-3-pentylbenzo[*c*]chromen-1-ol = 7,8,9,10-Tetrahydro-6,6,9-trimethyl-3-pentyl-6*H*-dibenzo[*b,d*]pyran-1-ol (●)
S *Tetrahydrocannabinol*
V Euphoricum, Halluzinogen [Wirkstoff aus dem Harz von Cannabis sativa (Haschisch, Marihuana)]

4733 $C_{21}H_{30}O_2$
23 163-42-0

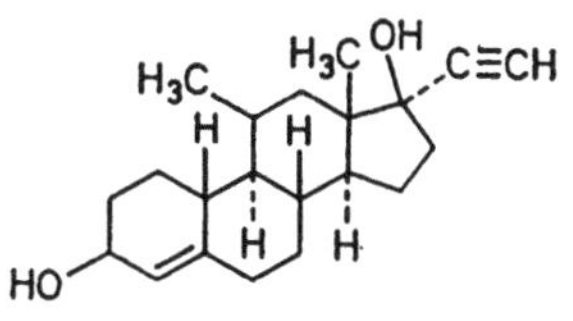

11β-Methyl-19-nor-17α-pregn-4-en-20-in-3β,17-diol = (3β,11β,17α)-11-Methyl-19-norpregn-4-en-20-in-3,17-diol (●)
H vgl. auch Nr. 5436
S *Methynodiol, Metynodiol***
V Progestogen

4734 *(3882)* $C_{21}H_{30}O_2$

57-83-0

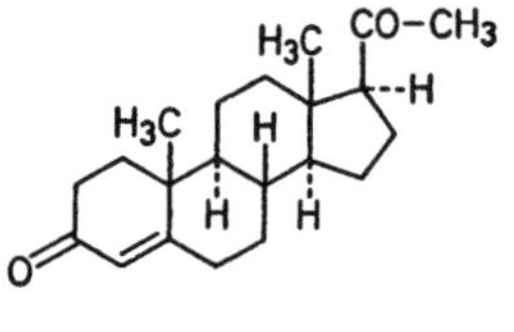

Pregn-4-en-3,20-dion (●)

H vgl. auch Nrr. 4693, 5188, 5537, 5618

S Agolutin, Akrolutin, Bio-Luton, Biosterone „Biochem", BP 14, Colprosterone, Corlutina, Corlutone, Corluvite, Corpolutin, Corpomone, Corporin, Corpuluton, *Corpus luteum-Hormon*, Cosex PG 50, Cyclogest, Diketolut-Inyect., Elutin, Flavolutan, Fologenon, *Gelbkörperhormon*, Gesterol, Gestone, Gestormone, Gestronaq, Glanducorpin, Glanestin, Gonadyl, Gynlutin, Gynolutin, Gynolutone, Hormeva, Hormoflaveine, Hormoluton, Lilutin, Lingusorbs, Lipo-Lutin, Lucorteum-Sol, Lupronex-Amp., Luteine, Luteinica, Luteinol, Luteocrinin, Luteocrin normale, Luteocryst, Luteocyclin, Luteodyn, Luteogan, Luteogen, *Luteohormon*, Luteoici, Luteo-Inex, Luteol, Luteolin, Luteolipex, Luteomenin, Luteomensin, Luteopur, Luteormon, Luteosan, Luteosid, Luteostab, Luteosterone-fiale, Luteototal, Luteovis, Luteovister, Luteroid, Lutex, Lutidon(a), Lutin, Lutociclina, Lutocor, Lutocyclin (M), Lutocylin (M), Lutodin, Lutoform, Lutogil, Lutogyl, Lutogynon, Lutoidral, Lutolin, Luto-Quibi, Lutorm, Lutormon, Lutren, Lutromone, Lutron, Lutyrexin, Macrogestin, Maslutein, Mephalutren, Migestrone, Nalutone, Nalutron, Neoluteone, Neolutin „Orma", NSC-9704, Oophormin-Luteum, Ormoluteina, Pan-Gest, Pregnedione, Premastrone, Primolut, Profac, Proge-Hormon, Progekan, Progelan, Progelun, Progenin, Progest, Progestaq, Progestar, Progestasert, Progesterol, *Progesteron***, Progesteroid 50, Progestilin, Progestin, Progestogel, Progestol(o), Progestona, Progestonaq, Progestosol, Progestro-Med, Progestronal, Progeubril, Progokab, Progonaq, Progonol, Progynol forte, Projenil, Projestonil, Prolets, Prolidon, Prolusteron, Proluton, Promulse, Pronogene, Prorone, Protormone, Sigmaprogestin, Syngesterone, Syngestrets, Syntolutan, Syntolutin-Amp., Teralutil, Venolutin

V Corpus luteum-Hormon

4735 *(3883)* $C_{21}H_{30}O_2$

1235-13-8

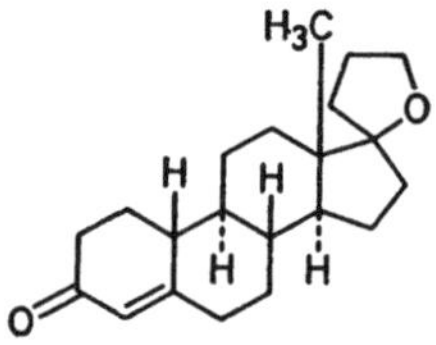

4-Östren-3-on-spiro-17α,2'-(tetrahydrofuran) = (17β)-4',5'-Dihydrospiro[östr-4-en-17,2'(3'*H*)-furan]-3-on (●)

S *Furanestrenone, 19-Norspiroxenone*

V Antiöstrogen

4736 $C_{21}H_{30}O_3$

68-96-2

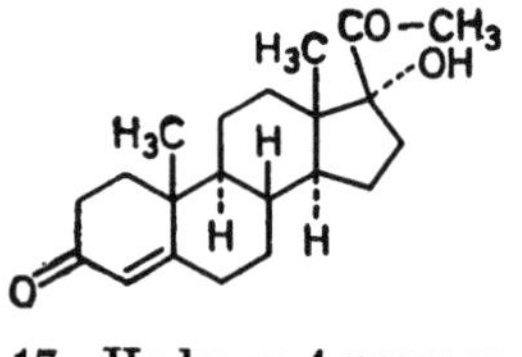

17α-Hydroxy-4-pregnen-3,20-dion = 17-Hydroxy-pregn-4-en-3,20-dion (●)

H vgl. auch Nrr. 5188, 5618

S *Hydroxyprogesteron***

V Progestativum

4737 *(3884)* $C_{21}H_{30}O_3$

64-85-7

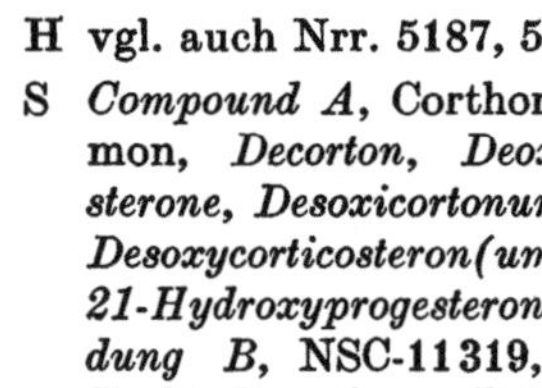

21-Hydroxypregn-4-en-3,20-dion (●) = 4-Pregnen-21-ol-3,20-dion

H vgl. auch Nrr. 5187, 5540, 5621, 5707, 5768

S *Compound A*, Corthormon, Cortexon, Corticormon, *Decorton, Deoxycortone, Desossicorticosterone, Desoxicortonum, 11-Desoxycorticosteron, Desoxycorticosteron(um), Desoxycorton***, *DOC, 21-Hydroxyprogesteron, Kendalls Desoxyverbindung B*, NSC-11319, Ocriten, Ormosurrenol, *Verbindung Q von Reichstein*

V Mineralocorticoid (Elektrolytstoffwechselhormon

4738 *(3885)* $C_{21}H_{30}O_3$
1045-69-8

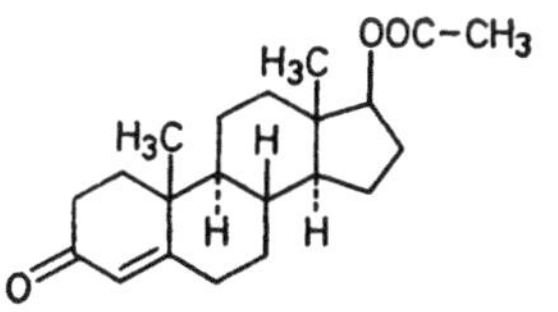

17β-Hydroxy-4-androsten-3-on-17-acetat = 3-Oxo-4-androsten-17β-ylacetat = (17β)-17-(Acetyloxy)androst-4-en-3-on (●)

S Acéto-Stérandryl, Aceto-Testoviron, Amolisin, Androtest A, Deposteron, Farmatest, Perandrone A, *Testosteronacetat*

V Androgen

4739 *(189 N)* $C_{21}H_{30}O_3$
6157-87-5

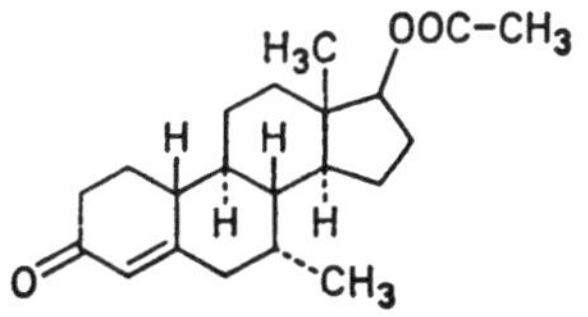

17β-Hydroxy-7α-methyl-4-östren-3-on-17-acetat = (7α,17β)-17-(Acetyloxy)-7-methylöstr-4-en-3-on (●)

S *Trestolonacetat**, U-15614

V Androgen, Antineoplasticum

4740 *(3886)* $C_{21}H_{30}O_3$
7207-92-3

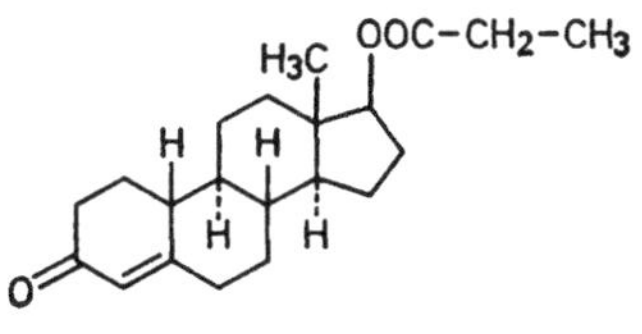

17β-Hydroxy-4-östren-3-on-17-propionat = 17β-Hydroxy-19-nor-4-androsten-3-on-17-propionat = (17β)-17-(1-Oxopropoxy)östr-4-en-3-on (●)

S Anabolicus, *Nandrolonpropionat*, Nor-Anabol, Nortesto, *Nortestosteronpropionat*, Norybol-19, Pondus, Testobolin

V Anabolicum

4741 *(3887)* $C_{21}H_{30}O_4$
13445-75-5

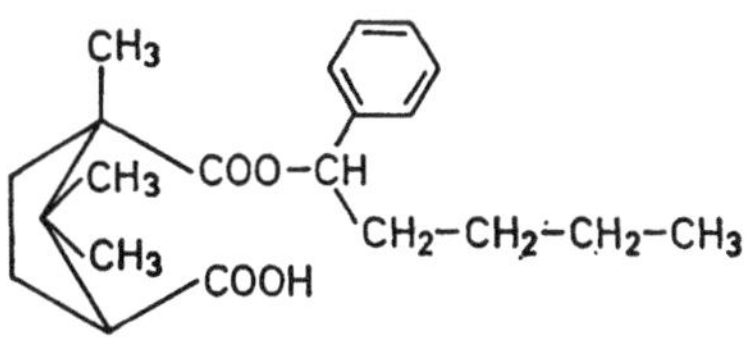

(α-Butylbenzyl)-hydrogencamphorat = Camphersäuremono-(1-phenylpentyl)-ester = *cis*-1,2,2-Trimethyl-1,3-cyclopentandicarbonsäure-1-(1-phenylpentyl)ester (●)

H Natriumsalz **(4201-91-6)**

S *Camphamyl-Natrium*, Colerex „Beta", Flubigen, Flubilar

V Choleretic um

4742 *(3888)* $C_{21}H_{30}O_4$
50-22-6

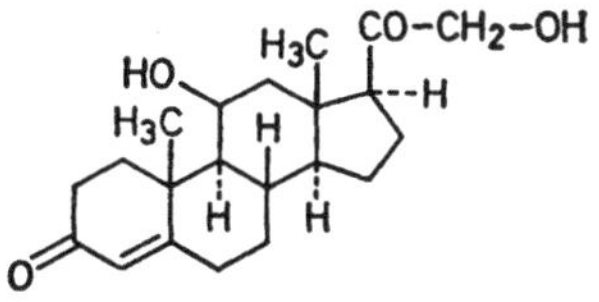

11β,21-Dihydroxy-4-pregnen-3,20-dion = 4-Pregnen-11β,21-diol-3,20-dion = (11β)-11,21-Dihydroxypregn-4-en-3,20-dion (●)

S *Corticosteron*, Hydroxycortexon, NSC-9705, *Verbindung B von Kendall*, *Verbindung H von Reichstein*

V Glucocorticoid

4743 *(3889)* $C_{21}H_{30}O_4$
595-77-7

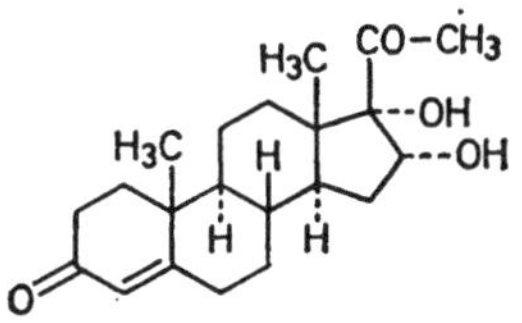

16α,17α-Dihydroxy-4-pregnen-3,20-dion = (16α)-16,17-Dihydroxypregn-4-en-3,20-dion (●)

H vgl. auch Nrr. 5338, 5746

S *Alfason*, *Algeston***, *Alphasone*

V antiphlogistisch wirksames Glucocorticoid

4744 (3890) $C_{21}H_{30}O_4$
152-58-9

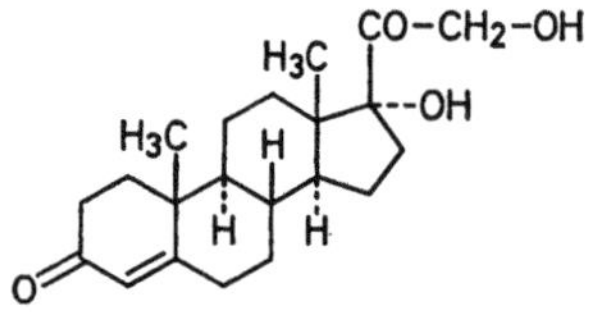

17α,21-Dihydroxy-4-pregnen-3,20-dion = 17,21-Dihydroxypregn-4-en-3,20-dion (●)

S *Cortexolon*, *Cortodoxon**, NSC-18317, *Reichsteins Substanz S*, SKF 3050, *Verbindung S von Reichstein*

V antiphlogistisch wirksames Glucocorticoid

4745 (3891) $C_{21}H_{30}O_4$
32696-18-7

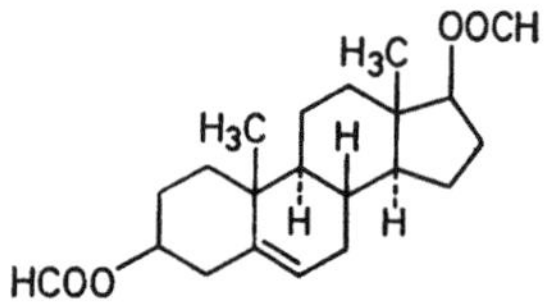

5-Androsten-3β,17β-dioldiformiat = (3β,17β)-Androst-5-en-3,17-dioldiformat (●)

S Bisexovis-orale

V Anabolicum, Androgen

4746 (3893) $C_{21}H_{30}O_5$
50-23-7

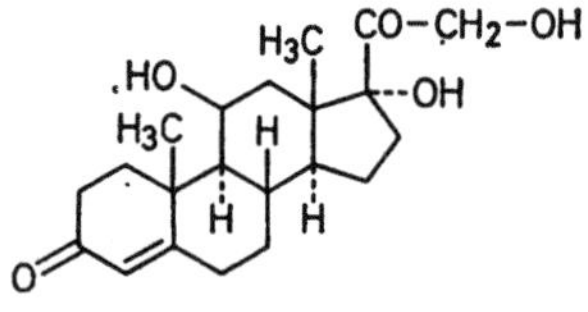

11β,17α,21-Trihydroxy-4-pregnen-3,20-dion = 4-Pregnen-11β,17α,21-triol-3,20-dion = (11β)-11,17,21-Trihydroxypregn-4-en-3,20-dion (●)

H vgl. auch Nrr. 4754, 4990, 5189, 5437, 5620, 5622, 5770, 6043, 6637

S Acusone, Aeroseb-HC, Ala-Cort, Ala-Scalp, Algicortis, Alumate-HC, *Anti-inflammatory hormone*, Bio-cort, Bio-Cortex, Cetacort, Cobadex, *Compound F von Kendall*, Cortanal, Cort-dome, Cortef, Cortenema, Corticorinol, Corticreme, Cortifan, Cortiment, *Cortisol*, Cortispray, Cort-Nib, Cortolotion, Cortosterone F, Cortril, Cremesone, Delacort, Dermacort „Rowell", Dermolen, Diacort, Dioderm, Domolene-HC, Durel-Cort, Ecosone, Efcorlin, Efcortelan, Efcorticon, Eldecort, Emo-cort, Endofuson, Epicort, Eyecort, Ficortril, Genacort, Grecort, Hautosone, HC, Heb-Cort, Hi-Cor, Hi-Cort, Hidroaltesona, Hidro-Colisona, *Hidrocortisona*, *Hidrocortizon*, Hycor, Hycort, Hycortin, Hycortol(e), Hydrasson, Hydro-Adreson-Salbe, Hydrocort „Ferring", Hydrocortal, Hydro-Cortex, Hydrocortifor, Hydro-Cortilean, Hydrocortisate, *Hydrocortison***, Hydrocortisyl, Hydrocortodrin, Hydrocortone-Tabl., Hydrofoam, *Hydrokortison*, Hydrosone, *17-Hydroxycorticosteron*, Hynax, Hytone, Idracemi, Idracetisone, Idrocort, Idrocortigamma, *Idrocortisone*, Kyypakkaus, Kort „Serip", Lexocort, Lexoderm, Lubricort, Maintasone, Manticor, Medicort, Mensicort, Microcort, Monocort „Nortech", Noviltisona, NSC-10483, Nutracort, Ofta-Hydrone, Optef, Optisone, Otosone F, *17-Oxycorticosteron*, Phiacort, Polcort H, Proctocort, Rectocort, Rectoid, Scheroson F-Tabl., Sigmacort, Signef, Sterocort „Omega", Tega-Cort, Texacort, Topicort, Topisone, Traumaide, Unicort, *Verbindung F von Kendall*, *Verbindung M von Reichstein*

V antiphlogistisch und antiallergisch wirksames Glucocorticoid

---

4747 (3894) $C_{21}H_{31}ClN_2O$
21363-18-8

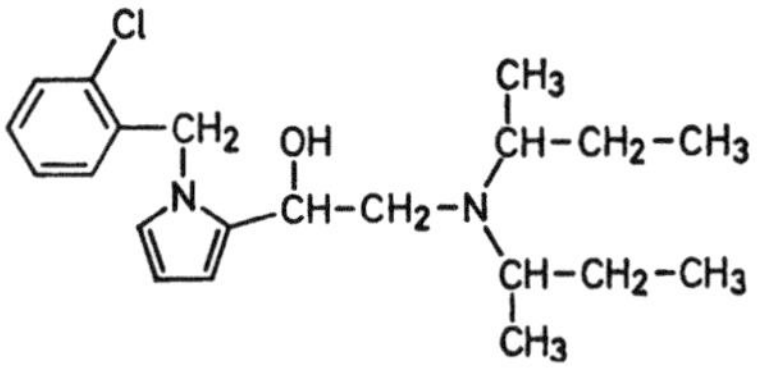

1-[1-(*o*-Chlorbenzyl)-2-pyrrolyl]-2-(di-*sek.*-butylamino)-ethanol = 1-(*o*-Chlorbenzyl)-α-(di-*sek.*-butylaminomethyl)-pyrrol-2-methanol = α-[[Bis-(1-methylpropyl)amino]methyl]-1-[(2-chlorphenyl)methyl]-1*H*-pyrrol-2-methanol (●)

H auch *p*-Hydroxybenzoat (23784-10-3)

S Dividol, *Diviminol*, *Viminol***, Z. 424

V Analgeticum, Antitussivum

4748 (3895) $C_{21}H_{31}NO_2$
360-66-7

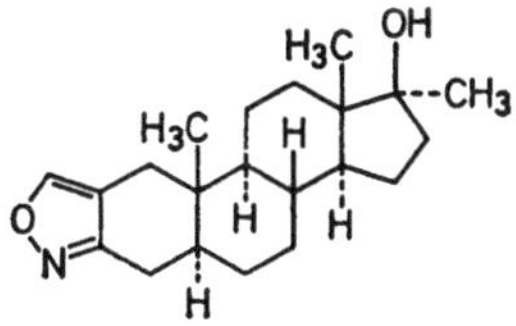

17α-Methyl-5α-androstano[3,2-*c*]isoxazol-17β-ol = 17β-Hydroxy-17α-methyl-5α-androstan[3,2-*c*]-isoxazol = (5α,17β)-17-Methylandrostano[3,2-*c*]-isoxazol-17-ol (●)

S AIZ, *Androisoxazol*, Androxan, Neo-Ponden, neoPondus

V Anabolicum

4749 (3896) $C_{21}H_{31}NO_4$
2385-81-1

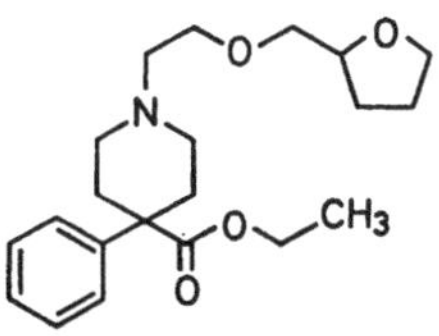

4-Phenyl-1-(2-tetrahydrofurfuryloxyethyl)-piperidin-4-carbonsäureethylester = 4-Phenyl-1-[2-(tetrahydro-2-furanylmethoxy)ethyl]-4-piperidincarbonsäureethylester (●)

S *Furaethidin*, *Furethidin***, *Furetidina*

V Analgeticum

4750 (3897) $C_{21}H_{31}NO_5$

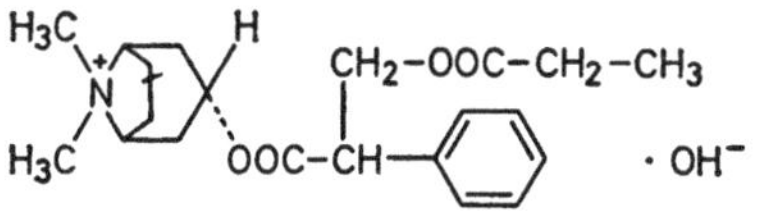

N-Methyl-3-(*O*-propionyltropoyloxy)-tropaniumhydroxid = *O*-Propionylatropinmethylhydroxid = *endo*-8,8-Dimethyl-3-[1-oxo-3-(1-oxopropoxy)-2-phenylpropoxy]-8-azoniabicyclo[3.2.1]octanhydroxid (●)

H Nitrat (14319-87-0)

S *Methylprampini nitras*, PAMN, *Prampinmethylnitrat***, Protropin

V Anticholinergicum

4751 (3898) $C_{21}H_{31}NO_5$

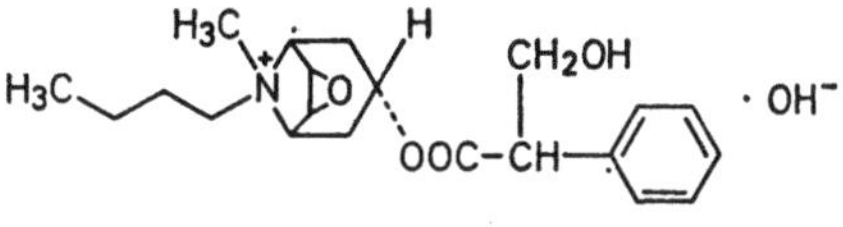

N-Butyl-*O*-tropoylscopiniumhydroxid = 6,7-Epoxytropintropatbutylhydroxid = Scopolamin-*N*-butylhydroxid = [7(*S*)-(1α,2β,4β,5α,7β)]-9-Butyl-7-(3-hydroxy-1-oxo-2-phenylpropoxy)-9-methyl-3-oxa-9-azoniatricyclo[3.3.1.0^{2,4}]nonanhydroxid (●)

H Bromid (149-64-4)

S Ad 1, Alcopan, Amisepan, Anespas, Antispasmin „Green Cross", Bubusco-S, Bulamin, Buscapin(a), Buscol, Buscolamin, Buscolysin, Buscom, Buscopan, Buscopin, Buscoridin, Buscote, Buskolizin, Buspon, Butibol, Butoscapin, Butylmaido, Butylmin, Butylpan, *Butylscopolamini bromidum*, *Butylscopolammoniumbromid*, Butylspan, Butylspasmin, Butymide, Butysco, Diaste-M, Donopon, Escopantil, Hioscian, Hioscina „Zimaia", Hiyosin, *Hyoscinbutylbromid*, Hyoscomin, Iscopan, Monospan, Moryspan, Noapin A, Reladan, Salfalgin, Scobro(n), Scobutil, *Scopolaminbutylbromid*, Scopolan, Scordin B, Scorpan, Sedalgim simplex, SKF 1637, Sparicon, Spasmalexin, Spasmamina, Spasmopan, Sporamin, Stibron, Tirantil, Verbindung 1637, Viviv

V Spasmolyticum

4752 $C_{21}H_{31}N_3O_5$
23887-47-0

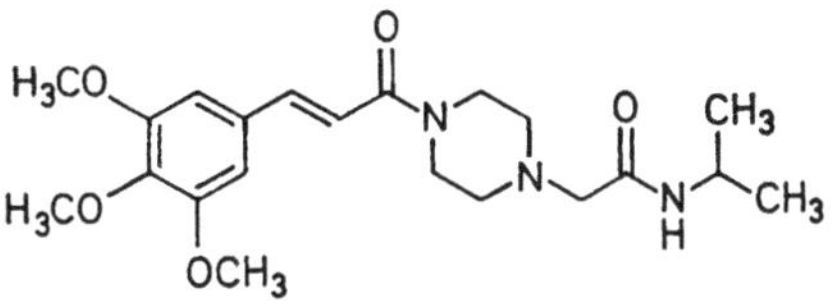

N-Isopropyl-4-(3,4,5-trimethoxycinnamoyl)-1-piperazinacetamid = *N*-(1-Methylethyl)-4-[1-oxo-3-(3,4,5-trimethoxyphenyl)-2-propenyl]-1-piperazinacetamid (●)

H Maleat (1:1) (26328-00-7)

S *Cinpropazidmaleat***, MD 68111

V Coronarvasodilatans

4753 $C_{21}H_{31}N_5O_2$

36505-84-7

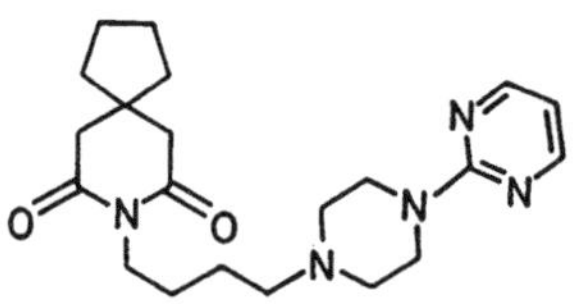

8-[4-[4-(2-Pyrimidinyl)-1-piperazinyl]butyl]-8-azaspiro[4.5]decan-7,9-dion (●) = *N*-{4-[4-(2-Pyrimidinyl)-1-piperazinyl]-butyl}-1,1-cyclopentandiacetimid

H Hydrochlorid (33386-08-2)

S *Buspironhydrochlorid***, MJ 9022-1

V Neurolepticum

4754 (3899) $C_{21}H_{31}O_8P$

3863-59-0

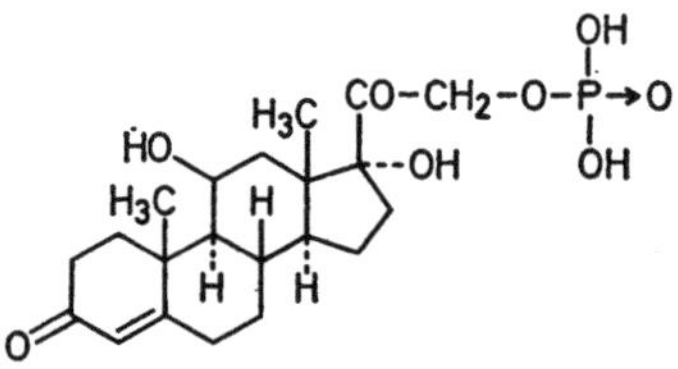

11β,17α,21-Trihydroxy-4-pregnen-3,20-dion-21-dihydrogenphosphat = Hydrocortison-21-phosphat = (11β)-11,17-Dihydroxy-21-(phosphonooxy)pregn-4-en-3,20-dion (●)

H vgl. auch Nr. 6043
Dinatriumsalz (6000-74-4)

S Corphos, Cortiphate, Efcortesol inj., Flebocortid P 1000, *Hydrocortisondinatriumphosphat*, Physiocortison

V wasserlösliches Hydrocortisonderivat (antiphlogistisch und antiallergisch wirksames Glucocorticoid)

4755 (3900) $C_{21}H_{32}N_2O$

10418-03-8

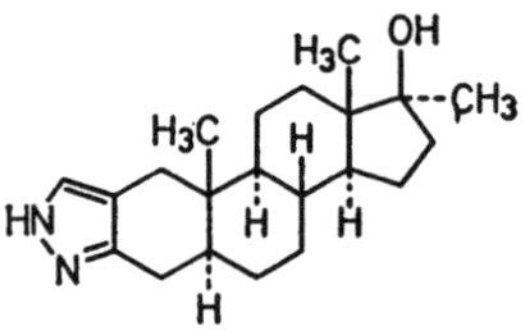

17α-Methyl-5α-androstano[3,2-*c*]pyrazol-17β-ol = 17β-Hydroxy-17α-methyl-5α-androstano[3,2-*c*]-pyrazol = (5α,17β)-17-Methyl-2′*H*-androst-2-eno[3,2-*c*]pyrazol-17-ol (●)

S Anabol, Anasyth, *Androstanazol*, Estazol, *Methylstanazolum*, *Stanazolol*, *Stanozolol***, Stromba, Strombaject, Tevabolin, Win 14833, Winstroid, Winstrol

V Anabolicum

4756 (3901) $C_{21}H_{32}O$

432-60-0

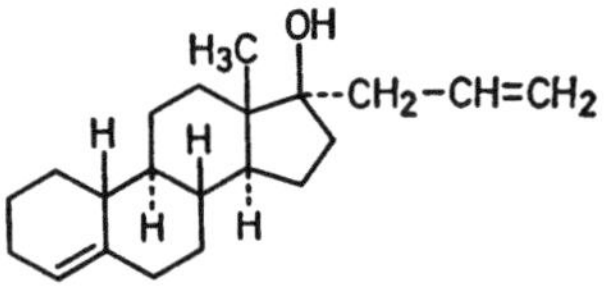

17α-Allyl-4-östren-17β-ol = (17β)-17-(2-Propenyl)östr-4-en-17-ol (●)

S *Allylestrenol***, *Allyloestrenol*, Gestanin, Gestanol, Gestanon, Gestanyn, Orageston, Turinal

V Gestagen

4757 (3902) $C_{21}H_{32}O_2$

145-13-1

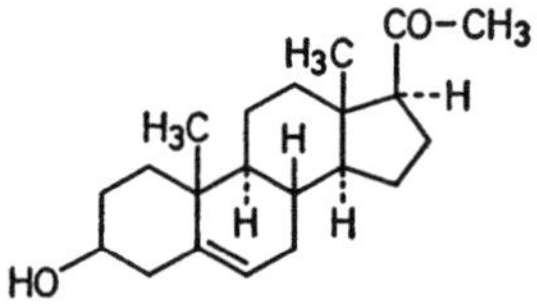

3β-Hydroxy-5-pregnen-20-on = 5-Pregnen-3β-ol-20-on = (3β)-3-Hydroxypregn-5-en-20-on (●)

H vgl. auch Nrr. 5197, 5199, 5443

S Bina-Skin, Enelone, Natolone, Preghnenolone, *Pregnenolon***, Pregnetan, Pregneton, Pregnolon, Prenolon, Regnosone, Sharmone, Skinostelon

V antiphlogistisch und antiallergisch wirksames Corticosteroid

4758 *(3903)* $C_{21}H_{32}O_2$

465-53-2

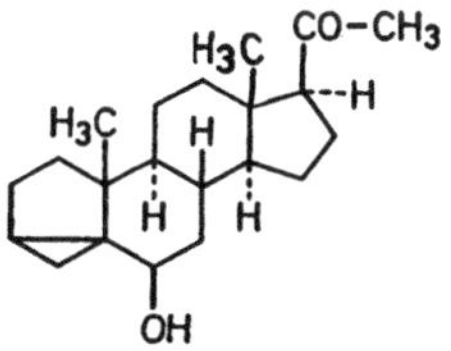

6β-Hydroxy-3,5-cyclopregnan-20-on = (3β,6β)-6-Hydroxy-3,5-cyclopregnan-20-on (●)

S *Cyclopregnol***, Neurosterone

V Psychotropicum

4759 *(3904)* $C_{21}H_{32}O_2$

1605-89-6

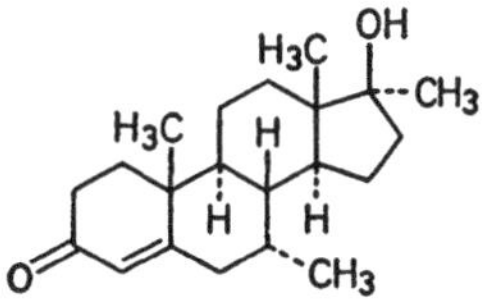

17β-Hydroxy-7α,17α-dimethyl-4-androsten-3-on = 7α,17α-Dimethyltestosteron = (7α,17β)-17-Hydroxy-7,17-dimethylandrost-4-en-3-on (●)

S *Bolasteron***, *Dimethyltestosteron*, Myagen, U-19763

V Anabolicum

4760 *(190 N)* $C_{21}H_{32}O_2$

17021-26-0

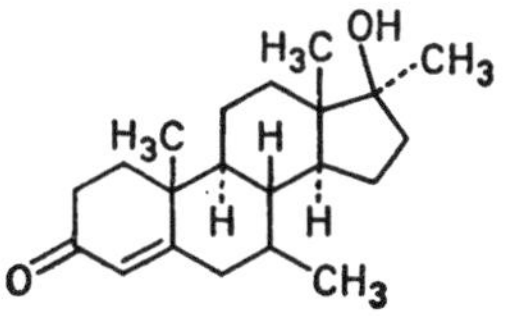

17β-Hydroxy-7β,17α-dimethyl-4-androsten-3-on = 7β,17α-Dimethyltestosteron = (7β,17β)-17-Hydroxy-7,17-dimethylandrost-4-en-3-on (●)

S *Calusteron***, Methosarb, NSC-88536, Riedemil, U-22550

V Antineoplasticum

4761 *(3905)* $C_{21}H_{32}O_2$

797-58-0

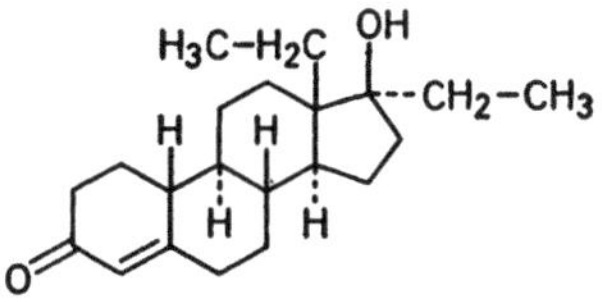

13,17α-Diethyl-17β-hydroxy-4-gonen-3-on = 13-Ethyl-17β-hydroxy-18,19-dinor-17α-pregn-4-en-3-on = (17α)-13-Ethyl-17-hydroxy-18,19-dinor-pregn-4-en-3-on (●)

S Genabol, *Norbolethone*, *Norboleton***, Wy-3475

V Anabolicum

4762 $C_{21}H_{32}O_3$

23930-19-0

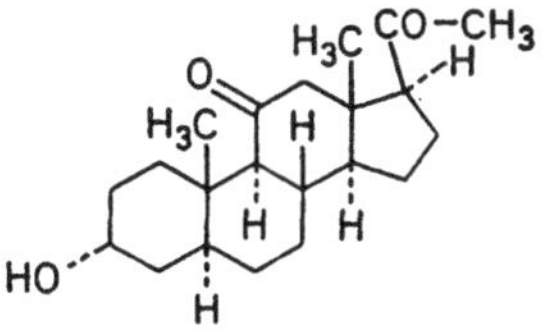

3α-Hydroxy-5α-pregnan-11,20-dion = (3α,5α)-3-Hydroxypregnan-11,20-dion (●)

S *Alfaxalon***, *Alphaxalone*, GR 2/234

V Anästheticum

4762-01 **8067-82-1**

H Gemisch (9:3) mit Alfadolonacetat (Nr. 5200)

S Alfatesin, Alfatésine, Alfathesin, Alfatone, Althesin, CT 1341, Saffan

V Anästheticum

4763 *(3906)* $C_{21}H_{32}O_3$

565-99-1

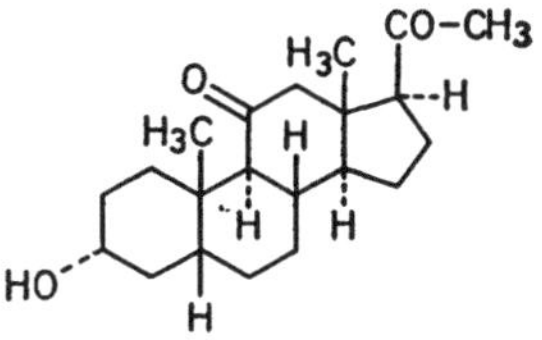

3α-Hydroxy-5β-pregnan-11,20-dion = (3α,5β)-3-Hydroxypregnan-11,20-dion (●)

S *Renanolon**

V Progestativum, Anästheticum

4764 *(3907)* $C_{21}H_{32}O_3$
434-07-1

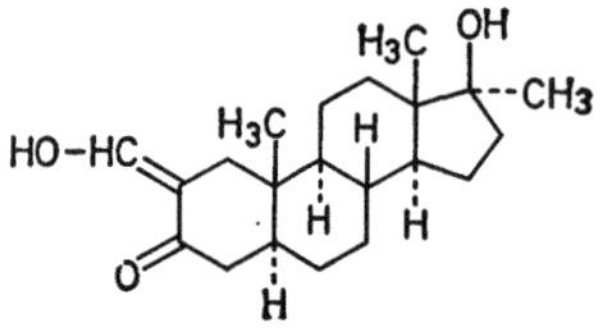

17β-Hydroxy-2-hydroxymethylen-17α-methyl-5α-androstan-3-on = (5α,17β)-17-Hydroxy-2-(hydroxymethylen)-17-methylandrostan-3-on (●)

S Adroidin, Adroyd, Adroyed, Anadrol, Anadroyd, Anapolon, Anasteron, Anasteronal, Anebox, Becorel, CI-406, Dynasten, Hemogenin, HMD, *Hydroxymetholone*, Metalar, Methabol, Nasténon, NSC-26198, *Ossimetolone, Oximetholonum, Oximetolona*, Oxitosona-50, *Oxymetholon***, Pavisoid, Plenastril, Protanabol, Roboral, Synasteron, Zenalosyn

V Anabolicum

4765 $C_{21}H_{32}O_4$
14107-37-0

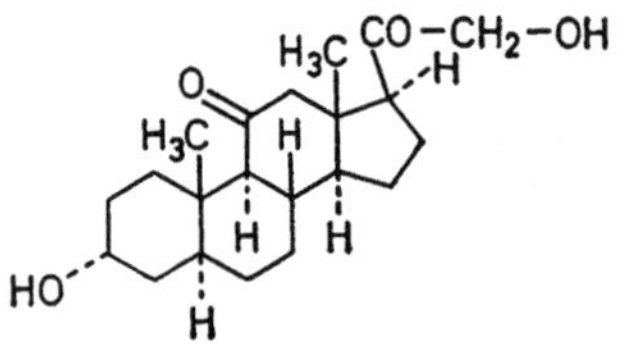

3α,21-Dihydroxy-5α-pregnan-11,20-dion = (3α,5α)-3,21-Dihydroxypregnan-11,20-dion (●)

H vgl. auch Nrr. 4762-01, 5200

S *Alfadolon***, *Alphadolone*, GR 2/1574

V Anästheticum

4766 *(3908)* $C_{21}H_{33}NO$

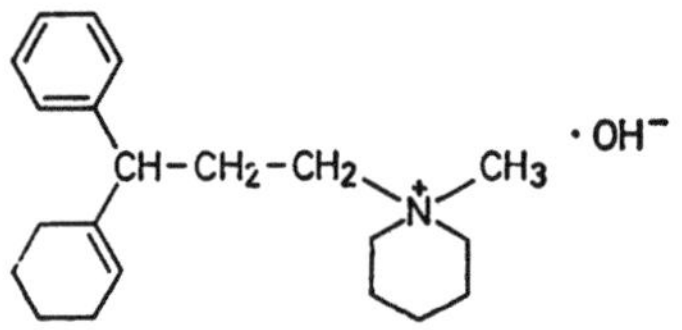

1-[3-(1-Cyclohexen-1-yl)-3-phenylpropyl]-1-methylpiperidiniumhydroxid (●)

H Methylsulfat (30817-43-7)

S *Fenclexoniummetilsulfat***

V Spasmolyticum

4767 *(3909)* $C_{21}H_{33}NO$

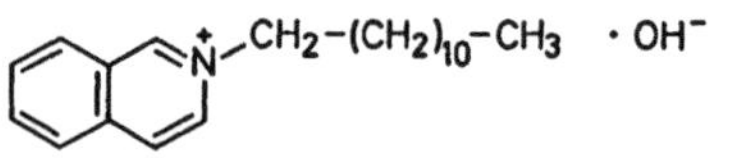

2-Dodecylisochinoliniumhydroxid (●) = *N*-Laurylisochinoliniumhydroxid

H Bromid (93-23-2)

S Isothan (Q 15)

V Fungicid

4768 *(3910)* $C_{21}H_{33}NO_4$

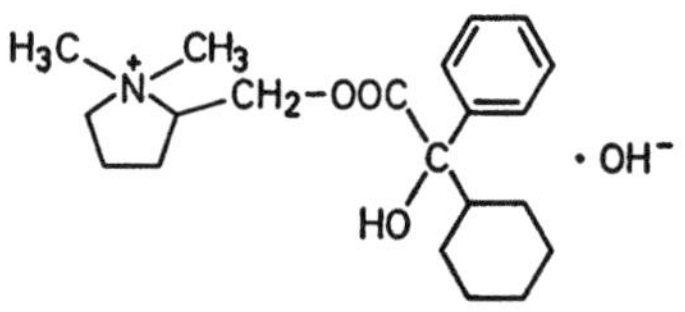

2-[(α-Cyclohexylphenylglycoloyloxy)-methyl]-1,1-dimethylpyrrolidiniumhydroxid = 2-[[(Cyclohexylhydroxyphenylacetyl)oxy]methyl]-1,1-dimethylpyrrolidiniumhydroxid (●)

H Bromid (561-43-3)

S BM 3055, Immetro, Immétropan, L.D. 3055, *Oxipyrroni bromidum, Oxypyrroniumbromid***

V Anticholinergicum, Spasmolyticum

4769 $C_{21}H_{33}N_3O_5S$
32886-97-8

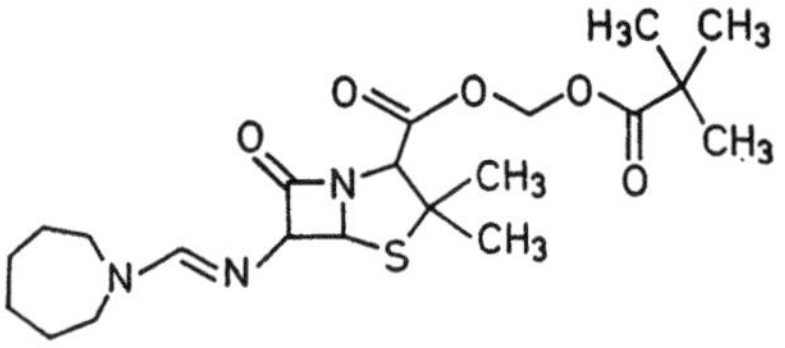

(2*S*,5*R*,6*R*)-6β-[[(Hexahydro-1*H*-azepin-1-yl)-methylen]amino]-3,3-dimethyl-7-oxo-4-thia-1-azabicyclo[3.2.0]heptan-2-carbonsäure-(pivaloyloxymethyl)-ester = Pivaloyloxymethyl-

(2*S*,5*R*,6*R*)-6-(perhydroazepin-1-ylmethylen-amino)-penicillanat = Hydroxymethyl-6β-6-[[(hexahydro-1*H*-azepin-1-yl)methylen]amino]-3,3-dimethyl-7-oxo-4-thia-1-azabicyclo[3.2.0]hep-tan-2-carboxylat-pivalat(ester) = [2*S*-(2α,5α,6β)]-[[(Hexahydro-1*H*-azepin-1-yl)methylen]amino]-3,3-dimethyl-7-oxo-4-thia-1-azabicyclo[3.2.0]hep-tan-2-carbonsäure(2,2-dimethyl-1-oxopropoxy)-methylester (●)

S FL 1039, *Pivmecillinam***

V Antibioticum

4770 *(3911)* $C_{21}H_{34}FNO_4$

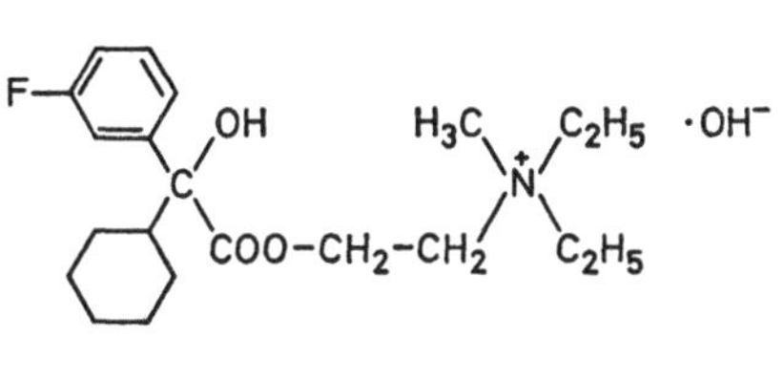

N-[2-(α-Cyclohexyl-*m*-fluormandeloyloxy)-ethyl]-*N*,*N*-diethyl-*N*-methylammoniumhydroxid = 2-[[Cyclohexyl(3-fluorphenyl)hydroxyacetyl]oxy]-*N*,*N*-diethyl-*N*-methylethanaminiumhydroxid (●)

H Bromid

S *Fluoxyphenoniumbromid*

V Anticholinergicum, Spasmolyticum

4771 *(3912)* $C_{21}H_{34}O_2$

128-20-1

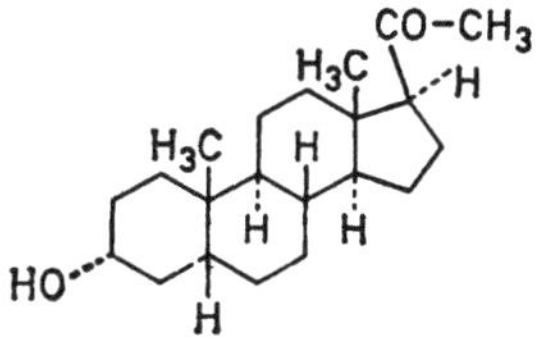

3α-Hydroxy-5β-pregnan-20-on = (3α,5β)-3-Hydroxypregnan-20-on (●)

S *Pregnanolone*

V Hypnoticum, Anästheticum

4772 *(3913)* $C_{21}H_{34}O_2$

2881-21-2

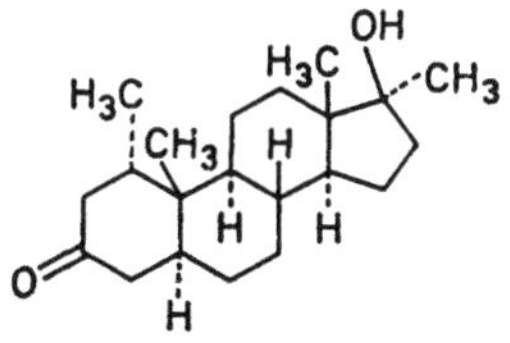

17β-Hydroxy-1α,17α-dimethyl-5α-androstan-3-on = 1α,17α-Dimethyldihydrotestosteron = (1α,5α,17β)-17-Hydroxy-1,17-dimethylandrostan-3-on (●)

S Demalon, DMA, *Dimethylandrostanolon*, Superorabolon

V Anabolicum

4773 *(3914)* $C_{21}H_{34}O_5$

53-02-1

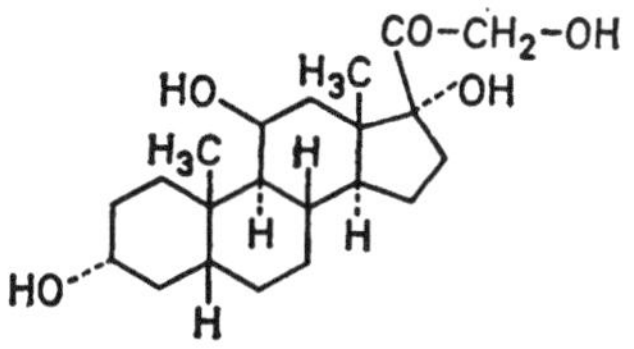

3α,11β,17α,21-Tetrahydroxy-5β-pregnan-20-on = (3α,5β,11β)-3,11,17,21-Tetrahydroxypregnan-20-on (●)

S *Tetrahydrocortisol*, Urocortisol

V antiphlogistisch wirksames Glucocorticoid

4774 *(3915)* $C_{21}H_{35}NO_4$

467-66-3

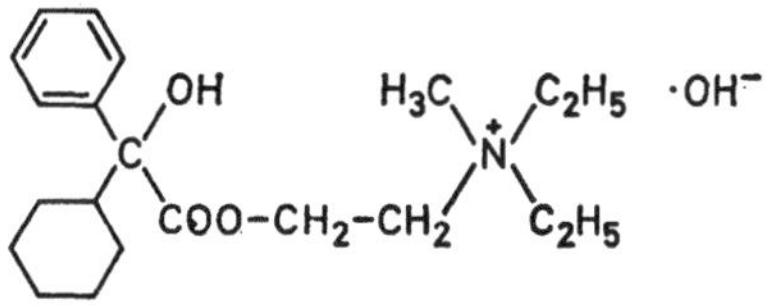

N,*N*-Diethyl-*N*-methyl-2-(α-cyclohexyl-α-phenyl-glykoloyloxy)-ethylammoniumhydroxid = Diethyl-(2-hydroxyethyl)-methylammoniumhydroxid-α-phenyl-α-cyclohexylglykolat = 2-[(Cyclohexylhydroxyphenylacetyl)oxy]-*N*,*N*-diethyl-*N*-methylethanaminiumhydroxid (●)

H Bromid (50-10-2)

S Antispasmin „Pharmachim-Sofia“, Antrenil, Antrenyl, Ba-5473, C 5473, Helkamon, Oxifenon, *Oxiphenoni bromidum*, Oxyfenon, Oxyphenon, *Oxyphenoniumbromid***, Spasmophen, Spastrex, Subranyl

V Anticholinergicum, Spasmolyticum

4775 $C_{21}H_{36}N_2O_4$

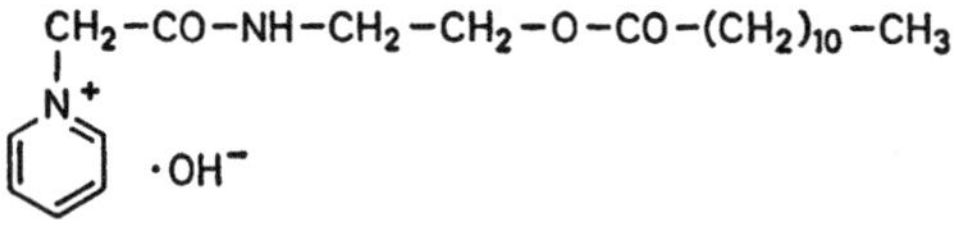

1-(2-Lauroyloxyethylcarbamoylmethyl)-pyridiniumhydroxid = 1-[2-Oxo-2-[[2-[(1-oxododecyl)-oxy]ethyl]amino]ethyl]pyridiniumhydroxid (●)

H Chlorid (6272-74-8)

S Emcol E-607, *Lapiriumchlorid***, *Lapyrium Chloride*, NSC-33 659

V Detergens

4776 *(3916)* $C_{21}H_{36}N_7O_{16}P_3S$

85-61-0

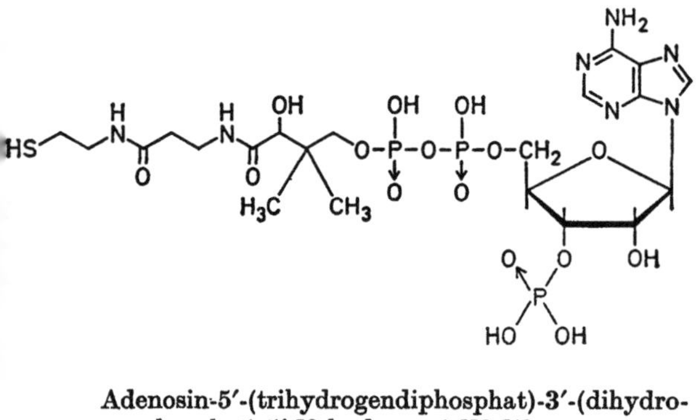

Adenosin-5′-(trihydrogendiphosphat)-3′-(dihydrogenphosphat)-5′-[3-hydroxy-4-[[3-[(2-mercaptoethyl)amino]-3-oxopropyl]amino]-2,2-dimethyl-4-oxobutylester (●)

S Aluzime, Co. A, Coalip, *Coenzym A*, Lucina, *Pantadefosfatum*

V Stoffwechselaktivator

4777 *(3917)* $C_{21}H_{36}O_2$

80-92-2

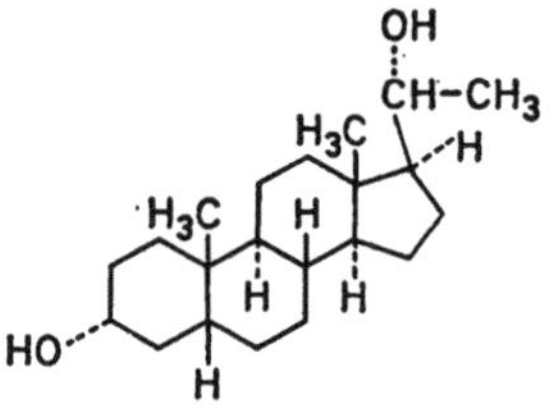

5β-Pregnan-3α,20α-diol = (3α,5β,20*S*)-Pregnan-3,20-diol (●)

S Diol

V Progesteronmetabolit (gegen Akne und Menstruationsbeschwerden)

4778 *(3918)* $C_{21}H_{37}Cl_2NO$

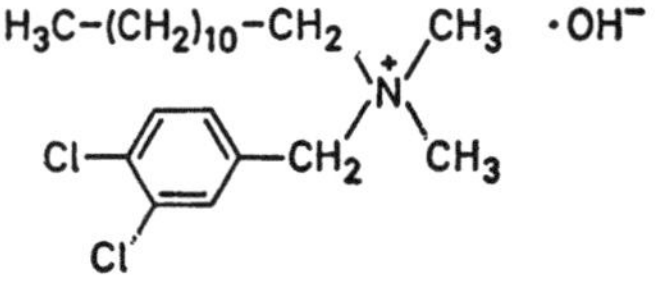

N,N-Dimethyl-*N*-dodecyl-3,4-dichlorbenzylammoniumhydroxid = 3,4-Dichlor-*N*-dodecyl-*N,N*-dimethylbenzenmethanaminiumhydroxid (●)

H Chlorid (120-30-7)

S Dermofongin „B“, Dermofungine „B“, Dichloran, *Dichlorbenzalkoniumchlorid*, *Dichlorobenzododeciniumchlorid*, Riseptin, Tetrosan

V Dermatomykoticum

4779 *(3919)* $C_{21}H_{37}NO$

474-44-2

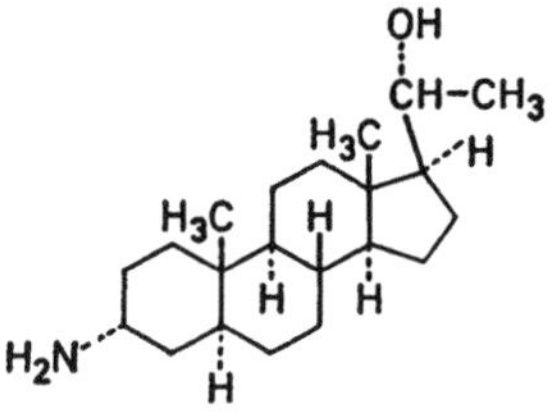

3α-Amino-5α-pregnan-20α-ol = (3α,5α,20*S*)-3-Aminopregnan-20-ol (●)

S *Funtumidine*

V Tranquillizer

4780 *(3920)* $C_{21}H_{37}NO_2$
511-43-3

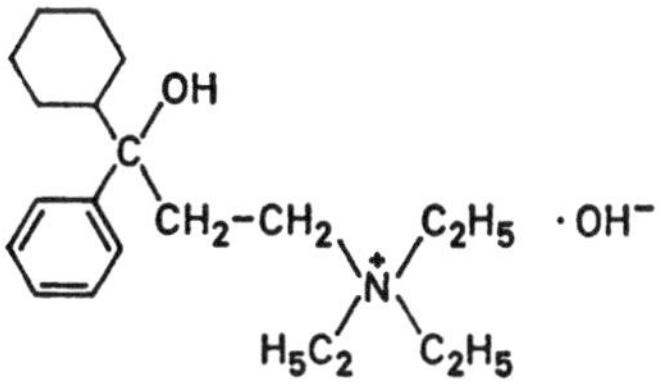

N,N,N-Triethyl-3-cyclohexyl-3-hydroxy-3-phenylpropylammoniumhydroxid = 3-Diethylamino-1-cyclohexyl-1-phenylpropan-1-olethylhydroxid = γ-Cyclohexyl-*N,N,N*-triethyl-γ-hydroxybenzenpropanaminiumhydroxid (●)

H Chlorid (4310-35-4) oder Jodid (125-99-5)

S Claviton, Compound 921 C, Duoesetil, Pathilon, Patilon, *Propethoni jodidum*, *Tridiesetile ioduro*, *Tridihexäthylchlorid*, *Tridihexethide*, *Tridihexethylchlorid***, Tridihexide

V Anticholinergicum, Spasmolyticum

4781 $C_{21}H_{38}O_4$
33813-84-2

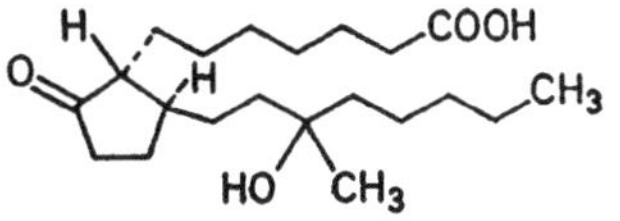

(1*R*,2*S*)-2-(3-Hydroxy-3-methyloctyl)-5-oxocyclopentanheptansäure = 15-Hydroxy-15-methyl-9-oxoprostan-1-säure (●)

S AY-22469, *Deprostil***

V Ulcustherapeuticum

4782 *(3921)* $C_{21}H_{39}NO$
500-33-4

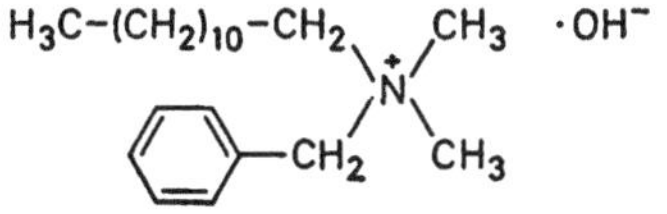

N-Benzyl-*N*-dodecyldimethylammoniumhydroxid = Dimethylbenzyldodecylammoniumhydroxid = *N*-Dodecyl-*N,N*-dimethylbenzenmethanaminiumhydroxid (●)

H Chlorid (139-07-1) oder Bromid (7281-04-1)

S Ajatin, Benzo-Davur, *Benzododecinium***, Chibro-Benzo, DDBAC, Effimyl, Rodalon, Rubaseptyl, Sterinol

V Desinficiens, Antisepticum

4783 *(3922)* $C_{21}H_{39}NO$
502-15-8

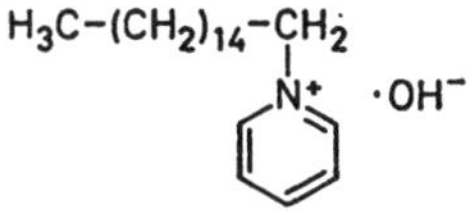

1-Hexadecylpyridiniumhydroxid (●) = Cetylpyridiniumhydroxid

H Chlorid (123-03-5) [auch Chloridmonohydrat (6004-24-6)]

S Anticariol, Biosept, Borcolin, Cationil, Ceepryn, Cepacol, Ceprim, Cetazol, *Cetylpyridiniumchlorid***, CPK, Dareets, Dobendan, Germidin, Menoril, Merocet, Oracain „Noco", Oracol, Pristacin, Pyrets, Pyrisept, Quifasol, Suprol, Zepacole

V Desinficiens, Antisepticum

4783-01 *(3922a)* 140-72-7

H Bromid

S Bromocet, Cetazolin, Fixanol C, Nedermin, Sterogenol

V Desinficiens, Antisepticum

4783-02 *(3922b)*

H Ethylsulfat

S Sterillium

V Antisepticum

4783-03 *(3922c)*

H Pantothenat

S Pantodinium

V Antisepticum

4783-04 *(3922d)*

H *o*-Thymothinat

S Contrafungin, Pedyol

V Antimykoticum

4784 *(3923)* $C_{21}H_{39}N_5O_{14}$
11 011-72-6

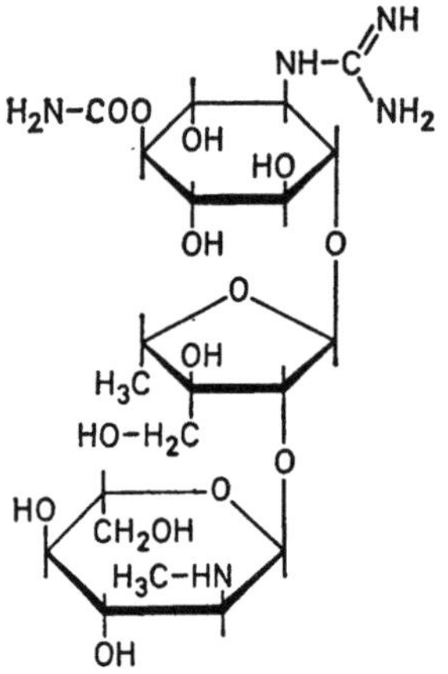

O-2-Deoxy-2-(methylamino)-α-L-glucopyranosyl-(1 → 2)-*O*-5-deoxy-3-*C*-(hydroxymethyl)-α-L-lyxofuranosyl-(1 → 2)-1-[(aminoiminomethyl)amino]-1-deoxy-D-*scyllo*-inositol-5-carbamat (●)

S Bluensin, *Bluensomycin***, U-12 898

V Antibioticum aus Streptomyces bluensis

4785 *(3924)* $C_{21}H_{39}N_7O_{12}$
57-92-1

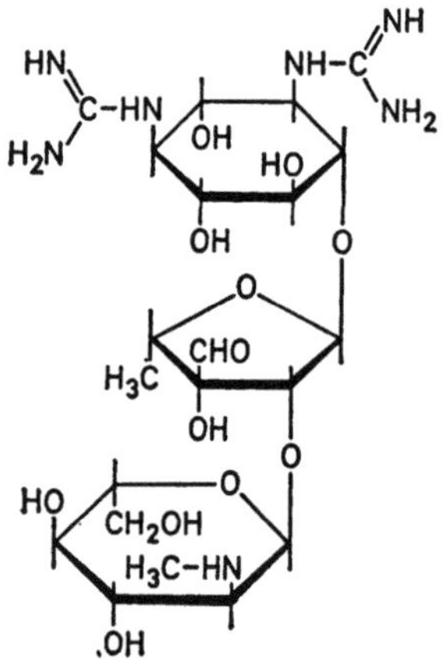

all-trans-2,4-Diguanidino-3,5,6-trihydroxycyclohexyl-5-deoxy-2-*O*-(2-deoxy-2-methylamino-α-L-glucopyranosyl)-3-*C*-formyl-β-L-lyxopentofuranosid = (1,3-Diguanidino-2,4,5,6-tetrahydroxycyclohexan)-α-2′-(*N*-methyl-2-glucosaminosido)-streptosid-(4) = *O*-2-Deoxy-2-(methylamino)-α-L-glucopyranosyl-(1 → 2)-*O*-5-deoxy-3-*C*-formyl-α-L-lyxofuranosyl-(1 → 4)-*N*,*N*′-bis(aminoiminomethyl)-D-streptamin (●)

S *A-Streptomycin*, *Estreptomicina*, Merstrep, Neodiestreptopab, NSC-14083, *Streptomicin(a)*, *Streptomycin***, *Streptomycin A*

V Antibioticum aus Streptomyces-Stämmen (bs. Str.-griseus)

4785-01 *(3924a)* 3810-74-0

H Sulfat (2:3)

S Ambistryn (-S), Ampistrep, Bonastrept, Cidan-Est, Cocabiotico-Estrepto, Comycin-S, Darostrep, Dif-Estrepto-E, Efastrep, Estrepto-Level, Estreptorgan, Estreptomade, Orastrep, Orostrept, Solumycine, Solvostrept „S“, Strepolin, Strepsulfat, Streptancil, Streptaquaine, Streptevan, Streptobrettin, Streptocin, Streptofar, Streptoliquin, Streptorex, Streptorit, Streptosol, Strycin, Strysolin, Sul-Mycin II, Tebejekt, Unik-Strepto(sol), Vaccastrep, Vetstrep

V Antibioticum

4785-02 *(3924b)*

H Pantothenat-Sulfat-Gemisch

S Estrepto „P“, Estreptopanto, Neodualestrepto, Pantostrep, Pantostracina E, Strepancil, Strepantine, Streptothenat

V Tuberkulostaticum

4785-03 *(3924c)* 4938-25-4

H Salz mit Opiniazid (Nr. 3018)

S Streptosaluzid

V Tuberkulostaticum

4785-04 *(3924d)*

H Verbindung mit Natriumpolymethacrylat

S Streptolymphin

V Antibioticum

4786 *(3925)* $C_{21}H_{39}N_7O_{13}$

6835-00-3

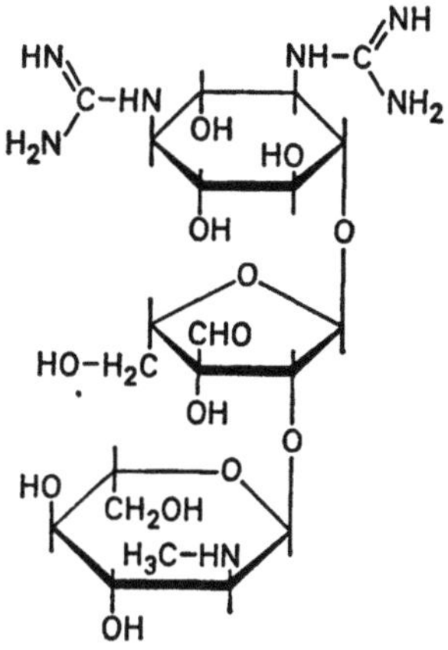

all-trans-2,4-Diguanidino-3,5,6-trihydroxycyclohexyl-2-*O*-(2-deoxy-2-methylamino-α-L-glucopyranosyl)-3-*C*-formyl-β-L-lyxopentofuranosid = *O*-2-Deoxy-2-(methylamino)-α-L-glucopyranosyl-(1→2)-*O*-3-*C*-formyl-α-L-lyxofuranosyl-(1→4)-*N*,*N*-bis(aminoiminomethyl)-D-streptamin (●)

S *Hydroxystreptomycin*, *Oxystreptomycin*, Reticulin

V Antibioticum

4787 $C_{21}H_{41}N_5O_{11}$

37 321-09-8

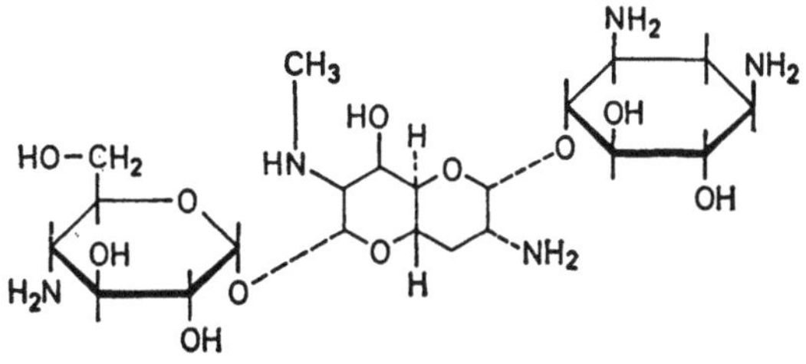

O[4]-[3α-Amino-6α-(4-amino-4-desoxy-α-D-glucopyranosyloxy)-2,3,4,4aβ,6,7,8,8aα-octahydro-8β-hydroxy-7β-methylaminopyrano[3,2-*b*]pyran-2α-yl]-2-desoxy-D-streptamin

S Ambylan, Apralan, *Apramycin**, EL-857/820, Lilly 47657, *Nebramycin-Faktor 2*

V Antibioticum aus Streptomyces tenebrarius

4788 *(52 E)* $C_{21}H_{41}N_5O_{12}$

12 772-35-9

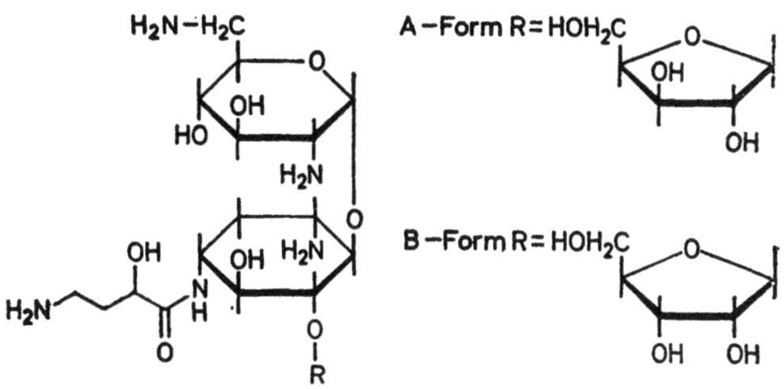

O-2,6-Diamino-2,6-dideoxy-α-D-glucopyranosyl-(1→4)-*O*-[β-D-xylofuranosyl-(1→5)]-*N'*-(4-amino-2-hydroxybutyryl)-2-deoxystreptamin (A-Form) im Gemisch mit *O*-2,6-Diamino-2,6-dideoxy-α-D-glucopyranosyl-(1→4)-*O*-[β-D-ribofuranosyl-(1→5)]-*N'*-(4-amino-2-hydroxybutyryl)-2-deoxystreptamin (B-Form) = *O*-2,6-Diamino-2,6-dideoxy-α-D-glucopyranosyl-(1→4)-*O*-[β-D-xylofuranosyl-(1→5)]-*N*[1]-(4-amino-2-hydroxy-1-oxobutyl)-2-deoxystreptamin im Gemisch mit *O*-2,6-Diamino-2,6-dideoxy-α-D-glucopyranosyl-(1→4)-*O*-[β-D-ribofuranosyl-(1→5)]-*N*[1]-(4-amino-2-hydroxy-1-oxobutyl)-2-deoxystreptamin (●)

H auch Sulfat **(57 549-48-1)**

S *Ambutyrosin*, *Butirosin***, CI-642

V Antibioticum

4789 *(3926)* $C_{21}H_{41}N_7O_{11}$

26 086-49-7

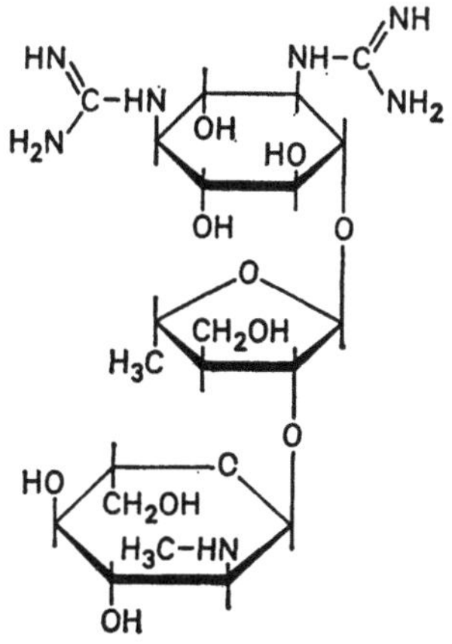

all-trans-2,4-Diguanidino-3,5,6-trihydroxycyclohexyl-3,5-dideoxy-2-*O*-(2-deoxy-2-methylamino-α-L-glucopyranosyl)-3-hydroxymethyl-β-L-lyxopentofuranosid = *O*-2-Deoxy-2-(methylamino)-α-L-glucopyranosyl-(1 → 2)-*O*-3,5-dideoxy-3-(hydroxymethyl)-α-L-arabinofuranosyl-(1 → 4)-*N*,*N'*-bis(aminoiminomethyl)-D-streptamin (●)

H Sulfat (34520-86-0)

S Desoximicina, *Desoxydihydrostreptomycin*, Desoxymycin, *Dihydrodesoxystreptomycin*, Exostrept, Mervastrept

V Antibioticum

4790 (3927) $C_{21}H_{41}N_7O_{12}$

128-46-1

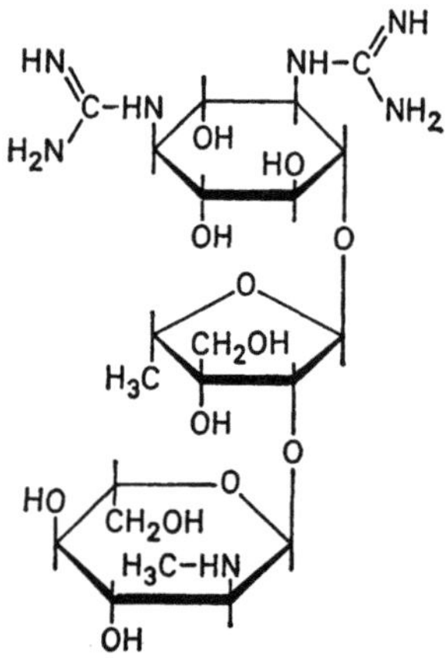

all-trans-2,4-Diguanidino-3,5,6-trihydroxycyclohexyl-5-deoxy-2-*O*-(2-deoxy-2-methylamino-α-L-glucopyranosyl)-3-*C*-hydroxymethyl-β-L-lyxopentofuranosid = *O*-2-Deoxy-2-(methylamino)-α-L-glucopyranosyl-(1 → 2)-*O*-5-deoxy-3-*C*-(hydroxymethyl)-α-L-lyxofuranosyl-(1 → 4)-*N*,*N*-bis (aminoiminomethyl)-D-streptamin (●)

H auch Sulfat (2:3) (5490-27-7)

S Abiocine, Acuostrepto, Bactemycin „Leo“, Bendistrep, Bioestrepto, Bucomicina, Citrocil, Cocabiotico-Dihidro, Coryfax, Dicromycine, Didromicin, Didromycin(e), Diestreptopab, Dif-Estrepto Dh, *Dihidroestreptomicina*, Dihydrosol, Dihydrostrep, Dihydro-Streptoliquin, *Dihydrostreptomycin***, *Diidro-Estreptomicina*, *Diidrostreptomicina*, Diostrept, Distrepcin, Doramicin, DST, Emicina, Entera-strept, Estreptoluy, Estreptomaipe, Hidrastep, Hydromycin, Hydrosin, Hystrecin, Kabistrep, Mycin, Novomycin S, Sol-Mycin, Solvo-strept, Stremicina, Streptomagma, Streptomicina Morgan, Vibriomycin, Zidestrepto

V Antibioticum

4790-01 (3927a) 20396-62-7

H *p*-Aminosalicylat

S Pasomycin, Streptopas

V Tuberkulostaticum

4790-02 (3927b) 3563-84-6

H Pantothenat

S Pantomycin

V Antibioticum

4790-03 (3927c)

H Pantothenat-Sulfat-Gemisch

S Didromycine Pantothénique, Didropantine, Didrothenat, Diidro-Pantostrept, Dipantosol, Estrepto-Plasmin, Panstreptina, Pantostracina D, Streptomycine Pantothénique Specia

V Tuberkulostaticum

4790-04 (3927d) 1401-47-4

H Salz mit Brenztraubensäureisonicotinoylhydrazon (Nr. 971)

S Dihidroestreptomicina-Alter-Hidrazida, Streptotibine, Tridies

V Tuberkulostaticum

4791 (3928) $C_{21}H_{43}N_5O_7$

25876-10-2

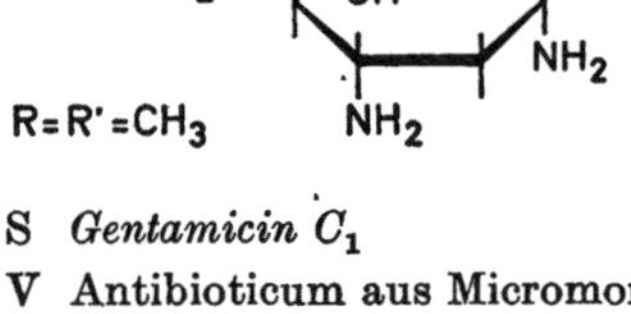

S *Gentamicin C_1*

V Antibioticum aus Micromonospora purpurea

4791-01 (3928a) 1403-66-3

H Gemisch mit Gentamicin C_2 (R = CH_3, R' = H) und Gentamicin C_{1A} (R = R' = H)

S *Gentamicin**, *Gentamicin C*, *Gentamycin*

V Antibioticum aus Micromonospora purpurea

4791-02 *(3928b)* **1405-41-0**

H Sulfat des Gemischs der 3 Gentamicine (Gentamicinsulfat)

S Biogén-Cusi, Birocin, Celermicin, Cidomycin, Fustermicina, Garalone, Garamicina, Garamycin(a), Garasol, Gemicina, Gentabac, Gentabiotic, Gentacilina, Gentacin, Gentaclin, Genta-Cortem, Genta-Gobens, Genta-Grin, Gentalius, Gentalline, Gentalyn, Gentamin(a), Gentaplen, Gentarin, Gentasul, Genticin(a), Genticol, Gentocin, Gentoma, Geomycine, Gevramycin, Glevomicina, G-Mital, G-Mycin, Lidogen, Lisibac, Macmicina, Migent, Miramycin, Nozolon, Quilagen, Refobacin, Ribomicin, Rigaminol, Rovixida, Sch 9724, Sulgemicin, Sulmycin, Violyzen, Yectamicina

V Antibioticum aus Micromonospora purpurea

4792 *(3929)* $C_{21}H_{44}O_3$ **544-62-7**

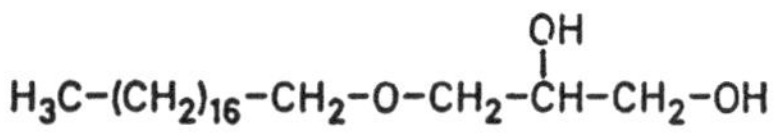

3-(Octadecyloxy)-1,2-propandiol (●)

S *Batilol**, *Batylalkohol*, *Batylol*

V Therapeuticum gegen Strahlenschäden

4793 *(3930)* $C_{21}H_{45}NO_3$

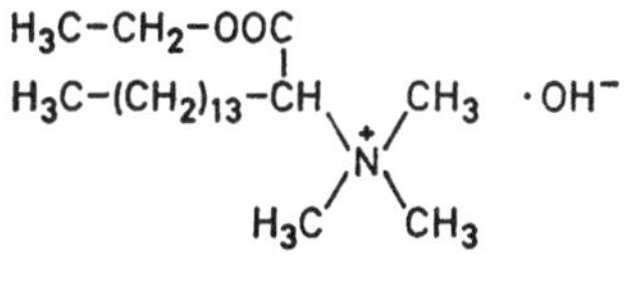

N-[1-(Ethoxycarbonyl)-pentadecyl]-trimethylammoniumhydroxid = α-Trimethylammoniohexadecansäureethylester = 1-(Ethoxycarbonyl)-*N*,*N*,*N*-trimethyl-1-pentadecanaminiumhydroxid (●)

H Bromid **(10567-02-9)**

S *Alkoniumbromid*, *Carbaethopendecinium bromatum*, Mukoseptonex, Septonex

V Desinficiens

4794 *(3931)* $C_{21}H_{45}N_3$ **141-94-6**

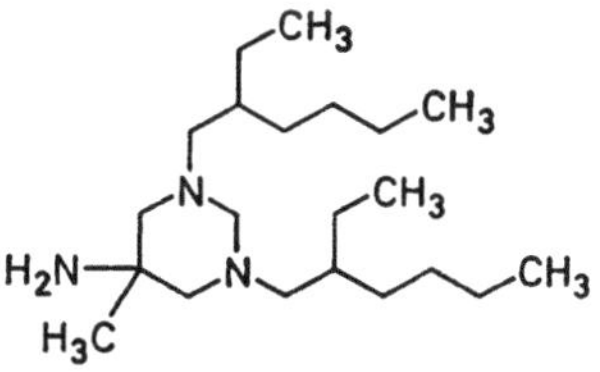

1,3-Bis-(2-ethylhexyl)-5-amino-5-methylhexahydropyrimidin = 1,3-Bis(2-ethylhexyl)hexahydro-5-methyl-5-pyrimidinamin (●)

S Bactoderm, Bucosept, Collu-Hextril, Drossadin, Duranil, Elsix, *Exetidina*, Glypesin, Hexederm, *Hexetidin***, Hexoral, Hextril, Oraldene, Oraldine, Oraseptic, Sterilate, Sterisil, Steri/Sol, Triocil, Udder (-Lotion, -Sol)

V Antisepticum

4795 $C_{22}H_{13}F_2NO_3$

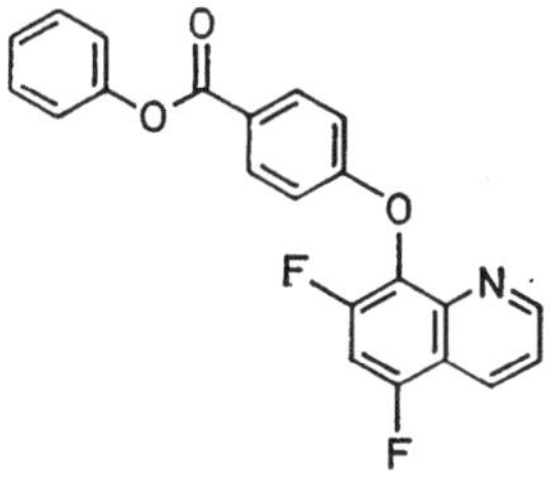

p-(5,7-Difluor-8-chinolyloxy)-benzoesäurephenylester = 4-[(5,7-Difluor-8-chinolinyl)oxy]benzoesäurephenylester (●)

S *Fluobenzoquinum*, Ondroly-A, Ondro Spray-Zusatz

V Antisepticum

4796 $C_{22}H_{16}Cl_2O_4S$ **22619-35-8**

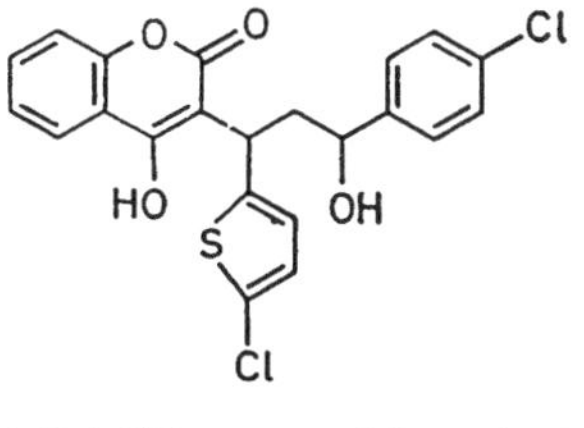

3-[(5-Chlor-α-(*p*-chlor-β-hydroxyphenethyl)-2-thenyl]-4-hydroxycumarin = 3-[3-(4-Chlorphenyl)-

1-(5-chlor-2-thienyl)-3-hydroxypropyl]-4-hydroxycumarin = 3-[3-(4-Chlorphenyl)-1-(5-chlor-2-thienyl)-3-hydroxypropyl]-4-hydroxy-2*H*-1-benzopyran-2-on (●)

S Apegmone, *Tioclomarol***

V Antikoagulans

4797 $C_{22}H_{16}O_6$
20004-62-0

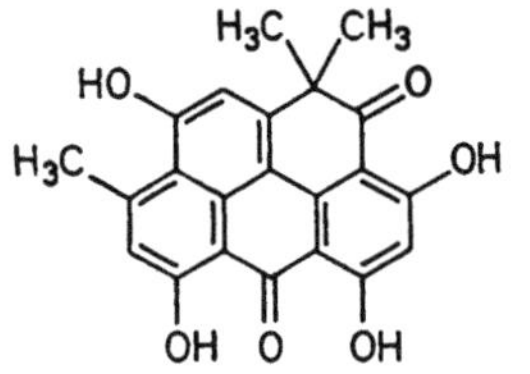

3,5,7,10-Tetrahydroxy-1,1,9-trimethyl-2*H*-benzo[*cd*]pyren-2,6(1*H*)-dion (●)

S *Resistomycin*

V Antibioticum aus Streptomyces resistomycificus

4798 (3932) $C_{22}H_{16}O_8$
548-00-5

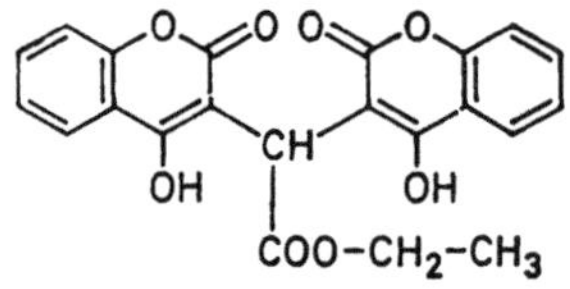

Bis-(4-hydroxy-3-cumarinyl)-essigsäureethylester = 4-Hydroxy-α-(4-hydroxy-2-oxo-2*H*-1-benzopyran-3-yl)-2-oxo-2*H*-1-benzopyran-3-essigsäureethylester (●)

S *Aethyldicumacinum, Aethyldicumarolum, Aethyli biscumacetas, Aethylis biscoumacetas, Aethylium dihydroxycumarinylaceticum*, Biscouron, B.O.E.A., *Carbäthoxydicoumarol*, D.E.A., Dicumacyl, Dicumaryl, Difarsan, *Ethyl biscoumacetate***, *Ethyldicoumarol, Ethylis biscoumacetas***, Etocumarol, G 11705, *Neodicumarinum*, Pelentan, Stabilène, Tremexane, Trombarin, Trombex, Trombil, Trombolysan, Tromexan

V Antikoagulans, Antithromboticum

4799 (3933) $[C_{22}H_{16}O_{12}]_x$
52486-80-3

Polyhexahydroxytricarboxytriphenylmethan = 3,3′,3″-Methylidintris[2,5-dihydroxybenzoesäure)-homopolymer (●)

S 21 P, Rehibin, *Trigentisinsäure*

V Hyaluronidaseinhibitor, Antirheumaticum

4800 (3934) $C_{22}H_{17}ClN_2$
23593-75-1

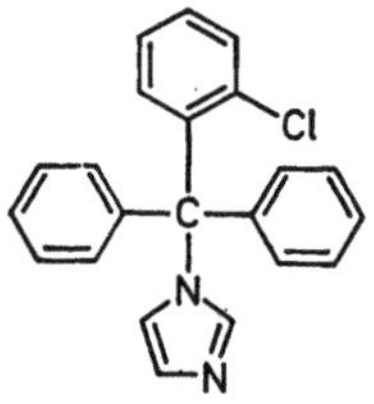

1-(*o*-Chlor-α,α-diphenylbenzyl)-imidazol = 1-(*o*-Chlortrityl)-imidazol = Diphenyl-(2-chlorphenyl)-1-imidazolylmethan = 1-[(2-Chlorphenyl)diphenylmethyl]-1*H*-imidazol (●)

S Bay b 5097, Bayer b 5097, Canesten, *Chlortritylimidazol, Clotrimazol***, Empecid, FB b 5097, Gyne-Lotrimin, Lotrimin, Mycosporin, Panmicol

V Antimykoticum

4801 (3935) $C_{22}H_{17}NOS$
1050-10-8

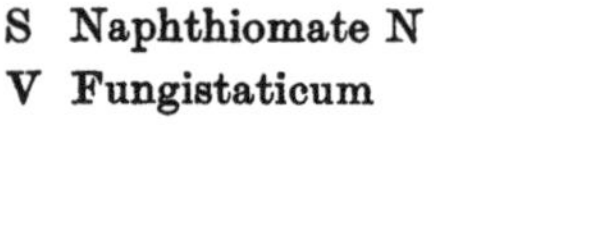

N-Methyl-*N*,*O*-di-(2-naphthyl)-thiocarbamat = *N*-Methyl-*N*-(2-naphthyl)-thiocarbamidsäure-*O*-(2-naphthyl)-ester = Methyl(2-naphthalenyl)carbamothiosäure-*O*-(2-naphthalenyl)ester (●)

S Naphthiomate N

V Fungistaticum

4802 $C_{22}H_{17}NO_2$
18831-34-0

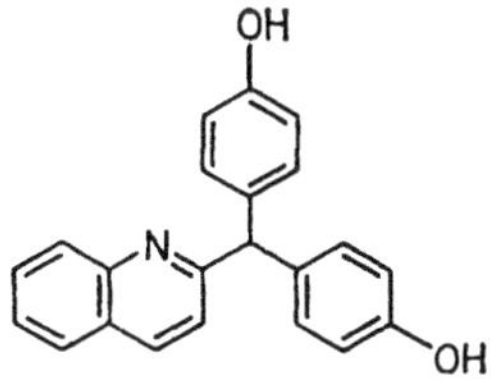

4,4'-(2-Chinolylmethylen)-diphenol = 4,4'-(2-Chinolinylmethylen)bis[phenol] (●)

H Hydrochlorid (19035-45-1)
S Normolaxol
V Laxativum

4803 $C_{22}H_{17}N_3O$
1897-89-8

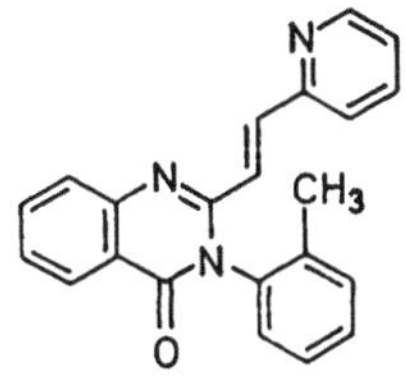

2-[2-(2-Pyridyl)-vinyl]-3-*o*-tolyl-4(3*H*)-chinazolinon = 3-(2-Methylphenyl)-2-[2-(2-pyridinyl)ethenyl]-4(3*H*)-chinazolinon (●)

S *Piriqualon**, SRC 909
V Antikonvulsivum, Muskelrelaxans

4804 $C_{22}H_{18}J_6N_2O_9$
51022-74-3

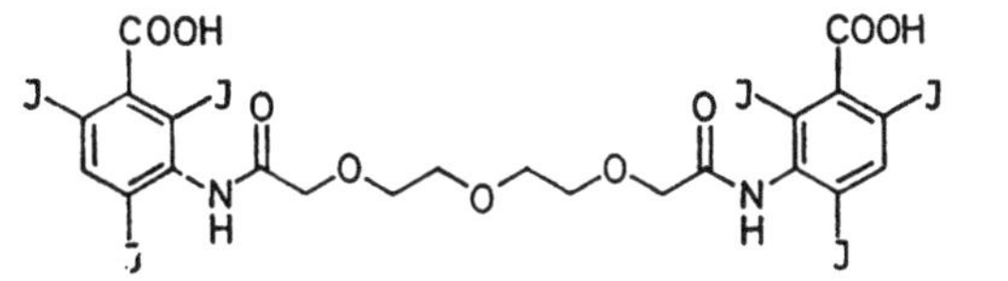

3,3'-[Oxybis-(ethylenoxymethylencarbonylimino)]-bis-[2,4,6-trijodbenzoesäure] = 3,3'-[Oxybis[2,1-ethandiyloxy(1-oxo-2,1-ethandiyl)imino]]bis-[2,4,6-trijodbenzoesäure] (●)

S *Acidum iotroxicum***, Biliscopin, *Iotroxic acid***, SH 213 AB
V Röntgenkontrastmittel

4805 *(3936)* $C_{22}H_{18}O_3$
5129-14-6

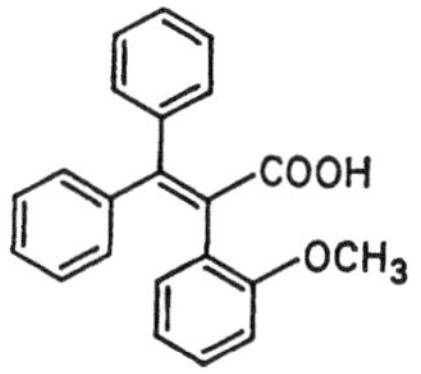

2-(*o*-Methoxyphenyl)-3,3-diphenylacrylsäure = 2-(2-Methoxyphenyl)-3,3-diphenyl-2-propensäure (●)

S *Anisacril***, SKF 16046
V Hypocholesterinämicum, Appetitzügler

4806 *(3937)* $C_{22}H_{18}O_6S$
3624-51-9

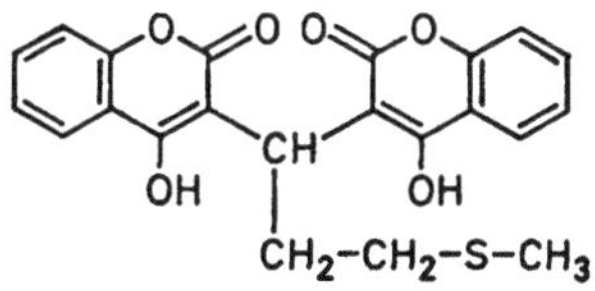

3,3'-(3-Methylthiopropyliden)-bis(4-hydroxycumarin) = 3,3'-[3-(Methylthio)propyliden]bis[4-hydroxy-2*H*-benzopyran-2-on] (●)

S Propentan, Thiocoumar, Thioporan, *Thioxycoumarine*
V Antikoagulans

4807 *(3938)* $C_{22}H_{18}O_8$
11006-83-0

S *Thermorubin*
V Antibioticum aus Thermoactinomyces antibioticus

4808 *(3939)* $C_{22}H_{19}Br$
479-68-5

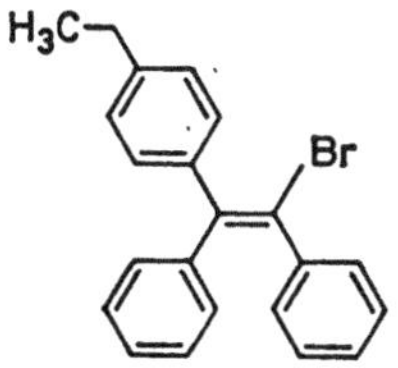

1-Brom-2-(*p*-ethylphenyl)-1,2-diphenylethen = α-Brom-α,β-diphenyl-β-(*p*-ethylphenyl)-ethylen =

(*p*-Ethylphenyl)-stilbenbromid = 1-(2-Brom-1,2-diphenylethenyl)-4-ethylbenzen (●)

S Acnestrol „Scharper", B.D.P.E., *Broparestrol***, *Broparoestrolum*, Keitol, L.N. 107, Longestrol

V synthetisches Östrogen

4809 *(3940)* $C_{22}H_{19}BrO_2$

41 038-34-0

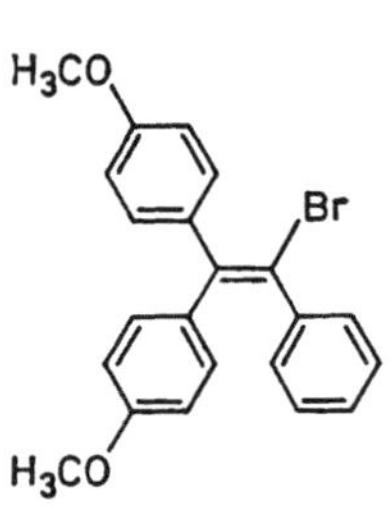

1-Brom-2,2-bis-(*p*-methoxyphenyl)-1-phenylethen = α,α-Di-(*p*-methoxyphenyl)-β-brom-β-phenylethylen = 1,1'-(Bromphenylethenyliden)bis[4-methoxybenzen] (●)

S Oeplexyl

V synthetisches Östrogen

4810 *(3941)* $C_{22}H_{19}NO_2$

5034-76-4

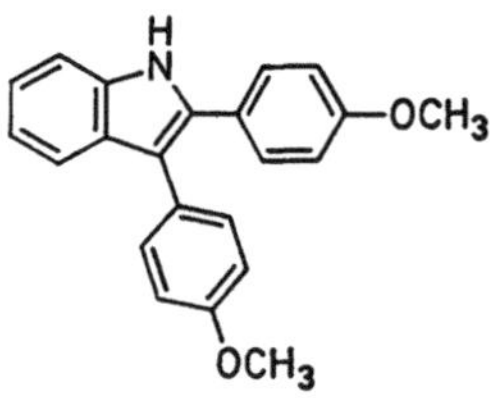

2,3-Bis-(*p*-methoxyphenyl)-indol = 2,3-Bis(4-methoxyphenyl)-1*H*-indol (●)

S *Indoxol**, U-22020

V Antipyreticum, Antiphlogisticum

4811 *(3942)* $C_{22}H_{19}NO_4$

603-50-9

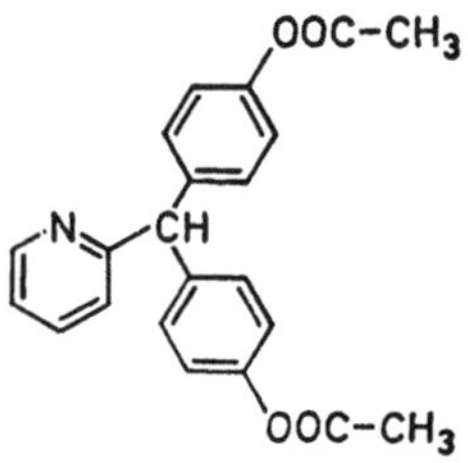

p,p'-(2-Pyridylmethylen)-bis-phenylacetat = 4,4'-(2-Pyridylmethylen)-diphenoldiacetat = 4,4'-Diacetoxydiphenylpyridyl-(2)-methan = 4,4'-(2-Pyridinylmethylen)bis[phenol]diacetat(ester) (●)

S *Acetphenolpicolin*, Alaxa, Alsylax, Anan, Babynormo, Bicol „Wampole", Bicolax, Bideks, *Bisacodyl***, Bisacolax, Bisacon, Bisalax, Biscolax, Bizalaks, Brocalax, Clysodrast novum, Colac, Colax, Contactolax, Contalax, Delco-Lax, Demolaxin, Drenacol, Ducolax, Dulcolan, Dulcolax, Dulco-Laxo, Durolax, Endokolat, Ercolax, Eulaxan, Extralax, Fenilaxan, Fenolax „Polfa", Godalax, Hillcolax, Ivilax, La 96a, Laco, Laxacol, Laxadin, Laxagetten, Laxanin N, Laxans „Thomae", Laxbene, Laxematic, Laxibon, Laxine „Maney", Laxoluy, Laxorex, Manaron, Megalax, Metalax „Star", Moderlax, Neolax, Nigalax, Normalene, Nourilax N, Novolax „Krka", Obstilax forte, Oralax, Organolax, Pentalax, Perilax „Nordisk Droge", Prontolax, Pyrilax, Rytmil, Rytmilax, Sanvacual, Satolax-10, Sedolax, Sopalax, Spirolax, Stadalax, Tempo, Theralax, Toilax, Ulcolax, Videx, Zetrax

V Kontaktlaxativum

4811-01 1336-29-4

H Gerbsäurekomplex

S *Bisacodyl tannex*, Clysodrast

V Kontaktlaxativum

4812 *(3943)* $C_{22}H_{20}N_2$

16571-59-8

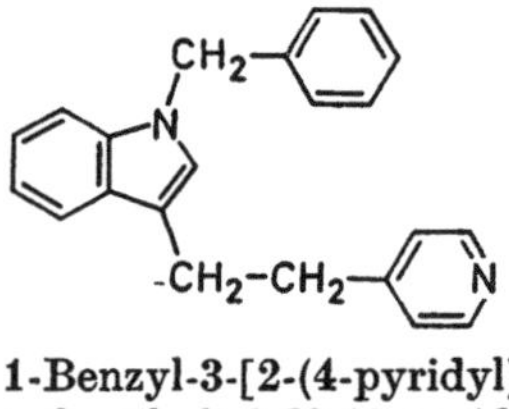

1-Benzyl-3-[2-(4-pyridyl)-ethyl]-indol = 1-(Phenylmethyl)-3-[2-(4-pyridinyl)ethyl]-1*H*-indol (●)

H Hydrochlorid (5585-71-7)

S *Benzindopyrinhydrochlorid***, IN 461, NSC-17789, *Pyrbenzindole*

V Psychotherapeuticum

4813 *(3945)* $C_{22}H_{20}N_6O_6$

17692-30-7

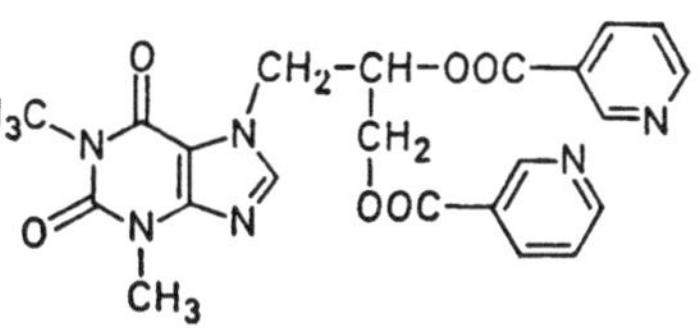

7-(2,3-Dihydroxypropyl)-theophyllindinicotinat = 7-(2,3-Dinicotinoyloxypropyl)-1,3-dimethylxanthin = 7-[2,3-Bis[(3-pyridinylcarbonyl)oxy]propyl]-3,7-dihydro-1,3-dimethyl-1*H*-purin-2,6-dion (●)

S A 17 HF, Corverum-Wirkstoff, *Diniprofyllin***, *Diteonicon*

V Broncholyticum, Vasodilatans

4814 *(3946)* $C_{22}H_{20}O_6$

5664-34-6

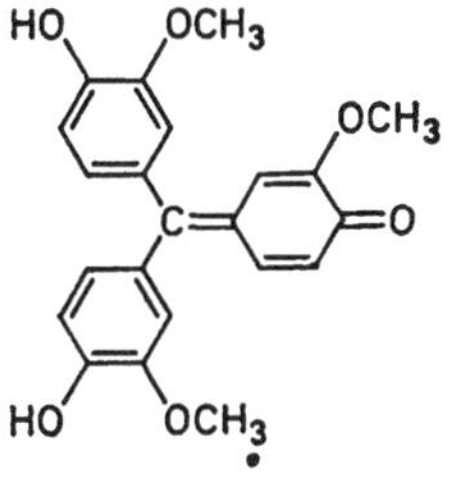

4,4'-Dihydroxy-3,3',3''-trimethoxyfuchson = Bis-(4-hydroxy-3-methoxyphenyl)-3-methoxychinomethan = 4-[Bis(4-hydroxy-3-methoxyphenyl)-methylen]-2-methoxy-2,5-cyclohexadien-1-on (●)

S Rubrocol, Rubrophen, *Trimethoxyaurin*

V Tuberkulostaticum, Farbstoff

4815 *(3947)* $C_{22}H_{20}O_{10}$

19879-06-2

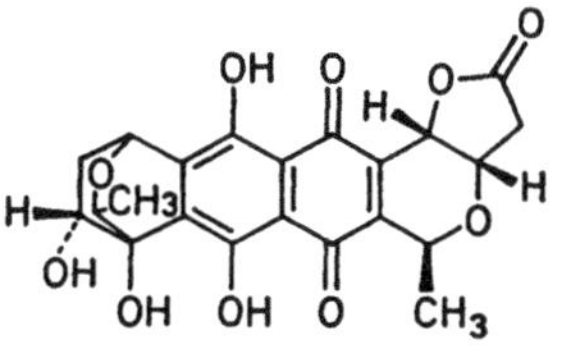

[3aα,5α,8a(*S**),11β,13bα]-3,3a,5,8,11,13b-Hexahydro-7,8,12,15-tetrahydroxy-5,9-dimethyl-8,11-ethanofuro[2,3-*e*]naphtho[2,3-*c*:6,7-*c'*]dipyran-2,6,13(9*H*)-trion (●)

S *Granaticin*

V Antibioticum aus Streptomyces olivaceus

4816 *(3948)* $C_{22}H_{21}ClN_2O_8$

2013-58-3

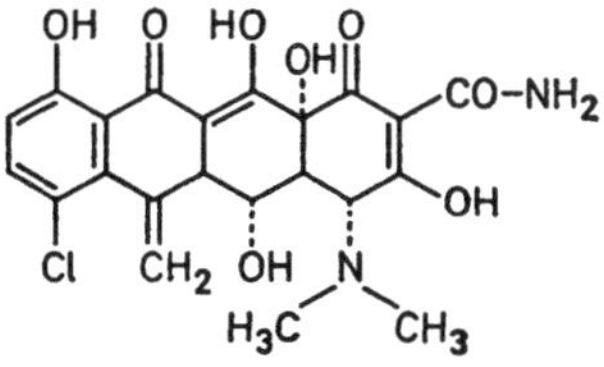

7-Chlor-4-dimethylamino-1,4,4a,5,5a,6,11,12a-oktahydro-3,5,10,12,12a-pentahydroxy-6-methylen-1,11-dioxo-2-naphthacencarboxamid = [4*S*-(4α,4aα,5α,5aα,12aα)]-7-Chlor-4-(dimethylamino)-1,4,4a,5,5a,6,11,12a-octahydro-3,5,10,12,12a-pentahydroxy-6-methylen-1,11-dioxo-2-naphthacencarboxamid (●)

H auch Sulfosalicylat

S GS-2989, *Meclocyclin***, Mecloderm, Meclosorb

V Antibioticum

4817 $C_{22}H_{21}NO_2S$

2799-07-7

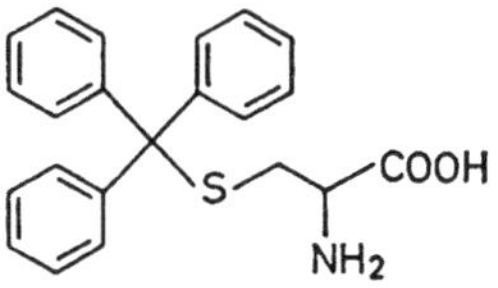

2-Tritylthio-L-alanin = 3-[(Triphenylmethyl)-thio]-L-alanin (●)

S NSC-83265

V Cytostaticum

4818 *(4138)* $C_{22}H_{21}NO_7$
53 228-00-5

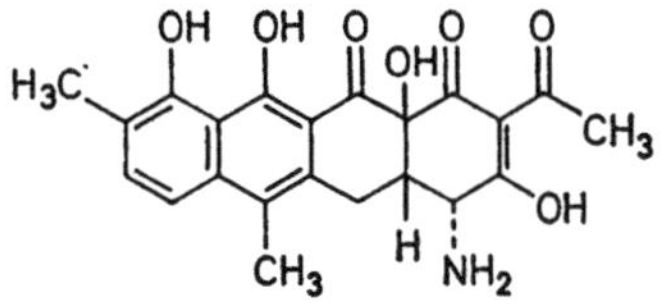

(4α,4aβ,12aβ)-2-Acetyl-4-amino-4a,12a-dihydro-3,10,11,12a-tetrahydroxy-6,9-dimethyl-1,12(4*H*,5*H*)-naphthacendion (●)

H Hydrochlorid (53 274-41-2) [auch Hydrochlorid der [4*R*-(4α,4aβ,12aβ)]-Verbindung (56 433-46-6)]

S Abbott 40728, *Cetocyclinhydrochlorid**, *Cetotetrinhydrochlorid*

V Antibioticum aus Nocardia sulphurea-Species

4819 *(3949)* $C_{22}H_{21}N_5O_3$
41 689-64-9

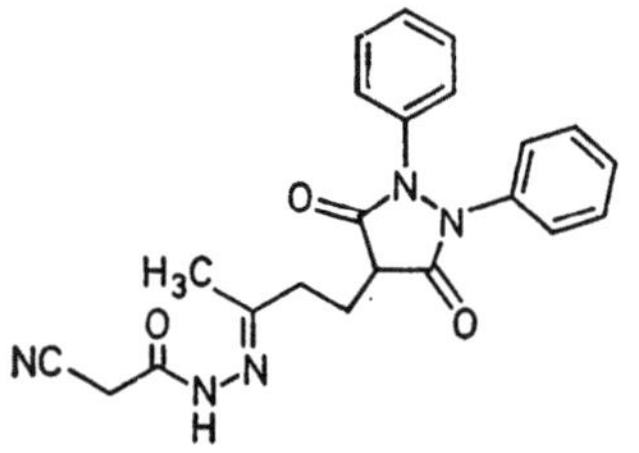

N'-[1-Methyl-3-(3,5-dioxo-1,2-diphenylpyrazolidin-4-yl)-propyliden]-cyanacethydrazid = 1,2-Diphenyl-4-(3-oxobutyl)-pyrazolidin-3,5-dioncyanacethydrazon = Cyanessigsäure[3-(3,5-dioxo-1,2-diphenyl-4-pyrazolidinyl)-1-methylpropyliden]-hydrazid (●)

S Kyazon

V Antiphlogisticum

4820 *(3950)* $C_{22}H_{22}ClF_4NO_2$
10 457-91-7

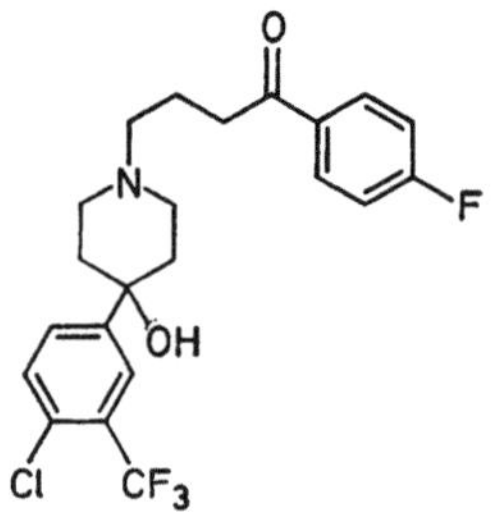

4-[4-(*p*-Chlor-*m*-trifluormethylphenyl)-4-hydroxypiperidino]-4'-fluorbutyrophenon = 4-(4-Chlor-3-trifluormethylphenyl)-1-[3-(4-fluorbenzoyl)-propyl]-piperidin-4-ol = 4-[4-[4-Chlor-3-(trifluormethyl)phenyl]-4-hydroxy-1-piperidinyl]-1-(4-fluorphenyl)-1-butanon (●)

S *Clofluperol***, PJ-929, R 9298, *Seperidol*

V Neurolepticum

4821 *(3951)* $C_{22}H_{22}FN_3O_2$
548-73-2

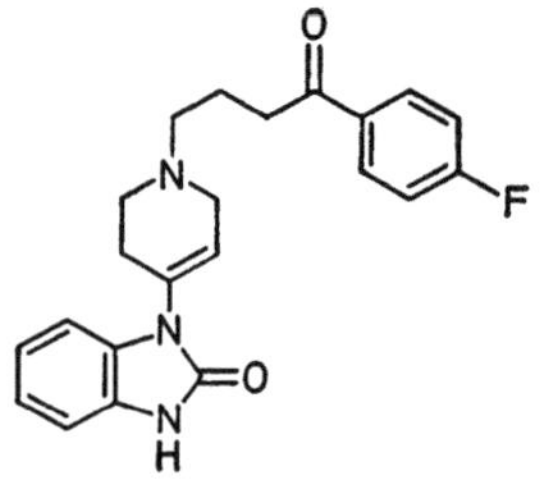

1-{1-[4-(*p*-Fluorphenyl)-4-oxobutyl]-1,2,3,6-tetrahydro-4-pyridyl}-2-benzimidazolinon = *p*-Fluor-γ-[4-(2-oxo-1-benzimidazolinyl)-1,2,3,6-tetrahydro-1-pyridyl]-butyrophenon = 1-[3-(4-Fluorbenzoyl)-propyl]-1,2,3,6-tetrahydro-4-pyridyl]-2-benzimidazolinon = 1-[1-[4-(4-Fluorphenyl)-4-oxobutyl]-1,2,3,6-tetrahydro-4-pyridinyl]-1,3-dihydro-2*H*-benzimidazol-2-on (●)

S Dehidrobenzperidol, Dehydrobenzperidol, Deidrobenzperidolo, Diaperidol, Dridol, Droleptan, *Droperidol***, Inapsin(e), Inopsin, McN-JR 4749, Neurolidol, R 4749, Sintodian, Sintodril

V Neurolepticum, Antiemeticum

4822 *(3952)* $C_{22}H_{22}N_2O$

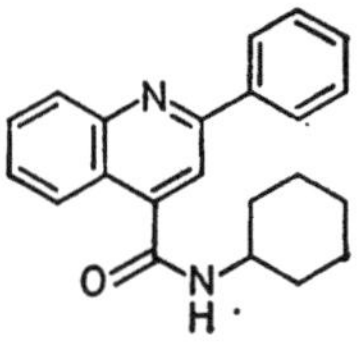

N-Cyclohexyl-2-phenyl-4-chinolincarboxamid (●) = 2-Phenylchinolin-4-carbonsäuremonocyclohexylamid

S *Cycinchophène*, Lithopan

V Antiarthriticum, Antirheumaticum

4823 *(3953)* $C_{22}H_{22}N_2O_2$
2056-56-6

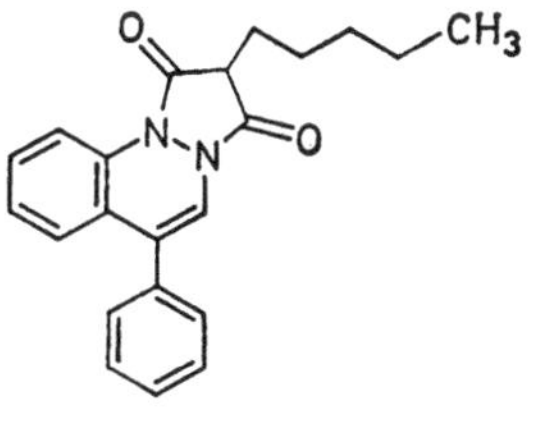

2-Pentyl-6-phenyl-1*H*-pyrazolo[1,2-*a*]cinnolin-1,3(2*H*)-dion (●) = 1,2-(Pentylmalonyl)-1,2-dihydro-4-phenylcinnolin

S AHR-3015, *Cinnopentazon***, *Cintazone*, Scha 306

V Antiphlogisticum, Analgeticum

4824 *(3954)* $C_{22}H_{22}N_2O_5S$
1926-48-3

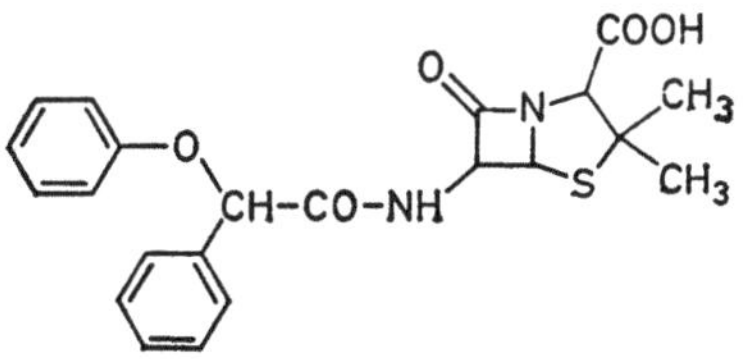

3,3-Dimethyl-7-oxo-6-(α-phenoxyphenylacetamido)-4-thia-1-azabicyclo[3.2.0]heptan-2-carbonsäure = 6-(α-Phenoxyphenylacetamido)-penicillansäure = α-Phenoxybenzylpenicillin = [2*S*-(2α,5α,6β)]-3,3-Dimethyl-7-oxo-6-[(phenoxyphenylacetyl)amino]-4-thia-1-azabicyclo[3.2.0]heptan-2-carbonsäure (●)

H Kaliumsalz **(1177-30-6)**

S D.C.(B).L. 306, *Fenbenicillin-Kalium***, Penspek, *Phenbenicillin-Kalium*

V Antibioticum

4825 *(3955)* $C_{22}H_{22}N_2O_8$
914-00-1

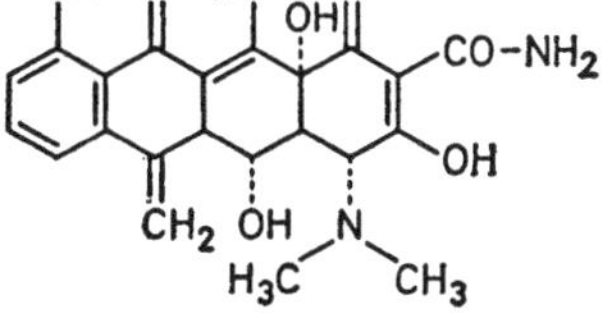

4-Dimethylamino-1,4,4a,5,5a,6,11,12a-oktahydro-3,5,10,12,12a-pentahydroxy-6-methylen-1,11-dioxo-2-naphthacencarboxamid = 6-Deoxy-6-demethyl-6-methylen-5-hydroxytetracyclin = [4*S*-(4α,4aα,5α,5aα,12aα)]-4-(Dimethylamino)-1,4,4a,-5,5a,6,11,12a-octahydro-3,5,10,12,12a-pentahydroxy-6-methylen-1,11-dioxo-2-naphthacencarboxamid (●)

H auch Hydrochlorid **(3963-95-9)**

S Adramycin, Adriamicina, Apriclina, Benciclina, Bialatan, Bivimicina, Boscillina, Brevicillina, Ciclobiotic, Ciclum, Dobracina, Duecap, Duplaciclina, Duramicina, Dynamicin, Esarondil, Esquilin, Fitociclina, Franciclina, Francomicina, Gammaciclina, Germiciclin, Germicina, Globociclina, Gramciclina, Grandemicina, GS-2876, Idrossimicina, Isometa, Jucin, Largomicina, Lentomicina-Zimaia, Londomycin, Medomycin, Mégamycine, Metabiotic, Metabiotico(n), Metac, *Metaciclin*, Metacil „Ibirn", Metaclin, Metaclor, *Metacyclin**, Metagram, Metamicina, Metatetril, *Methacycline*, *Méthylènecycline*, Metilenbiotic, Micociclina, Minibiotic, Minimicina, Mit-Ciclina, Molciclina, MOTC, Optimycin, Ossirondil, Oxilenta, Paveciclina, Piziacina, Pluramycine, Pluri-gram, Prontomicina, Quickmicina, Radiomicina, Rindex, Rondomicina, Rondomycin, Rotilen, Sernamicina, Sititetral, Stafilon, Tachiciclina, Tetrabios, Tetralen „Vitória", Tetranova, Tiberciclina, Ticomicina, Treisciclina, Valcin, Vitabiotic, Wassermicina, Zermicina

V Antibioticum

4826 *(3956)* $C_{22}H_{22}N_4O_2$
517-83-9

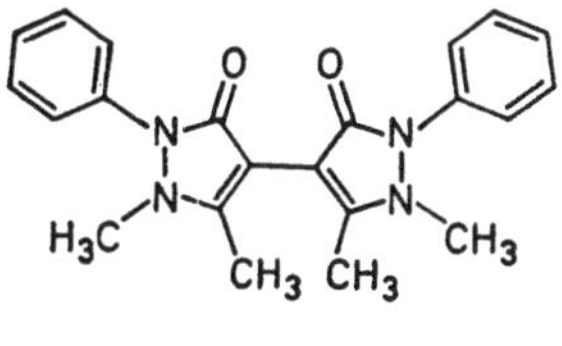

4,4'-Bis-(2,3-dimethyl-1-phenyl-3-pyrazolin-5-on) = 1,1',2,2'-Tetrahydro-1,1',5,5'-tetramethyl-2,2'-diphenyl[4,4'-bi-3*H*-pyrazol]-3,3'-dion (●)

S Forbisen, S.N. 475

V Chemotherapeuticum (gegen Rinder-Anaplasmose)

4827 *(3957)* $C_{22}H_{22}O_4$
84-19-5

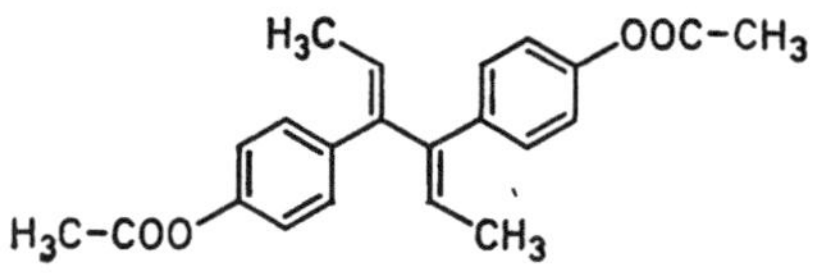

p,p'-(1,2-Diethylidenethylen)-diphenoldiacetat = 3,4-Bis-(*p*-acetoxyphenyl)-2,4-hexadien = 4,4'-(1,2-Diethyliden-1,2-ethandiyl)bis[phenol]diacetat(ester) (●)

H vgl. auch Nr. 3582

S *Dienöstroldiacetat*, Faragynol, Farmacyrol, Folacapon, Folöstrol T, Foragynol, Foralactol, Fortostilbene, Gynocyrol, Klianyl, Oestrasid, Oestroral-Tabletten, Orestrol, Ovumin, Retałon-Oral-Tabletten, Sintofolin

V synthetisches Östrogen

4828 *(3958)* $C_{22}H_{22}O_4$
24 643-94-5

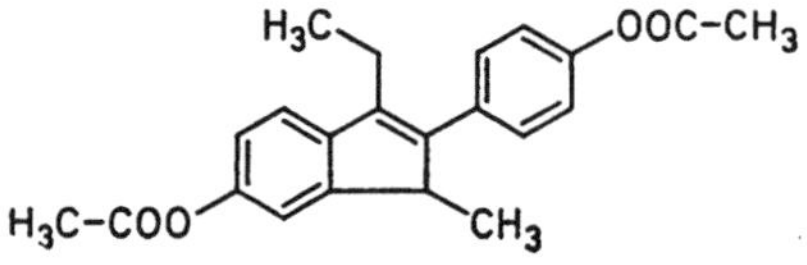

3-Ethyl-2-(*p*-hydroxyphenyl)-1-methylinden-6-oldiacetat = 1-Methyl-2-(4-acetoxyphenyl)-3-ethyl-6-acetoxyinden = 2-[4-(Acetyloxy)phenyl]-3-ethyl-1-methyl-1*H*-inden-5-olacetat (●)

S *Indenoestroldiacetat*

V synthetisches Östrogen

4829 *(3959)* $C_{22}H_{22}O_5$
579-23-7

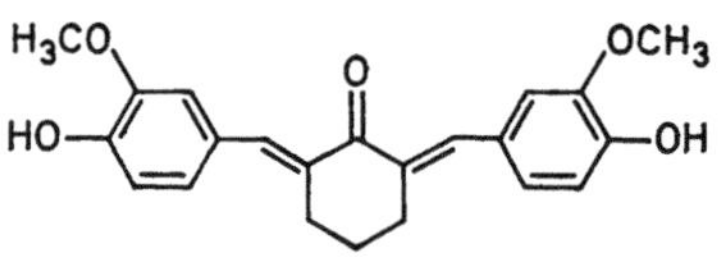

2,6-Divanillylidencyclohexanon = 2,6-Bis[(4-hydroxy-3-methoxyphenyl)methylen]cyclohexanon (●)

S Beveno, Curcumoid, *Cyclovalon***, Cycvalon, Cyqualon, Divanil, Divanon, DVC, Flavugal, Sincolin semplice, *Vanidène*, Vanilone

V Cholagogum, Choleretícum

4830 *(3960)* $C_{22}H_{23}BrN_2O_8$
4572-56-9

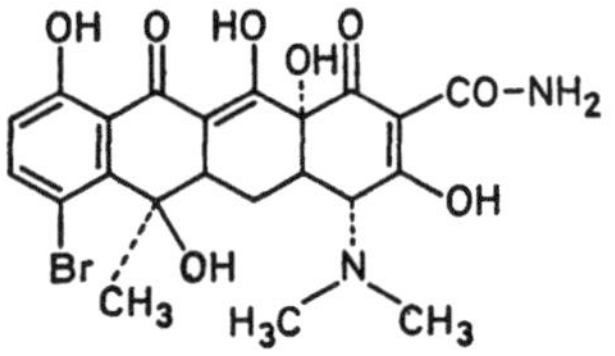

7-Brom-4-dimethylamino-1,4,4a,5,5a,6,11,12a-oktahydro-3,6,10,12,12a-pentahydroxy-6-methyl-1,11-dioxo-2-naphthacencarboxamid = [4*S*-(4α,4aα,5aα,6β,12aα)]-7-Brom-4-(dimethylamino)-1,4,4a,5,5a,6,11,12a-octahydro-3,6,10,12,12a-pentahydroxy-6-methyl-1,11-dioxo-2-naphthacencarboxamid (●)

S *Bromtetracyclin*

V Antibioticum

4831 *(3961)* $C_{22}H_{23}ClN_2O_8$
57-62-5

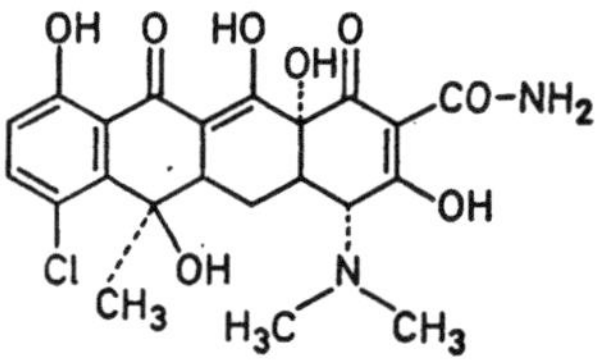

7-Chlor-4-dimethylamino-1,4,4a,5,5a,6,11,12a-oktahydro-3,6,10,12,12a-pentahydroxy-6-methyl-1,11-dioxo-2-naphthacencarboxamid = 7-Chlortetracyclin = [4*S*-(4α,4aα,5aα,6β,12aα)]-7-Chlor-4-(dimethylamino)-1,4,4a,5,5a,6,11,12a-octahydro-3,6,10,12,12a-pentahydroxy-6-methyl-1,11-dioxo-2-naphthacencarboxamid (●)

H auch Hydrochlorid (64-72-2)

S Acronize(d), Arocin, Aurecil, Aureobiotil, Auréocarmyl, Aureociclin(a), Aureocina, Aureodermil, Aureol-Intes, Aureomicina, Aureomycin, Aureomykoin, Aureum-Farmigea, Auróciclina, Aurofar, Biomitsin, Biomycin, Biovit-40, Chloratet 50, Chlorcyclin, Chlorocycline, Chlorocyklina, Chlortet, *Chlortetracyclin***, Chlortetraseam, Chrysomycin, Chrysomykine, Clorciclina, Clorocipan, Cloroscel, *Clortetraciclina*, Duomycin, Guardocin, Hiramicin, Isphamycin, Lucomycin, Megaclor „Icar Leo", Miba-Micina, NSC-13252, Orociclina, Rectobion, Rectociclina, Septamycin „Medichem Pharm.", Tetra 5, Topmycin, Velocillin, Xanthomycin „Egyt"

V Antibioticum aus Streptomyces aureofaciens

4831-01 (3961a) **1111-27-9**

H Verbindung mit *N,N'*-Dibenzylethylendiamin
S Dibiomycin
V Antibioticum

4831-02 (3961b) **5892-31-9**

H Calciumsalz
S Chlorachel-50, Clortetra
V Antibioticum

4831-03

H Borat
S Aureoftalmina
V Antibioticum

4832 $C_{22}H_{23}F_2NO_2$ **24678-13-5**

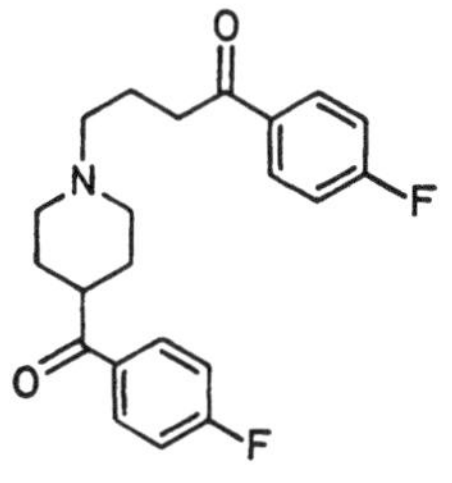

4'-Fluor-4-[4-(*p*-fluorbenzoyl)-piperidino]-butyrophenon = 4-[4-(4-Fluorbenzoyl)-1-piperidinyl]-1-(4-fluorphenyl)-1-butanon (●)

H Hydrochlorid (24677-86-9)
S AHR-2277, Elanone-V, Lenperol, *Lenperon-hydrochlorid***
V Neurolepticum

4833 (3962) $C_{22}H_{23}F_4NO_2$ **749-13-3**

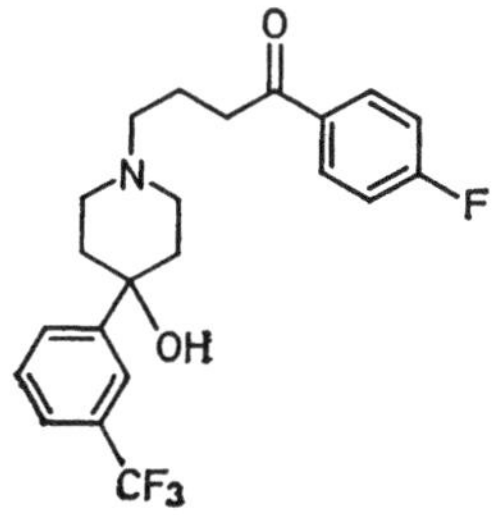

p-Fluor-γ-[4-hydroxy-4-(3-trifluormethylphenyl)-piperidino]-butyrophenon = 4-(*m*-Trifluormethylphenyl)-1-(3'-*p*-fluorbenzoylpropyl)-piperidin-4-ol = 1-(4-Fluorphenyl)-4-[4-hydroxy-4-[3-(trifluormethyl)phenyl]-1-piperidinyl]-1-butanon (●)

H auch Hydrochlorid (2062-77-3)
S *Flumoperonum*, McN-JR-2498, Psicoperidol, Psychoperidol, R 2498, Ramidosan, Trifludol, *Trifluperidol***, Triperidol, Trisedil, Trisedyl
V Neurolepticum

4834 (191 N) $C_{22}H_{23}NO_2$ **10087-89-5**

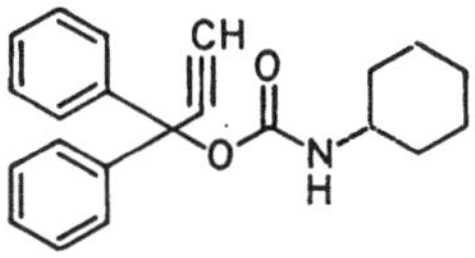

1,1-Diphenyl-2-propinyl-cyclohexancarbamat = Cyclohexylcarbamidsäure-α-ethinylbenzhydrylester = Cyclohexylcarbamidsäure-1,1-diphenyl-2-propinylester (●)

S *Enpromat***, Lilly 59156, NSC-112682
V Antineoplasticum

4835 (3963) $C_{22}H_{23}NO_4$ **13997-19-8**

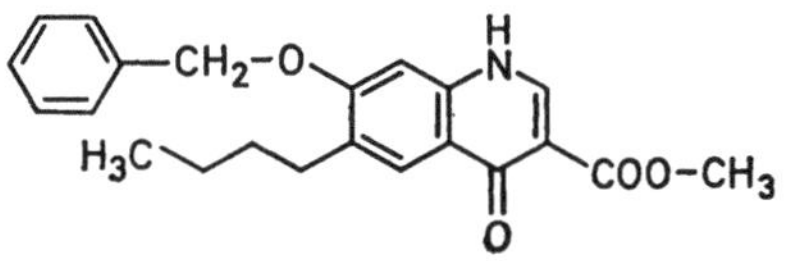

7-Benzyloxy-6-*n*-butyl-1,4-dihydro-4-oxochinolin-3-carbonsäuremethylester = 6-Butyl-1,4-dihydro-4-oxo-7-(phenylmethoxy)-3-chinolincarbonsäuremethylester (●)

S AY-20385, *Benzoquate*, ICI 55052, *Methyl-Benzoquate*, *Nequinat**, Statoquate, Statyl, Tranil
V Coccidiostaticum

4836 (*3964*) $C_{22}H_{23}NO_7$
128-62-1

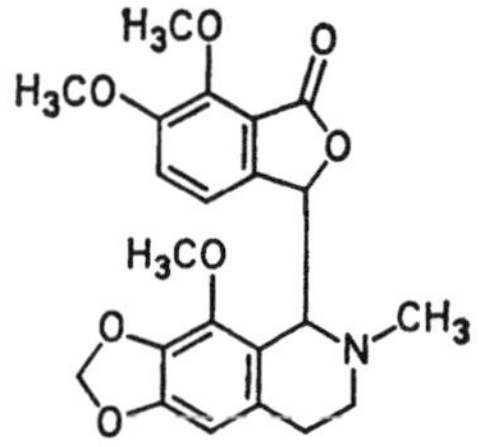

1-(6,7-Dimethoxy-3-phthalidyl)-8-methoxy-2-methyl-6,7-methylendioxy-1,2,3,4-tetrahydroisochinolin = [*S*-(*R**,*S**)]-6,7-Dimethoxy-3-(5,6,7,8-tetrahydro-4-methoxy-6-methyl-1,3-dioxolo[4,5-*g*]-isochinolin-5-yl)-1(3*H*)-isobenzofuranon (●)

H auch Hydrochlorid (912-60-7)

S Anarkotin, Capval-Tropfen, Codipect, Cofanil, Colme „Laquifa", Consolets, Coscopin, Coscotabs, Detusso, Dru-Tosse, Finipect, Gnoscopin, Hoeswin, Key-Tusscapine, Kofsin, Lyobex, Manartin, Meenk, Mercotin (Drop + Powd.), *Methoxyhydrastin*, Narcompren, Narcosine, *Narcotin*, Narcotos, Narcotussin, *Narkotin*, Narkotyl, Nectadon, Nicolane, Nipaxon, Norkotine, Noscadon, Noscafides, Noscamin, Noscapal, Noscapalin, Noscapect, *Noscapin**, Noscatuss, *Noskapin*, NSC-5366, Opian, Opianine, Phymocil, Retentós, Sinecod „Alpine", Solcatuss, Terial, Toseina, Tusan, Tuscapine, Vadebex, Vichosan

V Hustensedativum (Opiumalkaloid)

4836-01 (*3964a*) 25333-79-3

H DL-Camphersulfonat

S *Camphoscapine*, J.L. 374, Tulisan, Tuli-Tos

V Hustensedativum

4836-02 (*3964b*)

H Harzkomplex

S Capval-Dragees, Ip-Toss, Longactin, Longamex, Longatin, Nitepax, Sintusan, Terbenol, Tos-Perdur

V Antitussivum

4837 $C_{22}H_{23}NS$
27574-24-9

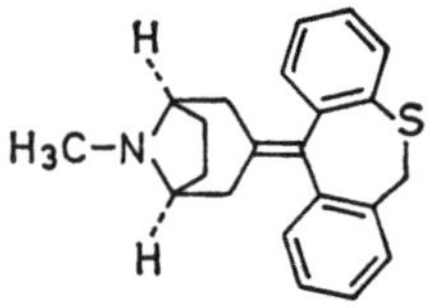

3-(Dibenzo[*b*,*e*]thiepin-11(6*H*)-yliden)-1α*H*,5α*H*-tropan = 3-Dibenzo[*b*,*e*]thiepin-11(6*H*)-yliden-8-methyl-8-azabicyclo[3.2.1]octan (●)

H Hydrochlorid (27574-25-0)

S Lepticur, SD 1248-17, *Tropatepinhydrochlorid***

V Parkinsontherapeuticum

4838 (*3965*) $C_{22}H_{23}N_3OS$
92-97-7

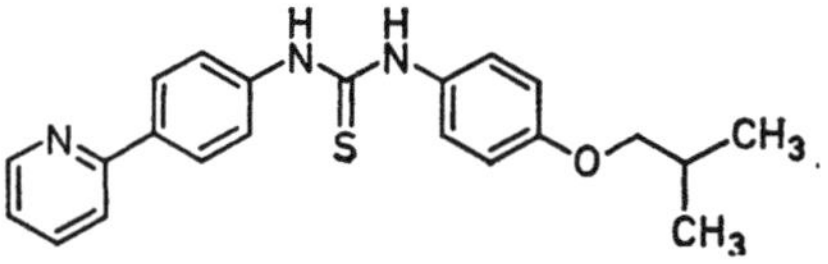

N-[*p*-(2-Pyridyl)-phenyl]-*N'*-[*p*-(isobutoxy)-phenyl]-thioharnstoff = *N*-[4-(2-Methylpropoxy)phenyl]-*N'*-[4-(2-pyridinyl)phenyl]thioharnstoff (●)

S THC, Thioban, *Thiocarbanidin*, Y 9525

V Tuberkulostaticum

4839 $C_{22}H_{23}N_3O_2$
55902-8

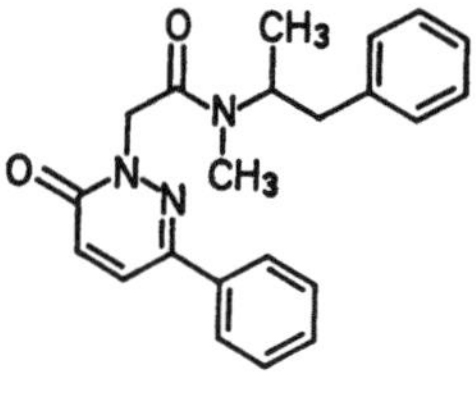

(−)-*N*-Methyl-*N*-(1-methyl-2-phenylethyl)-6-oxo-3-phenyl-1(6*H*)-pyridazinacetamid (●)

S Isamfazon**, Pir-353

V Antiphlogisticum

4840 $C_{22}H_{24}ClN_3OS$
49 864-70-2

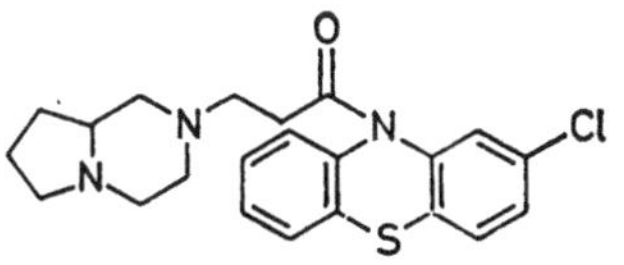

2-Chlor-10-[3-(hexahydropyrrolo[1,2-*a*]pyrazin-2(1*H*)-yl)-propionyl]-phenothiazin = 2-Chlor-10-[3-(hexahydropyrrolo[1,2-*a*]pyrazin-2(1*H*)-yl)-1-oxopropyl]-10*H*-phenothiazin (●)

H Dihydrochlorid (49 780-10-1)

S AY-25 329, *Azaclorzindihydrochlorid***, Nonachlazin

V Coronarvasodilatans

4841 (192 N) $C_{22}H_{24}ClN_3OS_2$
24 527-27-3

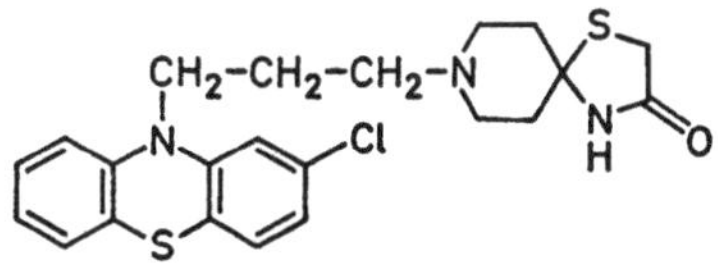

8-[3-(2-Chlor-10-phenothiazinyl)-propyl]-1-thia-4,8-diazaspiro[4.5]decan-3-on = 8-[3-(2-Chlor-10*H*-phenothiazin-10-yl)propyl]-1-thia-4,8-diazaspiro-[4.5]decan-3-on (●)

H Hydrochlorid (27 007-85-8)

S APY-606, *Clospirazinhydrochlorid*, Diceplon, Disepron, *Spiclomazinhydrochlorid***

V Psychotropicum

4842 (3966) $C_{22}H_{24}FN_3O_2$
2062-84-2

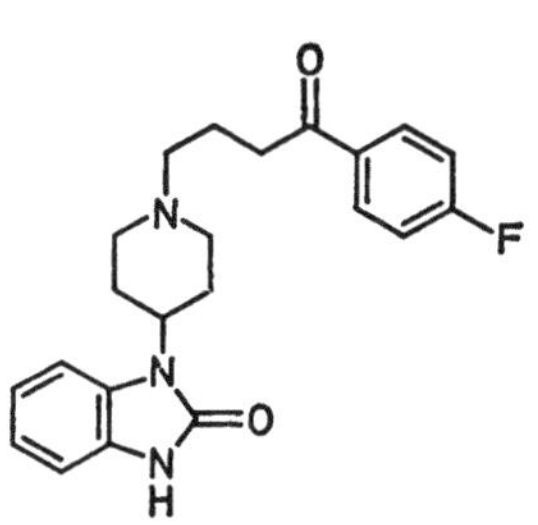

1-{1-[4-(*p*-Fluorphenyl)-4-oxobutyl]-4-piperidyl}-2-benzimidazolinon = 1-[3-(4-Fluorbenzoyl)-propyl]-4-[2-oxobenzimidazolin-2-yl]-piperidin = 1-[1-[4-(4-Fluorphenyl)-4-oxobutyl]-4-piperidinyl]-1,3-dihydro-2*H*-benzimidazol-2-on (●)

S Anquil, *Benperidol***, Benzperidol, 8089 C.B., Concilium, Frénactil, Frenactyl, Glianimon, McN-JR 4584, R 4584

V Neurolepticum

4843 (3967) $C_{22}H_{24}F_3N_3O_2S$
33 414-36-7

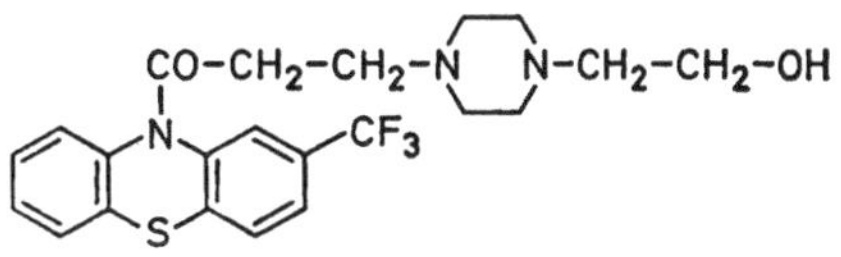

10-{3-[4-(2-Hydroxyethyl)-1-piperazinyl]-propionyl}-2-trifluormethylphenothiazin = 4-[3-Oxo-3-[2-(trifluormethyl)-10*H*-phenothiazin-10-yl]propyl]-1-piperazinethanol (●)

S *Ftorpropazin***

V Antidepressivum

4844 $C_{22}H_{24}F_4N_2O_2$
42 048-72-6

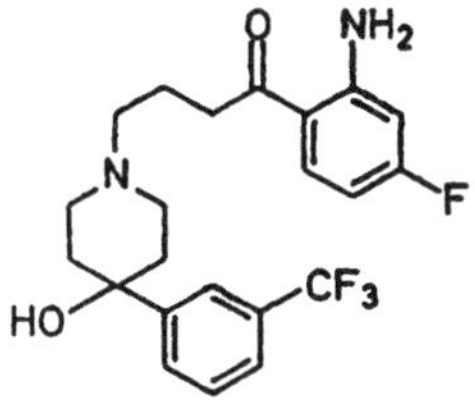

2′-Amino-4′-fluor-4-[4-hydroxy-4-(3-trifluormethylphenyl)-piperidino]-butyrophenon = 1-[3-(2-Amino-4-fluorbenzoyl)-propyl]-4-hydroxy-4-(3-trifluormethylphenyl)-piperidin = 1-(2-Amino-4-fluorphenyl)-4-[4-hydroxy-4-[3-(trifluormethyl)-phenyl]-1-piperidinyl]-1-butanon (●)

S ID-4708

V Neurolepticum

4845 *(3968)* $C_{22}H_{24}N_2O$
19410-02-7

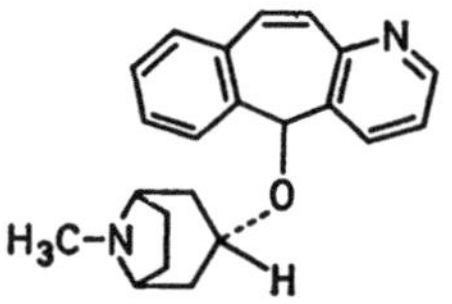

3α-(5*H*-Benzo[4,5]cyclohepta[1,2-*b*]pyrid-5-yloxy)-tropan = 5-(1α*H*,5α*H*-Tropan-3α-yloxy)-5*H*-benzo[4,5]cyclohepta[1,2-*b*]pyridin = *endo*-5-[(8-Methyl-8-azabicyclo[3.2.1]oct-3-yl)oxy]-5*H*-benzo-[4,5]cyclohepta[1,2-*b*]pyridin (●)

H Maleat (17929-04-3)

S B.S. 7723, *Tropirinmaleat***

V Anticholinergicum, Respirationsstimulans

4846 *(3969)* $C_{22}H_{24}N_2O_3$
13221-27-7

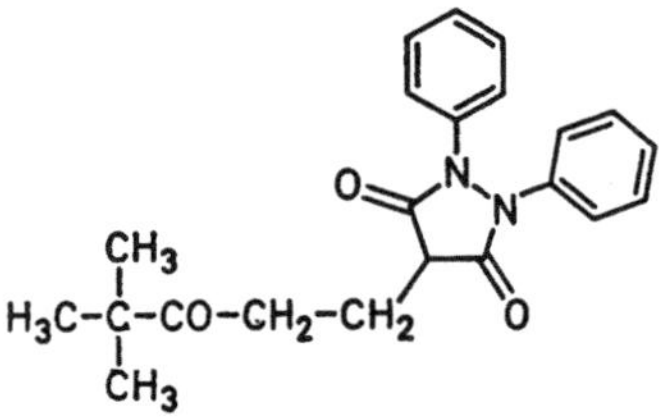

4-(4,4-Dimethyl-3-oxopentyl)-1,2-diphenyl-3,5-pyrazolidindion (●) = 1,2-Diphenyl-4-(2-pivaloyl-ethyl)-pyrazolidin-3,5-dion

S Benetazon, TMZ, *Tribuzon**, *Trimethazon*

V Antiphlogisticum, Antirheumaticum

4847 *(3970)* $C_{22}H_{24}N_2O_8$
60-54-8

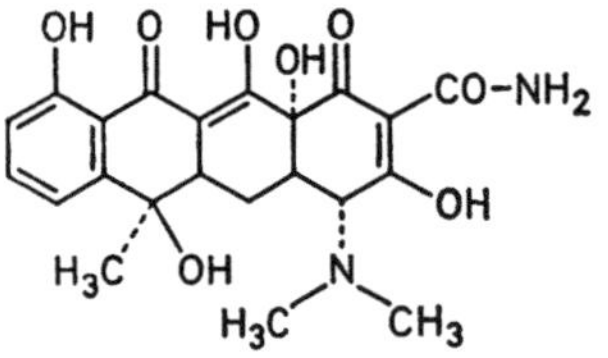

4-Dimethylamino-1,4,4a,5,5a,6,11,12a-oktahydro-3,6,10,12,12a-pentahydroxy-6-methyl-1,11-dioxo-2-naphthacencarboxamid = [4*S*-(4α,4aα,5aα,6β,-12aα)]-4-(Dimethylamino)-1,4,4a,5,5a,6,11,12a-octahydro-3,6,10,12,12a-pentahydroxy-6-methyl-1,11-dioxo-2-naphthacencarboxamid (●)

H vgl. auch Nr. 2779-01
auch Hydrochlorid (64-75-5)

S Abiosan, Achro 500, Achromycin, Achropac, Acicycline, Acrocil, Acrocyclin, Acrodermil, Acromicina, Afdicyclin, Agmacycline, Agromicina, Ala-Tet, Alcyclin, Altracycline, Ambramicetina, Ambramicina, Ambramycin, Amer-Tet, Amilin, Ampliociclina, Amsaciclina, Amtet, Amycin, Archiciclina, Archicyclin, Aremcyclin, Arka-T-Mycin, Artomycin, Atcocyclin, Austramycin, Bactercycline, Bekacycline, Binicap-Ovuli, Biocin „Sam", Biocycline, Biotecline, Bio-Tetra, Biotricina, Bipicyclin, Bi-Steclin, Bitacycline, Bristaciclina, Bristacyclin, Bristazoo, Bristocycline, Brodspec, Cadicycline, Calociclina, Cancycline, Cap-O-Mycin, Carecyclin, Cebin, Cefracycline, Centaclin, Centet, Centracycline, Chemcycline, Chrocyclin, Chromocyclin, Ciclibion, Ciclicina, Ciclindif, Ciclobiotic(o), Cilcycline-500, Clinitetrin, Clormicrol-AM, Combicline, Copharlan, Crestamycin, Criseociclina, Croycyclin, Curocyclin, Cyclibel, Cycline-250, Cyclisun, Cyclomycine, Cyclopar, Cyltrecin, Cytome, Decabiotic, Decyclin(e), Deltrina, Dema, Democracin, Dentacycline, Dericycline, Desamycin, Deschlorbiomycin, Deschloroaureomycin, Diacycline, Dicicyclin, Diocyclin, Dipacycline, Dotricin, Dumicyclin, Dumocyclin(a), Duratet, Ecocyclin, Economycin, Eficycline, Enzicycline-Wirkstoff, Ergocyclin, Estycycline, Fabacyclin, Facyclin, Fairmycin, Farciclina, Fed-Mycin, Fercacyclin, Fermentmycin, Fermycine, Fidemycin, Flavacyn, Flavomicina, Floramicina, Florocycline-Wirkstoff, Forbesycline, Fort-Cyclin, Friesomycin, Gargacycline, Ge iclin, Gene-Cycline, G-Mycin, Goniciclina, Granitil, Grocyclin, Grunicyclin, GT „Horner", Halitrex, Hosta 500, Hostacyclin, Hydracycline, Ibicyn, Ificyclin, Ingacycline, Indo-Cycline, Intercycline, Italcyclina, Junmycin, Kabacyclin, Kay-Cycline, Kesso-Tetra, Kristacyclin, Kylicycline, Lacycline-500, La-Tetra, Latycin, Lemotetra, Lemtrex, Lexacycline, Life-Tetra, Lificycline, Linemett, Liquamycin, Lupicyclin, Lusotetra, Lykaclin, Marviciclina, Maytrex, Medamycin, Mediacycline, Medicyclin(e), Medocycline, Mephacyclin, Mericycline, Metacycline „Bombay Drug House", Metzcycline, Micipan, Microcyclin, M-Tetra, Muracine, Naphacycline, Nectacycline-Caps., Neociclina, Neocyclin(e), Neo-Tetrine, Niacycline, Nicycline, Nococycline, Nor-Tet 500, Noviltetra, Novotetra, Omegamycin, Opicycline, Oppacyn, Oricyclin, Ostotet, Paltet, Panbio-C-Wirkstoff, Panciclina,

Pancycline-Wirkstoff, Panmycin, Panter, Partrex, Pericycline, Pervasol „Poen", Pexobiotic, Picycline, Piracaps, Pirocyclina, Plus-Tetra, Polarcyclin, Polfamycine, Polibac, Policiclina, Polycycline, Precyclin, Prociclina, Progtet, Pro-Tet, 3 P-Tet, Purocyclina, Qidtet, Quadcin. Quadracylcine, Quadran-500, Quatrax, Quirvetin, Rancycline, R-Cycline, Remicyclin, Resomicina, Resteclin, Retet, Retifon, Rexamycin, Ricycline, Robicyclan, Robitet, Ro-cycline, Rophacycline, Roracyn, Roviciclina, Sanbiotetra, Sanclomycine, Sarocycline, Sautrex, Scantetrin, Scotrex, Seamcycline, Sodécycline, Sopacycline, Spaciclina, Steclin, Stilciclina, Subamycin, Sumycin hydrochloride, Supramycin N, Sustamycin, Sustetra, Svedocyklin, T-125, T-250, T-Caps, T-Ciclina, T-Cycline, Teciclina, Teclinazets, Tefilin, Teline, Telotrex, Teracin, Tesyklin, Tet-Cy, Tetrabakat, Tetrabid-Organon, Tetrabion, Tetrabioptal, Tetrabior, Tetrabiotic, Tetrabon, Tetracap „Bonco", Tetracapin, Tetracaps, Tetrachel, Tetraciclene, *Tetraciclina*, *Tetraciklin*, Tetracinil, Tetracline, Tetraclon, Tetra-Co, Tetracompren, Tetracrine, *Tetracyclin***, Tetracyn(a), Tetra-D, Tetradecin, Tetradexter, Tetradif, Tetrafil, Tetragen, Tetragyn, Tetrakap, Tetral, Tetralar, Tetralean, Tetralen „C.E.P.A.", Tetraletas, Tetraline, Tetralonga, Tetralution, Tetram, Tetramac, Tetramavan, TetraMAX, Tetramed, Tétramig, Tetra M.P., Tetramycin, Tetran „Vitarine", Tetraos, Tetraplon, Tetraplus, Tetra-Proter, Tetrarco, Tetrascel, Tetraseptin, Tetrasuiss, Tetra-Tike, Tetra-Wolf, Tetrerba, Tetrivo, Tetrosar, Tetrosol, Tetrun, Tetrus, Theracycline, Thiocycline, Thuricyclin, T-Liquid, Totacyclin V, Totomycin, Trexin, Triacycline, Triclina, Tricyclin, Triphacyclin, Trycin, Tsiklomitsin, T-Tabs, Ubamycin, Ultramycin, Umetracil, Unicin, Unicyclin, Unimycin „Un. Am.Ph.", Unitetra, U-Tet 250, Veracin, Vetacyclinum, Vetquamycin-324, Vioterracin, Virociclina, Vistamycin „Vista", Vitacyclin, Wescocycline, Wintracin, Yellamycin, Zemycin, Zyler

V Antibioticum aus Streptomyces-Arten

4847-01 *(3970a)* **1336-20-5**

H Phosphatkomplex

S Achromycin P-Kapseln, Acromaxiclina fosfato, Alfaciclina, Ankerciclina, Binicap-Caps., Biotra, Brisai-TX, Bristaciclina A, Bristaciclina-Tetrex, Capcycline, Comycin, Conciclina, Difociclina, Edusan-Tetramin (Suppos.), Esabiotic, Fisioral-tetraciclina, Fosfociclina, Fostet, Hexacycline, Hostacyclin „P", Hydracycline, Isiciclin, Junmycin V, Kyclo-V, Litrex, Miciclin, Panmycin P, Panmycin V, Phosmycine, Phosphocyclin, Resomicina P, Riocyclin, Sanbiotetra-Susp., Sumycin, Tetrabon V, Tetracyclin P „Ankermann", *Tetracycline Phosphate Complex*, Tetracyn Plus, Tetracyn V, Tetradecin novum, Tetradecin P, Tetramina, Tetra-Pradel, Tetrascel fosfato, Tetrazetas-Retard, Tetrex, Tevacycline, Ultraciclina, Upcyclin, Vekarciclina, Zentraferin

V Antibioticum

4847-02 *(3970b)* **23843-90-5**

H Citratkomplex

S Achromycin P-Tropfen, Achromycin V, Acromicina P bzw. V, Neo-Acromicina, Reociclina, Tetra-Citro

V Antibioticum

4847-03 *(3970c)*

H Cyclohexylsulfamat (Cyclamat)

S Sifacycline

V Antibioticum

4847-04 *(3970d)* **8017-79-6**

H Gemisch des Hydrochlorids mit Glucosaminhydrochlorid

S Abbomycin-V, Alteciclina, Altociclina, Aminociclina, Betaciclina, Cicloglucina, Ciclomax, Cosa-Tetracyn, Cosatetril, Forticiclina, Glucociclin, Glucoterracin, Glutetrex, Glutrex, Itaglucina, Lambdaciclina, Latycin G, Lexclin, Plus-Ciclina, Tassociclina, Tetraglamin, Tetraglucina, Tetra-Gluco

V Antibioticum

4847-05 *(3970e)* **20228-26-6**

H Guajacolsulfonat

S Guayaciclina, Guayacycline, Guayanovag

V Antibioticum

4847-06 *(3970f)*

H Hydrochlorid in Kombination mit Lactobacillus casei-Keimen

S Lactotetracycline, Servicin

V Antibioticum

4847-07 (3970g) 5821-53-4

H Dodecylsulfat (Laurylsulfat)

S Ivax, Laurabiotico, Lauraciclina, Lauracycline-gélules, LH-90, Myriamycine-Caps., Rolciclina, Teloril, Tetra-Lauril

V Antibioticum

4847-08 (3970h)

H Phenoxymethylpenicillinat

S Acrovigor, Fenciclina, Fenotetra, Largocyn, *Penicyclinum*, Penvicina, Tetracyllin

V Antibioticum

4847-09 (3970i)

H Tartratkomplex

S Mervacycline, Tartrociclina, Tetra-dispers

V Antibioticum

4847-10 (3970j) 33049-22-8

H Trimethoxybenzoat

S Kinciclina, TCTMB

V Antibioticum

4847-11 (3970k) 16063-83-5

H Dodecylsulfamat

S Dodeclin, *Dosuciclina*, *Dosucyclin*, Fenoseptil, Lauracycline-sirop, Myriamycine-Sir.

V Antibioticum

4847-12 (3970l) 40910-00-7

H Doppelsulfat mit Aminochlorthenoxazin (Nr. 1244)

S *Aminoclortenoxiciclina*, *Aminochlorthenoxycycline*, Singletin

V Antibioticum (gegen Infektionen der Atmungsorgane)

4848 (3971) $C_{22}H_{24}N_2O_8$

564-25-0

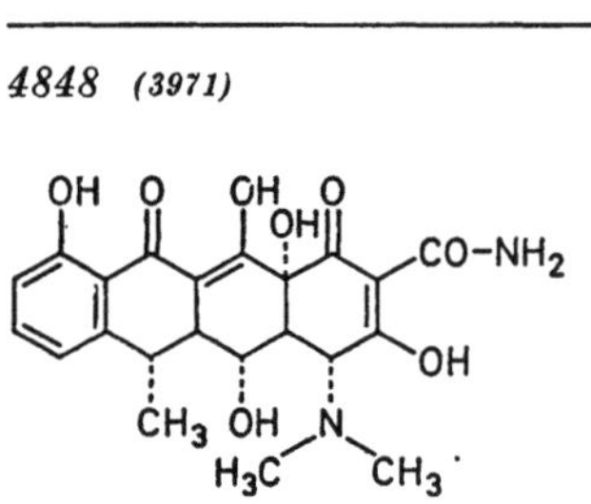

4-Dimethylamino-1,4,4a,5,5a,6,11,12a-oktahydro-3,5,10,12,12a-pentahydroxy-6-methyl-1,11-dioxo-2-naphthacencarboxamid = 6-Desoxy-5-hydroxytetracyclin = [4*S*-(4α,4aα,5α,5aα,6α,12aα)]-4-(Dimethylamino)-1,4,4a,5,5a,6,11,12a-octahydro-3,5,10,12,12a-pentahydroxy-6-methyl-1,11-dioxo-2-naphthacencarboxamid (●)

H Hydrochlorid (10592-13-9)

S Abadox, Bassado, Biocina, Biociclina, Biodoxi, Biostar, Cirenyl, Dix, Doksasil, Dosyklin, Doxacin, Doxaclen, Doxi, Doxicento, *Doxiciclinhydrochlorid*, Doxifin, Doxigram, Doxilen, Doxilina, Doxilizon, Doximicina, Doximycin, Doxin(a), Doxipan, Doxitrecina, Doxivis, Dox-Life, Doxy, *Doxycyclinhydrochlorid***, Doxylin, Doxytrex, Ecodox, Ekaciclina, Extraciclina, Falorciclina, Farmodoxi, Geobiotico Depot, Ghimadox, GS-3065, Hydramycin, Idocyklin, Isodox, Lampodox, Liomycin, Liviatin, Micromicin, Midoxin, Minidox, Mini-Tetra, Monodoks, Monomycin „Lääke“, Novaciclin, Novelciclina, NSC-56228, Parvidoxil, Philcociclina, Posineg, PT 122 M, Radox, Relociclina, Retens, Saramicina, Semelin, Severciclina, Sferamicina, Sincromicyn, Stamicina, Summicina, Tecnomicina, Tetrasan, Vibrabiotic, Vibracina, Vibradoxil, Vibralex, Vibramicina, Vibramycin, Vibravenös, Victor-ciclina, Vip-ciclina

V Antibioticum

4848-01 24390-14-5

H Hyclat (Monohydrochlorid-Ethanol (2:1)-Verbindung-Monohydrat)

S Amplidox, Clisemina, Dosil, Dossil, Doxiclat, Doxidima, Doxigalumicina, Doxy-II, Doxychel, Emidox, Esaciclina, Fortacilina, Furdox, Gibidox, Hiclamicina, Icidox, Iclados, Microciclina, Miraclin, Monodoxin, Nivocilin, Oralciclina, Pocaciclina, Rodomicina, Samecin, Semeciclina, Solupen „Doctaris“, Tecacin, Tetradox, Unacil, Unidox, Vibrafesa, Vibravenosa, Yamamycin

V Antibioticum

4848-02 39055-69-1

H Acetylcysteinat (Nr. 272)

S Eficacina

V Antibioticum

4848-03

H Phosphatkomplex

S Plenomycin

V Antibioticum

4848-04 (*3971a*)

H Calciumsalz

S Samocycline

V Antibioticum

4849 (*3972*) $C_{22}H_{24}N_2O_9$

79-57-2

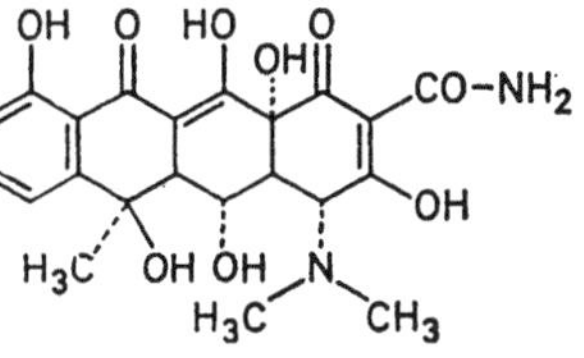

4-Dimethylamino-1,4,4a,5,5a,6,11,12a-oktahydro-3,5,6,10,12,12a-hexahydroxy-6-methyl-1,11-dioxo-2-naphthacencarboxamid = [4*S*-(4α,4aα,5α,5aα,6β,12aα)]-4-(Dimethylamino)-1,4,4a,5,5a,6,11,12a-octahydro-3,5,6,10,12,12a-hexahydroxy-6-methyl-1,11-dioxo-2-naphthacencarboxamid (●)

H vgl. auch Nr. 6158
meist Hydrochlorid (2058-46-0)

S Abbocin, Adamycin, Alcyclin-O, Allamycin, Anprox, Aquachel, Arco-Spectron, Armicina-100, Bactricycline, Berkamycen, Berkmycen, Betacycline, Biocycline „Upjohn", Bio-Mycin, Biostat, Biotet, Bovomicina, Bramcycline, Clinimycin „Glaxo", Cloncycline, Copharoxy, Corcine, Corocycline, Cyclinox, Dabicycline, Dalimycin, Egocin, Elaciclina, Elinton, Embryostat, Engemycin, Ergomycin, Fanterrin, Farbiotico, Feamicycline, Fercaspectron, Garcycline, Geobiotico, Geo-Cipan, Geomicina, Geomycin, Geoxin, Gynamousse, Huberbiotic, Humusmycin, *Hydroxytetracyclin*, Ia-loxine, Ificylin, Ikamycin, Imperacin, Jenamycin, Lenocycline, Lificycline-Inj., Longacycline, Lusoxi, Lykaclin-O, Macocyn, Maximycin, Medicycline, Mepatar, Metaoxycycline, Micromycin, Nectacycline-Inj., Neocyclin O, Nimycin, Novoxytetra, NSC-9169, Occrycetin, O-4-Cycline, Ocytetra, Oksimicin, Oksisyklin, Opicycline-Inj., Orimycin, Os-Cyclin, Ossiciclina, Ossimicetina, Ossimicina, Ossiscel, Ossitetra, *Ossitetraciclina*, OTC, Otetryn, Otracin, Oxacycle, Oxacycline, Oxamycen, Oxatets, Oxcy, Oxetan, Oxiclina, Oxiline, Oxim „Biopharm", OxiMedicyclin, Oximicetina, Oxi-Micorten-F, Oximicrol-AM, Oxipalciclina, *Oxitetraciclina*, *Oxitetracyclinum*, Oxlopar, Oxybiocycline, Oxybiotic, Oxycap, Oxy-Cline, Oxyclyne, Oxycyclin, Oxy-DE 250, Oxydon, Oxydumocyclin, Oxyfacyclin, Oxy-Ingacycline, Oxyject, Oxy-Kesso-Tetra, Oxy-M-50, Oxymycin, Oxymykoin, Oxyn(e), Oxypan, Oxy-Rivo, Oxysentin, Oxysteclin, Oxy-T, Oxytab, Oxyterracyna, Oxytet, Oxytetrabiotic, Oxy-Tetrachel, Oxytetracid, *Oxytetracyclin***, Oxytetral, Oxy-tetran, Oxytetrarco, Oxytetraseptin, Oxytetril, Oxytracin, Oxytracyl, Oxytral, Oxy-Ultramycin, Oxyvet, Oxy-WS, Parlon, Proteroxyna, Quirvetin-intramuscular, Riomitsin, Roxy, Ryomycin, Seamoxy, Sferomycin, Solkaciclina, Stecsolin, Stevacin, Superciclin „Andrade", Tarchocine, Tarocyn, Terine, Teroftal, Terrafungine, Terraject, Terramedic, Terramicina, Terramycin, Terramyfar, Terraos, Terraven, Terravenös, Terricil, Tetracycletten-Wirkstoff, Tetrafarm, Tetramel, Tetramine „Tutag", Tetran „Chinoin", Tetra-Tablinen, Tetrinfan, Tetroxolane, Tetroxyn, Ultramicina, Unacillina, Unimycin „Unigreg", Uri-Tet, Ursocyclin, Uvomycin, Varimycin, Vendarcin, Vioprol, Wolicyclin, Zimaiacil

V Antibioticum aus Streptomyces rimosus

4849-01 (*3972a*) 57122-98-2

H Calciumsalz

S Terrabon, Terramycin [Sirup, Kindertropfen (Pediatric Drops)]

V Antibioticum

4850 (*3973*) $C_{22}H_{24}O_4$

5965-06-0

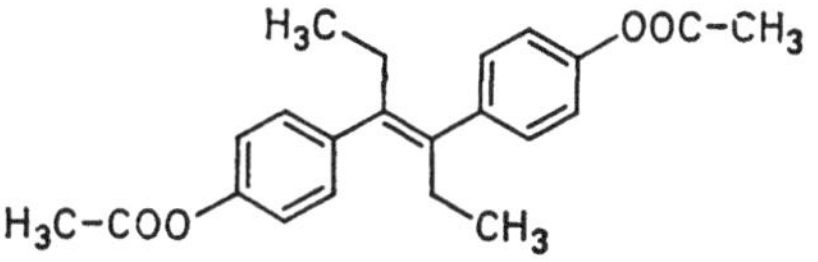

p,p'-(1,2-Diethylvinylen)-bis-phenylacetat = *p,p'*-Diacetoxy-α,β-diethylstilben = Diethylstilböstroldiacetat = 4,4'-(1,2-Diethyl-1,2-ethendiyl)-bis[phenol]diacetat (●)

S Hormostilboral-stark

V synthetisches Östrogen

4851 *(3974)* $C_{22}H_{24}O_4$
2021-14-9

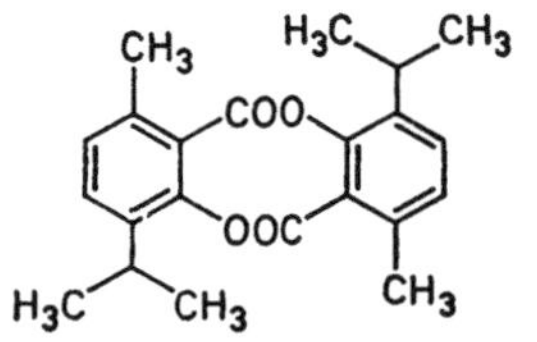

bimolekularer, cyclischer Ester der 3-Hydroxy-*p*-cymol-2-carbonsäure = 1,7-Dimethyl-4,10-bis(1-methylethyl)-6*H*,12*H*-dibenzo[*b,f*][1,5]dioxocin-6,12-dion (●)

S *Dicarvocrotonide*

V Antiphlogisticum

4852 *(3975)* $C_{22}H_{25}ClN_2OS$
982-24-1

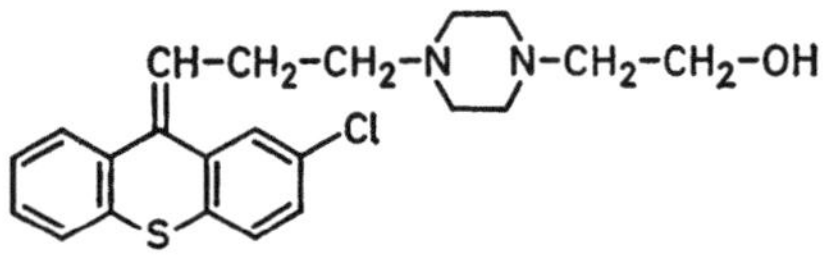

2-{4-[3-(2-Chlor-9-thioxanthenyliden)-propyl]-1-piperazinyl}-ethanol = 2-Chlor-9-[3-(*N*′-β-hydroxyethylpiperazino)-propyliden]-thioxanthen = 4-[3-(2-Chlor-9*H*-thioxanthen-9-yliden)propyl]-1-piperazinethanol (●)

H Dihydrochlorid (633-59-0)

S AY-62021, *Chlorpenthixoldihydrochlorid*, *Chlorperphenthixendihydrochlorid*, Ciatyl, *Clopenthixoldihydrochlorid***, N 746, NSC-64087, Sordenac, Sordinol

V Neurolepticum

4853 $C_{22}H_{25}Cl_2N_3O_4$
31 847-13-9

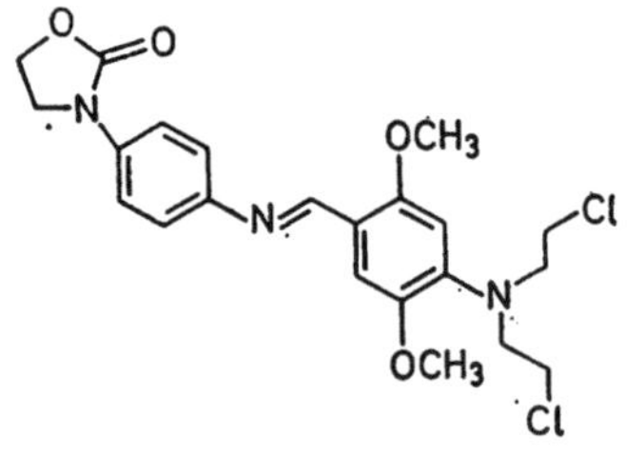

3-(*p*-[2,5-Dimethoxy-4-(*N*,*N*-bis-β-chlorethylamino)-benzylidenamino]-phenyl}-oxazolidin-2-on = 3-[4-[[[4-[Bis(2-chlorethyl)amino]-2,5-dimethoxyphenyl]methylen]amino]phenyl]-2-oxazolidinon (●)

S Bay a 5850, GEA 29

V Cytostaticum

4854 $C_{22}H_{25}FN_2O$
26 049-76-3

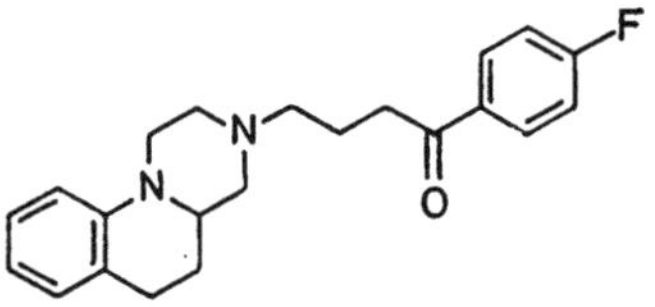

4′-Fluor-4-(1,2,4,4a,5,6,-hexahydro-3*H*-pyrazino-[1,2-*a*]chinolin-3-yl)-butyrophenon = 3-[γ-(*p*-Fluorbenzoyl)-propyl]-2,3,4,4a,5,6-hexahydro-1*H*-pyrazino[1,2-*a*]chinolin = 1-(4-Fluorphenyl)-4-(1,2,4,4a,5,6-hexahydro-3*H*-pyrazino[1,2-*a*]chinolin-3-yl)-1-butanon (●)

H Hydrochlorid (51 732-60-6)

S *Centpyraquin*, Compound 69-183

V Antihypertonicum, Neurolepticum

4855 *(53 E)* $C_{22}H_{25}N$
16 378-21-5

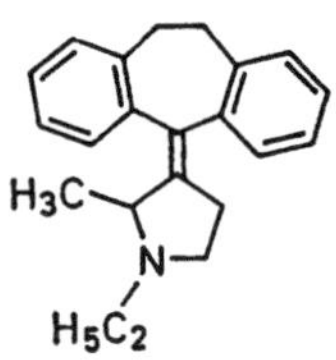

3-(10,11-Dihydro-5*H*-dibenzo[*a,d*]cyclohepten-5-yliden)-1-ethyl-2-methylpyrrolidin (●)

H Hydrochlorid (16 378-22-6)

S FK 1190, *Piroheptinhydrochlorid***, Trimol

V Parkinsontherapeuticum

4856 *(3976)* $C_{22}H_{25}NO_2$
3565-47-7

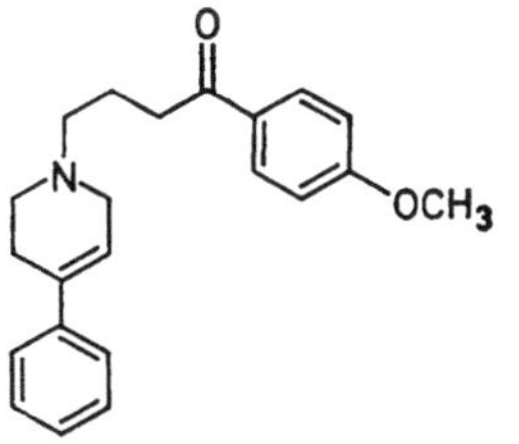

p-Methoxy-γ-(4-phenyl-1,2,3,6-tetrahydro-1-pyridyl)-butyrophenon = 1-(3-*p*-Methoxybenzoylpropyl)-4-phenyl-Δ^3-tetrahydropyridin = 1-(4-Methoxyphenyl)-4-(1,2,3,6-tetrahydro-4-phenyl-1-pyridinyl)-1-butanon (●)

H Hydrochlorid (14777-23-2)
S *Anisoperidone*, R 1647
V Neurolepticum

4857 *(3977)* $C_{22}H_{25}NO_2$
6581-06-2

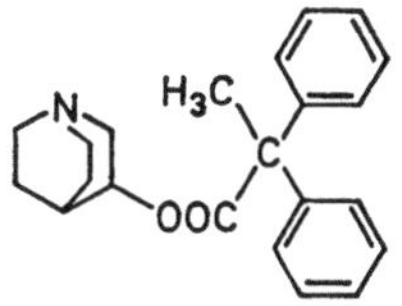

3-Chinuclidinyl-α,α-diphenylpropionat = 2,2-Diphenylpropionsäure-3-chinuclidinylester = α-Methyl-α-phenylbenzenessigsäure-1-azabicyclo-[2.2.2]oct-3-ylester (●)

H Hydrochlorid (3818-79-9)
S Aprolidin
V Cholinolyticum

4858 *(3978)* $C_{22}H_{25}NO_2$
6878-98-4

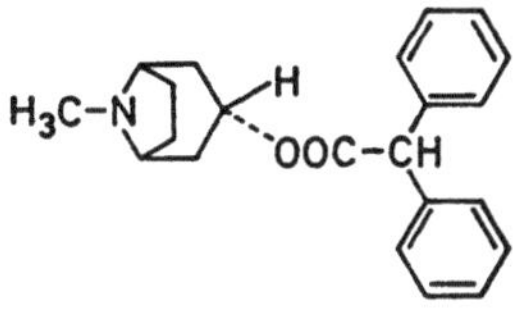

Tropindiphenylacetat = Diphenylessigsäuretropinester = *endo*-α-Phenylbenzenessigsäure-8-methyl-8-azabicyclo[3.2.1]oct-3-ylester (●)

H Hydrochlorid (548-64-1)
S *Diphenyltropinhydrochlorid*, Tropacin, Tropazine, Win 5690
V Spasmolyticum, Cholinolyticum

4859 *(3979)* $C_{22}H_{25}NO_3$
3736-36-5

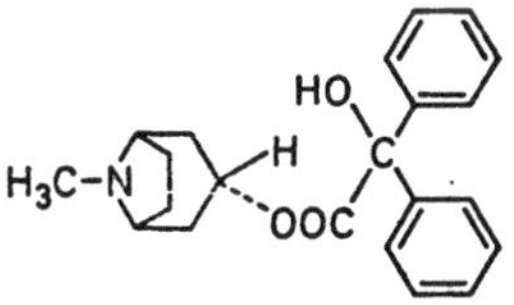

Tropinbenzilat = Benzilsäuretropinester = *endo*-α-Hydroxy-α-phenylbenzenessigsäure-8-methyl-8-azabicyclo[3.2.1]oct-3-ylester (●)

H Hydrochlorid (1674-94-8)
S BETE, BTE, Diphentrop, Glipin, Glypin, IT-78
V Spasmolyticum, Antiasthmaticum

4860 *(3980)* $C_{22}H_{25}NO_3$
23744-24-3

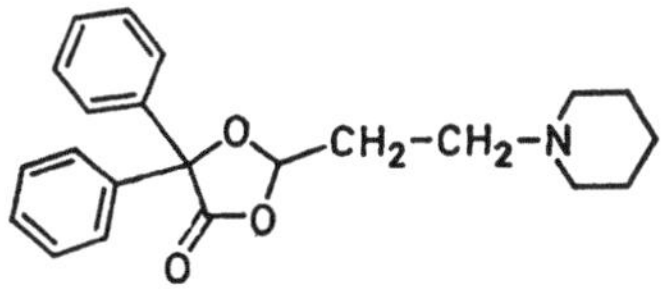

5,5-Diphenyl-2-(2-piperidinoethyl)-1,3-dioxolan-4-on = 5,5-Diphenyl-2-[2-(1-piperidinyl)ethyl]-1,3-dioxolan-4-on (●)

H Hydrochlorid (18174-58-8)
S BR 18, *Pipoxolanhydrochlorid**, Rocofin, Rowapraxin, Rowell
V Spasmolyticum

4861 *(54 E)* $C_{22}H_{25}NO_4$
54063-52-4

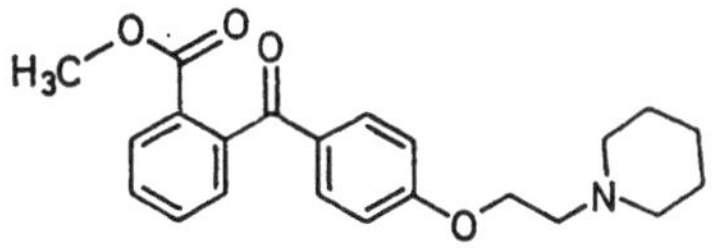

o-[*p*-(2-Piperidinoethoxy)-benzoyl]-benzoesäuremethylester = 2-[4-[2-(1-Piperidinyl)ethoxy]benzoyl]benzoesäuremethylester (●)

H Hydrochlorid
S Hoechst 12771, *Pitofenonhydrochlorid***
V Anticholinergicum, Spasmolyticum

4862 *(3981)* $C_{22}H_{25}NO_4$
147-27-3

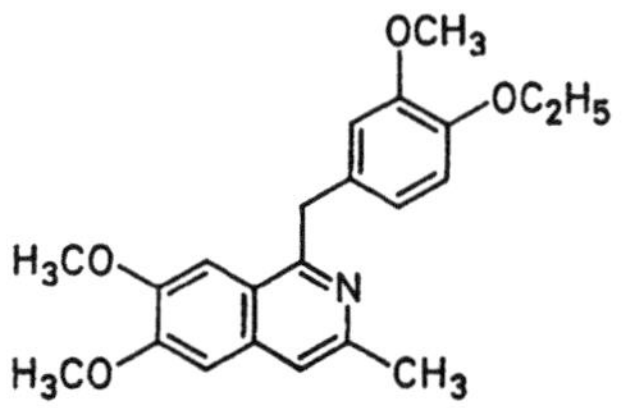

1-(4-Ethoxy-3-methoxybenzyl)-6,7-dimethoxy-3-methylisochinolin = 1-[(4-Ethoxy-3-methoxy-phenyl)methyl]-6,7-dimethoxy-3-methylisochinolin (●)

H Phosphat (5667-46-9)

S *Dimoxylinphosphat***, *Dioxylinphosphat*, L 08146, Livera, Paverilphosphat, Paverona, Paverone, Pavrona

V Spasmolyticum

4863 *(3982)* $C_{22}H_{25}NO_6$
64-86-8

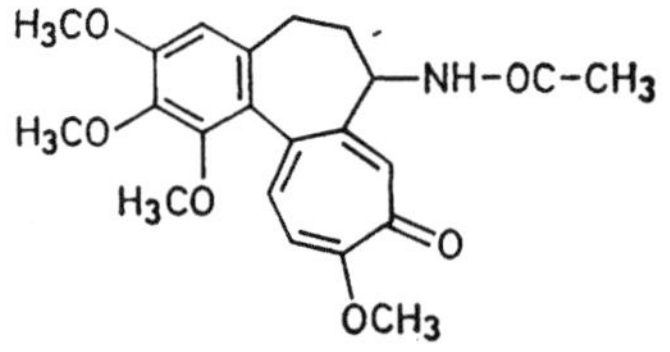

Colchiceinmethyläther = (*S*)-*N*-(5,6,7,9-Tetrahydro-1,2,3,10-tetramethoxy-9-oxobenzo[*a*]heptalen-7-yl)acetamid (●)

S Aqua-Colchin, *Colchicin*, Colchinéos, Colchiquim, Colchisol, Colcin, Colgout, Colsaloid, Coluric, Condylon-Wirkstoff, Novocolchine

V Antiarthriticum, Cytostaticum (Herbstzeitlosenalkaloid)

4863-01 *(3982a)* 7541-98-2

H Salicylat

S Colchalon, Viraxatabs

V Antiarthriticum, Antirheumaticum

4864 *(193 N)* $C_{22}H_{25}NO_6$

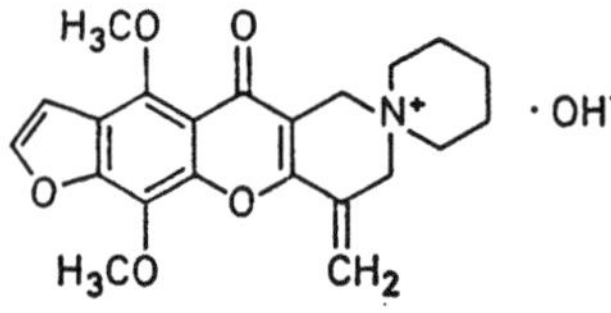

8,9-Dihydro-4,11-dimethoxy-9-methylen-5-oxo-spiro[5*H*-furo[3′,2′:6,7][1]benzopyrano[3,2-*c*]pyridin-7(6*H*),1′-piperidinium]hydroxid (●) = 1*H*,3*H*-2-Aza-4-methylen-5,8-dimethoxyfuro[2″,3″:6,7]-xanthon-2-spiro-1′-piperidiniumhydroxid

H Chlorid (34959-30-3)

S AXPCl, *Azaspiriumchlorid**

V Bronchospasmolyticum

4865 *(194 N)* $C_{22}H_{25}N_3O$
26844-12-2

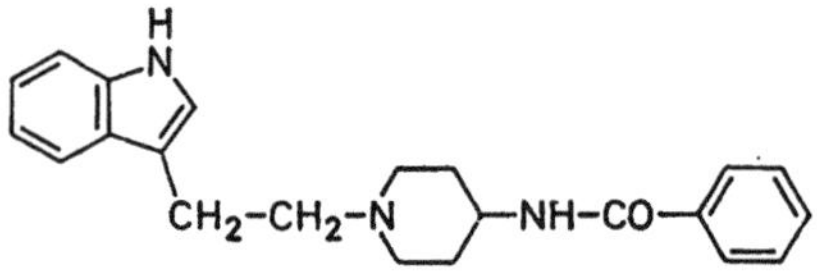

N-{1-[2-(Indol-3-yl)-ethyl]-4-piperidyl}-benzamid = 3-[2-(4-Benzamidopiperidino)-ethyl]-indol = *N*-[1-[2-(1*H*-Indol-3-yl)ethyl]-4-piperidinyl]benzamid (●)

S *Indoramin***, Wy-21901

V Antihypertonicum, Migräneprophylacticum

4866 *(3983)* $C_{22}H_{25}N_3O$
53-89-4

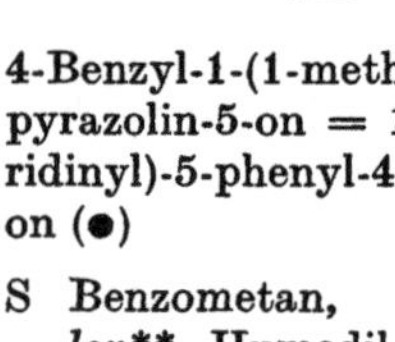

4-Benzyl-1-(1-methyl-4-piperidyl)-3-phenyl-3-pyrazolin-5-on = 1,2-Dihydro-2-(1-methyl-4-piperidinyl)-5-phenyl-4-(phenylmethyl)-3*H*-pyrazol-3-on (●)

S Benzometan, *Benzopiperilone*, *Benzpiperylon***, Humedil, KB 95, Reubenil, Tolcasil

V Antirheumaticum

4867 *(3984)* $C_{22}H_{25}N_3O_3$
1054-88-2

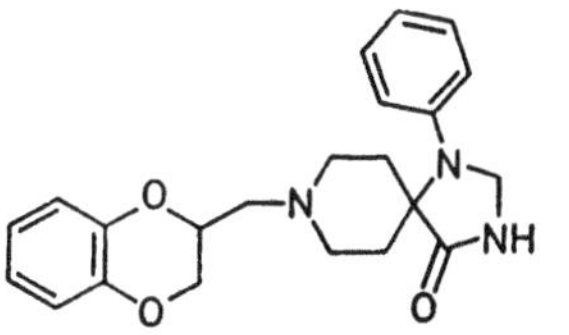

8-(1,4-Benzodioxan-2-ylmethyl)-1-phenyl-1,3,8-triazaspiro[4.5]decan-4-on = 8-[(2,3-Dihydro-1,4-benzodioxin-2-yl)methyl]-1-phenyl-1,3,8-triazaspiro[4.5]decan-4-on (●)

S R 5188, *Spiroxamide, Spiroxatrin***

V Analgeticum, Neurolepticum

4868 *(3985)* $C_{22}H_{25}N_3O_3$
4448-96-8

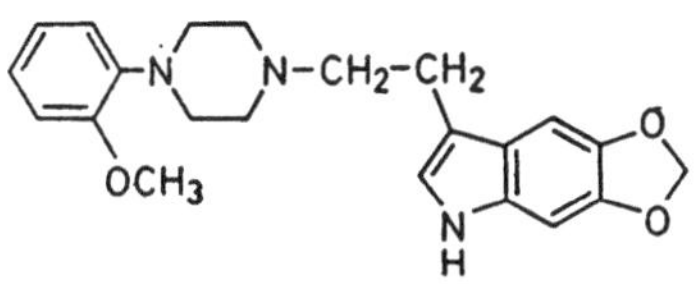

7-[2-[4-(2-Methoxyphenyl)-1-piperazinyl]ethyl]-5*H*-1,3-dioxolo[4,5-*f*]indol (●)

H auch Tartrat (5591-43-5)

S *Solypertin***, Win 18413

V Antiadrenergicum

4869 *(195 N)* $C_{22}H_{25}N_3O_4S$
31 883-05-3

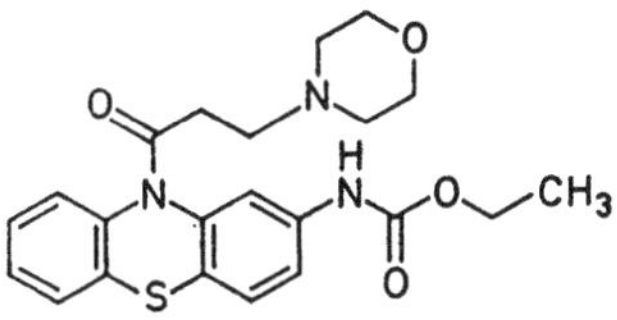

N-[10-(3-Morpholinopropionyl)-phenothiazin-2-yl]-carbamidsäureethylester = [10-[3-(4-Morpholinyl)-1-oxopropyl]-10*H*-phenothiazin-2-yl]carbamidsäureethylester (●)

H Hydrochlorid (29 560-58-5)

S Äthmozin, Ethmozine, Etmozin, G 214, *Moracizinhydrochlorid***

V Antiarrhythmicum

4870 *(3986)* $C_{22}H_{26}As_2N_2O_8S$
120-76-3

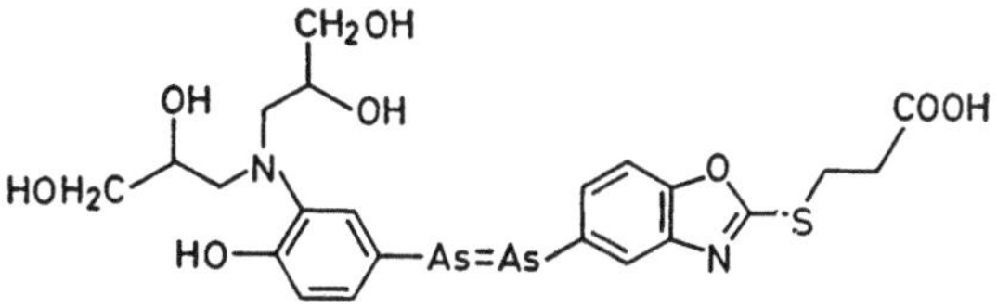

2-[Bis-(2,3-dihydroxypropyl)-amino]-phenol-⟨4-arseno-5'⟩-β-(2-benzoxazolylthio)-propionsäure = 3-[[5-[[3-[Bis(2,3-dihydroxypropyl)amino]-4-hydroxyphenyl]diarsenyl]-2-benzoxazolyl]thio]-propansäure (●)

H Natriumsalz (2921-50-8)

S Hoechst 10577, Spirotrypan

V Chemotherapeuticum gegen Spirochäten- und Trypanosomeninfektionen

---

4871 *(55 E)* $C_{22}H_{26}ClFO_4$
54 063-32-0

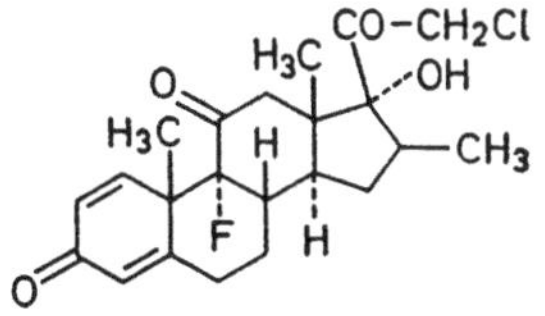

21-Chlor-9α-fluor-17α-hydroxy-16β-methyl-1,4-pregnadien-3,11,20-trion = (16β)-21-Chlor-9-fluor-17-hydroxy-16-methylpregna-1,4-dien-3,11,20-trion (●)

H vgl. auch Nr. 6606

S *Clobetason***

V antiphlogistisch und antiallergisch wirksames Glucocorticoid

---

4872 $C_{22}H_{26}Cl_2O_3$
33 145-88-9

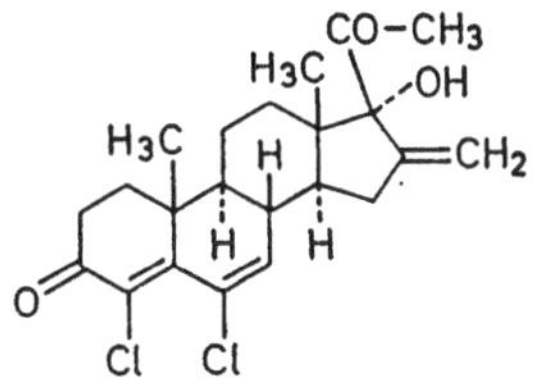

4,6-Dichlor-16-methylen-17-hydroxy-4,6-pregnadien-3,20-dion = 4,6-Dichlor-17-hydroxy-16-methylenpregna-4,6-dien-3,20-dion (●)

S MDAP

V Progestativum

4873 *(3987)* $C_{22}H_{26}FNO_2$

1050-79-9

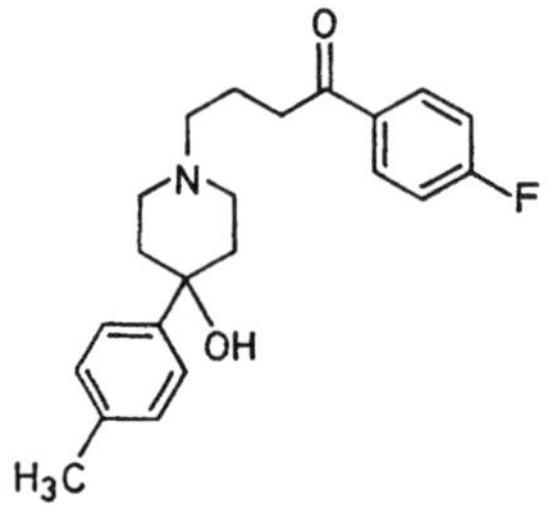

p-Fluor-γ-[4-hydroxy-4-(*p*-tolyl)-piperidino]-butyrophenon = 4-(*p*-Tolyl)-1-(3′-*p*-fluorbenzoylpropyl)-piperidin-4-ol = 1-(4-Fluorphenyl)-4-[4-hydroxy-4-(4-methylphenyl)-1-piperidinyl]-1-butanon (●)

H Hydrochlorid (3871-82-7)

S Lubatren, Luvatren(a), Meldol, *Methylperidol*, *Moperonhydrochlorid***, *Mopipérone hydrochloride*, R 1658

V Neurolepticum

4874 *(3988)* $C_{22}H_{26}FN_3O_2$

510-74-7

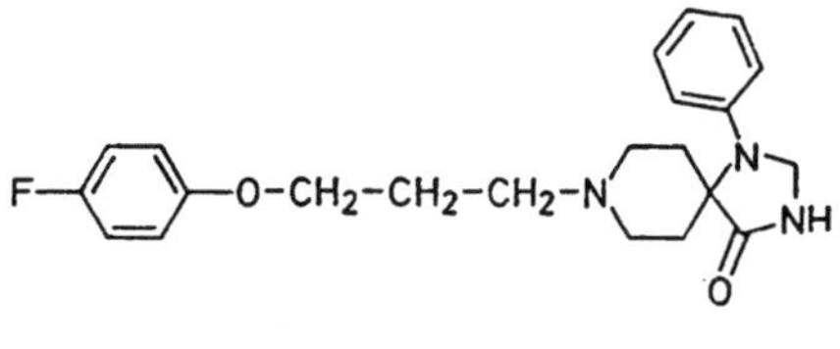

8-[3-(4-Fluorphenoxy)propyl]-1-phenyl-1,3,8-triazaspiro[4.5]decan-4-on (●)

H auch Hydrochlorid (53 658-90-5)

S *Fluroxyspiramine*, R 5808, *Spiramid**

V Psychosedativum

4875 *(3989)* $C_{22}H_{26}F_3N_3OS$

69-23-8

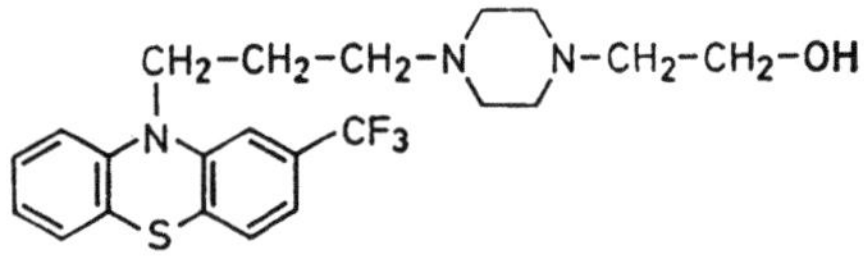

2-{4-[3-(2-Trifluormethyl-10-phenothiazinyl)-propyl]-1-piperazinyl}-ethanol = 10-{3-[4-(2-Hydroxyethyl)-1-piperazinyl]-propyl}-2-trifluormethylphenothiazin = 4-[3-[2-(Trifluormethyl)-10*H*-phenothiazin-10-yl]propyl]-1-piperazinethanol (●)

H vgl. auch Nrr. 5673, 5753, 5881
Dihydrochlorid (146-56-5)

S Anatensil, Anatensol, Antasol, Calmansial, Cardilac, Cenilene, Cerevin, Dapotum (Tabl. + Tropfen), Elinol, Esprivex, Flenaken, *Flufenazindihydrochlorid*, Flumazine, Flumezin, *Fluphenazindihydrochlorid***, Ftorfenazin, Lyogen, Lyorodin, Mirenil, Moditen, Omca, Pacinol, Pacinone, Permitil, Phthorphenazin, Prolixin, S 94, Sevinal, Sevinol, Sevinon „Schering-USA“, Siqualine, Siqualone, SQ 4918, Tensofin, Teviral, Trancin, Valamina „Schering-USA“, Vespazin

V Neurolepticum

4876 *(56 E)* $C_{22}H_{26}N_2O_2$

31 386-25-1

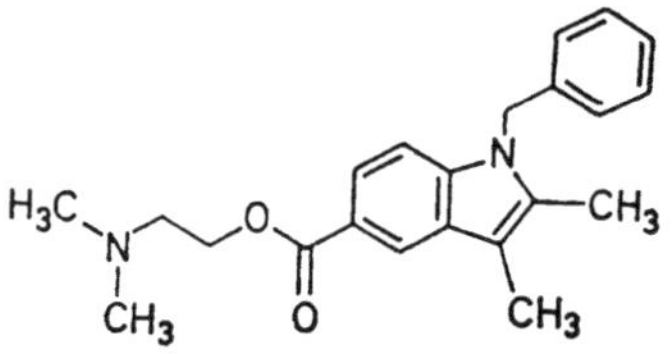

1-Benzyl-2,3-dimethylindol-5-carbonsäure-2-dimethylaminoethylester = 2,3-Dimethyl-1-(phenylmethyl)-1*H*-indol-5-carbonsäure-2-(dimethylamino)ethylester (●)

S Indocarb, *Indocat***, Indokarb, K-281

V Antiserotonin

4877 *(3990)* $C_{22}H_{26}N_2O_2S$

520-38-7

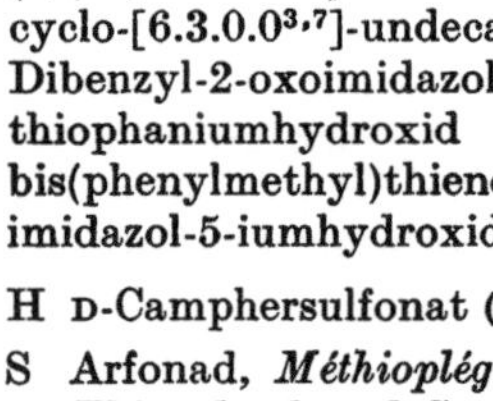

(+)-4,6-Dibenzyl-5-oxo-1-thionia-4,6-diazatricyclo-[6.3.0.0^{3,7}]-undecanhydroxid = D-3,4-(1,3-Dibenzyl-2-oxoimidazolidino)-1,2-trimethylenthiophaniumhydroxid = Decahydro-2-oxo-1,3-bis(phenylmethyl)thieno[1′,2′:1,2]thieno[3,4-*d*]-imidazol-5-iumhydroxid (●)

H D-Camphersulfonat (68-91-7)

S Arfonad, *Méthioplégium*, Nu 2222, Ro 2-2222, *Thimethaphan-d-Camphersulfonat*, Thiophanium, *Trimetaphancamsilat***

V Ganglienblocker, Antihypertonicum

4878 $C_{22}H_{26}N_2O_3S$
28 810-23-3

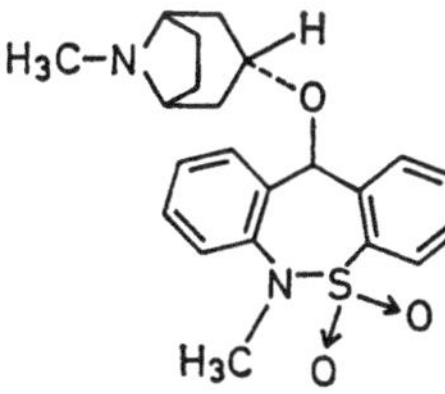

6,11-Dihydro-6-methyl-11-(1α*H*,5α*H*-tropan-3α-yloxy)-dibenzo[*c,f*]-1,2-thiazepin-5,5-dioxid = *endo*-3-[(6,11-Dihydro-6-methyldibenzo[*c,f*][1,2]-thiazepin-11-yl)oxy]-8-methyl-8-azabicyclo[3.2.1]-octan-*S,S*-dioxid (●)

S *Zepastin***

V Antihistaminicum, Anticholinergicum

4879 $C_{22}H_{26}N_2O_4$
22 345-47-7

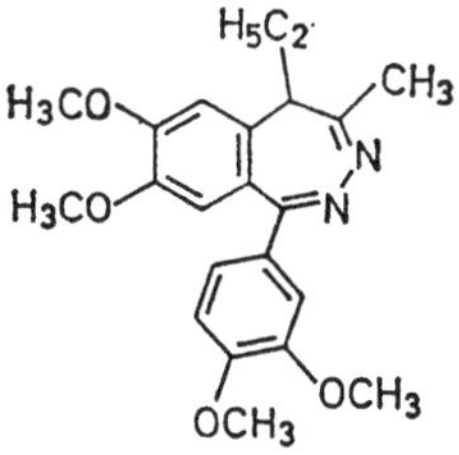

1-(3,4-Dimethoxyphenyl)-5-ethyl-7,8-dimethoxy-4-methyl-5*H*-2,3-benzodiazepin (●)

S Egyt-341, Grandaxin, *Tofisopam***

V Tranquillizer

4880 *(196 N)* $C_{22}H_{26}N_2O_4$
29 726-99-6

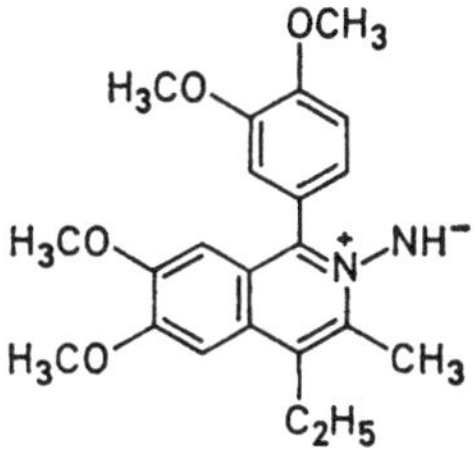

1-(3,4-Dimethoxyphenyl)-4-ethyl-6,7-dimethoxy-3-methylisochinolin-2-imin = 2-Amino-1-(3,4-dimethoxyphenyl)-4-ethyl-6,7-dimethoxy-3-methylisochinoliniumhydroxid (inneres Salz) (●)

S *Tofisolin*

V Tranquillizer

4881 *(3991)* $C_{22}H_{26}N_2O_4$
7762-32-5

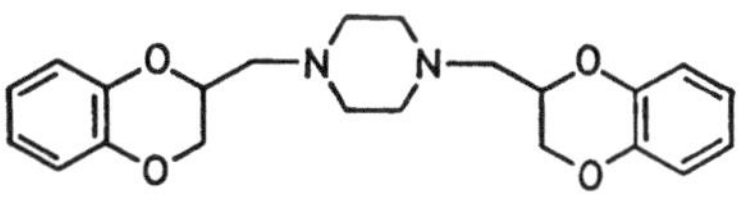

1,4-Bis-(1,4-benzodioxan-2-ylmethyl)-piperazin = 1,4-Bis[(2,3-dihydro-1,4-benzodioxin-2-yl)methyl]-piperazin (●)

S Dibozan, McN-181

V Antihypertonicum

4882 *(3992)* $C_{22}H_{26}N_2O_4$
3512-87-6

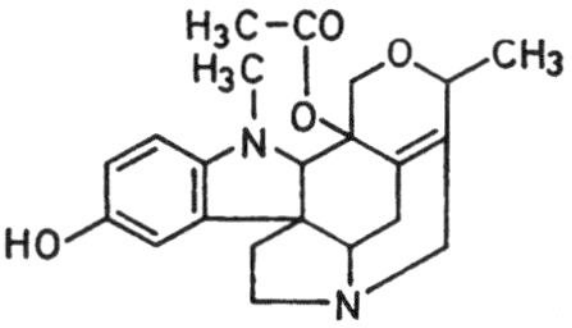

S *Akuammin, Vincamajoridin*

V Apocynaceen-Alkaloid

4883 $C_{22}H_{26}N_2O_4S$
42 399-41-7

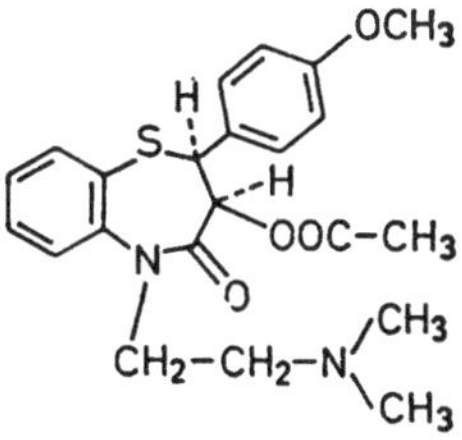

D-*cis*-3-Acetoxy-2,3-dihydro-5-(2-dimethylaminoethyl)-2-(*p*-methoxyphenyl)-1,5-benzothiazepin-4(5*H*)-on = *cis*-(+)-3-(Acetyloxy)-5-[2-(dimethylamino)ethyl]-2,3-dihydro-2-(4-methoxyphenyl)-1,5-benzothiazepin-4(5*H*)-on (●)

H Hydrochlorid (33 286-22-5)

S CRD-401, *Diltiazemhydrochlorid***, Herbesser, *Latiazem hydrochloride*

V Coronarvasodilatans

4884 (3993) $C_{22}H_{26}O_4$

4547-76-6

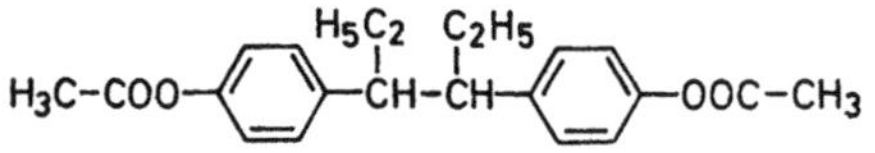

p,p'-(1,2-Diethylethylen)-bis-phenylacetat = 3,4-Bis-(*p*-acetoxyphenyl)-hexan = 4,4'-(1,2-Diethyl-1,2-ethandiyl)bis[phenol]diacetat (●)

H vgl. auch Nrr. 3667, 5276

S *Hexöstroldiacetat*, Retalon-Lingual-Tabletten, Robal-Tabl., Sintestrol „Abello", Sintofolin

V synthetisches Östrogen

4885 (3994) $C_{22}H_{26}O_5$

1247-71-8

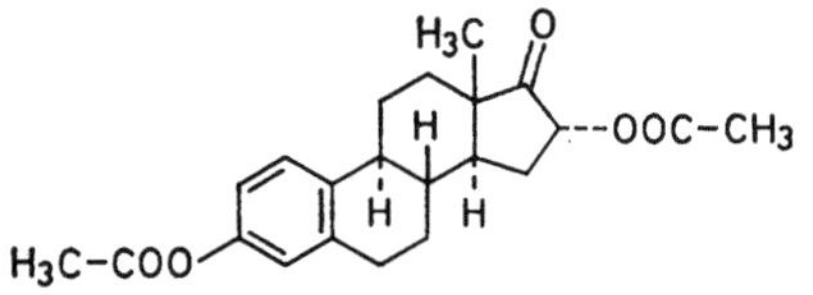

3,16α-Dihydroxy-1,3,5(10)-östratrien-17-ondiacetat = 16α-Hydroxyöstrondiacetat = (16α)-3,16-Bis(acetyloxy)östra-1,3,5(10)-trien-17-on (●)

S Colpoginon, Colpogynon, Colpormon, *Hydroxyöstrondiacetat*, RD 310

V Östrogen

4886 (3995) $C_{22}H_{26}O_6$

23284-23-3

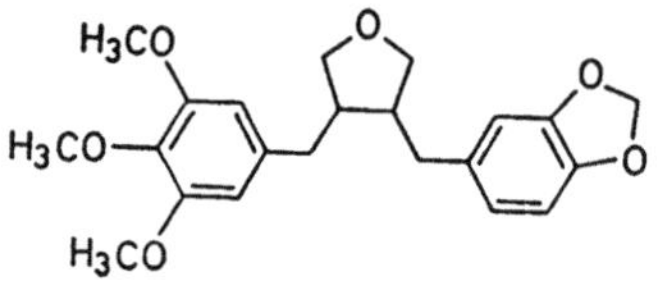

3-(3,4-Methylendioxybenzyl)-4-(3,4,5-trimethoxybenzyl)-tetrahydrofuran = 5-[[Tetrahydro-4-[(3,4,5-trimethoxyphenyl)methyl]-3-furanyl]methyl]-1,3-benzodioxol (●)

S *Burseran*

V Cytostaticum aus Bursera microphylla

4887 (3996) $C_{22}H_{26}O_8$

10215-89-1

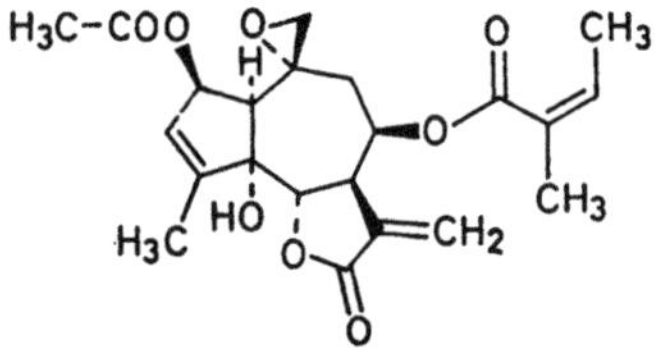

[3a*R*-[3aα,4β(*Z*),6α,6aα,7β,9aα,9bβ]]-7-(Acetyloxy)-3,3a,4,5,6a,7,9a,9b-octahydro-9a-hydroxy-9-methyl-3-methylen-4-[(2-methyl-1-oxo-2-butenyl)oxy]spiro[azuleno[4,5-*b*]furan-6(2*H*)-2'-oxiran]-2-on (●)

S *Euparotinacetat*

V Cytostaticum (Sesquiterpenoid aus Eupatorium rotundifolium)

4888 $C_{22}H_{27}ClF_2O_5$

24320-27-2

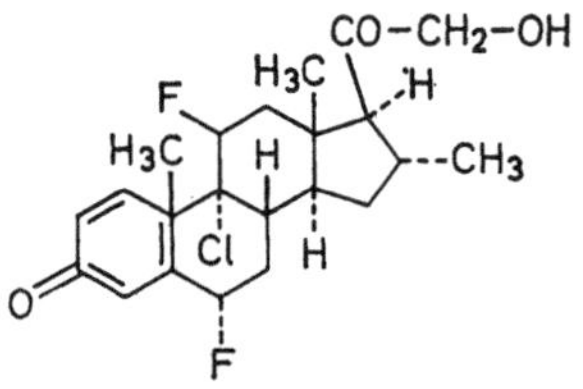

9-Chlor-6α,11β-difluor-21-hydroxy-16α-methylpregna-1,4-dien-3,20-dion = (6α,11β,16α)-9-Chlor-6,11-difluor-21-hydroxy-16-methylpregna-1,4-dien-3,20-dion (●)

S *Halocortolon***

V antiphlogistisch und antiallergisch wirksames Glucocorticoid

4889 (3997) $C_{22}H_{27}ClN_2O_3$

47562-08-3

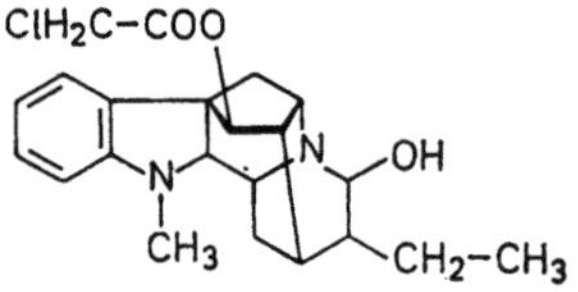

17-(Monochloracetyl)-ajmalin = (17*R*,21α)-Ajmalan-17,21-diol-17-(chloracetat) (●) = Ajmalin-17-(chloracetat)

H Monohydrochlorid (40819-93-0)

S *Chloracetylajmalinhydrochlorid*, *Lorajminhydrochlorid***, Ritmos „Elle", Viaductor, Win 11831

V Antiarrhythmicum

4890 *(197 N)* $C_{22}H_{27}ClO_4$
22 304-34-3

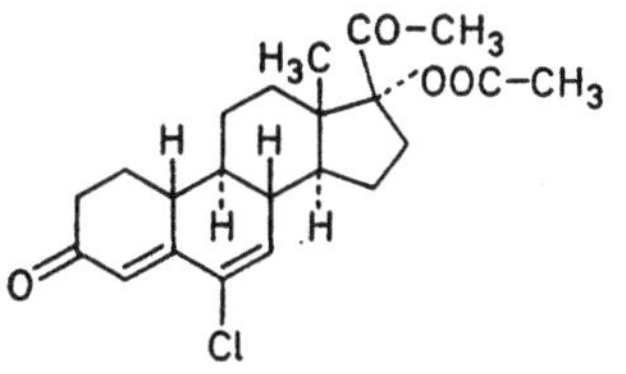

6-Chlor-17α-hydroxy-19-nor-4,6-pregnadien-3,20-dion-17-acetat = 17-(Acetyloxy)-6-chlor-19-nor-pregna-4,6-dien-3,20-dion (●)

S *Amadinonacetat***, RS-2208

V Progestogen

4891 *(3998)* $C_{22}H_{27}ClO_8$
20 501-52-4

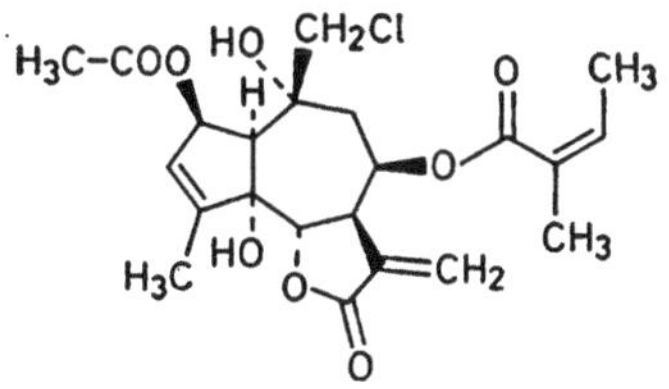

[3a*R*-[3aα,4β(*Z*),6α,6aα,7β,9aα,9bβ]]-2-Methyl-2-butensäure-7-(acetyloxy)-6-(chlormethyl)-2,3,3a,4,5,6,6a,7,9a,9b-decahydro-6,9a-dihydroxy-9-methyl-3-methylen-2-oxoazuleno[4,5-*b*]furan-4-yl-ester (●)

S *Eupochlorinacetat*

V Cytostaticum (Sesquiterpenoid aus Eupatorium rotundifolium)

4892 *(3999)* $C_{22}H_{27}Cl_3O_2$
567-41-9

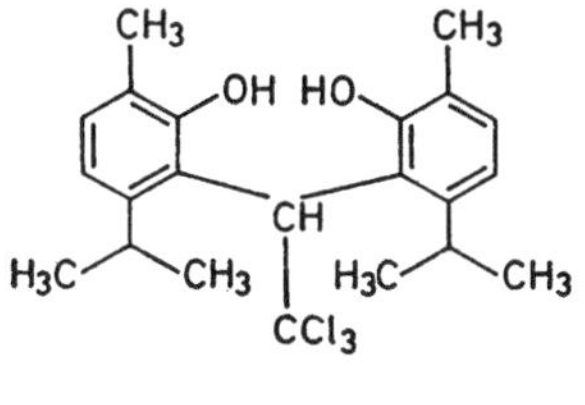

3,3′-(2,2,2-Trichlorethyliden)-dicarvacrol = Bis-(2-hydroxy-6-isopropyl-3-methylphenyl)-trichlormethylmethan = 2,2′-(2,2,2-Trichlorethyliden)-bis[6-methyl-3-(1-methylethyl)phenol] (●)

S Dithyral

V Bakterizid

4893 *(4000)* $C_{22}H_{27}FO_5$
2193-87-5

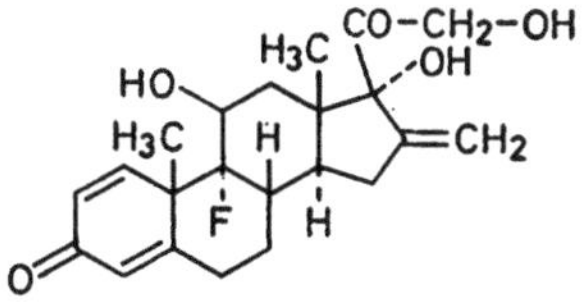

9α-Fluor-11β,17α,21-trihydroxy-16-methylen-1,4-pregnadien-3,20-dion = 9α-Fluor-16-methylen-prednisolon = (11β)-9-Fluor-11,17,21-trihydroxy-16-methylenpregna-1,4-dien-3,20-dion (●)

H vgl. auch Nr. 5260

S *Flupredniden**, *Fluprednyliden*

V antiphlogistisch und antiallergisch wirksames Glucocorticoid

4894 $C_{22}H_{27}FO_5$
33124-50-4

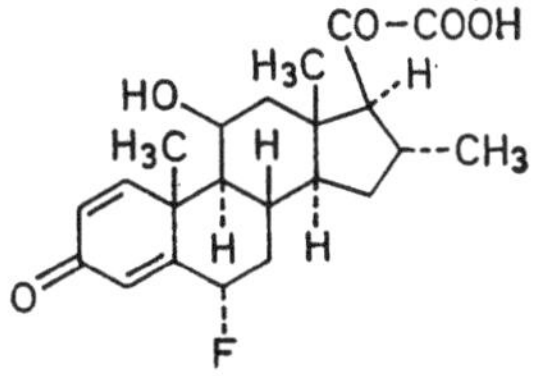

6α-Fluor-11β-hydroxy-16α-methyl-3,20-dioxo-pregna-1,4-dien-21-säure = (6α,11β,16α)-6-Fluor-11-hydroxy-16-methyl-3,20-dioxopregna-1,4-dien-21-säure (●)

H vgl. auch Nr. 5521

S *Fluocortin***, *Fluocortolon-21-carbonsäure*

V antiphlogistisch und antiallergisch wirksames Glucocorticoid

4895 $C_{22}H_{27}F_3O_5$
35135-68-3

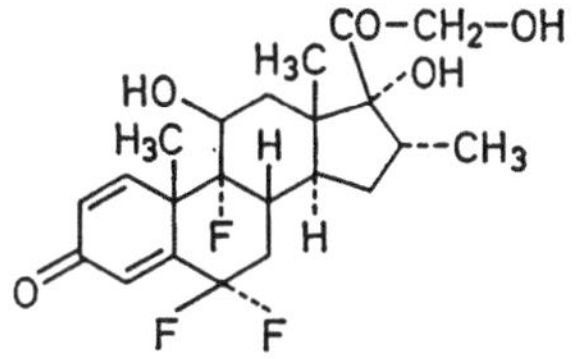

6,6,9-Trifluor-11β,17,21-trihydroxy-16α-methyl-1,4-pregnadien-3,20-dion = (11β,16α)-6,6,9-Trifluor-11,17,21-trihydroxy-16-methylpregna-1,4-dien-3,20-dion (●)

H vgl. auch Nr. 5262

S *Cormetason**

V antiphlogistisch und antiallergisch wirksames Glucocorticoid

4896 *(4001)* $C_{22}H_{27}NO$
127-35-5

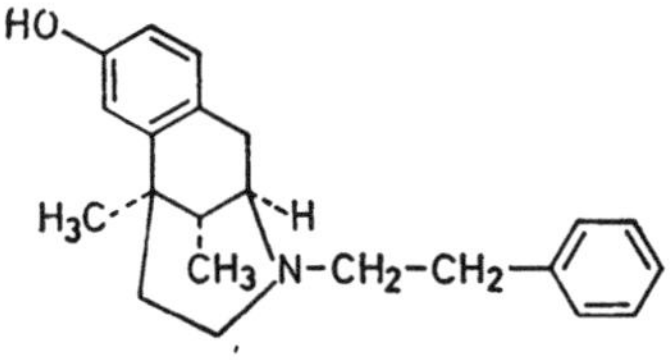

1,2,3,4,5,6-Hexahydro-6,11-dimethyl-3-phenethyl-2,6-methano-3-benzazocin-8-ol = (±)-2′-Hydroxy-5,9-dimethyl-2-phenethyl-6,7-benzomorphan = 1,2,3,4,5,6-Hexahydro-6,11-dimethyl-3-(2-phenylethyl)-2,6-methano-3-benzazocin-8-ol (●)

H auch Hydrobromid (1239-04-9)

S *Fenatsokin*, Narcidine, Narfen, Narphen, Narzocina, NIH 7519, *Phenazocin***, *Phenethylazocinum*, *Phenobenzorphan*, Prinadol, SKF 6574, Xenagol

V Analgeticum

4897 *(4002)* $C_{22}H_{27}NO$
524-83-4

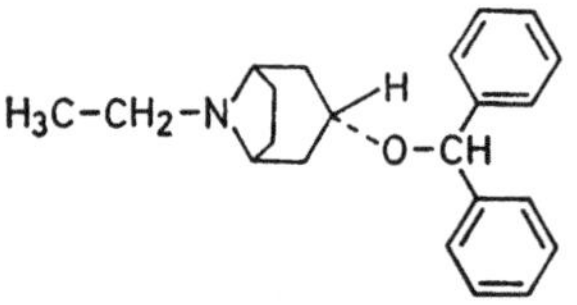

3-Diphenylmethoxy-8-ethylnortropan = *N*-Ethylnortropinbenzhydryläther = *endo*-3-(Diphenylmethoxy)-8-ethyl-8-azabicyclo[3.2.1]octan (●)

H Hydrobromid (24815-25-6) [oder auch Hydrochlorid (26598-44-7)]

S *Ethybenzatropinhydrobromid*, *Ethybenztropinhydrobromid*, *Etybenzatropinhydrobromid***, *Etybenztropini hydrobromidum*, Panalide, Panolid, Ponalid, *Tropethydrylin*, UK-738

V Anticholinergicum, Antiparkinsonmittel

4898 *(198 N)* $C_{22}H_{27}NO_2$
14089-84-0

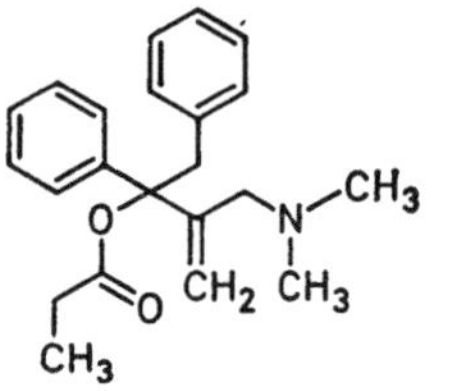

1-Benzyl-2-(dimethylaminomethyl)-1-phenylallylpropionat = 3-(Dimethylaminomethyl)-1,2-diphenyl-3-buten-2-ol-propionat(ester) = α-[1-[(Dimethylamino)methyl]ethenyl]-α-phenylbenzenethanolpropanoat(ester) (●)

S Ba-40088, *Proxibuten***

V Analgeticum

4899 $C_{22}H_{27}NO_2$
47419-52-3

(+)-1-Benzyl-2-(dimethylaminomethyl)-1-phenylallylpropionat = (+)-3-(Dimethylaminomethyl)-1,2-diphenyl-3-buten-2-olpropionat(ester) = (+)-α-[1-[(Dimethylamino)methyl]ethenyl]-α-phenylbenzenethanolpropionat(ester) (●)

S *Dexproxibuten***

V Analgeticum

4900 *(4003)* $C_{22}H_{27}NO_2$
17230-88-5

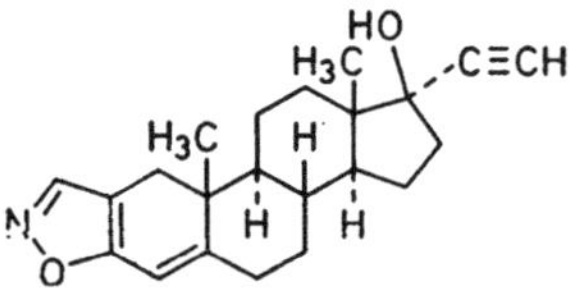

17α-Pregna-2,4-dien-20-ino[2,3-*d*]isoxazol-17β-ol = (17α)-Pregna-2,4-dien-20-ino[2,3-*d*]isoxazol-17-ol (●)

S Danatrol, *Danazol**, Danocrine, Danol, Win 17757, Winobanin

V Hypophysenhemmstoff

4901 *(4004)* $C_{22}H_{27}NO_2$
90-69-7

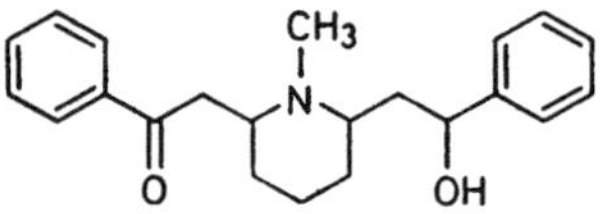

α-[6-(β-Hydroxyphenethyl)-1-methyl-2-piperidyl]-acetophenon = 1-Methyl-2-(β-hydroxy-β-phenylethyl)-6-phenacylpiperidin = [2*S*-[2α,6α(*R**)]]-2-[6-(2-Hydroxy-2-phenylethyl)-1-methyl-2-piperidinyl]-1-phenylethanon (●)

H auch Sulfat (134-64-5) oder Hydrochlorid (134-63-4)

S Antisol, Atmulatin, Banico, Bantron, Citotal-Wirkstoff, Fumarret, Habit-X, Inflatine, Lobatox, Lobelcon, *Lobelin**, Lobeton, Lobidan, Lobidram, Lobishan, Nicotiless, Nikoban, Nokotin, PA-90, Stopsmoke, Toban, Unilobin

V Atmungsanalepticum, Nicotinentwöhnungsmittel (Lobelia-Alkaloid)

4902 *(4005)* $C_{22}H_{27}NO_2$

15686-87-0

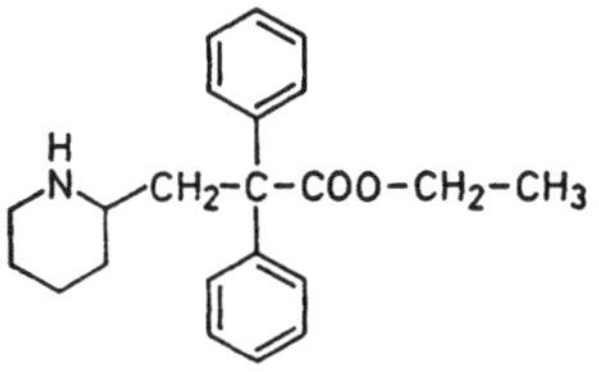

2,2-Diphenyl-3-(2-piperidyl)-propionsäureethylester = α,α-Diphenyl-2-piperidinpropansäureethylester (●)

H Hydrochlorid

S AGN 197, *Pifenathydrochlorid***

V Analgeticum

4903 *(4006)* $C_{22}H_{27}NO_2$

469-80-7

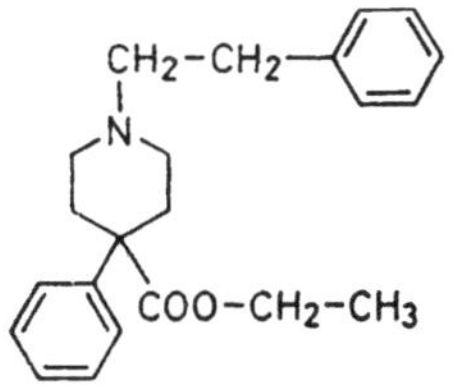

1-Phenethyl-4-phenylpiperidin-4-carbonsäureethylester = 1-(2-Phenylethyl)-4-carbethoxy-4-phenylpiperidin = 4-Phenyl-1-(2-phenylethyl)-4-piperidincarbonsäureethylester (●)

S *Pheneridin**

V Analgeticum

4904 *(4007)* $C_{22}H_{27}NO_3$

546-32-7

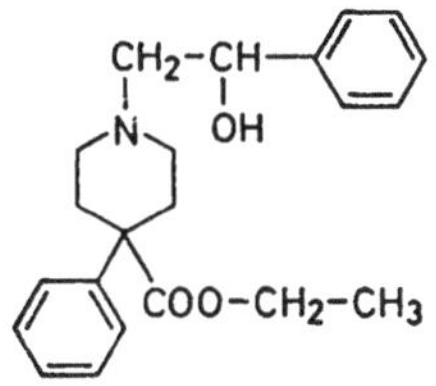

1-(β-Hydroxyphenethyl)-4-phenylpiperidin-4-carbonsäureethylester = 1-(2-Hydroxy-2-phenylethyl)-4-carbethoxy-4-phenylpiperidin = 4-Phenyl-1-(2-hydroxy-2-phenylethyl)-4-piperidincarbonsäureethylester (●)

S *Oxpheneridin***

V Analgeticum

4905 *(4008)* $C_{22}H_{27}NO_3$

467-86-7

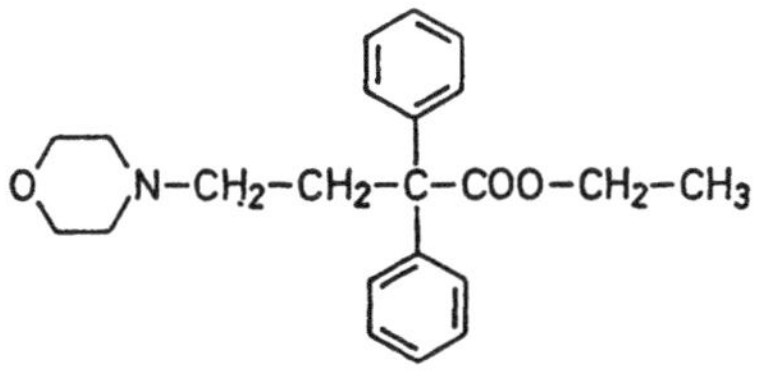

4-Morpholino-2,2-diphenylbuttersäureethylester = α,α-Diphenyl-4-morpholinbutansäureethylester (●)

S Amidalgon, *Diossafetile butirrato*, *Dioxaphetylbutyrat***, Spasmoxal

V Analgeticum, Spasmolyticum

4906 *(4009)* $C_{22}H_{27}NO_3$

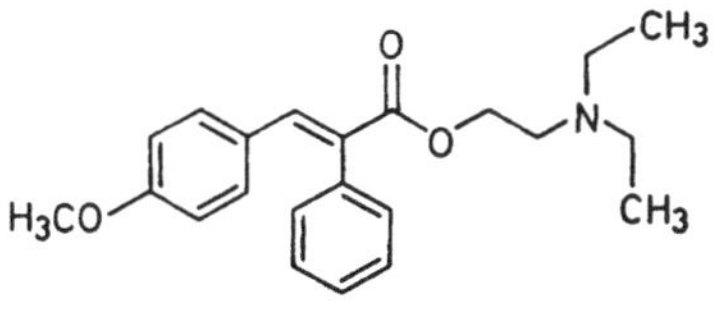

(2-Diethylaminoethyl)-*p*-methoxy-α-phenylcinnamat = α-Phenyl-*p*-methoxyzimtsäure-β-diethylaminoethylester = α-[(4-Methoxyphenyl)methylen]benzenessigsäure-2-(diethylamino)ethylester (●)

S *Anisocinnamol*, *Anisylcinnamat*, Valbine-Wirkstoff

V Spasmolyticum

4907 *(4010)* $C_{22}H_{27}NO_4$

4129-86-6

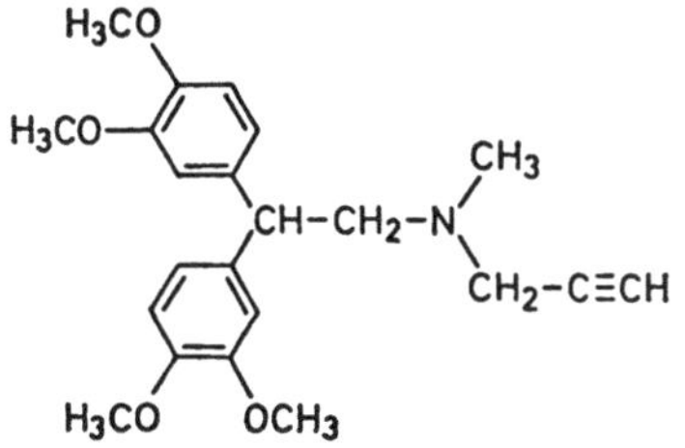

2,2-Bis-(3,4-dimethoxyphenyl)-*N*-methyl-*N*-(2-propinyl)-ethylamin = *N*-[2,2-Bis-(3,4-dimethoxyphenyl)-ethyl]-*N*-methyl-2-propinylamin = β-(3,4-Dimethoxyphenyl)-3,4-dimethoxy-*N*-methyl-*N*-(2-propinyl)benzenethanamin (●)

S BAEA

V Ganglienblocker, zentrales Depressivum

4908 *(4011)* $C_{22}H_{27}NO_4$
467-65-2

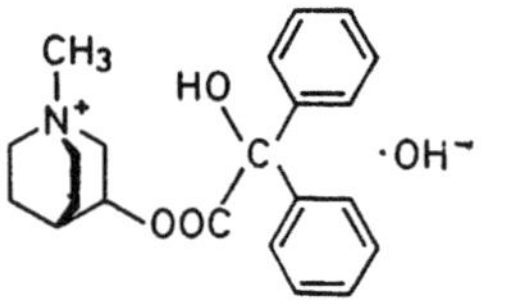

3-Benziloyloxy-1-methylchinuclidiniumhydroxid = 3-[(Hydroxydiphenylacetyl)oxy]-1-methyl-1-azoniabicyclo[2.2.2]octanhydroxid (●)

H Bromid (3485-62-9)

S *Clidiniumbromid***, Quarzan(bromid), Ro 2-3773

V Anticholinergicum (zur Ulcustherapie)

4909 *(199 N)* $C_{22}H_{27}N_3$

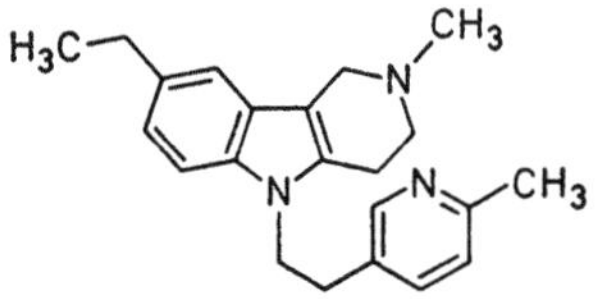

8-Ethyl-2,3,4,5-tetrahydro-2-methyl-5-[2-(6-methyl-3-pyridinyl)ethyl]-1*H*-pyrido[4,3-*b*]indol (●)

S Emelin

V Antihistaminicum

4910 $C_{22}H_{27}N_3O_2$
21 590-91-0

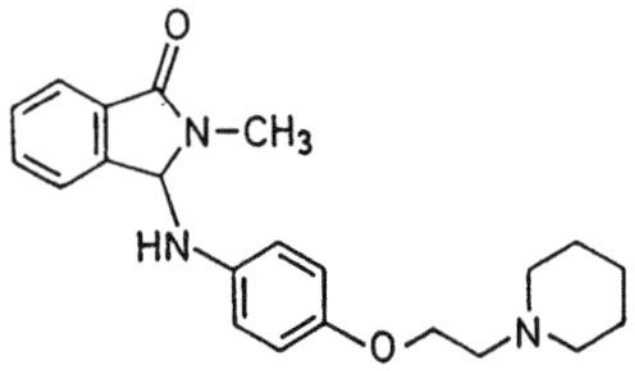

2-Methyl-3-(β-piperidino-*p*-phenetidino)-phthalimidin = 2-Methyl-3-[*p*-(2-piperidinoethoxy)-anilino]-isoindolin-2-on = 2,3-Dihydro-2-methyl-3-[[4-[2-(1-piperidinyl)ethoxy]phenyl]amino]-1*H*-isoindol-1-on (●)

S Amiotren, K 2777, *Omidolin***, *Tamidolin*

V Parkinsontherapeuticum

4911 *(4012)* $C_{22}H_{27}N_3O_2$
23 465-76-1

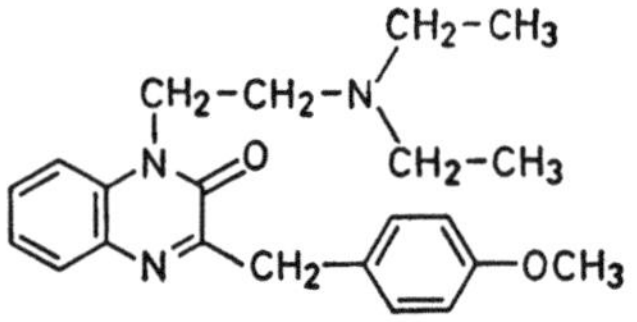

1-(2-Diethylaminoethyl)-3-(*p*-methoxybenzyl)-1,2-dihydrochinoxalon-(2) = 1-[2-(Diethylamino)-ethyl]-3-[(4-methoxyphenyl)methyl]-2(1*H*)-chinazolinon (●)

S *Caroverin**, Espasmofibra, P 201-1, Spadon, Spasmium „Donau-Pharmazie"

V Spasmolyticum

4912 *(4013)* $C_{22}H_{27}N_3O_3S_2$
14 008-44-7

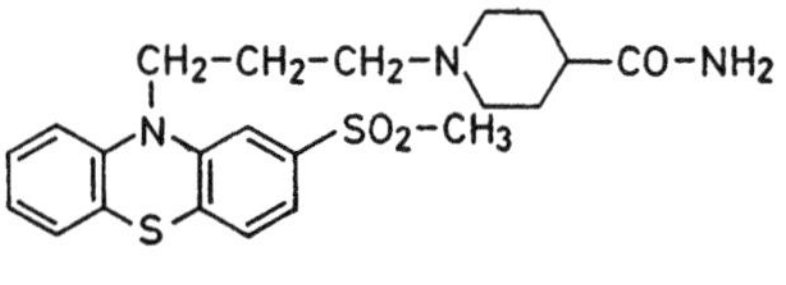

10-[3-(4-Carbamoylpiperidino)-propyl]-2-mesylphenothiazin = 1-[3-(2-Methylsulfonylphenothiazin-10-yl)-propyl]-isonipecotinamid = 1-[3-[2-(Methylsulfonyl)-10*H*-phenothiazin-10-yl)propyl]-4-piperidincarboxamid (●)

S EXP-999, *Metopimazin***, 9965 R.P., S 2300, Vogalène

V Antiemeticum

4913 *(4014)* $C_{22}H_{27}N_3O_4$
101-08-6

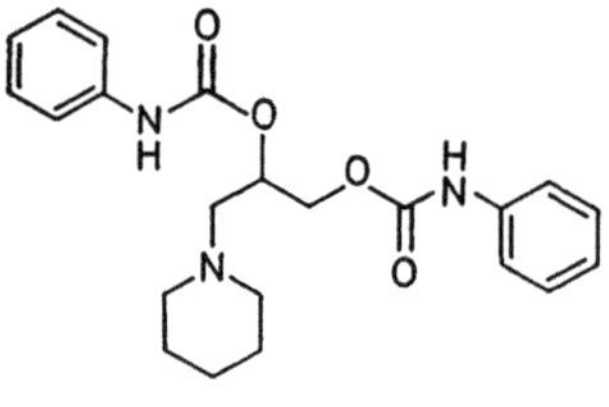

3-Piperidinopropan-1,2-dioldicarbanilat = 3-(1-Piperidinyl)-1,2-propandiolbis(phenylcarbamat)-(ester) (●)

H Hydrochlorid (537-12-2)

S Diothan(e), Diothoid, *Diperocainum*, *Diperodonhydrochlorid***, Proctodon

V Lokalanästheticum

4914 $C_{22}H_{27}N_3O_4S$

42110-58-7

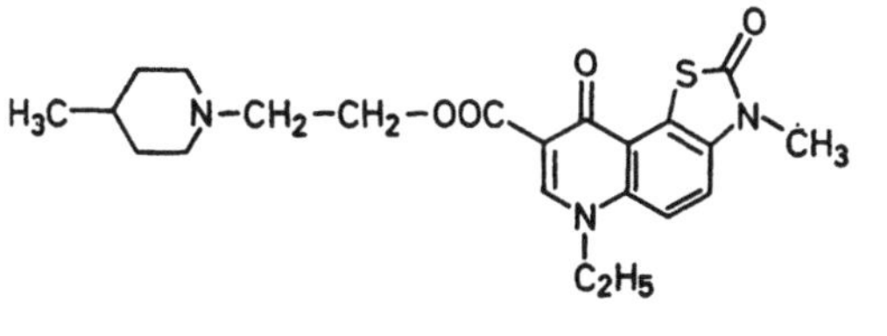

6-Ethyl-2,3,6,9-tetrahydro-3-methyl-2,9-dioxo-thiazolo[5,4-*f*]chinolin-8-carbonsäure-2-(4-methyl-1-piperidinyl)ethylester (●)

H Monohydrochlorid (55236-13-0)

S DB 2563, *Metioxathydrochlorid***

V Chemotherapeuticum

4915 $C_{22}H_{27}N_3O_5$

30751-23-6

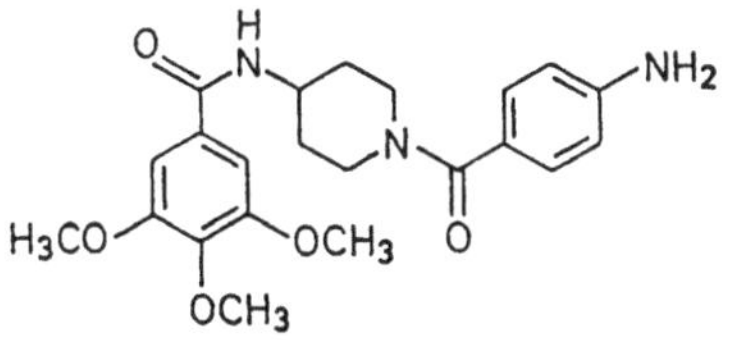

N-[1-(4-Aminobenzoyl)-4-piperidinyl]-3,4,5-trimethoxybenzamid (●)

S KU-55

V Ulcustherapeuticum

4916 $C_{22}H_{27}N_3O_5S$

32797-92-5

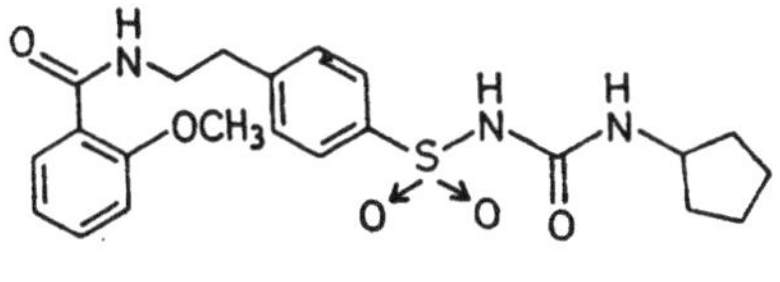

1-Cyclopentyl-3-[*p*-(2-*o*-anisamidoethyl)-phenylsulfonyl]-harnstoff = *N*-[2-[4-[[[(Cyclopentylamino)carbonyl]amino]sulfonyl]phenyl]ethyl]-2-methoxybenzamid (●)

S *Glipentid**, *Glypentide*, Staticum, UR-661

V Antidiabeticum

4917 *(4015)* $C_{22}H_{27}N_5O$

7125-67-9

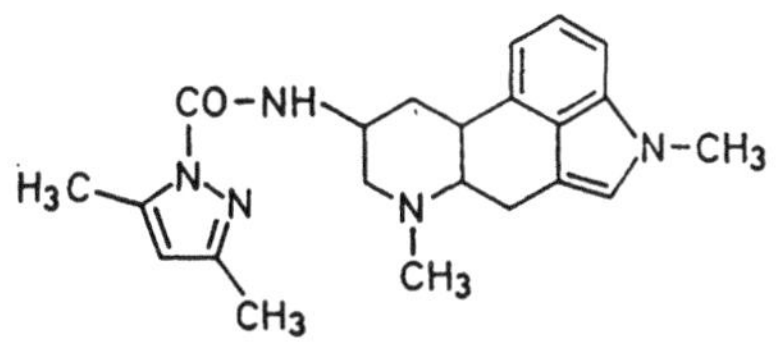

3,5-Dimethyl-*N*-(4,6,6a,7,8,9,10,10a-octahydro-4,7-dimethylindolo[4,3-*fg*]chinolin-9-yl)pyrazol-1-carboxamid (●) = 4,7-Dimethyl-9-(3,5-dimethylpyrazol-1-carboxamido)-4,6,6a,7,8,9,10,10a-oktahydroindolo-[4,3-*fg*]-chinolin

S Lilly 42406, *Metoquizin***

V Ulcustherapeuticum

4918 *(4016)* $C_{22}H_{27}N_9O_4$

636-47-5

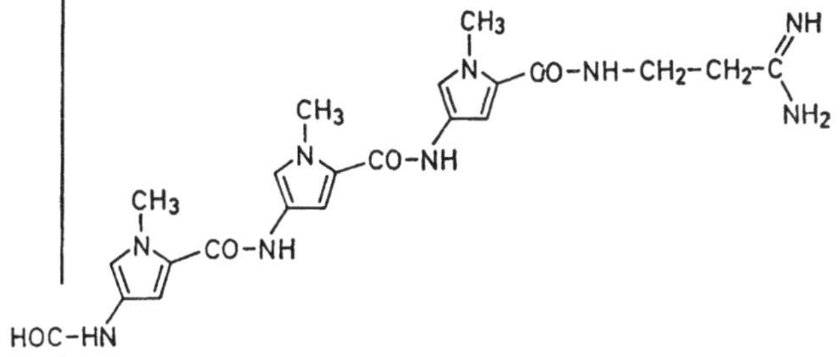

β-{1-Methyl-4-[1-methyl-4-(1-methyl-4-formylaminopyrrol-2-carboxamido)-pyrrol-2-carboxamido]-pyrrol-2-carboxamido}-propionamidin = *N*″-(2-Amidinoethyl)-4-formamido-1,1′,1″-trimethyl-*N*,4′:*N*′,4″-ter-(pyrrol-2-carboxamid) = *N*-[5-[[(3-Amino-3-iminopropyl)amino]carbonyl]-1-methyl-1*H*-pyrrol-3-yl]-4-[[[4-(formylamino)-1-methyl-1*H*-pyrrol-2-yl]carbonyl]amino]-1-methyl-1*H*-pyrrol-2-carboxamid (●)

H auch Hydrochlorid (6576-51-8)

S *Distamycin A*, Dst-3, DST-A, F.I. 6426, Herperal, *Stallimycin**

V cytotoxisch wirksames Antibioticum aus Streptomyces distallicus

4919 *(4017)* $C_{22}H_{28}ClFO_4$

4828-27-7

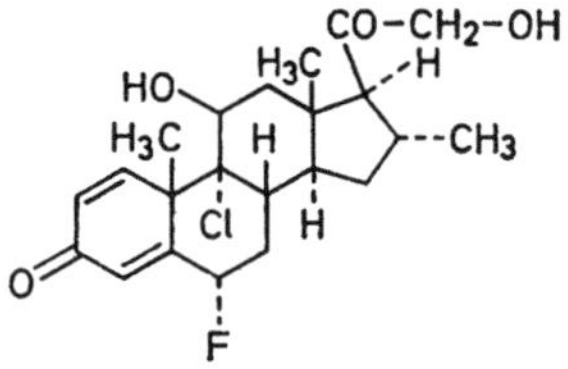

9α-Chlor-6α-fluor-11β,21-dihydroxy-16α-methyl-1,4-pregnadien-3,20-dion = (6α,11β,16α)-9-Chlor-6-fluor-11,21-dihydroxy-16-methylpregna-1,4-dien-3,20-dion (●)

S *Clocortolon***

V antiphlogistisch und antiallergisch wirksames Glucocorticoid

---

4920 *(57 E)* $C_{22}H_{28}ClFO_4$

25122-41-2

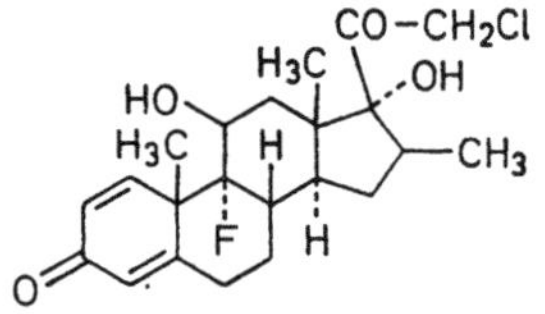

21-Chlor-9α-fluor-11β,17α-dihydroxy-16β-methyl-1,4-pregnadien-3,20-dion = (11β,16β)-21-Chlor-9-fluor-11,17-dihydroxy-16-methylpregna-1,4-dien-3,20-dion (●)

H vgl. auch Nr. 5411

S *Clobetasol***

V antiphlogistisch und antiallergisch wirksames Glucocorticoid

---

4921 *(4018)* $C_{22}H_{28}F_2O_4$

2607-06-9

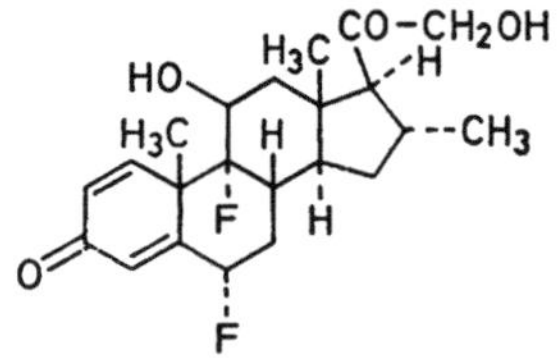

6α,9α-Difluor-11β,21-dihydroxy-16α-methyl-1,4-pregnadien-3,20-dion = (6α,11β,16α)-6,9-Difluor-11,21-dihydroxy-16-methylpregna-1,4-dien-3,20-dion (●)

H vgl. auch Nr. 5601

S *Diflucortolon***

V antiphlogistisch und antiallergisch wirksames Glucocorticoid

---

4922 *(4019)* $C_{22}H_{28}F_2O_5$

2135-17-3

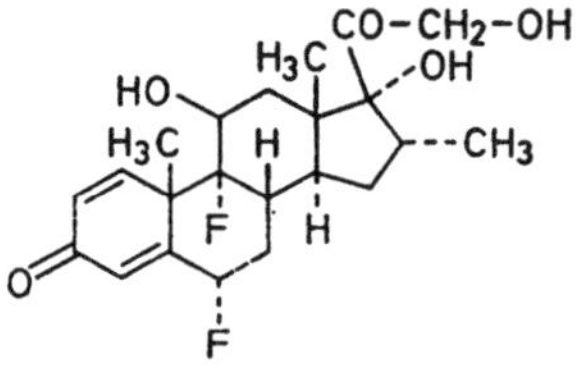

6α,9α-Difluor-11β,17α,21-trihydroxy-16α-methyl-1,4-pregnadien-3,20-dion = (6α,11β,16α)-6,9-Difluor-11,17,21-trihydroxy-16-methylpregna-1,4-dien-3,20-dion (●)

H vgl. auch Nrr. 5270, 5602

S Anaprime, Aniprime, Cortexilar, Flucort, Flucorticin, *Flumetason***, *Flumethasone*, *Fluordexamethason*, Fluvet, Mathagon, Methagon, NSC-54702, RS-2177, U-10974

V antiphlogistisch und antiallergisch wirksames Glucocorticoid

---

4923 $C_{22}H_{28}F_2O_5$

2557-49-5

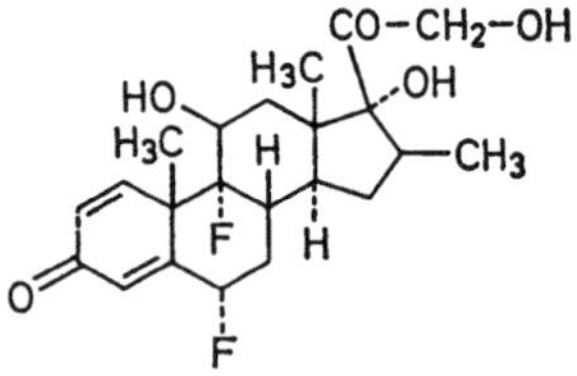

6α,9α-Difluor-11β,17α,21-trihydroxy-16β-methyl-1,4-pregnadien-3,20-dion = (6α,11β,16β)-6,9-Difluor-11,17,21-trihydroxy-16-methylpregna-1,4-dien-3,20-dion (●)

H vgl. auch Nr. 5502

S *Diflorason***

V antiphlogistisch und antiallergisch wirksames Glucocorticoid

4924 *(4020)* $C_{22}H_{28}N_2$
15 686-38-1

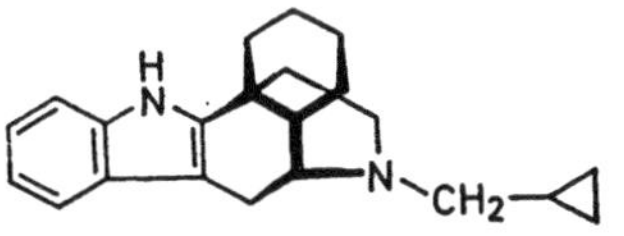

14-(Cyclopropylmethyl)-1,2,3,4,4a,5,6,11-octahydro-5,11b-iminoethano-11b*H*-benzo[*a*]carbazol (●)

S *Carbazocin***, W 4500

V Analgeticum

4925 *(4021)* $C_{22}H_{28}N_2O$
437-38-7

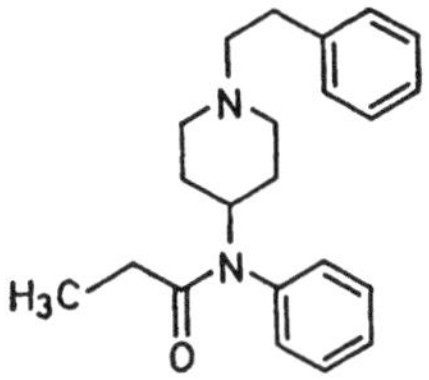

N-(1-Phenethyl-4-piperidyl)-propionanilid = 1-Phenethyl-4-*N*-propionylanilinopiperidin = *N*-Phenyl-*N*-[1-(2-phenylethyl)-4-piperidinyl]propanamid (●)

H Citrat (990-73-8)

S Beatryl, Fentanest, Fentanil, *Fentanil citrato, Fentanylcitrat***, Haldid, Leptanal, McN-JR 4263, *Phentanylcitrat*, Sentonyl, Sublimaze, R 4263, R 5240

V Analgeticum

4926 *(4022)* $C_{22}H_{28}N_2O$
3691-21-2

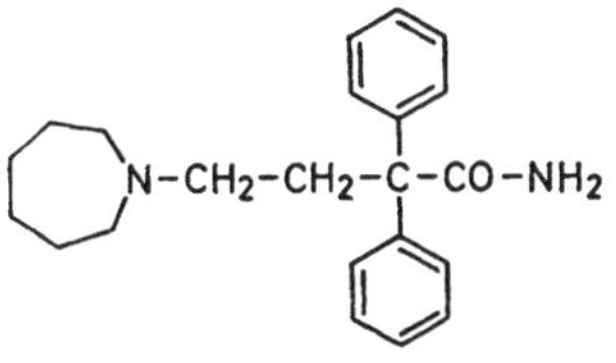

4-(1-Perhydroazepinyl)-2,2-diphenylbutyramid = 2,2-Diphenyl-4-hexamethyleniminobutyramid = 1-(3-Carbamoyl-3,3-diphenylpropyl)-hexahydroazepin = Hexahydro-α,α-diphenyl-1*H*-azepin-1-butanamid (●)

S Acemydrite, *Buzepidum*, Calmacid, *Hexamethamide*, Mydriamide, R 658

V Anticholinergicum, Mydriaticum

4927 *(58 E)* $C_{22}H_{28}N_2OS_2$
29 604-16-8

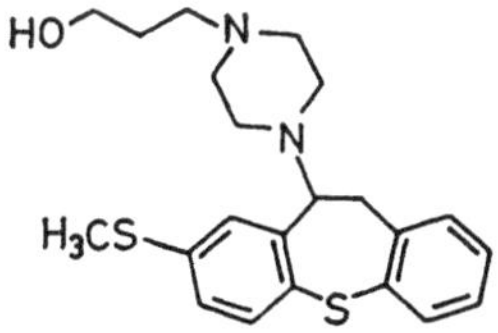

4-[10,11-Dihydro-8-(methylthio)dibenzo[*b,f*]thiepin-10-yl]-1-piperazinpropanol (●) = 2-Methylthio-11-[4-(3-hydroxypropyl)-1-piperazinyl]-10,11-dihydrodibenzo[*b,f*]thiepin

H Monomethansulfonat (34 775-83-2)

S *Oxyprothepin*, VÚFB-8334

V Neurolepticum

4928 $C_{22}H_{28}N_2O_2$
37 612-13-8

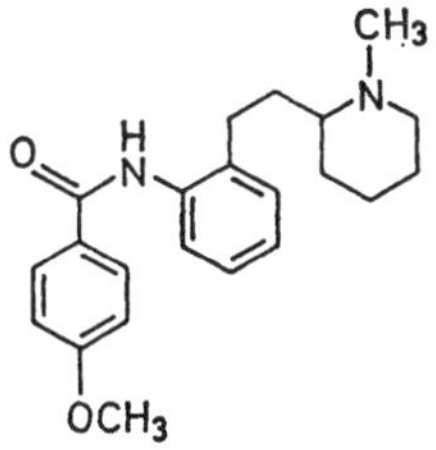

4-Methoxy-2′-[2-(1-methyl-2-piperidyl)-ethyl]-benzanilid = 4-Methoxy-*N*-[2-[2-(1-methyl-2-piperidinyl)ethyl]phenyl]benzamid (●)

S MJ 9067

V Antiarrhythmicum

4929 *(4023)* $C_{22}H_{28}N_2O_2$
144-14-9

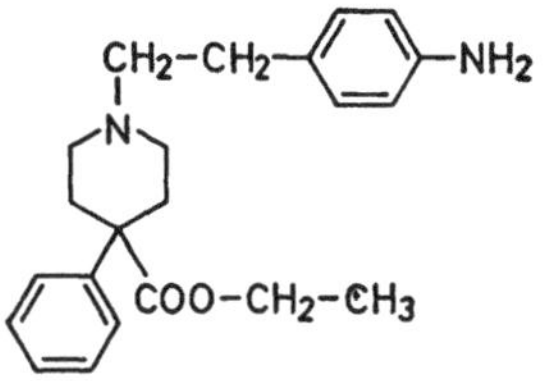

1-(*p*-Aminophenethyl)-4-phenylpiperidin-4-carbonsäureethylester = 1-[2-(4-Aminophenyl)ethyl]-4-phenyl-4-piperidincarbonsäureethylester (●)

H auch Dihydrochlorid (126-12-5) oder Phosphat (4268-37-5)

S Alidine, *Anileridin***, Apodol, Lerinol, Leritine, MK-89, Nipecotan

V Analgeticum

4930 *(4024)* $C_{22}H_{28}N_2O_2S$
13093-88-4

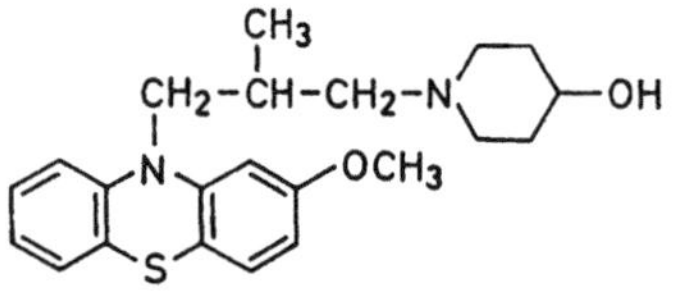

1-[3-(2-Methoxyphenothiazin-10-yl)-2-methyl-propyl]-4-piperidinol = 10-[3-(4-Hydroxypiperidino)-2-methylpropyl]-2-methoxyphenothiazin = 1-[3-(2-Methoxy-10*H*-phenothiazin-10-yl)-2-methylpropyl]-4-piperidinol (●)

S 1317 A.N., Leptryl, *Perimetazin***, 9159 R.P.
V Neurolepticum

4931 *(4025)* $C_{22}H_{28}N_2O_2S$
15351-04-9

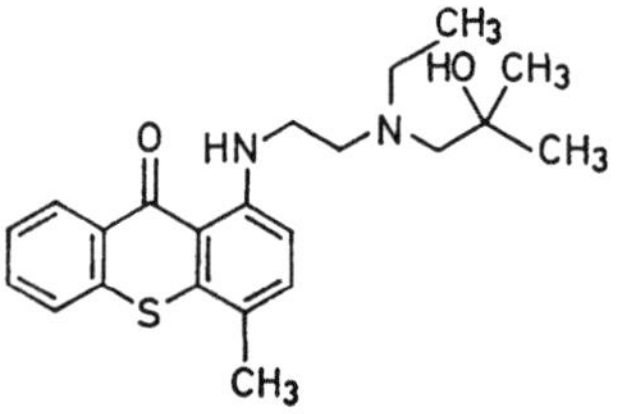

1-{2-[*N*-Ethyl-*N*-(2-hydroxy-2-methylpropyl)-amino]-ethylamino}-4-methylthioxanthen-9-on = 1-[[2-[Ethyl(2-hydroxy-2-methylpropyl)amino]-ethyl]amino]-4-methyl-9*H*-thioxanthen-9-on (●)

H auch Hydrochlorid (5591-22-0)
S *Becanthone*, *Becanton**, Loranil „Winthrop", NSC-15796, Win 13820
V Therapeuticum gegen Schistosomeninfektionen

4932 *(4026)* $C_{22}H_{28}N_4O_3$
911-65-9

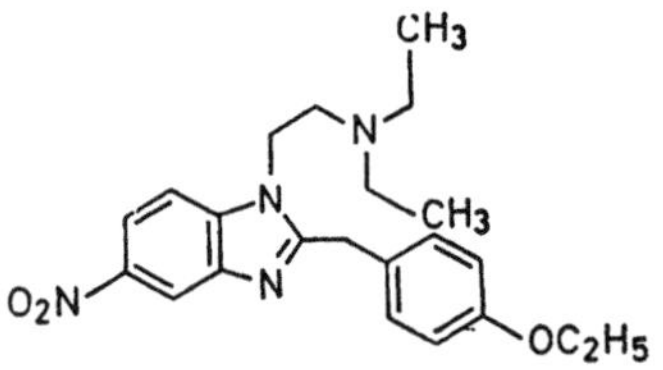

2-(*p*-Ethoxybenzyl)-1-(β-diethylaminoethyl)-5-nitrobenzimidazol = 2-[(4-Ethoxyphenyl)methyl]-*N*,*N*-diethyl-5-nitro-1*H*-benzimidazol-1-ethanamin (●)

S *Aethonitazen*, Ba-20684, C. 20410, *Etobedolum*, *Etonitazen***, *Etonitazinum*, NIH 7607, Opioid
V Analgeticum

4933 $C_{22}H_{28}N_4O_5$
6035-39-8

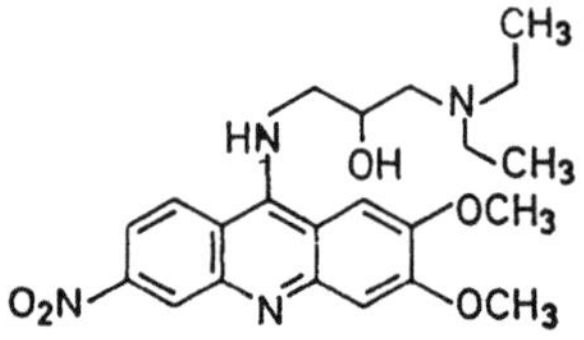

1-(Diethylamino)-3-[(2,3-dimethoxy-6-nitro-9-acridinyl)amino]-2-propanol (●)

S Nitroakridin 3582
V Chemotherapeuticum

4934 *(4027)* $C_{22}H_{28}O_3$

Santalolsalicylat

H vgl. auch Nr. 2921
S Santacyl, Santyl
V Harnantisepticum

4935 *(4028)* $C_{22}H_{28}O_3$
51-98-9

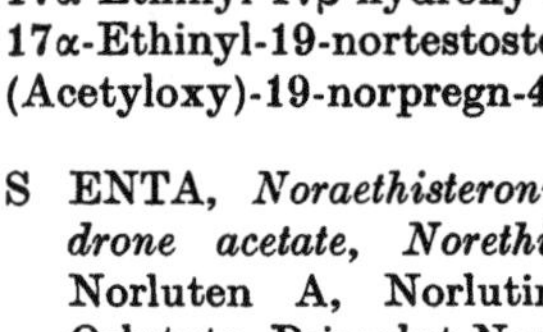

17α-Ethinyl-17β-hydroxy-4-östren-3-onacetat = 17α-Ethinyl-19-nortestosteronacetat = (17α)-17-(Acetyloxy)-19-norpregn-4-en-20-in-3-on (●)

S ENTA, *Noraethisteronum aceticum*, *Norethindrone acetate*, *Norethisteronacetat*, Norlutate, Norluten A, Norlutin-A, Norlutin acetate, Orlutate, Primolut-Nor, SH 420
V oral wirksames Gestagen

4936 *(4029)* $C_{22}H_{28}O_3$

976-71-6

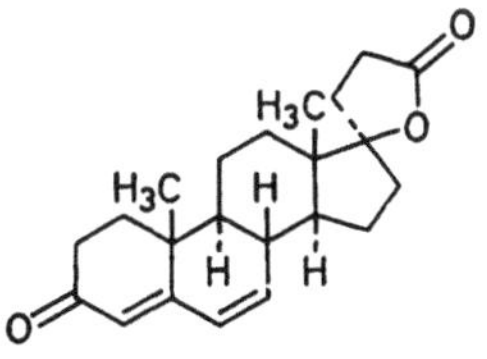

17β-Hydroxy-3-oxo-17α-pregna-4,6-dien-21-carbonsäure-γ-lacton = 3-(3-Oxo-17β-hydroxy-4,6-androstadien-17α-yl)-propionsäurelacton = 3-Oxo-4,6-androstadien-17-spiro-2′-tetrahydrofuran-5′-on = (17α)-17-Hydroxy-3-oxopregna-4,6-dien-21-carbonsäure-γ-lacton (●)

S *Canrenon**, Phanurane, 11614 R.P., SC-9376

V Aldosteronantagonist, Diureticum

4937 *(4030)* $C_{22}H_{28}O_5$

1247-42-3

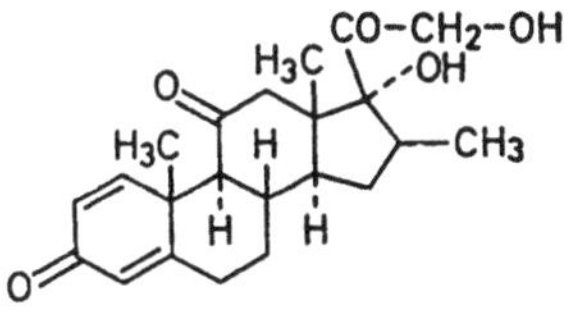

17α,21-Dihydroxy-16β-methyl-1,4-pregnadien-3,11,20-trion = 16β-Methylprednison = (16β)-17,21-Dihydroxy-16-methylpregna-1,4-dien-3,11,20-trion (●)

H vgl. auch Nr. 5506

S Betalona, Bétalone „Lepetit", Betanison(a), Betapar, Betapred „Schering-USA", Corti-bi, Deltacortene-Beta, Deltisona B, Lepicortin-Beta, *Meprednison***, *Methylprednison*, Sch 4358

V antiphlogistisch und antiallergisch wirksames Glucocorticoid

4938 *(4031)* $C_{22}H_{28}O_5$

599-33-7

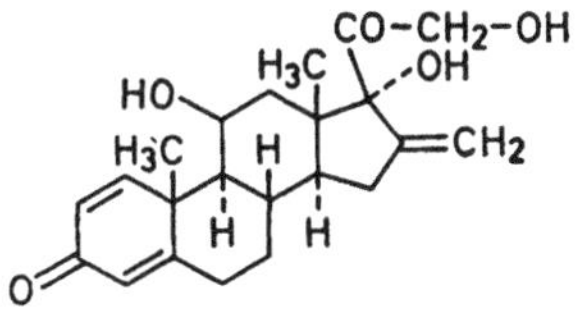

11β,17α,21-Trihydroxy-16-methylen-1,4-pregnadien-3,20-dion = 16-Methylenprednisolon = (11β)-11,17,21-Trihydroxy-16-methylenpregna-1,4-dien-3,20-dion (●)

H vgl. auch Nr. 5693

S Dacortilen, Dacortin (Merck-Brasilien), Decortilen, *Methylenprednisolon*, *Prednyliden***, St. 105, Sterocort „Draco"

V antiphlogistisch und antiallergisch wirksames Glucocorticoid

4939 *(200 N)* $C_{22}H_{28}O_5$

17332-61-5

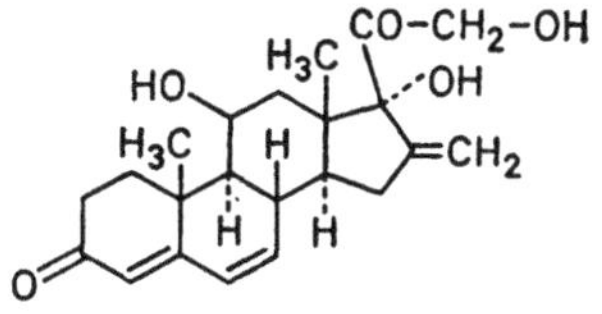

11β,17α,21-Trihydroxy-16-methylen-4,6-pregnadien-3,20-dion = 6-Dehydro-16-methylencortisol = (11β)-11,17,21-Trihydroxy-16-methylenpregna-4,6-dien-3,20-dion (●)

S *Isoprednidén**, StC 407

V ACTH-Inhibitor

4940 $C_{22}H_{28}O_9$

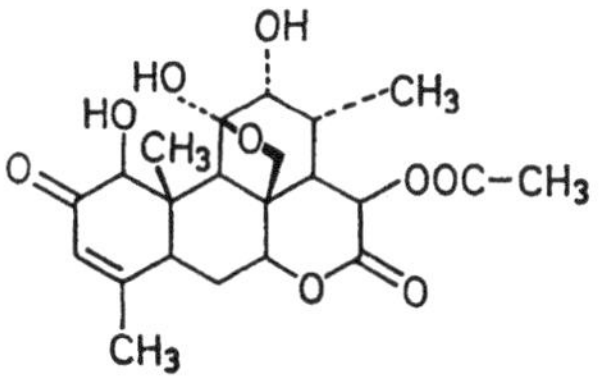

S *Holacanthone*, NSC-126765

V Cytostaticum

4941 *(4032)* $C_{22}H_{29}ClN_4O$

22906-83-8

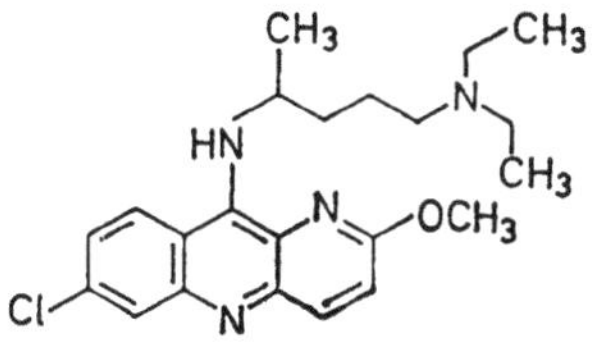

6-Chlor-9-(4-diethylamino-1-methylbutylamino)-2-methoxy-1-azaacridin = 7-Chlor-10-(4-diethylamino-1-methylbutylamino)-2-methoxybenzo[*b*]-

1,5-naphthyridin = N^4-(7-Chlor-2-methoxybenzo-[*b*]-1,5-naphthyridin-10-yl)-N^1,N^1-diethyl-1,4-pentandiamin (●)

H Dihydrochlorid (34 957-04-5)

S Azacrin

V Malariachemotherapeuticum

4942 *(4033)* $C_{22}H_{29}ClO_3$

5367-84-0

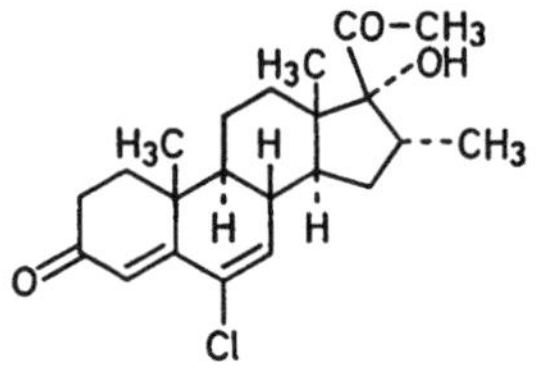

6-Chlor-17α-hydroxy-16α-methylpregna-4,6-dien-3,20-dion = (16α)-6-Chlor-17-hydroxy-16-methyl-pregna-4,6-dien-3,2-dion (●)

S *Clomegeston***

V Progestativum

4943 $C_{22}H_{29}ClO_6$

40 665-92-7

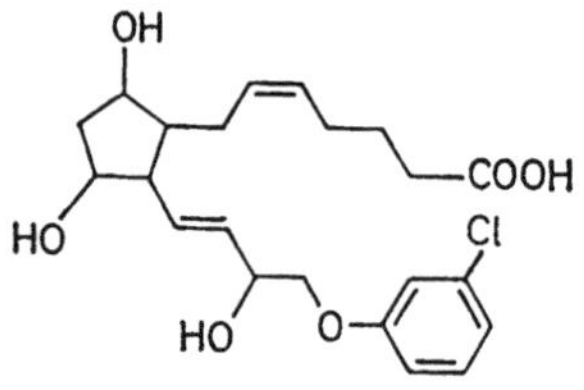

(±)-7-{(1*R*,2*R*,3*R*,5*S*)-2-[(3*R*-4-(3-Chlorphenoxy)-3-hydroxybut-1-(*E*)-enyl]-3,5-dihydroxycyclo-pent-1-yl}-hept-5-(*Z*)-ensäure = [1α(*Z*),2β(1*E*, 3*R**),3α,5α]-(±)-7-[2-[4-(3-Chlorphenoxy)-3-hy-droxy-1-butenyl]-3,5-dihydroxycyclopentyl]-5-heptensäure (●)

H Natriumsalz (55 028-72-3)

S *Cloprostenol-Sodium***, Estrumate, ICI 80996

V synthet. Prostaglandin

4944 *(4034)* $C_{22}H_{29}Cl_2N_3O_4S$

52 993-98-3

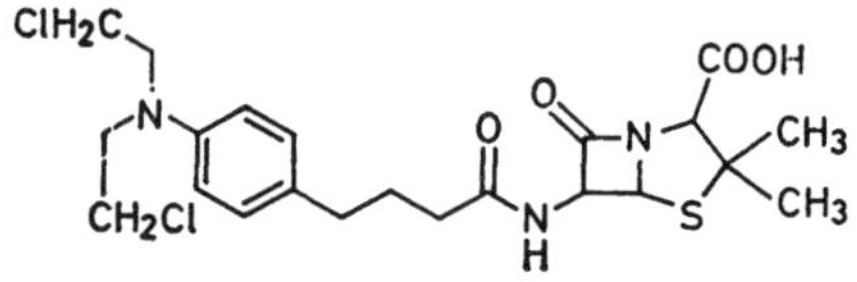

6-(4-{*p*-[Bis-(2-chlorethyl)-amino]-phenyl}-butyr-amido)-3,3-dimethyl-7-oxo-4-thia-1-azabicyclo-[3.2.0]heptan-2-carbonsäure = 6-(4-{*p*-[Bis-(β-chlorethyl)-amino]-phenyl}-butyramido)-penicil-lansäure = [2*S*-(2α,5α,6β)]-6-[[4-[4-[Bis(2-chlor-ethyl)amino]phenyl]-1-oxobutyl]amino]-3,3-di-methyl-7-oxo-4-thia-1-azabicyclo[3.2.0]heptan-2-carbonsäure (●)

H Natriumsalz

S *Chlorbutinpenicillin*

V Cytostaticum

4945 *(4035)* $C_{22}H_{29}FO_4$

426-13-1

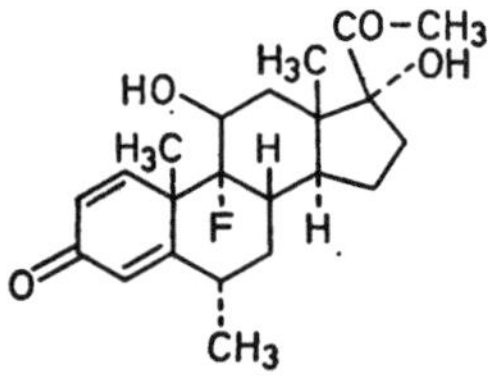

9α-Fluor-11β,17α-dihydroxy-6α-methyl-1,4-pre-gnadien-3,20-dion = 21-Desoxy-6α-methyl-9α-fluorprednisolon = (6α,11β)-9-Fluor-11,17-dihy-droxy-6-methylpregna-1,4-dien-3,20-dion (●)

S Cortilet, Delmeron, Delmeson, Efflumidex, Fluaton, Flu-Base, Flulon, Flumex, Fluoderm plain, Fluolon, *Fluormetholonum*, *Fluorometholon***, FML, Neo-Oxylon, NSC-33001, Okilon, Oxylone, Regresin-sine, Trilcin, Ursnon

V antiphlogistisch und antiallergisch wirksames Glucocorticoid

4946 *(4036)* $C_{22}H_{29}FO_4$

152-97-6

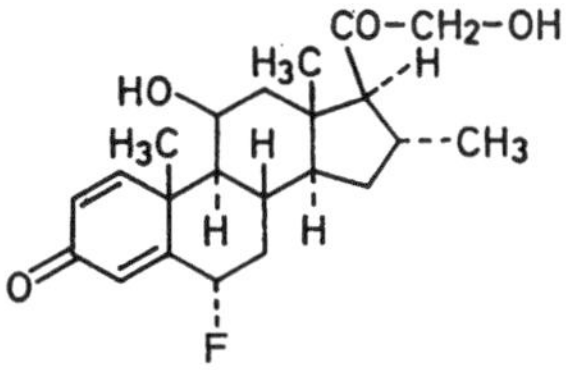

6α-Fluor-11β,21-dihydroxy-16α-methyl-1,4-pregnadien-3,20-dion = 6α-Fluor-16α-methyl-1-dehydrocorticosteron = (6α,11β,16α)-6-Fluor-11,21-dihydroxy-16-methylpregna-1,4-dien-3,20-dion (●)

H vgl. auch Nrr. 4894, 5689

S *Fluocortolon***, *Fluormethyldehydrocorticosteron*, SH 742, Ultracur oral, Ultralan oral, Ultralanum oral

V antiphlogistisch und antiallergisch wirksames Glucocorticoid

---

4947 *(59 E)* $C_{22}H_{29}FO_4$

1879-77-2

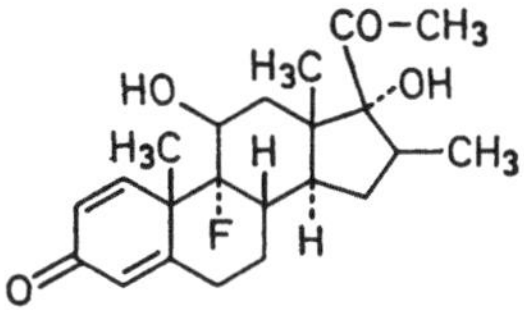

9α-Fluor-11β,17α-dihydroxy-16β-methyl-1,4-pregnadien-3,20-dion = (11β,16β)-9-Fluor-11,17-dihydroxy-16-methylpregna-1,4-dien-3,20-dion (●)

S *Doxibetasol***, *Doxybetasol*

V antiphlogistisch und antiallergisch wirksames Glucocorticoid

---

4948 *(4037)* $C_{22}H_{29}FO_4$

382-67-2

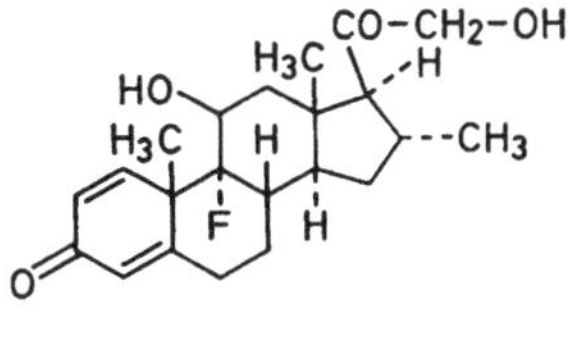

9α-Fluor-11β,21-dihydroxy-16α-methyl-1,4-pregnadien-3,20-dion = (11β,16α)-9-Fluor-11,21-dihydroxy-16-methylpregna-1,4-dien-3,20-dion (●)

S A 41-304, Actiderm, Dermo-Hidrol, *Desoximetason***, *Desoxymethason*, Esperson, Flubason, Hoechst 304, Ibaril, R 2113, Topicorte, Topiderm, Topisolon

V antiphlogistisch und antiallergisch wirksames Glucocorticoid

---

4949 *(4038)* $C_{22}H_{29}FO_5$

50-02-2

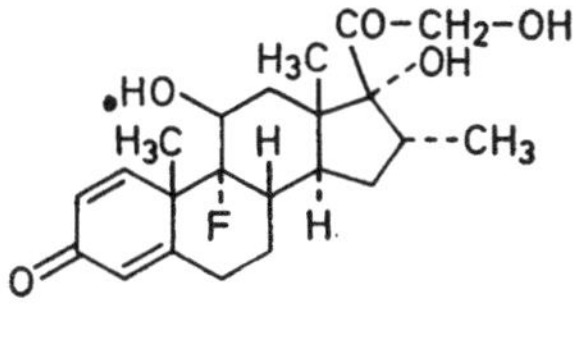

9α-Fluor-11β,17α,21-trihydroxy-16α-methyl-1,4-pregnadien-3,20-dion = 9a-Fluor-16α-methylprednisolon = (11β,16α)-9-Fluor-11,17,21-trihydroxy-16-methylpregna-1,4-dien-3,20-dion (●)

H vgl. bes. Nr. 5285 und außerdem Nrr. 4951, 4974, 5512, 5606, 5607, 5658, 5690, 5694, 5738, 5825

S Abifluorene, Aeroseb-D, Aflucoson, Alin-Tabl. „Chinoin-Mexico“, Ametaz-D, Amradexone, Anaflogistico „Esti“, Aphtasolon, Arcodexan, Aspicorte, Biodexone, Bisuo-DS, Calonat, Carulon, Corson, Cortadex, Cortidrona, Cortisumman, Cosdex, Dacortina fuerte, Deason, Debicort, Deca, Decacort, Decacortin, Decadeltasona, Decaderm „MSD“, Decadin, Decadran, Decadron, Decaesadril, Decalix, Decasone, Decaspray, Decasterolone, Decilone, Decofluor, Dectan, Dekacort, Dekasone, Deltafluoren(e), Dermax „Pharmasint“, Deronil, Dersone, Desacort, Desacortone, Desadrene, Desalark, *Desametasone*, Desameton, Dethamedin, Dexa-Aldon, Dexacon, Dexacort „Adelco“, Dexacort „Ikapharm“ (Tabl.), Dexacortal, Dexacorten, Dexacortin, Dexa-Dabrosan, Dexadrol, Dexafarma, Dexa-Korti, Dexa-Life, Dexalocal, Dexalona, Dexa-Mamellet, Dexamecortin, Dexamed „Medice“, Dexameson, Dexametaluy, Dexametan, *Dexametason*, Dexameth, Dexamethadrone, *Dexamethason***, *Dexamethazon*, Dexametriol, Dexa-Morgens, Dexan, Dexanil, Dexanteric, Dexantil, Dexaplon, Dexapolcort, Dexapot, Dexapred, Dexa-Rhinosan, Dexasan, Dexa-Scheroson, Dexasine, Dexasol, Dexason(e), Dexa-Wolner, Dexazone, Dexinolon-Salbe, Dexinoral, Dexmethsone, Dexone, Dextelan, D-Medrol, Esacortene, Exadion, Falban, Fercasone,

Firmalone, *Fluormethylprednisolon*, Fluormetilone, Fluormone, Fluorocort, Fluorodelta, Fortecortin, Gammacorten, Garsone, Gedetax, Glucocort, Grosodexon, *Hexadecadrol*, Hexadrol, Hightisone, Ificort, Indexon, Inhalocort, Isnacort, Isopto-Dex, Isopto-Maxidex, Juvadexon, Lepifluorene, Loverine, Luxazone, Marvidione, Marvisona D, Maxidex, Médiaméthasone, Megacortin, Mephameson, Meridexasone, Metacort, Metasolon, Metason(a), Methazon-Ion, Metisone „Lafi", Millicorten, Minicort, Miral, Mitasone, MK-125, Moco, Moderix, Nisometasona, Novocort „Pharmax", Novodon, Novomethasone, NSC-34521, Nucort, Nuridexon, Ocu-Dexa, Opticorten, Oradexon, Orgadrone, Osatron, Predni-F-Tablinen, Prednisolon F, Prodexona, Rally-A, Rancortin, Resticort, Rophamethazone, Santeson-Tabl., Sawasone, Selectasona, Sisotek, Soldex, Solone „Liade", Spansona, Spoloven, Stamcort, Steralol, Sterasone, Sterocon, Superprednol, Triamcimetil, Vasodex, Visumetazone, Wymesone-Tabl.

V antiphlogistisch und antiallergisch wirksames Glucocorticoid

---

4950 *(4039)* — $C_{22}H_{29}FO_5$

378-44-9

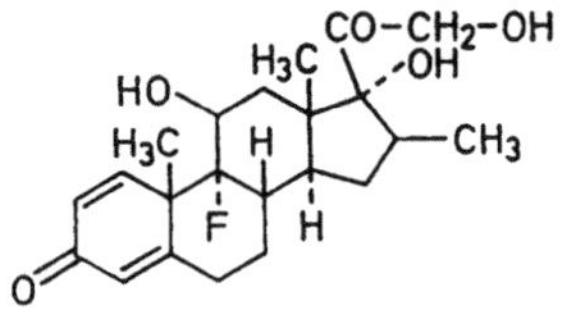

9α-Fluor-11β,17α,21-trihydroxy-16β-methyl-1,4-pregnadien-3,20-dion = 9α-Fluor-16β-methylprednisolon = (11β,16β)-9-Fluor-11,17,21-trihydroxy-16-methylpregna-1,4-dien-3,20-dion (●)

H vgl. auch Nrr. 4975, 5286, 5513, 5608, 5678, 5679, 5736, 5759, 5899

S Becort, Betacorlan, Betacort, Betacortril, *Betadexamethason*, Betalone „Firma", *Betametasone*, *Betamethason***, Betapredol, Betapredsol, Betasolon, Betilon „Tecnifar", Betnelan, Betnesol „Glaxo-Düsseldorf", Betsolan, Bivicortene, Celestan, Célestène, Celeston(e), Cidoten, Cuantin, Desacort-Beta, *Flubenisolonum*, *β-Methasone*, Methazon, Minisone, No-Reumar, Pertene, Probasona, Rinderon, Rinesteron, Sch 4831, Sclane-Compr., Supercortene, Visubeta

V antiphlogistisch und antiallergisch wirksames Glucocorticoid

---

4950-01 *(4039a)*

H Citrat

S Valisone-ointment

V Antiallergicum

4951 *(4040)* — $C_{22}H_{29}FO_8S$

7793-27-3

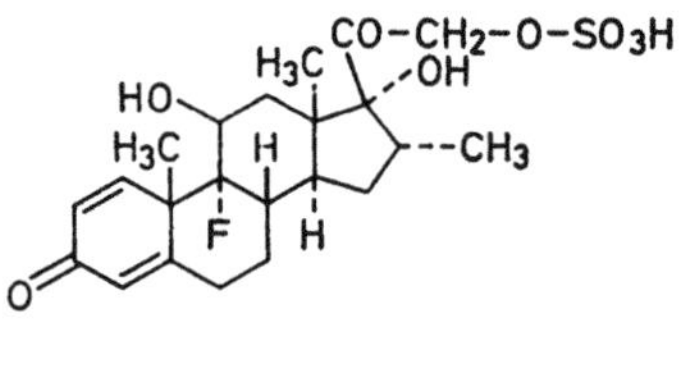

9α-Fluor-11β,17α,21-trihydroxy-16α-methyl-1,4-pregnadien-3,20-dion-21-hydrogensulfat = Dexamethason-21-hemisulfat = (11β,16α)-9-Fluor-11,17-dihydroxy-16-methyl-21-(sulfooxy)pregna-1,4-dien-3,20-dion (●)

H Natriumsalz (466-11-5)

S *Dexamethasonnatriumsulfat*, Dexa-Scheroson-Ampullen

V antiphlogistisch und antiallergisch wirksames Glucocorticoid

---

4952 *(4041)* — $C_{22}H_{29}NO$

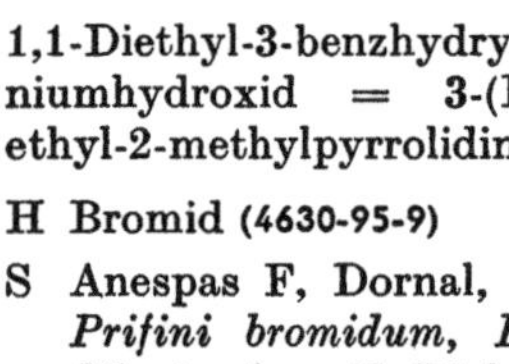

1,1-Diethyl-3-benzhydryliden-2-methylpyrrolidiniumhydroxid = 3-(Diphenylmethylen)-1,1-diethyl-2-methylpyrrolidiniumhydroxid (●)

H Bromid (4630-95-9)

S Anespas F, Dornal, Kosmium, Padrin, PDB, *Prifini bromidum*, *Prifiniumbromid***, *Pyrodifeniumbromid*, Riabal, Spanomid

V Anticholinergicum, Spasmolyticum

4953 *(4042)* $[C_{22}H_{29}NO]_x$

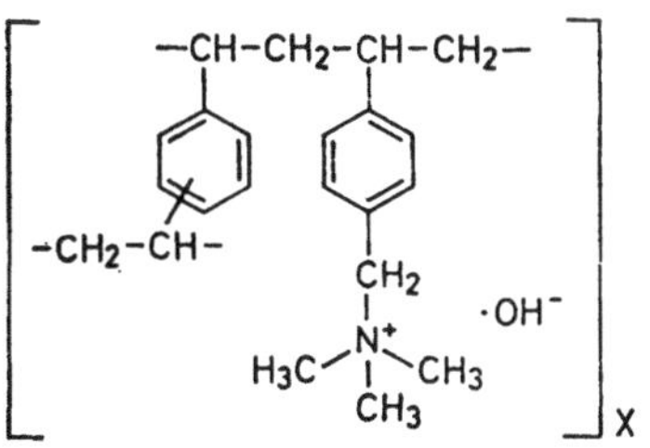

Polystyrol-trimethylammoniumhydroxid

H Chlorid als Strukturtyp für ein quartäre Ammoniumgruppen enthaltendes Styrol-Divinylbenzol-Mischpolymerisat **(11 041-12-6)**

S *Cholestyramine (Resin)*, *Colestyramin***, Cuemid, Dowex 1-X2-Cl, MK-135, Quantalan, Questran, *Resincolestiramina*

V Antipruriginosum bei Gallenstauungen

4954 *(4043)* $C_{22}H_{29}NOS$

5835-72-3

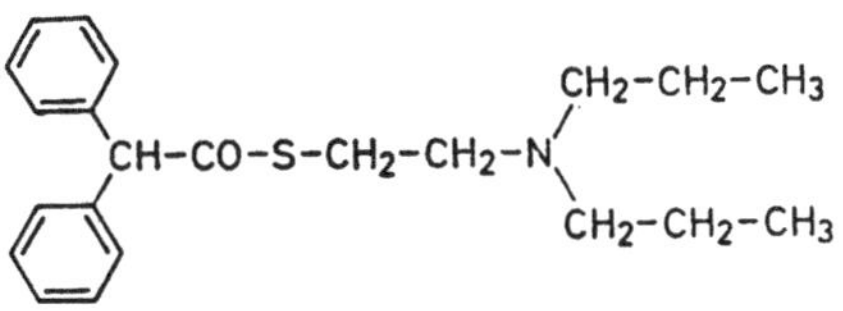

S-(2-Dipropylaminoethyl)-diphenylthioacetat = Diphenylthioessigsäure-*S*-(β-di-*n*-propylamino-ethyl)-ester = α-Phenylbenzenethanthiosäure-*S*-[2-(dipropylamino)ethyl]ester (●)

H Hydrochlorid **(2424-69-3)**

S *Diprofenhydrochlorid***, *Diprophen*

V Spasmolyticum, Vasodialatans

4955 *(4044)* $C_{22}H_{29}NOS$

7009-79-2

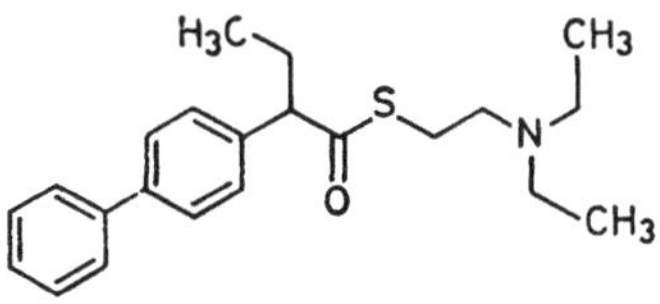

2-(4-Biphenylyl)-thiobuttersäure-*S*-(β-diethyl-aminoethyl)-ester = α-Ethyl[1,1'-biphenyl]-4-ethanthiosäure-*S*-[2-(diethylamino)ethyl]ester (●)

S *Xenthiorat***

V Therapeuticum gegen Hypercholesterinämie

4956 $C_{22}H_{29}NO_2$

13 426-07-8

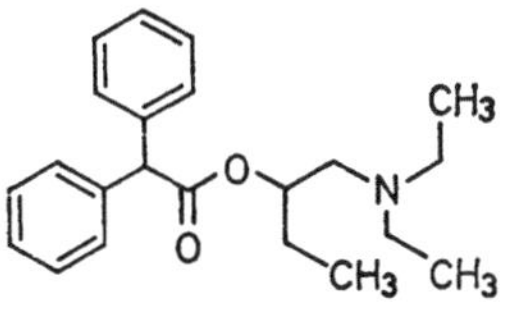

Diphenylessigsäure-1-ethyl-2-diethylaminoethyl-ester = α-Phenylbenzenessigsäure-1-[(diethylamino)methyl]propylester (●)

S Eterofen, Ethyldiphacil, IEM-506

V Cholinolyticum

4957 *(4045)* $C_{22}H_{29}NO_2$

77-50-9

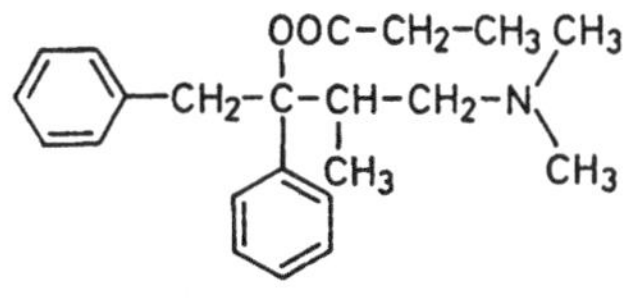

(±)-1-Benzyl-3-dimethylamino-2-methyl-1-phenylpropylpropionat = (±)-4-Dimethylamino-3-methyl-2-propionyloxy-1,2-diphenylbutan = α-[2-(Dimethylamino)-1-methylethyl]-α-phenylbenzenethanolpropanoat(ester) (●)

H Hydrochlorid **(6509-36-0)**

S *Dimeprotanhydrochlorid*, *Propoxipheni chloridum*, *Propoxyphenhydrochlorid*

V Analgeticum

4958 *(4046)* $C_{22}H_{29}NO_2$

469-62-5

(+)-1-Benzyl-3-dimethylamino-2-methyl-1-phenylpropylpropionat = (+)-4-Dimethylamino-3-methyl-2-propionyloxy-1,2-diphenylbutan = [*S*-(*R**,*S**)]-α-[2-(Dimethylamino)-1-methylethyl]-α-phenylbenzenethanolpropanoat(ester) (●)

H vgl. auch Nr. 3906-04
Hydrochlorid **(1639-60-7)**

S Abalgin, Algafan, Algaphan, Algodin, Antalvic, Daloxen, Darvon, Dekzofen, Deprancol, Depromic, Depronal, Develin retard, *Dextropropoxipheni chloridum*, *Dextropropoxyphenhydrochlorid**, Dolan, Dolene 65, Dolocap, Dolorphen, Dolotard, Doloxene, Dymopoxyphene,

Erantin, Femadol, Harmar, Kesso-Gesic, L 16298, Lentadol, Levadol, Levitan, Liberen, Mardon, Nefertal, Neo-Mal, Parvon, Piril, Praia, Preparten, Pro 65, Procaps-65, Progesic, Pronalgic, Propox, Propoxychel, D-*Propoxyphen, Propoxyphene hydrochloride*, Proxagesic, Proxyphene, Regredol, Romidon, SK 65, Sudhinol, Tawasan, Tilene, Unigesic, Vandar 65

V Analgeticum

4958-01 26570-10-5

H 2-Naphthalinsulfonathydrat (Napsylat)

S Darvon-N, *Dextropropoxyphennapsilat**, Napsalgesic, *Propoxyphene napsylate*, S 9700

V Analgeticum

4959 (*4047*) $C_{22}H_{29}NO_2$

2338-37-6

(—)-1-Benzyl-3-dimethylamino-2-methyl-1-phenylpropylpropionat = (—)-4-Dimethylamino-3-methyl-2-propionyloxy-1,2-diphenylbutan = [*R*-(*R**,*S**)]-α-[2-(Dimethylamino)-1-methylethyl]-α-phenylbenzenethanolpropanoat(ester) (●)

H Naphthalin-2-sulfonathydrat (55557-30-7)

S Contratuss, Letusin, *Levopropoxipheni napsylas, Levopropoxyphennapsilat***, Novrad, Rava, Regretos

V Antitussivum

4959-01 (*4047a*) 31852-19-4

H 2,6-Di-*tert.*-butylnaphthalin-1,5-disulfonat

S *Levopropoxiphendibudinat***, *Probunafon*, Sotorni

V Antitussivum

4960 (*4048*) $C_{22}H_{29}NO_2$

1477-39-0

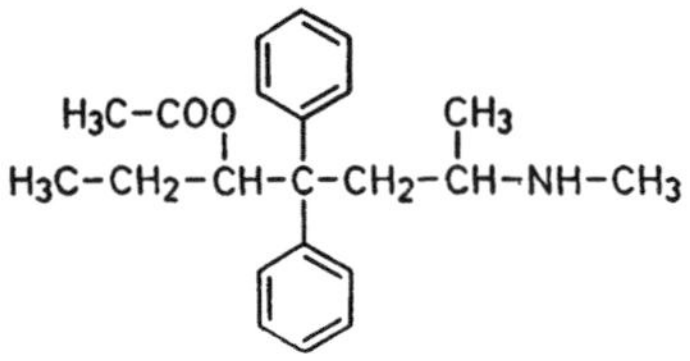

(±)-1-Ethyl-4-methylamino-2,2-diphenylpentylacetat = α-4-Acetoxy-1,*N*-dimethyl-3,3-diphenylhexylamin = α-Ethyl-β-[2-(methylamino)propyl]-β-phenylbenzenethanolacetat(ester) (●)

H auch Hydrochlorid (5633-25-0)

S NIH 7667, *Noracimetadolo, Noracymethadol***

V Analgeticum

4961 $C_{22}H_{29}NO_3$

20799-24-0

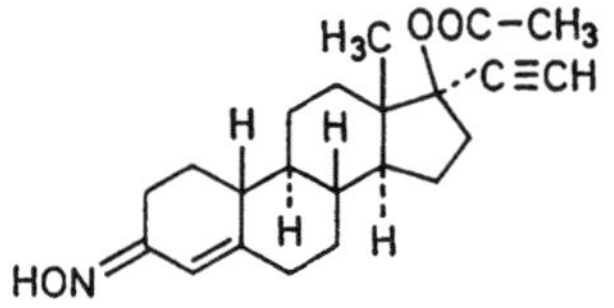

17α-Ethinyl-17β-hydroxy-4-östren-3-on-17-acetat-3-oxim = (17α)-17-(Acetyloxy)-19-norpregn-4-en-20-in-3-on-3-oxim (●)

S *Norethisteronacetatoxim*

V Gestagen (postcoitales Contraceptivum)

4962 (*4050*) $C_{22}H_{29}NO_3$

2911-15-1

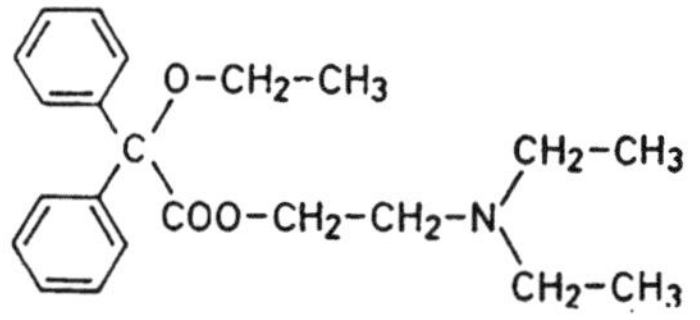

α-Ethoxydiphenylessigsäure-2-diethylaminoethylester = α-Ethoxy-α-phenylbenzenessigsäure-2-(diethylamino)ethylester (●)

H Hydrochlorid

S Gorutin

V Spasmolyticum

4963 (*4051*) $C_{22}H_{29}NO_3$

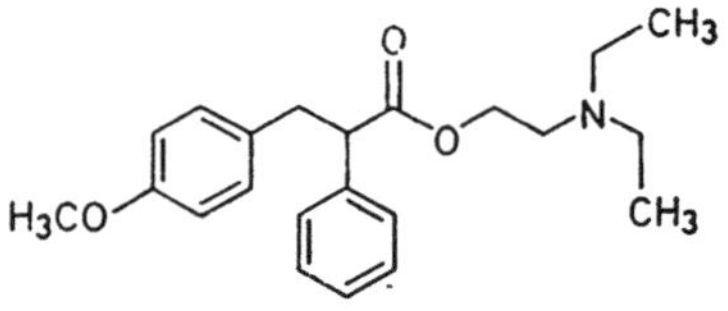

(2-Diethylaminoethyl)-*p*-methoxy-α-phenylhydrocinnamat = α-Phenyl-β-(*p*-methoxyphenyl)-propionsäure-β-diethylaminoethylester = 4-Methoxy-α-phenylbenzenpropansäure-2-(diethylamino)-ethylester (●)

H auch Hydrochlorid (3820-14-2) oder Oleat

S *Anisohydrocinnamol*, Eubispasme-Wirkstoff

V Spasmolyticum

4964 *(4052)* $C_{22}H_{29}NO_3$

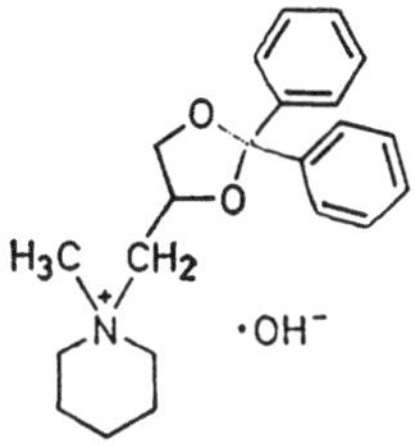

N-(2,2-Diphenyl-1,3-dioxolan-4-ylmethyl)-*N*-methylpiperidiniumhydroxid = 1-[(2,2-Diphenyl-1,3-dioxolan-4-yl)methyl]-1-methylpiperidiniumhydroxid (●)

H Jodid (21216-78-4)

S Anacolin

V Anticholinergicum

4965 *(4053)* $C_{22}H_{29}NO_4$

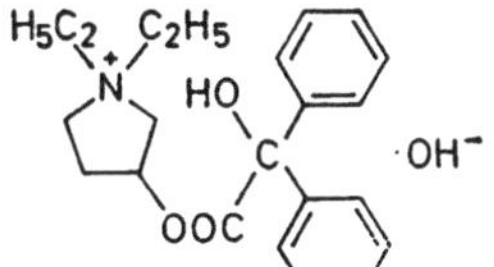

1,1-Diethyl-3-benziloyloxypyrrolidiniumhydroxid = 1,1-Diethyl-3-[(hydroxydiphenylacetyl)oxy]-pyrrolidiniumhydroxid (●)

H Bromid (1050-48-2)

S *Benziloniumbromid***, CI-379, CN-20172-3, Minelcin, Minelco, Minelsin, Ortyn, Partyn, Portyn, PU 239, Pirbenina, Pyrbenine, Ulcoban

V Anticholinergicum

4966 *(4054)* $C_{22}H_{29}NO_4$
561-42-2

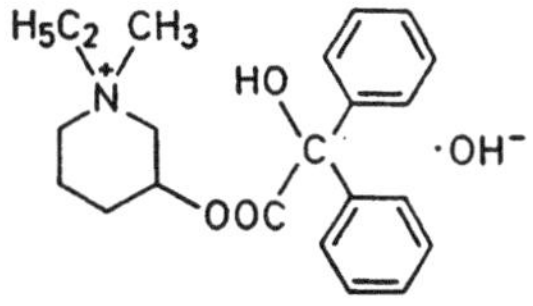

3-Benziloyloxy-1-ethyl-1-methylpiperidiniumhydroxid = *N*-Ethylpiperidyl-(3)-benzilatmethylhydroxid = 1-Ethyl-3-[(hydroxydiphenylacetyl)-oxy]-1-methylpiperidiniumhydroxid (●)

H Bromid (125-51-9)

S Bionzolato, Brontil-Compr., Bropen-Tabl., Bropidol, Dropenzil, Espazylen, JB-323, Nagin, Penzofen, *Pipensolon*, *Pipenzolatbromid***, *Pipenzolonbromid*, Piper (Anticolinergico), Piptal, Piptalake, Profartyl, Tisafren

V Anticholinergicum, Spasmolyticum

4967 *(4055)* $C_{22}H_{29}NO_4$

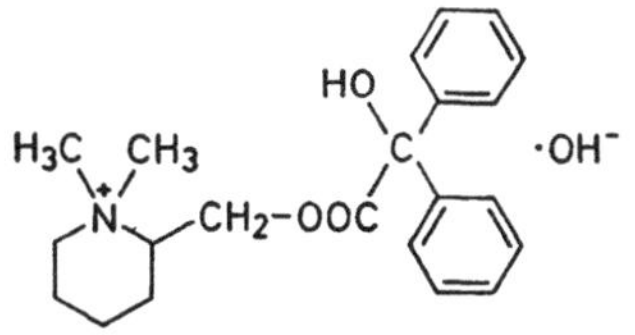

2-(Benziloyloxymethyl)-1,1-dimethylpiperidiniumhydroxid = Benzilsäure-(*N*,*N*-dimethyl-2-hydroxymethylpiperidinium)-ester = 2-[[(Hydroxydiphenylacetyl)oxy]methyl]-1,1-dimethylpiperidiniumhydroxid (●)

H Methylsulfat (5205-82-3)

S Acabel, *Bevoniummetilsulfat***, CG 201, Dalys, Spalgo

V Anticholinergicum, Spasmolyticum

4968 *(4056)* $C_{22}H_{29}NO_5$
39133-31-8

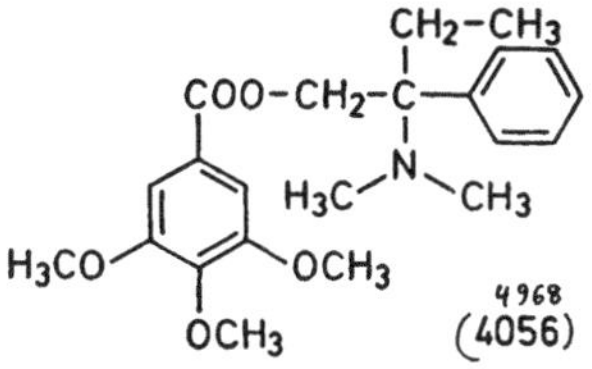

β-Ethyl-β-dimethylaminophenethyl-3,4,5-trimethoxybenzoat = 3,4,5-Trimethoxybenzoesäure-2-(dimethylamino)-2-phenylbutylester (●)

H Maleat (39133-32-9)

S Debridat, Dromostat, Foldox, Miopropan, Polibutin, *Trimebutinmaleat***

V Spasmolyticum

4969 *(201 N)* $C_{22}H_{29}N_3O_6S$

33817-20-8

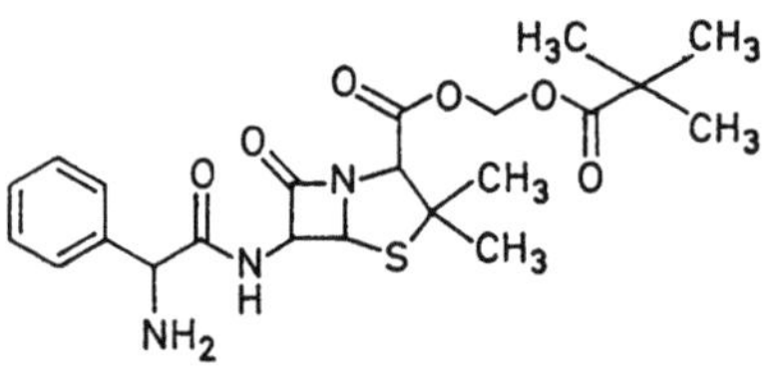

D-6-(2-Amino-2-phenylacetamido)-3,3-dimethyl-7-oxo-4-thia-1-azabicyclo[3.2.0]heptan-2-carbonsäure-(pivaloyloxymethyl)-ester = 6-[D(—)-α-Aminophenylacetamido]-penicillansäure-(pivaloyloxymethyl)-ester = [2*S*-[2α,5α,6β(*S**)]]-6-[(Aminophenylacetyl)amino]-3,3-dimethyl-7-oxo-4-thia-1-azabicyclo[3.2.0]heptan-2-carbonsäure-(2,2-dimethyl-1-oxopropoxy)methylester (●)

H Hydrochlorid (26309-95-5)

S Alfacilina, Alphacilina, Alphacillin „MSD“, Bencilin „Medicamenta“, Bensamin, Berocilina, Berocillin, Centurina, Diancina, Inacilin, Isvitrol, Maxifen, MK-191, Oxidina, Pibena, Pivabiot, Pivacilin(a), Pivamboi, *Pivampicillinhydrochlorid***, Pivampin, Pivapen, Pivatil, Piviotic, Pondocillin(e), Pondocillina, Sanguicillin, Tam-Cilin, Tryco, Vampi-Framan, VD 923, Vedecillin

V Antibioticum

4969-01 42190-91-0

H Verbindung (1:1) mit Probenecid (Nr. 2317)

S MK-356, *Pivampicillin probenate*

V Antibioticum

4969-02 59549-62-1

H Pamoat (Embonat) (2:1)

S *Pivampicillin pamoate*

V Antibioticum

4970 *(4057)* $C_{22}H_{29}N_3S_2$

1420-55-9

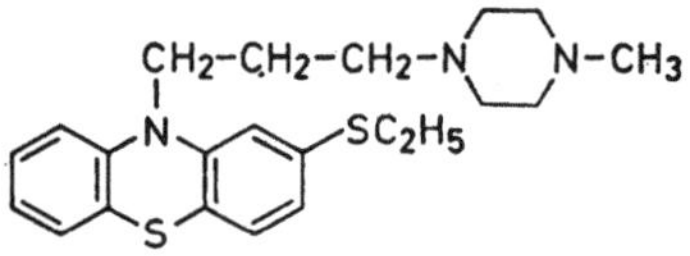

2-Ethylthio-10-[3-(4-methyl-1-piperazinyl)-propyl]-phenothiazin = 2-(Ethylthio)-10-[3-(4-methyl-1-piperazinyl)propyl]-10*H*-phenothiazin (●)

H Dimaleinat (1179-69-7)
[oder auch Dimalat (52239-63-1)]

S GS 95, *Thiethylperazindimaleinat***, *Tietilperazina dimaleato*, Torecan, Toresten, Tresten

V Antiemeticum, Antivertiginosum

4971 *(4058)* $C_{22}H_{29}N_7O_5$

53-79-2

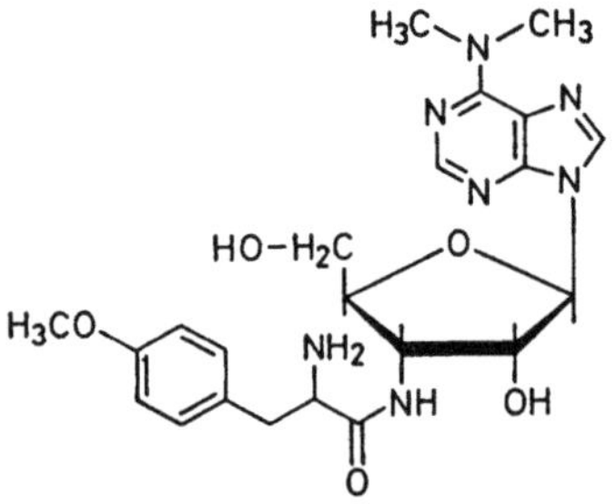

6-Dimethylamino-9-[3-(*p*-methoxy-L-β-phenylalanylamino)-3-deoxy-β-D-ribofuranosyl]-purin = 3′-(L-α-Amino-*p*-methoxyhydrocinnamido)-3′-deoxy-*N*,*N*-dimethyladenosin = (*S*)-3′-[[2-Amino-3-(4-methoxyphenyl)-1-oxopropyl]amino]-3′-deoxy-*N*,*N*-dimethyladenosin (●)

H auch Hydrochlorid (58-58-2)

S Achromycin (alte Form), CL 16536, 2123 L, NSC-3055, P-638, *Puromicina*, *Puromycin**, Stillomycin, Stylomycin

V Antibioticum aus Streptomyces alboniger

4972 *(4059)* $C_{22}H_{30}Cl_2N_{10}$

55-56-1

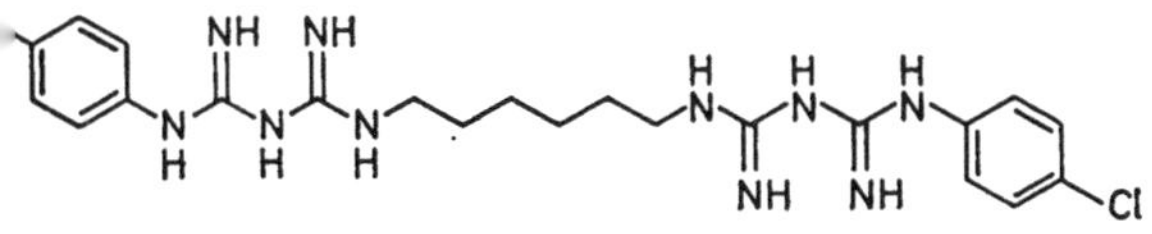

1,1'-Hexamethylen-bis-[5-(*p*-chlorphenyl)-biguanid] = 1,6-Bis-[5-(*p*-chlorphenyl)-diguanido]-hexan = *N*,*N*''''-1,6-Hexandiylbis[*N*'-(4-chlorphenyl)imidodicarbonimiddiamid] = *N*,*N*''-Bis(4-chlorphenyl)-3,12-diimino-2,4,11,13-tetraazatetradecandiimidamid (●)

H auch Salze [Diacetat (56-95-1), Dihydrochlorid (3697-42-5), Di-D-gluconat (18472-51-0)]

S Abacil, anti-Plaque, AY-5312, Bidex, Biotensid, *Chlorhexidin***, Chlorohex, Corsodyl, Fimeil, Hexadol, Hexol, Hibiclens, Hibiscrub, Hibitane, Lisium, Nolvasan, Oronine H, Plak-out, Präparat 10040, Rally-A-S, Rotersept, Septalone, Soretol, Sterilone

V Antisepticum (gegen Staphylokokkeninfektionen)

4973 *(4060)* $C_{22}H_{30}FO_8P$

16562-18-8

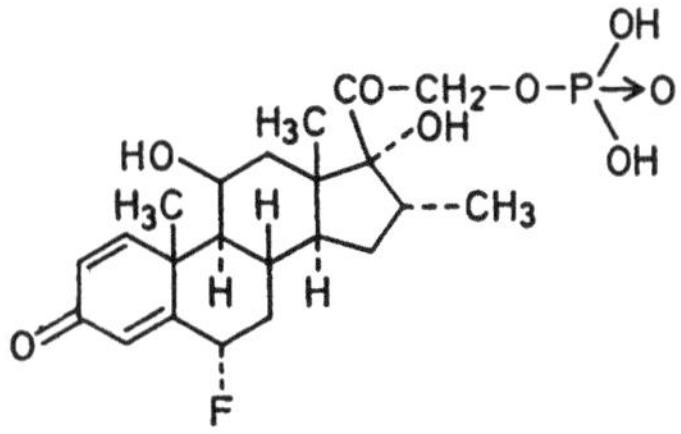

6α-Fluor-11β,17α,21-trihydroxy-16α-methyl-1,4-pregnadien-3,20-dion-21-dihydrogenphosphat = 6α-Fluor-16α-methylprednisolon-21-phosphat = (6α,11β,16α)-6-Fluor-11,17-dihydroxy-16-methyl-21-(phosphonooxy)pregna-1,4-dien-3,20-dion (●)

H Dinatriumsalz (2145-14-4)

S Cortidene soluble, Monocortin-S, *Paramethasondinatriumphosphat*, Solu-Dilar, Soludillar

V antiphlogistisch und antiallergisch wirksames Glucocorticoid

4974 *(4061)* $C_{22}H_{30}FO_8P$

312-93-6

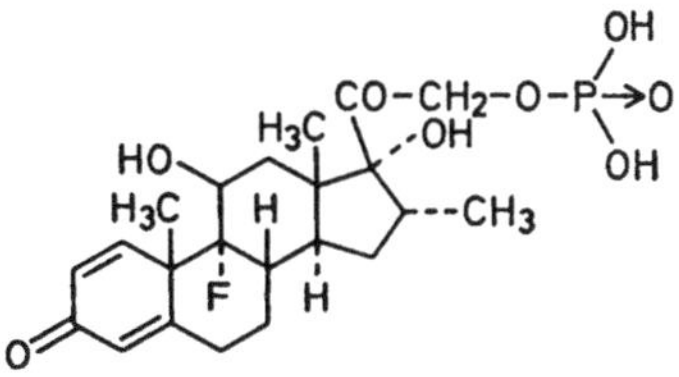

9α-Fluor-11β,17α,21-trihydroxy-16α-methyl-1,4-pregnadien-3,20-dion-21-dihydrogenphosphat = 9α-Fluor-16α-methylprednisolon-21-phosphat = (11β,16α)-9-Fluor-11,17-dihydroxy-16-methyl-21-(phosphonooxy)pregna-1,4-dien-3,20-dion (●)

S Calonat-liofilizado, Decadran-inyect., Decadronphosphat, Decasone-Inj., Dexafar, *Dexamethasonphosphat*, Dexona, Eta-Cortilen, Ificort-Inj., Juvadexon-Amp., Neodecadron, Wymesone-Inj.

V wasserlösliches Dexamethasonderivat

4974-01 *(4061a)* 2392-39-4

H Dinatriumsalz

S Cebedex, Colvasone, Corson, Decaderm „Frosst", Desalark (collirio + pomata), Desone, Detason, Dexacort „Ikapharm" (inj. + ointm.), Dexadreson, Dexagro, Dexalavis, Dexamed-Monoampulle, Dexject, Dexsone, Dezone, Fortecortin-Mono-Amp., Grosodexon-Amp., Hexadrol Phosphate Inj., Megacort, NR 21 P, Novadex „Nova", Opidexol, Oradexon-Amp., Orgadrone-Inj., Osatron-Solución, Penthasone, Soldesam, Solone inyect., Solu-Decadron, Spersadex, Triamcort „Faran", Turbinaire

V wasserlösliches Dexamethasonderivat

4975 *(4062)* $C_{22}H_{30}FO_8P$

360-63-4

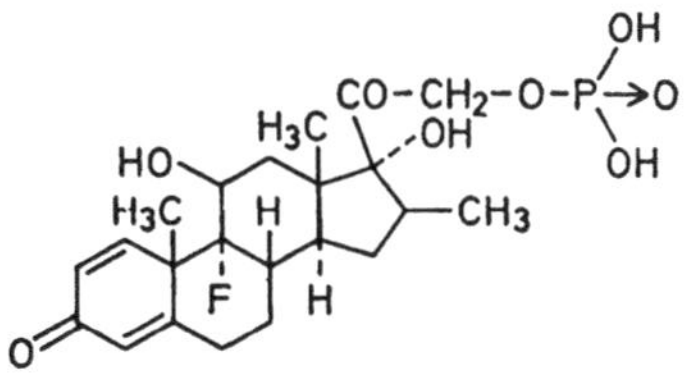

9α-Fluor-11β,17α,21-trihydroxy-16β-methyl-1,4-pregnadien-3,20-dion-21 dihydrogenphosphat = 9α-Fluor-16β-methylprednisolon-21-phosphat = (11β,16β)-9-Fluor-11,17-dihydroxy-16-methyl-21-(phosphonooxy)pregna-1,4-dien-3,20-dion (●)

H Dinatriumsalz (151-73-5)

S Bentelan, Beta-corlan, Betafluorene-Gocce, Betallorens, Betameson, *Betamethasondisodiumphosphat*, Betapred „Glaxo", Betnasol, Betnesol, Betnesol WL, Celestan solubile, Célestène injectable, Celestona, Celestone Repetabs, Emilan, *Flubenisolondinatriumphosphat*, Linosal, Paucisone, Sclane-Amp., Solu-Celestan, Topicorten

V wasserlösliches Betamethasonderivat

4976 *(4063)* $C_{22}H_{30}N_2$

13838-14-7

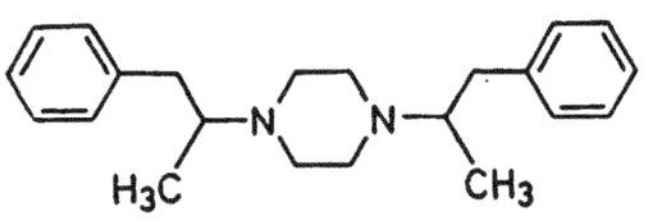

1,4-Bis-(α-methylphenethyl)-piperazin = 1,4-Bis-(1-phenylisopropyl)-piperazin = 1,4-Bis(1-methyl-2-phenylethyl)piperazin (●)

H Dihydrochlorid (13754-23-9)

S Diphenazin, F 200, Quietidin

V Neurolepticum

4977 $C_{22}H_{30}N_2$

37640-71-4

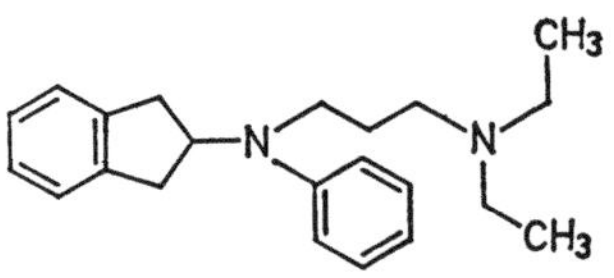

N-(3-Diethylaminopropyl)-*N*-phenyl-2-indanamin = *N*,*N*-Diethyl-*N'*-2-indanyl-*N'*-phenyl-1,3-propandiamin = 3-(*N*-Indan-2-yl-*N*-phenylamino)-propyldiethylamin = *N*-(2,3-Dihydro-1*H*-inden-2-yl)-*N'*,*N'*-diethyl-*N*-phenyl-1,3-propandiamin (●)

H Hydrochlorid (33237-74-0)

S AC 1802, Amidonal, *Aprindinhydrochlorid***, Fibocil, Fiboran, Lilly 83846, Ritmusan

V Antiarrhythmicum

4978 *(4064)* $C_{22}H_{30}N_2O_2$

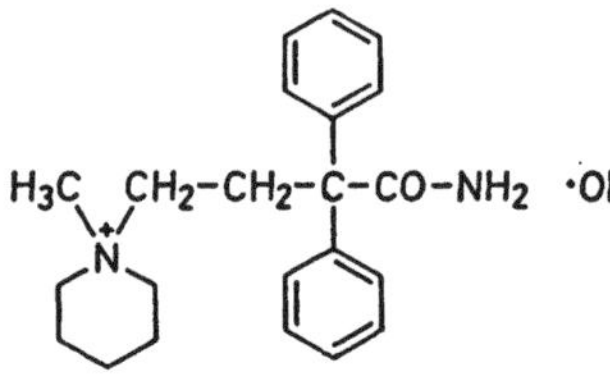

1-(3-Carbamoyl-3,3-diphenylpropyl)-1-methylpiperidiniumhydroxid = 2,2-Diphenyl-4-piperidinobutyramidmethylhydroxid = 1-(4-Amino-4-oxo-3,3-diphenylbutyl)-1-methylpiperidiniumhydroxid (●)

H Bromid (125-60-0)

S *Fenpipramidmethylbromid*, *Fenpiveriniumbromid***, Hoechst 12494, Resantin

V Spasmolyticum

4979 *(4065)* $C_{22}H_{30}N_2O_2$

32665-36-4

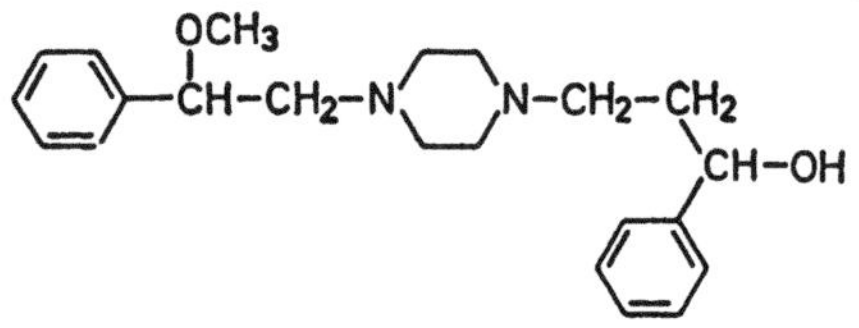

3-[4-(β-Methoxyphenethyl)-piperazin-1-yl]-1-phenylpropan-1-ol = 4-(2-Methoxy-2-phenylethyl)-α-phenyl-1-piperazinpropanol (●)

H Dihydrochlorid (27588-43-8)

S *Eprozinoldihydrochlorid***, Eupneron

V Antiasthmaticum

4980 *(4066)* $C_{22}H_{30}N_2O_2$

466-49-9

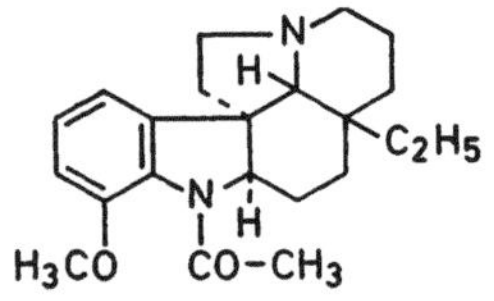

1-Acetyl-17-methoxyaspidospermidin (●)

S *Aspidospermin*

V Respirationsstimulans (Alkaloid aus Aspidosperma quebracho-blanco und anderen Apocynaceen)

4981 *(4067)* $C_{22}H_{30}N_2O_6$
17692-56-7

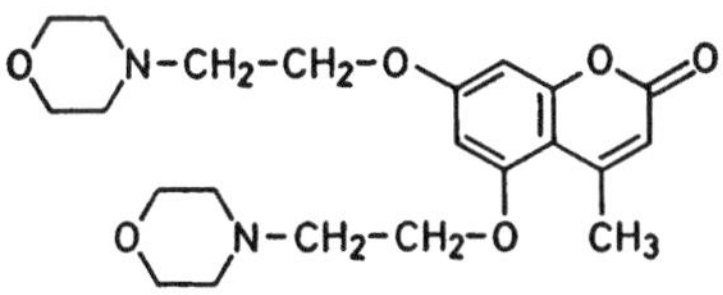

4-Methyl-5,7-bis-(2-morpholinoethoxy)-cumarin = 4-Methyl-5,7-bis[2-(4-morpholinyl)ethoxy]-2*H*-1-benzopyran-2-on (●)

H Dihydrochlorid

S Fleboxil, *Moxicoumondihydrochlorid***, *Moxicumoni chloridum*, Moxile, Rec 15/0019

V Kapillartherapeuticum

4982 $C_{22}H_{30}N_4OS$
34349-88-7

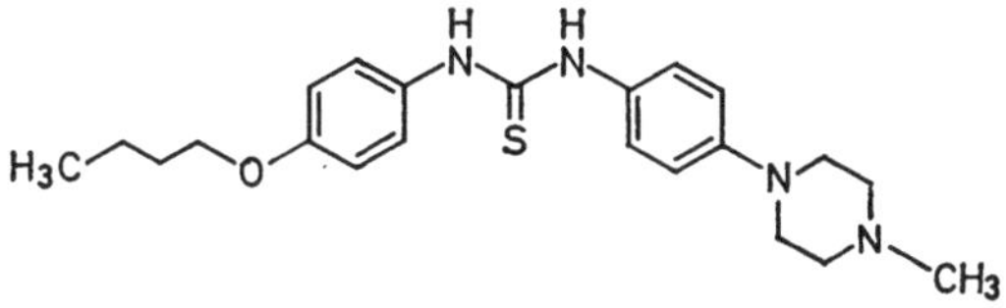

4-Butoxy-4′-(4-methylpiperazin-1-yl)-thiocarbanilid = *N*-(4-Butoxyphenyl)-*N′*-[4-(4-methyl-1-piperazinyl)phenyl]thioharnstoff (●)

S Butomelid

V Tuberkulostaticum

4983 *(4068)* $C_{22}H_{30}N_4O_2S_2$
316-81-4

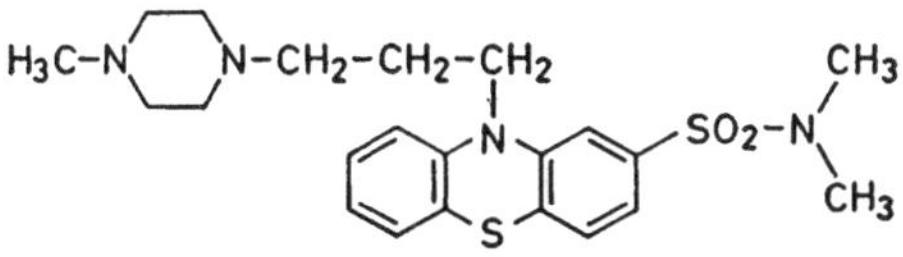

N,N-Dimethyl-10-[3-(4-methyl-1-piperazinyl)-propyl]-phenothiazin-2-sulfonamid = 3-Dimethylsulfamoyl-10-[3-(4-methyl-1-piperazinyl)-propyl]-phenothiazin = *N,N*-Dimethyl-10-[3-(4-methyl-1-piperazinyl)propyl]-10*H*-phenothiazin-2-sulfonamid (●)

H Bis-methansulfonat (2347-80-0)

S Cephalmin, Majeptil, Mayeptil, 7843 R.P., SKF 5883, Sulfenazin, Thioperazine, *Thioproperazindimesilat***, Vontil

V Neurolepticum, Antiemeticum

4984 $C_{22}H_{30}O_3$
35100-44-8

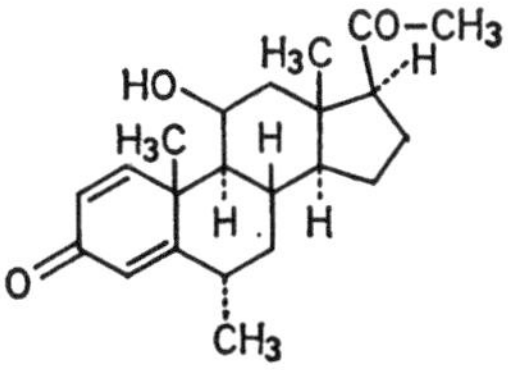

11β-Hydroxy-6α-methyl-1,4-pregnadien-3,20-dion = (6α,11β)-11-Hydroxy-6-methylpregna-1,4-dien-3,20-dion (●)

S Aldrisone, Delta-Medryson, *Endrison***, *Endrysone*

V antiphlogistisch und antiallergisch wirksames Glucocorticoid

---

4985 *(4069)* $C_{22}H_{30}O_3$
3562-63-8

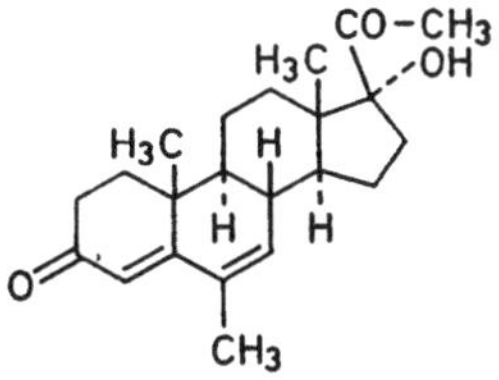

17α-Hydroxy-6-methyl-4,6-pregnadien-3,20-dion = 17-Hydroxy-6-methylpregna-4,6-dien-3,20-dion (●)

H vgl. auch Nr. 5314

S *Megestrol**

V Progestativum

4986 *(4070)* $C_{22}H_{30}O_3$
22733-60-4

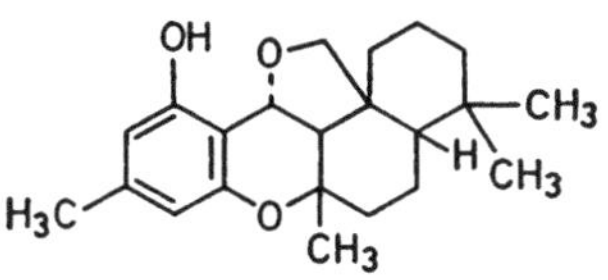

[4a*S*-(4aα,6aα,11bβ,13a*R**,13bα)]-1,2,3,4,4a,5,6,6a,11b,13b-Decahydro-4,4,6a,9-tetramethyl-13*H*-benzo[*a*]furo[2,3,4-*mn*]xanthen-11-ol (●)

S Piadarwirkstoff, *Siccanin***

V antimykotisch wirksames Antibioticum aus Helminthosporium siccans

4987 *(4071)* $C_{22}H_{30}O_4$

4138-96-9

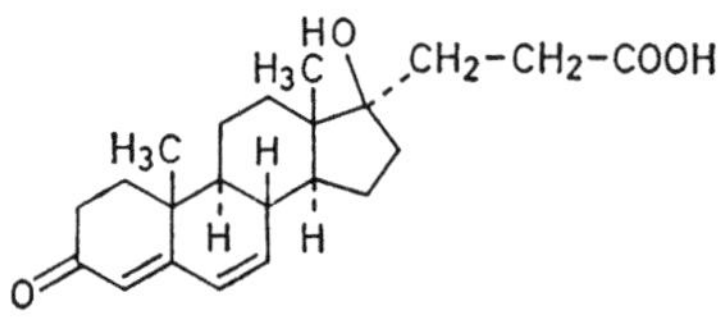

3-(17β-Hydroxy-3-oxo-4,6-androstadien-17α-yl)-propionsäure = 17β-Hydroxy-3-oxo-17α-pregna-4,6-dien-21-carbonsäure = (17α)-17-Hydroxy-3-oxopregna-4,6-dien-21-carbonsäure (●)

S *Acide canrénoique***, *Acidum canrenoicum***, *Canrenoic acid***

V Aldosteronantagonist

4987-01 *(4071a)* **2181-04-6**

H Kaliumsalz

S Aldactone pro inj., *Aldadiene-Kalium*, *Canrenoate Potassium*, 8109 C.B., *Kalii canrenoas***, MF 465a, Osiren pro inj., Osyrol pro inj., *Potassium canrenoate***, SC-14266, Soldactona, Soldactone, Soludactone

V Aldosteronantagonist, Diureticum

4988 *(4072)* $C_{22}H_{30}O_5$

83-43-2

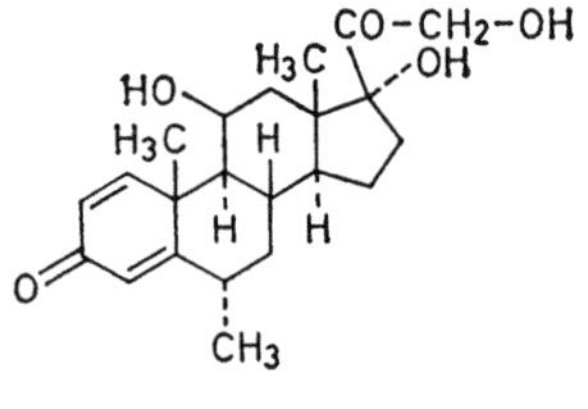

11β,17α,21-Trihydroxy-6α-methyl-1,4-pregnadien-3,20-dion = 6α-Methylprednisolon = (6α,11β)-11,17,21-Trihydroxy-6-methylpregna-1,4-dien-3,20-dion (●)

H vgl. auch Nrr. 5003, 5319, 5520, 5823

S Besônia, Biopreduon, Caberdelta-M, Cortalfa, Dimedrol „Upjohn", Esametone, Eutisone, Firmacort, Medesone, Medrate, Medrelon, *Médrocortisone*, Medrol, Medrone, Mega-Star, Meristolone, Mesopren, Metastab, *Methylprednisolon***, Metilbetasone, Metilcort, Metilprednilone, *Metilprednisolone*, Metilstendiolo, Metrisone, Moderin, Nixolan, Noretona, NSC-19987, Prednilen, Prednol-L, Promacortine, Radiosone, Reactenol, Sieropresol, Summicort, Suprametil, U-7532, Urbason, Wyacort

V antiphlogistisch und antiallergisch wirksames Glucocorticoid

---

4989 *(4073)* $C_{22}H_{30}O_5$

6785-62-2

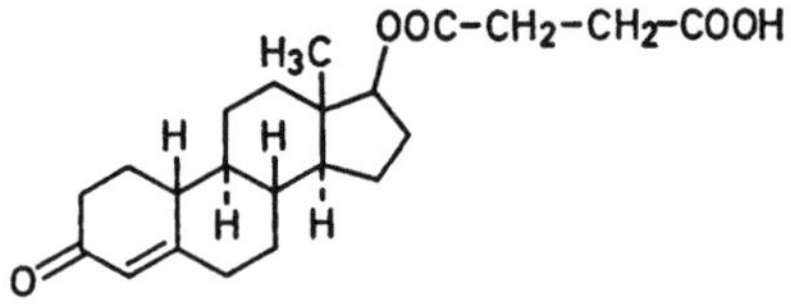

17β-Hydroxy-4-östren-3-on-17-hydrogensuccinat = 19-Nortestosteronhemisuccinat = (17β)-17-(3-carboxy-1-oxopropoxy)östr-4-en-3-on (●)

S Anabolico „Master", Menidrabol, *Nandrolonhydrogensuccinat*, *Nortestosteronhemisuccinat*

V Anabolicum

4990 *(4074)* $C_{22}H_{30}O_5S_2$

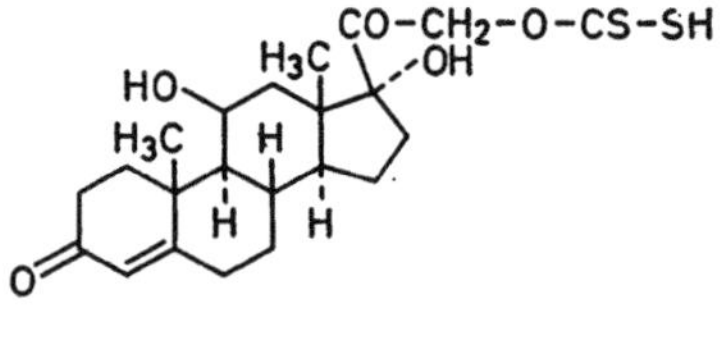

11β,17α,21-Trihydroxy-4-pregnen-3,20-dion-21-*O*-hydrogendithiocarbonat = Hydrocortison-21-xanthogensäure = (11β)-21-[(Mercaptocarbonothioyl)oxy]-11,17-dihydroxypregn-4-en-3,20-dion (●)

H auch 2,2′-Iminodiethanolsalz (Diethanolaminsalz)

S Solvisat

V antiallergisch wirksames Glucocorticoid zur lokalen Anwendung

4991 *(4075)* $C_{22}H_{30}O_8$
18296-44-1

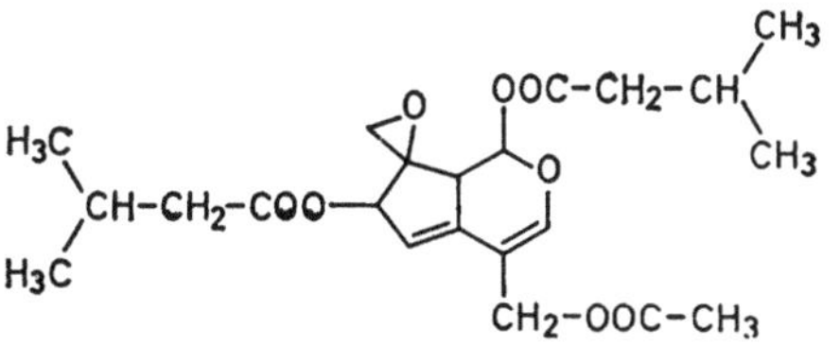

1,7a-Dihydro-1,6-dihydroxyspiro-[cyclopenta[*c*]-pyran-7(6*H*)-2′-oxiran]-4-methanol-4-acetat-1,6-diisovalerianat = 4-Acetoxymethyl-1,6-diisovaleroxy-1,6,7,7a-tetrahydrocyclopenta[*c*]pyran-7-spiro-2′-oxiran = 3-Methylbutansäure-(1α,6β,7α,7aα)-(+)-4-[(acetyloxy)methyl]-6,7a-dihydrospiro[cyclopenta[*c*]pyran-7(1*H*),2′-oxiran]-1,6-diylester (●)

S *Valepotriat, Valtrat**

V Sedativum (Wirkstoff aus den Wurzeln von Valeriana officinalis)

4992 *(4076)* $C_{22}H_{31}BrClNO_2$

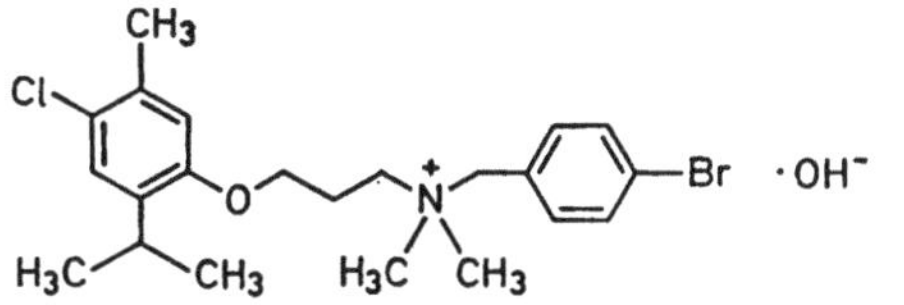

N-(*p*-Brombenzyl)-*N*-[3-(4-chlor-2-isopropyl-5-methylphenoxy)-propyl]-dimethylammonium-hydroxid = 4-Brom-*N*-[3-[4-chlor-5-methyl-2-(1-methylethyl)phenoxy]propyl]-*N*,*N*-dimethyl-benzenmethanaminiumhydroxid (●)

H Chlorid (7008-13-1)

S *Halopeniumchlorid***, *Haloponi chloridum*

V Chemotherapeuticum

4993 *(4077)* $C_{22}H_{31}ClO_2$
5591-27-5

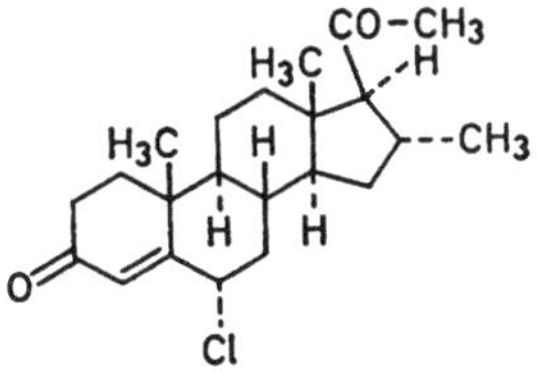

6α-Chlor-16α-methyl-4-pregnen-3,20-dion = (6α,16α)-6-Chlor-16-methylpregn-4-en-3,20-dion (●)

S *Clometeron***, *Clometherone*, L 38000

V Antiöstrogen

4994 *(4078)* $C_{22}H_{31}ClO_3$
2162-44-9

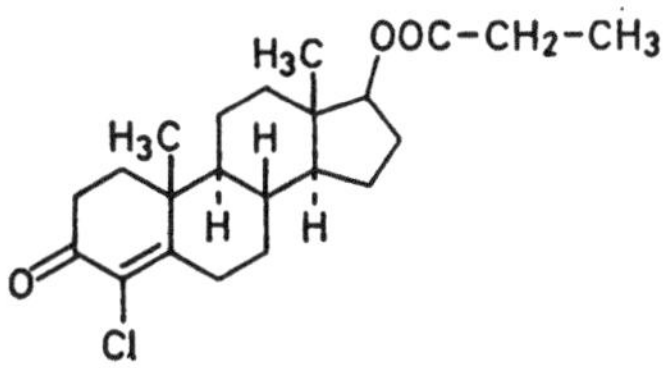

4-Chlor-17β-hydroxy-4-androsten-3-on-17-propionat = 4-Chlortestosteronpropionat = (17β)-4-Chlor-17-(1-oxopropoxy)androst-4-en-3-on (●)

S *Clostebolpropionat***, Yonchlon

V Anabolicum

4995 *(4079)* $C_{22}H_{31}NO$
13988-32-4

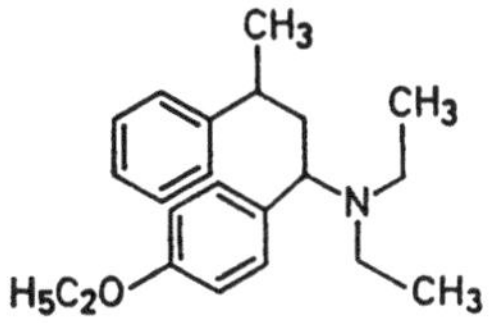

N,*N*-Diethyl-1-(*p*-ethoxyphenyl)-3-phenylbutylamin = 1-(*p*-Ethoxyphenyl)-1-diethylamino-3-methyl-3-phenylpropan = α-(4-Ethoxyphenyl)-*N*,*N*-diethyl-γ-methylbenzenpropanamin (●) = *p*-Ethoxy-*N*,*N*-diethyl-α-(β-methylphenethyl)-benzylamin

H Hydrochlorid

S Sp 725, Spasmalfher (spasmolyt. Komponente)

V Spasmolyticum

4996 *(4080)* $C_{22}H_{31}NO_2$

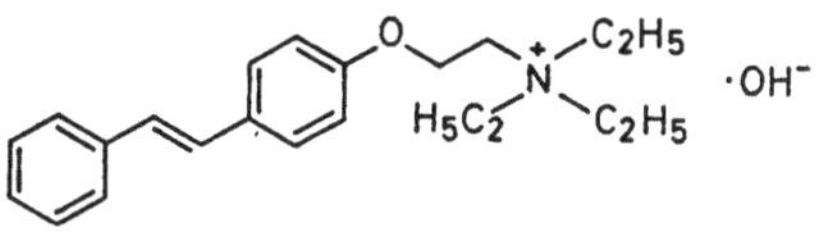

N,*N*,*N*-Triethyl-2-(*p*-styrylphenoxy)-ethylammoniumhydroxid = Triethyl-(β-4-stilbenoxyethyl)-

ammoniumhydroxid = *N,N,N*-Triethyl-2-[4-(2-phenylethenyl)phenoxy]ethanaminiumhydroxid (●)

H Jodid (2551-76-0)

S Elvetil, Elveton, M.G. 624, *Stilbethonii iodidum, Stiloniumjodid***

V Ganglioplegicum, Spasmolyticum

4997 $C_{22}H_{31}NO_2$

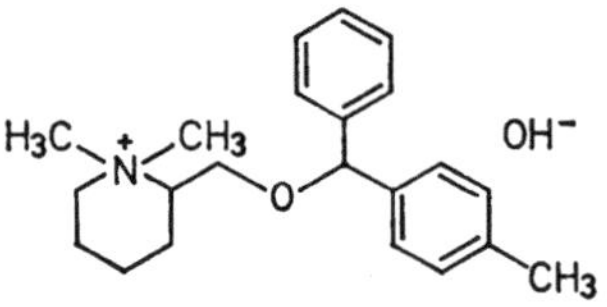

1,1-Dimethyl-2-(*p*-methyl-α-phenylbenzyloxymethyl)-piperidiniumhydroxid = 1,1-Dimethyl-2-[[(4-methylphenyl)phenylmethoxy]methyl]piperidiniumhydroxid (●)

H Bromid (35620-67-8)

S *Pirdoniumbromid***

V Antihistaminicum

4998 *(4081)* $C_{22}H_{31}NO_3$
5633-20-5

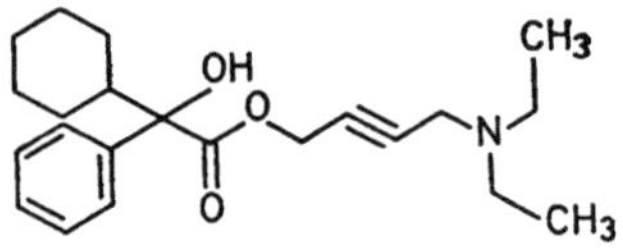

α-Phenylcyclohexylglykolsäure-4-diethylamino-2-butinylester = α-Cyclohexyl-α-hydroxybenzenessigsäure-4-(2-diethylamino)-2-butinylester (●)

H auch Hydrochlorid (1508-65-2)

S Ditropan, MJ 4309-1, *Oxibutyninum, Oxybutynin***, Pasmonul, Tropax

V Anticholinergicum, Spasmolyticum

4999 *(4082)* $C_{22}H_{31}NO_3$
23271-63-8

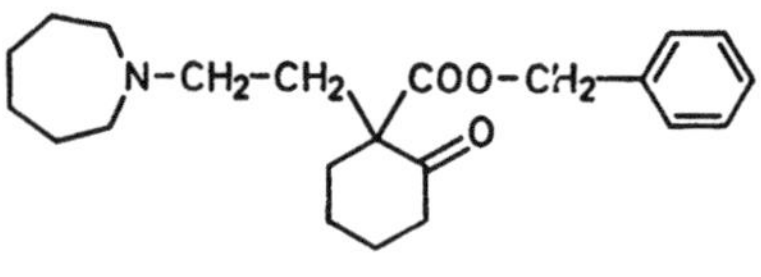

2-Oxo-1-[β-(perhydroazepin-1-yl)-ethyl]-cyclohexancarbonsäurebenzylester = 2-(β-Hexamethyleniminoethyl)-cyclohexanon-2-carbonsäurebenzylester = 1-[2-(Hexahydro-1*H*-azepin-1-yl)ethyl]-2-oxocyclohexancarbonsäurephenylmethylester (●)

S 580, *Amicibon***, Biotussal, Pectipront

V Antitussivum

5000 *(4083)* $C_{22}H_{31}NO_3$

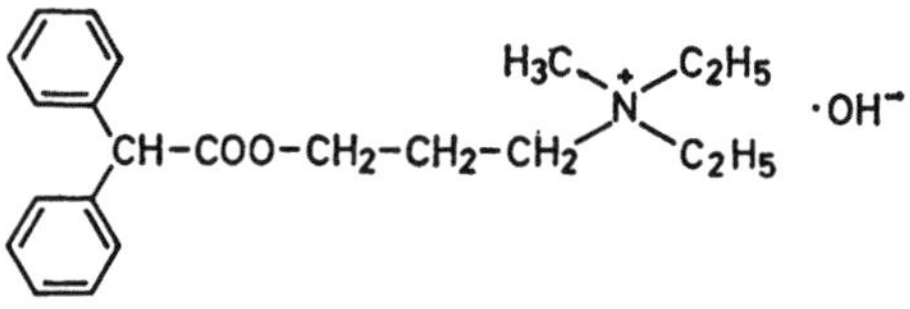

N,N-Diethyl-*N*-methyl-3-(diphenylacetoxy)-propylammoniumhydroxid = Diphenylessigsäure-γ-diethylaminopropylestermethylhydroxid = 3-[(Diphenylacetyl)oxy]-*N,N*-diethyl-*N*-methyl-1-propanaminiumhydroxid (●)

H Methylsulfat (3811-12-9)

S Mespenal, Mesphenal

V Anticholinergicum

5001 *(4084)* $C_{22}H_{31}N_3O_4S$
3689-73-4

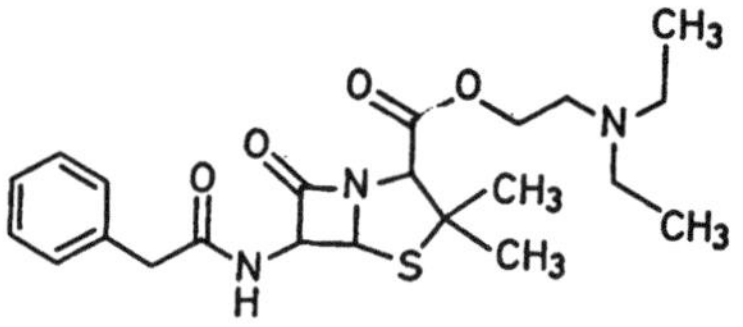

3,3-Dimethyl-7-oxo-6-phenylacetamido-4-thia-1-azabicyclo[3.2.0]heptan-2-carbonsäure-β-diethylaminoethylester = Benzylpenicillin-β-diethylaminoethylester = [2*S*-(2α,5α,6β)]-3,3-Dimethyl-7-

oxo-6-[(phenylacetyl)amino]-4-thia-1-azabicyclo-[3.2.0]heptan-2-carbonsäure-2-(diethylamino)-ethylester (●)

H Hydrojodid (808-71-9)

S Aephycillinum, Alivin, Bronchocillin, Broncho-pen, Broncociline, Broncopen, Broncopenil, DAP, Deripen, Ephicillinum, Esterloven, Esto-pen, Estopenil, Iodocillina, Leocillin, Mamyzin-forte, Neo-Penil, Pemacillin, Penester, *Pénéthacilline*, *Penethamathydrojodid*, Penibronchial, Peni-Pulmo 500, Pneumocilina, Pneuropenil, Pulmaxil N, Pulmo 500, Toraxilina

V Antibioticum

5002 $C_{22}H_{31}N_3O_5$

23887-46-9

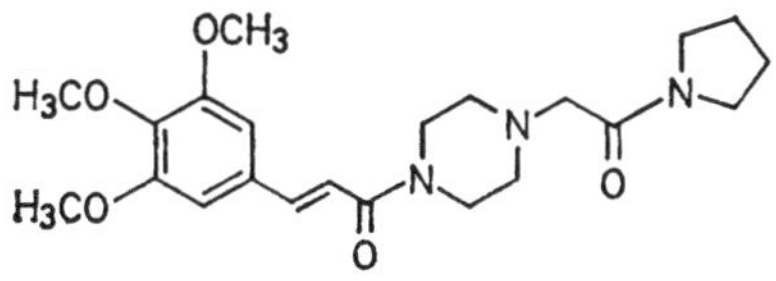

4-(3,4,5-Trimethoxycinnamoyl)-1-piperazinessig-säurepyrrolidid = 1-(1-Pyrrolidinylcarbonylme-thyl)-4-(3,4,5-trimethoxycinnamoyl)-piperazin = 1-[2-Oxo-2-(1-pyrrolidinyl)ethyl]-4-[1-oxo-3-(3,4,5-trimethoxyphenyl)-2-propenyl]piperazin (●)

H Maleat (28044-46-4)

S *Cinepazidmaleat***, MD 67350, Vasodistal

V Vasodilatans

5003 $C_{22}H_{31}O_8P$

22252-38-6

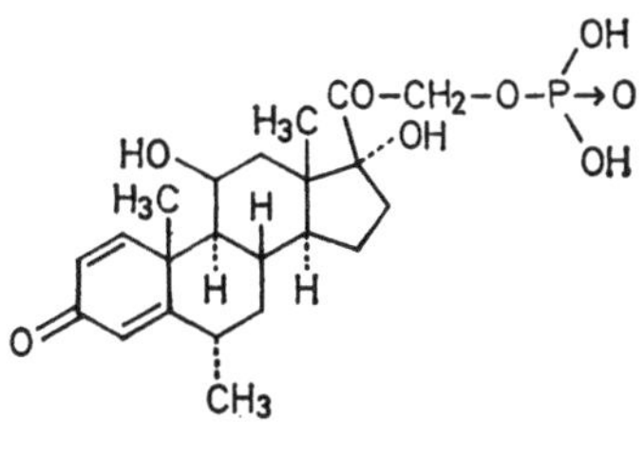

11β,17α,21-Trihydroxy-6α-methyl-1,4-pregnadien-3,20-dion-21-dihydrogenphosphat = (6α,11β)-11,17-Dihydroxy-6-methyl-21-(phosphonooxy)-pregna-1,4-dien-3,20-dion (●)

H Dinatriumsalz (5015-36-1)

S Medrol Stabisol, *Methylprednisolone sodium phosphate*, U-12019 E

V antiphlogistisch und antiallergisch wirksames Glucocorticoid

---

5004 *(4085)* $C_{22}H_{32}N_2O_3$

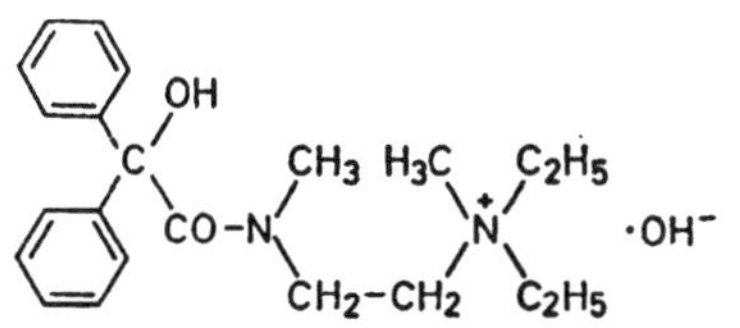

N,*N*-Diethyl-*N*-methyl-2-(*N*-methylbenzil-amido)-ethylammoniumhydroxid = *N*-(β-Diethyl-aminoethyl)-*N*-methylbenzilamidmethylhydroxid = *N*,*N*-Diethyl-2-[(hydroxydiphenylacetyl)-methylamino]-*N*-methylethanaminiumhydroxid (●)

H Chlorid (510-08-7)

S Cotranul, MC 3743

V Anticholinergicum, Spasmolyticum

5004-01 *(4085a)* 3811-10-7

H Bromid

S *Benzomethamin(bromid)*, MC 3199

V Anticholinergicum, Spasmolyticum

5005 *(4086)* $C_{22}H_{32}N_2O_5$

63-12-7

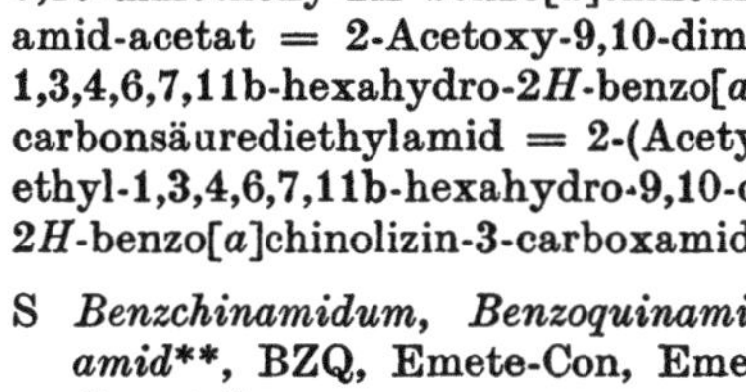

N,*N*-Diethyl-1,3,4,6,7,11b-hexahydro-2-hydroxy-9,10-dimethoxy-2*H*-benzo[*a*]chinolizin-3-carbox-amid-acetat = 2-Acetoxy-9,10-dimethoxy-1,3,4,6,7,11b-hexahydro-2*H*-benzo[*a*]chinolizin-3-carbonsäurediethylamid = 2-(Acetyloxy)-*N*,*N*-di-ethyl-1,3,4,6,7,11b-hexahydro-9,10-dimethoxy-2*H*-benzo[*a*]chinolizin-3-carboxamid (●)

S *Benzchinamidum*, *Benzoquinamide*, *Benzquinamid***, BZQ, Emete-Con, Emeticon, P-2647, Quantril

V Antiemeticum, Psychopharmakon

5006 (*4087*) $C_{22}H_{32}N_2O_6$
3215-70-1

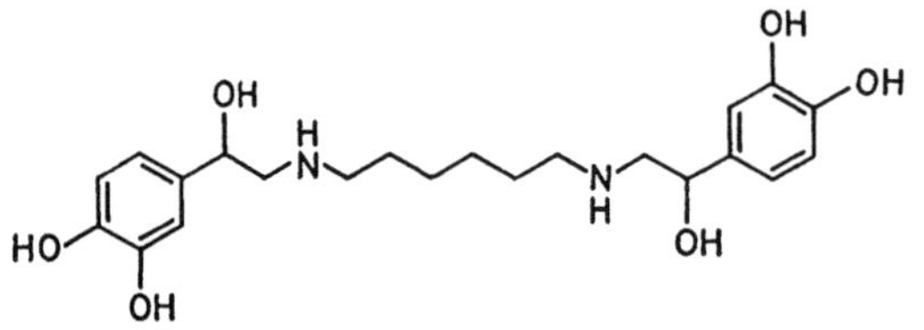

N,*N'*-Hexamethylenbis-[2-amino-1-(3,4-dihydroxyphenyl)-ethanol] = α,α'-[Hexamethylenbis-(aminomethyl)]-bis-(3,4-dihydroxybenzylalkohol) = 4,4'-[1,6-Hexandiylbis[imino(1-hydroxy-2,1-ethandiyl)]]bis[1,2-benzendiol] (●)

H auch Dihydrochlorid (**4323-43-7**) oder Sulfat (**30117-45-4**)

S Broncholysin, Byk 1512, Etoscol, *Hexoprenalin***, Ipradol „Linz", Leanol, Prelin, ST 1512

V Bronchodilatans

5007 (*4088*) $C_{22}H_{32}O_2$
127-47-9

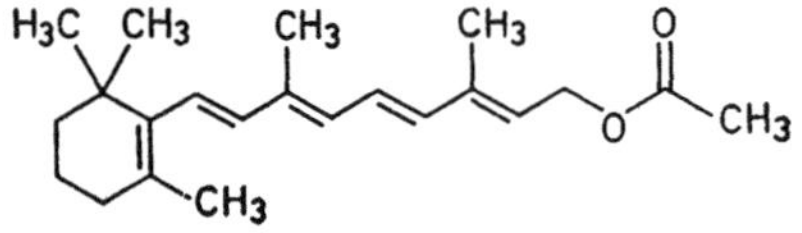

3,7-Dimethyl-9-(2,6,6-trimethyl-1-cyclohexenyl)-2,4,6,8-nonatetraenylacetat = Vitamin-A-acetat = Retinolacetat (●)

S Ahan, Alphavisan, Amirale, Amplex-A, A-Norman, Arcavit A, Ariovit, Arovit, A-„Servet", A-Vite, Forceval, Gerbera A, Hidrovitamina A, Homagenets-A, Nalfan, NiO-A-Let, Palvit-A, *Retinolacetat*, Sehkraft A, Stabil A, Viatate, *Vitamin-A-acetat*, Vitamin A „Spofa"-Caps., Win-Vite A

V Vitamin-A-Präparat

5008 (*4089*) $C_{22}H_{32}O_2$
6903-07-7

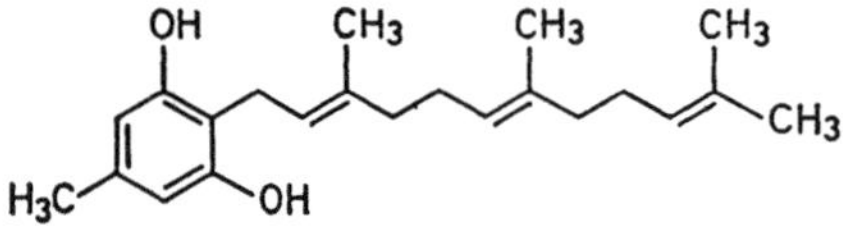

2-*trans,trans*-Farnesyl-5-methylresorcin = (*E*,*E*)-5-Methyl-2-(3,7,11-trimethyl-2,6,10-dodecatrienyl)-1,3-benzendiol (●)

S *Grifolin*

V Antibioticum

5009 (*4090*) $C_{22}H_{32}O_2$
117-51-1

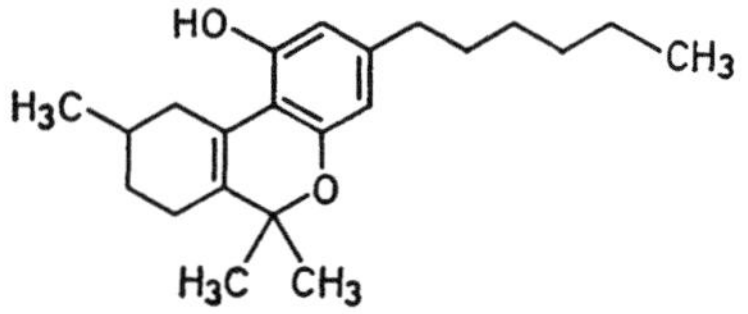

3-Hexyl-6,6,9-trimethyl-7,8,9,10-tetrahydro-6*H*-dibenzo[*b*,*d*]pyran-1-ol (●)

S Parahexyl, Pyrahexyl, Synhexyl

V Euphoricum zur Behandlung von Thalamusdysfunktionen

5010 $C_{22}H_{32}O_2$
39219-28-8

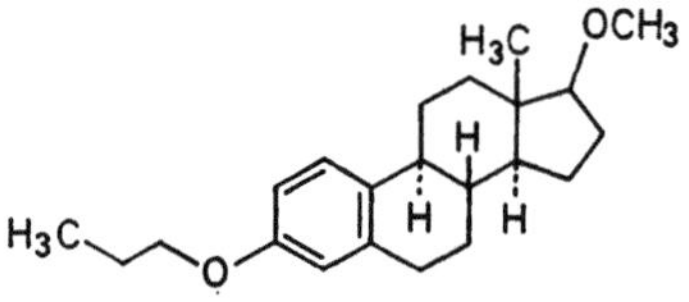

17β-Methoxy-3-propoxyöstra-1,3,5(10)-trien = (17β)-17-Methoxy-3-propoxyöstra-1,3,5(10)-trien (●)

S Colpotrophine, Deliproderm, *Promestrien***

V lokal wirksames Glucocorticoid

5011 $C_{22}H_{32}O_3$
33765-80-9

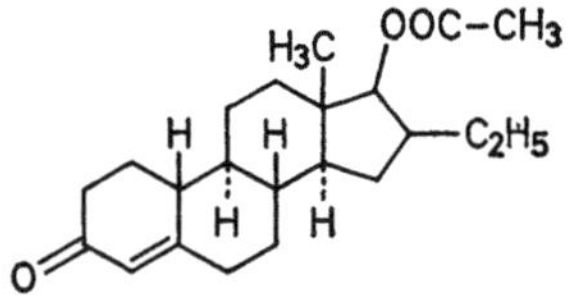

16β-Ethyl-17β-hydroxy-4-östren-3-on-17-acetat = 17β-Acetyloxy-16β-ethylöstr-4-en-3-on = (16β,17β)-17-(Acetyloxy)-16-ethylöstr-4-en-3-on (●)

S TSAA 328

V Antiandrogen

5012 *(4091)* $C_{22}H_{32}O_3$

2668-66-8

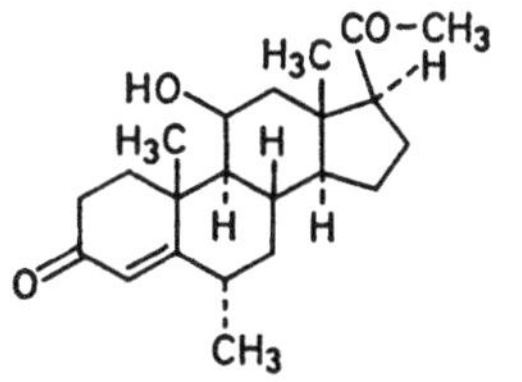

11β-Hydroxy-6α-methyl-4-pregnen-3,20-dion = (6α,11β)-11-Hydroxy-6-methylpregn-4-en-3,20-dion (●)

S GSH-1043, HMS, *Hydroxymethylprogesteron*, Ipoflogin, Medribioptal, Medrifar, *Medrisona*, Medritonic, Medrixon, Medrocort, Medroftal, Medroptil, *Medryson**, NSC-63278, Orion „North Medicamenta", Po-Medrisone, Sedesterol, Spectramedryn, U-8471, Visudrisone

V antiphlogistisch und antiallergisch wirksames Glucocorticoid (zur Anwendung in der Ophthalmologie)

5013 *(4092)* $C_{22}H_{32}O_3$

520-85-4

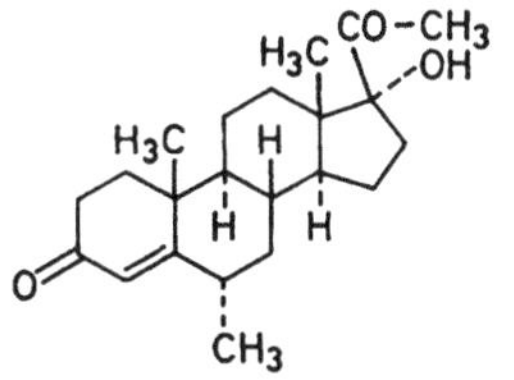

17α-Hydroxy-6α-methyl-4-pregnen-3,20-dion = 6α-Methyl-17α-hydroxyprogesteron = (6α)-17-Hydroxy-6-methylpregn-4-en-3,20-dion (●)

H vgl. auch Nr. 5337

S *Medrossiprogesterone*, *Medroxiprogesteronum*, *Medroxyprogesteron***

V Progestativum

5014 *(4093)* $C_{22}H_{32}O_3$

57-85-2

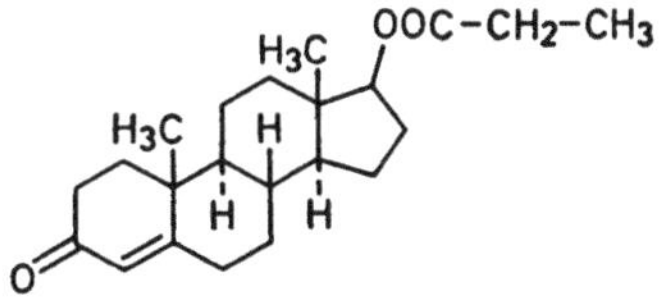

17β-Hydroxy-4-androsten-3-on-17-propionat = Δ^4-Androsten-17β-ol-3-on-17-propionat = (17β)-17-(1-Oxopropoxy)androst-4-en-3-on (●)

S Agovirin, Akroteston, Anderone, Andrest-Inj., Androfort, Andro-Hart, Andrhormone-Inj., Androlan in oil, Androlin Oil, Androlon, Andronex-Amp., Andro „Richter", Androsan-Amp., Androteston, Androtest P., Androxid, Androxil-intramusc., Andrusol P, Anertan, Arenorm, Biomestrone, Bio-Testiculina, Bio-Teston, Cosex TP 50, Enarmon-Inj., Entestil, Espronate, Forton, Gonadrone, Hermo M, Homaninj., Homandren-Amp., Homogene-P, Homosteron, Hormale-inj., Hormondrine-Inj., Hormoteston, Jebasteron, Malogen inj. in oil, Malotrone-P, Masenate, Naphateston, Napionate, Nasdol, Neo-Hombreol, Neo-Testosterona, Neoviron-Amp., NSC-9166, Opotestan, Orchic-Ol, Orchiol, Orchiormon, Orchisteron, Orchisterone-P, Orchistin, Oreton, Orquisteron-P, Pantestin, Perandren-Amp., Perandrone-Amp., Pertestis, Primoniat, Primotest, Primoteston, Propiokan, *Propionyltestosteron*, Propiosteron, Proviron, Sanormon, Sigmatestrone, Solvotest, Sterandril, Stérandryl-Amp., Sterotest, Sunmestrone, Suprasteron-Amp., Synandrol, Syndren-Amp., Synerone, Telipex, Tesendocrin, Testadenos in oil, Testaform Aqueous, Testahomen, Testanon 25, Testarmon, Testarona, Testavirol, Testeplex in oil, Testeubril, Testex, Testin-Amp., Testine, Testinon, Testirene, Testo 100, Testobios, Testodet, Testodrin-Amp., Testo-Endo, Testoferol, Testogen, Testoici, Testoidral, Testokab, Testolets, Teston 25, Teston-Amp., Testonate, Testone, Testonil, Testonique, Testonorpon, Testopronil, Testormol, Testormon, Testorona-Amp., Testosaf, Testoselecta, Testosid, Testosteron-Amp. „Jenapharm", Testosterona Dexter Inyect., Testosterone Farmaselecta, Testosterone Farmitalia, Testosteron forte Amp. „Orion", Testosteron Großmann Amp., *Testosteronpropionat*, Testosteron „Vitis", Testosteron ZZ, Testoviron, Testovis, Testovister, Testovitis, Testoxyl, Testrex, Testrol, Testron

„Benzon", Testrone P, Tevirol, Tiverol, Tostrina, Uniteston, Uni-Testron, Virex, Virormolofiale, Virormone, Vulvan

V Testishormon

5015 *(4094)* $C_{22}H_{32}O_3$
434-05-9

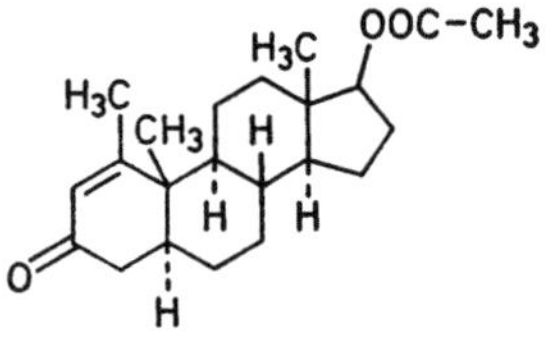

17β-Hydroxy-1-methyl-5α-androst-1-en-3-on-17-acetat = 1-Methyl-Δ^1-androstenolonacetat = (5α,17β)-17-(Acetyloxy)-1-methylandrost-1-en-3-on (●)

H vgl. auch Nr. 5625

S *Metenolonacetat***, *Methenolonacetat*, Nibal Tablets, Primobolan, Primonabol, SH 567, SQ 16496

V Anabolicum

5016 *(4095)* $C_{22}H_{32}O_3$
1242-56-4

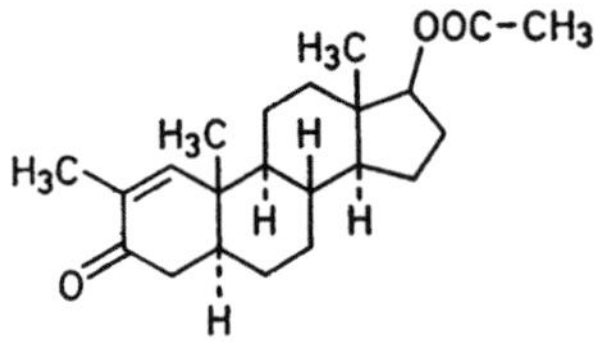

17β-Hydroxy-2-methyl-5α-androst-1-en-3-on-17-acetat = (5α,17β)-17-(Acetyloxy)-2-methylandrost-1-en-3-on (●)

S Anatrofin, RS-2106, S 3760, *Stenbolonacetat***, Stenobolone inyectable

V Anabolicum

5017 *(4096)* $C_{22}H_{32}O_8$
18296-45-2

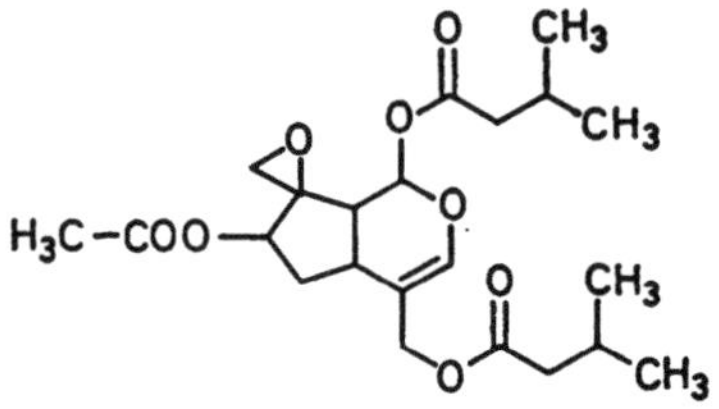

1,4a,5,7a-Tetrahydro-1,6-dihydroxyspiro[cyclopenta[*c*]pyran-7(6*H*),2′-oxiran]-4-methanol-6-acetat-1,4-diisovalerianat = 3-Methylbutansäure-[1*R*-(1α,4aβ,6β,7β,7aβ)]-6-(acetyloxy)-4a,5,6,7a-tetrahydro-4-[(3-methyl-1-oxobutoxy)methyl]-spiro[cyclopenta[*c*]pyran-7(1*H*),2′-oxiran]-1-yl-ester (●)

S *Didrovaltrat***, *5,6-Dihydrovalepotriat*

V Sedativum (Wirkstoff aus den Wurzeln von Valeriana officinalis)

5018 *(4097)* $C_{22}H_{33}Cl_2N_3O_4$
13425-94-0

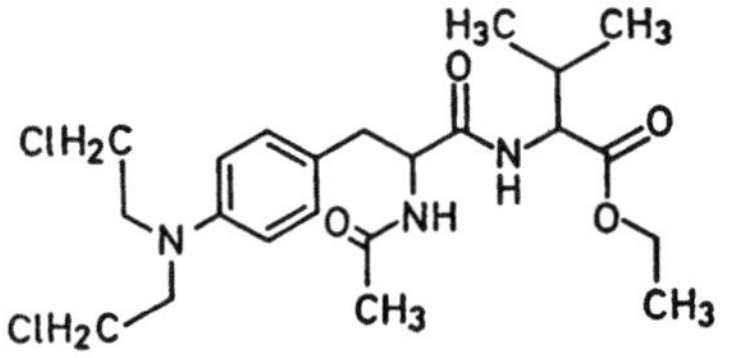

N-[*N*-Acetyl-4-[bis(2-chlorethyl)amino]phenylalanyl]valinethylester (●) = *N*-Acetylsakolysylvalinethylester

S Asalin

V Cytostaticum

5019 *(4098)* $C_{22}H_{33}Cl_2N_3O_4S$
3564-99-6

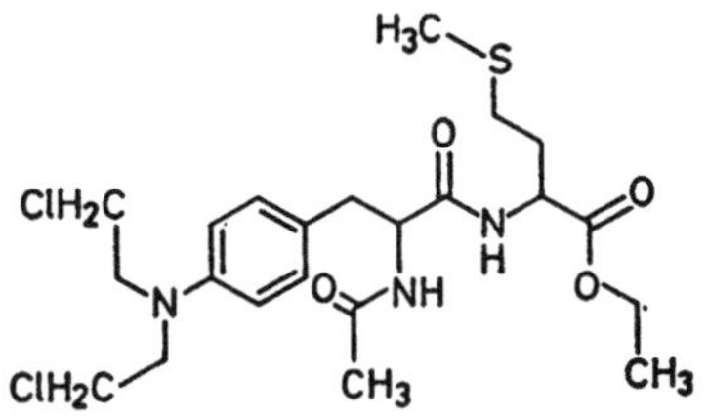

N-[*N*-Acetyl-4-[bis(2-chlorethyl)amino]phenylalanyl]methioninethylester (●)

S Asamet

V Antineoplasticum

5020 *(202 N)* $C_{22}H_{33}NO_2$
510-31-6

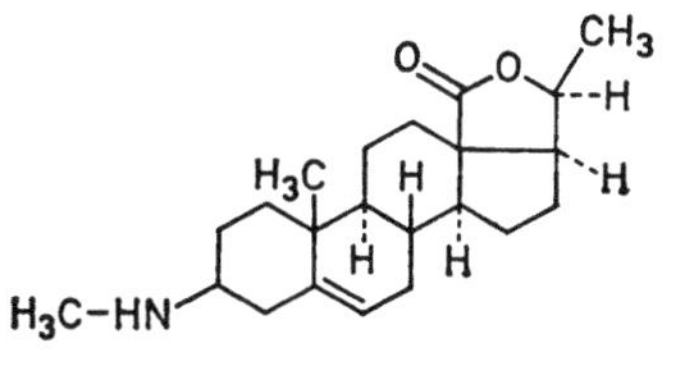

3β-Methylamino-20α-hydroxy-5-pregnen-18-säure-lacton(→ 20) = (3β,20*S*)-20-Hydroxy-3-(methylamino)pregn-5-en-18-säure-γ-lacton (●)

S *Paravallarin*

V Steroidalkaloid aus Paravallaris microphylla (Ausgangsprodukt für Arzneistoffe)

5021 *(4099)* $C_{22}H_{33}NO_3$
139-62-8

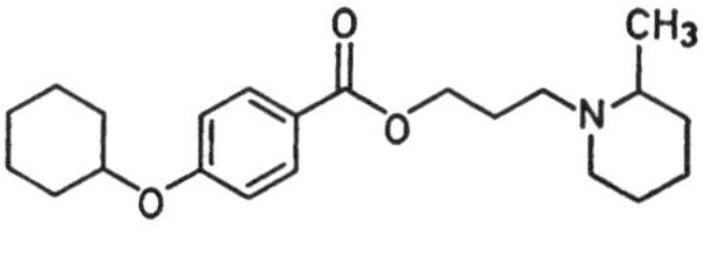

3-(2-Methylpiperidino)-propyl-*p*-cyclohexyloxybenzoat = *p*-Cyclohexyloxybenzoesäure-3-(2-methylpiperidino)-propylester = 4-(Cyclohexyloxy)-benzoesäure-3-(2-methyl-1-piperidinyl)propylester (●)

H auch Sulfat (6202-05-7)

S Cainasurfa, Cyclocaine, *Cyclomethycain***, Surfacaine, Surfathesin, Topocaine

V Lokalanästheticum

5022 $C_{22}H_{33}NO_4$

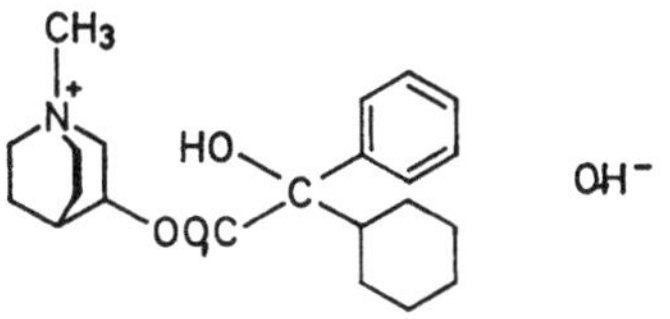

3-(Cyclohexylphenylglycoloyloxy)-1-methylchinuclidiniumhydroxid = 3-Hydroxy-1-methylchinuclidiniumhydroxid-α-phenylcyclohexanglycolat = 3-[(Cyclohexylhydroxyphenylacetyl)oxy]-1-methyl-1-azoniabicyclo[2.2.2]octanhydroxid (●)

H Bromid (29125-56-2)

S *Droclidiniumbromid***, LM 204

V Anticholinergicum, Spasmolyticum

5023 *(4100)* $C_{22}H_{33}N_3O_2$

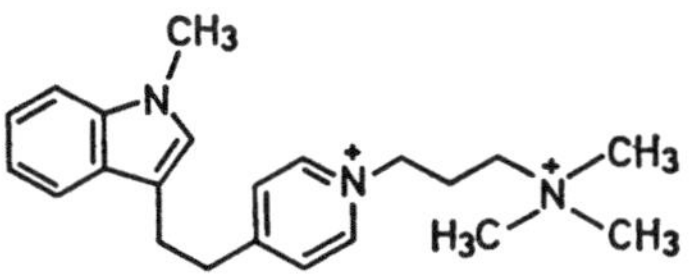

4-[β-(1-Methyl-3-indolyl)-ethyl]-1-[γ-trimethylammoniopropyl]-pyridiniumdihydroxid = 4-[2-(1-Methyl-1*H*-indol-3-yl)ethyl]-1-[3-(trimethylammonio)propyl]pyridiniumdihydroxid (●)

H Dichlorid (3426-58-2)

S IN 391, Isotensen, *Methindethyriumchlorid*

V Antihypertonicum

5024 *(4101)* $C_{22}H_{34}N_2O_4$
15 301-80-1

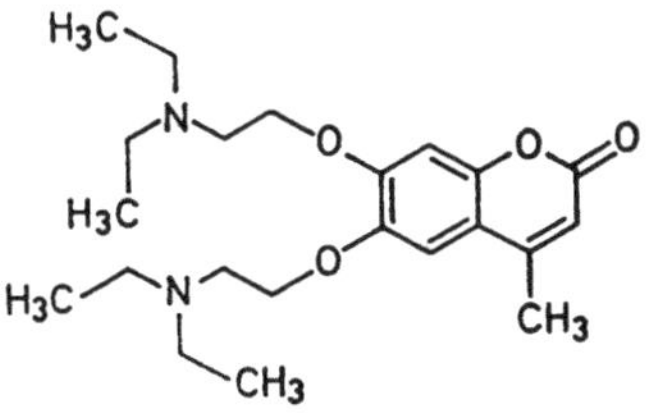

6,7-Bis-[2-(diethylamino)-ethoxy]-4-methylcumarin = 6,7-Bis[2-(diethylamino)ethoxy]-4-methyl-2*H*-1-benzopyran-2-on (●)

S *Oxamarin***, SKF 17035-A

V Hämostaticum

5025 *(4102)* $C_{22}H_{34}N_4O_6$

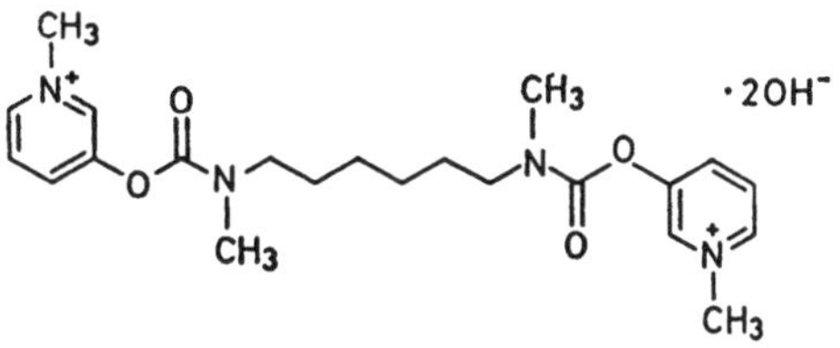

3,3'-[Hexamethylen-bis-(*N*-methylcarbamoyloxy)]-bis-[1-methylpyridiniumhydroxid] = Hexamethylen-1,6-bis-(*N*-methylcarbamidsäure-3'-pyridylestermethylhydroxid) = 3,3'-[1,6-Hexandiyl-bis-[[(methylimino)carbonyl]oxy]]bis[1-methylpyridiniumhydroxid] (●)

H Dibromid (15876-67-2)

S BC 51, *Distigminbromid***, *Hexamariumbromid*, Tonus-Lab, Ubretid, Ubritil

V Parasympathicomimeticum, Therapeuticum gegen Myastenie, Muskelschwäche usw.

5026 *(4103)* $C_{22}H_{34}O_2$

2234-74-4

$H_3C-CH_2-(CH{=}CH-CH_2)_5-(CH_2)_4-COOH$

7,10,13,16,19-Docosapentaensäure (•) = Clupanodonsäure

S *Acidum clupadonicum*, Clupadene, Clupanina, Duodenale

V Roborans, Ulcustherapeuticum

5026-01 *(4103a)*

H Calciumsalz

S Clupocalcium

V Roborans

5027 *(4104)* $C_{22}H_{34}O_2$

2740-52-5

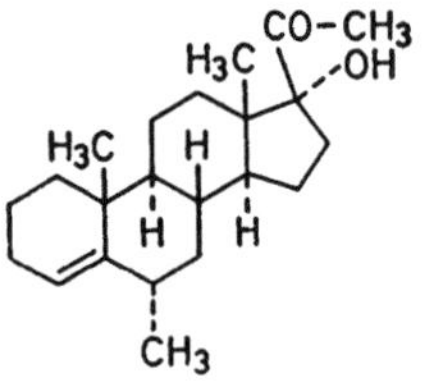

17α-Hydroxy-6α-methyl-4-pregnen-20-on = (6α)-17-Hydroxy-6-methylpregn-4-en-20-on (•)

H vgl. auch Nr. 5350

S *Anageston***

V Progestativum

5028 $C_{22}H_{34}O_3$

855-22-1

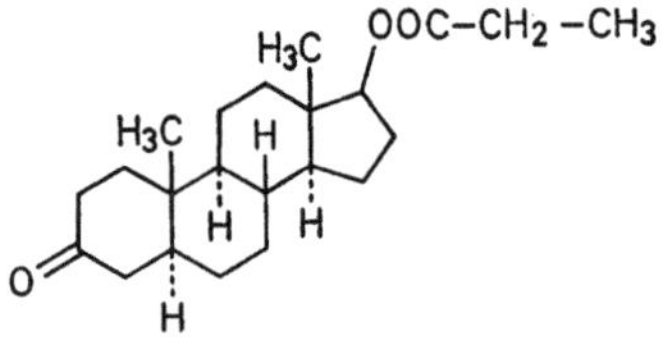

17β-Hydroxy-5α-androstan-3-on-17-propionat = (5α,17β)-17-(1-Oxopropoxy)androstan-3-on (•)

S Androlone „Orma", *Androstanolonpropionat*

V Anabolicum

5029 *(4105)* $C_{22}H_{35}NO$

562-02-7

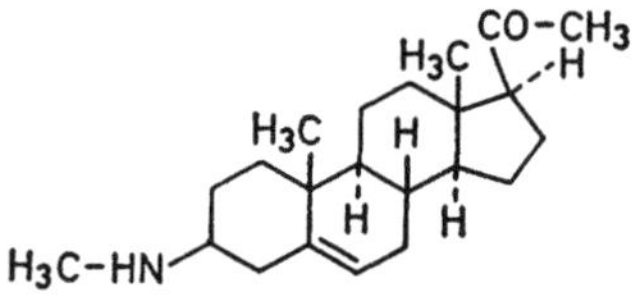

3β-Methylamino-5-pregnen-20-on = (3β)-3-(Methylamino)pregn-5-en-20-on (•)

S *Holaphyllin*

V antiphlogistisch wirksames Steroidalkaloid aus Holarrhenia floribunda

---

5030 $C_{22}H_{35}NO$

18841-58-2

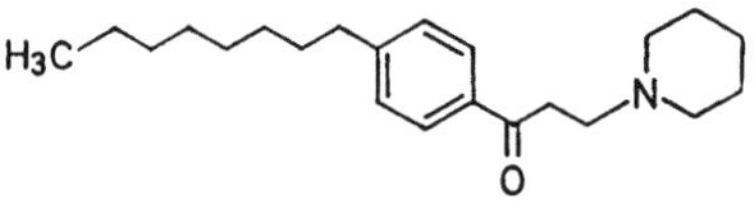

4'-Octyl-3-piperidinopropiophenon = 1-(*p*-Octylphenyl)-3-piperidinopropan-1-on = 1-(4-Octylphenyl)-3-(1-piperidinyl)-1-propanon (•)

H Hydrochlorid (18787-40-1)

S N-1113, Nioben, *Pipoctanonhydrochlorid***

V Antihypertonicum

5031 *(4106)* $C_{22}H_{35}NO_2$

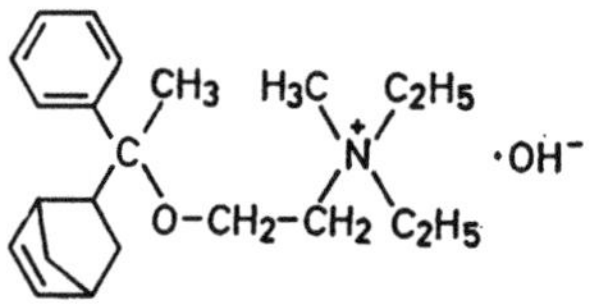

Diethylmethyl-{2-[α-methyl-α-(5-norbornen-2-yl)-benzyloxy]-ethyl}-ammoniumhydroxid = *N*,*N*-Diethyl-*N*-methyl-2-[α-(bicyclo[2.2.1]hept-5-en-2-yl)-α-methylbenzyloxy]-ethylammoniumhydroxid = β-Diethylaminoethyl-(α-methyl-2,5-endomethylen-Δ^3-tetrahydrobenzhydryl)-äther-methylhydroxid = 2-(1-Bicyclo[2.2.1]hept-5-en-2-yl-1-phenylethoxy)-*N*,*N*-diethyl-*N*-methylethanaminium-hydroxid (•)

H Bromid (29546-59-6)

S Adamon „Asta", Asta 3746, *Cicloniumbromid***

V Spasmolyticum, Anticholinergicum

5032 $C_{22}H_{35}NO_3$

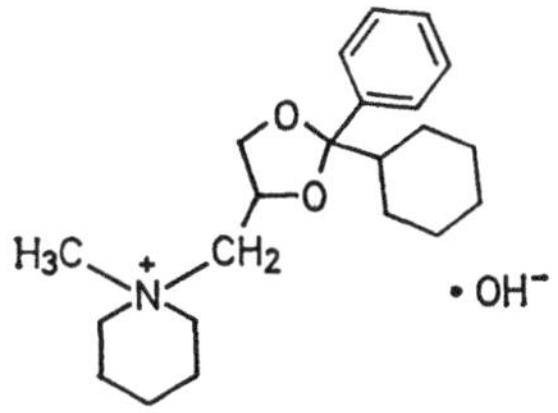

1-[(2-Cyclohexyl-2-phenyl-1,3-dioxolan-4-yl)methyl]-1-methylpiperidiniumhydroxid (●)

H Jodid **(6577-41-9)**

S *Cyclonium iodide*, Esperan, *Oxapiumjodid***, SH 100

V Spasmolyticum

5033 (4107) $C_{22}H_{35}NO_7$
22 661-76-3

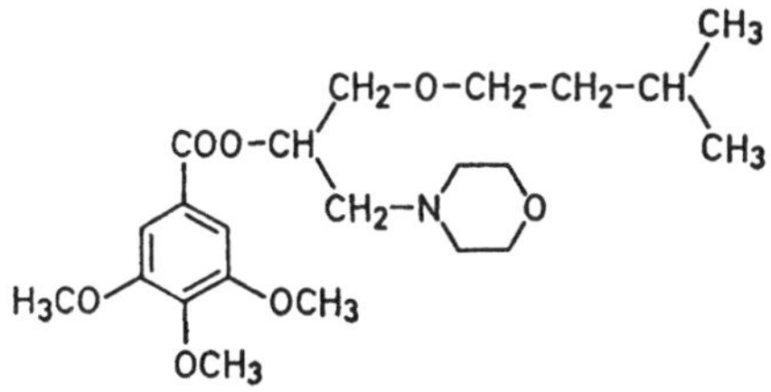

1-(Isopentyloxymethyl)-2-morpholinoethyl-3,4,5-trimethoxybenzoat = 3,4,5-Trimethoxybenzoesäure-1-[(3-methylbutoxy)methyl]-2-(4-morpholinyl)ethylester (●)

H Hydrochlorid **(22 661-96-7)**

S *Amoproxanhydrochlorid***, CERM 730, Médérel

V Coronartherapeuticum

5034 (4108) $C_{22}H_{36}N_2O$

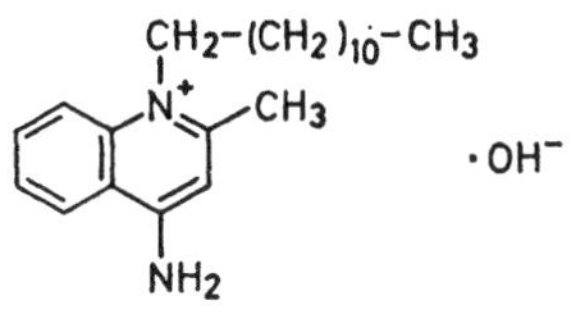

4-Amino-1-dodecylchinaldiniumhydroxid = 4-Amino-1-dodecyl-2-methylchinoliniumhydroxid (●)

H Acetat **(146-37-2)**

S Laurodin, *Lauroliniumacetat***

V Antisepticum

5035 (4109) $C_{22}H_{36}N_2O_2S_2$

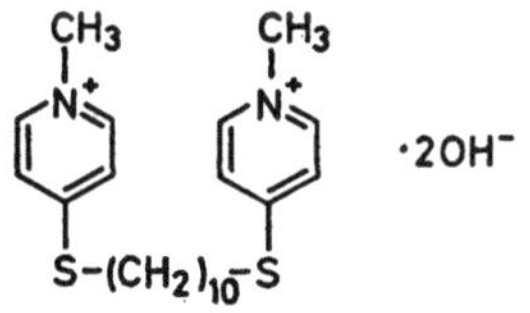

4,4′-(Dekamethylendithio)-bis-(1-methylpyridiniumhydroxid) = 4,4′-[1,10-Decandiylbis(thio)]-bis[1-methylpyridiniumhydroxid] (●)

H Tosilat (*p*-Toluolsulfonat) **(3785-02-2)**

S BA 9-UTH 31, Brintobal, UTH 31

V Bakteriostaticum, Fungistaticum

5036 $C_{22}H_{36}N_2O_3$
54 063-39-7

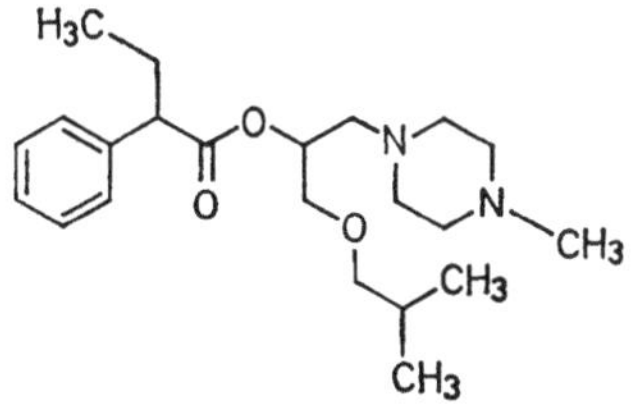

1-(Isobutoxymethyl)-2-(4-methyl-1-piperazinyl)-ethyl-2-phenylbutyrat = α-Ethylbenzenessigsäure-1-[(4-methyl-1-piperazinyl)methyl]-2-(2-methylpropoxy)ethylester (●)

S *Fenetradil***

V Coronarvasodilatans, Antiarrhythmicum

5037 (4110) $C_{22}H_{36}O_2Si$
5055-42-5

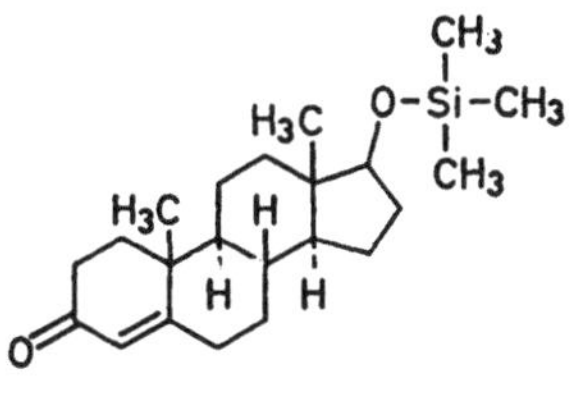

17β-(Trimethylsiloxy)-androst-4-en-3-on = (17β)-17-[(Trimethylsilyl)oxy]androst-4-en-3-on (●)

S SC-16148, *Silandron***

V Androgen

5038 *(4111)* $C_{22}H_{36}O_7$
4720-09-6

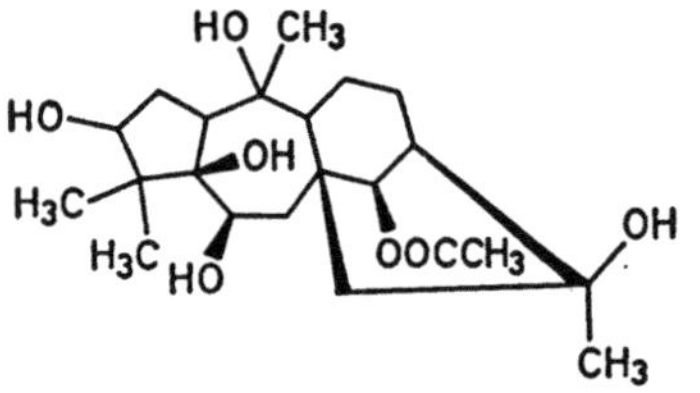

(3β,6β,14*R*)-Grayanotoxan-3,5,6,10,14,16-hexol-14-acetat (●)

S *Acetylandromedol, Andromedotoxin,* Andrometon, *Asebotoxin, Grayanotoxin I, Rhodotoxin*
V Hypotensivum (Ericaceen-Wirkstoff)

5039 *(4112)* $C_{22}H_{38}N_4O_6S_2$

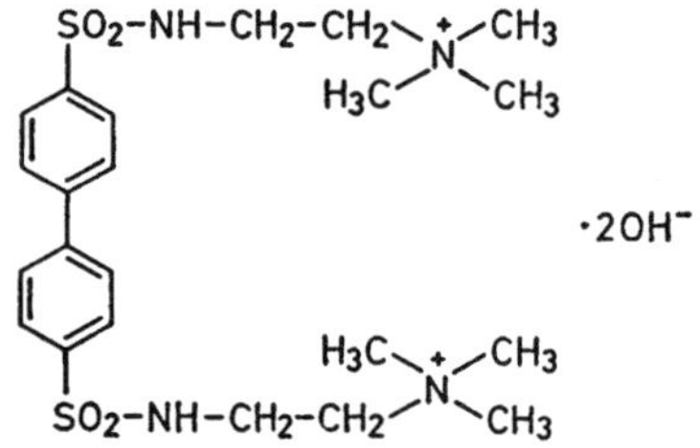

N,N'-[2,2'-(4,4'-Biphenyldisulfonamido)-diethyl]-bis-trimethylammoniumhydroxid = 2,2'-[[1,1'-Biphenyl]-4,4'-diylbis(sulfonylimino)]bis[*N,N,N*-trimethylethanaminiumhydroxid] (●)

H Dijodid (5184-79-2)
S Disufene
V Myorelaxans

5039-01 *(4112a)* 23131-02-4

H Bis-benzolsulfonat
S Benzodisufene, Benzodisuphen
V Myorelaxans

5040 $C_{22}H_{38}O_5$
36950-85-3

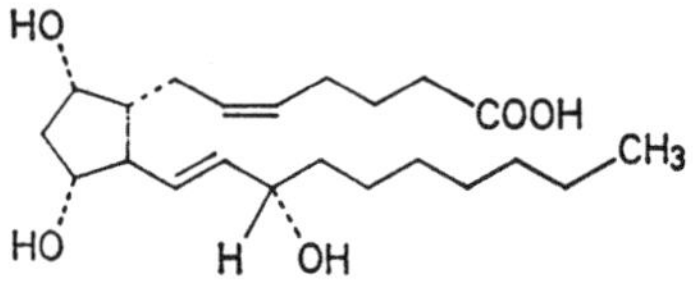

7-[3,5-Dihydroxy-2-(3-hydroxy-1-decenyl)-cyclopentyl]-5-heptensäure = [1*R*-[1α(*Z*),2β(1*E*,3*S**), 3α,5α]]-7-[3,5-Dihydroxy-2-(3-hydroxy-1-decenyl)cyclopentyl]-5-heptensäure (●)

S ICI 74205
V synthet. Prostaglandin

5041 *(4113)* $C_{22}H_{38}O_7$
137-66-6

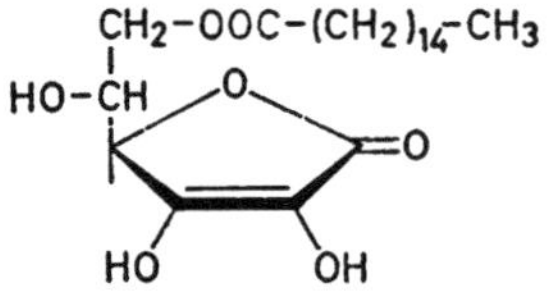

Palmitoylascorbinsäure = L-Ascorbinsäure-6-hexadecanoat (●)

S *Ascorbylpalmitat,* Ondascora, Quicifal
V Dermatologicum, Antioxydans

5042 *(4114)* $C_{22}H_{39}NO_4$

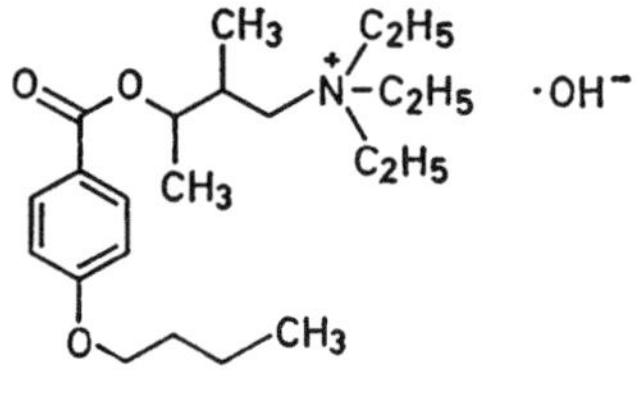

N,N,N-Triethyl-3-(*p-n*-butoxybenzoyloxy)-2,3-dimethylpropylammoniumhydroxid = 3-[(4-Butoxybenzoyl)oxy]-*N,N,N*-triethyl-2-methyl-1-butanaminiumhydroxid (●)

H Jodid (3818-40-4)
S Cvaterone, Kvateleron, Quateleron, Quateron
V Ganglienblocker

5043 *(4115)* $C_{22}H_{40}AsClO_3$

$H_3C-(CH_2)_7-C(AsO)=CCl-(CH_2)_{11}-COOH$
oder
$H_3C-(CH_2)_7-CCl=C(AsO)-(CH_2)_{11}-COOH$

14(oder 13)-Chlor-13(oder 14)-arsenoso-13-docosensäure (●) = 13(oder 12)-Chlor-12(oder 13)-arsenoso-12-heneikosen-1-carbonsäure = Chlorarsinobehenolsäure

H Strontiumsalz
S Elarson
V Chemotherapeuticum

5044 *(4116)* $C_{22}H_{40}BrN_3O_2$

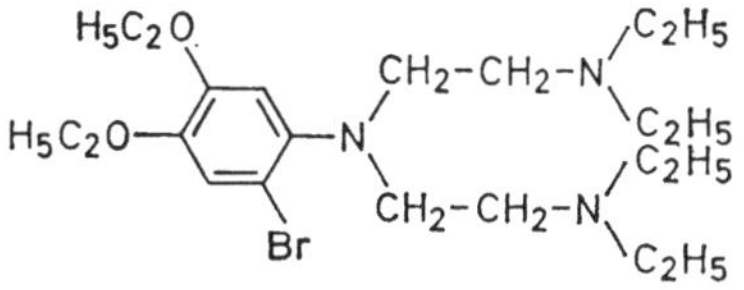

4,5-Diethoxy-*N,N*-bis-(2-diethylaminoethyl)-2-bromanilin = 1,2-Diethoxy-4-(bis-diethylaminoethyl)-amino-5-brombenzol = *N*-(2-Brom-4,5-diethoxyphenyl)-*N*-[2-(diethylamino)ethyl]-*N'*,*N'*-diethyl-1,2-ethandiamin (●)

S Diapromin
V Malariachemotherapeuticum

5045 *(4117)* $C_{22}H_{40}ClNO_2$

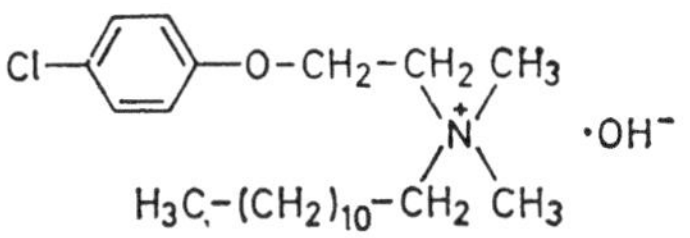

***N*-[2-(4-Chlorphenoxy)-ethyl]-*N*-dodecyldimethylammoniumhydroxid = *N*-[2-(4-Chlorphenoxy)-ethyl]-*N,N*-dimethyl-1-dodecanaminiumhydroxid (●)**

H Bromid **(15687-13-5)**
S *Dodecloniumbromid***, GR 412
V Antisepticum, Detergens

5046 *(4118)* $C_{22}H_{40}O_7$
666-99-9

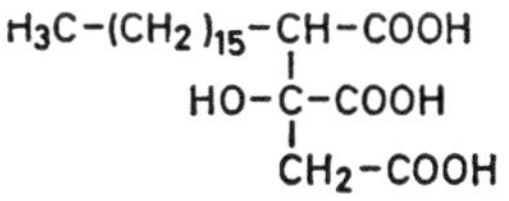

α-*n*-Hexadecylcitronensäure = 2-Hydroxy-1,2,3-nonadecantricarbonsäure (●)

S *Acidum agaricinicum, Acidum agaricum, Acidum laricinicum, Agaricin, Agarizinsäure, Laricic acid, Laricinsäure*
V Therapeuticum gegen übermäßige Schweißbildung (Polyporus officinalis-Wirkstoff)

5047 *(4119)* $C_{22}H_{41}NO$

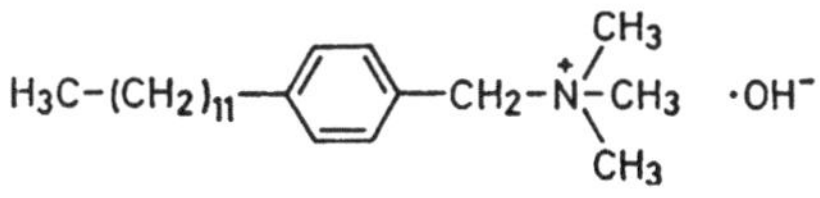

***p*-Dodecylbenzyltrimethylammoniumhydroxid = 4-Dodecyl-*N,N,N*-trimethylbenzenmethanaminiumhydroxid (●)**

H Chlorid **(19014-05-2)**
S Halimide
V Antisepticum

5048 *(4120)* $C_{22}H_{41}NO$

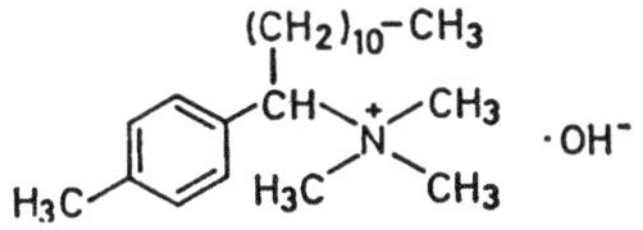

***N,N,N*-Trimethyl-α-(*p*-tolyl)-dodecylammoniumhydroxid = *N,N,N*,4-Tetramethyl-α-undecylbenzenmethanaminiumhydroxid (●)**

H Methylsulfat **(552-92-1)**
S Amoseptic, Desogene, Desogen-flüssig, Stomatosan, *Tolociniummethylsulfat, Toloconiummetilsulfat***, *Tolytrimoniummethylsulfat*
V Antisepticum

5049 *(4121)* $C_{22}H_{41}NO_2$

501-70-2

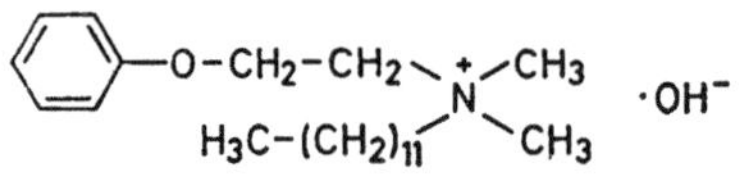

N-Dodecyl-*N*,*N*-dimethyl-2-phenoxyethylammoniumhydroxid = *N*,*N*-Dimethyl-*N*-(2-phenoxyethyl)-1-dodecanaminiumhydroxid (●)

H Bromid 538-71-6)

S Bradonit, Bradoral, Bradosol, Desept, *Domiphenbromid***, Modicare, Neo-Tysal, NSC-39415, Oradol, PDDB, *Phenododeciniumbromid*, Terrafine

V Desinficiens

5050 *(4122)* $C_{22}H_{42}Br_2O_2$

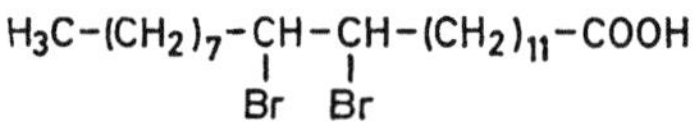

13,14-Dibromdocosansäure (●) = 13,14-Dibrombehensäure

H Calciumsalz

S Asabromin, Calbroben, Sabromin

V Sedativum

5051 *(4123)* $C_{22}H_{42}N_4O_8S_2$

16816-67-4

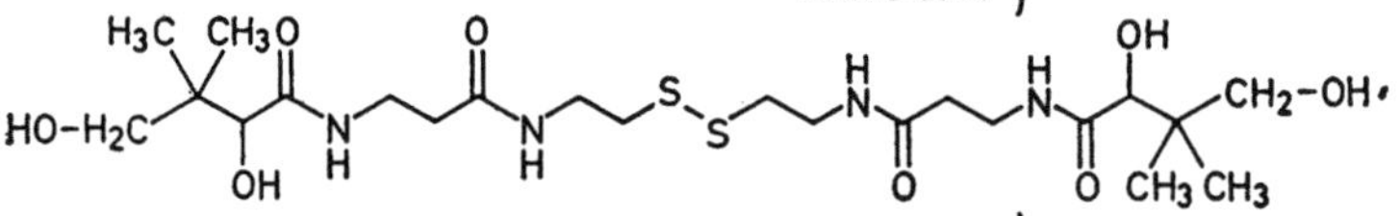

N'-*N*-(Dithiodiethyl)-bis-(+)-pantothenamid = Bis-[*N*-(+)-pantothenoyl-2-aminoethyl]-disulfid = *(R)*-*N*,*N'*-[Dithiobis[2,1-ethandiylimino(3-oxo-3,1-propandiyl)]]bis[2,4-dihydroxy-3,3-dimethylbutanamid] (●)

S *Pantethin*, *Pantetina*, Pantomin, Pantosin

V Wuchsstoff

5052 *(4124)* $C_{22}H_{43}JO_2$

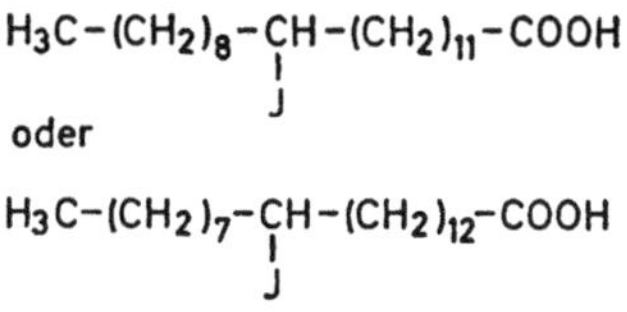

13(oder 14)-Joddocosansäure (●) = 13(oder 14)-Jodbehensäure

H Calciumsalz (25498-47-9)

S *Calcium iodbehenicum*, *Calcium monojodbehenicum*, Calioben, *Iodobehenate Calcium*, Sajodin

V Jodtherapeuticum

5052-01 *(4124a)*

H Eisensalz

S Eisen-Sajodin, Picural

V Jod-Eisentherapeuticum

5053 $C_{22}H_{43}N_5O_{13}$

37517-28-5

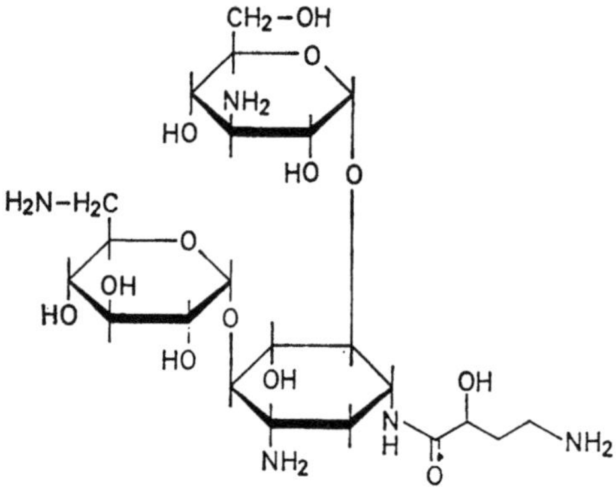

O-3-Amino-3-deoxy-α-D-glucopyranosyl-(1 → 4)-*O*-[6-amino-6-deoxy-α-D-glucopyranosyl-(1 → 6)]-

N^3-(4-amino-L-2-hydroxybutyryl)-2-deoxy-L-streptamin = *O*-3-Amino-3-deoxy-α-D-glucopyranosyl(1 → 6)-*O*-[6-amino-6-deoxy-α-D-glucopyranosyl-(1 → 4)]-N^1-[(*S*)-4-amino-2-hydroxy-1-oxobutyl]-2-deoxy-D-streptamin (●) = (2*S*)-4-Amino-*N*-[(1*R*,2*S*,3*S*,4*R*,5*S*)-5-amino-2-(3-amino-3-deoxy-α-D-glucopyranosyloxy)-4-(6-amino-6-deoxy-α-D-glucopyranosyloxy)-3-hydroxycyclohexyl]-2-hydroxybutyramid

H Sulfat (1:2) (39831-55-5)

S *Amikacinsulfat***, Amikin, BB-K8, Biklin, Briclin, Novamin „Bristol“

V Antibioticum

5054 *(4125)* $C_{22}H_{45}N_3$

5980-31-4

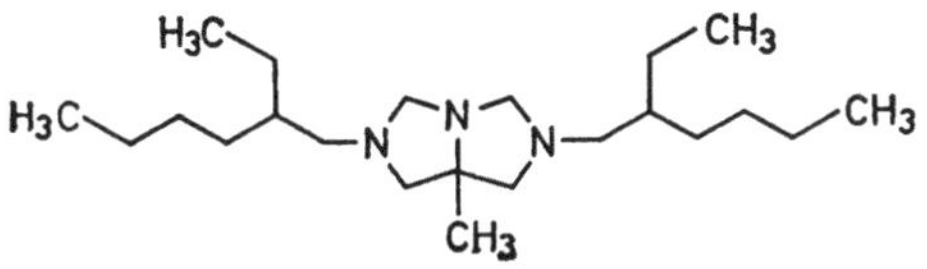

2,6-Bis(2-ethylhexyl)hexahydro-7a-methyl-1*H*-imidazo[1,5-*c*]imidazol (●)

S *Hexedin***, Sterisol, W 4701

V Antisepticum

5055 *(4126)* $C_{22}H_{46}N_4O_2$

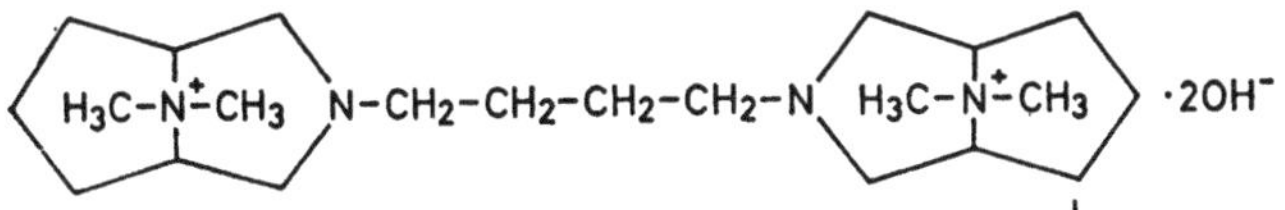

3,3′-Tetramethylenbis-(9,9-dimethyl-3-aza-9-azoniabicyclo[3.3.1]nonanhydroxid) = 1,4-Bis-[9-methyl-3,9-diazabicyclo[3.3.1]non-3-yl]-butanbismethylhydroxid = 3,3′-(1,4-Butandiyl)bis(9,9-dimethyl-3-aza-9-azoniabicyclo[3.3.1]nonanhydroxid) (●)

H Dijodid

S Nobutan, OF 1478

V Curaremimeticum, Muskelrelaxans

5055-01 *(4126a)*

H Bis-methylsulfat

S Mebutan

V Curaremimeticum

5056 *(4127)* $C_{22}H_{49}NO$

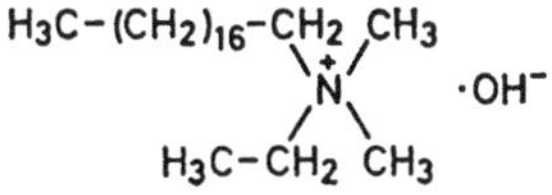

N-Ethyl-*N*,*N*-dimethyloctadecylammoniumhydroxid = *N*-Ethyl-*N*,*N*-dimethyl-1-octadecanaminiumhydroxid (●)

H Ethylsulfat (110-07-6)

S *Aethalkoni aethylsulfas*, Querton

V Desinficiens

5057 *(4128)* $C_{23}H_{16}O_3$

82-66-6

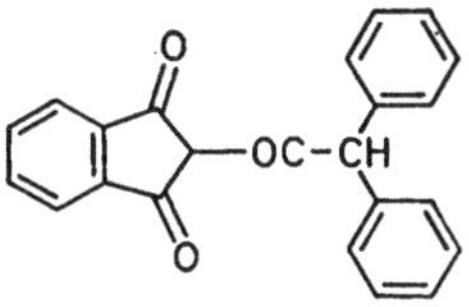

2-(Diphenylacetyl)-1,3-indandion = 2-(Diphenylacetyl)-1*H*-inden-1,3(2*H*)-dion (●)

S Didandin, Didion, *Difenadion*, Difexan, Dipaxin, *Diphacinone*, *Diphenadion**, Diphenacin, Oragulant, Solvan, U-1363, URI 788

V Antikoagulans, Rodenticid

5058 *(4129)* $C_{23}H_{16}O_{11}$
16110-51-3

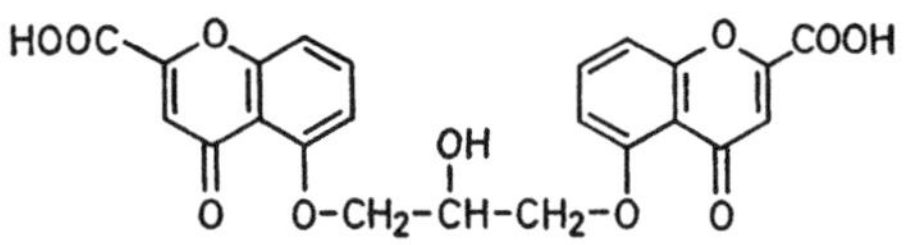

5,5'-(2-Hydroxytrimethylendioxy)-bis-(4-oxochromen-2-carbonsäure) = 1,3-Bis-(2-carboxy-4-oxochromen-5-yloxy)-propan-2-ol = 5,5'-[(2-Hydroxy-1,3-propandiyl)bis(oxy)]bis[4-oxo-4*H*-1-benzopyran-2-carbonsäure] (●)

S *Acide cromoglicique***, *Acidum cromoglicicum***, *Cromoglicic acid***, *Cromoglycic acid*

V Antiallergicum

5058-01 *(4129a)* 15826-37-6

H Dinatriumsalz (auch mit Zusatz von 0,5% Isoprenalinsulfat)

S Aarane, Cromo-Asma, *Cromoglicato di Sodico*, *Cromolyn Sodium*, *Dinatrium cromoglicicum*, *Disodium cromoglycate*, FPL 670, Frenal, Frenasma, Inostral, Intal, Lomudal, Lomupren, Lomusol, Nasmil, Nasmum, Nebulasma, Opticrom, Rhinocrome, Rynacrom, *Sodium cromoglicate*

V Antiallergicum

5059 *(4130)* $C_{23}H_{17}NO_3$

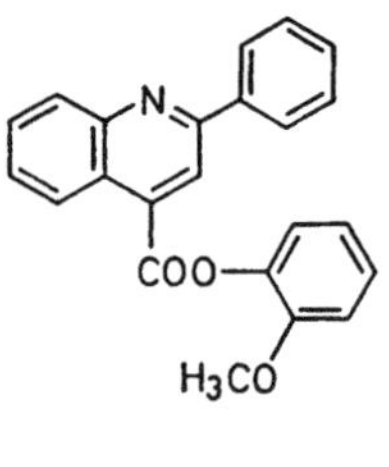

o-Methoxyphenyl-2-phenylchinolin-4-carboxylat = 2-Phenylchinolin-4-carbonsäureguajacolester = 2-Phenyl-4-chinolincarbonsäure(2-methoxyphenyl)ester (●)

S *Guajacolcinchophenat*, Guphen

V Therapeuticum gegen Lungenleiden

5060 *(203 N)* $C_{23}H_{18}O_6$
11029-70-2

S *Heliomycin***

V Antibioticum aus Actinomyces flavochromogenes var. heliomycini

5061 *(4131)* $C_{23}H_{20}N_2O_2S$
3736-92-3

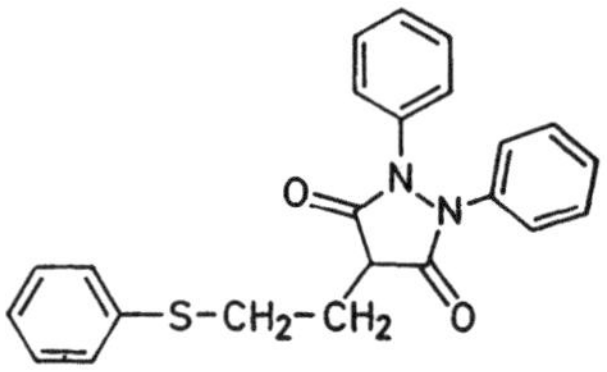

1,2-Diphenyl-4-[2-(phenylthio)ethyl]-3,5-pyrazolidindion (●)

S G 25671, *Thiophenylpyrazolidin*

V Antirheumaticum, Antiarthriticum

5062 *(4132)* $C_{23}H_{20}N_2O_3S$
57-96-5

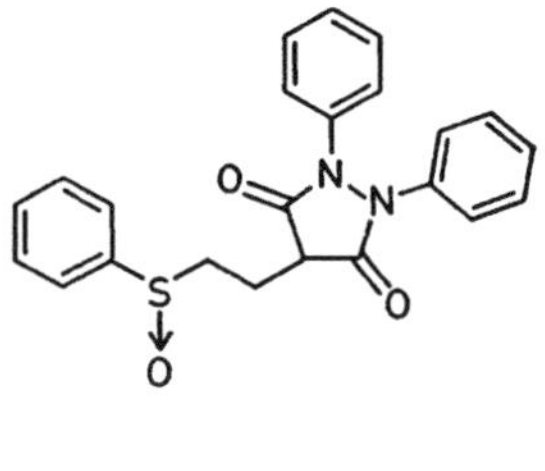

1,2-Diphenyl-4-[2-(phenylsulfinyl)ethyl]-3,5-pyrazolidindion (●)

S Anturan(o), Anturanil, Anturen, Anturidin, Enturan, Enturen, G 28315, *Sulfinpyrazon***, *Sulfoxyphenylpyrazolidin*, *Sulphinpyrazone*

V Uricosuricum, Antiarthriticum

5063 $C_{23}H_{20}O_7$
24340-62-3

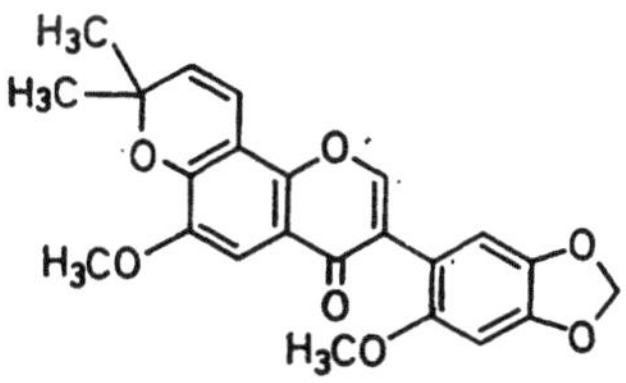

6-Methoxy-3-(6-methoxy-1,3-benzodioxol-5-yl)-8,8-dimethyl-4*H*,8*H*-benzo[1,2-*b*:3,4-*b'*]dipyran-4-on (●)

S *Ichthynone*

V Isoflavon aus Piscida erythrina

5064 *(4133)* $C_{23}H_{21}ClO_3$
569-57-3

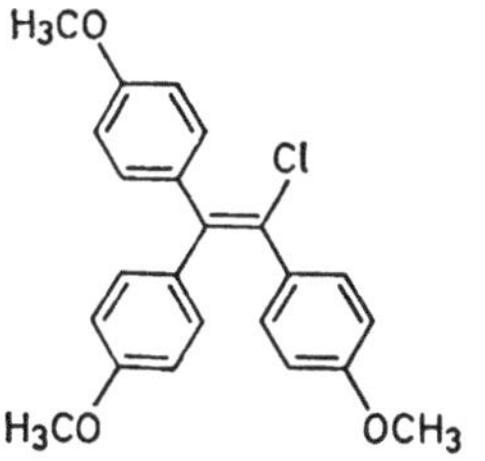

Chlor-tris-(*p*-methoxyphenyl)-ethen = Tri-*p*-anisylchlorethylen = 1,1',1''-(1-Chlor-1-ethenyl-2-yliden)tris[4-methoxybenzen] (●)

S Anisene, *Chlorotrianisen***, *Chlortrianisoestrolum*, *Chlortrianisenum*, Clorestrolo, Clorotrisin, Hormonisene, Merbentul, Metace, NSC-10108, Restrol „Inibsa", Rianil, TACE, *Trianisoestrol*

V synthetisches Östrogen

5065 *(4134)* $C_{23}H_{21}NO_4$
1174-11-4

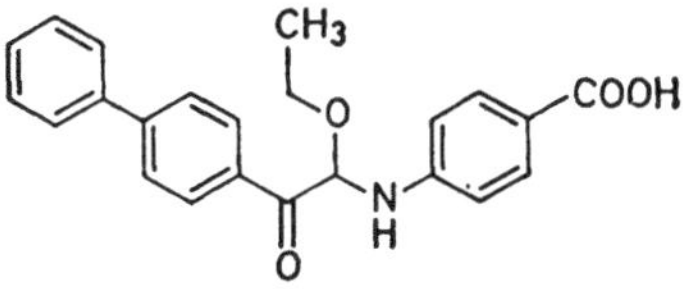

p-(α-Ethoxy-*p*-phenylphenacylamino)-benzoesäure = 4-[(2-[1,1'-Biphenyl]-4-yl-1-ethoxy-2-oxo-ethyl)amino]benzoesäure (●)

S *Acidum xenazoicum***, Antiviral „Usar", C.V. 58903, SKF 8318, *Xenalamina*, *Xenazoic acid***, Xenovis, Xenovister

V Chemotherapeuticum gegen Virusinfektionen

5066 $C_{23}H_{22}N_2O_4S$
27450-21-1

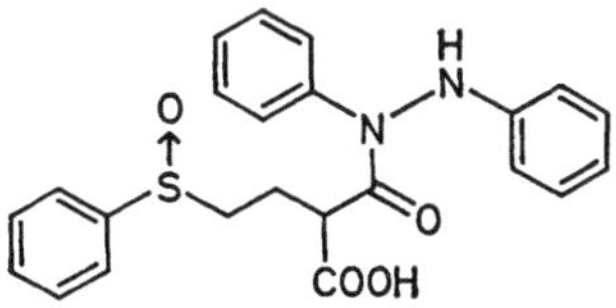

[2-(Phenylsulfinyl)-ethyl]-malonsäuremono-(1,2-diphenylhydrazid) = [2-(Phenylsulfinyl)ethyl]propandisäuremono(1,2-diphenylhydrazid) (●)

S *Osmadizon***

V Uricosuricum

5067 $C_{23}H_{22}N_2O_6S$
27025-49-6

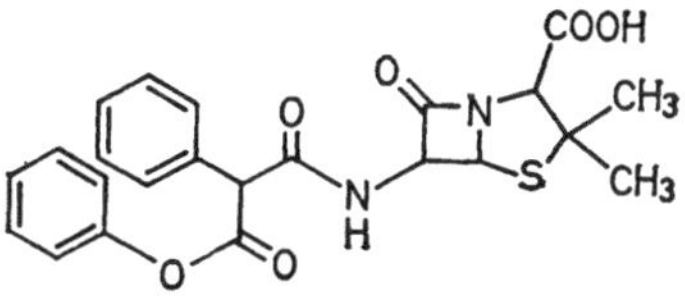

3,3-Dimethyl-7-oxo-6-[α-(phenoxycarbonyl)-phenylacetamido]-4-thia-1-azabicyclo[3.2.0]heptan-2-carbonsäure = *N*-(2-Carboxy-3,3-dimethyl-7-oxo-4-thia-1-azabicyclo[3.2.0]hept-6-yl)-2-phenylmalonamsäurephenylester = 6-[α-(Phenoxycarbonyl)-phenylacetamido]-penicillansäure = [2*S*-(2α,5α,6β)]-6-[(1,3-Dioxo-3-phenoxy-2-phenylpropyl)amino]-3,3-dimethyl-7-oxo-4-thia-1-azabicyclo[3.2.0]heptan-2-carbonsäure (●)

H Natriumsalz **(21649-57-0)**

S BRL 3475, *Carbenicillin phenyl sodium*, *Carfecillin-Natrium**, Uticillin

V Antibioticum (Breitspektrumpenicillin)

5068 *(4135)* $C_{23}H_{22}N_{10}$

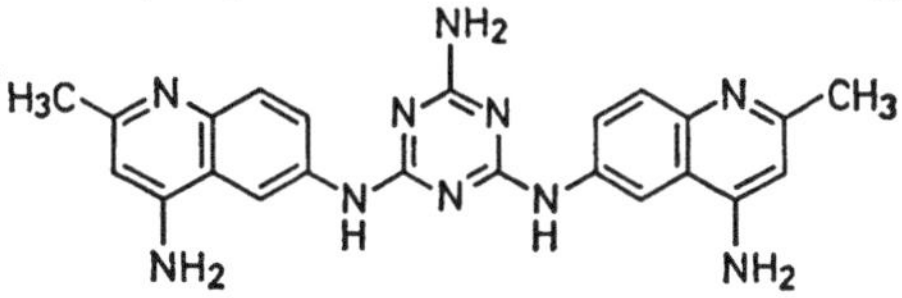

N^1,N^2-Bis-(4-amino-2-methyl-6-chinolyl)-melamin = *N*,*N'*-Bis(4-amino-2-methyl-6-chinolinyl)-1,3,5-triazin-2,4,6-triamin (●)

H Trihydrochlorid **(33608-18-3)**

S Congasin, Surfen C

V Chemotherapeuticum

5069 *(4136)* $C_{23}H_{22}O_6$
83-79-4

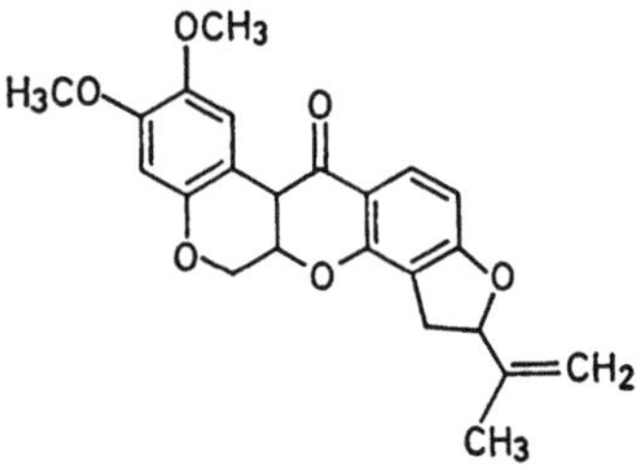

[2*R*-(2α,6aα,12aα)-1,2,12,12a-Tetrahydro-8,9-dimethoxy-2-(1-methylethenyl)[1]benzopyrano-[3,4-*b*]furo[2,3-*h*][1]benzopyran-6(6a*H*)-on (●)

S *Derrin, Rotenon, Tubatoxin*

V Insekticid, Dermaticum (wirksames Prinzip aus den Wurzeln von Derris-Arten)

5070 *(4137)* $C_{23}H_{22}O_7$
6466-74-6

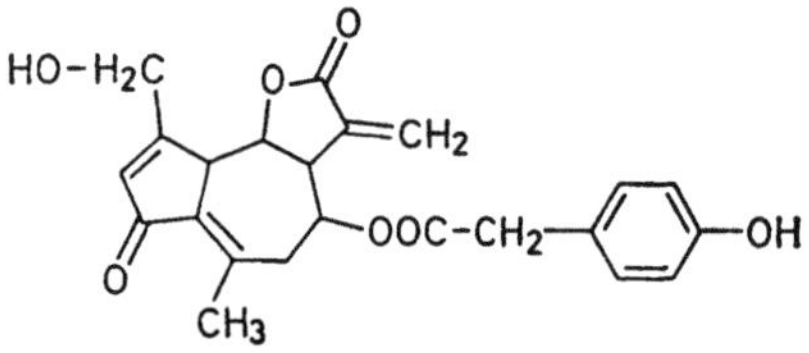

4-Hydroxybenzenessigsäure-2,3,3a,4,5,7,9a,9b-octahydro-9-(hydroxymethyl)-6-methyl-3-methylen-2,7-dioxoazuleno[4,5-*b*]furan-4-ylester (●)

S *Lactucopicrin, Lactupikrin*

V Antitussivum, Sedativum (Wirkstoff aus Cichorium intybus und Lactuca-Arten)

5071 *(4139)* $C_{23}H_{23}N_3O_3$

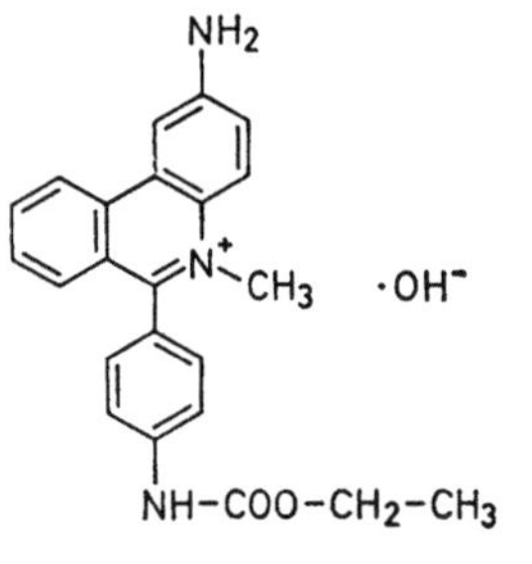

6-[*p*-(Ethoxycarbonylamino)-phenyl]-2-amino-5-methylphenanthridiniumhydroxid = 2-Amino-6-[4-[(ethoxycarbonyl)amino]phenyl]-5-methylphenanthridiniumhydroxid (●)

H Ethansulfonat (3811-06-1)

S *Carbidium(-ethansulfonat)*

V Chemotherapeuticum

5072 $C_{23}H_{23}N_3O_5S$
50894-67-2

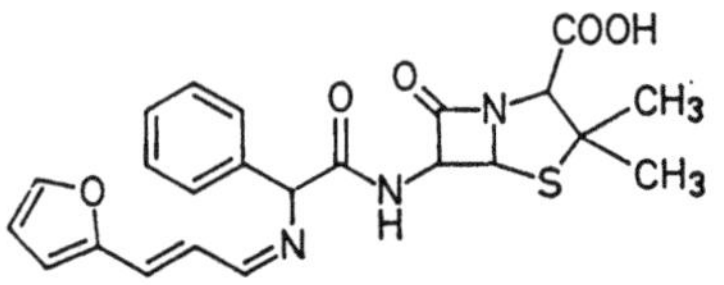

6-{α-[3-(2-Furyl)-allylidenamino]-phenylacetamido}-3,3-dimethyl-7-oxo-4-thia-1-azabicyclo-[3.2.0]heptan-2-carbonsäure = 6-{α-[3-(2-Furyl)-allylidenamino]-phenylacetamido}-penicillansäure = [2*S*-(2α,5α,6β)]-6-[[[[3-(2-Furanyl)-2-propenyliden]amino]phenylacetyl]amino]-3,3-dimethyl-7-oxo-4-thia-1-azabicyclo[3.2.0]heptan-2-carbonsäure (●)

H Natriumsalz (41136-10-1)

S *Propampicillin*

V Antibioticum (Breitspektrumpenicillin)

5073 $C_{23}H_{24}F_3N_3OS$
54063-26-2

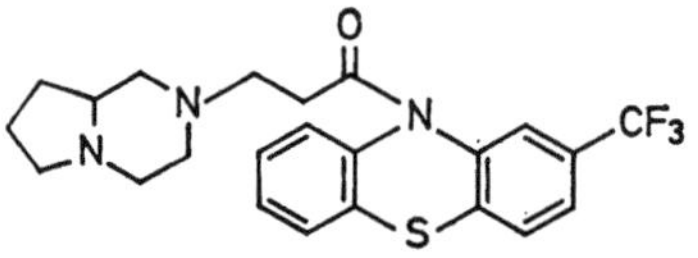

10-[3-(Hexahydropyrrolo[1,2-*a*]pyrazin-2(1*H*)-yl)-propionyl]-2-(trifluormethyl)-phenothiazin = 10-[3-(Hexahydropyrrolo[1,2-*a*]pyrazin-2(1*H*)-yl)-1-oxopropyl]-2-(trifluormethyl)-10*H*-phenothiazin (●)

S *Azaftozin***, Nonaftazin, Nonaphthazine

V Coronarvasodilatans

5074 *(4140)* $C_{23}H_{24}N_2OS_2$

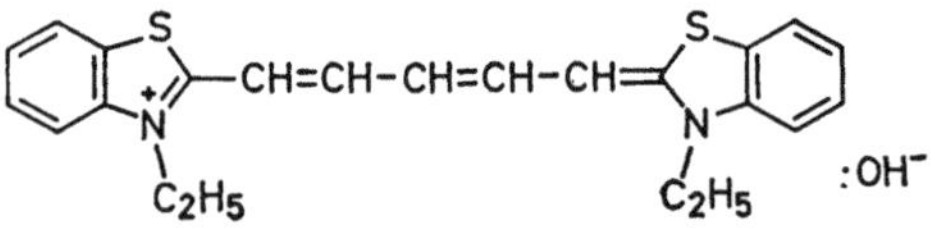

3-Ethyl-2-[5-(3-ethyl-2-benzothiazolinyliden)-1,3-pentadienyl]-benzothiazoliumhydroxid = 3,3'-Diethyldithiacarbocyanin = 3-Ethyl-2-[5-(3-ethyl-2(3*H*)-benzothiazolyliden)-1,3-pentadienyl]benzothiazoliumhydroxid (●)

H Jodid (514-73-8)

S Abminthic, Anelmid, Anguifugan, Antelmint, Blucianina, Ceselmint, Compound 01748, Dejo, Delvex, Déselmine, Dilombrin, D.I.M., *Dithiazaninjodid***, Ditialmin, Ditiazan, Dizan, Duxen „Gedeon Richter", Elmetina, Elmizin, Fedal-Ditiazin, Gucifor, Helmisin, Helmiveril, Lombrizanina, Nekel, Nematan, Netocyd, Norivan, Nulaverm, Omni-Passin, Ossiurene, Pankiller, Partel, Sanivermine, Telmicid, Telmid, Totelmin, Tulbonal, Vercidon, Vermicina

V Anthelminthicum

5075 $C_{23}H_{24}N_6O_7S_2$

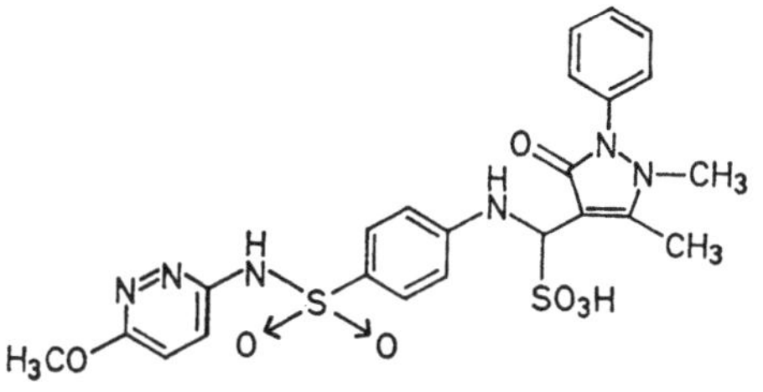

α-(2,3-Dimethyl-5-oxo-1-phenyl-3-pyrazolin-4-yl)-*p*-(6-methoxypyridazin-3-ylsulfamoyl)-anilino-methansulfonsäure = 2,3-Dihydro-α-[[4-[[(6-methoxy-3-pyridazinyl)amino]sulfonyl]phenyl]amino]-1,5-dimethyl-3-oxo-2-phenyl-1*H*-pyrazol-4-methansulfonsäure (●)

H Natriumsalz (13061-27-3)

S Marespin, *Sulfenazone*

V Chemotherapeuticum, Antipyreticum

5076 *(4141)* $C_{23}H_{24}O_4$

2624-43-3

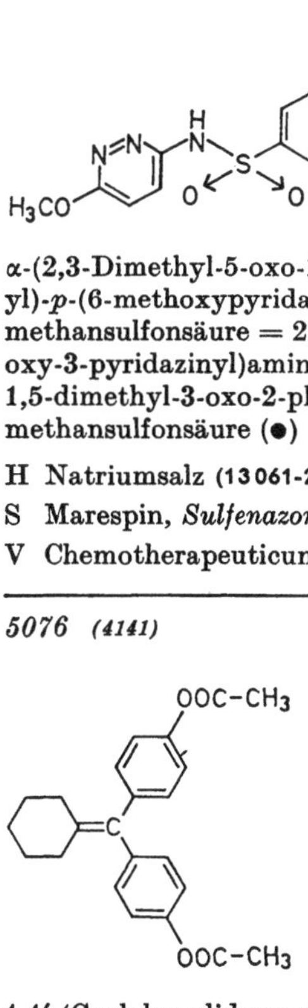

4,4'-(Cyclohexylidenmethylen)-bis-phenylacetat = 4,4'-Diacetoxybenzhydrylidencyclohexan = 4-[[4-(Acetyloxy)phenyl]cyclohexylidenmethyl]phenol-acetat (●)

S Ciclifen, *Cyclofenil***, F 6066, Fertodur, Gyneuro, H 3452, ICI 48213, Oginex, Ondogyne, Ondonid, Sexadieno, Sexovar, Sexovid

V Gonadotropinstimulans (gegen Infertilität)

5077 *(4142)* $C_{23}H_{25}ClN_2O_9$

1181-54-0

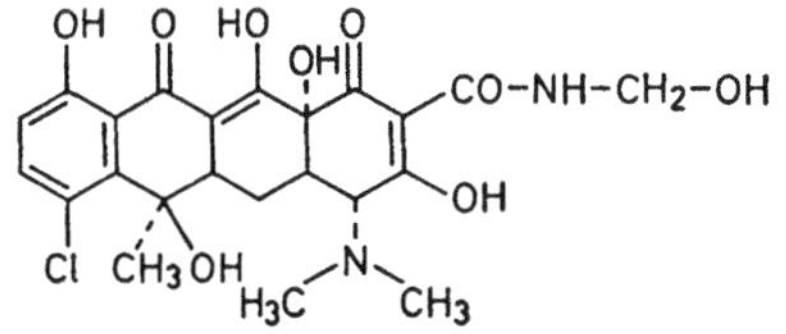

7-Chlor-4-dimethylamino-1,4,4a,5,5a,6,11,12a-oktahydro-3,6,10,12,12a-pentahydroxy-6-methyl-1,11-dioxo-2-naphthacencarbox-(hydroxymethyl)-amid = N^2-Hydroxymethylchlortetracyclin = [4*S*-(4α,4aα,5aα,6β,12aα)]-7-Chlor-4-(dimethyl-amino)-1,4,4a,5,5a,6,11,12a-octahydro-3,6,10,12,12a-pentahydroxy-*N*-(hydroxymethyl)-6-methyl-1,11-dioxo-2-naphthacencarboxamid (●)

S *Chlormethylencyclin*, *Clomociclina*, *Clomocyclin***, Megaclor

V Antibioticum

5078 *(4143)* $C_{23}H_{25}ClN_4O_4S$

24455-58-1

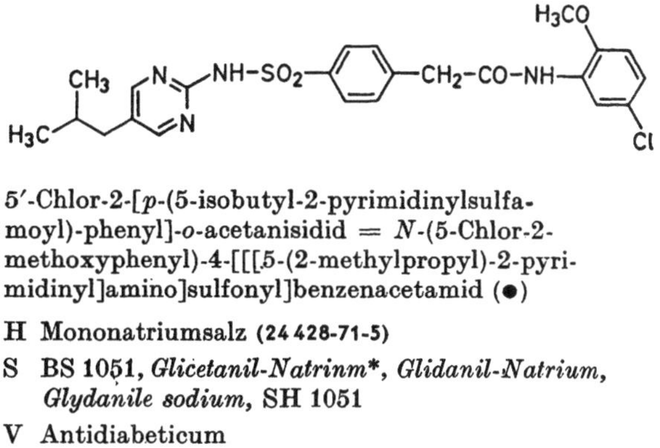

5'-Chlor-2-[*p*-(5-isobutyl-2-pyrimidinylsulfamoyl)-phenyl]-*o*-acetanisidid = *N*-(5-Chlor-2-methoxyphenyl)-4-[[[5-(2-methylpropyl)-2-pyrimidinyl]amino]sulfonyl]benzenacetamid (●)

H Mononatriumsalz (24428-71-5)

S BS 1051, *Glicetanil-Natrinm**, *Glidanil-Natrium*, *Glydanile sodium*, SH 1051

V Antidiabeticum

5079 *(4144)* $C_{23}H_{25}F_3N_2OS$

2709-56-0

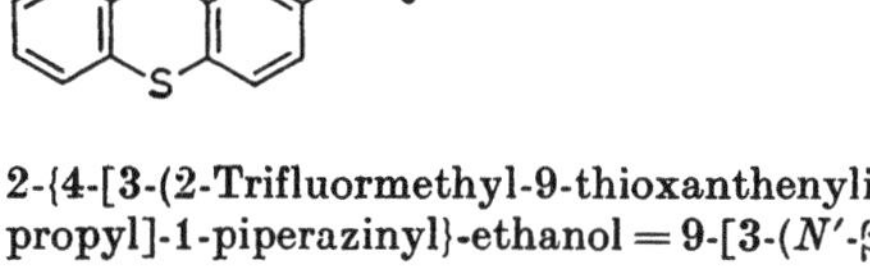

2-{4-[3-(2-Trifluormethyl-9-thioxanthenyliden)-propyl]-1-piperazinyl}-ethanol = 9-[3-(*N'*-β-Hydrcxyethylpiperazino)-propyliden]-2-trifluormethylthioxanthen = 4-[3-[2-(Trifluormethyl)-9*H*-thioxanthen-9-yliden]propyl]-1-piperazinethanol (●)

H vgl. auch Nr. 5901
auch Dihydrochlorid (2413-38-9)

S Émergil, Fluanxol, *Flupenthixol(um)*, *Flupentixol***, FX-703, LC 44, Metamin „Takeda", N 7009, Siplaril, Siplarol

V Neurolepticum

5080 *(4145)* $C_{23}H_{25}N$
13042-18-7

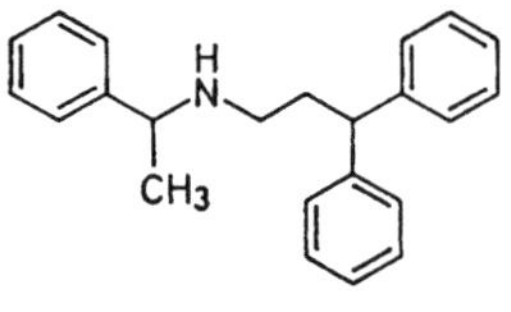

N-(3,3-Diphenylpropyl)-α-methylbenzylamin = 2,6,6-Triphenyl-3-azahexan = γ-Phenyl-*N*-(1-phenylethyl)benzenpropanamin (●)

H Hydrochlorid (13636-18-5)

S *Fendilinhydrochlorid**, HK 137, *Phenaxazan*, *Phenoxan*, Sensit

V Coronarvasodilatans (Ca^{++}-Antagonist)

5081 *(4146)* $C_{23}H_{25}NO$
14089-87-3

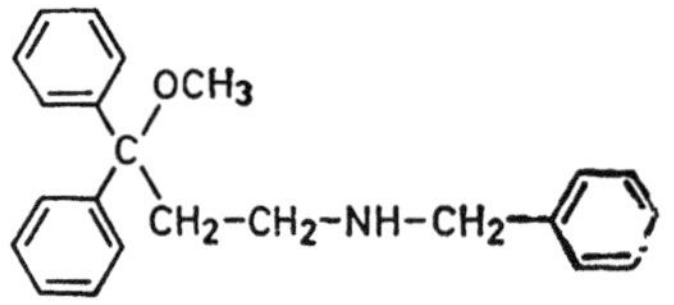

N-Benzyl-3-methoxy-3,3-diphenylpropylamin = 1,1-Diphenyl-1-methoxy-3-benzylaminopropan = γ-Methoxy-γ-phenyl-*N*-(phenylmethyl)benzenpropanamin (●)

H Hydrochlorid (14089-88-4)

S ST 4250

V Analgeticum

5082 *(4147)* $C_{23}H_{25}NO$
1242-69-9

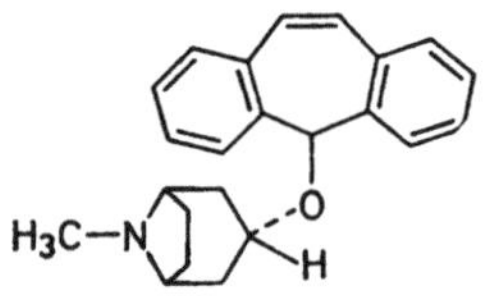

3α-(5*H*-Dibenzo[*a*,*d*]cyclohepten-5yloxy)-tropan = *endo*-3-[(5*H*-Dibenzo[*a*,*d*]cyclohepten-5-yl)oxy]-8-methyl-8-azabicyclo[3.2.1]octan (●)

H Maleat (10139-99-8)

S B.S. 7039, *Decitropinmaleat***

V Anticholinergicum (zur Ulcustherapie)

5083 $C_{23}H_{25}NO_5$

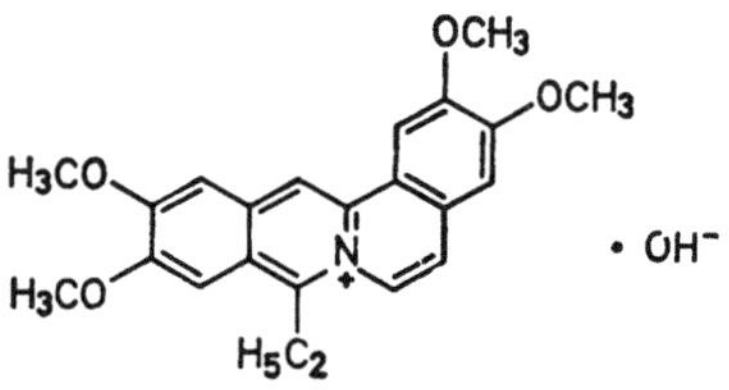

8-Ethyl-2,3,10,11-tetramethoxydibenzo[*a*,*g*]chinoliziniumhydroxid (●)

H 2-Oxopropylsulfat (51865-95-3)

S *Homocoralyne*

V Cytostaticum (Antileukämicum)

5084 *(4148)* $C_{23}H_{25}NO_5$
2748-74-5

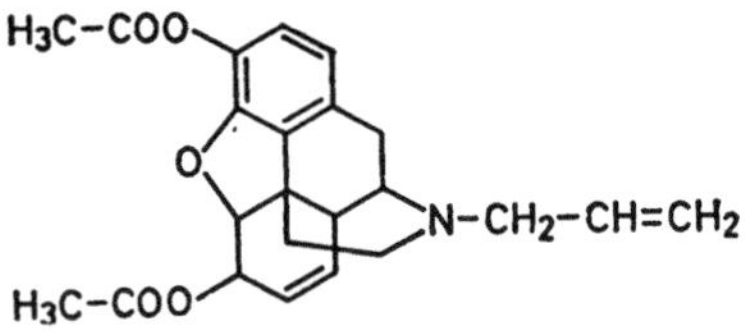

17-Allyl-4,5-epoxymorphin-7-en-3,6-diyldiacetat = Diacetyl-*N*-allylnormorphin = (5α,6α)-7,8-Didehydro-4,5-epoxy-17-(2-propenyl)morphinan-3,6-dioldiacetat(ester) (●)

S *Diacetylnalorphin*

V Antidot

5085 *(4149)* $C_{23}H_{25}N_3O_3$
13715-74-7

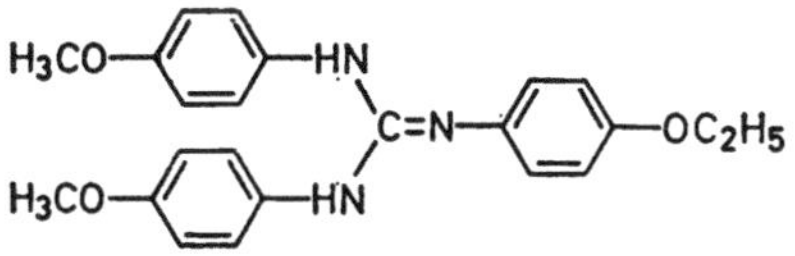

1,3-Bis-(*p*-methoxyphenyl)-2-(*p*-ethoxyphenyl)-guanidin = *N''*-(4-Ethoxyphenyl)-*N*,*N'*-bis(4-methoxyphenyl)guanidin (●)

H Hydrochlorid (537-05-3)

S Acoin(e), Guanicaine, *Phenodianisyl*

V Lokalanästheticum

5086 *(4150)* $C_{23}H_{26}As_2N_6O_4S$

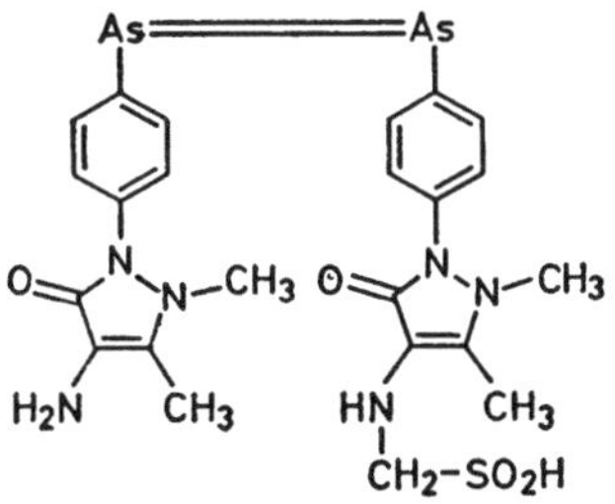

p,*p'*-Bis-(4-amino-2,3-dimethyl-5-oxopyrazolin-1-yl)-arsenobenzol-*N*-methylensulfoxylsäure = [[2-[4-[[4-(4-Amino-2,5-dihydro-2,3-dimethyl-5-oxo-1*H*-pyrazol-1-yl)phenyl]diarsenyl]phenyl]-2,3-dihydro-1,5-dimethyl-3-oxo-1*H*-pyrazol-4-yl]-amino]methansulfinsäure (●)

H Natriumsalz

S Sulfoxyl-Salvarsan

V Chemotherapeuticum

5087 *(4151)* $C_{23}H_{26}Cl_2O_6$
14929-11-4

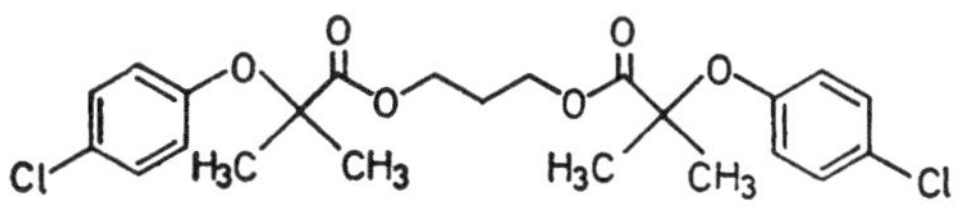

Trimethylenbis-[2-(*p*-chlorphenoxy)-2-methyl-propionat] = 2-(4-Chlorphenoxy)-2-methylpropansäure-1,3-propandiylester (●)

S Cholesolvin, CLY-503, *Simfibrat***

V Hypolipaemicum

5088 *(4152)* $C_{23}H_{26}FN_3O_2$
749-02-0

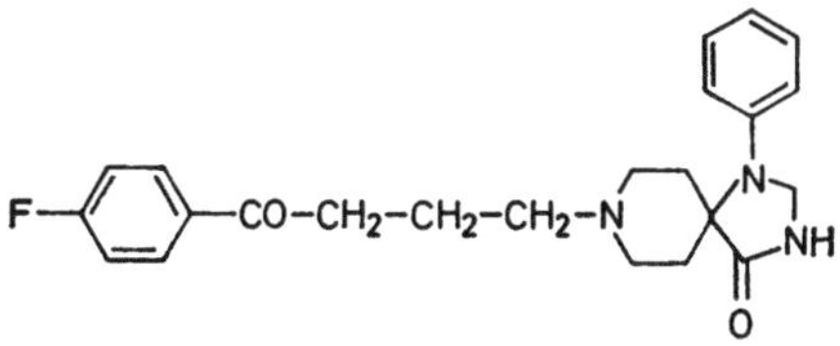

8-[3-(4-Fluorbenzoyl)-propyl]-1-phenyl-1,3,8-triazaspiro[4.5]decan-4-on = 8-[4-(4-Fluorphenyl)-4-oxobutyl]-1-phenyl-1,3,8-triazaspiro[4.5]decan-4-on (●)

S E-525, R 5147, *Spiperon***, *Spiroperidol*, Spiropitan

V Neurolepticum

5089 *(4153)* $C_{23}H_{26}F_3N_3S$
17692-26-1

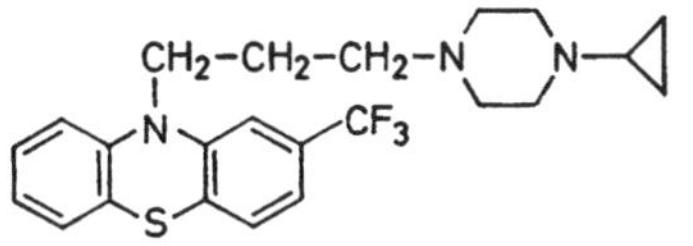

10-[3-(4-Cyclopropyl-1-piperazinyl)-propyl]-2-trifluormethylphenothiazin = 10-[3-(4-Cyclopropyl-1-piperazinyl)propyl]-2-(trifluormethyl)-10*H*-phenothiazin (●)

S *Ciclofenazin***, *Cyclophenazin*, Lilly 60284

V Neurolepticum

5090 $C_{23}H_{26}F_4N_2OS$
55837-23-5

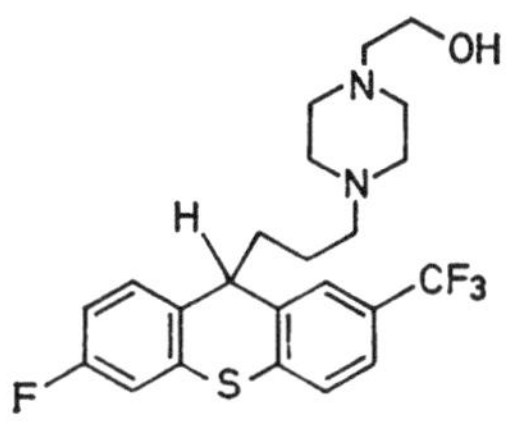

4-[3-[6-Fluor-2-(trifluormethyl)-thioxanthen-9-yl]-propyl]-1-piperazinethanol = 4-[3-[6-Fluor-2-(trifluormethyl)-9*H*-thioxanthen-9-yl]propyl]-1-piperazinethanol (●)

H Dihydrochlorid (53542-42-0)

S Flutixan, Lu 10-022, *Teflutixoldihydrochlorid***

V Neurolepticum

5091 *(4154)* $C_{23}H_{26}N_2O$

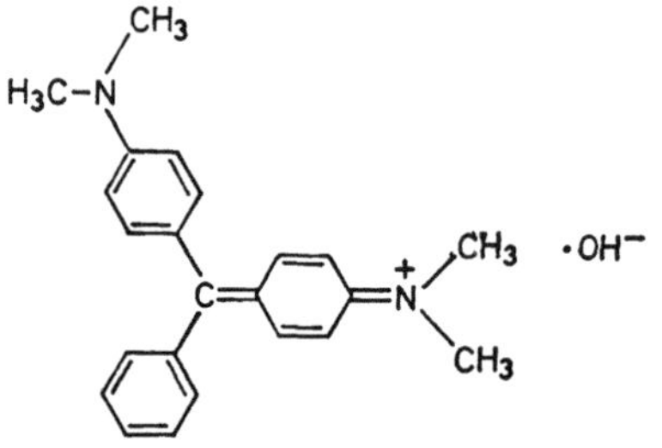

N,N-Dimethyl-4-[*p*-(dimethylamino)-diphenylmethylen]-2,5-cyclohexadienylidenammoniumhydroxid = (4-Dimethylaminophenyl)-phenyl-(4-dimethylimino-2,5-cyclohexadienyliden)-methan = *N*-[4-[[4-(Dimethylamino)phenyl]phenylmethylen]-2,5-cyclohexadien-1-yliden]-*N*-methylmethanaminiumhydroxid (●)

H Chlorid (569-64-2) [oder Sulfat (16044-24-9)]

S *Anilingrün, Bittermandelölgrün, Chinagrün,* C.I. Basic Green 4, *Diamantgrün B, Malachite Green, Malachitgrün,* Vermala, *Vert Malachite, Victoria green, Viktoriagrün, Viride malachitum*

V Antisepticum, Anthelminthicum, Farbstoff

5092 *(4155)* $C_{23}H_{26}N_2O_2$
14051-33-3

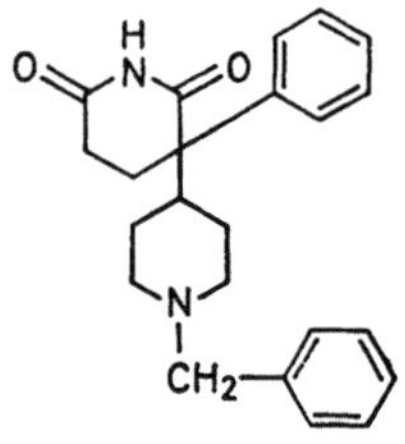

3-(1-Benzyl-4-piperidyl)-3-phenylpiperidin-2,6-dion = 2-(1-Benzyl-4-piperidyl)-2-phenylglutarimid = 3-Phenyl-1′-(phenylmethyl)[3,4′-bipiperidin]-2,6-dion (●)

H Hydrochlorid (5633-14-7)

S *Benzetimidhydrochlorid**, Dioxatrine, McN-JR 4929-11, R 4929, Spasmentral

V Anticholinergicum, Spasmolyticum, Veterinär-Antidiarrhoicum

5093 *(4156)* $C_{23}H_{26}N_2O_2$
21888-98-2

(+)-3-(1-Benzyl-4-piperidyl)-3-phenylpiperidin-2,6-dion = (+)-2-(1-Benzyl-4-piperidyl)-2-phenylglutarimid = (*S*)-3-Phenyl-1′-(phenylmethyl)[3,4′-bipiperidin]-2,6-dion (●)

H auch Hydrochlorid (21888-96-0)

S *Dexbenzetimid, Dexetimid***, R 16470, Tremblex

V Anticholinergicum, Parkinsontherapeuticum

5094 *(4157)* $C_{23}H_{26}N_2O_2$

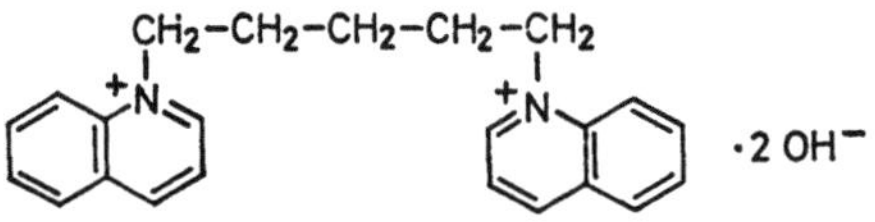

1,1′-Pentamethylen-bis-chinoliniumhydroxid = 1,1′-(1,5-Pentandiyl)bis[chinoliniumhydroxid] (●)

H Dijodid

S *Pentaquinomethonium*

V Ganglienblocker

5095 *(4158)* $C_{23}H_{26}N_2O_4$
357-57-3

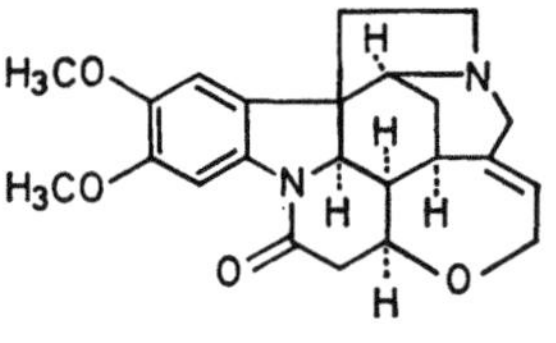

2,3-Dimethoxystrychnin = 2,3-Dimethoxystrychnidin-10-on (●)

S *Brucin, Bruzin, Caniramin, Dimethoxystrychnin, Vomicinum*

V Reflexkrampfgift (Strychnosalkaloid), Reagens

5096 $C_{23}H_{26}O_2$
51 018-08-7

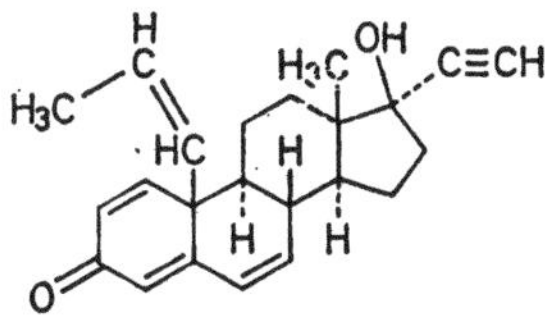

19β-*cis*-Ethyliden-17α-ethinyl-17-hydroxy-1,4,6-androstatrien-3-on = [10(*Z*),17α]-17-Hydroxy-10-(1-propenyl)-19-norpregna-1,4,6-trien-20-in-3-on (●)

S Ro 6-5403
V Gonadotropininhibitor

5097 (4159) $C_{23}H_{26}O_4$

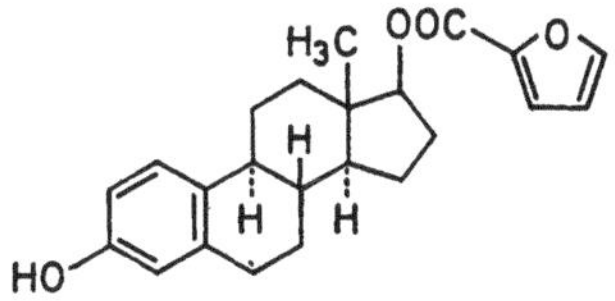

1,3,5(10)-Östratrien-3,17β-diol-17-fuorat = (17β)-Östra-1,3,5(10)-trien-3,17-diol-17-(2-furancarboxylat) (●)

S Di-folliculine, *Östradiolfuroat*
V Östrogen

5098 (4160) $C_{23}H_{27}ClN_2O_2$
14 008-66-3

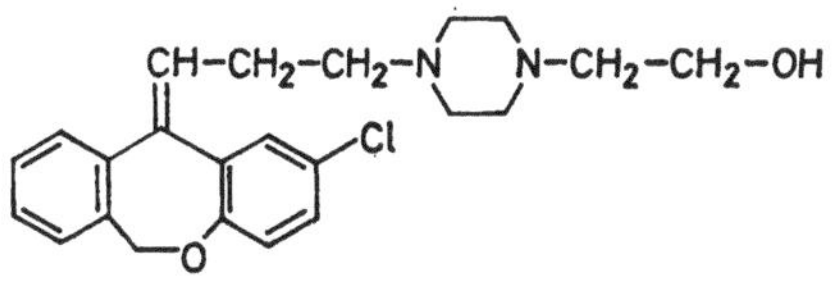

cis-2-{4-[3-(2-Chlordibenz[*b,e*]oxepin-11(6*H*)-yliden)-propyl]-1-piperazinyl}-ethanol = (*Z*)-4-[3-(2-Chlordibenz[*b,e*]oxepin-11(6*H*)-yliden)propyl]-1-piperazinethanol (●)

H Dihydrochlorid (14 008-46-9)
S P-5227, *Pinoxepindihydrochlorid***
V Neurolepticum

5099 (4184) $C_{23}H_{27}ClN_4O_4S_3$
22 561-27-9

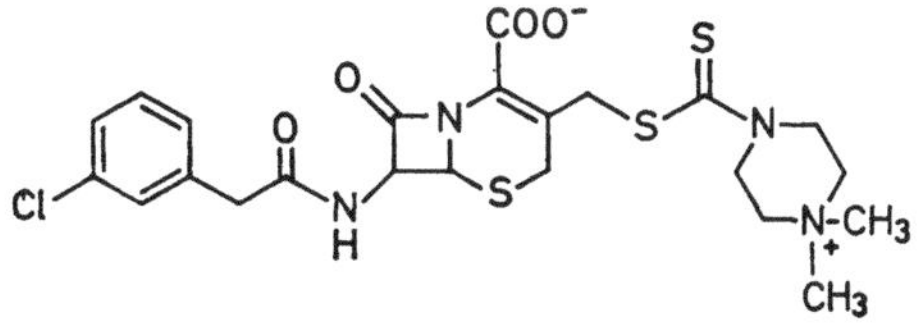

7-(3-Chlorphenylacetamido)-3-[(4,4-dimethylpiperazinium-1-thiocarbonyl)-thiomethyl]-8-oxo-5-thia-1-azabicyclo[4.2.0]oct-2-en-2-carbonsäure-betain = (6*R-trans*)-4-[[[[2-Carboxy-7-[[(3-chlorphenyl)acetyl]amino]-8-oxo-5-thia-1-azabicyclo-[4.2.0]oct-2-en-3-yl]methyl]thio]thioxomethyl]-1,1-dimethylpiperaziniumhydroxid (inneres Salz) (●)

S *Cefaclomezine*, *Cephachlomezine*
V Antibioticum

5100 (4161) $C_{23}H_{27}ClO_2$
19 291-69-1

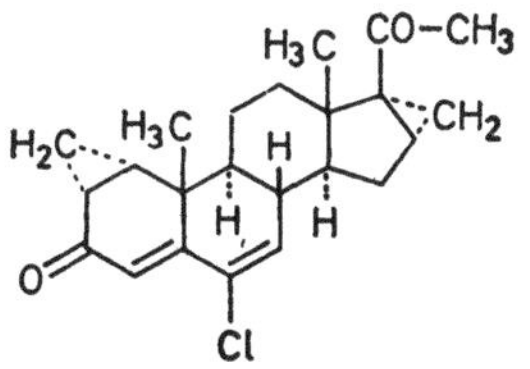

6-Chlor-1α,2α:16α,17α-dimethylen-4,6-pregnadien-3,20-dion = 17β-Acetyl-6-chlor-1β,1a,2β,8β,9α,10,11,12,13,14α,15,16β,16a,17-tetradekahydro-10β,13β-dimethyl-3*H*-dicyclopropa[1,2:16,17]-cyclopenta[*a*]phenanthren-3-on = (1α,2α,8α,9β,10α,13α,14β,16α,17α)-17-Acetyl-6-chlor-1,1a,2,8,9,10,11,12,13,14,15,16,16a,17-tetradecahydro-10,13-dimethyl-3*H*-dicyclopropa[1,2:16,17]cyclopenta-[*a*]phenanthren-3-on (●)

S *Gestaclon***, SH 1040
V Progestogen

5101 (4162) $C_{23}H_{27}ClO_4$
13 698-49-2

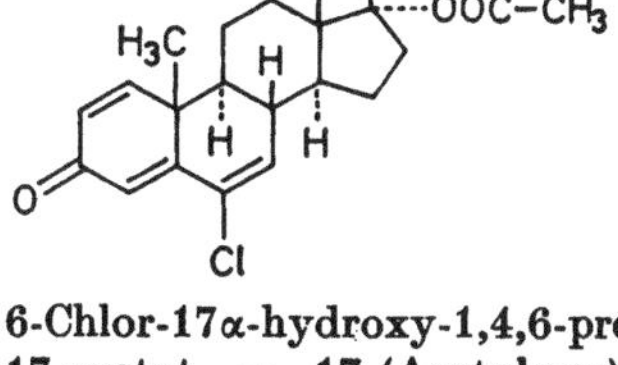

6-Chlor-17α-hydroxy-1,4,6-pregnatrien-3,20-dion-17-acetat = 17-(Acetyloxy)-6-chlorpregna-1,4,6-trien-3,20-dion (●)

S *Delmadinonacetat***, Estrex, RS-1301, Tardak, Tardastrex, Zenadrex

V Progestativum, Antiandrogen, Antiöstrogen

5102 *(4163)* $C_{23}H_{27}ClO_6$

14066-79-6

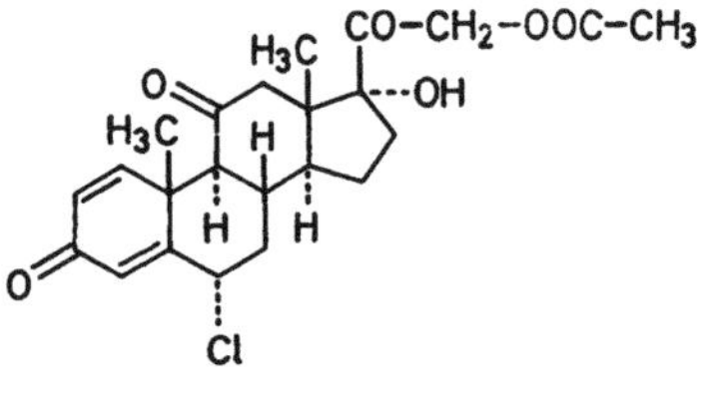

6α-Chlor-17α,21-dihydroxy-1,4-pregnadien-3,11,20-trion-21-acetat = (6α)-21-(Acetyloxy)-6-chlor-17-hydroxypregna-1,4-dien-3,11,20-trion (●)

S Adremycine, *Chloroprednisonacetat***, *Chlorprednisoni acetas*, Localyn, Topilan

V lokal anwendbares Glucocorticoid (Antiphlogisticum, Antiallergicum)

5103 *(4164)* $C_{23}H_{27}Cl_2N_3O_4$

5377-74-2

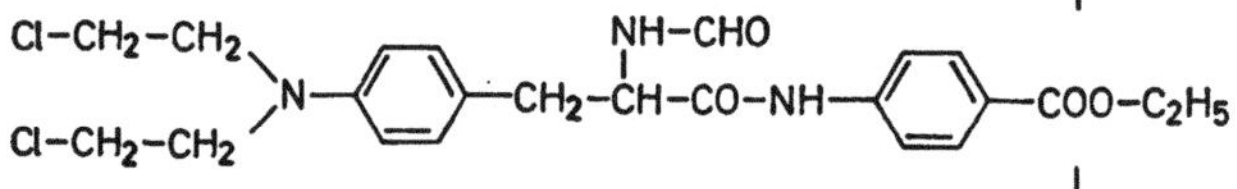

N-[*p*-Bis-(2-chlorethyl)-amino-*N*-formylphenyl-α-alanyl]-*p*-aminobenzoeseureethylester = 4-[[3-[4-[Bis(2-chlorethyl)amino]phenyl]-2-(formylamino)-1-oxopropyl]amino]benzoesäureethylester (●)

S Pharsazin, Phosarzin

V Antineoplasticum

5104 *(4165)* $C_{23}H_{27}NO$

604-51-3

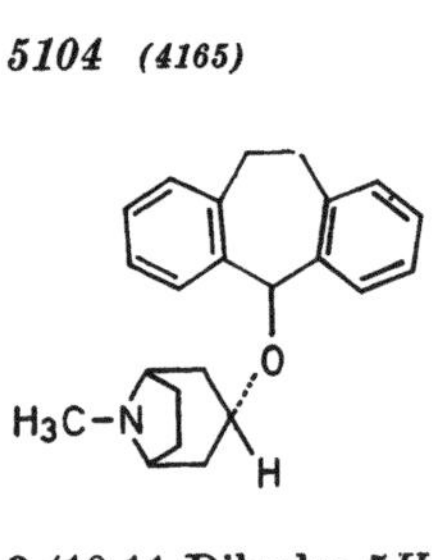

3-(10,11-Dihydro-5*H*-dibenzo[*a,d*]cyclohepten-5-yloxy)-tropan = *endo*-3-[(10,11-Dihydro-5*H*-dibenzo[*a,d*]cyclohepten-5-yl)oxy]-8-methyl-8-azabicyclo[3.2.1]octan (●)

H vgl. auch Nr. 5293
Citrat (2169-75-7)

S Brontin(a), Brontine, B.S. 6987, *Deptropincitrat***, *Dibenzheptropincitrat*, Su-Brontine

V Antihistaminicum, Anticholinergicum, Antiserotonin

5105 *(4166)* $C_{23}H_{27}NO_3$

15686-63-2

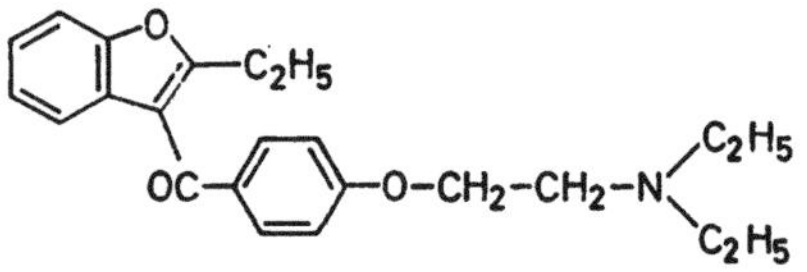

[2-Ethyl-3-benzofuranyl]-[*p*-(2-diethylaminoethoxy)-phenyl]-keton = [4-[2-(Diethylamino)ethoxy]phenyl](2-ethyl-3-benzofuranyl)methanon (●)

H auch Hydrochlorid

S *Etabenzaron***, L 2642-Labaz, Sedanyl

V Antikoagulans, Antiphlogisticum

5106 *(204 N)* $C_{23}H_{27}NO_4$

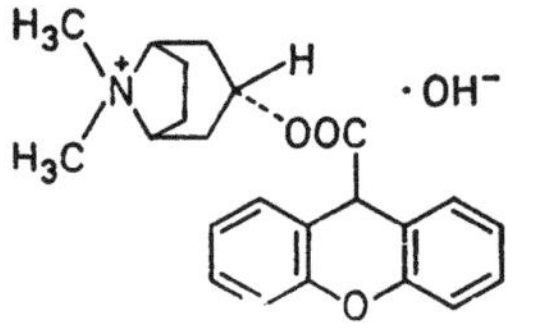

Xanthen-9-carbonsäuretropinestermethylhydroxid = *N*-Methyl-*O*-(xanthen-9-carbonyl)-tropiniumhydroxid = 8-Methyltropiniumhydroxid-xanthen-9-carboxylat = *endo*-8,8-Dimethyl-3-[(9*H*-xanthen-9-ylcarbonyl)oxy]-8-azoniabicyclo[3.2.1]octanhydroxid (●)

H Bromid (4047-34-1)

S Dexotropin, Gastrixon, *Tranteliniumbromid***

V Anticholinergicum, Spasmolyticum

5107 *(4167)* $C_{23}H_{27}NO_5$
549-68-8

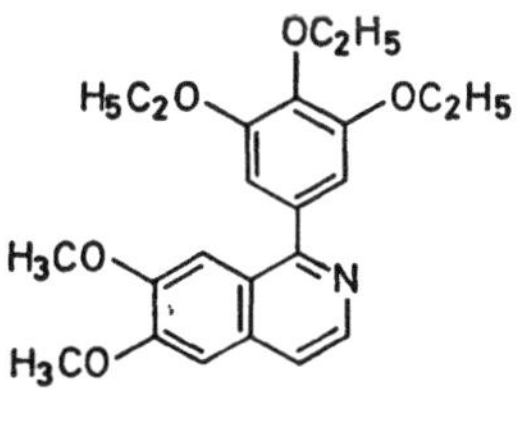

6,7-Dimethoxy-1-(3,4,5-triethoxyphenyl)isochinolin (●)

H Hydrochlorid (6775-26-4)

S Gastrolena, *Octaverinhydrochlorid***

V Spasmolyticum

5108 *(4168)* $C_{23}H_{27}NO_8$
131-28-2

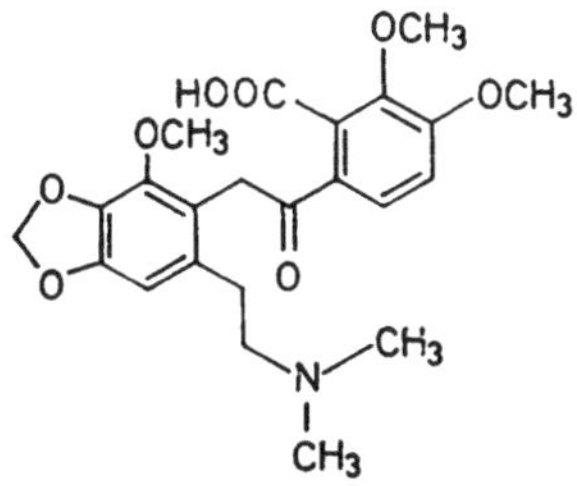

3,4,6′-Trimethoxy-4′,5′-methylendioxy-2′-(β-dimethylaminoethyl)-desoxybenzoin-2-carbonsäure = 6-[[6-[2-(Dimethylamino)ethyl]-4-methoxy-1,3-benzodioxol-5-yl]acetyl]-2,3-dimethoxybenzoesäure (●)

S *Narcein*

V Spasmolyticum, Sedativum, Analgeticum (Opiumalkaloid)

5109 *(4169)* $C_{23}H_{27}N_3O$

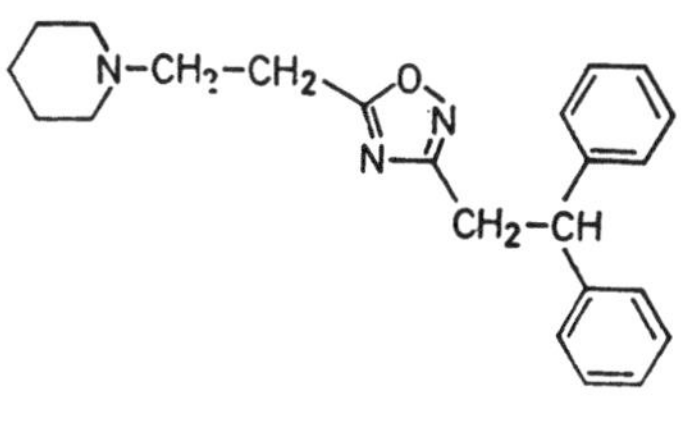

3-(2,2-Diphenylethyl)-5-(2-piperidinoethyl)-1,2,4-oxadiazol = 1-[2-[3-(2,2-Diphenylethyl)-1,2,4-oxadiazol-5-yl]ethyl]piperidin (●)

H Hydrochlorid (982-43-4)

S HK 256, Libexin, Lomapect-Hustensirup (-Tropfen), *Prenoxdiazinhydrochlorid*, Tibexin, Toparten, Varoxil

V Antitussivum

5110 *(4170)* $C_{23}H_{27}N_3O_2$
6536-18-1

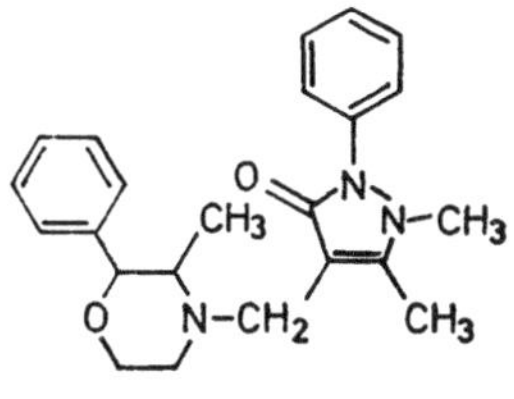

2,3-Dimethyl-1-phenyl-4-(3-methyl-2-phenylmorpholinomethyl)-5-pyrazolon = 4-[(3-Methyl-2-phenylmorpholino)-methyl]-antipyrin = 1,2-Dihydro-1,5-dimethyl-4-[(3-methyl-2-phenyl-4-morpholinyl)methyl]-2-phenyl-3*H*-pyrazol-3-on (●)

H auch Hydrochlorid (50321-35-2)

S *Morazon***, Novartrina, Orsimon, R 445, *Tarcuzate*, Tarugan (alte Form)

V Analgeticum, Antiphlogisticum

5110-01 *(4170a)*

H Lactat

S Rosimon-Neu-Ampullen

V Analgeticum, Antiphlogisticum

5111 *(4171)* $C_{23}H_{27}N_3O_7$
10118-90-8

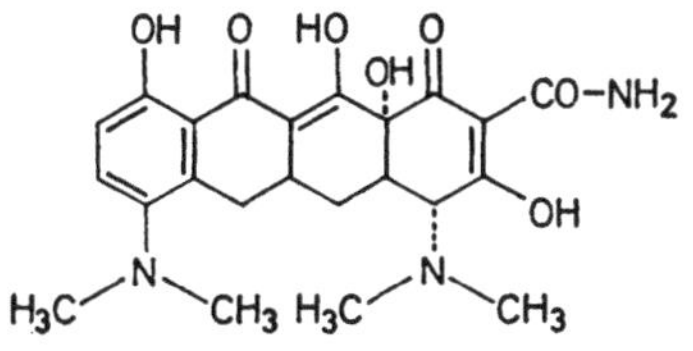

4,7-Bis-(dimethylamino)-1,4,4a,5,5a,6,11,12a-oktahydro-3,10,12,12a-tetrahydroxy-1,11-dioxo-2-naphthacencarboxamid = [4*S*-(4α,4aα,5aα,12aα)]-4,7-Bis(dimethylamino)-1,4,4a,5,5a,6,11,12a-octahydro-3,10,12,12a-tetrahydroxy-1,11-dioxo-2-naphthacencarboxamid (●)

H auch Hydrochlorid (13614-98-7)

S Gonocin, Klinomycin, Minocin, *Minocyclin***, Minomax, Minomycin, Mynocine, Ultramycin „Parke, Davis“, Vectrin

V Antibioticum

5112 (4172) $C_{23}H_{28}ClN_3O_2S$

84-06-0

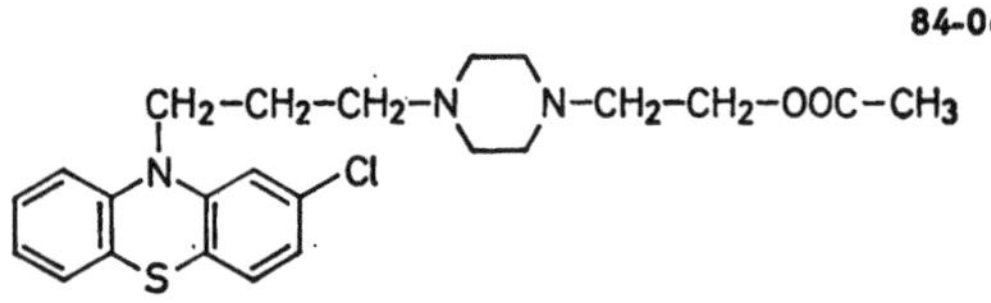

2-{4-[3-(2-Chlor-10-phenothiazinyl)-propyl]-1-piperazinyl}-ethylacetat = 10-{3-[4-(2-Acetoxy-ethyl)-1-piperazinyl]-propyl}-2-chlorphenothiazin = 4-[3-(2-Chlor-10*H*-phenothiazin-10-yl)propyl]-1-piperazinethanolacetat(ester) (●)

H auch Dihydrochlorid (146-28-1)

S Artalan, Dartal, Dartalan, Dartan, *Perphenazinacetat*, SC-7105, *Thiopropazat***

V Neurolepticum

5113 (4173) $C_{23}H_{28}ClN_3O_5S$

10238-21-8

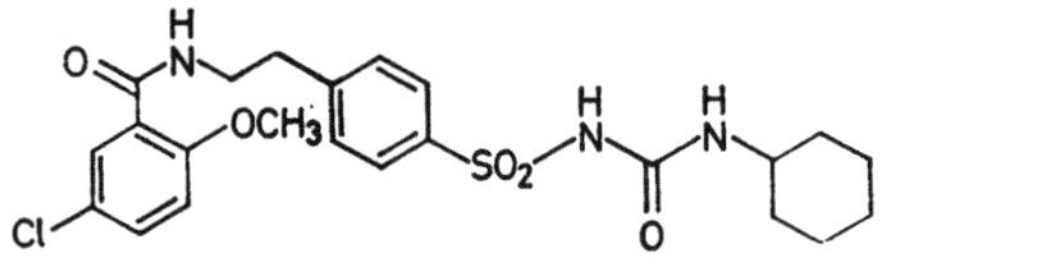

1-{4-[2-(5-Chlor-2-methoxybenzamido)-ethyl]-phenylsulfonyl}-3-cyclohexylharnstoff = 5-Chlor-*N*-[2-[4-[[[(cyclohexylamino]carbonyl]amino]sulfonyl]phenyl]ethyl-2-methoxybenzamid (●)

S Adiab, Betanase, Clamid, Daonil, Diabeta, Digaben, Euclamin, Euglucan, Euglucon, Euglucon 5, Euglyben, Euglykon, Gilemal, Gliban, Gliben, *Glibenclamid***, Glicemin, Glidiabet, Gliformin, Glucolon, Glucoven, *Glybenzyclamide*, *Glyburide*, Glyburon, HB 419, Hémi-Daonil, Lisaglucon, Maninil, Micronase, Miglucan, Normodiabet, Semi-Euglucon, U-26452, UR-606

V Antidiabeticum

5114 (4174) $C_{23}H_{28}Cl_2N_2O_3$

13382-10-0

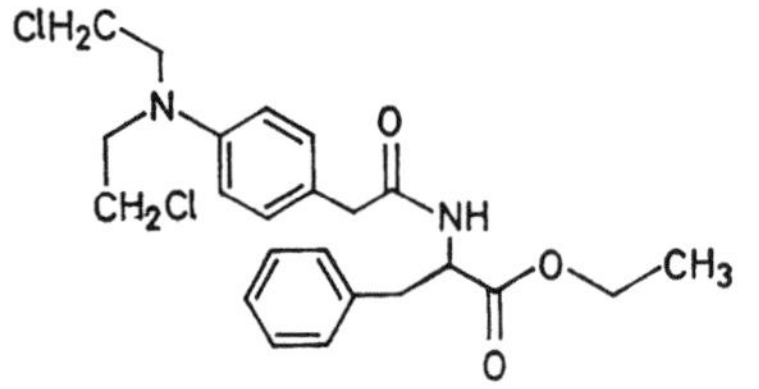

N-[[4-[Bis(2-chlorethyl)amino]phenyl]acetyl]-DL-phenylalaninethylester (●)

S Fenafan, Phenaphan

V Cytostaticum

5115 (4175) $C_{23}H_{28}Cl_2O_5$

79-61-8

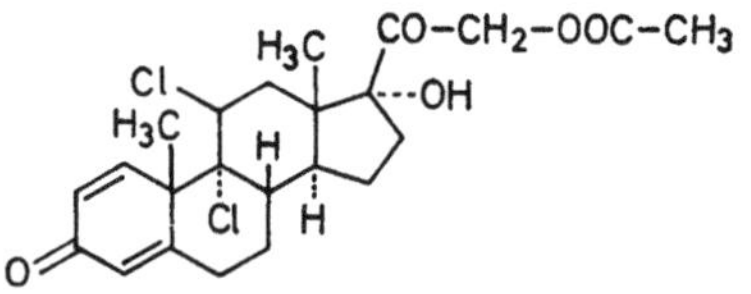

9α,11β-Dichlor-17α,21-dihydroxy-1,4-pregnadien-3,20-dion-21-acetat = (11β)-21-(Acetyloxy)-9,11-dichlor-17-hydroxypregna-1,4-dien-3,20-dion (●)

S Astroderm, Cloriderm, Dermaren, Dermocid, *Dichlorisonacetat*, Diclasone, Diclorisona, Diloderm, Disoderm, Visoderm

V lokal anwendbares Glucocorticoid (Antiphlogisticum, Antiallergicum)

5116 (4176) $C_{23}H_{28}F_3N_3OS$

3833-99-6

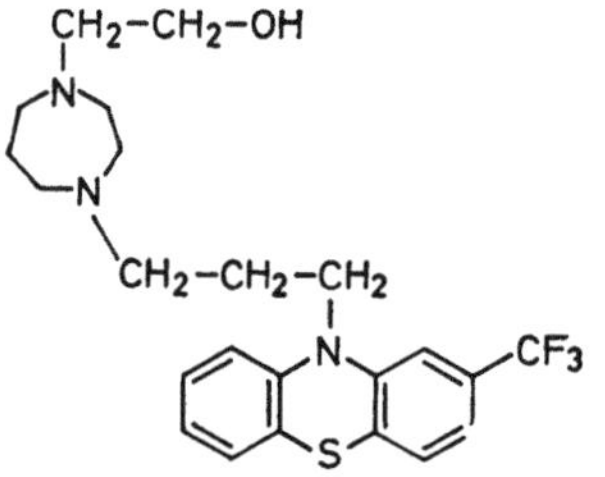

2-{4-[3-(2-Trifluormethyl-10-phenothiazinyl)-propyl]-perhydro-1,4-diazepin-1-yl}-ethanol = 1-(2-Hydroxyethyl)-4-[3-(2-trifluormethyl-10-phenothiazinyl)-propyl]-homopiperazin = Hexahydro-4-[3-[2-(trifluormethyl)-10*H*-phenothiazin-10-yl]propyl]-1*H*-1,4-diazepin-1-ethanol (●)

H Dihydrochlorid (1256-01-5)

S D 775, HFZ, *Homofenazindihydrochlorid***, Irexan, Oldagen, Pasaden

V Neurolepticum

5117 (4177) $C_{23}H_{28}J_2O_4$

551-90-6

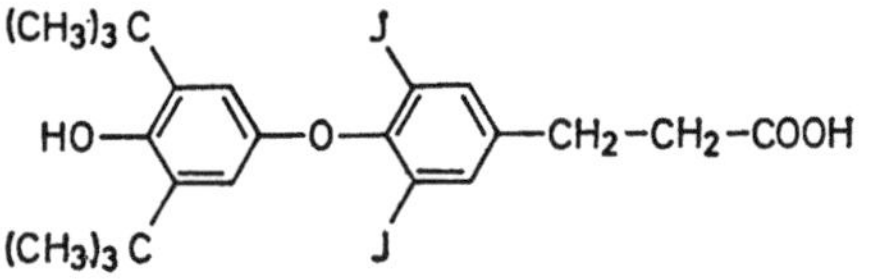

3-[4-(3,5-Di-*tert.*-butyl-4-hydroxyphenoxy)-3,5-dijodphenyl]-propionsäure = 4-[3,5-Bis(1,1-dimethylethyl)-4-hydroxyphenoxy]-3,5-dijodbenzenpropansäure (●)

S *Hinderin*

V Thyromimeticum

5118 (*4178*) $C_{23}H_{28}N_2$

3569-26-4

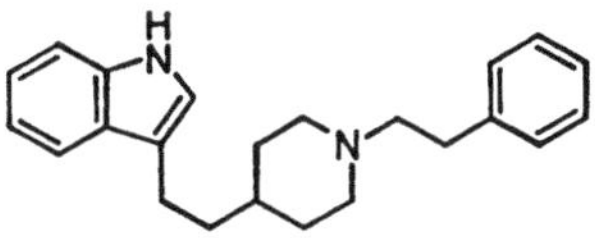

3-[2-(1-Phenethyl-4-piperidyl)-ethyl]-indol = 3-[2-[1-(2-Phenylethyl)-4-piperidinyl]ethyl]-1*H*-indol (●)

S *Indopin***

V Analgeticum, Sedativum

5119 (*4179*) $C_{23}H_{28}N_2O$

5633-16-9

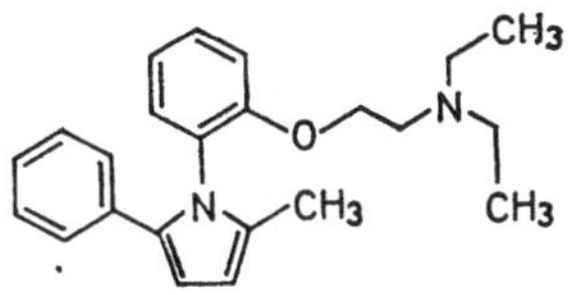

1-[2-[2-(Diethylamino)ethoxy]phenyl]-2-methyl-5-phenylpyrrol (●)

H Hydrochlorid (13988-27-7)

S DV 714, Léioplégil, *Leiopyrrolhydrochlorid***, Leplegil

V Spasmolyticum

5120 (*4180*) $C_{23}H_{28}N_2O_3$

748-44-7

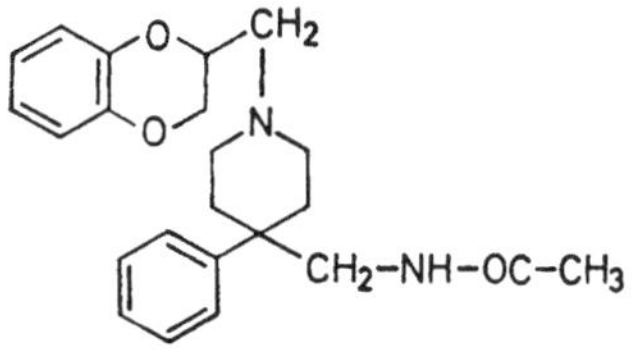

(±)-*N*-[1-(1,4-Benzodioxan-2-ylmethyl)-4-phenyl-4-piperidylmethyl]-acetamid = DL-4-(*N*-Acetylaminomethyl)-1-[2-(1,4-benzodioxanyl)-methyl]-4-phenylpiperidin = (±)-*N*-[[1-[(2,3-Dihydro-1,4-benzodioxin-2-yl)methyl]-4-phenyl-4-piperidinyl]-methyl]acetamid (●)

S Acetoxatrine, *Acoxatrin***, R 5385

V Vasodilatans, Hypotensivum

5121 (*4181*) $C_{23}H_{28}N_2O_4$

83-75-0

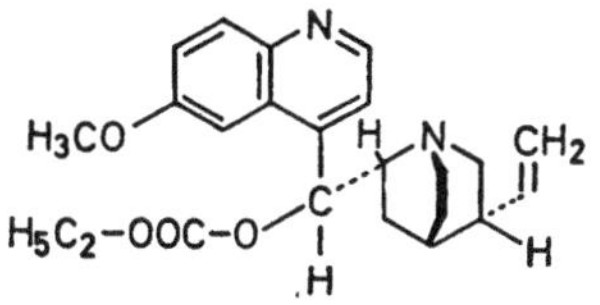

Ethyl-[(5-vinyl-2-chinuclidinyl)-(6-methoxy-4-chinolyl)-methyl]-carbonat = Chinin-*O*-carbonsäureethylester = (8α,9*R*)-6′-Methoxycinchonan-9-ol-ethylcarbonat(ester) (●)

S *Aecachininum, Chininethylcarbonat, Chinin (geschmackloses)*, Euchinin, Euquinin, *Quinini aethylcarbonas*

V Chemotherapeuticum gegen Malaria, Grippe und Pertussis

5122 (*4182*) $C_{23}H_{28}N_2O_5$

131-02-2

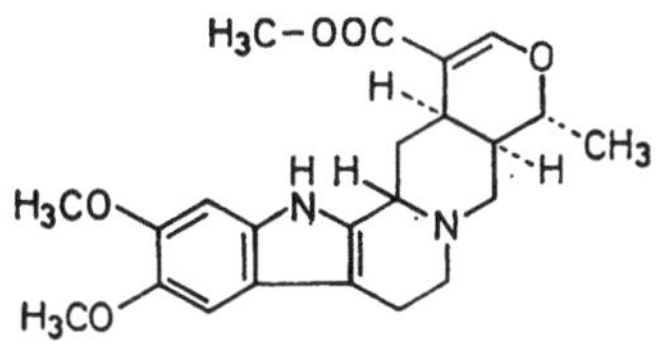

(3β,19α,20α)-16,17-Didehydro-10,11-dimethoxy-19-methyloxayohimban-16-carbonsäuremethylester (●)

S Redouline, *Reserpilin*

V Antihypertonicum (Rauwolfiaalkaloid)

5123 $C_{23}H_{28}N_4O_4$

35265-50-0

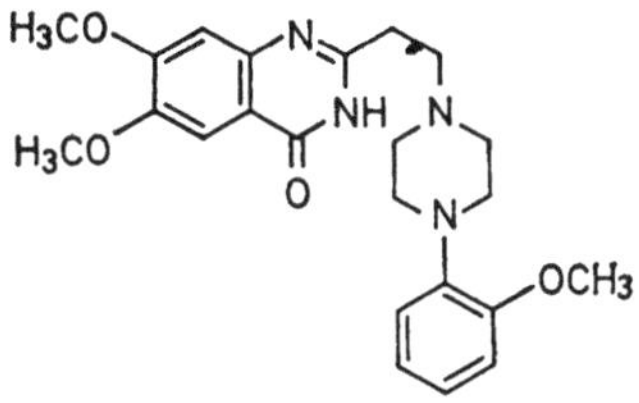

6,7-Dimethoxy-2-[2-[4-(2-methoxyphenyl)-1-piperazinyl]ethyl]-4(3*H*)-chinazolinon (●)

S *Peraquinsin**

V Antihypertonicum

5124 *(4183)* $C_{23}H_{29}ClN_2OS$

14008-71-0

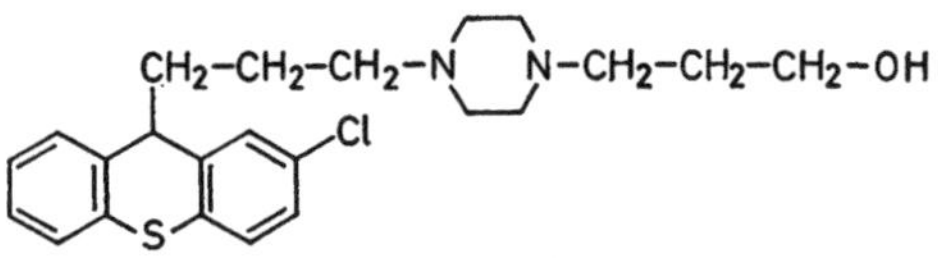

3-{4-[3-(2-Chlor-9-thioxanthenyl)-propyl]-1-piperazinyl}-propan-1-ol = 2-Chlor-9-{3-[4-(3-hydroxypropyl)-1-piperazinyl]-propyl}-thioxanthen = 4-[3-(2-Chlor-9*H*-thioxanthen-9-yl)propyl]-1-piperazinpropanol (●)

H Dihydrochlorid (17162-32-2)

S Daxid, S 9-888, *Xanthioldihydrochlorid***

V Psychosedativum, Antiemeticum

5125 $C_{23}H_{29}ClN_4O_3$

54063-30-8

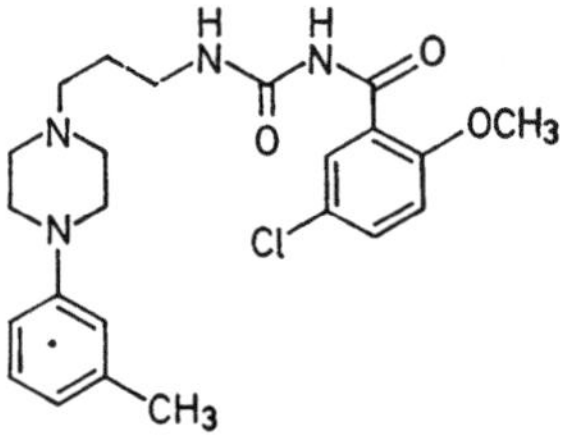

1-(5-Chlor-2-methoxybenzoyl)-3-[3-(4-*m*-tolyl-1-piperazinyl)-propyl]-harnstoff = 5-Chlor-2-methoxy-*N*-[[[3-[4-(3-methylphenyl)-1-piperazinyl]-propyl]amino]carbonyl]benzamid (●)

S *Ciltoprazin***

V Muskelrelaxans

5126 *(4185)* $C_{23}H_{29}ClO_4$

151-69-9

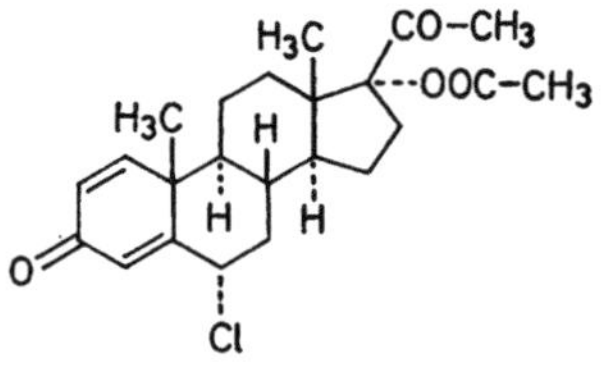

6α-Chlor-17α-hydroxy-1,4-pregnadien-3,20-dion-17-acetat = (6α)-17-(Acetyloxy)-6-chlorpregna-1,4-dien-3,20-dion (●)

S *Cismadinonacetat***

V Progestativum

5127 *(4186)* $C_{23}H_{29}ClO_4$

302-22-7

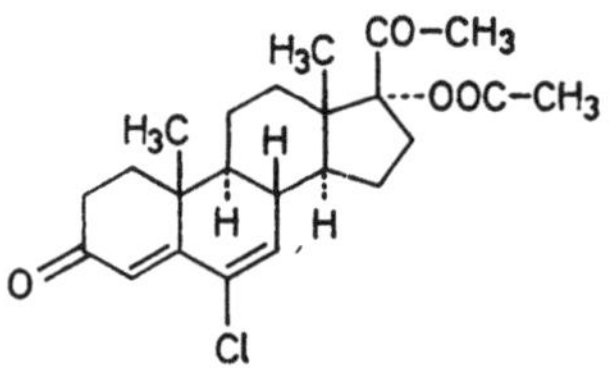

6-Chlor-17α-hydroxy-4,6-pregnadien-3,20-dion-17-acetat = 6-Chlor-6-dehydro-17α-acetoxyprogesteron = 17-(Acetyloxy)-6-chlorpregna-4,6-dien-3,20-dion (●)

S Alternyl, Bovisynchron, Cero, *Chlormadinonacetat***, Clordion, *Clormadinone acetato*, Gestafortin, Gestogan, Lormin, Luteran, Lutoral „Syntex; Shionogi", Madinon-S, Matrol, Menstridyl, Minipill, Nacenyl, Non-stop, Normenon, Progestormon, Retex, Skedule, Synchrosyn, Traslán, Urbal, Verton

V oral wirksames Progestativum

5128 $C_{23}H_{29}FO_6$

570-36-5

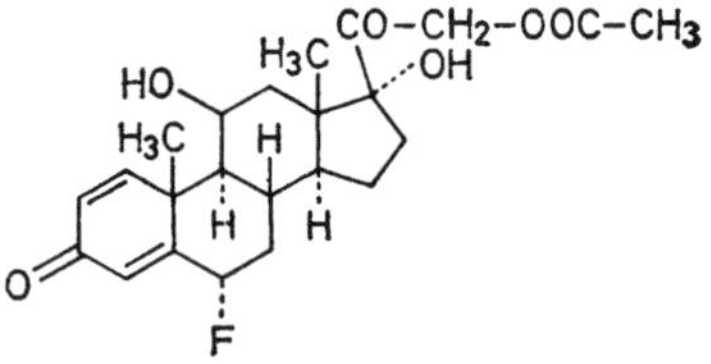

6α-Fluor-11β,17α,21-trihydroxy-1,4-pregnadien-3,20-dion-21-acetat = 6α-Fluorprednisolon-21-acetat = (6α,11β)-21-(Acetyloxy)-6-fluor-11,17-dihydroxypregna-1,4-dien-3,20-dion (●)

S *Fluprednisolonacetat*, Isopredon-Kristallsusp.

V antiallergisch und antiphlogistisch wirksames Glucocorticoid

---

5129 *(4187)* $C_{23}H_{29}FO_6$

338-98-7

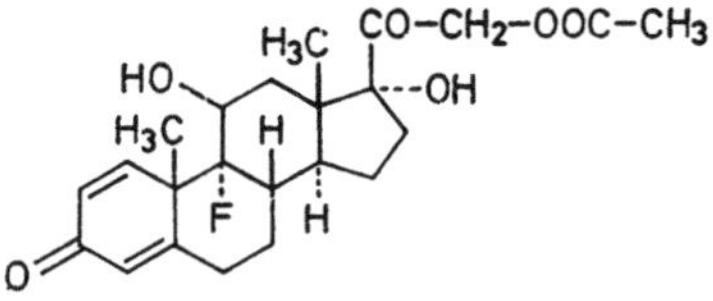

9α-Fluor-11β,17α,21-trihydroxy-1,4-pregnadien-3,20-dion-21-acetat = 9α-Fluorprednisolon-21-

acetat = (11β)-21-(Acetyloxy)-9-fluor-11,17-dihydroxypregna-1,4-dien-3,20-dion (●)

S *9-Fluorprednisolonacetat, Isoflupredone acetate,* Menaderm simplex, Predef, U-6013

V antiphlogistisch und antiallergisch wirksames Glucocorticoid

5130 $C_{23}H_{29}F_3O_6$

40666-16-8

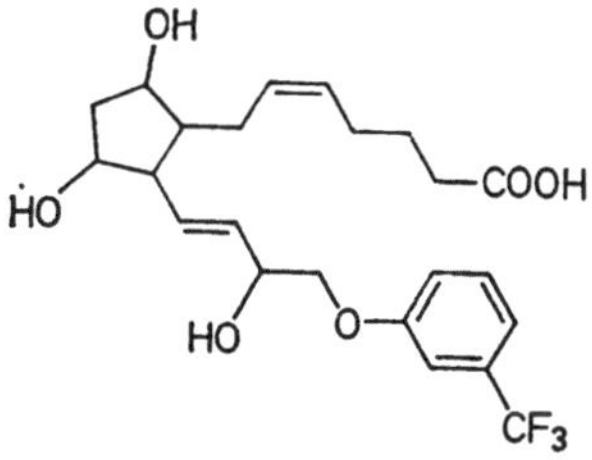

(±)-7-{(1*R*,2*R*,3*R*,5*S*)-3,5-Dihydroxy-2-[(3*R*)-3-hydroxy-4-(3-trifluormethylphenoxy)-but-1-(*E*)-enyl]-cyclopent-1-yl}-hept-5-(*Z*)-ensäure = [1α(*Z*),2β(1*E*,3*R**),3α,5α]-(±)-7-[3,5-Dihydroxy-2-[3-hydroxy-4-[3-(trifluormethyl)phenoxy]-1-butenyl]cyclopentyl]-5-heptensäure (●)

H Natriumsalz (55028-71-2)

S Equimate, *Fluprostenol-Sodium***, ICI 81008

V synthet. Prostaglandin (Vet.-Therapeuticum gegen Infertilität)

5131 *(4188)* $C_{23}H_{29}NO$

15386-01-3

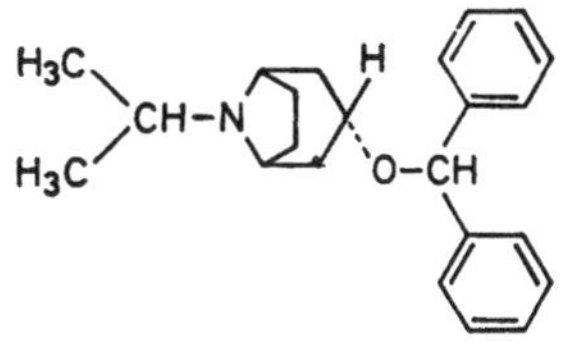

3-Diphenylmethoxy-8-isopropylnortropan = *endo*-3-(Diphenylmethoxy)-8-(1-methylethyl)-8-azabicyclo[3.2.1]octan (●)

H Methansulfonat (17616-19-2)

S Sch 221

V Anticholinergicum

5132 *(4189)* $C_{23}H_{29}NO$

561-48-8

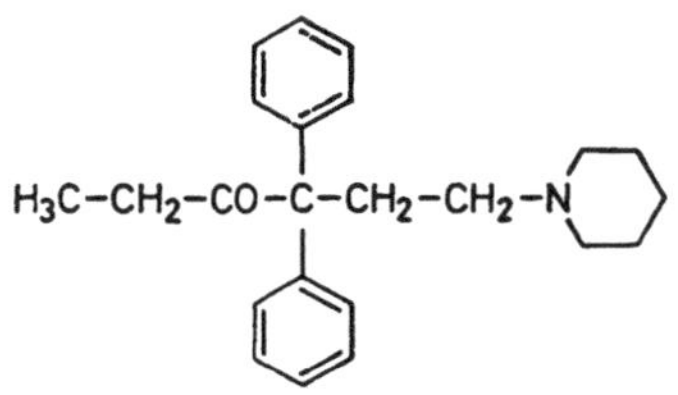

4,4-Diphenyl-6-piperidino-3-hexanon = 4,4-Diphenyl-6-(1-piperidinyl)-3-hexanon (●)

H auch Hydrochlorid (6033-41-6) oder Hydrobromid (6033-42-7)

S Hexalgon, Hoechst 10495, *Norpipanon***, Orfenso

V Analgeticum

5133 *(4190)* $C_{23}H_{29}NO$

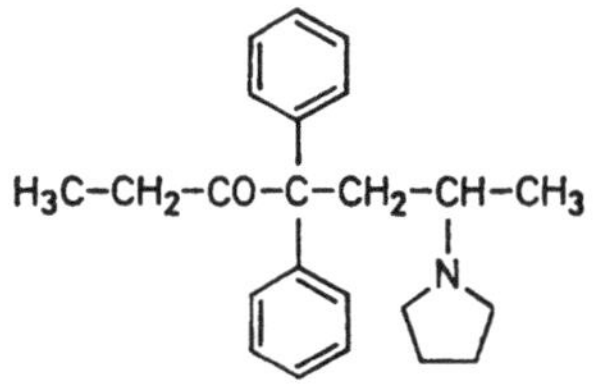

4,4-Diphenyl-6-pyrrolidino-3-heptanon = 4,4-Diphenyl-6-(1-pyrrolidinyl)-3-heptanon (●)

S Hoechst 10819

V Analgeticum

5134 $C_{23}H_{29}NO_2$

28240-18-8

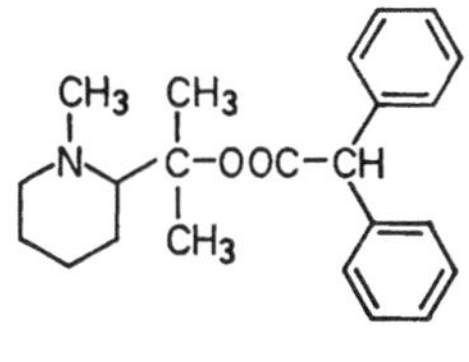

D-(+)-1-Methyl-1-(1-methyl-2-piperidyl)-ethyl-diphenylacetat = 1,α,α-Trimethyl-2-piperidyl-methanol-diphenylacetat = (+)-α-Phenylbenzen-essigsäure-1-methyl-1-(1-methyl-2-piperidinyl)-ethylester (●)

S *Pinolcain***, Seristan

V Lokalanästheticum

5135 *(4191)* $C_{23}H_{29}NO_2$
467-84-5

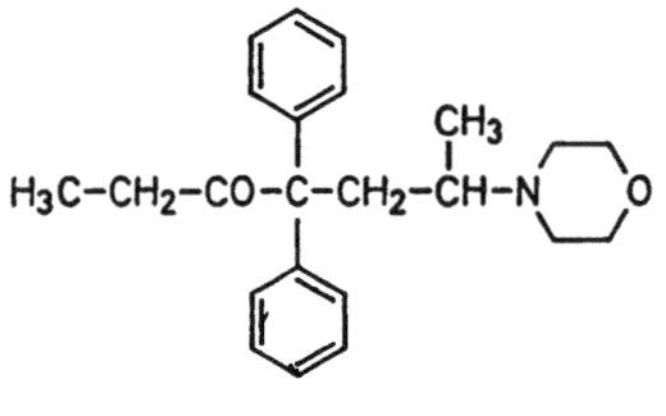

6-Morpholino-4,4-diphenyl-3-heptanon = 6-(4-Morpholinyl)-4,4-diphenyl-3-heptanon (●)

H auch Hydrochlorid (545-91-5)

S C.B. 11, *Fenadossone, Fenadoxon,* Hepagin, Heptalgin, Heptalin, *Heptazon(e),* Heptone, Hoechst 10600, *Morphodone, Phenadoxon**,* Supralgin „Gerot"

V Analgeticum

5136 *(4192)* $C_{23}H_{29}NO_2$
15 686-97-2

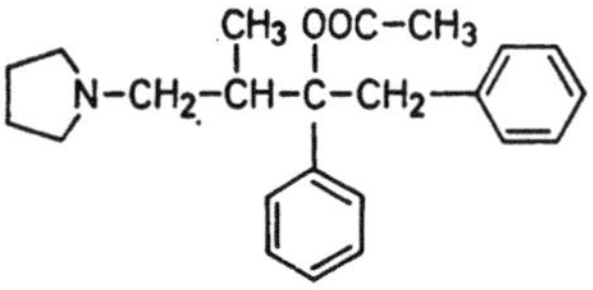

D-1-Benzyl-2-methyl-1-phenyl-3-(1-pyrrolidinyl)-propylacetat = α-D-2-Acetoxy-1,2-diphenyl-3-methyl-4-pyrrolidinobutan = (+)-β-Methyl-α-phenyl-α-(phenylmethyl)-1-pyrrolidinpropanol-acetat(ester)

S *Pyrrolifen**, Pyrroliphene*

V Analgeticum

5137 *(4193)* $C_{23}H_{29}NO_3$
3691-78-9

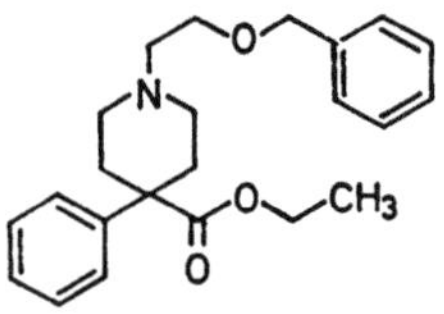

1-[2-(Benzyloxy)-ethyl]-4-phenylpiperidin-4-carbonsäureethylester = 4-Phenyl-1-[2-(phenylmethoxy)ethyl]-4-piperidincarbonsäureethylester (●)

S *Benzethidin**, Benzetidina,* NIH 7574

V Analgeticum

5138 *(4194)* $C_{23}H_{29}NO_3$
562-26-5

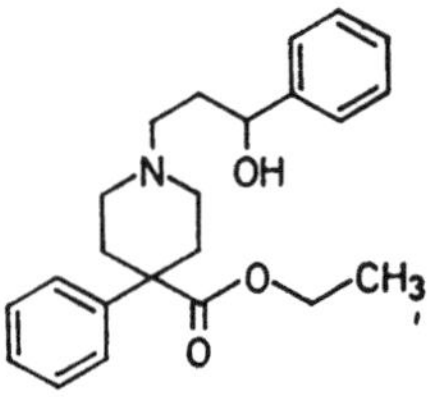

1-(3-Hydroxy-3-phenylpropyl)-4-phenyl-4-piperidincarbonsäureethylester (●)

H auch Hydrochlorid (3627-49-4)

S *Fenoperidine,* Lealgin, Operidine, *Pheniperidinum, Phenoperidin**,* R 1406

V Analgeticum

5139 *(4195)* $C_{23}H_{29}NO_3$
4378-36-3

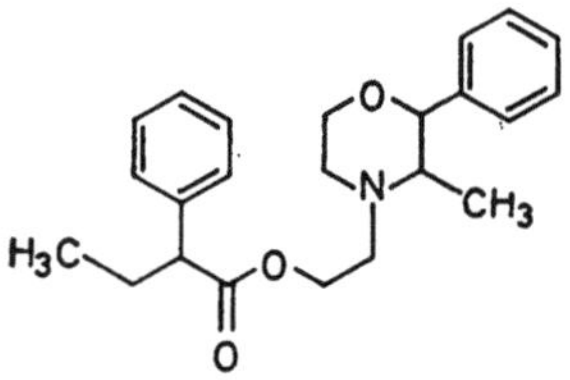

α-Phenylbuttersäure-2-(3-methyl-2-phenylmorpholino)-ethylester = α-Ethylbenzenessigsäure-2-(3-methyl-2-phenyl-4-morpholinyl)ethylester (●)

S *Fenbutrazat**, Phenbutrazate*

V zentrales Stimulans, Appetitzügler

5139-01 *(4195a)* 8004-38-4

H Hydrochlorid in Kombination mit Fenmetrazinteoclat (Nr. 1679-01)

S Abstin, Cafilon, Filon, Sabacid

V Appetitzügler

5140 *(4196)* $C_{23}H_{29}NO_{12}$
11 049-00-6

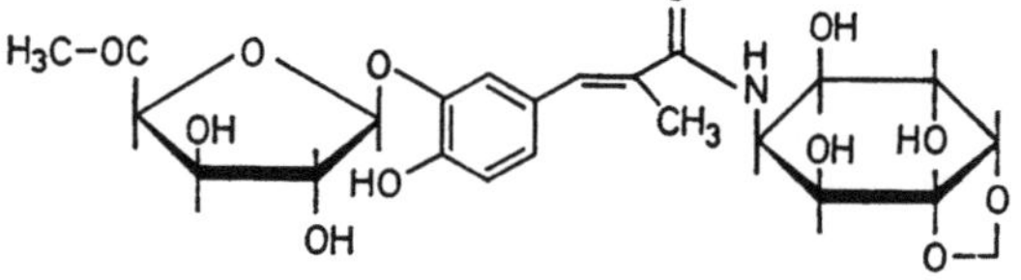

S *Homomycin,* Hygromix, *Hygromycin A,* XK 43-2

V Antibioticum aus Streptomyces hygroscopicus

5141 *(4197)* $C_{23}H_{29}N_3O$

315-72-0

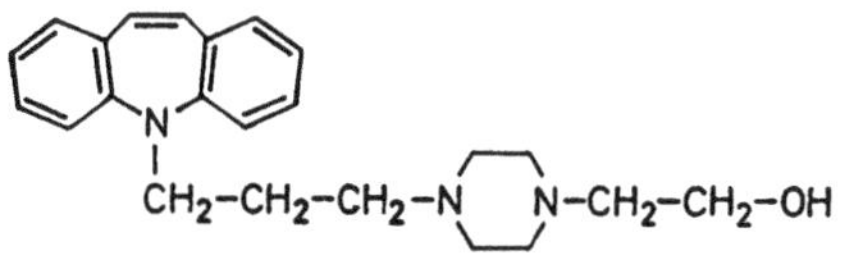

2-{4-[3-(5*H*-Dibenz[*b,f*]azepin-5-yl)-propyl]-1-piperazinyl}-ethanol = 5-[3-(*N'*-β-Hydroxyethyl-piperazino)-propyl]-5*H*-dibenz[*b,f*]azepin = 4-[3-(5*H*-Dibenz[*b,f*]azepin-5-yl)propyl]-1-piperazin-ethanol (●)

H Dihydrochlorid **(909-39-7)**

S Dinsidon, Ensidon, G 33040, Insidon, Nisidana, *Opipramoldihydrochlorid***, Opramol, Pramolon

V Thymolepticum

5142 $C_{23}H_{29}N_3O$

39186-49-7

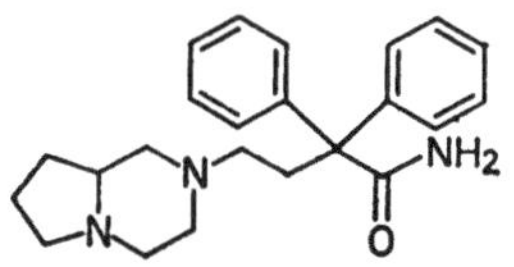

Hexahydro-α,α-diphenylpyrrolo[1,2-*a*]pyrazin-2(1*H*)-butyramid = Hexahydro-α,α-diphenyl-pyrrolo[1,2-*a*]pyrazin-2(1*H*)-butanamid (●)

S *Pirolazamid***, SC-26438

V Antiarrhythmicum

5143 $C_{23}H_{29}N_3O_2$

21590-92-1

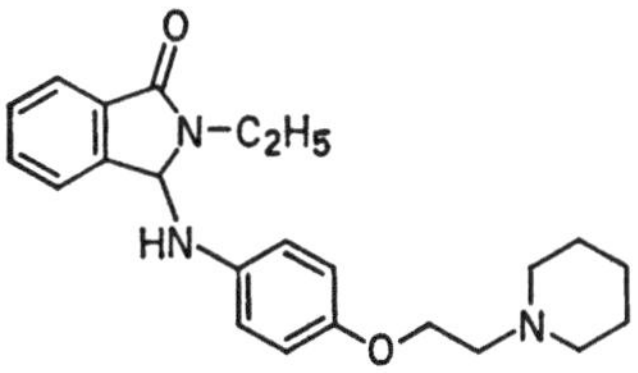

2-Ethyl-3-(β-piperidino-*p*-phenetidino)-phthal-imidin = 2-Ethyl-3-[*p*-(β-piperidinoethoxy)-anilino]-isoindolin-1-on = 2,3-Dihydro-2-ethyl-3-[[4-[2-(1-piperidinyl)ethoxy]phenyl]amino]-1*H*-isoindol-1-on (●)

S *Amidoline, Etomidolin***, K 2680, Smedolin

V Muskelrelaxans, Spasmolyticum

5144 *(4198)* $C_{23}H_{29}N_3O_2$

153-87-7

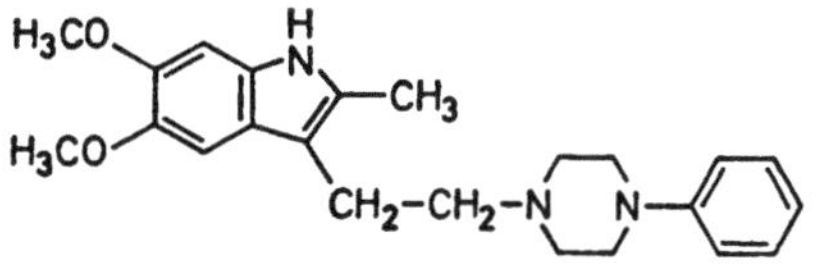

5,6-Dimethoxy-2-methyl-3-[2-(4-phenyl-1-pipera-zinyl)-ethyl]-indol = 5,6-Dimethoxy-2-methyl-3-[2-(4-phenyl-1-piperazinyl)ethyl]-1*H*-indol (●)

S DO-180, DP 181, Equipertine, Forit, Integrin, Lotawin, Opertil, *Oxipertinum*, *Oxypertin***, Win 18501

V Neurolepticum, Antipsychoticum

5145 *(4199)* $C_{23}H_{29}N_3O_2S$

2751-68-0

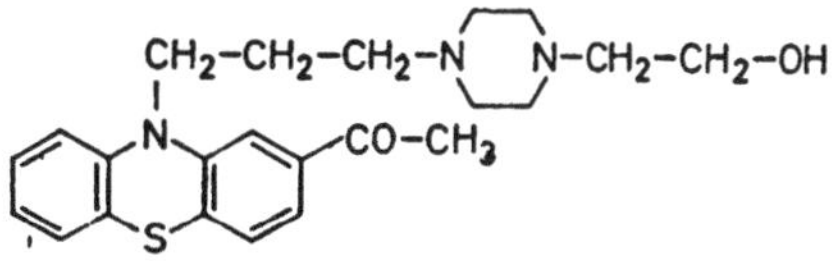

2-Acetyl-10-{3-[4-(β-hydroxyethyl)-1-piperazinyl]-propyl}-phenothiazin = 1-[10-[3-[4-(2-Hydroxy-ethyl)-1-piperazinyl]propyl]-10*H*-phenothiazin-2-yl]ethanon (●)

H Dimaleat **(5714-00-1)**

S *Acephenazini maleas*, *Acetophenazindimaleat***, Phenthoxate, Sch 6673, Tindal(a)

V Neurolepticum

5146 *(4200)* $C_{23}H_{26}N_3O_2S_2$

3313-26-6

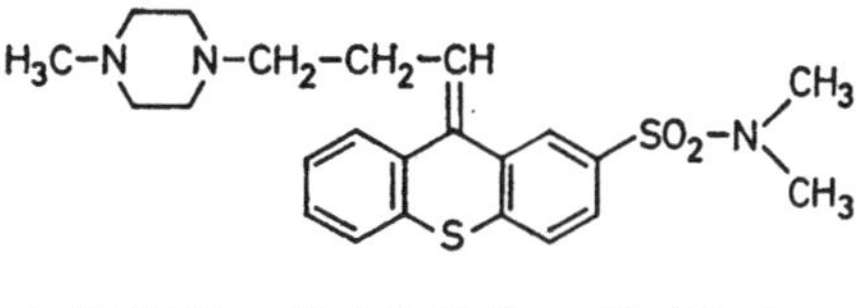

cis-*N,N*-Dimethyl-9-[3-(4-methyl-1-piperazinyl)-propyliden]-thioxanthen-2-sulfonamid = (*Z*)-*N,N*-Dimethyl-9-[3-(4-methyl-1-piperazinyl)propyli-den]-9*H*-thioxanthen-2-sulfonamid (●)

H auch Dihydrochloriddihydrat **(22189-31-7)**

S CP 12252-1, Navan(a), Navane, Navaron, Orbinamon, P-4657 B, *Thiothixene*, *Tiotixen***

V Neurolepticum

5147 *(4201)* $C_{23}H_{29}N_5O$

7125-71-5

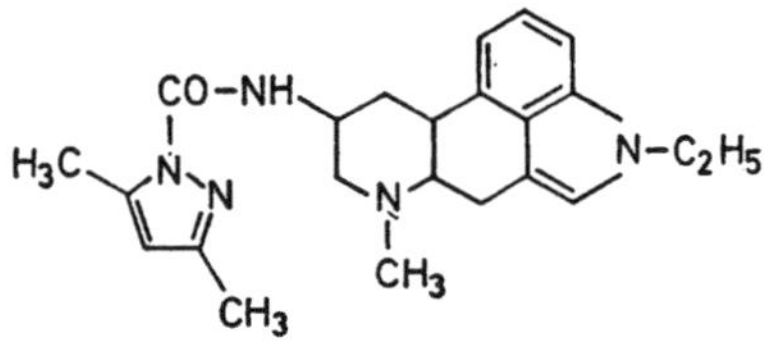

N-(4-Ethyl-4,6,6a,7,8,9,10,10a-octahydro-7-methylindolo[4,3-*fg*]chinolin-9-yl)-3,5-dimethyl-1*H*-pyrazol-1-carboxamid (●) = 4-Ethyl-7-methyl-9-(3,5-dimethylpyrazol-1-carboxamido)-4,6,6a,7,8,9,10,10a-oktahydroindolo[4,3-*fg*]chinolin

S *Toquizin**

V Ulcustherapeuticum

5148 *(4202)* $C_{23}H_{30}ClN_3O$

83-89-6

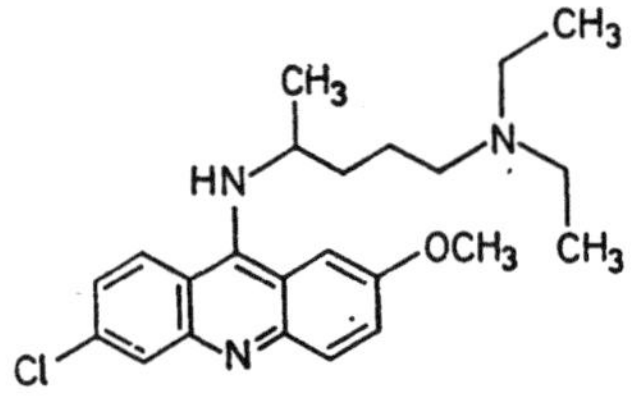

6-Chlor-9-(4-diethylamino-1-methylbutylamino)-2-methoxyacridin = N^4-(6-Chlor-2-methoxy-9-acridinyl)-N^1,N^1-diethyl-1,4-pentandiamin (●)

H meist Dihydrochlorid (69-05-6)

S *Acrichin*, Acrinaminum, Acriquine, Akrichin, Anofelin, Antimalarina, Arichin, Atabrin(e), Atatrin, Atebrin, Chemiochin, *Chinacrin*, Crinodora, Erion, Fedal-Lamb, Golo, Haffkinine, Hepacrine, Italchina, Malaricida, *Mepacrin***, Métaquine, Methoquine, Metochin, Metocrine, Metoquine, Palacrin, Palusan, Pentilen, *Quinacrine*, 866 R.P., S.N. 390, Ténicridine

V Malariachemotherapeuticum

5148-01 *(4202a)* 316-05-2

H Bis-methansulfonat

S Musonal, *Quinacrine Soluble*

V Malariachemotherapeuticum

5149 *(4203)* $C_{23}H_{30}N_2O_2$

13495-09-5

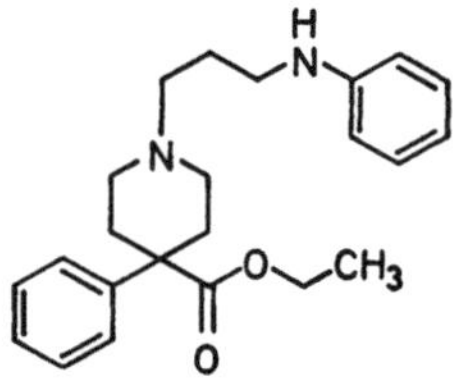

4-Phenyl-1-[3-(phenylamino)propyl]-4-piperidincarbonsäureethylester (●)

H auch Ethansulfonat (7081-52-9)

S Alvodine, Anopridine, Cimadon, NIH 7590, Pimadin „Winthrop", *Piminodin***, Win 14098

V Narkoticum, Analgeticum

5150 $C_{23}H_{30}N_2O_3$

49646-12-0

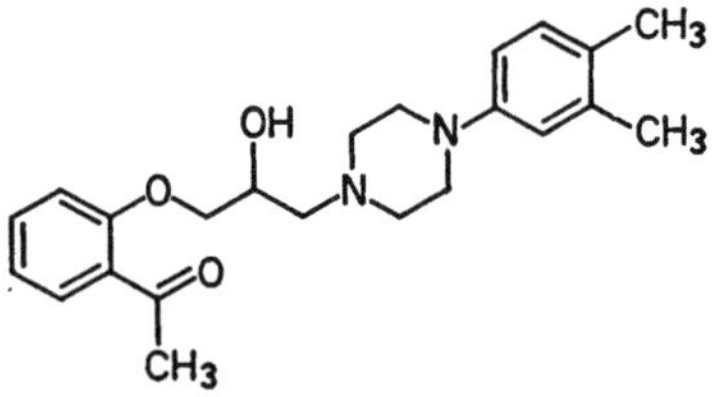

(±)-1-(*o*-Acetylphenoxy)-3-[4-(3,4-dimethylphenyl)-1-piperazinyl]-2-propanol = (±)-1-[2-[3-[4-(3,4-Dimethylphenyl)-1-piperazinyl]-2-hydroxypropoxy]phenyl]ethanon (●)

S *Centxylazine*

V Lokalanästheticum

5151 $C_{23}H_{30}N_2O_4$

4098-40-2

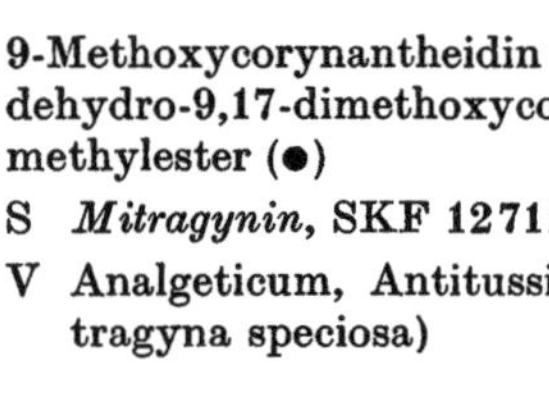

9-Methoxycorynantheidin = (16*E*,20β)-16,17-Didehydro-9,17-dimethoxycorynan-16-carbonsäuremethylester (●)

S *Mitragynin*, SKF 12711

V Analgeticum, Antitussivum (Alkaloid aus Mitragyna speciosa)

5152 *(4204)* $C_{23}H_{30}N_2O_4$

509-67-1

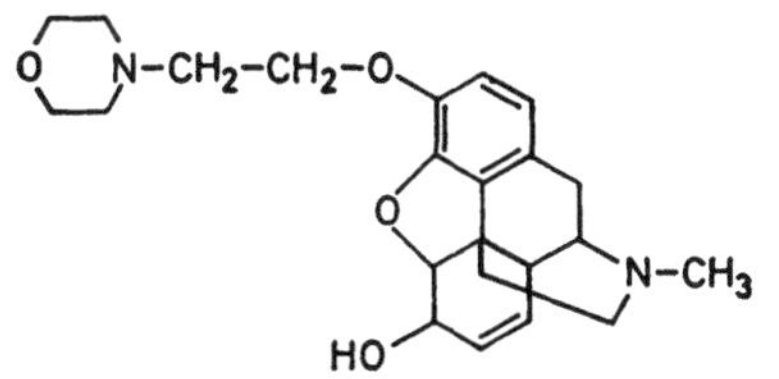

4,5-Epoxy-17-methyl-3-(2-morpholinoethoxy)-morphin-7-en-6-ol = 2'-Morpholinoethylmorphin = (5α,6α)-7,8-Didehydro-4,5-epoxy-17-methyl-3-[2-(4-morpholinyl)ethoxy]morphinan-6-ol (●)

S Adaphol, Caltoson, Codisol, Codylin, Duro-Tuss, Ethnin(e), Folcodan, *Folcodina*, Folcovin, Glycodine, Hibernyl, Homocodeine, Infantussin, Lantuss, M.E.M., Memine, Neocodin, Pectolin, Phocil, *Pholcodin***, Pholcolin, Pholcomed, Pholcotussin, Pholdine, Pholevan, Pholtrate, Pholtussin, Prentosse, Prodromine, Sedlingtus, Sednaco, Sednine, Tussokon, Tussinol „G.P.", Weifacodin

V Analgeticum, Hustensedativum

5153 *(205 N)* $C_{23}H_{30}N_2O_5$

54063-41-1

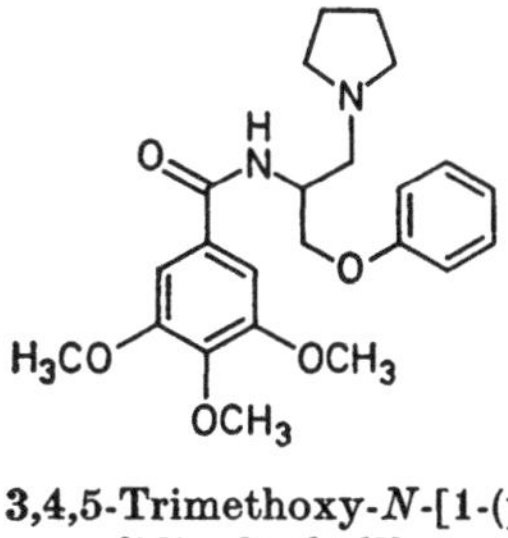

3,4,5-Trimethoxy-*N*-[1-(phenoxymethyl)-2-(1-pyrrolidinyl)ethyl]benzamid (●)

S CERM 1875, *Fepromid***

V Antiarrhythmicum

5154 *(4205)* $C_{23}H_{30}O_3$

5633-18-1

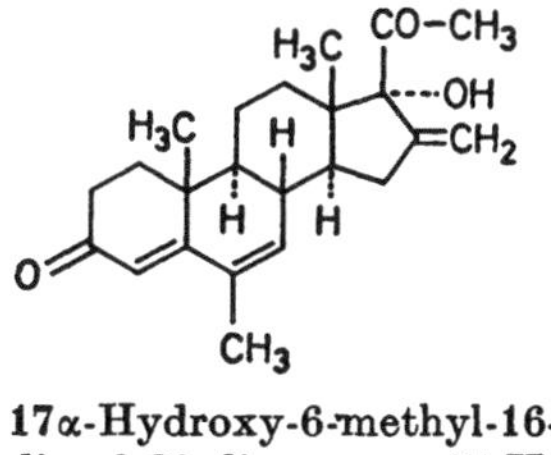

17α-Hydroxy-6-methyl-16-methylen-4,6-pregnadien-3,20-dion = 17-Hydroxy-6-methyl-16-methylenpregna-4,6-dien-3,20-dion (●)

H vgl. auch Nr. 5422

S *Melengestrol***

V Progestativum, Antineoplasticum

5155 *(4206)* $C_{23}H_{30}O_6$

50-04-4

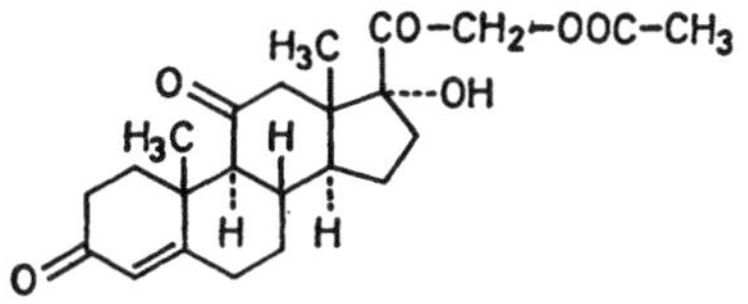

17α,21-Dihydroxy-4-pregnen-3,11,20-trion-21-acetat = 21-(Acetyloxy)-17-hydroxypregn-4-en-3,11,20-trion (●)

H vgl. auch Nr. 4703

S Acetisone, Adreson, Adricort, Artriona, Bencorton, Berlison, Corlin, Cortadren, Cortal, Cortasson, Cortate „Protea", Cortelan, Cortic, Corticil, Corticlin, Cortilen, Cortipon, Cortisat(e), Cortisol „Vis", *Cortisonacetat*, Cortison „Ciba", Cortison „Jenapharm", Cortisone „Lepetit", Cortisone „Roussel", Cortistab, Cortogen Acetate, Cortone (Acetate), Cortosal, Enticort, Incortin, Novocort „Novopharm", Oftasone, Oftavisan, Ophthalmo-Cortisone, Orgasona, Pan-Cort, Ricortex, Scheralson, Scheroson

V antiphlogistisch und antiallergisch wirksames Glucocorticoid

5156 *(4207)* $C_{23}H_{30}O_6$

52-21-1

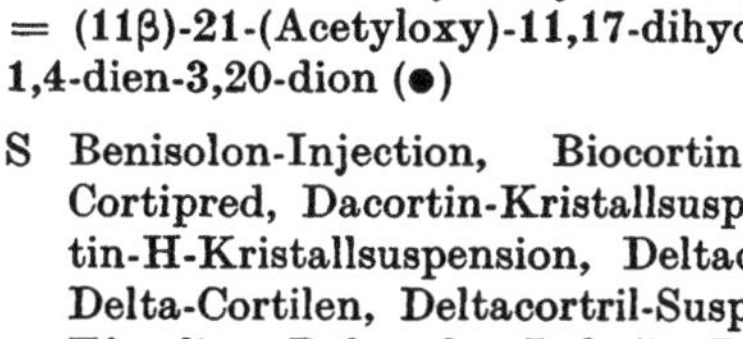

11β,17α,21-Trihydroxy-1,4-pregnadien-3,20-dion-21-acetat = Δ^1-17-Hydroxycorticosteron-21-acetat = (11β)-21-(Acetyloxy)-11,17-dihydroxypregna-1,4-dien-3,20-dion (●)

S Benisolon-Injection, Biocortin, Cormalone, Cortipred, Dacortin-Kristallsuspension, Decortin-H-Kristallsuspension, Deltacortenolo i.m., Delta-Cortilen, Deltacortril-Suspension, Delta-Efcorlin, Deltasol „Lyka", Deltastab-Injection, Deltilen, Dermo-Nydol, Durapred, Econopred, Esidolene, Hidrodecortancyl, Hostacortin-H-Kristallsuspension, Hydrocortancyl Suspension injectable, Lepicortinolo i.m., Meticortelone aqueous, Nisolone i.m., Precortalon-inj., PreCortisyl-injectable, Predcortol, Pred-Forte, Prediacortine, Predicort, Pred-Mild, Prednelan-N, Prednidoren, Predni-H-injekt, Predniocil, *Prednisolonacetat*, Predonine-Inj., Prenema, Pricortin, Savacort, Scherisolon-Kristallsuspension, Sigpred, Spolotan-Kristallsuspension, Sterane intramuscular, Tarocortelone Injections, Ultracortenol-Augentropfen

V antiphlogistisch und antiallergisch wirksames Glucocorticoid

---

5157 *(4208)* $C_{23}H_{31}ClN_2O_3$
17692-34-1

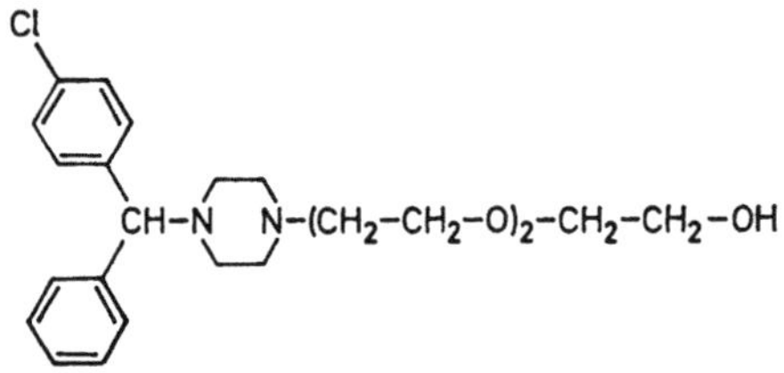

2-{2-[2-(4-[*p*-Chlor-α-phenylbenzyl]-1-piperazinyl)-ethoxy]-ethoxy}-ethanol = 8-[4-(*p*-Chlorbenzhydryl)-piperazin-1-yl]-3,6-dioxaoctan-1-ol = 1-(*p*-Chlorbenzhydryl)-4-{2-[2-(2-hydroxyethoxy)-ethoxy]-ethyl}-piperazin = 2-[2-[2-[4-[(4-Chlorphenyl)phenylmethyl]-1-piperazinyl]ethoxy]ethoxy]-ethanol (●)

S *Äthoxyhydroxyzin*, *Etodroxizin***, *Hydrochlorbenzäthylamin*, *Hydrochlorbenzethylamine*

V Tranquillizer, Hypnoticum

5157-01 *(4208a)* 53859-10-2

H Dimaleat

S Drimyl, Indunox „UCB", Noxadron, U.C.B. 1414

V Tranquillizer, Hypnoticum

5158 *(4209)* $C_{23}H_{31}ClN_4O$
3734-75-6

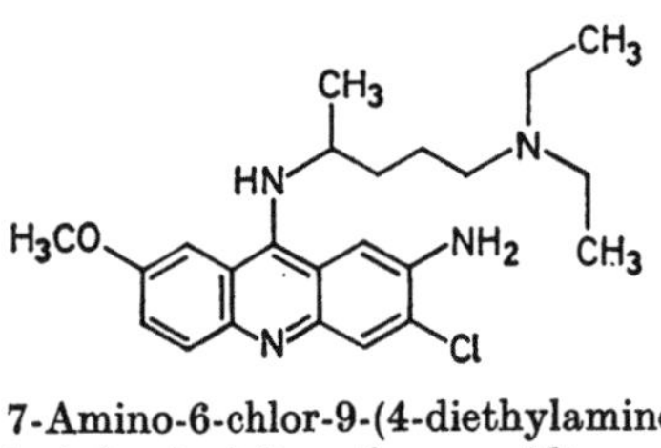

7-Amino-6-chlor-9-(4-diethylamino-1-methylbutylamino)-2-methoxyacridin = 3-Chlor-N^9-[4-(diethylamino)-1-methylbutyl]-7-methoxy-2,9-acridindiamin (●)

H Dihydrochloriddihydrat

S *Aminoacrichin*, *Aminoacriquine*

V Chemotherapeuticum

5159 *(4210)* $C_{23}H_{31}ClO_4$
2477-73-8

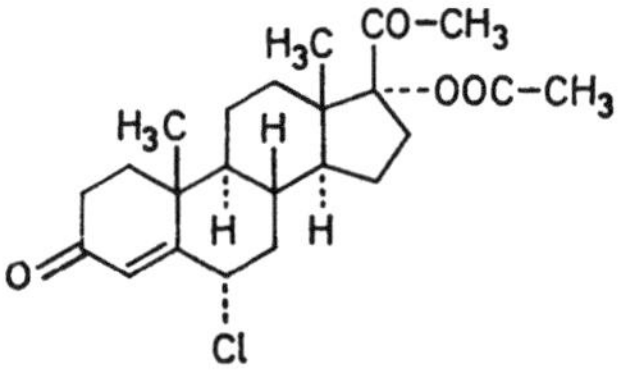

6α-Chlor-17α-hydroxy-4-pregnen-3,20-dion-17-acetat = 6α-Chlor-17-hydroxyprogesteronacetat = (6α)-17-(Acetyloxy)-6-chlorpregn-4-en-3,20-dion (●)

S CAP, *Hydromadinonacetat***

V Progestativum

5160 *(4211)* $C_{23}H_{31}Cl_3O_4$
13867-82-8

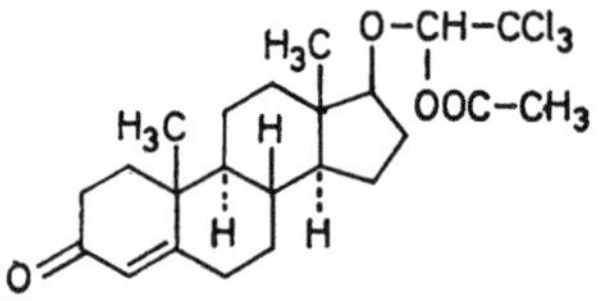

17β-(2,2,2-Trichlor-1-hydroxyethoxy)-4-androsten-3-on-acetat = Testosteron-17-chloralhemiacetalacetat = (17β)-17-[1-(Acetyloxy)-2,2,2-trichlorethoxy]androst-4-en-3-on (●)

S Caprosem, *Cloxotestosteronacetat***, *Testosteronchloralhemiacetalacetat*

V Androgen

5161 *(4212)* $C_{23}H_{31}FO_4$
25 092-07-3

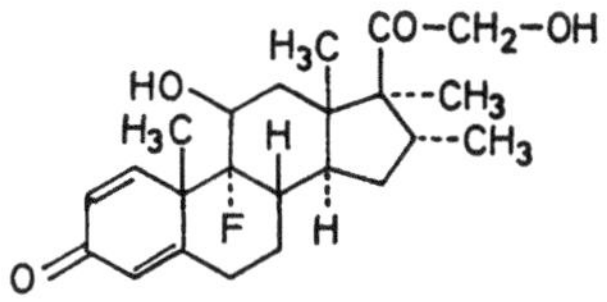

9α-Fluor-11β,21-dihydroxy-16α,17α-dimethyl-1,4-pregnadien-3,20-dion = (11β,16α)-9-Fluor-11,21-dihydroxy-16,17-dimethylpregna-1,4-dien-3,20-dion (●)

S *Dimeson**

V antiphlogistisch und antiallergisch wirksames Glucocorticoid

---

5162 *(4213)* $C_{23}H_{31}FO_5$
2529-45-5

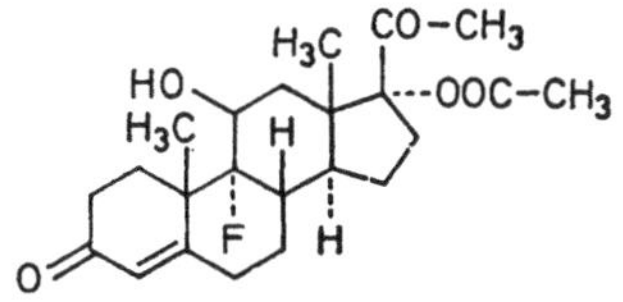

9α-Fluor-11β,17α-dihydroxy-4-pregnen-3,20-dion-17-acetat = (11β)-17-(Acetyloxy)-9-fluor-11-hydroxypregn-4-en-3,20-dion (●)

S Cronolone, *Flugestonacetat***, *Flurogestonacetat*, SC-9880

V Progestativum

5163 *(4214)* $C_{23}H_{31}FO_6$
514-36-3

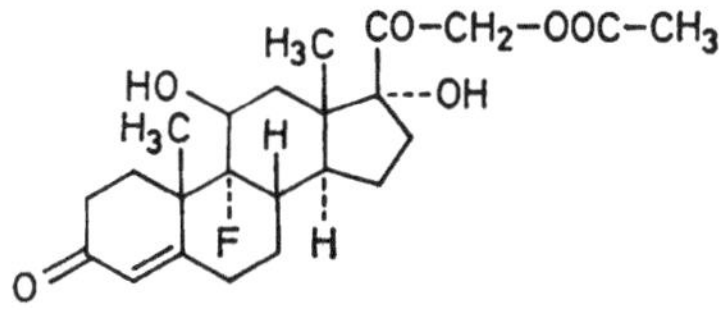

9α-Fluor-11β,17α,21-trihydroxy-4-pregnen-3,20-dion-21-acetat = 9α-Fluorhydrocortison-21-acetat = (11β)-21-(Acetyloxy)-9-fluor-11,17-dihydroxy-pregn-4-en-3,20-dion (●)

H vgl. auch Nr. 4711

S Alfa-Fluorone, Alfanonidrone, Alflorone Acetate, Cortineff, F-Cortef, Fludrocortisat, *Fludrocortisonacetat***, Fludrocortone(acetat), Fludronil, *Fluorhydrocortisonum aceticum*, Scherofluron

V Corticoid mit überwiegend mineralocorticoiden Eigenschaften

---

5164 *(4215)* $C_{23}H_{31}NO_2$
509-74-0

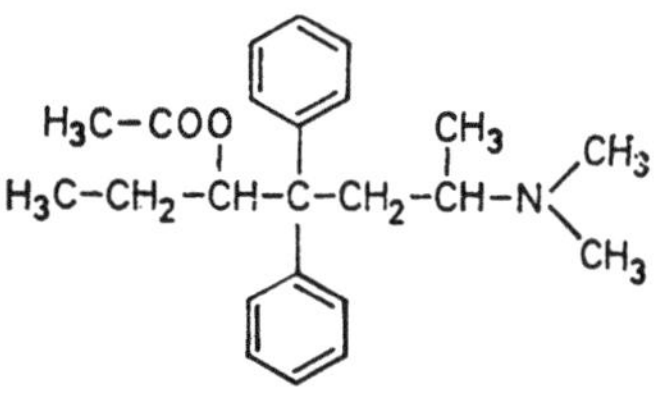

1-Ethyl-4-dimethylamino-2,2-diphenylpentylacetat = 6-Dimethylamino-4,4-diphenyl-3-acetoxy-heptan = β-[2-(Dimethylamino)propyl]-α-ethyl-β-phenylbenzenethanolacetat(ester) (●)

S *Acemethadone*, *Acetyldimepheptanol*, *Acetylmethadol***, *Amidolacetat*, *Dimepheptanolacetat*, NIH 2953, *Methadyl acetate*

V Analgeticum

5165 $C_{23}H_{31}NO_2$
34 433-66-4

(−)-1-Ethyl-4-dimethylamino-2,2-diphenylpentyl-acetat = (−)-3-Acetoxy-6-dimethylamino-4,4-di-phenylheptan = (−)-β-[2-(Dimethylamino)pro-pyl]-α-ethyl-β-phenylbenzenethanolacetat(ester) (●)

S LAAM, *Levacetylmethadol***, *Levomethadyl acetate*

V Analgeticum

5166 *(4216)* $C_{23}H_{31}NO_2$
17 199-58-5

α-1-Ethyl-4-dimethylamino-2,2-diphenylpentyl-acetat = α-6-Dimethylamino-4,4-diphenyl-3-acet-oxyheptan = [*R*-(*R**,*R**)]-β-[2-(Dimethylamino)-propyl]-α-ethyl-β-phenylbenzenethanolacetat-(ester) (●)

S *Alfacetilmetadolo*, *Alphacemethadone*, *Alphacetylmethadol***

V Analgeticum

5167 *(4217)* $C_{23}H_{31}NO_2$

17199-59-6

β-1-Ethyl-4-dimethylamino-2,2-diphenylpentyl-acetat = β-6-Dimethylamino-4,4-diphenyl-3-acet-oxyheptan = [*S*-(*R**,*S**)]-β-[2-(Dimethylamino)-propyl]-α-ethyl-β-phenylbenzenethanolacetat-(ester) (●)

S *Betacemethadone, Betacetilmetadolo, Betacetyl-methadol***

V Analgeticum

5168 *(4218)* $C_{23}H_{31}NO_2$

302-33-0

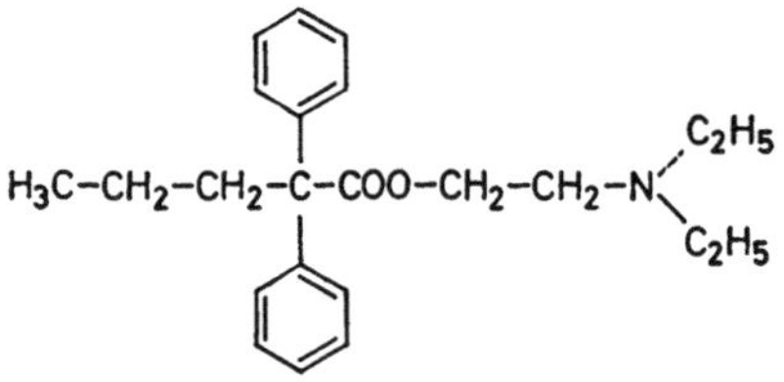

β-Diethylaminoethyl-2,2-diphenylvalerat = 2,2-Diphenylvaleriansäure-2-diethylaminoethylester = α,α-Diphenyl-α-propylessigsäure-β′-diethyl-aminoethylester = α-Phenyl-α-propylbenzenessig-säure-2-(diethylamino)ethylester (●)

H Hydrochlorid (62-68-0)

S NSC-39690, *Proadifenhydrochlorid***, *Propyl-adiphenin*, 5171 R.P., SKF 525-A

V Biotransformationsblocker zur Potenzierung der Wirkung von Arzneimitteln

---

5169 *(4219)* $C_{23}H_{31}NO_3$

3626-03-7

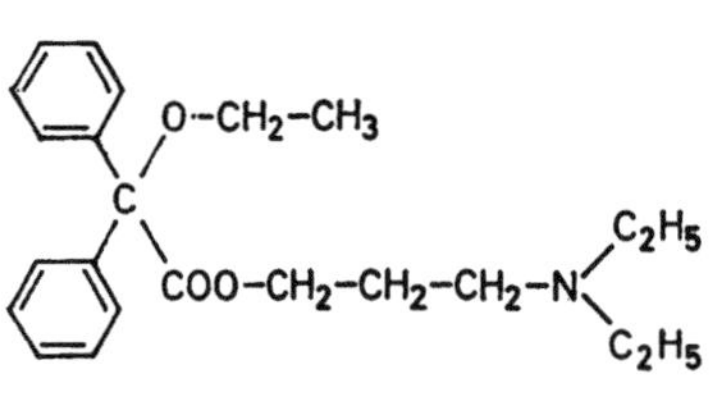

α-Ethoxydiphenylessigsäure-3-diethylaminopro-pylester = 3-Diethylaminopropyl-*O*-ethylbenzilat = α-Ethoxy-α-phenylbenzenessigsäure-3-(diethyl-amino)propylester (●)

S Ethpenal, Etpenal

V Anticholinergicum

5170 $C_{23}H_{31}NO_3$

35189-28-7

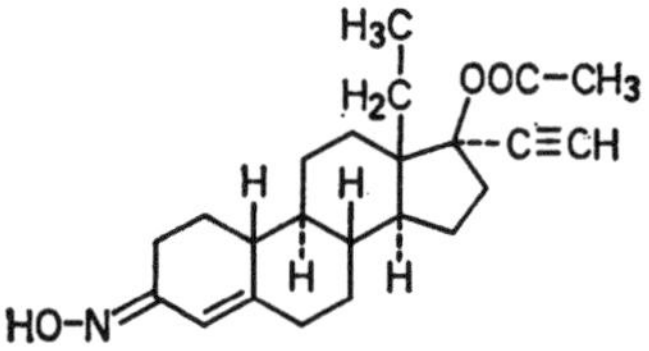

(+)-13-Ethyl-17-hydroxy-18,19-dinor-17α-pregn-4-en-20-in-3-on-oxim-acetat(ester) = (+)-17β-Acetyloxy-13β-ethyl-17α-ethinyl-4-gonen-3-on-oxim = (17α)-(+)-17-(Acetyloxy)-13-ethyl-18,19-dinorpregn-4-en-20-in-3-on-oxim (●)

S D-138, *Dexnorgestrel acetime*, *Norgestimat***, ORF 1013

V Progestativum

5171 *(206 N)* $C_{23}H_{31}NO_4$

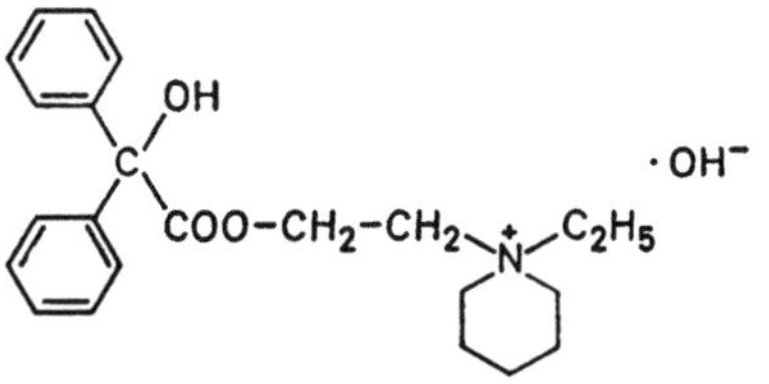

1-Ethyl-1-(2-benziloyloxyethyl)-piperidinium-hydroxid = 2-Piperidinoethylbenzilat-*N*-ethyl-hydroxid = 1-Ethyl-1-[2-[(hydroxydiphenylace-tyl)oxy]ethyl]piperidiniumhydroxid (●)

H Bromid (23182-46-9)

S *Ethylpipethanate bromide*, Panpurol, *Pipetha-natethobromid*

V Anticholinergicum

5172 *(4220)* $C_{23}H_{31}NO_4$

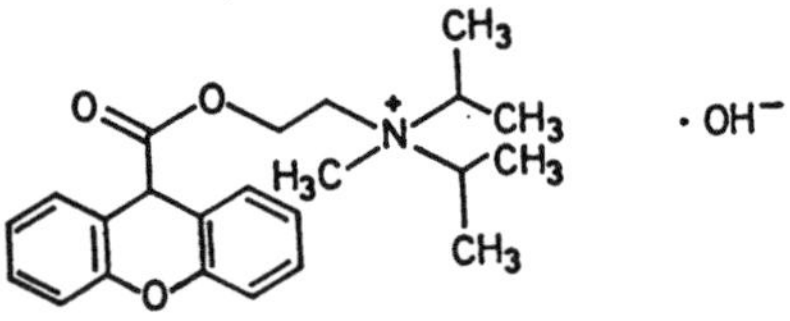

N,*N*-Diisopropyl-*N*-methyl-2-(xanthen-9-carbo-nyloxy)-ethylammoniumhydroxid = Xanthen-9-carbonsäure-β-diisopropylaminoethylestermethyl-hydroxid = *N*-Methyl-*N*-(1-methylethyl)-*N*-[2-[(9*H*-xanthen-9-ylcarbonyl)oxy]ethyl]-2-propan-aminiumhydroxid (●)

H Bromid (50-34-0)

S Aclobrom, Apopant, Banlin, Bantinova, Bantinyl-duplex, Bropantil, Clontheline, Ercorax, Ercoril, Ercotina, Ketaman, Kivatin, Lenigastril, Mephathelin, Neo-Banex, Neodexabine, Neo-Gastrosedan, Neo-Metantyl, Neopepulsan, Neo-Ulkophob, Neo-ventrisan, Novopropanthil, Pantheline, Panthene, Pervagal, Pro-Alusine, Pro-Banthin(e), Pro-Gastron, Prodixamon, Propantel, Propanthel, *Propanthelinbromid***, SC-3171, Sedalcer, Suprantil

V Spasmolyticum, Anticholinergicum

5173 (207 N) $C_{23}H_{32}Cl_2NO_6P$

4891-15-0

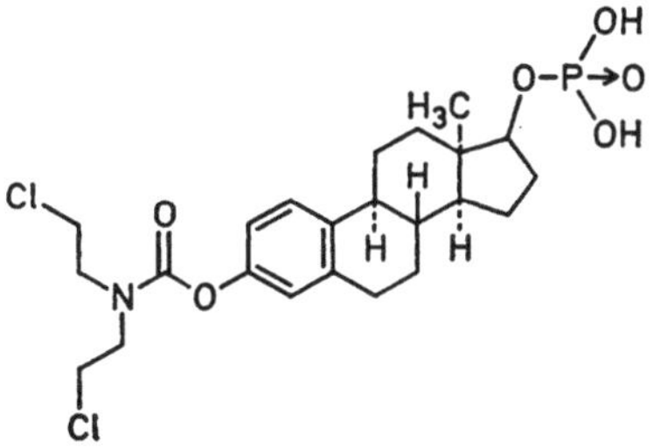

1,3,5(10)-Östratrien-3,17β-diol-3-[bis-(2-chlorethyl)-carbamat]-17-dihydrogenphosphat = Östradiol-3-(2,2'-dichlordiethylcarbamat)-17-dihydrogenphosphat = (17β)-Östra-1,3,5(10)-trien-3,17-diol-3-[bis(2-chlorethyl)carbamat]-17-(dihydrogenphosphat) (●)

S Estracyt, *Estramustinphosphat***, Leo 299, NSC-89199

V Strahlenschutzmittel (für nucleotoxische Stoffe)

5174 (4221) $C_{23}H_{32}N_2O_2$

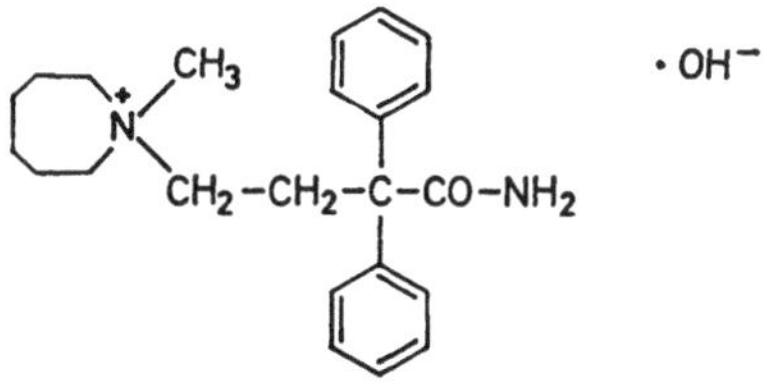

1-(3-Carbamoyl-3,3-diphenylpropyl)-1-methylperhydroazepiniumhydroxid = 2,2-Diphenyl-4-hexamethyleniminobutyramid-methylhydroxid = 1-(4-Amino-4-oxo-3,3-diphenylbutyl)hexahydro-1-methyl-1*H*-azepiniumhydroxid (●)

H Jodid (15351-05-0)

S *Buzepidi metiodidum***, *Diphexamide iodomethylate*, F.I. 6146, *Métazépiumjodid*, R 661, Spactin

V Anticholinergicum

5175 (4222) $C_{23}H_{32}N_2O_2$

13071-27-7

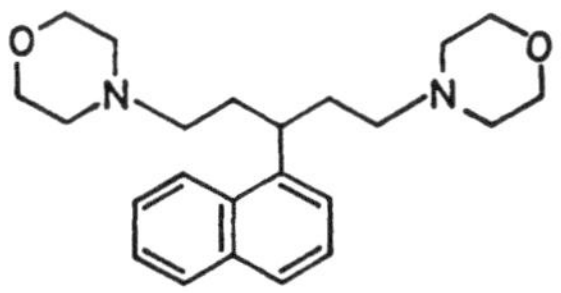

1,5-Dimorpholino-3-(1-naphthyl)-pentan = 4,4'-[3-(1-Naphthalenyl)-1,5-pentandiyl]bis[morpholin] (●)

S DA 1686

V Antiarrhythmicum

5176 (4223) $C_{23}H_{32}N_2O_2S$

910-86-1

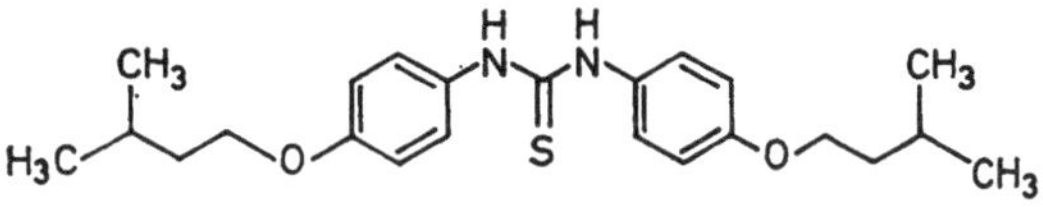

4,4'-Bis-(isopentyloxy)-thiocarbanilid = 4,4'-Diisoamyloxythiocarbanilid = *N,N'*-Bis[4-(3-methylbutoxy)phenyl]thioharnstoff (●)

S Amixyl, CP 919, Datanil, DATC, Dat-Orion, Dat-Wander, Disocarban, Disoxyl, Epomon-Wirkstoff, Isofetil, Isoxyl, Purazona, Sanoxyl, Sarbamyl, *Thiocarlide, Tiocarlid***

V Tuberkulostaticum, Leprostaticum

5177 $C_{23}H_{32}N_2O_3$

34758-83-3

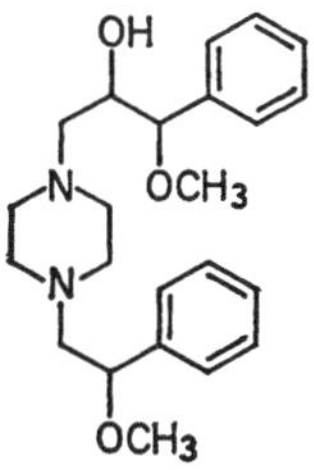

α-(α-Methoxybenzyl)-4-(β-methoxyphenethyl)-1-piperazinethanol = 1-Methoxy-3-[4-(β-methoxyphenethyl)-1-piperazinyl]-1-phenylpropan-2-ol = 4-(2-Methoxy-2-phenylethyl)-α-(methoxyphenylmethyl)-1-piperazinethanol (●)

H Dihydrochlorid (34758-84-4)

S CERM 3024, Eritós, Respilène, Respirex, Talasa, *Zipeproldihydrochlorid***

V Antitussivum

5178 (4224) $C_{23}H_{32}N_4O_3S$

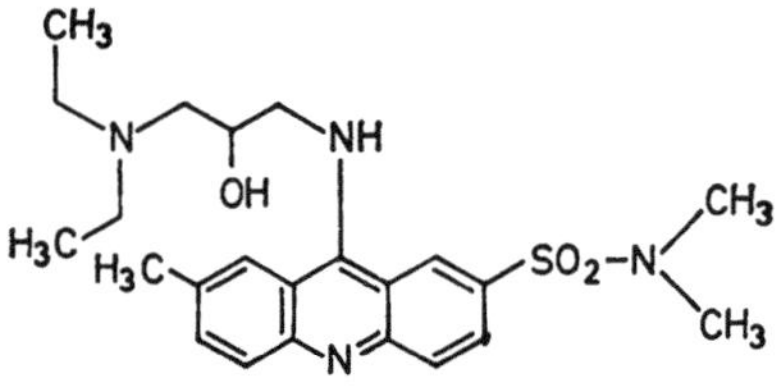

9-[(3-Diethylamino-2-hydroxypropyl)-amino]-7-methylacridin-2-sulfonsäuredimethylamid = 9-[[3-(Diethylamino)-2-hydroxypropyl]amino]-*N*,*N*,7-trimethyl-2-acridinsulfonamid (●)

S Domigon

V Chemotherapeuticum

5179 $C_{23}H_{32}N_4O_7S$
27826-45-5

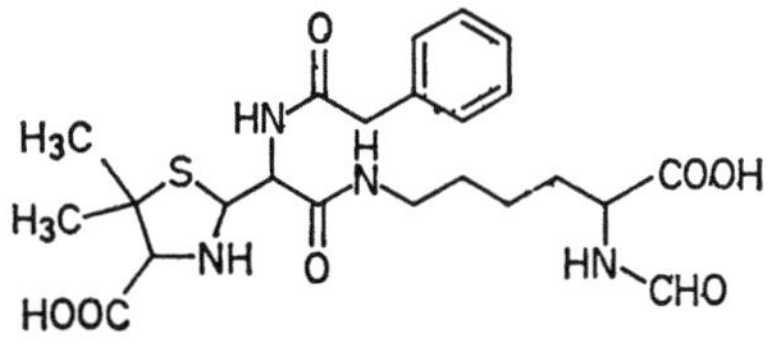

2-[(5-Carboxy-5-formamidopentylcarbamoyl)-(2-phenylacetamido)-methyl]-5,5-dimethylthiazolidin-4-carbonsäure = N^6-[(4-Carboxy-5,5-dimethyl-2-thiazolidinyl)[(phenylacetyl)amino]acetyl]-N^2-formyl-L-lysin (●)

S BPO-FLYS, *Libecillid***, *Lisocillid*, Ro 6-0787

V Antiallergicum (besonders gegen Penicillinallergien)

5180 (4225) $C_{23}H_{32}O_2$
79-64-1

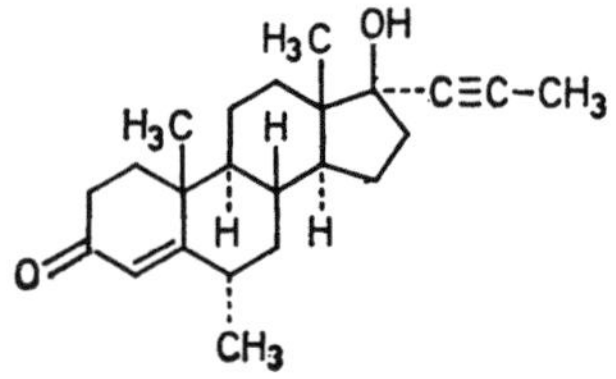

17β-Hydroxy-6α-methyl-17α-(1-propinyl)-4-androsten-3-on = 17β-Hydroxy-6α,21-dimethyl-17α-pregn-4-en-20-in-3-on = 6α,21-Dimethylethisteron = (6α,17β)-17-Hydroxy-6-methyl-17-(1-propinyl)-androst-4-en-3-on (●)

H auch Monohydrat (41354-30-7)

S *Dimethisteron***, *Dimethylethisterone*, Lutogan, P-5048, Secrosteron

V Progestativum

5181 (4226) $C_{23}H_{32}O_2$
977-79-7

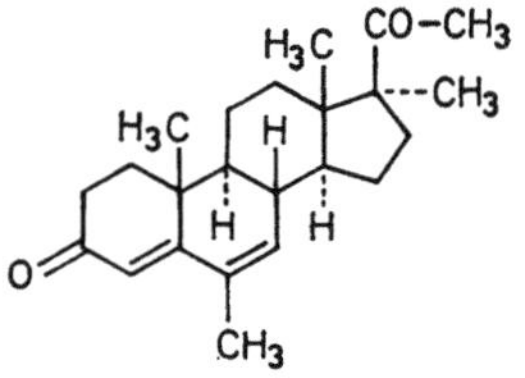

6,17α-Dimethyl-4,6-pregnadien-3,20-dion = 6,17-Dimethylpregna-4,6-dien-3,20-dion (●)

S AY-62022, Ayerluton, Colpro, Colprone, Etogyn, *Medrogeston***, *Metrogestone*, Prothil

V oral wirksames Progestativum

5182 (4227) $C_{23}H_{32}O_3$
979-32-8

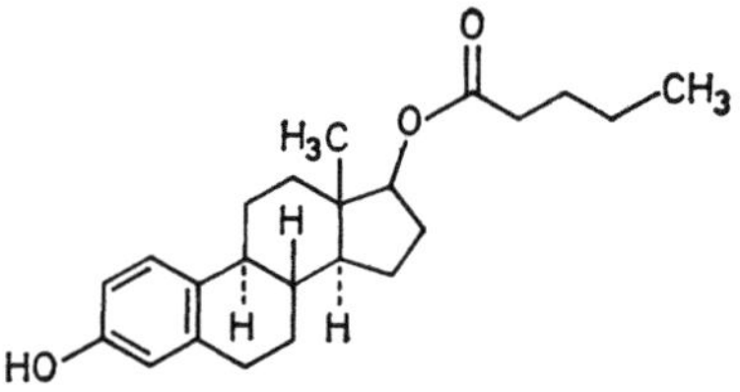

1,3,5(10)-Östratrien-3,17β-diol-17β-valerianat = Östradiol-17β-*n*-valerat = (17β)-Östra-1,3,5(10)-trien-3,17-diol-17-pentanoat (●)

S Atladiol, Deladiol, Delestrogen, Depestriol, Depodiol, Depo-Estro-Med, Depostradol, Depot-Estiol, Dura-Estradiol, Duratrad, Estate, Estradin Depot, *Estradiol valerate***, Estraval, Estroval-10, Exten Strone, Femogen-L.A., Femogex, Lastrogen, Lenadiol, Neofollin, NSC-17590, Oestradiol „Jenapharm“ (Depot-Amp. + Tabl.), Oestradiol-retard Pharlon, *Östradiolvalerianat*, Östrogynal sine, Ovormol-Depot, Pan-Estra, Pelanin Depot, Primofol-Depot, Primogyna oral (-depot), Primogyn-Depot, Progynon-Depot, Progynova, Progynovum, Repestrogen, Repo-Estra, Repo-Estro Med, Retestrin, Span-Est, Valergen, Valestra

V Depot-Östrogen

5183 (4228) $C_{23}H_{32}O_3$

24 894-50-6

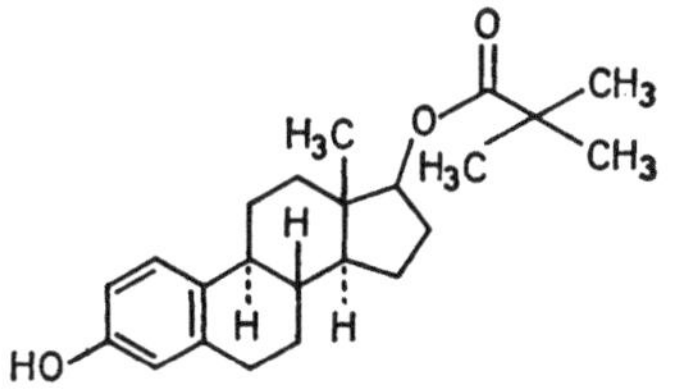

1,3,5(10)-Östratrien-3,17β-diol-17β-pivalat = Östradiol-17β-trimethylacetat = (17β)-Östra-1,3,5(10)-trien-3,17-diol-17-(2,2-dimethylpropanoat) (●)

S Estrotate, *Östradioltrimethylacetat*

V Depot-Östrogen

5184 (4229) $C_{23}H_{32}O_3$

1169-79-5

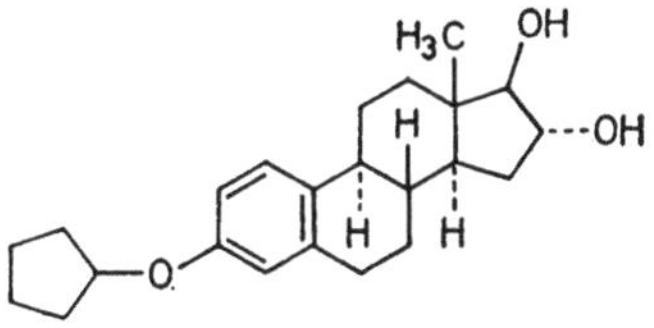

3-Cyclopentyloxy-1,3,5(10)-östratrien-16α,17β-diol = Östriol-3-cyclopentyläther = (16α,17β)-3-(Cyclopentyloxy)östra-1,3,5(10)-trien-16,17-diol (●)

S *Chinoestradiol*, Colpovis, Colpovister, *Östriolcyclopentyläther*, Pentovis, *Quinestradiol*, *Quinestradol***

V Östrogen

5185 $C_{23}H_{32}O_4$

49 848-01-3

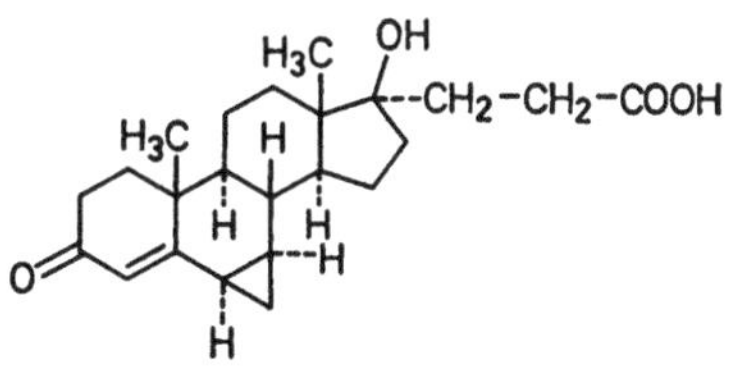

6,7-Dihydro-17-hydroxy-3-oxo-3′*H*-cyclopropa[6,7]-17α-pregna-4,6-dien-21-carbonsäure = 3-(3-Oxo-17β-hydroxy-6β,7β-methylenandrost-4-en-17-yl)-propionsäure = (6α, 7α, 17α)-6,7-Dihydro-17-hydroxy-3-oxo-3′*H*-cyclopropa[6,7]pregna-4,6-dien-21-carbonsäure (●)

H Kaliumsalz (49 847-97-4)

S *Prorenoate potassium***, *Prorenoatum kalicum***, SC-23992

V Aldosteronantagonist

5186 $C_{23}H_{32}O_4$

25 092-41-5

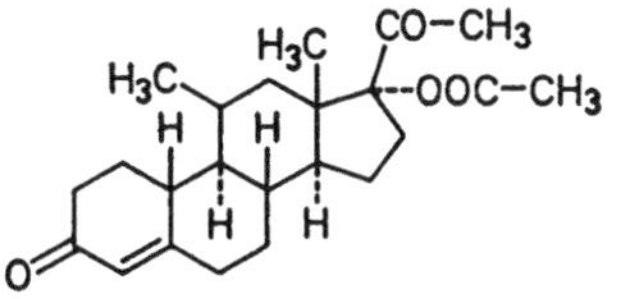

17α-Hydroxy-11β-methyl-19-norpregn-4-en-3,20-dion-17-acetat = (11β)-17-(Acetyloxy)-11-methyl-19-norpregn-4-en-3,20-dion (●)

S *Norgestomet***, SC-21009

V Progestativum

5187 (4230) $C_{23}H_{32}O_4$

56-47-3

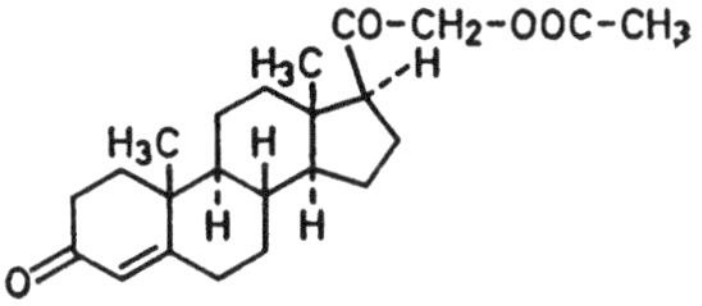

21-Hydroxy-4-pregnen-3,20-dion-21-acetat = 11-Desoxycorticosteronacetat = 21-(Acetyloxy)-pregn-4-en-3,20-dion (●)

H vgl. auch Nrr. 4737, 5540, 5621, 5707, 5768

S A.D.C., Altecortian, Arcort, Articortal, Artrisone, Bio-Corten, Cecostrate, Coralets, Corendocrin, Cortacet, Cortarmour, Cortate „Schering Corp.", Cortenil(etten), Cortesan, Cortical, Corticoici, Corticona, Corticosir, Corticosterole, Corticosteron „Vitis", Corticosterone „Eupharma", Corticosterone „Taricco", Cortifar, Cortigan, Cortigen, Cortin „Galenika", Cortina, Cortinaq, Cortiron, Cortisaf, Cortisal, Cortisteril, Cortisteron, Cortivis, Cortivister, Cortixyl, Cortolipex, Cortormon, Costrex, DCA, Decort, Decortacete, Decorten, Decorterone, Decortic, Decortin „Schieffelin", Decosone, Decosteron, Decostrate, Dekorton, *Deoxycortone Acetate*, Descornaq, Descorterone, Descotone, Desocort, *Desoxicortoni acetas*, *Desoxycorticosteronacetat*, *Desoxycortonacetat*, Desoxycortonum-Polfa, *DOCA*, Dorcostrin, Doxo, Doxotone, Doxycamon, Glosso-Syncortyl, Krinocorts, Leocortex, Medicosteron, Mephadecortyl, Mincortid, Neocortin, Ocritan, Ocritena, Pancortyl, Percorten, Percotol, Primocort, Primocortan, Prodecort, Sincortex, Steraq, Sterone, Surrenon, Surrenosterone, Syncort(a), Syncortin, Syncortyl, Unidocan

V Mineralocorticoid (Elektrolytstoffwechselhormon)

5188 *(4231)* $C_{23}H_{32}O_4$
302-23-8

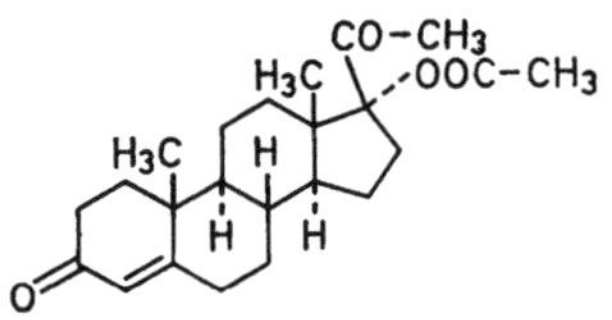

17α-Hydroxy-4-pregnen-3,20-dion-17-acetat = 17α-Hydroxyprogesteronacetat = 17-(Acetyloxy)-pregn-4-en-3,20-dion (●)

S *Acetoxyprogesteron,* Gestageno Gador, *Hydroxyprogesteronacetat****,* Kyormon, Lutate-Inj., *Oxiprogesteroni acetas,* Prodix, Prodox

V Progestativum

5189 *(4232)* $C_{23}H_{32}O_6$
50-03-3

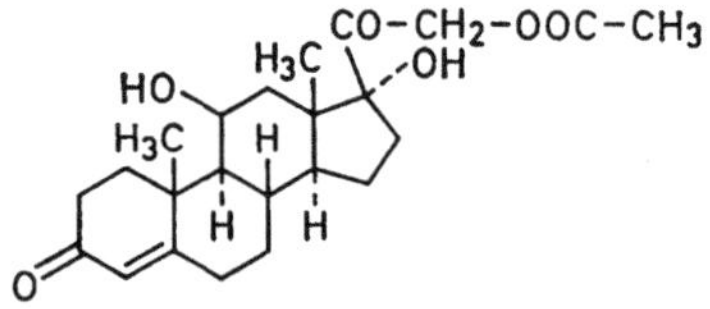

11β,17α,21-Trihydroxy-4-pregnen-3,20-dion-21-acetat = 17α-Hydroxycorticosteron-21-acetat = (11β)-21-(Acetyloxy)-11,17-dihydroxypregn-4-en-3,20-dion (●)

H vgl. auch Nrr. 4746, 4754, 4990, 5437, 5620, 5622, 5770

S Abbocort, Acepolcort H, Aceto-Cort, *Acetylhydrocortison,* Acticort, Adacor, Allocort, Bambicort, Berlison F, Biocortar, Biosone „Kay", Chemysone, Colifoam, Coreton „Taisho", Cortacream, Cortamed, Cortell, Corti-Basileos, Cortibel, Cortiderm, Cortidro, Cortifoam, Cortiprel, Cortocin Ointm., Cortoderm, Cortomister, Cortosterone F, Cremocort, Dermacort „Parke, Davis", Dermacortin F, Dermo-Cortison, Dortizon, Fernisone, Genocortison, HCA, Hidrocet, Hidrocorticil, Hidrocorticlin, Hidrocortisan, Hidro-Scheralson, Hycin, Hydrin-2, Hydrison, Hydro-Adreson, Hydro-Bencorton, Hydrocort „Dunhall", Hydrocortisate, *Hydrocortisonacetat,* Hydrocortison „Ciba", Hydrocortistab, Hydrocortone, Hydroricortex, Hysone-A, Incortin H, Korti, Litraderm, Lycortin, Mysone, Neo-Hycortole, Novohydrocort, NSC-741, Ofta-Hydrone, Optacort, Otozon-Base, Pabracort(in), Pancortisona, Pantison, Pharmecortisone, Promecort, Sagittacortin, Scheroson F, Sohydrone, Span-Ster, Squibb-HC, Ster-Jet 50, Supralef, Surfa-Cort, Synthacort, Ultimacort, Wincort Acetate, Wycort

V antiphlogistisch und antiallergisch wirksames Glucocorticoid

---

5190 *(4233)* $C_{23}H_{33}FN_2O_2$
3781-28-0

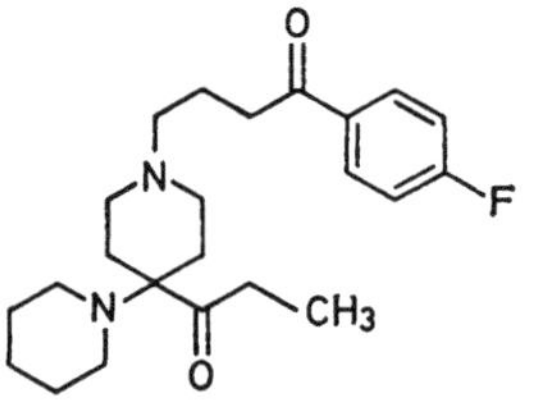

4′-Fluor-4-(4-piperidino-4-propionylpiperidino)-butyrophenon = 1-[3-(4-Fluorbenzoyl)-propyl]-4-piperidino-4-propionylpiperidin = 1-(4-Fluorphenyl)-4-[4′-(1-oxopropyl)[1,4′-bipiperidin]-1′-yl]-1-butanon (●)

H Dihydrochlorid

S *Floropipeton, Propyperondihydrochlorid***, R 4082

V Neurolepticum

5191 *(4234)* $C_{23}H_{33}NO_2$
19179-78-3

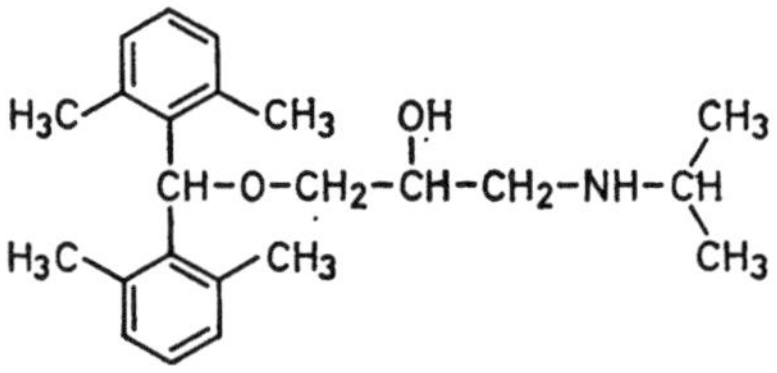

1-(Di-2,6-xylylmethoxy)-3-isopropylamino-2-propanol = 1-[Bis(2,6-dimethylphenyl)methoxy]-3-[(1-methylethyl)amino]-2-propanol (●)

H Hydrochlorid **(19179-88-5)**

S B.S. 7977-D, *Xipranololhydrochlorid***

V adrenergischer β-Rezeptorenblocker (Antiarrhythmicum)

5192 *(4235)* $C_{23}H_{33}NO_2$
1600-19-7

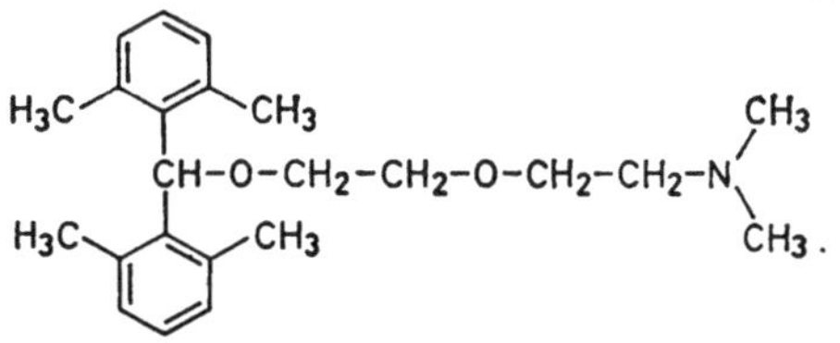

2-[2-(Di-2,6-xylylmethoxy)-ethoxy]-*N*,*N*-dimethylethylamin = 2-[2-[Bis(2,6-dimethylphenyl)-methoxy]ethoxy]-*N*,*N*-dimethylethanamin (●)

H Hydrochlorid **(2827-06-7)**

S B.S. 6748, *Xyloxeminhydrochlorid**

V Antitussivum

5193 $C_{23}H_{33}N_5O_5S$
51 876-98-3

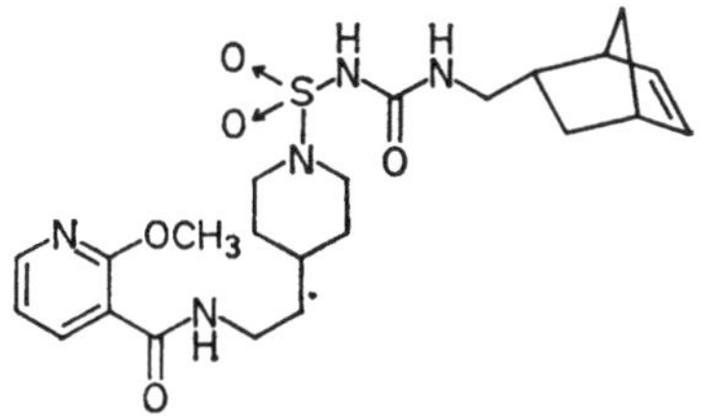

endo-1-[[4-[2-(2-Methoxynicotinamido)-ethyl]-piperidino]-sulfonyl]-3-(5-norbornen-2-ylmethyl)-harnstoff = *endo*-*N*-[2-[1-[[[[(Bicyclo[2.2.1]-hept-5-en-2-ylmethyl)amino]carbonyl]amino]sulfonyl]-4-piperidinyl]ethyl]-2-methoxy-3-pyridincarboxamid (●)

S CP-27634, *Gliamilid***

V Antidiabeticum

5194 *(4236)* $C_{23}H_{34}N_2O_2$
545-92-6

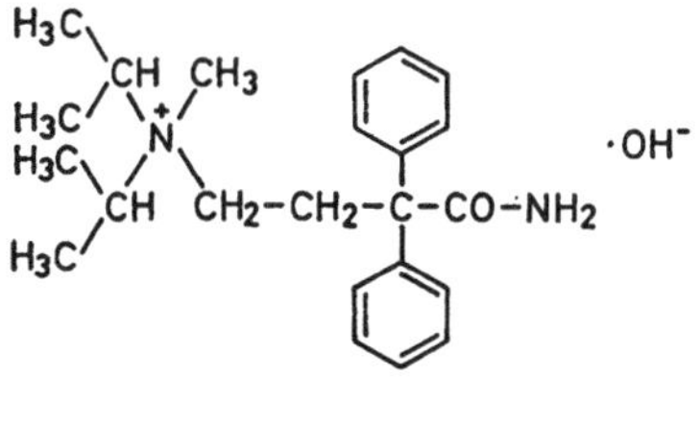

N-(3-Carbamoyl-3,3-diphenylpropyl)-*N*,*N*-diisopropylmethylammoniumhydroxid = 2,2-Diphenyl-4-diisopropylaminobutyramidmethylhydroxid = γ-(Aminocarbonyl)-*N*-methyl-*N*,*N*-bis(1-methylethyl)-γ-phenylbenzenpropanaminiumhydroxid (●)

H Jodid **(71-81-8)**

S Darbid, Dipramid, Embamida, Isamid, *Isopropamidjodid***, *Isoproponi jodidum*, Marygin-M, 5579 MD, Piaccamide, Priamide, Priazimide, R 79, Raspon, Sanulcin, Tyrimid(e)

V Anticholinergicum, Spasmolyticum

5194-01 *(4236a)* **16564-41-3**

H Bromid

S Neopant

V Anticholinergicum

5195 *(4237)* $C_{23}H_{34}N_2O_3$

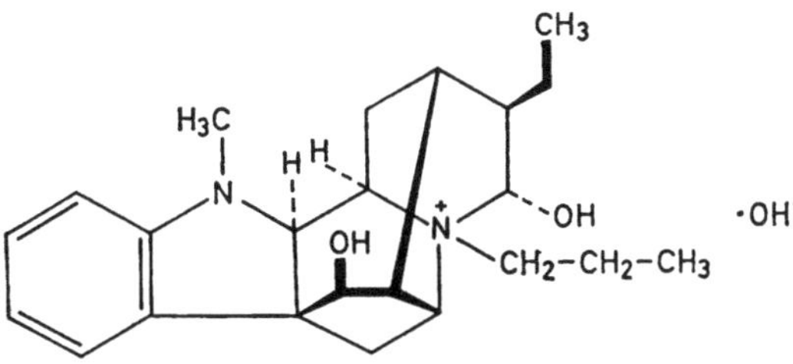

N-(*n*-Propyl)-ajmaliniumhydroxid = (17*R*,21α)-17,21-Dihydroxy-4-propylajmalaniumhydroxid (●)

H Hydrogentartrat **(2589-47-1)**

S GT 1012, Neo-Gilurytmal, NPAB, *Prajmaliumbitartrat***

V Antiarrhythmicum

5196 $C_{23}H_{34}O_2$
7069-42-3

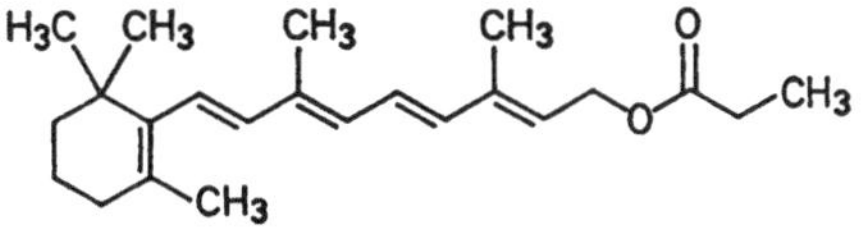

3,7-Dimethyl-9-(2,6,6-trimethyl-1-cyclohexenyl)-2,4,6,8-nonatetraenylpropionat = Retinolpropanoat (●)

S Axerofluid, *Axerophtholpropionat*, *Retinolpropionat*, *Vitamin-A-propionat*

V Vitamin-A-Präparat

5197 *(4238)* $C_{23}H_{34}O_3$

1778-02-5

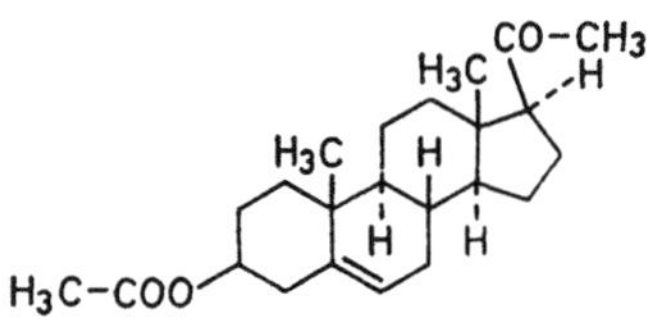

3β-Hydroxy-5-pregnen-20-on-3-acetat = (3β)-3-(Acetyloxy)pregn-5-en-20-on (●)

S Antofin, Arthenolone, *Pregnenolonacetat*, Pregno-Pan, Prévisone

V antiarthritisch wirksames Glucocorticoid

5198 *(4239)* $C_{23}H_{34}O_3$

1169-49-9

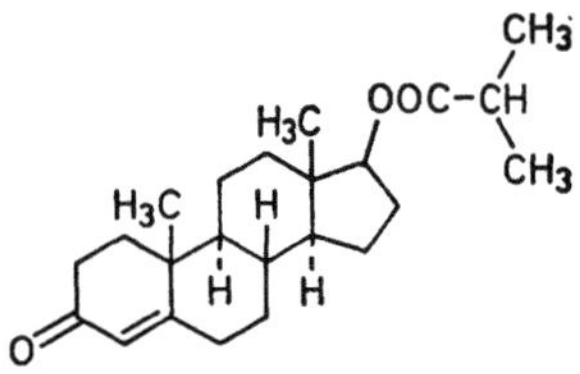

17β-Hydroxy-4-androsten-3-on-17-isobutyrat = (17β)-17-(2-Methyl-1-oxopropoxy)androst-4-en-3-on (●)

S Agovirin-Depot, Perandren M, Perandrone-Ampoules cristallines, Testex Leo krystalsuspension, Testocryst, *Testosteronisobutyrat*, Virex-cryst

V Depot-Testishormon

5199 *(4240)* $C_{23}H_{34}O_4$

566-78-9

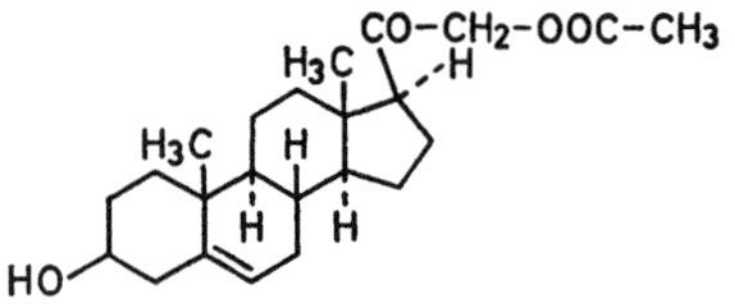

3β,21-Dihydroxy-5-pregnen-20-on-21-acetat = 21-Acetoxy-5-pregnen-3-ol-20-on = (3β)-21-(Acetyloxy)-3-hydroxypregn-5-en-20-on (●)

S Acetoxanon, Acetoxy-Prenolon, A.O.P., Artisone, Artivis, *Prebediolonacetat*, Pregnartrone, Sterosone

V antiarthritisch wirksames Glucocorticoid

5200 $C_{23}H_{34}O_5$

23930-37-2

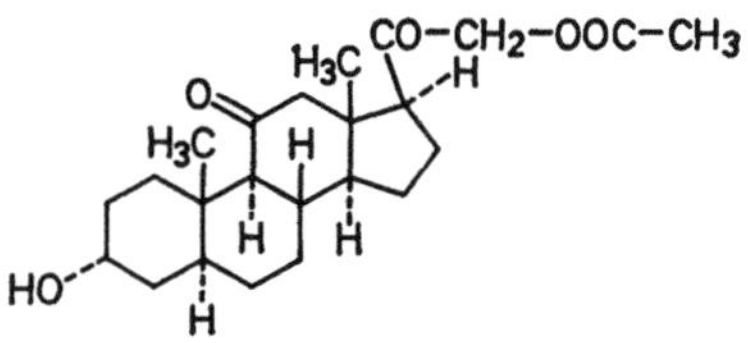

3α,21-Dihydroxy-5α-pregnan-11,20-dion-21-acetat = (3α,5α)-21-(Acetyloxy)-3-hydroxypregnan-11,20-dion (●)

H vgl. auch Nr. 4762-01

S *Alfadolonacetat***, *Alphadolone acetate*

V Anästheticum

5201 *(4241)* $C_{23}H_{35}Cl_2N_3O_4$

3577-89-7

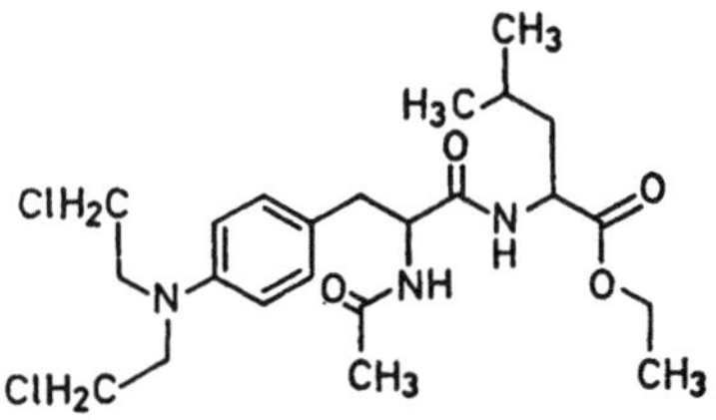

N-[*N*-Acetyl-4-[bis(2-chlorethyl)amino]-DL-phenylalanyl]-L-leucinethylester (●) = α-*N*-Acetyl-DL-sarcolysyl-L-leucinethylester

S Asalei, Asaley, NSC-167780

V Antineoplasticum

5202 *(4242)* $C_{23}H_{36}N_4O_5S_3$

137-86-0

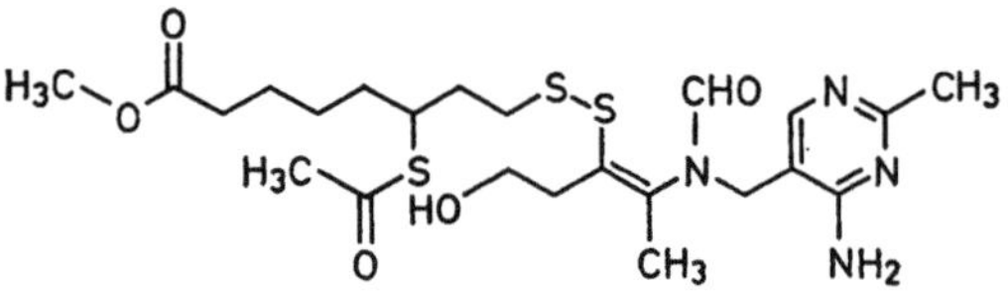

8-{2-[*N*-(4-Amino-2-methyl-5-pyrimidinylmethyl)-formamido]-1-(2-hydroxyethyl)-1-propenyldithio}-6-(acetylthio)-octansäuremethylester = 6-(Acetylthio)-8-[[2-[[(4-amino-2-methyl-5-pyrimidinyl)-methyl]formylamino]-1-(2-hydroxyethyl)-1-propenyl]dithio]octansäuremethylester (●)

S Neuvita(n), *Octotiamin***, TATD

V neurotropes Analgeticum

5203 (208 N) $C_{23}H_{36}O_2$

21 208-26-4

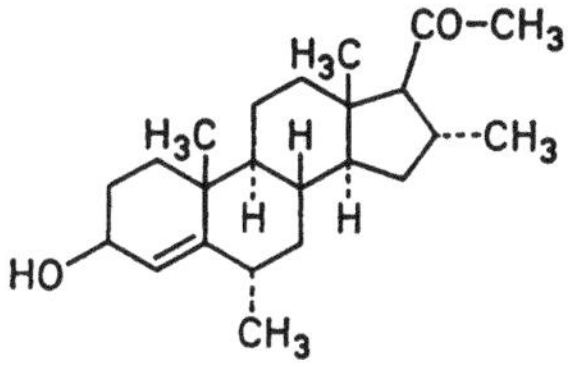

3β-Hydroxy-6α,16α-dimethyl-4-pregnen-20-on = (3β,6α,16α)-3-Hydroxy-6,16-dimethylpregn-4-en-20-on (●)

S *Dimepregnen***, St 1411

V Antiöstrogen

5204 (4244) $C_{23}H_{36}O_3$

3638-82-2

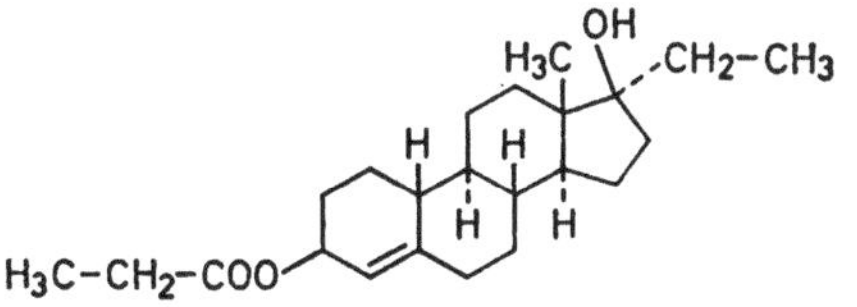

17α-Ethyl-4-östren-3β,17β-diol-3-propionat = 19-Nor-17α-pregn-4-en-3β,17β-diol-3-propionat = (3β,17α)-19-Norpregn-4-en-3,17-diol-3-propanoat (●)

S *Propetandrol***, *Propethandrol*, SC-7294, Solevar

V Anabolicum

5205 (4245) $C_{23}H_{36}O_3$

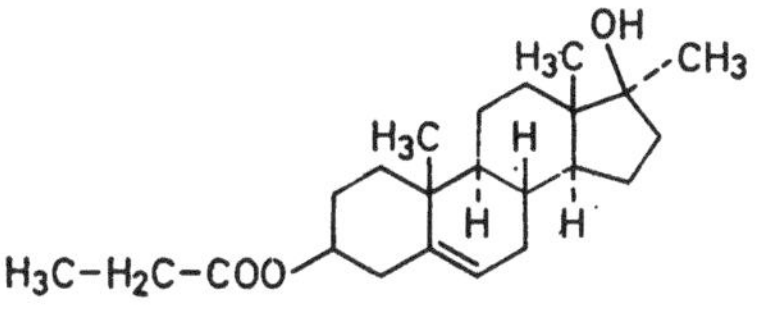

17α-Methyl-5-androsten-3β,17β-diol-3-propionat = (3β,17β)-17-Methylandrost-5-en-3,17-diol-3-propanoat (●)

S *Methandriolpropionat*, *Methylandrostendiolpropionat*, Metilbisexovis-fiale, Metil-Bisexovister, Metildiolo-fiale, Stenosterone-fiale

V Anabolicum

5206 (4246) $C_{23}H_{36}O_3$

521-12-0

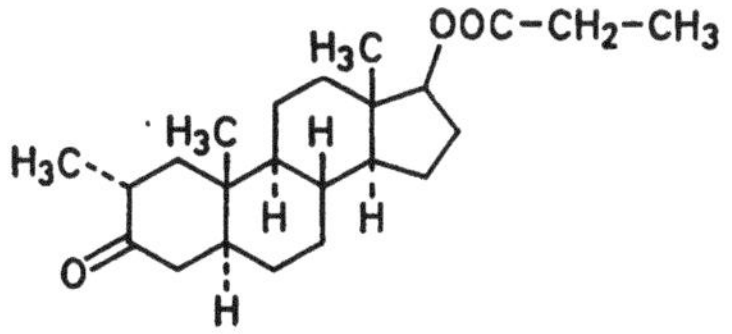

17β-Hydroxy-2α-methyl-5α-androstan-3-on-17-propionat = 2α-Methyldihydrotestosteronpropionat = (2α,5α,17β)-2-Methyl-17-(1-oxopropoxy)androstan-3-on (●)

S Drolban, *Dromostanolonpropionat*, *Drostanolonpropionat***, Emdisterone, Masterid, Masteril, Masteron, Mastisol, Medrotestronpropionat, *Metalona propionato*, Metormon, NSC-12198, Permastril, *Prometholone*

V Steroid zur Metastasenunterdrückung bei Mammakarzinom

5207 (4247) $C_{23}H_{40}O_5$

7311-27-5

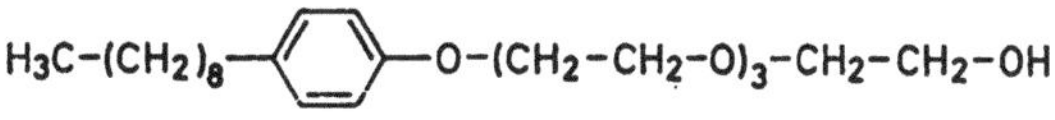

11-(*p*-Nonylphenoxy)-3,6,9-trioxaundecan-1-ol = 2-[2-[2-[2-(4-Nonylphenoxy)ethoxy]ethoxy]ethoxy]ethanol (●)

H Mittelwert für ein *p*-Nonylphenoxypolyethoxyethanol

S Igepal CO-430, *Nonoxinol 4***, *Nonoxynol 4*

V oberflächenaktives Antisepticum

5208 (4248) $C_{23}H_{42}N_2O_2$

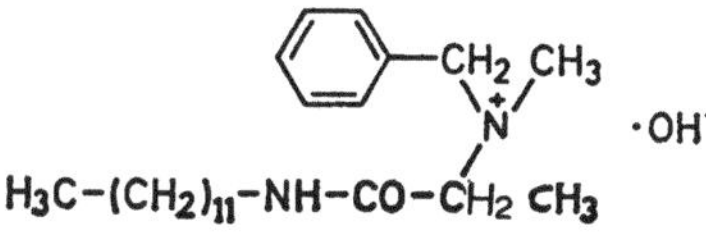

N-Benzyl-*N*-(*N*-dodecylcarbamoylmethyl)-dimethylammoniumhydroxid = *N*-[2-(Dodecylamino)-2-oxoethyl]-*N*,*N*-dimethylbenzenmethanaminiumhydroxid (●)

H Chlorid (100-95-8)

S *Dodecarboniumchlorid*, Hydramon, Nopcocide, Straminol, Urolocide

V Antisepticum

5209 *(4249)* $C_{23}H_{42}N_2O_5$

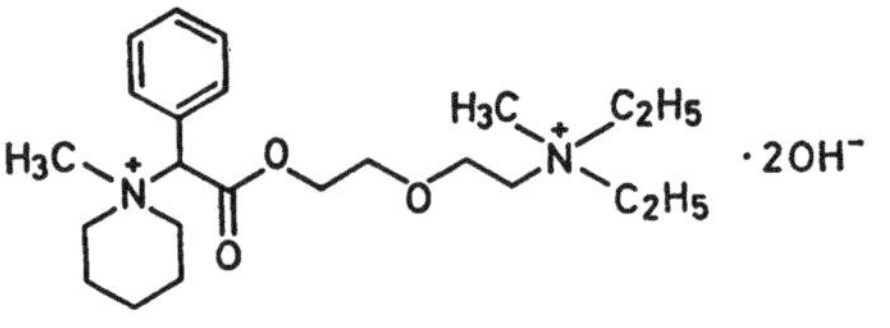

1-{α-[2-(2-Diethylmethylammonioethoxy)-ethoxycarbonyl]-benzyl}-1-methylpiperidiniumdihydroxid = α-Phenyl-α-piperidinoessigsäure-2-(2-diethylaminoethoxy)-ethylester-bis-methylhydroxid = 1-[2-[2-[2-(Diethylmethylammonio)ethoxy]-ethoxy]-2-oxo-1-phenylethyl]-1-methylpiperidiniumdihydroxid (●)

H Dijodid (3562-55-8)

S Brévicurarine, L.D. 2480, *Piprocurarii iodidum***

V Muskelrelaxans

5210 *(4250)* $C_{23}H_{43}NO_3$

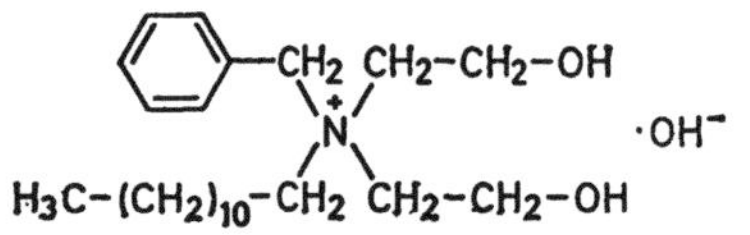

N-Benzyl-*N*-dodecylbis-(β-hydroxyethyl)-ammoniumhydroxid = *N*-Dodecyl-*N*,*N*-bis(2-hydroxyethyl)benzenmethanaminiumhydroxid (●)

H Chlorid (19379-90-9)

S Absonal, *Benzoxoniumchlorid***, Bradophen, D 301, Lomades

V oberflächenaktives Antisepticum

5211 *(4251)* $C_{23}H_{45}N_5O_{14}$

7542-37-2

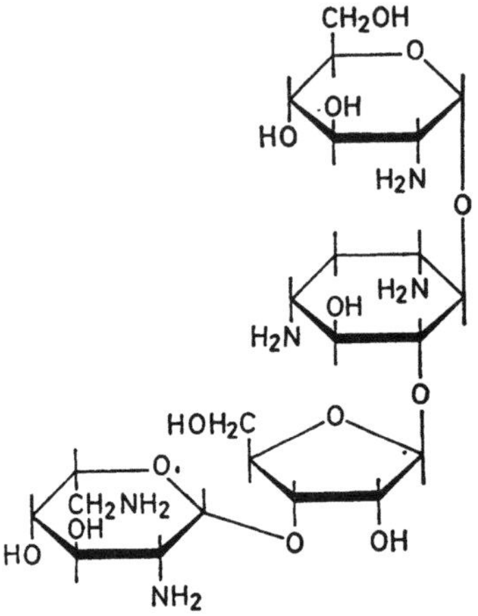

O-2-Amino-2-deoxy-α-D-glucopyranosyl-(1→4)-*O*-[*O*-2,6-diamino-2,6-dideoxy-β-L-idopyranosyl-(1 → 3)-β-D-ribofuranosyl-(1 → 5)]-2-deoxystreptamin (●) = D-Glucosamin-desoxystreptamin-D-ribose-diaminohexose

H auch Sulfat (1263-89-4)

S *Aminosidin*, Aminôxidin, Amoxoral, *Antibioticum 1600*, *Catenulin*, *Crestomicina*, *Estomycin*, Farmiglucina, Farminosidin, F.I. 5853, Gabbromicina, Gabbromycin, Gabbroral, Gabromicina, Gabroral, Glusidin, Gluxidin, Hucyn, Humatin, Humycin, *Hydroxymycin*, *Monomycin A*, Pangonyl, Pargonyl, Paramicina, Paricina, *Paromomycin***, *Zygomycin* A_1

V Antibioticum aus Streptomyces rimosus var. paromomycinus oder Streptomyces chrestomyceticus

5212 *(209 N)* $C_{23}H_{46}N_2O_3$

32954-43-1

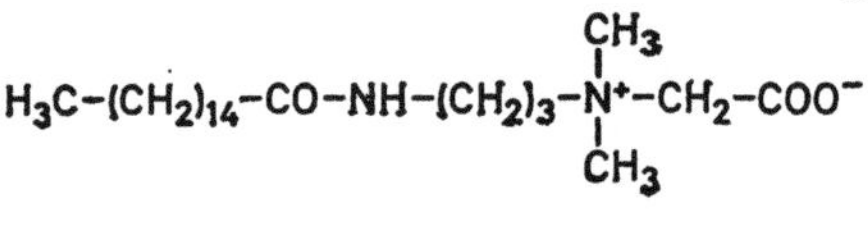

N,*N*-Dimethyl-(3-palmitamidopropyl)-aminoessigsäurebetain = inneres Salz von (Carboxymethyl)-dimethyl-(3-palmitamidopropyl)-ammoniumhydroxid = *N*-(Carboxymethyl)-*N*,*N*-dimethyl-3-[(1-oxohexadecyl)amino]-1-propanaminiumhydroxid (inneres Salz) (●)

S *Pendecamain***, Tego-Betaines

V oberflächenaktive Verbindung

5213 *(4252)* $C_{23}H_{46}N_6O_{13}$
119-04-0

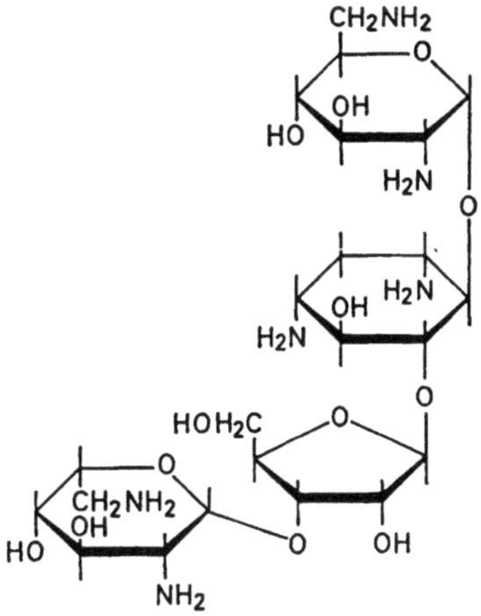

O-2,6-Diamino-2,6-dideoxy-α-D-glucopyranosyl-(1 → 4)-*O*-[*O*-2,6-diamino-2,6-dideoxy-β-L-ido-pyranosyl-(1→3)-β-D-ribofuranosyl-(1→5)]-2-deoxy-D-streptamin (●)

H auch Sulfat (4146-30-9)

S Actilin, Bykomycin, Enterfram, *Framicetina*, Framidal, *Framycetin***, Framycin, Framygen, Francetin, Fraquinol, Leukase-Wirkstoff, *Neomycin B*, Sofracaps, Soframycin(e), Tuttomycin

V Antibioticum aus Streptomyces-Arten

5214 *(4253)* $C_{24}H_{18}O_6$
5449-84-3

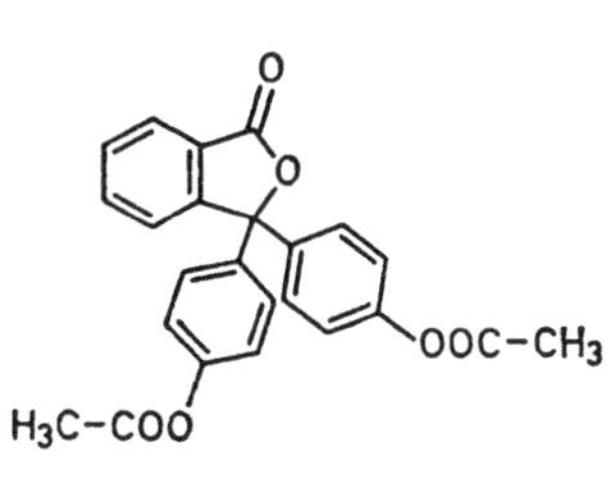

p,p'-(Phthalidyliden)-bis-phenylacetat = 3,3-Bis-(*p*-acetoxyphenyl)-phthalid = Phenolphthalein-diacetat = 3,3-Bis[4-(acetyloxy)phenyl]-1(3*H*)-isobenzofuranon (●)

H vgl. auch Nr. 4163-01

S *Diacetophthalein*, Laxoral

V Laxativum

5215 *(4254)* $C_{24}H_{19}BrO_4$
6192-24-1

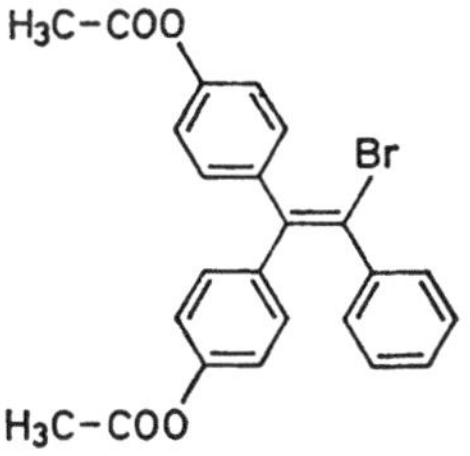

p,p'-(β-Bromstyryliden)-bis-phenylacetat = α,α-Bis-(*p*-acetoxyphenyl)-β-phenyl-β-bromethen = 4,4'-(Bromphenylethenyliden)bis[phenol]diacetat-(ester) (●)

S Ovobrene

V synthetisches Östrogen

5216 *(4255)* $C_{24}H_{19}NO_5$
115-33-3

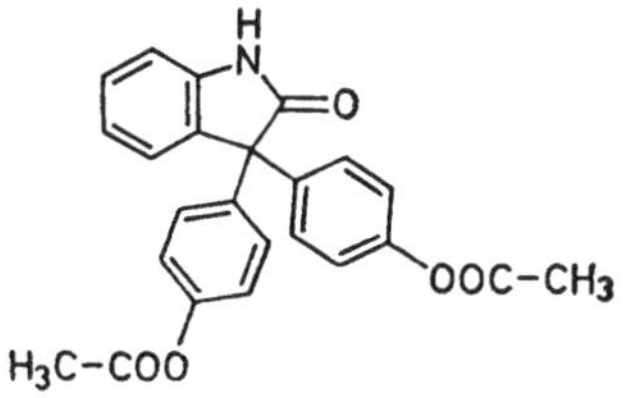

p,p'-(2-Oxoindolin-3-yliden)-bis-phenylacetat = Diacetyl-bis-*p*-hydroxyphenyl-isatin = 3,3-Bis-(*p*-acetoxyphenyl)-indolin-2-on = 3,3-Bis[4-(acetyloxy)phenyl]-1,3-dihydro-2*H*-indol-2-on (●)

S Acelax, Acetalax, *Acetfenolisatin*, *Acetphenolisatin*, Apitin, Apperisatin, Asitin, *Bisatin*, Bisco-Zitron-Dragees, Brocatine, Bydolax, Ciracen, Cirotex, Cirotyl, Contax, Curalax, Darmoletten, *Diacetyldiphenolisatin*, *Diasatin*, *Diphésatine*, Disacetine, Distalene, Ditin, *Endophenolphthalein*, Eulaxin, Fenisan, Fenlaxin, Fiel-Lax, Gardalaxan, Granulax, Inlax, Isacen, Isalax, Isaphen, *Isaphenin*, Isocrin, Izaman, Laxaseptol, Laxatan forte, Laxen, Laxigen, Laxnormal, Laxobilina, Laxocol, Laxo-Isatin, Laxotinal, Laxyl, Leacen, Lenavac, Lisagal, Mileval, Neda-Dragees, Neolax „Interpharm", Neo-Prunex, Normacen, Nourilax, Novolax, NSC-59687, Nurilaksi, Obstipan, *Oxyphenisatinacetat*, Phenlaxinum, Phenylisatin, Promassolax, Prudents, Prulax, Prulet (alte Form), Prutab, Purgaceen, Purgazen-Tabl., Purgetten, Purgophen, Regal „Ferrosan", Sanapert, Schokolax, Surlax, Sur-Laxante, Taxin, Tete-Lax, Vinco-Abführperlen

V Laxativum

5217 *(4256)* $C_{24}H_{19}NO_6$
14008-48-1

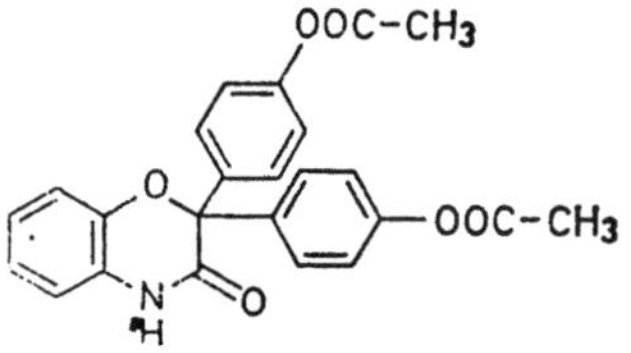

p,p'-(2,3-Dihydro-3-oxo-1,4-benzoxazin-2-yliden)-bis-phenylacetat = 2,2-Bis-(*p*-acetoxyphenyl)-3-oxo-2,3-dihydrobenz-1,4-oxazin = 2,2-Bis(4-acetyloxy)phenyl]-2*H*-1,4-benzoxazin-3(4*H*)-on (●)

S *Bisoxatindiacetat***, Exodol, Kritel, La 271 a, Lasotin, Laxonalin, Maratan, Metrolax, Regoxal, Talsis, Wy-8138, Wylaxine

V Laxativum

5218 *(4257)* $C_{24}H_{20}J_6N_4O_8$
10397-75-8

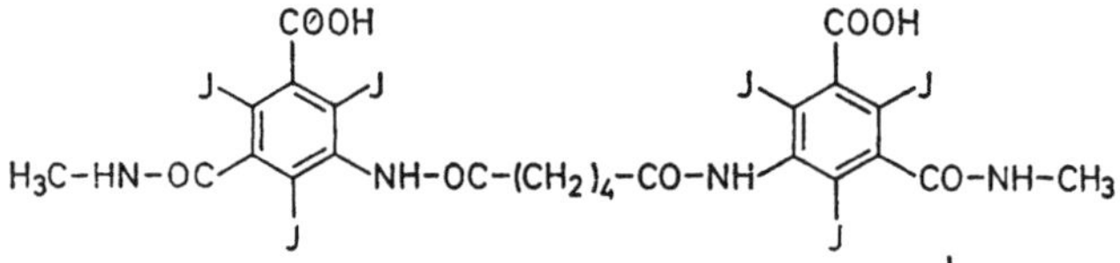

5,5'-(Adipoyldiamino)-bis-(2,4,6-trijod-*N*-methylisophthalamidsäure) = 2,2',4,4',6,6'-Hexajod-5,5'-adipoyldiamido-bis-(*N*-methylisophthalamsäure) = 3,3'-[(1,6-Dioxo-1,6-hexandiyl)diimino]bis-[2,4,6-trijod-5-[(methylamino)carbonyl]benzoesäure] (●)

H auch Methylglukaminsalz (1:2) **(54605-45-7)**

S *Acide iocarmique***, *Acidum iocarmicum***, *Acidum jocarmicum*, DB-2041, Dimeray, Dimer-X, *Iocarmate meglumine*, *Iocarmic acid***, MP-2032, Myelotrast „Guerbet"

V Röntgenkontrastmittel

5219 *(4258)* $C_{24}H_{20}N_2O_3$
3878-14-6

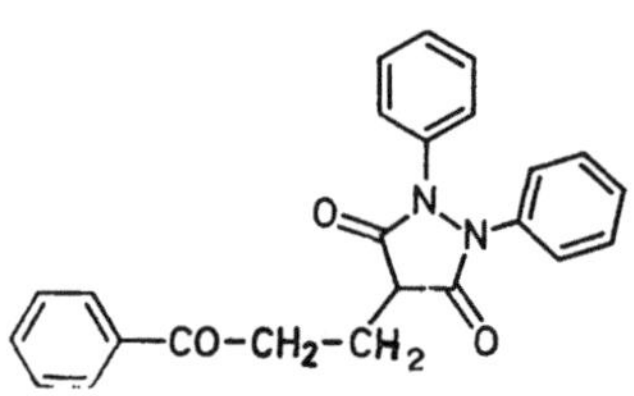

4-(3-Oxo-3-phenylpropyl)-1,2-diphenyl-3,5-pyrazolidindion (●)

S *Benzopyrazon*

V Antiphlogisticum, Antirheumaticum

5220 *(4259)* $C_{24}H_{20}N_4O$
85-83-6

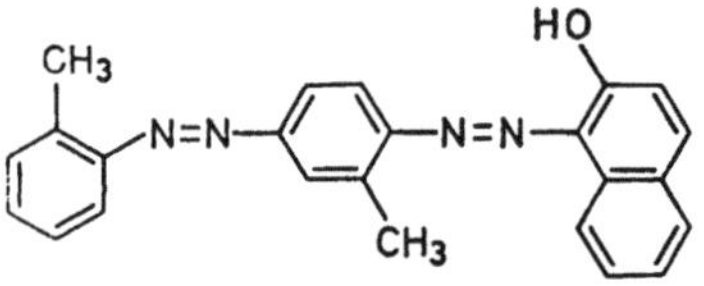

1-[4-(*o*-Tolylazo)-*o*-tolylazo)-2-naphthol = 1-[[2-Methyl-4-[α-methylphenyl)azo]phenyl]azo]-2-naphthalenol (●)

S *Biebricher Scharlach*, C.I. Solvent Red 24, *Fettponceau R*, Rubren, *Scharlachrot*, *Scarlet Red*, *Sudan IV*

V Epithelisierungsmittel, Farbstoff

5221 $C_{24}H_{22}J_6N_2O_9$
26887-04-7

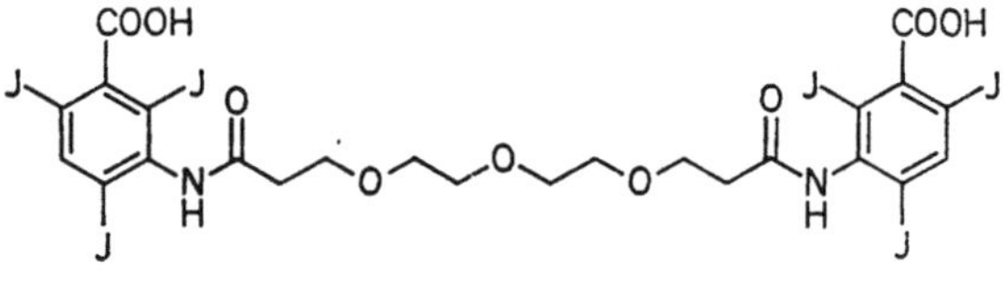

3,3'-[Oxybis-(ethylenoxyethylencarbonylimino)]-bis-[2,4,6-trijodbenzoesäure] = 3,3'-[Oxybis[2,1-ethandiyloxy(1-oxo-3,1-propandiyl)imino]]bis-[2,4,6-trijodbenzoesäure] (●)

S *Acidum iotranicum***, B 10190, *Iotranic acid***

V Röntgenkontrastmittel (für die Cholangiographie)

5222 *(4260)* $C_{24}H_{22}N_2O_6$

21 288-69-7

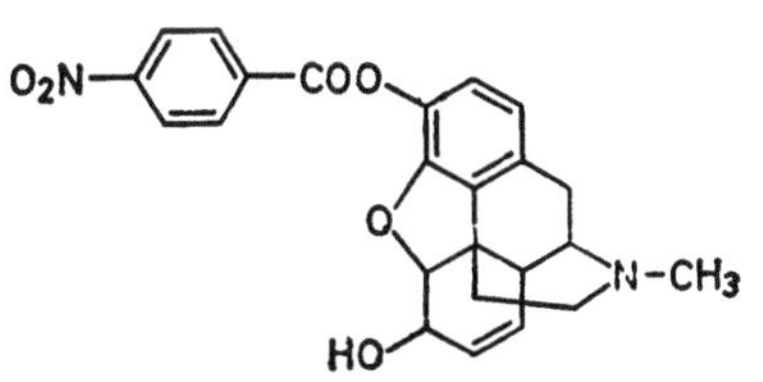

4,5-Epoxy-17-methylmorphin-7-en-3,6-diol-3-*p*-nitrobenzoat ≐ 3-(*p*-Nitrobenzoyl)-morphin = (5α,6α)-7,8-Didehydro-4,5-epoxy-17-methylmorphinan-3,6-diol-3-(4-nitrobenzoat) (●)

H Hydrochlorid **(14995-88-1)**

S Panibin

V Analgeticum

5223 *(4261)* $C_{24}H_{23}BrO_2$

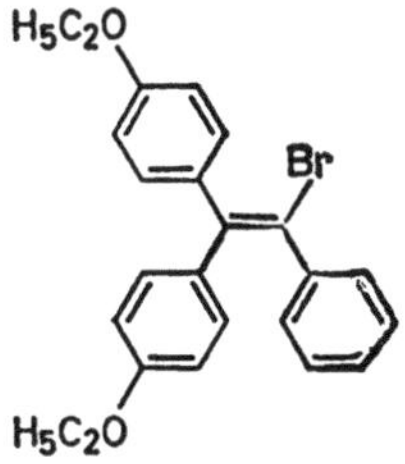

1,1-Bis-(*p*-ethoxyphenyl)-2-brom-2-phenylethen = 1,1′-(Bromphenylethenyliden)bis[4-ethoxybenzen (●)

S Oestrobin, „Triphenylstilben"

V synthetisches Östrogen

5224 $C_{24}H_{23}N_3O_6S$

47 747-56-8

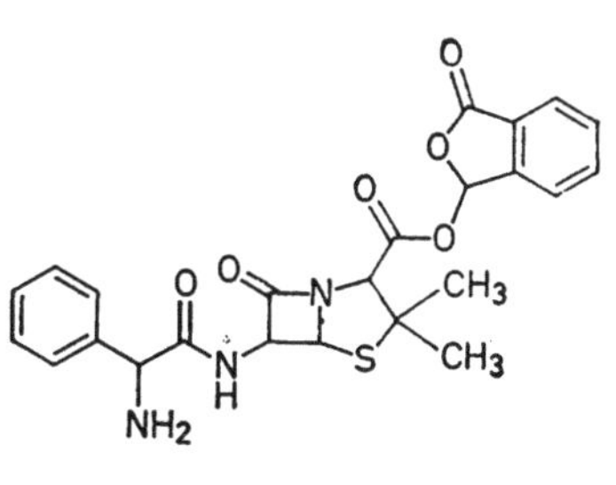

D(—)-6-(2-Amino-2-phenylacetamido)-3,3-dimethyl-7-oxo-4-thia-1-azabicyclo[3.2.0]heptan-2-carbonsäureester mit 3-Hydroxyphthalid = Phthalidyl-6-[D(—)-α-aminophenylacetamido]-penicillinat = [2*S*-[2α,5α,6β(*S**)]]-6-[(Aminophenylacetyl)-amino]-3,3-dimethyl-7-oxo-4-thia-1-azabicyclo-[3.2.0]heptan-2-carbonsäure-1,3-dihydro-3-oxo-1-isobenzofuranylester (●)

H Hydrochlorid **(39878-70-1)**

S BRL 8988, PC-183, *Talampicillinhydrochlorid***, Talpen

V Antibioticum (Breitspektrumpenicillin)

5225 *(4262)* $C_{24}H_{24}N_2$

47 487-22-9

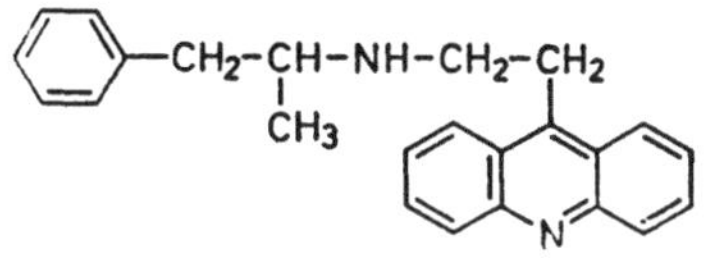

9-[2-(α-Methylphenethylamino)-ethyl]-acridin = *N*-(1-Methyl-2-phenylethyl)-9-acridinethanamin (●)

S *Acridorex***, B.S. 7573-a

V Appetitzügler

5226 *(4263)* $C_{24}H_{24}N_2O_4$

3688-66-2

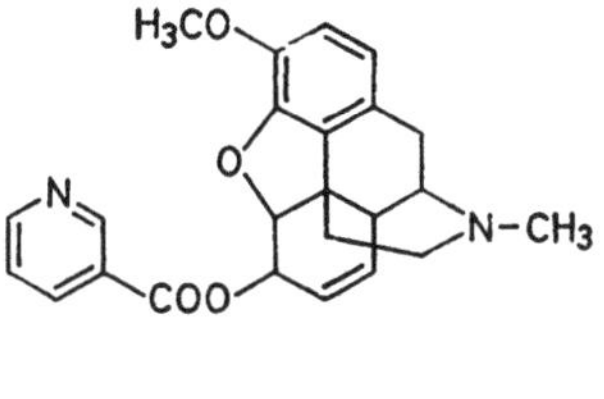

4,5-Epoxy-3-methoxy-*N*-methyl-7-morphinen-6-ylnicotinat = 6-Nicotinoylcodein ≐ (5α,6α)-7,8-Didehydro-4,5-epoxy-3-methoxy-17-methylmorphinan-6-ol-3-pyridincarboxylat (●)

H auch Hydrochlorid **(58263-01-7)**

S *Codeinnicotinat*, Lyopect, *Nicocodin***

V Antitussivum

5227 *(4264)* $C_{24}H_{25}NO_3$
14297-87-1

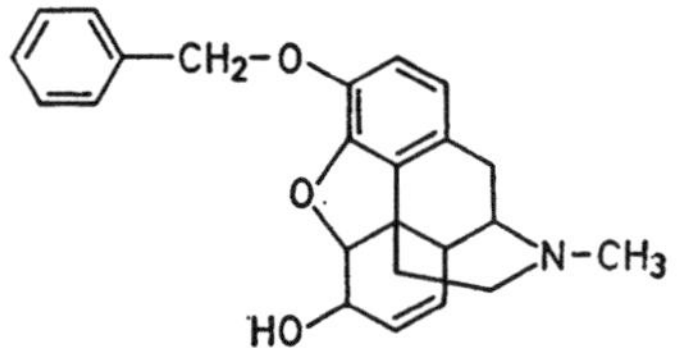

3-Benzyloxy-4,5-epoxy-*N*-methyl-7-morphinen-6-ol = (5α,6α)-7,8-Didehydro-4,5-epoxy-17-methyl-3-(phenylmethoxy)morphinan-6-ol (●)

H Hydrochlorid (630-86-4)
vgl. auch Nr. 5996

S *Benzylmorphinhydrochlorid*, Peronin

V Narkoticum

5228 *(4265)* $C_{24}H_{25}NO_4$
15301-69-6

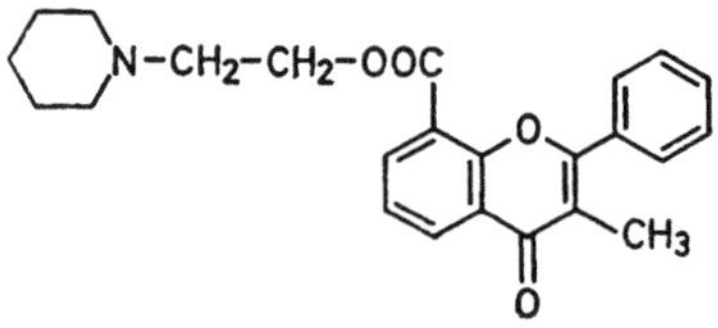

3-Methyl-4-oxo-2-phenyl-4*H*-1-benzopyran-8-carbonsäure-2-(1-piperidinyl)ethylester (●) = 3-Methylflavon-8-carbonsäure-(2-piperidinoethyl)-ester

H Hydrochlorid (3717-88-2)

S AK-123, DW-61, *Flavossato cloridrato, Flavoxathydrochlorid***, Genurin semplice, Peflate, Rec 7/0040, Spasmal, Urispadol, Urispas

V Spasmolyticum

5229 *(4266)* $C_{24}H_{25}NS$
2949-95-3

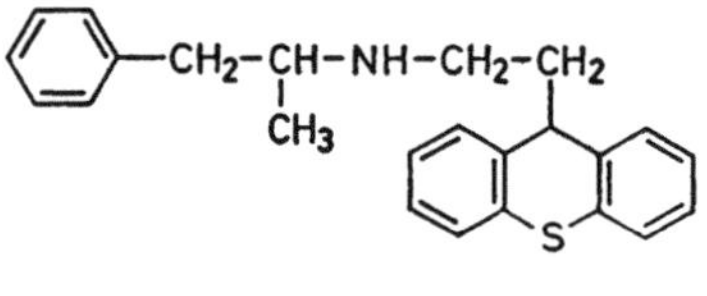

N-(α-Methylphenethyl)-2-(9-thioxanthenyl)-ethylamin = *N*-(1-Methyl-2-phenylethyl)-9*H*-thioxanthen-9-ethanamin (●)

H Hydrochlorid (1245-10-9)

S B.S. 7561, *Tixadilhydrochlorid***

V Coronarvasodilatans, Sedativum

5230 $C_{24}H_{26}BrN_3O_3$
27848-84-6

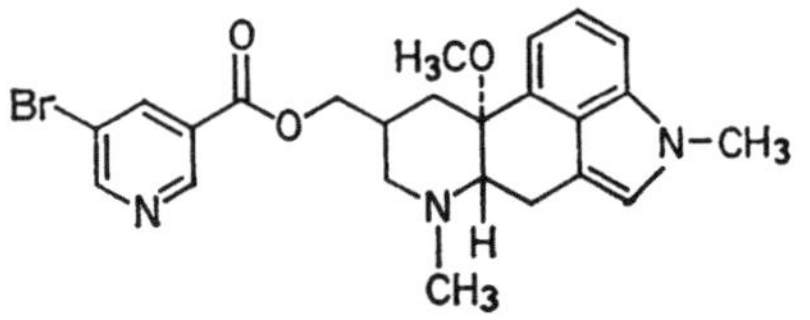

10α-Methoxy-1,6-dimethylergolin-8β-methyl-(5-bromnicotinat) = 8β-(5-Bromnicotinoyloxymethyl)-10α-methoxy-1,6-dimethylergolin = (8β)-10-Methoxy-1,6-dimethylergolin-8-methanol-5-brom-3-pyridincarboxylat(ester) (●)

H auch Tartrat (32222-75-6)

S F.I. 6714, Nargoline, *Nicergolin***, *Nicotergoline, Nimergolin*, Sermion, Specia 287, Varson

V Vasodilatans

5231 *(4267)* $C_{24}H_{26}N_2O_4$
808-24-2

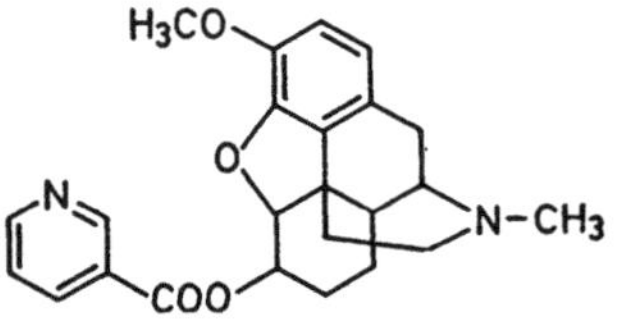

4,5-Epoxy-3-methoxy-17-methylmorphinan-6-ylnicotinat = Dihydrocodein-6-nicotinat = 7,8-Dihydro-O^3-methyl-O^6-nicotinoylmorphin = (5α,6α)-4,5-Epoxy-3-methoxy-17-methylmorphinan-6-ol-3-pyridincarboxylat(ester) (●)

S *Nicodicodin***

V Antitussivum

5232 *(210 N)* $C_{24}H_{26}N_2O_6$
27470-51-5

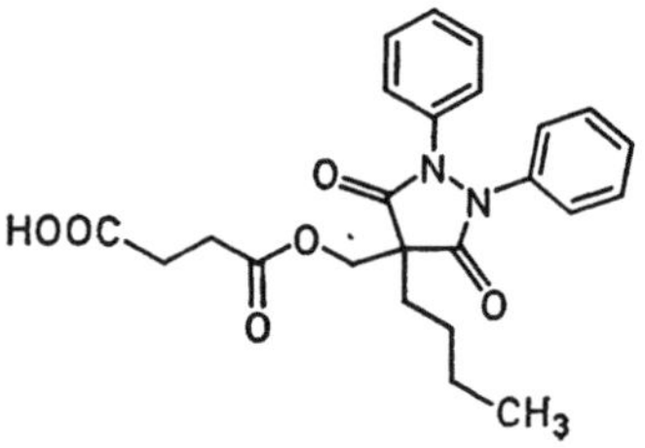

4-Butyl-4-hydroxymethyl-1,2-diphenylpyrazolidin-3,5-dionhydrogensuccinat = Butandisäure-mono(4-butyl-3,5-dioxo-1,2-diphenyl-4-pyrazolidinyl)ester (●)

S Aflogan, Alfide, Calibène, Danilan, Danilon, *Suxibuzon***

V Antirheumaticum

5233 $C_{24}H_{26}N_4$
3601-19-2

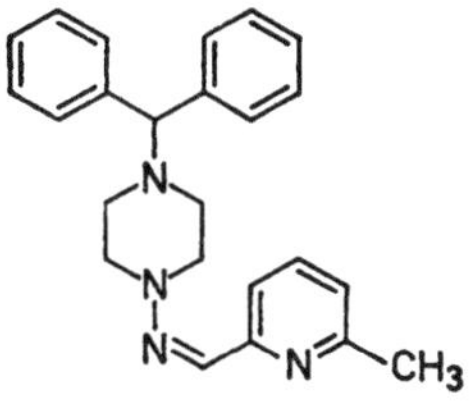

1-Benzhydryl-4-(6-methyl-2-pyridylmethylen-imino)-piperazin = 1-(Diphenylmethyl)-4-[[(6-methyl-2-pyridinyl)methylen]amino]piperazin = 4-(Diphenylmethyl)-*N*-[(6-methyl-2-pyridinyl)-methylen]-1-piperazinamin (●)

S *Ropizin**, SC-13504

V Antikonvulsivum

5234 *(4268)* $C_{24}H_{26}N_8O_9$
19360-00-0

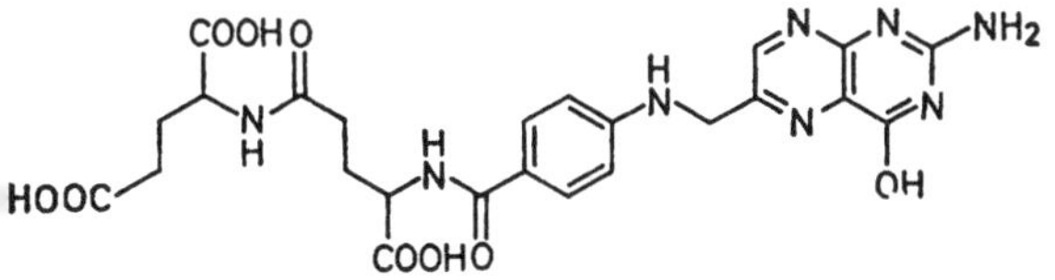

N-{*N*-[*p*-(2-Amino-4-hydroxy-6-pteridinylmethyl-amino)-benzoyl]-γ-glutamyl}-glutaminsäure = Pteroyl-γ-glutamylglutaminsäure = *N*-[*N*-[4-[[(2-Amino-1,4-dihydro-4-oxo-6-pteridinyl)methyl]-amino]benzoyl]-L-γ-glutamyl]-L-glutaminsäure (●)

S Diopterin, Dipterin, PDGA

V gegen Leukämie wirksames Cytostaticum

5235 *(211 N)* $C_{24}H_{26}O_4$
10322-73-3

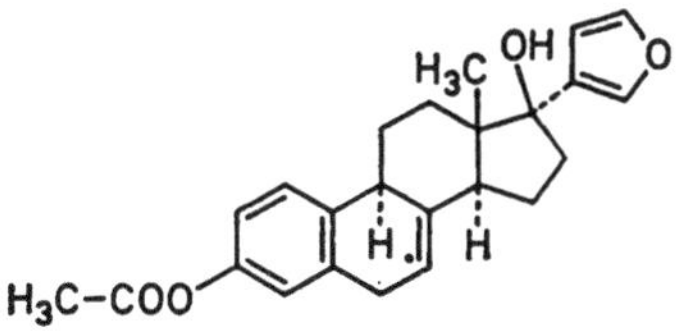

17α-(3-Furyl)-1,3,5(10),7-östratetraen-3,17β-diol-3-acetat = 21,23-Epoxy-19,24-dinor-17α-chola-1,3,5(10),7,20,22-hexaen-3,17-diol-3-acetat = (17α)-21,23-Epoxy-19,24-dinorchola-1,3,5(10),7,20,22-hexaen-3,17-diol-3-acetat (●)

S AY-11483, *Estrofurat***

V Östrogen

5236 $C_{24}H_{27}ClN_2O_3S$
28532-90-3

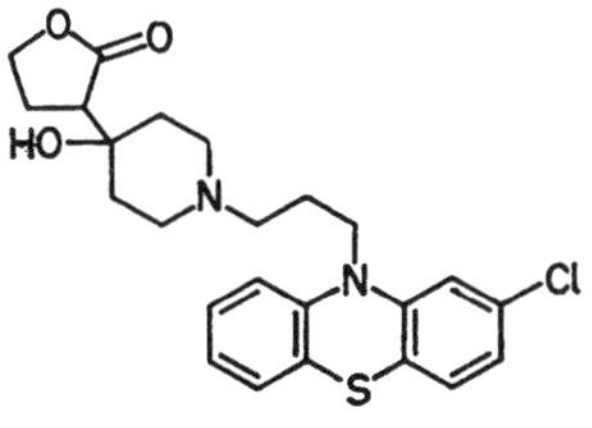

3-{1-[3-(2-Chlorphenothiazin-10-yl)-propyl]-4-hydroxy-4-piperidyl}-dihydro-2(3*H*)-furanon = 3-[1-[3-(2-Chlor-10*H*-phenothiazin-10-yl)propyl]-4-hydroxy-4-piperidinyl]dihydro-2(3*H*)-furanon (●)

S *Furomazin***

V Neurolepticum

5237 *(4269)* $C_{24}H_{27}N$
390-64-7

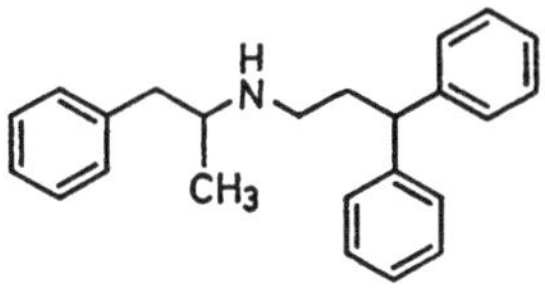

N-(3,3-Diphenylpropyl)-α-methylphenethylamin = *N*-3'-Phenylpropyl-(2')-1,1-diphenylpropyl-(3)-amin = *N*-(1-Methyl-2-phenylethyl)-γ-phenylbenzenpropanamin (●)

H meist Lactat (69-43-2) oder Gluconat (21156-48-9)

S Agozol, Altecor, Aminocor, Angiovigor, Angormin, Angorsan „Isola-Ibi", B-436, Biocor, Bismethin, Carditin, Coredamin, Corontin, Coropropil, Corpax, Corvantin, Crepasin, Difril, Diphryl, Elecor, Epocol, Eucardion, Falicor, Herzcon, Hoechst 12512, Hostaginan, Incoran, Irrorin, Korodilat, Lactamine, NP 30, Nyuple, Onlemin, Plactamin, Prectolact, Prenicor, *Prenylamin***, Pryl, Rausetin, Reocorin, Rexicor, Roinin, Seccidin, Sedolatan, Segontin, Segontinal, Synadrin, Valecor, Wasangor

V Coronarvasodilatans

5238 *(4270)* $C_{24}H_{27}NO_2$
602-40-4

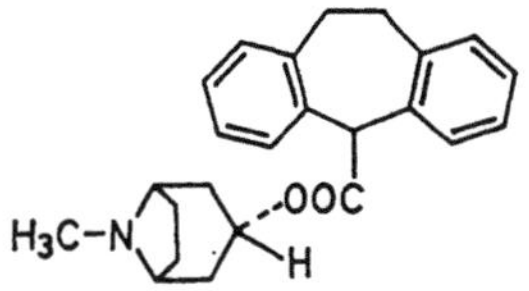

10,11-Dihydro-5*H*-dibenzo[*a*,*d*]cyclohepten-5-carbonsäuretropinester = *endo*-10,11-Dihydro-5*H*-dibenzo[*a*,*d*]cyclohepten-5-carbonsäure-8-methyl-8-azabicyclo[3.2.1]oct-3-ylester (●)

H Hydrochlorid (10123-16-7)

S B.S. 7042, *Cyheptropinhydrochlorid***

V Antiarrhythmicum

5239 *(4271)* $C_{24}H_{27}NO_2$
10061-32-2

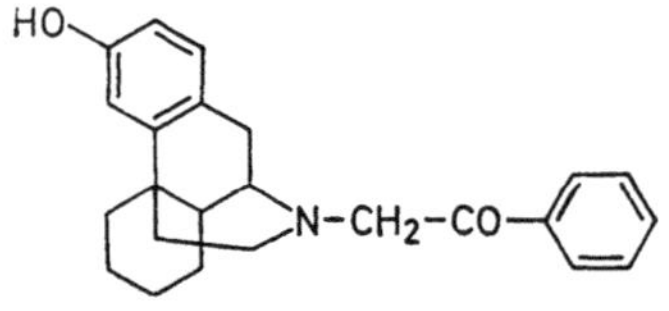

(—)-α-(3-Hydroxy-17-morphinanyl)-acetophenon = (—)-3-Hydroxy-*N*-phenacylmorphinan = 2-(3-Hydroxymorphinan-17-yl)-1-phenylethanon (●)

H auch Methansulfonat

S *Benzorphanol*, *Levofenacilmorfinano*, *Levophenacylmorphan***, NIH 7525, Ro 4-0288/1

V Analgeticum

5240 *(4272)* $C_{24}H_{27}NO_4$
6879-02-3

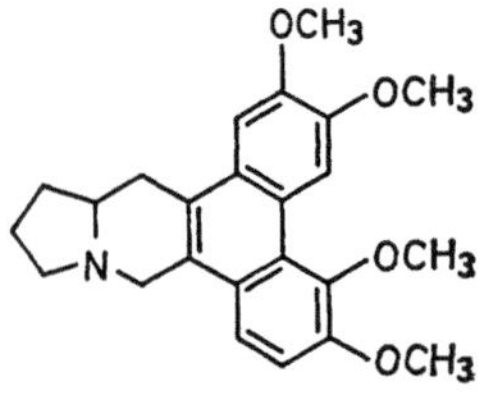

(+)-9,11,12,13,13a,14-Hexahydro-2,3,5,6-tetramethoxydibenzo[*f*,*h*]pyrrolo[1,2-*b*]isochinolin (●)

S *Tylocrebrin*

V Antileukämicum (Alkaloid aus Tylophora crebriflora oder Ficus septica)

5241 *(4273)* $C_{24}H_{27}NO_4$
482-20-2

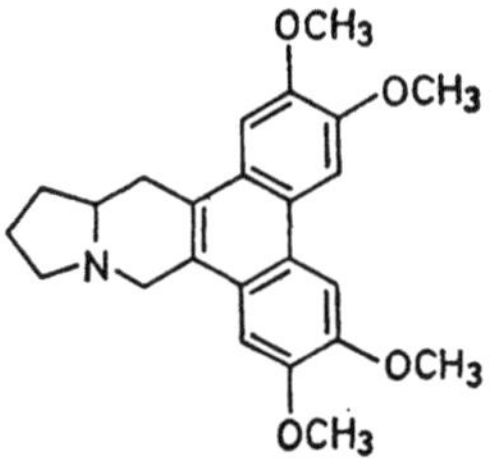

(*S*)-9,11,12,13,13a,14-Hexahydro-2,3,6,7-tetramethoxydibenzo[*f*,*h*]pyrrolo[1,2-*b*]isochinolin (●)

S *Tylophorin*

V Antileukämicum (Alkaloid aus Tylophora asthmatica)

5242 $C_{24}H_{27}NO_6$
26225-59-2

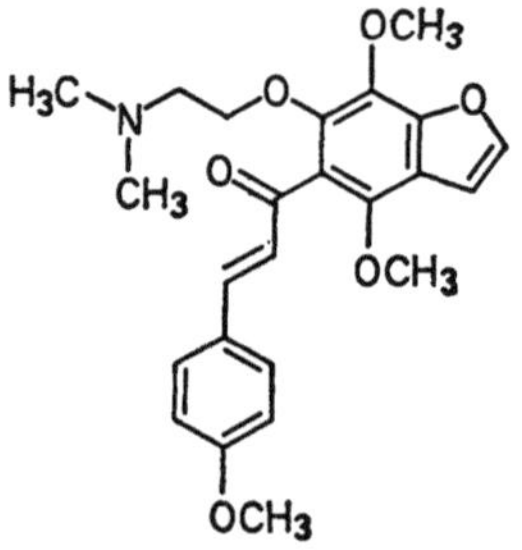

1-[6-[2-(Dimethylamino)ethoxy]-4,7-dimethoxy-5-benzofuranyl]-3-(4-methoxyphenyl)-2-propen-1-on (●) = 6-(2-Dimethylaminoethoxy)-4,7-dimethoxy-5-(*p*-methoxycinnamoyl)-benzofuran

S *Mecinaron***

V Hypotensivum, Vasodilatans, Spasmolyticum

5243 *(4274)* $C_{24}H_{27}N_3$

Pentamethyltriaminotriphenylmethan

H Hydrochlorid

S Oxyurex

V Anthelminthicum

5244 (*4275*) $C_{24}H_{28}BrNO_4$

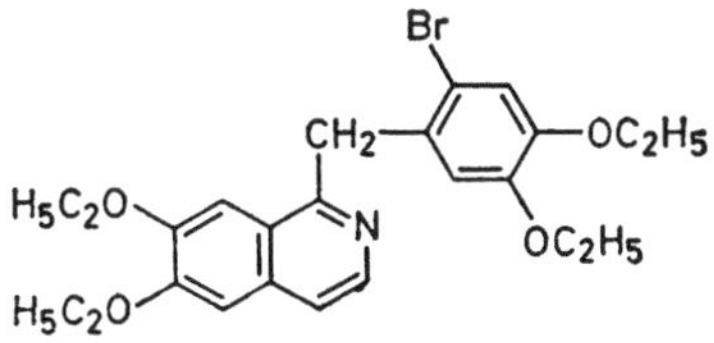

6,7-Diethoxy-1-(4,5-diethoxy-2-brombenzyl)-isochinolin = 1-[(2-Brom-4,5-diethoxyphenyl)methyl]-6,7-diethoxyisochinolin (●)

S *Brometina*, Spasmofin

V Spasmolyticum

5245 $C_{24}H_{28}Br_2N_2O_4$

54 340-61-3

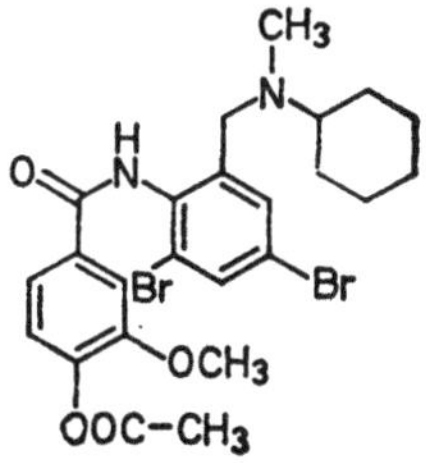

4-(Acetyloxy)-2′,4′-dibrom-6′-(*N*-cyclohexylmethylaminomethyl)-3-methoxybenzanilid = 2′,4′-Dibrom-α-(cyclohexylmethylamino)-*o*-vanillotoluidid-acetat(ester) = 4-(Acetyloxy)-*N*-[2,4-dibrom-6-[(cyclohexylmethylamino)methyl]-3-methoxybenzamid (●)

H Hydrochlorid (54 340-60-2)

S *Brovanexinhydrochlorid***, UR-389

V Mucolyticum

5246 (*4276*) $C_{24}H_{28}ClFN_2O_2$

1580-71-8

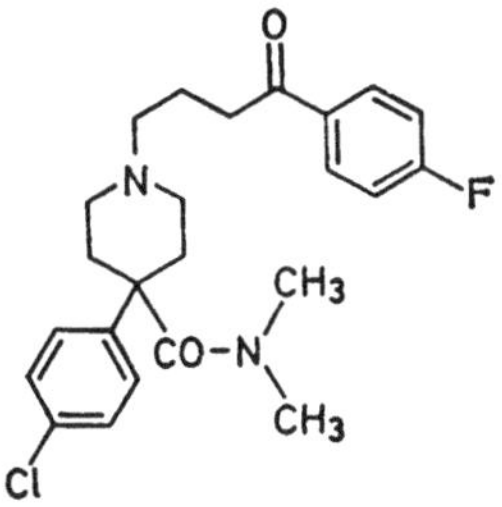

4-(*p*-Chlorphenyl)-1-[3-(*p*-fluorbenzoyl)-propyl]-*N*,*N*-dimethylisonipecotinamid = 4-(4-Chlorphenyl)-1-[4-(4-fluorphenyl)-4-oxobutyl]-*N*,*N*-dimethyl-4-piperidincarboxamid (●)

S *Amiperon**, *Paraperidide*, R 2962

V Neurolepticum

5247 (*4277*) $C_{24}H_{28}ClN_3OS$

4177-58-6

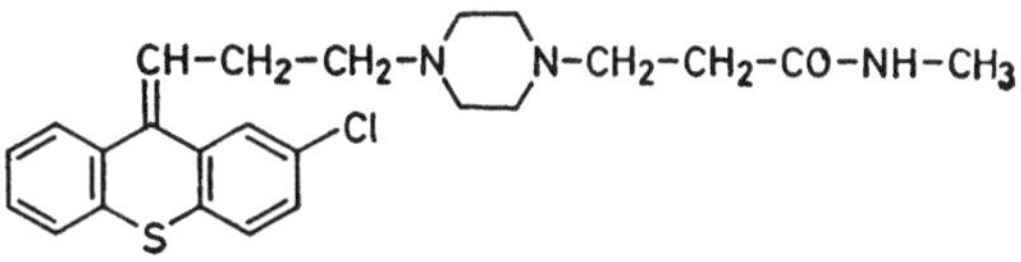

N-Methyl-3-{4-[3-(2-chlorthioxanthen-9-yliden)-propyl]-1-piperazinyl}-propionamid = 4-[3-(2-Chlor-9*H*-thioxanthen-9-yliden)propyl]-*N*-methyl-1-piperazinpropanamid (●)

H Maleat (4434-20-2)

S *Clothixamidmaleat*, *Clotixamidmaleat***, P-4385 B

V Tranquillizer

5248 $C_{24}H_{28}Cl_2F_2O_4$

21 365-49-1

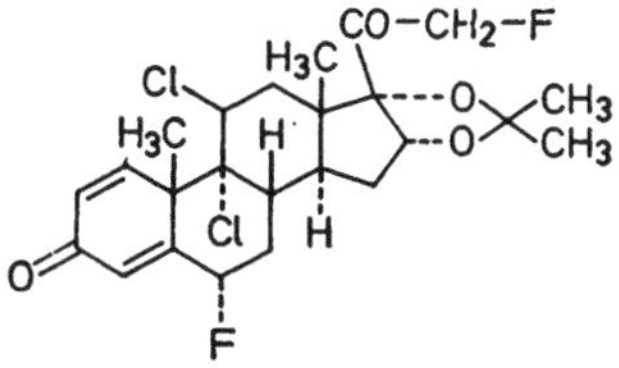

9α,11β-Dichlor-6α,21-difluor-16α,17α-isopropylidendioxy-1,4-pregnadien-3,20-dion = 9α,11β-Dichlor-6α,21-difluor-16α,17α-dihydroxy-1,4-pregnadien-3,20-dion-16,17-acetonacetal = (6α,11β,16α)-9,11-Dichlor-6,21-difluor-16,17-[(1-methylethyliden)bis(oxy)]pregna-1,4-dien-3,20-dion (●)

S Talidan, *Tralonid***

V antiphlogistisch und antiallergisch wirksames Glucocorticoid

5249 $C_{24}H_{28}Cl_3FO_4$
26849-57-0

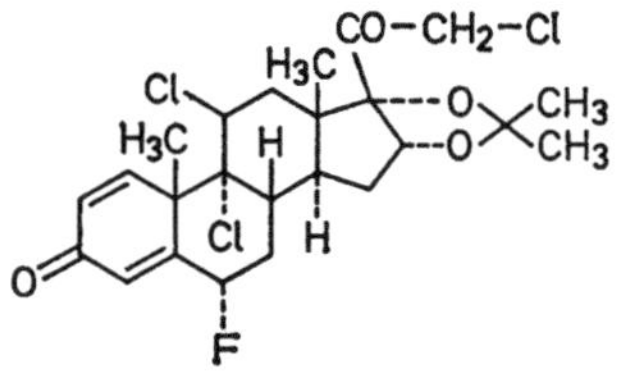

9α,11β,21-Trichlor-6α-fluor-16α,17α-isopropylidendioxy-1,4-pregnadien-3,20-dion = 9α,11β,21-Trichlor-6α-fluor-16α,17α-dihydroxy-1,4-pregnadien-3,20-dion-16,17-acetonacetal = (6α,11β,16α)-9,11,21-Trichlor-6-fluor-16,17-[(1-methylethyliden)bis(oxy)]pregna-1,4-dien-3,20-dion (●)

S RS-4464, *Triclonid***

V antiphlogistisch und antiallergisch wirksames Glucocorticoid

5250 *(4278)* $C_{24}H_{28}FN_3O$
357-66-4

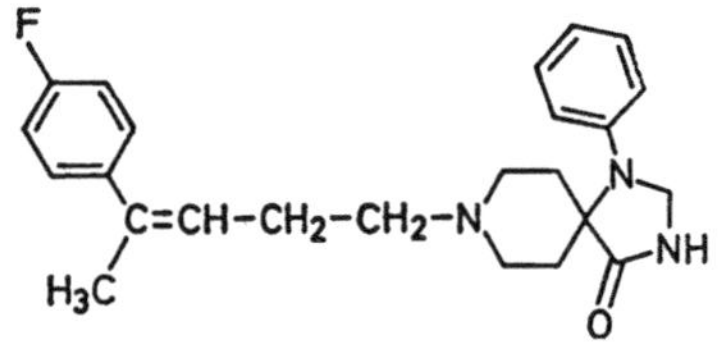

8-[4-(4-Fluorphenyl)-3-pentenyl]-1-phenyl-1,3,8-triazaspiro[4.5]decan-4-on (●)

S *Isospirilene*, R 6109, *Spirilen**

V Neurolepticum

5251 *(4279)* $C_{24}H_{28}N_2O_2$
14745-50-7

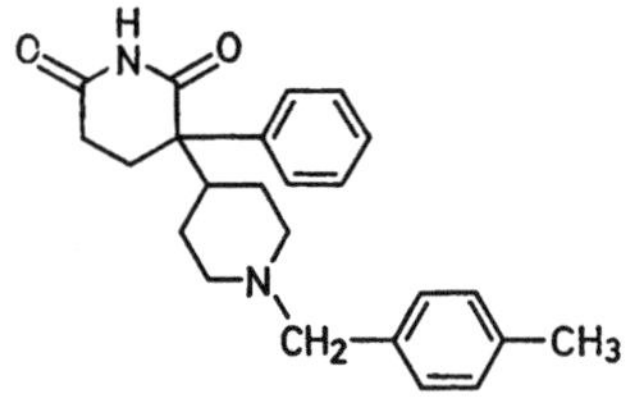

(±)-3-[1-(*p*-Methylbenzyl)-4-piperidyl]-3-phenylpiperidin-2,6-dion = (±)-2-[1-(*p*-Methylbenzyl)-4-piperidyl]-2-phenylglutarimid = (±)-1′-[(4-Methylphenyl)methyl]-3-phenyl[3,4′-bipiperidin]-2,6-dion (●)

S *Meletimid***, *Methyldioxatrine*

V Anticholinergicum

5252 *(4280)* $C_{24}H_{28}O_4$
130-80-3

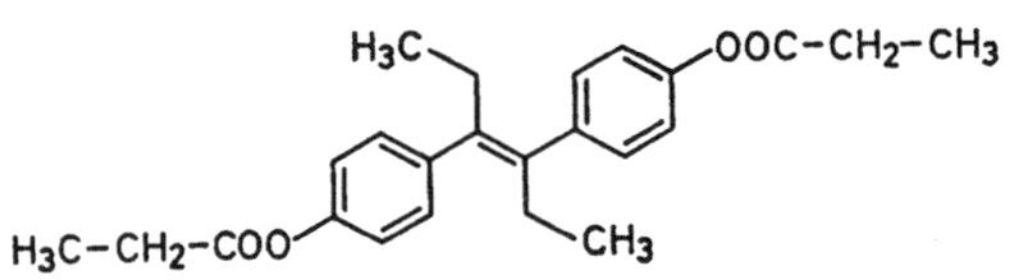

p,p′-(1,2-Diethylvinylen)-bis-phenylpropionat = *p,p′*-Dipropionoxy-α,β-diethylstilben = Diethylstilböstroldipropionat = (*E*)-4,4′-(1,2-Diethyl-1,2-ethendiyl)bis[phenol]dipropanoat (●)

S Agostilben-inj., Cirene B, Clinestrol-Inj., Cyclen forte, Cyren B, Cyren S, *Diäthylstilböstroldipropionat*, Dibestil Caplets, Dibestranol, *Diethylstilbestrol dipropionate*, Dioestrol, Distilbène, Estilben P, Estril, Estrobene DP, Estrogenina, Estrosir, Estrostilben, Euvestin, Ginolet, Gynolett (alte Form), Horfemine, Neo-Foliculan, Neo-Oestranol II, Nomestrol-Amp., Normestrol-Amp., Oestilbrol, Östramenol, Östrogynaedron, Oestrol, Oestros, Östrostilben, Oestrosyntal, Oestrovis, Orestol, Oroestron, Pabestrol D, Prostilben(e), Quertilbina, Sinciclan, Sinestrol, Sintovar, Stilbestrolo-Farmitalia, Stilbestronate, Stilboestrol „Berlin-Chemie", *Stilböstroldipropionat*, *Stilboestrol DP*, Stilboestrol „Vitis", Stilbofax, Stilronate, Synestrin-Ampullen, Synformon, Synoestron, Syntestrin „Richter", Syntoestron, Syntostrol, Willestrol

V synthetisches Östrogen

5253 *(4281)* $C_{24}H_{28}O_6$

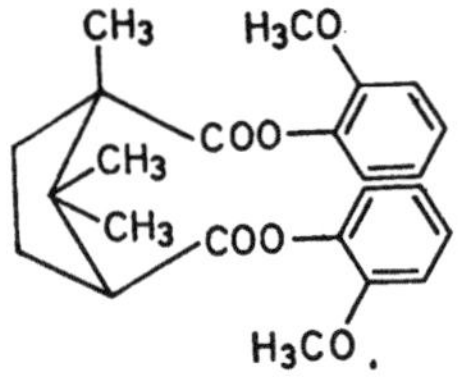

Diguajacolcamphorat = Guajacolcamphersäureester = *cis*-1,2,2-Trimethyl-1,3-cyclopentandicarbonsäurebis(2-methoxyphenyl)ester (●)

S Guacamphol

V Therapeuticum gegen übermäßige Schweißbildung

5254 (4282) $C_{24}H_{29}BrO$

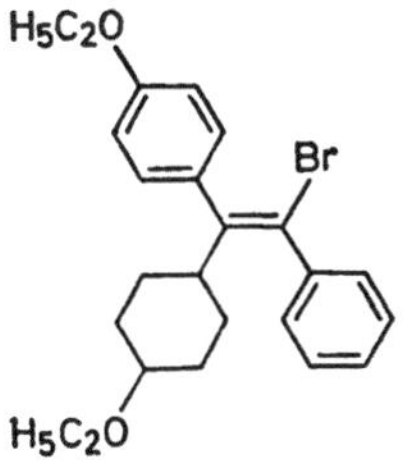

1-(*p*-Ethoxycyclohexyl)-1-(*p*-ethoxyphenyl)-2-brom-2-phenylethen = 1-[2-Brom-1-(4-ethoxycyclohexyl)-2-phenylethenyl]-4-ethoxybenzen (●)

S Debestran

V Depot-Östrogen

5255 (4283) $C_{24}H_{29}ClO_4$
427-51-0

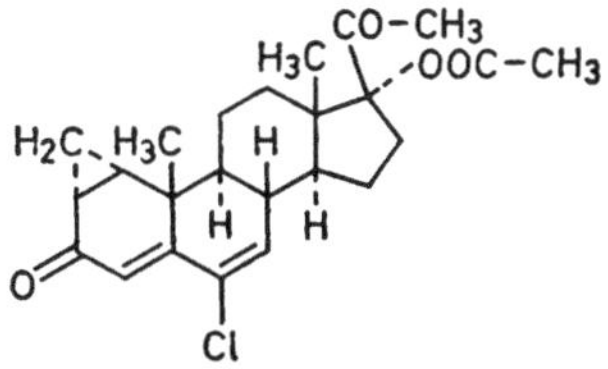

6-Chlor-17α-hydroxy-1α,2α-methylen-4,6-pregnadien-3,20-dion-17-acetat = (1β,2β)-17-(Acetyloxy)-6-chlor-1,2-dihydro-3′*H*-cyclopropa[1,2]-pregna-1,4,6-trien-3,20-dion (●)

S Androcur, *Cyproteronacetat***, SH 714, SH 80714

V Antiandrogen

5256 (4284) $C_{24}H_{29}ClO_4$
6799-23-1

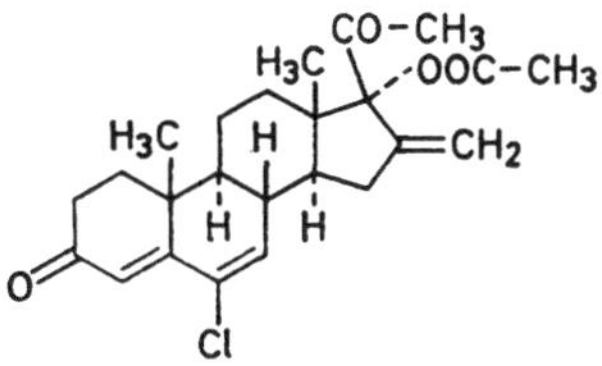

6-Chlor-17α-hydroxy-16-methylen-4,6-pregnadien-3,20-dion-17-acetat = 17α-Acetoxy-6-chlor-16-methylen-6-dehydroprogesteron = 17-(Acetyloxy)-6-chlor-16-methylenpregna-4,6-dien-3,20-dion (●)

S Chlorsuperlutin

V Progestativum

5257 (4285) $C_{24}H_{29}Cl_2FO_5$
3693-39-8

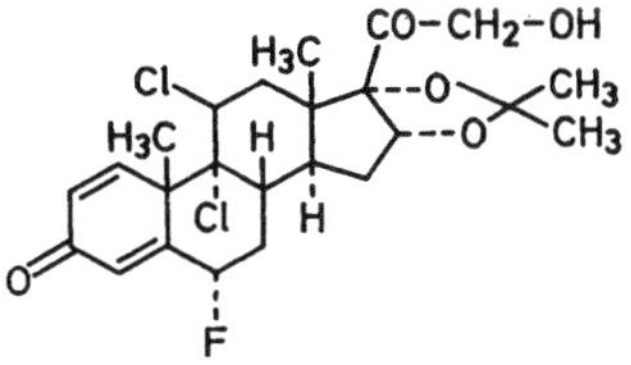

9α,11β-Dichlor-6α-fluor-21-hydroxy-16α,17α-isopropylidendioxy-1,4-pregnadien-3,20-dion = 9α,11β-Dichlor-6α-fluor-16α,17α,21-trihydroxy-1,4-pregnadien-3,20-dion-16,17-acetonacetal = (6α,11β,16α)-9,11-Dichlor-6-fluor-21-hydroxy-16,17-[(1-methylethyliden)bis(oxy)]pregna-1,4-dien-3,20-dion (●)

S *Fluclorolonacetonid***, *Flucloronide*, RS-2252, Topilar

V antiphlogistisch und antiallergisch wirksames Glucocorticoid

5258 (4286) $C_{24}H_{29}Cl_3O_5$
15 686-44-9

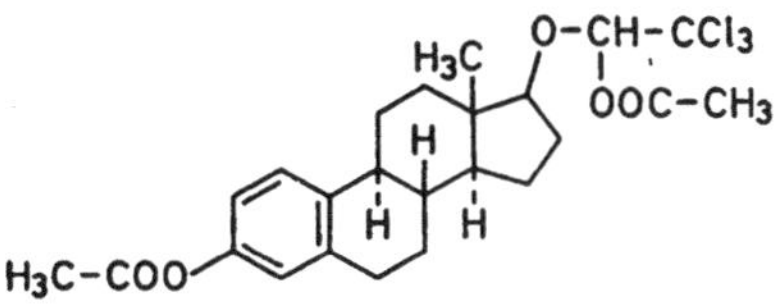

17β-(2,2,2-Trichlor-1-hydroxyethoxy)-1,3,5(10)-östratrien-3-ol-diacetat = (17β)-17-[1-(Acetyloxy)-2,2,2-trichlorethoxy]östra-1,3,5(10)-trien-3-olacetat (●)

S *Cloxestradiolacetat***, *Cloxoestradioli acetas*, Genovul

V Östrogen

5259 (4287) $C_{24}H_{29}FN_2O_2$
807-31-8

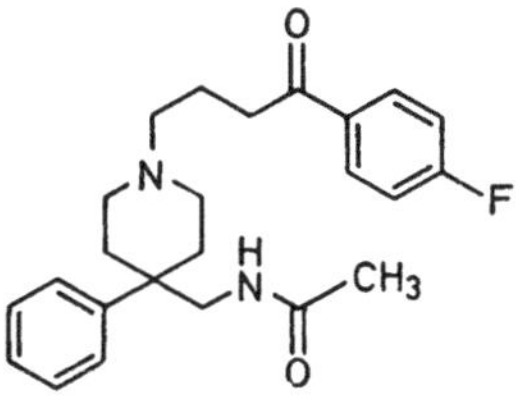

4-[4-(Acetamidomethyl)-4-phenylpiperidino]-*p*-fluorbutyrophenon = 4-Acetamidomethyl-1-[4-

(*p*-fluorphenyl)-4-oxobutyl]-4-phenylpiperidin = *N*-[[1-[4-(4-Fluorphenyl)-4-oxobutyl]-4-phenyl-4-piperidinyl]methyl]acetamid (●)

S *Aceperon***, *Acetabuton*, R 3 248

V Hypotensivum

5260 *(4288)* $C_{24}H_{29}FO_6$

1255-35-2

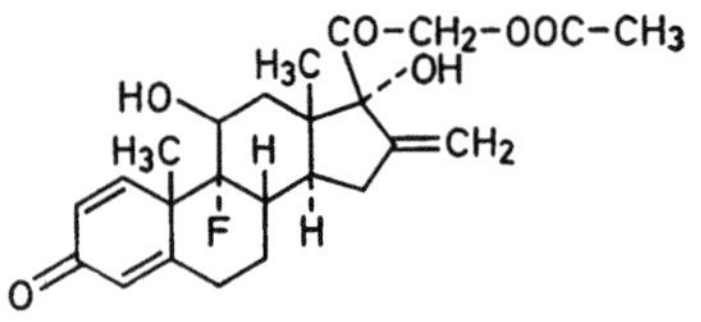

9α-Fluor-11β,17α,21-trihydroxy-16-methylen-1,4-pregnadien-3,20-dion-21-acetat = 9α-Fluor-16-methylenprednisolon-21-acetat = (11β)-21-(Acetyloxy)-9-fluor-11,17-dihydroxy-16-methylen-pregna-1,4-dien-3,20-dion (●)

S Corticoderm, Decoderm(e), Emcortina, Emecort, Etacortin, Feldene, *Fluprednidenacetat**, *Fluprednyliden-21-acetat*, FPA, StL 1106

V antiphlogistisch und antiallergisch wirksames Glucocorticoid

---

5261 $C_{24}H_{29}FO_6$

28 971-58-6

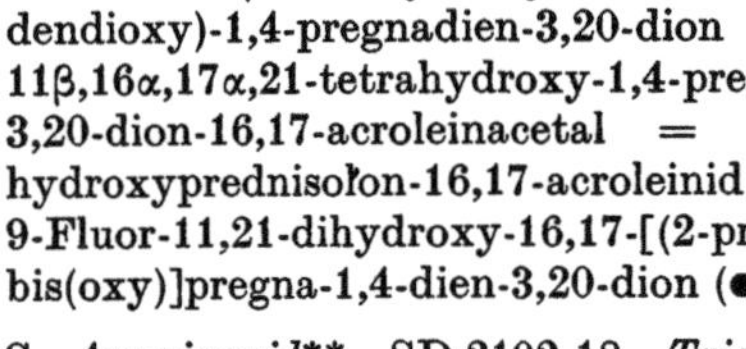

9α-Fluor-11β,21-dihydroxy-16α,17α-(2-propenylidendioxy)-1,4-pregnadien-3,20-dion = 9α-Fluor-11β,16α,17α,21-tetrahydroxy-1,4-pregnadien-3,20-dion-16,17-acroleinacetal = 9α-Fluor-16α-hydroxyprednisolon-16,17-acroleinid = (11β,16α)-9-Fluor-11,21-dihydroxy-16,17-[(2-propenyliden)-bis(oxy)]pregna-1,4-dien-3,20-dion (●)

S *Acrocinonid***, SD 2102-18, *Triamcinolonacroleinid*

V antiphlogistisch und antiallergisch wirksames Glucocorticoid

---

5262 $C_{24}H_{29}F_3O_6$

35 135-67-2

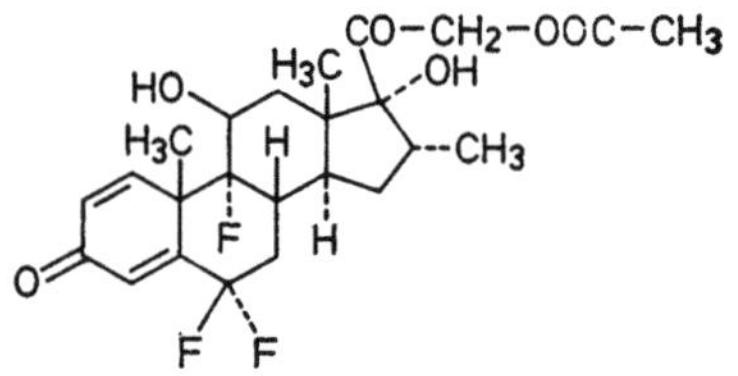

6,6,9-Trifluor-11β,17,21-trihydroxy-16α-methyl-1,4-pregnadien-3,20-dion-21-acetat = (11β,16α)-21-(Acetyloxy)-6,6,9-trifluor-11,17-dihydroxy-16-methylpregna-1,4-dien-3,20-dion (●)

S *Cormetasonacetat**, *Cormethasone acetate*, RS-3694 R

V antiphlogistisch und antiallergisch wirksames Glucocorticoid

---

5263 $C_{24}H_{29}NO$

52 340-25-7

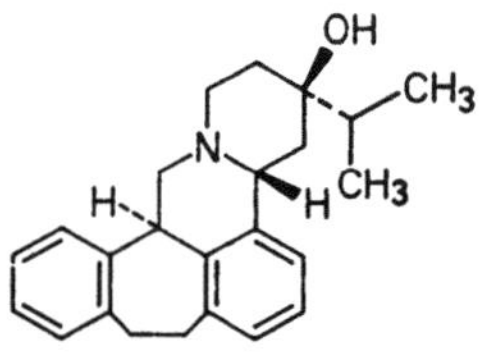

(+)-2,3,4,4aβ,8,9,13bα,14-Octahydro-3α-isopropyl-1*H*-benzo[6,7]cyclohepta[1,2,3-*de*]pyrido-[2,1-*a*]isochinolin-3-ol = (3α,4aα,13bβ)-2,3,4,4a,8,9,13b,14-Octahydro-3-(1-methylethyl)-1*H*-benzo-[6,7]cyclohepta[1,2,3-*de*]pyrido[2,1-*a*]isochinolin-3-ol (●)

H Hydrochlorid (52 389-27-2)

S AY-24 169, *Dexclamolhydrochlorid***

V Neurolepticum

5264 *(4289)* $C_{24}H_{29}NO$

468-07-5

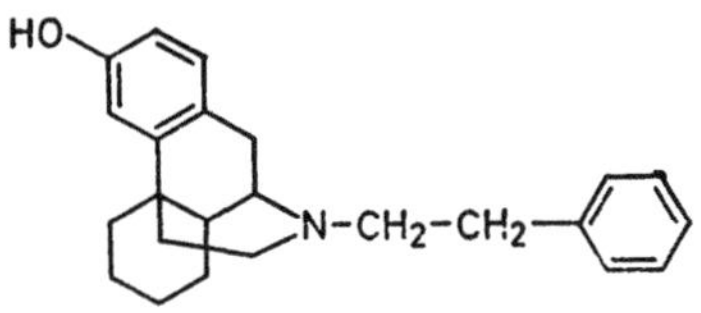

17-Phenethylmorphinan-3-ol = 3-Hydroxy-*N*-phenethylmorphinan = 17-(2-Phenylethyl)morphinan-3-ol (●)

S *Fenomorfano*, NIH 7274, *Phenomorphan***

V Analgeticum

5265 *(4290)* $C_{24}H_{29}NO_4$

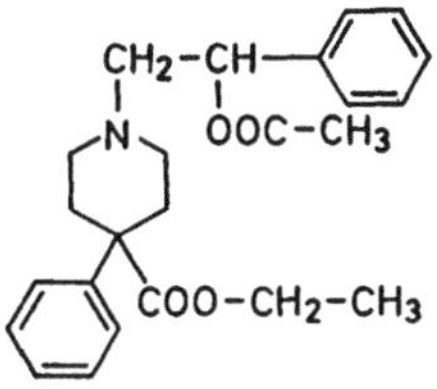

1-(β-Acetoxyphenethyl)-4-phenylpiperidin-4-carbonsäureethylester = 1-[2-(Acetyloxy)-2-phenylethyl]-4-phenyl-4-piperidincarbonsäureethylester (●)

S *Acetyloxpheneridin*, VÚFB-2763

V Analgeticum

5266 *(4291)* $C_{24}H_{29}NO_4$

486-47-5

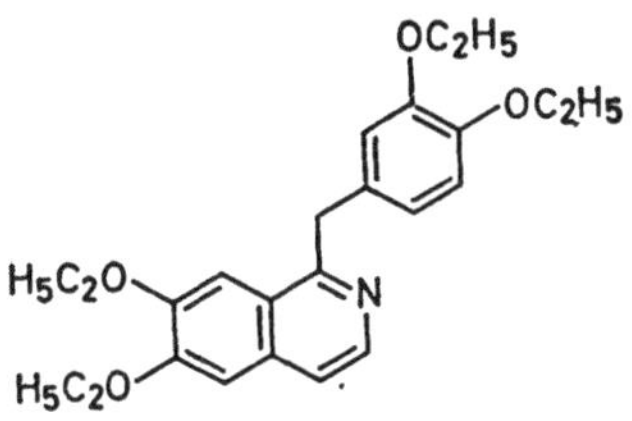

6,7-Diethoxy-1-(3,4-diethoxybenzyl)-isochinolin = 1-[(3,4-Diethoxyphenyl)methyl]-6,7-diethoxyisochinolin (●)

H auch Hydrochlorid (985-13-7)

S *Aethaverin*, *Äthylpapaverin*, Am-Thav, Balborin, Barbonin, Cardiostron, Cebral, Circubid, Consenil, Contrispasmin, Davrin, Diquinol, Etalent, *Etaverina*, Ethabid, Ethaquin, Ethatab, Ethavas, *Ethaverin***, Ethavex 100, Ethquinol, Harverine, Hexaverine, Isovex, Kayveroid, Laverin, Myoquin, Neopavrin, Papetherine, Paveroid, Perparin, Perperine, Preparein, Spasmatrol, Spasodil, *Tetraethylpapaverin*, Verina „Testagar"

V Spasmolyticum, Vasodilatans, Antiarrhythmicum

5267 *(4292)* $C_{24}H_{29}NO_5$

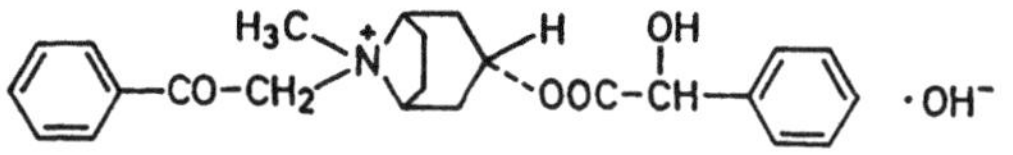

O-(±)-Mandeloyl-*N*-phenacyltropiniumhydroxid = *N*-Phenacylhomatropiniumhydroxid = 3-[(Hydroxyphenylacetyl)oxy]-8-methyl-8-(2-oxo-2-phenylethyl)-8-azoniabicyclo[3.2.1]octanhydroxid (●)

H Chlorid (3784-89-2)

S *Phenactropiniumchlorid***, *Phenacylhomatropiniumchlorid*, Trophenium

V Ganglienblocker

5268 *(4293)* $C_{24}H_{30}BrNO_4$

Bromdiethoxybenzyldihydrodiethoxyisochinolin

S Ambomitina

V Spasmolyticum

5269 *(4294)* $C_{24}H_{30}ClFO_5$

4258-85-9

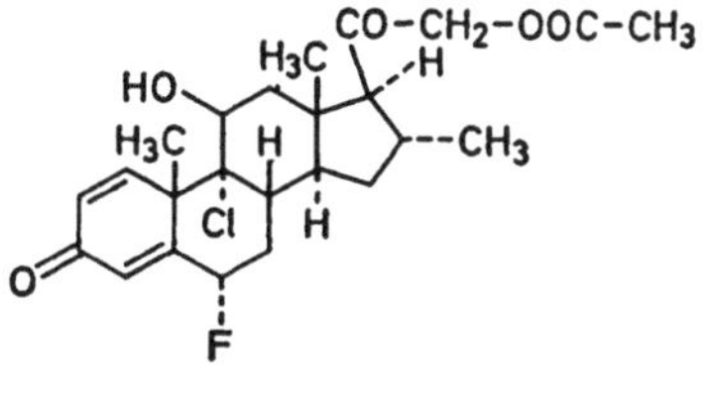

9α-Chlor-6α-fluor-11β,21-dihydroxy-16α-methyl-1,4-pregnadien-3,20-dion-21-acetat = (6α,11β,16α)-21-(Acetyloxy)-9-chlor-6-fluor-11-hydroxy-16-methylpregna-1,4-dien-3,20-dion (●)

S *Clocortolonacetat*, SH 818

V antiphlogistisch und antiallergisch wirksames Glucocorticoid

5270 $C_{24}H_{30}F_2O_6$
2823-42-9

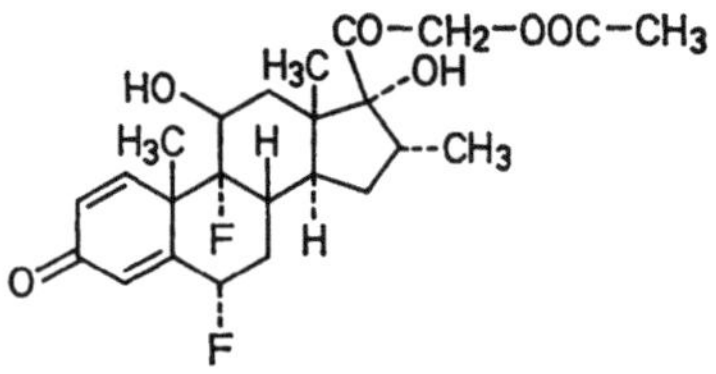

6α,9α-Difluor-11β,17α,21-trihydroxy-16α-methyl-1,4-pregnadien-3,20-dion-21-acetat = (6α,11β,16α)-21-(Acetyloxy)-6,9-difluor-11,17-dihydroxy-16-methylpregna-1,4-dien-3,20-dion (●)

S *Flumetasonacetat, Flumethasone acetate,* Fluosmin

V antiphlogistisch und antiallergisch wirksames Glucocorticoid

---

5271 *(4295)* $C_{24}H_{30}F_2O_6$
67-73-2

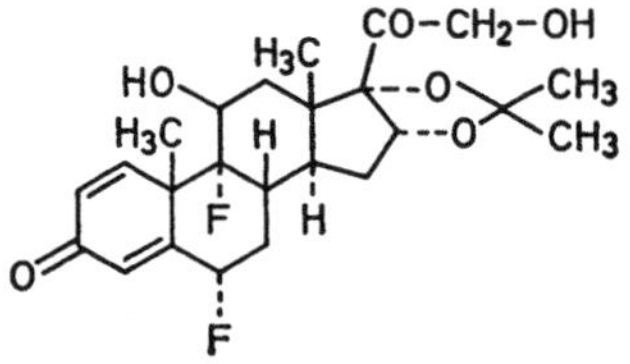

6α,9α-Difluor-11β,21-dihydroxy-16α,17α-isopropylidendioxy-1,4-pregnadien-3,20-dion = 6α,9α-Difluor-16α-hydroxyprednisolon-16,17-acetonid = (6α,11β,16α)-6,9-Difluor-11,21-dihydroxy-16,17-[(1-methylethyliden)bis(oxy)]pregna-1,4-dien-3,20-dion (●)

S Alfabios, Boniderma, Cetonid, Coderma, Cortalar, Corticinil, Cortiderma, Cremisona, Dermacort „PSN", Derma-Isom, Dermalar, Dermaplus, Dermatin, Dermil, Dermobeta, Dermolin, Dermomagis, Difluocin, Doricum semplice, Effusil, Ekaton, Esacinone, Esilon, Flucin, Flucinar, Flucort „Tanabe", Fluocinil, *Fluocinolonacetonid***, Fluocinolona-Oculos. Fluocinona, Fluocinone, Fluocit, Fluo-Cort, Fluocortiol, Fluodermol, Fluogisol, Fluo-Mex, Fluomix-Same, Fluonid „Marion", Fluonide dermica, Fluonolona, Fluordima, Fluorona, *Fluortriamcinolonacetonid,* Fluosintex, Fluoskin, Fluovitef, Fusalar, Gelidina, Intradermo-C, Isoderma, Jellin s.N., Lenar, Locaderm, Localyn „Recordati-Syntex", Monoderm, Neoderm, Neosynalar-simples, Omniderm, Percutina, Prodermin, Radiocin, Roliderm, RS-1401 AT, Sedaderm, Sindelin, Skinal, Sterolone „Francia Farm.", Straderm, Synadrone, Synalar, Synalon, Synamol, Synandone, Synemol, Synotic, Topiclyn, Topicin, Topicol, Topifluor, Ultraderm, Ungovac, Vinnar simple

V antiphlogistisch und antiallergisch wirksames Glucocorticoid

---

5272 *(4296)* $C_{24}H_{30}N_2O_2$
1767-88-0

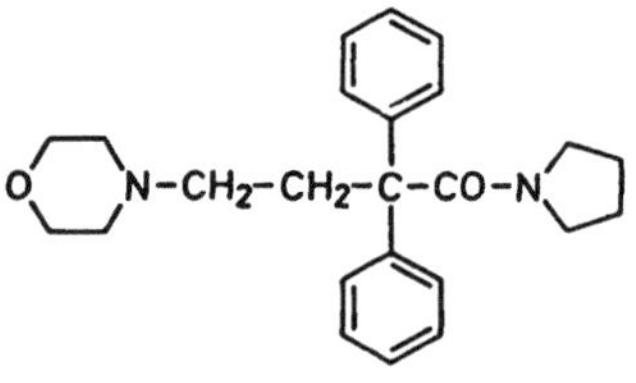

4-Morpholino-2,2-diphenylbutyropyrrolidid = 4-[4-Oxo-3,3-diphenyl-4-(1-pyrrolidinyl)-butyl]-morpholin = 1-[4-(4-Morpholinyl)-1-oxo-2,2-diphenylbutyl]pyrrolidin (●)

S *Desmethylmoramid***

V Analgeticum

5273 *(4297)* $C_{24}H_{30}N_2O_2$
309-29-5

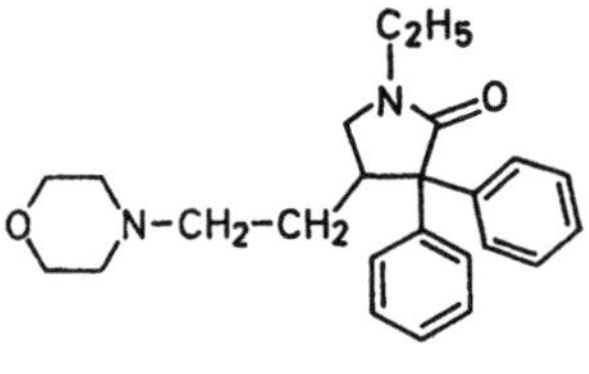

1-Ethyl-4-(2-morpholinoethyl)-3,3-diphenylpyrrolidin-2-on = 1-Ethyl-4-[2-(4-morpholinyl)ethyl]-3,3-diphenyl-2-pyrrolidinon (●)

H Hydrochloridhydrat (7081-53-0)

S AHR-619, Dopram, *Doxapramhydrochlorid***, Doxapril, Stimulexin

V zentrales Atmungsstimulans

5274 *(4298)* $C_{24}H_{30}N_2O_2S$
3819-00-9

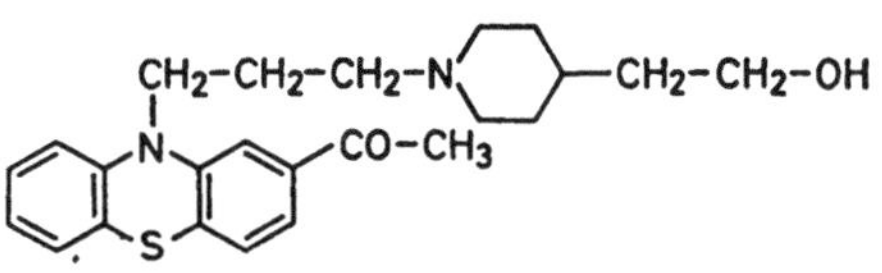

2-Acetyl-10-{3-[4-(β-hydroxyethyl)-piperidino]-propyl}-phenothiazin = 1-[10-[3-[4-(2-Hydroxy-ethyl)-1-piperidinyl]propyl]-10*H*-phenothiazin-2-yl]ethanon (●)

S Actazine, PC-1421, *Piperacetazin***, Psymod, Quide, SC-9794

V Neurolepticum, Antihistaminicum

5275 *(4299)* $C_{24}H_{30}N_2O_8$
1508-45-8

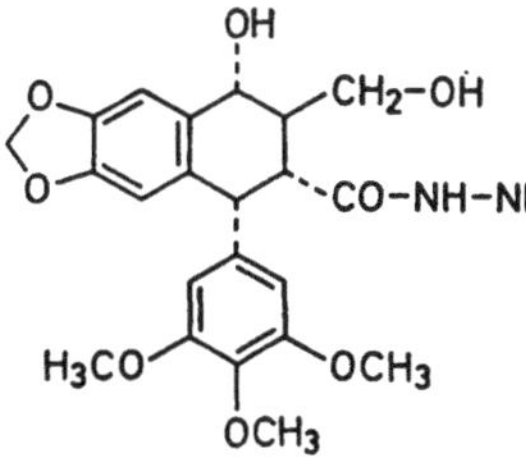

Podophyllsäureethylhydrazid = [5*R*-(5α,6α,7β,8α)]-5,6,7,8-Tetrahydro-8-hydroxy-7-(hydroxy-methyl)-5-(3,4,5-trimethoxyphenyl)naphtho[2,3-*d*]-1,3-dioxol-6-carbonsäure-2-ethylhydrazid (●)

S *Mitopodozid***, NSC-72274, Proresid-Ampullen, Proresipar, SP-I 77, SP-I Sandoz

V Antimitoticum, Cytostaticum

5276 *(4300)* $C_{24}H_{30}O_4$
4825-53-0

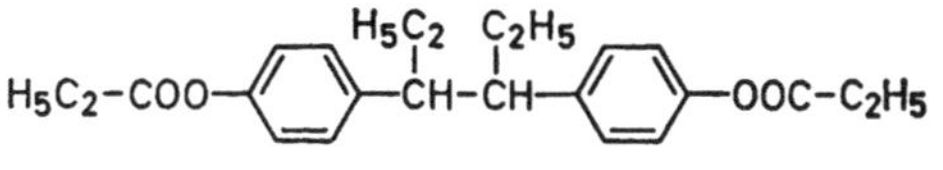

p,p'-(1,2-Diethylethylen)-bis-phenylpropionat = 3,4-Bis-(*p*-propionyloxyphenyl)-hexan = 4,4'-(1,2-Diethyl-1,2-ethandiyl)bis[phenol]dipropanoat (●)

H vgl. auch Nr. 3667, 4884

S Hexanoestrol, *Hexoestroldipropionat*, Hexogyn, Hexovon, Hormoestrol-Amp., Menogyn, Neo-estrolo, Retalon oleosum, Synthrogène

V synthetisches Östrogen

5277 *(4301)* $C_{24}H_{30}O_4$
• 805-84-5

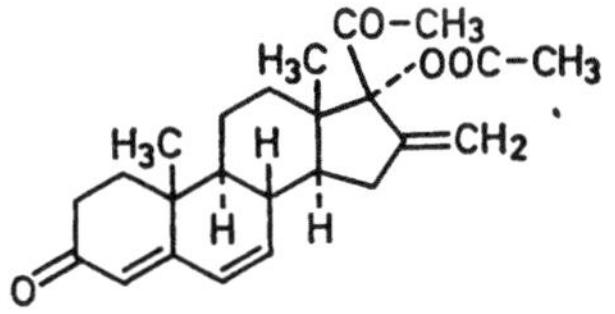

17α-Hydroxy-16-methylen-4,6-pregnadien-3,20-dion-17-acetat = 17α-Acetoxy-16-methylen-6-de-hydroprogesteron = 17-(Acetyloxy)-16-methylen-pregna-4,6-dien-3,20-dion (●)

S MDAP, *Methylendehydroacetoxyprogesteron*, Su-perlutin

V Progestativum

5278 *(4302)* $C_{24}H_{30}O_4$

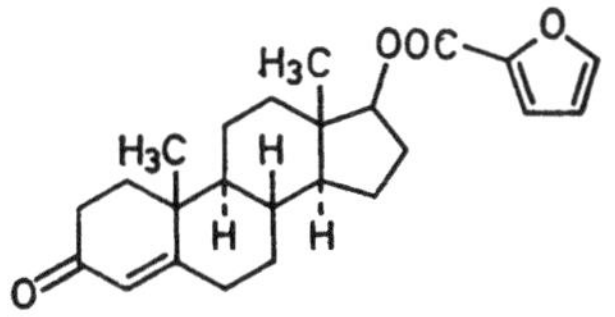

17β-Hydroxy-4-androsten-3-on-17-furoat = (17β)-17-[(2-Furanylcarbonyl)oxy]androst-4-en-3-on (●)

S Furotest, *Testosteronfuroat*

V Testishormon

5279 $C_{24}H_{30}O_8$
1867-82-9

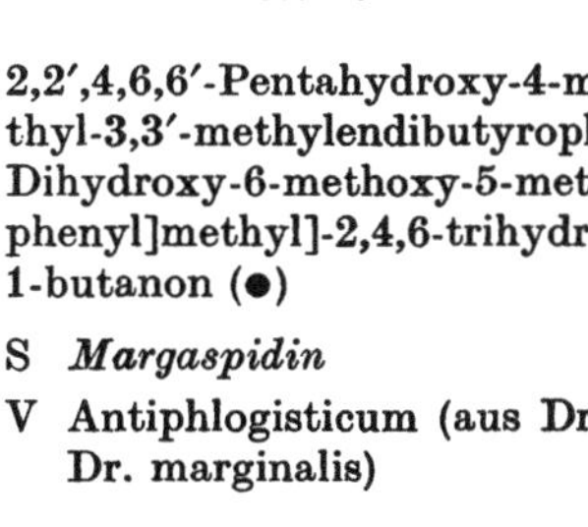

2,2',4,6,6'-Pentahydroxy-4-methoxy-5,5'-dime-thyl-3,3'-methylendibutyrophenon = 1-[3-[[2,4-Dihydroxy-6-methoxy-5-methyl-3-(1-oxobutyl)-phenyl]methyl]-2,4,6-trihydroxy-5-methylphenyl]-1-butanon (●)

S *Margaspidin*

V Antiphlogisticum (aus Dryopteris pacifica und Dr. marginalis)

5280 *(4303)* $C_{24}H_{30}O_8$

114-43-2 ●

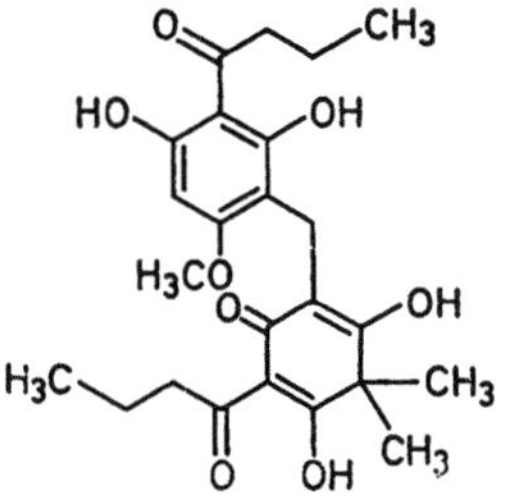

3′-[(5-Butyryl-2,4-dihydroxy-3,3-dimethyl-6-oxo-1,4-cyclohexadien-1-yl)-methyl]-2′,6′-dihydroxy-4′-methoxybutyrophenon = 2-[[2,4-Dihydroxy-6-methoxy-3-(1-oxobutyl)phenyl]methyl]-3,5-dihydroxy-4,4-dimethyl-6-(1-oxobutyl)-2,5-cyclohexadien-1-on (●)

S *Desaspidin***, Rosapin

V Anthelminthicum

5281 *(212 N)* $C_{24}H_{30}O_{11}$

19210-12-9

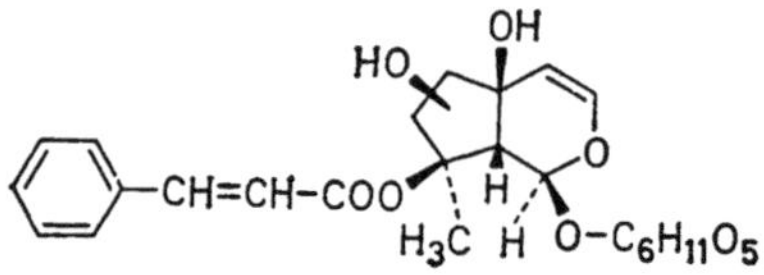

(1α,4aα,5α,7α,7aα)-1,4a,5,6,7,7a-Hexahydro-4a,5-dihydroxy-7-methyl-7-[(1-oxo-3-phenyl-2-propenyl)oxy]cyclopenta[*c*]pyran-1-yl-β-D-glucopyranosid (●)

S *Harpagosid*

V Antiphlogisticum, Analgeticum (Glukosid aus den Wurzeln von Harpagophytum procumbens)

5282 *(4304)* $C_{24}H_{31}ClO_4$

424-89-5

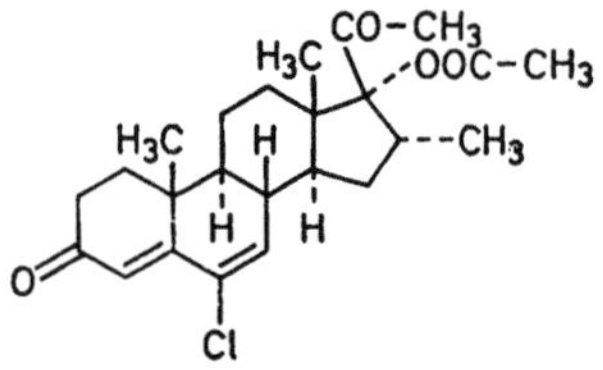

6-Chlor-17α-Hydroxy-16α-methyl-4,6-pregnadien-3,20-dion-17-acetat = (16α)-17-(Acetyloxy)-6-chlor-16-methylpregna-4,6-dien-3,20-dion (●)

S *Clomegestonacetat***, SH 741

V Progestativum

5283 *(4305)* $C_{24}H_{31}FO_5$

2135-14-0

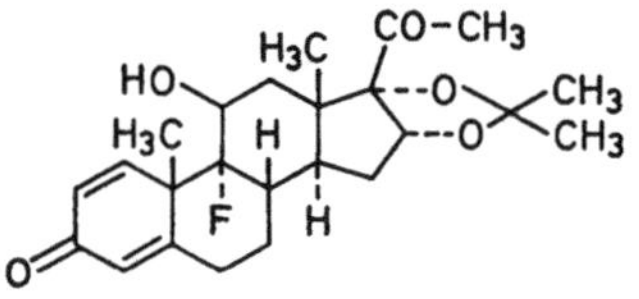

9α-Fluor-11β-hydroxy-16α,17α-isopropylidendioxy-1,4-pregnadien-3,20-dion = 9α-Fluor-11β,16α,17α-trihydroxy-1,4-pregnadien-3,20-dion-16,17-acetonacetal = 21-Desoxytriamcinolon-16,17-acetonid = (11β,16α)-9-Fluor-11-hydroxy-16,17-[(1-methylethyliden)bis(oxy)]pregna-1,4-dien-3,20-dion (●)

S CL 27071, *Descinolonacetonid*, *Desoxytriamcinolonacetonid*, NSC-44827

V antiphlogistisch und antiallergisch wirksames Glucocorticoid

5284 *(4306)* $C_{24}H_{31}FO_6$

1597-82-6

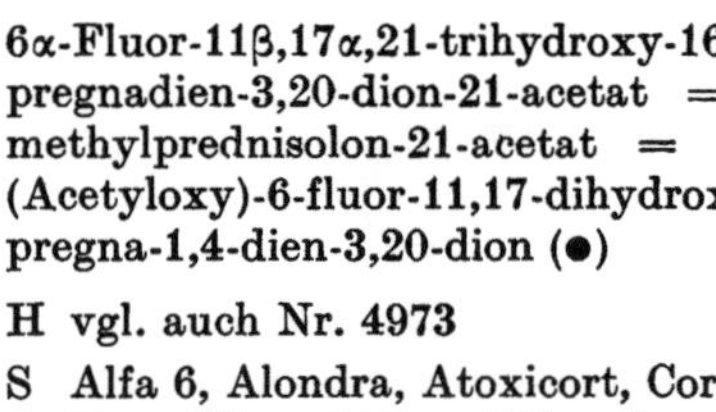

6α-Fluor-11β,17α,21-trihydroxy-16α-methyl-1,4-pregnadien-3,20-dion-21-acetat = 6α-Fluor-16α-methylprednisolon-21-acetat = (6α,11β,16α)-21-(Acetyloxy)-6-fluor-11,17-dihydroxy-16-methylpregna-1,4-dien-3,20-dion (●)

H vgl. auch Nr. 4973

S Alfa 6, Alondra, Atoxicort, Cortidene, CS 1483, Depodillar, Dilar, Dilarmine, Dillar, Flumethone, Haldrate, Haldrone, Metilar, Monocort „Syntex“, Monocortin, Paramesone, *Paramethasonacetat***, Paramezone, Sintecort, Stemex, Syntecort, Triniol

V antiphlogistisch und antiallergisch wirksames Glucocorticoid

5285 *(4307)* $C_{24}H_{31}FO_6$

1177-87-3

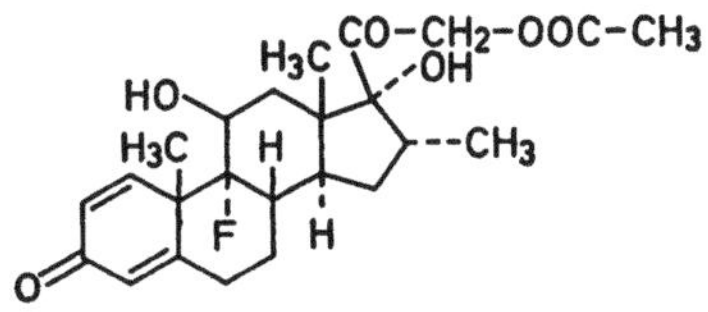

9α-Fluor-11β,17α,21-trihydroxy-16α-methyl-1,4-pregnadien-3,20-dion-21-acetat = 9α-Fluor-16α-methylprednisolon-21-acetat = (11β,16α)-21-(Acetyloxy)-9-fluor-11,17-dihydroxy-16-methylpregna-1,4-dien-3,20-dion (●)

H vgl. auch Nr. 4949

S Acidocort, Decadronal, Decadron-LA, Dectan-Susp., Dectancil, Dectancyl, Dergramin, Desameton, Deseronil, Dexacort, Dexa-Cortancyl, Dexa-Cortidelt, Dexa-Cortisyl, Dexadeltona, *Dexamethasonacetat*, Dexametona, Egocort, *Flumeprednisolon*, Fortecortin-Kristallsuspension, Panasone, Santeson-Cream, Spoloven-Kristallsuspension,

V antiphlogistisch und antiallergisch wirksames Glucocorticoid

5286 *(4308)* $C_{24}H_{31}FO_6$

987-24-6

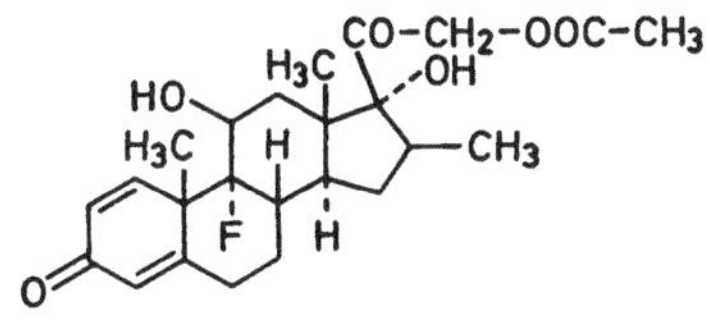

9α-Fluor-11β,17α,21-trihydroxy-16β-methyl-1,4-pregnadien-3,20-dion-21-acetat = 9α-Fluor-16β-methylprednisolon-21acetat = (11β,16β)-21-(Acetyloxy)-9-fluor-11,17-dihydroxy-16-methylpregna-1,4-dien-3,20-dion (●)

S *Betamethasonacetat*

V antiphlogistisch und antiallergisch wirksames Glucocorticoid

5287 *(4309)* $C_{24}H_{31}FO_6$

2119-75-7

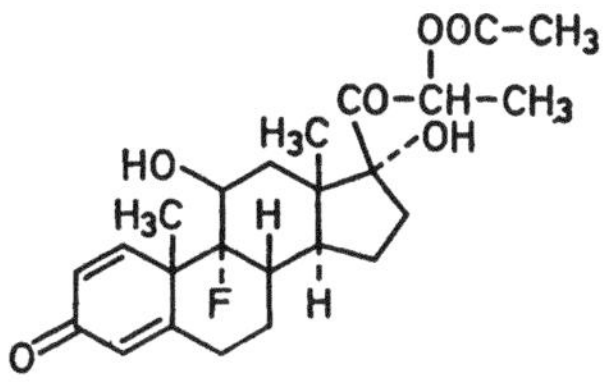

9α-Fluor-11β,17α,21-trihydroxy-21-methyl-1,4-pregnadien-3,20-dion-21-acetat = 9α-Fluor-21-methylprednisolon-21-acetat = [11β,17α,17(*S*)]-17-[2-(Acetyloxy)-1-oxopropyl]-9-fluor-11,17-dihydroxyandrosta-1,4-dien-3,20-dion (●)

S Alacortril, Falban-Crema, Flu-Korti, *Fluperolonacetat***, Methral, P-1742

V antiphlogistisch und antiallergisch wirksames Glucocorticoid

5288 $C_{24}H_{31}FO_6$

3385-03-3

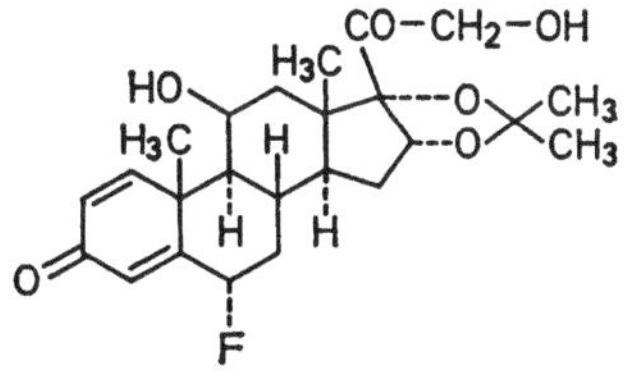

6α-Fluor-11β,21-dihydroxy-16α,17α-isopropylidendioxy-1,4-pregnadien-3,20-dion = 6α-Fluor-11β,16α,17α,21-tetrahydroxy-1,4-pregnadien-3,20-dion-16,17-acetonacetal = (6α,11β,16α)-6-Fluor-11,21-dihydroxy-16,17-[(1-methylethyliden)bis(oxy)]pregna-1,4-dien-3,20-dion (●)

H vgl. auch Nr. 5511

S *Flunisolid***, RS-3999

V antiphlogistisch und antiallergisch wirksames Glucocorticoid

5289 *(4310)* $C_{24}H_{31}FO_6$

76-25-5

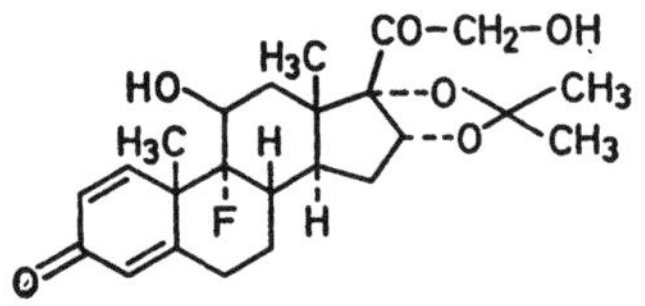

9α-Fluor-11β,21-dihydroxy-16α,17α-isopropyliden-dioxy-1,4-pregnadien-3,20-dion = 9α-Fluor-11β, 16α,17α,21-tetrahydroxy-1,4-pregnadien-3,20-dion-16,17-acetonacetal = 9α-Fluor-16α-hydroxy-prednisolon-16,17-acetonid = (11β,16α)-9-Fluor-11,21-dihydroxy-16,17-[(1-methylethyliden)bis-(oxy)]pregna-1,4-dien-3,20-dion (●)

H vgl. auch Nrr. 5305, 5671, 5817, 6153

S Adcortyl A, Albicort, Aristocort Acetonide, Aristogel, Aristoderm, Cetolona, Cinolone-pomata, Delphi, Delphicort (Salbe + Creme), Dermaquifa, Domtisona, Eczil, Extracort, Filoderma, Flogicort „pomata e lozione", *Fluoxiprednisolonacetonid,* Flutone, Fortcinolone, Ftorocort, Kenacort A, Kenacort T, Kenalog, Kenalone, Kenaquart, Ledercort A, Neo-Cort, Omcilon A, Paralen, Remiderm, Rineton, Solodelf, Sterocutan, Tédarol-Crème, Tramacin, Triaceton, Triamalone, *Triamcinolonacetonid,* Triamcortin, Triam-Injekt 40, Trianopollon, Trigon-Depot, Vetalog, Volon A, Volonimat-Creme, Voncort-Pomata

V antiphlogistisch und antiallergisch wirksames Glucocorticoid

---

5290 *(4311)* $C_{24}H_{31}F_3O_4$

987-18-8

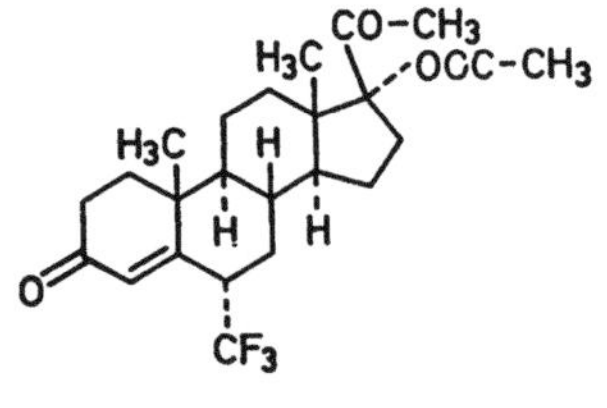

17α-Hydroxy-6α-trifluormethyl-4-pregnen-3,20-dion-17-acetat = 6α-Trifluormethyl-17α-acetoxy-progesteron = (6α)-17-(Acetyloxy)-6-(trifluor-methyl)pregn-4-en-3,20-dion (●)

S Demigran(a), *Flumedroxonacetat***, Leomigran, WG 537

V Migränetherapeuticum

5291 *(4312)* $C_{24}H_{31}NO$

76-64-2

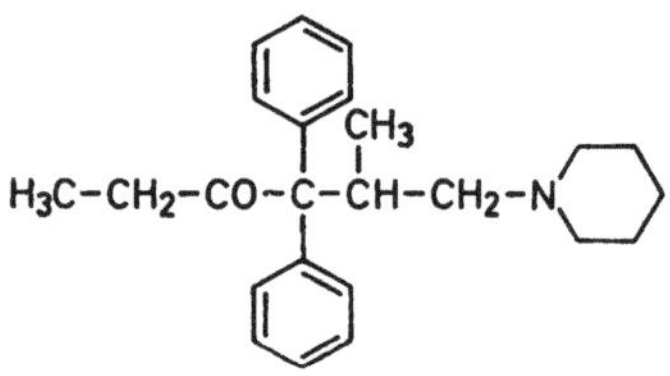

5-Methyl-4,4-diphenyl-6-piperidino-3-hexanon = 2-Methyl-3,3-diphenyl-1-piperidinohexan-4-on = 5-Methyl-4,4-diphenyl-6-(1-piperidinyl)-3-hexanon (●)

H auch Hydrochlorid (125-32-6)

S 29-C-48, *Pipanone*, Pipidone, P. 1. S. 1.

V Analgeticum

5292 *(4313)* $C_{24}H_{31}NO$

467-83-4

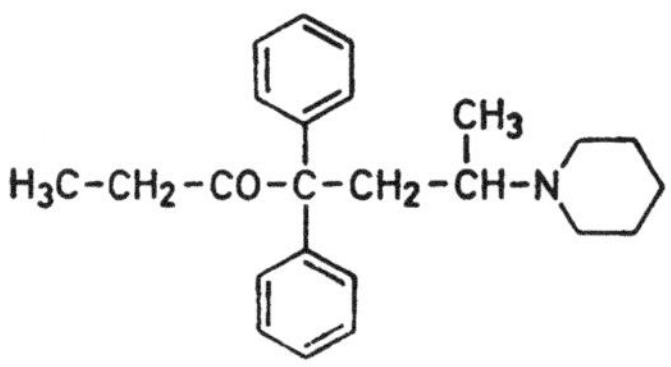

4,4-Diphenyl-6-piperidino-3-heptanon = 4,4-Diphenyl-2-piperidinoheptan-5-on = 4,4-Diphenyl-6-(1-piperidinyl)-3-heptanon (●)

H auch Hydrochlorid (856-87-1)

S 378-C-48, *Dipipanon***, Fenpidon, Hoechst 10805, Pamedone, *Phenylpiperone*, Pipadone, *Piperidyl-Amidon, Piperidyl-Methadon*

V Analgeticum

5293 *(4314)* $C_{24}H_{31}NO_2$

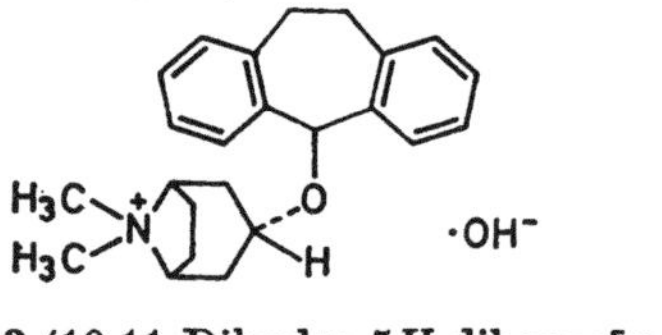

3-(10,11-Dihydro-5*H*-dibenzo[*a,d*]cyclohepten-5-yloxy)-*N*-methyltropaniumhydroxid = *endo*-3-[(10,11-Dihydro-5*H*-dibenzo[*a,d*]cyclohepten-5-yl)oxy]-8,8-dimethyl-8-azoniabicyclo[3.2.1]octan-hydroxid (●)

H Bromid (10139-98-7)

S B.S. 7020-a, *Deptropinmethobromid*

V Anticholinergicum (zur Ulcustherapie), Spasmolyticum

5293-01 *(4314a)* 38146-43-9

H Jodid

S B.S. 7020, *Deptropinmethojodid*

V Anticholinergicum (zur Ulcustherapie), Spasmolyticum

5294 *(4315)* $C_{24}H_{31}NO_4$

27736-80-7

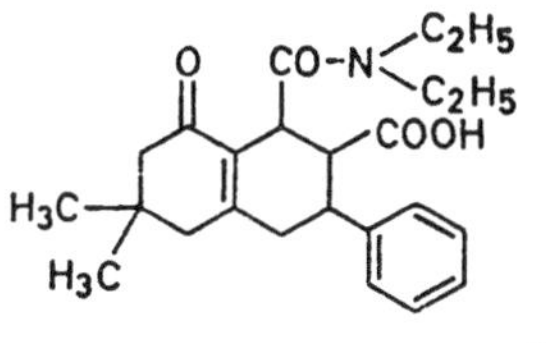

1-Diethylcarbamoyl-1,2,3,4,5,6,7,8-oktahydro-6,6-dimethyl-8-oxo-3-phenyl-2-naphthoesäure = 1-[(Diethylamino)carbonyl]-1,2,3,4,5,6,7,8-octahydro-6,6-dimethyl-8-oxo-3-phenyl-2-naphthalencarbonsäure (●)

S *Acide fénaftique***, *Acidum fenafticum***; *Fenaftic acid***, Vesifluyl

V Choleretícum

5295 *(4316)* $C_{24}H_{31}NO_4$

14009-24-6

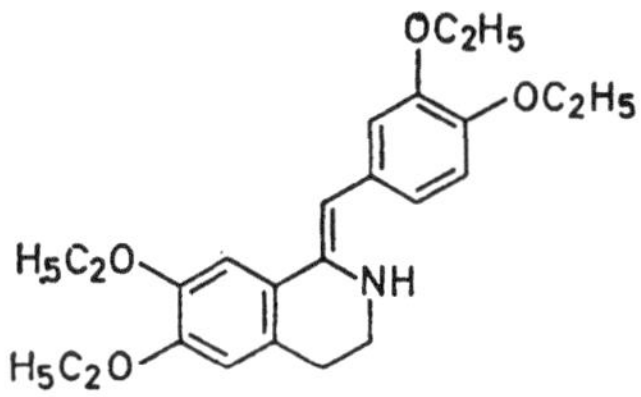

1-(3,4-Diethoxybenzyliden)-6,7-diethoxy-1,2,3,4-tetrahydroisochinolin = 3′,4′,6,7-Tetraethoxy-1-benzyliden-1,2,3,4-tetrahydroisochinolin = 1-[(3,4-Diethoxyphenyl)methylen]-6,7-diethoxy-1,2,3,4-tetrahydroisochinolin (●)

H Hydrochlorid (985-12-6)

S Deprolen, *Dihydroethaverine*, *Drotaverinhydrochlorid***, *Isodihydroperpariniumchlorid*, Luverin, No-Spa „Chinoin", Nospan „Chinoin", Nospasin, Tetraspasmin-Lefa

V Spasmolyticum

5295-01 61954-97-0

H Theophyllin-7-acetat

S Depogen

V Spasmolyticum

5296 *(4317)* $C_{24}H_{31}NO_5$

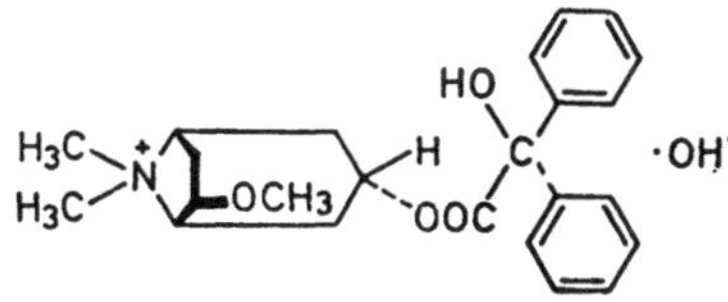

3-Benziloyloxy-6-methoxy-*N*-methyltropaniumhydroxid = 6-Methoxytropinbenzilsäureestermethylhydroxid = *endo*-3-[(Hydroxydiphenylacetyl)-oxy]-6-methoxy-8,8-dimethyl-8-azoniabicyclo-[3.2.1]octanhydroxid (●)

H Bromid (143-92-0)

S MTS 263, Palerol „Salvoxyl", Palerosan, *Tropenzilini bromidum***, *Tropenzilium*, *Tropenzilonum*

V Spasmolyticum

5297 *(4318)* $C_{24}H_{31}N_3O$

22881-35-2

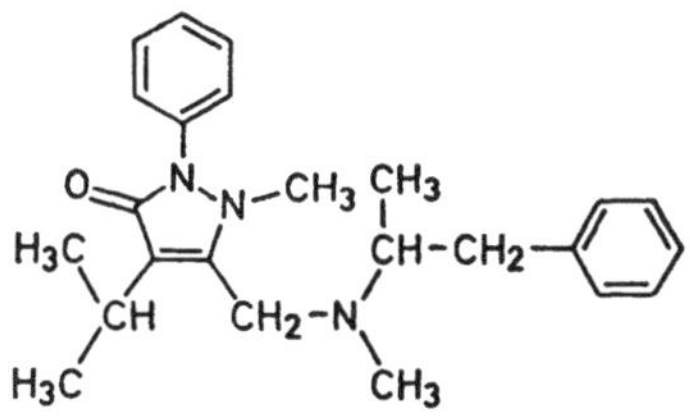

4-Isopropyl-2-methyl-3-[*N*-methyl-*N*-(α-methylphenethyl)-aminomethyl]-1-phenyl-3-pyrazolin-5-on = 1,2-Dihydro-1-methyl-4-(1-methylethyl)-5-[[methyl(1-methyl-2-phenylethyl)amino]methyl]-2-phenyl-3*H*-pyrazol-3-on (●)

S *Famprofazon***

V Analgeticum, Antipyreticum

5298 *(4319)* $C_{24}H_{31}N_3O$

35142-68-8

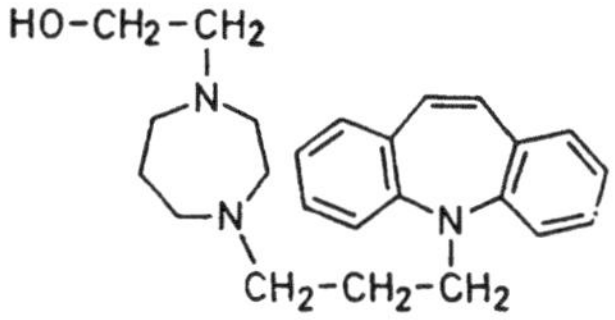

2-{4-[3-(5*H*-Dibenz[*b,f*]azepin-5-yl)-propyl]-perhydro-1,4-diazepin-1-yl}-ethanol = 4-[3-(5*H*-Dibenz[*b,f*]azepin-5-yl)propyl]hexahydro-1*H*-1,4-diazepin-1-ethanol (●)

S *Homopipramol***

V Psychotherapeuticum

5299 *(4320)* $C_{24}H_{31}N_3OS$

653-03-2

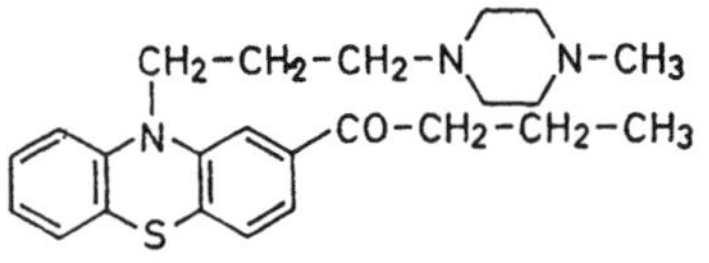

2-Butyryl-10-[3-(4-methyl-1-piperazinyl)-propyl]-phenothiazin = 1-[10-[3-(4-Methyl-1-piperazinyl)-propyl]-10*H*-phenothiazin-2-yl]-1-butanon (●)

H meist Diphosphat (7389-45-9) oder Dimaleinat (1063-55-4)

S AHR-712, AHR-3000, Bayer 1362, *Butaperazin**, *Butyrylperazin*, Emerex, Megalectil, Randolectil, Repoise, Riker 595, Tyrylen

V Neurolepticum, Antiemeticum

5300 *(4321)* $C_{24}H_{31}N_3O_2S$

2622-30-2

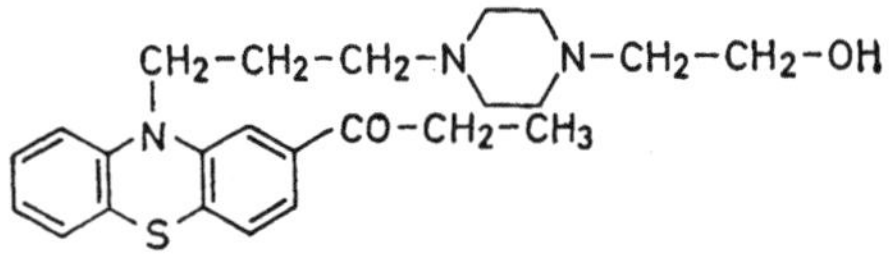

10-{3-[4-(2-Hydroxyethyl)-1-piperazinyl]-propyl}-2-propionylphenothiazin = 1-[10-[3-[4-(2-Hydroxyethyl)-1-piperazinyl]propyl]-10*H*-phenothiazin-2-yl]-1-propanon (●)

H auch Dimaleat (2975-34-0)

S *Carfenazin***, *Carphenazine*, Procéthazine, Proketazine, Wy-2445

V Neurolepticum

5301 *(4322)* $C_{24}H_{31}N_3O_3$

24360-55-2

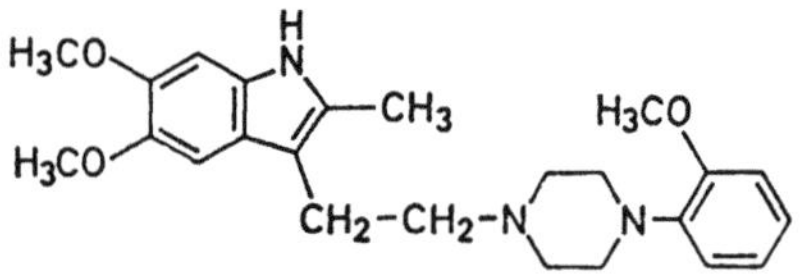

5,6-Dimethoxy-3-{2-[4-(*o*-methoxyphenyl)-1-piperazinyl]-ethyl}-2-methylindol = 5,6-Dimethoxy-3-[2-[4-(2-methoxyphenyl)-1-piperazinyl]ethyl]-2-methyl-1*H*-indol (●)

S *Milipertin***, Win 18935

V Neurolepticum

5302 *(216 N)* $C_{24}H_{31}N_3O_7$

12684-33-2

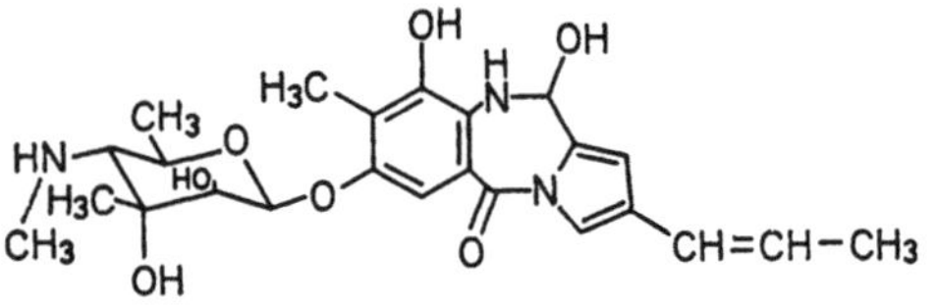

7-[[4,6-Dideoxy-3-*C*-methyl-4-(methylamino)-β-D-altropyranosyl)oxy]-10,11-dihydro-9,11-dihydroxy-8-methyl-2-(1-propenyl)-5*H*-pyrrolo[2,1-*c*][1,4]-benzodiazepin-2-on (●)

S *Antibioticum 4761*, *Sibiromycin*

V cytostatisch wirksames Antibioticum aus Streptosporangium sibiricum

---

5303 *(4323)* $C_{24}H_{32}As_2N_2O_{12}$

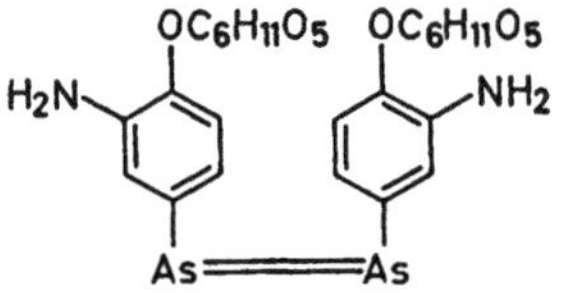

3,3'-Diamino-4,4'-dihydroxyarsenobenzoldiglucosid = 4,4'-(1,2-Diarsendiyl)bis[2-aminophenyl-β-D-glucopyranosid] (●)

S *Arsphenamindiglucosid*, Stabilarsan

V Chemotherapeuticum

5304 $C_{24}H_{32}ClFO_5$

3093-35-4

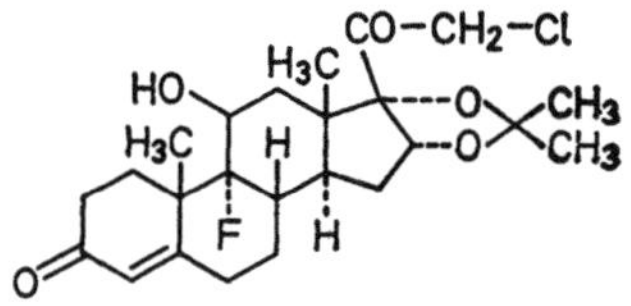

21-Chlor-9α-fluor-11β-hydroxy-16α,17α-isopropylidendioxy-4-pregnen-3,20-dion = 21-Chlor-9α-fluor-11β,16α,17α-trihydroxy-4-pregnen-3,20-dion-16,17-acetonacetal = (11β,16α)-21-Chlor-9-fluor-11-hydroxy-16,17-[(1-methylethyliden)bis-(oxy)]pregn-4-en-3,20-dion (●)

S Alcinon, Dermalog simple, Halciderm, *Halcinonid***, Halog, Primoderm, SQ 18566, Volog

V antiphlogistisch und antiallergisch wirksames Glucocorticoid

5305 *(4324)* $C_{24}H_{32}FO_9P$
989-96-8

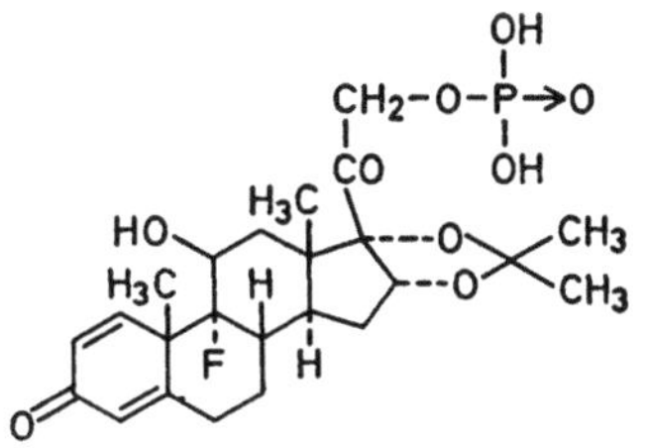

9α-Fluor-11β,21-dihydroxy-16α,17α-isopropyliden-dioxy-1,4-pregnadien-3,20-dion-21-dihydrogen-phosphat = Triamcinolonacetonid-21-phosphat = (11β,16α)-9-Fluor-11-hydroxy-16,17-[(1-methyl-ethyliden)bis(oxy)]-21-(phosphonooxy)pregna-1,4-dien-3,20-dion (●)

H Dinatriumsalz **(1987-15-5)**

S Aristosol, CL 61965, *Triamcinolonacetonidsodiumphosphat*, Volon A Solubile

V antiphlogistisch und antiallergisch wirksames Glucocorticoid

5306 $C_{24}H_{32}N_2$
41537-67-1

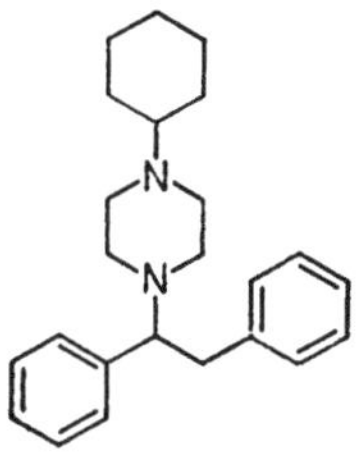

1-Cyclohexyl-4-(1,2-diphenylethyl)piperazin (●)

S MT-45

V Analgeticum

5307 *(213 N)* $C_{24}H_{32}N_2O_2$
10402-90-1

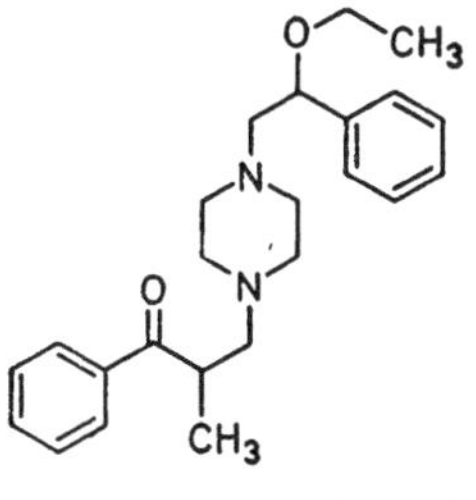

3-[4-(β-Ethoxyphenethyl)-1-piperazinyl]-2-methyl-propiophenon = 1-(2-Ethoxy-2-phenylethyl)-4-(2-methyl-3-oxo-3-phenylpropyl)-piperazin = 3-[4-(2-Ethoxy-2-phenylethyl)-1-piperazinyl]-2-methyl-1-phenyl-1-propanon (●)

H Dihydrochlorid **(10402-53-6)**

S CERM 746, CG-B 6 K, *Eprazinondihydrochlorid***, Mucitux, Resplen

V Antitussivum, Mucolyticum, Bronchospasmolyticum

5308 *(4325)* $C_{24}H_{32}N_2O_5$
1178-28-5

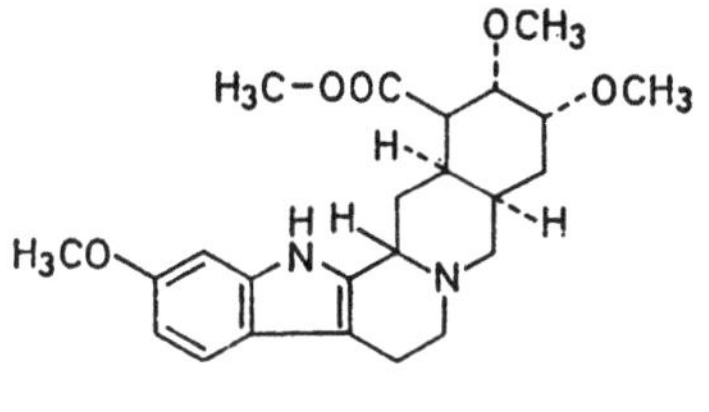

2,3α,11-Trimethoxyyohimban-1-carbonsäuremethylester = Methyl-18-epireserpatmethyläther = (3β,16β,17α,18α,20α)-11,17,18-Trimethoxyyohimban-16-carbonsäuremethylester (●)

H Hydrochlorid **(1178-29-6)**

S Avicalm, *Mepireserpathydrochlorid*, Mepiserpato, *Metoserpathydrochlorid***, Pacitran „Ciba", Su-9064

V Antipsychoticum, Tranquillizer

5309 *(4326)* $C_{24}H_{32}N_2O_{12}S$
1329-37-9

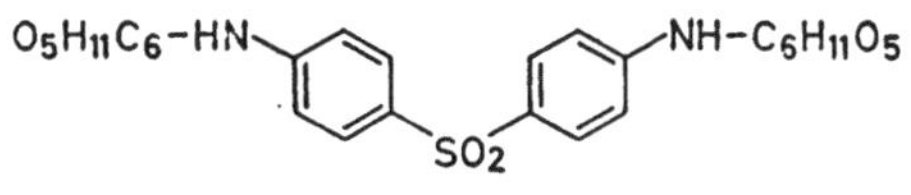

p,p'-Sulfonyldianilin-*N,N'*-digalaktosid = 4,4'-Diaminodiphenylsulfon-*N,N'*-digalaktosid = *N,N'*-[Sulfonylbis(4,1-phenylen)]bis[galactopyranosylamin] (●)

S Eupatin II, *Galactosulfonum*, *Galaphenylsulfone*, Reconan (Oto), Solufone, Tibatin

V Chemotherapeuticum

5310 *(4327)* $C_{24}H_{32}O_2$
2487-63-0

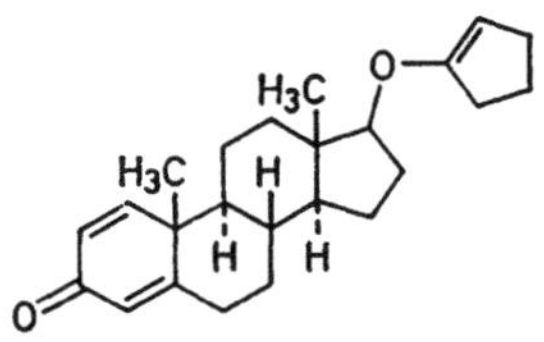

17β-(1-Cyclopentenyloxy)-1,4-androstadien-3-on = (17β)-17-(1-Cyclopenten-1-yloxy)androsta-1,4-dien-3-on (●)

S Anabolicum Vister, Anabolvis, *Quinbolon***
V Anabolicum

5311 *(4328)* $C_{24}H_{32}O_3$
14561-42-3

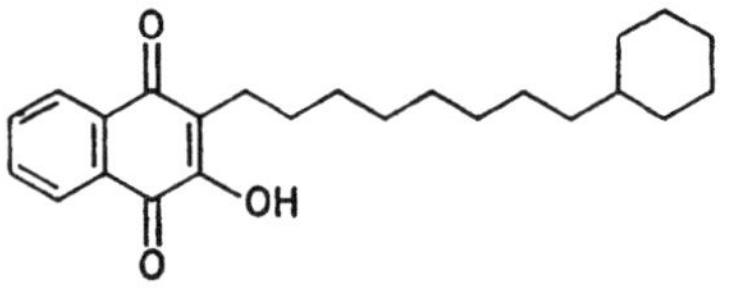

2-(8-Cyclohexyloctyl)-3-hydroxy-1,4-naphthochinon = 2-(8-Cyclohexyloctyl)-3-hydroxy-1,4-naphthalendion (●)

S *Menocton***, Win 11530
V Malariachemotherapeuticum

5312 *(4329)* $C_{24}H_{32}O_4$
113-38-2

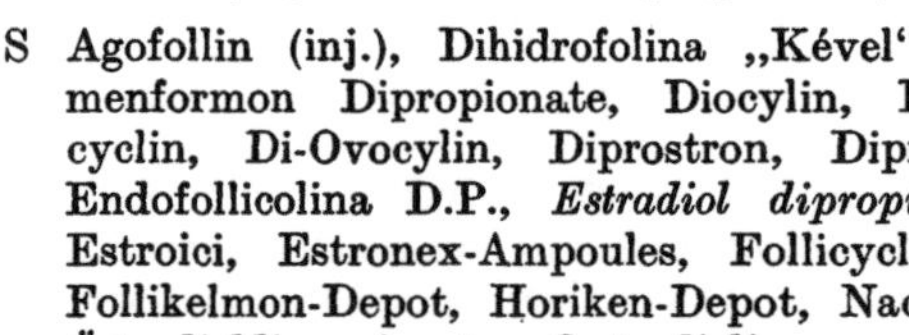

1,3,5(10)-Östratrien-3,17β-dioldipropionat = (17β)-Östra-1,3,5(10)-trien-3,17-dioldipropanoat (●)

S Agofollin (inj.), Dihidrofolina „Kével", Dimenformon Dipropionate, Diocylin, Diovocyclin, Di-Ovocylin, Diprostron, Diprovex, Endofollicolina D.P., *Estradiol dipropionate*, Estroici, Estronex-Ampoules, Follicyclin P, Follikelmon-Depot, Horiken-Depot, Nacyclyl, *Östradioldipropionat*, *Oestradioli propionas*, Oestron „Mepha", Ovacrin, Ovahormon-Depot, Ovocyclin P, Progynon D
V Depot-Follikelhormon

5313 *(4330)* $C_{24}H_{32}O_4$
26545-90-4

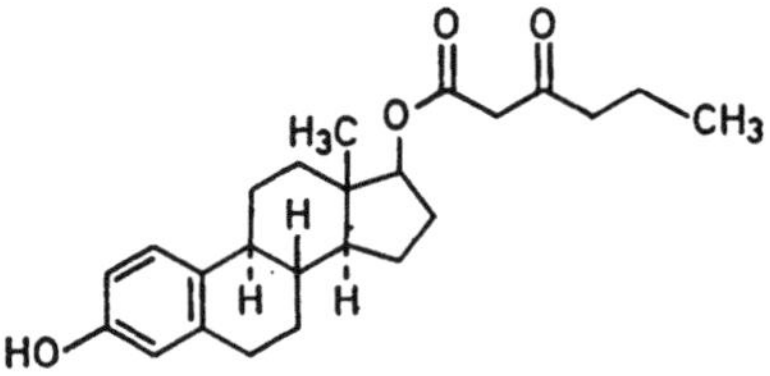

1,3,5(10)-Östratrien-3,17β-diol-17-(3-oxohexanoat) = Östradiol-17β-butyrylacetat = (17β)-Östra-1,3,5(10)-trien-3,17-diol-17-(3-oxohexanoat) (●)

S Follikosid-Ampullen, *Östradiolbutyrylacetat*
V Depot-Follikelhormon

5314 *(4331)* $C_{24}H_{32}O_4$
595-33-5

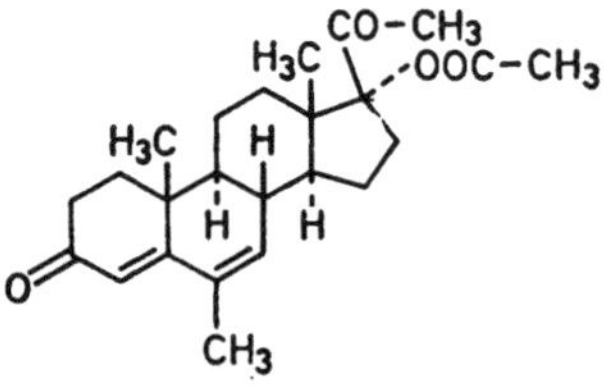

17α-Hydroxy-6-methyl-4,6-pregnadien-3,20-dion-17-acetat = 17α-Acetoxy-6-methylpregna-4,6-dien-3,20-dion = 6-Methyl-6-dehydro-17α-acetoxyprogesteron = 17-(Acetyloxy)-6-methylpregna-4,6-dien-3,20-dion (●)

S BDH 1298, Magestin, Megace, Megeron, Megestin, *Megestrolacetat*, *Megoestrolacetat*, NIA, Niagestin, Ovaban, Ovarid, SC-10363
V Progestativum, Antineoplasticum

5315 *(4332)* $C_{24}H_{32}O_4$
297-76-7

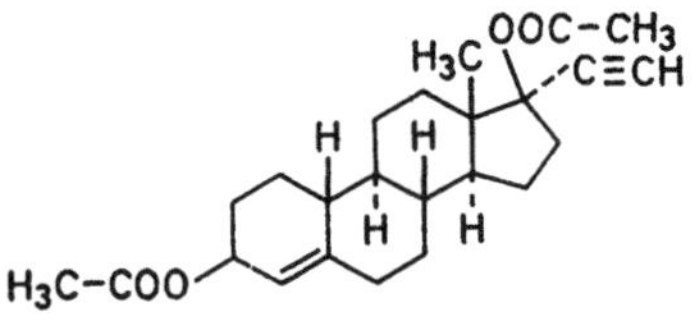

17α-Ethinyl-4-östren-3β,17β-dioldiacetat = 19-Nor-17α-pregn-4-en-20-in-3β,17β-dioldiacetat = (3β,17α)-19-Norpregn-4-en-20-in-3,17-diodiacetat (●)

S *Äthynodioldiacetat*, 8080 C.B., Continuin, *Ethynodioldiacetat*, *Etinodiolo acetato*, *Etynodioli acetas**, Femulen, Luteonorm, Luto-Metrodiol, Métrodiol, SC-11800

V Progestativum

5316 *(4333)* $C_{24}H_{32}O_4$

465-39-4

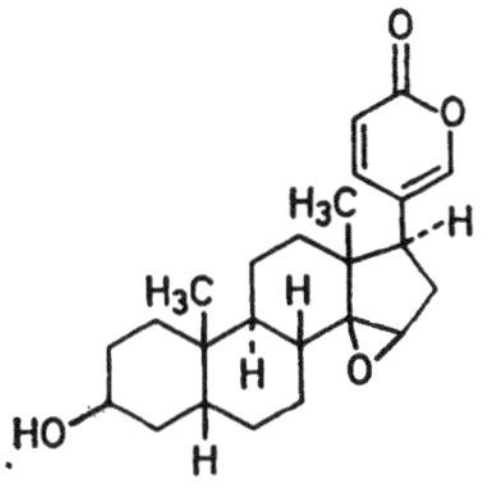

14β,15β-Epoxy-3β-hydroxy-5β-bufa-20,22-dienolid = (3β,5β,15β)-14,15-Epoxy-3-hydroxybufa-20,22-dienolid (●)

S *Bufogenin***, Resi, *Resibufogenin*, Respigon

V Respirationsstimulans, Cardiotonicum (aus Kröten isolierter Wirkstoff)

5317 *(4334)* $C_{24}H_{32}O_4S$

52-01-7

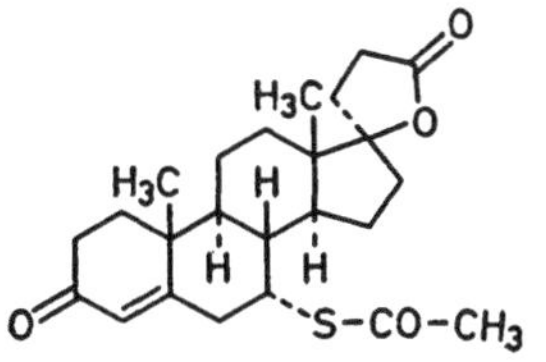

3-(7α-Acetylthio-17β-hydroxy-3-oxo-4-androsten-17α-yl)-propionsäure-γ-lacton = 7α-Acetylthio-3-oxo-4-androsten-17-spiro-2′-tetrahydrofuran-5′-on = (7α,17α)-7-(Acetylthio)-17-hydroxy-3-oxopregn-4-en-21-carbonsäure-γ-lacton (●)

S Aldactone, Aldactone-A, Aldonar, Britaltone, Chymodyn-A, *Espironolactona*, Idrolattone, Nefrolactona, Nolaken, Osiren, Osyrol, SC-9420, Sinamina, Spiresis, Spiridon, *Spirolactone*, *Spirolakton*, Spirolan, Spirolang, Spirone, *Spironolacton***, *Spironolattone*, Uractone, Verospiron

V Diureticum (Aldosteronantagonist)

5318 *(4335)* $C_{24}H_{32}O_5$

20424-00-4

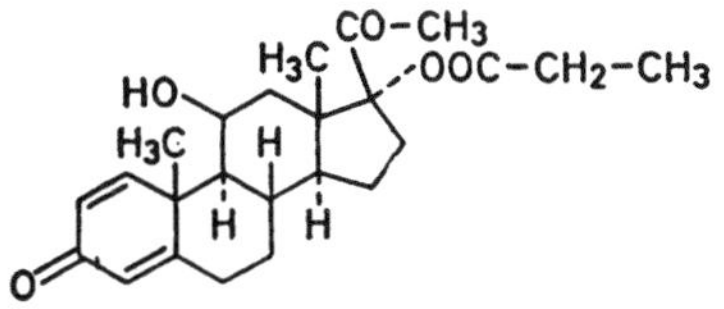

11β,17α-Dihydroxy-1,4-pregnadien-3,20-dion-17-propionat = (11β)-11-Hydroxy-17-(1-oxopropoxy)pregna-1,4-dien-3,20-dion (●)

S *Deprodonpropionat**, *Desolonpropionat*, R.D. 20000

V antiphlogistisch und antiallergisch wirksames Glucocorticoid

---

5319 *(4336)* $C_{24}H_{32}O_6$

53-36-1

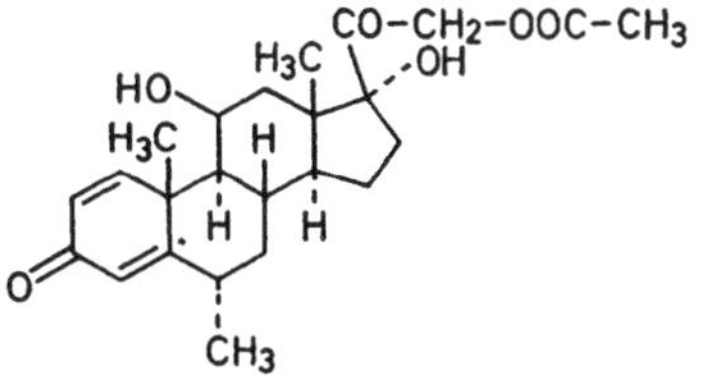

11β,17α,21-Trihydroxy-6α-methyl-1,4-pregnadien-3,20-dion-21-acetat = 6α-Methylprednisolon-21-acetat = (6α,11β)-21-(Acetyloxy)-11,17-dihydroxy-6-methylpregna-1,4-dien-3,20-dion (●)

S Depo-Medrate, Depo-Medrol, Depo-Medrone, Depo-Moderin, D-Med, Emmetipi, Medrol Enpak, *Methylprednisolonacetat*, Solsolona, Urbason-Kristallsuspension

V antiphlogistisch und antiallergisch wirksames Glucocorticoid

---

5320 *(4337)* $C_{24}H_{32}O_6$

638-94-8

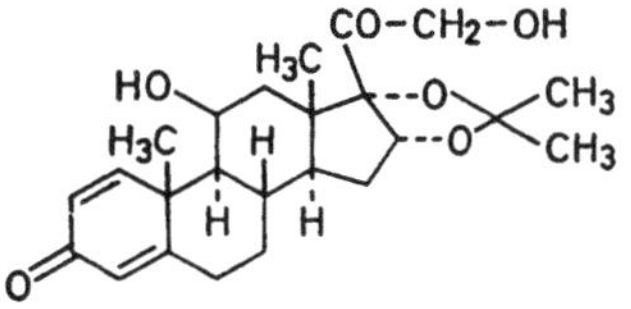

11β,21-Dihydroxy-16α,17α-isopropylidendioxy-1,4-pregnadien-3,20-dion = 11β,16α,17α,21-Tetrahydroxy-1,4-pregnadien-3,20-dion-16,17-acetonacetal = 16α-Hydroxyprednisolon-16,17-acetonid = (11β,16α)-11,21-Dihydroxy-16,17-[(1-methylethyliden)bis(oxy)]pregna-1,4-dien-3,20-dion (●)

S Apolar, D 2083, *Desfluorotriamcinolonacetonid*, *Desonid***, Gencilen, *Hydroxyprednisolonacetonid*, *Oxiprednisolonacetonid*, *Prednacinolon(acetonid)*, Reticus, Sine-Fluor, Steroderm, Tridesilon, Zotinar

V antiphlogistisch und antiallergisch wirksames Glucocorticoid

---

5321 *(4338)* $C_{24}H_{32}O_{10}$

25161-41-5

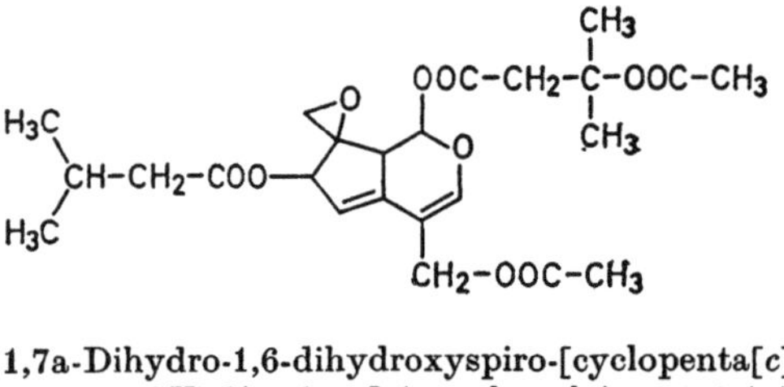

1,7a-Dihydro-1,6-dihydroxyspiro-[cyclopenta[*c*]-pyran-7(6*H*)-2′-oxiran]-4-methanol-4-acetat-1-(3-acetoxy-3-methylbutyrat)-6-isovalerianat = 1-(β-Acetoxyisovaleroxy)-4-acetoxymethyl-6-isovaleroxy-1,6,7,7a-tetrahydrocyclopenta[*c*]pyran-7-spiro-2′-oxiran = 3-(Acetyloxy)-3-methylbutansäure-(1α,6β,7α,7aα)-(+)-4-[(acetyloxy)methyl]-6,7a-dihydro-6-(3-methyl-1-oxobutoxy)spiro[cyclopenta[*c*]pyran-7(1*H*),2′-oxiran]-1-ylester (●)

S *Acetoxyvalepotriat*, *Acevaltrat***

V Sedativum (Wirkstoff aus den Wurzeln von Valeriana officinalis)

5322 *(4339)* $C_{24}H_{33}FO_6$

1524-88-5

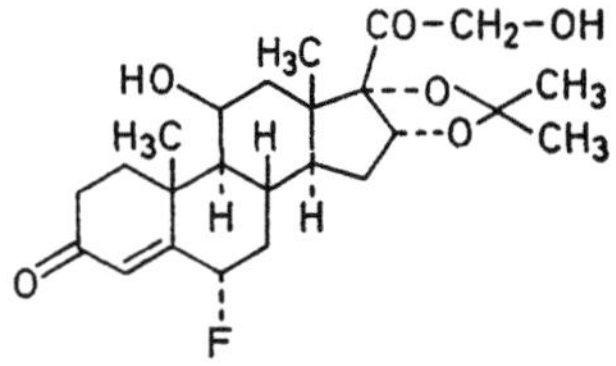

6α-Fluor-11β,21-dihydroxy-16α,17α-isopropylidendioxy-4-pregnen-3,20-dion = 6α-Fluor-11β,16α,17α,21-tetrahydroxy-4-pregnen-3,20-dion-16,17-acetonacetal = 6α-Fluor-16α-hydroxyhydrocortison-16,17-acetonid = (6α,11β,16α)-6-Fluor-11,21-dihydroxy-16,17-[(1-methylethyliden)bis(oxy)]-pregn-4-en-3,20-dion (●)

S Alondra-F, Cordran, Drenison, Drocort, *Fludroxicortidum*, *Fludroxycortid***, *Fluorandrenolon*, *Flurandrenolide*, *Flurandrenolonacetonid*, *Flurandrenolone*, Haelan, Haldrone-F, L 33379, Sermaka

V antiphlogistisch und antiallergisch wirksames Glucocorticoid

---

5323 *(4340)* $C_{24}H_{33}NO_3$

31329-57-4

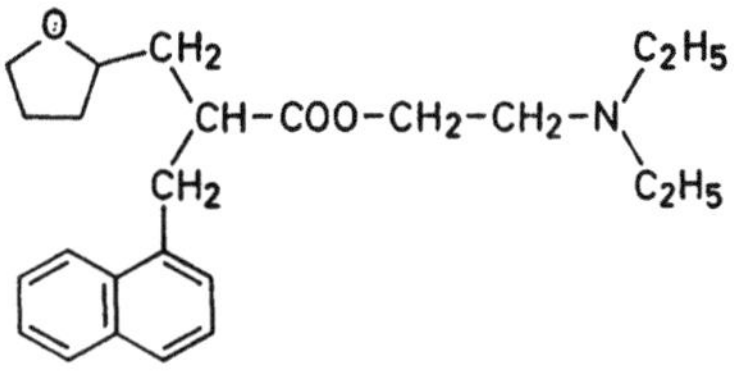

3-(1-Naphthyl)-2-tetrahydrofurfurylpropionsäure-β-diethylaminoethylester = Tetrahydro-α-(1-naphthalenylmethyl)-2-furanpropansäure-2-(diethylamino)ethylester (●)

H Hydrogenoxalat (3200-06-4)

S Dubimax, Dusodril, EU-1806, Iridus, Iridux, LS 121, *Nafronyloxalat*, *Naftidrofuryloxalat***, *Naftifurinoxalat*, Praxilène

V Vasodilatans

5324 *(214 N)* $C_{24}H_{33}NO_3$

3579-62-2

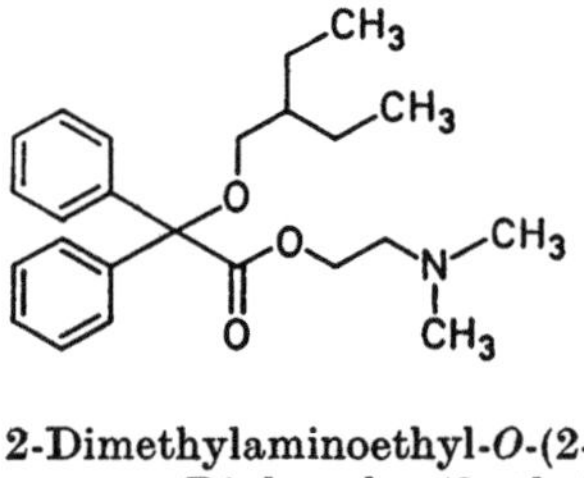

2-Dimethylaminoethyl-*O*-(2-ethylbutyl)-benzilat = α,α-Diphenyl-α-(2-ethylbutoxy)-essigsäure-β′-dimethylaminoethylester = α-(2-Ethylbutoxy)-α-phenylbenzenessigsäure-2-(dimethylamino)ethylester (●)

H Hydrochlorid (3321-06-0)

S *Denaverinhydrochlorid***, Spasmalgan

V Spasmolyticum

5325 (4341) $C_{24}H_{33}NO_3$
1329-38-0

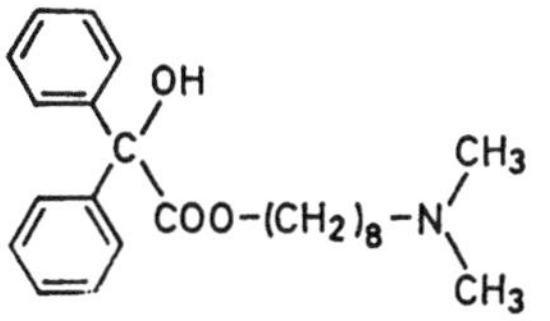

Benzilsäuredimethylaminooctylester = α-Hydroxy-α-phenylbenzenessigsäure-8-(dimethylamino)-octylester (●)

S Alin „Dr. Lazar"

V Anticholinergicum

5326 (4342) $C_{24}H_{33}NO_4$
21 088-15-3

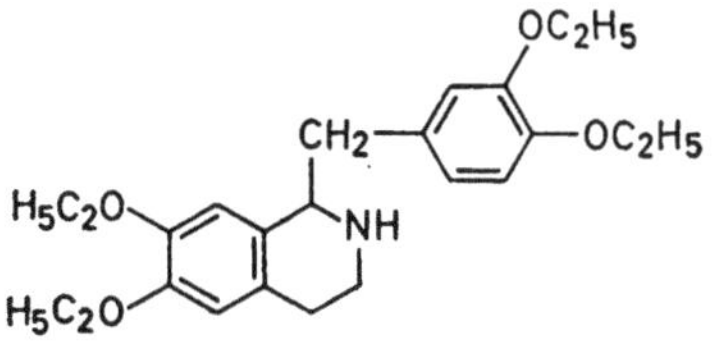

1-(3,4-Diethoxybenzyl)-6,7-diethoxy-1,2,3,4-tetrahydroisochinolin = 3',4',6,7-Tetraethoxy-1-benzyl-1,2,3,4-tetrahydroisochinolin = 1-[(3,4-Diethoxyphenyl)methyl]-6,7-diethoxy-1,2,3,4-tetrahydroisochinolin (●)

H Formiat (37171-97-4)

S BTF

V Antihypertonicum, Appetitzügler

5327 (4343) $C_{24}H_{33}N_3O_2S$
2470-73-7

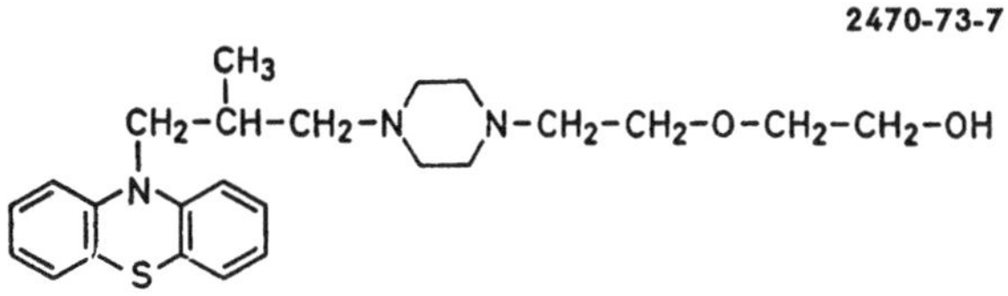

10-{3-[4-[2-(2-Hydroxyethoxy)-ethyl]-1-piperazinyl]-2-methylpropyl}-phenothiazin = 2-[2-[4-[2-Methyl-3-(10*H*-phenothiazin-10-yl)propyl]-1-piperazinyl]ethoxy]ethanol (●)

S *Dixyrazin*, Esocalm, Esucos, Metronal, Roscal, U.C.B. 3412

V Neurolepticum, Antihistaminicum

5327-01 (4343a) 20085-26-1

H Dioxalat

S Dixypazin

V Neurolepticum

5328 (215 N) $C_{24}H_{33}N_3O_3S_2$
39 860-99-6

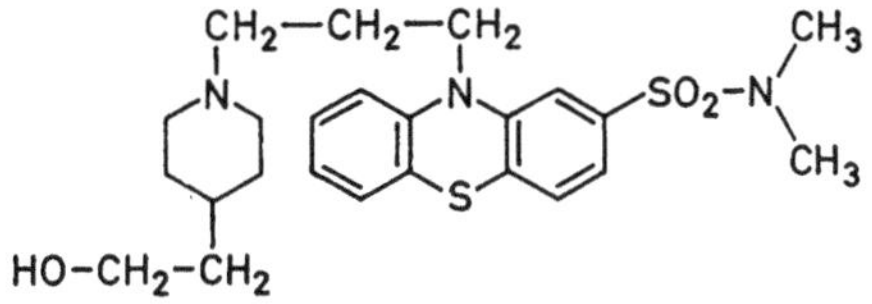

10-{3-[4-(2-Hydroxyethyl)-piperidino]-propyl}-*N*,*N*-dimethylphenothiazin-2-sulfonamid = 10-[3-[4-(2-Hydroxyethyl)-1-piperidinyl]propyl]-*N*,*N*-dimethyl-10*H*-phenothiazin-2-sulfonamid (●)

H vgl. auch Nrr. 5954, 6015

S Piportil, *Pipothiazine*, *Pipotiazin***, 19366 R.P.

V Neurolepticum

5329 $C_{24}H_{33}N_3O_5S$

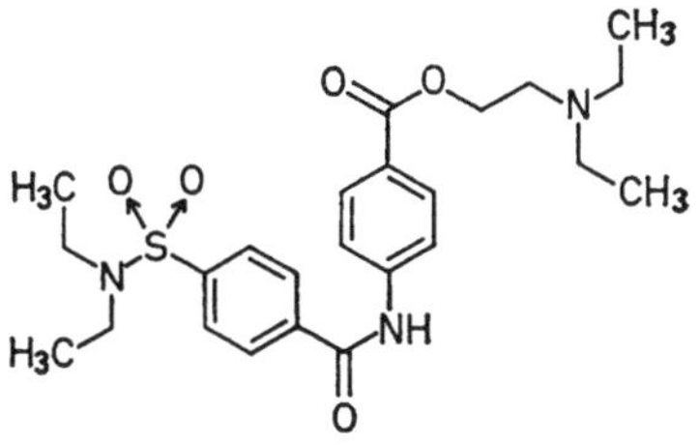

4-[4-(Diethylsulfamoyl)-benzamido]-benzoesäure-2-(diethylamino)-ethylester = 4-*N*,*N*-Diethylsulfamoylbenzoylprocain = 4-[[4-[(Diethylamino)sulfonyl]benzoyl]amino]benzoesäure-2-(diethylamino)ethylester (●)

S Äthacain, Etakain, Ethacaine

V Lokalanästheticum

5330 $C_{24}H_{33}N_3O_6S$

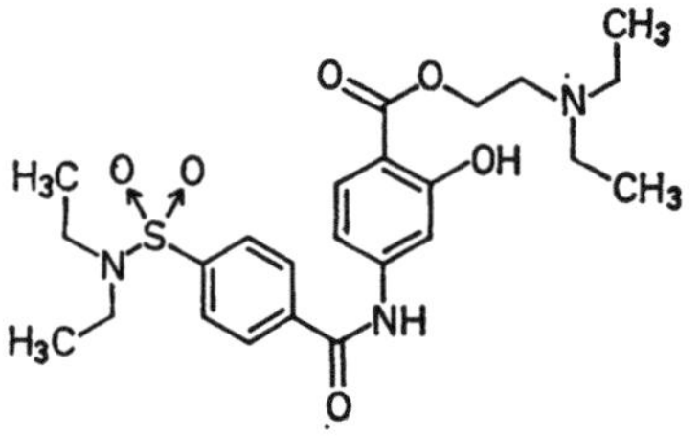

4-[4-(Diethylsulfamoyl)-benzamido]-2-hydroxybenzoesäure-2-(diethylamino)-ethylester = 4-*N*,*N*-Diethylsulfamoylbenzoyl-2-hydroxyprocain = 4-[[4-([Diethylamino)sulfonyl]benzoyl]amino]-2-hydroxybenzoesäure-2-(diethylamino)ethylester (●)

S Äthoxycain, Etoksikain

V Lokalanästheticum

5331 $C_{24}H_{34}N_2O$
49571-04-2

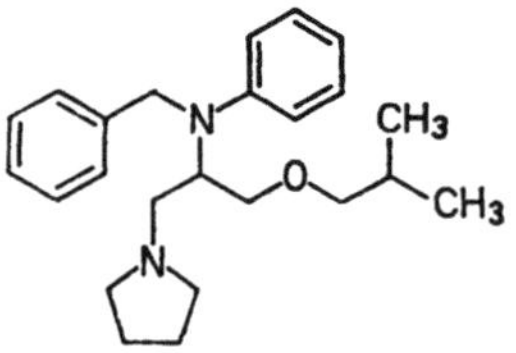

1-[2-(*N*-Benzylanilino)-3-isobutoxypropyl]-pyrrolidin = α-[(2-Methylpropoxy)methyl]-*N*-phenyl-*N*-(phenylmethyl)-1-pyrrolidinethanamin (●)

S *Bepridil**

V Coronarvasodilatans

5332 *(4344)* $C_{24}H_{34}N_2O_2$
1301-42-4

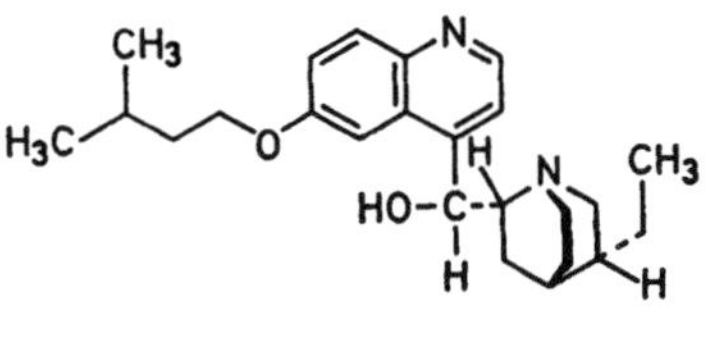

(5-Ethyl-2-chinuclidinyl)-(6-isopentyloxy-4-chinolyl)-methanol = $O^{6'}$-Isopentylhydrocuprein = (8α,9*R*)-10,11-Dihydro-6′-(3-methylbutoxy)-cinchonan-9-ol (●)

H auch Dihydrochlorid (18984-80-0)

S Eucupin, *Euprocin***, *Isoamylhydrocuprein*, Wl 287

V Grippetherapeuticum, Anästheticum

5333 *(4345)* $C_{24}H_{34}N_2O_4S$
3818-72-2

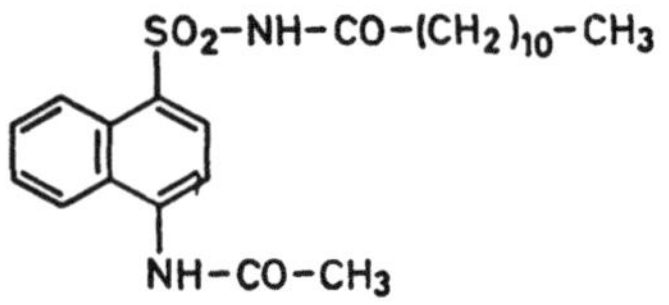

4-Acetylaminonaphthalin-1-(*N*-lauroyl)-sulfonamid = *N*-[[4-(Acetylamino)-1-naphthalenyl)sulfonyl]dodecanamid (●)

S PANS

V Chemotherapeuticum

5334 *(4346)* $C_{24}H_{34}N_8O_4S_2$
67-16-3

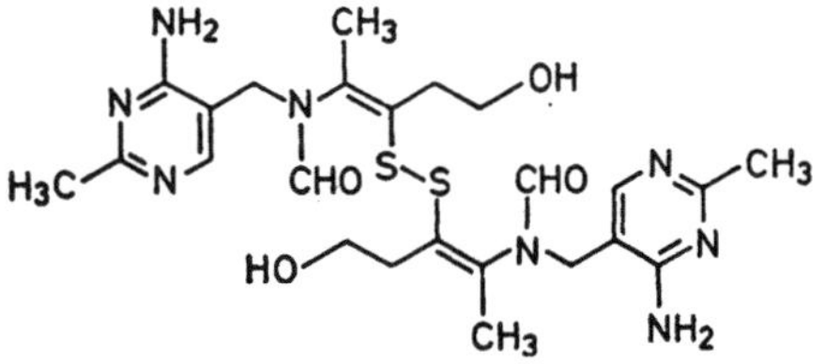

2,2′-Dithiobis-[*N*-(4-hydroxy-1-methyl-1-butenyl)-*N*-(4-amino-2-methyl-5-pyrimidinylmethyl)-formamid] = *N*,*N*′-[Dithiobis[2-(2-hydroxyethyl)-1-methyl-2,1-ethendiyl]]bis[[*N*-[(4-amino-2-methyl-5-pyrimidinyl)methyl]formamid] (●)

S Aktivin „Kobayashi", Algoneurina, Alialon D, Alinaxin, Alitia S, Allithagen F 5, Allynate-F, *Aneurindisulfid*, Apren-S, Biogen, Boththiamine, Daiomin, Daisazin, Daithia, Dian, Diasajin, Feidmin 5, Galta F, Hiace, Hi-Ozevita, Hithia, Neolamin, Padivit B_1, TDS, Thiamidin F, *Thiamindisulfid*

V neurotropes Analgeticum

5334-01 *(4346a)*

H Nitrat

S TDS-N

V neurotropes Analgeticum

5335 *(4347)* $C_{24}H_{34}O_3S$
6673-97-8

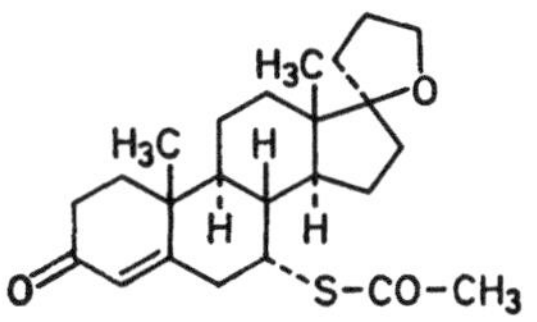

4′,5′-Dihydro-7α-mercaptospiro-[4-androsten-17,2′(3′*H*)-furan]-3-onacetat = (7α,17β)-7-(Acetylthio)-4′,5′-dihydrospiro[androst-4-en-17,2′(3′*H*)-furan]-3-on (●)

S *Spiroxason***

V Diureticum (Aldosteronantagonist)

5336 $C_{24}H_{34}O_4$
465-21-4

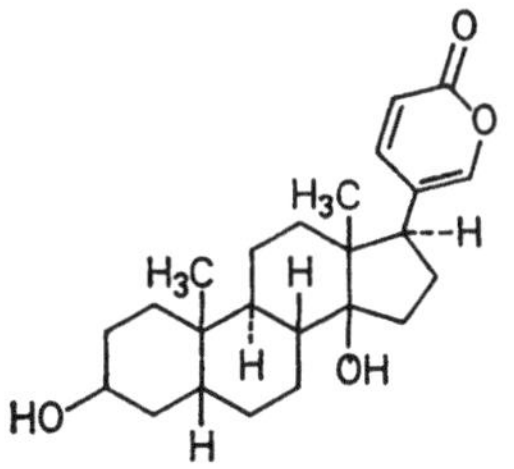

3β,14β-Dihydroxy-5β-bufa-20,22-dienolid = (3β,5β)-3,14-Dihydroxybufa-20,22-dienolid (●)

S *Bufalin*

V Cardiotonicum (aus Bufo bufo gargarizans)

5337 *(4348)* $C_{24}H_{34}O_4$
71-58-9

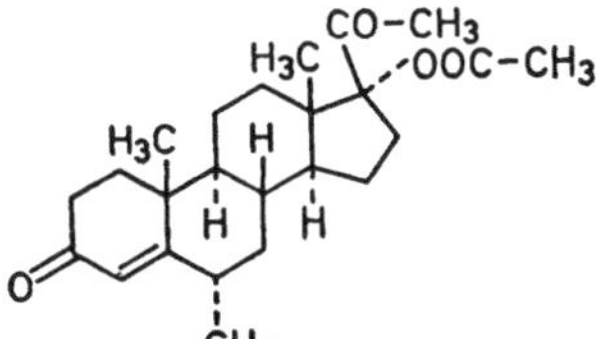

6α-Methyl-17α-hydroxy-4-pregnen-3,20-dion-17-acetat = 6α-Methyl-17α-acetoxy-4-pregnen-3,20-dion = (6α)-17-(Acetyloxy)-6-methylpregn-4-en-3,20-dion (●)

S Amen, Depcorlutin, Deporone, Depo-Clinovir, Depo-Prodasone, Depo-Progevera, Depo-Provera, DMPA, DP 150, Farlutal, Farmolut, Gestapuran, Gestapuron, Hysron, Inotest, Kyormon-Test, Luteocrin orale, Luteodione, Luteos, Lutopolar, Lutoral „Farmit", *Medroxiprogesteroni acetas*, *Medroxyprogesteronacetat***, Menstruole, *Methylhydroxyprogesteronacetat*, *Methypregnone*, Metigestrona, Metilgestene, MPA, Neolut, Nidaxin, Normobion, Onco-Provera, Oragest, Perlutex, Prodasone, Progestalfa, Progevera, Promone-E, Protex, Provera, Proverone, Repromap, Sirprogen, Sodelut G, Vadecin, Veramix

V Progestativum

5338 *(4349)* $C_{24}H_{34}O_4$
4968-09-6

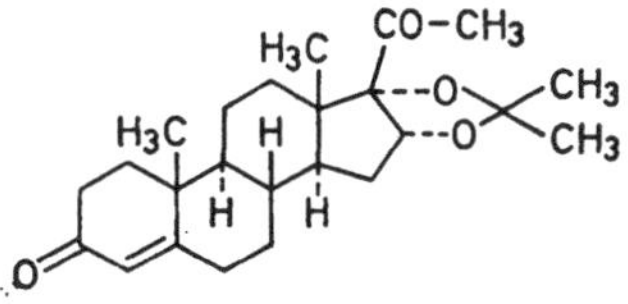

16α,17α-Isopropylidendioxy-4-pregnen-3,20-dion = 16α,17α-Dihydroxy-4-pregnen-3,20-dion-16,17-acetonacetal = (16α)-16,17-[(1-Methylethyliden)-bis(oxy)]pregn-4-en-3,20-dion (●)

S *Alfasonacetonid*, *Algestonacetonid*, *Alphasone acetonide*, W 3395

V Progestativum

5339 $C_{24}H_{34}O_4$
23 873-85-0

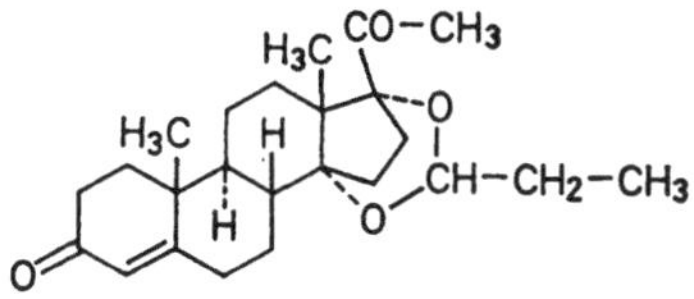

14α,17α-Propylidendioxy-4-pregnen-3,20-dion = 14,17-Dihydroxypregn-4-en-3,20-dion-propionaldehydacetal = 14,17-[Propylidenbis(oxy)]pregn-4-en-3,20-dion (●)

S *Proligeston***

V Progestativum

5340 (4350) $C_{24}H_{34}O_4S_2$
2205-73-4

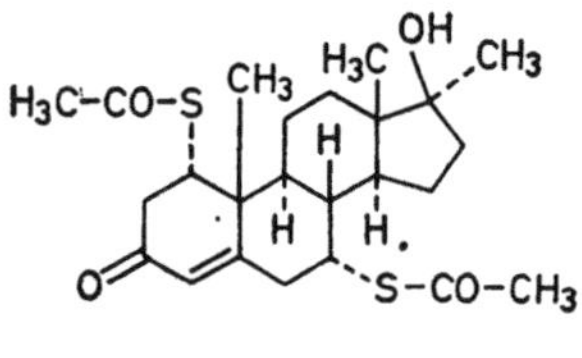

17β-Hydroxy-1α,7α-dimercapto-17α-methyl-4-androsten-3-on-1α,7α-diacetat = 1α,7α-Bis-(acetylthio)-17β-hydroxy-17α-methyl-4-androsten-3-on = (1α,7α,17β)-1,7-Bis(acetylthio)-17-hydroxy-17-methylandrost-4-en-3-on (●)

S Embadol, Emdabol, Emdabolin, Protabol, StA 307, *Thiomesterone, Tiomesteron***

V Anabolicum

5341 (4351) $C_{24}H_{34}O_5$
81-23-2

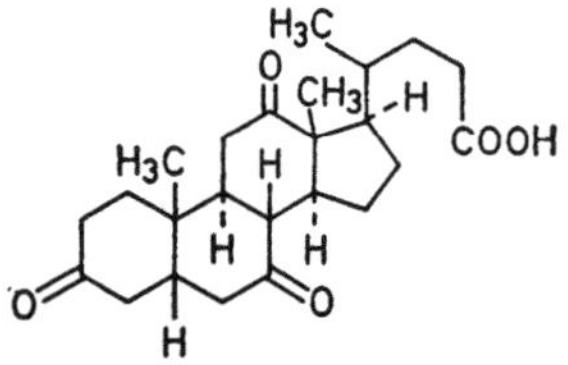

3,7,12-Trioxo-5β-cholansäure = (5β)-3,7,12-Trioxocholan-24-säure (●)

H auch Natriumsalz (145-41-5)
vgl. auch Nrr. 2354-01, 5544, 5831, 6150

S *Acidum dehydrocholicum***, *Acidum trioxocholanicum*, Acolen, Bilalpin, Biledrol, Bilidren, Biliron, Biliton, Biliv, Bilostat, Bio-Cholin, Carachol, Certonin, Chetocolina, Cholagon, Cholamin, Cholan-DH, Cholectrina, Cholepatin, Choleretin, Choleubil, Cholimed, Cholistol, Chologen, Chologon, Chonex, Cistocolin, Coledrin-fiale, Colergil, Dechocid, Dechol, Decholan, Decholin, Decobilina, Decol, Decolacid, Decolina, Decolisan, Decolitono, Dee-Co, Dehidrochol(in), Dehidrocolin, Dehychol, Dehycon, Dehydrochol, Dehydrocholin, *Dehydrocholsäure***, Dehystolin, Deidrobil, Deidrocolico, Deidrocolina, Deidrocolit, Deidroepar, Dicolan, Dicoliol, Didoocol, Didrocolo, Dilabil, Drenobyl, Dycholiol, Dycholium, Epasanol, Erebile, Eretil, Euragen, Felacrinos, Feliflux, Feligénio, Feloflux, Fiobilin, Hillcholin, Hydrochol, Hykolex, Idrocrine, Ketochol AB, *Ketocholanic acid*, Koreschol, Lactochol, Mexochol, Na-Dechol, *Natrii dehydrocholas***, Neodechol, Novocolin, Novodecholate, Oxycholin, Probilina, Prochol, Procholon, Procholum, Prodechol, Roladek, Sanocholen, Sufrachol, Suprachol, Syngachol, Tophochol II, Triketol

V Cholagogum, Choleretioum, Diureticum

5341-01 (4351a) 1867-92-1

H Cholinsalz

S Biscolan, *Cholini dehydrocholas*, Decolene, Drocolin, Endobilex, Epaidrocol, Eucolina, Liverdren, Sintocol

V Choleretioum, Leberschutzstoff

5342 $C_{24}H_{34}O_6$
41 020-68-2

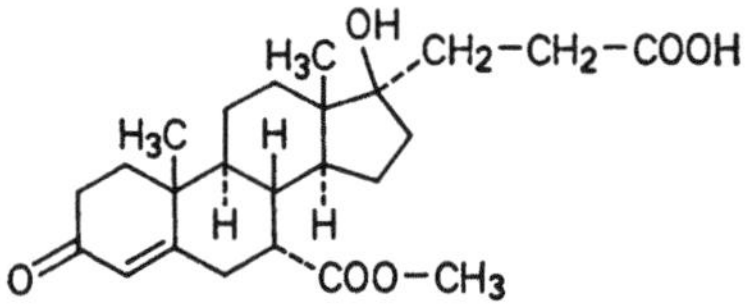

17-Hydroxy-3-oxo-17α-pregn-4-en-7α,21-dicarbonsäure-7-methylester = (7α,17α)-17-Hydroxy-3-oxopregn-4-en-7,21-dicarbonsäure-7-methylester (●)

H Kaliumsalzdihydrat (43169-54-6)

S *Mexrenoate potassium***, *Mexrenoatum kalicum***, SC-26714

V Aldosteronantagonist

5343 $C_{24}H_{35}FO_6$
36637-22-6

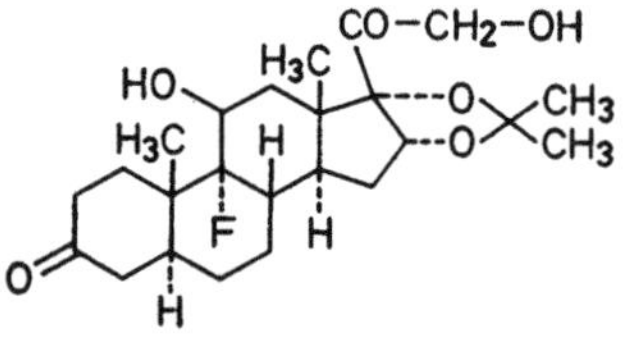

9α-Fluor-11β,21-dihydroxy-16α,17α-isopropyliden-dioxy-5α-pregnan-3,20-dion = 9α-Fluor-11β,16α,17α,21-tetrahydroxy-5α-pregnan-3,20-dion-16,17-acetonacetal = (5α,11β,16α)-9-Fluor-11,21-dihydroxy-16,17-[(1-methylethyliden)bis(oxy)]pregnan-3,20-dion (●)

H vgl. auch Nr. 5345

S *Drocinonid***

V antiphlogistisch und antiallergisch wirksames Glucocorticoid

5344 *(4352)* $C_{24}H_{35}NO_5$
18507-89-6

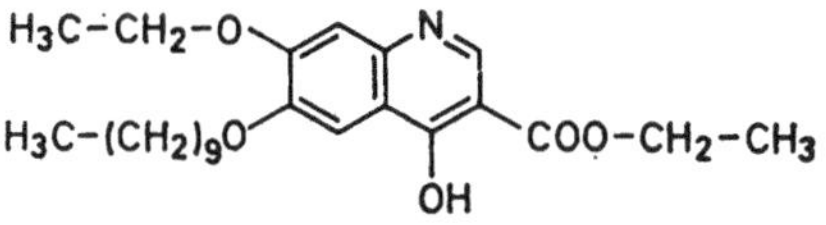

6-(Decyloxy)-7-ethoxy-4-hydroxy-3-chinolincarbonsäureethylester (●)

S Deccox, *Decoquinat***, HC 1528, M. & B. 15497

V Coccidiostaticum

5345 $C_{24}H_{36}FO_9P$

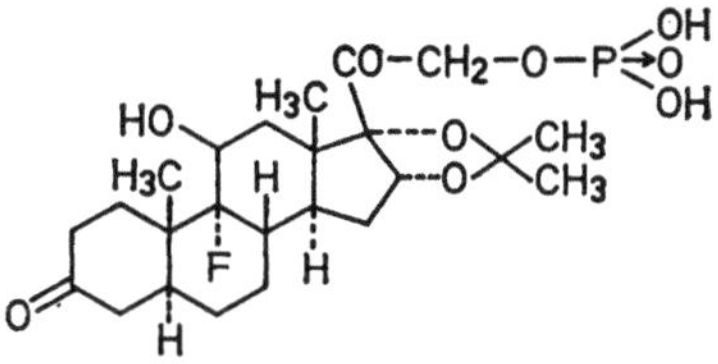

9α-Fluor-11β,21-dihydroxy-16α,17α-isopropylidendioxy-5α-pregnan-3,20-dion-21-dihydrogenphosphat = 9α-Fluor-11β,16α,17α,21-tetrahydroxy-5α-pregnan-3,20-dion-16,17-acetonacetal-21-dihydrogenphosphat = (5α,11β,16α)-9-Fluor-11-hydroxy-16,17-[(1-methylethyliden)bis(oxy)]-21-(phosphonooxy)pregnan-3,20-dion (●)

H Dikaliumsalz (22194-54-3)

S *Drocinonide phosphate potassium*, SQ 17409

V antiphlogistisch und antiallergisch wirksames Glucocorticoid

5346 *(4353)* $C_{24}H_{36}N_2O_6$

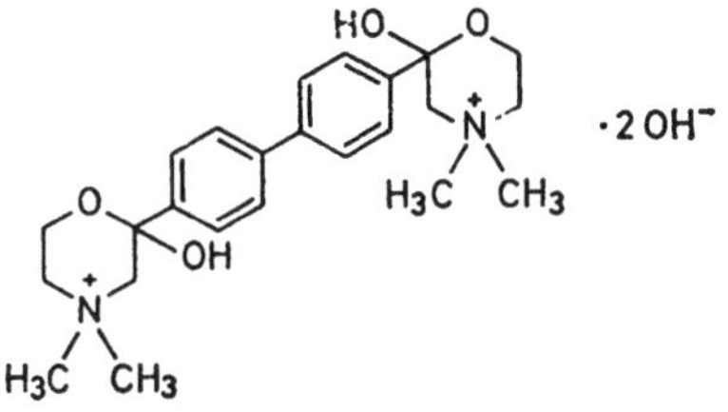

2,2′-(*p*-Biphenylylen)-bis-(2-hydroxy-4,4-dimethylmorpholiniumhydroxid) = *p,p′*-Bis-(4-methyl-2-hydroxy-2-morpholinyl)-biphenyl-bis-methylhydroxid = 2,2′-[1,1′-Biphenyl]-4,4′-diylbis[2-hydroxy-4,4-dimethylmorpholiniumhydroxid] (●)

H Dibromid (312-45-8)

S HC-3, *Hemicholiniumbromid*

V Anticholinergicum

5347 *(4354)* $C_{24}H_{36}N_2O_{18}S_3$
551-89-3

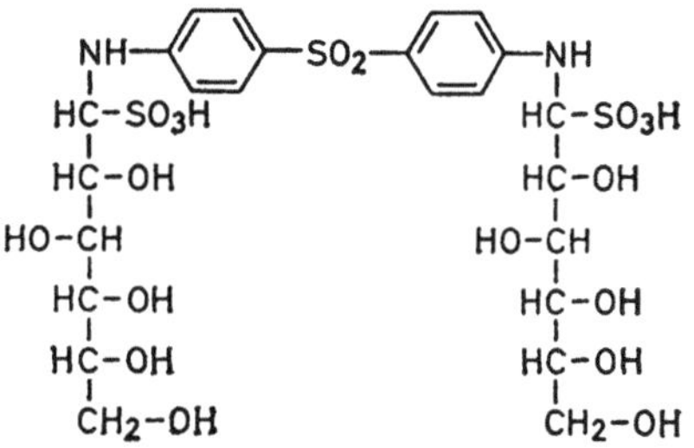

p,p′-Sulfonyldianilin-*N,N′*-bis-(glucosid-1-sulfonsäure) = *p,p′*-Diaminodiphenylsulfon-*N,N′*-bis-(glucose-1-sulfonsäure) = 1,1′-[Sulfonylbis(4,1-phenylenimino)]bis[1-deoxy-1-sulfo-D-glucitol] (●)

H Dinatriumsalz (554-18-7)

S Aceprosol, *Glucosulfon****(-Natrium)*, Promanide, Promin(e), Protomin, 501 Siegfried, S.N. 166, *Sodium Glucosulfone*, Solfone „De Angeli", Sulfona P, Tasmin, Theramin

V Chemotherapeuticum (gegen Lepra)

5348 *(4355)* $C_{24}H_{36}N_8O_{10}P_2S_2$
992-46-1

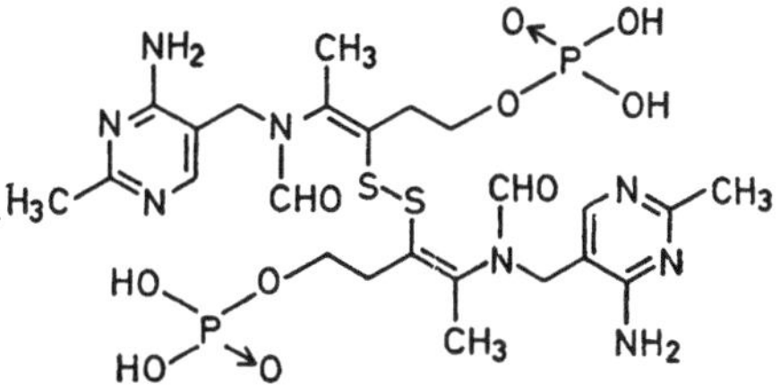

2,2′-Dithiobis-[*N*-(4-hydroxy-1-methyl-1-butenyl)-*N*-(4-amino-2-methyl-5-pyrimidinylmethyl)-formamid]-*O,O′*-bis-dihydrogenphosphat = *N,N′*-[Dithiobis[1-methyl-2-[2-(phosphonooxy)ethyl]-2,1-ethendiyl]]bis[*N*-[(4-amino-2-methyl-5-pyrimidinyl)methyl]formamid] (●)

S Biotinin, *Thiaminmonophosphatdisulfid*, TMPDS, T.P.D.S., *Vitamin B_1-monophosphatdisulfid*, Vitamogen

V neurotropes Analgeticum

5349 (*4356*) $C_{24}H_{36}O_3$
52230-62-3

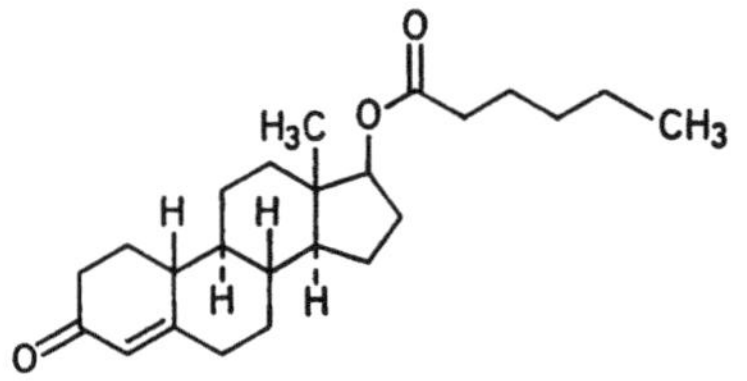

17β-Hydroxy-4-östren-3-on-17-hexanoat = 17β-Hydroxy-19-nor-4-androsten-3-on-17-hexanoat = (17β)-17-[(1-Oxohexyl)oxy]östr-4-en-3-on (●)

S Anabolin Depot, Methybol-Depot, *Nandroloncapronat, Nortestosteroncapronat*

V Anabolicum

5350 (*4357*) $C_{24}H_{36}O_3$
3137-73-3

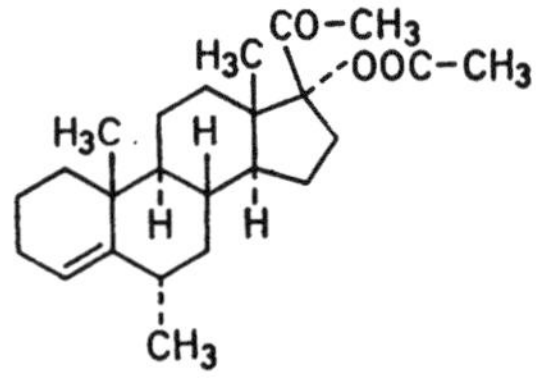

17α-Hydroxy-6α-methyl-4-pregnen-20-on-17-acetat = (6α)-17-(Acetyloxy)-6-methylpregn-4-en-20-on (●)

S *Anagestonacetat***, *Anapregnone*, Anatropin, ORF 1658

V Progestativum

5351 (*4358*) $C_{24}H_{36}O_4$
1986-53-4

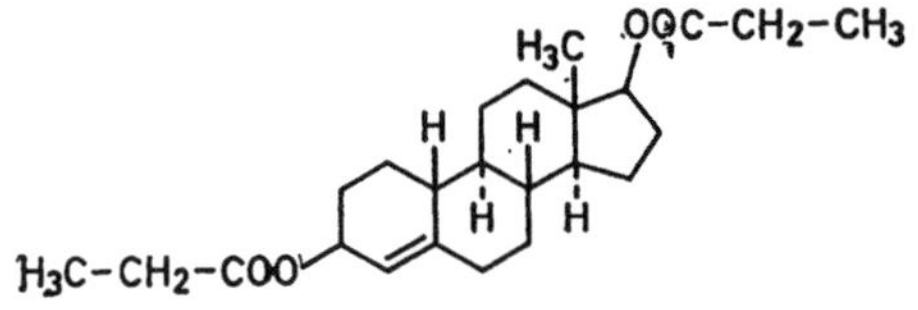

4-Östren-3β,17β-dioldipropionat = (3β,17β)-Östr-4-en-3,17-dioldipropanoat (●)

S Anabiol, *Bolandioldipropionat***, *Norpropandrolate*, SC-7525, Storinal

V Anabolicum

5352 (*4359*) $C_{24}H_{37}NO_6$
1562-13-6

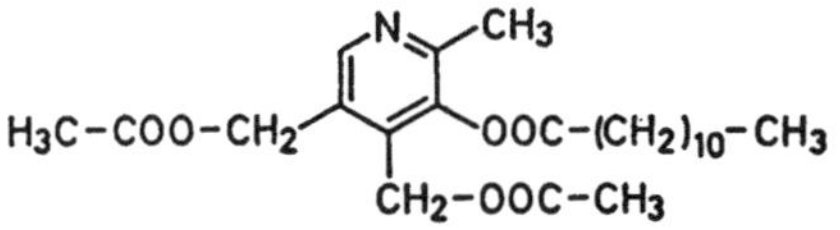

4,5-Bis-(acetoxymethyl)-2-methyl-3-pyridyldodecanoat = 2-Methyl-3-lauroyloxy-4,5-bis-(acetoxymethyl)-pyridin = 4,5-Bis[(acetyloxy)methyl]-2-methyl-3-pyridinoldodecanoat (●)

S Epixine, L 3763, *Lauroyldiacetylpyridoxin*, Rosamit

V Antiseborrhoicum

5353 (*4360*) $[C_{24}H_{38}N_2O_{35}S_5]x$
9005-49-6

Mucopolysaccharidpolyschwefelsäureester

H auch Natriumsalz (9041-08-1) (vgl. auch Nrr. 1482-01, 2354-02)

S Abheparin, Bio-Heprin, Chemyparin, Clearane, Disebrin, *Eparina*, Eparinoral, Eparinovis, Hämocura-Salbe, Hepalean, Hepalen Na, *Heparin**, Hepathrom, Hepathromb, Hepojel, Heprisol, Lipo-Hepin, Lipo-Hepinette, Liquaemin, Liquemin, Longheparin, Luheparina, Meparin, Minihep, Neo-Heprin, Norheparin, Novo-Heparin, Panheprin, Pularin, Thrombareduct, Thrombo-Hepin, Thromboliquine, Thrombophob ad inj., Thrombo-Vetren, Vetren

V Antikoagulans

5353-01 (*4360a*) 37270-89-6

H Calciumsalz

S Calciparine, Cal-Hepin, Caprocin „Mitsui", Hepacalin

V Antikoagulans

5353-02 54479-70-8

H Magnesiumsalz

S Cuthéparine

V Antithromboticum

5354 *(60 E)* $C_{24}H_{38}N_4O_2$

23790-08-1

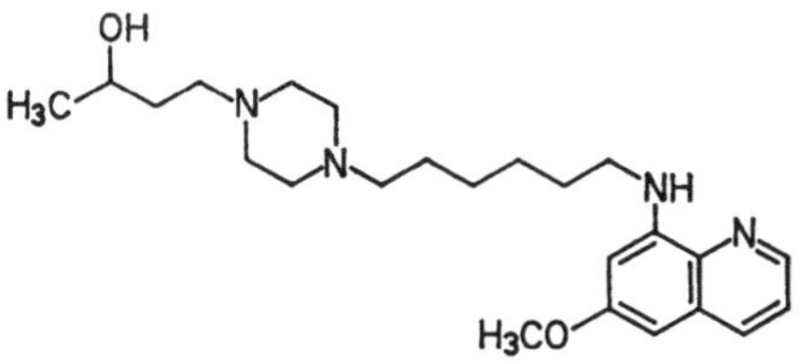

8-{6-[4-(3-Hydroxybutyl)-1-piperazinyl]-hexyl-amino}-6-methoxychinolin = 4-[6-[(6-Methoxy-8-chinolinyl)amino]hexyl]-α-methyl-1-piperazinpropanol (●)

S 349 C 59, *Moxipraquin***

V Chemotherapeuticum (gegen Protozoeninfektionen)

5355 *(4361)* $C_{24}H_{38}O_3$

26271-72-7

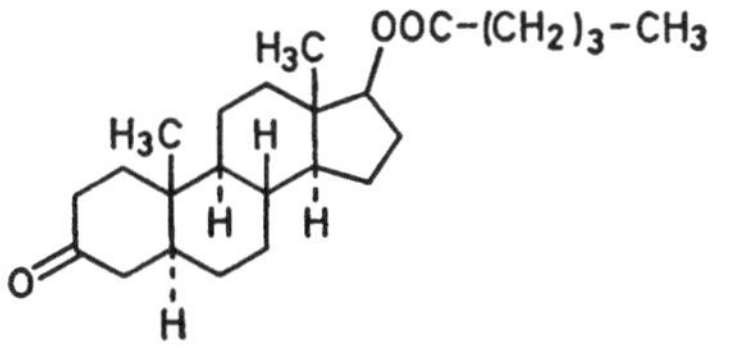

17*β*-Hydroxy-5*α*-androstan-3-on-17-valerianat = 17β-Valeryloxyandrostan-3-on = (5α,17β)-17-[(1-Oxopentyl)oxy]androstan-3-on (●)

S *Androstanolonvalerianat*, Apeton depot, Stanaprol „Taito-Pfizer", *Stanolone valerate*

V Anabolicum

5356 *(4362)* $C_{24}H_{39}NO_4$

468-76-8

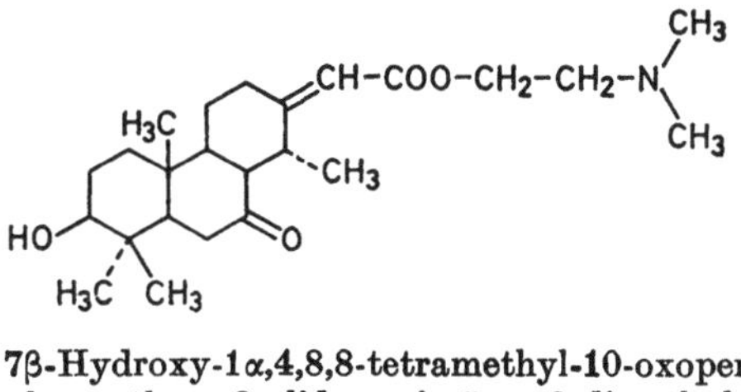

7β-Hydroxy-1α,4,8,8-tetramethyl-10-oxoperhydrophenanthren-2-ylidenessigsäure-β-dimethylaminoethylester = [1*R*-(1α,2*E*,4aα,4bβ,7β,8aα,10aβ)]-(Dodecahydro-7-hydroxy-1,4b,8,8-tetramethyl-10-oxo-2(1*H*)-phenanthrenyliden)essigsäure-2-(dimethylamino)ethylester (●)

S *Cassain*

V Alkaloid aus Erythrophleum guineense mit digitalisähnlicher Wirkung

5357 *(4363)* $C_{24}H_{39}NO_4$

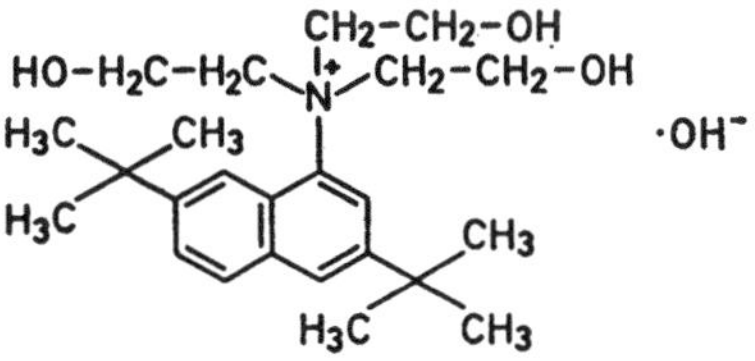

N-(3,7-Di-*tert.*-butyl-1-naphthyl)-tris-(β-hydroxyethyl)-ammoniumhydroxid = 2,6-Di-*tert.*-butylnaphthalin-4-triethanolammoniumhydroxid = *N,N,N*-Tris(2-hydroxyethyl)-3,7-bis(1,1-dimethylethyl)-1-naphthalenaminiumhydroxid (●)

H Bromid

S Bechilene

V Hustensedativum

5358 *(4364)* $C_{24}H_{40}N_2$

546-06-5

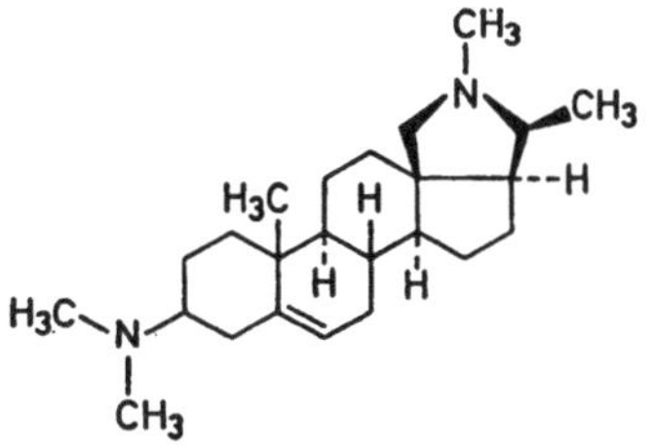

3β-Dimethylamino-18,20-methylimino-5-pregnen = 5(6)-Conen-3β-yldimethylamin = (3β)-3-(Dimethylamino)con-5-enin (●)

H Hydrobromid (5913-82-6)

S *Conessinhydrobromid***, *Konessinhydrobromid*, Neriine, Roquessine-Wirkstoff, Wrightine

V Amöbicid, Trichomonacid (Holarrhenaalkaloid)

5359 *(4365)* $C_{24}H_{40}N_2O$

3β-Dimethylamino-18,20-methylimino-5-pregnen-*x*-aminoxid

H auch Dihydrobromid

S *Aminoxyconessin*, *Conessin-N-oxid*, Néo-Roquessine

V Amöbicid

5360 (*4366*) $C_{24}H_{40}N_2O_2$

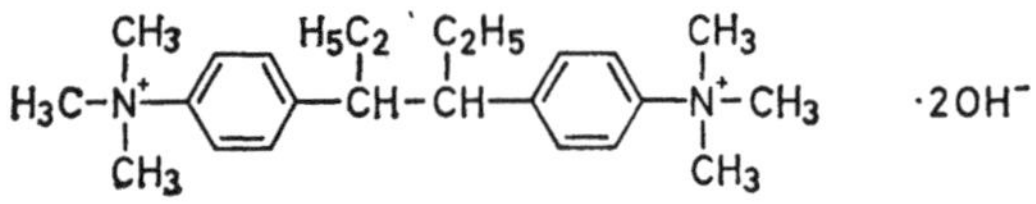

meso-p,p'-(1,2-Diethylethylen)-bis-(phenyltrimethylammoniumhydroxid) = *meso*-3,4-Bis-(*p*-dimethylaminophenyl)-hexan-bis-methylhydroxid = 4,4'-(1,2-Diethyl-1,2-ethandiyl)bis[*N,N,N*-trimethylbenzenaminiumhydroxid] (●)

H Dijodid (604-92-2)

S Paramion, Paramyon

V Ganglienblocker

5361 (*4367*) $C_{24}H_{40}N_8O_4$

58-32-2

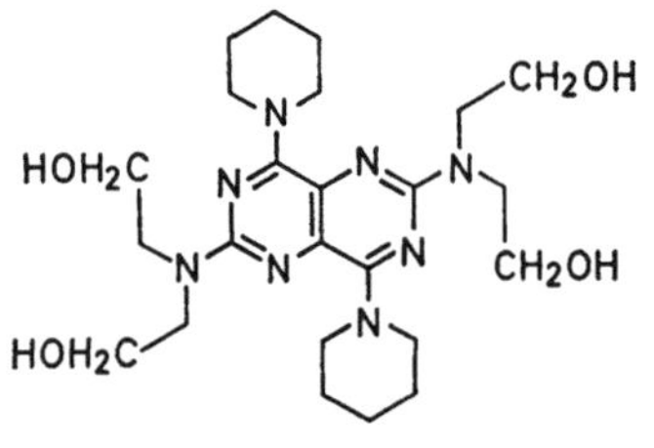

2,2',2'',2'''-[(4,8-Dipiperidinopyrimido[5,4-*d*]pyrimidin-2,6-diyl)-diimino]-tetraäthanol = 2,6-Bis-[bis-(β-hydroxyäthyl)-amino]-4,8-dipiperidino-pyrimido[5,4-*d*]pyrimidin = 2,2',2'',2'''-[(4,8-Di-1-piperidinylpyrimido[5,4-*d*]pyrimidin-2,6-diyl)-dinitrilo]tetrakis[äthanol] (●)

S Agacore, Anginal, Antistenokardin, Apricor, Cardioflux, Cardoxin „Rafa", Coribon, Corosan, Coroxin, Cortab, Curantyl, Dilcor, Dilcorom, *Dipyridamol***, Dirinol, DPPP, Novodil, Padicor, Péridamol, Permazin, Persantin, Prexin, Proxicor, RA 8, Royalcor, Stenocardil, Stenocardiol, Stenocor, Stenopir, Stimolcardio, Trancocard, Trompersantin, Vadinar, Viscor

V Coronarvasodilatans, Antithromboticum

5362 $C_{24}H_{40}O_4$

474-25-9

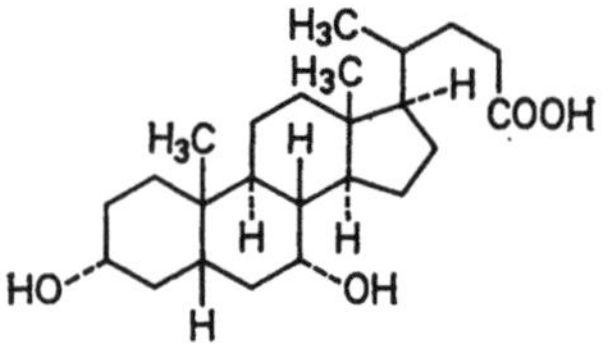

3α,7α-Dihydroxy-5β-cholansäure = (3α,5β,7α)-3,7-Dihydroxycholan-24-säure (●)

S ACDC, *Acidum chenodeoxicholicum*, Carbilcolina, CDCA, Chemicolina, Chendol, *Chenic acid*, Chenoderil, *Chenodeoxycholic acid*, *Chenodesoxycholsäure*, Chenodex, Chenofalk, Chenolith, Chenosäure-Falk, Chenossil, *Gallodesoxycholsäure*, Fluibil, Hekbilin, Quenobilan, Ulmenid

V gallensteinauflösendes Choleretieum

5363 (*4368*) $C_{24}H_{40}O_4$

128-13-2

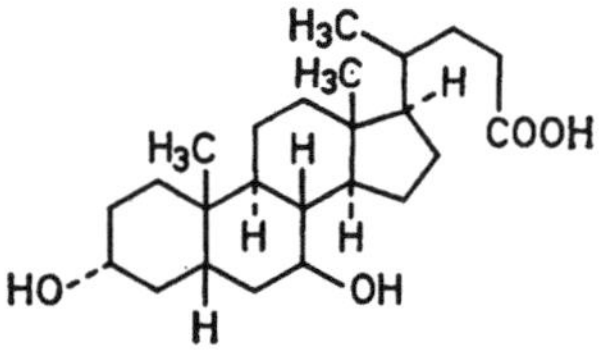

3α,7β-Dihydroxy-5β-cholansäure = 17β-(1-Methyl-3-carboxypropyl)-ätiocholan-3α,7β-diol = (3α,5β,7β)-3,7-Dihydroxycholan-24-säure (●)

S *Acidum ursodesoxycholicum*, Oxchol, Urso, *Ursodesoxycholsäure*, Ursosan

V Choleretieum

5364 (*4369*) $C_{24}H_{40}O_4$

83-44-3

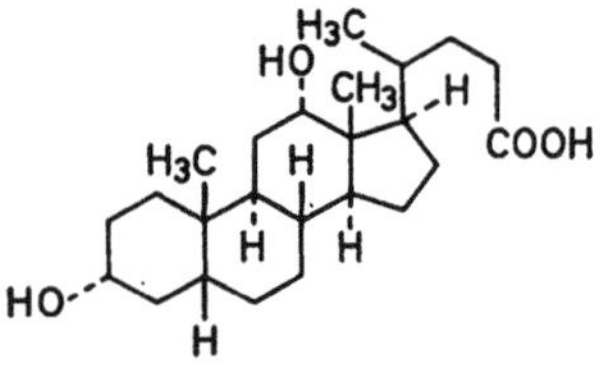

3α,12α-Dihydroxy-5β-cholansäure = (3α,5β,12α)-3,12-Dihydroxycholan-24-säure (●)

H auch Natriumsalz (302-95-4)

S Cholorebic, *Desoxycholsäure*, Droxolan, Pyrochol, Septochol

V Choleretieum, Antiphlogisticum

5364-01 *(4369a)*

H Mentholaddukt
S Degalol
V Choleretieum, Cholagogum

5365 *(4370)* $C_{24}H_{40}O_5$
81-25-4

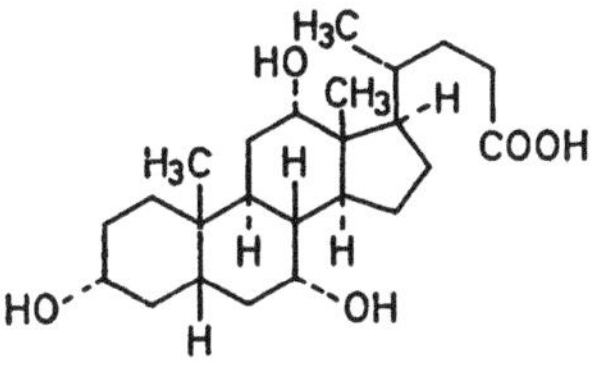

3α,7α,12α-Trihydroxy-5β-cholansäure = (3α,5β,7α,12α)-3,7,12-Trihydroxycholan-24-säure (●) = Cholsäure

H auch Natriumsalz (361-09-1)
S *Acidum cholalicum, Acidum cholicum,* Cholagit, *Cholsäure,* Colalin, Hypocholate, NSC-6135
V Cholagogum, Choleretieum, Laxans, Antihypertonicum

5365-01 *(4370a)*

H Hexamethylentetraminsalz (Nr. 451)
S Bilichol
V Choleretieum

5366 *(4371)* $C_{24}H_{41}NO_4$
26296-41-3

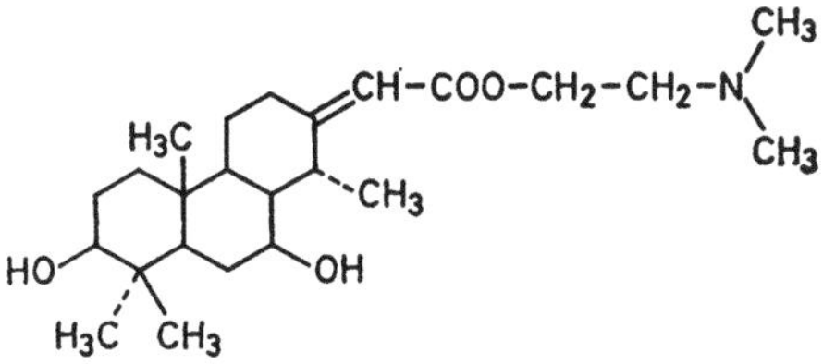

7β,10-Dihydroxy-1α,4,8,8-tetramethylperhydrophenanthren-2-ylidenessigsäure-β-dimethylaminoethylester = [1*R*-(1α,2*E*,4aα,4bβ,7β,8aα,10β,10a*β*)]-(Dodecahydro-7,10-dihydroxy-1,4b,8,8-tetramethyl-2(1*H*)-phenanthrenyliden)essigsäure-2-(dimethylamino)ethylester (●)

S *Cassaidin*
V Alkaloid aus Erythrophleum guineense mit digitalisähnlicher Wirkung

5367 *(4372)* $C_{24}H_{42}N_2$
3590-16-7

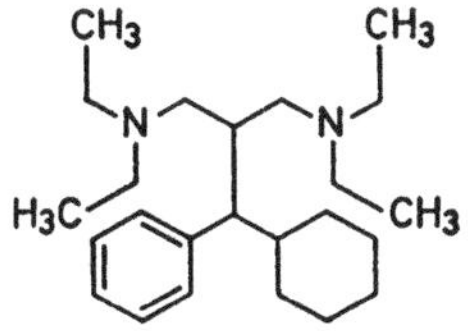

N,*N'*-[2-(α-Cyclohexylbenzyl)-trimethylen]-bis-(diethylamin) = 1-Phenyl-1-cyclohexyl-2,2-bis-(diethylaminomethyl)-ethan = 2-(Cyclohexylphenylmethyl)-*N*,*N*,*N'*,*N'*-tetraethyl-1,3-propandiamin (●)

H Dihydrochlorid
S *Fenetamin(a),* Giacosil, Licabile, Licaran, *Phénécyclamine, Phenetamindihydrochlorid,* Spasmexan, U.C.B. 1545
V Spasmolyticum

5368 *(4373)* $C_{24}H_{42}N_2O_3S$
498-78-2

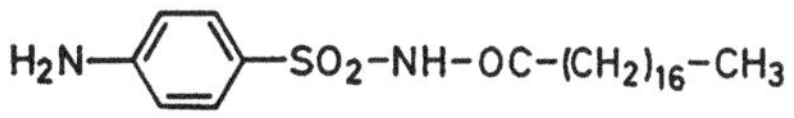

N-Sulfanilyloctadecanamid = *N*-Stearoyl-*p*-aminobenzylsulfonamid = *N*-[(4-Aminophenyl)sulfonyl]octadecanamid (●)

S *Stearylsulfamid**, Stearylsulfanilamidum,* Sulfastearyl
V Chemotherapeuticum

5369 *(4374)* $C_{24}H_{43}NO$
3207-50-9

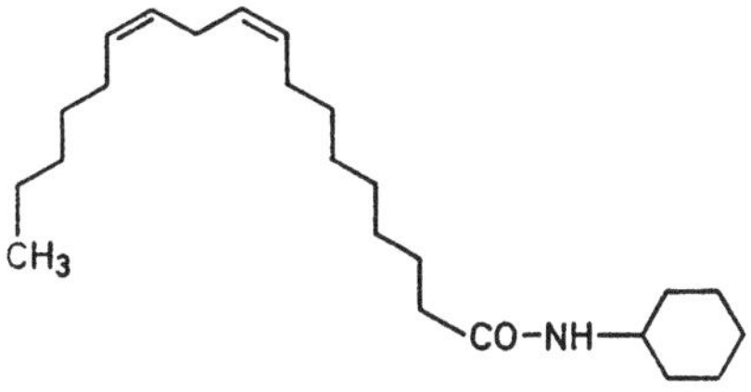

N-Cyclohexyl-*cis,cis*-octadeca-9,12-dienamid = *N*-Cyclohexyllinolamid = (*Z*,*Z*)-*N*-Cyclohexyl-9,12-octadecadienamid (●)

S *Clinolamid*, Linolexamide*
V Antihypercholesterinämicum

5370 *(4375)* $C_{24}H_{44}J_2O_2$
583-87-9

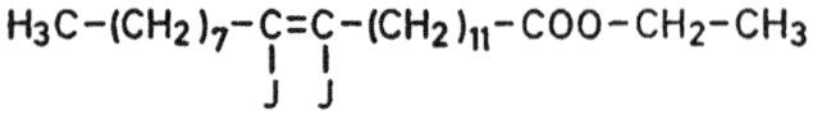

13,14-Dijod-13-docosensäureethylester (●) = Dijodbrassidinsäureethylester

S Iodobrassid, Lipodine, Lipoiodine, Lipojodin
V Röntgenkontrastmittel

5371 *(217 N)* $C_{24}H_{44}N_2O_4$
47662-15-7

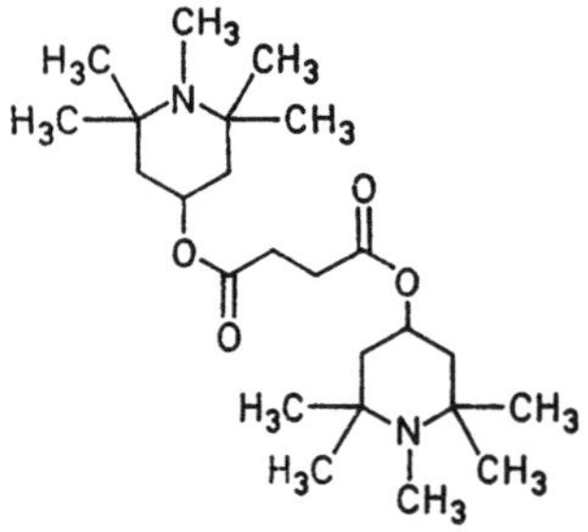

Bis-(1,2,2,6,6-pentamethyl-4-piperidyl)-succinat = Butandisäurebis(1,2,2,6,6-pentamethyl-4-piperidinyl)ester (●)

H Sulfat (1:2) (34144-82-6)
S *Suxemeridsulfat***, W 2180
V Antitussivum

5373 *(4377)* $C_{24}H_{50}NO_7P$
15895-31-5

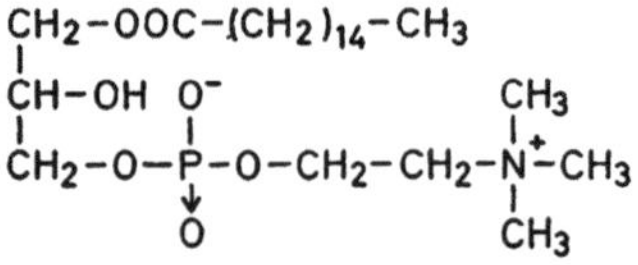

N,N,N-Trimethyl-2-[(2-hydroxy-3-palmitoyloxypropyl)-phosphonooxy]-ethylammonium = α-Palmitoylglycerin-α'-phosphorsäurecholinester = 4,7-Dihydroxy-*N,N,N*-trimethyl-10-oxo-3,5,9-trioxa-4-phosphapentacosan-1-aminiumhydroxid (inneres Salz)-4-oxid (●)

S Lysocithin-Durant, *Lysolecithin*
V Antirheumaticum, Antiarthriticum, Antineuralgicum

5374 *(4376)* $C_{24}H_{51}NO_2$

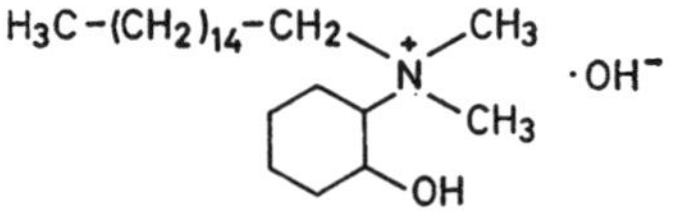

N-Hexadecyl-*N*-(2-hydroxycyclohexyl)-dimethylammoniumhydroxid = Cetyldimethyl-(2-hydroxycyclohexyl)-ammoniumhydroxid = *N*-Hexadecyl-2-hydroxy-*N,N*-dimethylcyclohexanaminiumhydroxid (●)

H Bromid (1794-74-7)
S Biocidan, *Céthéxonium*
V Antisepticum

5375 *(4378)* $C_{24}H_{52}N_8O_2$
534-76-9

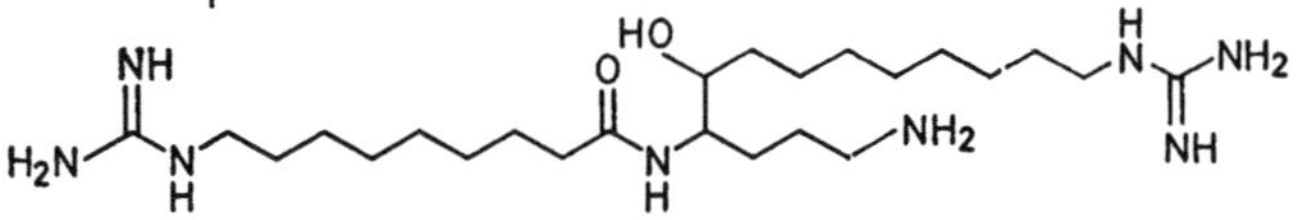

9-Guanidino-*N*-[1-(3-aminopropyl)-10-guanidino-2-hydroxydecyl]-nonanamid = 9-[(Aminoiminomethyl)amino]-*N*-[10-[(aminoiminomethyl)amino]-1-(3-aminopropyl)-2-hydroxydecyl]nonanamid (●)

S *Eulicin*
V Antimykoticum (Antibioticum aus Streptomyces-Species)

5372 *(218 N)* $C_{24-25}H_{47-49}N_{13-14}O_{9-10}$
11003-38-6

Gemisch mehrerer Komponenten (Capreomycin IA, IB, IIA, IIB); Summenformel und Strukturformel noch nicht gesichert

H auch Hydrochlorid oder Sulfat (1405-37-4)
S Capastat, *Capreomicina*, *Capreomycin***, Caprocin(a), *Capromycin*, L 29275, Ogostal
V Tuberkulostaticum (Peptid-Antibioticum aus Streptomyces capreolus)

5376 *(4380)* $C_{25}H_{18}O_{10}S_2$

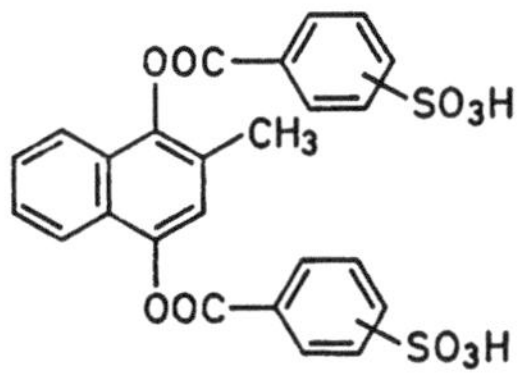

2-Methyl-1,4-naphthylendioxydicarbonyl-bis-benzolsulfonsäure = Dihydrovitamin-K_3-bis-(sulfobenzoat) = Sulfobenzoesäure-2-methyl-1,4-nahthalendiylester (●)

S K-Thrombyl injectable, *Menadiol-bis-sulfobenzoat*

V Antihämorrhagicum

5377 *(4381)* $C_{25}H_{22}N_4O_8$

3930-19-6

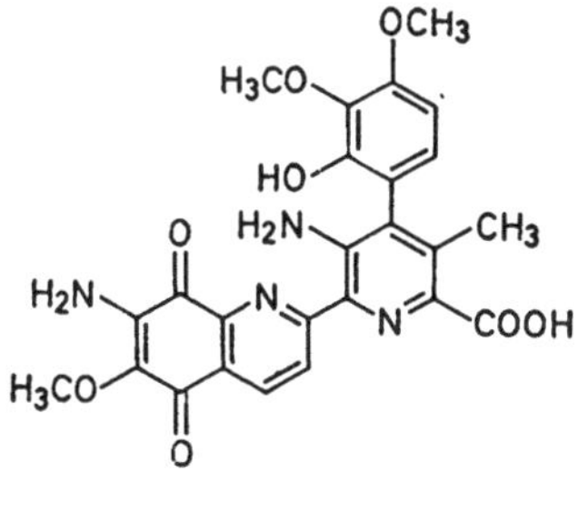

5-Amino-6-(7-amino-5,8-dihydro-6-methoxy-5,8-dioxo-2-chinolyl)-4-(2-hydroxy-3,4-dimethoxyphenyl)-3-methylpicolinsäure = 5-Amino-6-(7-amino-5,8-dihydro-6-methoxy-5,8-dioxo-2-chinolinyl)-4-(2-hydroxy-3,4-dimethoxyphenyl)-3-methyl-2-pyridincarbonsäure (●)

S Bruneomycin, *Estreptonigrina*, Nigrin, NSC-45383, 5278 R.P., *Rufocromomycin***, *Streptonigrin*

V antineoplastisch wirksames Antibioticum aus Streptomyces flocculus oder Streptomyces rufocromogenus

5378 *(4382)* $C_{25}H_{22}O_{10}$

22 888-70-6

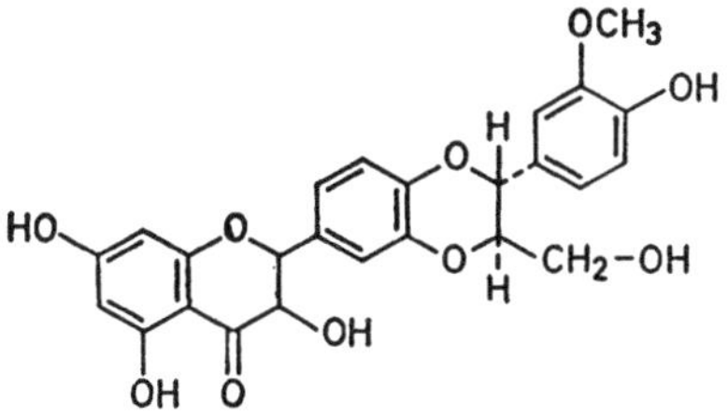

2-[*trans*-2-(4-Hydroxy-3-methoxyphenyl)-3-hydroxymethyl-1,4-benzodioxan-6-yl]-3,5,7-trihydroxychroman-4-on = 2-[2,3-Dihydro-2-(4-hydroxy-3-methoxyphenyl)-3-(hydroxymethyl)-1,4-benzodioxin-6-yl]-2,3-dihydro-3,5,7-trihydroxy-4*H*-1-benzopyran-4-on (●)

H nach neuesten Angaben isomere Verbindung mit vertauschten Substituenten am Benzodioxan-Ring; auch Gemisch mit isomeren Flavonolen (vgl. auch Nrr. 6596, 6597)

S Apihepar, Cardomarin, Ciscolex, Dorogan, Duricol, Enterohepat, Halodren, Hepadestal, Hepagerina, Hepatoframan, Laragon, Legalon, Mg 482, Pluropon, RB 1466, Sematron, Silarine, Silgen, Silibancol, *Silibinin*** *Silimarina*, Silliver, *Silybin*, *Silybumsubstanz* E_6, *Silymarin*

V Lebertherapeuticum (Flavonol aus Silybum marianum)

5379 *(4383)* $C_{25}H_{23}N_3O_2$

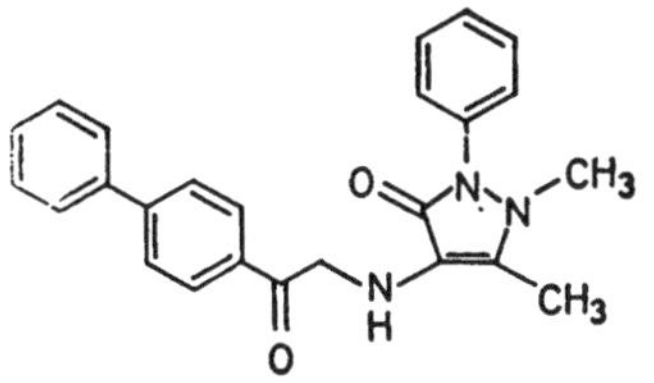

2,3-Dimethyl-1-phenyl-4-(*p*-phenylphenacylamino)-3-pyrazolin-5-on = α-Oxo-α-(4-diphenylyl)-β-(1-phenyl-2,3-dimethyl-5-pyrazolon-4-yl)-aminoethan = 4-[[2-([1,1′-Biphenyl]-4-yl)-2-oxoethyl]-amino]-1,2-dihydro-1,5-dimethyl-2-phenyl-3*H*-pyrazol-3-on (●)

S Virux simple

V Virustaticum

5380 *(4384)* $C_{25}H_{24}O_5$

482-53-1

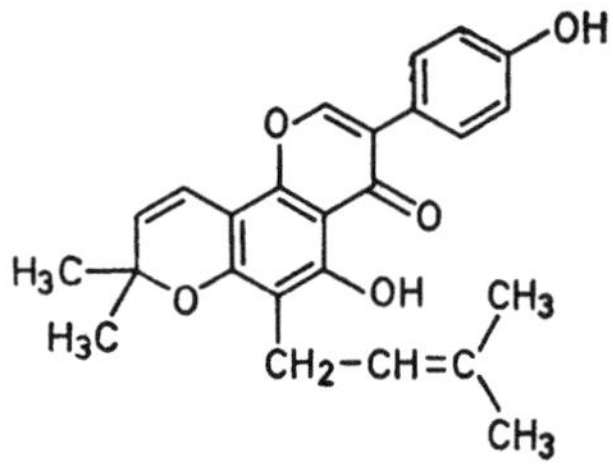

5-Hydroxy-3-(4-hydroxyphenyl)-8,8-dimethyl-6-(3-methyl-2-butenyl)-4*H*,8*H*-benzo[1,2-*b*:3,4-*b*′]-dipyran-4-on (●)

S *Osaiin, Osayin*

V Cytostaticum (Isoflavon aus Maclura aurantiaca)

5381 *(4385)* $C_{25}H_{24}O_{12}$

1884-24-8

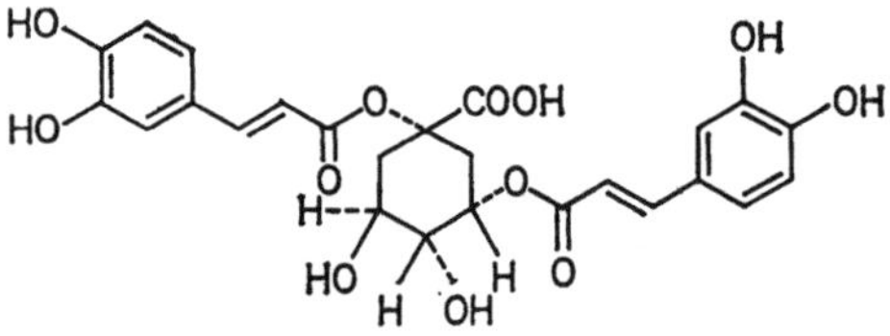

1,3-Bis-(3,4-dihydroxycinnamoyloxy)-4,5-dihydroxycyclohexancarbonsäure = 3,4-Dihydroxyzimtsäure-1-carboxy-4,5-dihydroxy-1,3-cyclohexylenester = 1,5-Dikaffeylchinasäure = 1,3-Bis-[[3-(3,4-dihydroxyphenyl)-1-oxo-2-propenyl]oxy]-4,5-dihydroxycyclohexancarbonsäure (●)

H nach älteren Angaben die isomere 1,4-Dikaffeylchinasäure (1182-34-9)

S Cinarcaf, *Cinarina*, CYN, *Cynarin***, Listrocol, Nivellipid, Plemocil

V Choleretieum, Hypolipämicum (Cynara scolymus-Wirkstoff)

5381-01 38474-15-6

H Salz mit Boldin (Nr. 3937)

S Chofane

V Choleretieum

5381-02

H Cholinsalz

S *Cynarine-Choline*

V Choleretieum

5382 *(4386)* $C_{25}H_{26}N_2O$

484-26-4

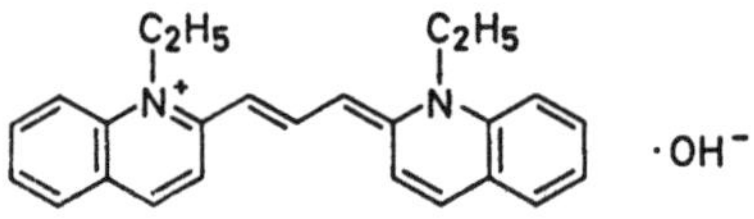

1-Ethyl-2-[3-(1-ethyl-2(1*H*)-chinolinyliden)-1-propenyl]chinoliniumhydroxid (●)

H Chlorid (2768-90-3)

S *Chinaldinblau***, NSC-56808, *Pinacyanolchlorid, Quinaldine Blue***, *Quinaldinum coeruleum***, Vernitest

V Diagnosticum in der Geburtshilfe

5383 *(4387)* $C_{25}H_{26}N_2O_2$

53-31-6

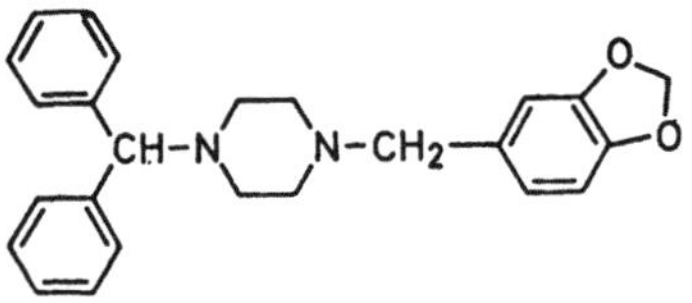

1-Diphenylmethyl-4-piperonylpiperazin = 1-(3,4-Methylendioxybenzyl)-4-benzhydrylpiperazin = 1-[(1,3-Benzodioxol-5-yl)methyl]-4-(diphenylmethyl)piperazin (●)

H Dihydrochlorid

S *Medibazindihydrochlorid**, 4105 S, Vialibran

V Coronartherapeuticum mit antianoxischer und antiischämischer Wirkung

5384 *(4388)* $C_{25}H_{26}O_2$

6202-26-2

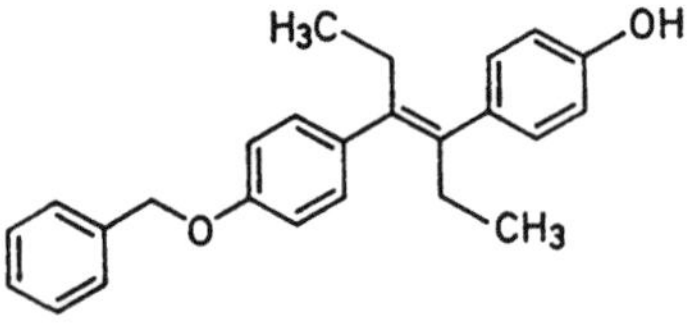

p-[*trans*-1-Ethyl-2-(*p*-benzyloxyphenyl)-1-butenyl]-phenol = *trans-p,p*′-(1,2-Diethylvinylen)-diphenolmonobenzyläther = Diethylstilböstrolmonobenzyläther = (*E*)-4-[1-Ethyl-2-[4-(phenylmethoxy)phenyl]-1-butenyl]phenol (●)

S Hypantin, Monozol, Pituitrope

V Hypophyseninhibitor

5385 *(4389)* $C_{25}H_{27}ClN_2$

569-65-3

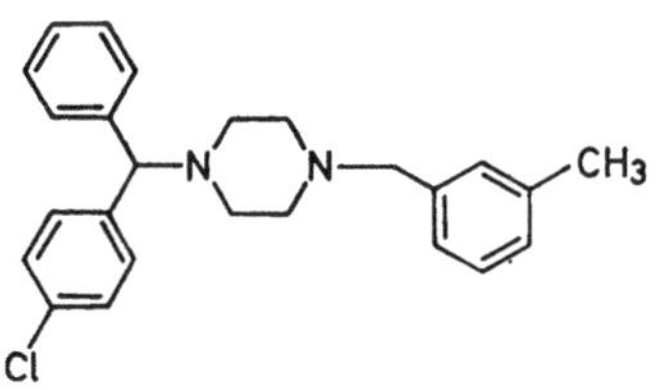

1-(*p*-Chlordiphenylmethyl)-4-(*m*-methylbenzyl)-piperazin = 1-[(4-Chlorphenyl)phenylmethyl]-4-[(3-methylphenyl)methyl]piperazin (●)

H auch Dihydrochlorid (1104-22-9) [oder Dihydrochloridmonohydrat (31884-77-2)]

S Ancolan, Antivert, Bonadettes, Bonamine, Bonine, Calmonal, Chiclida, Cliziclor, Clozin, Diadril, Drive-Strong, Duremesin, Histamethine, *Histaméthizine*, *Histametizyn*, Itinerol, Marex, Mecazine, *Meclicina*, Meclisan, *Meclizine*, *Meclozin**, *Meklozin*, Miret, Monamin, Naftamine, Nauzine „Noco", Navicalm, Neo-Istafene, *Parachloramine*, Peremesin-Suppos., Postafen(e), Sabari, Sea Legs, Supermesin-Supositorios, Suprimal, Travelon, Tribra (for child + soft strong), U.C.B. 5062, V-Cline, Veritab, Vertizine, Vomisseis

V Antihistaminicum, Antiemeticum, Hypnoticum

5386 $C_{25}H_{27}ClN_2O_8$

52443-21-7

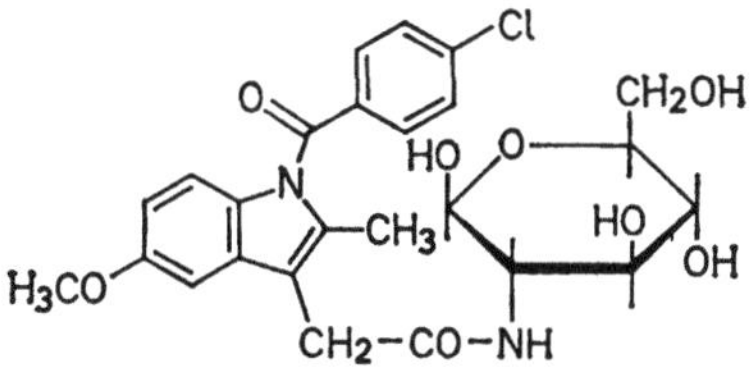

2-{2-[1-(*p*-Chlorbenzoyl)-5-methoxy-2-methyl-indol-3-yl]-acetamido}-2-deoxy-D-glucose = 1-(*p*-Chlorbenzoyl)-5-methoxy-2-methylindol-3-ylessigsäureglucosamid = 2-[[[1-(4-Chlorbenzoyl)-5-methoxy-2-methyl-1*H*-indol-3-yl]acetyl]amino]-2-deoxy-D-glucose (●)

H auch Monohydrat

S *Glucametacin***, *Glumetacin*, *Indometacinglucosamid*, *Indosamide*, Labofarma 227, SIR 227, Teoremac, Teoremin

V Antiphlogisticum, Analgeticum, Antipyreticum

5387 $C_{25}H_{27}NO$

54141-87-6

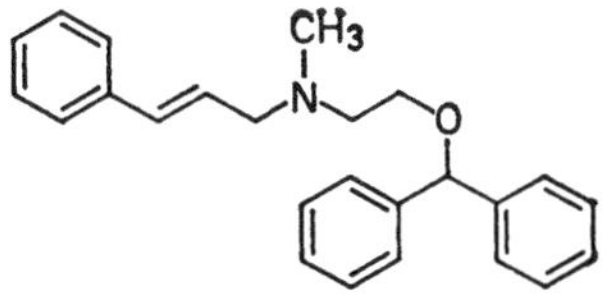

(*E*)-*N*-(2-Diphenylmethoxyethyl)-*N*-methylcinnamylamin = (*E*)-*N*-[2-(Diphenylmethoxy)ethyl]-*N*-methyl-3-phenyl-2-propen-1-amin (●)

S *Cinfenin**

V Antidepressivum

5388 *(4390)* $C_{25}H_{28}N_2O_2$

14796-24-8

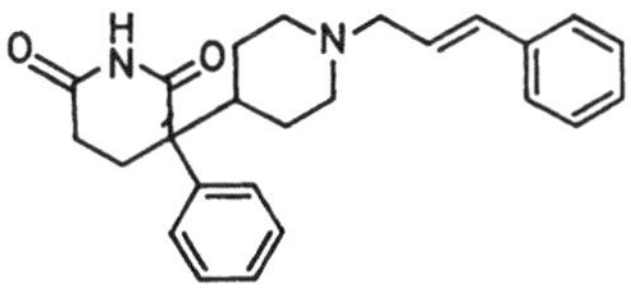

3-(1-Cinnamyl-4-piperidyl)-3-phenylpiperidin-2,6-dion = 2-(1-Cinnamyl-4-piperidyl)-2-phenylglutarimid = 3-Phenyl-1'-(3-phenyl-2-propenyl)-[3,4'-bipiperidin]-2,6-dion (●)

S *Cinperen**, R 5046

V Neurolepticum

5389 *(4391)* $C_{25}H_{28}N_8O_6S_2$

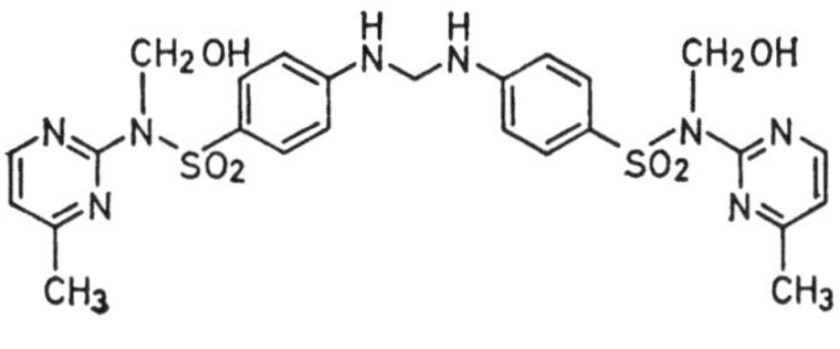

p,p'-(Methylendiamino)-bis-[*N*-hydroxymethyl-*N*-(4-methyl-2-pyrimidinyl)-benzolsulfonamid] = 4,4'-(Methylendiimino)bis[*N*-(hydroxymethyl)-*N*-(4-methyl-2-pyrimidinyl)benzensulfonamid] (●) = Kondensationsprodukt von Sulfamerazin und Formaldehyd

S *Formo-Sulfamerazin*, *Methylen-Sulfamerazin*

V Chemotherapeuticum

5390 (*4392*) $C_{25}H_{28}O_3$
50-50-0

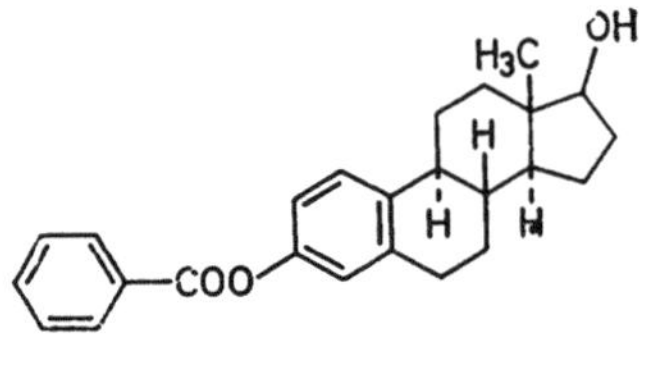

1,3,5(10)-Östratrien-3,17β-diol-3-benzoat = Östradiol-3-monobenzoat = (17β)-Östra-1,3,5(10)-trien-3,17-diol-3-benzoat (●)

S Agofollin (Dragees + Depot-inj.), Alfastrol, Alterostrin, Bellahormon, Benovocylin, Benzestrin, Benzhormovarine, Benzoesan estradiolu, Benzoestrofol, Benzofoline, Benzo-Ginoestril, Benzo-Gynestryl, Benzo-Gynoestryl, Benztrone, Bio-Östron, De Graafina, Difemin-Amp., Difollisterol, *Dihydrofollikulinbenzoat*, Dimenformon-Amp., Di-Oestrogyn, Diogyn-B, Disynformon, Eston-B, Estrabenzon, Estradin B, *Estradiol benzoate***, Estradiol „Dexter", Estradiol „Sanwa", Estrazol Z, Estrobev E, Estrodinam, Estrogen „Chiesi", Estrogen forte inj., Estroidral, Estrolan-B, Estro-Quibi, Femestrone-inj., Femihormon, Feminorm, Folicular, Foliculina „Bunsen", Foliculina LEA, Foliculina Quer (Amp. fuerte B + Supositorios), Foliculin B, Foli-Endo, Folimona, Follicormon-Amp., Folliculine-Inj., Follicyclin mikrokrist., Follidimyl, Follidrinbensoat, Follikelmon, Ginormon-Amp., Ginosedol B, Glandubolin-Monobenz, Graafina, Gynandol, Gynecormone, Gynformone, Gynocid, Gynoestryl-Amp., Gynonguent, Hidroestron, Hormogynon, Livifollin-Amp., Menformon (Inj. + Emulsion), Metroval-Amp., Naphaestrone-Inj., NSC-9566, *Östradiolbenzoat*, Oestradiol „Jenapharm" (Amp.), Oestradiol „Solco", Oestradiol „Vitis", *Oestradiolum benzoylatum*, Oestramedin, Oestramine, Oestrin, Oestrocyclan, Oestroform-Inj., Ostron, Ovahormon-Benzoate, Ovaplon, Ovaria-Hormon „Polfa", Ovasterol-B, Ovex B, Ovigon-1(-5), Ovociclina-fiale, Ovocryst, Ovocyclin M, Ovolacer, Ovormol-B-Amp., Ovostab, Pelanin, Primogyn B oleosum, Proestro, Profoliol B, Progen, Progynon B oleosum, Progyval, Provetan, Reglovar, Solestro, Unistradiol

V injizierbares Follikelhormonpräparat

5391 $C_{25}H_{29}FN_4O_4S$
35 273-88-2

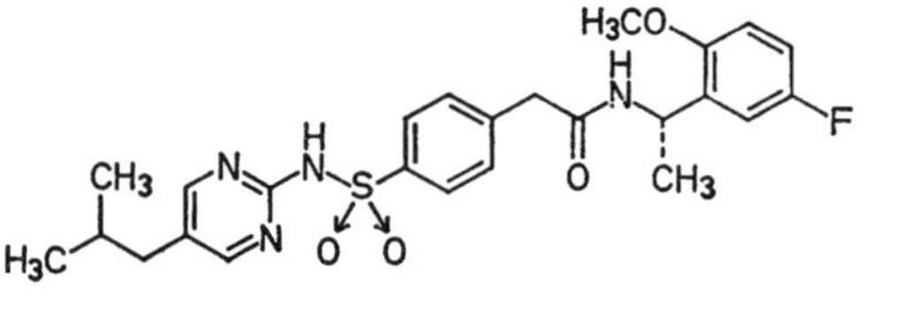

(—)-(*S*)-*N*-(5-Fluor-2-methoxy-α-methylbenzyl)-2-[*p*-[(5-isobutyl-2-pyrimidinyl)-sulfamoyl]-phenyl]-acetamid = (—)-*N*-[1-(5-Fluor-2-methoxyphenyl)-ethyl]-4-[[[5-(2-methylpropyl)-2-pyrimidinyl]-amino]sulfonyl]benzenacetamid (●)

S *Gliflumid***, SH 31168, ZK 28200

V Antidiabeticum

5392 (*4393*) $C_{25}H_{29}J_2NO_3$
1951-25-3

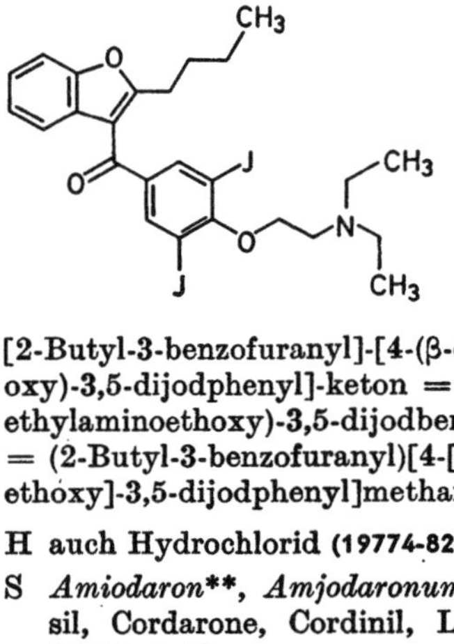

[2-Butyl-3-benzofuranyl]-[4-(β-diethylaminoethoxy)-3,5-dijodphenyl]-keton = 2-Butyl-3-[4-(2-diethylaminoethoxy)-3,5-dijodbenzoyl]-benzofuran = (2-Butyl-3-benzofuranyl)[4-[2-(diethylamino)-ethoxy]-3,5-dijodphenyl]methanon (●)

H auch Hydrochlorid (19774-82-4)

S *Amiodaron***, *Amjodaronum*, Angoron, Atlansil, Cordarone, Cordinil, L 3428-Labaz, SKF 33134-A, Trangorex

V Coronarvasodilatans, Antianginosum

5393 (*4394*) $C_{25}H_{29}NO_2$
14587-50-9

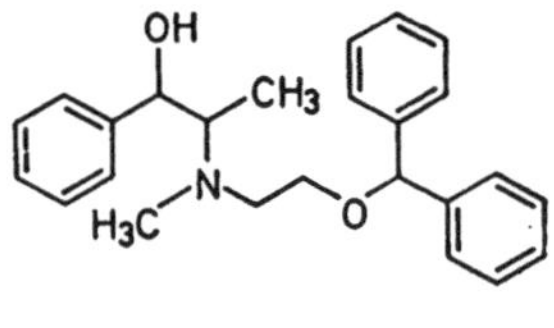

2-[*N*-Methyl-2-(diphenylmethoxy)-ethylamino]-1-phenylpropan-1-ol = α-[1-[[2-(Diphenylmethoxy)-

ethyl]methylamino]ethyl]benzenmethanol (●) = α-[1-[[2-(Diphenylmethoxy)-ethyl]-methylamino]-ethyl]-benzylalkohol

H Hydrochlorid

S *Difeterolhydrochlorid***, Pandryl

V Antihistaminicum

5394 *(4395)* $C_{25}H_{29}NO_4$

15790-02-0

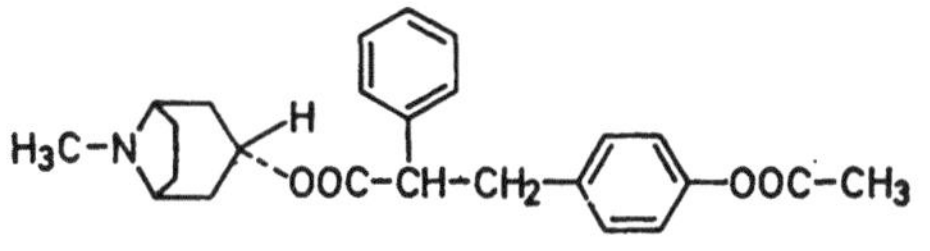

3-(*p*-Acetoxyphenyl)-2-phenylpropionsäuretropin-ester = *endo*-4-(Acetyloxy)-α-phenylbenzenpro-pansäure-8-methyl-8-azabicyclo[3.2.1]oct-3-yl-ester (●)

H Hydrochlorid (4241-47-8)

S Tropaphen, *Tropodifenhydrochlorid***

V Anticholinergicum

5395 *(4396)* $C_{25}H_{29}N_3O_2$

17692-51-2

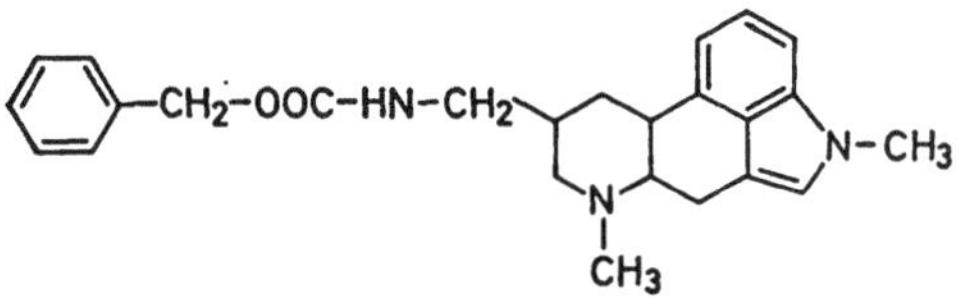

(+)-1-Methyl-9,10-dihydrolysergaminocarbon-säurebenzylester = 1-Methyl-*N*-(benzyloxycarbo-nyl)-dihydrolysergamin = [[(8β)-1,6-Dimethyl-ergolin-8-yl]methyl]carbamidsäurephenylmethyl-ester (●)

S Al-Migren, F.I. 6337, Liserdol, MCE, *Metergolin***, *Methergoline*

V Serotoninantagonist, Migräneprophylakticum

5396 *(4397)* $C_{25}H_{29}N_3O_{10}$

751-98-4

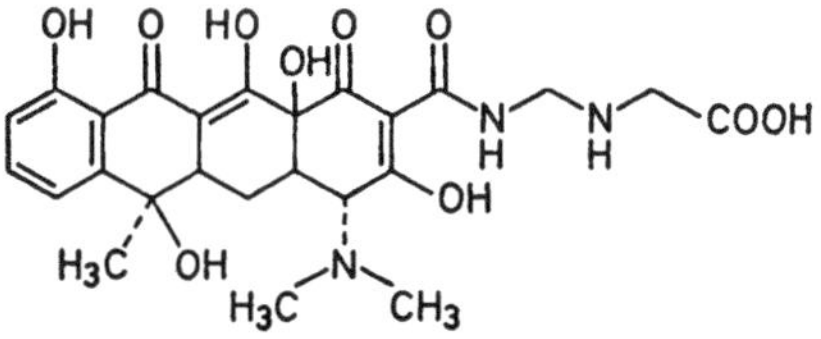

N-(4-Dimethylamino-1,4,4a,5,5a,6,11,12-oktahy-dro-3,6,10,12,12a-pentahydroxy-1,11-dioxo-2-naphthacencarboxamidomethyl)-glycin = [4*S*-(4α,4aα,5aα,6β,12aα)]-*N*-[[[[4-(Dimethylamino)-1,4,4a,5,5a,6,11,12a-octahydro-3,6,10,12,12a-pen-tahydroxy-6-methyl-1,11-dioxo-2-naphthacenyl]-carbonyl]amino]methyl]glycin (●)

S Glikotsiklin, *Glycinmethyltetracyclin*, Glycocy-cline, Glykocyclin

V Antibioticum

5397 $C_{25}H_{29}N_5O_2$

55837-24-6

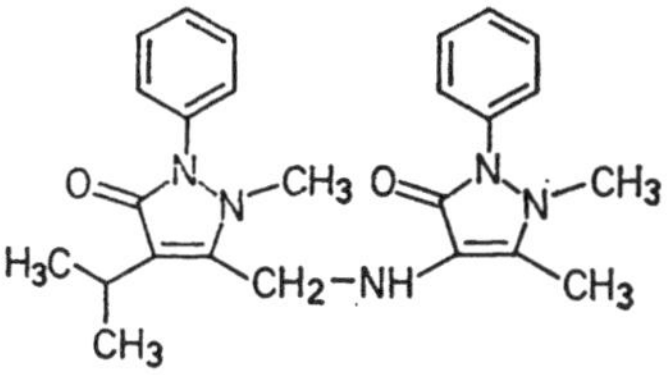

3-[[(2,3-Dimethyl-5-oxo-1-phenyl-3-pyrazolin-4-yl)-amino]-methyl]-4-isopropyl-2-methyl-1-phe-nyl-3-pyrazolin-5-on = 5-[[(2,3-Dihydro-1,5-di-methyl-3-oxo-2-phenyl-1*H*-pyrazol-4-yl)amino]-methyl]-1,2-dihydro-1-methyl-4-(1-methylethyl)-2-phenyl-3*H*-pyrazol-3-on (●)

S *Bisfenazon***

V Analgeticum

5398 $C_{25}H_{30}FNO_6$

19888-56-3

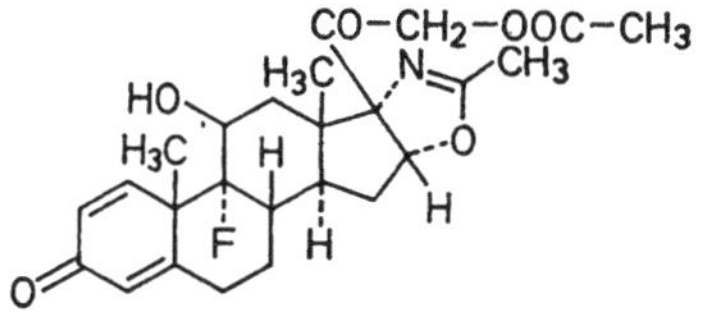

9α-Fluor-11β,21-dihydroxy-2′-methyl-5′β*H*-pre-gna-1,4-dieno[17,16-*d*]oxazol-3,20-dion-21-acetat

= (11β,16β)-21-(Acetyloxy)-9-fluor-11-hydroxy-2'-methyl-5'*H*-pregna-1,4-dieno[17,16-*d*]oxazol-3,20-dion (●)

S Azacortid, *Fluazacort***, *Fluazacortenolacetat*, L-6400

V antiphlogistisch und antiallergisch wirksames Glucocorticoid

---

5399 *(4398)* $C_{25}H_{30}N_2O_5$

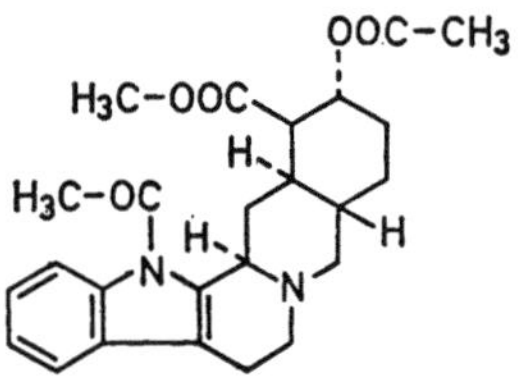

2-Acetoxy-13-acetylyohimban-1-carbonsäuremethylester = *O,N*-Diacetylcorynanthsäuremethylester = (16β,17α)-1-Acetyl-17-(acetyloxy)yohimban-16-carbonsäuremethylester (●)

S *Diacetylcorynanthin*, Dicorantyl

V Therapeuticum gegen neurovegetative Störungen

5400 *(4399)* $C_{25}H_{30}O_8$

24 808-87-5

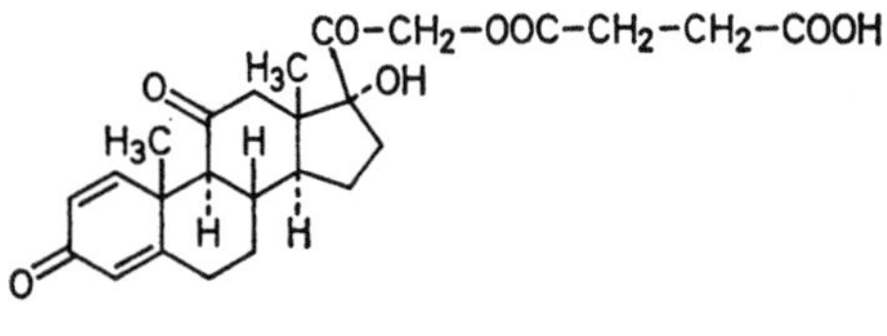

17α,21-Dihydroxy-1,4-pregnadien-3,11,20-trion-21-hydrogensuccinat = Prednison-21-succinat = 21-(3-Carboxy-1-oxopropoxy)-17-hydroxypregna-1,4-dien-3,11,20-trion (●)

H Natriumsalz

S *Prednisonnatriumsuccinat*, Solu-Prednison „Sanabo"

V antiphlogistisch und antiallergisch wirksames Glucocorticoid

5401 $C_{25}H_{30}O_{10}$

33 779-37-2

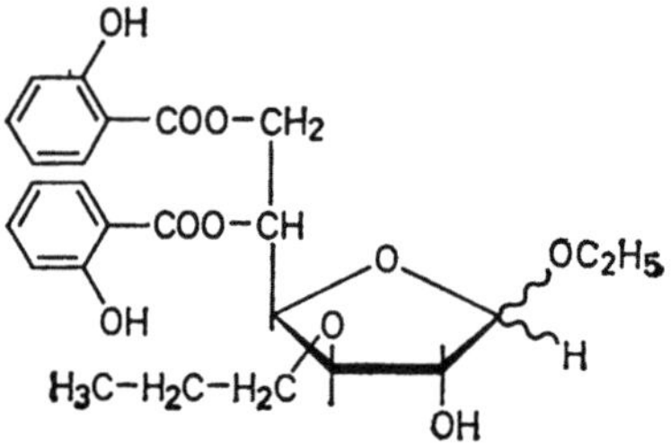

Ethyl-3-*O*-propyl-D-glucofuranosid-5,6-disalicylat = Ethyl-3-*O*-propyl-D-glucofuranosid-5,6-bis(2-hydroxybenzoat) (●)

S *Salprotosid***

V Antiphlogisticum, Analgeticum

5402 *(4400)* $C_{25}H_{31}FO_8$

67-78-7

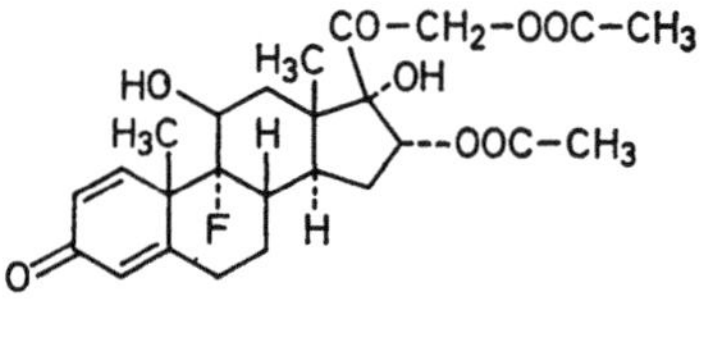

9α-Fluor-11β,16α,17α,21-tetrahydroxy-1,4-pregnadien-3,20-dion-16,21-diacetat = 9α-Fluor-16α-hydroxyprednisolon-16,21-diacetat = (11β,16α)-16,21-Bis(acetyloxy)-9-fluor-11,17-dihydroxy-pregna-1,4-dien-3,20-dion (●)

S Aristocort-Diacetat, Aristocort Parenterals, Cenocort, Cino-40, Delphicort-Kristallsuspension, *Fluoxiprednisoloni acetas*, Kenacort Diacetate, Ledercortdiacetat, Ledercort-Retard, Polcortolon, 8357 R.P., Tédarol, Triamcin, *Triamcinolondiacetat*, Tricortale-Sciroppo

V antiphlogistisch und antiallergisch wirksames Glucocorticoid

5403 $C_{25}H_{31}FO_8$

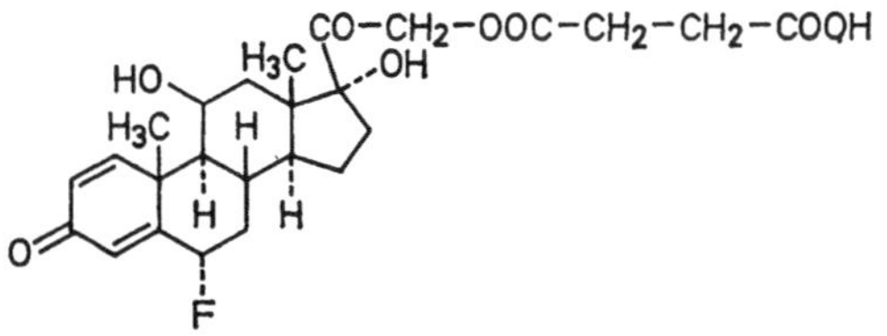

6α-Fluor-11β,17α,21-trihydroxy-1,4-pregnadien-3,20-dion-21-hydrogensuccinat = 6α-Fluorprednisolon-21-succinat = (6α,11β)-21-(3-Carboxy-1-oxopropoxy)-6-fluor-11,17-dihydroxypregna-1,4-dien-3,20-dion (●)

H Natriumsalz (2992-68-9)

S *Fluprednisolonhemisuccinat-Natrium*, Selectren

V antiphlogistisch und antiallergisch wirksames Glucocorticoid

5404 $C_{25}H_{31}NO$
51 152-91-1

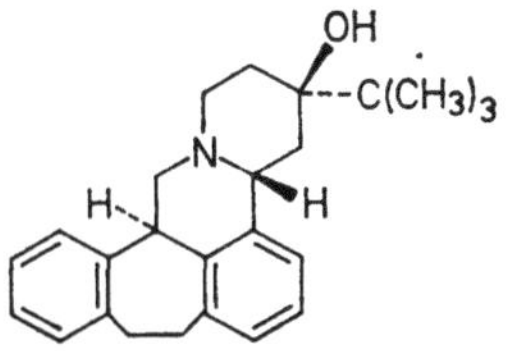

3α-*tert.*-Butyl-2,3,4,4aβ,8,9,13bα,14-oktahydro-1*H*-benzo[6,7]cyclohepta[1,2,3-*de*]pyrido[2,1-*a*]-isochinolin-3-ol = (3α,4aα,13bβ)-3-(1,1-Dimethylethyl)-2,3,4,4a,8,9,13b,14-octahydro-1*H*-benzo-[6,7]cyclohepta[1,2,3-*de*]pyrido[2,1-*a*]isochinolin-3-ol (●)

H Hydrochlorid (36 504-94-6)

S AY-23 028, *Butaclamolhydrochlorid***

V Neurolepticum

5405 (4401) $C_{25}H_{31}NO_3$
15 687-33-9

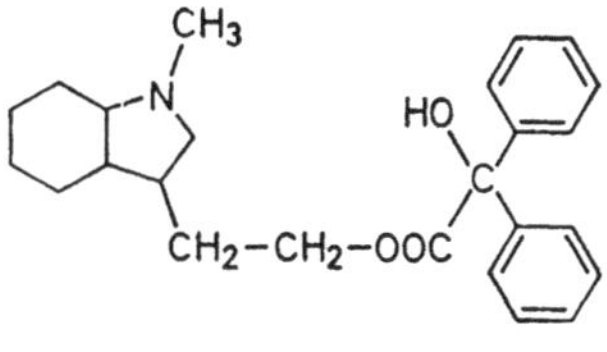

Benzilsäure-2-(1-methyloktahydroindol-3-yl)-ethylester = α-Hydroxy-α-phenylbenzenessigsäure-2-(octahydro-1-methyl-1*H*-indol-3-yl)ethylester (●)

S *Methindizate, Metindizat***

V Veterinär-Spasmolyticum

5406 (4402) $C_{25}H_{31}NO_3$
668-56-4

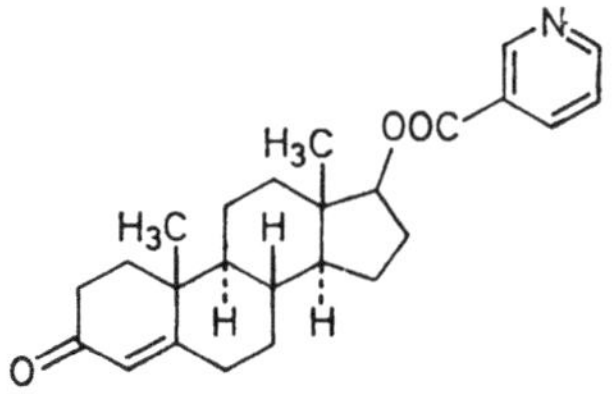

17β-Hydroxy-4-androsten-3-on-17-nicotinat = (17β)-17-[(3-Pyridinylcarbonyl)oxy]androst-4-en-3-on (●)

S Bolfortan, Linobol, *Testosteronnicotinat*, WD 53

V Anabolicum, Antikatabolicum

5407 $C_{25}H_{31}NO_4$
55 837-26-8

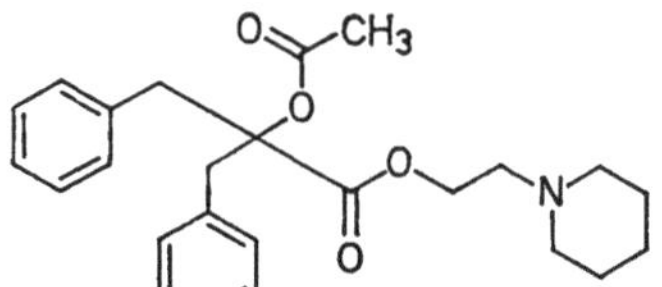

2-Acetyloxy-2-benzyl-3-phenylpropionsäure-2-piperidinoethylester = 2-Piperidinoethyl-α-benzyl-α-hydroxyhydrocinnamat-acetat(ester) = α-(Acetyloxy)-α-(phenylmethyl)benzenpropansäure-2-(1-piperidinyl)ethylester (●)

S *Fenperat***

V Antihypertonicum

5408 (4403) $C_{25}H_{31}NO_4$

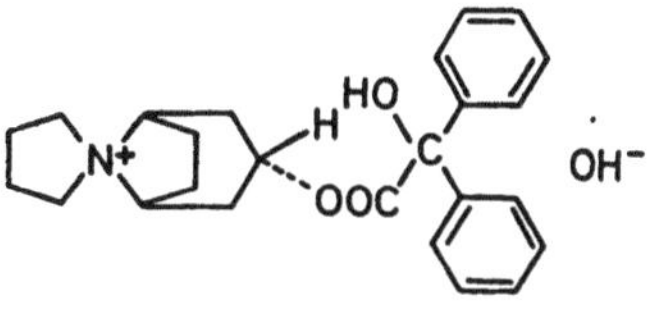

3α-Benziloyloxynortropanium-8-spiro-1′-pyrrolidin = 3α-Hydroxyspiro-[1α*H*,5α*H*-nortropan-8,1′-pyrrolidinium]-hydroxid-benzilat = Azoniaspiro-(3α-benziloyloxynortropan-8,1′-pyrrolidin) = *endo*-3-[(Hydroxydiphenylacetyl)oxy]spiro[8-azoniabicyclo[3.2.1]octan-8,1′-pyrrolidinium]hydroxid (●)

H Chlorid (10 405-02-4)

S As XVII, Keptan, Spasmex „Pfleger; Nikken", Spasmo 3, *Trospiumchlorid***

V Anticholinergicum, Spasmolyticum

5409 *(4404)* $C_{25}H_{31}NO_8$

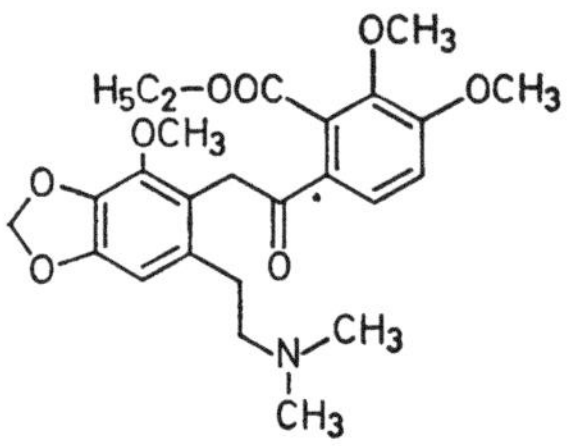

2′-(β-Dimethylaminoethyl)-3,4,6′-trimethoxy-4′,5′-methylendioxydesoxybenzoin-2-carbonsäure-ethylester = 6-[[6-[2-(Dimethylamino)ethyl]-4-methoxy-1,3-benzodioxol-5-yl]acetyl]-2,3-dimeth-oxybenzoesäureethylester (●)

H auch Hydrochlorid (12246-80-9)

S *Äthylnarcein*, *Ethylnarceine*, Narcyl

V Hustensedativum, Analgeticum

5410 *(4405)* $C_{25}H_{31}N_3O$

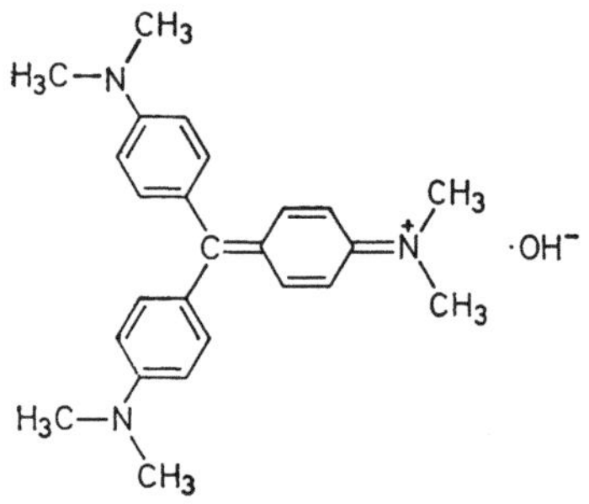

N,*N*,*N′*,*N′*,*N″*,*N″*-Hexamethyl-*p*,*p′*-diamino-fuchson-imoniumhydroxid = Hexamethyl-*p*-rosa-nilin(hydroxid) = *N*-[4-[Bis[4-(dimethylamino)-phenyl]methylen]-2,5-cyclohexadien-1-yliden]-*N*-methylmethanaminiumhydroxid (●)

H Chlorid (548-62-9). [Die Verbindung wird auch als *N*,*N*,*N*,*N′*,*N′*,*N′*-Hexamethyltris(4-amino-phenyl)methanol-chlorid (7077-31-8) bezeichnet]

S Atmonal, Atmonil, Avermin, Badil, C.I. Basic Violet 3, *Crystal violet*, Genapax, *Gentian Violet*, Genticid, Gentioletten, GVS, *Kristallviolett*, *Methylrosaniliniumchlorid***, Oxiuran, Oxi-urina, Oxiurose, Oxycolor, Oxypharmetten, Oxyozyl, Vermicid „Leo", Vermolysin, Viocid, *Violet cristallisé*

V Anthelminthicum, Farbstoff

5411 $C_{25}H_{32}ClFO_5$

25122-46-7

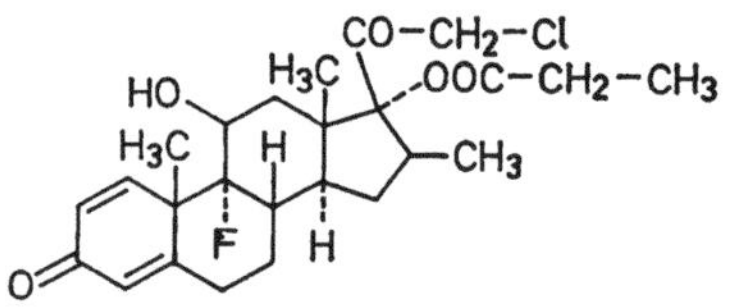

21-Chlor-9α-fluor-11β,17α-dihydroxy-16β-methyl-1,4-pregnadien-3,20-dion-17-propionat = (11β, 16β)-21-Chlor-9-fluor-11-hydroxy-16-methyl-17-(1-oxopropoxy)pregna-1,4-dien-3,20-dion (●)

S *Clobetasolpropionat***, Dermovat(e), Dermoxin „Glaxo", GR 2/925, Psorex

V antiphlogistisch und antiallergisch wirksames Glucocorticoid

5412 *(219 N)* $C_{25}H_{32}ClNO_6$

26687-88-7

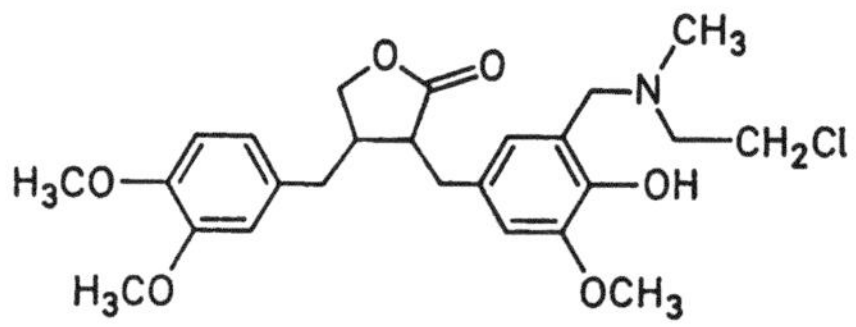

α-[3-(*N*-β-Chlorethyl-methylaminomethyl)-4-hy-droxy-5-methoxybenzyl]-β-(3,4-dimethoxybenzyl)-butyrolacton = 3-[[3-[[(2-Chlorethyl)methylami-no]methyl]-4-hydroxy-5-methoxyphenyl]methyl]-4-[(3,4-dimethoxyphenyl)methyl]dihydro-2(3*H*)-furanon (●)

H Hydrochlorid (26788-57-8)

S AgM, *Arctigenin-mustard*

V Cytostaticum (halbsynthet. Derivat eines Wirkstoffes aus Arctium Lappa)

5413 *(4406)* $C_{25}H_{32}ClN_5OS$

7224-08-0

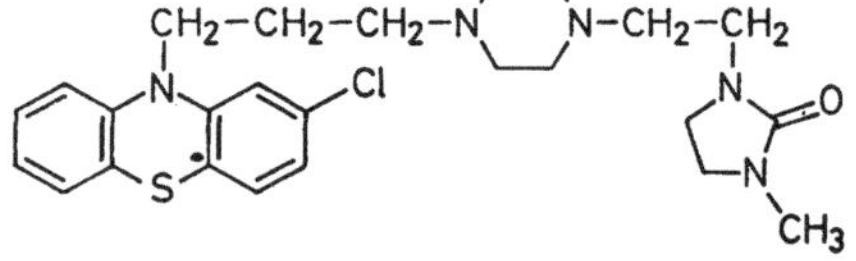

1-{2-[4-[3-(2-Chlorphenothiazin-10-yl)-propyl]-1-piperazinyl]-ethyl}-3-methyl-2-imidazolidinon = 2-Chlor-10-{3-[4-[2-(3-methyl-2-oxo-1-imidazolidinyl)-ethyl]-1-piperazinyl]-propyl}-phenothiazin = 1-[2-[4-[3-(2-Chlor-10*H*-phenothiazin-10-yl)-propyl]-1-piperazinyl]ethyl]-3-methyl-2-imidazolidinon (●)

H Dihydrochlorid **(7414-95-1)**

S Asta P 4241, *Chlorimpiphenindihydrochlorid*, *Imiclopazindihydrochlorid***, Ponsital

V Neurolepticum, Antipsychoticum

5414 *(220 N)* $C_{25}H_{32}Cl_2O_6$

29 899-95-4

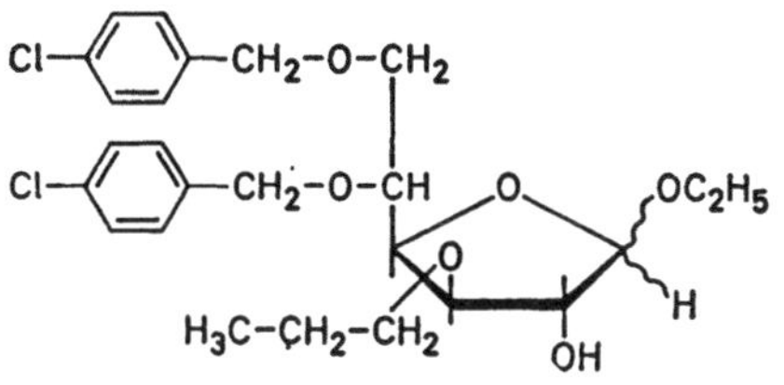

Ethyl-5,6-bis-*O*-(*p*-chlorbenzyl)-3-*O*-propyl-D-glucofuranosid = Ethyl-5,6-bis-*O*-[(4-chlorphenyl)-methyl]-3-*O*-propyl-D-glucofuranosid (●)

S Ba-43853, *Clobenosid***

V Antiphlogisticum

5415 *(4407)* $C_{25}H_{32}N_2O_2$

545-59-5

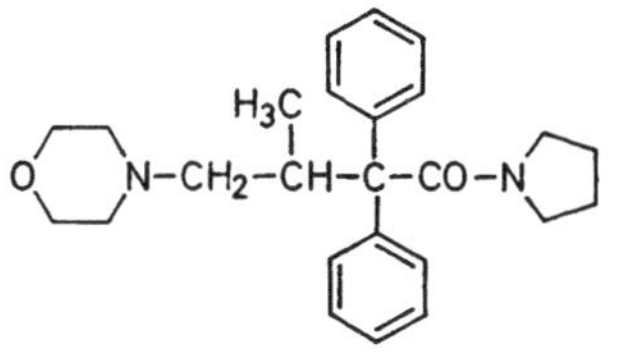

(±)-1-(3-Methyl-4-morpholino-2,2-diphenylbutyryl)-pyrrolidin = (±)-4-[2-Methyl-4-oxo-3,3-diphenyl-4-(1-pyrrolidinyl)-butyl]-morpholin = (±)-1-[3-Methyl-4-(4-morpholinyl)-1-oxo-2,2-diphenylbutyl]pyrrolidin (●)

S R 610, *Racemoramid***

V Analgeticum

5416 *(4408)* $C_{25}H_{32}N_2O_2$

357-56-2

(+)-1-(3-Methyl-4-morpholino-2,2-diphenylbutyryl)-pyrrolidin = (+)-1-[3-Methyl-4-(4-morpholinyl)-1-oxo-2,2-diphenylbutyl]pyrrolidin (●)

H auch Bitartrat **(2922-44-3)**

S Alcoid, Dauran, *Destromoramide*, *Dextrodiphenopyrine*, *Dextromoramid**, Dimorlin, *D-Moramid*, Errecalma, Jetrium, Linfadol, M.C.P. 875, Narcolo, Palfadonna, Palfium, Palphium, *Pyrrolamidol*, R. 875, SKF 5137, Troxilan, Yetrium

V Analgeticum

5417 *(4409)* $C_{25}H_{32}N_2O_2$

5666-11-5

(−)-1-(3-Methyl-4-morpholino-2,2-diphenylbutyryl)-pyrrolidin = (−)-1-[3-Methyl-4-(4-morpholinyl)-1-oxo-2,2-diphenylbutyl]pyrrolidin (●)

S *Levomoramid***

V Analgeticum

5418 *(61 E)* $C_{25}H_{32}N_4O_2$

27 315-91-9

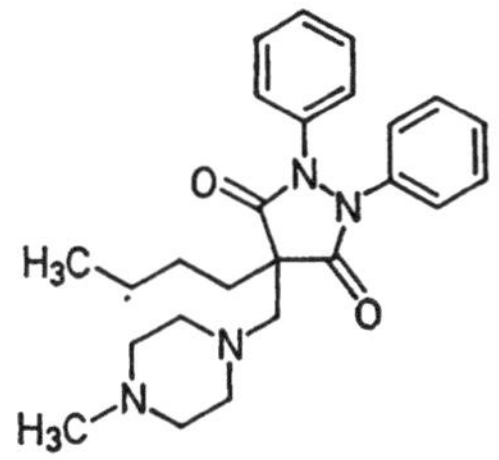

4-Butyl-4-[(4-methyl-1-piperazinyl)methyl]-1,2-diphenyl-3,5-pyrazolidindion (●)

S Elarzone, L.D. 4644, *Pipebuzon***

V Antiphlogisticum

5419 *(4410)* $C_{25}H_{32}O_2$

152-43-2

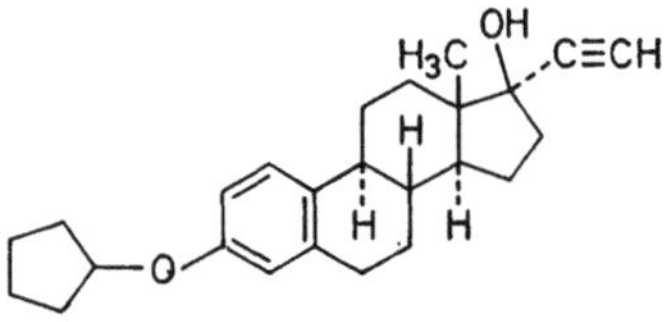

17α-Ethinyl-3-cyclopentyloxy-1,3,5(10)-östratrien-17β-ol = 3-Cyclopentyloxy-19-nor-17α-pregna-1,3,5(10)-trien-20-in-17β-ol = 17α-Ethinylöstra-3,17β-diol-3-cyclopentyläther = (17α)-3-(Cyclopentyloxy)-19-norpregna-1,3,5(10)-trien-20-in-17-ol (●)

S *Äthinylöstradiolcyclopentyläther*, Agalacto-Quilea, Estón, Estrovis, Estrovister, Plestrovis, Qui-Lea, *Quinestrol***, W 3566

V Östrogen

5420 $C_{25}H_{32}O_3$

39791-20-3

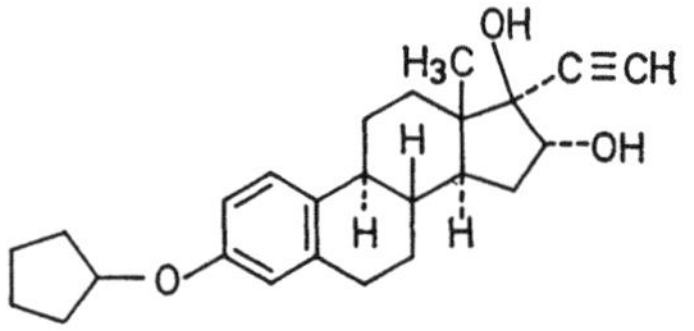

3-(Cyclopentyloxy)-19-nor-17α-pregna-1,3,5(10)-trien-20-in-16α,17-diol = 17α-Ethinyl-3-cyclopentyloxy-1,3,5(10)-östratrien-16α,17β-diol = (16α, 17α)-3-(Cyclopentyloxy)-19-norpregna-1,3,5(10)-trien-20-in-16,17-diol (●)

S *Äthinylöstriolcyclopentyläther*, Lilly 49825, *Nilestriol***, *Nylestriol*

V Östrogen

5421 *(4411)* $C_{25}H_{32}O_4$

7642-64-0

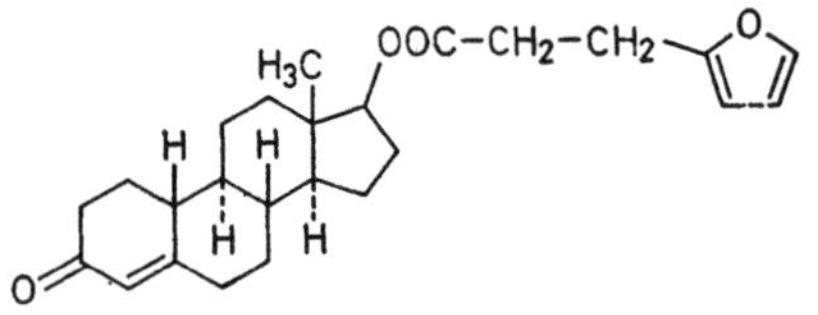

17β-Hydroxy-4-östren-3-on-17-[3-(2-furyl)-propionat] = Nortestosteron-β-furylpropionat = (17β)-17-[3-(2-Furanyl)-1-oxopropoxy]östr-4-en-3-on (●)

S Demelon, *Nandrolonfurylpropionat*, NFP, *Nortestosteronfurylpropionat*

V Anabolicum

5422 $C_{25}H_{32}O_4$

2919-66-6

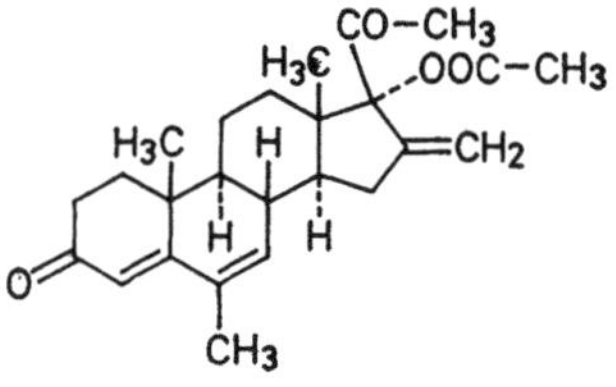

17α-Hydroxy-6-methyl-16-methylen-4,6-pregnadien-3,20-dion-17-acetat = 17-(Acetyloxy)-6-methyl-16-methylenpregna-4,6-dien-3,20-dion (●)

S BDH 1921, *Melengestrolacetat***, MGA, NSC-70968

V Progestativum, Antineoplasticum

5423 *(4412)* $C_{25}H_{32}O_8$

2920-86-7

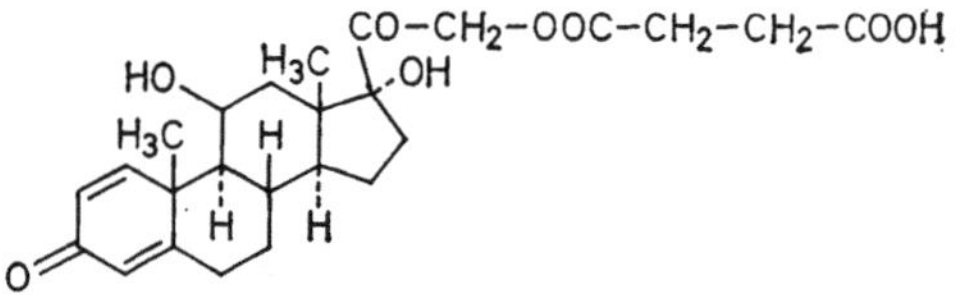

11β,17α,21-Trihydroxy-1,4-pregnadien-3,20-dion-21-hydrogensuccinat = Prednisolon-21-succinat = (11β)-21-(3-Carboxy-1-oxopropoxy)-11,17-dihydroxypregna-1,4-dien-3,20-dion (●)

H Natriumsalz (1715-33-9)

S Deltacortenolo i.v., Di-Adreson-F aquosum, Dispersona-inyect., Endoprenovis, Farnisol „Lauzier"-Sol., Fiasone-Amp., Hemilagar, Hostacortin H solubile, Hydrocortidelt-I.V., Lepicortinolo i.v., Lio-Cort, Meticortelone soluble, Nisolone i.v., Precortalon aquosum, Prednisol, *Prednisolonnatriumsuccinat*, Prednisolut „Jenapharm", Predonine soluble, Solu-Dacortin, Solu-Decortin-H, Solu-Delta-Cortef

V antiphlogistisch und antiallergisch wirksames Glucocorticoid

5423-01 *(4412a)* 5714-75-0

H Verbindung mit Perphenazin (Nr. 4621)

S *Prednazat***, Sch 6620, Sixtysix-20

V Antiphlogisticum

5424 $C_{25}H_{32}O_{13}$

32 619-42-4

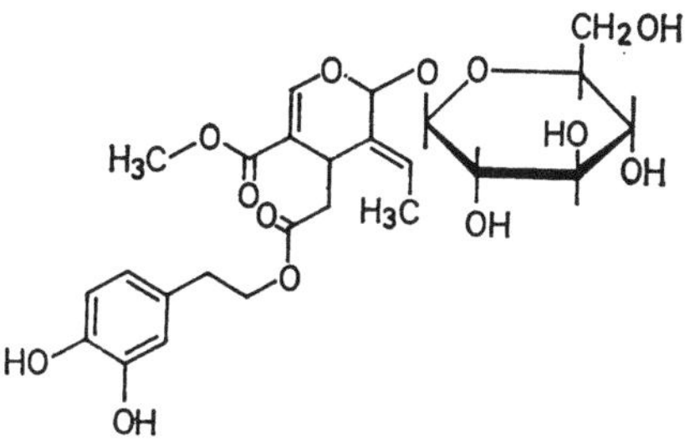

trans-3-Ethyliden-2-(β-D-glucopyranosyloxy)-3,4-dihydro-5-(methoxycarbonyl)-2*H*-pyran-4-essigsäure-2-(3,4-dihydroxyphenyl)ethylester (●)

S *Oleuropein*

V Hypotensivum, Coronarvasodilatans, Antiarrhythmicum, Spasmolyticum (Bitterstoff aus Olea europaea)

5425 *(4413)* $C_{25}H_{33}ClN_4O$

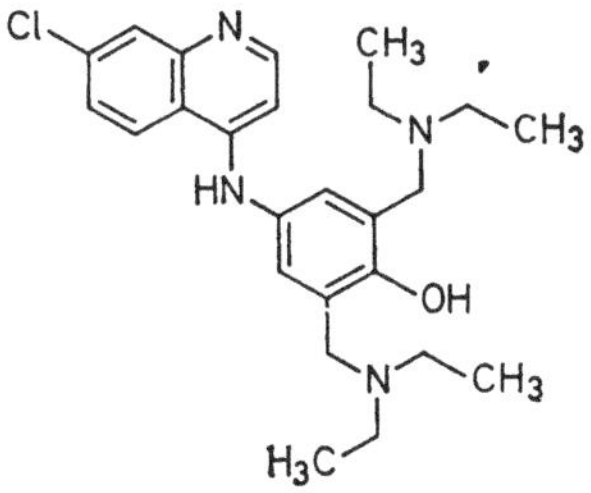

4-(7-Chlor-4-chinolylamino)-2,6-bis-(diethylaminomethyl)-phenol = 7-Chlor-4-[3,5-bis-(diethylaminomethyl)-4-hydroxyanilino]-chinolin = 4-[(7-Chlor-4-chinolinyl)amino]-2,6-bis[(diethylamino)methyl]phenol (●)

S Cyclochinum, Tsiklokhin

V Chemotherapeuticum

5426 *(4414)* $C_{25}H_{33}ClO_5$

3044-32-4

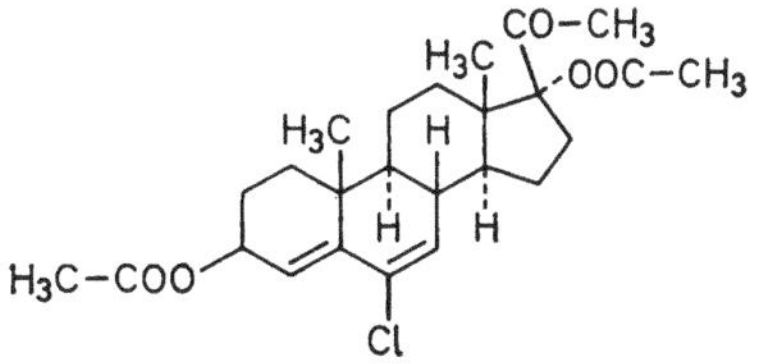

6-Chlor-3β,17α-dihydroxy-4,6-pregnadien-20-on-diacetat = (3β)-3,17-Bis(acetyloxy)-6-chlorpregna-4,6-dien-20-on (●)

S AY-11440, *Clogestonacetat***

V Progestativum

5427 *(4415)* $C_{25}H_{33}NO_4$

14521-96-1

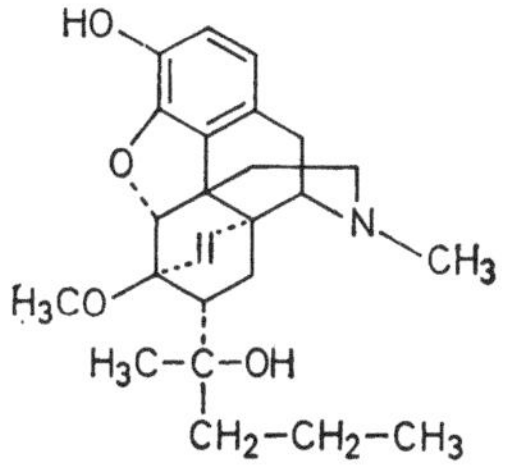

6,7,8,14-Tetrahydro-7α-(1-hydroxy-1-methylbutyl)-6,14-*endo*-ethenooripavin = 7,8-Dihydro-7α-[1(*R*)-hydroxy-1-methylbutyl]-O^6-methyl-6,14-*endo*-ethenomorphin = 19-Propylorvinol = [5α,7α(*R*)]-4,5-Epoxy-3-hydroxy-6-methoxy-α,17-dimethyl-α-propyl-6,14-ethenomorphinan-7-methanol (●)

H Hydrochlorid (13764-49-3)

S *Ethorphinhydrochlorid, Etorfina cloridrato, Etorphinhydrochlorid***, M. 99

V Analgeticum, Narcoticum

5428 *(4416)* $C_{25}H_{33}N_3OS$

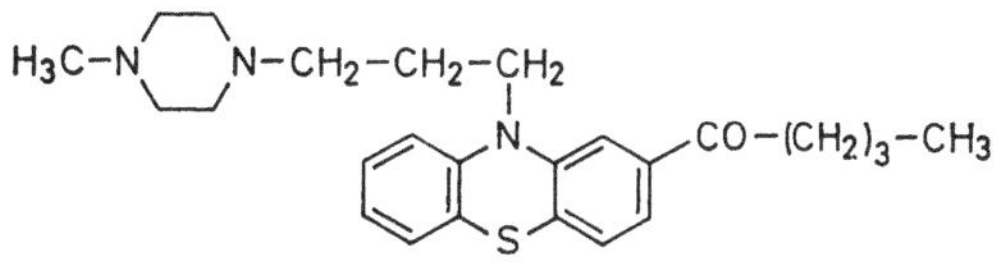

10-[3-(4-Methyl-1-piperazinyl)-propyl]-2-valeryl-phenothiazin = 1-[10-[3-(4-Methyl-1-piperazinyl)-propyl]-10*H*-phenothiazin-2-yl]-1-pentanon (●)

S *Valerylperazin*, WH 3822

V Neurolepticum

5429 *(4417)* $C_{25}H_{33}N_3O_2$

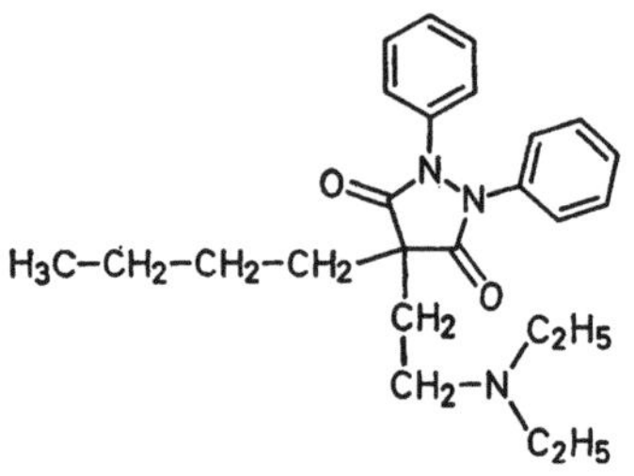

4-Butyl-4-[2-(diethylamino)ethyl]-1,2-diphenyl-3,5-pyrazolidindion (●)

S Detamidione

V Analgeticum

5430 $C_{25}H_{33}N_3O_2S$
7564-03-6

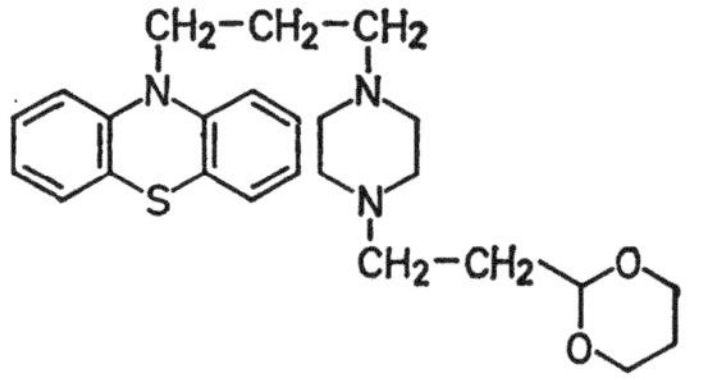

10-[3-{4-[2-(*m*-Dioxan-2-yl)-ethyl]-1-piperazinyl}-propyl]-phenothiazin = 10-[3-[4-[2-(1,3-Dioxan-2-yl)ethyl]-1-piperazinyl]propyl]-10*H*-phenothiazin (●)

H Hydrogensuccinat (7456-12-4)

S *Oxaprazinsuccinat*, SD 270-07

V Antitussivum

5431 $C_{25}H_{34}N_2O_2$
13958-40-2

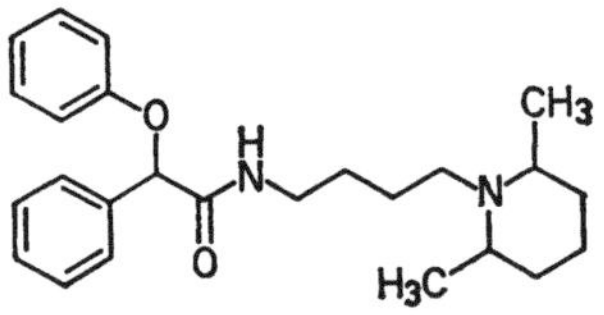

N-[4-(2,6-Dimethylpiperidino)-butyl]-2-phenoxy-2-phenylacetamid = *N*-[4-(2,6-Dimethyl-1-piperidinyl)butyl]-α-phenoxybenzenacetamid (●)

S CI-661, *Oxfenamide, Oxiramid***

V Antiarrhythmicum

5432 *(221 N)* $C_{25}H_{34}N_2O_3$
27591-97-5

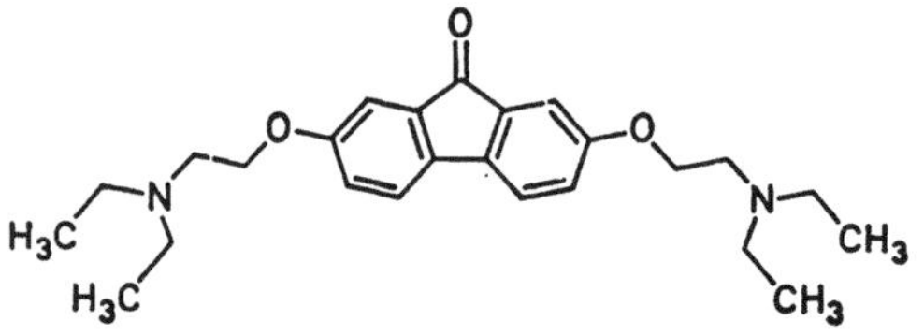

2,7-Bis-(2-diethylaminoethoxy)-fluoren-9-on = 2,7-Bis-[2-(diethylamino)ethoxy]-9*H*-fluoren-9-on (●)

H auch Dihydrochlorid (27591-69-1)

S *Bis-DEAE-fluorenone*, NSC-143969, *Tiloron***

V Virustaticum (oral wirksames Interferonstimulans)

5433 *(62 E)* $C_{25}H_{34}N_2O_4$
54063-46-6

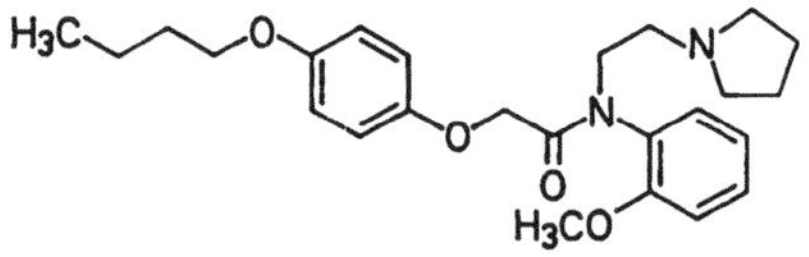

2-(4-Butoxyphenoxy)-*N*-(2-methoxyphenyl)-*N*-[2-(1-pyrrolidinyl)ethyl]acetamid (●) = 2-(*p*-Butoxyphenoxy)-*N*-[2-(1-pyrrolidinyl)-ethyl]-*o*-acetanisidid

S *Fexicain***

V Lokalanästheticum

5434 *(4418)* $C_{25}H_{34}O_2$
10592-65-1

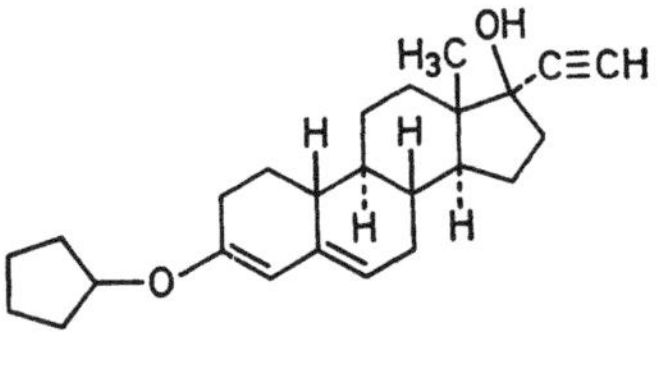

3-Cyclopentyloxy-19-nor-17α-pregna-3,5-dien-20-in-17β-ol = 17α-Ethinyl-3-cyclopentyloxy-3,5-östradien-17β-ol = (17α)-3-(Cyclopentyloxy)-19-norpregna-3,5-dien-20-in-17-ol (●)

H vgl. auch Nr. 5604

S *Quingestanol***

V Progestativum

5435 *(4419)* $C_{25}H_{34}O_3$
15140-27-9

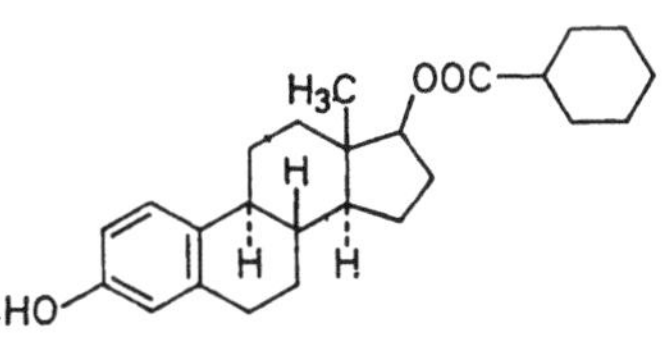

1,3,5(10)-Östratrien-3,17β-diol-17-hexahydrobenzoat = Östradiol-17-hexahydrobenzoat = (17β)-Östra-1,3,5(10)-trien-3,17-diol-17-cyclohexancarboxylat (●)

S Benzo-Ginoestril A.P., Benzo-Gynoestryl retard, Ginestryl-15-Depot, Menodin „Synthesis", *Östradiolhexahydrobenzoat*, Tardoginestryl

V Depot-Follikelhormonpräparat

5436 $C_{25}H_{34}O_4$
23163-51-1

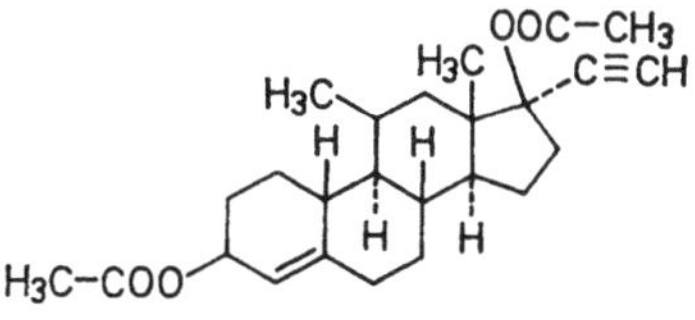

17α-Ethinyl-11β-methyl-4-östren-3β,17β-dioldiacetat = 11β-Methyl-19-nor-17α-pregn-4-en-20-in-3β,17β-dioldiacetat = (3β,11β,17α)-11-Methyl-19-norpregn-4-en-20-in-3,17-dioldiacetat (●)

S *Methynodioldiacetat*, *Metynodioldiacetat***, SC-19198

V Progestativum

5437 *(4420)* $C_{25}H_{34}O_8$
2203-97-6

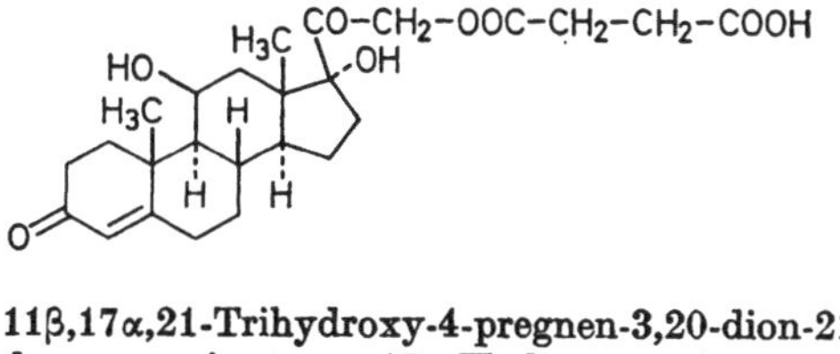

11β,17α,21-Trihydroxy-4-pregnen-3,20-dion-21-hydrogensuccinat = 17α-Hydroxycorticosteron-21-succinat = Hydrocortison-21-succinat = (11β)-21-(3-Carboxy-1-oxopropoxy)-11,17-dihydroxypregn-4-en-3,20-dion (●)

H Natriumsalz **(125-04-2)**

S Arcocort, Buccalsone, Corlan, Efcorlin soluble, Efcortelan soluble, Emi-Corlin, Flebocortid, Flemex, Hidrorgasona, Hydrocortal aquosum, Hydrocortisone intraveineux, *Hydrocortisone Sodium Succinate*, *Hydrocortisonnatriumsuccinat*, Hydrocortistab soluble, Intracort, Lycortin-S, Nordicort, Nositrol, Oralsone, Saxizon, S-Cortilean, Solu-Cortef, Solu-Glyc, Solu-ject, Sopolcort H, Suxizon 300, Venocort

V injizierbares Hydrocortisonderivat

5438 *(4421)* $C_{25}H_{35}NO_5$
3625-06-7

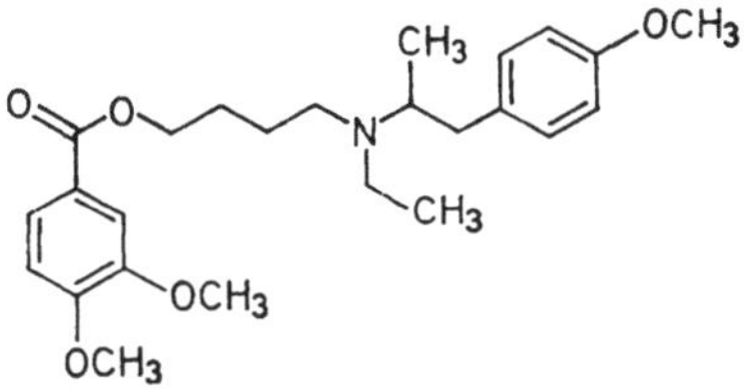

3,4-Dimethoxybenzoesäure-4-[*N*-ethyl-(*p*-methoxy-α-methylphenethyl)-amino]-butylester = 7-(3,4-Dimethoxybenzoyloxy)-3-ethyl-1-(*p*-methoxyphenyl)-2-methyl-3-azaheptan = 3,4-Dimethoxybenzoesäure-4-[ethyl[2-(4-methoxyphenyl)-1-methylethyl]amino]butylester (●)

H Hydrochlorid **(2753-45-9)**

S Colofac, CSAG-144, Duphaspasmin, Duspatal, Duspatalin(e), *Mebeverinhydrochlorid**, Veratrate

V Spasmolyticum

5439 *(4422)* $C_{25}H_{35}N_5O_4$

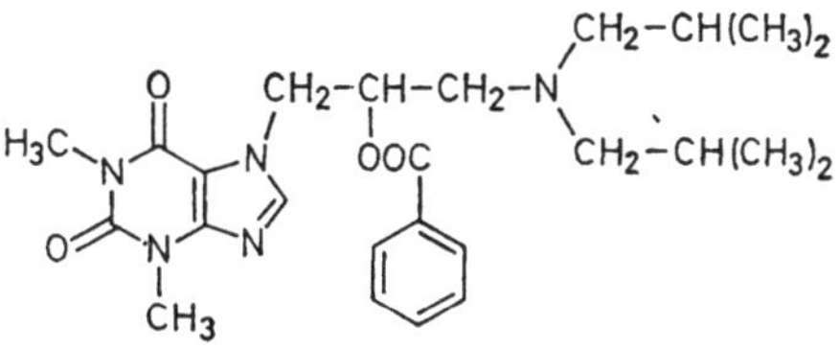

7-(2-Benzoyloxy-3-diisobutylaminopropyl)-theophyllin = 7-[2-(Benzoyloxy)-3-[bis(2-methylpropyl)amino]propyl]-3,7-dihydro-1,3-dimethyl-1*H*-purin-2,6-dion (●)

S Vestphyllin

V Coronarvasodilatans

5440 *(4423)* $C_{25}H_{36}O_3$
4956-37-0

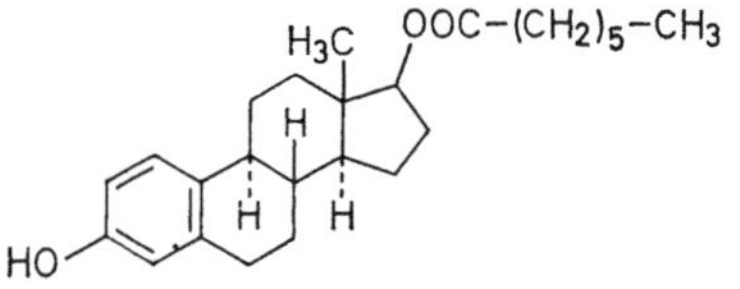

1,3,5(10)-Östratrien-3,17β-diol-17-heptanoat = (17β)-Östra-1,3,5(10)-trien-3,17-diol-17-heptanoat (●)

S Deladroxate, *Estradiol enanthate, Östradiolönanthat,* SQ 16150

V Depot-Östrogen

5441 *(4424)* $C_{25}H_{36}O_3$
18470-94-5

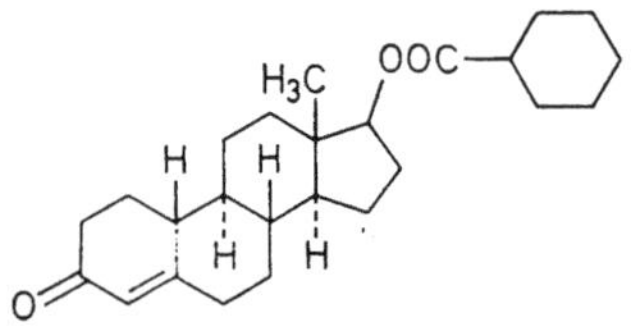

17β-Hydroxy-4-östren-3-on-17-hexahydrobenzoat = 17β-Hydroxy-19-nor-4-androsten-3-on-17-hexahydrobenzoat = (17β)-17-[(Cyclohexylcarbonyl)-oxy]östr-4-en-3-on (●)

S *Nandrolonhexahydrobenzoat,* Nor-Durandron, Norlongandron, *Nortestosteronhexahydrobenzoat*

V Anabolicum

5442 $C_{25}H_{36}O_5$
7755-28-4

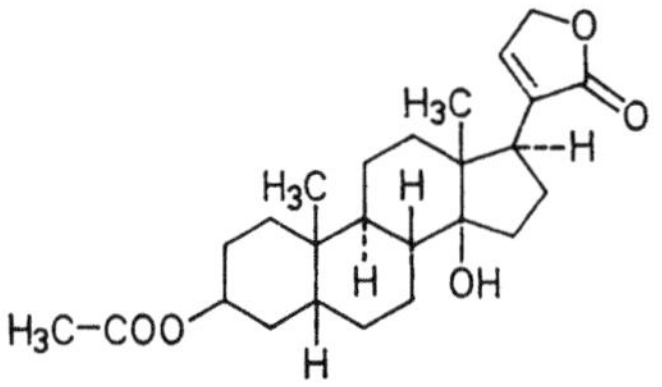

3β,14-Dihydroxy-21-oxo-23-desoxo-5β-card-20(22)-enolid-3-acetat = 3β,14,23-Trihydroxy-24-nor-5β,14β-chol-20(22)-en-21-säure-γ-lacton-3-acetat = (3β,5β,14β)-3-(Acetyloxy)-14,23-dihydroxy-24-norchol-20(22)-en-21-säure-γ-lacton (●)

S AY-17605

V Cardiotonicum

5443 *(4425)* $C_{25}H_{36}O_5$
4598-67-8

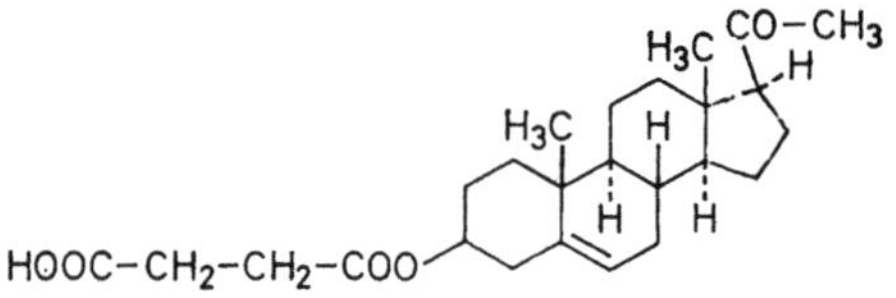

3β-Hydroxy-5-pregnen-20-on-3-hydrogensuccinat = (3β)-3-(3-Carboxy-1-oxopropoxy)pregn-5-en-20-on (●)

S Panzalone, *Pregnenolonsuccinat*

V antiphlogistisch und antiallergisch wirksames Glucocorticoid

5444 *(4426)* $C_{25}H_{36}O_6$
80-96-6

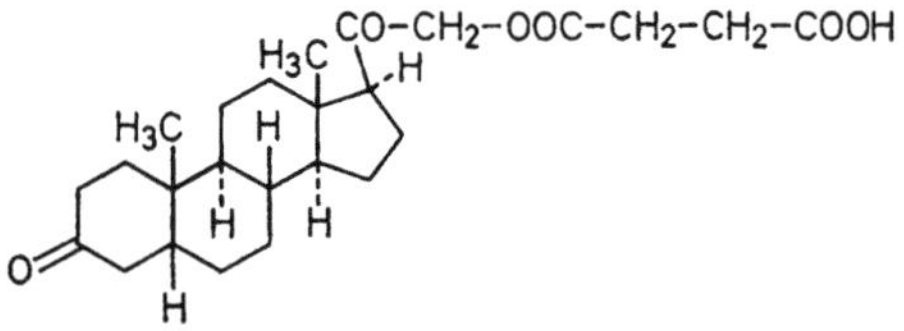

21-Hydroxy-5β-pregnan-3,20-dion-21-hydrogensuccinat = 21-(3-Carboxypropionyloxy)-5β-pregnan-3,20-dion = (5β)-21-(3-Carboxy-1-oxopropoxy)pregnan-3,20-dion (●)

H Natriumsalz (53-10-1)

S *Hydroxidioni natrii succinas, Hydroxydionnatriumsuccinat***, P 55, Predion, Pregnocin-Natrium, Presuren, Viadril

V Narkoticum

5445 *(63 E)* $C_{25}H_{36}O_6$
13609-67-1

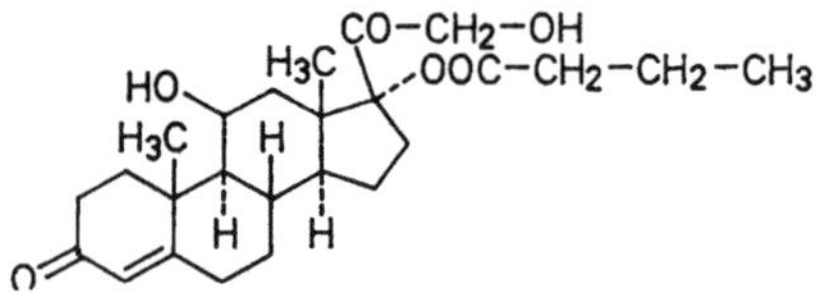

11β,17α,21-Trihydroxy-4-pregnen-3,20-dion-17-butyrat = 17α-Hydroxycorticosteron-17-butyrat = (11β)-11,21-Dihydroxy-17-(1-oxobutoxy)pregn-4-en-3,20-dion (●)

S *Hydrocortison-17-butyrat,* Locoid

V antiphlogistisch und antiallergisch wirksames Glucocorticoid

5446 *(4427)* $C_{25}H_{36}O_{10}$
1448-23-3

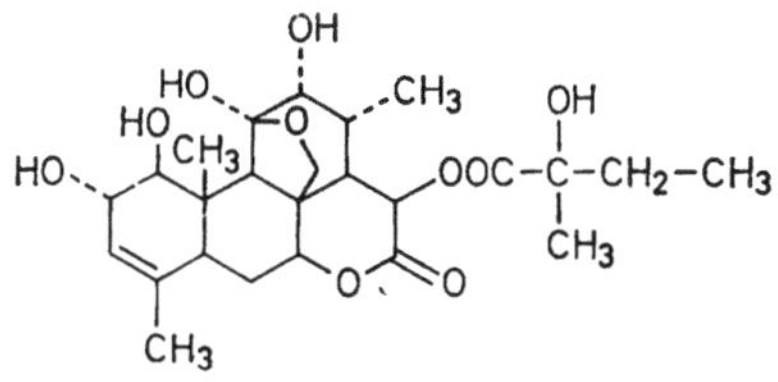

1,2,3,3aβ,4,6aβ,7,7aα,10,11,11a,11bα-Dodekahydro-1α,2α,4β,10α,11β-pentahydroxy-3α,8,11aβ-trimethyl-5*H*-1,11cβ-(epoxymethano)-phenanthro-[10,1-*b,c*]pyran-5-on-4-(2-hydroxy-2-methylbutyrat) = (1β,2α,11β,12α,15β)-11,20-Epoxy-1,2,11,12-tetrahydroxy-15-(2-hydroxy-2-methyl-1-oxobutoxy)picras-3-en-16-on (●)

S Glarubin, *Glaucarubin*, Glaumeba, α-*Kirondrin*, MK-53

V Amöbicid (Simaruba glauca-Bitterstoff)

5447 *(4428)* $C_{25}H_{37}ClO_3$
32 361-10-7

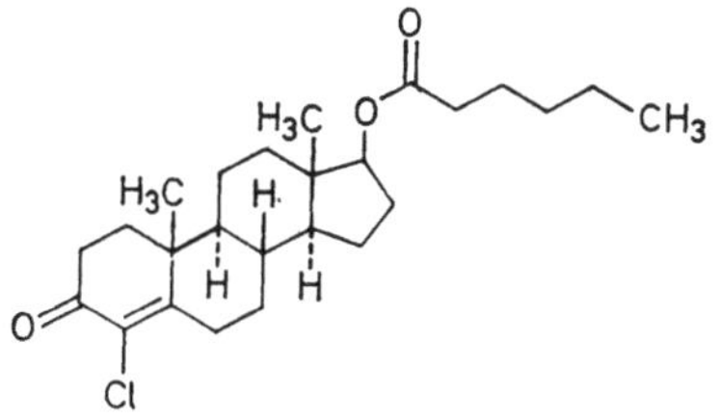

4-Chlor-17β-hydroxy-4-androsten-3-on-17-hexanoat = 4-Chlortestosteroncapronat = (17β)-4 Chlor-17-[(1-oxohexyl)oxy]androst-4-en-3-on (●)

S *Chlortestosteroncapronat*, *Clostebolcapronat***, Macrobin-Depot

V Anabolicum

5448 *(4429)* $C_{25}H_{37}NO$
27112-3 4

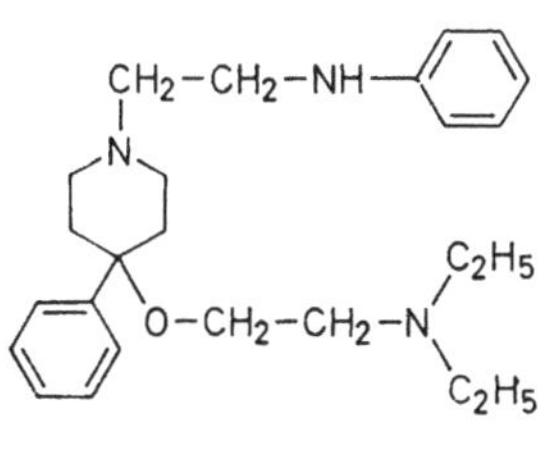

1-(2-Anilinoethyl)-4-(2-diethylaminoethoxy)-4-phenylpiperidin = 4-[2-(Diethylamino)ethoxy]-*N*,4-diphenyl-1-piperidinethanamin (●)

H Dicyclamat (23469-05-8)

S *Diamocaindicyclamat***, Jamaine, R 10948

V Lokalanästheticum

5449 *(4430)* $C_{25}H_{37}N_3O_4S$

Trioxocholansäuremonothiosemicarbazon

S Drogan

V Tuberkulostaticum

5450 *(4431)* $C_{25}H_{38}N_2O$
3748-77-4

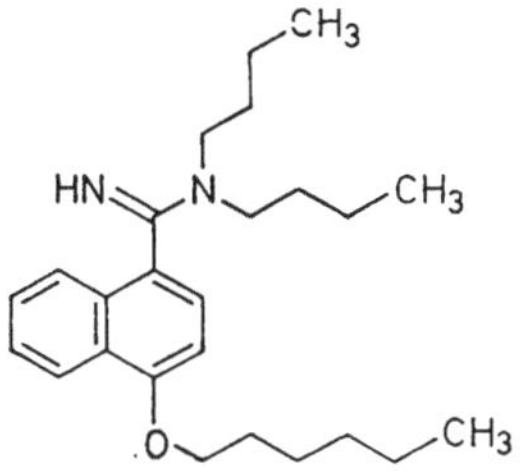

N,N-Dibutyl-4-hexyloxy-1-naphthamidin = *N,N*-Dibutyl-4-(hexyloxy)-1-naphthalencarboximidamid (●)

H Hydrochlorid (1055-55-6)

S *Bunamidinhydrochlorid***, Scolaban

V Veterinär-Anthelminthicum (Taeniacid)

5450-01 *(4431a)* 13501-04-7

H 3-Hydroxy-2-naphthoat

S Buban

V Veterinär-Anthelminthicum (Taeniacid)

5451 *(4432)* $C_{25}H_{38}O_2$
67-81-2

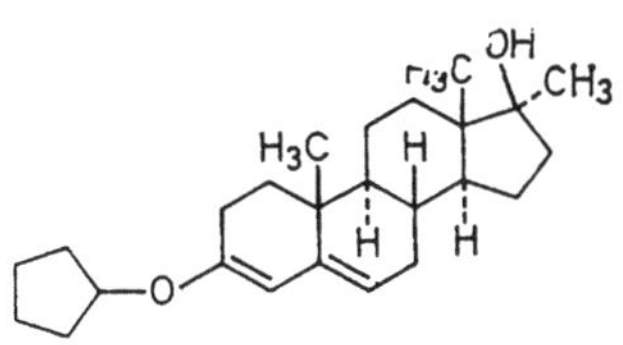

3-Cyclopentyloxy-17α-methyl-3,5-androstradien-17β-ol = 17α-Methyltestosteron-3-cyclopentylenoläther = (17β)-3-(Cyclopentyloxy)-17-methylandrosta-3,5-dien-17-ol (●)

S Pandrocine, *Penmesterol***, *Penmestrol*, 12222 R.P., Testopan

V Androgen

5452 (*4433*) $C_{25}H_{38}O_4$
2297-30-5

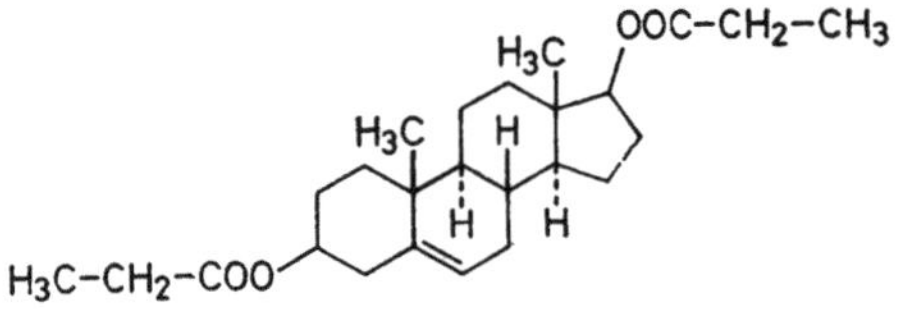

5-Androsten-3β,17β-dioldipropionat = (3β,17β)-Androst-5-en-3,17-dioldipropanoat (●)

S *Androstendioldipropionat*, Bisexovis-fiale, Bisexovister, Ginandrin, Stenandiol

V Steroidhormon zur anabolen und heterohormonalen Therapie

5453 (*4434*) $C_{25}H_{39}NO_6$
7633-69-4

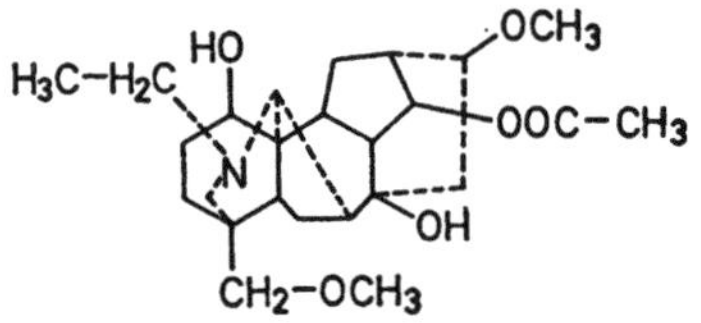

(1α,10α,19β)-16-Ethyl-19-methoxy-4-(methoxymethyl)aconitan-1,8,10-triol-10-acetat (●)

S *Condelphin*

V Muskelrelaxans (Delphinium confusum-Alkaloid)

5454 $C_{25}H_{40}O_2S$
21 362-69-6

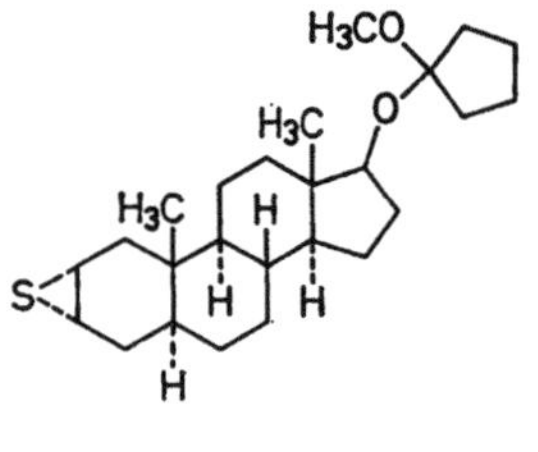

2α,3α-Epithio-5α-androstan-17β-yl-(1-methoxycyclopentyl)-äther = (2α,3α,5α,17β)-2,3-Epithio-17-[(1-methoxycyclopentyl)oxy]androstan (●) = Cyclopentanon-2α,3α-epithio-5α-androstan-17β-yl-methyl-acetal

S *Mepitiostan***, 10364-S

V Antiöstrogen (zur Unterdrückung von Tumoren)

5455 (*4435*) $C_{25}H_{41}NO_4$

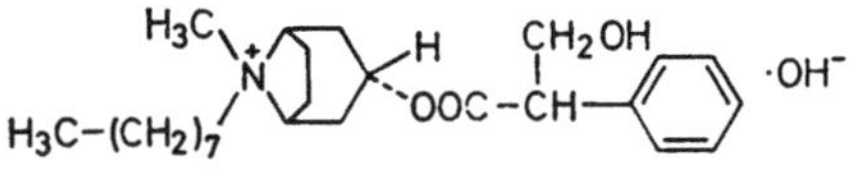

(±)-8-*n*-Octyl-3-tropoyloxytropaniumhydroxid = *endo*-(±)-3-(3-Hydroxy-1-oxo-2-phenylpropoxy)-8-methyl-8-octyl-8-azoniabicyclo[3.2.1]octanhydroxid (●)

H Bromid (5843-82-3)

S AD-122, *Atropinoctylbromid*, *Octylatropinbromid*

V Anticholinergicum

5456 (*4436*) $C_{25}H_{42}O_2$

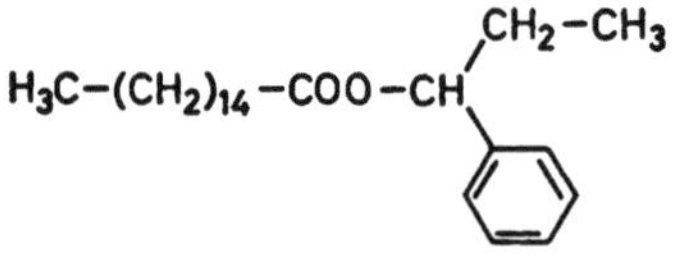

α-Ethylbenzylpalmitat = Phenylethylmethanolpalmitat = Hexadecansäure-1-phenylpropylester (●)

S Palmofen

V CholeretICUM

5457 (*4437*) $C_{25}H_{43}NO_7$
497-72-3

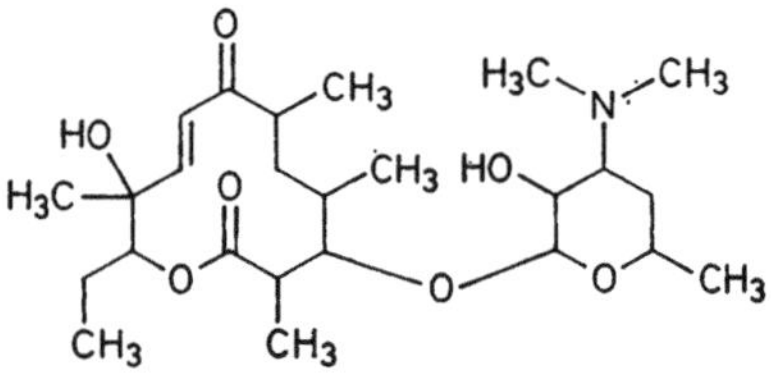

[3*R*-(3*R**,4*S**,5*S**,7*R**,9*E**,11*S**,12*R**)]-12-Ethyl-11-hydroxy-3,5,7,11-tetramethyl-4-[[3,4,6-trideoxy-3-(dimethylamino)-β-D-*xylo*-hexopyranosyl]oxy]oxacyclododec-9-en-2,8-dion (●)

S *Methymycin*

V Antibioticum

5458 *(4438)* $C_{25}H_{43}NO_7$

497-73-5

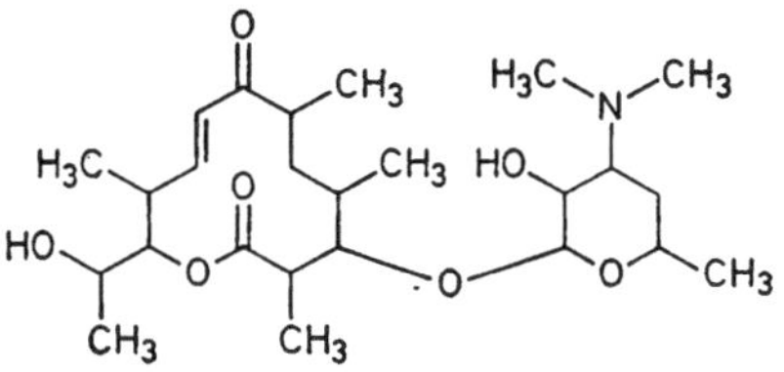

10-Deoxy-12-hydroxymethymycin

S *Neomethymycin*

V Antibioticum

5459 $C_{25}H_{43}N_{13}O_{10}$

33103-22-9

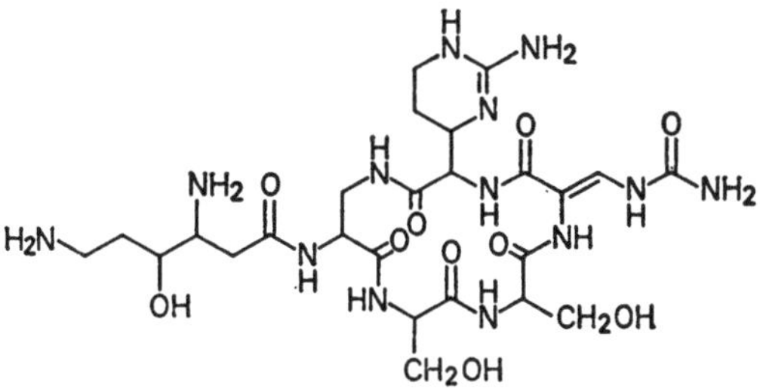

Stereoisomeres von [[3-(2-Amino-1,4,5,6-tetrahydro-4-pyrimidinyl)-15-(3,6-diamino-4-hydroxyhexanamido)-9,12-bis-(hydroxymethyl)-2,5,8,11,14-pentaoxo-1,4,7,10,13-pentaazacyclohexadec-6-yliden]-methyl]-harnstoff = Stereoisomeres von 3,6-Diamino-*N*-[6-[[(aminocarbonyl)amino]methylen]-3-(2-amino-1,4,5,6-tetrahydro-4-pyrimidinyl)-9,12-bis(hydroxymethyl)-2,5,8,11,14-pentaoxo-1,4,7,10,13-pentaazacyclohexadec-15-yl]-4-hydroxyhexanamid = (*R*)-1-(L-*threo*-3,6-Diamino-4-hydroxyhexansäure)-6-[L-2-(-amino-1,4,5,6-tetrahydro-4-pyrimidinyl)clycin]viomycin (●)

S *Enviomycin***, Tuberactin, *Tuberactinomycin N*

V Tuberkulostaticum (Antibioticum aus Streptomyces griseoverticillatus var. tuberacticus Nr. 13-386)

5460 *(4243)* $C_{25}H_{43}N_{13}O_{10}$

32988-50-4

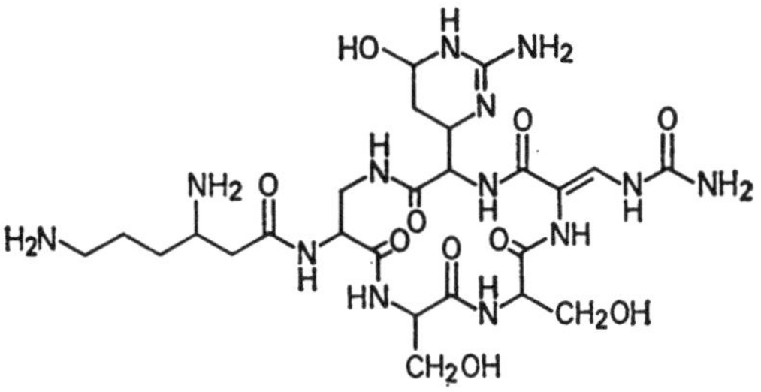

Stereoisomeres von 3,6-Diamino-*N*-[6-[[(aminocarbonyl)amino]methylen]-3-(2-amino-1,4,5,6-tetrahydro-6-hydroxy-4-pyrimidinyl)-9,12-bis(hydroxymethyl)-2,5,8,11,14-pentaoxo-1,4,7,10,13-pentaazacyclohexadec-15-yl]hexanamid (●)

H auch Sulfat **(37883-00-4)**

S Celiomycin, Florimycin, *Tuberactinomycin B*, *Vinacetin A*, Viocin, *Viomicin*, *Viomycin**

V Tuberkulostaticum (Antibioticum aus Streptomyces Species)

5460-01 *(4243a)*

H Pantothenat-Sulfat

S Vinactane, Vionactan, Viothenat

V Tuberkulostaticum

5461 *(4439)* $C_{25}H_{44}N_2O$

313-05-3

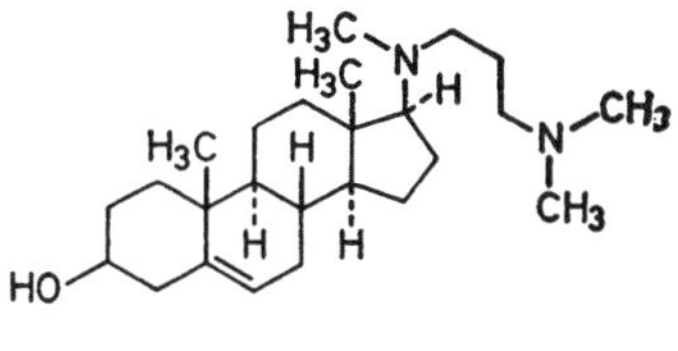

17β-[*N*-(3-Dimethylaminopropyl)-methylamino]-5-androsten-3β-ol = 20,25-Diazacholesterin = (3β,17β)-17-[[3-(Dimethylamino)propyl]methylamino]androst-5-en-3-ol (●)

H Dihydrochlorid **(1249-84-9)**

S *Azacosterolhydrochlorid***, Azasterol, *Diazasterolhydrochlorid*, IMD 760, Ornitrol, SC-12937

V Hypocholesterinämicum, Fertilitätsinhibitor (für Vögel)

5462 (*4440*) $C_{25}H_{44}N_5O_{16}$
1402-84-2

S *Antelmycin***, *Anthelmycin*, L 33876

V anthelminthisch wirksames Antibioticum aus Streptomyces longissimus

5463 (*4441*) $C_{25}H_{45}N_3O_3$

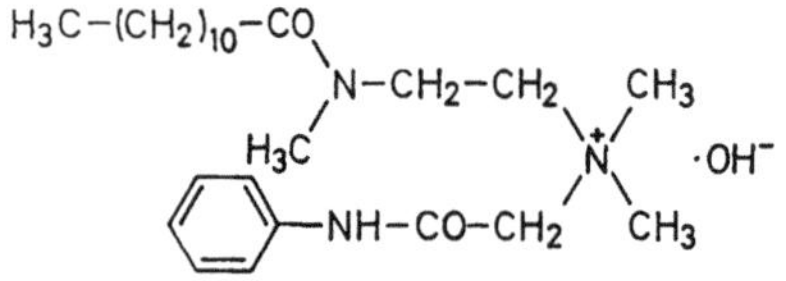

N,*N*-Dimethyl-*N*-[2-(*N*-methyldodecanamido)-ethyl]-*N*-(phenylcarbamoylmethyl)-ammonium-hydroxid = *N*,*N*-Dimethyl-*N*-[2-[methyl(1-oxododecyl)-amino]ethyl]-2-oxo-2-(phenylamino)ethan-aminiumhydroxid (●)

H Chlorid (54063-35-3)

S Desocin, Desogen-fest, *Dofami chloridum*, *Dofamiumchlorid***, G 25268, *Phenamyliniumchlorid*

V Antisepticum

5464 (*4442*) $C_{25}H_{47}NO$

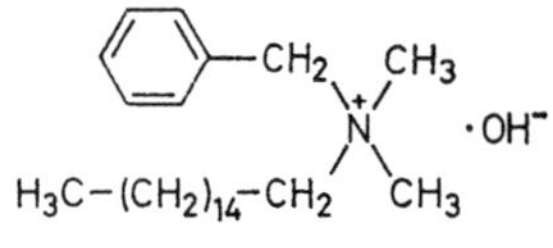

N-Benzyl-*N*-hexadecyldimethylammoniumhydroxid = Benzylcetyldimethylammoniumhydroxid = *N*-Hexadecyl-*N*,*N*-dimethylbenzenmethan-aminiumhydroxid (●)

H Chlorid (122-18-9)

S Acinol, Armil, Baktonium, Banicol, Benzaletas, Bicetonium, Bonjela, *Cetalkoniumchlorid***, Cetol, NSC-32942, Spilan, Tetraseptan, Win 357, Zettyn

V Antisepticum, Baktericid

5465 (*4443*) $C_{25}H_{48}N_6O_8$
70-51-9

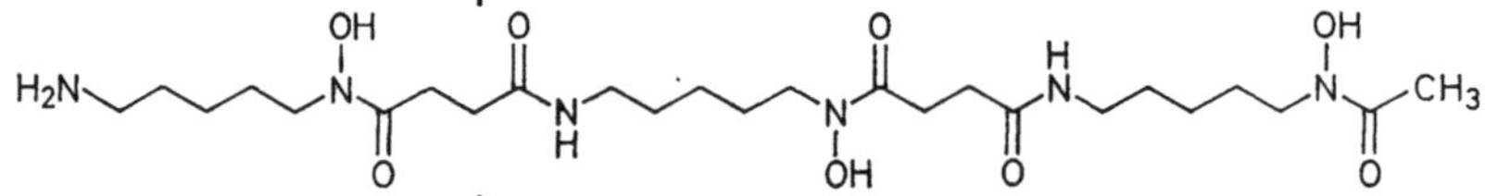

30-Amino-3,14,25-trihydroxy-3,9,14,20,25-penta-azatriacontan-2,10,13,21,24-pentaon = *N*-[5-{3-[(5-Aminopentyl)-hydroxycarbamoyl]-propion-amido}-pentyl]-3-{[5-(*N*-hydroxyacetamido)-pentyl]-carbamoyl}-propionhydroxamsäure = *N'*-[5-[[4-[[5-(Acetylhydroxyamino)pentyl]amino]-1,4-dioxybutyl]hydroxyamino]pentyl]-*N*-(5-amino-pentyl)-*N*-hydroxybutandiamid (●)

H Monomethansulfonat (138-14-7)

S Ba-33112, *Deferoxaminmesilat**, Desferal, Desferan, Desferex, Desferin, *Desferrioxaminmethansulfonat*, DFOM

V Eisenkomplexbildner zur Behandlung von Eisenspeicherkrankheiten (Streptomyces-spezies-Antagonist)

5466 (*4444*) $C_{25}H_{51}NO_3$

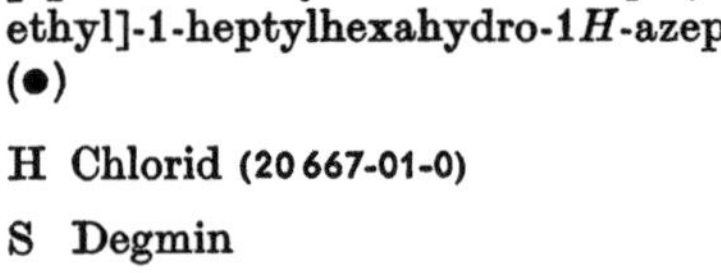

N-Heptyl-*N*-(decyloxycarbonylmethyl)-homo-piperidiniumhydroxid = 1-[2-(Decyloxy)-2-oxo-ethyl]-1-heptylhexahydro-1*H*-azepiniumhydroxid (●)

H Chlorid (20667-01-0)

S Degmin

V Desinficiens

5467 $C_{26}H_{18}CuN_4O_8$
28069-65-0

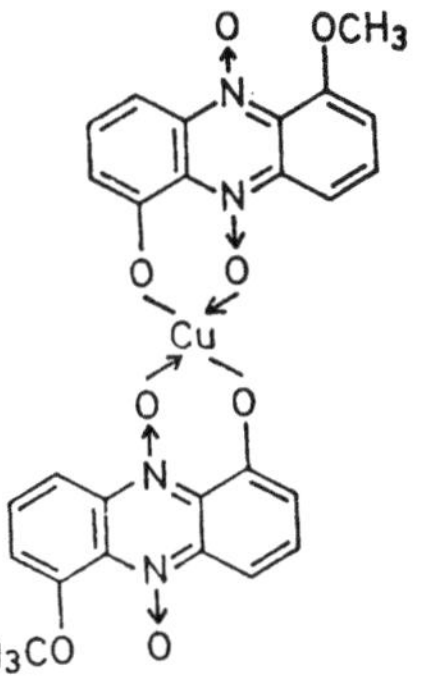

Bis(6-methoxy-1-phenazinol-5,10-dioxidato-O^1,O^{10})kupfer (●)

S *Coppermyxin*, *Cuprimyxin***, Ro 7-4488/1, Unitop

V Veterinär-Antibioticum

5468 *(4445)* $C_{26}H_{19}N_3O_{10}S_3$
7488-76-8

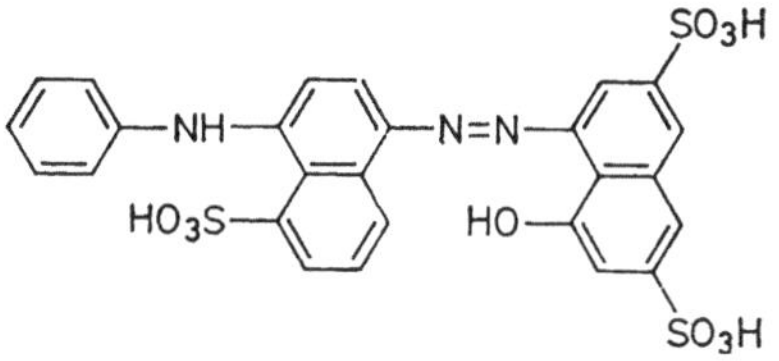

4′-Anilino-8-hydroxy-1,1′-azonaphthalin-3,5′,6-trisulfonsäure = 4-Hydroxy-5-[[4-(phenylamino)-5-sulfo-1-naphthalenyl]azo]-2,7-naphthalendisulfonsäure (●)

H Trinatriumsalz **(3861-73-2)**

S *Anazolenum natricum**, C.I. 13390, C.I. Acid Blue 92, Coomassie Blue, *Sodium anazolene**, *Sodium anoxynaphthonate*

V Diagnosticum (zur Testung cardiovasculärer Funktionen), Farbstoff

5468-01 *(4445a)*

H Tris-2,2′,2″-nitrilotriethanolsalz (Tris-triethanolaminsalz)

S *Sulfonsäureblau R*, Wofazurin

V Diagnosticum, Farbstoff

5469 $C_{26}H_{21}Cl_4FN_2O_3$

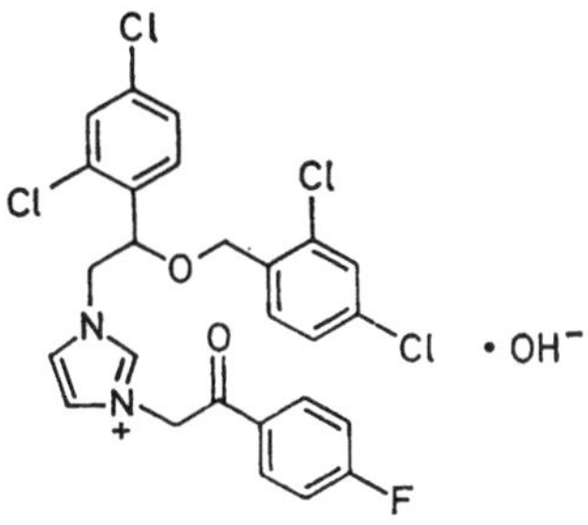

1-[2,4-Dichlor-β-[(2,4-dichlorbenzyl)-oxy]-phenethyl]-3-(*p*-fluorphenacyl)-imidazoliumhydroxid = 1-[2-(2,4-Dichlorphenyl)-2-[(2,4-dichlorphenyl)methoxy]ethyl]-3-[2-(4-fluorphenyl)-2-oxoethyl]-1*H*-imidazoliumhydroxid (●)

H Chlorid **(53597-28-7)**

S *Fludazoniumchlorid***, R 23633

V Antisepticum

5470 *(4446)* $C_{26}H_{21}NO_6$
18869-73-3

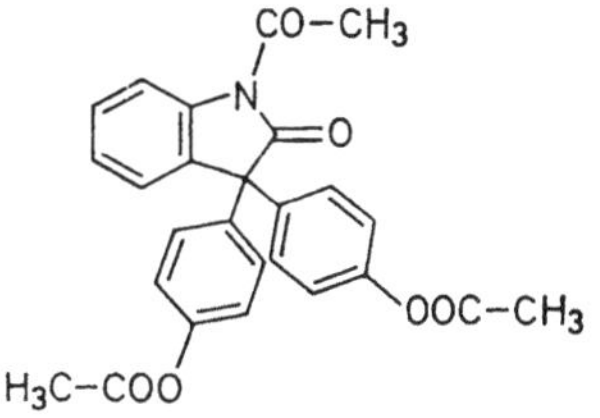

p,p′-(1-Acetyl-2-oxoindolin-3-yliden)-bis-phenylacetat = *N*-Acetyl-3,3-bis-(*p*-acetoxyphenyl)-isatin = 1-Acetyl-3,3-bis[4-(acetyloxy)phenyl]-1,3-dihydro-2*H*-indol-2-on (●)

S Dissilax-Zäpfchen, Isatex, Laxagen, Laxagetten (alte Form), Laxanin-Wirkstoff, Laxa-Tabletten „Lingner“, Neo-Hollaxans, Phenisatin, Tara, *Triacetyldihydroxyphenylisatin*, *Triacetyldiphenolisatin*, Trialax, Trilaxina, Trisatin, Unilax

V Laxativum

5471 (4447) $C_{26}H_{22}O_3$
1174-99-8

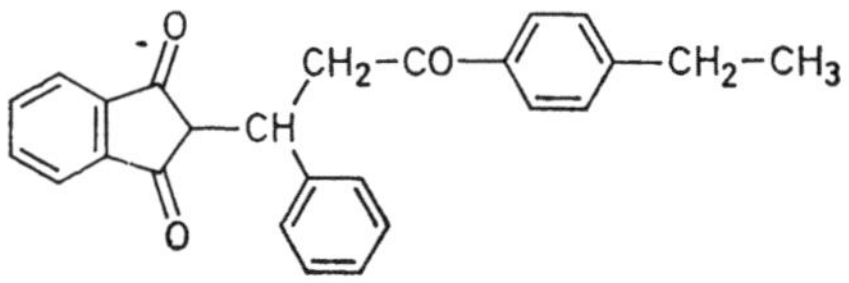

2-[α-(*p*-Ethylphenacyl)-benzyl]-1,3-indandion = 2-[3-(4-Ethylphenyl)-3-oxo-1-phenylpropyl]-1*H*-inden-1,3(2*H*)-dion (●)

S Bephedon, Etiphen

V Antikoagulans

5472 (4448) $C_{26}H_{25}Cl_3N_2O$
2390-22-9

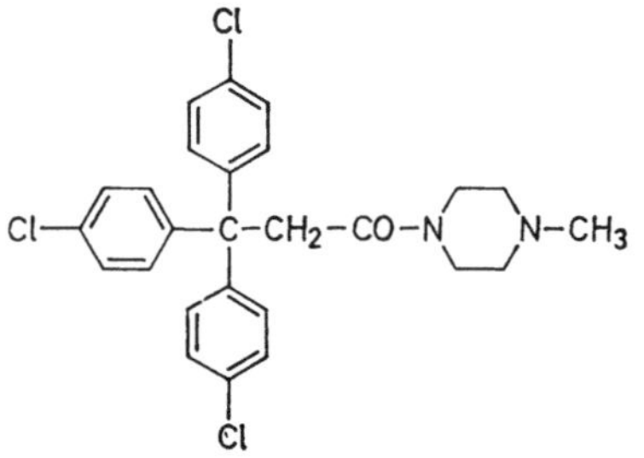

β,β,β-Tris-(4-chlorphenyl)-propionsäure-*N*′-methylpiperazid = 1-Methyl-4-[3,3,3-tris(4-chlorphenyl)-1-oxopropyl]piperazin (●)

H auch Monohydrochlorid (1949-07-1)

S Dicroden, Hetolin, LZ 544

V Chemotherapeuticum gegen Dicrocoeliose

5473 $C_{26}H_{25}N_3O_3S$
37 561-27-6

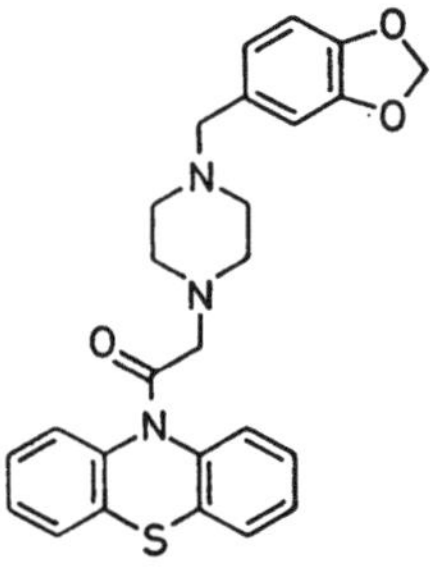

10-(4-Piperonyl-1-piperazinylacetyl)-phenothiazin = 10-[[4-(1,3-Benzodioxol-5-ylmethyl)-1-piperazinyl]acetyl]-10*H*-phenothiazin (●)

S *Fenoverin***

V Spasmolyticum

5474 (4449) $C_{26}H_{26}F_2N_2$
52 468-60-7

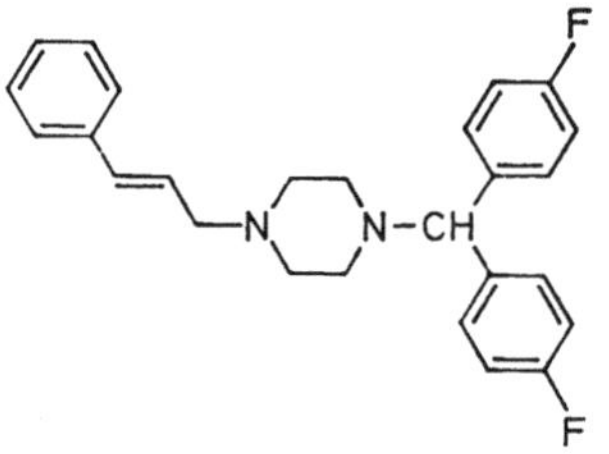

1-Cinnamyl-4-[bis-(*p*-fluorphenyl)-methyl]-piperazin = 1-Cinnamyl-4-(4,4′-difluorbenzhydryl)-piperazin = (*E*)-1-[Bis(4-fluorphenyl)methyl]-4-(3-phenyl-2-propenyl)piperazin (●)

H Dihydrochlorid (30 484-77-6)

S *Flunarizindihydrochlorid***, R 14950, Sibelium

V Vasodilatans, Antihistaminicum

5475 $C_{26}H_{26}J_6N_2O_{10}$
31 127-82-9

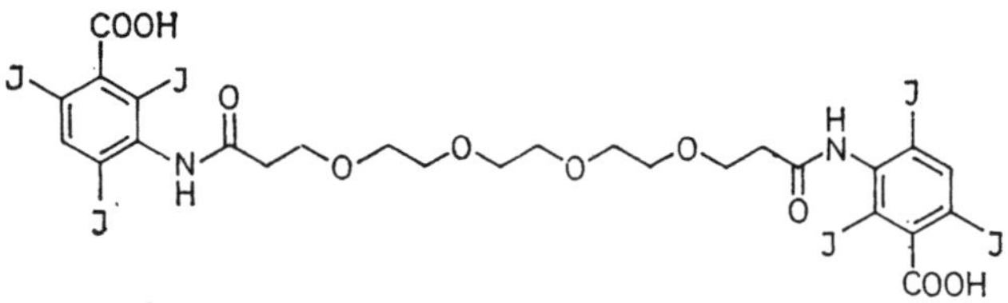

3,3′-[Ethylenbis-(oxyethylenoxyethylencarbonylimino)]-bis-[2,4,6-trijodbenzoesäure] = *N*,*N*′-(1,16-Dioxo-4,7,10,13-tetraoxahexadecan-1,16-diyl)-di-(3-amino-2,4,6-trijodbenzoesäure) = 3,3′-[(1,16-Dioxo-4,7,10,13-tetraoxahexadecan-1,16-diyl)diimino]bis[2,4,6-trijodbenzoesäure] (●)

H auch Methylglukaminsalz **(39 472-29-2)**

S *Acidum iodoxamicum***, B 10610, BC-17, Choloview, Endobil, Endomirabil, *Iodoxamic acid***, SQ 21 982, Videocolangió

V Röntgenkontrastmittel (für die Cholangiographie)

5476 $C_{26}H_{26}N_2OS$

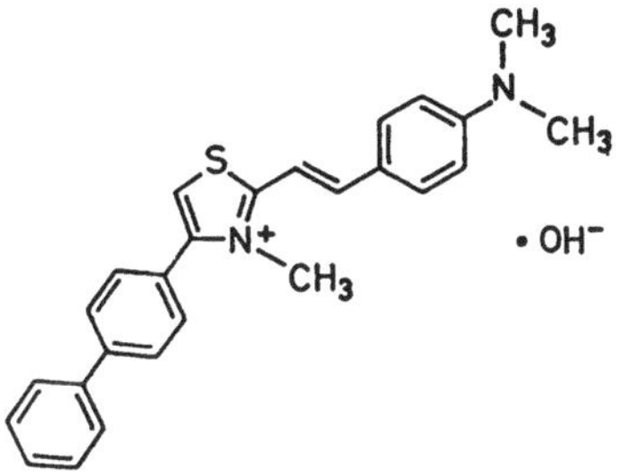

4-(Biphenyl-4-yl)-2-(4-dimethylaminostyryl)-3-methylthiazoliumhydroxid = 4-([1,1'-Biphenyl]-4-yl)-2-[2-[4-(dimethylamino)phenyl]ethenyl]-3-methylthiazoliumhydroxid (●)

H Jodid **(21 817-73-2)**

S 65-318, *Bidimaziumjodid***

V Anthelminthicum

5477 *(4450)* $C_{26}H_{26}N_2O_6$
23 845-79-6

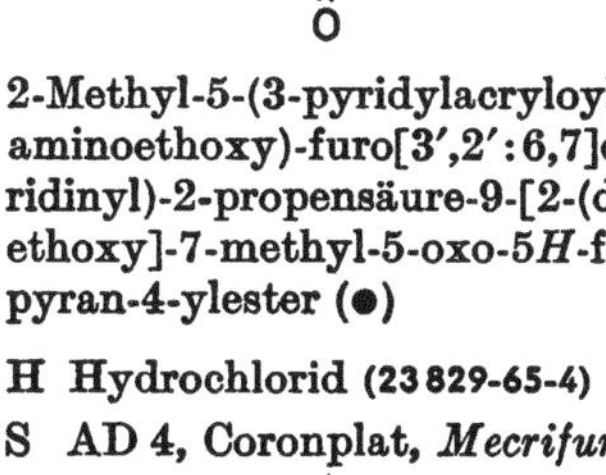

2-Methyl-5-(3-pyridylacryloyloxy)-8-(β-diethylaminoethoxy)-furo[3',2':6,7]chromon = 3-(3-Pyridinyl)-2-propensäure-9-[2-(diethylamino)-ethoxy]-7-methyl-5-oxo-5*H*-furo[3,2-*g*][1]benzopyran-4-ylester (●)

H Hydrochlorid **(23 829-65-4)**

S AD 4, Coronplat, *Mecrifuronhydrochlorid*

V Coronarvasodilatans

5478 $C_{26}H_{26}N_2O_6S$
35 531-88-5

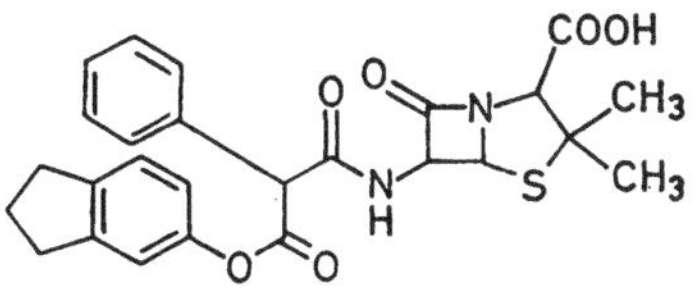

3,3-Dimethyl-6-[α-(5-indanoyloxycarbonyl)-phenylacetamido]-7-oxo-4-thia-1-azabicyclo-[3.2.0]heptan-2-carbonsäure = *N*-(2-Carboxy-3,3-dimethyl-7-oxo-4-thia-1-azabicyclo[3.2.0]hept-6-yl)-2-phenylmalonamsäure-1-(5-indanyl)-ester = 6-[2-Phenyl-2-(5-indanyloxycarbonyl)-acetamido]-penicillansäure = [2*S*-(2α,5α,6β)]-6-[[3-(2,3-Dihydro-1*H*-inden-5-yl)oxy]-1,3-dioxo-2-phenylpropyl]amino]-3,3-dimethyl-7-oxo-4-thia-1-azabicyclo[3.2.0]heptan-2-carbonsäure (●)

H Natriumsalz **(26 605-69-6)**

S Carbecin-oral, *Carbenicillin indanyl sodium*, *Carindacillin-Natrium**, Carindapen, CP-15464-2, Geocilina, Geocillin „Roerig“, Geopen-oral(e), G.U.-Pen, *Indanylcarbenicillin-Natrium*, Unipen „Pfizer“, Urobac

V Antibioticum (Breitspektrumpenicillin)

5479 *(4451)* $C_{26}H_{26}N_4O_4S$
299-88-7

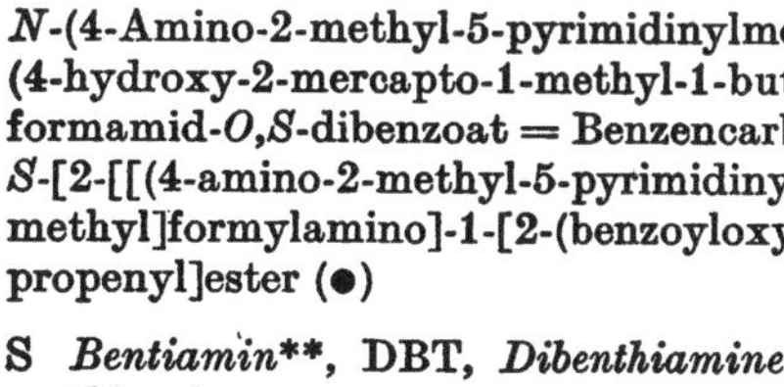

N-(4-Amino-2-methyl-5-pyrimidinylmethyl)-*N*-(4-hydroxy-2-mercapto-1-methyl-1-butenyl)-formamid-*O*,*S*-dibenzoat = Benzencarbothiosäure-*S*-[2-[[(4-amino-2-methyl-5-pyrimidinyl)-methyl]formylamino]-1-[2-(benzoyloxy)ethyl]-1-propenyl]ester (●)

S *Bentiamin***, DBT, *Dibenthiamine*, *Dibenzoylthiamin*

V neurotropes Analgeticum zur percutanen Anwendung

5480 *(4452)* $C_{26}H_{27}ClN_2$
298-55-5

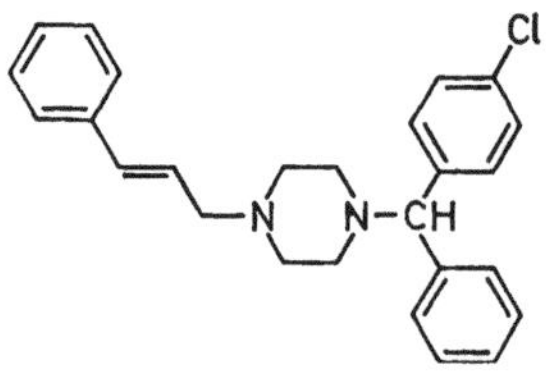

1-(*p*-Chlor-α-phenylbenzyl)-4-*trans*-cinnamyl-piperazin = 1-Cinnamyl-4-(*p*-chlordiphenylmethyl)-piperazin = 1-[(4-Chlorphenyl)phenylmethyl]-4-(3-phenyl-2-propenyl)piperazin (●)

S *Chlorcinnazine*, *Clocinizin***, Ilagan, R 522

V Antihistaminicum

5481 *(222 N)* $C_{26}H_{27}ClN_2O$
23 047-25-8

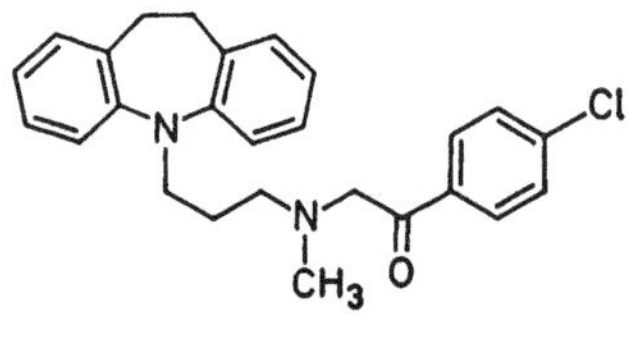

4′-Chlor-2-{*N*-[3-(10,11-dihydro-5*H*-dibenz[*b*,*f*]-azepin-5-yl)-propyl]-methylamino}-acetophenon = 5-{3-[*N*-(4-Chlorphenacyl)-methylamino]-propyl}-10,11-dihydrodibenz[*b*,*f*]azepin = 1-(4-Chlorphenyl)-2-[[3-(10,11-dihydro-5*H*-dibenz[*b*,*f*]-azepin-5-yl)propyl]methylamino]ethanon (●)

H Hydrochlorid (26 786-32-3)

S DB-2182, Gamonil, Leo 640, *Lofepraminhydrochlorid***, *Lopraminhydrochlorid*

V Antidepressivum

5482 $C_{26}H_{27}NO_{10}$
50 935-04-1

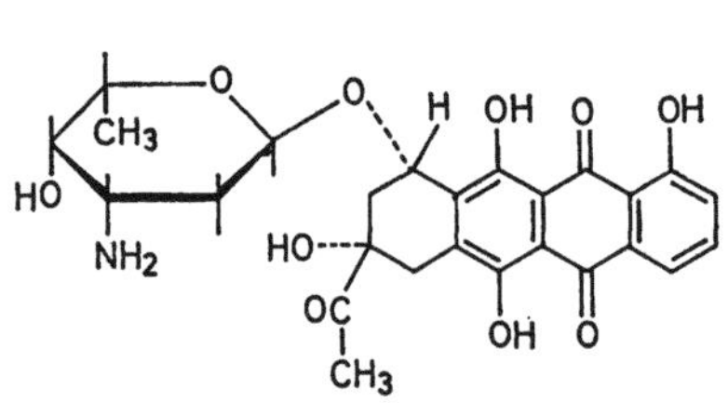

(8*S*-*cis*)-8-Acetyl-10-[(3-amino-2,3,6-trideoxy-α-L-*lyxo*-hexopyranosyl)oxy]-7,8,9,10-tetrahydro-1,6,8,11-tetrahydroxy-5,12-naphthacendion (●)

S *Carminomycin 1*

V cytostatisch wirksames Antibioticum aus Actinomadura carminativa sp. nov.

5482-01 39 472-31-6

H Gemisch mit 6 weiteren, weniger wirksamen Carminomycinen

S *Carminomycin*, *Karminomitsin*, NSC-180024

V cytostatisch wirksames Antibioticum aus Actinomadura carminativa sp. nov.

5483 *(4453)* $C_{26}H_{28}ClNO$
911-45-5

2-[*p*-(β-Chlor-α-phenylstyryl)-phenoxy]-triethylamin = 1-[*p*-(β-Diethylaminoethoxy)-phenyl]-1,2-diphenyl-2-chlorethen = 2-[4-(2-Chlor-1,2-diphenylethenyl)phenoxy]-*N*,*N*-diethylethanamin (●)

H Citrat (50-41-9)

S Ardomon, Biogen „Sanitas“, *Chloramiphene*, Clomid, Clomifen, *Clomifencitrat***, Clomifeno, *Clomiphene citrate*, Clomivid, Clomphid, Clostilbegyt, Dufine, Dyneric, Emolin, Fertilin, Genozym, Gravosan, Ikaclomin, *Klomifenzitrat*, Kyliformon, Loucasmal, Mer-41, MRL/41, Nefimol, NSC-35770, Omifin, Prolifen

V Gonadotropinstimulans (gegen Infertilität)

5484 *(4454)* $C_{26}H_{28}ClNO$
15 690-57-0

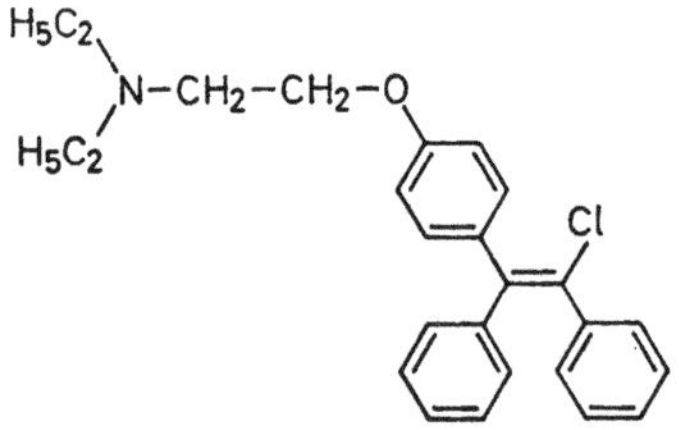

2-[*p*-(2-Chlor-*cis*-1,2-diphenylvinyl)-phenoxy]-triethylamin = (*E*)-2-[4-(2-Chlor-1,2-diphenylethenyl)phenoxy]-*N*,*N*-diethylethanamin (●)

H nach neuen Angaben die *trans*(*E*)-Verbindung

S *Cisclomifen*, *Cisclomiphene*, *Enclomifen***, *Enclomiphene*, RMI 16289

5485 *(4455)* $C_{26}H_{28}ClNO$

15 690-55-8

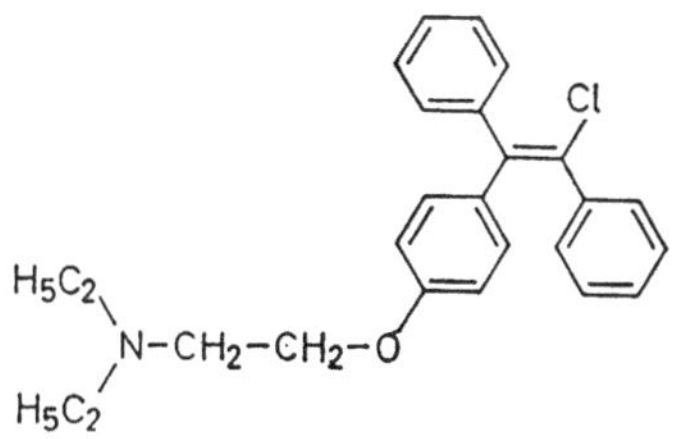

2-[*p*-(2-Chlor-*trans*-1,2-diphenylvinyl)-phenoxy]-triethylamin = (*Z*)-2-[4-(2-Chlor-1,2-diphenyl-ethenyl)phenoxy]-*N*,*N*-diethylethanamin (●)

H nach neuen Angaben die *cis*(*Z*)-Verbindung

S ICI 46476, RMI 16312, *Transclomifen*, *Transclomiphene*, *Zuclomifen***, *Zuclomiphene*

5486 $C_{26}H_{28}ClN_3O_6S$

51 154-48-4

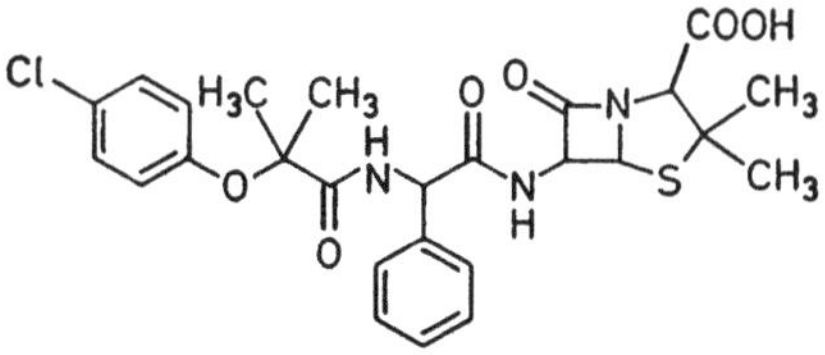

D-6-{2-[2-(*p*-Chlorphenoxy)-2-methylpropionamido]-2-phenylacetamido}-3,3-dimethyl-7-oxo-4-thia-1-azabicyclo[3.2.0]heptan-2-carbonsäure = (+)-6-{2-[2-(*p*-Chlorphenoxy)-2-methylpropionamido]-2-phenylacetamido}-penicillansäure = [2*S*-[2α,5α,6β(*S**)]]-6-[[[[2-(4-Chlorphenoxy)-2-methyl-1-oxopropyl]amino]phenylacetyl]amino]-3,3-dimethyl-7-oxo-4-thia-1-azabicyclo[3.2.0]heptan-2-carbonsäure (●)

S AL-70-35, Alongapén, *Amidacilina*, *Fibracillin***

V Antibioticum

5487 *(4456)* $C_{26}H_{28}N_2$

298-57-7

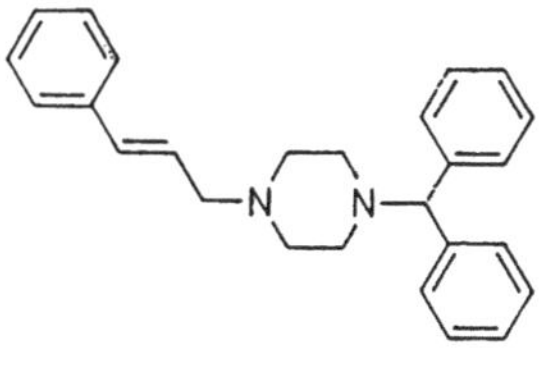

1-*trans*-Cinnamyl-4-diphenylmethylpiperazin = 1-(Diphenylmethyl)-4-(3-phenyl-2-propenyl)piperazin (●)

S Antigeton, Aplactan, Apomiterl, Cerepar, Cidur, Cinazyn, Cinnabene, *Cinnarizin***, Cinnax, Cinnipirine, Corathiem, Dimitronal, Dismaren, Ertasil, Folcodal, Giganten, Glanil, Isaberizine, Labyrin, Lazeta, Marisan, 516 MD, Midronal, Mitronal, Natropas „Finadiet", Norfin, R 516, Ranitin, Roin, Sefal, Sepan „Janssen", Stugeron, Stutgeron, Stutgin, Teraprodil, Toliman, Torizin

V Antihistaminicum, Antiallergicum, Vasodilatans, Geriatricum

5487-01 **60 763-49-7**

H Verbindung (1:) mit 2-(*p*-Chlorphenoxy)-2-methylpropionsäure (Nr. 1245)

S *Cinnarizinclofibrat**

V Hypolipämicum

5488 $C_{26}H_{29}F_2N_7$

27 469-53-0

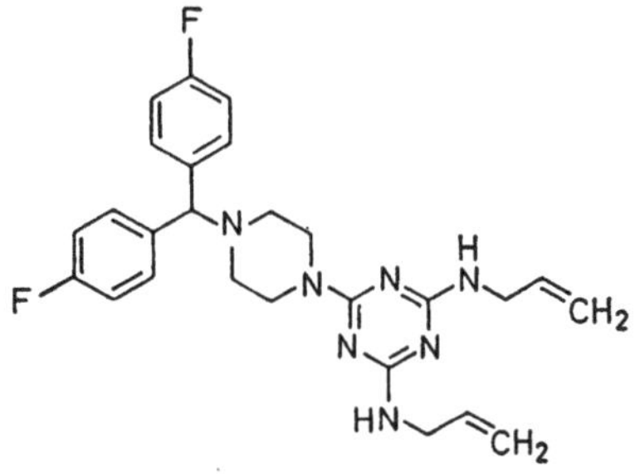

2,4-Bis-(allylamino)-6-{4-[bis-(*p*-fluorphenyl)-methyl]-1-piperazinyl}-*s*-triazin = 1-[4,6-Bis-(allylamino)-*s*-triazin-2-yl]-4-[4,4'-difluorbenz-hydryl]-piperazin = 6-[4-[Bis(4-fluorphenyl)-methyl]-1-piperazinyl]-*N*,*N'*-di-2-propenyl-1,3,5-triazin-2,4-diamin (●)

S *Almitrin***, S 2620, Vectarion

V Respirationsstimulans

5489 $C_{26}H_{29}NO$

10 540-29-1

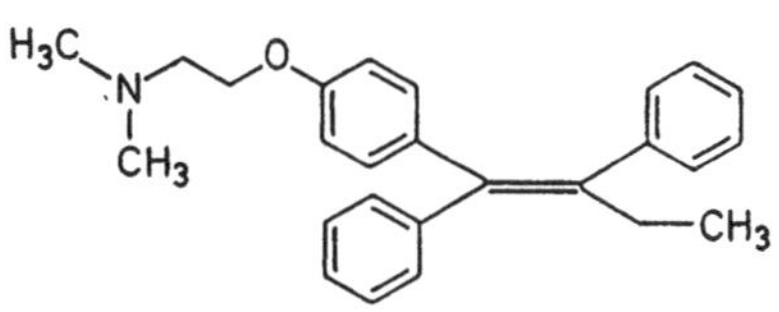

(*Z*)-2-[*p*-(1,2-Diphenyl-1-butenyl)-phenoxy]-*N*,*N*-dimethylethylamin = 1-[*p*-(2-Dimethylamino-ethoxy)-phenyl]-*trans*-1,2-diphenyl-1-buten = (*Z*)-2-[4-(1,2-Diphenyl-1-butenyl)phenoxy]-*N*,*N*-dimethylethanamin (●)

H Citrat (1:1) (54965-24-1)

S ICI 46474, Nolvadex, NSC-180973, *Tamoxifencitrat***

V Cytostaticum, Antiöstrogen (gegen Mammakarzinom)

5490 *(4457)* $C_{26}H_{29}NO_2$

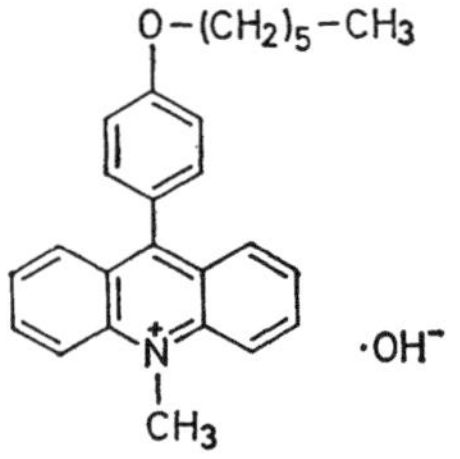

9-(*p*-Hexyloxyphenyl)-10-methylacridiniumhydroxid = 9-[4-(Hexyloxy)phenyl]-10-methylacridiniumhydroxid (●)

H Chlorid (3131-08-6) im Gleichgewicht mit einer tautomeren Verbindung

S Acrizane, Micridium chloride, *Phenacridanchlorid*

V Antisepticum

5491 *(4458)* $C_{26}H_{29}NO_3$

5585-64-8

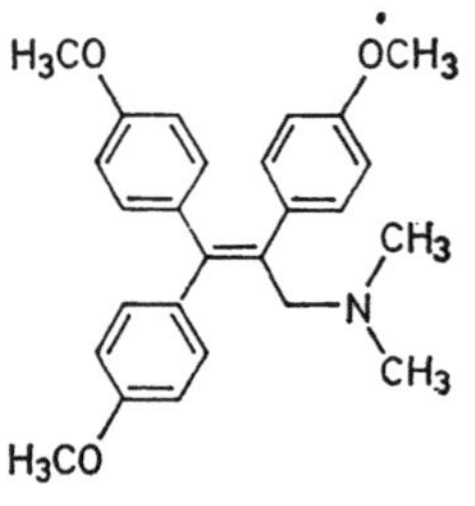

N,*N*-Dimethyl-2,3,3-tris-(*p*-methoxyphenyl)-2-propenylamin = 3-Dimethylamino-1,1,2-tris-(4-methoxyphenyl)-1-propen = β-[Bis(4-methoxyphenyl)methylen]-4-methoxy-*N*,*N*-dimethylbenzenethanamin (●)

H auch Hydrochlorid (568-69-4)

S *Aminoxytriphen***, *Amotriphene*, Myordil, Rimmalcor, Win 5494

V Coronarvasodilatans

5492 *(4459)* $C_{26}H_{29}N_3O$

641-69-0

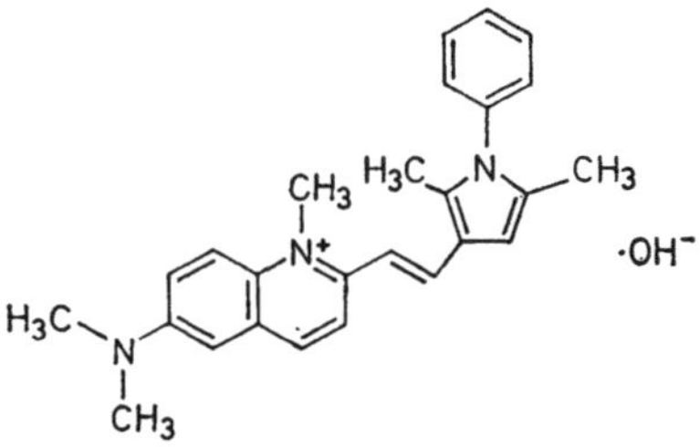

6-Dimethylamino-2-[2-(2,5-dimethyl-1-phenyl-3-pyrrolyl)-vinyl]-1-methylchinoliniumhydroxid = 6-(Dimethylamino)-2-[2-(2,5-dimethyl-1-phenyl-1*H*-pyrrol-3-yl)ethenyl]-1-methylchinoliniumhydroxid (●)

H Chlorid (548-84-5)

S Chemotherapy Centre cpd. Nr. 715, *Pyrrovinyquiniumchlorid*, *Pyrviniumchlorid***, S.N. 4395

V Anthelminthicum

5492-01 *(4459a)* 3546-41-6

H Pamoat (Embonat)

S Alnoxin, Altolat, Antioxiur, Avermol, Helvin, Kiho, Molevac, Nemaverm, Neo-Oxypaat, Pamitox, Pamoatin, Pamopir, Pamovin, Pamoxan, Pin-Kill-Pamoate, Pirvil, Pirvineox, *Pirvinii pamoato*, Polyquil, Poquil, Povan, Povanyl, Primon, Pyrcon, Pyrivin, Pyr-Pam, Pyrvin, *Pyrviniumembonat***, *Pyrviniumpamoat*, Tolapin, TRU, Vanquil, Vanquin „Parke, Davis", Vermigal, Vermitiber, Vermofim, Vermofin, *Vipryniumembonat*

V Anthelminthicum

5493 $C_{26}H_{29}N_3O_6$

55985-32-5

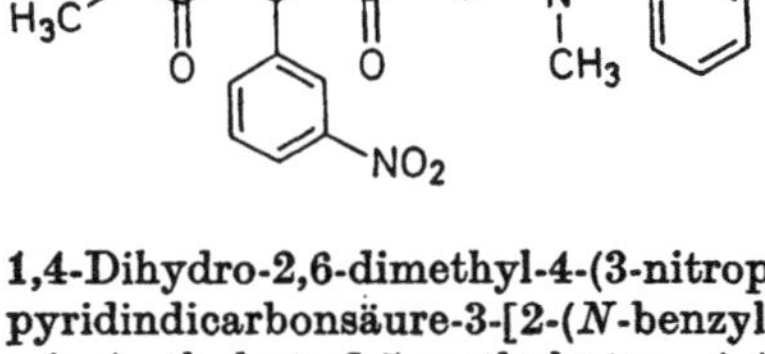

1,4-Dihydro-2,6-dimethyl-4-(3-nitrophenyl)-3,5-pyridindicarbonsäure-3-[2-(*N*-benzyl-*N*-methylamino)-ethylester]-5-methylester = 1,4-Dihydro-2,6-dimethyl-4-(3-nitrophenyl)-3,5-pyridindicarbonsäuremethyl-2-[methyl(phenylmethyl)amino]-ethylester (●)

H Hydrochlorid (54527-84-3)

S YC-93

V cerebrales Vasodilatans

5494 *(4460)* $C_{26}H_{29}N_7O_2$

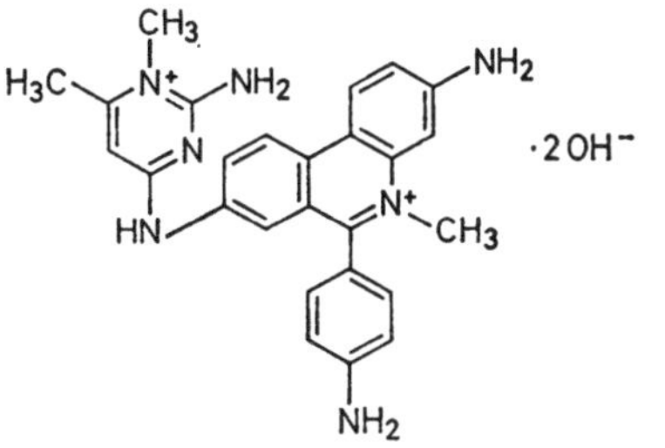

3-Amino-8-(2-amino-6-methyl-4-pyrimidinyl-amino)-6-(*p*-aminophenyl)-phenanthridin-1′,5-bis-methylhydroxid = 3-Amino-8-[(2-amino-1,6-dimethylpyrimidinium-4-yl)amino]-6-(4-amino-phenyl)-5-methylphenanthridiniumdihydroxid (●)

H Dibromid (14222-46-9)

S Prothidium, *Pyrithidiumbromid, Pyritidium-bromid**, RD 2801

V Prophylakticum gegen Trypanosomeninfektionen

5495 *(4461)* $C_{26}H_{30}ClFN_2O_2$

2924-46-1

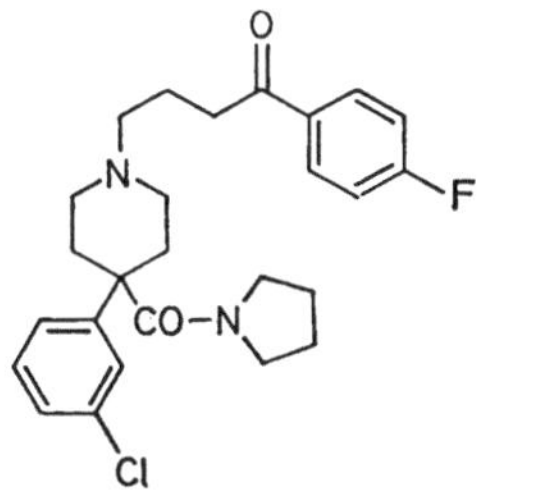

4-(*m*-Chlorphenyl)-1-[4-(*p*-fluorphenyl)-4-oxo-butyl]-piperidin-4-carboxypyrrolidid = 4-(*m*-Chlorphenyl)-1-[3-(*p*-fluorbenzoyl)-propyl]-4-(pyrrolidinocarbonyl)-piperidin = 1-[[4-(3-Chlorphenyl)-1-[4-(4-fluorphenyl)-4-oxobutyl]-4-piperidinyl]carbonyl]pyrrolidin (●)

S *Haloperidid,* R 3201

V Neurolepticum

5496 $C_{26}H_{30}N_2O_3$

36115-11-4

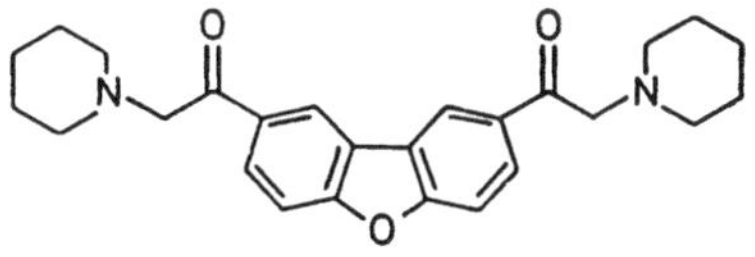

2,8-Bis-(piperidinoacetyl)-dibenzofuran = 1,1′-(2,8-Dibenzofurandiyl)bis[2-(1-piperidinyl)ethanon] (●)

H Dihydrochlorid (36115-07-8)

S MA-56

V Virustaticum

5497 $C_{26}H_{31}Br_2NO_2S$

39741-49-6

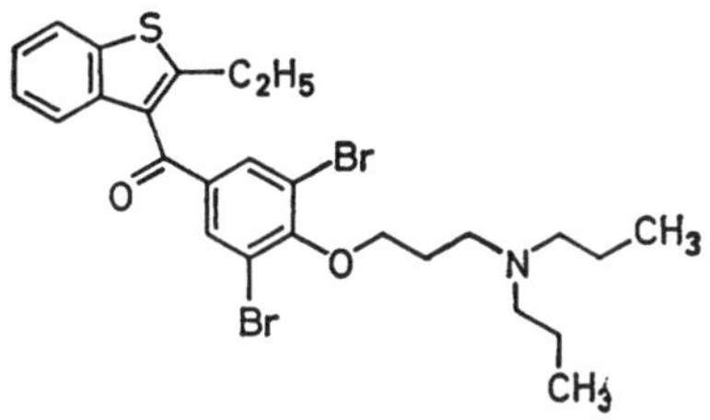

[2-Ethylbenzo[*b*]thien-3-yl]-[3,5-dibrom-4-(3-dipropylaminopropoxy)phenyl]-keton = [3,5-Dibrom-4-[3-(dipropylamino)propoxy]phenyl](2-ethylbenzo[*b*]thien-3-yl)methanon (●)

H Hydrochlorid (39743-67-4)

S L 8040

V Antiadrenergicum

5498 *(4462)* $C_{26}H_{31}Cl_2N_3$

10023-54-8

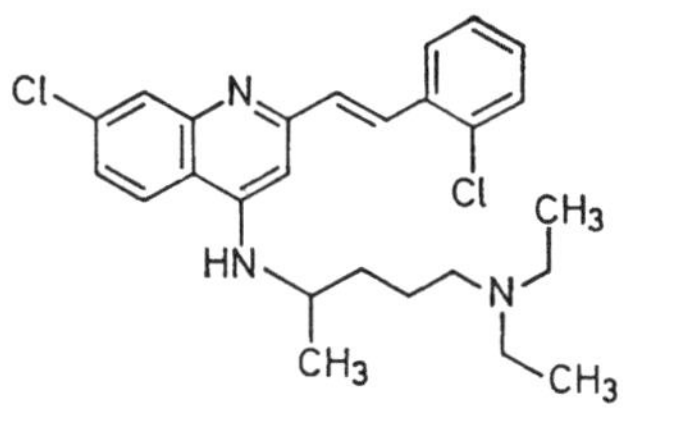

7-Chlor-2-(2-chlorstyryl)-4-(4-diethylamino-1-methylbutylamino)-chinolin = N^4-[7-Chlor-2-[2-(2-chlorphenyl)ethenyl]-4-chinolinyl]-N^1,N^1-diethyl-1,4-pentandiamin (●)

H auch Triphosphat (3653-53-0)

S *Aminochinol, Aminoquinol***

V Chemotherapeuticum gegen Hautleishmaniose

5499 $C_{26}H_{31}NO_3$
51 994-23-1

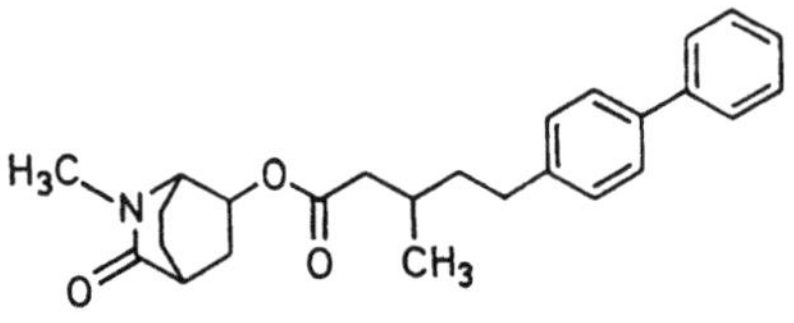

2-Methyl-3-oxo-2-azabicyclo[2.2.2]octan-6-*exo*-yl-5-(4-biphenylyl)-3-methylvalerianat = (1α,4α,6α)-β-Methyl[1,1'-biphenyl]-4-pentansäure-2-methyl-3-oxo-2-azabicyclo[2.2.2]oct-6-ylester (●)

S SC-26096

V Hypolipämicum

5500 $C_{26}H_{31}N_3O_2S$
30 840-27-8

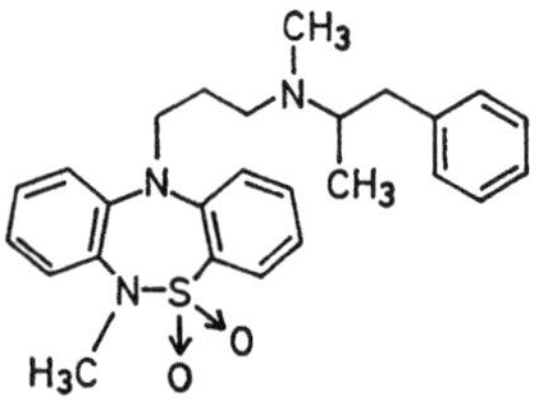

6,11-Dihydro-6-methyl-11-[3-(*N*,α-dimethylphenethylamino)-propyl]-dibenz-1,2,5-thiadiazepin-5,5-dioxid = 6,11-Dihydro-*N*,6-dimethyl-*N*-(1-methyl-2-phenylethyl)dibenzo[1,2,5]thiadiazepin-11-propanamin-5,5-dioxid (●)

S *Pretiadil***

V Coronarvasodilatans

5501 *(4463)* $C_{26}H_{32}F_2O_7$
356-12-7

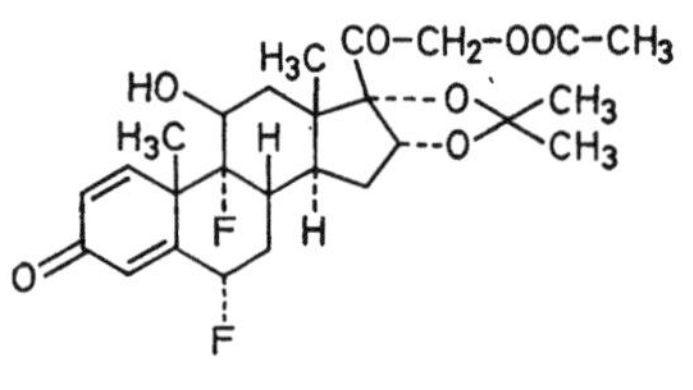

6α,9α-Difluor-11β,21-dihydroxy-16α,17α-isopropylidendioxy-1,4-pregnadien-3,20-dion-21-acetat = 6α,9α-Difluor-11β,16α,17α,21-tetrahydroxy-1,4-pregnadien-3,20-dion-16,17-acetonacetal-21-acetat = (6α,11β,16α)-21-(Acetyloxy)-6,9-difluor-11-hydroxy-16,17-[(1-methylethyliden)bis(oxy)]-pregna-1,4-dien-3,20-dion (●)

S Flocinal, Flucinar, Fludex „San Carlo", Flumen simple, *Fluocinolide*, *Fluocinolonacetonidacetat*, *Fluocinonid***, Gelisyn, Lidemol, Lidex, Metosyn, RS-2317, Supracort, Topsim, Topsym „Grünenthal", Topsymin, Topsyn(e)

V antiphlogistisch und antiallergisch wirksames Glucocurticoid

5502 $C_{26}H_{32}F_2O_7$
33 564-31-7

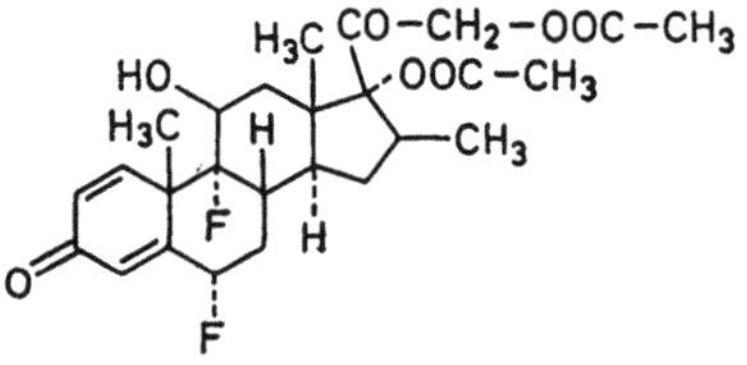

6α,9α-Difluor-11β,17α,21-trihydroxy-16β-methyl-1,4-pregnadien-3,20-dion-17,21-diacetat = (6α,11β,16α)-17,21-Bis(acetyloxy)-6,9-difluor-11-hydroxy-16-methylpregna-1,4-dien-3,20-dion (●)

S *Diflorasondiacetat***, Florone, U-34865

V antiphlogistisch und antiallergisch wirksames Glucocorticoid

5503 *(4464)* $C_{26}H_{32}F_3N_3O_2S$
16 498-21-8

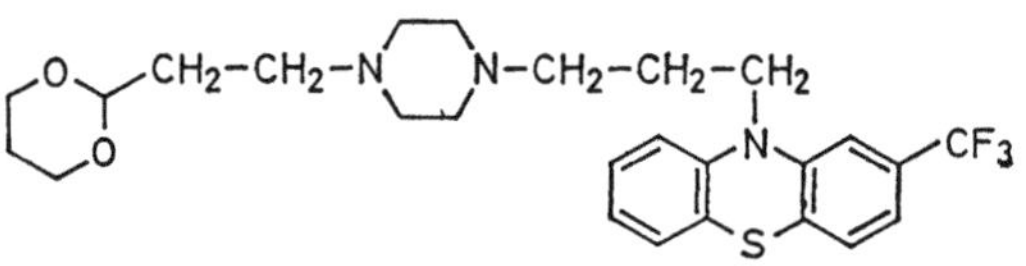

10-{3-[4-[2-(1,3-Dioxan-2-yl)-ethyl]-1-piperazinyl]-propyl}-2-trifluormethylphenothiazin = 10-[3-[4-[2-(1,3-Dioxan-2-yl)ethyl]-1-piperazinyl]propyl]-2-(trifluormethyl)-10*H*-phenothiazin (●)

H Hydrogensuccinat (41 761-40-4)

S *Oxaflumazinhydrogensuccinat***, Oxaflumine, SD 270-31

V Psychosedativum

5504 *(4465)* $C_{26}H_{32}N_2O_8$

4835-67-0

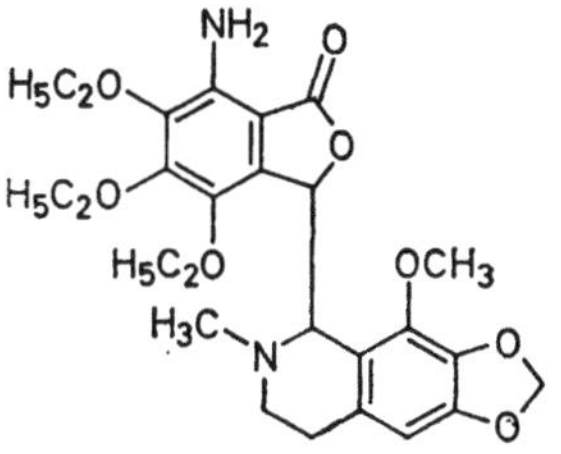

4,5,6-Triethoxy-7-amino-3-(5,6,7,8-tetrahydro-4-methoxy-6-methyl-1,3-dioxolo[4,5-*g*]isochinolin-5-yl)-phthalid = 8-Methoxy-2-methyl-6,7-methylendioxy-1-(4,5,6-triethoxy-7-aminophthalidyl)-1,2,3,4-tetrahydroisochinolin = 7-Amino-4,5,6-triethoxy-3-(5,6,7,8-tetrahydro-4-methoxy-6-methyl-1,3-dioxolo[4,5-*g*]isochinolin-5-yl)-1(3*H*)-isobenzofuranon (●)

S Hypohistamine, Hypostamine, Inhibostamin, 554 L, 35-NZ, Tritocaline, *Tritoqualin***

V Antiallergicum

5505 *(4466)* $C_{26}H_{32}N_4O$

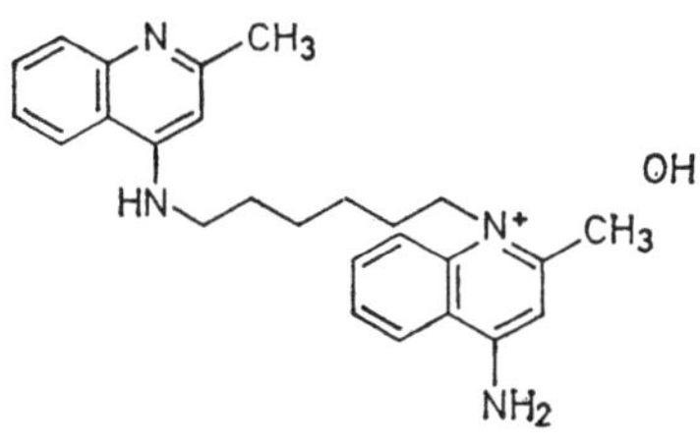

4-Amino-2-methyl-1-[6-[(2-methyl-4-chinolinyl)-amino]hexyl]chinoliniumhydroxid (●)

H Jodidhydrojodid

S Tozocide

V Chemotherapeuticum gegen Trypanosomen-infektionen

5506 *(4467)* $C_{26}H_{32}O_8$

27 303-92-0

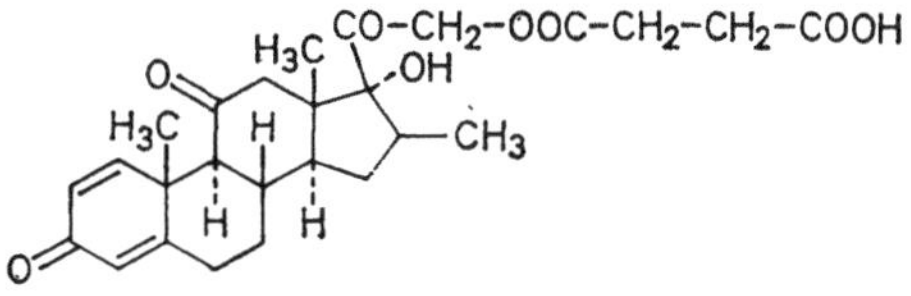

17α,21-Dihydroxy-16β-methyl-1,4-pregnadien-3,11,20-trion-21-hydrogensuccinat = 16β-Methyl-prednison-21-hemisuccinat = (16β)-21-(3-Carboxy-1-oxopropoxy)-17-hydroxy-16-methylpregna-1,4-dien-3,11,20-trion (●)

S Lepicortin-Beta Injectavel, *Meprednisonhydrogensuccinat*, *Methylprednisonhemisuccinat*

V antiphlogistisch und antiallergisch wirksames Glucocorticoid

5507 *(4468)* $C_{26}H_{32}O_9$

514-68-1

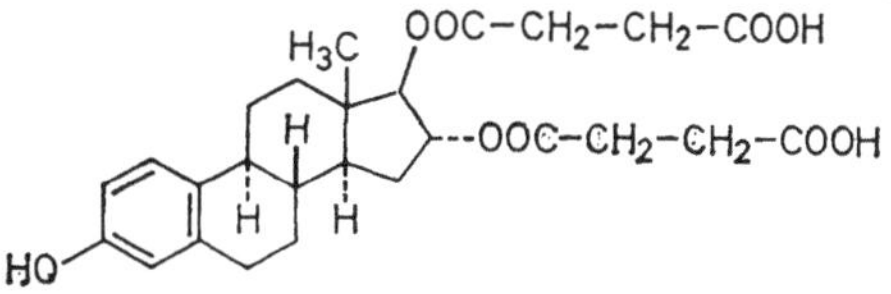

1,3,5(10)-Östratrien-3,16α,17β-triol-16,17-bis-hydrogensuccinat = Östriol-16,17-bis-hydrogen-succinat = (16α,17β)-Östra-1,3,5(10)-trien-3,16,17-triol-16,17-bis(hydrogenbutandioat) (●)

H auch Dinatriumsalz (113-22-4)

S Crestar, *Estrioli succinas***, Hémostyptanon, *Östrioldinatriumsuccinat*, *Oestriolsodiumsuccinat*, *Östriolsuccinat*, Org-491, Orgastyptin, Sinapause, Stiptanon, Styptanon, *Succinestriol*, Synapasa, Synapause

V Hämostypticum, Vasoroborans

5508 *(4469)* $C_{26}H_{33}Cl_2N_3O_4$

3733-45-7

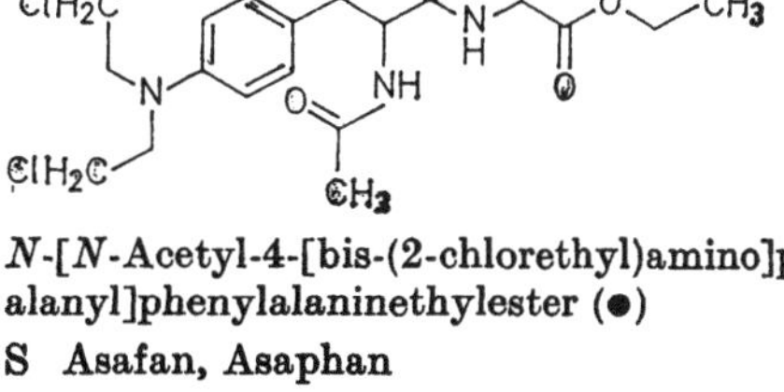

N-[*N*-Acetyl-4-[bis-(2-chlorethyl)amino]phenyl-alanyl]phenylalaninethylester (●)

S Asafan, Asaphan

V Antineoplasticum

5509 *(4470)* $C_{26}H_{33}Cl_2N_3O_5$
1620-24-2

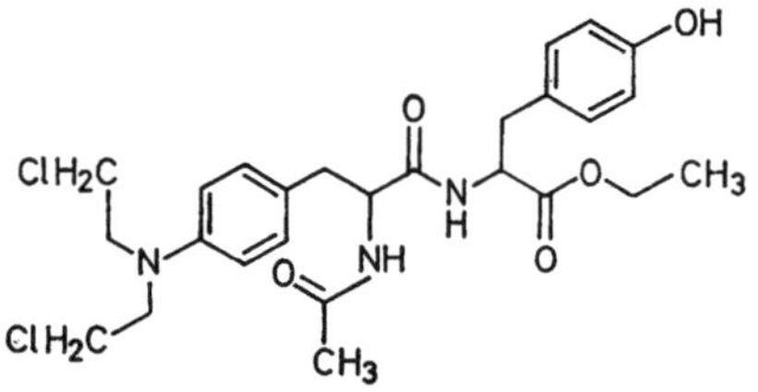

N-[*N*-Acetyl-4-[bis(2-chlorethyl)amino]-DL-phenylalanyl]-L-tyrosinethylester (●) = *N*-Acetyl-DL-sarkolysyl-L-tyrosinethylester

S Astiron, Astyron

V Antineoplasticum

5510 *(4471)* $C_{26}H_{33}Cl_2N_3O_6$
5777-69-5

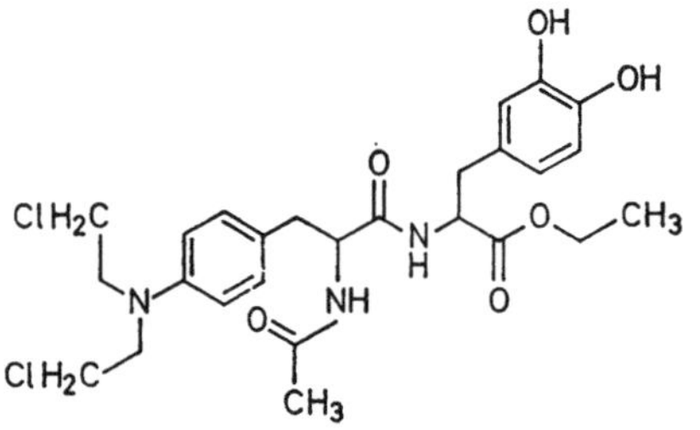

N-[*N*-Acetyl-4-[bis(2-chlorethyl)amino-DL-phenylalanyl]-3,4-dihydroxy-DL-phenylalaninethylester (●) = *N*-Acetyl-DL-sarkolysyl-3,4-dihydroxy-DL-phenylalaninethylester

S Asdofan, Asdophan

V Antineoplasticum

5511 *(4472)* $C_{26}H_{33}FO_7$
4533-89-5

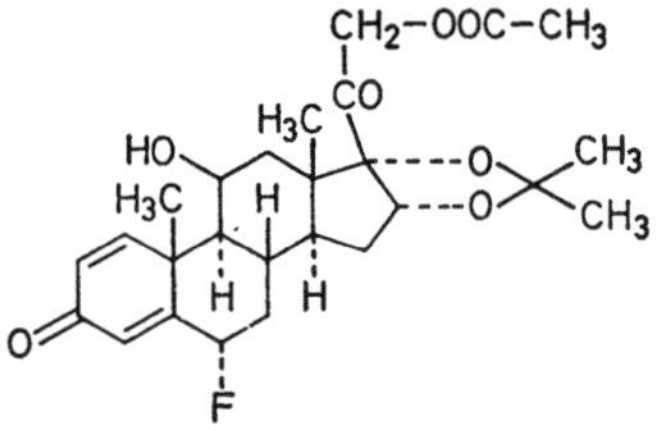

6α-Fluor-11β,21-dihydroxy-16α,17α-isopropylidendioxy-1,4-pregnadien-3,20-dion-21-acetat = 6α-Fluor-11β,16α,17α,21-tetrahydroxy-1,4-pregnadien-3,20-dion-16,17-acetonacetal-21-acetat = 6α-Fluor-16α-hydroxyprednisolon-16,17-acetonid-21-acetat = (6α,11β,16α)-21-(Acetyloxy)-6-fluor-11-hydroxy-16,17-[(1-methylethyliden)bis(oxy)]-pregna-1,4-dien-3,20-dion (●)

S *Flunisolide acetate, Flunisolidi acetas**, Fluoxolonate,* RS-1320

V antiphlogistisch und antiallergisch wirksames Glucocorticoid

5512 *(4473)* $C_{26}H_{33}FO_8$
3800-86-0

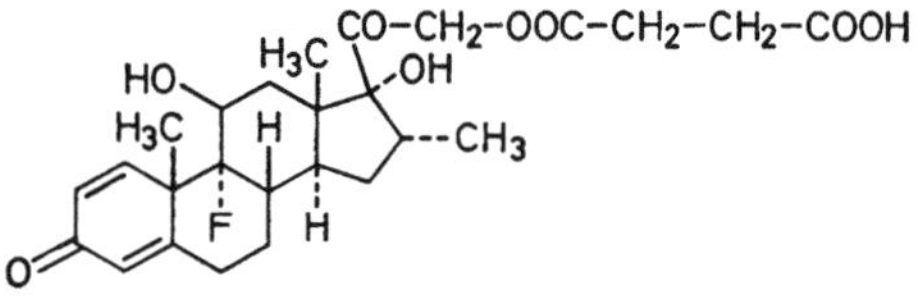

9α-Fluor-11β,17α,21-trihydroxy-16α-methyl-1,4-pregnadien-3,20-dion-21-hydrogensuccinat = 9α-Fluor-16α-methylprednisolon-21-succinat = (11β,16α)-21-(3-Carboxy-1-oxopropoxy)-9-fluor-11,17-dihydroxy-16-methylpregna-1,4-dien-3,20-dion (●)

S Deltasol „Lepetit“, *Dexamethasonsuccinat*

V antiphlogistisch und antiallergisch wirksames Glucocorticoid

5513 *(4474)* $C_{26}H_{33}FO_8$
27 297-42-3

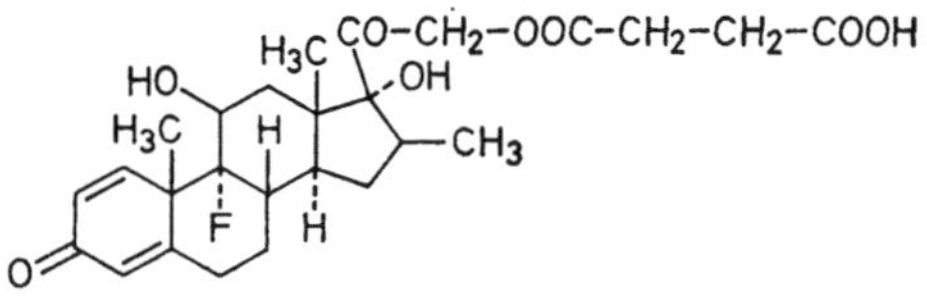

9α-Fluor-11β,17α,21-trihydroxy-16β-methyl-1,4-pregnadien-3,20-dion-21-hydrogensuccinat = 9α-Fluor-16β-methylprednisolon-21-succinat = (11β,16β)-21-(3-Carboxy-1-oxopropoxy)-9-fluor-11,17-dihydroxy-16-methylpregna-1,4-dien-3,20-dion (●)

S Betafluorene-Compr., *Betamethasonsuccinat*

V antiphlogistisch und antiallergisch wirksames Glucocorticoid

5514 *(4475)* $C_{26}H_{33}NO_4$
4406-22-8

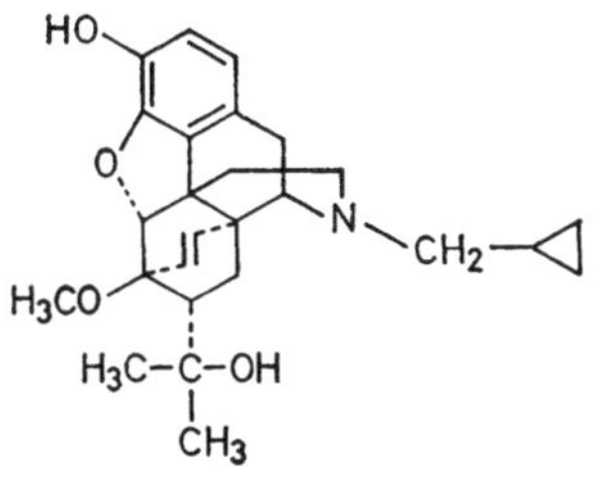

21-Cyclopropyl-6,7,8,14-tetrahydro-7α-(1-hydroxy-1-methylethyl)-6,14-*endo*-ethenooripavin = *N*-(Cyclopropylmethyl)-7,8-dihydro-7α-(1-hydroxy-1-methylethyl)-O^6-methyl-6,14-*endo*-ethenonormorphin = *N*-(Cyclopropylmethyl)-19-methylnororvinol = (5α,7α)-17-(Cyclopropylmethyl)-4,5-epoxy-3-hydroxy-6-methoxy-α,α-dimethyl-6,14-ethenomorphinan-7-methanol (●)

H Hydrochlorid (16 550-22-4)

S *Cyprenorphinhydrochlorid***, M. 285, RX 285-M, UM 531

V Narkotica-Antagonist

5515 $C_{26}H_{33}NO_6$
40 680-87-3

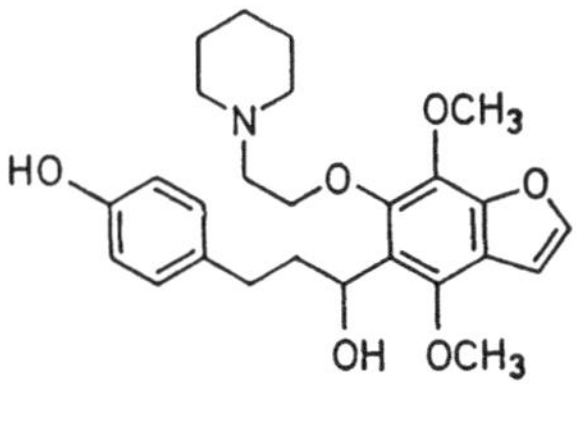

α-(*p*-Hydroxyphenethyl)-4,7-dimethoxy-6-(2-piperidinoethoxy)-5-benzofuranmethanol = 1-[4,7-Dimethoxy-6-(2-piperidinoethoxy)-5-benzofuranyl]-3-(*p*-hydroxyphenyl)-1-propanol = α-[2-(4-Hydroxyphenyl)ethyl]-4,7-dimethoxy-6-[2-(1-piperidinyl)ethoxy]-5-benzofuranmethanol (●)

S *Piprofurol***

V Vasodilatans

5516 $C_{26}H_{34}N_2O_4$

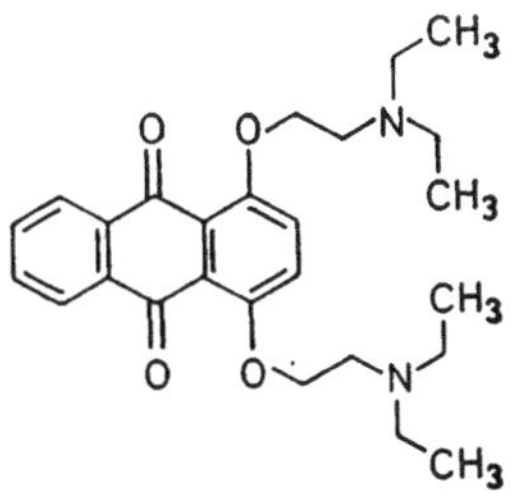

1,4-Bis-(2-diethylaminoethoxy)-anthrachinon = 1,4-Bis[2-(diethylamino)ethoxy]-9,10-anthracendion (●)

H Dihydrochlorid (18 272-48-5)

S Ro 2-9009

V Anthelminthicum

5517 *(4476)* $C_{26}H_{34}O_3$
1057-07-4

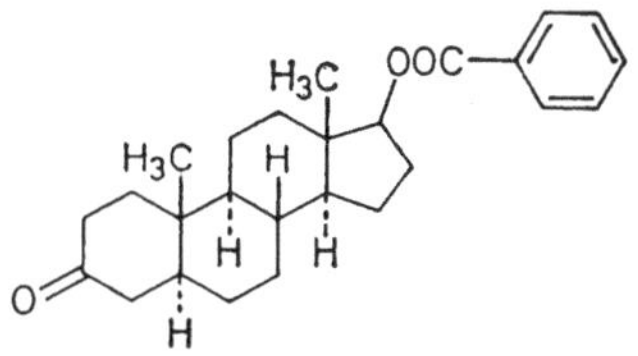

17β-Hydroxy-5α-androstan-3-on-17-benzoat = (5α,17β)-17-(Benzoyloxy)androstan-3-on (●)

H vgl. auch Nr. 4463

S *Androstanolonbenzoat,* Ermalone-Ampullen, Hermalone, Sarcosan, *Stanolone benzoate*

V Anabolicum

5518 *(4477)* $C_{26}H_{34}O_4$
84-13-9

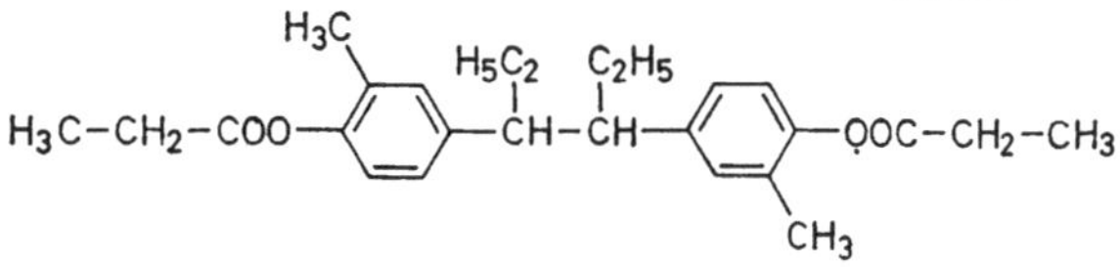

4,4'-(1,2-Diethylethylen)-bis-(*o*-kresolpropionat) = 3,4-Bis-(3-methyl-4-propionyloxyphenyl)-hexan = 4,4'-(1,2-Diethyl-1,2-ethandiyl)bis[2-methylphenol]dipropanoat (●)

H vgl. auch Nr. 4365

S Mepranedipropionat, *Methestroldipropionat***, *Methoestroli propionas, Promethestroldipropionat*

V synthetisches Östrogen

5519 *(4478)* $C_{26}H_{34}O_7$
23110-15-8

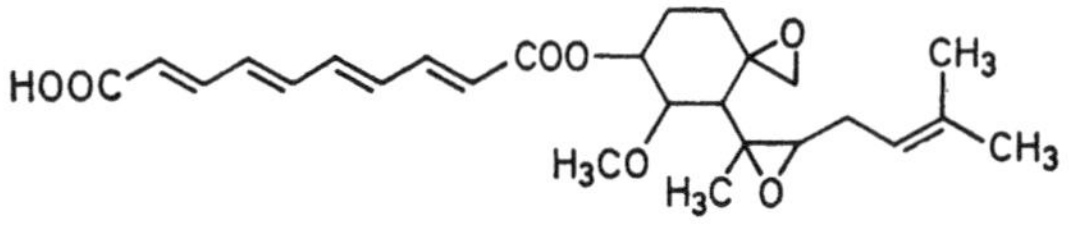

2,4,6,8-Decatetraendisäure-mono-4-(1,2-epoxy-1,5-dimethyl-4-hexenyl)-5-methoxy-1-oxaspiro[2.5]-oct-6-ylester = [3*R*-[3α,4α(2*R**,3*R**),5β,6β(*all-E*)]]-2,4,6,8-Decatetraendisäuremono[5-methoxy-4-[2-methyl-3-(3-methyl-2-butenyl)oxiranyl]-1-oxaspiro[2.5]oct-6-yl]ester (●)

S Amebacilin, Amebex, Fugillin, Fumadil B, *Fumagillin***, Fumidil, H_3, NSC-9168, *Phagopedin σ*

V Antibioticum aus Aspergillus fumigatus

5519-01 41567-78-6

H Dicyclohexylammoniumsalz

S Fumidil B, Khinoin, NSC-58368

V Antibioticum

5520 *(4479)* $C_{26}H_{34}O_8$
2921-57-5

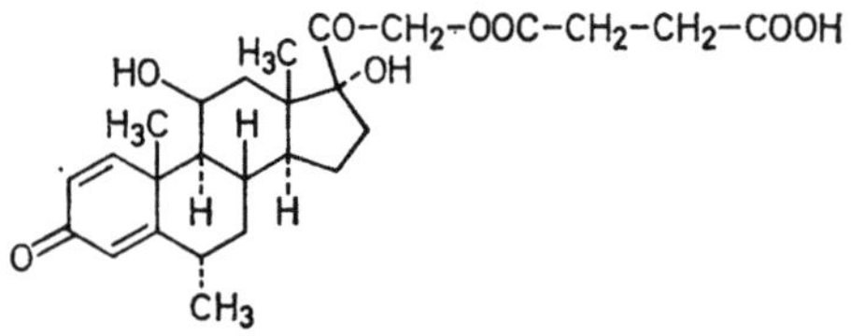

11β,17α,21-Trihydroxy-6α-methyl-1,4-pregnadien-3,20-dion-21-hydrogensuccinat = 6α-Methylprednisolon-21-hemisuccinat = (6α,11β)-21-(3-Carboxy-1-oxopropoxy)-11,17-dihydroxy-6-methylpregna-1,4-dien-3,20-dion (●)

H Natriumsalz (2375-03-3)

S Mega-Star „solubile", *Methylprednisolonnatriumsuccinat*, M-6-P, Solu-Medrol, Solu-Medrone, Solu-Moderin, Urbason solubile

V antiphlogistisch und antiallergisch wirksames Glucocorticoid

5521 $C_{26}H_{35}FO_5$
41767-29-7

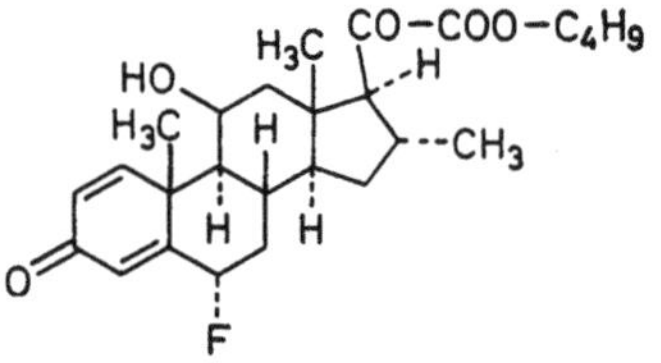

Butyl-6α-fluor-11β-hydroxy-16α-methyl-3,20-dioxopregna-1,4-dien-21-oat = (6α,11β,16α)-6-Fluor-11-hydroxy-16-methyl-3,20-dioxopregna-1,4-dien-21-säurebutylester (●)

S *Fluocortin-Butyl*, SHK 203, Vaspit

V antiphlogistisch und antiallergisch wirksames Glucocorticoid

5522 *(223 N)* $C_{26}H_{35}FO_6$
3924-70-7

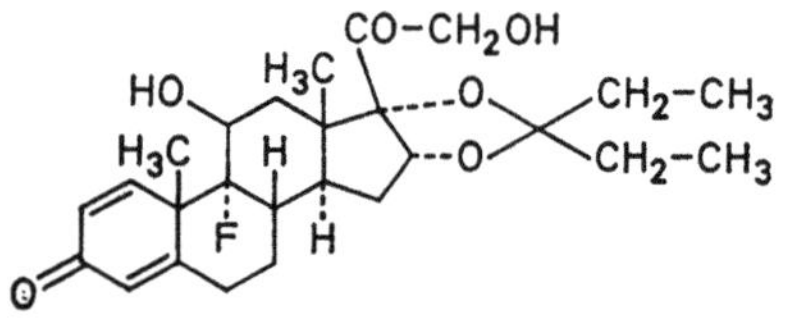

16α,17α-(Diethylmethylendioxy)-9α-fluor-11β,21-dihydroxy-1,4-pregnadien-3,20-dion = 9α-Fluor-11β,16α,17α,21-tetrahydroxy-1,4-pregnadien-3,20-dion-16,17-(3-pentanonacetal) = 9α-Fluor-16α-hydroxyprednisolon-16,17-(3-pentanonid) = (11β,16α)-16,17-[(1-Ethylpropyliden)bis(oxy)]-9-fluor-11,21-dihydroxypregna-1,4-dien-3,20-dion (●)

S *Amcinafal***, SQ 15102, *Triamcinolonpentanonid*

V antiphlogistisch und antiallergisch wirksames Glucocorticoid

5523 *(4480)* $C_{26}H_{35}FO_6$
23257-44-5

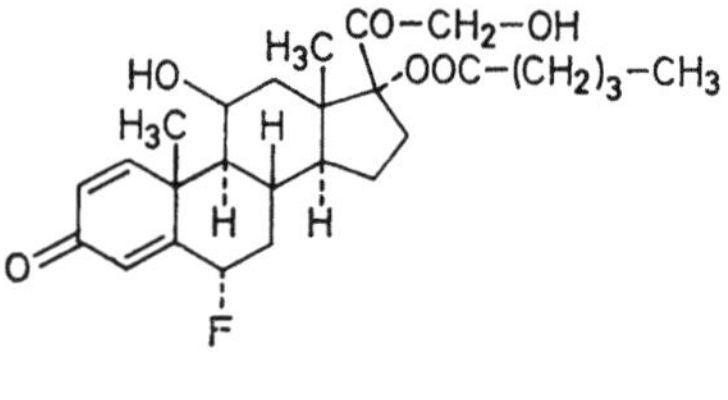

6α-Fluor-11β,17α,21-trihydroxy-1,4-pregnadien-3,20-dion-17-valerianat = 6α-Fluorprednisolon-17-valerat = (6α,11β)-6-Fluor-11,21-dihydroxy-17-[(1-oxopentyl)oxy]pregna-1,4-dien-3,20-dion (●)

S *Fluprednisolonvalerat*

V antiphlogistisch und antiallergisch wirksames Glucocorticoid

5524 *(4481)* $C_{26}H_{35}NO_4$
14357-78-9

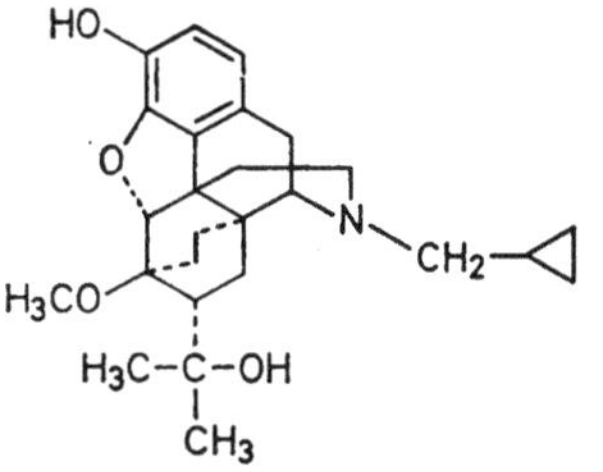

21-Cyclopropyl-6,7,8,14-tetrahydro-7α-(1-hydroxy-1-methylethyl)-6,14-*endo*-ethanooripavin = *N*-(Cyclopropylmethyl)-7,8-dihydro-7α-(1-hydroxy-1-methylethyl)-*O*[6]-methyl-6,14-*endo*-ethanonormorphin = *N*-(Cyclopropylmethyl)-19-methyldihydronororvinol = (5α,7α)-17-(Cyclopropylmethyl)-4,5-epoxy-18,19-dihydro-3-hydroxy-6-methoxy-α,α-dimethyl-6,14-ethenomorphinan-7-methanol (●)

H Hydrochlorid (16808-86-9)

S *Diprenorphinhydrochlorid***, M. 5050, Revivon

R Narkotica-Antagonist

5525 $C_{26}H_{35}N_3O_2$

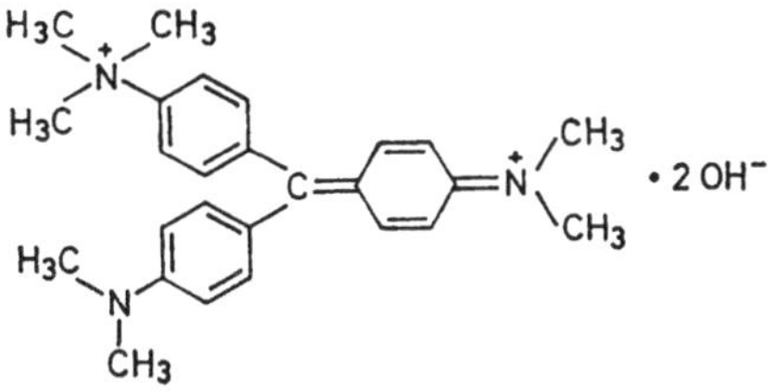

{4-[α-(*p*-Dimethylaminophenyl)-*p*-trimethylammoniobenzyliden]-2,5-cyclohexadienyliden}-dimethylammoniumdihydroxid = *N*,*N*,*N'*,*N'*,*N'*,*N''*,*N''*-Heptamethyl-4-amino-4'-ammoniofuchsonimoniumdihydroxid = Heptamethyl-*p*-rosanilin(dihydroxid) = 4-[[4-(Dimethylamino)phenyl]-[4-(dimethyliminio)-2,5-cyclohexadien-1-yliden]-methyl]-*N*,*N*,*N*-trimethylbenzenaminiumhydroxid (●)

H Dichlorid-Zinkchlorid-Doppelsalz (7199-03-3)

S C.I. Basic Blue 20, *Methyl Green*, *Methylgrün*

V Farbstoff

5526 *(4482)* $C_{26}H_{35}N_3O_5$
5585-67-1

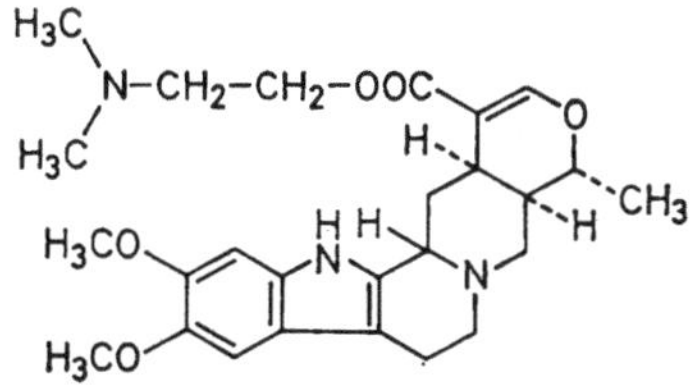

Reserpilinsäure-β-dimethylaminoethylester = (3β,19α,20α)-16,17-Didehydro-10,11-dimethoxy-19-methyloxayohimban-16-carbonsäure-2-(dimethylamino)ethylester (●)

H Dihydrochlorid (3735-84-0)

S Andanol, Atosaneal, Paratensiol

V Antihypertonicum

5527 *(4483)* $C_{26}H_{36}N_2O_4$
22407-74-5

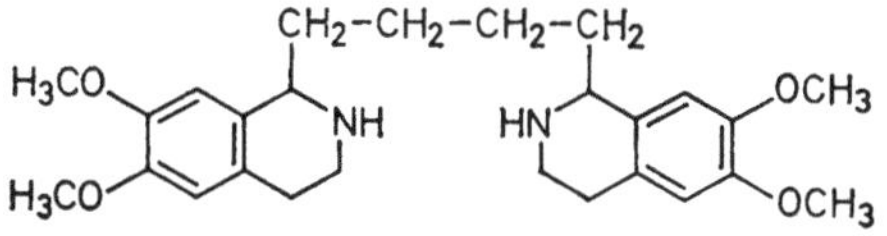

1,1'-Tetramethylenbis-(1,2,3,4-tetrahydro-6,7-dimethoxyisochinolin) = (*R**,*S**)-1,1'-(1,4-Butandiyl)bis[1,2,3,4-tetrahydro-6,7-dimethoxyisochinolin] (●)

H Dilactat (24233-80-5)

S *Bisobrindilactat***, EN-1661 L

V Fibrinolyticum

5528 *(4484)* $C_{26}H_{36}N_2O_9$
522-70-3

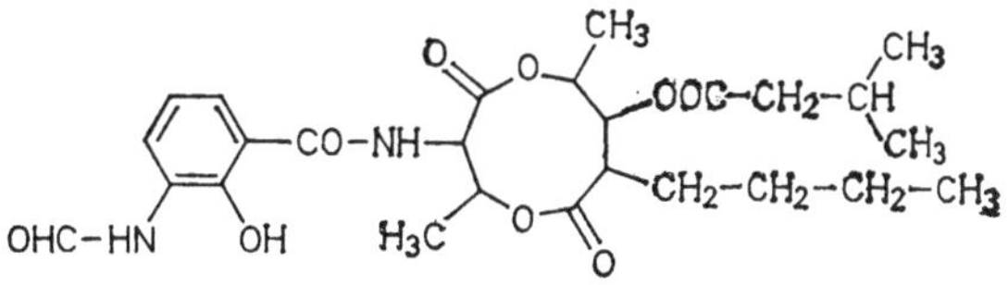

[2*R*-(2*R**,3*S**,6*S**,7*R**,8*R**)]-3-Methylbutansäure-8-butyl-3-[[3-(formylamino)-2-hydroxybenzoyl]amino]-2,6-dimethyl-4,9-dioxo-1,5-dioxonan-7-ylester (●)

S Antimycin A_3, *Blastmycin*

V Antibioticum aus Streptomyes blastmyceticus

5529 *(4485)* $C_{26}H_{36}O_3$
313-06-4

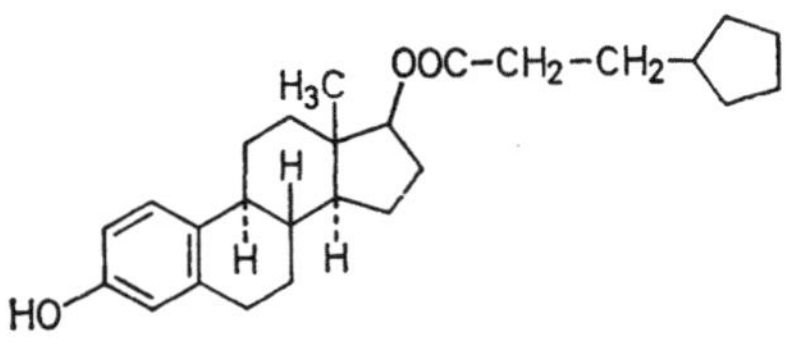

1,3,5(10)-Östratrien-3,17β-diol-17β-(3-cyclopentylpropionat) = Östradiol-17-(β-cyclopentylpropionat) = (17β)-Östra-1,3,5(10)-trien-3,17-diol-17-cyclopentanpropanoat (●)

S Cicloestradiolo, Cyclovex, Depestro, Depoestra, Depo-Estradiol, Depofemin, ECP, E-Ionate, Estradiolo Depositum, Estradep, *Estradiol cypionate*, Estrapo, Estro-Depo, Estromed-P.A., Femogen-CYP., Folicular-depot, Foli-Endo retardado, Ginormon-Depositum, Neoginon Depositum, *Östradiolcyclopentylpropionat*, *Oestradiolcypionat*, Oestradiol retard „Rolland", Ovex Leo prolongatum, Pertradiol, Retar-gen E, Span-F, Spendepiol, Tardofol

V Depot-Follikelhormon

5530 *(4486)* $C_{26}H_{36}O_6$
15180-00-4

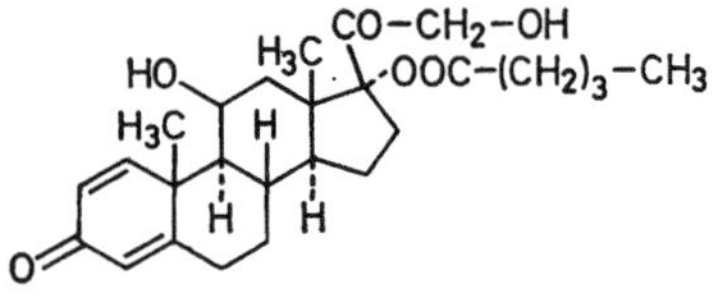

11β,17α,21-Trihydroxy-1,4-pregnadien-3,20-dion-17-valerianat = Prednisolon-17-valerat = (11β)-11,21-Dihydroxy-17-[(1-oxopentyl)oxy]pregna-1,4-dien-3,20-dion (●)

S *Prednisolonvalerianat*, *Prednival*, W 4869

V antiphlogistisch und antiallergisch wirksames Glucocorticoid

5531 *(4487)* $C_{26}H_{36}O_6$
1107-99-9

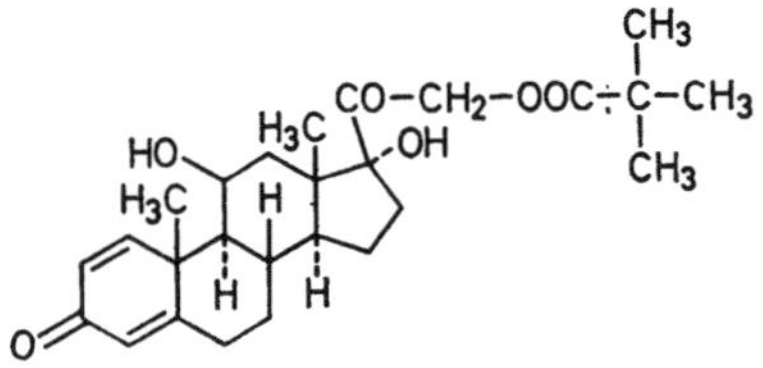

11β,17α,21-Trihydroxy-1,4-pregnadien-3,20-dion-21-pivalat = Prednisolon-21-trimethylacetat = (11β)-21-(2,2-Dimethyl-1-oxopropoxy)-11,17-dihydroxypregna-1,4-dien-3,20-dion (●)

S Mecortolon, *Prednisolonpivalat*, *Prednisolontrimethylacetat*, Ultracortenol, Ultracorterenol, Vecortenol

V antiphlogistisch und antiallergisch wirksames Glucocorticoid

5532 *(4488)* $C_{26}H_{37}NO_4$
76-91-5

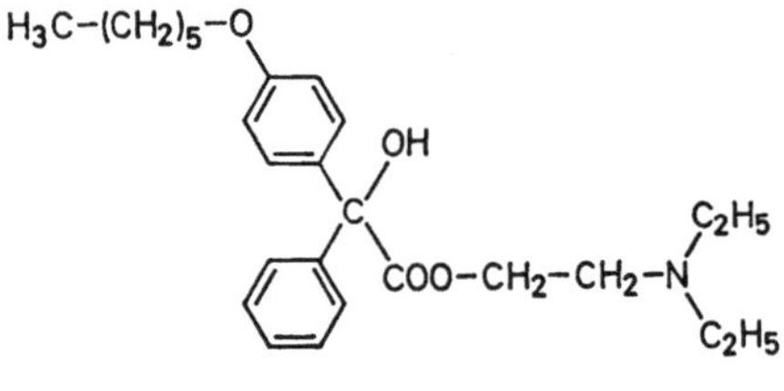

p-Hexyloxybenzilseure-2-diethylaminoethylester = 4-(Hexyloxy)-α-hydroxy-α-phenylbenzenessigsäure-2-(diethylamino)ethylester (●)

S Topicaine

V Lokalanästheticum

5533 *(4489)* $C_{26}H_{38}N_2O_3$

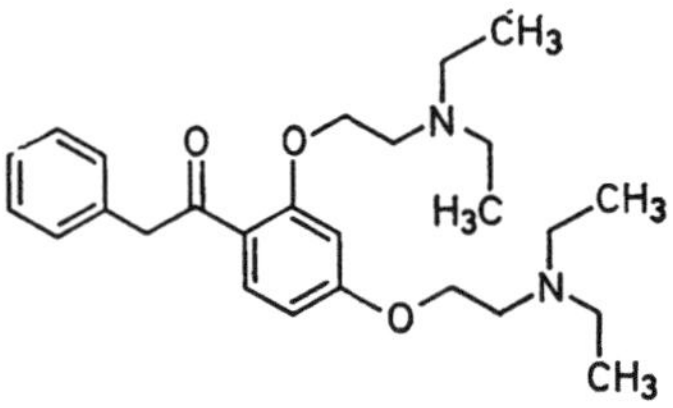

2,4-Bis-(β-diethylaminoethoxy)-desoxybenzoin = 1-[2,4-Bis[2-(diethylamino)ethoxy]phenyl]-2-phenylethanon (●)

H Sulfat

S Desoine, 1183 TH

V Anthelminthicum

5534 *(4490)* $C_{26}H_{38}N_2O_3$

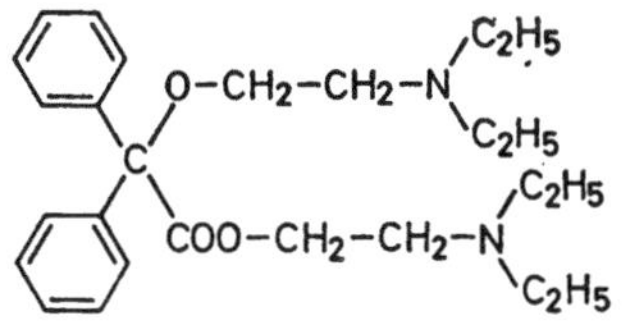

O-(2-Diethylaminoethyl)-benzilsäure-2-diethylaminoethylester = α-[2-(Diethylamino)ethoxy]-α-phenylbenzenessigsäure-2-(diethylamino)ethylester (●)

H Dihydrochlorid

S Prospasmin (alte Form), R 108

V Spasmolyticum

5535 *(4491)* $C_{26}H_{38}N_2O_4$
13085-08-0

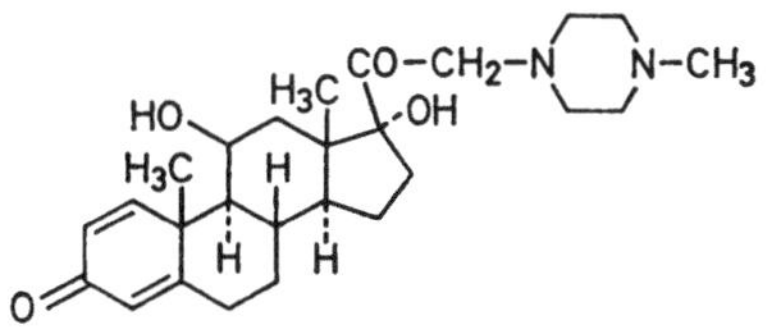

11β,17α-Dihydroxy-21-(4-methyl-1-piperazinyl)-1,4-pregnadien-3,20-dion = 21-Desoxy-21-(4-methylpiperazino)-prednisolon = (11β)-11,17-Dihydroxy-21-(4-methyl-1-piperazinyl)pregna-1,4-dien-3,20-dion (●)

H Dihydrochlorid (24533-01-5)

S Depersolon, *Mazipredondihydrochlorid***

V Glucocorticoid

5536 $C_{26}H_{38}N_2O_6P_2S_4$
22012-72-2

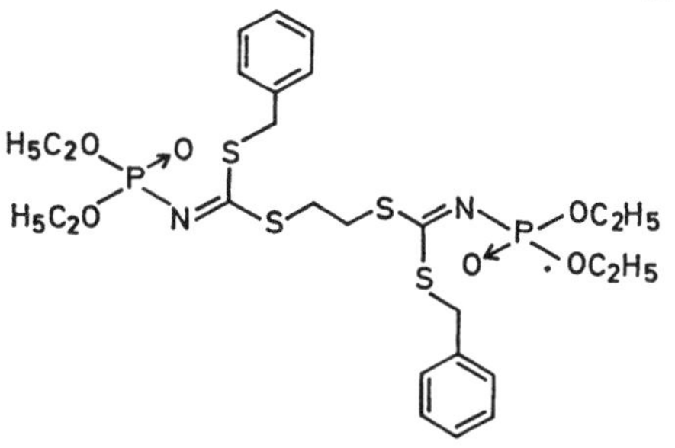

Phosphonodithioimidocarbonsäure-ethylen-dibenzyl-*P,P,P',P'*-tetraethylester = (Diethoxyphosphinyl)carbonimidodithiosäure-1,2-ethandiyl-bis(phenylmethyl)ester (●)

S CL 64976, *Zilantel***

V Pesticid

5537 *(4492)* $C_{26}H_{38}O_2$
67-95-8

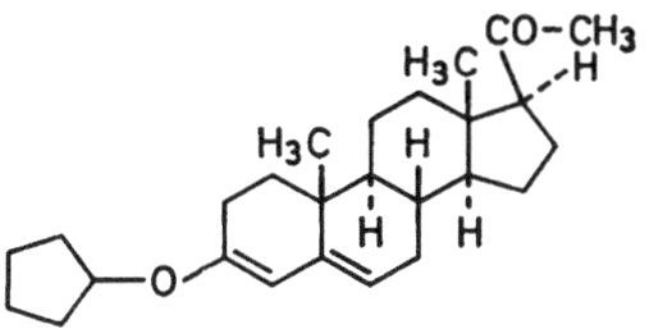

3-(Cyclopentyloxy)pregna-3,5-dien-20-on (●) = Progesteron-3-cyclopentylenoläther

S Enol-Luteovis, *Quingestron***, W 3399

V Progestativum

5538 *(4493)* $C_{26}H_{38}O_3$
14191-92-5

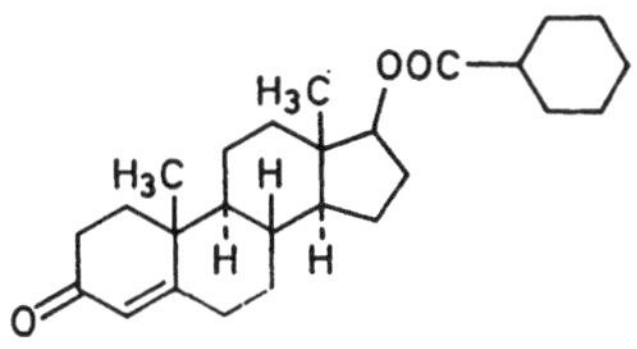

17β-Hydroxy-4-androsten-3-on-17-hexahydrobenzoat = (17β)-17-[(Cyclohexylcarbonyl)oxy]-androst-4-en-3-on (●)

S Benzotest, Durandrogen, Durandron, Sterandril A.P., Sterandryl-A, Sterandryl duratum, Stérandryl retard, Tardosterandryl-Depot, Tardosterona, Testodur, Testormon depositum, Testosteron-Depot Thilo, *Testosteronhexahydrobenzoat*, Virex-Retard

V Depot-Androgen

5539 *(4494)* $C_{26}H_{38}O_3$

601-63-8

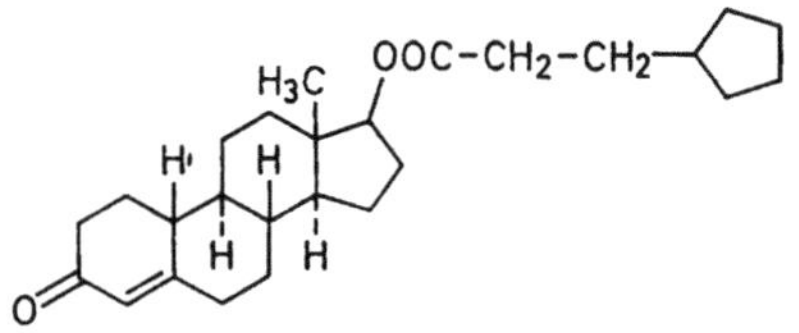

17β-Hydroxy-4-östren-3-on-17-(3-cyclopentylpropionat) = 17β-Hydroxy-19-nor-4-androsten-3-on-17-(3-cyclopentylpropionat) = (17β)-17-(3-Cyclopentyl-1-oxopropoxy)östr-4-en-3-on (●)

S Anabo, Depo-Nortestonate, *Nandroloncyclopentylpropionat*, *Nortestosteroncyclopentylpropionat*, *Nortestosteroni cypionas*, Nortestrionate, Pluropon (alte Form), Sterocrinolo

V Anabolicum

5540 *(4495)* $C_{26}H_{38}O_4$

808-48-0

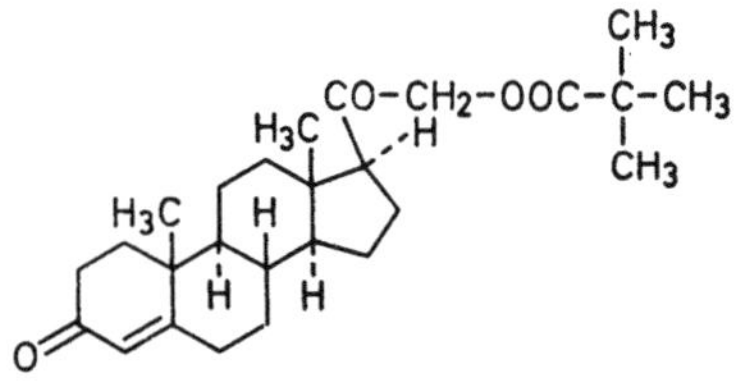

21-Hydroxy-4-pregnen-3,20-dion-21-pivalat = Desoxycorticosterontrimethylacetat = 21-(2,2-Dimethyl-1-oxopropoxy)pregn-4-en-3,20-dion (●)

S Cortormon depositum, *Desoxycorticosteronpivalat*, *Desoxycortontrimethylacetat*, Neocortin depositum, Neocortodina depositum, Neodin-Depositum, Percorten M

V Mineralocorticoid (Elektrolytstoffwechselhormon)

5541 *(4496)* $C_{26}H_{38}O_4$

1253-28-7

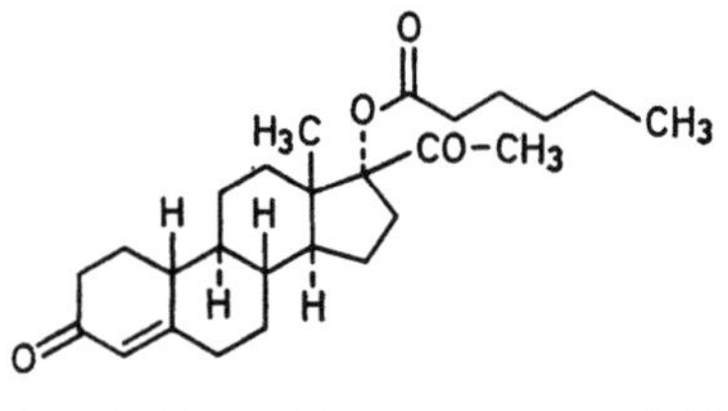

17α-Hydroxy-19-norpregn-4-en-3,20-dion-17-hexanoat = 17β-Acetyl-17α-hydroxy-4-östren-3,20-dion-17-hexanoat = 17-[(1-Oxohexyl)oxy]-19-norpregn-4-en-3,20-dion (●)

S Depostat, *Gestonoroncaproat***, *Gestronolhexanoat*, *Hydroxynorprogesteroncapronat*, Primostat, SH 582

V Progestativum

5542 *(4497)* $C_{26}H_{38}O_4$

1254-35-9

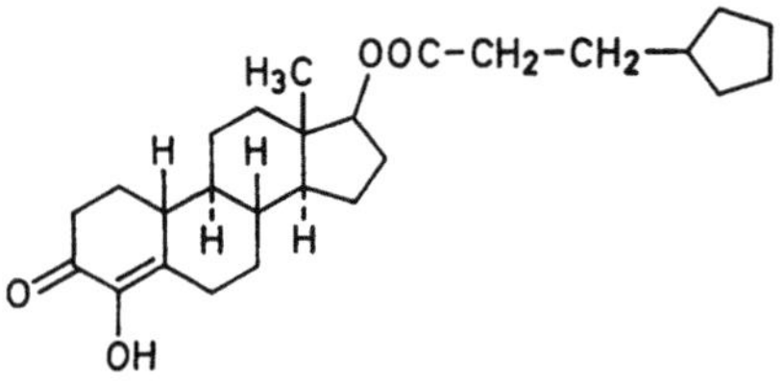

4,17β-Dihydroxy-4-östren-3-on-17β-(3-cyclopentylpropionat) = 4-Hydroxy-19-nortestosteron-17-cyclopentylpropionat = (17β)-17-(3-Cyclopentyl-1-oxopropoxy)-4-hydroxyöstr-4-en-3-on (●)

S Abirol-Inj., F. I. 5852, *Oxaboloni cipionas***, Steranabol ritardo

V Anabolicum

5543 *(4498)* $C_{26}H_{38}O_5$

809-01-8

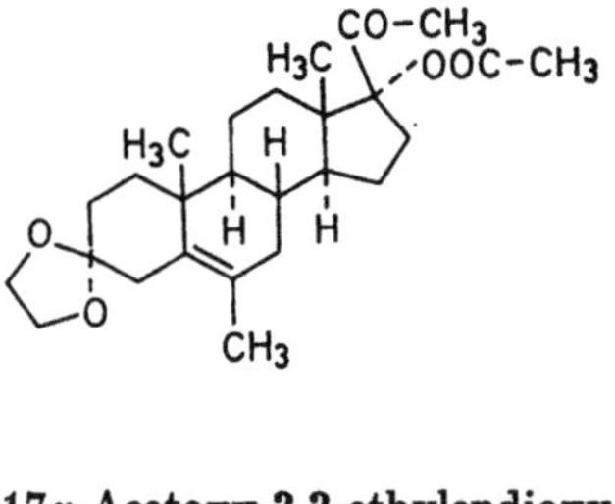

17α-Acetoxy-3,3-ethylendioxy-6-methyl-5-pregnen-20-on = 17α-Hydroxy-6-methyl-5-pregnen-3,20-dion-3-cycl.-ethylenacetal-17-acetat = 17-(Acetyloxy)-6-methylpregn-5-en-3,20-dion-cycl.-3-(1,2-ethandiylacetal) (●)

S *Edogestron***, PH. 218

V Progestativum

5544 *(4499)* $C_{26}H_{38}O_5$
52718-49-7

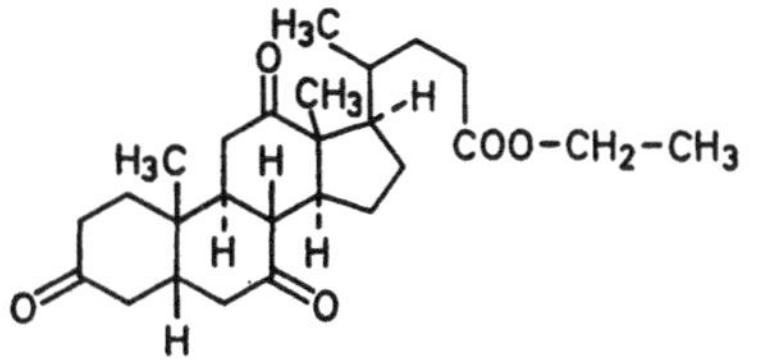

3,7,12-Trioxo-5β-cholansäureethylester = Ethyldehydrocholat = (5β)-3,7,12-Trioxocholan-24-säureethylester

S Coledrin-Compresse, Deidrosan, *Ethylis dehydrocholas*, Eucolil, Fluxobil, Lisacol

V Cholagogum, Choleretícum

5545 *(4500)* $C_{26}H_{39}NO_4$

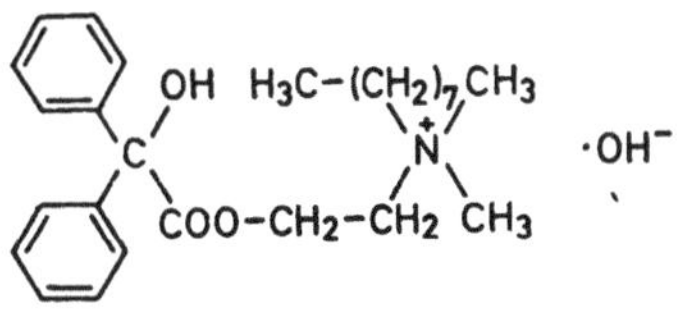

N-(2-Benziloyloxyethyl)-*N*,*N*-dimethyloctyl-ammoniumhydroxid = *N*-[2-[(Hydroxydiphenyl-acetyl)oxy]ethyl]-*N*,*N*-dimethyl-1-octanaminiumhydroxid (●)

H Bromid (2019-14-9)

S AD-205, Cholipin (spasmolyt. Komponente), Lonarid (spasmolyt. Komponente)

V Spasmolyticum

5546 *(64 E)* $C_{26}H_{40}O_3$
7483-09-2

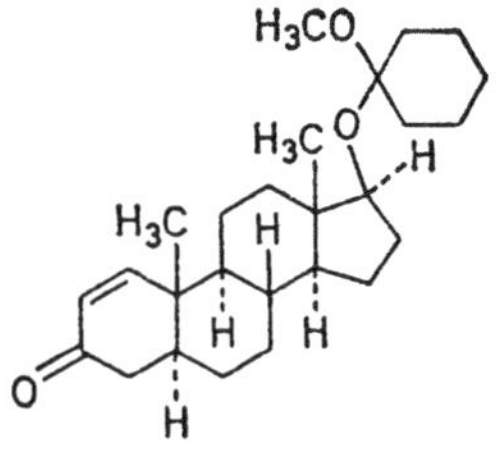

17β-Hydroxy-5α-androst-1-en-3-on-17-(1-methoxycyclohexyl)-äther = (5α,17β)-17-[(1-Methoxycyclohexyl)oxy]androst-1-en-3-on (●)

S *Mesabolon***

V Anabolicum, Androgen

5547 *(4501)* $C_{26}H_{40}O_3$
315-37-7

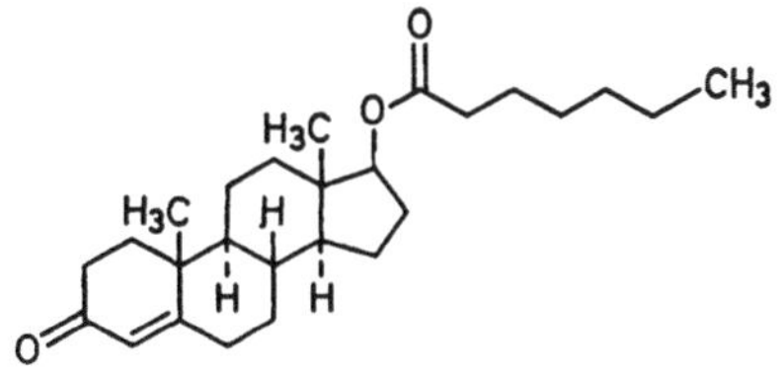

17β-Hydroxy-4-androsten-3-on-17-heptanoat = Testosteron-17-önanthat = (17β)-17-[(1-Oxoheptyl)oxy]androst-4-en-3-on (●)

H vgl. auch Nr. 6010

S Androtardyl, Andryl, Anthatest, Atlatest, Delatest, Delatestryl, Depo-Testro-Med, Depotestrone, Despavir, Dura-Testosterone, Enarmon-Depot, Ergoteston, Everone, Exten Test, Malogen L. A., Malogex, Orquisteron-E-Depot, Primoniat-Depot, Primotest-Depot, Primoteston-Depot, Proviron-Depot, Reposterone, Repo-Test, Repo-Testro Med, Retandros-200, Span-Test, Testahomen-Depot, Testanthate, Testate, Testinon, Testo-Enant, Testofort, Testone L. A., Testoron retard, Testosteron-Depot-Amp. „Jenapharm", *Testosterone enanthate*, *Testosteronheptanoat*, *Testosteronönanthat*, Testosteronum prolongatum „Polfa", Testostroval, Testoviron-Depot 250 mg, Testrolen

V Depot-Androgen

5548 $C_{26}H_{40}O_3$
23983-43-9

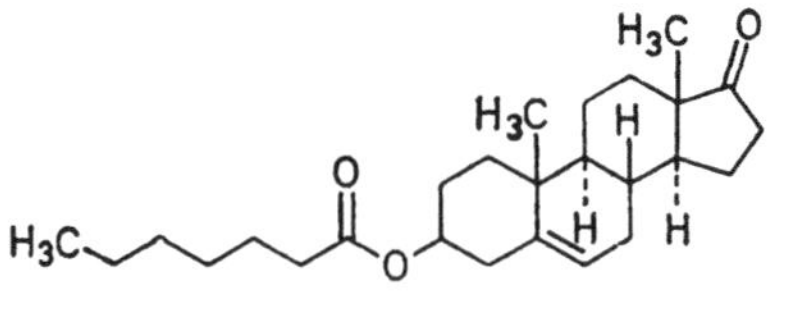

3β-Hydroxy-5-androsten-17-on-heptanoat = 3β-Heptanoyloxyandrost-5-en-17-on = (3β)-3-[(1-Oxoheptyl)oxy]androst-5-en-17-on (●)

S *Prasteronönanthat*

S Psychotropicum (physiologische Vorstufe der Sexualhormone)

5549 *(4502)* $C_{26}H_{40}O_4$

3593-85-9

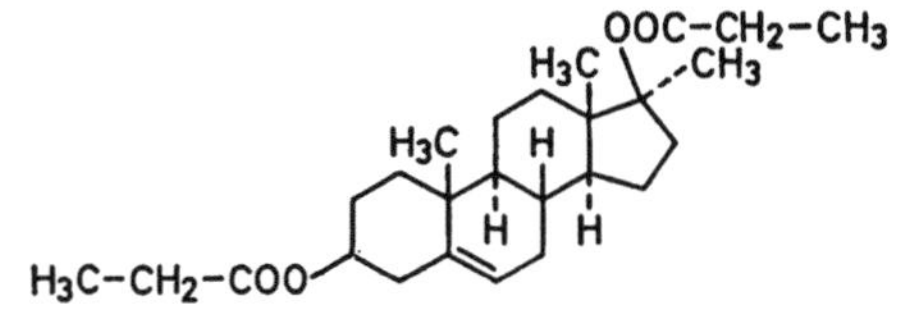

17α-Methyl-5-androsten-3β,17β-dioldipropionat = (3β,17β)-17-Methylandrost-5-en-3,17-dioldipropanoat (●)

S Anabol „Keene“, Anabolin, Andriol, Androgan, Crestabolic, Metandiol-Amp., *Methandrioldipropionat*, Or-Bolic, Probolik, Probolin

V Steroidhormon zur anabolen und heterohormonalen Therapie

5550 *(224 N)* $C_{26}H_{41}NO$

14417-88-0

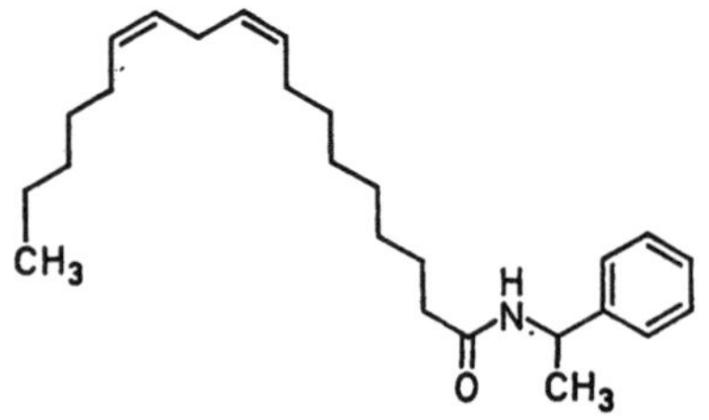

N-(α-Methylbenzyl)-*cis,cis*-octadeca-9,12-dienamid = *N*-(α-Methylbenzyl)-linoleamid = (*Z*,*Z*)-*N*-(1-Phenylethyl)-9,12-octadecadienamid (●)

S AC-223, Artes, *Melinamid***

V Hypocholesterinämicum

5551 $C_{26}H_{42}BrNO$

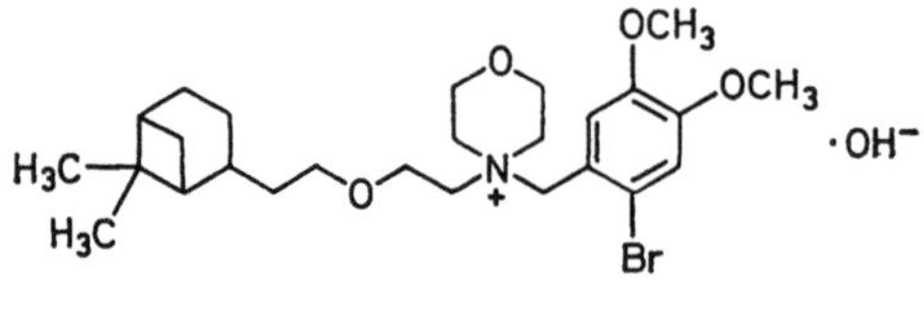

4-(6-Bromveratryl)-4-{2-[2-(6,6-dimethyl-2-norpinyl)-ethoxy]-ethyl}-morpholiniumhydroxid = 4-[(2-Brom-4,5-dimethoxyphenyl)methyl]-4-[2-[2-(6,6-dimethylbicyclo[3.1.1]hept-2-yl)ethoxy]-ethyl]morpholiniumhydroxid (●)

H Bromid (53251-94-8)

S Dicetel, *Pinaveriumbromid***

V Spasmolyticum

5552 *(4503)* $C_{26}H_{42}O_2$

1852-73-9

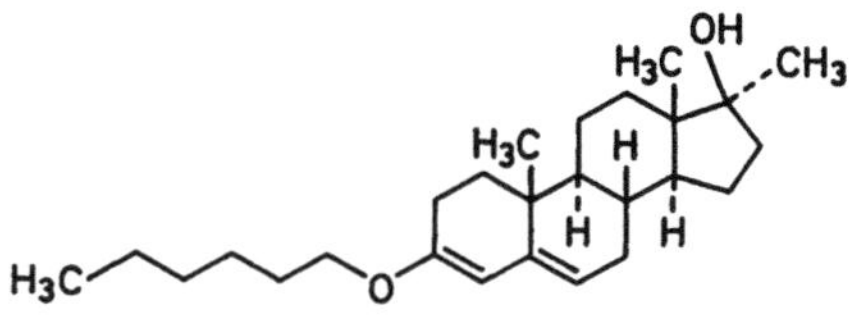

3-*n*-Hexyloxy-17α-methyl-3,5-androstadien-17β-ol = Methyltestosteron-3-hexylenoläther = (17β)-3-(Hexyloxy)-17-methylandrosta-3,5-dien-17-ol (●)

S Androgénol, Enoltestovis, Enoltestovister, *Hexoxymestrolum*

V oral wirksames Androgen

5553 *(4504)* $C_{26}H_{42}O_3$

33776-88-4

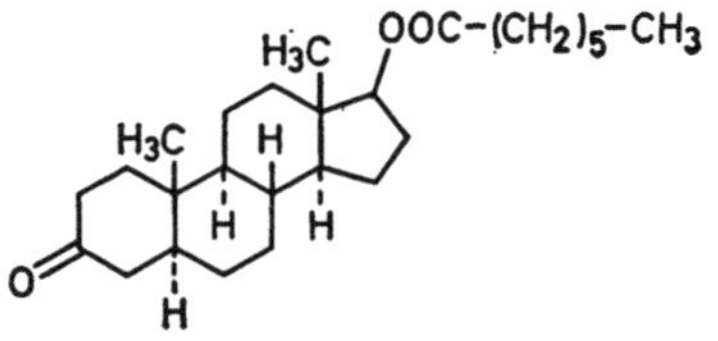

17β-Hydroxy-5α-androstan-3-on-17-heptanoat = (5α,17β)-17-[(1-Oxoheptyl)oxy]androstan-3-on (●)

S Anaboleen Depot-Amp., *Androstanolonönanthat*

V Depot-Anabolicum

5554 *(4505)* $C_{26}H_{44}N_2O$

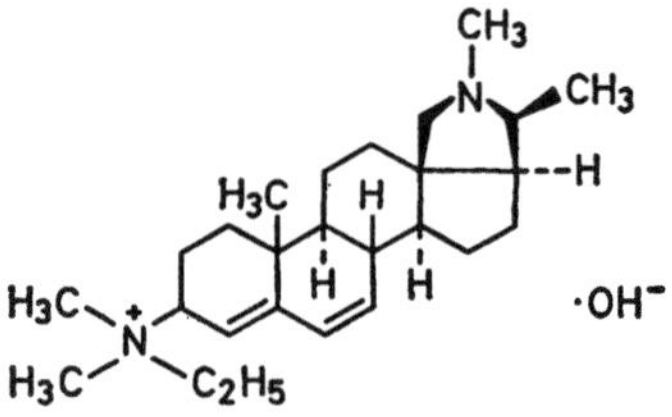

N-Ethyl-*N*-(cona-4,6-dien-3β-yl)-dimethylammoniumhydroxid = (3β)-*N*-Ethyl-*N*,*N*-dimethylcona-4,5-dien-3-aminiumhydroxid (●)

H Jodid (30033-10-4)

S *Stercuroni jodidum*, *Stercuroniumjodid***

V Muskelrelaxans

5555 *(4506)* $C_{26}H_{44}N_2O_8$

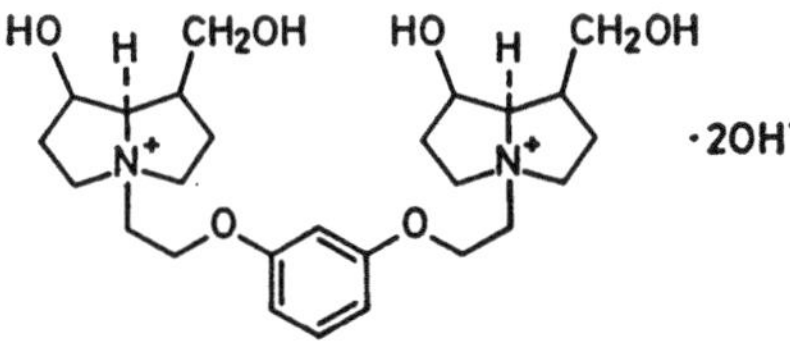

1,1'-[β,β'-(*m*-Phenylendioxy)-diethyl]-bis-[4-hydroxy-6-(hydroxymethyl)-1-azoniabicyclo-[3.3.0]octanhydroxid] = 1,3-Diethoxybenzol-ω,ω'-bisplatyneciumhydroxid = 4,4'-[1,3-Phenylenbis-(oxy-2,1-ethandiyl)]bis[hexahydro-1-hydroxy-7-(hydroxymethyl)-1*H*-pyrroliziniumhydroxid] (●)

H Dichlorid (863-83-2)

S Diplacin, Diplazin

V Muskelrelaxans

5556 *(4507)* $C_{26}H_{44}O_2$

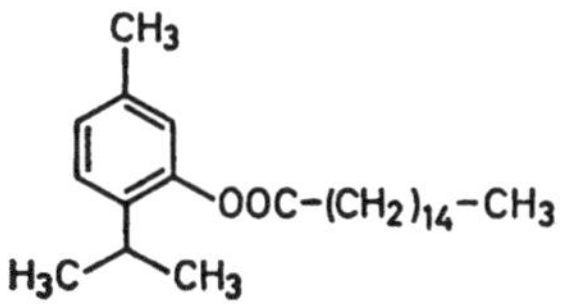

Thymolpalmitat = Palmitinsäurethymolester = Hexadecansäure-5-methyl-2-(1-methylethyl)phenylester (●)

S Tepal, Thymoloverm

V Anthelminthicum (gegen Echinokokkose)

5557 *(4508)* $C_{26}H_{48}J_2O_2$

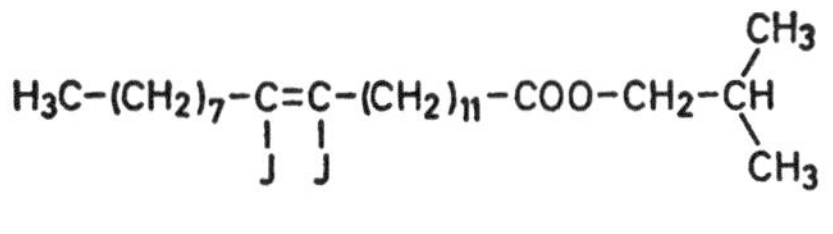

13,14-Dijod-13-docosensäureisobutylester = Dijoderucasäureisobutylester = 13,14-Dijod-13-docosensäure-2-methylpropylester (●)

S Immetal

V Röntgenkontrastmittel

5558 *(4509)* $C_{26}H_{51}NO_3$

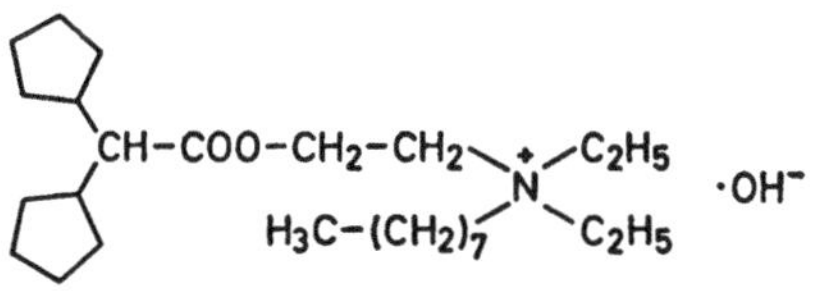

N,*N*-Diethyl-*N*-[2-(dicyclopentylacetoxy)-ethyl]-octylammoniumhydroxid = Dicyclopentylessigsäure-β-diethylaminoethylesteroctylhydroxid = *N*-[2-[(Dicyclopentylacetyl)oxy]ethyl]-*N*,*N*-diethyl-1-octanaminiumhydroxid (●)

H Bromid (17088-72-1)

S *Penoctoniumbromid***, Ug 767

V Antimykoticum, Antisepticum

5559 *(4510)* $C_{26}H_{56}N_{10}$
22573-93-9

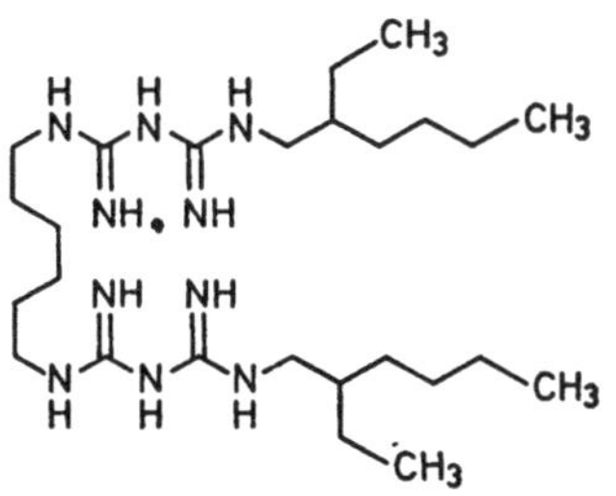

1,1'-Hexamethylenbis-[5-(2-ethylhexyl)-biguanid] = *N*,*N''*-Bis(2-ethylhexyl)-3,12-diimino-2,4,11,13-tetraazatetradecandiimidamid (●)

S *Alexidin***, Bisguadine, Compound 904, Win 21904

V Antisepticum

5560 *(4511)* $C_{27}H_{20}N_4O$
1740-22-3

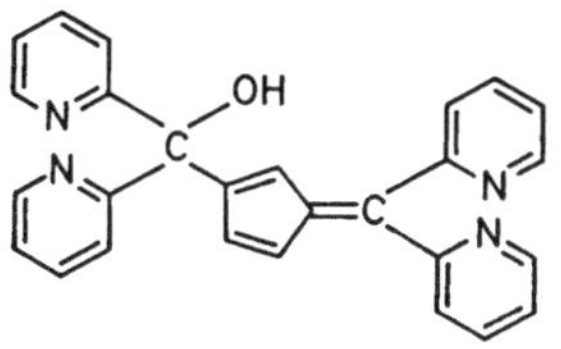

α,α-Di-(2-pyridyl)-α-{3-[di-(2-pyridyl)-methylen]-1,4-cyclopentadienyl}-methanol = α-[3-(Di-2-pyridinylmethylen)-1,4-cyclopentadien-1-yl]-α-2-pyridinyl-2-pyridinmethanol (●)

S McN-1210, *Pyrinolin***, Surexin

V Antiarrhythmicum

5561 *(4512)* $C_{27}H_{22}Cl_2N_4$

2030-63-9

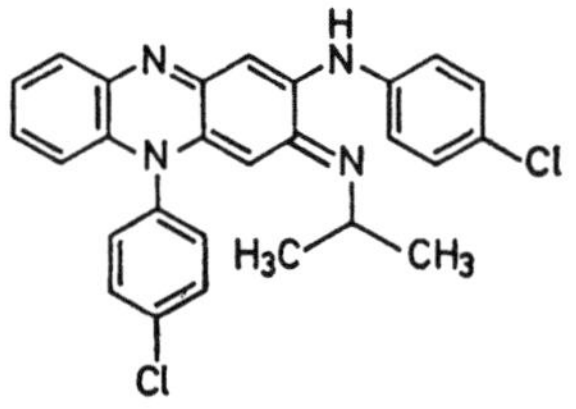

2-(p-Chloranilino)-5-(*p*-chlorphenyl)-3,5-dihydro-3-(isopropylimino)-phenazin = *N*,5-Bis(4-chlorphenyl)-3,5-dihydro-3-[(1-methylethyl)imino]-2-phenazinamin (●)

S B 663, *Clofazimin***, G 30320, Lampren(e), *Riminophenazine*

V Tuberkulostaticum, Leprostaticum

5562 $C_{27}H_{24}N_2O_9$

37 895-35-5

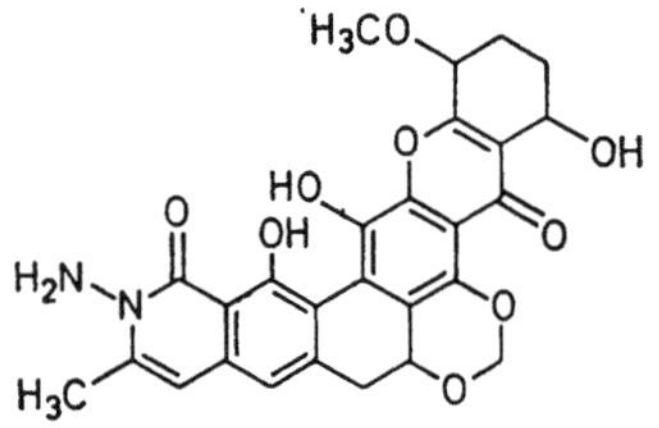

13-Amino-3,4,8a,13-tetrahydro-4,15,16-trihydroxy-1-methoxy-12-methyl-2*H*-xantheno[1',2',3':4,5]-[1,3]benzodioxino[7,6-*g*]isochinolin-5,14(1*H*,9*H*)-dion (●)

S *Albofungin*, BA-180265 A, *Kanchanomycin*

V Antibioticum aus Actinomyces albus var. fungatus

5563 $C_{27}H_{25}ClN_2O_4$

23 111-34-4

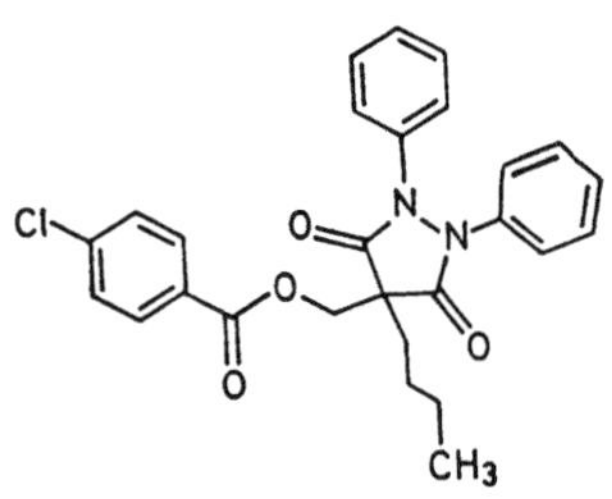

p-Chlorbenzoesäureester mit 4-Butyl-4-hydroxymethyl-1,2-diphenylpyrazolidin-3,5-dion = 4-Chlorbenzoesäure(4-butyl-3,5-dioxo-1,2-diphenyl-4-pyrazolidinyl)methylester (●)

S AE 9, *Feclobuzon***, Flogomen

V Antiphlogisticum, Analgeticum

5564 *(4513)* $C_{27}H_{26}N_6O_8S_4$

3861-81-2

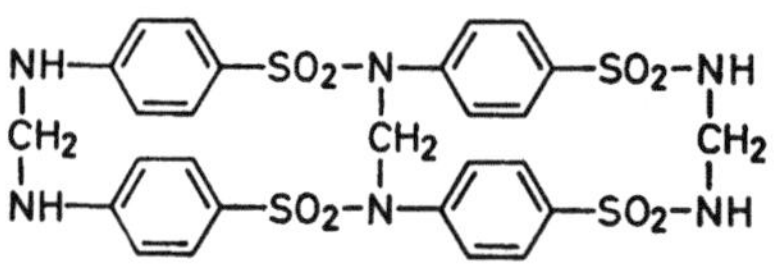

1,1',4,4',4¹,4¹'-Tri-(methylen)-bis-(4-sulfanilylsulfanilamid) = 2,8,12,18-Tetrathia-3,9,11,17,23,25-hexaazahexacyclo[24.2.2.2^{4,7}.2^{13,16}.2^{19,22}.1^{3,17}]-heptatriacontan-4,6,13,15,19,21,26,28,29,31,34,36-dodecaen-2,2,8,8,12,12,18,18-octaoxid (●)

S Disulformin

V Chemotherapeuticum

5565 *(4514)* $C_{27}H_{28}N_2O_4$

10 448-84-7

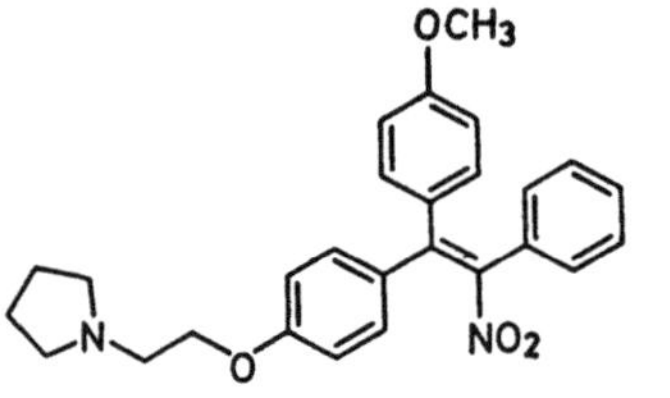

1-{2-(*p*-[α-(*p*-Methoxyphenyl)-β-nitrostyryl]-phenoxy)-ethyl}-pyrrolidin = 1-[2-[4-[1-(4-Methoxyphenyl)-2-nitro-2-phenylethenyl]phenoxy]ethyl]-pyrrolidin (●)

H Citrat **(5863-35-4)**

S CI-628, CN, CN 5518, CN 55945, *Nitromifencitrat***

V Östrogen (postcoitales Contraceptivum)

5566 *(4515)* $C_{27}H_{28}N_2O_4$

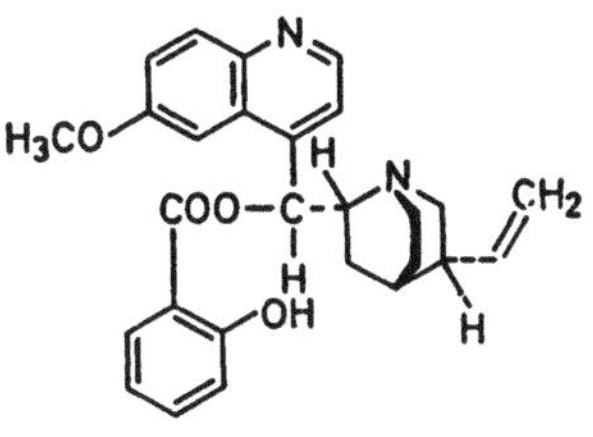

(5-Vinyl-2-chinuclidinyl)-(6-methoxy-4-chinolyl)-methylsalicylat = Salicylsäurechininester = (8α,9*R*)-6′-Methoxycinchonan-9-ol-2-hydroxybenzoat(ester) (●)

S Salochinin

V Antipyreticum, Antineuralgicum

5566-01 *(4515a)*

H Salicylat

S Rheumatin

V Antirheumaticum

5567 *(4516)* $C_{27}H_{28}N_2O_4$

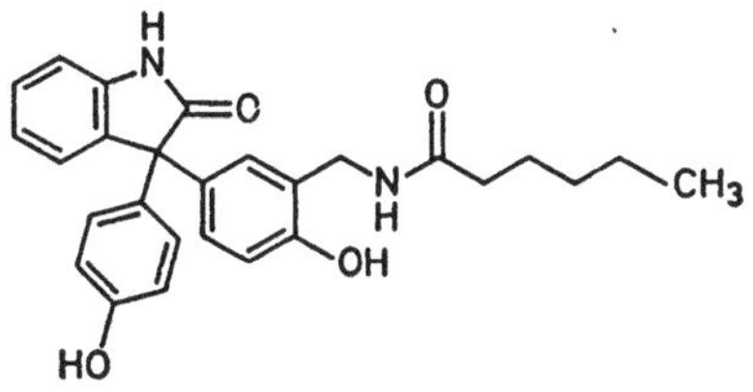

N-{2-Hydroxy-5-[3-(*p*-hydroxyphenyl)-2-oxo-3-indolinyl]-benzyl}-capronamid = *m*-Caproylaminomethyl-*p,p*′-dihydroxydiphenyl-(3,3)-indolinon-(2) = *N*-[5-[2,3-Dihydro-3-(4-hydroxyphenyl)-2-oxo-1*H*-indol-3-yl]-2-hydroxyphenyl]hexanamid (●)

S Diopal „Heyden"

V Laxativum

5568 $C_{27}H_{29}NO_{10}$

54110-25-7

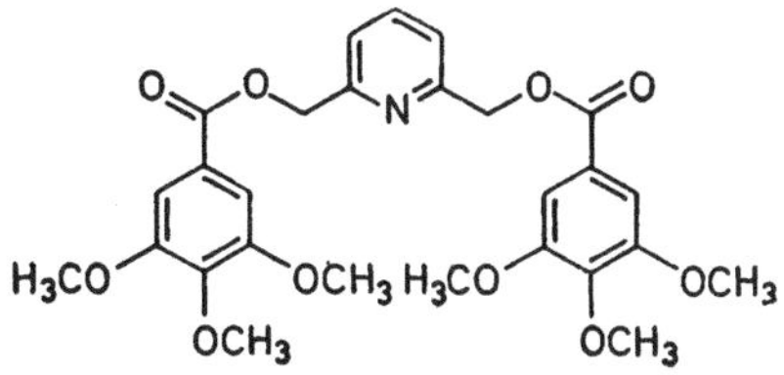

2,6-Pyridindiyldimethylenbis-(3,4,5-trimethoxybenzoat) = 3,4,5-Trimethoxybenzoesäure[2,6-pyridindiylbis(methylen)]ester (●)

S Instintersa, *Pirozadil***

V Coronarvasodilatans

5569 *(4517)* $C_{27}H_{29}NO_{10}$

20830-81-3

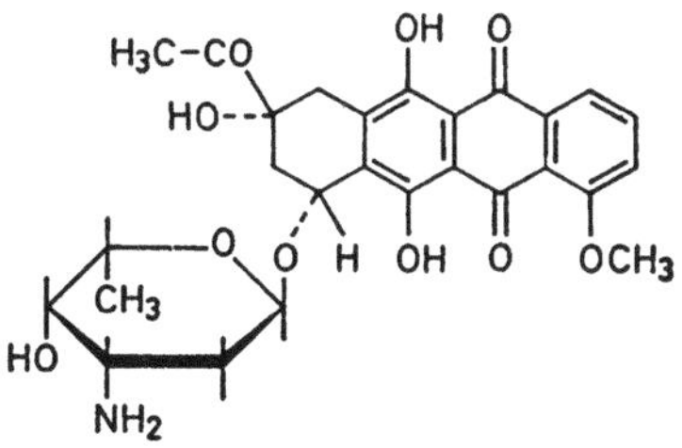

(1*S*,3*S*)-3-Acetyl-1,2,3,4,6,11-hexahydro-3,5,12-trihydroxy-10-methoxy-6,11-dioxo-1-naphthacenyl-(3-amino-2,3,6-tridesoxy-α-L-*lyxo*-hexopyranosid) = 9-Acetyl-7,8,9,10-tetrahydro-6,7,9,11-tetrahydroxy-4-methoxy-5,12-naphthacenchinon-7-(3-amino-5-methyl-2,3-didesoxy-L-lyxopyranosid) = (8*S*-*cis*)-8-Acetyl-10-[(3-amino-2,3,6-trideoxy-α-L-*lyxo*-hexopyranosyl)oxy]-7,8,9,10-tetrahydro-6,8,11-trihydroxy-1-methoxy-5,12-naphthacendion (●)

H Hydrochlorid (23541-50-6)

S Bay B 1815, Cerubidin, Cérubidine, Daunoblastin(a), *Daunomicina cloridrato, Daunomycinhydrochlorid, Daunorubicinhydrochlorid**, F.I. 6339, NDC 0082-4155, NSC-82151, Ondena, 13057 R.P., *Rubidomycinhydrochlorid*, Rubomycin

V gegen Leukämie wirksames Cytostaticum (Antibioticum aus Streptomyces-Arten)

5570 *(4518)* $C_{27}H_{29}NO_{11}$
23214-92-8

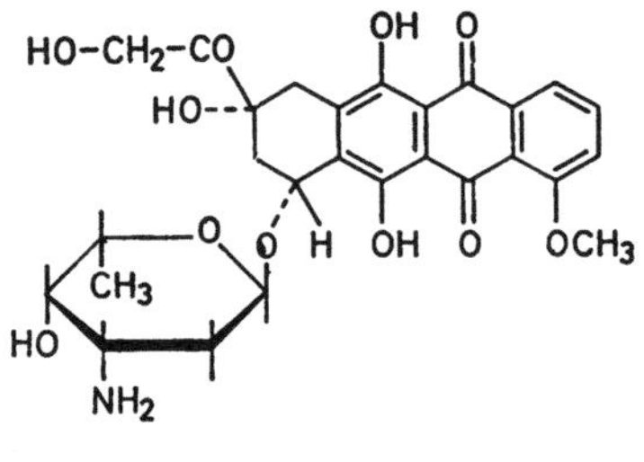

(1*S*,3*S*)-3-Glycoloyl-1,2,3,4,6,11-hexahydro-3,5,12-trihydroxy-10-methoxy-6,11-dioxo-1-naphthacenyl-(3-amino-2,3,6-tridesoxy-α-L-*lyxo*-hexopyranosid) = 7,8,9,10-Tetrahydro-6,7,9,11-tetrahydroxy-9-hydroxyacetyl-4-methoxy-5,12-naphthacenchinon-7-(3-amino-5-methyl-2,3-didesoxy-L-lyxopyranosid) = (8*S*-*cis*)-10-[(3-Amino-2,3,6-trideoxy-α-L-*lyxo*-hexopyranosyl)oxy]-7,8,9,10-tetrahydro-6,8,11-trihydroxy-8-(hydroxyacetyl)-1-methoxy-5,12-naphthacendion (●)

H auch Hydrochlorid (25316-40-9)

S Adriacin, Adriblastin(a), Adriamycin, *Doxorubicin***, Farmiblastina, F.I. 106, *14-Hydroxydaunomycin*, NSC-123127

V gegen Leukämie wirksames Cytostaticum (Antibioticum aus Streptomyces peuceticus)

5571 $C_{27}H_{30}N_2$
10462-05-2

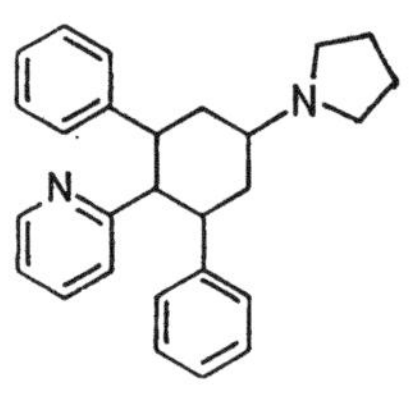

2-[2,6-Diphenyl-4-(1-pyrrolidinyl)cyclohexyl]pyridin (●)

S Su-15049

V Diureticum

5572 *(4519)* $C_{27}H_{30}O_{14}$
482-38-2

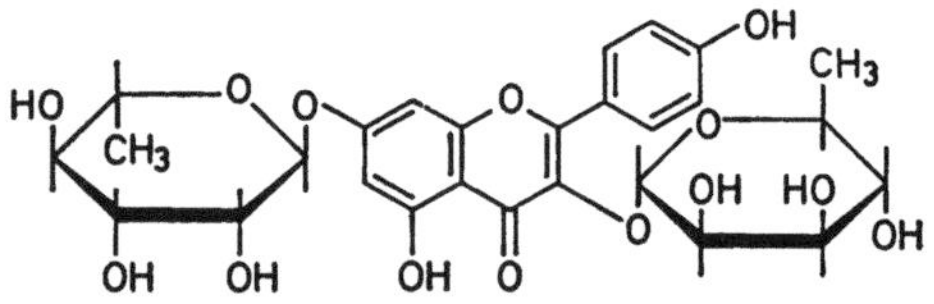

3,4′,5,7-Tetrahydroxyflavon-3,7-dirhamnosid = Kaempferol-3,7-dirhamnosid = 3,7-Bis[(6-deoxy-α-L-mannopyranosyl)oxy]-5-hydroxy-2-(4-hydroxyphenyl)-4*H*-1-benzopyran-4-on (●)

S *Indigogelb*, *Kaempferitrin*, *Kaempferoldirhamnosid*, *Lespedin*, Lespenefril-Wirkstoff, Lespenephryl-Wirkstoff

V Therapeuticum zur Senkung des Reststickstoffs (Flavonderivat aus Indigo-, Lespedeza- und Trichosanthus-Arten)

5573 *(4520)* $C_{27}H_{30}O_{16}$
153-18-4

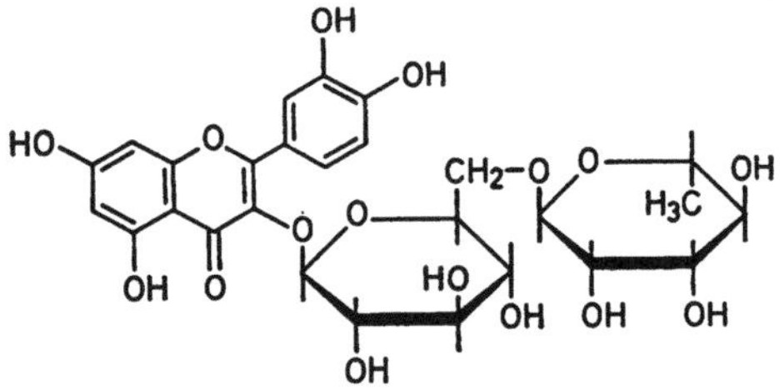

3,3′,4′,5,7-Pentahydroxyflavon-3-rhamnoglucosid = Quercetin-3-rutinosid = 3-[[6-*O*-(6-Deoxy-α-L-mannopyranosyl)-β-D-glucopyranosyl]oxy]-2-(3,4-dihydroxyphenyl)-5,7-dihydroxy-4*H*-1-benzopyran-4-on (●)

H in Lösung auch als Natriumrutinsulfat

S Angiorutina, Birutan, Citroflavina, Dea-Rutin, Eldrin, Farutine, *Globularicitrin*, Hikarutin, Hokkarutin, *Ilixanthin*, Idorutin, Melin, *Myrticolorin*, Neorutin, Osyritin, *Paliurosid*, *Phytomelin*, P-vimin, Rucetin, Rutabion, Rutamin, Rutascol, Rutavit, Rutice-inyect., Rutiflavona, Rutiladbi, *Rutin*, Rutinetas, Rutinibys, Rutinion, Rutinon, Rutinsol, Rutinun, Rutiorzan-simple-Compr., Rutisan, Rutocide, Rutorbin, *Rutosid***, *Rutozyd*, Ruvit, Ruvitil, Sclerutin, *Sophorin*, Tanrutin, *Violaquercitrin*, Vitaplex P

V Antihämorrhagicum (Flavonoid aus verschiedenen Pflanzen)

5574 (4521) $C_{27}H_{31}ClN_2O$
522-18-9

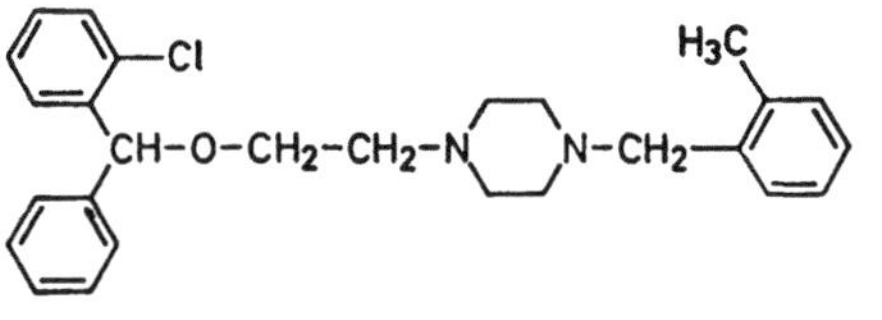

1-[2-(*o*-Chlordiphenylmethoxy)-ethyl]-4-[*o*-methylbenzyl]-piperazin = 1-[2-[(2-Chlorphenyl)phenylmethoxy]ethyl]-4-[(2-methylphenyl)methyl]piperazin (●)

H auch Dihydrochlorid (5576-62-5)

S Agastril, Anratal, Antiulcera DPH, Antiulcera Master, *Chlorbenzoxamin***, *Chlorbenzoxyethamine*, Gasterax, Gastomax, Libratar, U.C.B. 1474, Ulcex

V Anticholinergicum (zur Ulcustherapie)

5575 (4522) $C_{27}H_{31}ClN_2S$
17692-23-8

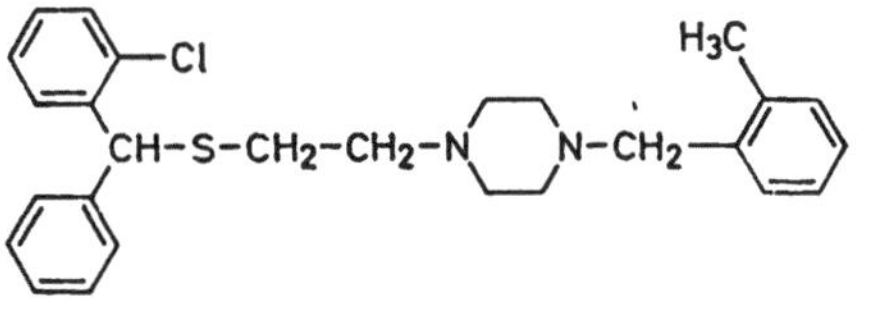

1-[2-(*o*-Chlor-α-phenylbenzylthio)-ethyl]-4-(*o*-methylbenzyl)-piperazin = 1-[2-[[(2-Chlorphenyl)phenylmethyl]thio]ethyl]-4-[(2-methylphenyl)-methyl]piperazin (●)

H auch Dihydrochlorid (1178-27-4)

S *Bentipimin***, Ulphyn

V Anticholinergicum (zur Ulcustherapie)

5576 (4523) $C_{27}H_{32}ClNO_2$
78-41-1

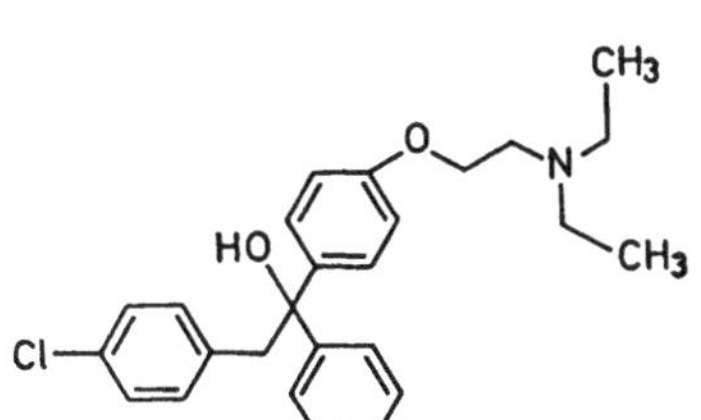

2-[*p*-Chlorphenyl]-1-[*p*-(β-diethylaminoethoxy)-phenyl]-1-[*p*-tolyl]-ethanol = 4-Chlor-α-[4-[2-(diethylamino)ethoxy]phenyl]-α-(4-methylphenyl)-benzenethanol (●)

S Acosterina, Ateral-M, Biocolemin, Clotrox, Colvason, Drenaren, Mer-29, Merpanol, Merrell 29, Metalene, Metasclene, Prevartin, T-hermes, Tramin, Trianel, Trikosterol, *Triparanol***, Triparin, Valip

V Hypolipämicum

5577 (4524) $C_{27}H_{32}N_2O_6S_2$
116-95-0

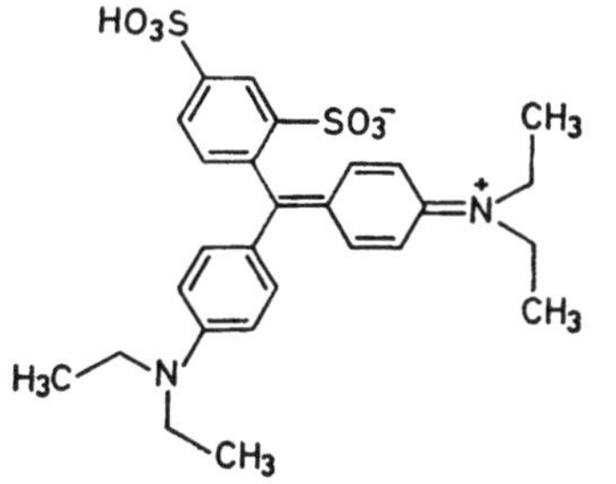

Anhydro-4,4′-bis-(diethylamino)-triphenylmethanol-2″,4″-disulfonsäure = *N*-[4-[[4-(Diethylamino)phenyl](2,4-disulfophenyl)methylen]-2,5-cyclohexadien-1-yliden]-*N*-ethylethanaminium-hydroxid (inneres Salz)

H Mononatriumsalz (129-17-9)

S Alphazurine 2 G, Azul Patente V, Bleu Patente V, Blue VRS, C.I. 42045, C.I. Acid Blue 1, C.I. Food Blue 3, Disulfinblau, Disulphin-Blau VNS, Disulphine Blue, PatentblauV, *Sulfan Blue*, *Sulphan Blue*

V Diagnosticum (Farbstoff) zur Feststellung von Gewebeschädigungen

---

5578 $C_{27}H_{32}O_{14}$
10236-47-2

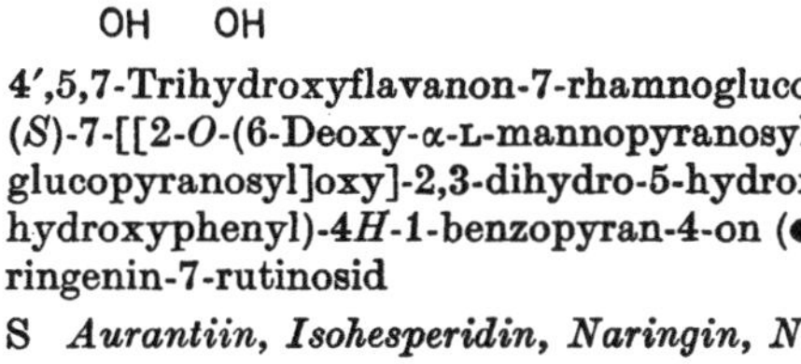

4′,5,7-Trihydroxyflavanon-7-rhamnoglucosid = (*S*)-7-[[2-*O*-(6-Deoxy-α-L-mannopyranosyl)-β-D-glucopyranosyl]oxy]-2,3-dihydro-5-hydroxy-2-(4-hydroxyphenyl)-4*H*-1-benzopyran-4-on (●) = Naringenin-7-rutinosid

S *Aurantiin*, *Isohesperidin*, *Naringin*, *Naringosid*

V Antihämorrhagicum (Flavonoid aus Citrus paradisi)

5579 $C_{27}H_{32}O_{16}$

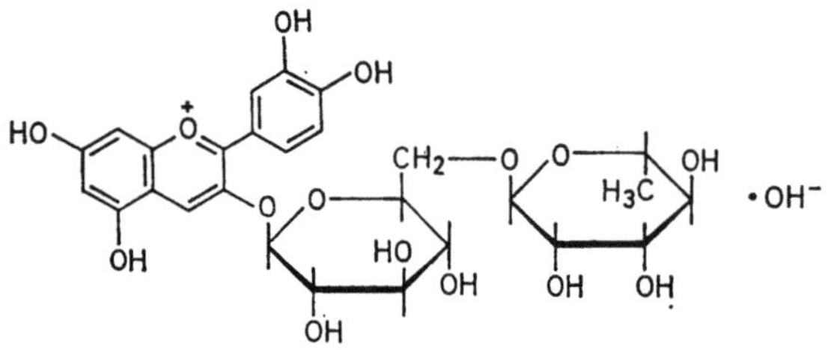

3-[6-*O*-(6-Desoxy-α-L-mannopyranosyl)-β-D-glucopyranosyloxy]-3′,4′,5,7-tetrahydroxyflavyliumhydroxid = 3-[[6-*O*-(6-Deoxy-α-L-mannopyranosyl)-β-D-glucopyranosyl]oxy]-2-(3,4-dihydroxyphenyl)-5,7-dihydroxy-1-benzopyryliumhydroxid (●)

H Chlorid (18719-76-1)

S *Cyanidin-3-rutinosid, Keracyanin***, Noctilux, Nyctalux

V Anthocyanfarbstoff (gegen Nachtblindheit)

5580 *(4525)* $C_{27}H_{33}Cl_2N_3O_8$
72-09-3

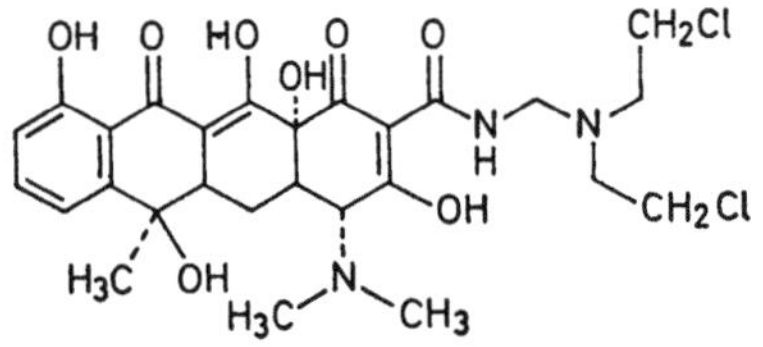

N-[*N*,*N*-Bis-(2-chlorethyl)-aminomethyl]-4-dimethylamino-1,4,4a,5,5a,6,11,12a-oktahydro-3,6,10,12,12a-pentahydroxy-6-methyl-1,11-dioxo-2-naphthacencarboxamid = *N*-[*N*,*N*-Bis-(β-chlorethyl)-aminomethyl]-tetracyclin = [4*S*-(4α,4aα,5aα,6β,12aα)]-*N*-[[Bis(2-chlorethyl)amino]methyl]-4-(dimethylamino)-1,4,4a,5,5a,6,11,12a-octahydro-3,6,10,12,12a-pentahydroxy-6-methyl-1,11-dioxo-2-naphthacencarboxamid (●)

S TCM., *Tetracyclin-Mustard*

V Cytostaticum

5581 *(4526)* $C_{27}H_{33}FN_2O_2$
2266-22-0

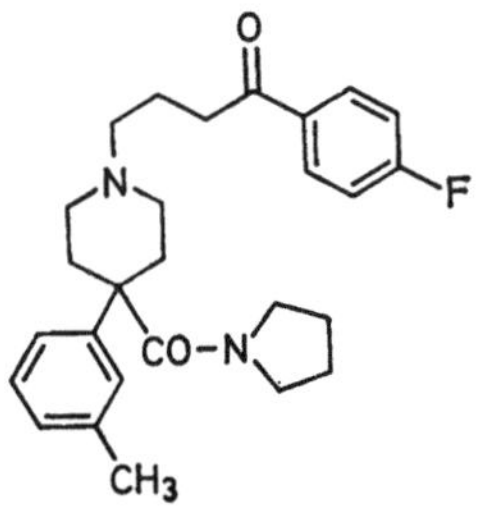

1-[4-(*p*-Fluorphenyl)-4-oxobutyl]-4-(*m*-tolyl)-piperidin-4-carboxypyrrolidid = 1-[3-(*p*-Fluorbenzoyl)-propyl]-4-(pyrrolidinocarbonyl)-4-(*m*-tolyl)-piperidin = 1-[[1-[4-(4-Fluorphenyl)-4-oxobutyl]-4-(3-methylphenyl)-4-piperidinyl]carbonyl]-pyrrolidin (●)

S *Meperidide, Methylperidid,* R 2963

V Neurolepticum

5582 *(4527)* $C_{27}H_{33}NO_3$
67-98-1

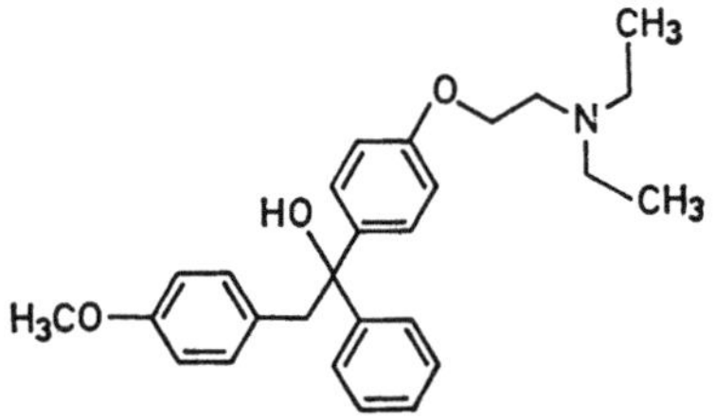

1-[*p*-(2-Diethylaminoethoxy)-phenyl]-2-(*p*-methoxyphenyl)-1-phenylethanol = α-[4-[2-(Diethylamino)ethoxy]phenyl]-4-methoxy-α-phenylbenzenethanol (●)

S *Ethamoxytriphetol,* Mer-25

V Östrogenantagonist (gegen Zystenmamma)

5583 *(4528)* $C_{27}H_{33}NO_{10}S$
602-41-5

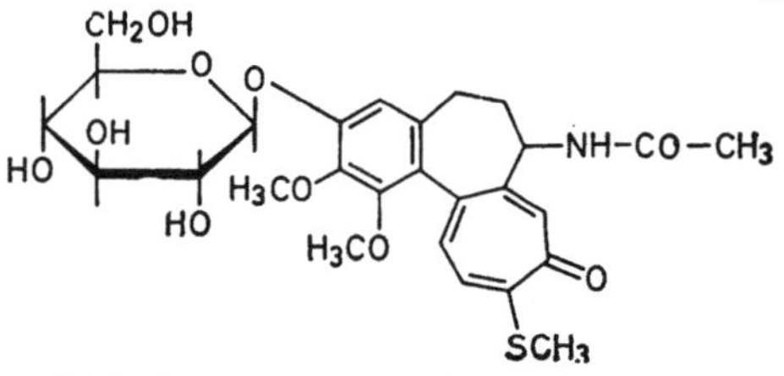

3,10-Di-(desmethoxy)-3-glucosyloxy-10-(methylthio)-colchicin = (*S*)-*N*-[3-(β-D-Glucopyranosyloxy)-5,6,7,9-tetrahydro-1,2-dimethoxy-10-(methylthio)-9-oxobenzo[*a*]heptalen-7-yl]acetamid (●)

S Colcamyl, Coltramyl, Coltrax, Coltromyl, Liviane, Musco-Ril, Musculator, Relmus, *Thiocolchicosid**

V zentral wirksames Muskelrelaxans

5584 *(4529)* $C_{27}H_{33}NO_{11}$

477-29-2

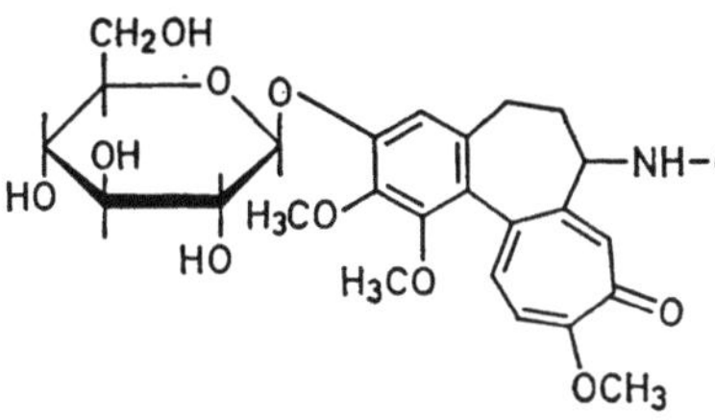

3-Desmethylcolchicin-3-glucopyranosid = (*S*)-*N*-[3-(β-D-Glucopyranosyloxy)-5,6,7,9-tetrahydro-1,2,10-trimethoxy-9-oxobenzo[*a*]heptalen-7-yl]-acetamid (●)

S *Colchicosid*, Labycolchina

V Cytostaticum

5585 $C_{27}H_{33}N_3O_6S$

33342-05-1

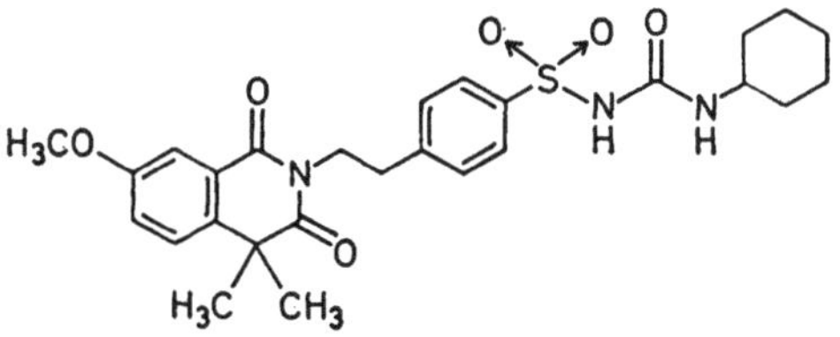

1-Cyclohexyl-3-{*p*-[2-(3,4-dihydro-7-methoxy-4,4-dimethyl-1,3-dioxo-2(1*H*)-isochinolyl)-ethyl]-phenylsulfonyl}-harnstoff = *N*-[(Cyclohexylamino)carbonyl]-4-[2-(3,4-dihydro-7-methoxy-4,4-dimethyl-1,3-dioxo-2(1*H*)-isochinolinyl)ethyl]benzensulfonamid (●)

S AR-DF 26, *Gliquidon***, Glurenor, Glurenorm

V Antidiabeticum

5586 *(4530)* $C_{27}H_{33}N_3O_8$

751-97-3

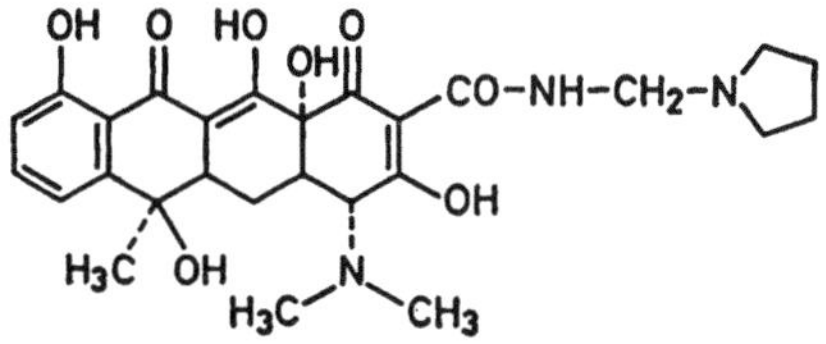

4-Dimethylamino-1,4,4a,5,5a,6,11,12a-oktahydro-3,6,10,12,12a-pentahydroxy-6-methyl-1,11-dioxo-*N*-pyrrolidinomethyl-2-naphthacencarboxamid = *N*-Pyrrolidinomethyltetracyclin = [4*S*-(4α,4aα,5aα,6β,12aα)]-4-(Dimethylamino)-1,4,4a,5,5a,6,11,12a-octahydro-3,6,10,12,12a-pentahydroxy-6-methyl-1,11-dioxo-*N*-(1-pyrrolidinylmethyl)-2-naphthacencarboxamid (●)

H vgl. auch Nr. 2779-02

S Abricyclin, Acromaxiclina Inyect., Anergomycil, Bristacin, Depoverin, Depoweryna, Edusan-Tetramin-inyect., Effeciclina, Farmaciclina, Fidemycin PM, Glutetrex-inyect., Hostacyclin-PRM, Intraciclina, Lidociclina, Metiken, Metilbiotico, Neotetrex, PMT, *Pyrrolidinomethyltetracyclin*, Quadriciclina, Quimo-Menal, Reverin, *Rolitetracyclin***, Solvocillin, Syntetrin, Syntodecin, Tetrafarmed-Wirkstoff, Tetralidina, Tetralonga-intramuscular, Tetramina-inyect., Tetra-Pirrolidin, Tetraverin, Tetra-Wolf-inyect., Tetrin, Transcycline, Velaciclina, Velacycline, Zyler-intramuscular

V Antibioticum

5586-01 *(4530a)* 7681-32-5

H Nitrat [auch Nitratsesquihydrat (26657-13-6)]

S Bristacin-A, Pyrrocycline-N, Syntetrex, Syntociclina, Tetrim, Tetriv, Tetrex-PMT

V Antibioticum

5586-02 *(4530b)* 10100-65-9

H Phenoxymethylpenicillinat

S Endociclina, *Penirolicyclinum*

V Antibioticum

5586-03 39044-39-8

H Verbindung des Succinats mit Erythromycin

S Eritrodem, ESRT 101

V Antibioticum

5587 *(4531)* $C_{27}H_{33}N_3O_9$
18409-41-1

N-Pyrrolidinomethyloxytetracyclin
S Tetran-Amp.
V Antibioticum

5588 *(4532)* $C_{27}H_{33}N_3O_9$
3968-38-5

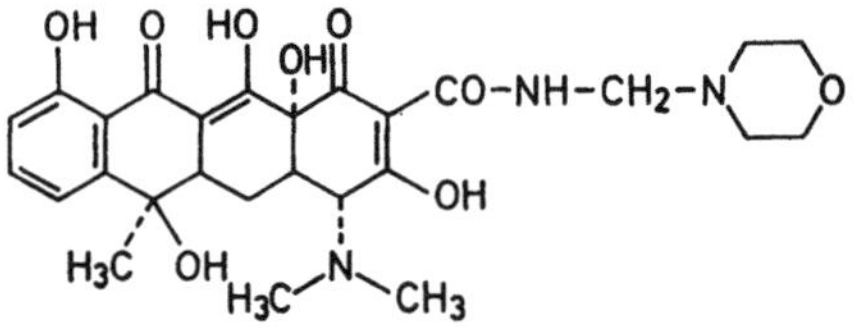

4-Dimethylamino-1,4,4a,5,5a,6,11,12a-oktahydro-3,6,10,12,12a-pentahydroxy-6-methyl-*N*-(morpholinomethyl)-1,11-dioxo-2-naphthacencarboxamid = *N*-(Tetrahydro-1,4-oxazin-4-ylmethyl)-tetracyclin = [4*S*-(4α,4aα,5aα,6β,12aα)]-4-(Dimethylamino)-1,4,4a,5,5a,6,11,12a-octahydro-3,6,10,12,12a-pentahydroxy-6-methyl-*N*-[(4-morpholinyl)methyl]-1,11-dioxo-2-naphthacencarboxamid (●)

H nach anderen Angaben mit der Morpholinomethyl-Gruppe in 9-Stellung (3098-60-0)
S Morfotsiklin, Morphocyclin
V Antibioticum

5588-01 *(4532a)* 60696-15-3

H Hydrochlorid
S Tetra-Quimiol-Solucion
V Antibioticum

5588-02 *(4532b)* 17908-64-4

H Verbindung mit Sulfadimethoxin (Nr. 1910)
S Sevilmina
V Antibioticum

5589 *(4533)* $C_{27}H_{33}N_9O_{15}P_2$
146-14-5

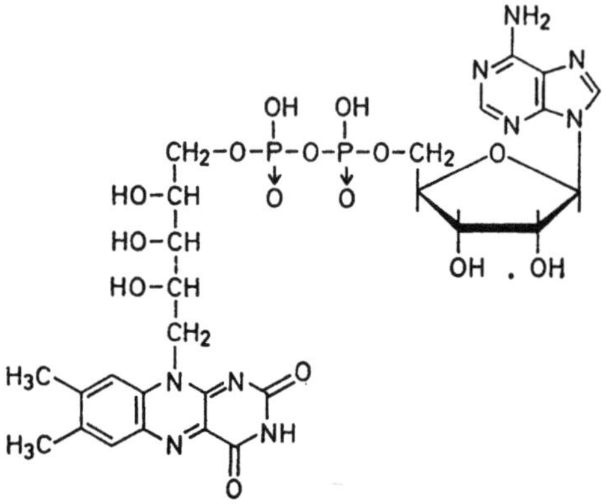

Riboflavin-5′-adenosindiphosphat = Riboflavin-5′-(trihydrogendiphosphat)-5′ → 5′-Ester mit Adenosin (●)

S Adeflavin, Adelavin, Apolon B_2, B-F, Bisflavin, FAD, Fademin, F.L.A.D., *Flavinadenindinucleotid,* Flavinin, Flavitan, Hokurabin, Mohaflan-S, Neo-Flavin, Vitazwei S, Wakadenin
V Therapeuticum mit Vitamin-B_2-Wirkung

5590 *(4534)* $C_{27}H_{34}Cl_4N_4O_4$
3150-02-5

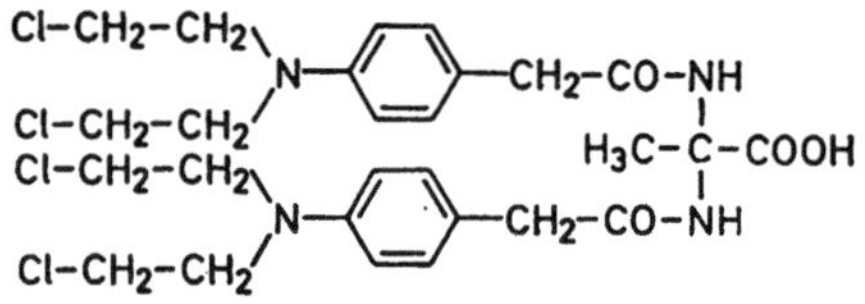

2,2-Bis-[*p*-bis-(2-chlorethyl)-aminophenylacetamido]-propionsäure = 2,2-Bis-[[[4-[bis(2-chlorethyl)amino]phenyl]acetyl]amino]propansäure (●)

S Lonin 4
V Cytostaticum

5591 *(4535)* $C_{27}H_{34}F_2O_7$

23 674-86-4

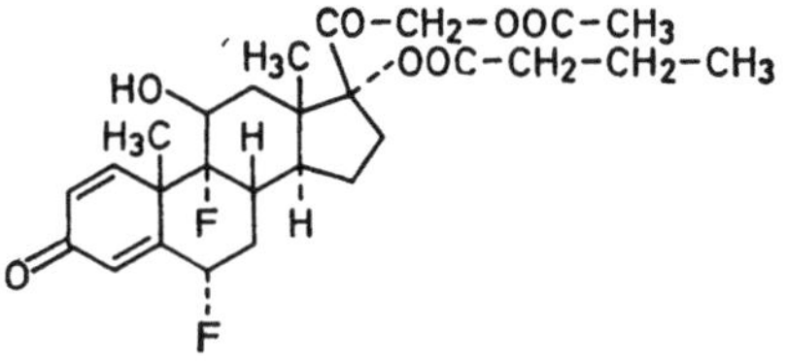

6α,9α-Difluor-11β,17α,21-trihydroxy-1,4-pregnadien-3,20-dion-21-acetat-17-butyrat = (6α,11β)-21-(Acetyloxy)-6,9-difluor-11-hydroxy-17-(1-oxobutoxy)pregna-1,4-dien-3,20-dion (●)

S *Difluprednat***, W 6309

V antiphlogistisch und antiallergisch wirksames Glucocorticoid

5592 *(4536)* $C_{27}H_{34}N_2O$

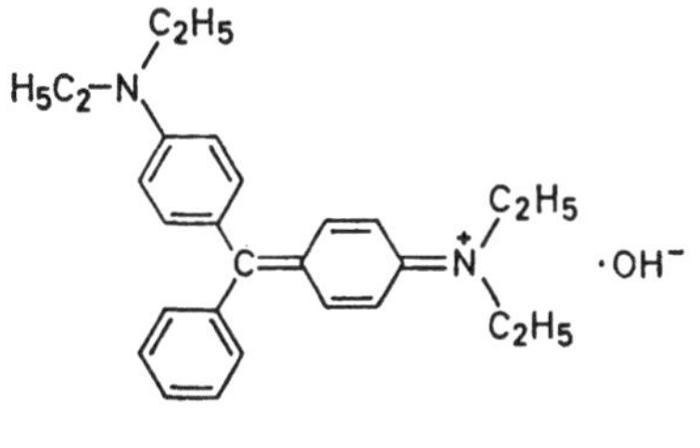

N,*N*-Diethyl-4-[*p*-(diethylamino)-diphenylmethylen]-2,5-cyclohexadienylidenammoniumhydroxid = *N*-[4-[[4-(Diethylamino)phenyl]phenylmethylen]-2,5-cyclohexadien-1-yliden]-*N*-ethylethanaminiumhydroxid (●)

H Sulfat (633-03-4) oder Oxalat (23 664-66-6)

S *Äthylgrün*, *Brillantgrün*, CI-662, C. I. Basic Green 1, *Diamantgrün G*, *Ethyl Green*, *Malachitgrün G*, *Smaragdgrün*, *Solidgrün*, Verbrillantol, Verde-B-Cater, *Viride nitens*

V Antisepticum, Farbstoff

5593 *(4537)* $C_{27}H_{34}N_4O$

302-41-0

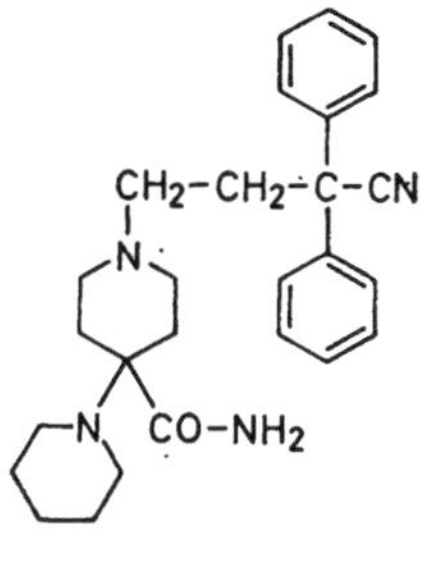

1′-(3-Cyan-3,3-diphenylpropyl)[1,4′-bipiperidin]-4′-carboxamid (●) = 4-(4-Carbamoyl-4-piperidinopiperidino)-2,2-diphenylbutyronitril

H auch Hydrogentartrat

S Dipidolor, Piridolan, *Pirinitramide*, *Piritramid***, Pyrium, R 3365

V Analgeticum

5594 *(4538)* $C_{27}H_{34}N_4O_3$

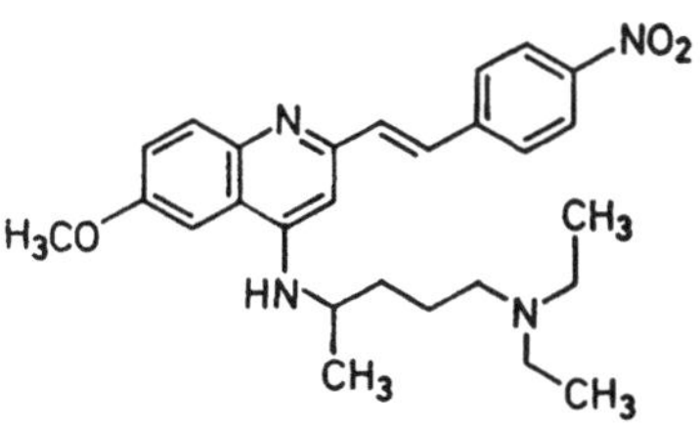

4-(4-Diethylamino-1-methylbutylamino)-6-methoxy-2-(*p*-nitrostyryl)-chinolin = N^1,N^1-Diethyl-N^4-[6-methoxy-2-[2-(4-nitrophenyl)ethenyl]-4-chinolinyl]-1,4-pentandiamin (●)

H Triphosphat (7195-14-4)

S Trichomonacid

V Chemotherapeuticum gegen Trichomonadeninfektionen

5595 *(4539)* $C_{27}H_{34}O_3$

5704-03-0

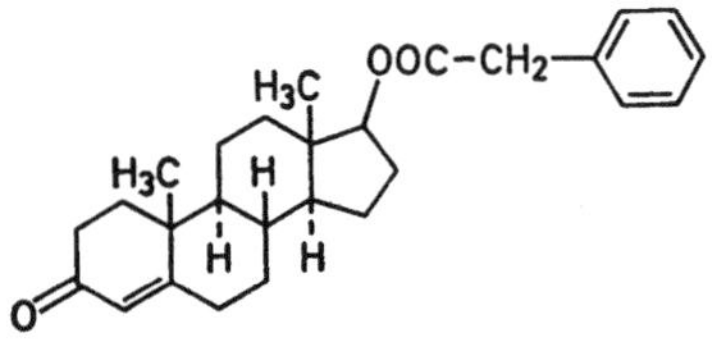

17β-Hydroxy-4-androsten-3-on-17-phenylacetat = Testosteronphenylacetat = (17β)-17-[(Phenylacetyl)oxy]androst-4-en-3-on (●)

S Perandren-Phenylacetat, *Testosteronphenylacetat*

V Depot-Androgen

5596 *(4540)* $C_{27}H_{34}O_3$

62-90-8

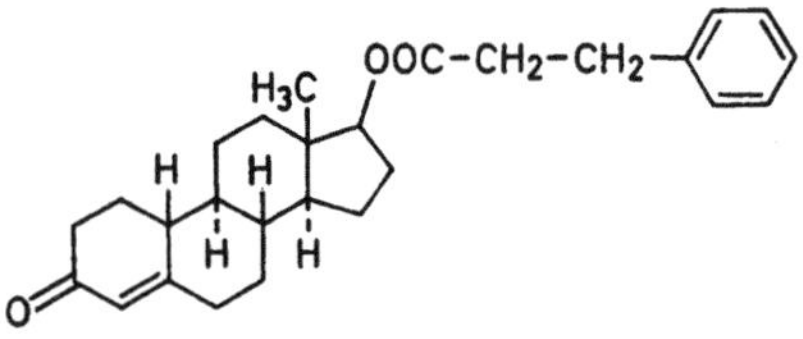

17β-Hydroxy-4-östren-3-on-17-(3-phenylpropionat) = 17β-Hydroxy-19-nor-4-androsten-3-on-17-(3-phenylpropionat) = (17β)-17-(1-Oxo-3-phenylpropoxy)östr-4-en-3-on (●)

S Activin, Anaboline „Adelco", Anabosan, Anasteron „Therapeutic", Anticatabolin, Durabol, Durabolin, Duralin, Duraplon, F.T. 19, FTS, Grothic, Hepa-Durabolin, Hormobolin, Hormonabol, Kenty, Metabol, Nanbolin, Nandrabolin, Nandrolin, *Nandrolonphenylpropionat*, NAP, Nectabulin, Nendrabol, Nerobolil, Norabol, Norandrol, Norandros, Norbalin, Noromon, Norstenol, *Nortestosteronphenylpropionat*, Nor-TPP, Phenobolin, Ritabolin, Sintabolin, Sterobolin, Strabolene, Superanabolon, Superbolin, Tonobolin-Inj., Turinabol (neue Form), Unabol

V Anabolicum

5597 *(4541)* $C_{27}H_{34}O_9$

3148-09-2

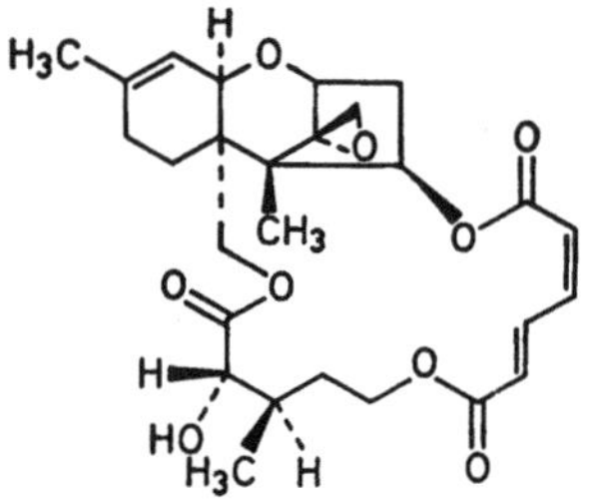

stereoisomeres 4,5,6,7,16,16a,19a,22-Octahydro-4-hydroxy-5,16a,21-trimethylspiro[16,18-methano-1*H*,3*H*,23*H*-[1,6,12]trioxacyclooctadecino[3,4-*d*]-[1]benzopyran-17(18*H*),2′-oxiran]-3,9,14-trion (●)

S *Muconomycin A*, VER-A, *Verrucarin A*, 397 Y

V cytostatisch wirksames Antibioticum aus Myrothecium verrucaria, Insekticid

---

5598 *(225 N)* $C_{27}H_{35}NO_4$

23758-80-7

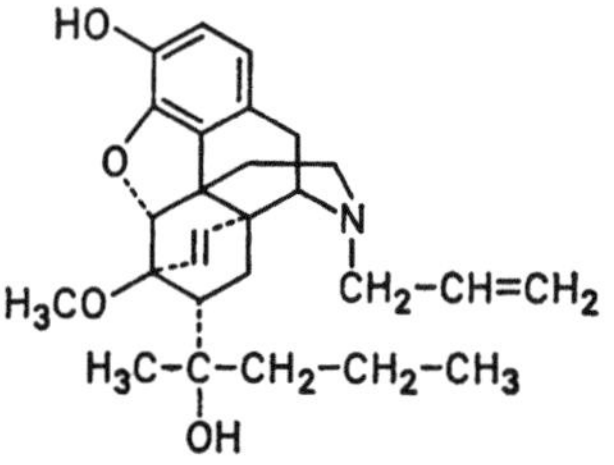

17-Allyl-17-demethyl-7α-[(*R*)-1-hydroxy-1-methylbutyl]-6,14-*endo*-ethenotetrahydrooripavin = *N*-Allyl-7,8-dihydro-7α-[1(*R*)-hydroxy-1-methylbutyl)-*O*⁶-methyl-6,14-*endo*-ethenonormorphin = *N*-Allylnorethorphin = [5α,7α(*R*)]-4,5-Epoxy-3-hydroxy-6-methoxy-α-methyl-17-(2-propenyl)-α-propyl-6,14-ethenomorphinan-7-methanol (●)

S *Allethorphin***, R & S 218-M

V Analgeticum

5599 *(4542)* $C_{27}H_{35}NO_5$
25 333-77-1

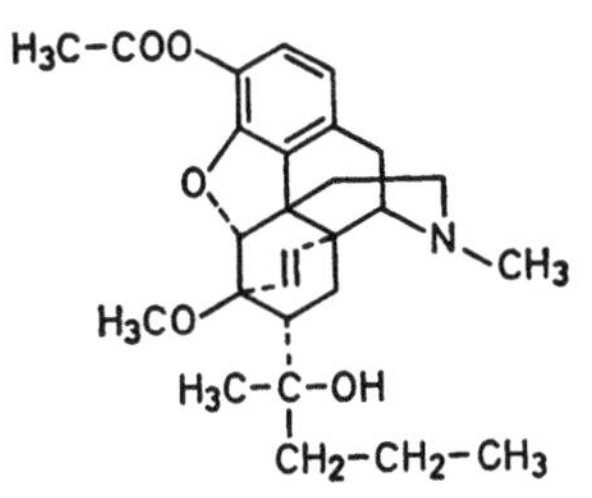

6,7,8,14-Tetrahydro-7α-(1-hydroxy-1-methylbutyl)-6,14-*endo*-ethenooripavin-3-acetat = *O*[3]-Acetyl-7,8-dihydro-7α-[1(*R*)-hydroxy-1-methylbutyl]-*O*[6]-methyl-6,14-*endo*-ethenomorphin = 3-*O*-Acetyl-19-propylorvinol = [5α,7α(*R*)]-3-(Acetyloxy)-4,5-epoxy-6-methoxy-α,17-dimethyl-α-propyl-6,14-ethenomorphinan-7-methanol (●)

H Hydrochlorid (25 333-78-2)

S *Acetorfina cloridrato*, *Acetorphinhydrochlorid**, M. 183, NIH 8074, UM 501

V Analgeticum, Narcoticum

5600 *(4543)* $C_{27}H_{36}ClFO_5$
34 097-16-0

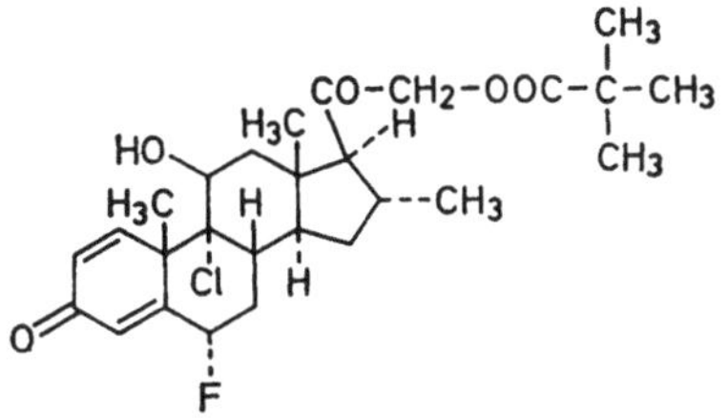

9α-Chlor-6α-fluor-11β,21-dihydroxy-16α-methyl-1,4-pregnadien-3,20-dion-21-pivalat = (6α,11β,16α)-9-Chlor-21-(2,2-dimethyl-1-oxopropoxy)-6-fluor-11-hydroxy-16-methylpregna-1,4-dien-3,20-dion (●)

S CL 68, *Clocortolonpivalat*, *Clocortolontrimethylacetat*, Purantix

V antiphlogistisch und antiallergisch wirksames Glucocorticoid

5601 *(4544)* $C_{27}H_{36}F_2O_5$
15 845-96-2

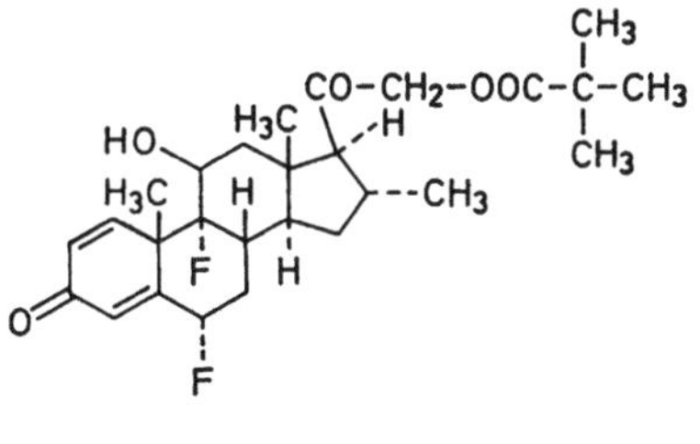

6α,9α-Difluor-11β,21-dihydroxy-16α-methyl-1,4-pregnadien-3,20-dion-21-pivalat = (6α,11β,16α)-21-(2,2-Dimethyl-1-oxopropoxy)-6,9-difluor-11-hydroxy-16-methylpregna-1,4-dien-3,20-dion (●)

S *Diflucortolonpivalat*, SH 968

V antiphlogistisch und antiallergisch wirksames Glucocorticoid

---

5602 *(4545)* $C_{27}H_{36}F_2O_6$
2002-29-1

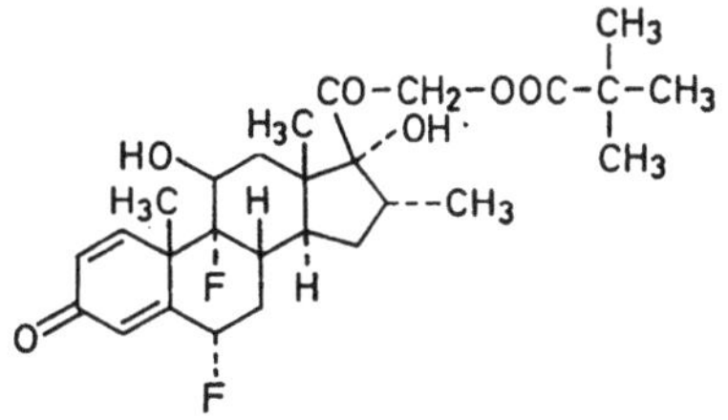

6α,9α-Difluor-11β,17α,21-trihydroxy-16α-methyl-1,4-pregnadien-3,20-dion-21-pivalat = (6α,11β,16α)-21-(2,2-Dimethyl-1-oxopropoxy)-6,9-difluor-11,17-dihydroxy-16-methylpregna-1,4-dien-3,20-dion (●)

S Ba-27913, Cerson, *Flumetasonum pivalicum*, *Flumethasondimethylpropionat*, *Flumethasone Pivalate*, *Fluordexamethasonpivalat*, Locacorten, Locorten, Lorinden

V antiphlogistisch und antiallergisch wirksames Glucocorticoid

5603 *(4546)* $C_{27}H_{36}O_3$

13885-31-9

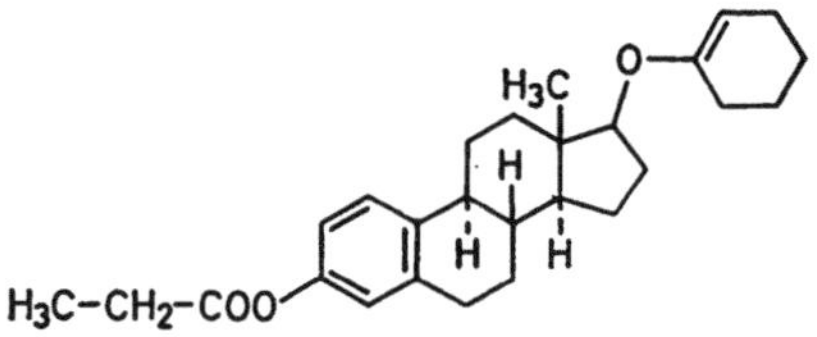

17β-(1-Cyclohexenyloxy)-1,3,5(10)-östratrien-3-ol-propionat = (17β)-17-[(1-Cyclohexen-1-yl)oxy]-östra-1,3,5(10)-trien-3-olpropanoat (●)

S *Orestrat**

V Östrogen

5604 *(4547)* $C_{27}H_{36}O_3$

3000-39-3

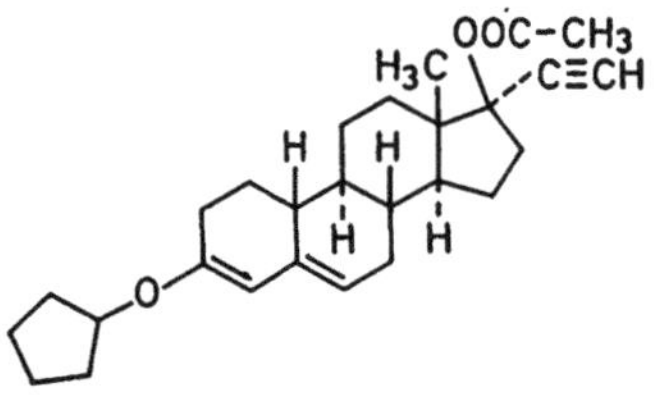

3-Cyclopentyloxy-19-nor-17α-pregna-3,5-dien-20-in-17β-olacetat = (17α)-3-(Cyclopentyloxy)-19-norpregna-3,5-dien-20-in-17-olacetat (●)

S Demovis, Pilomin, *Quingestanolacetat,* W 4540

V Progestativum

5605 *(4548)* $C_{27}H_{36}O_6$

2236-31-9

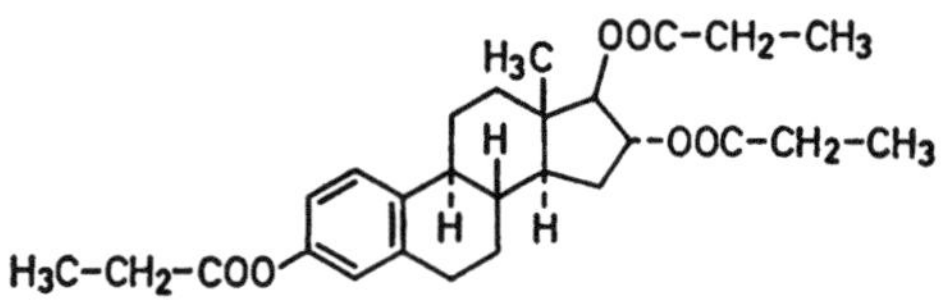

1,3,5(10)-Östratrien-3,16α,17β-trioltripropionat = (16α,17β)-Östra-1,3,5(10)-trien-3,16,17-trioltri-propanoat (●)

S Estriel Depot, *Östrioltripropionat*

V Depot-Östrogen

5606 *(4550)* $C_{27}H_{37}FO_6$

1926-94-9

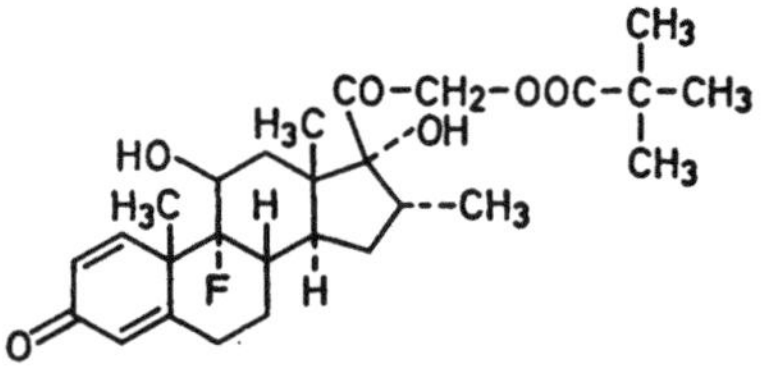

9α-Fluor-11β,17α,21-trihydroxy-16α-methyl-1,4-pregnadien-3,20-dion-21-pivalat = 9α-Fluor-16α-methylprednisolon-21-trimethylacetat = (11β,16α)-21-(2,2-Dimethyl-1-oxopropoxy)-9-fluor-11,17-dihydroxy-16-methylpregna-1,4-dien-3,20-dion (●)

S *Dexamethasonpivalat, Dexamethasontrimethyl-acetat,* Millicorten-TMA, Millicortenol, Opti-cortenol

V antiphlogistisch und antiallergisch wirksames Glucocorticoid

5607 *(4549)* $C_{27}H_{37}FO_6$

33755-46-3

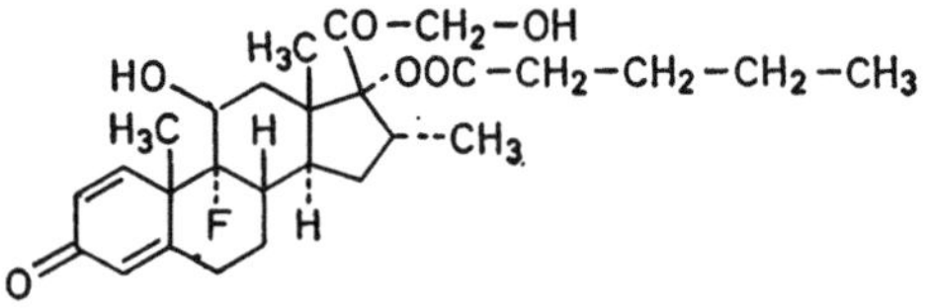

9α-Fluor-11β,17α,21-trihydroxy-16α-methyl-1,4-pregnadien-3,20-dion-17-valerianat = (11β,16α)-9-Fluor-11,21-dihydroxy-16-methyl-17-[(1-oxo-pentyl)oxy]pregna-1,4-dien-3,20-dion (●)

S Dermadex, Desaval, *Dexamethasonvalerat,* Dexaval

V antiphlogistisch und antiallergisch wirksames Glucocorticoid

5608 *(4551)* $C_{27}H_{37}FO_6$

2152-44-5

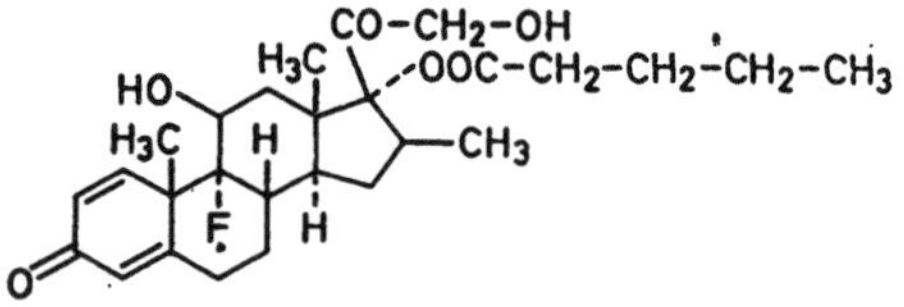

9α-Fluor-11β,17α,21-trihydroxy-16β-methyl-1,4-pregnadien-3,20-dion-17-valerianat = 9α-Fluor-16β-methylprednisolon-17-valerianat = (11β,16β)-9-Fluor-11,21-dihydroxy-16-methyl-17-[(1-oxo-pentyl)oxy]pregna-1,4-dien-3,20-dion (●)

S *Betamethasonvalerat*, Betnesol-V, Betneval, Betnevate, Betnovat(e), Bextasol, B-17-V, Celestan-V, Celestoderm, Celestoderm-V, Celestonavalerat, Celestone-V, Cidoten-V, Cilestoderme, Cortico LG, Dermoval, Ecoval 70, *Flubenisolonvalerat*, Muhibeta-V, Retenema, Rinderon V, Rolazote, Valisone-Cream

V antiphlogistisch und antiallergisch wirksames Glucocorticoid

---

5609 *(4552)* $C_{27}H_{37}N_3O_4$

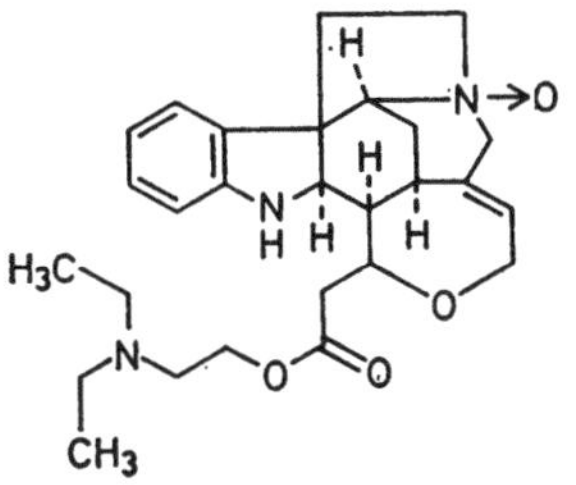

Strychninsäure-β-diethylaminoethylester-*N*-oxid = 9,10-Secostrychnidin-10-säure-2-(diethylamino)-ethylester-19-oxid (●)

H Hydrochlorid

S Destrydon, Z 203

V Analepticum

5610 *(4553)* $C_{27}H_{38}N_2O$

3692-16-8

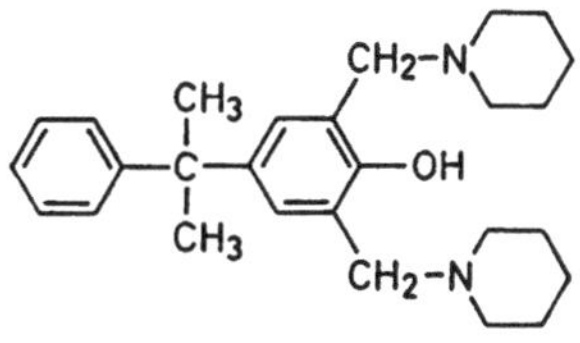

4-(α,α-Dimethylbenzyl)-2,6-bis-(piperidinomethyl)-phenol = 4-(1-Methyl-1-phenylethyl)-2,6-bis(1-piperidinylmethyl)phenol (●) = 4-(α,α-Dimethyl-benzyl)-α,α'-dipiperidino-2,6-xylenol

H Dihydrobromid (2089-46-5)

S Rhythmol, Ro 2-5803

V Antiarrhythmicum

5611 *(4554)* $C_{27}H_{38}N_2O_4$

52-53-9

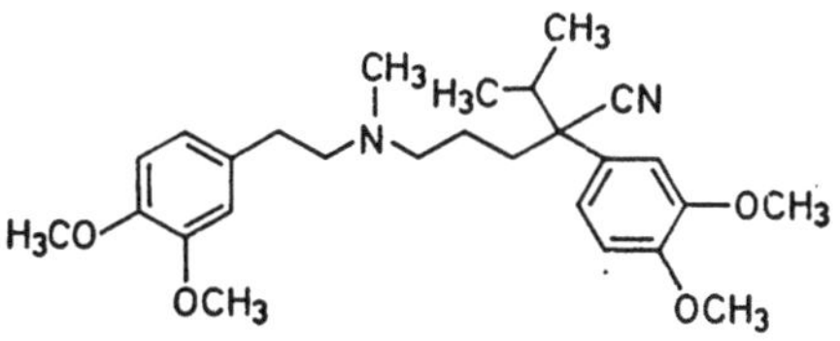

5-[(3,4-Dimethoxyphenethyl)-methylamino]-2-(3,4-dimethoxyphenyl)-2-isopropylvaleronitril = 2-(3,4-Dimethoxyphenyl)-2-isopropyl-5-(*N*-methyl-*N*-homoveratrylamino)-valeronitril = α-[3-[[2-(3,4-Dimethoxyphenyl)ethyl]methylamino]-propyl]-3,4-dimethoxy-α-(1-methylethyl)benzen-acetonitril (●)

H Hydrochlorid (152-11-4)

S Cordilox, CP-16533-1, D 365, Dilacoran, Dilacoron „Knoll", Ikacor, *Iproveratril*, Isopine, Isoptin(o), Manidon, Vasolan, *Verapamilhydrochlorid***

V Coronarvasodilatans

5612 *(4555)* $C_{27}H_{38}O_3$

3836-23-5

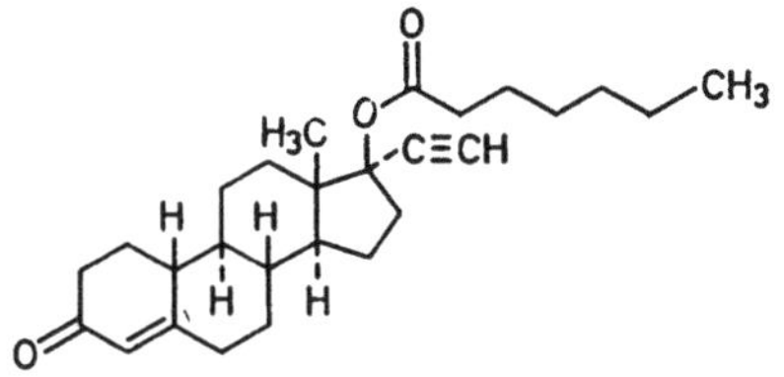

17α-Ethinyl-17β-hydroxy-4-östren-3-on-17-heptanoat = 17α-Ethinyl-19-nortestosteronönanthat = (17α)-17-[(1-Oxoheptyl)oxy]-19-norpregn-4-en-20-in-3-on (●)

S Delanete, *Norethisteronönanthat*, Norigest, Noristerat, SH 393

V Progestativum

5613 *(4556)* $C_{27}H_{38}O_6$
7681-14-3

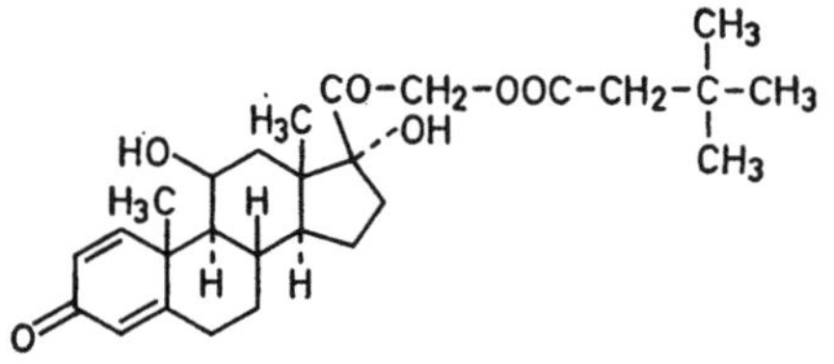

11β,17α,21-Trihydroxy-1,4-pregnadien-3,20-dion-21-(3,3-dimethylbutyrat) = Prednisolon-21-*tert*.-butylacetat = (11β)-21-(3,3-Dimethyl-1-oxobutoxy)-11,17-dihydroxypregna-1,4-dien-3,20-dion (●)

S Codelcortone TBA, Hydeltra TBA, *Prednisolon-butylacetat*, *Prednisolontebutat*

V antiphlogistisch und antiallergisch wirksames Glucocorticoid

5614 *(4557)* $C_{27}H_{39}NO_6$
5626-34-6

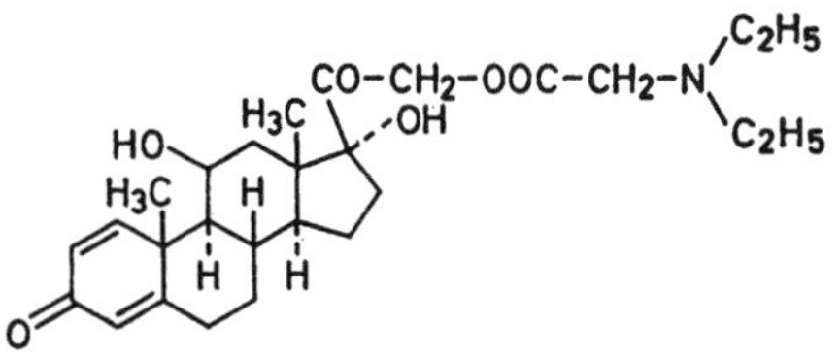

11β,17α,21-Trihydroxy-1,4-pregnadien-3,20-dion-21-diethylaminoacetat = Prednisolon-21-diethylaminoacetat = *N*,*N*-Diethylglycin-(11β)-11,17-dihydroxy-3,20-dioxopregna-1,4-dien-21-ylester (●)

H auch Hydrochlorid (17140-01-1)

S Deltacortril D bzw. DA, Deltacortril-Intravenös, Magnadelt, *Prednisolamat***, *Prednisolon-diethylaminoacetat*

V wasserlösliches Prednisolonderivat

5615 *(4558)* $C_{27}H_{40}N_2O_2$
130-87-0

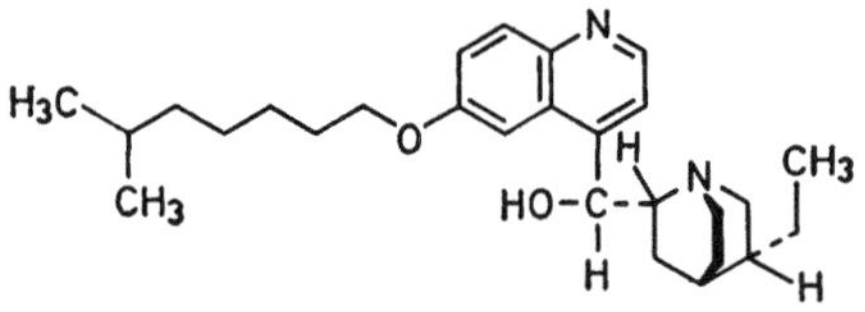

(5-Ethyl-2-chinuclidinyl)-(6-isooctyloxy-4-chinolyl)-methanol = (8α,9*R*)-10,11-Dihydro-6'-[(6-methylheptyl)oxy]cinchonan-9-ol (●)

S *Isooctylhydrocuprein*, Nafisal, Vuzin, Vuzinotoxin

V Antisepticum

5616 *(4559)* $C_{27}H_{40}O_3$
58-20-8

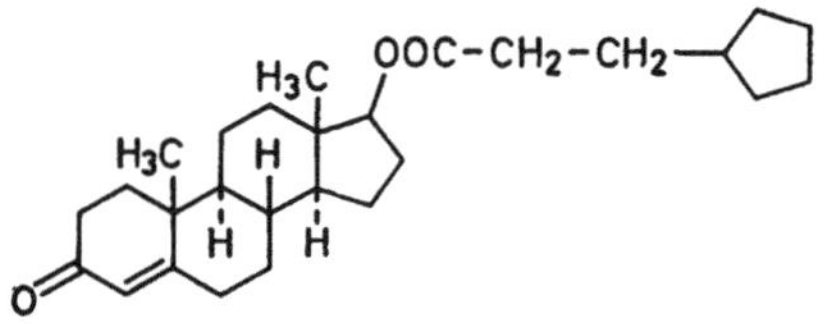

17β-Hydroxy-4-androsten-3-on-17-(3-cyclopentylpropionat) = Testosteron-β-cyclopentylpropionat = (17β)-17-(3-Cyclopentyl-1-oxopropoxy)androst-4-en-3-on (●)

S Andro-Cyp, Androgen-860, Andronate, Biosterone „Biopharm", Ciclosterone, C.P.T., Cyclotestex, Cyclovirex, Depostomead, Depo-Testosterone, Depotrone, Depovirin, Dep-Test, Devirin, Durandro, Malogen Cyp., Neo-Testosterona depositum, Pentosteron, Pertestis depositum, Proterona, Retar-gen A, Sadiferol, Supertest, Tardotest, Testergon, Testex Leo prolongatum, Testobios depositum, Testodrin prolongatum, Testo-Endo retardado, Testorit-deposito, Testorolland-Depot, *Testosteroncipionat*, *Testosteroncyclopentylpropionat*, Testosterone-Deposito, Testosterone Lusofarmaco depositum, Testosterone-Retard „Rolland", Testovister-Depot, Testro-Depo, Testromed-P.A., T-Ionate, Viridepon

V Depot-Androgen

5617 *(4560)* $C_{27}H_{40}O_3$
912-57-2

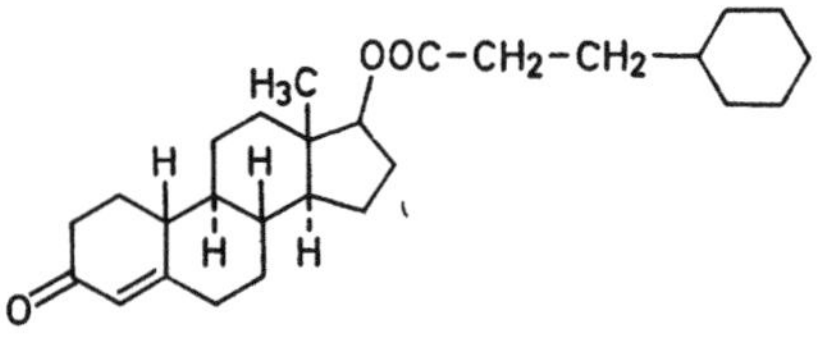

17β-Hydroxy-4-östren-3-on-17-(3-cyclohexylpropionat) = 19-Nortestosteron-β-cyclohexylpropionat = (17β)-17-(3-Cyclohexyl-1-oxopropoxy)-östr-4-en-3-on (●)

S Anabolicum „Sanabo", Andol, Fherbolico, *Nandroloncyclohexylpropionat*, *Nortestosteroncyclohexylpropionat*, NTCHP, Pluropon (alte Form), Proteron-Depot, Sanabolicum

V Anabolicum

5618 *(4561)* $C_{27}H_{40}O_4$

630-56-8

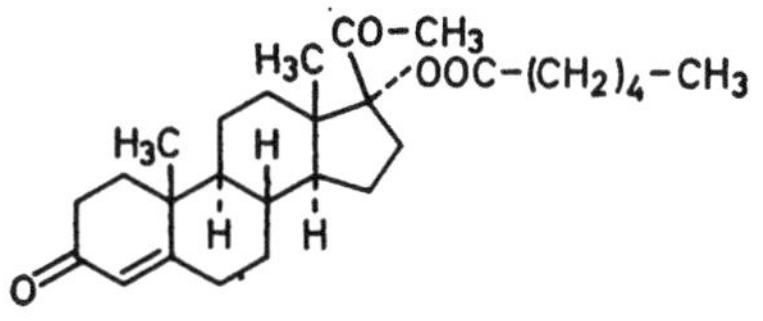

17α-Hydroxy-4-pregnen-3,20-dion-17-hexanoat = 17α-Hydroxyprogesteron-17-capronat = 17-[(1-Oxohexyl)oxy]pregn-4-en-3,20-dion (●)

S Caposten, Caprogen-Depot, Capton, Caprosteron, Caprox, Delalutin, Depolut, Depot-Progen, Dura-Lutin, Estralutin, Hormofort, Hormogynon, 17-HPC, *Hydroxyprogesteroncaproat***, *Hydroxyprogesterone hexanoate*, Hylutin, Hyproval, Idrogestene, Kaprogest, 17-KOP, Lutate, Luteocrin depot, Luteol-Depot, Lutopron, Neolutin „Spofa", New-Proge-Depot, NSC-17592, Oophormin-Luteum-Depot, *Oxiprogesteroni caproas*, *Oxyprogesteronum capronicum*, Panlutin, Pergesteron, Primolut-Depot, Progesterona-Serral, Progesteron-depo, Progesteron-Depot „Jenapharm", Progesterone-Depot „PCI", Progesteron-retard Pharlon, Proluton-Depot, Retargen P, Synerlutil L.P., Syngynon, Teralutil-L.A., Uni-Progestin Depot, Yamacolfin

V Depot-Progestativum

5619 *(4562)* $C_{27}H_{40}O_4$

2697-92-9

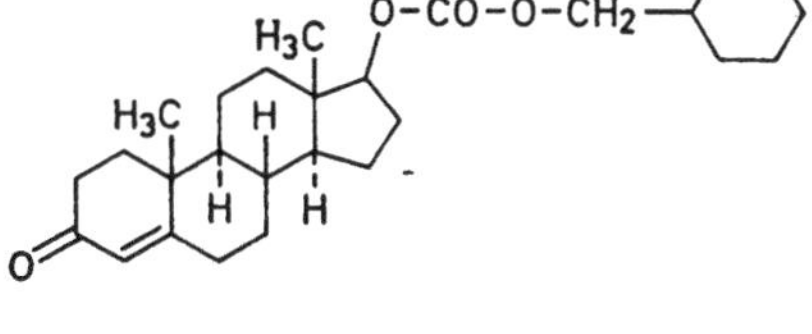

Hexahydrobenzyl-(3-oxo-4-androsten-17β-yl)-carbonat = 17-*O*-(Hexahydrobenzyloxycarbonyl)-testosteron = (17β)-17-[[(Phenylmethoxy)carbonyl]oxy]androst-4-en-3-on (●)

S Lontanyl, *Testosteronhexahydrobenzylcarbonat*

V Depot-Androgen

5620 *(4563)* $C_{27}H_{40}O_6$

508-96-3

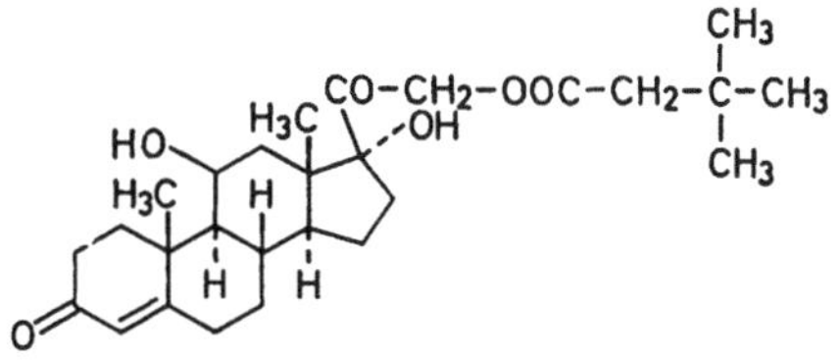

11β,17α,21-Trihydroxy-4-pregnen-3,20-dion-21-(3,3-dimethylbutyrat) = Hydrocortison-21-*tert.*-butylacetat = (11β)-21-(3,3-Dimethyl-1-oxobutoxy)-11,17-dihydroxypregn-4-en-3,20-dion (●)

S *Hydrocortisonbutylacetat*, *Hydrocortisone TBA*, Hydrocortone TBA

V antiphlogistisch und antiallergisch wirksames Glucocorticoid

5621 *(4564)* $C_{27}H_{40}O_8$

4319-56-6

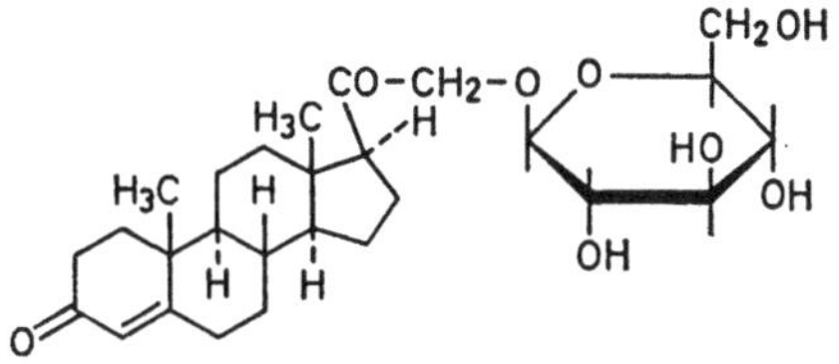

21-Glucosyloxy-4-pregnen-3,20-dion = 11-Desoxycorticosteronglucosid = 21-(β-D-Glucopyranosyloxy)pregn-4-en-3,20-dion (●)

S Cortiron-Glukosid, Cortisid „Galenika", *Desoxycortonglucosid*, Docaquosum, Doxol „Ripari-Gero", Percorten „wasserlöslich"

V wasserlösliches Mineralocorticoid

5622 *(4565)* $C_{27}H_{41}NO_6$

76-47-1

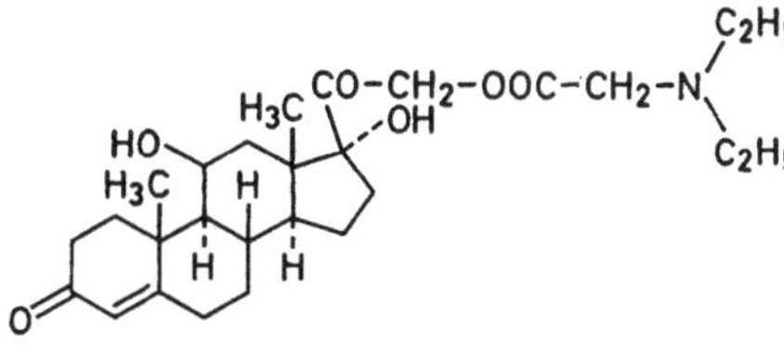

11β,17α,21-Trihydroxy-4-pregnen-3,20-dion-21-diethylaminoacetat = Hydrocortison-21-diethylaminoacetat = *N*,*N*-Diethylglycin-(11β)-11,17-dihydroxy-3,20-dioxopregn-4-en-21-ylester (●)

H Hydrochlorid (125-03-1)

S Etacort, Etacortisone, Ethamicort, *Hydrocortamathydrochlorid***, Magnacort, Magnacortril, Ulcort

V antiphlogistisch und antiallergisch wirksames Glucocorticoid

---

5623 *(4567)* $C_{27}H_{41}N_3O_8$

546-10-1

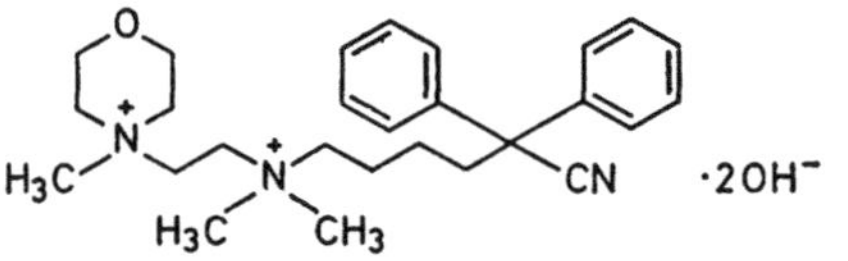

4-[2-[(5-Cyan-5,5-diphenylpentyl)dimethylammonio]ethyl]-4-methylmorpholiniumdihydroxid = (●) N^1,N^1,N^2-Trimethyl-N^1-(5-cyan-5,5-diphenylpentyl)-ethylen-1-ammonium-2-morpholiniumdihydroxid

H Dichlorid (77-12-3) [oder auch Bis-methylsulfat (3810-83-1)]

S 139C55, *Pentacyniumchlorid***, *Pentacyonumchlorid*, Presidal

V Ganglienblocker (zur Blutdrucksenkung)

5624 *(4568)* $C_{27}H_{42}Cl_2N_2O_6$

530-43-8

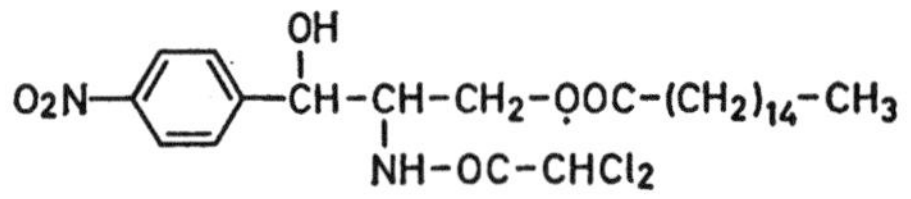

D(—)-*threo*-1-(*p*-Nitrophenyl)-2-dichloracetamido-1,3-propandiol-3-palmitat = [*R*-(*R**,*R**)]-Hexadecansäure-2-[(dichloracetyl)amino]-3-hydroxy-3-(4-nitrophenyl)propylester (●)

S Antacin-Syr., Arcomicetina jarabe, Atralfenicol-Susp., Berlicetin-Saft, Betamicetin liquido, Biocetin-Susp., Biofen-Susp., Chlorabicine-Syr., *Chloramphenicolpalmitat*, Chlornicol, Chlorocol-Tropfen, Chlorosyp, Chlorphenol „Smallwood", Cloramdax-Susp., Cloramet, Cloramidina-Susp., Cloramlife-Susp., Clorolifarina, Cloromisol, Clorotifina-Susp., Clorpense-Susp., Detreopal, Enteromycetin-Syr., Gemphenicol, Globenicol palmitaat, Graciol simple, Hortfenisol-Susp., Labromycetin, Luycloromicina, Mephenicol, Nova-Color, Novamycetin-Susp., Oraclor, Oralmisetin, Paidomicetina, Palmicol, Palmitina, Protophenicol sciroppo, Septicol-Sirup, Sintomicetina palmitato, Sydemclor-Jarabe, Symptomycin, Synphenicol-Susp., Xaviercetina pediatrico

V Antibioticum

5625 *(4569)* $C_{27}H_{42}O_3$

303-42-4

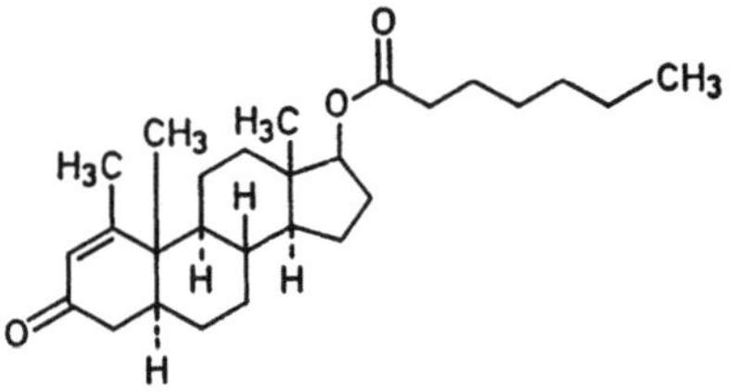

17β-Hydroxy-1-methyl-5α-androst-1-en-3-on-17-heptanoat = 1-Methyl-Δ^1-androstenolonönanthat = (5α,17β)-1-Methyl-17-[(1-oxoheptyl)oxy]androst-1-en-3-on (●)

S *Metenolonönanthat***, *Methenolone enanthate*, *Methenolonönanthat*, Nibal Injection, NSC-64967, Primobolan-Depot, Primonabol-Depot, SH 601, SQ 16374

V Anabolicum

5626 $C_{27}H_{42}O_4$

472-11-7

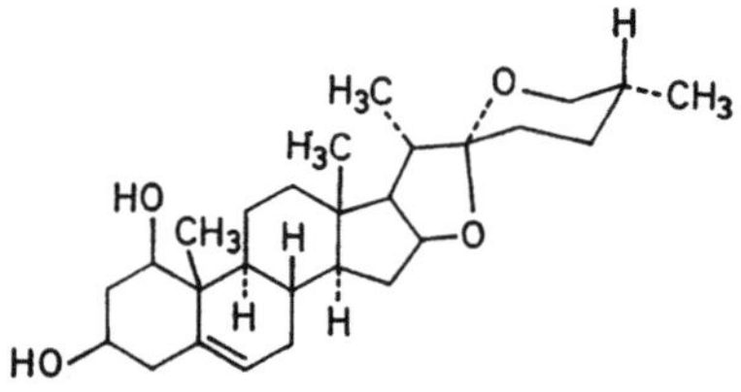

(25*R*)-Spirost-5-en-1β,3β-diol = (1β,3β,25*R*)-Spirost-5-en-1,3-diol (●)

S *Ruscogenin*, Ruscorectal

V Antiphlogisticum, Venotonicum (Saponin aus Ruscus aculeatus)

5627 *(4570)* $C_{27}H_{43}NO_2$

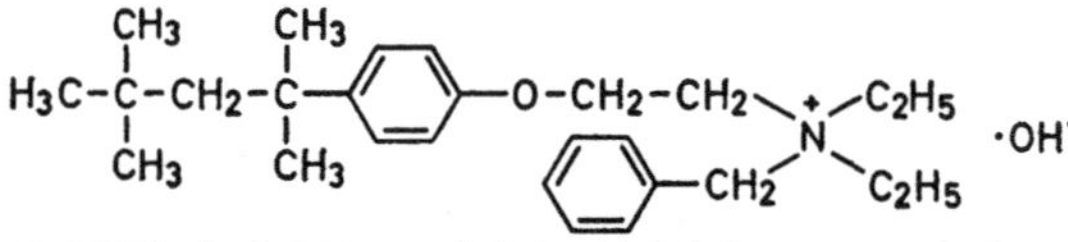

N,*N*-Diethyl-*N*-benzyl-2-[*p*-(1,1,3,3-tetramethylbutyl)-phenoxy]-ethylammoniumhydroxid = (β-*p*-Diisobutylphenoxyethyl)-diethylbenzylammoniumhydroxid = *N*,*N*-Diethyl-*N*-[2-[4-(1,1,3,3-tetramethylbutyl)phenoxy]ethyl]benzenmethanaminiumhydroxid (●)

H Chlorid (15687-40-8)

S *Octafoniumchlorid***, Octaphen, *Octaphoniumchlorid*, Octasept, Octasetten, Phenoctide, *Phenoctidiumchlorid*, Tazoline

V Antisepticum, Desinficiens

5628 *(4571)* $C_{27}H_{43}NO_3$
498-77-1

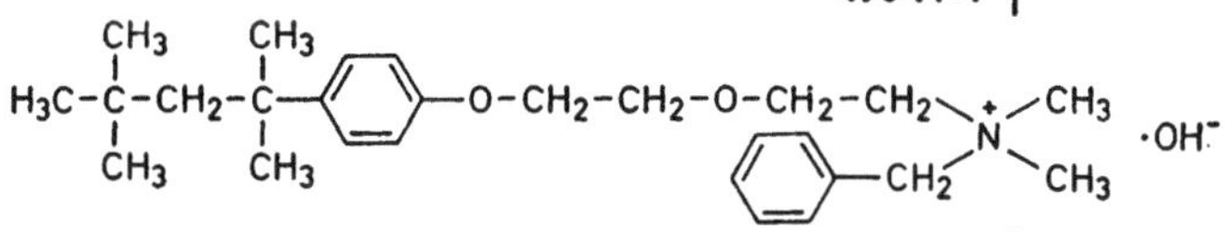

N-Benzyl-*N*,*N*-dimethyl-2-{2-[*p*-(1,1,3,3-tetramethylbutyl)-phenoxy]-ethoxy}-ethylammoniumhydroxid = (*p*-Diisobutylphenoxyethoxyethyl)-dimethylbenzylammoniumhydroxid = *N*,*N*-Dimethyl-*N*-[2-[2-[4-(1,1,3,3-tetramethylbutyl)phenoxy]ethoxy]ethyl]benzenmethanaminiumhydroxid (●)

H Chlorid (121-54-0)
vgl. auch Nr. 3553-02

S Aminosept, Amisept, Anzol, Aseptogenol, Benzalcan, *Benzethoniumchlorid***, BTC, Desamon, Femicide, Femeride, Germicidal, Gori-Tabl., Hyacide, Hyamine (1622), Hyarom-Liquid, Kylachol, Lulu-Gargle, Neo-Amisept, Parofenol, Phemeride, Phemerol, Phemithyn, Quadrosept, Quatrachlor, Salernil, Septin, Solamine, Sterilette, Teramine, Thermasol

V Antisepticum, Desinficiens

5629 *(4572)* $C_{27}H_{44}N_{10}O_{12}$
4480-58-4

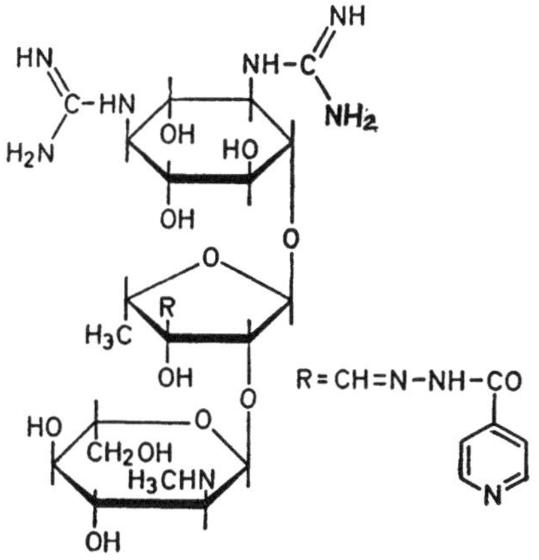

N^2-Streptomycinylidenisonicotinhydrazid = 4-Pyridincarbonsäurehydrazidhydrazon mit *O*-2-Deoxy-2-(methylamino)-α-L-glucopyranosyl-(1→2)-*O*-5-deoxy-3-*C*-formyl-α-L-lyxofuranosyl-(1→4)-*N*,*N'*-bis(aminoiminomethyl)-D-streptamin (●)

H Sulfat (5667-71-0)

S Estreptohidrazide, *Estreptoniazid*, Hidramicin, INAH-Mycin, Nicostreptil, SINH, Strazide, Streptoconin, Streptohydrazid, Streptoidrazide, *Streptoniazid***, *Streptonicozid*, Streptotubazid, Strinazina, Strixina

V Tuberkulostaticum

5630 *(4573)* $C_{27}H_{44}O$
67-97-0

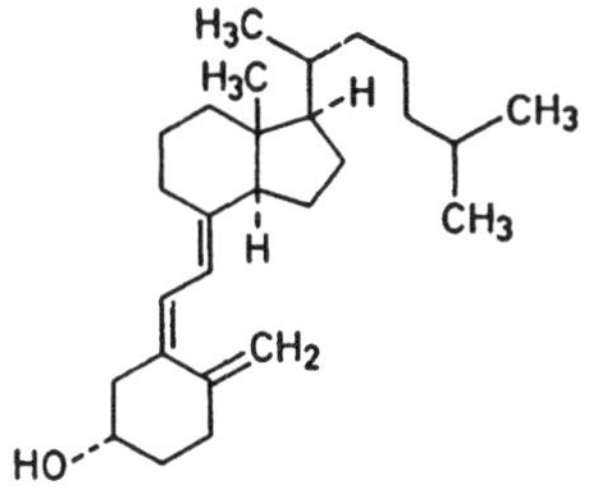

9,10-Seco-5,7,10(19)-cholestatrien-3α-ol = (3β)-9,10-Secocholesta-5,7,10(19)-trien-3-ol (●)

S Actifral D_3, Austrovit D_3, Caldesina, *Cholecalciferol*, *Colecalciferol***, Co-Vitamin D, Curvita D 15, Decitran, *Dehydrocholesterolum activatum*, Delsterol, Deparal, Desynon, Detin D_3, Devitol, D-Mulsin, Dohyfral-D_3, Dolce-D_3, D-Tracetten, Duphafral D_3, Dura-Dee, Duvit D_3, D_3-Vicotrat, D_3-Vigantol, D-Vita „Großmann", D_3-Vital, Fixocal D_3, Hiper D 3, Hipervigoncal, Iper D_3, Irradia, Lipovitam D, Mulsal D_3, Neo-Dohyfral (D_3), *Oleovitamin D_3*, Oleovit D_3, Ostoforte, Ostogen, Provitina D_3, Radiosa D_3, Ricketon, Romedat D_3, Suntax, Tiervigantol, Tridelta, Trivitan, Ultranol, Vi-De$_3$, Vigantol, Vigorsan D_3, *Vitamin D*, *Vitamin D_3*, Vitapur D_3, Wandervit D_3

V antirachitisches Vitamin

5631 *(226 N)* $C_{27}H_{44}O_2$
19356-17-3

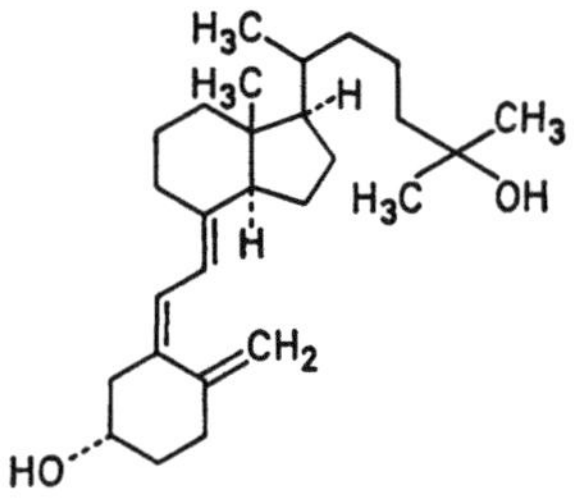

9,10-Seco-5,7,10(19)-cholestatrien-3α,25-diol = (3β,5*Z*,7*E*)-9,10-Secocholesta-5,7,10(19)-trien-3,25-diol (●)

S *Calcifediol***, Dedrogyl, *Hydroxycolecalciferol*, Surgam, U-32070

V Calciumregulator (Antirachiticum)

5632 *(4574)* $C_{27}H_{44}O_2$
51-77-4

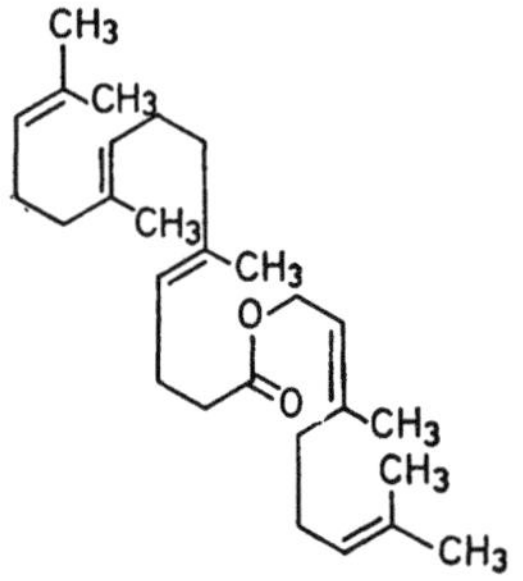

5,9,13-Trimethyl-4,8,12-tetradecatriensäure-(*trans*-3,7-dimethyl-2,6-octadienyl)-ester = Farnesylessigsäuregeranylester = (*E*,?,?)-5,9,13-Trimethyl-4,8,12-tetradecatriensäure-3,7-dimethyl-2,6-octadienylester (●)

S Andoin „Improfarm“, DA-688, Farnesil, Farnisol „Firma“, Gefanil, *Gefarnat***, Gefarnil, Gefarol, Nolesil, Nolesilibe, Ulco, Ulcofarm, Ulcotrofina, Ulsanax, Vagogernil

V Ulcustherapeuticum

5633 *(4575)* $C_{27}H_{46}Br_2O$

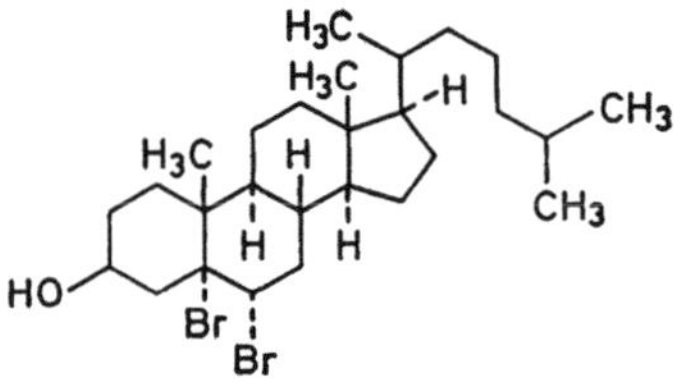

5α,6α-Dibromcholestan-3β-ol = (3β,5α,6α)-5,6-Dibromcholestan-3-ol (●)

S *Dibromcholesterin*, Hormosedyl

V Muskelrelaxans, Spasmolyticum, Sedativum

5634 *(4576)* $C_{27}H_{46}N_2O_4$

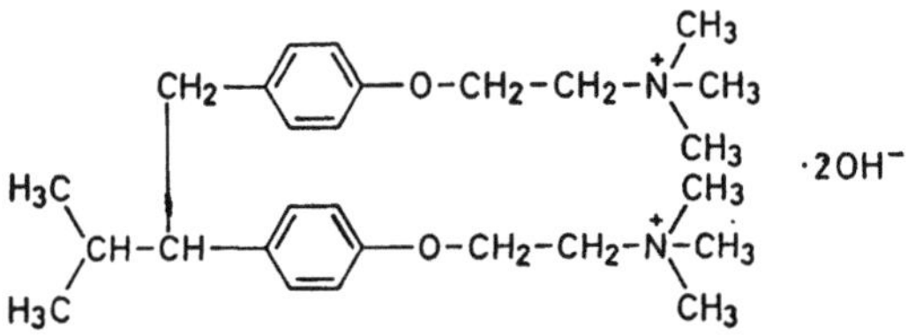

2,2′-[*p*,*p*′-(Isopropylethylen)-diphenoxy]-bis-(ethyltrimethylammoniumhydroxid) = 1,2-Bis-[*p*-(2-dimethylaminoethoxy)-phenyl]-1-isopropylethan-bis-methylhydroxid = 2,2′-[1-(1-Methylethyl)-1,2-ethandiylbis(4,1-phenylenoxy)]bis-[*N*,*N*,*N*-trimethylethanaminiumhydroxid] (●)

H Dijodid (3571-45-7)

S *Anethocurarium*, Mediatonal, U.C.B. 5076

V Muskelrelaxans

5635 *(4577)* $C_{27}H_{46}O_2$
119-13-1

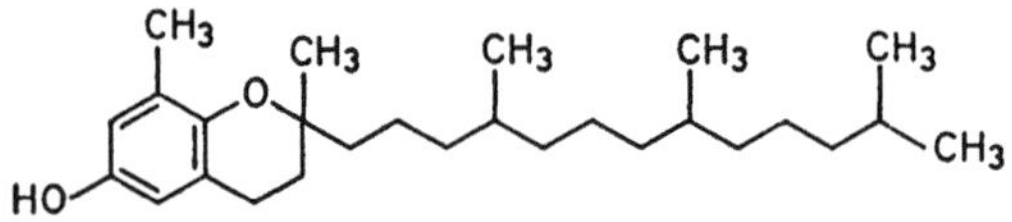

2,8-Dimethyl-2-(4,8,12-trimethyltridecyl)-chroman-6-ol = 8-Methyltocol = 3,4-Dihydro-2,8-dimethyl-2-(4,8,12-trimethyltridecyl)-2*H*-1-benzopyran-6-ol (●)

S *δ-Tocopherol*

V Antisterilitätsvitamin, Antioxydans

5636 *(4578)* $C_{27}H_{46}O_2$

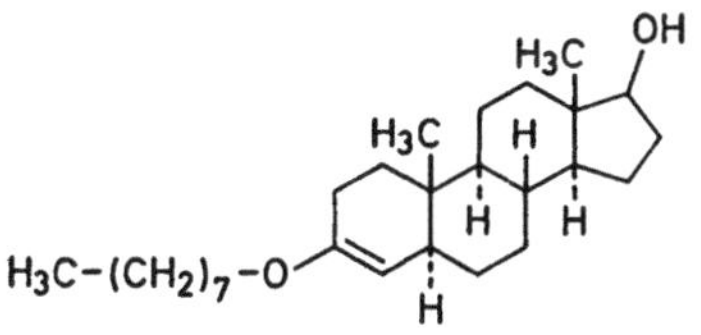

3-*n*-Octyloxy-5α-androst-3-en-17β-ol = Dihydrotestosteron-3-*n*-octenoläther = (5α,17β)-3-(Octyloxy)androst-3-en-17-ol (●)

S Ectovis, Ectovister, *Octostanolum*

V Androgen (gegen Mammakarzinom)

5637 *(4579)* $C_{27}H_{46}O_3$

35454-94-5

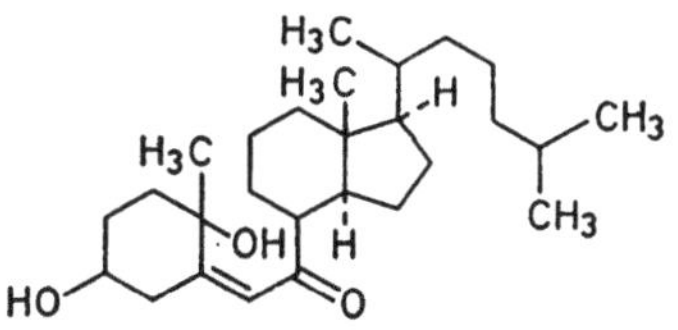

3β,10-Dihydroxy-9,10-seco-5-cholesten-7-on = (3β,5*Z*,10ξ)-3,10-Dihydroxy-9,10-secocholest-5-en-7-on (●)

S Keton 250

V antirachitisch wirksames Steroid

5638 *(4580)* $C_{27}H_{48}O$

516-95-0

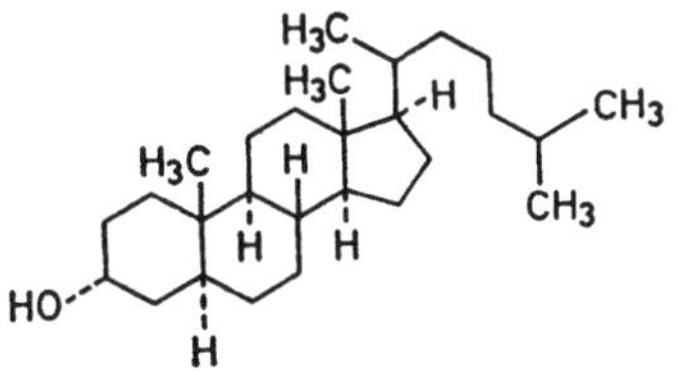

5α-Cholestan-3α-ol = 3α-Hydroxycholestan = (3α,5α)-Cholestan-3-ol (●)

S Dihydrin „Zeria", *Epidihydrocholesterin*, Presteron

V Therapeuticum gegen eitrige Infektionen (Steroidhormonpräkursor)

5639 *(4581)* $C_{27}H_{49}N_7O_{17}$

128-45-0

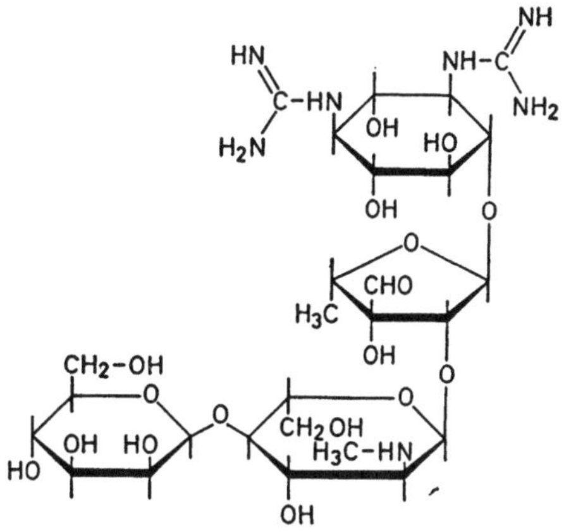

O-β-D-Mannopyranosyl-(1 → 4)-*O*-2-deoxy-2-(methylamino)-α-L-glucopyranosyl-(1 → 2)-*O*-5-deoxy-3-*C*-formyl-α-L-lyxofuranosyl-(1 → 4)-*N*,*N'*-bis(aminoiminomethyl)-D-streptamin (●)

S *Mannosidostreptomycin*, *Streptomycin B*

V Antibioticum

5640 $C_{27}H_{50}O_6$

538-23-8

$CH_2-OOC-(CH_2)_6-CH_3$

$CH-OOC-(CH_2)_6-CH_3$

$CH_2-OOC-(CH_2)_6-CH_3$

1,2,3-Propantriyltrioctanoat = Glycerintricaprylat = Octansäure-1,2,3-propantriylester (●)

S Mac-eight, *Tricaprylin*, *Trioctanoin*

V Diäteticum nach Operationen der Verdauungsorgane

5641 *(4582)* $C_{27}H_{51}NO$

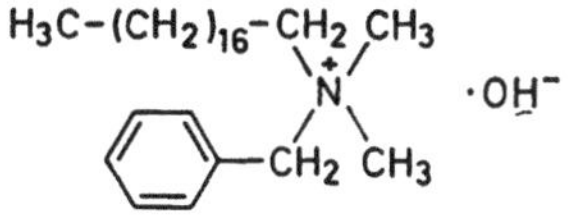

N-Benzyl-*N*,*N*-dimethyloctadecylammoniumhydroxid = *N*,*N*-Dimethyl-*N*-octadecylbenzenmethanaminiumhydroxid (●)

H Chlorid (122-19-0)

S Octab

V Diagnosticum bei Polyarthritiden und Chorea minor

5642 $C_{27}H_{51}N_9O_{14}$
50 819-34-6

S Myomycin B

V Antibioticum aus einer Nocardia-Species

5643 *(4583)* $C_{27}H_{54}N_2O_2$
520-90-1

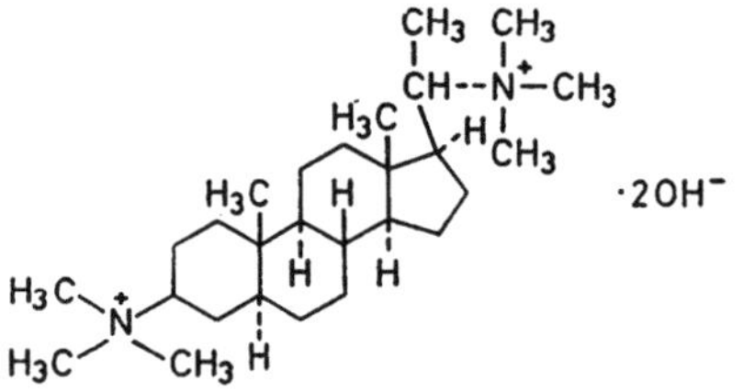

5α-Pregnan-3β,20α-ylenbis-(trimethylammonium-hydroxid) = 3β,20α-Bis-(trimethylammonio)-5α-pregnan = (3β,5α,20*S*)-*N*,*N*,*N*,*N'*,*N'*,*N'*-Hexamethylpregnan-3,20-diaminiumdihydroxid (●)

H Dijodid **(10 308-44-8)**

S *Malouetin*

V Muskelrelaxans (Pachycuraremittel)

5644 *(4584)* $C_{27}H_{58}N_2O_3$
17 671-49-7

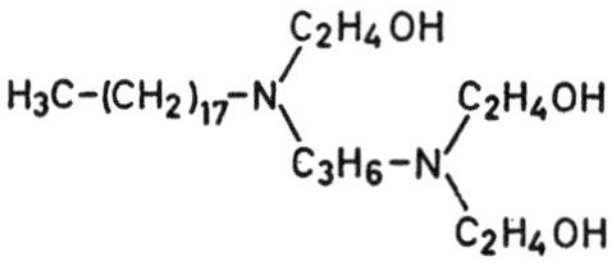

2,2'-[[3-[(2-Hydroxyethyl)octadecylamino]propyl]imino]bis[ethanol] (●) = Bis-(hydroxyethyl)-aminopropyl-*N*-(hydroxyethyl)-octadecylamin

H Dihydrofluorid **(6818-37-7)**

S Elmex-Hauptwirkstoff, GA 297, *Olaflur***, SKF 38095

V Kariesprophylakticum

5645 *(4585)* $C_{28}H_{24}O_6$
549-40-6

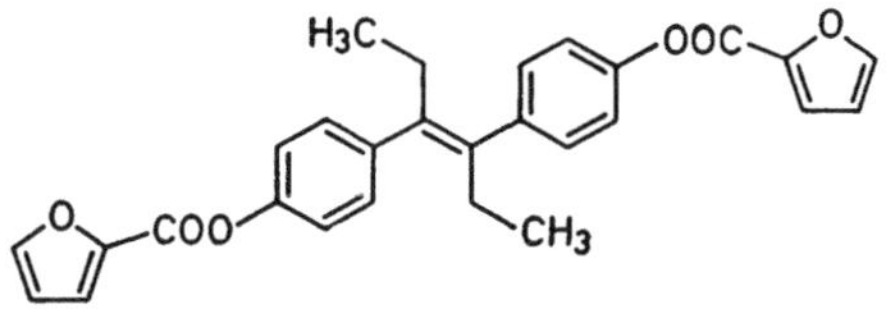

trans-p,p'-(1,2-Diethylvinylen)-bis-phenylfuroat = *trans*-3,4-Bis-[4-(2-furoyloxy)-phenyl]-3-hexen = (*E*)-4,4'-(1,2-Diethyl-1,2-ethendiyl)bis[phenol]-bis(2-furancarboxylat) (●)

S Distilbène retard, Furostilben(e), *Furostilbestrol***, *Furostilboestrolum*, *Stilböstroldifuroat*

V synthetisches Östrogen

5646 $C_{28}H_{26}N_6O_2$

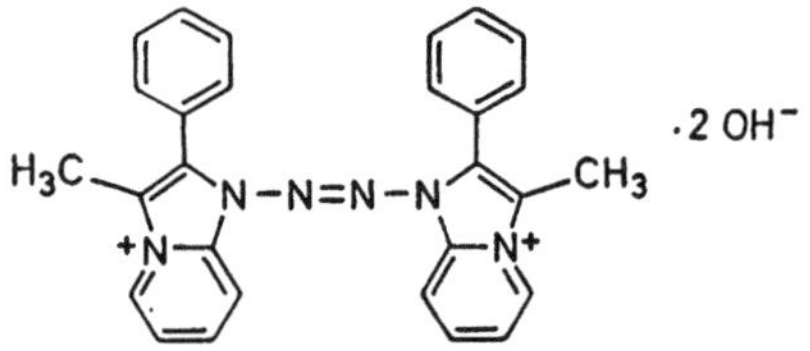

1,1'-Azobis(3-methyl-2-phenyl-1*H*-imidazo-[1,2-*a*]pyridin-4-iumhydroxid) = 1,1'-Azobis(3-methyl-2-phenylimidazo[1,2-*a*]pyridiniumhydroxid) (●)

H Dibromid **(49 564-56-9)**

S AH 8165, AH 8165 D, *Fazadiniumbromid***, Fazadon

V Muskelrelaxans

5647 *(4586)* $C_{28}H_{27}ClF_5NO$
26 864-56-2

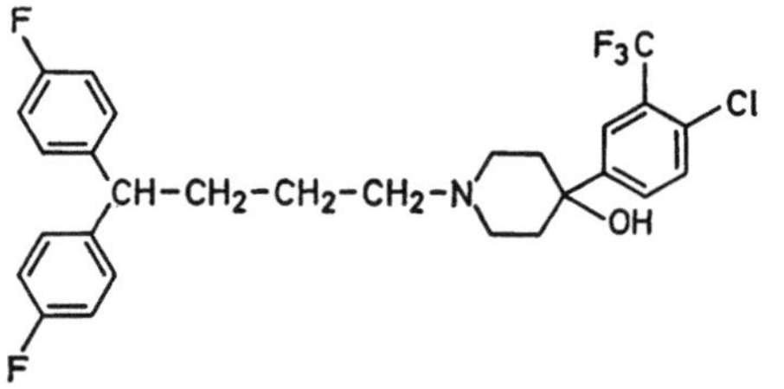

4-(4-Chlor-3-trifluormethylphenyl)-1-[4,4-bis-(*p*-fluorphenyl)-butyl]-4-piperidinol = 1-[4,4-Bis(4-fluorphenyl)butyl]-4-[4-chlor-3-(trifluormethyl)-phenyl]-4-piperidinol (●)

S *Penfluridol***, Longoperidol, McN-JR 16341, R 16341, Semap, TLP-607

V Neurolepticum

5648 *(4587)* $C_{28}H_{27}N_7O$

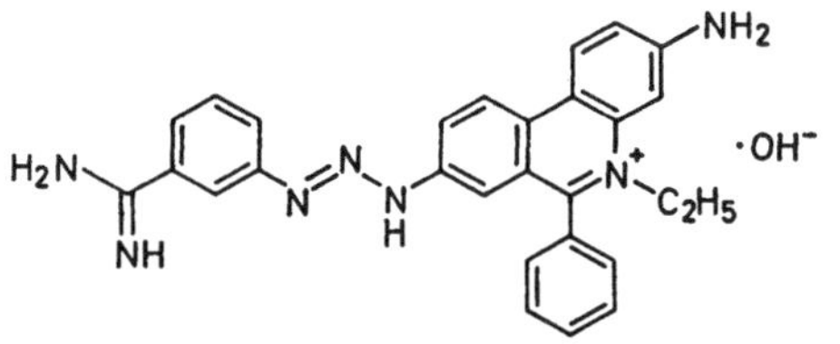

3-Amino-8-(*m*-amidinophenyldiazoamino)-5-ethyl-6-phenylanthridiniumhydroxid = 3-Amino-8-[3-[3-(aminoiminomethyl)phenyl]-2-triazenyl]-5-ethyl-6-phenylphenanthridiniumhydroxid (●)

H Chlorid (34301-55-8)

S A-4180, *Antridoniumchlorid*, *Isometamidium-chlorid***, M. & B. 4180 A, Samorin

V Veterinär-Chemotherapeuticum

5649 $C_{28}H_{28}ClF_2N_3O$
53179-12-7

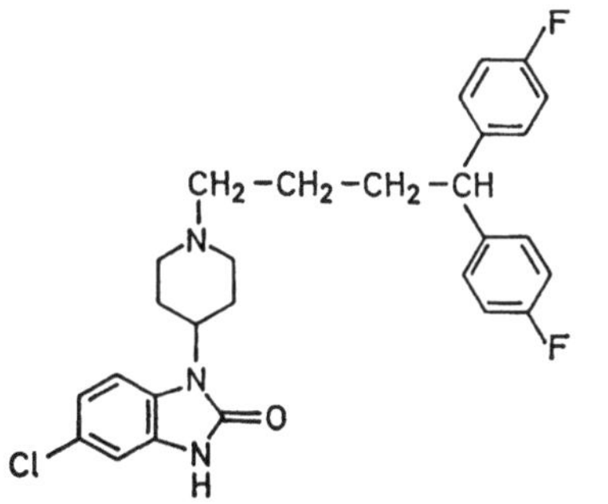

1-{1-[4,4-Bis-(*p*-fluorphenyl)-butyl]-4-piperidyl}-5-chlor-2-benzimidazolinon = 1-[1-[4,4-Bis(4-fluorphenyl)butyl]-4-piperidinyl]-5-chlor-1,3-dihydro-2*H*-benzimidazol-2-on (●)

S *Clopimozid***, R 29764

V Neurolepticum

5650 *(4588)* $C_{28}H_{28}J_6N_4O_8$
5591-33-3

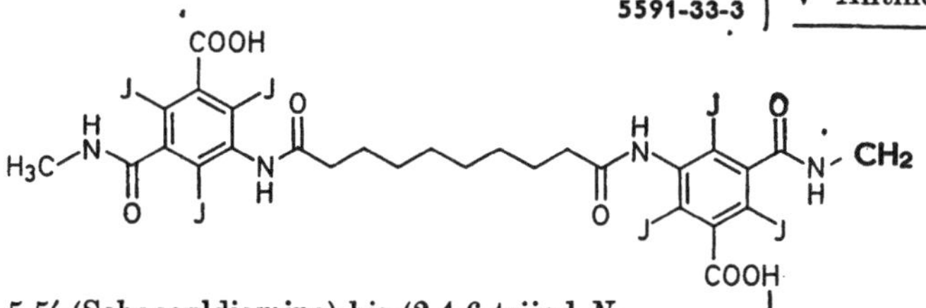

5,5'-(Sebacoyldiamino)-bis-(2,4,6-trijod-*N*-methylisophthalamsäure) = 3,3'-[(1,10-Dioxo-1,10-decandiyl)diimino]bis[2,4,6-trijod-5-[(methylamino)carbonyl]benzoesäure] (●)

S *Acide ioséfamique***, *Acidum iosefamicum***, *Acidum josefamicum*, *Iosefamic acid***, MP-271

V Röntgenkontrastmittel

5651 *(4589)* $C_{28}H_{28}N_2O_2$
28782-42-5

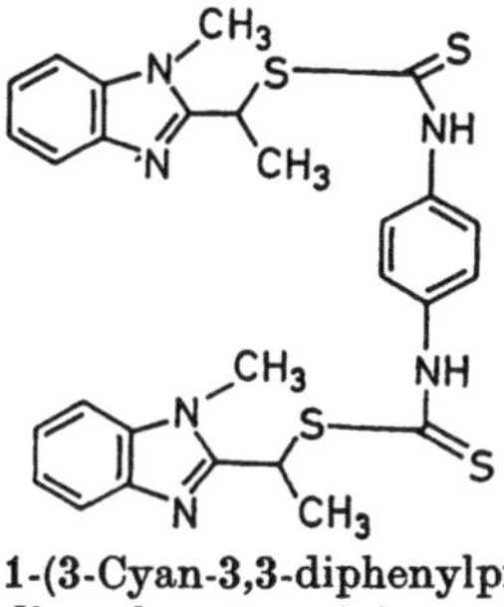

1-(3-Cyan-3,3-diphenylpropyl)-4-phenyl-4-piperidincarbonsäure (●)

H auch Hydrochlorid (35607-36-4) (auch mit Zusatz von Atropinsulfat) (vgl. auch Nr. 5806)

S *Acidum difenoxilicum*, *Difenoxilic acid*, *Difenoxin***, *Diphenoxylic acid*, Lyspafen, McN-JR 15403-11, Motofen, R 15403

V Antidiarrhoicum

5652 $C_{28}H_{28}N_6S_4$
32195-33-8

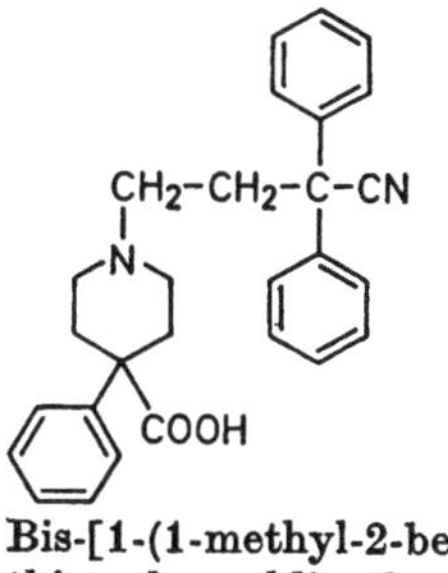

Bis-[1-(1-methyl-2-benzimidazolyl)-ethyl]-tetrathio-*p*-benzoldicarbamat = 1,4-Phenylenbis[carbamodithiosäure-1-(1-methyl-1*H*-benzimidazol-2-yl)ethylester] (●)

S *Bisbendazol***

V Antihelminthicum

5653 *(65 E)* $C_{28}H_{28}O_{11}$
25 047-48-7

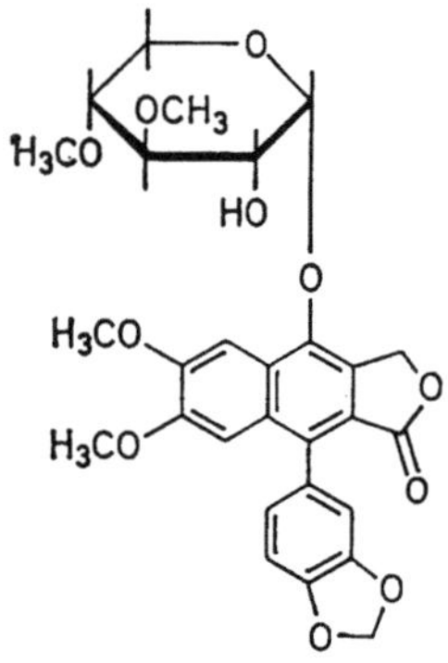

9-(1,3-Benzodioxol-5-yl)-4-[(3,4-di-*O*-methyl-D-xylopyranosyl)oxy]-6,7-dimethoxynaphtho[2,3-*c*]-furan-1(3*H*)-on (●)

S Ciba Go. 4350, *Cleistanthin*

V cytostatisch wirksames Glykosid aus Cleistanthus collinus

5654 *(4590)* $C_{28}H_{29}F_2N_3O$
2062-78-4

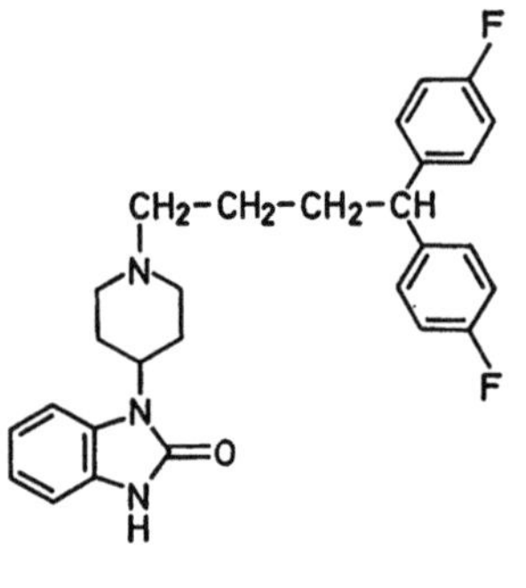

1-{1-[4,4-Bis-(*p*-fluorphenyl)-butyl]-4-piperidyl}-2-benzimidazolinon = 1-[1-[4,4-Bis(4-fluorphenyl)butyl]-4-piperidinyl]-1,3-dihydro-2*H*-benzimidazol-2-on (●)

S McN-JR 6238, Norofren, Opiran, Orap, ORAP-24, Pimotid, *Pimozid***, Pirium, R 6238

V Neurolepticum

5655 *(4591)* $C_{28}H_{31}FN_2O$
24 358-76-7

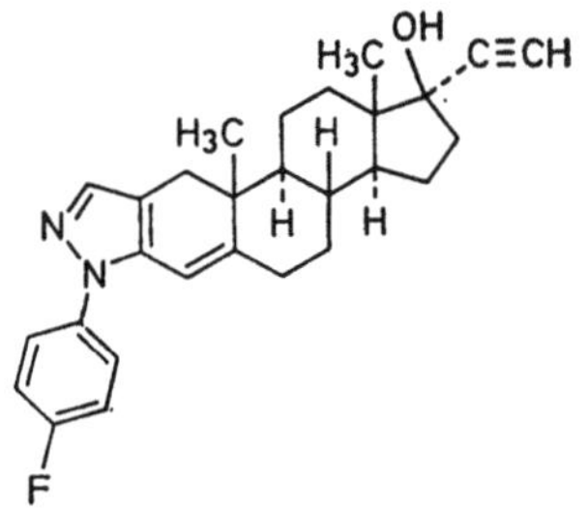

2′-(*p*-Fluorphenyl)-2′*H*-17α-pregna-2,4-dien-20-ino[3,2-*c*]pyrazol-17-ol = (17α)-2′-(4-Fluorphenyl)-2′*H*-pregna-2,4-dien-2o-ino[3,2-*c*]pyrazol-17-ol (●)

S *Nivacortol***, *Nivazol*, Win 27914

V antiphlogistisch und antiallergisch wirksames Glucocorticoid

5656 *(4592)* $C_{28}H_{31}N_3O_6$
7237-81-2

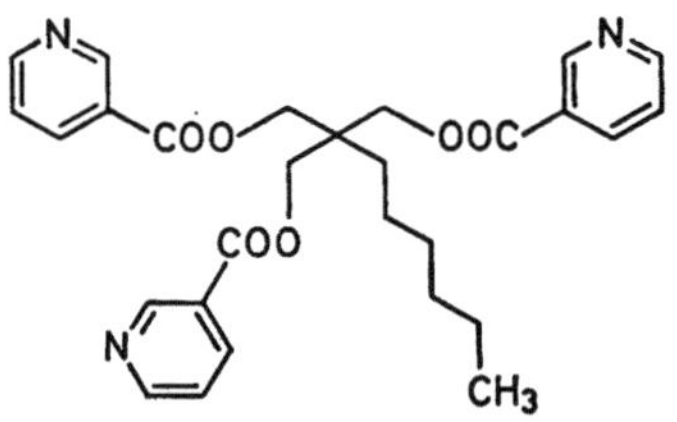

2-Hexyl-2-hydroxymethyl-1,3-propandioltrinicotinat = 3-Pyridincarbonsäure-2-hexyl-2-[[(3-pyridinylcarbonyl)oxy]methyl]-1,3-propandiylester (●)

S CLY-115, *Hepronicat***, Megrin

V Vasodilatans

5657 *(227 N)* $C_{28}H_{32}Cl_2N_6$
10 547-40-7

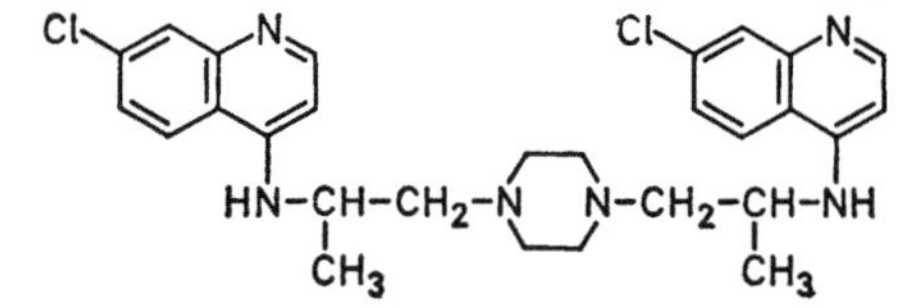

1,4-Bis-[2-(7-chlor-4-chinolylamino)-propyl]-piperazin = *N*,*N*′-Bis(7-chlor-4-chinolinyl)-α,α′-dimethyl-1,4-piperazindiethanamin (●)

S 12278 R.P., WR 3863

V Malariachemotherapeuticum

5658 *(4593)* $C_{28}H_{32}FNO_6$
2265-64-7

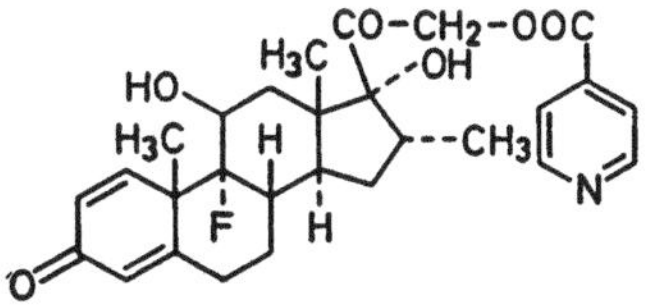

9a-Fluor-11β,17α,21-trihydroxy-16α-methyl-1,4-pregnadien-3,20-dion-21-isonicotinat = 9α-Fluor-16α-methylprednisolon-21-isonicotinat = (11β,16α)-9-Fluor-11,17-dihydroxy-16-methyl-21-[(4-pyridinylcarbonyl)oxy]pregna-1,4-dien-3,20-dion (●)

S Asistar, Auxiloson, Auxin, Auxison(a), Auxisone, *Dexamethasonisonicotinat*, Dexaquart, HE 111, H 3-HE 111, Hiprasone, Pandexal, Voren, Vorenvet

V antiphlogistisch und antiallergisch wirksames Glucocorticoid

---

5659 $C_{28}H_{32}O_6$
55 902-93-7

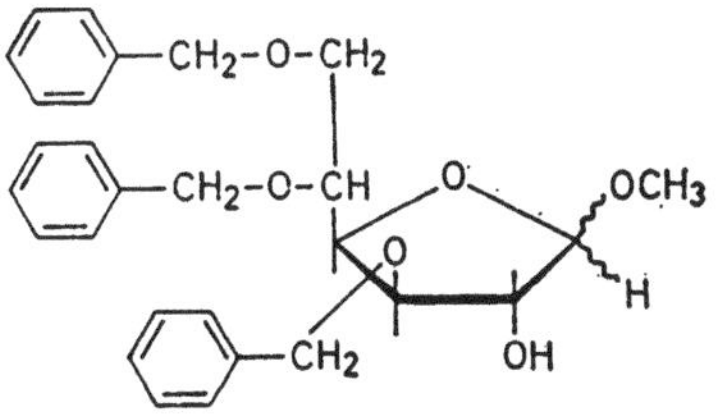

Methyl-3,5,6-tri-*O*-benzyl-D-glucofuranosid = Methyl-3,5,6-tris-*O*-(phenylmethyl)-D-glucofuranosid (●)

S CB 28046, *Mebenosid***

V Antiphlogisticum

5660 *(4594)* $C_{28}H_{32}O_9S$
3694-41-5

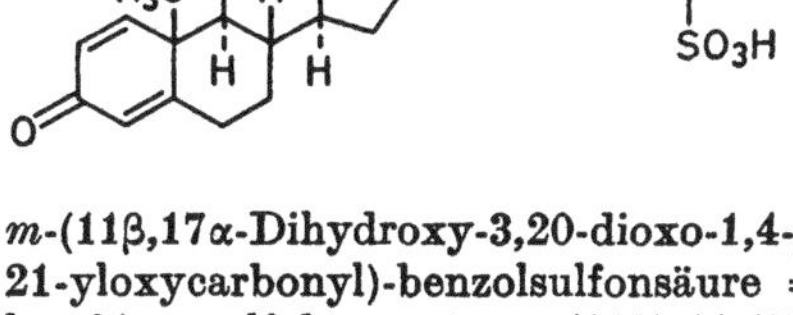

m-(11β,17α-Dihydroxy-3,20-dioxo-1,4-pregnadien-21-yloxycarbonyl)-benzolsulfonsäure = Prednisolon-21-*m*-sulfobenzoat = (11β)-11,17-Dihydroxy-21-[(3-sulfobenzoyl)oxy]pregna-1,4-dien-3,20-dion (●)

H Natriumsalz (630-67-1)

S Cortalugel 5, Corti-Clyss, Cortico-Sol, Phoscortil-Wirkstoff, *Prednisolon-m-sulfobenzoat-Natrium*, Solupred, Solvocortyl, Spolotan-Injektionslösung

V wasserlösliches Prednisolonderivat

5660-01 *(4594a)*

H Lithiumsalz

S Prednisolut „Sanabo"

V wasserlösliches Prednisolonderivat

5661 $C_{28}H_{32}O_{15}$
520-27-4

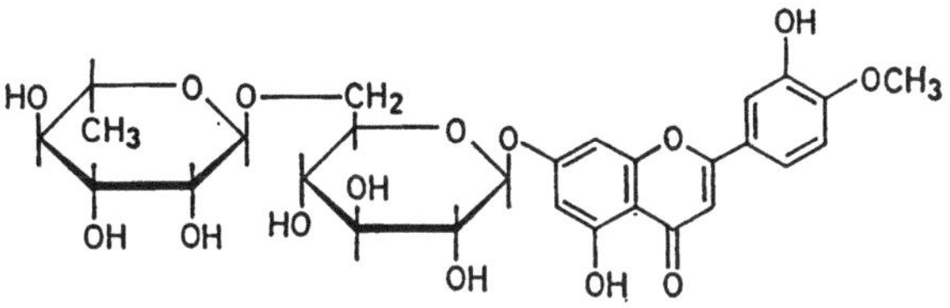

3′,5,7-Trihydroxy-4′-methoxyflavon-7-rhamnoglucosid = Diosmetin-7-rutinosid = 7-[[6-*O*-(6-Deoxy-α-L-mannopyranosyl)-β-D-glucopyranosyl]-oxy]-5-hydroxy-2-(3-hydroxy-4-methoxyphenyl)-4*H*-1-benzopyran-4-on (●)

S *Barosmin*, Daflon, *Diosmin**, Diosminil, SE 4601, Ven-Detrex

V Antihämorrhagicum, Venotonicum (Flavonglykosid)

5662 *(4595)* $C_{28}H_{32}O_{17}$
153-17-3

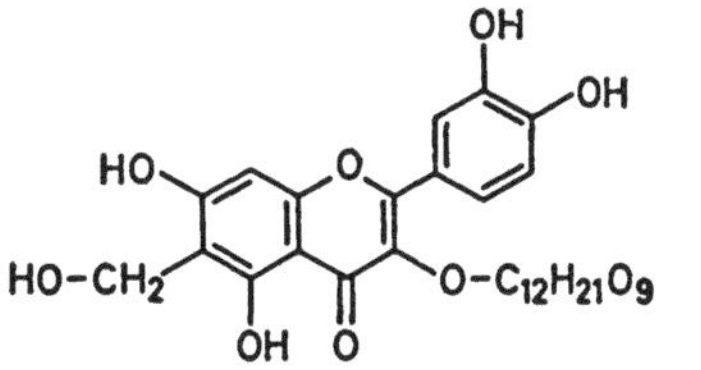

3,3′,4′,5,7-Pentahydroxy-6-hydroxymethylflavon-3-rhamnoglucosid = 6-Hydroxymethylrutin = 3-[[6-*O*-(6-Deoxy-α-L-mannopyranosyl) β-D-glucopyranosyl)oxy]-2-(3,4-dihydroxyphenyl)-5,7-dihydroxy-6-(hydroxymethyl)-4*H*-1-benzopyran-4-on (●)

S *Hydroxymethylrutosid*, MMR, *Monomethylolrutin*, Vasorutina emostatica-Wirkstoff

V Antihämorrhagicum

5663 *(4596)* $C_{28}H_{33}ClN_2$
82-95-1

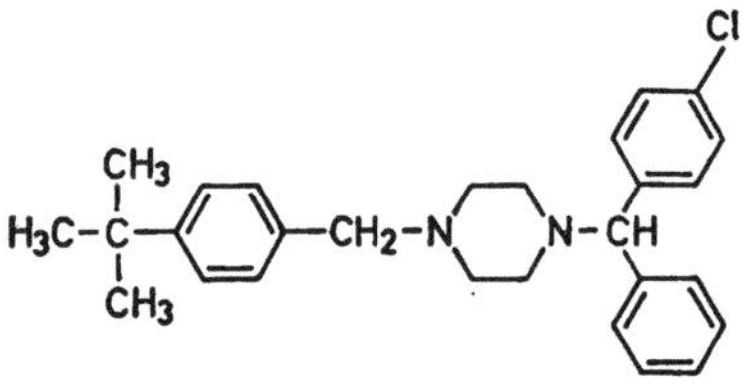

1-(*p*-*tert.*-Butylbenzyl)-4-(*p*-chlordiphenylmethyl)-piperazin = 1-(*p*-Chlorbenzhydryl)-4-(*p*-*tert.*-butyl-benzyl)-piperazin = 1-[(4-Chlorphenyl)phenylmethyl]-4-[[4-(1,1-dimethylethyl)phenyl]-methyl]piperazin (●)

H Dihydrochlorid (129-74-8)

S Anclizin, AR-2526, Aphilan R, Aphilan-retard, Buclifen, Buclina, *Buclizinhydrochlorid***, *Histabutazine*, *Histabutizine*, Longifène, NSC-25141, Postafen-Tabletten (UCB-Köln), Retamin, Softran, Stopcold-N, U.C.B. 4445, Vibazine

V Antihistaminicum, Antiallergicum, Tranquillizer, Appetitstimulans

5664 *(4597)* $C_{28}H_{33}F_2N_3$
5522-39-4

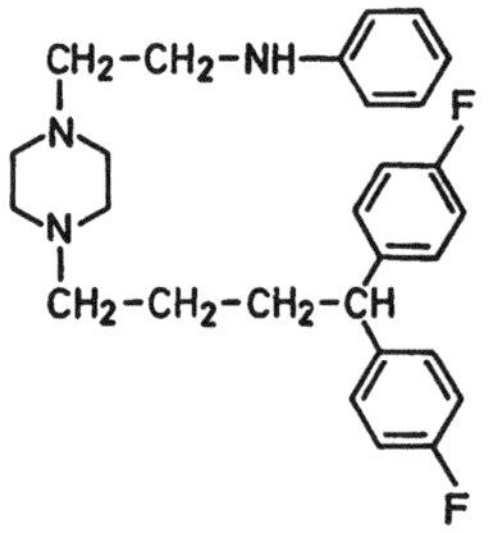

1-(2-Anilinoethyl)-4-[4,4-bis-(*p*-fluorphenyl)-butyl]-piperazin = 4-[4,4-Bis(4-fluorphenyl)butyl]-*N*-phenyl-1-piperazinethanamin (●)

H auch Trihydrochlorid (5522-33-8)

S *Difluanine*, *Difluanazin***, McN-JR 7242-11, R 7242

V Psychosedativum

5665 *(4598)* $C_{28}H_{33}NO_5$
23891-60-3

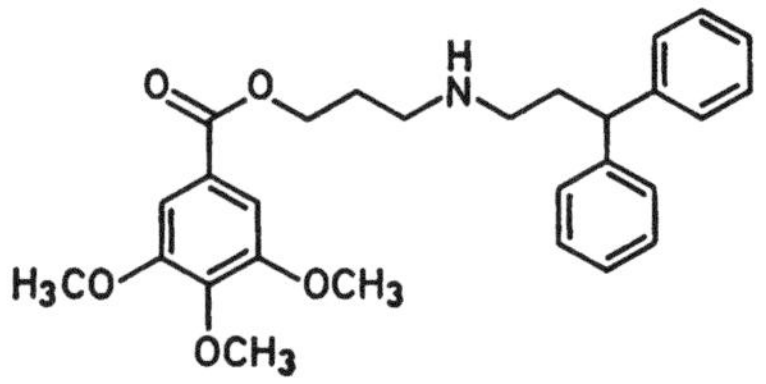

3-(3,3-Diphenylpropylamino)-propyl-3,4,5-trimethoxybenzoat = 3,4,5-Trimethoxybenzoesäure-3-[(3,3-diphenylpropyl)amino]propylester (●)

H Hydrochlorid (24050-58-6)

S *Diphenamilate*, *Mepramidilhydrochlorid***, PF-26

V Coronarvasodilatans

5666 $C_{28}H_{33}N_3OS_2$

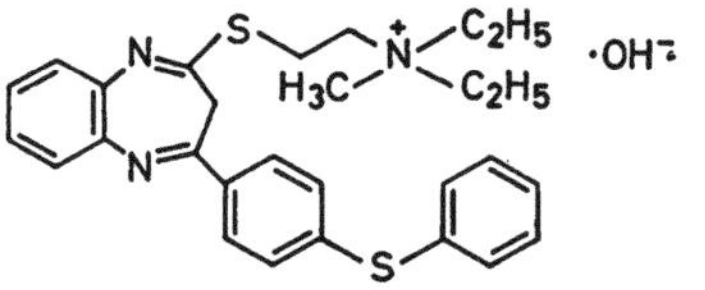

Diethylmethyl-[2-[[4-[*p*-(phenylthio)-phenyl]-3*H*-1,5-benzodiazepin-2-yl]-thio]-ethyl]-ammoniumhydroxid = *N*,*N*-Diethyl-*N*-methyl-2-[[4-[4-(phenylthio)phenyl]-3*H*-1,5-benzodiazepin-2-yl]-thio]ethanaminiumhydroxid (●)

H Jodid (54663-47-7)

S Rec 15/0691, *Thiabenzazoniumjodid*, *Tibezoniumjodid***

V Antisepticum

5667 $C_{28}H_{33}N_3O_{10}$
37106-99-3

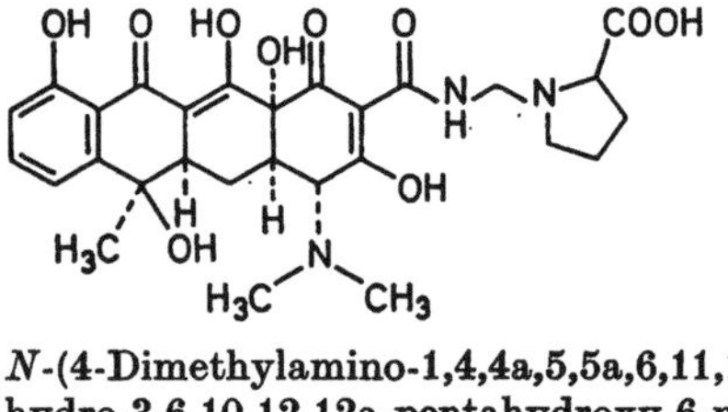

N-(4-Dimethylamino-1,4,4a,5,5a,6,11,12a-oktahydro-3,6,10,12,12a-pentahydroxy-6-methyl-1,11-dioxo-2-naphthacencarboxamidomethyl)-prolin = [4*S*-(4α,4aα,5aα,6β,12aα)]-1-[[[[4-(Dimethylamino)-1,4,4a,5,5a,6,11,12a-octahydro-3,6,10,12,12a-pentahydroxy-6-methyl-1,11-dioxo-2-naphthacenyl]carbonyl]amino]methyl]-L-prolin (●)

S *Prolinomethyltetracyclin*

V Antibioticum

5668 *(4599)* $C_{28}H_{34}N_2O_2$

15 687-16-8

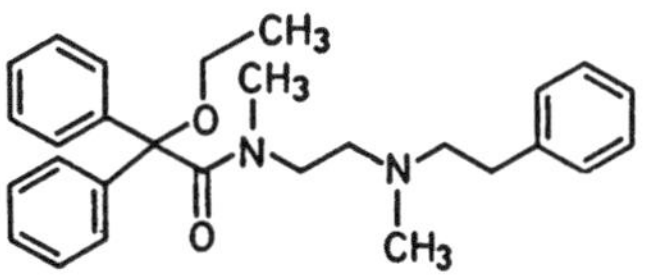

2-Ethoxy-*N*-methyl-*N*-[2-(methylphenethyl-amino)-ethyl]-2,2-diphenylacetamid = α-Ethoxy-*N*-methyl-*N*-[2-[methyl(2-phenylethyl)amino]-ethyl]-α-phenylbenzenacetamid (●)

H Hydrochlorid (467-22-1)

S Bandol(Ban-dol), Bantol, *Carbifenhydrochlorid***, *Carbiphenhydrochlorid*, *Etomidehydrochlorid*, *Etymidehydrochlorid*, Jubalon, SQ 10269

V Analgeticum

5669 *(4600)* $C_{28}H_{34}O_{15}$

520-26-3

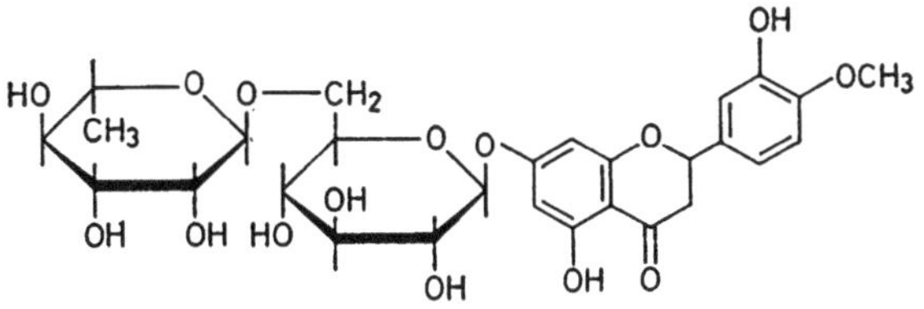

3′,5,7-Trihydroxy-4′-methoxyflavanon-7-rhamnoglucosid = 7-[[6-*O*-(6-Deoxy-α-L-mannopyranosyl)-β-D-glucopyranosyl]oxy]-2,3-dihydro-5-hydroxy-2-(3-hydroxy-4-methoxyphenyl)-4*H*-1-benzopyran-4-on (●)

H vgl. auch Nr. 5924

S *Hesperetin-7-rutinosid*, *Hesperidin*, *Hesperidosid*

V Kapillarstabilisator (Glykosid aus den Früchten von Citrus-Arten)

5670 $C_{28}H_{35}FO_7$

51 022-69-6

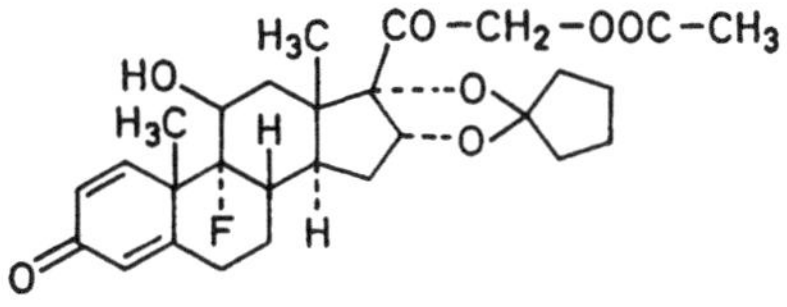

9-Fluor-11β,16α,17,21-tetrahydroxypregna-1,4-dien-3,20-dion-16,17-cyclopentanonacetal-21-acetat = (11β,16α)-21-(Acetyloxy)-16,17-[cyclopentylidenbis(oxy)]-9-fluor-11-hydroxypregna-1,4-dien-3,20-dion (●)

S *Amcinonid***, CL 34699, *Triamcinolonacetat-cyclopentanonid*

V antiphlogistisch und antiallergisch wirksames Glucocorticoid

5671 *(4601)* $C_{28}H_{35}FO_9$

3092-61-3

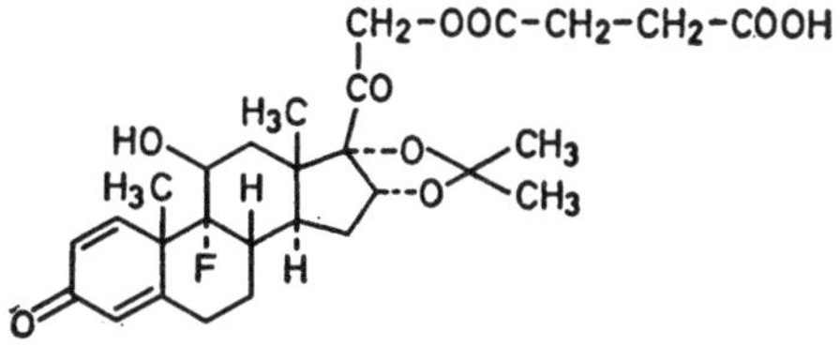

9α-Fluor-11β,21-dihydroxy-16α,17α-isopropylidendioxy-1,4-pregnadien-3,20-dion-21-hydrogensuccinat = Triamcinolonacetonid-21-hemisuccinat = (11β,16α)-21-(3-Carboxy-1-oxopropoxy)-9-fluor-11-hydroxy-16,17-[(1-methylethyliden)bis(oxy)]pregna-1,4-dien-3,20-dion (●)

S Solutédarol, *Triamcinolonacetonidhemisuccinat*

V antiphlogistisch und antiallergisch wirksames Glucocorticoid

5672 *(4602)* $C_{28}H_{35}N_3O_7$
21 411-53-0

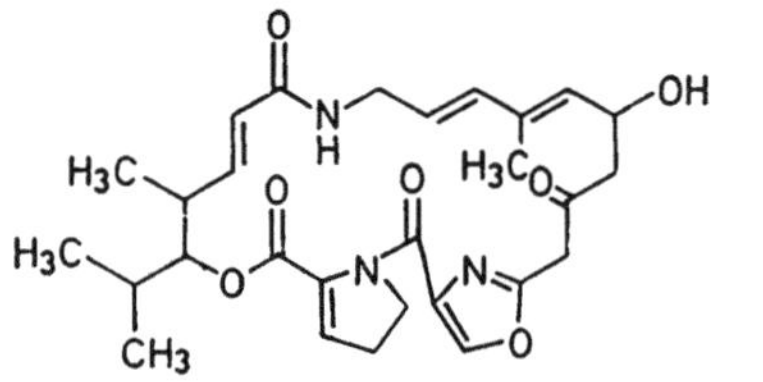

[3*R*-(3*R**,4*R**,5*E*,10*E*,12*E*,14*S**)]-8,9,14,15,24,25-Hexahydro-14-hydroxy-4,12-dimethyl-3-(1-methylethyl)-3*H*-21,18-nitrilo-1*H*,22*H*-pyrrolo[2,1-*c*][1,8.4,19]dioxadiazacyclotetracosin-1,7,16,22-(4*H*,17*H*)-tetron (●)

H vgl. auch Nr. 6079

S *Pristinamycin-Komponente II A*, Staphylomycin M_1, *Virginiamycin* M_1

V Antibioticum aus Streptomyces virginiae

5672-01 *(4602a)* 11 006-76-1

H Gemisch mit ca. 25% anderen Virginiamycinen [besonders Virginiamycin S_1 (Nr. 6056)]

S *Antibioticum 899*, Cebin V, Eskalin V, Eskamicin, SKF 7988, Stafac, Stafilomicina, Staphylomycin, Starfac, Staxidin, *Virgimycine*, *Virginiamycin***

V Antibioticum

5673 $C_{28}H_{36}F_3N_3O_2S$

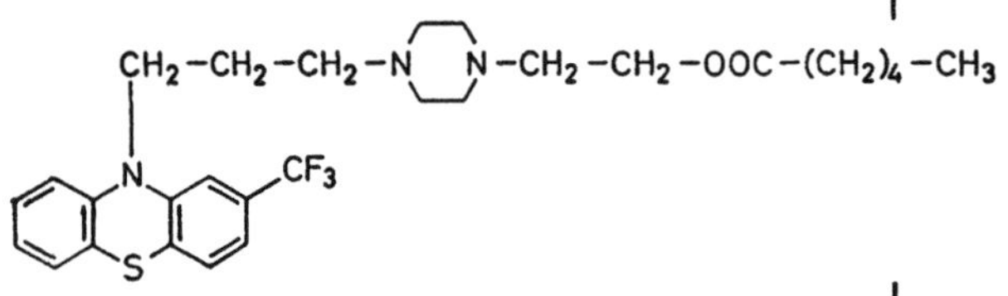

2-{4-[3-(2-Trifluormethyl-10-phenothiazinyl)-propyl]-1-piperazinyl}-ethylhexanoat = Hexansäure-2-[4-[3-[2-(trifluormethyl)-10*H*-phenothiazin-10-yl]propyl]-1-piperazinyl]ethylester (●)

S *Fluphenazincapronat*, Mirenil

V Neurolepticum

5674 *(4603)* $C_{28}H_{36}O_3$
1255-49-8

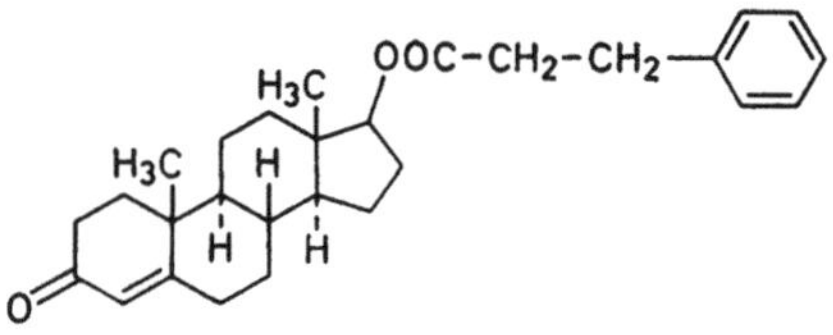

17β-Hydroxy-4-androsten-3-on-17-(β-phenylpropionat) = (17β)-17-(1-Oxo-3-phenylpropoxy)-androst-4-en-3-on (●)

S Anadurin, Androteston P.P., Depot Androteston PP, Fenhombreol, Retandrol, Tes.P.P., Testanon 50, Testo-Fenil, Testolent, Testosteron longo, *Testosteronphenylpropionat*, T.P.P.

V Depot-Androgen

5675 $C_{28}H_{36}O_6$
30 299-08-2

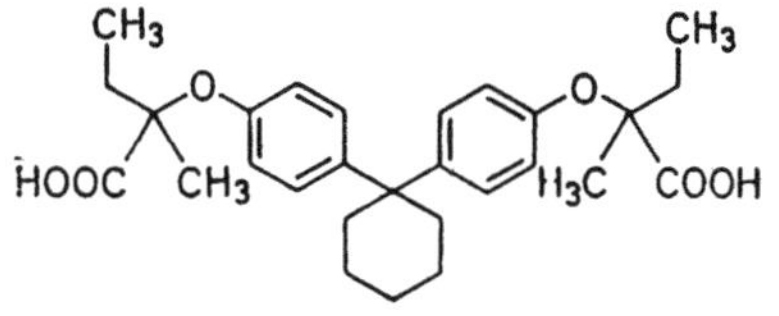

2,2′-[4,4′-Cyclohexylidenbis-(phenoxy)]-bis-[2-methylbuttersäure] = 1,1-Bis-[4′-(1″-carboxy-1″-methylpropoxy)-phenyl]-cyclohexan = 2,2′-[Cyclohexylidenbis(4,1-phenylenoxy)]bis[2-methylbutansäure] (●)

S *Clinofibrate*, Lipoclin, S-8527

V Hypolipämicum

5676 $C_{28}H_{37}ClN_4O$

47739-98-0

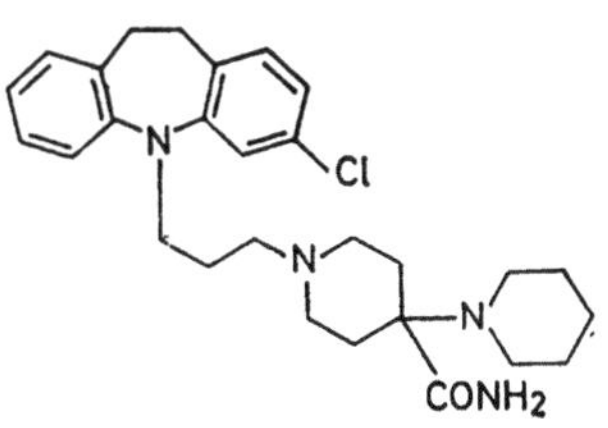

1′-[3-(3-Chlor-10,11-dihydro-5*H*-dibenz[*b,f*]azepin-5-yl)propyl][1,4′-bipiperidin]-4′-carboxamid (●) = 3-Chlor-5-[3-(4-piperdino-4-carbamoylpiperidino)-propyl]-10,11-dihydro-5*H*-dibenz[*b,f*]azepin

H Dihydrochloridmonohydrat (28058-62-0)

S *Clocapramindihydrochlorid***, Clofekton, Y-4153

V Thymolepticum

5677 *(4604)* $C_{28}H_{37}ClO_7$

5534-09-8

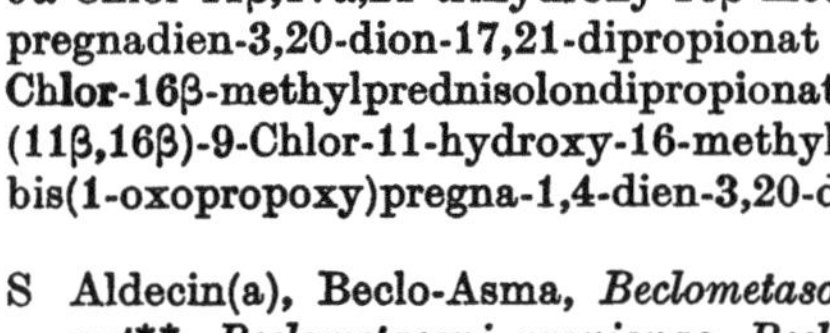

9α-Chlor-11β,17α,21-trihydroxy-16β-methyl-1,4-pregnadien-3,20-dion-17,21-dipropionat = 9α-Chlor-16β-methylprednisolondipropionat = (11β,16β)-9-Chlor-11-hydroxy-16-methyl-17,21-bis(1-oxopropoxy)pregna-1,4-dien-3,20-dion (●)

S Aldecin(a), Beclo-Asma, *Beclometasondipropionat***, *Beclometasoni propionas*, *Beclomethasondipropionat*, Beclosol, Beclosona, Beclotaide, Beclovent, Beconase, Becotide, BP 2, Cleniderm, Clenil-Spray, Dermisone-Beclo, Dermoformo, Proctisone, Propaderm, Propavent, Sanasthmyl, Sch 18020 W, Vanceril, Viarex, Viarox

V antiphlogistisch und antiallergisch wirksames Glucocorticoid

5678 *(66 E)* $C_{28}H_{37}FO_7$

5534-05-4

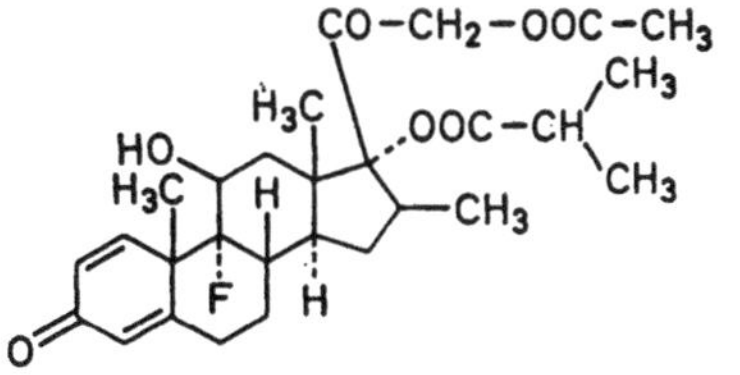

21-Acetoxy-9α-fluor-11β-hydroxy-16β-methyl-17α-(2-methylpropionyloxy)-pregna-1,4-dien-3,20-dion = (11β,16β)-21-(Acetyloxy)-9-fluor-11-hydroxy-16-methyl-17-(2-methyl-1-oxopropoxy)-pregna-1,4-dien-3,20-dion (●)

S *Betamethasonacibutat***, GR 2/541

V antiphlogistisch und antiallergisch wirksames Glucocorticoid

5679 $C_{28}H_{37}FO_7$

5593-20-4

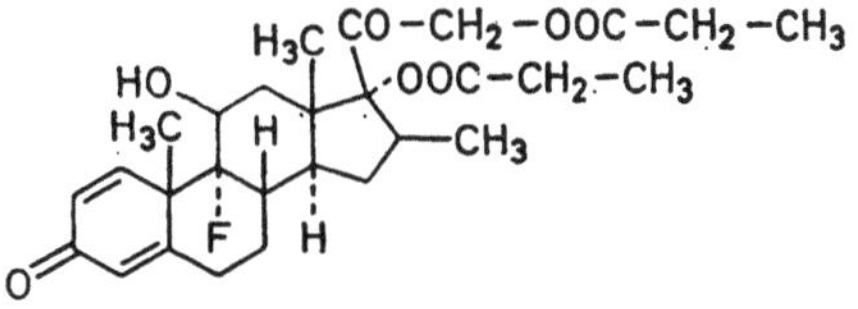

9α-Fluor-11β,17α,21-trihydroxy-16β-methyl-1,4-pregnadien-3,20-dion-17,21-dipropionat = 9α-Fluor-16β-methylprednisolon-17,21-dipropionat = (11β,16β)-9-Fluor-11-hydroxy-16-methyl-17,21-bis(1-oxopropoxy)pregna-1,4-dien-3,20-dion (●)

S *Betamethasondipropionat*, Diproderm, Diprosone, Diprospan, S 3440, Sch 11460

V antiphlogistisch und antiallergisch wirksames Glucocorticoid

5680 *(228 N)* $C_{28}H_{37}NO_4$

16549-56-7

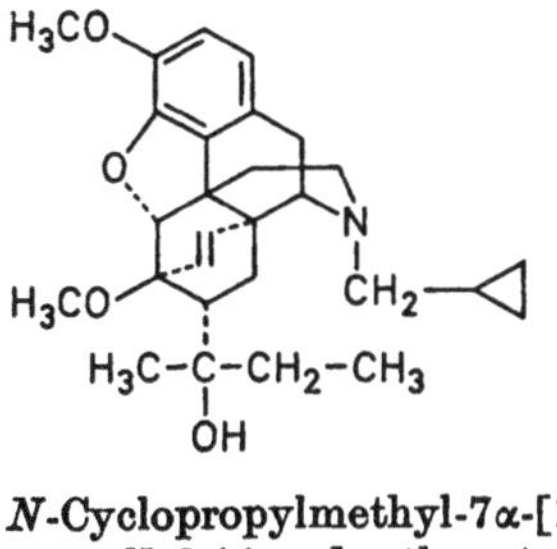

N-Cyclopropylmethyl-7α-[1(*R*)-hydroxy-1-methylpropyl]-6,14-*endo*-ethenotetrahydronorthebain = [5α,7α(*R*)]-17-(Cyclopropylmethyl)-4,5-epoxy-α-

ethyl-3,6-dimethoxy-α-methyl-6,14-ethenomorphinan-7-methanol (●)

S *Homprenorphin***, R & S 5205-M

V Analgeticum

5681 *(4605)* $C_{28}H_{38}ClFO_5$

4891-71-8

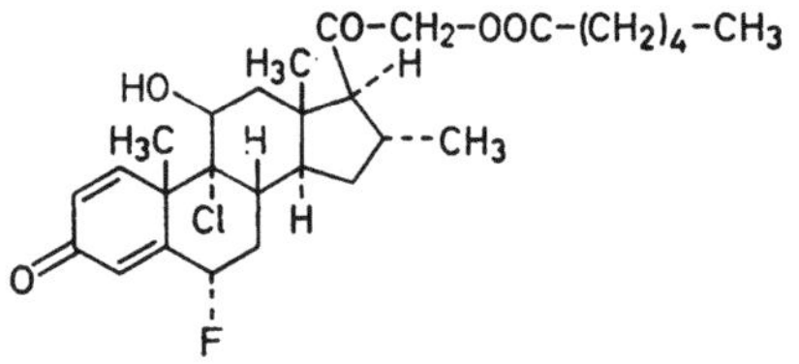

9α-Chlor-6α-fluor-11β,21-dihydroxy-16α-methyl-1,4-pregnadien-3,20-dion-21-hexanoat = (6α,11β,16α)-9-Chlor-6-fluor-11-hydroxy-16-methyl-21-[(1-oxohexyl)oxy]pregna-1,4-dien-3,20-dion (●)

S *Clocortoloncapronat*

V antiphlogistisch und antiallergisch wirksames Glucocorticoid

---

5682 $C_{28}H_{38}ClN_3O_2S$

17528-28-8

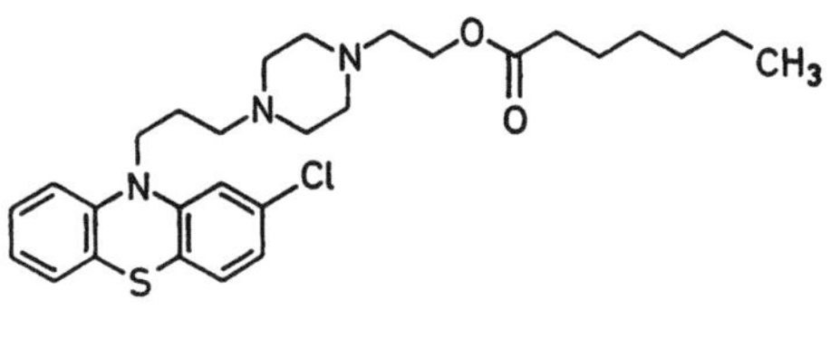

2-{4-[3-(2-Chlor-10-phenothiazinyl)-propyl]-1-piperazinyl}-ethylheptanoat = Heptansäure-2-[4-[3-(2-chlor-10*H*-phenothiazin-10-yl)propyl]-1-piperazinyl]ethylester (●)

S Decentan-Depot, *Perphenazinönanthat*, Trilafon Enanthate

V Neurolepticum

5683 *(4606)* $C_{28}H_{38}N_2O_4$

7077-33-0

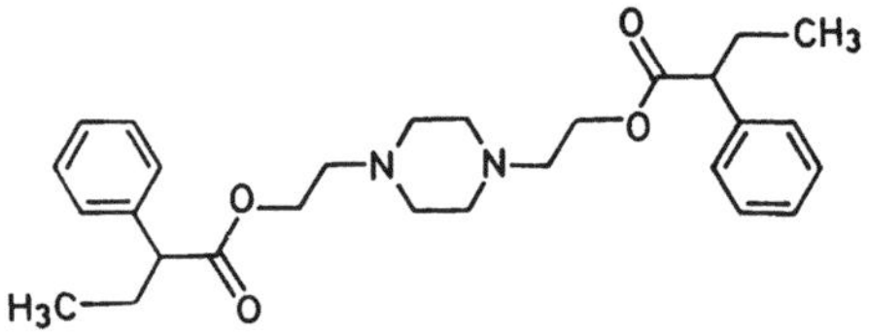

2,2′-(1,4-Piperazindiyl)-bis-ethyl-(2-phenylbutyrat) = 1,4-Bis-[2-(2-phenylbutyryloxy)-ethyl]-piperazin = α-Ethylbenzenessigsäure-1,4-piperazindiyldi-2,1-ethandiylester (●)

H Dihydrochlorid

S *Febuverindihydrochlorid***, *Phebutazindihydrochlorid*, *Phebutirazina dicloridrato*, Spasmo-Sapos-Wirkstoff

V Spasmolyticum

5684 *(4607)* $C_{28}H_{38}N_2O_4$

483-17-0

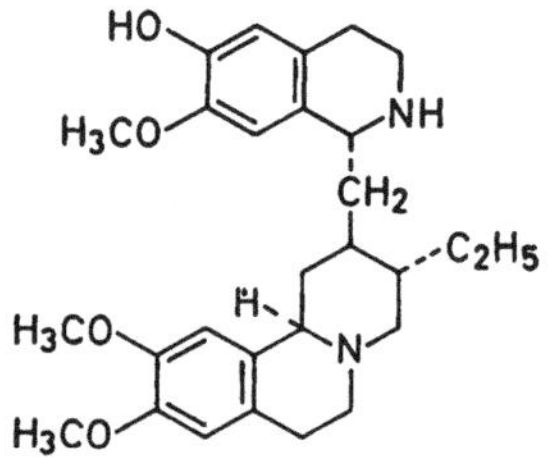

3-Ethyl-2,3,4,6,7,11b-hexahydro-9,10-dimethoxy-2-(1,2,3,4-tetrahydro-6-hydroxy-7-methoxy-1-isochinolylmethyl)-1*H*-benzo[*a*]chinolizin = 7′,10,11-Trimethoxyemetan-6′-ol (●)

S *Cephaelin*, *Desmethylemetin*, *Dihydropsychotrin*

V Emeticum, Expectorans, Amoebicid (Ipecacuanha-Alkaloid)

5685 *(4608)* $C_{28}H_{38}N_2O_6$

154-82-5

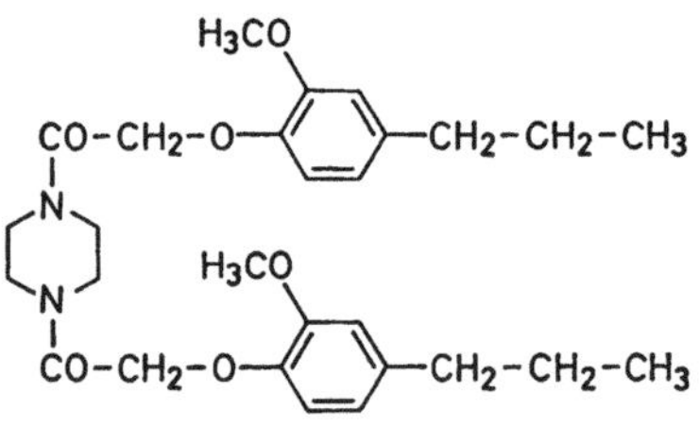

1,4-Bis-[(2-methoxy-4-propylphenoxy)acetyl]-piperazin (●)

S AP 2, Kyorin-AP 2, *Simetrid**

V Analgeticum

5686 (4609) $C_{28}H_{38}N_4O$

5942-95-0

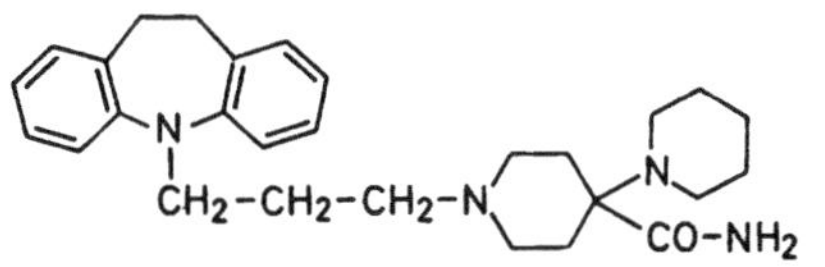

1′-[3-(10,11-Dihydro-5*H*-dibenz[*b,f*]azepin-5-yl)-propyl][1,4′-bipiperidin]-4′-carboxamid (●)

H Dihydrochlorid (7075-03-8)

S *Carbadipimidindihydrochlorid, Carpipramindihydrochlorid***, CPP, Defecton, Defekton, PZ 1511, Stabilotren

V Thymolepticum

5687 $C_{28}H_{38}O_3$

22263-51-0

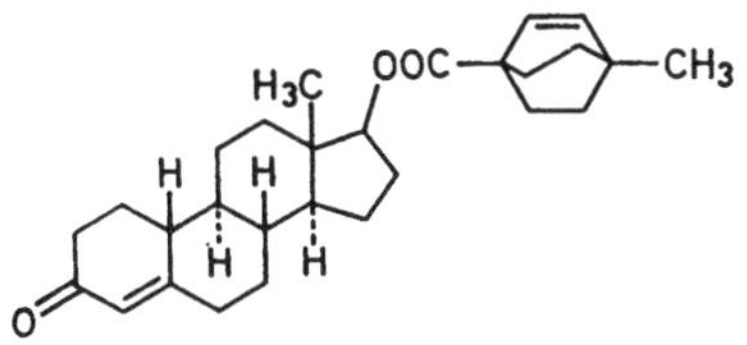

17β-Hydroxy-4-östren-3-on-14-(4-methylbicyclo-[2.2.2]oct-2-en-1-carboxylat) = (17β)-17-[[(4-Methylbicyclo[2.2.2]oct-2-en-1-yl)carbonyl]oxy]-östr-4-en-3-on (●)

S *Nandroloncyclotat*, RS-3268 R

V Anabolicum

5688 $C_{28}H_{38}O_6$

5119-48-2

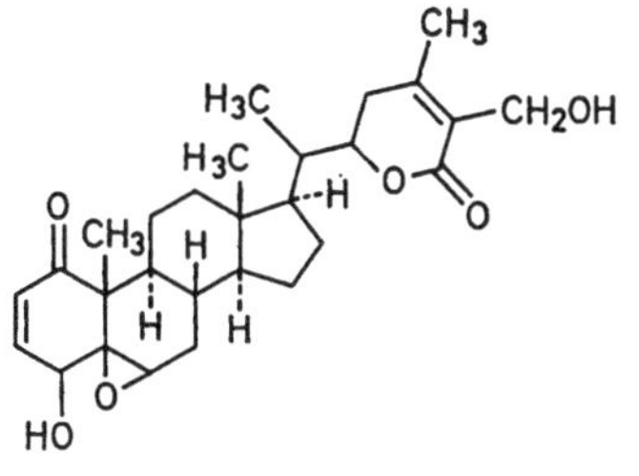

(4β,5β,6β,22*R*)-5,6-Epoxy-4,22,27-trihydroxy-1-oxoergosta-2,24-dien-26-säure-δ-lacton (●)

S *Withaferin A*

V Cytostaticum

5689 (4610) $C_{28}H_{39}FO_5$

303-40-2

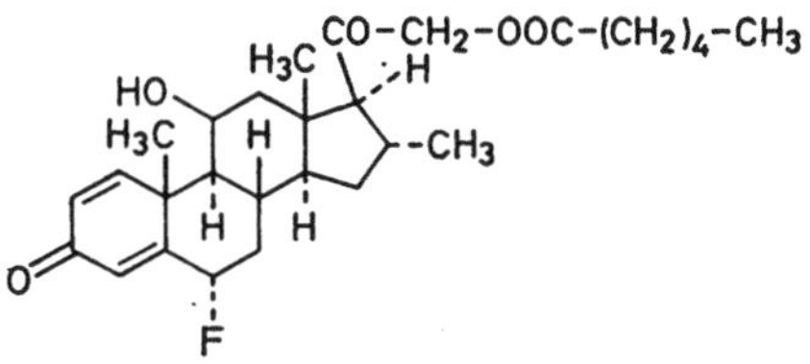

6α-Fluor-11β,21-dihydroxy-16α-methyl-1,4-pregnadien-3,20-dion-21-hexanoat = (6α,11β,16α)-6-Fluor-11-hydroxy-16-methyl-21-[(1-oxohexyl)-oxy]pregna-1,4-dien-3,20-dion (●)

S *Fluocortoloncapronat*, SH 770, Ultralan-Kristall-susp.

V antiphlogistisch und antiallergisch wirksames Glucocorticoid

---

5690 (4611) $C_{28}H_{39}FO_6$

24668-75-5

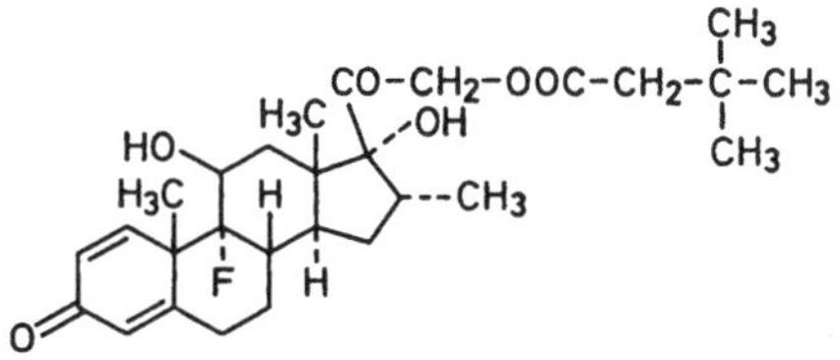

9α-Fluor-11β,17α,21-trihydroxy-16α-methyl-1,4-pregnadien-3,20-dion-21-(3,3-dimethylbutyrat) = 9α-Fluor-16α-methylprednisolon-21-*tert.*-butylacetat = (11β,16α)-21-(3,3-Dimethyl-1-oxobutoxy)-9-fluor-11,17-dihydroxy-16-methylpregna-1,4-dien-3,20-dion (●)

S Decadron-TBA, *Dexamethason-tert.-butylacetat*

V antiphlogistisch und antiallergisch wirksames Glucocorticoid

---

5691 $C_{28}H_{39}NO_5$

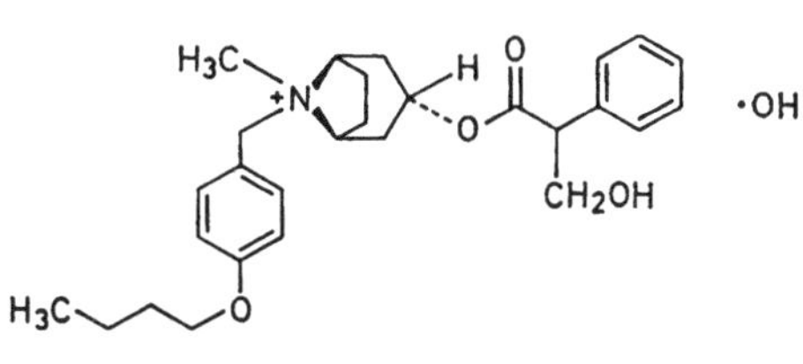

8-(*p*-Butoxybenzyl)-3α-hydroxy-1α*H*,5α*H*-tropaniumhydroxid-(−)-tropat = *endo*-(−)-8-[(4-Butoxyphenyl)methyl]-3-(3-hydroxy-1-oxo-2-phenylpropoxy)-8-methyl-8-azoniabicyclo[3.2.1]octanhydroxid (●)

H Bromid (29025-14-7)

S *Busciamine bromide, p-Butoxybenzylhyoscyaminiumbromid, Butropiumbromid***, Coliopan, E-344

V Spasmolyticum

5692 *(4612)* $C_{28}H_{39}NO_6$

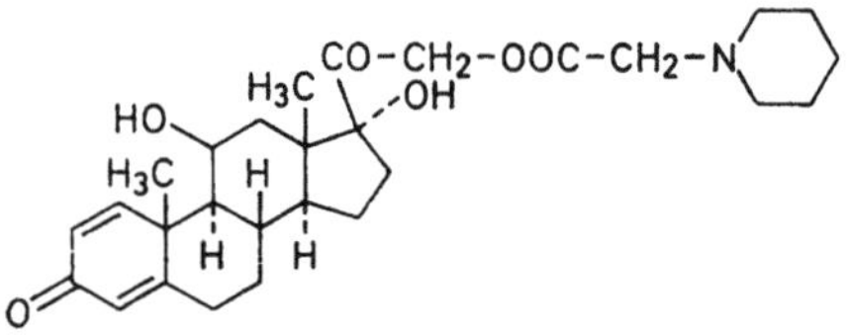

11β,17α,21-Trihydroxy-1,4-pregnadien-3,20-dion-21-piperidinoacetat = Prednisolon-21-piperidinoacetat = (11β)-11,17-Dihydroxy-21-[(1-piperidinylacetyl)oxy]pregna-1,4-dien-3,20-dion (●)

H auch Hydrochlorid (16898-31-0)

S *Prednisolonpiperidinoacetat,* Scherisolon solubile

V wasserlösliches Prednisolonderivat

5693 *(4613)* $C_{28}H_{39}NO_6$
6890-42-2

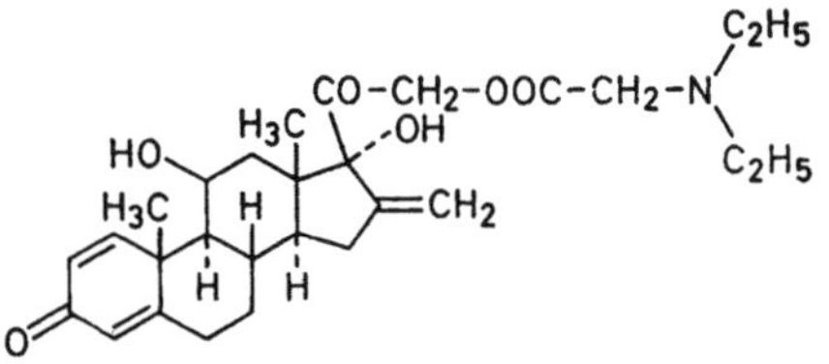

11β,17α,21-Trihydroxy-16-methylen-1,4-pregnadien-3,20-dion-21-diethylaminoacetat = 16-Methylenprednisolon-21-diethylaminoacetat = *N,N*-Diethylglycin-(11β)-11,17-dihydroxy-16-methylen-3,20-dioxopregna-1,4-dien-21-ylester (●)

H auch Hydrochlorid (22887-42-9)

S Dacorsol, Decortilen solubile, *Prednylidendiethylaminoacetat*

V wasserlösliches Glucocorticoid

5694 *(4614)* $C_{28}H_{40}FNO_6$

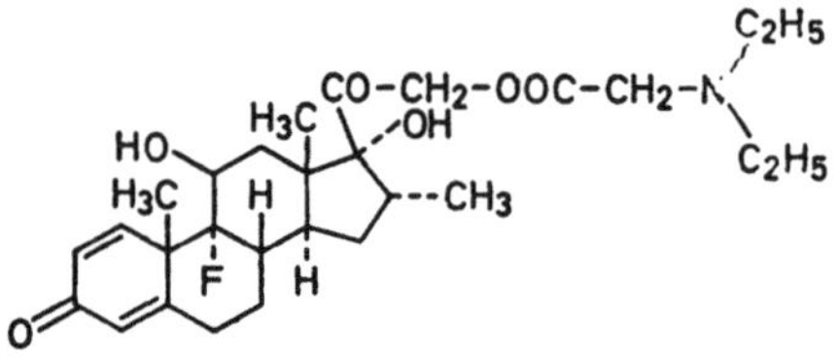

9α-Fluor-11β,17α,21-trihydroxy-16α-methyl-1,4-pregnadien-3,20-dion-21-diethylaminoacetat = 16α-Methyl-9α-fluorprednisolon-21-diethylaminoacetat = *N,N*-Diethylglycin-(11β,16α)-9-fluor-11,17-dihydroxy-16-methyl-3,20-dioxopregna-1,4-dien-21-ylester (●)

H auch Hydrochlorid

S *Dexamethasondiethylaminoacetat,* Solu-Fortecortin

V wasserlösliches Glucocorticoid

5695 *(4615)* $C_{28}H_{40}N_2O_2$
493-75-4

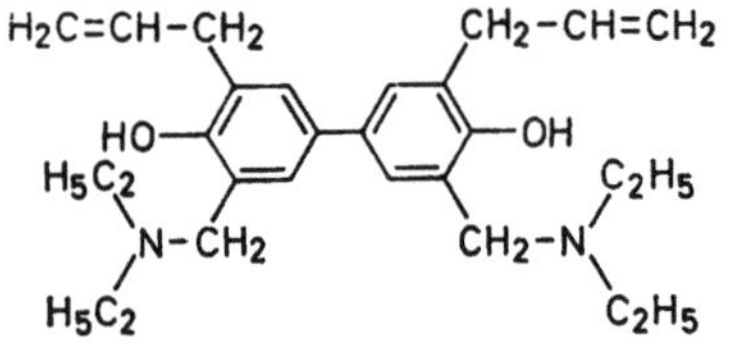

3,3'-Diallyl-5,5'-bis-(diethylaminomethyl)-biphenyl-4,4'-diol = 6,6'-Diallyl-α,α'-bis-(diethylamino)-4,4'-bis-(*o*-kresol) = 3,3-Bis[(diethylamino)methyl]-5,5'-di-2-propenyl[1,1'-biphenyl]-4,4'-diol (●)

H Dihydrochlorid (3624-96-2)

S *Bialamicoldihydrochlorid***, Biallylamicol,* CAM-807, Camoform, CI-301, CT 871, NSC-6386, PAA-701, S.N. 6771

V Chemotherapeuticum gegen Protozoeninfektionen

5696 $C_{28}H_{40}N_2O_5$
16662-47-8

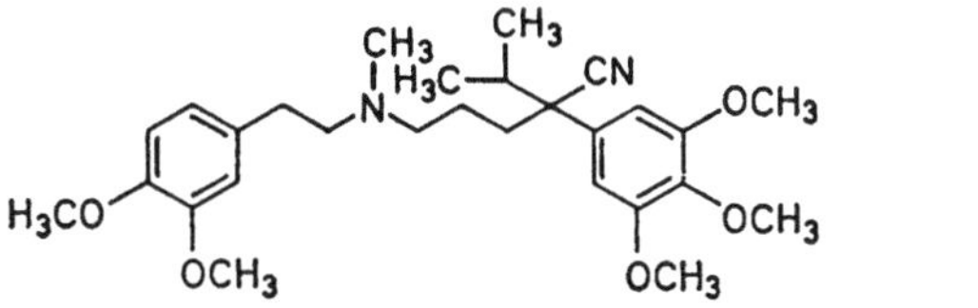

5-[(3,4-Dimethoxyphenethyl)-methylamino]-2-(3,4,5-trimethoxyphenyl)-2-isopropylvaleronitril = 2-(3,4,5-Trimethoxyphenyl)-2-isopropyl-5-(*N*-methyl-*N*-homoveratrylamino)-valeronitril = α-[3-[[2-(3,4-Dimethoxyphenyl)ethyl]methylamino]propyl]-3,4,5-trimethoxy-α-(1-methylethyl)benzenacetonitril (●)

S D 600, *Gallopamil**

V Calciumantagonist, Coronarvasodilatans

5697 *(4616)* $C_{28}H_{40}N_2O_9$
642-15-9

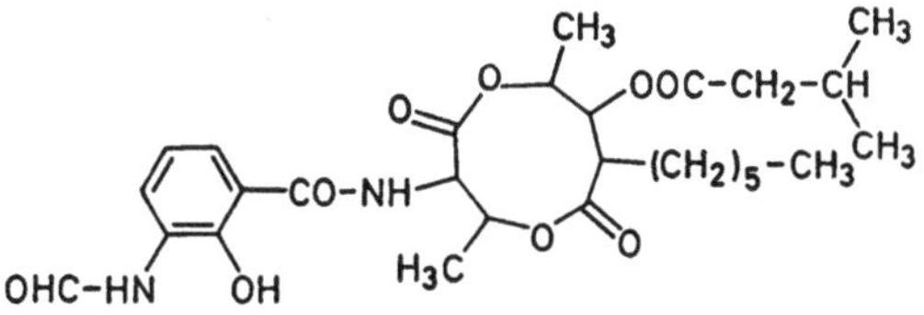

3-Methylbutansäure-3-[[3-(formylamino)-2-hydroxybenzoyl]amino]-8-hexyl-2,6-dimethyl-4,9-dioxo-1,5-dioxonan-7-ylester (●)

S Antimycin A_1, Antimycoin

V Antibioticum aus Streptomyces-Arten

5698 *(4617)* $C_{28}H_{40}O_4$
1178-60-5

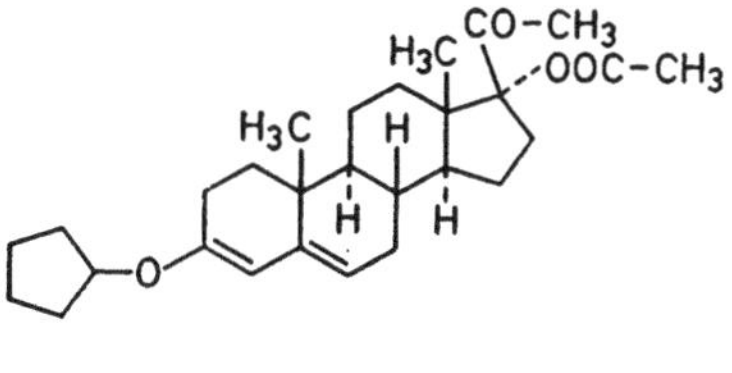

3-Cyclopentyloxy-17α-hydroxy-3,5-pregnadien-20-on-17-acetat = 17α-Acetoxyprogesteron-3-cyclopentylenoläther = 17-(Acetyloxy)-3-(cyclopentyloxy)pregna-3,5-dien-20-on (●)

S Gestovis, Gestovister, *Pentagestroni acetas***

V Progestativum

5699 *(4618)* $C_{28}H_{41}ClN_2O$
14728-33-7

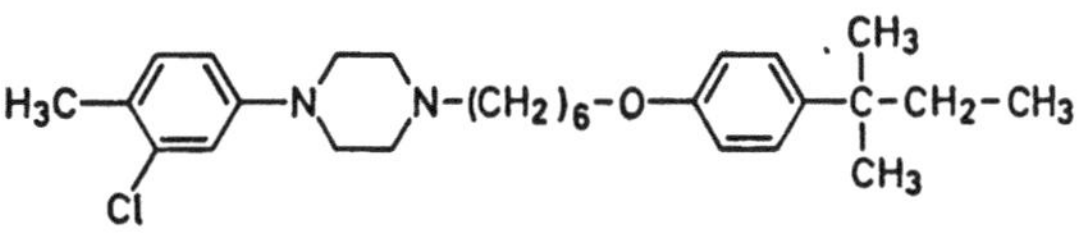

1-(3-Chlor-*p*-tolyl)-4-[6-(*p-tert.*-pentylphenoxy)-hexyl]-piperazin = 1-(3-Chlor-4-methylphenyl)-4-[6-[4-(1,1-dimethylpropyl)phenoxy]hexyl]piperazin (●)

H Hydrochlorid **(3845-22-5)**

S A-16612, PR-3847, *Teroxalenhydrochlorid***

V Schistosomicid

5700 *(4619)* $C_{28}H_{41}N_3O_3$
126-27-2

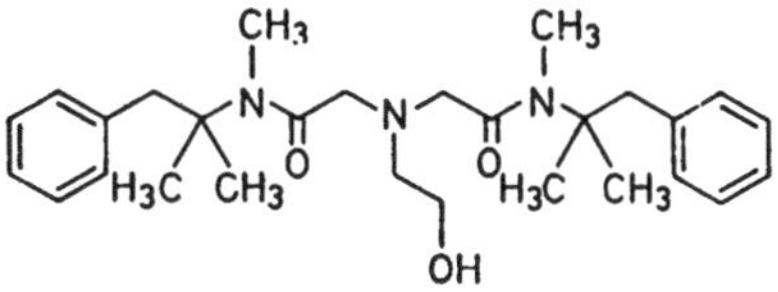

2,2′-(2-Hydroxyethylimino)-bis-[*N*-(α,α-dimethylphenethyl)-*N*-methylacetamid] = *N,N*-Bis-[*N*′-methyl-*N*′-(phenyl-*tert.*-butyl)-carbamoylmethyl]-β-hydroxyethylamin = 2,2′-[(2-Hydroxyethyl)-imino]bis[*N*-(1,1-dimethyl-2-phenylethyl)-*N*-methylacetamid] (●)

H auch Hydrochlorid **(13930-31-9)**

S Emoren, *Oxäthakain*, *Oxetacain***, *Oxethazaine*, *Oxéthazine*, Robercain R, Topicain „Chugai", Wy-806

V Magenschleimhautanästheticum

5700-01 *(4619a)* **8059-92-5**

H mit Zusatz von $Al(OH)_3-Mg(OH)_2$—Gel

S Betalgil, Bialoxin, Bistcaine, Droxaine, Mucaine, Mucoxin, Mutésa, Muthesa, Oxagine, Oxaine-M, Strocain, Tepilta, Ventran

V Magenschleimhautanästheticum

5701 $C_{28}H_{41}N_3O_3$
55 837-29-1

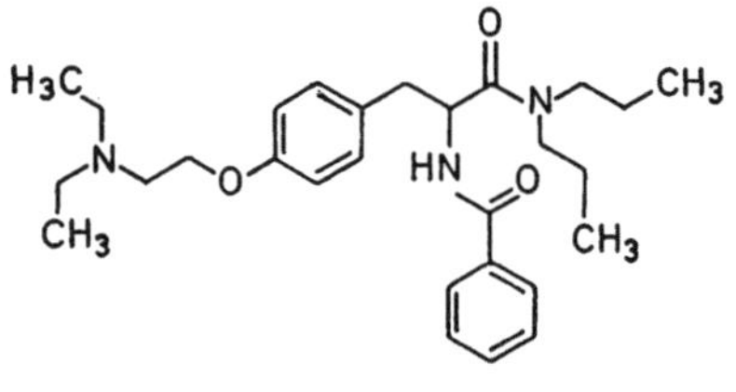

DL-α-Benzamido-*p*-[2-(diethylamino)-ethoxy]-*N*,*N*-dipropylhydrocinnamamid = (±)-α-(Benzoylamino)-4-[2-(diethylamino)ethoxy]-*N*,*N*-dipropylbenzenpropanamid (●)

S *Tiropramid***
V Analgeticum

5702 *(4620)* $C_{28}H_{42}FNO_4$
23 775-92-0

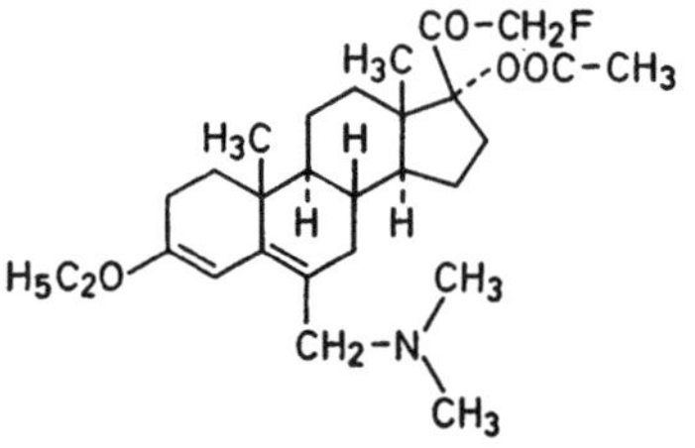

17α-Acetoxy-3-ethoxy-6-dimethylaminomethyl-21-fluor-3,5-pregnadien-20-on = 17-(Acetyloxy)-6-[(dimethylamino)methyl]-3-ethoxy-21-fluor-pregna-3,5-dien-20-on (●)

H Hydrochlorid (19 494-82-7)
S SC-17599
V Analgeticum

5703 $C_{28}H_{42}N_2O_5$
54 063-40-0

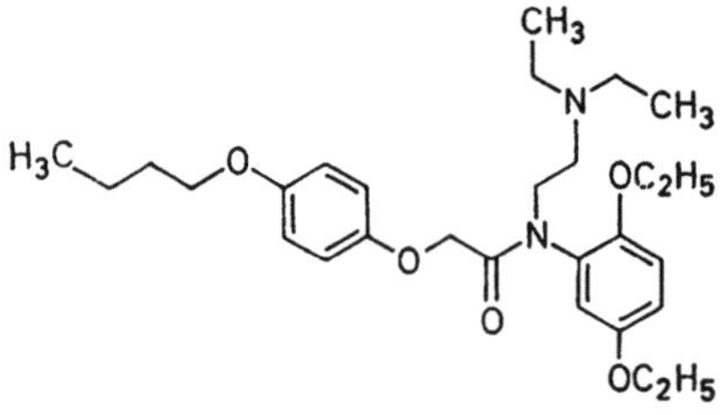

2-(4-Butoxyphenoxy)-*N*-(2,5-diethoxyphenyl)-*N*-[2-(diethylamino)ethyl]acetamid (●) = 2-(*p*-Butoxyphenoxy)-*N*-(2-diethylaminoethyl)-2′,5′-diethoxyacetanilid

H Hydrochlorid (27 471-60-9)
S ANP 3548, *Fenoxedilhydrochlorid***, Suplexedil
V cerebrales und peripheres Vasodilatans

5704 *(4621)* $C_{28}H_{42}N_4O_9$
15 687-09-9

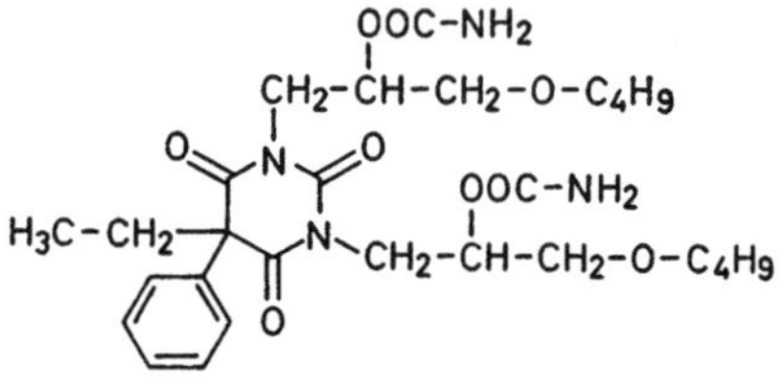

1,3-Bis-(3-butoxy-2-hydroxypropyl)-5-ethyl-5-phenylbarbitursäuredicarbamat = 1,3-Bis[2-[(aminocarbonyl)oxy]-3-butoxypropyl]-5-ethyl-5-phenyl-2,4,6(1*H*,3*H*,5*H*)-pyrimidintrion (●)

S *Difebarbamat***
V Sedativum

5705 *(4622)* $C_{28}H_{42}O_3$
2034-94-8

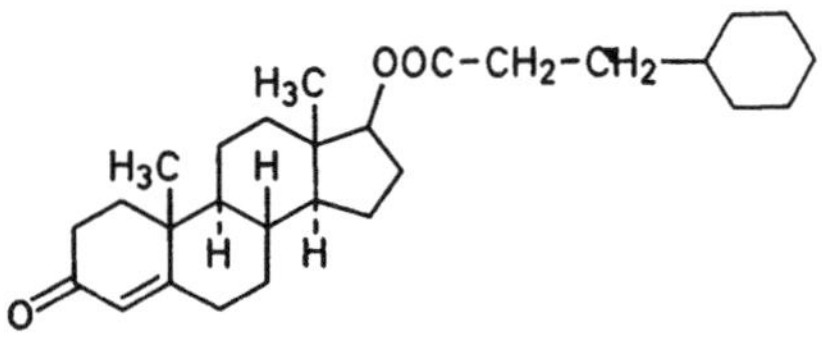

17β-Hydroxy-4-androsten-3-on-17-(β-cyclohexylpropionat) = 17-(3-Cyclohexyl-1-oxopropoxy)-androst-4-en-3-on (●)

S Andromar, C.H.P.T., Femolone, Telipex Retard, *Testosteroncyclohexylpropionat*
V Depot-Androgen

5706 *(4623)* $C_{28}H_{42}O_4$
4596-16-1

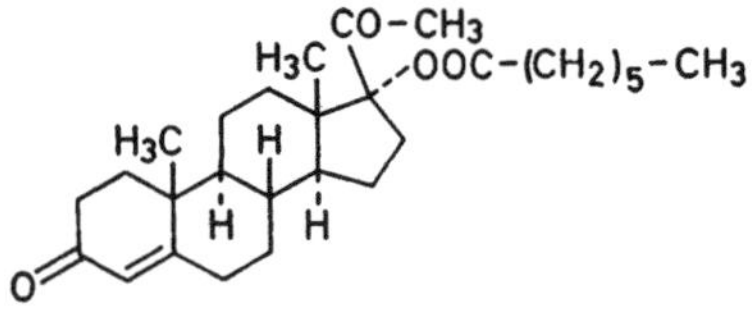

17α-Hydroxy-4-pregnen-3,20-dion-17-heptanoat = 17α-Hydroxyprogesteronönanthat = 17-[(1-Oxoheptyl)oxy]pregn-4-en-3,20-dion (●)

S H.O.P., *Hydroxyprogesteronheptanoat*, Lutogil A. P., Lutogyl A. P., Lutogyl retard
V Progestativum

5707 (*4624*) $C_{28}H_{42}O_4$

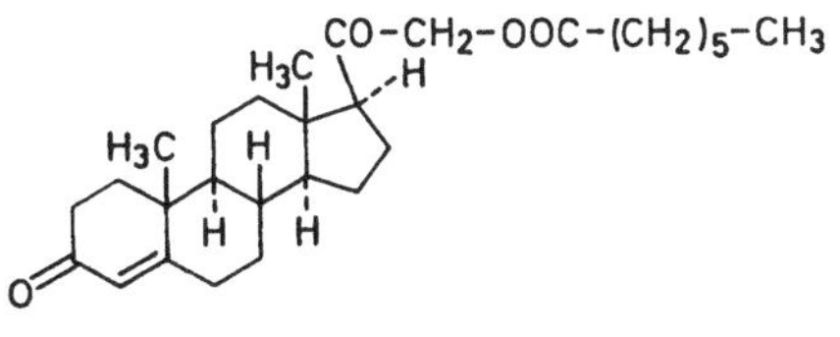

21-Hydroxy-4-pregnen-3,20-dion-21-heptanoat = 11-Desoxycorticosteronönanthat = 21-[(1-Oxoheptyl)oxy]pregn-4-en-3,20-dion (●)

S Cortexon-Depot, Cortiron-Depot, *Desoxycortonönanthat*, Primocort-Depot

V Mineralocorticoid (Elektrolytstoffwechselhormon)

5708 (*4625*) $C_{28}H_{44}Cl_2N_4O_4$

470-78-0

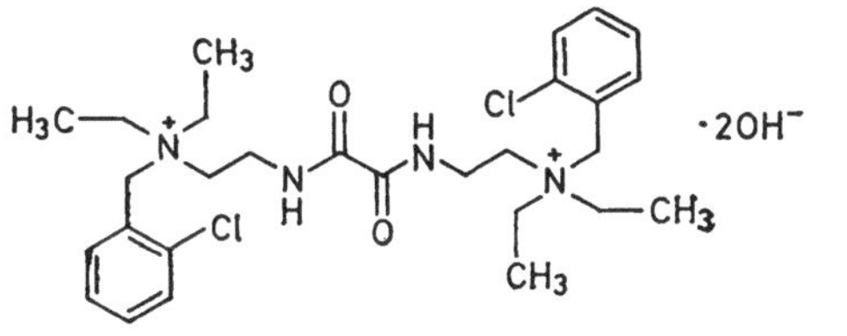

N,*N'*-[2,2'-(Oxalyldiamino)-diethyl]-bis-(*N*,*N*-diethyl-*o*-chlorbenzylammoniumhydroxid) = *N*,*N'*-Bis-(2-diethylaminoethyl)-oxamid-bis-(2-chlorbenzylhydroxid) = *N*,*N'*-[(1,2-Dioxo-1,2-ethandiyl)bis(imino-2,1-ethandiyl]bis[2-chlor-*N*,*N*-diethylbenzenmethanaminiumhydroxid] (●)

H Dichlorid (115-79-7)

S *Ambenoniumchlorid***, *Ambestigminumchlorid*, Misuran, Myorgal, Mysuran chloride, Mytelase chloride, Oksazil, *Ozazyl(um)*, Win 8077

V Cholinesteraseinhibitor (gegen Myastenia gravis)

5709 (*4626*) $C_{28}H_{44}O$

50-14-6

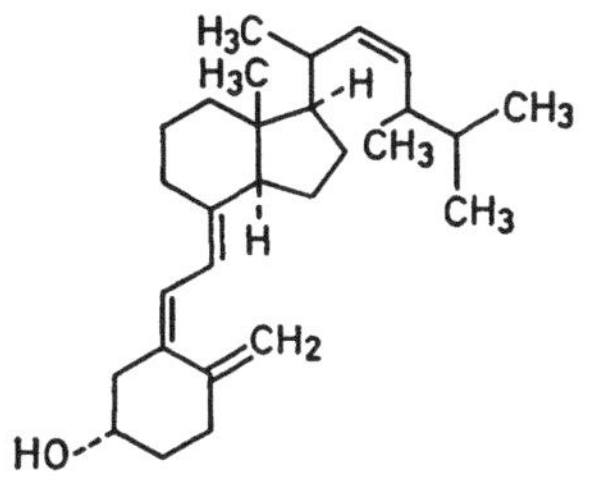

9,10-Seco-5,7,10(19),22-ergostatetraen-3α-ol = (3β,5*Z*,7*E*,22*E*)-9,10-Secoergosta-5,7,10(19),22-tetraen-3-ol (●)

H s. auch Nr. 5713

S Acterol, AFI-D_2, Alcovit-D_2, Aldevit, Arachitol, Auxina D, Bentavit D, Biocalciosterina, Biocatines D_2, Biogoan D, *Calciferol*, Calciferovit, Calcirol D 2, Capi D_2, Chemovit D, Chocola D, Condol, Crexvit D_2, Criptocal D, Dancavit D, Darovitam D_2, D-arthrin, Davitamon D, Davitan, Davitin, D_2-Cidan, D-Crivit, D_2-Dinvos, Decaps, Dê-Choque, Decrisina, Deeosterol, Deeplon, Dee-ron, Defebo, Deferamina, Dekristol, Delta 15, Deltabios, Deltalin, Delta-Monovit, Deltar, Deltasole, Deltasterolo, Deltavit, Denetone, Deradion, Deratol, Dergosten, Dergosterin, Destérol, Desyn, Detalup, Detamine, Deterapion, Detin, Detracetten, Devidon, Devisterine, Devitan, De-Vite, Deviteno, Devitil, Devitmarr, Devitol, D-forte, D_2-Galup, D_2-Geve, Di-actol, Diad, Dibiovit, Di-Drol, D_2-Idrosol, Didue, Diergin, Diferol, Difilina „Esti“, Difvitamin D, Dilavit, Disir, Disterina, Dith, Dituvit, Divitina, Divit Urto, D_2-Mayer, Dohyfral-D, Doral, Drisdol, D-Tiber, D-Tracetten (alte Form), Dumovit D, D-vatine, D-Vimin, D_2-Vita, D-Vital, Egavit D, Endo D, *Ergocalciferol***, Ergorone, Ergosterid, *Ergosterin activatum*, *Ergosterina Irradiata*, *Ergosterol (activated or irradiated)*, Ertron, Esterosol, Farmobion D_2, Feroxyl, Fiviton D, Fortedol, Fortodyl, Geltabs, Genevis D_2, Glicol D_2, Granvita-D 2, Hi-deratol, Hidrode-Vir, Idrosol D_2, Idro-Steral, Idrurto D_2, Infadin, Infron, Inovitan D, *Kalciferol*, *Kalziferol*, Lambotran, Macrodial, Metadee, Mina D_2, Mulsal D, Mulsiferol, Mykostin, Novotono D_2, Oldevit, *Oleovitamin* D_2, Oleovit D_2, Optovite D_2, Ostelin, Osteodina, Osteovit, Osteovitadin, Osteovitina, Ostergil, Plivit D, Radiamon, Radiosterina, Radiostol, Radsterin, Raquiferol,

Raquixok „D“, Recalferol D_2, Rexamin D, Romedat D_2, Savitol, Shock-Ferol, Sinervit D_2, Solvitan D, Spavit D_2, Stanvita D 2, Steral, Steramin, Steran Due, Sterobiol, Sterodin, Sterogil, Sterogyl, Sterosol, Sterovit, Sterovitina, Ucemine D, Ultranol, Urto Calciosterina, Urtosterina, Vi-De, Videlta, Vi-Di, Vidiman, Vidolen, Vidue Monico, Vigoncal, Vigorsan D_2, Vio-D, Viosterin, *Viosterol*, Virogyl, Vitadeferol, Vitadit, Vitadol, *Vitamin* D_2, Vitaplex D, Vitasan D, Vitastabil D_2, Vitasterin, Vitasterol, Vitatrinum D_2, Vitavel D, Vitwas D_2, Wandervit D_2, *Witamina* D_2

V antirachitisches Vitamin

5710 *(4627)* $C_{28}H_{44}O$

57-87-4

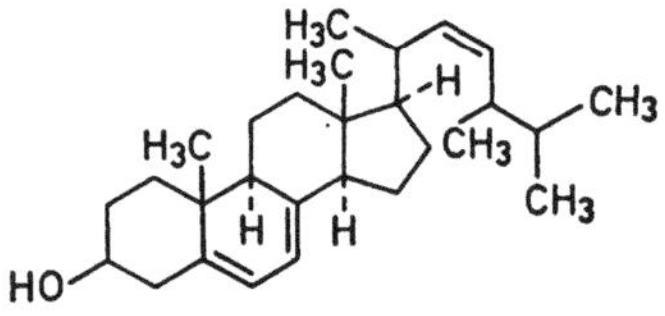

5,7,22-Ergostatrien-3β-ol = (3β)-Ergosta-5,7,22-trien-3-ol (●)

S *Ergosterin, Ergosterol*, Ertron, *Provitamin* D_2

V Provitamin D

5711 *(4628)* $C_{28}H_{44}O_3$

360-70-3

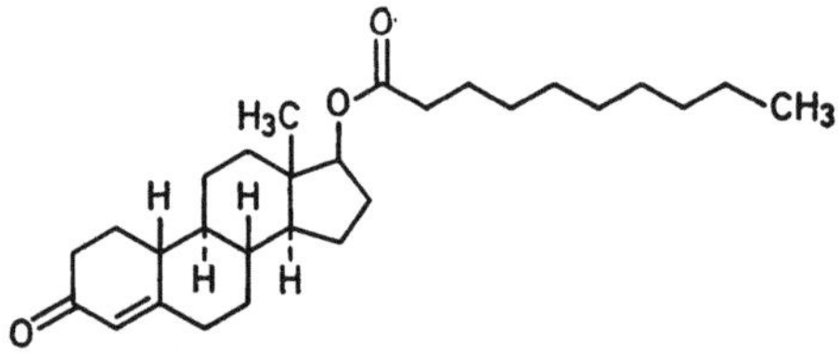

17β-Hydroxy-4-östren-3-on-17-decanoat = 17β-Hydroxy-19-nor-4-androsten-3-on-17-decanoat = (17β)-17-[(1-Oxodecyl)oxy]östr-4-en-3-on (●)

S Abolon, Anabosan-Depot, Axedamine, Deca-Durabol, Deca-Durabolin, Decanandroline, Decanolona, Dekanabol, Eubolin, Fenobolin, Fortabolin, Grossagenus, Hormo-retard, *Nandrolondecanoat*, Nordecon, *Nortestosterondecanoat*, Palactin, Retabolil, Superbolan, Turinabol-Depot

V Anabolicum

5712 *(4629)* $C_{28}H_{45}NO_3$

26248-39-5

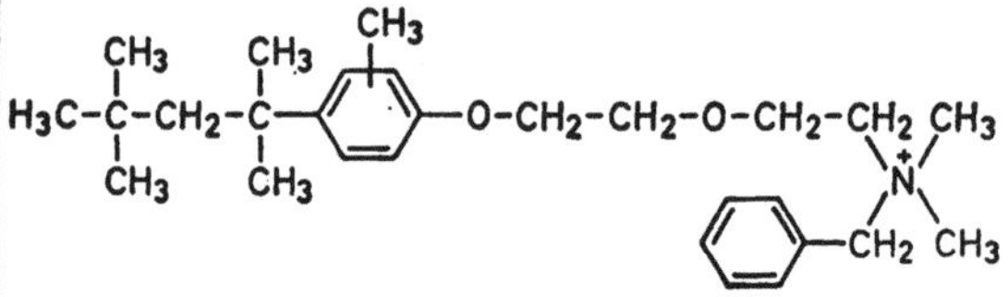

N-Benzyl-*N*,*N*-dimethyl-2-{2-[*p*-(1,1,3,3-tetramethylbutyl)-tolyloxy]-ethoxy}-ethylammoniumhydroxid = *N*,*N*-Dimethyl-*N*-[2-[2-[methyl-4-(1,1,3,3-tetramethylbutyl)phenoxy]ethoxy]-ethyl]benzenmethanaminiumhydroxid (●)

H Chlorid (25155-18-4)

S Ammorid, Amosept, Bactine, Benzibel, Delavan, Diaparenchlorid, Fordustin, Hyamine 10, Hyseptine, *Methylbenzethoniumchlorid***

V Desinficiens, Antisepticum

5713 *(4630)* $C_{28}H_{45}O_4P$

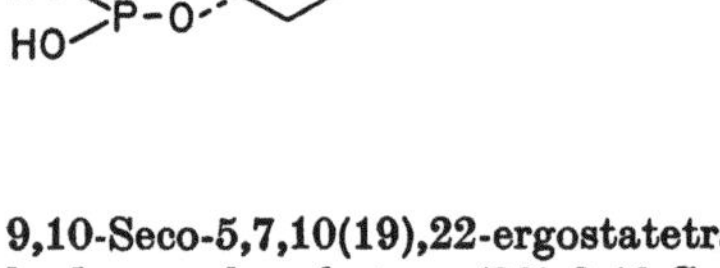

9,10-Seco-5,7,10(19),22-ergostatetraen-3α-yldihydrogenphosphat = (3β)-9,10-Secoergosta-5,7,10(19),22-tetraen-3-ol-dihydrogenphosphat (●)

S Derol, *Ergocalciferolphosphat*, *Vitamin* D_2-*monophosphat*

V Vitamin-D_2-Präparat

5714 *(4631)* $C_{28}H_{46}N_4O_6$

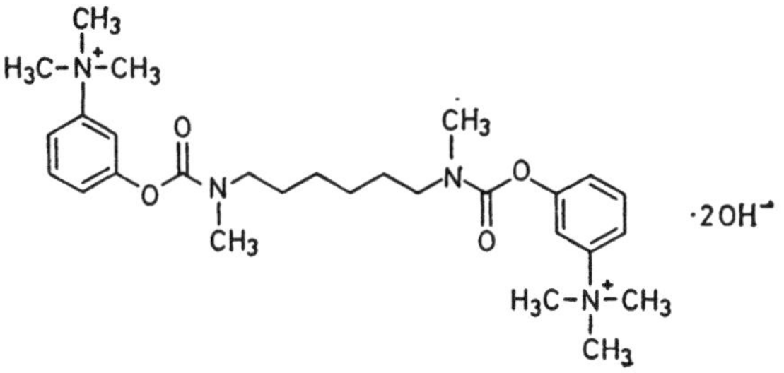

N,N'-Hexamethylenbis-[*m*-(*N*-methylcarbamoyloxy)-phenyltrimethylammoniumhydroxid] = 3,3'-[1,6-Hexandiylbis(methylimino)carbonyloxy]bis-[*N*,*N*,*N*-trimethylbenzenaminiumhydroxid] (●)

H Dibromid (1260-97-5)

S BC 40, Hexadistigmin

V Vagotonicum, Cholinesteraseinhibitor

5715 *(4632)* $C_{28}H_{44}O$

67-96-9

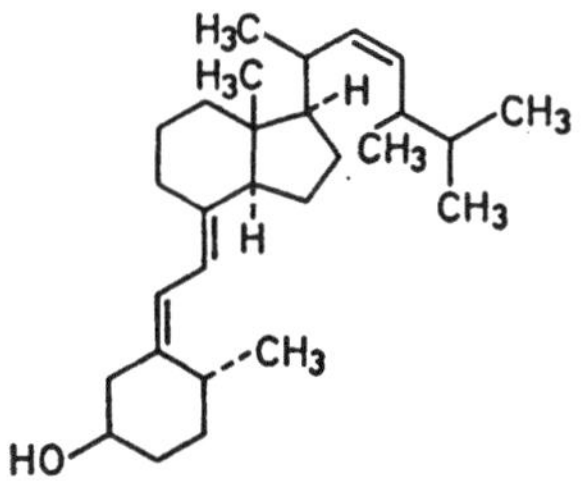

9,10-Seco-5,7,22-ergostatrien-3β-ol = 24-Methyl-9,10-seco-5,7,22-cholestratrien-3β-ol = (3β,5*E*,7*E*,10α,22*E*)-9,10-Secoergosta-5,7,22-trien-3-ol (●)

S Antitanil, Antitetanin, A.T. 10, Atecen, Calcamin(e), *Calcinosefaktor*, *Dichysterol*, *Dichystrolum*, Dihydral, *Dihydrotachysterin*, *Dihydrotachysterol***, Dikystrol, Dygratyl, Hytakerol, Manipal, Parterol, Tachidon, Tachystin, Tachystol, Tetilan

V antitetanisch wirksames Präparat

5716 *(4633)* $C_{28}H_{47}NO_8$

19721-56-3

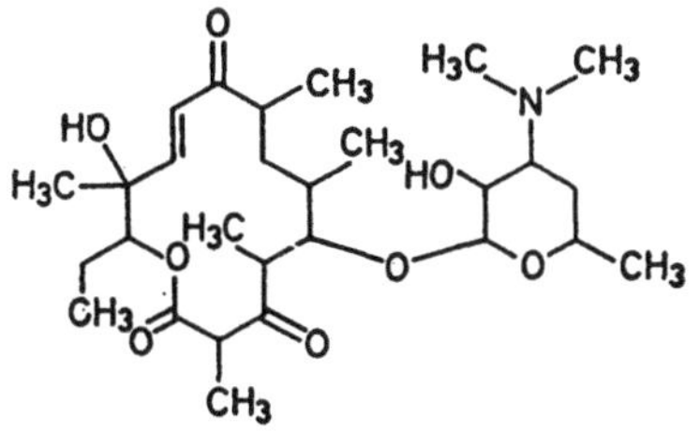

[3*R*-(3*R**,5*R**,6*S**,7*S**,9*R**,11*E*,13*S**,14*R**)]-14-Ethyl-13-hydroxy-3,5,7,9,13-pentamethyl-6-[[3,4,6-trideoxy-6-(dimethylamino)-β-D-*xylo*-hexopyranosyl]oxy]oxacyclotetradec-11-en-2,4,10-trion (●)

S *Albomycetin*, *Amaromycin*, B 62169 A, *Picromycin*, *Pikromycin*

V Antibioticum aus Actinomyces-Arten

5717 *(4634)* $C_{28}H_{48}O_2$

148-03-8

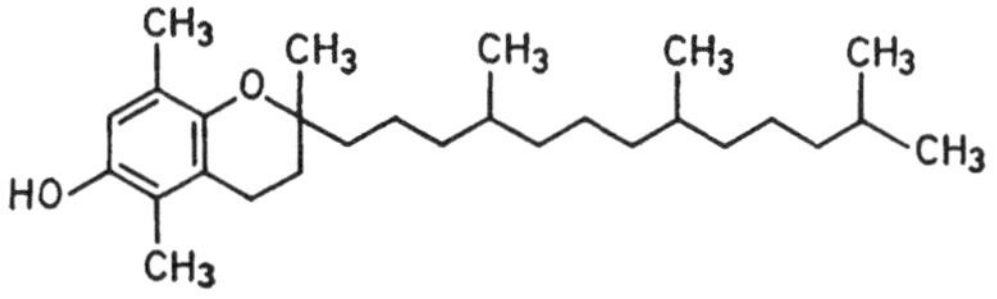

2,5,8-Trimethyl-2-(4,8,12-trimethyltridecyl)-chroman-6-ol = 5,8-Dimethyltocol = 3,4-Dihydro-2,5,8-trimethyl-2-(4,8,12-trimethyltridecyl)-2*H*-1-benzopyran-6-ol (●)

S *Cumotocopherol*, *Neotocopherol*, *β-Tocopherol*, *p-Xylotocopherol*

V Antisterilitätsvitamin

5718 *(4635)* $C_{28}H_{48}O_2$

119-11-9

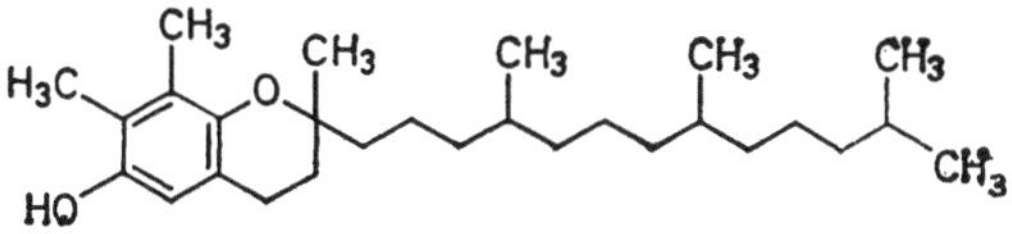

2,7,8-Trimethyl-2-(4,8,12-trimethyltridecyl)-chroman-6-ol = 7,8-Dimethyltocol = 3,4-Dihydro-2,7,8-trimethyl-2-(4,8,12-trimethyltridecyl)-2*H*-1-benzopyran-6-ol (●)

S *γ-Tocopherol*, *o-Xylotocopherol*

V Antisterilitätsvitamin

5719 $C_{28}H_{59}N_3O$
17232-85-8

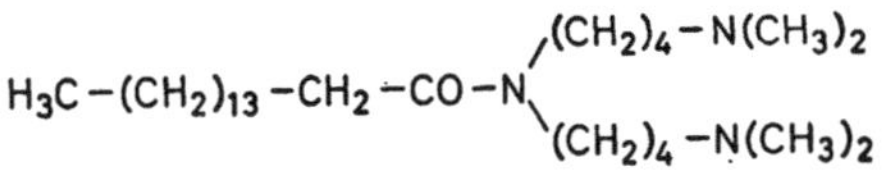

N,N-Bis-(4-dimethylaminobutyl)-palmitinamid = *N,N*-Bis[4-(dimethylamino)butyl]hexadecanamid (●)

S *Solapalmitin*

V Antineoplasticum (Alkaloid aus Solanum tripartitum)

5720 *(4636)* $C_{28}H_{60}N_2O_8$
665-88-3

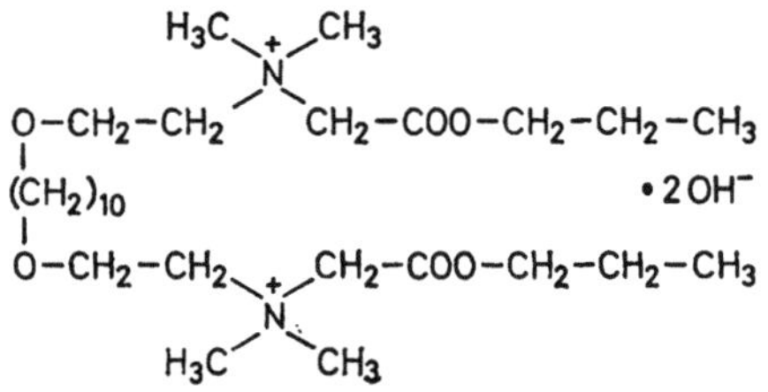

N,N,N',N'-Tetramethyl-*N,N'*-bis-(propoxycarbonylmethyl)-3,14-dioxahexadecan-1,16-diammoniumhydroxid = 2,2'-[1,10-Decandiylbis(oxy)]bis-[*N,N*-dimethyl-*N*-(2-oxo-2-propoxyethyl)ethanaminiumhydroxid] (●)

H Dibromid (3690-61-7)

S *Dioxahexadecaniumbromid*, G 25178, *Prodeconiumbromid***

V Muskelrelaxans

5721 *(4637)* $C_{29}H_{19}F_2NO_3$

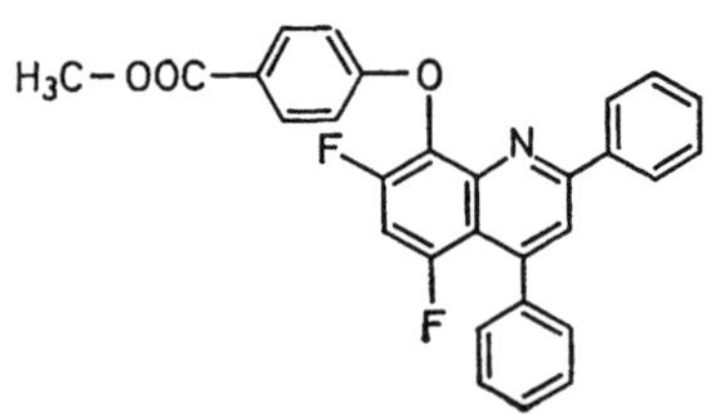

4-[[5,7-Difluor-2,4-diphenyl-8-chinolinyl)oxy]benzoesäuremethylester (●)

S Nur 1 Tropfen, One Drop only

V Antisepticum

5722 *4638)* $C_{29}H_{24}N_4O_8$
5868-05-3

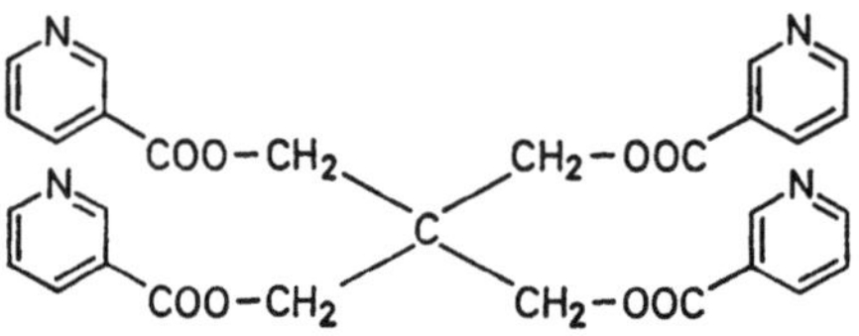

2,2-Bis-(hydroxymethyl)-propan-1,3-dioltetranicotinat = Pentaerythrittetranicotinat = 3-Pyridincarbonsäure-2,2-bis[[(3-pyridinylcarbonyl)oxy]-methyl]-1,3-propandiylester (●)

S 8 AL, Bufon, Bufor, Cardiolipol, *Niceritrol***, *Pentaerythrityltetranicotinat*, Perycit, Perysit, SK-1

V Antihypercholesterinämicum

5723 *(4639)* $C_{29}H_{25}N_3O_5$
639-48-5

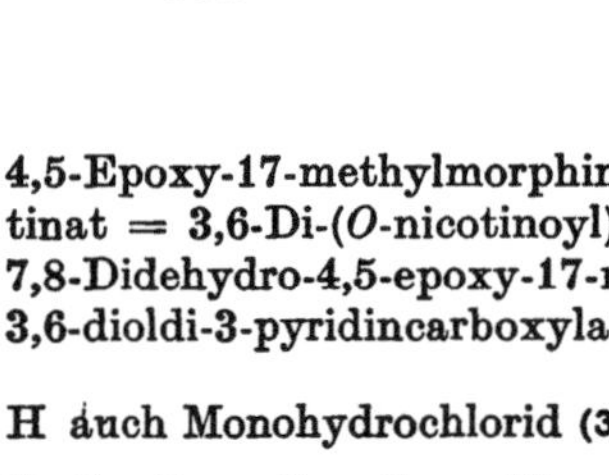

4,5-Epoxy-17-methylmorphin-7-en-3,6-diyldinicotinat = 3,6-Di-(*O*-nicotinoyl)-morphin = (5α,6α)-7,8-Didehydro-4,5-epoxy-17-methylmorphinan-3,6-dioldi-3-pyridincarboxylat(ester) (●)

H auch Monohydrochlorid (35055-78-8)

S Gevilan, Gewalan, *Morphindinicotinat*, *Nicomorfina*, *Nicomorphin***, *Nicophin*, Subellan, Vendal, Vilan

V Analgeticum

5724 $C_{29}H_{27}N_6O_{11}P$

36119-03-6

Riboflavin-2',3'-dinicotinat-4'(5')-phosphat = Riboflavin-2',3'-di-3-pyridincarboxylatmono(dihydrogenphosphat)(ester) (●)

S FMN-dinicotinat

V Therapeuticum gegen diabetische Neuropathien

5725 (4640) $C_{29}H_{29}N_3O_9$

24634-59-1

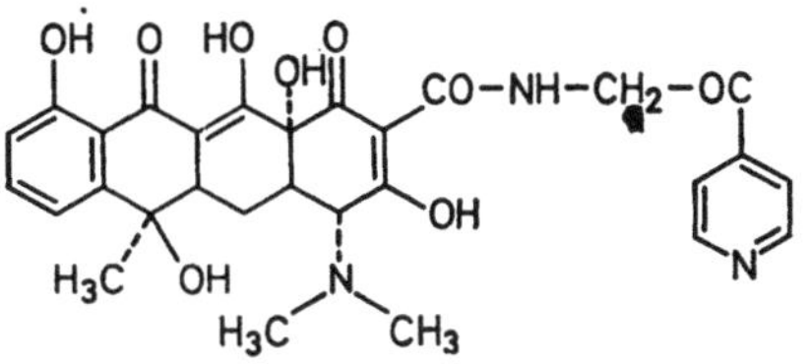

4-Dimethylamino-1,4,4a,5,5a,6,11,12a-oktahydro-3,6,10,12,12a-pentahydroxy-*N*-(isonicotinoylmethyl)-6-methyl-1,11-dioxo-2-naphthacencarboxamid = Isonicotinoylmethyltetracyclin = [4*S*-(4α,4aα,5α,5aα,6β,12aα)]-4-(Dimethylamino)-1,4,4a,5,5a,6,11,12a-octahydro-3,6,10,12,12a-pentahydroxy-6-methyl-1,11-dioxo-*N*-[2-oxo-2-(4-pyridinyl)ethyl]-2-naphthacencarboxamid (●)

S Superciclin „Farmabion"

V Antibioticum

5726 $C_{29}H_{30}N_2OS$

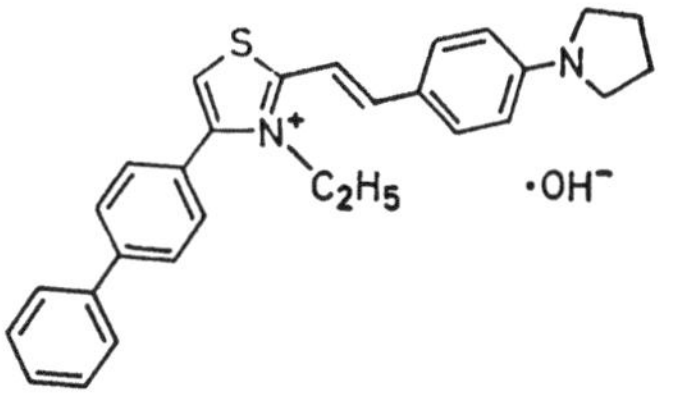

3-Ethyl-4-(4-biphenylyl)-2-[4-(1-pyrrolidinyl)-styryl]-thiazoliumhydroxid = 4-([1,1'-Biphenyl]-4-yl)-3-ethyl-2-[2-[4-(1-pyrrolidinyl)phenyl]ethenyl]thiazoliumhydroxid (●)

H Jodid (24840-59-3)

S 66-269, *Pretamaziumjodid***

V Anthelminthicum (gegen Oxyuriasis)

5727 (4641) $C_{29}H_{30}N_2O_5$

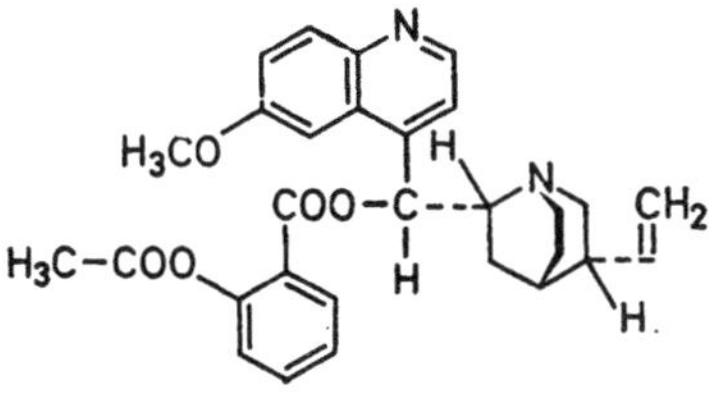

(5-Vinyl-2-chinuclidinyl)-(6-methoxy-4-chinolyl)-methyl-*O*-acetylsalicylat = Acetylsalicylsäure-chininester = (8α,9*R*)-6'-Methoxycinchonan-9-ol-2-(acetyloxy)benzoat(ester) (●)

H Acetylsalicylat

S Apochin, Aspochin

V Analgeticum, Spasmolyticum

5728 (4642) $C_{29}H_{30}N_2O_6$

16006-74-9

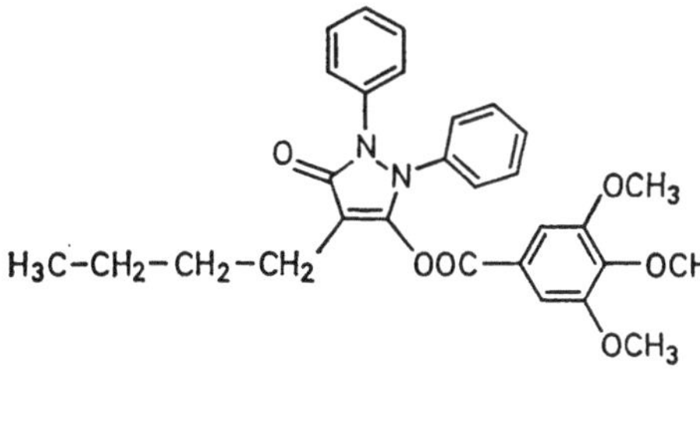

4-Butyl-5-oxo-1,2-diphenyl-3-pyrazolin-3-yl-(3,4,5-trimethoxybenzoat) = 4-Butyl-1,2-diphenyl-3-(3,4,5-trimethoxybenzoyloxy)-3-pyrazolin-5-on = 3,4,5-Trimethoxybenzoesäure-4-butyl-2,5-dihydro-5-oxo-1,2-diphenyl-1*H*-pyrazol-3-ylester (●)

S Ditrobutal, Ditrone, LH-150, Megazone, *Phenylbutazontrimethylgallat*

V Antirheumaticum, Antiphlogisticum

5729 *(4643)* $C_{29}H_{30}N_6O_2$
13988-23-3

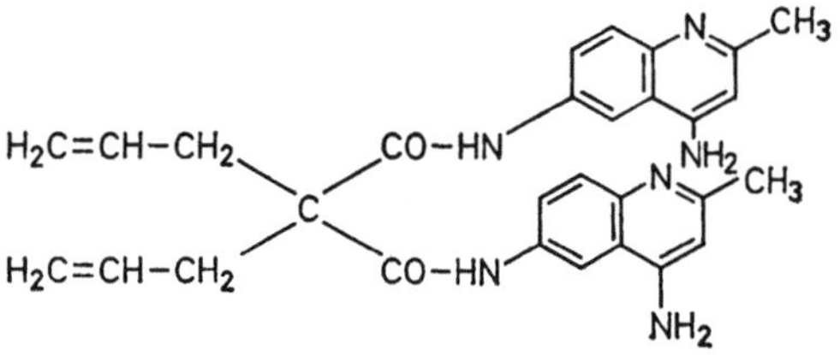

2,2-Diallyl-*N*,*N'*-bis-(4-amino-2-methyl-6-chinolyl)-malonamid = *N*,*N'*-Bis(4-amino-2-methyl-6-chinolinyl)-2,2-di-2-propenylpropandiamid (●)

H Acetat (5463-01-4)

S Bayer 7602, Cruzon, ICI 3024

V Chemotherapeuticum (gegen Trypanosomeninfektionen)

5730 *(4644)* $C_{29}H_{31}F_2N_3O$
1841-19-6

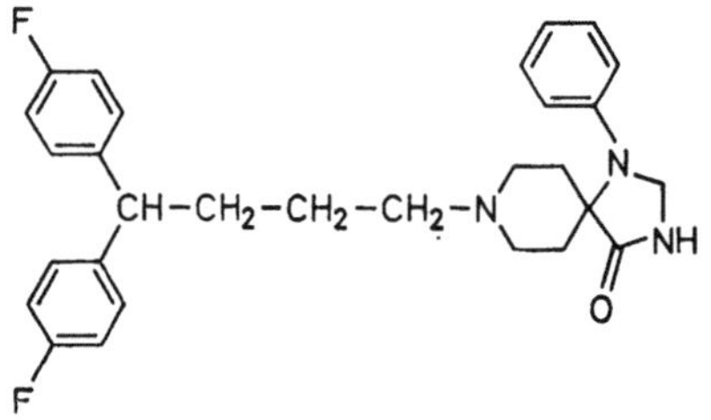

8-[4,4-Bis(4-fluorphenyl)butyl]-1-phenyl-1,3,8-triazaspiro[4.5]decan-4-on (●)

S *Fluspirilen***, Imap, McN-JR 6218, R 6218, Redeptin, *Spirodiflamine*

V Neurolepticum

5731 *(4645)* $C_{29}H_{31}NO_2$
1845-11-0

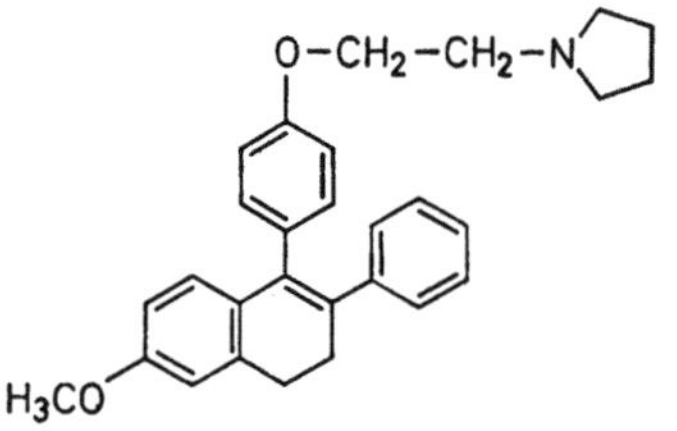

1-{2-[*p*-(3,4-Dihydro-6-methoxy-2-phenyl-1-naphthyl)-phenoxy]-ethyl]-pyrrolidin = 1-[2-[4-(3,4-Dihydro-6-methoxy-2-phenyl-1-naphthalenyl)-phenoxy]ethyl]pyrrolidin (●)

H Hydrochlorid (1847-63-8)

S *Nafoxidinhydrochlorid***, U-11100 A

V Spermatogenesehemmer

5732 *(4646)* $C_{29}H_{32}O_6$
2508-47-6

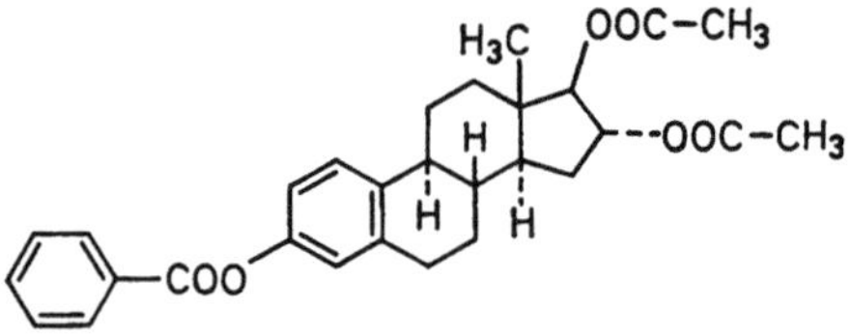

1,3,5(10)-Östratrien-3,16α,17β-triol-16,17-diacetat-3-benzoat = Östriol-3-benzoat-16,17-diacetat = (16α,172)-Östra-1,3,5(10)-trien-3,16,17-triol-16,17-diacetat-3-benzoat (●)

S Holin-Depot

V Depot-Östrogen

5733 $C_{29}H_{32}O_{13}$
33419-42-0

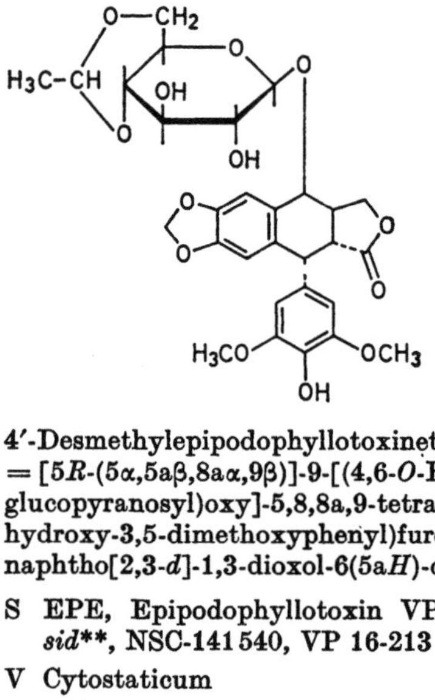

4'-Desmethylepipodophyllotoxinethylidenglucosid = [5*R*-(5α,5aβ,8aα,9β)]-9-[(4,6-*O*-Ethyliden-β-D-glucopyranosyl)oxy]-5,8,8a,9-tetrahydro-5-(4-hydroxy-3,5-dimethoxyphenyl)furo[3',4':6,7]-naphtho[2,3-*d*]-1,3-dioxol-6(5a*H*)-on (●)

S EPE, Epipodophyllotoxin VP 16213, *Etoposid***, NSC-141540, VP 16-213

V Cytostaticum

5734 $C_{29}H_{32}O_{18}$
19294-90-7

Rutinessigsäure

H Natriumsalz

S *Étharutine*

V Antihämorrhagicum

5735 $C_{29}H_{33}ClN_2O_2$
53179-11-6

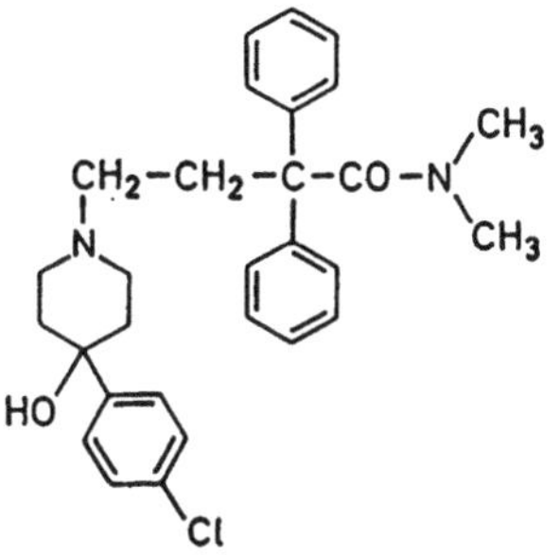

4-(*p*-Chlorphenyl)-4-hydroxy-*N*,*N*-dimethyl-α,α-diphenyl-1-piperidinbutyramid = 4-(4-Chlorphenyl)-4-hydroxy-*N*,*N*-dimethyl-α,α-diphenyl-1-piperidinbutanamid (●)

H Monohydrochlorid (34552-83-5)

S Capent, Elcoman, Fortasec, Imodium, Imosec, *Loperamidhydrochlorid***, PJ 185, R 18553, Regulane, Suprasec

V Antidiarrhoicum

5736 *(4647)* $C_{29}H_{33}FO_6$
22298-29-9

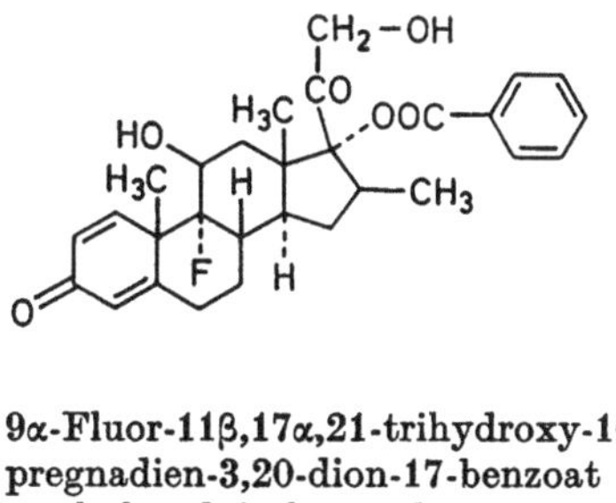

9α-Fluor-11β,17α,21-trihydroxy-16β-methyl-1,4-pregnadien-3,20-dion-17-benzoat = 9α-Fluor-16β-methylprednisolon-17-benzoat = (11β,16β)-17-(Benzoyloxy)-9-fluor-11,21-dihydroxy-16-methyl-pregna-1,4-dien-3,20-dion (●)

S Bebate, Beben, Bebyderm, Benisone, *Betamethasonbenzoat*, Dermizol, Flurobate, MS 1112, Parbetan, Skincort, W 5975

V antiphlogistisch und antiallergisch wirksames Glucocorticoid

5737 *(229 N)* $C_{29}H_{33}FO_6$
7332-27-6

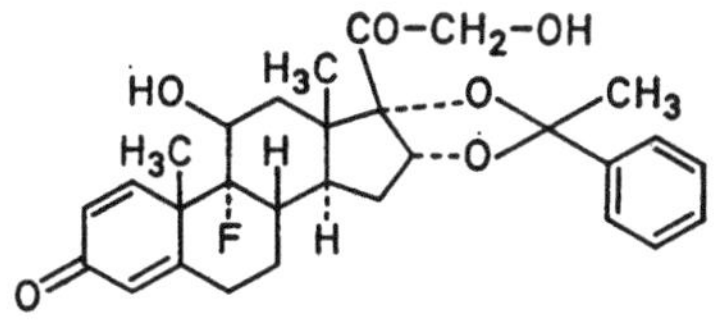

9α-Fluor-11β,21-dihydroxy-16α,17α-(α-methylbenzylidendioxy)-1,4-pregnadien-3,20-dion = (*R*)-9α-Fluor-11β,16α,17α,21-tetrahydroxy-1,4-pregnadien-3,20-dion-16,17-acetophenonacetal = 9α-Fluor-16α-hydroxyprednisolon-16,17-acetophenonid = (11β,16α)-9-Fluor-11,21-dihydroxy-16,17-[(1-phenylethyliden)bis(oxy)]pregna-1,4-dien-3,20-dion (●)

S *Amcinafid***, SQ 15112, *Triamcinolonacetophenid*

V antiphlogistisch und antiallergisch wirksames Glucocorticoid

5738 *(4648)* $C_{29}H_{33}FO_9S$
16978-57-7

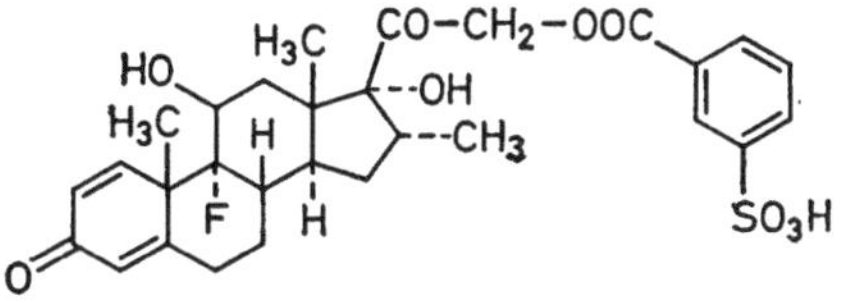

m-(9α-Fluor-11β,17α-dihydroxy-16α-methyl-3,20-dioxo-1,4-pregnadien-21-yloxycarbonyl)-benzolsulfonsäure = 9α-Fluor-16α-methylprednisolon-21-*m*-sulfobenzoat = (11β,16α)-9-Fluor-11,17-dihydroxy-16-methyl-21-[(3-sulfobenzoyl)oxy]pregna-1,4-dien-3,20-dion (●)

H Natriumsalz (3936-02-5)

S Carulon-Inj., Corazone-Aerosol, Dexa-Amisolone, Dexacortin-Injektionslösung, *Dexamethason-m-sulfobenzoat-Natrium*, Dexoclin, Falban-inyect., Hubersona (neue Form), Lisodexal. Mephameson-Injektionslösung, Moderix-Amp., Santeson, Selftison, Sisotek-Inj., Spoloven-Ampullen, Teikason

V wasserlösliches Dexamethasonderivat

5738-01 *(4648a)*

H Lithiumsalz

S Dexasolut

V wasserlösliches Dexamethasonderivat

5739 *(4649)* $C_{29}H_{33}N_9O_{12}$
21 919-06-2

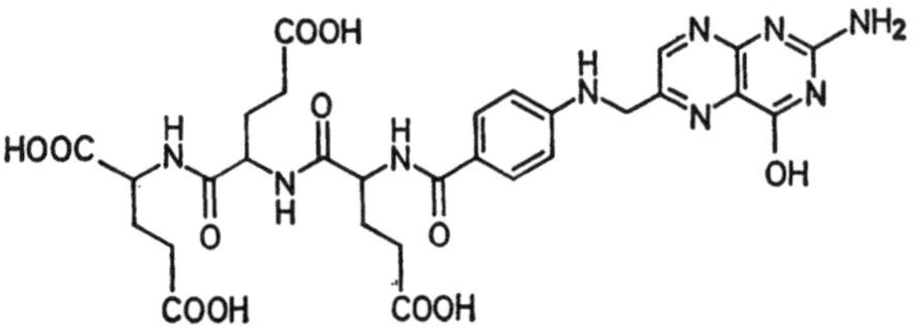

N-[*N*-{*N*-[*p*-(2-Amino-6-pteridinylmethylamino)-benzoyl]-α-glutamyl}-α-glutamyl]-glutaminsäure = Pteroyl-α-glutamyl-α-glutamylglutaminsäure = *N*-[*N*-[*N*-[4-[[(2-Amino-1,4-dihydro-4-oxo-6-pteridinyl)methyl]amino]benzoyl]-L-α-glutamyl]-L-α-glutamyl]-L-glutaminsäure (●)

S Teralpherin

V gegen Leukämie wirksames Cytostaticum

5740 *(4650)* $C_{29}H_{33}N_9O_{12}$
89-38-3

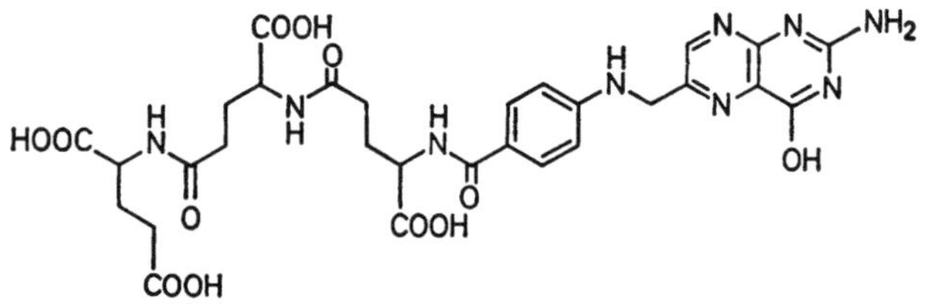

N-[*N*-{*N*-[*p*-(2-Amino-4-hydroxy-6-pteridinyl-methylamino)-benzoyl]-γ-glutamyl}-γ-glutamyl]-glutaminsäure = Pteroyl-γ-glutamyl-γ-glutamyl-glutaminsäure = *N*-[*N*-[*N*-[4-[[(2-Amino-1,4-dihydro-4-oxo-6-pteridinyl)methyl]amino]benzoyl]-L-γ-glutamyl]-L-γ-glutamyl]-L-glutaminsäure (●)

H auch Natriumsalz

S Dripterin, *Pteropterin*, PTGA, Teropterin

V gegen Leukämie wirksames Cytostaticum

5741 *(4651)* $C_{29}H_{34}N_{10}O_{11}$

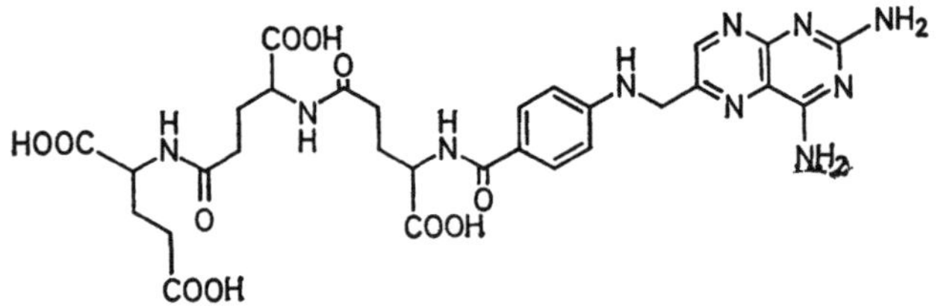

N-[*N*-[*N*-[4-[[(2,4-Diamino-6-pteridinyl)methyl]-amino]benzoyl]-L-γ-glutamyl]-L-γ-glutamyl]-L-glutaminsäure (●)

S Aminoteropterin

V gegen Leukämie wirksames Cytostaticum

5742 *(4652)* $C_{29}H_{34}O_6$

10310-32-4

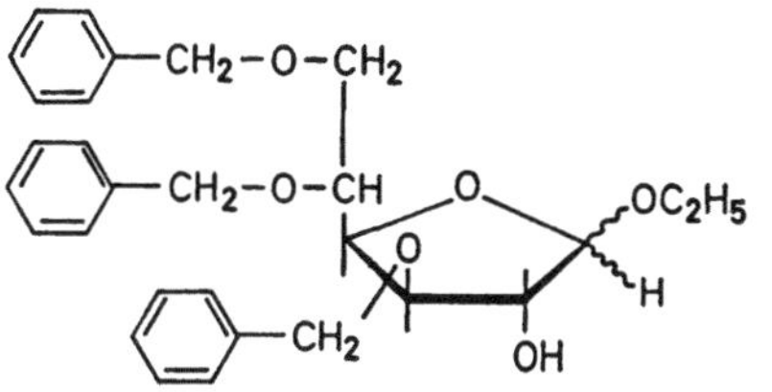

Ethyl-3,5,6-tri-*O*-benzyl-D-glucofuranosid = Ethyl-3,5,6-tris-*O*-(phenylmethyl)-D-glucofuranosid (●)

S Alven, Ba-21401, BS-356, Flebosan, Glivenol, Glucofuran, Glyvenal, Glyvenol, Polfavenol, Spovenol, TBGF, Tribenol, *Tribenosid***, Venalisin, Venex, Venodin

V Venodynamicum

5743 $C_{29}H_{34}O_{17}$

23869-24-1

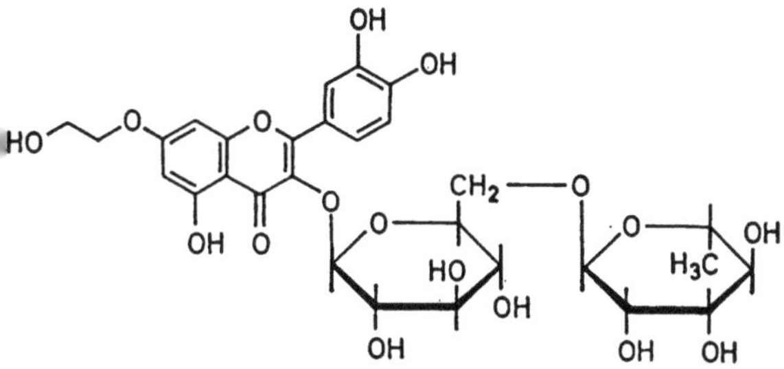

3,3',4',5-Tetrahydroxy-7-(2-hydroxyethoxy)-flavon-3-[6-*O*-(6-deoxy-α-L-mannopyranosyl)-β-D-glucopyranosid = 7-(β-Hydroxyethyl)-rutosid = 3-[[6-*O*-(6-Deoxy-α-L-mannopyranosyl)-6-D-glucopyranosyl]oxy]-2-(3,4-dihydroxyphenyl)-5-hydroxy-7-(2-hydroxyethoxy)-4*H*-1-benzopyran-4-on (●)

S *Monoxerutin**, Z. 12007

V Antihämorrhagicum, Antiödematosum

5744 $C_{29}H_{35}NO_{10}$

26236-75-9

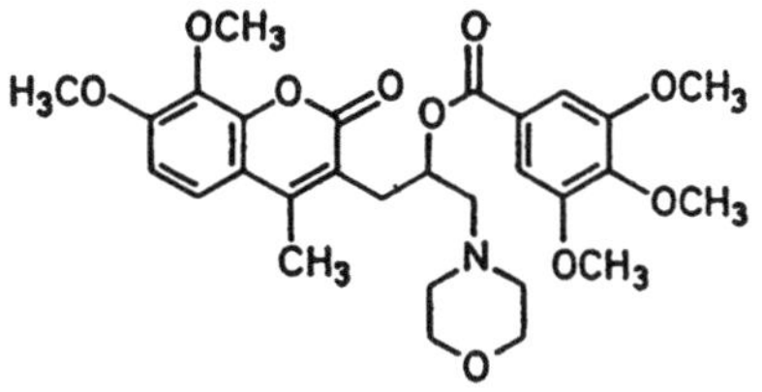

3-[3-Morpholino-2-(3,4,5-trimethoxybenzoyloxy)-propyl]-4-methyl-7,8-dimethoxycumarin = 3,4,5-Trimethoxybenzoesäure-2-(7,8-dimethoxy-4-methyl-2-oxo-2*H*-1-benzopyran-3-yl)-1-(4-morpholinylmethyl)ethylester (●)

H Hydrochlorid (51553-24-3)

S Abbott 37624, Cassella 7657

V Coronarvasodilatans

5745 *(4653)* $C_{29}H_{35}N_3O_{10}$

15301-82-3

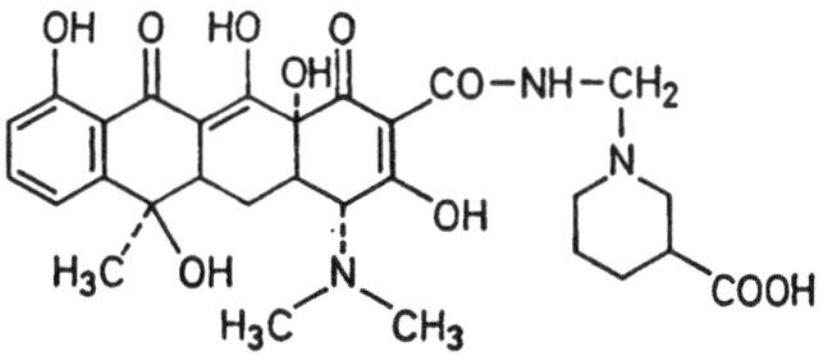

N-(4-Dimethylamino-1,4,4a,5,5a,6,11,12-oktahydro-3,6,10,12,12a-pentahydroxy-6-methyl-1,11-dioxo-2-naphthacencarboxamidomethyl)-nipecotinsäure = [4*S*-(4α,4aα,5aα,6β,12aα)]-1-[[[[4-(Dimethylamino)-1,4,4a,5,5a,6,11,12a-octahydro-3,6,10,12,12a-pentahydroxy-6-methyl-1,11-dioxo-2-naphthacenyl]carbonyl]amino]methyl]-3-piperidincarbonsäure (●)

S *Pecocyclin**

V Antibioticum

5746 *(4654)* $C_{29}H_{36}O_4$

1179-87-9

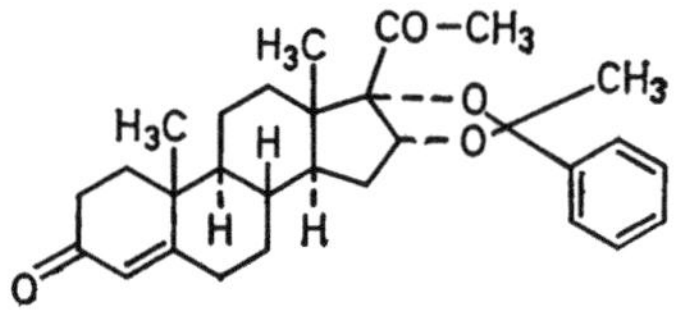

16α,17α-(α-Methylbenzylidendioxy)-4-pregnen-3,20-dion = 16α,17α-Dihydroxy-4-pregnen-3,20-dion-16,17-acetophenonacetal = 16α,17α-(α-Methylbenzylidendioxy)-progesteron = (16α)-16,17-[(1-Phenylethyliden)bis(oxy)]pregn-4-en-3,20-dion (●)

H auch 16α(*R*)-Verbindung (24356-94-3)

S *Algestone acetophenide, Alphasonacetophenid,* Bovitrol, Deladroxone, *Dihydroxyprogesteron-acetophenid,* Droxone, Neolutin depositum, SQ 15101

V Progestativum, Spermatogenesehemmer

5747 *(4655)* $C_{29}H_{36}O_8$

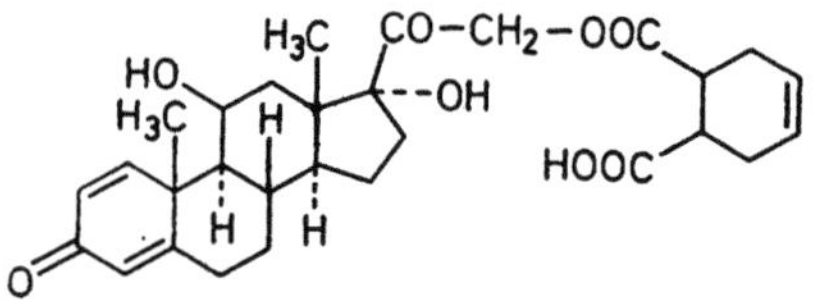

11β,17α,21-Trihydroxy-1,4-pregnadien-3,20-dion-21-(hydrogen-1,2,3,6-tetrahydrophthalat) = Prednisolon-21-tetrahydrophthalat = (11β)-21-[[(6-Carboxy-3-cyclohexen-1-yl)carbonyl]oxy]-11,17-dihydroxypregna-1,4-dien-3,20-dion (●)

H Natriumsalz (10059-14-0)

S Ciba 21851-Ba, Fenicort, *Prednisolonnatriumtetrahydrophthalat,* Ultracorten H „wasserlöslich"

V wasserlösliches Prednisolonderivat

5748 $C_{29}H_{37}ClFNO_7$

19705-61-4

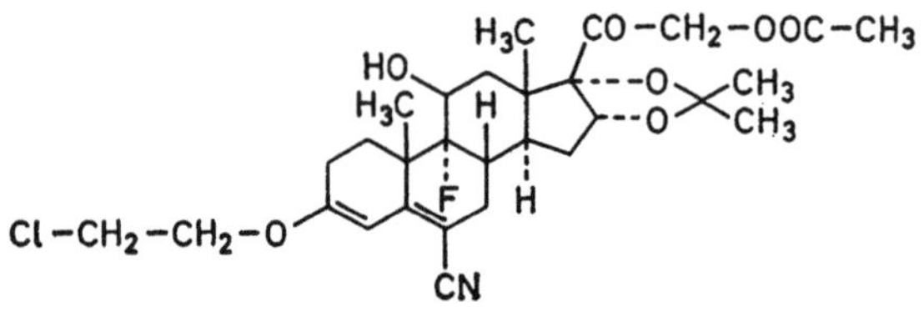

3-(2-Chlorethoxy)-9-fluor-11β,16α,17,21-tetrahydroxy-20-oxopregna-3,5-dien-6-carbonitril-16,17-acetonacetal-21-acetat = 3-(2-Chlorethoxy)-9α-fluor-11β,21-dihydroxy-16α,17α-isopropylidendioxy-20-oxo-3,5-pregnadien-6-carbonitril-21-acetat = (11β,16α)-21-(Acetyloxy)-3-(2-chlorethoxy)-9-fluor-11-hydroxy-16,17-[(1-methylethyliden)bis(oxy)]-20-oxopregna-3,5-dien-6-carbonitril (●)

S *Cicortonid***

V antiphlogistisch und antiallergisch wirksames Glucocorticoid

---

5749 *(4656)* $C_{29}H_{37}NO_5$

14930-96-2

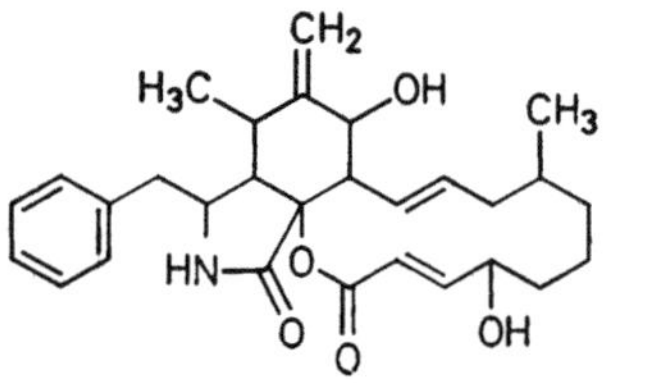

stereoisomeres 16-Benzyl-6,7,8,9,10,12a,13,14,15,15a,16,17-dodecahydro-5,13-dihydroxy-9,15-dimethyl-14-methylen-2*H*-oxacyclotetradec[2,3-*d*]-isoindol-2,18(5*H*)-dion = (7β,13*E*,16*R*,20*R*,21*E*)-7,20-Dihydroxy-16-methyl-10-phenyl-24-oxa[14]-cytochalasa-6(12),13,21-trien-1,23-dion (●)

S *Cytochalasin B, Phomin*

V cytostatisch wirksames Antibioticum aus einer Phoma-Art (Fungi imperfecti)

5750 *(4657)* $C_{29}H_{37}N_3O_{13}$

31 770-79-3

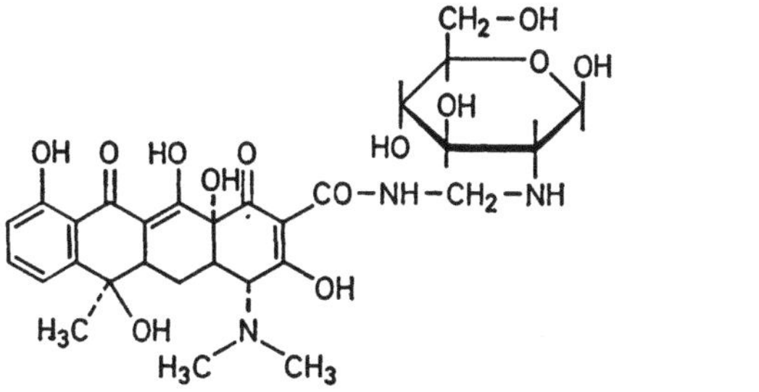

2-Desoxy-2-(4-dimethylamino-1,4,4a,5,5a,6,11,12a-oktahydro-3,6,10,12,12a-pentahydroxy-6-methyl-1,11-dioxo-2-naphthacencarboxamido-methylamino)-β-D-glucopyranose = [4*S*-(4α,4aα,5aα,6β,12aα)]-2-Deoxy-2-[[[[[4-(Dimethylamino)-1,4,4a,5,5a,6,11,12a-octahydro-3,6,10,12,12a-pentahydroxy-6-methyl-1,11-dioxo-2-naphthacenyl]carbonyl]amino]methyl]amino]-β-D-glucopyranose (●)

S Bioplan, *Meglucyclin***, Neoprodesciclina

V Antibioticum

5751 *(4658)* $C_{29}H_{37}N_{13}O_8$

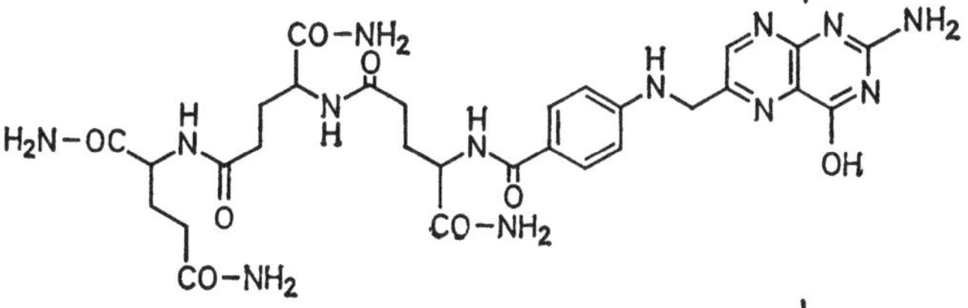

N-[*N*-{*N*-[*p*-(2-Amino-4-hydroxy-6-pteridinyl-methylamino)-benzoyl]-γ-glutamyl}-γ-glutamyl]-glutaminsäuretetramid = Tetramid der Pteroyl-γ-glutamyl-γ-glutamylglutaminsäure

S Teropterinamid

V gegen Leukämie wirksames Cytostaticum

5752 *(4659)* $C_{29}H_{38}ClFO_8$

2825-60-7

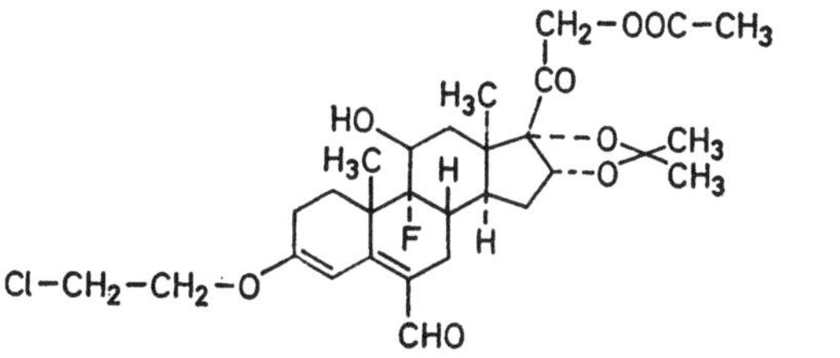

3-(2-Chlorethoxy)-9α-fluor-6-formyl-11β,21-dihydroxy-16α,17α-isopropylidendioxy-3,5-pregnadien-20-on-21-acetat = 3-(2-Chlorethoxy)-6-formyl-9α-fluor-3,5-pregnadien-11β,16α,17α,21-tetrol-20-on-16,17-acetonid-21-acetat=(11β,16α)-21-(Acetyloxy)-3-(2-chlorethoxy)-9-fluor-11-hydroxy-16,17-[(1-methylethyliden)bis(oxy)]-20-oxopregna-3,5-dien-6-carboxaldehyd (●)

S Cortocin F, Cutisterol, Deflamene, Deflamin, Dermacort „Ikapharm", Fluderma, *Fluformilone, Fluoroformylon*, F.I. 6341, *Formocortal***, *Formocortol*, Formoftil

V antiphlogistisch und antiallergisch wirksames Glucocorticoid

5753 *(4660)* $C_{29}H_{38}F_3N_3O_2S$

2746-81-8

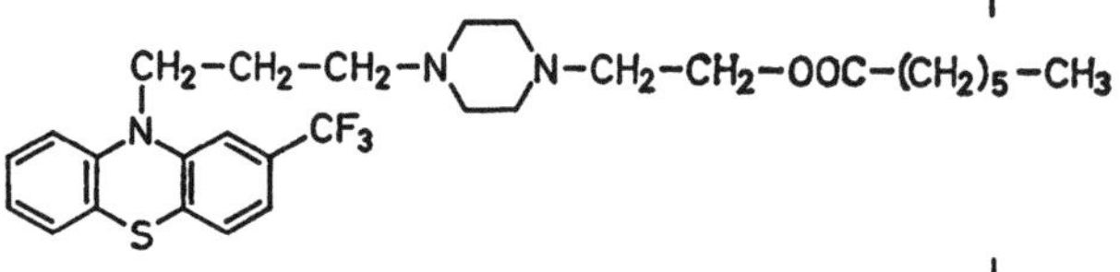

2-{4-[3-(2-Trifluormethyl-10-phenothiazinyl)-propyl]-1-piperazinyl}-ethylheptanoat = Heptansäure-2-[4-[3-[2-(trifluormethyl)-10*H*-phenothiazin-10-yl]propyl]-1-piperazinyl]ethylester (●)

H vgl. auch Nr. 4875

S Anatensol Enanthate, Calmansial inyect., Dapotum, *Fluphenazine enanthate*, *Fluphenazinönanthat*, Moditen Enanthate, Eutimox inyect., OF, Prolixin-Enanthate, Siqualone enantat, SA 16144 Tensofin inyect.

V Neurolepticum

5754 *(4661)* $C_{29}H_{38}N_2O_4$

4914-30-1

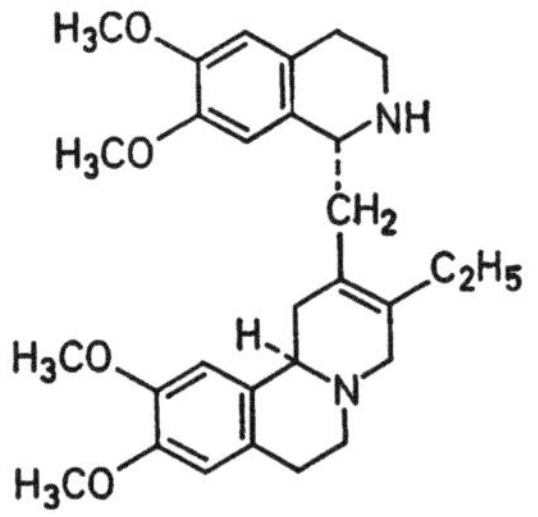

3-Ethyl-4,6,7,11b-tetrahydro-9,10-dimethoxy-2-(1,2,3,4-tetrahydro-6,7-dimethoxy-1-isochinolylmethyl)-1*H*-benzo[*a*]chinolizin = 2,3-Dehydroemetin = 2,3-Dehydro-6′,7′,10,11-tetramethoxyemetan (●)

H auch Dihydrochlorid (2228-39-9)

S BT 436 Merck; Dametin, *Dehidroemetina*, *Dehydroemetin***, DHE, Efemetin, Mebadin, Ro 1-9334

V Chemotherapeuticum gegen Amöbeninfektionen

5755 *(4662)* $C_{29}H_{38}N_4O_9$

1110-80-1

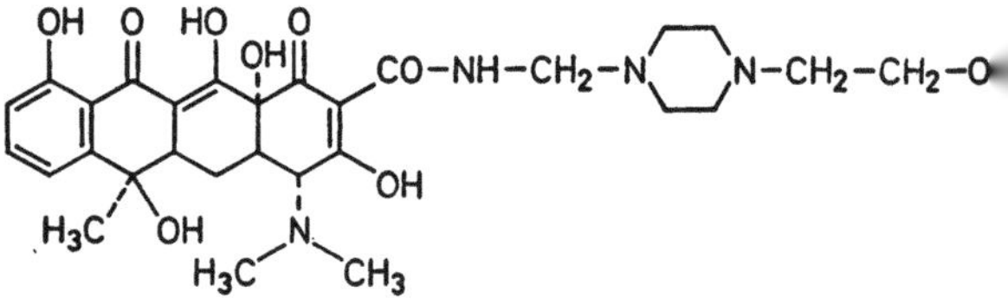

4-Dimethylamino-1,4,4a,5,5a,6,11,12a-oktahydro-3,6,10,12,12a-pentahydroxy-*N*-[4-(β-hydroxyethyl)-1-piperazinylmethyl]-6-methyl-1,11-dioxo-2-naphthacencarboxamid = 4′-(β-Hydroxyethyl)-piperazinyltetracyclin = [4*S*-(4α,4aα,5aα,6β,12aα)]-4-(Dimethylamino)-1,4,4a,5,5a,6,11,12a-octahydro-3,6,10,12,12a-pentahydroxy-*N*-[[4-(2-hydroxyethyl)-1-piperazinyl]methyl]-6-methyl-1,11-dioxo-2-naphthacencarboxamid (●)

H vgl. auch Nr. 2779-03

S Ambravein, Ambravena, Bio-Galup, Boniciclina, *Mepiciclina*, *Mepicycline*, Meplion, Ofamicin, *Pipacyclin***, Sieromicin, Tetrasolvina, Valtomicina, Valtomycin

V Antibioticum

5755-01 *(4662a)* 4599-60-4

H Phenoxymethylpenicillinat (Nr. 3069)

S Agnotracin, Albatriclina, Aprocain, Cilipenuve, Criseocil, Criseosil, Crisopen-Wirkstoff, Cyclipen, Duamin, Eidonciclina, Empiral, Flavopen-Wirkstoff, Fenobiotic, Geotricyn, Hermeciclina, Hydrocycline, Idrociclin, Lazacelina, Lincocyclin, Lisomicina, Maxitracin, *Mepenicycline*, Mepinova, Nikeciclina, Olimpen, Pénétracyne, Penicidrex, Peniltetra, *Penimepiciclina*, *Penimepicyclin***, Penthixol, Pentrallon, Plegmamycin, Polybiocine, Prestociclina, Pulmobiotic, Sedolumin, Sepsimicina, Simbiopen, Singramicina, Solciclina, Telemicina, Te-Pen,

Tetrabiomar, Tetranormo, Tetrasanciline, Tetrastaph, Tetravu, Tonsil-Caps. „Gap", Tosiciclina, Trafarpen, Ultrabiotic „Latino", Ultratumisan, Vupenciclina

V Antibioticum

5755-02 *(4662b)*

H Gemisch von Thymolsulfonat und Guajacolglycolat

S Midyciclina

V Antibioticum gegen Infektionen des Respirationstraktes

5756 *(4663)* $C_{29}H_{38}N_4O_{10}$

992-21-2

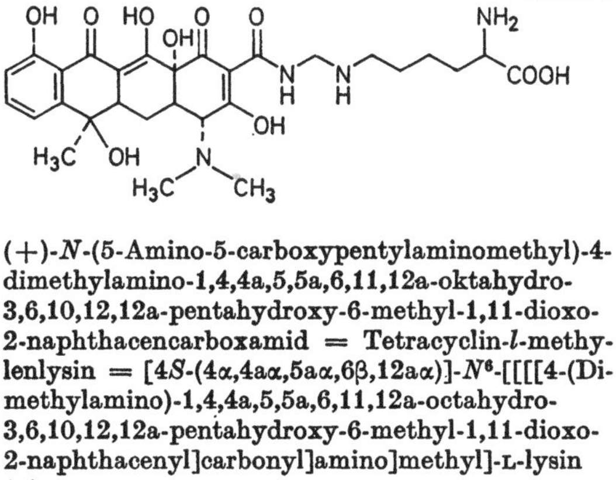

(+)-*N*-(5-Amino-5-carboxypentylaminomethyl)-4-dimethylamino-1,4,4a,5,5a,6,11,12a-oktahydro-3,6,10,12,12a-pentahydroxy-6-methyl-1,11-dioxo-2-naphthacencarboxamid = Tetracyclin-*l*-methylenlysin = [4*S*-(4α,4aα,5aα,6β,12aα)]-*N*[6]-[[[[4-(Dimethylamino)-1,4,4a,5,5a,6,11,12a-octahydro-3,6,10,12,12a-pentahydroxy-6-methyl-1,11-dioxo-2-naphthacenyl]carbonyl]amino]methyl]-L-lysin (●)

S Abiotetra, Aristociclina, Armyl, Bricolan, Ciclisin, Ciclolysal, Ciclolysine, Infaciclina, Libeciclina, Lisinbiotic, Lisinciclina, *Lymecyclin***, Madeciclina, Mucomycin, Rizinomycine, Stiltetra, Tetradin „Granelli", Tetralisal, Tetralissal, Tetralysal, Tetralysine, Tetramyl, Tracylysina, Tralisin, Vebicyclysal, Zetalysine

V Antibioticum

5757 *(4664)* $C_{29}H_{38}N_8O_8$

16545-11-2

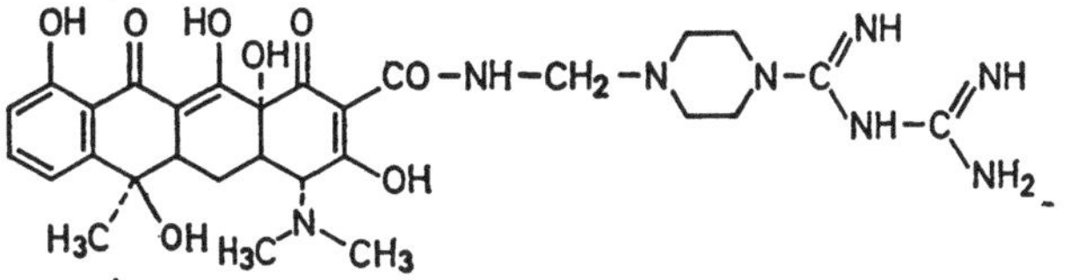

4-Dimethylamino-*N*-[4-(guanidinoformimidoyl)-1-piperazinylmethyl]-1,4,4a,5,5a,6,11,12a-oktahydro-3,6,10,12,12a-pentahydroxy-6-methyl-1,11-dioxo-2-naphthacencarboxamid = [4*S*-(4α,4aα,5aα,6β,12aα]-*N*-[[4-[[(Aminoiminomethyl)amino]-iminomethyl]-1-piperazinyl]methyl]-4-(dimethylamino)-1,4,4a,5,5a,6,11,12a-octahydro-3,6,10,12,12a-pentahydroxy-6-methyl-1,11-dioxo-2-naphthacencarboxamid (●)

H Dihydrochlorid (13040-98-7)

S Bronco-Was, *Guamecyclindihydrochlorid***, Terratrex, *Tetrabiguanide*, Xanthocyclin, Xanthomycin, Xantociclina, Xantomicina

V Antibioticum

5758 *(4665)* $C_{29}H_{38}O_3$

16915-80-3

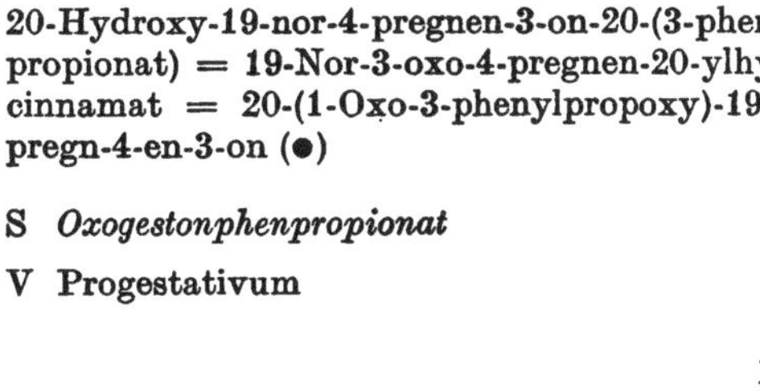

20-Hydroxy-19-nor-4-pregnen-3-on-20-(3-phenylpropionat) = 19-Nor-3-oxo-4-pregnen-20-ylhydrocinnamat = 20-(1-Oxo-3-phenylpropoxy)-19-norpregn-4-en-3-on (●)

S *Oxogestonphenpropionat*

V Progestativum

5759 *(230 N)* $C_{29}H_{39}FO_7$
5919-89-1

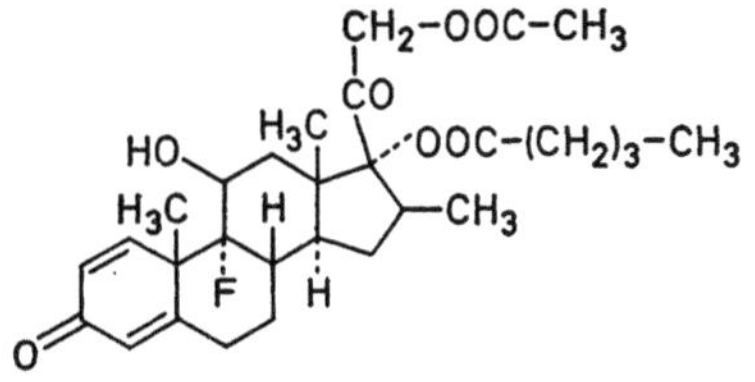

9α-Fluor-11β,17α,21-trihydroxy-16β-methyl-1,4-pregnadien-3,20-dion-17-valerianat-21-acetat = 9α-Fluor-16β-methylprednisolon-17-valerianat-21-acetat = (11β,16β)-21-(Acetyloxy)-9-fluor-11-hydroxy-16-methyl-17-[(1-oxopentyl)oxy]pregna-1,4-dien-3,20-dion (●)

S Beta 21, *Betamethasonvalerianatacetat*

V antiphlogistisch und antiallergisch wirksames Glucocorticoid

---

5760 *(4666)* $C_{29}H_{40}N_2O_4$
483-18-1

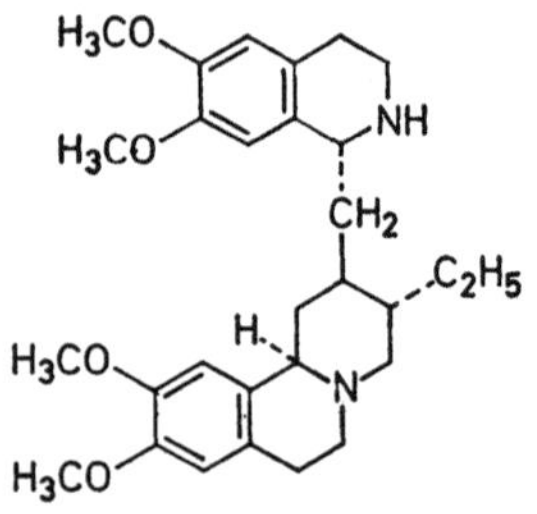

3-Ethyl-2,3,4,6,7,11b-hexahydro-9,10-dimethoxy-2-(1,2,3,4-tetrahydro-6,7-dimethoxy-1-isochinolylmethyl)-1*H*-benzo[*a*]chinolizin = 6′,7′,10,11-Tetramethoxyemetan (●)

H vgl. auch Nr. 775-09

S *Emetin, Ipecine, Methylcephaelin*

V Emeticum, Expectorans, Amoebicid (Ipecacuanha-Alkaloid)

5760-01 *(4666a)* 316-42-7

H Dihydrochlorid

S Emetinal, Encol, Erbetin, Hemometina

V Amoebicid

5760-02 *(4666b)* 8050-90-6

H Camphersulfonat

S *Canforemetina*, Émétoplix

V Chemotherapeuticum (Amoebicid)

5761 *(4667)* $C_{29}H_{40}N_4O_6$

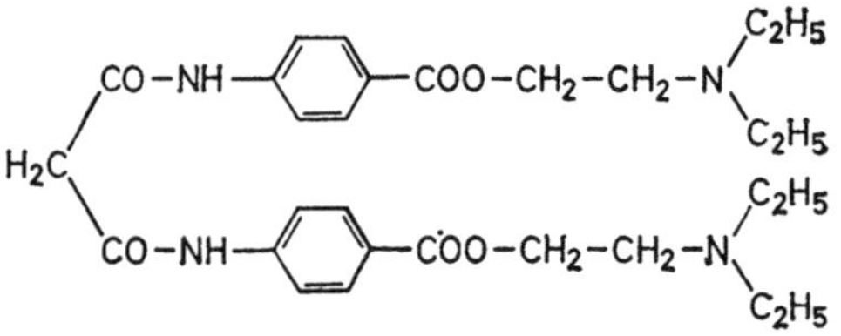

N,*N*′-Malonylbis-(*p*-aminobenzoesäure-2-diethylaminoethylester) = *N*,*N*′-Malonyl-bis-procain = 4,4′-[(1,3-Dioxo-1,3-propandiyl)diimino]bis[benzoesäure]bis[2-(diethylamino)ethylester] (●)

H Dihydrochlorid (14722-97-5)

S Novdimal

V Antiarrhythmicum

5762 *(4668)* $C_{29}H_{40}O_3$
1491-81-2

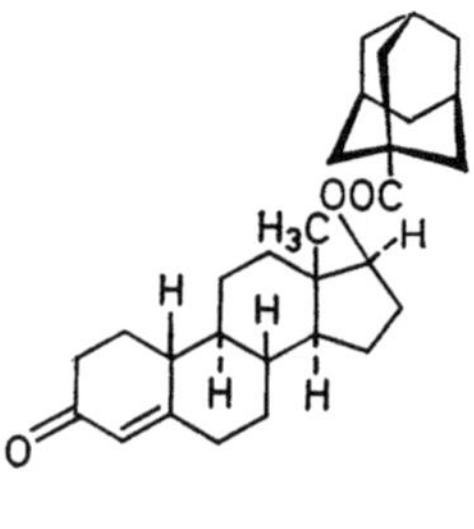

17β-Hydroxy-4-östren-3-on-17-(1-adamantancarboxylat) = 19-Nortestosteron-(1-adamantancarboxylat) = (17β)-17-[(Tricyclo[3.3.1.1^{3,7}]dec-1-ylcarbonyl)oxy]östr-4-en-3-on (●)

S *Bolmantalat***, Lilly 38851, *Nortestosteronadamantancarboxylat*

V Anabolicum

5763 *(4669)* $C_{29}H_{40}O_9$

14729-29-4

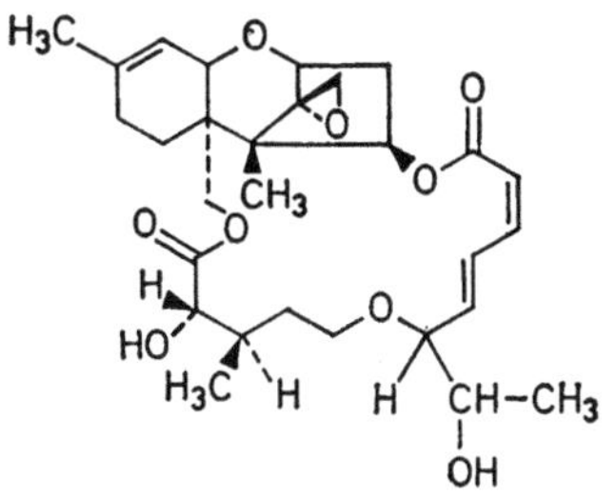

stereoisomeres 4,5,6,7,16,16a,19a,22-Octahydro-4-hydroxy-9-(1-hydroxyethyl)-5,16a,21-trimethyl-spiro[16,18-methano-1*H*,3*H*,23*H*-[1,6,12]trioxa-cyclooctadecino[3,4-*d*][1]benzopyran-17(18*H*),2'-oxiran]-3,14(9*H*)-dion = 7'-Deoxo-7'-(1-hydroxy-ethyl)verrucarin A (●)

S *Roridin A*, 379X

V cytostatisch wirksames Antibioticum aus Myrothecium roridum, Insekticid

5764 *(4670)* $C_{29}H_{41}ClN_4O$

14594-33-3

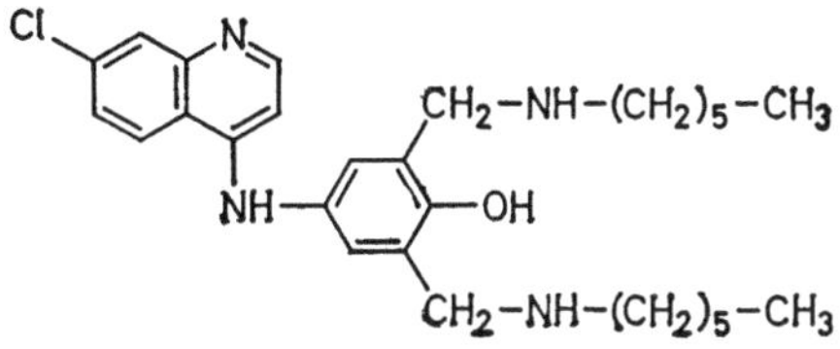

4-(7-Chlor-4-chinolyl)-α,α'-bis-(hexylamino)-2,6-xylenol = 4-[(7-Chlor-4-chinolinyl)amino]-2,6-bis[(hexylamino)methyl]phenol (●)

S Cycloquin, Haloquin

V Malariachemotherapeuticum

5765 $C_{29}H_{41}NO_4$

52485-79-7

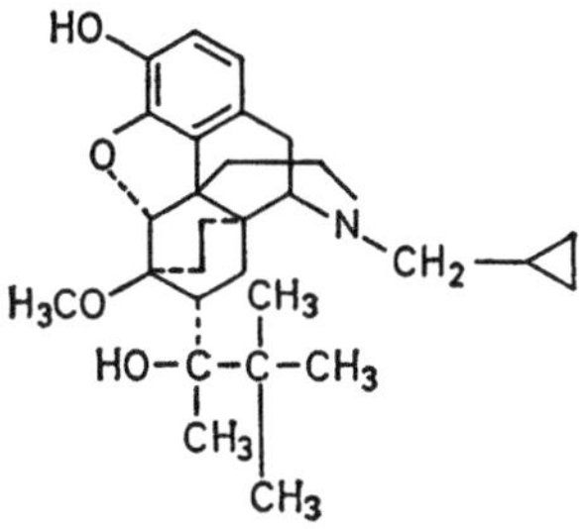

21-Cyclopropyl-6,7,8,14-tetrahydro-7α-[1-(*S*)-hydroxy-1,2,2-trimethylpropyl]-6,14-*endo*-ethano-oripavin = [5α,7α(*S*)]-17-(Cyclopropylmethyl)-α-(1,1-dimethylethyl)-4,5-epoxy-18,19-dihydro-3-hydroxy-6-methoxy-α-methyl-6,14-ethenomorphinan-7-methanol (●)

H auch Hydrochlorid (53152-21-9)

S *Buprenorphin***, CL 112302, M 6029, NIH 8805, RX 6029-M, UM 952

V Analgeticum

5766 *(4671)* $C_{29}H_{42}N_6O_4$

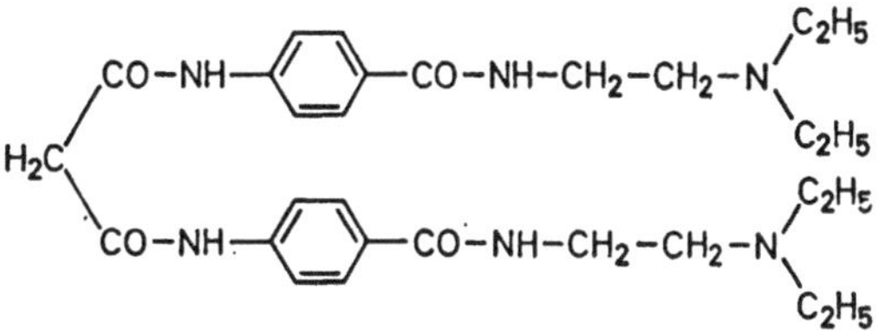

N,*N'*-Malonylbis-[*p*-amino-*N*-(2-diethylamino-ethyl)-benzamid] = *N*,*N'*-Malonyl-bis-procain-amid = 4,4'-[(1,3-Dioxo-1,3-propandiyl)diimino-bis[*N*-[2-(diethylamino)ethyl]benzamid] (●)

H Dihydrochlorid (15995-71-8)

S Nobamid

V Antiarrhythmicum

5767 *(4672)* $C_{29}H_{42}N_6O_9$
17650-86-1

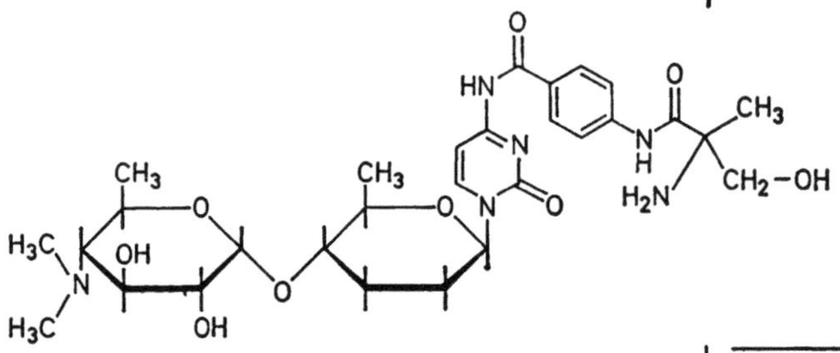

(S)-4-[(2-Amino-3-hydroxy-2-methyl-1-oxopropyl)amino]-N-[1,2-dihydro-2-oxo-1-[2,3,6-trideoxy-4-O-[4,6-dideoxy-4-(dimethylamino)-α-D-glucopyranosyl]-β-D-*erythro*-hexopyranosyl]-4-pyrimidinyl]benzamid (●)

S *Allomycin, Amicetin,* NSC-5340, *Sacromycin,* U-4761

V Antibioticum aus Streptomyces-Arten

5768 *(4673)* $C_{29}H_{42}O_4$

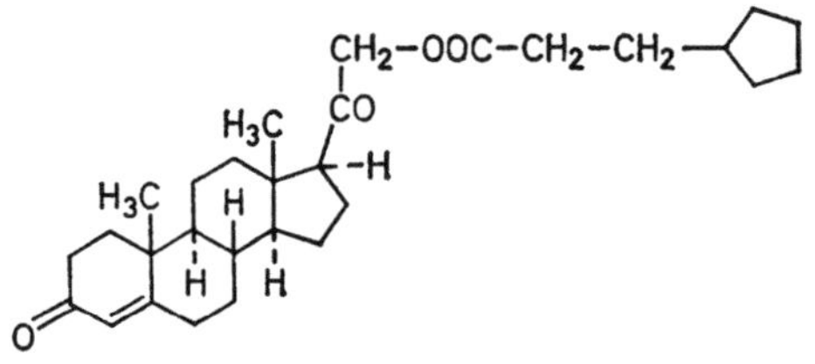

21-Hydroxy-4-pregnen-3,20-dion-21-(3-cyclopentylpropionat) = 11-Desoxycorticosteroncyclopentylpropionat = 21-(3-Cyclopropyl-1-oxopropoxy)-pregn-4-en-3,20-dion (●)

S Cortenil-Depot

V Mineralocorticoid (Elektrolytstoffwechselhormon)

5769 *(4720)* $C_{29}H_{42}O_5$
22263-79-2

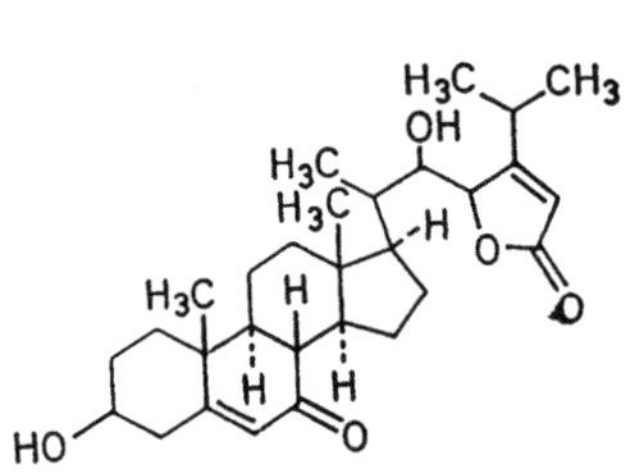

(3β,22S,23R)-3,22,23-Trihydroxy-7-oxostigmasta-5,24(28)-dien-29-säure-γ-lacton (●)

S *Antheridiol*

V Sexualhormon aus Achlya bisexualis

5770 *(4674)* $C_{29}H_{42}O_6$
508-99-6

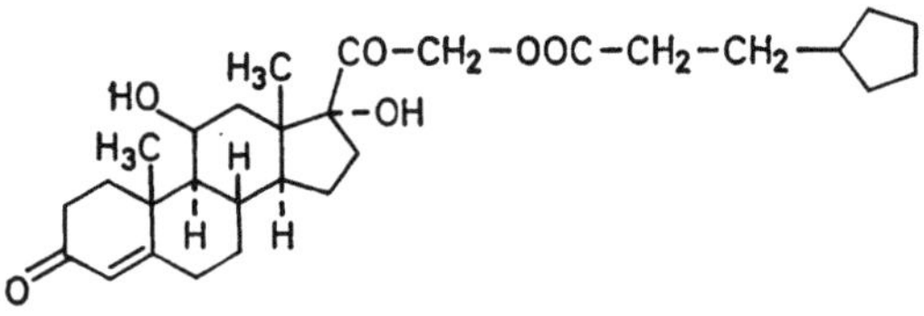

11β,17α,21-Trihydroxy-4-pregnen-3,20-dion-21-(β-cyclopentylpropionat) = 17-Hydroxycorticosteron-21-β-cyclopentylpropionat = (11β)-21-(3-Cyclopentyl-1-oxopropoxy)-11,17-dihydroxy-pregn-4-en-3,20-dion (●)

S Cortef fluid, *Hydrocortisoncipionat, Hydrocortisoncyclopentylpropionat*

V antiphlogistisch und antiallergisch wirksames Glucocorticoid

5771 *(4675)* $C_{29}H_{42}O_9$
630-64-8

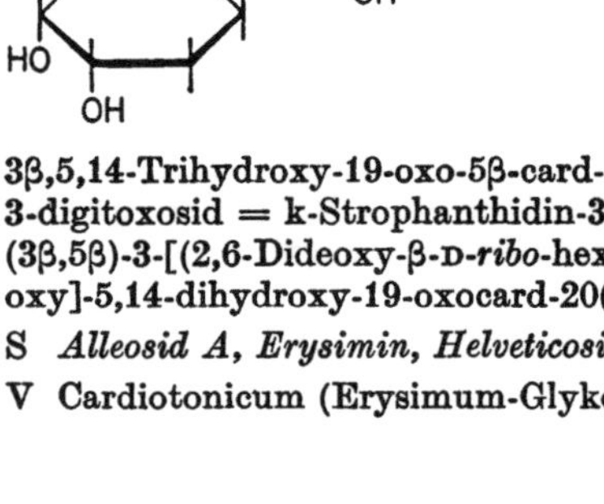

3β,5,14-Trihydroxy-19-oxo-5β-card-20(22)-enolid-3-digitoxosid = k-Strophanthidin-3-digitoxosid = (3β,5β)-3-[(2,6-Dideoxy-β-D-*ribo*-hexopyranosyl)-oxy]-5,14-dihydroxy-19-oxocard-20(22)-enolid (●)

S *Alleosid A, Erysimin, Helveticosid*

V Cardiotonicum (Erysimum-Glykosid)

5772 *(4676)* $C_{29}H_{42}O_9$
508-76-9

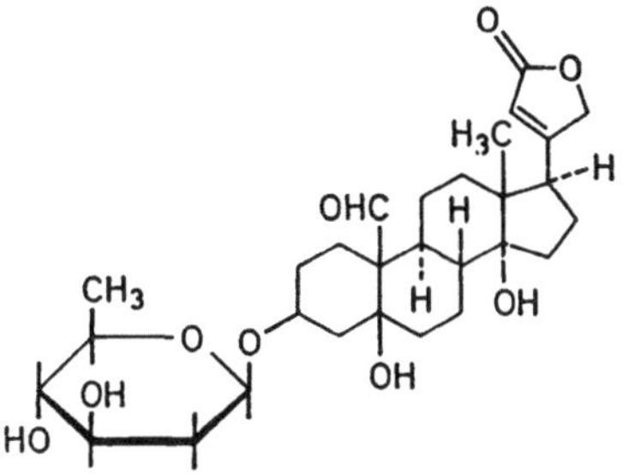

3β,5,14-Trihydroxy-19-oxo-5β-card-20(22)-enolid-3-desoxymethylpentosid = k-Strophanthidindesoxymethylpentosid = (3β,5β)-3-[(2,6-Dideoxy-β-D-*xylo*-hexopyranosyl)oxy]-5,14-dihydroxy-19-oxocard-20(22)-enolid (●)

S *Corchorosid A*, *Corchorozidum*, *Korchorozid*

V Cardiotonicum (Corchorus-Glykosid)

5773 *(4677)* $C_{29}H_{42}O_{10}$
508-75-8

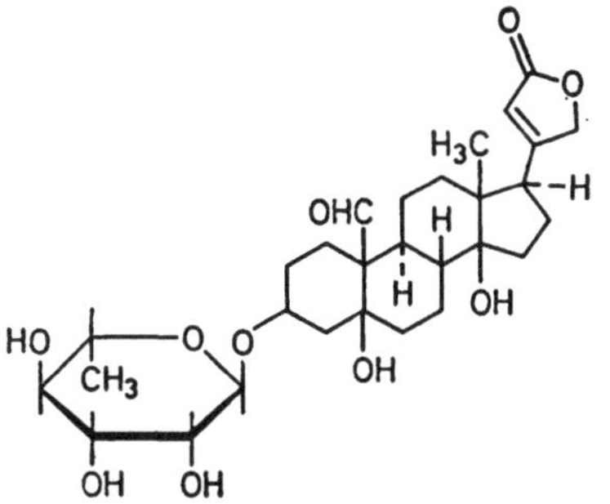

3β,5,14-Trihydroxy-19-oxo-5β-card-20(22)-enolid-3-L-rhamnosid = k-Strophanthidin-3-L-rhamnosid = (3β,5β)-3-[(6-Deoxy-α-L-mannopyranosyl)-oxy]-5,14-dihydroxy-19-oxocard-20(22)-enolid (●)

S Convallaton, *Convallatoxin*, Convallopan, Convalpur, Convapur, Corglykon, Korglykon

V Cardiotonicum (Convallaria majalis-Glykosid)

5774 *(4678)* $C_{29}H_{42}O_{11}$
6014-43-3

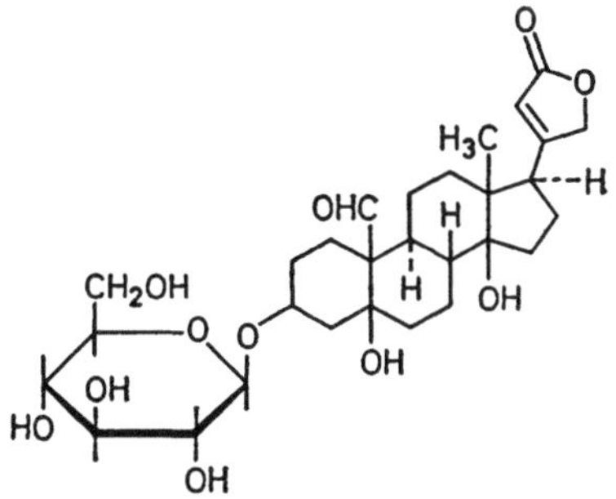

3β,5,14-Trihydroxy-19-oxo-5β-card-20 22)-enolid-3-β-D-glucosid = Strophanthidin-3-β-D-glucosid = (3β,5β)-3-(β-D-Glucopyranosyloxy)-5,14-dihydroxy-19-oxocard-20(22)-enolid (●)

S *Glucostrophantidin*

V Cardiotonicum

5775 *(4679)* $C_{29}H_{43}N_5O_3$
1639-79-8

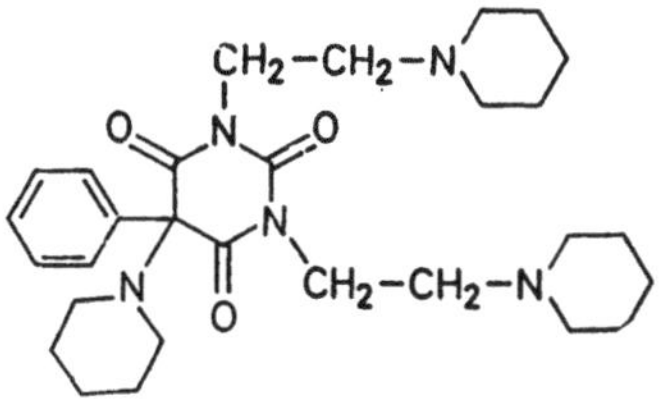

5-Phenyl-5-piperidino-1,3-bis-(β-piperidinoethyl)-barbitursäure = 5-Phenyl-5-(1-piperidinyl)-1,3-bis[2-(1-piperidinyl)ethyl]-2,4,6(1*H*,3*H*,5*H*)-pyrimidintrion (●)

H Citrat

S *Barverinum citricum*, Spasdolsin (spasmolyt. Komponente), Wu 461

V Spasmolyticum, Analgeticum

5776 *(4680)* $C_{29}H_{44}Cl_2N_2O_8$

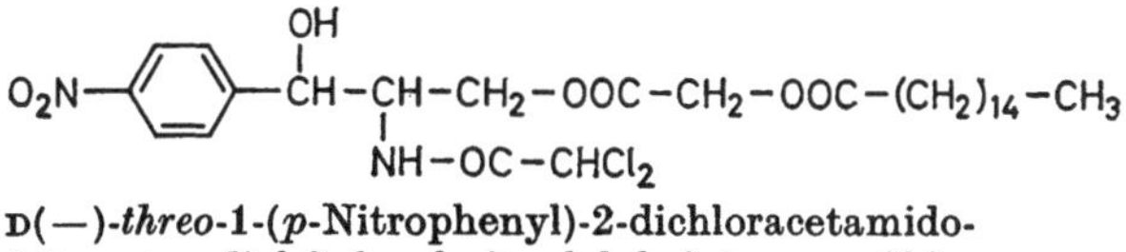

D(—)-*threo*-1-(*p*-Nitrophenyl)-2-dichloracetamido-1,3-propandiol-3-*O*-palmitoylglykolat = Chloramphenicolpalmitoylglykolat = [*R*-(*R**,*R**)]-Hexadecansäure-2-[2-[(dichloracetyl)amino]-3-hydroxy-3-(4-nitrophenyl)propoxy]-2-oxoethylester (●)

S Micodri, Micodry

V Antibioticum

5777 *(4681)* $C_{29}H_{44}O_3$

3571-53-7

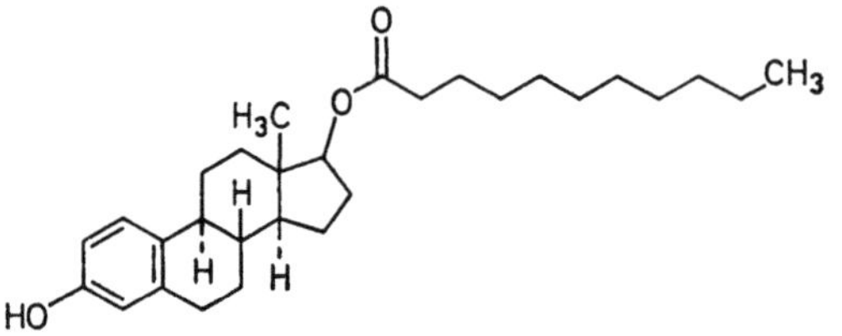

1,3,5(10)-Östratrien-3,17β-diol-17β-undecanoat = Östradiol-17β-undecylat = (17β)-Östra-1,3,5(10)-trien-3,17-diol-17-undecanoat (●)

H vgl. auch Nr. 6017

S Delestrec, Depogin, *Estradiol undecylate***, *Östradiolundecylat*, Progynon-Depot 100 mg, Progynon-retard, SQ 9993

V Depot-Östrogen

5778 *(4682)* $C_{29}H_{44}O_4$

572-97-4

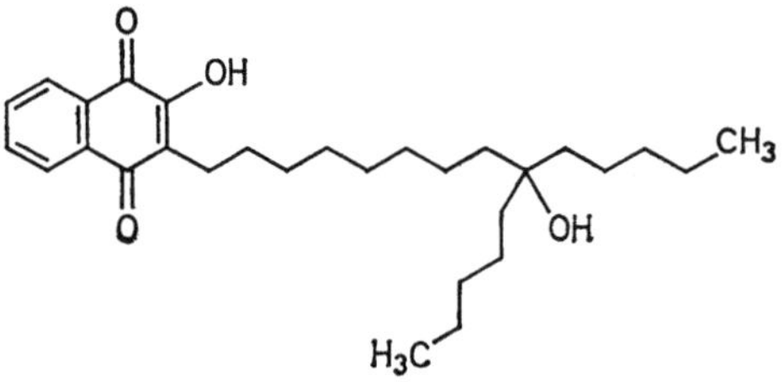

2-Hydroxy-3-(9-hydroxy-9-pentyltetradecyl)-1,4-naphthochinon = 2-Hydroxy-3-(ω,ω-diamyl-ω-hydroxynonyl)-1,4-naphthochinon = 2-Hydroxy-3-(9-hydroxy-9-pentyltetradecyl)-1,4-naphthalendion (●)

S CN 10443, Lapinon(e), M-2350, WR 26041

V Malariachemotherapeuticum

5779 $C_{29}H_{44}O_9$

36983-69-4

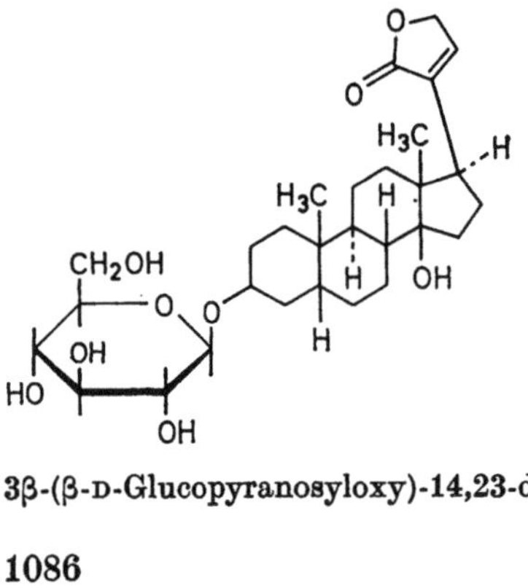

3β-(β-D-Glucopyranosyloxy)-14,23-dihydroxy-24-nor-5β,14β-chol-20(22)-en-21-säure-γ-lacton = (3β,5β,14β)-3-(β-D-Glucopyranosyloxy)-14,23-dihydroxy-24-norchol-20(22)-en-21-säure-γ-lacton (●)

S Actinogen, *Actodigin***, AY-22241

V Cardiotonicum

5780 *(4683)* $C_{29}H_{44}O_{10}$

6869-51-8

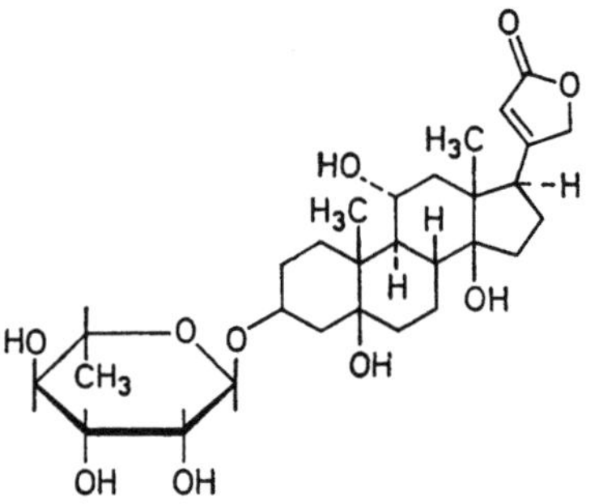

3β,5,11α,14β-Tetrahydroxy-5β-card-20(22)-enolid-3-α-L-rhamnopyranosid = (3β,5β,11α)-3-[(6-Deoxy-α-L-mannopyranosyl)oxy]-5,11,14-trihydroxy-card-20(22)-enolid (●)

S *Locundiesid*, *Lokundjosid*

V Cardiotonicum (Glykosid aus Convallaria keiskei und Strophanthus sarmenthus)

5781 *(4684)* $C_{29}H_{44}O_{10}$

3253-62-1

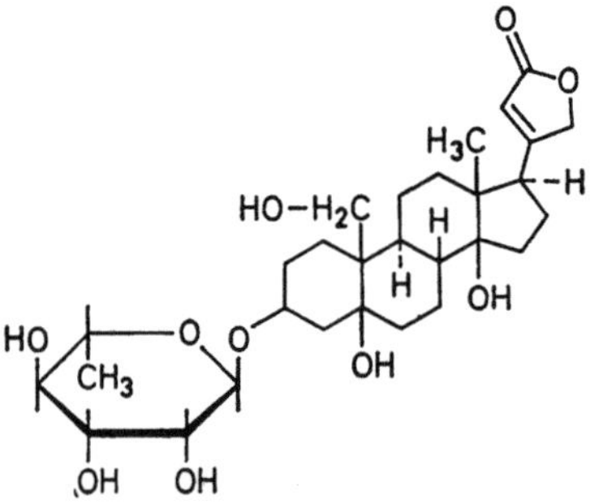

3β,5,14,19-Tetrahydroxy-5β-card-20(22)-enolid-3-L-rhamnosid = (3β,5β)-3-[(6-Deoxy-α-L-mannopyranosyl)oxy]-5,14,19-trihydroxycard-20(22)-enolid (●)

S *Covallatoxol*, Perconval

V Cardiotonicum (Convallaria majalis-Glykosid)

5782 *(4685)* $C_{29}H_{44}O_{12}$
630-60-4

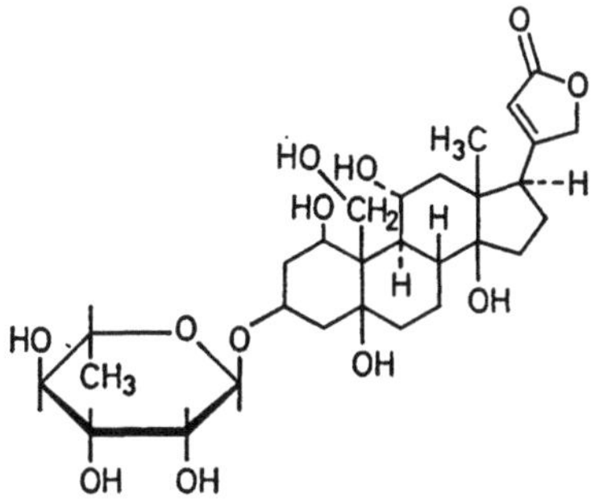

1β,3β,5,11α,14,19-Hexahydroxy-5β-card-20(22)-enolid-3-L-rhamnosid = Ouabagenin-3-L-rhamnosid = (1β,3β,5β,11α)-3-[(6-Deoxy-α-L-mannopyranosyl)oxy]-1,5,11,14,19-pentahydroxycard-20(22)-enolid (●)

H auch Octahydrat (11 018-89-6)

S *Acocantherin*, Astrobain, Cardibaine, Cordisan, Gebaine, Geobaina, Gestrophan, Gestrophin, Gratibain, Gratusbaina, *Gratus-Strophanthin*, *Ouabain(e)*, *Ouabaiosid*, Ouabaol, Purostrophan, Rectabaine simple, Rectobaina, Solubain, Solufantina, Strodival, *Strofantina*, Strophalen „Tosse", g-Strophan, Strophangit „Chinoin", *g-Strophanthin*, *g-Strophanthosid*, g-Strophicor, Strophinos, Strophoperm, Strophosan, Synergikon H, *Uabaina*, Uabanin

V Cardiotonicum (Strophanthus gratus-Glykosid)

5783 *(4686)* $C_{29}H_{45}NO_3$
499-92-3

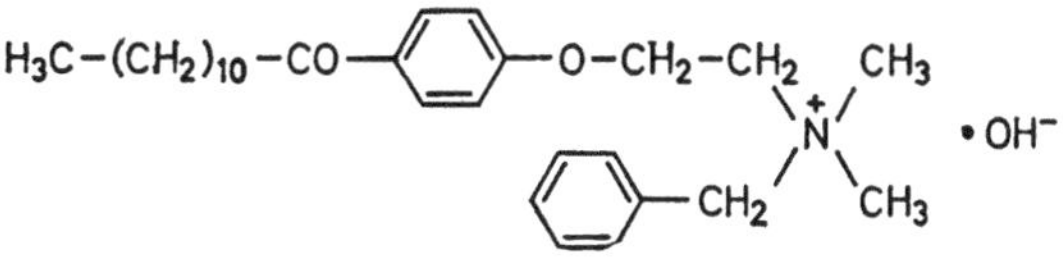

N-Benzyl-*N*-[2-(*p*-lauroylphenoxy)-ethyl]-dimethylammoniumhydroxid = *N*,*N*-Dimethyl-*N*-[2-[4-(1-oxododecyl)phenoxy]ethyl]benzenmethanaminiumhydroxid (●)

H Chlorid (19 486-61-4)

S Fortasept, *Lauralkoniumchlorid***, *Laurophenoniumchlorid*, Pyrgasol

V Antisepticum

5784 *(4687)* $C_{29}H_{46}Cl_2N_2O_6$
16 255-48-4

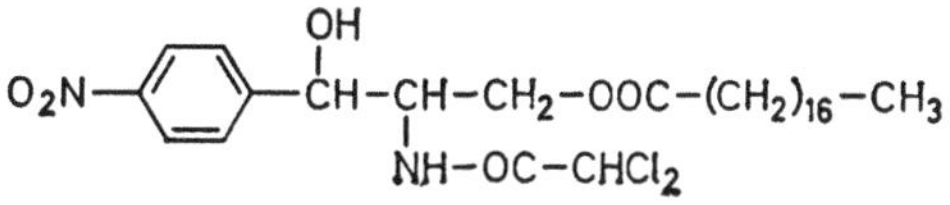

D(—)-*threo*-1-(*p*-Nitrophenyl)-2-dichloracetamido-1,3-propandiol-3-stearat = [*R*-(*R**,*R**)]-Octadecansäure-2-[(dichloracetyl)amino]-3-hydroxy-3-(4-nitrophenyl)propylester (●)

H auch DL-Verbindung

S *Chloramphenicolstearat*, Eulaevomycetinum, Eusynthomycin, Madomicetina

V Antibioticum

5785 *(4688)* $C_{29}H_{46}O_3$
862-89-5

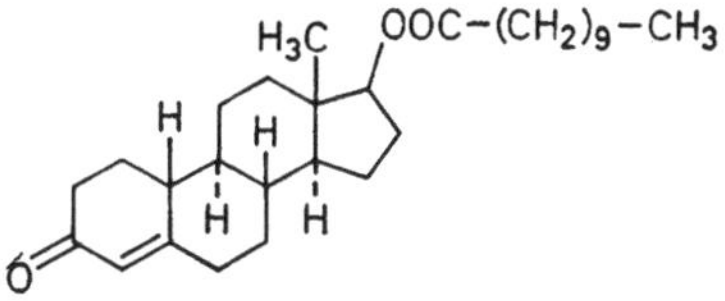

17β-Hydroxy-4-östren-3-on-17-undecanoat = 17β-Hydroxy-19-nor-4-androsten-3-on-17-undecanoat = 19-Nortestosteronundecanoat = (17β)-17-[(1-Oxoundecyl)oxy]östr-4-en-3-on (●)

S Dynabolon, *Nandrolonundecylat*, *Nortestosteronundecanoat*

V Anabolicum

5786 *(4689)* $C_{29}H_{47}NO_6$
26 241-81-6

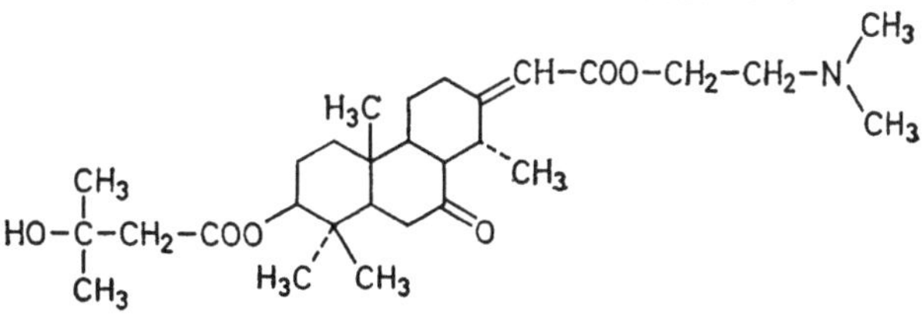

7β-(3-Hydroxy-3-methylbutyroyloxy)-1α,4b,8,8-tetramethyl-10-oxoperhydrophenanthren-2-ylidenessigsäure-β-dimethylaminoethylester = 3-Hydroxy-3-methylbutansäure-7-[2-[2-(dimethylamino)ethoxy]-2-oxoethyliden]tetradecahydro-1,1,4a,8-tetramethyl-9-oxo-2-phenanthrenylester (●)

S *Coumingin*

V Alkaloid aus Erythrophleum couminga mit digitalis-ähnlicher Wirkung

5787 $C_{29}H_{47}N_3O_2$

18503-71-4

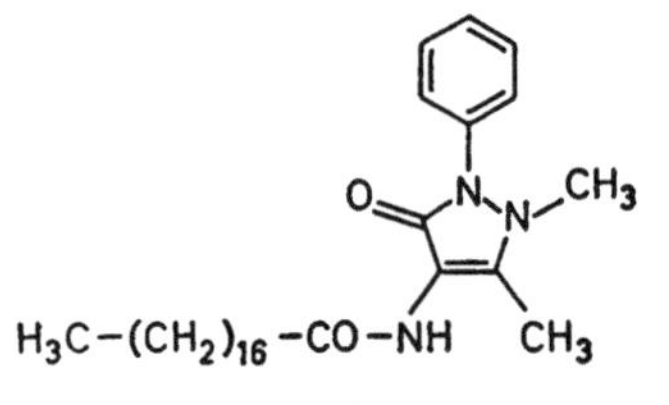

2,3-Dimethoxy-1-phenyl-4-stearinamido-5-pyrazolon = *N*-(2,3-Dihydro-1,5-dimethyl-3-oxo-2-phenyl-1*H*-pyrazol-4-yl)octadecanamid (●)

S Stampirin, Stampyrine

V Antiphlogisticum

5788 *(4690)* $C_{29}H_{48}Br_2O_2$

514-50-1

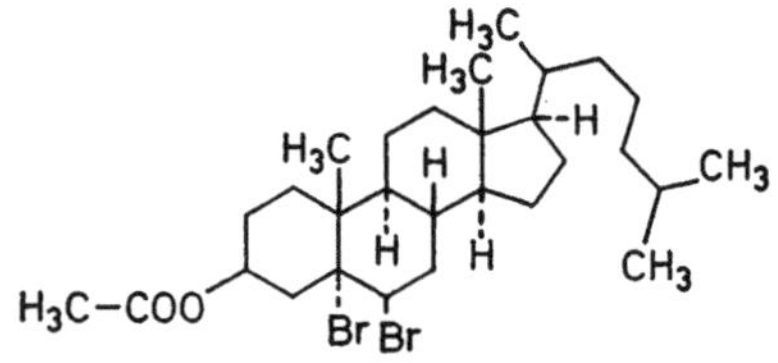

5,6β-Dibrom-5α-cholestan-3β-ol-3-acetat = 5,6-Dibromdihydroacetylcholesterin = (3β,5α,6β)-5,6-Dibromcholestan-3-olacetat (●)

S *Acebrochol***

V Sedativum

5789 *(4691)* $C_{29}H_{48}Cl_2N_2O_3$

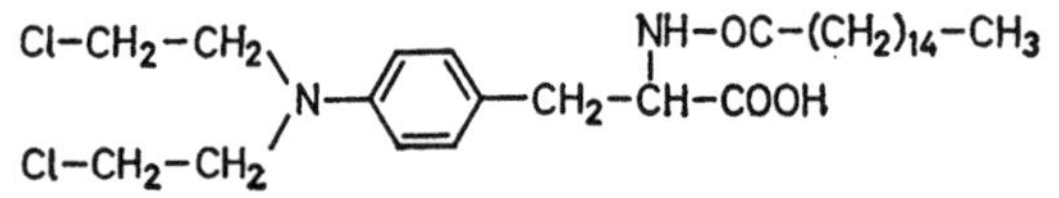

3-{*p*-[Bis-(2-chlorethyl)-amino]-phenyl}-*N*-palmitoylalanin = 4-[Bis(2-chlorethyl)amino]-*N*-(1-oxohexadecyl)-DL-phenylalanin (●)

S Palmitosin, *Palmitoylsarcolysin*

V Antineoplasticum

5790 $C_{29}H_{48}O$

83-48-7

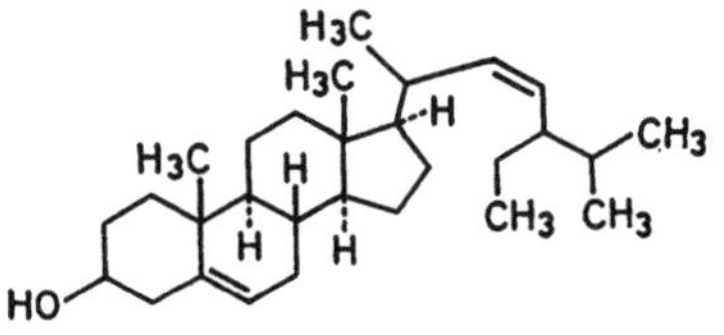

Stigmasta-5,22-dien-3β-ol = 24-Ethyl-5,22-cholestadien-3β-ol = (3β)-Stigmasta-5,22-dien-3-ol (●)

S *Anti-stiffness factor, Stigmasterin, Stigmasterol*

V Therapeuticum gegen Arteriosklerose, Coxitis, Diarrhoe

5791 *(4692)* $C_{29}H_{50}O$

83-46-5

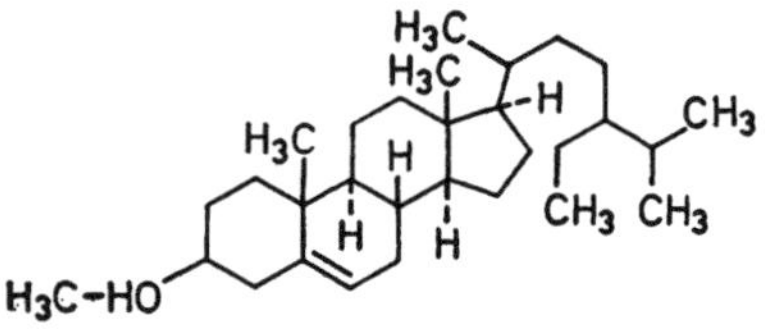

5-Stigmasten-3β-ol = 24-Ethyl-5-cholesten-3β-ol = 22,23-Dihydrostigmasterin = (3β)-Stigmast-5-en-3-ol (●)

H vgl. auch Nr. 6001

S *Beta-sitosterinum*, Cinchol, Harzol, Isorhine, *α-Phytosterol*, Prostata-Kapseln „Hoyer", *β-Sitosterin*, Sitosterin-Delalande, *β-Sitosterol*

V Therapeuticum gegen Hypercholesterinämie (Phytosterin)

5791-01 *(4692a)*

H mit Gehalt von 10—20% der Dihydroverbindung

S Anticolesterol, Cytellin, Niladyl, Positol, Siston, Sytol

V Therapeuticum gegen Hypercholesterinämie

5792 (4693) $C_{29}H_{50}O_2$
10191-41-0

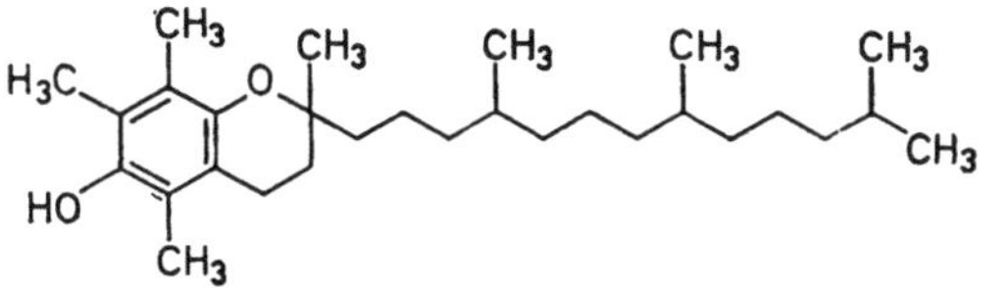

2,5,7,8-Tetramethyl-2-(4,8,12-trimethyltridecyl)-chroman-6-ol = 5,7,8-Trimethyltocol = 3,4-Dihydro-2,5,7,8-tetramethyl-2-(4,8,12-trimethyl-tridecyl)-2*H*-1-benzopyran-6-ol (●)

H auch D-Verbindung ([2*R*-[2*R**(4*R**,8*R**)]]-Verbindung) (59-02-9)
vgl. auch Nrr. 5864, 5907, 5957, 6002

S Almefrol, Aquasol E, Biovit, Cavecol, Celvim, Chibivit E, Corfavit E, Covitol, Dal-E, Dalfatol, Denamone, Dohyfral-E, Duphafral E, Ecrisina, Egavit E, Egevit, E-Hart, Elogerme, Endo E, Eprolin S, Epsilan, E-Sir, Esol, Etamican, Eta-Monovit, Eta-Vit, E-vatine, E-Vital, Evitaminum, Evitan, Evitil, Evitina, E-Vitum, Farmobion E, Fertiligen, Fertilol, Fravit E, Gonavit, Ilitia, Lan-E, Lethopherol, Med-E, Mephatopherol, Par-E, Phytogermine, Profecundin, Spavit E, Teplin, Tocoergin, Tocoferina E, Tocoferolo Bioglan, *Tocoferolum*, Tocofyn, Tocogèn, Tocomed, *α-Tocopherol*, Tocovit, Tokopharm, Vascuals, Verrol, Vieman, Vita-E, *Vitamin E*, Vitaplex E, Vitasan E, Vitayonon, Viteta, Vitwas E, *Witamina E*

V Antisterilitätsvitamin

5792-01 (4693a) **30999-06-5**

H Polyethylenglykol-100-succinat

S *Tocofersolan***, *Tocophersolan*, TPGS

V wasserlösliches α-Tocopherolderivat

5793 (4694) $C_{29}H_{50}O_3$
7559-04-8

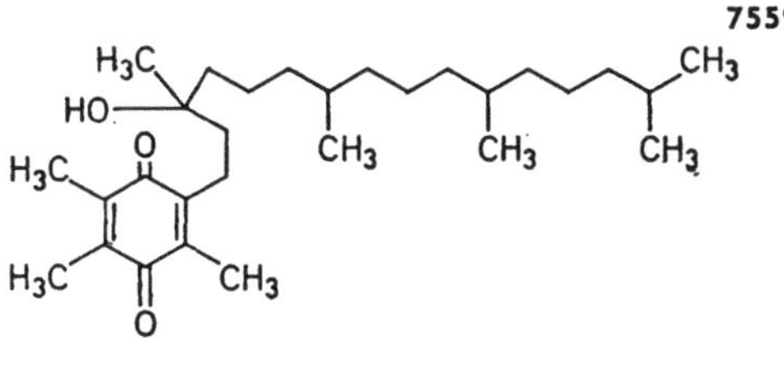

2-(3-Hydroxy-3,7,11,15-tetramethylhexadecyl)-3,5,6-trimethyl-1,4-benzochinon = 2-(3-Hydroxy-3,7,11,15-tetramethylhexadecyl)-3,5,6-trimethyl-2,5-cyclohexadien-1,4-dion (●)

S Eutrophyl, Ipotensil, Ipotensivo Chinonico, Métorène, Tensiopress, *Tocoferylchinonum*, *Tocopherylquinone*, Tocopressina, *Tokopherylchinon*, Trimina, Vitapressina

V Antihypertonicum

5794 (4695) $C_{29}H_{51}N_2O_8$
1393-87-9

S Biofusal, *Fusafungin***, Fusaloyos, Fusarine, Locabiosol, Locabiotal, S 314

V Antibioticum aus Fusarium lateritium zur Behandlung von Infektionen der Atemwege

---

5795 (4696) $C_{29}H_{54}N_2O_2$

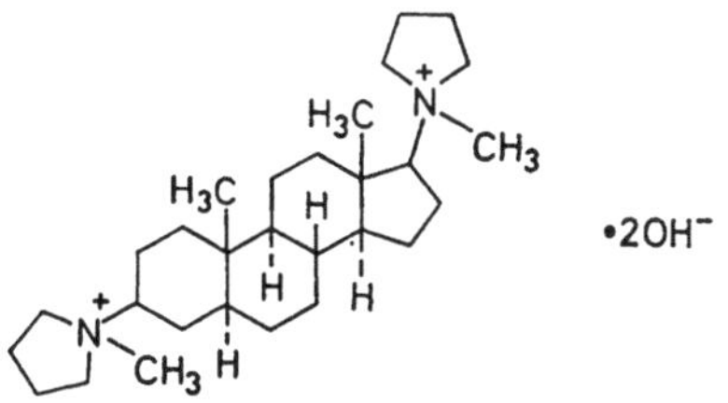

3β,17β-Dipyrrolidin-1′-ylandrostan-bis-methylhydroxid = 1,1′-[(3β,5α,17β)-Androstan-3,17-diyl]-bis[1-methylpyrrolidiniumhydroxid] (●)

H Dichlorid (297-93-8)

S *Dipyrandiumchlorid*, M. & B. 9105 A

V Muskelrelaxans

5796 $C_{29}H_{55}N_5O_{18}$
36441-41-5

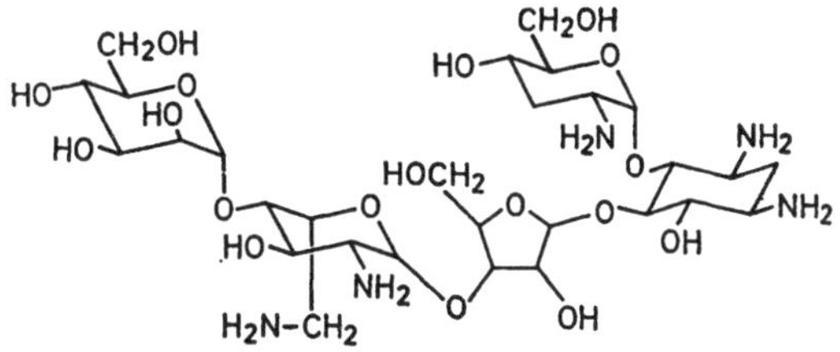

O-2-Amino-2,3-dideoxy-α-D-*ribo*-hexopyranosyl-(1→4)-*O*-[α-D-mannopyranosyl-(1→4)-*O*-2,6-diamino-2,6-dideoxy-β-L-idopyranosyl-(1→3)-β-D-ribofuranosyl-(1→5)]-2-deoxy-D-streptamin (●)

S Livaline 500, *Lividomycin***, *Lividomycin A*, LVM, SF-767 A

V Antibioticum aus Streptomyces Lividus No. 2230

5797 *(4697)* $C_{30}H_{16}O_8$

548-04-9

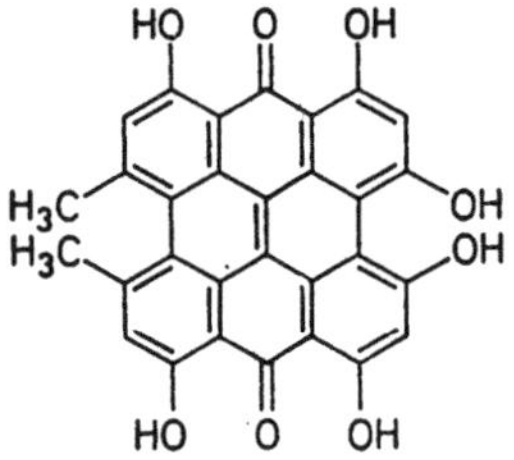

1,3,4,6,8,13-Hexahydroxy-10,11-dimethylphenanthro[1,10,9,8-*opqra*]perylen-7,14-dion (●) = 4,4′,5,5′,7,7′-Hexahydroxy-2,2′-dimethyl-*meso*-naphthodianthron

S Cyclosan, Cyclo-Werol, *Hypericin, Hypericum-rot*

V Hypericum-Pigment, Therapeuticum gegen endogene und exogene Depressionen

5798 *(4698)* $C_{30}H_{21}O_4P$

7657-86-5

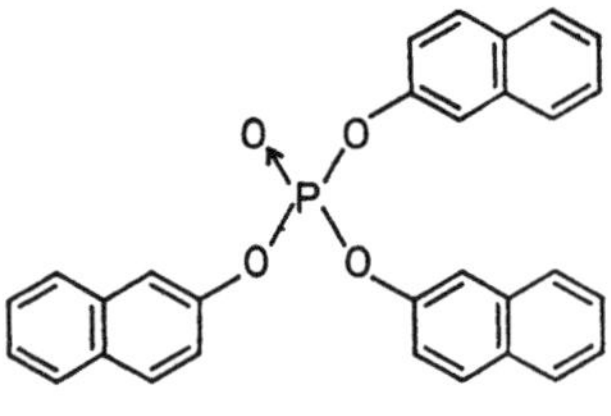

Tris-β-naphthyl-phosphat = Phosphorsäuretris-(2-naphthalenyl)ester (●)

S Entéroseptyl

V Darmantisepticum

5799 *(4699)* $C_{30}H_{22}O_{10}$

2530-37-2

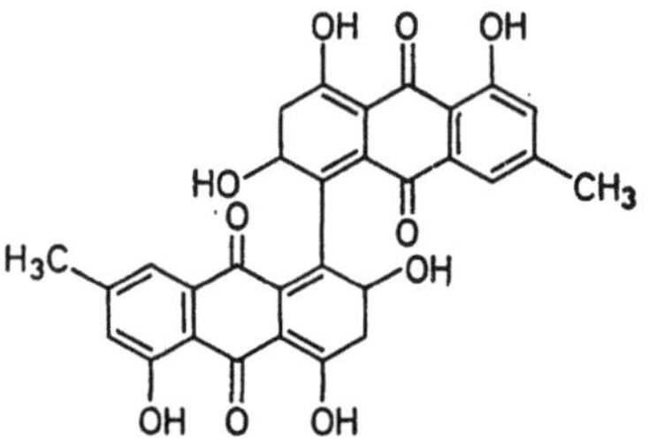

2,2′,3,3′-Tetrahydro-2,2′,4,4′,5,5′-hexahydroxy-7,7′-dimethyl-1,1′-bianthrachinon = 2,2′,3,3′-Tetrahydro-2,2′,4,4′,5,5′-hexahydroxy-7,7′-dimethyl[1,1′-bianthracen]-9,9′,10,10′-tetron (●)

H nach neueren Angaben ein stereoisomeres 1,7,9,15,17,20-Hexahydroxy-3,11-dimethyl-5*H*, 6*H*-6,13a,5a,14-[1,2,3,4]butantetraylcycloocta-[1,2-*b*:5,6-*b*′]dinaphthalen-5,8,13,16(14*H*)-tetron (●) (23537-16-8)

S *Rugulosin*

V Antibioticum aus Sepedonium ampullosporum

5800 $C_{30}H_{22}O_{12}$

21884-44-6

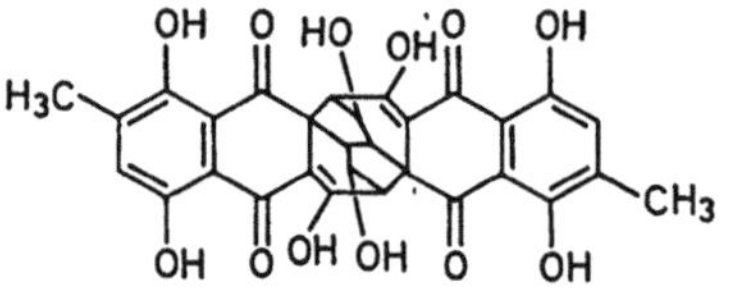

stereoisomeres 1,4,7,9,12,15,17,20-Octahydroxy-3,11-dimethyl-5*H*,6*H*-6,13a,5a,14-[1,2,3,4]butantetraylcycloocta[1,2-*b*:5,6-*b*′]dinaphthalen-5,8,13,16(14*H*)-tetron = (1*S*, 1′*S*, 2*R*, 2′*R*, 3*S*, 3′*S*, 9a*R*, 9′a*R*)-8,8′-Dihydroxyrugulosin

S *Luteoskyrin*

V Antibioticum aus Penecillium islandicum

5801 *(4700)* $C_{30}H_{23}N_3O_6$

2545-24-6

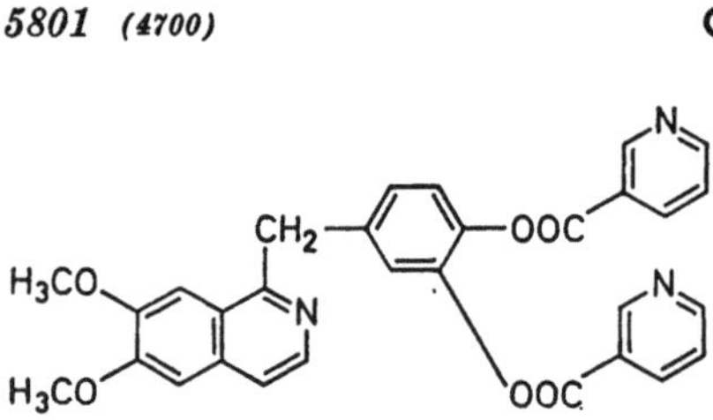

4-(6,7-Dimethoxy-1-isochinolylmethyl)-*o*-phenylendinicotinat = 4-(6,7-Dimethoxy-1-isochinolylmethyl)-brenzcatechindinicotinat = 1-(3,4-Dihydroxybenzyl)-6,7-dimethoxyisochinolindinicotinat = 3-Pyridincarbonsäure-4-[(6,7-dimethoxy-1-isochinolinyl)methyl]-1,2-benzendiylester (●)

S *Niceverin***, RC-167

V Coronarvasodilatans, Spasmolyticum

5802 *(4701)* $C_{30}H_{24}N_4O_{10}$

15351-13-0

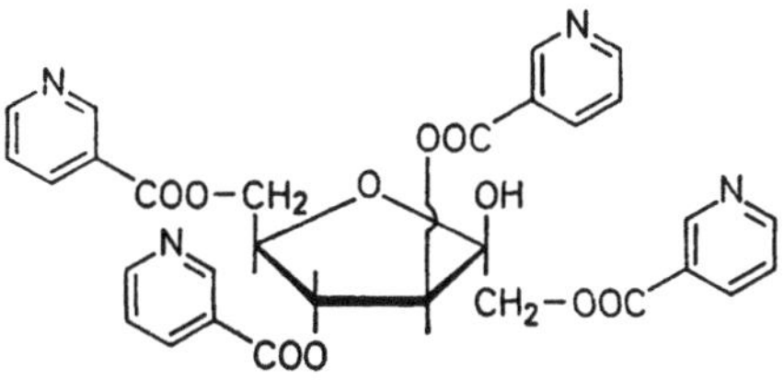

D-Fructofuranose-1,3,4,6-tetranicotinoat = 1,3,4,6-Tetranicotinoyl-D-fructofuranose = β-D-Fructofuranose-1,2,3,4-tetra-3-pyridincarboxylat (●)

H auch mit ca. 10% Gehalt Fructopyranosetetranicotinoat

S Bradilan, Buclidan, Cardilan, ES 304, *Nicofuranose***, Romanil, Vasperdil

V Vasodilatans, Thrombosenprophylakticum

5803 *(4702)* $C_{30}H_{26}O_2$

Dibenzylcinnamylbenzoat

S Cinnabene

V Vasodilatans

5804 *(4703)* $[C_{30}H_{30}N_4O_2S]_x$

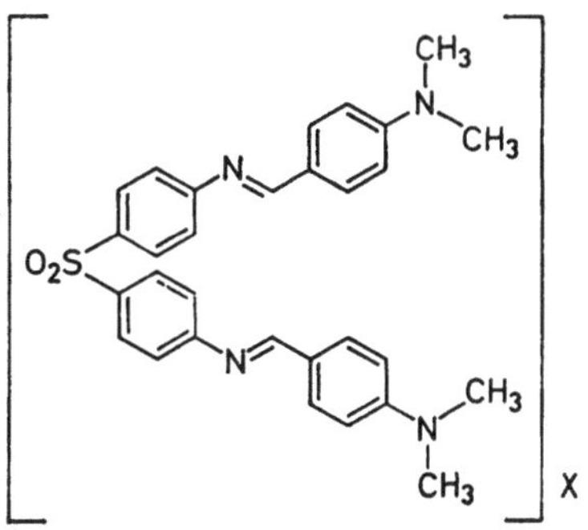

polymeres *p,p'*-Sulfonylbis-[*N*-(*p*-dimethylaminobenzyliden)-anilin] = polymeres 4,4'-Bis-(*p*-dimethylaminobenzylidenamino)-diphenylsulfon

S Sulfamethin, Sulfoninum, Sulphametin

V Tuberkulostaticum

5805 $C_{30}H_{32}ClF_3N_2O_2$

53179-10-5

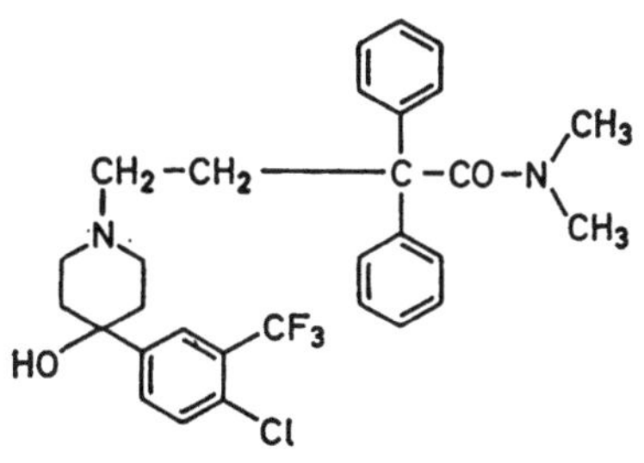

4-(4-Chlor-α,α,α-trifluor-*m*-tolyl)-4-hydroxy-*N*,*N*-dimethyl-α,α-diphenyl-1-piperidinbutyramid = 4-[4-Chlor-3-(trifluormethyl)phenyl]-4-hydroxy-*N*,*N*-dimethyl-α,α-diphenyl-1-piperidinbutanamid (●)

S *Fluperamid***, R 18910

V Antidiarrhoicum

5806 *(4704)* $C_{30}H_{32}N_2O_2$

915-30-0

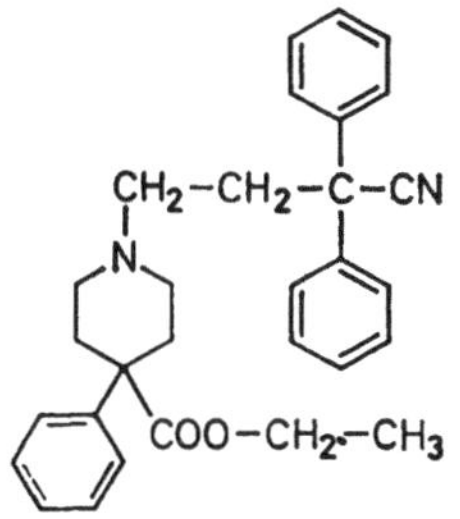

1-(3-Cyan-3,3-diphenylpropyl)-4-phenyl-4-piperidincarbonsäureethylester

H Hydrochlorid (3810-80-8)

S *Difenossilato cloridrato, Diphenoxylathydrochlorid***, R 1132

V Antidiarrhoicum

5806-01 *(4704a)* 55840-97-6

H Hydrochlorid mit Zusatz von 1% Atropinsulfat

S Diarsed, Katevan, Lomotil, Protector, Reasec, Retardin, Sedistal, Tropatil, Xilatil

V Antidiarrhoicum

5807 *(4705)* $C_{30}H_{32}N_2O_{14}S_5$
118-84-3

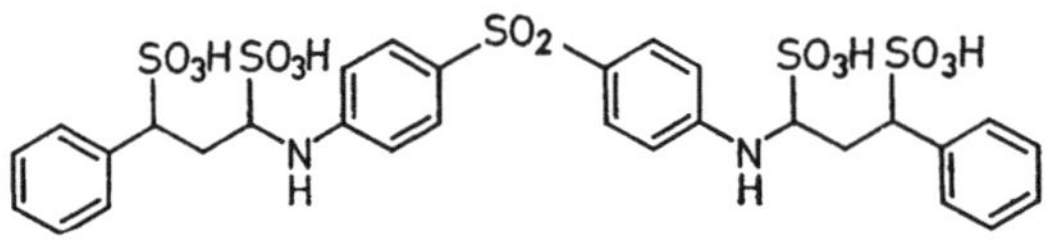

1,1'-[*p*,*p*'-(Sulfonyl)-dianilino]-bis-(3-phenylprpan-1,3-disulfonsäure) = 4,4'-Bis-(3-phenyl-1,3-disulfopropylamino)-diphenylsulfon = 1,1'-[Sulfonylbis(4,1-phenylenimino)]bis[3-phenyl-1,3-propandisulfonsäure] (●)

H Tetranatriumsalz (133-65-3)

S Cimedon(e), Novotrone „Bengal", *Phénoprryldiasulfone sodique*, 3668 R.P., *Solapsone*, *Solasulfon**, *Solusulfon*, Sulfetron, Sulfonazina, Sulphedrone, Sulphetrone, Sulphonazine

V Chemotherapeuticum gegen Lepra

5808 *(4706)* $C_{30}H_{34}O_{13}$
124-87-8

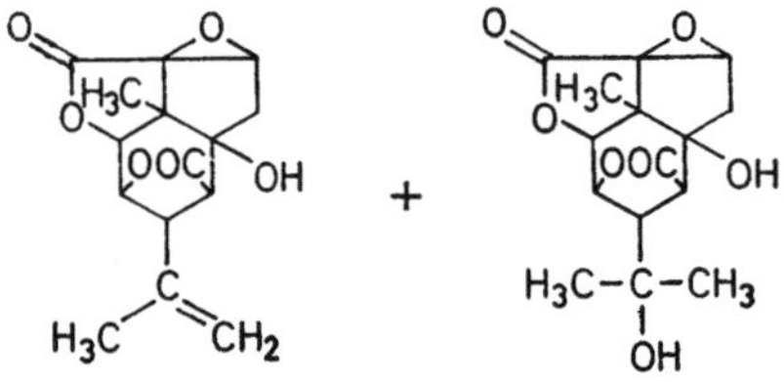

Mischung von Pikrotoxinin ($C_{15}H_{16}O_6$) und Pikrotin ($C_{15}H_{18}O_7$) in molekularem Verhältnis = Verbindung (1:1) von (1aα,2aβ,3β,6β,6aβ,8a*S**,8bβ,9*R**)-Hexahydro-2a-hydroxy-9-(1-hydroxy-1-methylethyl)-8b-methyl-8*H*-1,5,7-trioxa-3,6-methanocyclopenta[*ij*]cycloprop[*a*]azulen-4,8(3*H*)-dion mit (1aα,2aβ,3β,6β,6aβ,8a*S**,8bβ,9*R**)-Hexahydro-2a-hydroxy-8b-methyl-9-(1-methylethenyl)-8*H*-1,5,7-trioxa-3,6-methanocyclopenta[*ij*]cycloprop[*a*]azulen-4,8(3*H*)-dion (●)

S *Cocculin*, *Picrotoxinum*, *Pikrotoxin*

V Analepticum bei Barbitursäurevergiftungen (Wirkstoff aus den Samen von Anamirta cocculus)

5809 *(4707)* $C_{30}H_{35}F_2N_3O$
3416-26-0

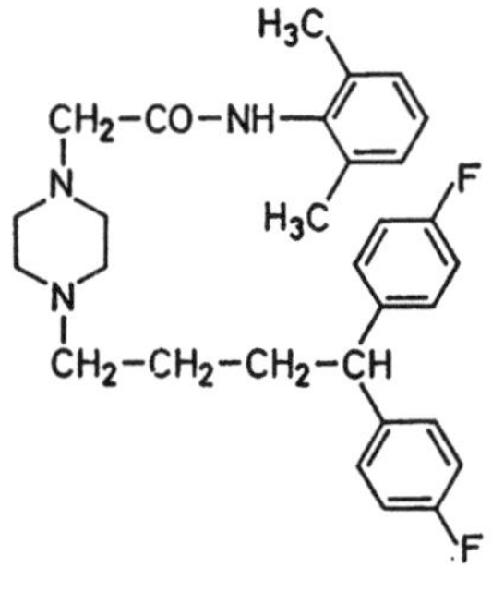

4-[4,4-Bis-(*p*-fluorphenyl)-butyl]-1-piperazinylaceto-2',6'-xylidid = 1-[4,4-Di-(4-fluorphenyl)-butyl]-4-[(2,6-dimethylanilinocarbonyl)-methyl]-piperazin = 4-[4,4-Bis(4-fluorphenyl)butyl]-*N*-(2,6-dimethylphenyl)-1-piperazinacetamid (●)

S Clavidene, Clinium, Corflazine, Klinium, Klintab, *Lidoflazin***, McN-JR 7904, *Ordiflazine*, R 7904

V Coronarvasodilatans

5810 $C_{30}H_{35}NO_3$
31 477-60-8

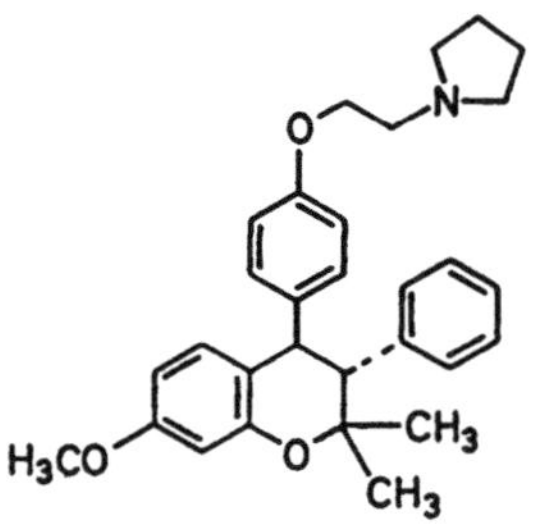

3,4-*trans*-2,2-Dimethyl-3-phenyl-4-[*p*-(β-pyrrolidinoethoxy)-phenyl]-7-methoxychroman = *trans*-1-[2-[4-(3,4-Dihydro-7-methoxy-2,2-dimethyl-3-phenyl-2*H*-1-benzopyran-4-yl)phenoxy]ethyl]-pyrrolidin (●)

S *Centchromane*

V Antiphlogisticum, Analgeticum, Antipyreticum, postcoitales Antikonzipiens

5811 *(4708)* $C_{30}H_{35}NO_4$

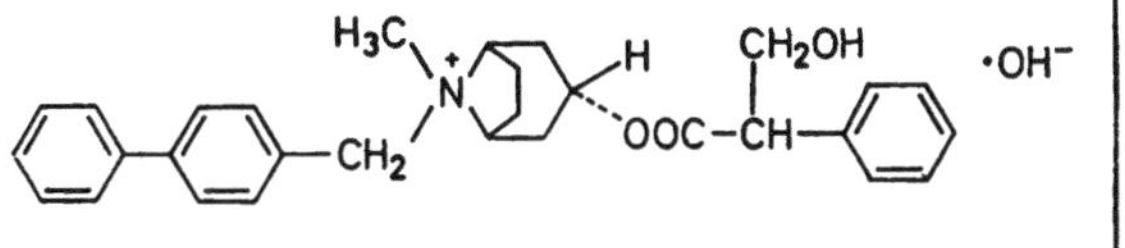

8-(*p*-Biphenylylmethyl)-3-DL-tropoyloxytropaniumhydroxid = 8-(*p*-Phenylbenzyl)-atropiniumhydroxid = *endo*-(±)-8-([1,1'-Biphenyl]-4-ylmethyl)-3-(3-hydroxy-1-oxo-2-phenylpropoxy)-8-methyl-8-azoniabicyclo[3.2.1]octanhydroxid (●)

H Bromid (511-55-7)

S BTTB, Dendrepar, *Fentropilium*, Gastripon, Gastropin, N-399, *Phenylbenzylatropiniumbromid*, *Xenytropiumbromid***, *Xenytroponi bromidum*

V Anticholinergicum, Spasmolyticum

5812 *(4709)* $C_{30}H_{38}N_4$
19056-26-9

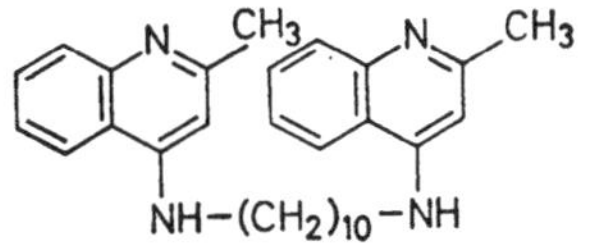

4,4'-(Dekamethylendiamino)-bis-(2-methylchinolin) = 4,4'-(Dekamethylendiimino)-dichinaldin = *N,N'*-Bis(2-methyl-4-chinolinyl)-1,10-decandiamin (●)

H Diacetatdihydrat (5714-05-6)

S *Chindecamini acetas*, NAT-324, *Quindecaminacetat**

V lokales Bakteriostaticum

5813 *(4710)* $C_{30}H_{38}N_4O_{11}$
15599-51-6

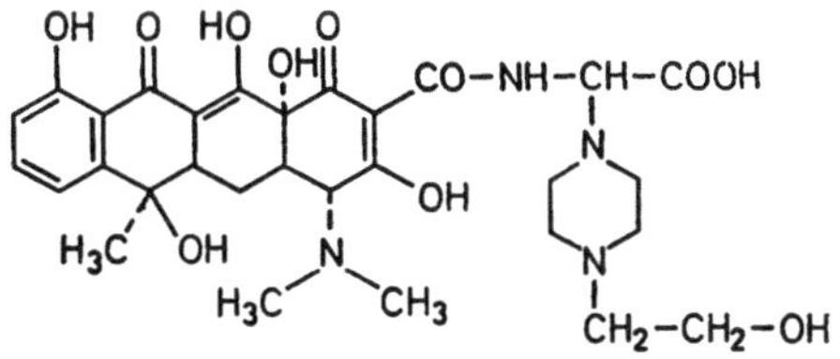

α-(4-Dimethylamino-1,4,4a,5,5a,6,11,12a-oktahydro-3,6,10,12,12a-pentahydroxy-6-methyl-1,11-dioxo-2-naphthacencarboxamido)-4-(2-hydroxyethyl)-1-piperazinylessigsäure = [4*S*-(4α,4aα,5aα,6β,12aα)]-α-[[[4-(Dimethylamino)-1,4,4a,5,5a,6,11,12a-octahydro-3,6,10,12,12a-pentahydroxy-6-methyl-1,11-dioxo-2-naphthacenyl]carbonyl]amino]-4-(2-hydroxyethyl)-1-piperazinessigsäure (●)

S *Apicyclin**, RIT 1140, Traserit

V Antibioticum

5814 *(4711)* $C_{30}H_{38}O_4$
7724-88-1

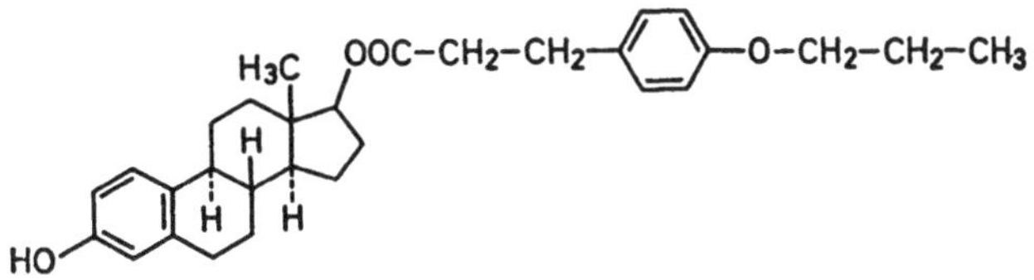

1,3,5(10)-Östratrien-3,17β-diol-17β-[3-(*p*-propoxyphenyl)-propionat] = Östradiol-17-[3-(*p*-propoxyphenyl)-propionat] = (17β)-Östra-1,3,5(10)-trien-3,17-diol-17-(4-propoxybenzenpropanoat) (●)

S Durovex, *Östradiolpropoxyphenylpropionat*

V Depot-Östrogen

5815 *(4712)* $C_{30}H_{40}O_6$
1362-42-1

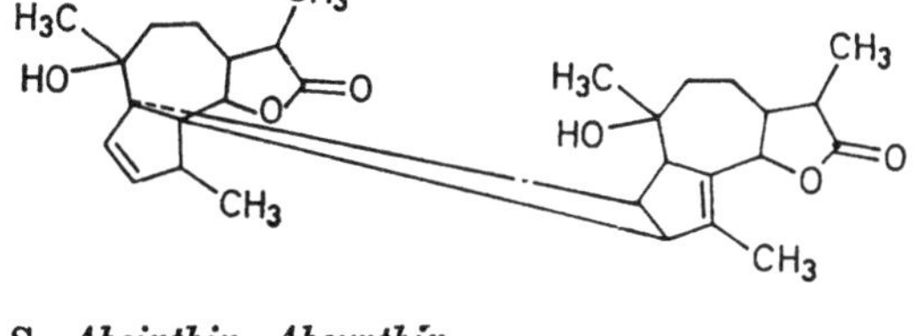

S *Absinthin*, *Absynthin*

V Bitterstoff aus Artemisia absinthium

5816 $C_{30}H_{41}ClN_2O_2S$

41 931-83-3

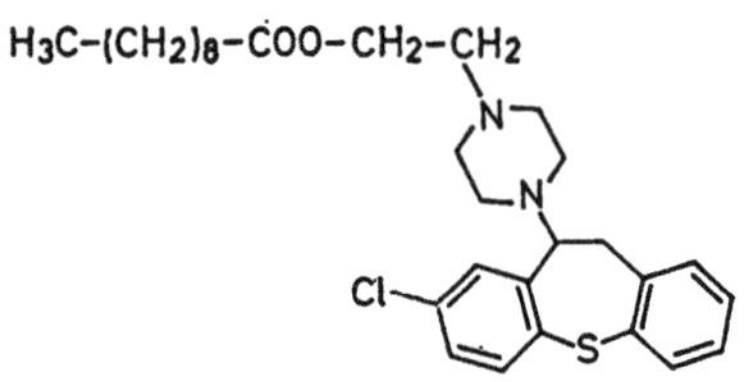

2-[4-(8-Chlor-10,11-dihydrodibenzo[*b,f*]thiepin-10-yl)-1-piperazinyl]-ethyldecanoat = Decansäure-2-[4-[8-chlor-10,11-dihydrodibenzo[*b,f*]thiepin-10-yl]-1-piperazinyl]ethylester (●)

S *Noroxyclothepindecanoat*, VÚFB-9976

V Depot-Neurolepticum

5817 *(4713)* $C_{30}H_{41}FO_7$

5611-51-8

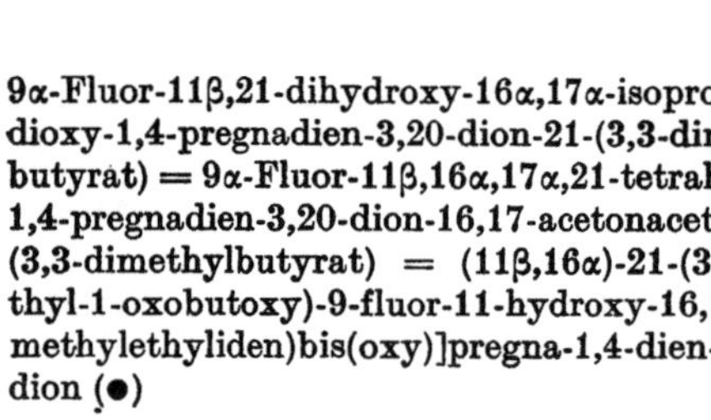

9α-Fluor-11β,21-dihydroxy-16α,17α-isopropylidendioxy-1,4-pregnadien-3,20-dion-21-(3,3-dimethylbutyrat) = 9α-Fluor-11β,16α,17α,21-tetrahydroxy-1,4-pregnadien-3,20-dion-16,17-acetonacetal-21-(3,3-dimethylbutyrat) = (11β,16α)-21-(3,3-Dimethyl-1-oxobutoxy)-9-fluor-11-hydroxy-16,17-[(1-methylethyliden)bis(oxy)]pregna-1,4-dien-3,20-dion (●)

S Aristospan, CL 34433, *Fluoxiprednisolonhexacetonid*, Hexatrione, Lederlon, Lederspan, Polcortolon prolongatum, TATBA, *Triamcinolonhexacetonid***

V injizierbares Triamicinolonderivat

5818 $C_{30}H_{41}NO_3$

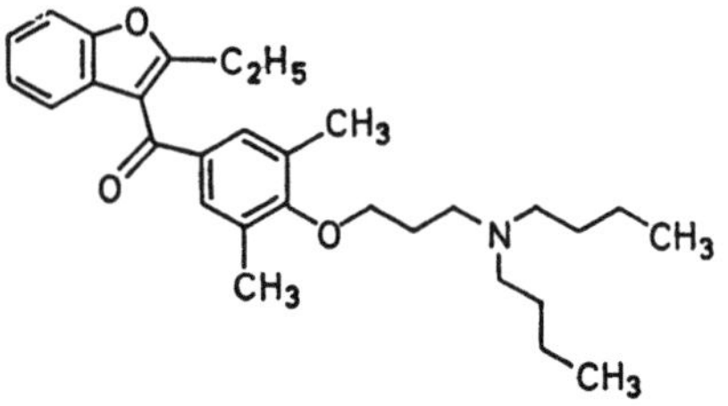

2-Ethyl-3-{3,5-dimethyl-4-[3-(dibutylamino)propoxy]-benzoyl}-benzofuran = [4-[3-(Dibutylamino)-propoxy]-3,5-dimethylphenyl](2-ethyl-3-benzofuranyl)methanon (●)

H Hydrochlorid (50 602-48-7)

S L 8412

V Coronartherapeuticum

5819 *(4714)* $C_{30}H_{41}OP$

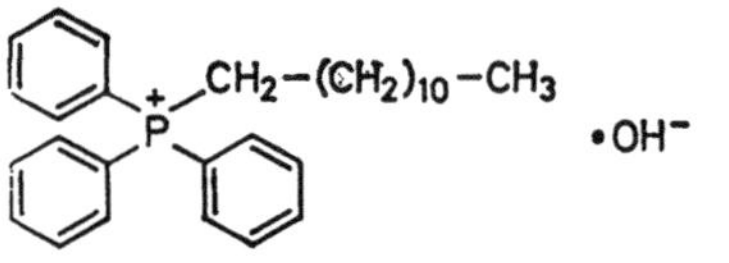

Dodecyltriphenylphosphoniumhydroxid (●)

H Bromid (15 510-55-1)

S D 305, Mycal, Myxal-Lösung

V Dermatomykoticum

5819-01 24 360-58-5

H Pentachlorphenolat

S Claraphos, *Pentaphonate*

V Bakteriostaticum

5820 *(4715)* $C_{30}H_{42}N_2O_4S$

26 545-50-6

S *Nufleine*, *Nuphlein*

V antimikrobiell wirksames Alkaloid aus Nuphar luteum

5820-01 *(4715a)* 12 698-70-3

H Gemisch mit einem inaktiven Alkaloid (Thiobinupharidin)

S *Lutenurin*, Situcidine

V Bakterícid (Trichomonacid), Fungicid, Parasiticid

5821 *(4716)* $C_{30}H_{42}N_4O_2$
572-53-2

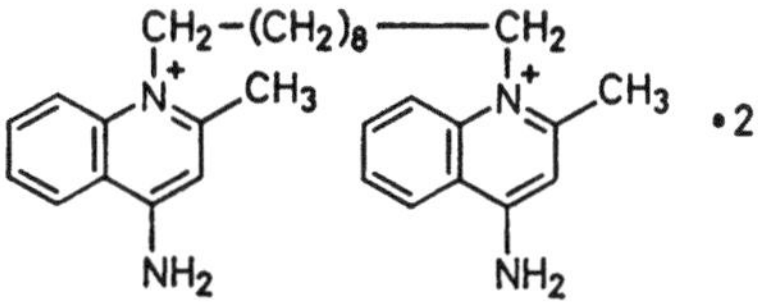

N^1,$N^{1'}$-Dekamethylen-bis-(4-aminochinaldinium-hydroxid) = 1,1'-(1,10-Decandiyl)bis[4-amino-2-methylchinoliniumhydroxid] (●)

H Dichlorid (522-51-0)

S Angils, BAQD 10, Biorvisal, Danical, Decabis, Decaderm „Galenica-Bukarest", Decalysin, *Decamin(um)*, *Dechaliniumchlorid*, Decosan, Dekadin, Dekamin, Dekuarin, Dekva, Delica-Gel, De-Menthasin, Dequadin, Dequafungan, *Dequaliniumchlorid***, *Dequalonum*, Dequaspon, Dequavagyn, Dequavet, Dinium, Efisol-Wirkstoff, Eriosept, Evazol, Gargilon, Gorgine, Grocreme, Ivazil, Labosept, Lariquin, Neues-Troch, Nipe-Troche, Novapon-Troche, Oralgol, Osangin, Polycidine, Quoticidine, Rumilet, Ruppit, Sanoral, Sentril, Sorot, SP, Vaster, Voxifral

V Antisepticum, Antimykoticum

5821-01 *(4716a)* 16022-70-1

H Disalicylat

S Derma-Europuran

V Antimykoticum

5822 $C_{30}H_{42}N_6O_5S$
36980-34-4

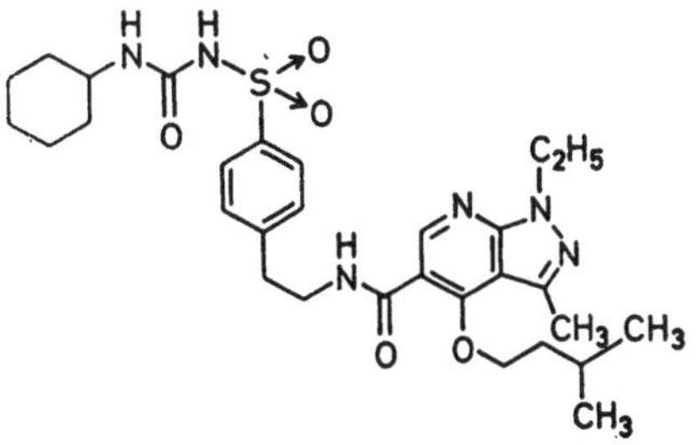

1-Cyclohexyl-3-{*p*-[2-(1-ethyl-4-isopentyloxy-3-methyl-1*H*-pyrazolo[3,4-*b*]pyridin-5-carboxamido)-ethyl]-phenylsulfonyl}harnstoff = *N*-[2-[4-[[[(Cyclohexylamino)carbonyl]amino]sulfonyl]phenyl]-ethyl]-1-ethyl-3-methyl-4-(3-methylbutoxy)-1*H*-pyrazolo[3,4-*b*]pyridin-5-carboxamid (●)

S *Glicaramid***, SQ 65993

V Antidiabeticum

5823 *(67 E)* $C_{30}H_{42}O_6$
51703-64-1

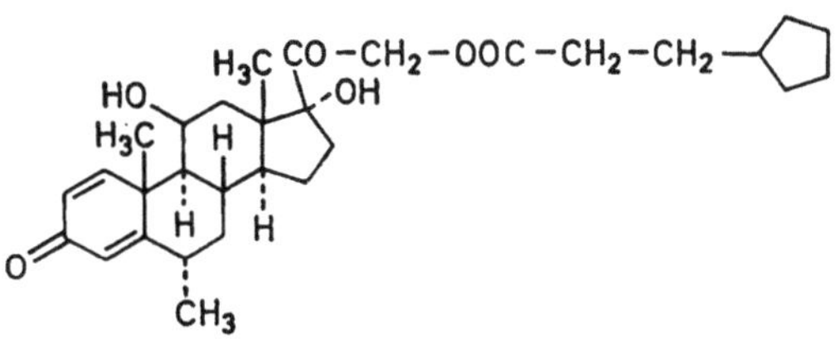

11β,17α,21-Trihydroxy-6α-methyl-1,4-pregnadien-3,20-dion-21-(3-cyclopentylpropionat) = 6α-Methylprednisolon-21-cyclopentylpropionat = (6α,11β)-21-(3-Cyclopentyl-1-oxopropoxy)-11,17-dihydroxy-6-methylpregna-1,4-dien-3,20-dion (●)

S Urbason-Depot

V Depot-Glucocorticoid

5824 *(4717)* $C_{30}H_{42}O_8$
466-06-8

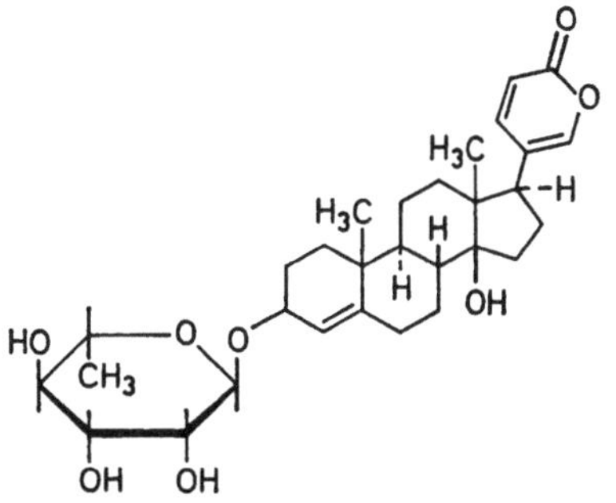

3β,14β-Dihydroxy-4,20,22-bufatrienolid-3β-rhamnosid = (3β)-3-[(6-Deoxy-α-L-mannopyranosyl)-oxy]-14-hydroxybufa-4,20,22-trienolid (●)

S A-32686, Apocerpin, Bunosquin, Caradrin, Caratol, Cardimarin, Cardiolidin, Cardion, Cardiovite, Cardon, Carmazon, Cillaridin, Coratol, Datridin, *Desglucotransvaalin*, Herz-O, Mitocillan-A, Mitredin, Pratoque, Procardin, Procillan, Proherz, Pros, Proscilladin, Proscillan, Proscillar, *Proscillaridin***, *Proscillaridin A*, Proscillid, Prosilazin, Prost, Prostosin, Proszin, Protasin, PSC-801, Purosin-TC, Sandoscil(l), Scillacrist, Scilla-Didier, Scillaridin, Silamarin-A, Simeon, Solestril, Steliarid, Stellarid, Sucblorin, Talucard, Talusin, Tradenal, Urgilan

V Cardiotonicum (Glykosid aus Scilla maritima var. alba)

5825 $C_{30}H_{43}FO_9$
7743-96-6

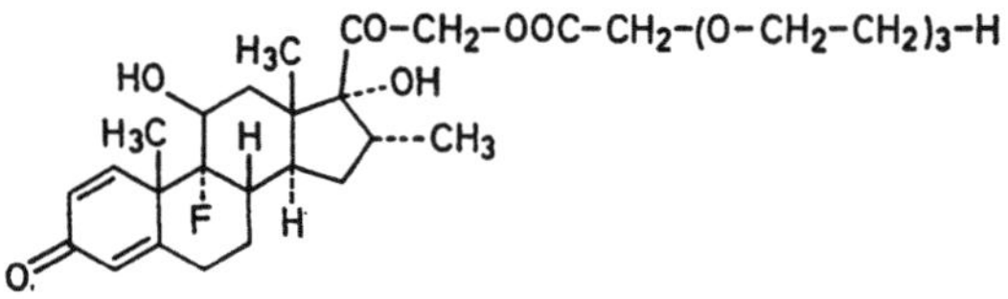

9α-Fluor-11β,17α,21-trihydroxy-16α-methyl-1,4-pregnadien-3,20-dion-21-{2-[2-(2-ethoxyethoxy)-ethoxy]acetat} = 9α-Fluor-16α-methylprednisolon-21-(3,6,9-trioxaundecanoat) = (11β,16α)-21-[[[2-(2-Ethoxyethoxy)ethoxy]acetyl]oxy]-9-fluor-11,17-dihydroxy-16-methylpregna-1,4-dien-3,20-dion (●)

S Dectan, *Dexamethason-21-(3,6,9-trioxaundecanoat)*

V antiphlogistisch und antiallergisch wirksames Glucocorticoid

5826 *(4718)* $C_{30}H_{44}N_2O_{10}$
54-03-5

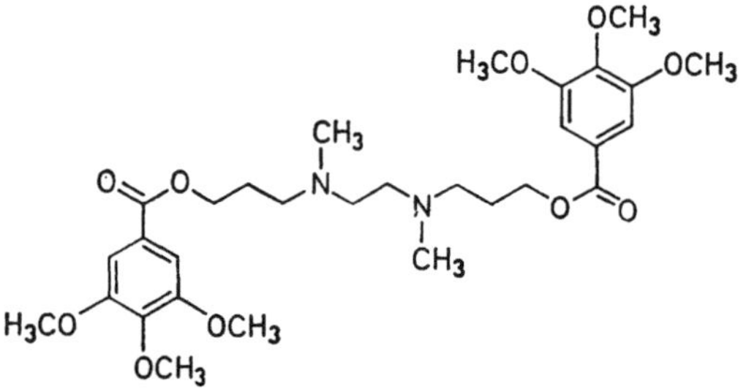

3,3'-(*N,N'*-Dimethylethylendiamino)-bis-(propyl-3,4,5-trimethoxybenzoat) = *N,N'*-Dimethyl-*N,N'*-bis-[3-(3,4,5-trimethoxybenzoyloxy)-propyl]-ethylendiamin = 3,4,5-Trimethoxybenzoesäure-1,2-ethandiylbis[(methylimino)-3,1-propandiyl]-ester (●)

H auch Dihydrochlorid (50-62-4)

S Andiamine, Bendicor, Compuesto, Corilan, Corimon, Cormed „Roemmers“, Dilancor, Ditrimin, Ditrymine, Flussicor, *Hexabendin, Hexobendin***, Reoxyl, ST 7090, Ustimon

V Coronarvasodilatans

5827 *(4719)* $C_{30}H_{44}O_3$
13103-34-9

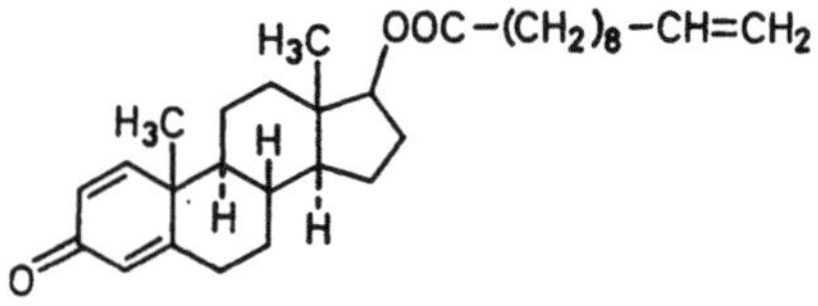

17β-Hydroxy-1,4-androstadien-3-on-17-(10-undecenoat) = (17β)-17-[(1-Oxo-10-undecenyl)oxy]-androsta-1,4-dien-3-on (●)

S Ba-29038, Boldane, *Boldenonundecylenat*, Equipoise, Parenabol, Vebonol

V Anabolicum

5828 $C_{30}H_{44}O_4$
15534-92-6

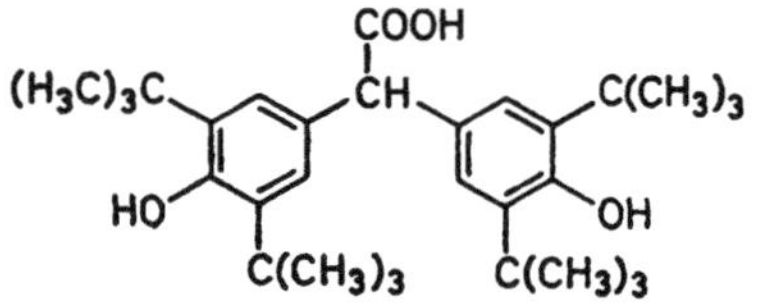

Bis-(3,5-di-*tert.*-butyl-4-hydroxyphenyl)-essigsäure = α-[3,5-Bis(1,1-dimethylethyl)-4-hydroxyphenyl]-3,5-bis(1,1-dimethylethyl)-4-hydroxybenzenessigsäure (●)

S *Terbuficin***

V Hypolipämicum

5829 *(4721)* $C_{30}H_{44}O_9$
1182-87-2

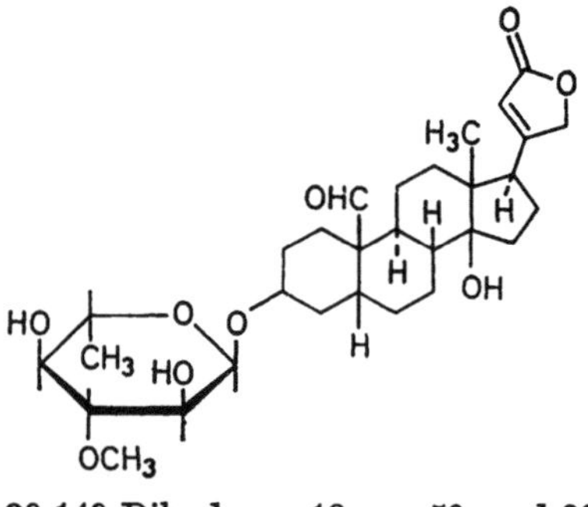

3β,14β-Dihydroxy-19-oxo-5β-card-20(22)-enolid-3-α-L-thevetosid = Cannogenin-3-thevetosid = (3β,5β)-3-[(6-Deoxy-3-*O*-methyl-α-L-glucopyranosyl)oxy]-14-hydroxy-19-oxocard-20(22)-enolid (●)

S Cd. 412, Encordin, Largitor, Nerial, Pericor, Perusid, *Peruvosid*

V Cardiotonicum (Thevetia neriifolia-Glykosid)

5830 *(4722)* $C_{30}H_{44}O_9$
508-77-0

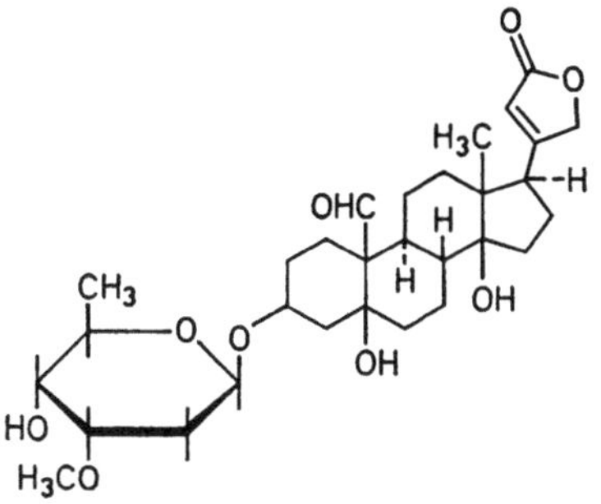

3β,5,14-Trihydroxy-19-oxo-5β-card-20(22)-enolid-3-D-cymarosid = k-Strophanthidin-3-cymarosid = (3β,5β)-3-[(2,6-Dideoxy-3-*O*-methyl-β-D-*ribo*-hexopyranosyl)oxy]-5,14-dihydroxy-19-oxocard-20(22)-enolid (●)

S Alvonal MR, *Cymarin, h-Strophanthin, k-Strophanthin-α, Tsimarin,* WV 90043a

V Cardiotonicum (Herzglykosid)

5831 *(4723)* $C_{30}H_{44}O_{10}$

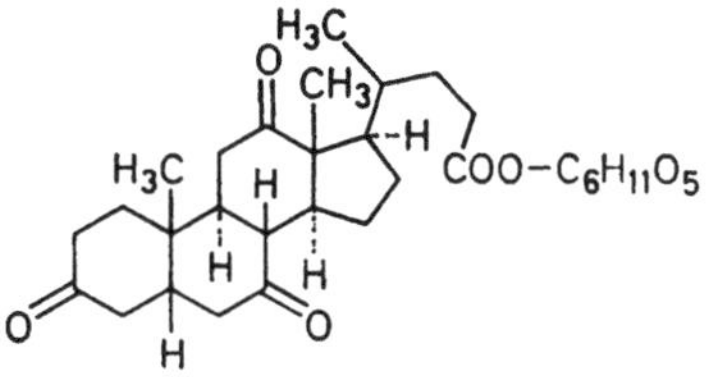

Mesoinositmonodehydrocholat = 3,7,12-Trioxo-5β-cholansäuremesoinositester = (5β)-3,7,12-Trioxocholan-24-säuremono(*myo*-inositol)ester (●)

S Pantocol

V Therapeuticum gegen Dyspepsie und Hepatitis

5832 *(4724)* $C_{30}H_{46}O_4$
471-53-4

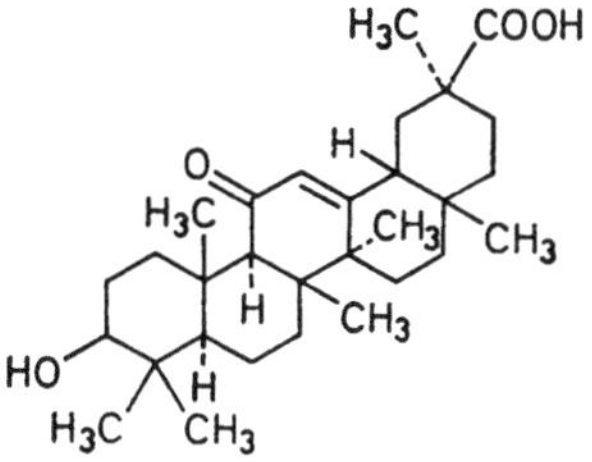

3β-Hydroxy-11-oxo-12-oleanen-30-säure = (3β, 20β)-3-Hydroxy-11-oxoolean-12-en-29-säure (●)

H vgl. auch Nrr. 2626-01, 5988, 5997, 6027, 6044

S *Acide glycyrrhétinique, Acidum glycyrrhetinicum,* Biosone „Berk“, *Enoxolon***, Glicirretina, Glycor, *Glycyrrhetin(säure),* Ionopexan, PO 12, Profisone, Resyklin, *Rhetinic acid,* Rhétinol, Ritinsan, *Uralenic acid*

V extern: baktericides und antiallergisches Dermaticum
intern: zur Regelung des Elektrolythaushaltes bei Addisonscher Krankheit

5832-01 *(4724a)* 4598-66-7

H Aluminiumsalz

S *Aluminii glycyrrhetas,* Duosustac, Lafer-401, Terpal, Terpalate

V Ulcustherapeuticum

5832-02 *(4724b)* 23327-65-3

H Dikaliumsalz

S Rhirhitin-K_2

V Ulcustherapeuticum

5832-03 *(4724c)* 2508-76-1

H Natriumsalz

S Licorex

V Ulcustherapeuticum

5833 *(4725)* $C_{30}H_{46}O_9$
595-21-1

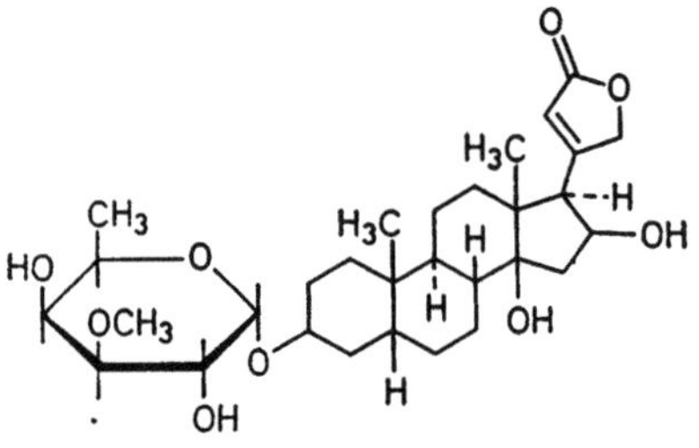

3β,14β,16β-Trihydroxy-5β-card-20(22)-enolid-3-digitalosid = Gitoxigenin-3-digitalosid = (3β,5β,16β)-3-[(6-Deoxy-3-*O*-methyl-D-galactopyranosyl)-oxy]-14,16-dihydroxycard-20(22)-enolid (●)

S Digicoside, *Strospesid*

V Cardiotonicum (Digitalis-Glykosid)

5834 *(4726)* $C_{30}H_{47}N_3O_6S$

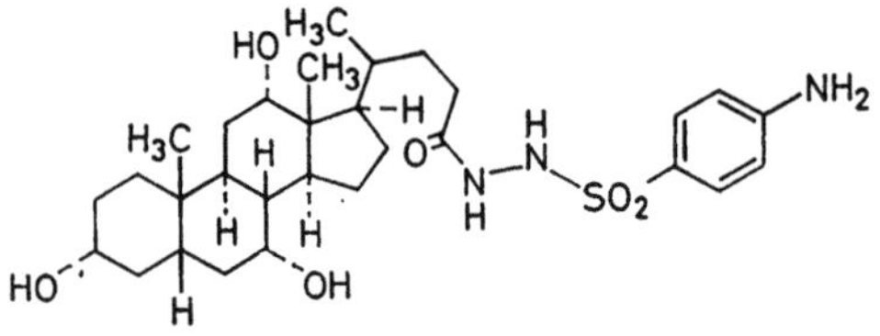

3α,7α,12α-Trihydroxy-N^2-sulfanilyl-5β-cholansäurehydrazid = *N*-Sulfanilylcholsäurehydrazid = (3α,5β,7α,12α)-3,7,12-Trihydroxycholan-24-säure-2-[(4-aminophenyl)sulfonyl]hydrazid (●)

S Sulfacholazine

V Chemotherapeuticum

5835 *(4727)* $C_{30}H_{48}N_2O_2$
2691-45-4

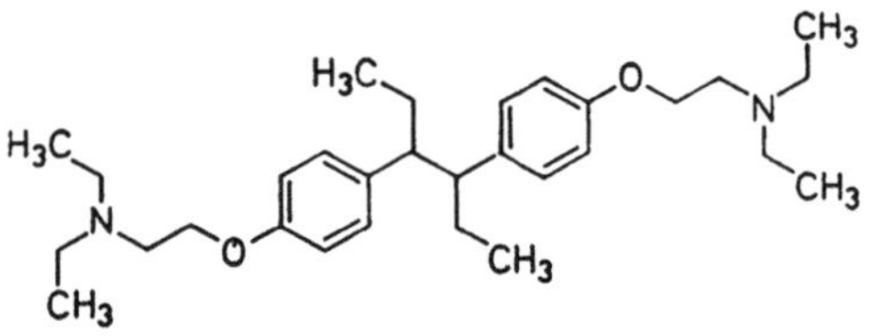

p,p'-(1,2-Diethylethylen)-bis-(2-phenoxytriethylamin) = *p,p'*-Bis-(2-diethylaminoethoxy)-α,β-diethyldiphenylethan = Hexöstrolbis-(2-diethylaminoethyläther) = 2,2'-[(1,2-Diethyl-1,2-ethandiyl)bis(4,1-phenylenoxy)]bis[*N,N*-diethylethanamin] (●)

H Dihydrochlorid (69-14-7)

S Artelide, Carifolmin, Coralgil, Coralgina, Coralgyl, Coronastin, Diaethiphenum, Diethyphen, Etaphen, M. G. 345, Trimanyl

V Vasodilatans

5836 *(4728)* $C_{30}H_{48}N_2O_2$
15 599-45-8

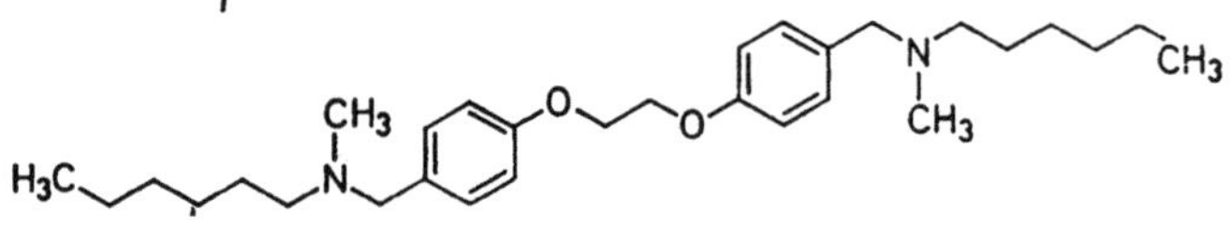

p,p-'(Ethylendioxy)-bis-(*N*-hexyl-*N*-methylbenzylamin) = 4,4'-[1,2-Ethandiylbis(oxy)]bis[*N*-hexyl-*N*-methylbenzenmethanamin] (●)

H Dihydrochlorid (5585-62-6)

S L 16726, *Symetinhydrochlorid**

V Amöbicid

5837 *(4729)* $C_{30}H_{48}O_3$
26 490-31-3

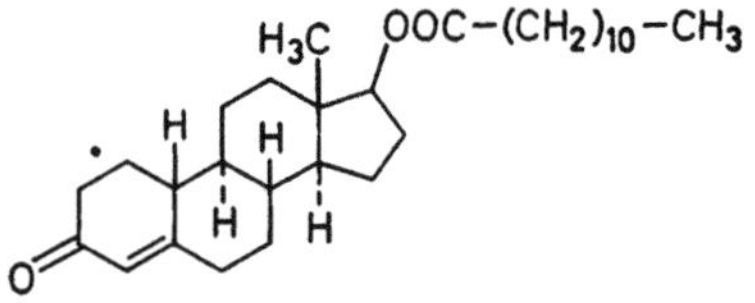

17β-Hydroxy-4-östren-3-on-17-dodecanoat = (17β)-17-[(1-Oxododecyl)oxy]östr-4-en-3-on (●)

S Clinibolin, Laurabolin, *Nandrolonlaurat*, *Nortestosterondodecanoat*

V Depot-Anabolicum

5838 *(4730)* $C_{30}H_{50}N_2O_{10}$
11 003-24-0

S *Azalomycin F*
V fungicides Antibioticum aus Streptomyces hygroscopius var. azalomyceticus

---

5839 *(4731)* $C_{30}H_{52}N_4O_2$

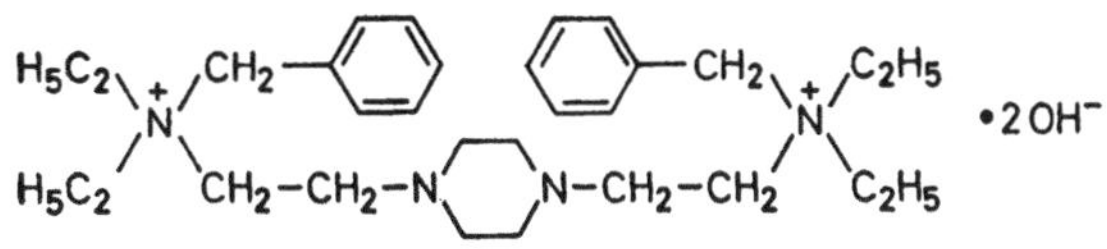

N,N'-[2,2'-(1,4-Piperazindiyl)-diethyl]-bis-[*N,N*-diethylbenzylammoniumhydroxid] = Bis-*N,N'*-(β-diethylaminoethyl)-piperazin-bis-benzylhydroxid = *N,N,N',N'*-Tetraethyl-*N,N'*-bis(phenylmethyl)-1,4-piperazinbis[ethanaminiumhydroxid] (●)
H Dibromid (17172-31-5)
S 343 H.C., Isocurine, 132 LBC
V Ganglienblocker

5840 *(4732)* $C_{30}H_{53}NO_{11}$
104-31-4

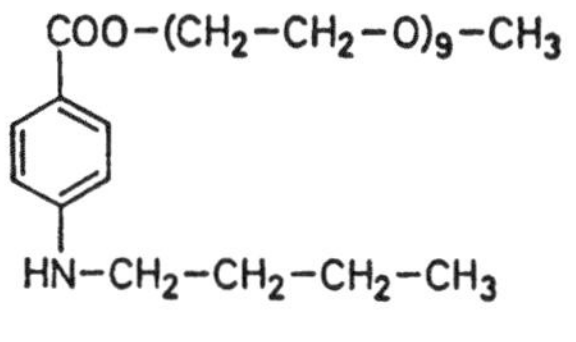

3,6,9,12,15,18,21,24,27-Nonaoxaoctacosyl-*p*-butylaminobenzoat = *p*-Butylaminobenzoesäure-2-(ω-methoxyoktaethylenoxy)-ethylester = *p*-Butylaminobenzoesäure-ω-*O*-methylnonaethylenglykolester = 4-(Butylamino)benzoesäure-3,6,9,12,15,18,21,24,27-nonaoxaoctacos-1-ylester (●)
S *Benzonatat***, *Benzononatine*, Exangit, KM 65, Tesalón, Tessalin, Tessalon, Ventussin
V Antitussivum

5841 *(4733)* $C_{30}H_{57}BO_3$
635-20-1

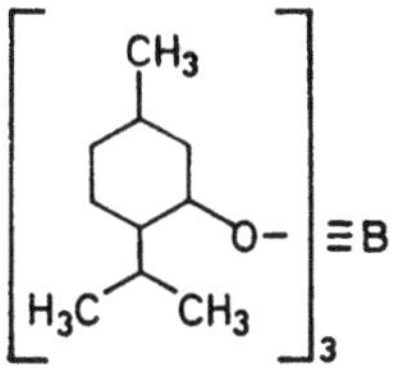

Tri-(3-*p*-menthyl)-borat = Borsäurementholester
S Estoral
V Schnupfenmittel

5842 ca. $C_{30}H_{62}O_{10}$
3055-99-0

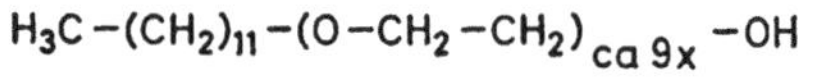

Polyethylenglykolmonododecyläther mit etwa neun Ethylenoxidgliedern ≙ 3,6,9,12,15,18,21,24,27-Nonaoxanonatriacontan-1-ol (●)
S AET, Aethoxysklerol, Ætoxisclerol, Atossisclerol, Ethoxysclérol, *Hydroxypolyäthoxydodecan*, Pistocain, *Polidocanol***, Sotravarix, Thesit
V extern: Lokalanästheticum, Antipruriginosum; intern: zur Varizenverödung

---

5843 *(4734)* $C_{30}H_{63}N_3O_6$

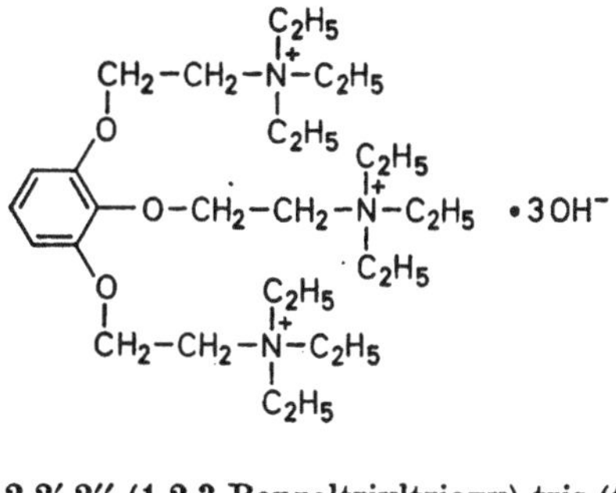

2,2',2''-(1,2,3-Benzoltriyltrioxy)-tris-(tetraethylammoniumhydroxid) = 1,2,3-Tris-(β-triethylammonioethoxy)-benzol-trihydroxid = 2,2',2''-[1,2,3-Benzentriyltris(oxy)]tris[*N,N,N*-triethylethanaminiumhydroxid] (●)
H Trijodid (65-29-2)
S Benzcurine jodide, Benzkurin, F 2559, Flaxedil, Galhamina, Gallaflex, *Gallamin(triethyljodid)*, *Gallamintriethiodid**, *Gallamonium iodide*, *Gallamoni jodidum*, Galliodide, HL 8583,

Miowas G, Parexyl, Pirolakson, Pyrolaxon, Relaxan (BDH bzw. Gea), Remyolan, Retensin, 3697 R. P., Sincurarina, Syncurarine, Syntubin, Tricuran

V Ganglienblocker, Muskelrelaxans

5844 $C_{30}H_{64}N_2O_6$

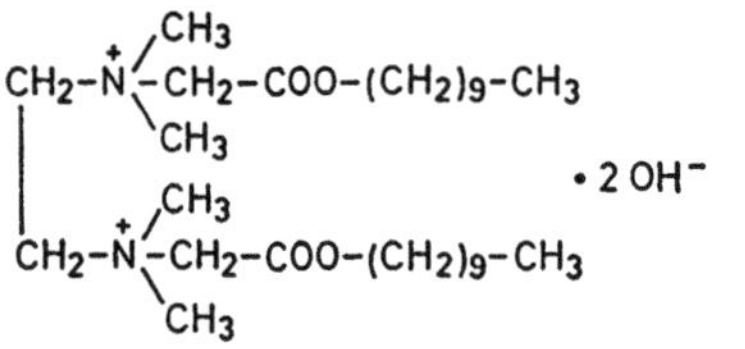

Ethylen-1,2-bis-[*N*,*N*-dimethyl-*N*-(decyloxycarbonylmethyl)-ammoniumhydroxid = *N*,*N'*-Bis[2-(decyloxy)-2-oxoethyl)-*N*,*N*,*N'*,*N'*-tetramethyl-1,2-ethandiaminiumdihydroxid (●)

H Dichlorid (21954-74-5)

S Ethonium, Etonii

V Lokalanästheticum, Bakterícid

5845 *(4735)* $C_{31}H_{27}N_3O_5$
3194-25-0

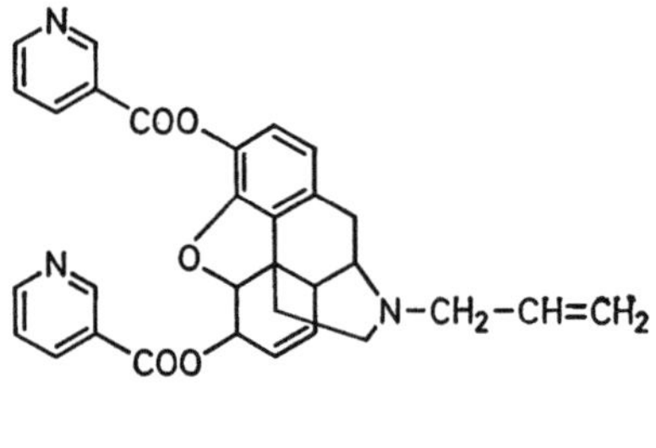

17-Allyl-4,5-epoxymorphin-7-en-3,6-diyldinicotinat = *N*-Allylmorphindinicotinat = (5α,6α)-7,8-Didehydro-4,5-epoxy-17-(2-propenyl)morphinan-3,6-dioldi-3-pyridincarboxylat (●)

H auch Hydrochlorid (3743-66-6)

S *Nalorphindinicotinat*, Nimelan

V Narkoticaantagonist

5846 *(4736)* $C_{31}H_{32}N_4O_2$
15 301-48-1

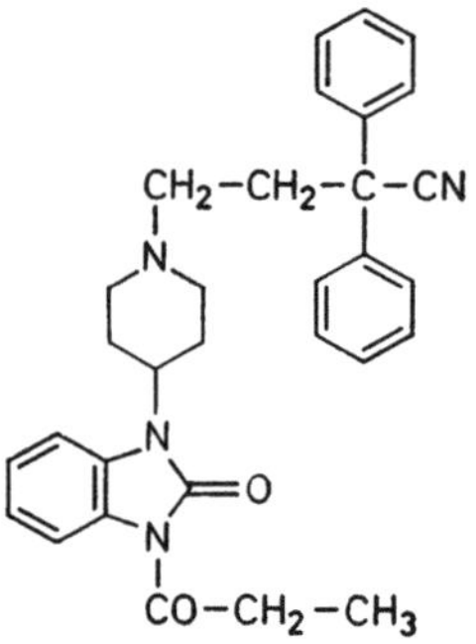

1-[1-(3-Cyan-3,3-diphenylpropyl)-4-piperidyl]-3-propionylbenzimidazolin-2-on = 1-(3-Cyan-3,3-diphenylpropyl)-4-(2-oxo-3-propionyl-1-benzimidazolinyl)-piperidin = 1-[1-(3-Cyan-3,3-diphenylpropyl)-4-piperidinyl]-1,3-dihydro-3-(1-oxopropyl)-2*H*-benzimidazol-2-on (●)

S *Bezitramid***, Burgodin, R 4845

V Analgeticum, Antitussivum

5847 *(4737)* $C_{31}H_{35}NO_5$

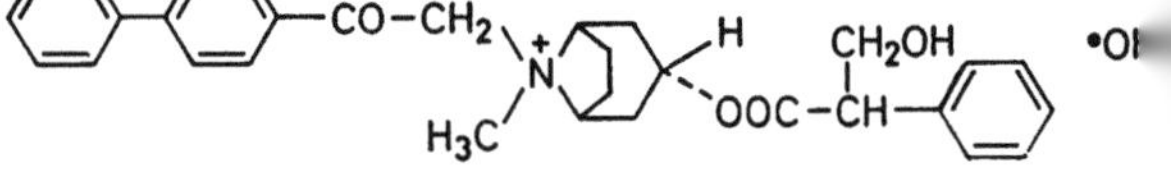

8-(4-Phenylphenacyl)-3-tropoyloxytropaniumhydroxid = *N*-(4'-Phenylphenacyl)-hyoscyamin = [3(*S*)-*endo*]-8-(2-[1,1'-Biphenyl]-4-yl-2-oxo-ethyl)-3-(3-hydroxy-1-oxo-2-phenylpropoxy)-8-methyl-8-azoniabicyclo[3.2.1]octanhydroxid (●)

H Bromid (5868-06-4)

S Fa 402, Feneketilium, *Fentoniumbromid***, Icifen, Ketoscilium, *Phentonium*, Ulcesium, Z. 326

V Anticholinergicum

5848 *(4738)* $C_{31}H_{36}ClN_3O_5S$
388-51-2

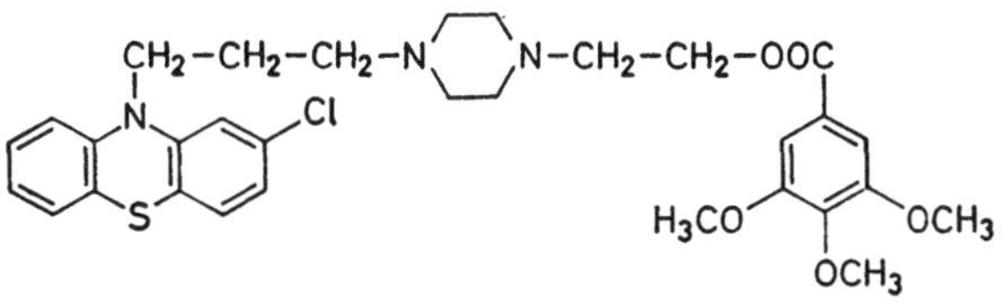

2-{4-[3-(2-Chlor-10-phenothiazinyl)-propyl]-1-piperazinyl}-ethyl-3,4,5-trimethoxybenzoat = *N*-(β-Hydroxyethyl)-*N'*-[γ-(3-chlorphenothiazinyl)-propyl]-piperazin-3,4,5-trimethoxybenzoat = 3.45-Trimethoxybenzoesäure-2-[4-[3-(2-chlor-10*H*-phenothiazin-10-yl)propyl]-1-piperazinyl]ethylester (●)

H auch Difumarat (522-23-6) oder Diethansulfonat (1674-48-2)

S Frenolon(a), *Methophenazin, Metofenazat**, Perphenazintrimethoxybenzoat,* Phrenolon, Sylador

V Neurolepticum

5849 *(4739)* $C_{31}H_{36}N_2O_{11}$
303-81-1

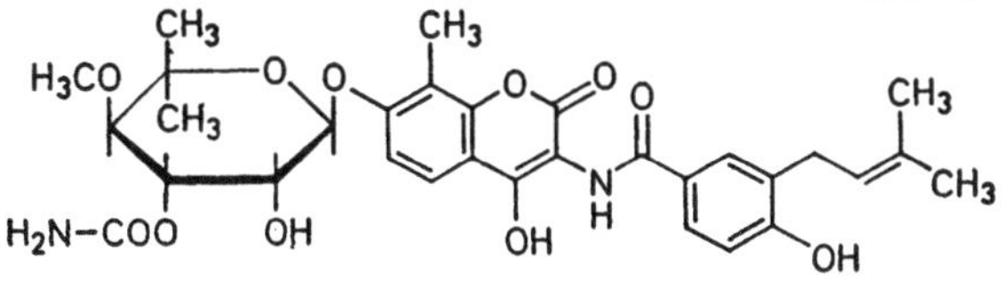

7-[4-(Carbamoyloxy)-3-hydroxy-5-methoxy-6,6-dimethyltetrahydropyran-2-yloxy]-4-hydroxy-3-[4-hydroxy-3-(3-methyl-2-butenyl)-benzamido]-8-methylcumarin = *N*-[7-[[3-*O*-(Aminocarbonyl)-6-deoxy-5-*C*-methyl-4-*O*-α-L-*lyxo*-hexopyranosyl)-oxy]-4-hydroxy-8-methyl-2-oxo-2*H*-1-benzopyran-3-yl]-4-hydroxy-3-(3-methyl-2-butenyl)benzamid (●)

H vgl. auch Nr. 5852
auch Natriumsalz (1476-53-5)

S Albacycline, Albamicina, Albamycin, Albemycin, Albesin, Albiocin, Alfabiocina, Biotexin, Cardelmycin, Cathocin, Cathomycin, Catomicina, *Crystallinic acid,* Eptamicin, Inabiocin, Inamycin, I-Vobiocin, Nivecin, Nivomicin, *Novobiocin***, Novomycin, PA-93, Predmicina, Robiocina, Sirbiocina, Spheromycin, Stilbiocina, Streptonivicin, U-6591, Vulcamicina, Vulcamycine

V Antibioticum aus Streptomyces niveus

5850 *(4740)* $C_{31}H_{37}ClN_2O_6$
18465-25-3

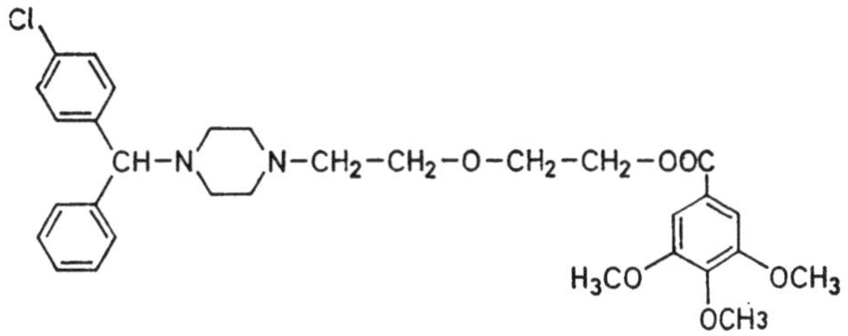

2-{2-[4-(*p*-Chlorbenzhydryl)-1-piperazinyl]-ethoxy}-ethyl-3,4,5-trimethoxybenzoat = 3,4,5-Trimethoxybenzoesäure-2-[2-[4-[(4-chlorphenyl)phenylmethyl]-1-piperazinyl]ethoxy]ethylester (●)

H auch Dihydrochlorid (20541-83-7)

S *Hydroxyzintrimethoxybenzoat,* SAS 521

V Antiarrhythmicum

5851 *(4741)* $C_{31}H_{37}N_3O$

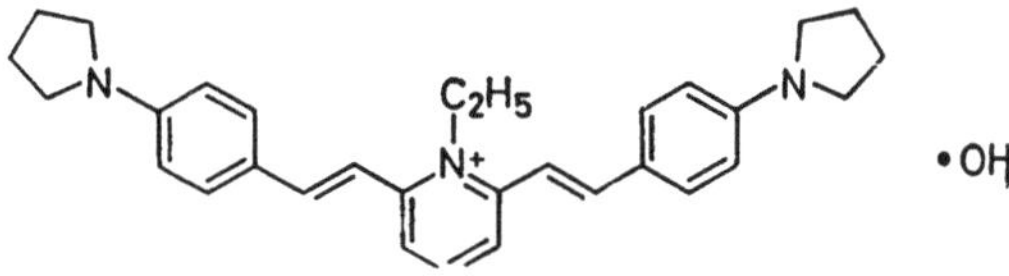

1-Ethyl-2,6-bis-(*p*-pyrrolidinostyryl)-pyridiniumhydroxid = 1-Ethyl-2,6-bis[2-[4-(1-pyrrolidinyl)-phenyl]ethenyl]pyridiniumhydroxid (●)

H Jodid (3784-99-4)

S B.W. 61–32, Monopar, *Stilbazi jodidum, Stilbazium iodide**, Stilbaziumjodid***

V Anthelminthicum

5852 *(4742)* $C_{31}H_{38}N_2O_{11}$
29826-16-2

S *Dihydronovobiocin,* Vulcamicine

V Antibioticum

5853 $C_{31}H_{40}O_2$
863-61-6

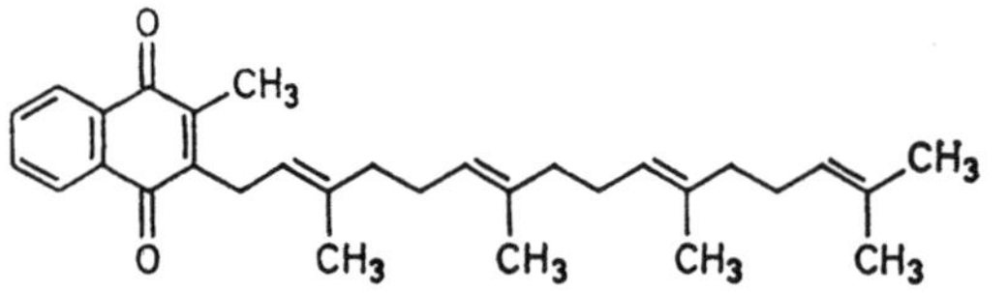

2-Methyl-3-(3,7,11,15-tetramethyl-2,6,10,14-hexadecatetraenyl)-1,4-naphthochinon = 2-Methyl-3-(3,7,11,15-tetramethyl-2,6,10,14-hexadecatetraenyl)-1,4-naphthalendion (●)

S Kaytwo, *Menaquinone-4*, *Menatetrenon***

V Antihämorrhagicum

5854 *(4743)* $C_{31}H_{41}N_5O_5$
25 447-65-8

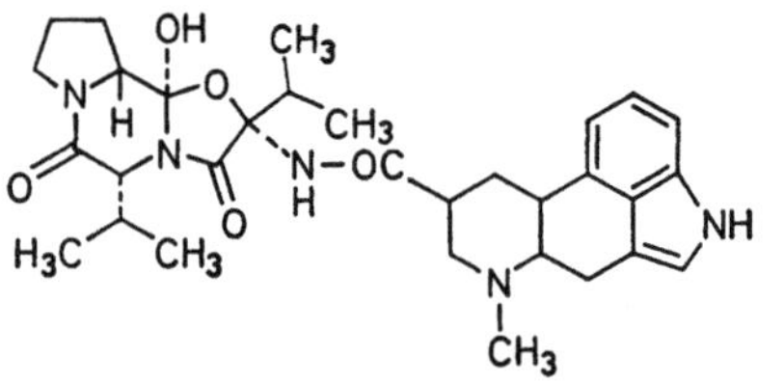

Dihydroergocornin = (5′α)-Dihydro-12′-hydroxy-2′,5′-bis(1-methylethyl)ergotaman-3′,6′,18-trion (●)

S D.H.O. 180, Dihydroergocon

V Therapeuticum gegen Migräne und Hypertonie

5855 *(4744)* $C_{31}H_{44}N_2O_{10}$
35 898-87-4

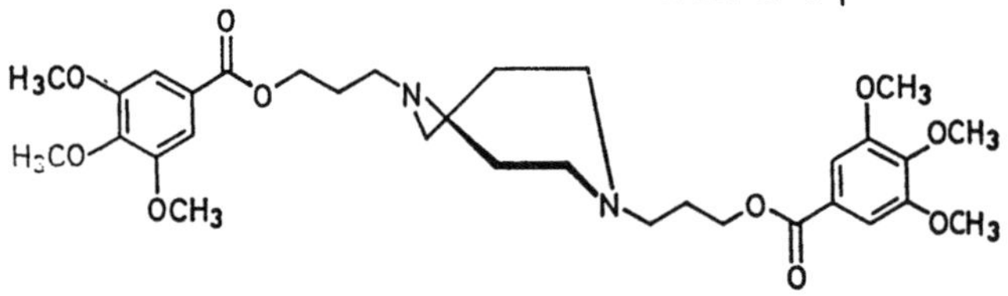

3,3′-(Perhydro-1,4-diazepin-1,4-diyl)-bis-(propyl-3,4,5-trimethoxybenzoat) = 3,4,5-Trimethoxybenzoesäure(tetrahydro-1*H*-1,4-diazepin-1,4(5*H*)-diyl)di-3,1-propandiylester (●)

H Dihydrochlorid (20153-98-4)

S AS-05, Asta C 4898, *Biopropazepanbis(3,4,5-trimethoxybenzoat)*, C 4898, Cormelian, *Dilazep-dihydrochlorid***

V Coronartherapeuticum

5856 *(4745)* $C_{31}H_{44}N_4O_8$

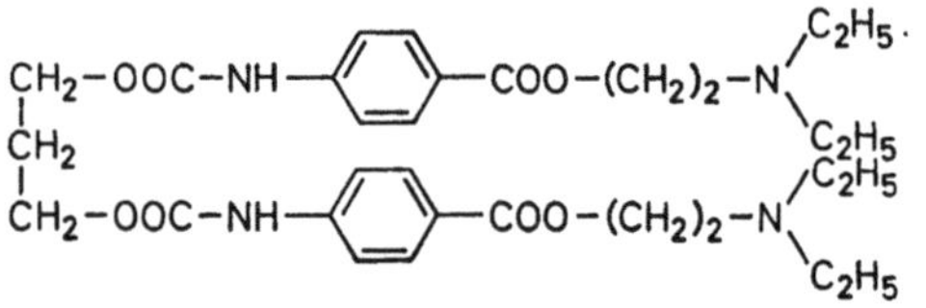

N,*N*′-(Trimethylendioxydicarbonyl)-bis-(*p*-aminobenzoesäure-2-diethylaminoethylester) = Trimethylenglykol-*N*,*N*′-bis-[*p*-carbo-(β-diethylaminoethoxy)-phenyl]-diurethan = 4,4′-[1,3-Propandiylbis(oxy)bis(carbonylimino)]bis[benzoesäure-2-(diethylamino)ethylester] (●)

S McN-100, Tridiurecain(e)

V Lokalanästheticum

5857 *(4746)* $C_{31}H_{46}O_2$
84-80-0

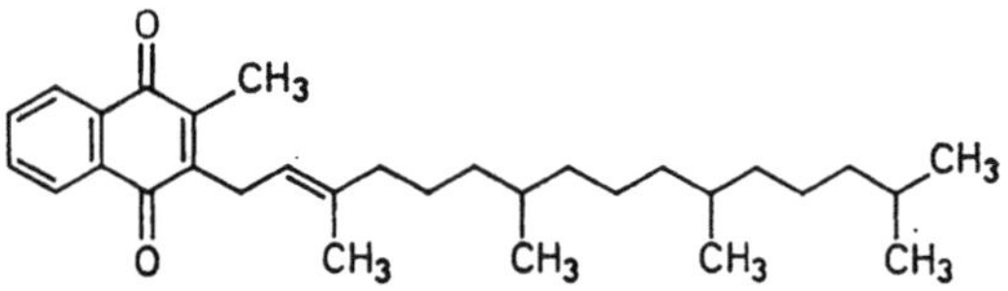

2-Methyl-3-phytyl-1,4-naphthochinon = 2-Methyl-3-(3,7,11,15-tetramethyl-2-hexadecenyl)-1,4-naphthochinon = [*R*-[*R**,*R**-(*E*)]-2-Methyl-3-(3,7,11,15-tetramethyl-2-hexadecenyl)-1,4-naphthalendion (●)

S Aqua-Mephyton, Eleven K, Fimediona, *Fitonadiona*, F-K-1, Hemolica, Hymeron, Kanakion, Kanavit, Kasyn, Kativ-N, Kaywan, K-Eine, Keipole, Kennegin, Kephton, Kinadion, Kisikonon, K-Ject, Konakion, Kphy, Mephyton, Monodion, Mono-Kay, Nichivita K_1, Ohproton-K, One-Kay, *α-Phyllochinon*, *Phylloquinone*, *Phytomenadion***, *Phytonadione*, Riblanc, Synthex P, *Vitamin* K_1, Vitan K

V Antihämorrhagicum

5858 *(4747)* $C_{31}H_{48}Cl_2N_2O_8$

24292-47-5

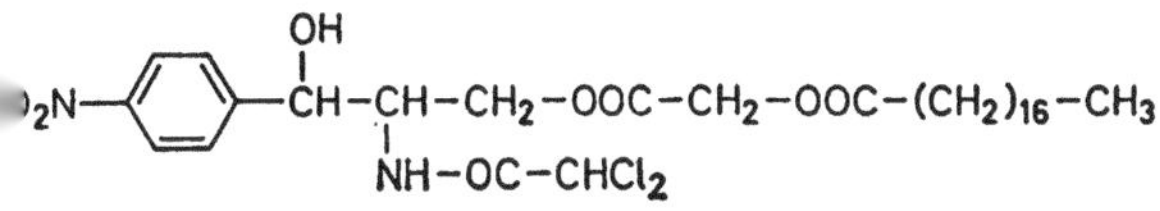

D(—)-*threo*-1-(*p*-Nitrophenyl)-2-dichloracetamido-1,3-propandiol-3-*O*-stearoylglykolat = [*R*-(*R**, *R**)]-Octadecansäure-2-[2-[(dichloracetyl)amino]-3-hydroxy-3.(4-nitrophenyl)propoxy]-2-oxoethylester (●)

S *Chloramphenicolstearoylglycolat*, Edumicina, Eucaf, Paraxin-Trockensaft-Wirkstoff

V Antibioticum

5859 *(231 N)* $C_{31}H_{48}O_2S_2$

23288-49-5

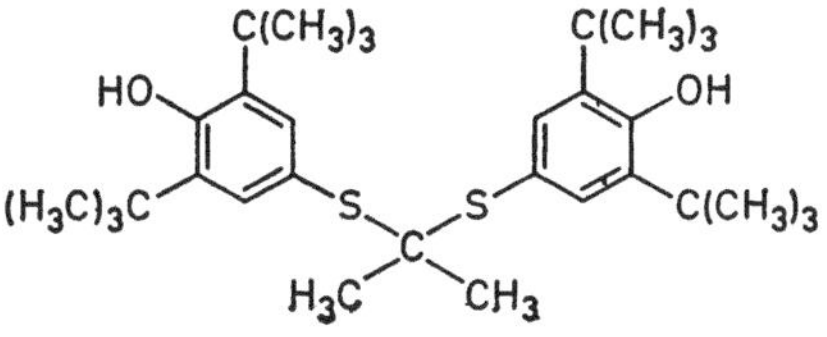

4,4′-(Isopropylidendithio)-bis-(2,6-di-*tert*.-butylphenol) = Aceton-bis-(3,5-di-*tert*.-butyl-4-hydroxyphenyl)-mercaptol = 4,4′-[(1-Methylethyliden)-bis(thio)]bis[2,6-bis(1,1-dimethylethyl)phenol] (●)

S Biphenabid, DH-581, Lorelco, *Probucol***

V Hypocholesterinämicum

5860 *(4748)* $C_{31}H_{48}O_4$

5874-98-6

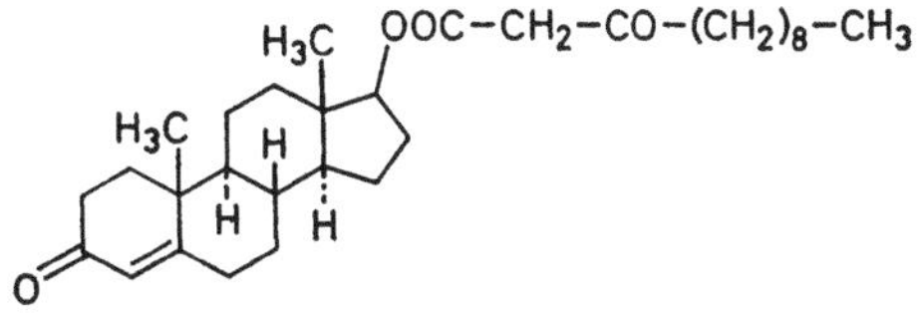

17β-Hydroxy-4-androsten-3-on-17β-(3-oxododecanoat) = Testosteron-17-(3-oxododecanoat) = (17β)-17-[(1,3-Dioxododecyl)oxy]androst-4-en-3-on (●)

S Androdurin, Testosid-Depot, *Testosteroncaprinoylacetat*, *Testosteronketolaurat***

V Depot-Androgen

5861 *(4749)* $C_{31}H_{48}O_6$

6990-06-3

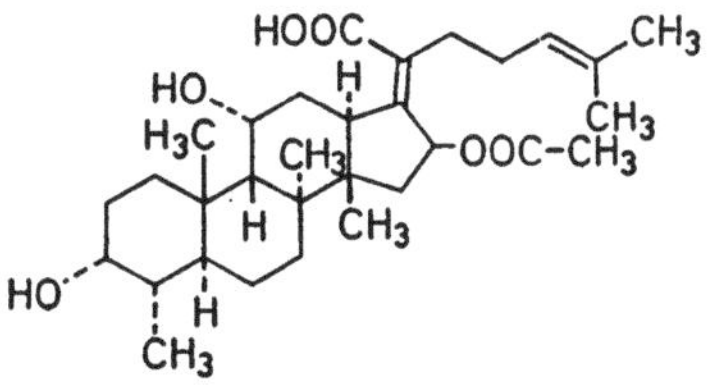

cis-3α,11α,16β-Trihydroxy-4α,8,14-trimethyl-18-nor-5α,8α,9β,13α,14β-cholesta-17(20),24-dien-21-säure-16-acetat = 3α,11α,16β-Trihydroxy-29-nor-8α,9β,13α,14β-dammara-17(20),24-dien-21-säure-16-acetat = 3,11,16-Trihydroxy-4,8,10,14-tetramethyl-17-(1-carboxyisohept-4-enyliden)-cyclopentanoperhydrophenanthren-16-acetat = (3α,4α, 8α,9β,11α,13α,14β,16β,17*Z*)-16-(Acetyloxy)-3,11-dihydroxy-29-nordammara-17(20),24-dien-21-säure (●)

S *Acide fusidique***, *Acidum fusidicum***, *Fusidic acid***, *Fusidinsäure*, *Ramycin*, SQ 16603

V oral wirksames Antibioticum von Fusidium coccineum (oder von Mucor ramannianus)

5861-01 *(4749a)* 751-94-0

H Natriumsalz [oder auch 2,2′-Iminodiethanolsalz (Diethanolaminsalz) (16391-75-6)]

S Fucidin(e), Fucidina, *Fusidate Sodium*, Fusin, SQ 16360, *Troxysteroidnatrium*, ZN 6-Na

V oral wirksames Antibioticum

5862 (4750) $C_{31}H_{50}O_8P_2$

21 275-77-4

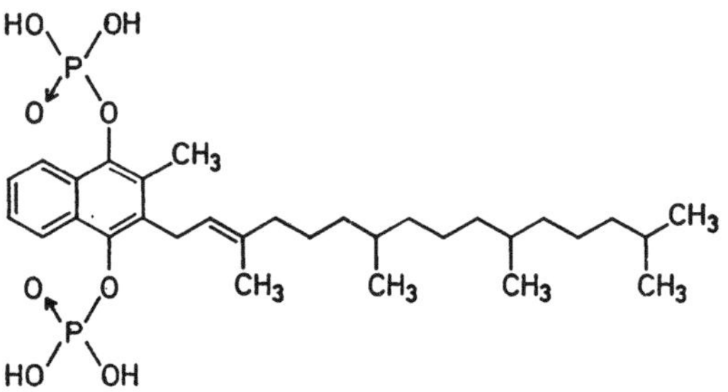

2-Methyl-3-phytyl-1,4-naphthylen-bis-dihydrogenphosphat = 2-Methyl-3-(3,7,11,15-tetramethyl-2-hexadecenyl)-1,4-naphthalendiolbis(dihydrogenphosphat) (●)

H Dinatriumsalz (5988-22-7)

S Kayhydrin, Mephyton-DK, *Phytomenadioli natrii phosphas, Phytonadioli natrii diphosphas***

V Antihämorrhagicum

5863 $C_{31}H_{51}NO_9$

35 834-26-5

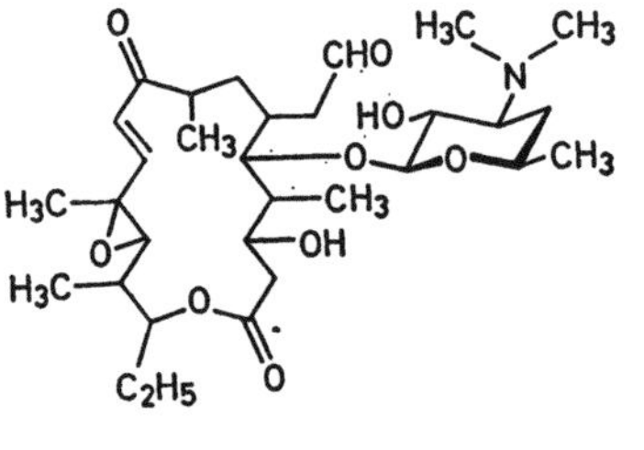

stereoisomerer 3-Ethyl-7-hydroxy-2,8,12,16-tetramethyl-5,13-dioxo-9-[[3,4,6-trideoxy-3-(dimethylamino)-β-D-*xylo*-hexopyranosyl]oxy]-4,17-dioxabicyclo[14.1.0]heptadec-14-en-10-acetaldehyd (●)

H vgl. auch Nr. 5941

S *Rosamicin**, *Rosaramicin*, Sch 14947

V Breitspektrumantibioticum aus Micromonospora rosaria

5863-01 51 547-64-9

H Stearat

S *Rosamicinstearat*, Sch 14948-stearate

V Breitspektrumantibioticum

5864 (4751) $C_{31}H_{52}O_3$

7695-91-2

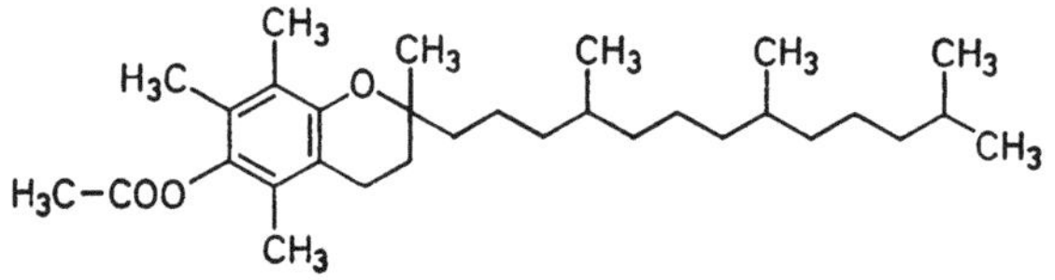

2,5,7,8-Tetramethyl-2-(4,8,12-trimethyltridecyl)-chroman-6-ylacetat = α-Tocopherolacetat = 3,4-Dihydro-2,5,7,8-tetramethyl-2-(4,8,12-trimethyltridecyl)-2*H*-1-benzopyran-6-olacetat (●)

H auch D-Verbindung (58-95-7)

S *Acetyltocopherolum*, AFI-E, Alfacol, *Alpha-Tocopherol(acetat)*, Austrovit E, Auxina E, Contopheron, Cotopherol, Dagravit E, Davitamon E, Dumovit E, Ecoferol, Ecofrol, Econ, Efer, E-Ferol, E-Mulsin, Enoulan forte, E-Perle, Ephelon, Ephynal, Epsilan-M, Erevit, Eseblon, Esol, Esorb, Esuverol, Etafebo, Eterapion, Etivina, E-Toplex, Euvel, E-Veta-vit, Eviabit, E-Vicotrat, Evilin, E-vimin, Eviol, Eviolbial, Evion, Evipherol, E-Vita, E-Viterbin, Evitol, Evrile E, Farevan, Fercaferol, Fertilan, Fertilvit, Germinol, Gevex, Godabion E, Hidrovitamina E, Hightihhi, Hydrosol E, IDO-E, Inazin 50, Injectopherol, Invite-E, Juvela, Juvevitan, Kell-E, Kenton, Mephatopherol, Mulsal E, Natopherol Acetate, Nichivita E, Phytoferol, Pletocol, Semevit, Solucap E, Somavit E, Sunfull S, Synpherol, Syntopherol Acetate, Takaron, Toco E, Tocomine, Tocophal, Tocopher, Tocopherex, Tocopherol „Gumpro", *α-Tocopherolacetat*, Tocophrin, Tocorol, Tocos, Tocoseam, Tocovigor, Tofaxin, Toferol, Tokobera, Tokoferyl ACO, Tokols, Tokos-E, VE, Vi-Dom-E, Vi-Ea, Vi-E-Caps, Vi-Etal, *Vitamin E-acetat*, Vitanavel, Vitanin-E, Viteolin, Wandervit E, Welvin-E

V Antisterilitätsvitamin

5865 (4752) $C_{32}H_{24}N_6O_6S_2$
14684-01-6

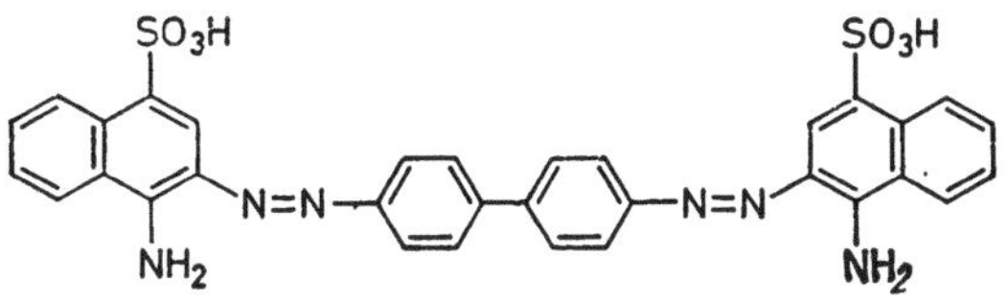

3,3'-(*p,p'*-Biphenylylenbisazo)-bis-(4-aminonaphthalin-1-sulfonsäure) = 4,4'-Bis-(1-amino-4-sulfo-2-naphthylazo)-biphenyl = 3,3'-[[1,1'-Biphenyl]-4,4'-diylbis(azo)]bis[4-amino-1-naphthalensulfonsäure] (●)

H Dinatriumsalz (573-58-0)

S C.I. Direct Red 28, *Congazonnatrium, Congo Red, Direct red,* Haemomedical, Haemonorm, Hemorrhagyl, *Kongorot, Rouge Congo, Rubrum Congoensis,* Solucongo

V Antihämorrhagicum, Amyloidosediagnosticum, Antidot, Farbstoff

---

5866 (4753) $C_{32}H_{24}N_6O_{15}S_5$

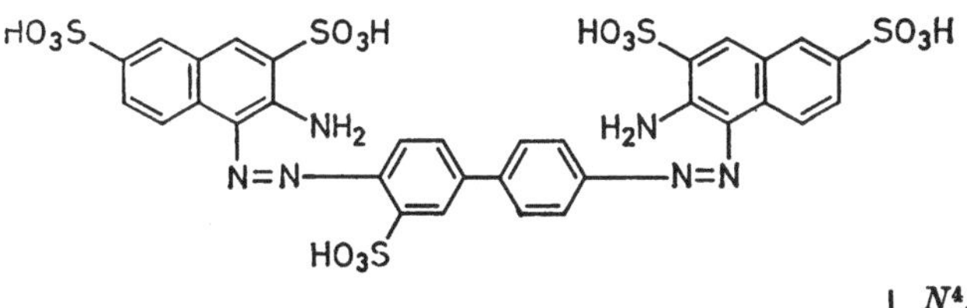

4,4'-(3-Sulfo-4,4'-biphenylylenbisazo)-bis-(3-amino-2,7-naphthalindisulfonsäure) = 4,4'-Bis-(2-amino-3,6-disulfo-1-naphthylazo)-biphenyl-3-sulfonsäure = 4,4'-[(3-Sulfo[1,1'-biphenyl]-4,4'-diyl)-bis(azo)]bis[3-amino-2,7-naphthalendisulfonsäure] (●)

H Pentanatriumsalz (574-64-1)

S C.I. 22850, *Rouge Trypan, Trypan Red, Trypanrot*

V Chemotherapeuticum gegen Trypanosomeninfektionen, Farbstoff

5867 (4755) $C_{32}H_{28}O_4$
5965-07-1

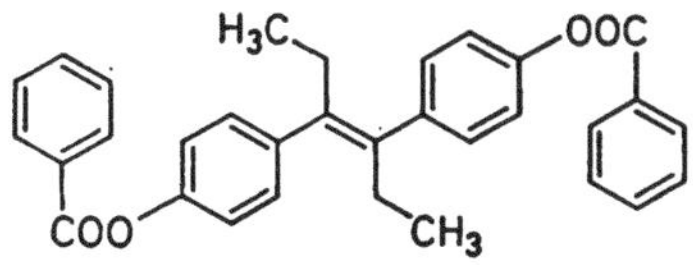

trans-p,p'-(1,2-Diethylvinylen)-bis-phenylbenzoat = 4,4'-Dihydroxy-α,β-diethylstilbendibenzoat = (*E*)-4,4'-(1,2-Diethyl-1,2-ethendiyl)bis[phenol]dibenzoat (●)

S *Diäthylstilböstroldibenzoat,* Synfollin „Haupt"

V synthetisches Östrogen

5868 (4756) $C_{32}H_{30}N_8O_4S_2$
2468-28-2

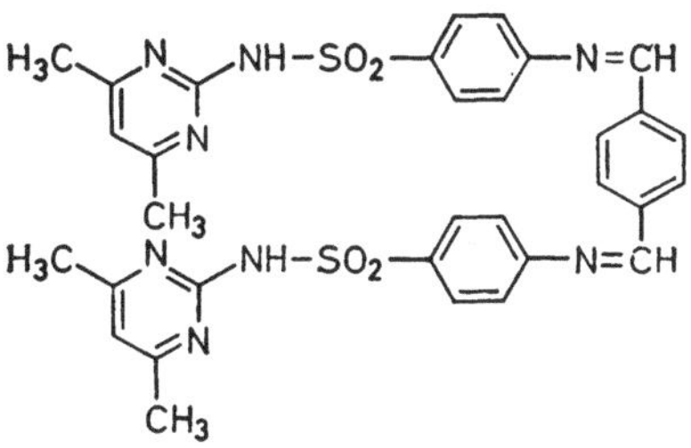

N[4],*N*[4']-(*p*-Phenylendimethylen)-bis-[*N*[1]-(4,6-dimethyl-2-pyrimidinyl)-sulfanilamid] = Terephthaliden-bis-[2-(*p*-aminobenzolsulfonamido)-4,6-dimethylpyrimidin] = 4,4'-[1,4-Phenylendimethylidinbis(imino)]bis[*N*-(4,6-dimethyl-2-pyrimidinyl)benzensulfonamid] (●)

S Lasepton, *Terephtyl*

V Chemotherapeuticum (Depot-Sulfonamid)

5869 $C_{32}H_{31}N_3O_4$
47806-92-8

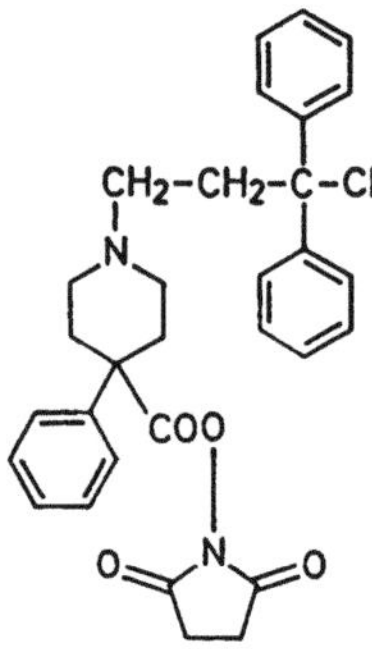

N-[[1-(3-Cyan-3,3-diphenylpropyl)-4-phenyliso-nipecotoyl]-oxy]-succinimid = α-[1-(3-Cyan-3,3-diphenylpropyl)-4-phenyl-4-piperidylcarbonyloxy]-2,5-pyrrolidinon = 4-[[(2,5-Dioxo-1-pyrrolidinyl)-oxy]carbonyl]-α,α,4-triphenyl-1-piperidinbutan-nitril (●)

H Hydrochlorid (37800-79-6)

S *Difenoximidhydrochlorid***, SC-26100

V Antidiarrhoicum

5870 $C_{32}H_{32}O_{13}S$
29767-20-2

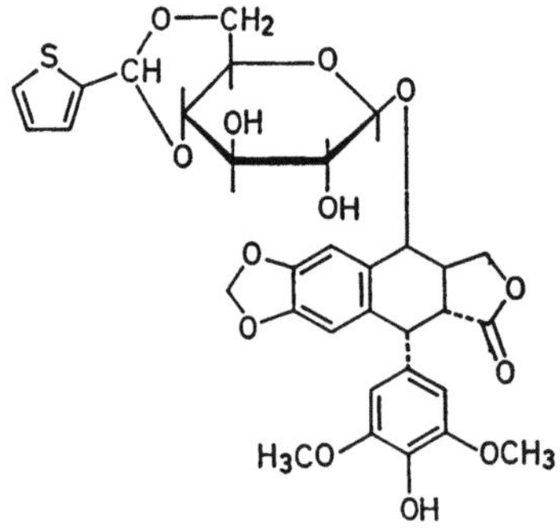

4′-Desmethylepipodophyllotoxin-β-D-4,6-thenylidenglucosid = [5*R*-(5α,5aβ,8aα,9β)]-5,8,8a,9-Tetrahydro-5-(4-hydroxy-3,5-dimethoxyphenyl)-9-[[4,6-*O*-(2-thienylmethylen)-β-D-glucopyranosyl]oxy]furo[3′,4′:6,7]naphtho[2,3-*d*]-1,3-dioxol-6(5a*H*)-on (●)

S „*Epipodophyllotoxin*“, EPT, NSC-122819, *Teniposid***, Vehem-Sandoz, VM 26, Vumon

V Cytostaticum

5871 *(4757)* $C_{32}H_{34}N_4O_4S$
5964-62-5

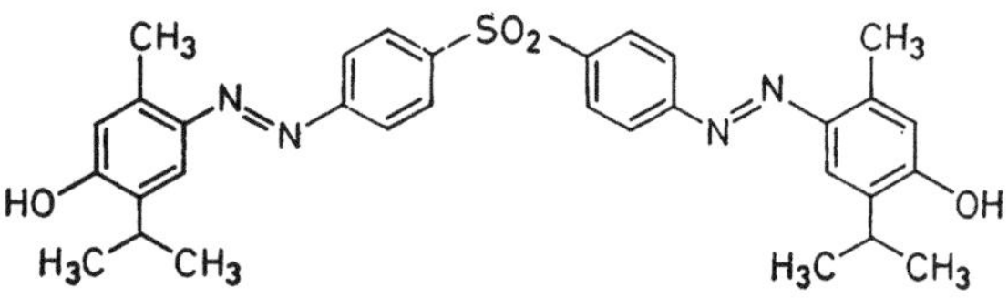

4,4′-[*p,p*′-(Sulfonyl)-bis-phenylazo]-bis-(2-isopropyl-5-methylphenol) = Bis-[4-(4-hydroxy-2-methyl-5-isopropylphenylazo)-phenyl]-sulfon = 4,4′-[Sulfonylbis(4,1-phenylenazo)]bis[5-methyl-2-(1-methylethyl)phenol] (●)

S *Diathymosulfon***, Diatox, Sulfonatox, *Thymolsulfon, Thymosulfone, Timosulfon*

V Chemotherapeuticum

5871-01 *(4757a)* 5964-63-6

H Disilbersalz (auch im Gemisch mit Diathymosulfon)

S Di-Atox Argentique, Sulfone J. 51., *thymolated silver sulfone*

V Chemotherapeuticum gegen Tuberkulose und Lepra

5872 *(4758)* $C_{32}H_{36}N_2O_2$
15302-05-3

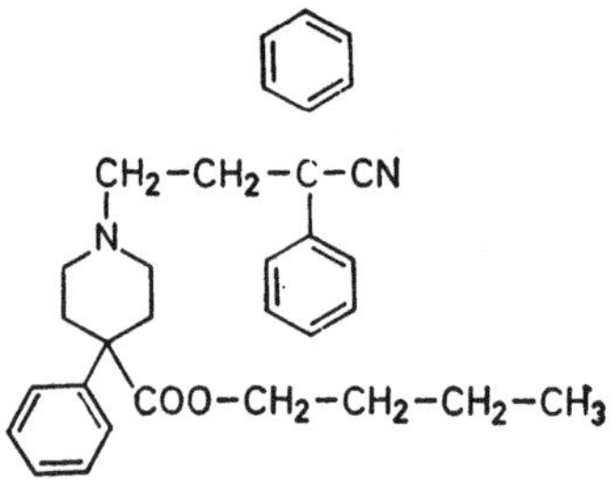

1-(3-Cyan-3,3-diphenylpropyl)-4-phenyl-4-piperidincarbonsäurebutylester (●)

S *Butoxylat***

5873 *(4759)* $C_{32}H_{37}ClN_2O_8$

7008-24-4

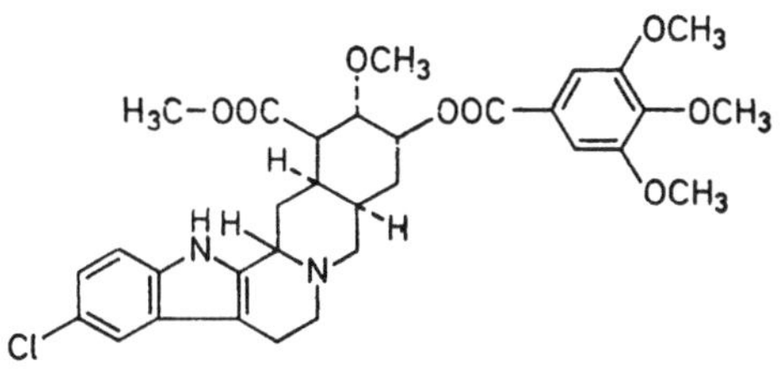

10-Chlor-2-methoxy-3-(3,4,5-trimethoxybenzoyl-oxy)-yohimban-1-carbonsäuremethylester = 10-Chlor-11-desmethoxyreserpin = (3β,16β,17α,18β,20α)-10-Chlor-17-methoxy-18-[(3,4,5-trimethoxy-benzoyl)oxy]yohimban-16-carbonsäuremethyl-ester (●)

S *Chloroserpidin***, *Chlorserpidinum*, R 616

V Neurolepticum

5874 *(232 N)* $C_{32}H_{38}N_2O_5$

1110-40-3

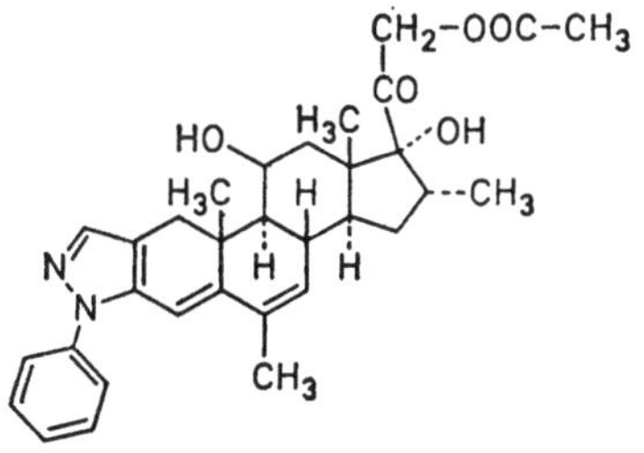

11β,17,21-Trihydroxy-6,16α-dimethyl-2′-phenyl-2′*H*-pregna-2,4,6-trieno[3,2-*c*]pyrazol-20-on-21-acetat = (11β,16α)-21-(Acetyloxy)-11,17-dihy-droxy-6,16-dimethyl-2′-phenyl-2′*H*-pregna-2,4,6-trieno[3,2-*c*]pyrazol-20-on (●)

S Altim, *Cortivazol**, Diaster, Dilaster, H 3625, Idaltim

V antiphlogistisch und antiallergisch wirksames Glucocorticoid

---

5875 *(4760)* $C_{32}H_{38}N_2O_8$

131-01-1

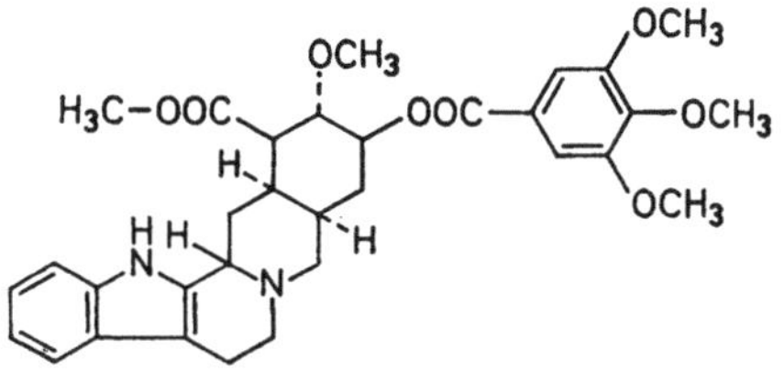

2-Methoxy-3-(3,4,5-trimethoxybenzoyloxy)-yohimban-1-carbonsäuremethylester = 11-Des-methoxyreserpin = (3β,16β,17α,18β,20α)-17-Methoxy-18-[(3,4,5-trimethoxybenzoyl)oxy]yohim-ban-16-carbonsäuremethylester (●)

S Canescin, *Deserpidin***, *Desmethoxyreserpin*, Harmonyl, Raunormine, Recanescin

V Neurolepticum (Rauwolfiaalkaloid)

5876 *(4761)* $C_{32}H_{38}N_2O_8$

3735-85-1

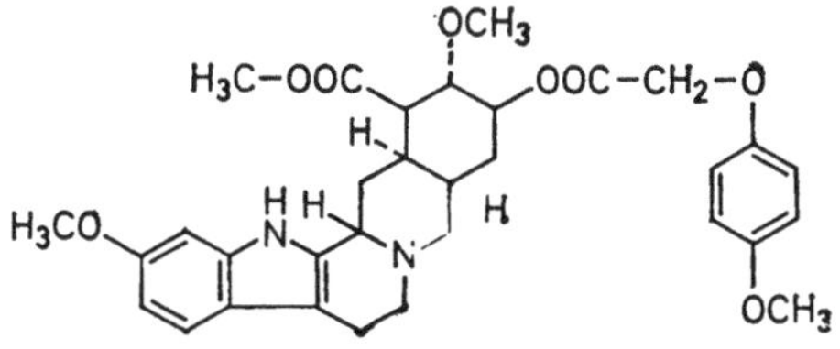

(—)-2,11-Dimethoxy-3-(*p*-methoxyphenoxyacet-oxy)-yohimban-1-carbonsäuremethylester = (—)-Methyl-*O*-(*p*-methoxyphenoxyacetyl)-reserpat = (3β,16β,17α,18β,20α)-11,17-Dimethoxy-18-[[(4-methoxyphenoxy)acetyl]oxy]yohimban-16-carbon-säuremethylester (●)

S *Mefeserpin***, *Methoxyphenoserpin*

V Antihypertonicum

5877 $C_{32}H_{40}BrN_5O_5$

25614-03-3

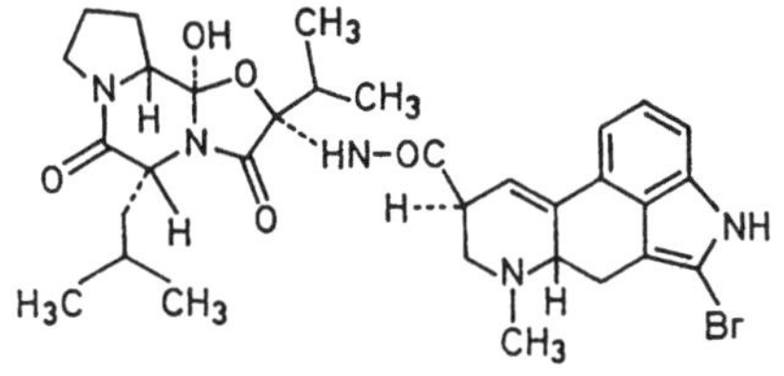

2-Brom-α-ergocryptin = (5′α)-2-Brom-12′-hydro-xy-2′-(1-methyläthyl)-5′-(2-methylpropyl)ergota-man-3′,6′,18-trion (●)

H Monomethansulfonat (22 260-51-1)

S *Bromocriptinmesilat***, CB 154, Parlodel, Pravidel

V Prolactininhibitor, Parkinsontherapeuticum

5878 *(4762)* $C_{32}H_{40}O_{11}$

27 610-08-8

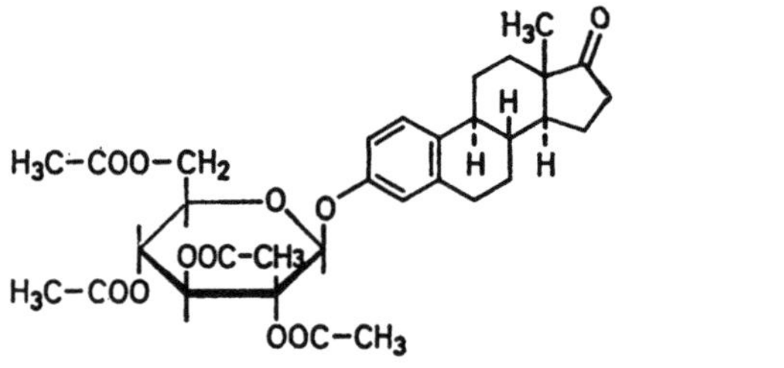

3-(Tetraacetylglucopyranosyloxy)-1,3,5(10)-östratrien-17-on = Östrontetraacetylglucosid = 3-[(2,3,4,6-Tetra-*O*-acetyl-β-D-glucopyranosyl)-oxy]östra-1,3,5(10)-trien-17-on (●)

S Glucovex, Glycovex, *Östrontetraacetylglucosid*

V Depot-Östrogen

5879 $C_{32}H_{41}NO_2$

50 679-08-8

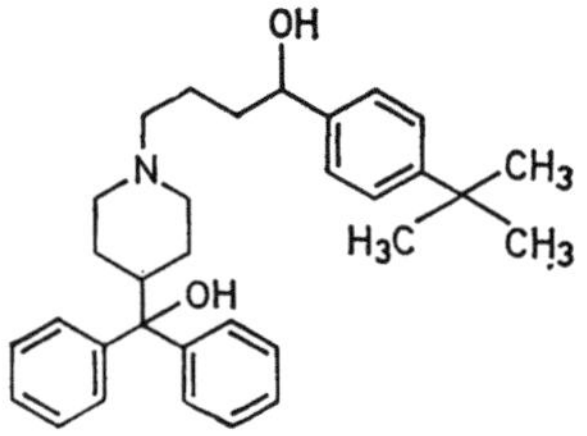

α-(*p*-*tert*.-Butylphenyl)-4-(hydroxydiphenylmethyl)-1-piperidinbutanol = 1-(*p*-*tert*.-Butylphenyl)-4-[4-(α-hydroxybenzhydryl)-piperidino]-1-butanol = α-[4-(1,1-Dimethylethyl)phenyl]-4-(hydroxydiphenylmethyl)-1-piperidinbutanol (●)

S RMI 9918, *Terfenadin***

V Antihistaminicum, Bronchodilatans

5880 *(4763)* $C_{32}H_{41}NO_{16}$

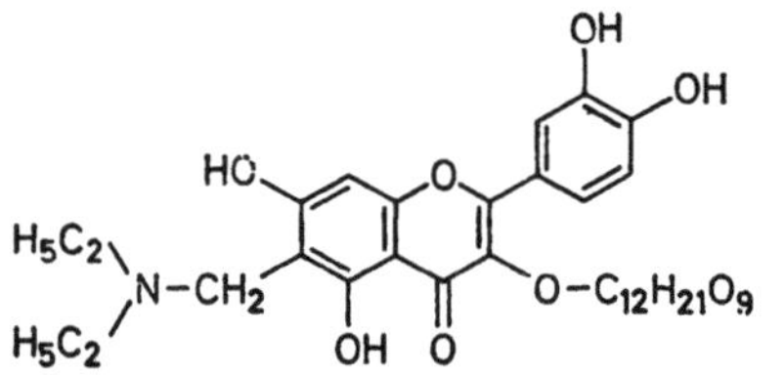

6-(Diethylaminomethyl)-rutin = 3-[[6-*O*-(6-Deoxy-α-L-mannopyranosyl)-β-D-glucopyranosyl]-oxy]-6-[(diethylamino)methyl]-2-(3,4-dihydroxyphenyl)-5,7-dihydroxy-4*H*-1-benzopyran-4-on (●)

S DAM-Rutin

V wasserlösliches Rutinderivat

5880-01 *(4763a)* 29 465-51-8

H Verbindung mit Hydrochlorothiazid (Nr. 583)

S Diu 25, Ivaugan (neue Form), *Rutinhydrochlorothiazid*

V Salidiureticum

5881 *(4764)* $C_{32}H_{44}F_3N_3O_2S$

5002-47-1

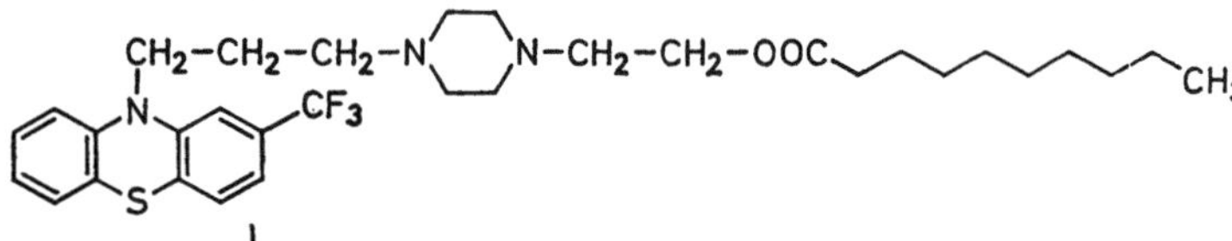

2-{4-[3-(2-Trifluormethyl-10-phenothiazinyl)-propyl]-1-piperazinyl}-ethyldecanoat = 10-{3-[4-(2-Decanoyloxyethyl)-piperazin-1-yl]-propyl}-2-trifluormethylphenothiazin = Decansäure-2-[4-[3-[2-(trifluormethyl)-10*H*-phenothiazin-10-yl]propyl]-1-piperazinyl]ethylester (●)

S Anatensol decanoat, Dapotum D, *Fluphenazindecanoat*, Lyogen-Depot, Modecate, Moditen depot, Prolixin decanoate, Siqualone decanoat

V Neurolepticum

5882 $C_{32}H_{46}N_2O_2S_2$
41 931-86-6

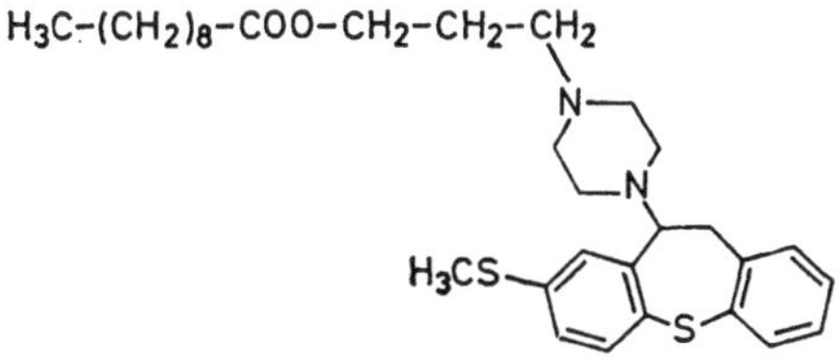

3-[4-(8-Methylthio-10,11-dihydrodibenzo[*b,f*]-thiepin-10-yl)-1-piperazinyl]-propyldecanoat = Decansäure-3-[4-[10,11-dihydro-8-(methylthio)-dibenzo[*b,f*]thiepin-10-yl]-1-piperazinyl]propyl-ester (●)

S *Oxyprothepindecanoat*, VÚFB-9977

V Depot-Neurolepticum

5885 (4767) $C_{32}H_{48}O_4$
7732-97-0

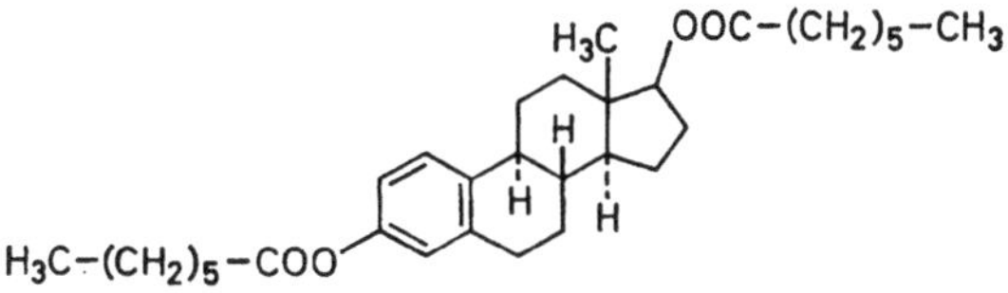

1,3,5(10)-Östratrien-3,17β-dioldiheptanoat = (17β)-Östra-1,3,5(10)-trien-3,17-dioldiheptanoat (●)

S *Östradioldiönanthat*

V Depot-Östrogen

5883 (4765) $C_{32}H_{46}N_8O_6S_2$
3286-45-1

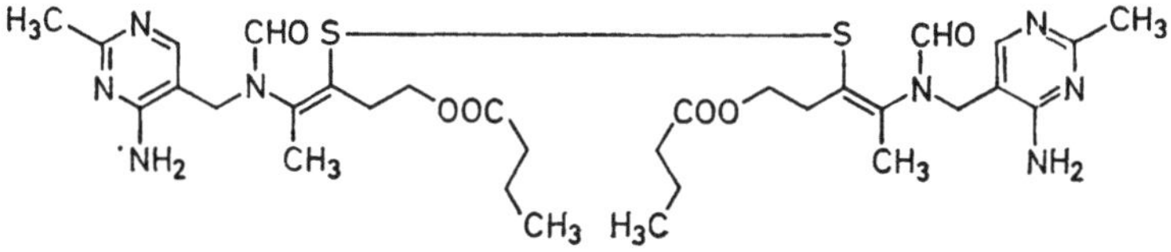

2,2′-Dithiobis-[*N*-(4-hydroxy-1-methyl-1-butenyl)-*N*-(4-amino-2-methyl-5-pyrimidinylmethyl)-form-amid]-*O,O′*-dibutyrat = *O*-Butyrylthiamindi-sulfid = *N,N′*-[Dithiobis[1-methyl-2-[2-(1-oxo-butoxy)ethyl]-2,1-ethendiyl]]bis[*N*-[(4-amino-2-methyl-5-pyrimidinyl)methyl]formamid] (●)

S Beston-Inj., *Bisbutiamine*, *Bisbutythiamin*

V neurotropes Analgeticum

5884 (4766) $C_{32}H_{46}N_8O_6S_2$
3286-46-2

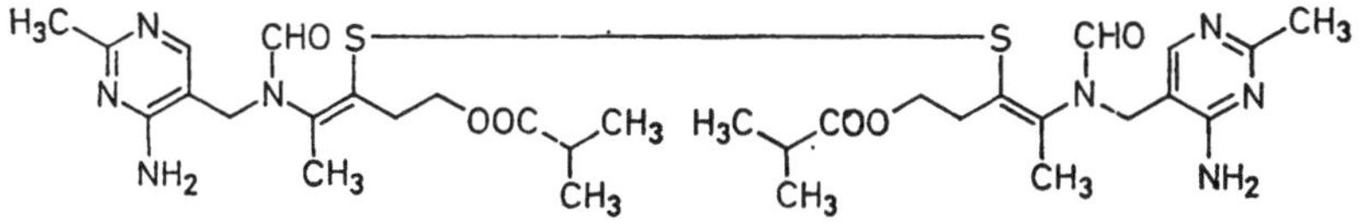

2,2′-Dithiobis-[*N*-(4-hydroxy-1-methyl-1-butenyl)-*N*-(4-amino-2-methyl-5-pyrimidinylmethyl)-form-amid]-*O,O′*-diisobutyrat = *O*-Isobutyrylthi-amindisulfid = *N,N*-[Dithiobis[1-methyl-2-[2-(2-methyl-1-oxopropoxy)ethyl]-2,1-ethendiyl]]bis-[*N*-[(4-amino-2-methyl-5-pyrimidinyl)methyl]-formamid] (●)

S Arcalion, *Bisibutiamine*, Neodaian, SE 5007, Vitaberin

V neurotropes Analgeticum, Cerebrotonicum

5886 *(4768)* $C_{32}H_{48}O_9$

53177-88-1

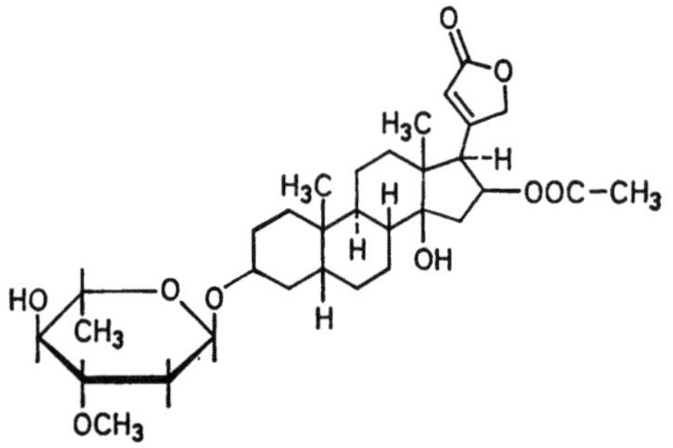

3β,14β,16β-Trihydroxy-5β-card-20(22)-enolid-16β-acetat-3-L-oleandrosid = Oleandrigenin-3-L-oleandrosid = (3β,5β,16β)-16-(Acetyloxy)-3-[(2,6-dideoxy-3-*O*-methyl-α-L-*arabino*-hexopyranosyl)-oxy]-14-hydroxycard-20(22)-enolid (●)

S Foliandrin, Folinerin, Nériol, *Neriolin*, Neriostene, *Oleandrin, Oleandrosid*

V Cardiotonicum (Oleander-Glykosid)

5887 *(4769)* $C_{32}H_{54}N_4O_6$

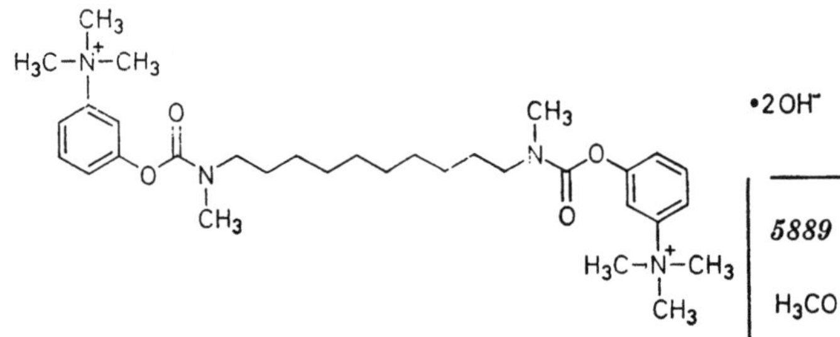

N,N'-Dekamethylenbis-[*m*-(*N*-methylcarbamoyl-oxy)-phenyltrimethylammoniumhydroxid] = 3,3'-[1,10-Decandiylbis[[(methylimino)carbonyl]-oxy]bis[*N,N,N*-trimethylbenzenaminiumhydroxid] (●)

H Dibromid (56-94-0)

S BC 48, *Demecariumbromid***, *Demecastigmini bromidum*, Frumtosnil, Humorsol, Tonilen, Tosmicil, Tosmilen, Visumatic, Visumiotic

V Vagotonicum, Cholinesteraseinhibitor

5888 *(233 N)* $C_{32}H_{56}N_2O_6$

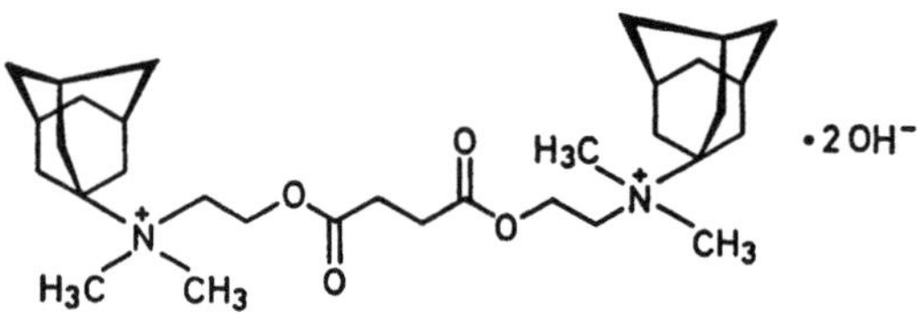

N,N'-[2,2'-(Succinyldioxy)-diethyl]-bis-[*N*-(1-adamantyl)-dimethylammoniumhydroxid] = Bernsteinsäure-bis-[2-(adamantyldimethylammonio)-ethylester] = *N,N'*-[(1,4-Dioxo-1,4-butandiyl)bis(oxy-2,1-ethandiyl)]bis[*N,N*-dimethyltricyclo[3.3.1.1^{3,7}]decan-1-aminiumhydroxid] (●)

H Dijodid (26660-43-5)

S Diadonium

V Muskelrelaxans

5889 *(4770)* $C_{32}H_{56}N_4O_2$

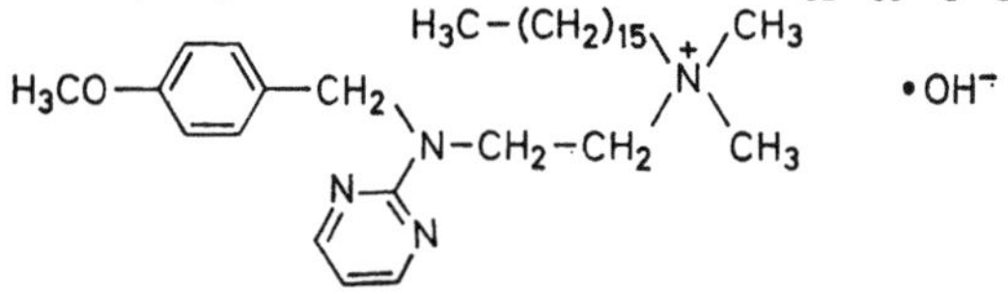

N-Hexadecyl-*N*-{2-[*N*-(*p*-methoxybenzyl)-2-pyrimidinylamino]-ethyl}-dimethylammoniumhydroxid = *N*-(2-Pyrimidinyl)-*N*-(*p*-methoxybenzyl)-*N'*-methyl-*N'*-cetylethylendiamin-*N'*-methylhydroxid = *N*-[2-[[(4-Methoxyphenyl)methyl]-2-pyrimidinylamino]ethyl]-*N,N*-dimethyl-1-hexadecanaminiumhydroxid (●)

H Bromid (553-08-2)

S NC 1264, NSC-5648, Thonzide, *Thonzoniumbromid, Tonzonii bromidum***

V Antisepticum, Detergens

5890 *(4771)* $C_{33}H_{35}N_5O_5$
113-15-5

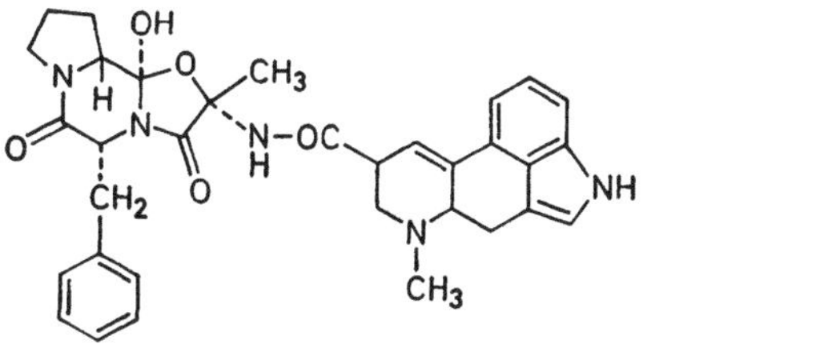

(5′α)-12′-Hydroxy-2′-methyl-5′-(phenylmethyl)-ergotaman-3′,6′,18-trion (●)

S *Ergotamin***

V Hämostaticum, Uterotonicum (Mutterkornalkaloid)

5890-01 *(4771a)* 379-79-3

H Tartrat

S Ercal, Ergam (alte Form), Ergane, Ergate, Ergocito, Ergofeina, Ergogene, Ergogyn, Ergomar „Cooper“, Ergomigrin, Ergomine-S, Ergostat, Ergostin, Ergota „Kanto“, Ergotan, Ergotartrat, Ergotrat AWD, Etin, Exmigra, Exmigrex, Femergin, Fermergin, Gynecorn, Gynergen, Gynofort, Ingagen, Lagen, Lingrän, Lingraine, Lingrene, Masekal, Neo-Ergotin, Neo-Secopan, Rigetamin, Ryegostin, Secagyn, Secanorm, Secotamin, Secupan, Synergan, Vigrame

V Hämostaticum, Uterotonicum, Migränetherapeuticum

5890-02

H Succinat

S Ergoton-A

V Uterotonicum

5891 *(4772)* $C_{33}H_{36}N_4O_6$
635-65-4

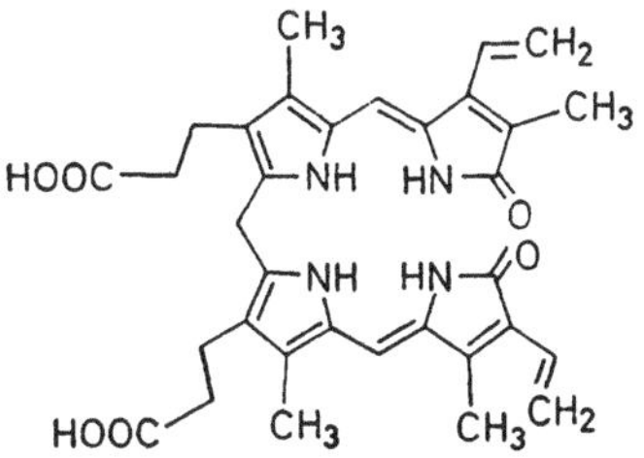

1,3,6,7-Tetramethyl-4,5-bis-(2-carboxyethyl)-2,8-divinyl-(*b*-13)-dihydrobilenon = 2,17-Diethenyl-1,10,19,22,23,24-hexahydro-3,7,13,18-tetramethyl-1,19-dioxo-21*H*-bilin-8,12-dipropansäure (●)

S *Bilirubin*

V Gallenfarbstoff, zur Leberfunktionsprüfung

5892 *(4773)* $C_{33}H_{36}N_6O_2$

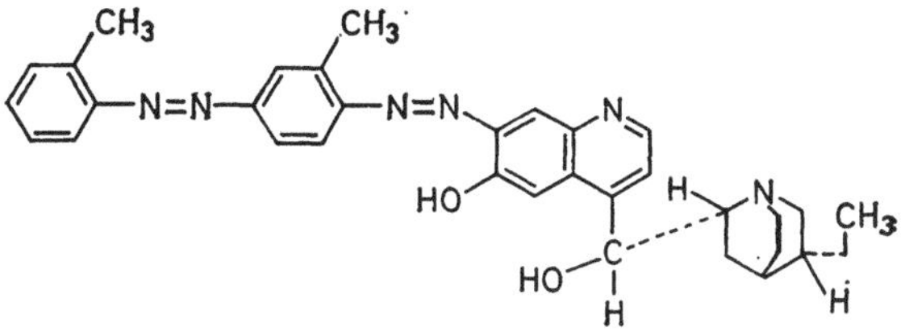

4-[(5-Ethyl-2-chinuclidinyl)-hydroxymethyl]-7-[*p*-(*o*-tolylazo)-*o*-tolylazo]-chinolin-6-ol = Azotoluolazodihydrocuprein = (8α,9*R*)-10,11-Dihydro-7′-[[2-methyl-4-[(2-methylphenyl)azo]phenyl]azo]-cinchonan-6′,9-diol (●)

S Interazin

V Chemotherapeuticum

5893 *(4774)* $C_{33}H_{37}N_5O_5$
511-12-6

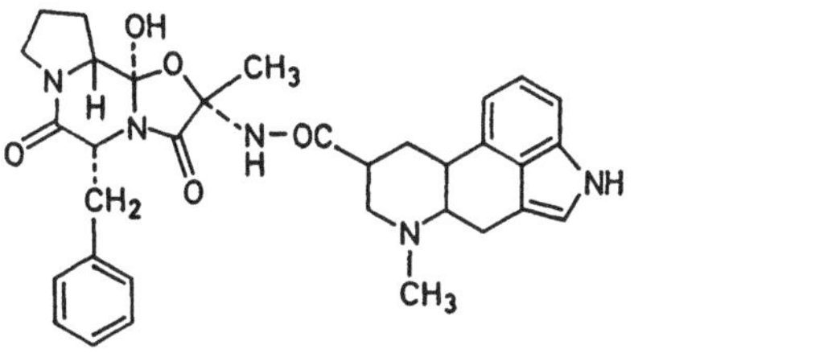

Dihydroergotamin = (5′α)-9,10-Dihydro-12′-hydroxy-2′-methyl-5′-(phenylmethyl)ergotaman-3′,6′,18-trion (●)

H Methansulfonat (6190-39-2)

S DETMS, DHE 45, Diergotan, Di-Got, *Dihydroergotaminmesilat***, Dihydroergotamin-Sandoz, Dihydergot, Dihyergot, Dihytamin, Diidergot, Disecotamin, Ditamin, Ergotonin, Hidrotate, Migrètil, Orstanorm, Ortanorm

V Sympathicolyticum, Migränetherapeuticum

5893-01 *(4774a)*

H Ethansulfonat

S Ergotex-Nebulogenum

V Sympathicolyticum

5893-02 *(4774b)* 5989-77-5

H Tartrat

S Eldoral „Dumex“, Ergotex-Tabl.

V Sympathicolyticum

5894 *(4775)* $C_{33}H_{40}N_2O_8S$

2319-94-0

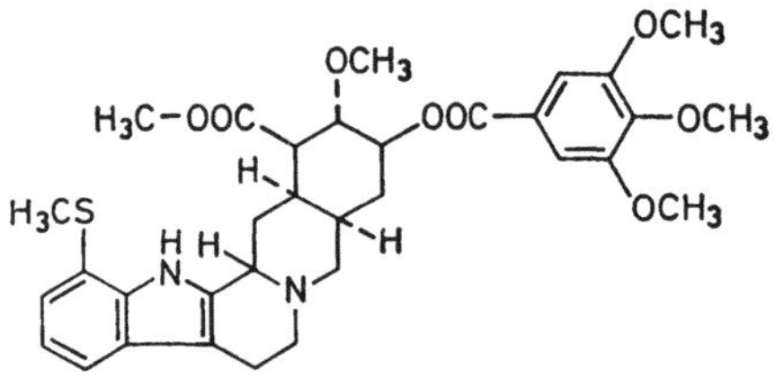

11-Desmethoxy-12-(methylthio)-reserpin = (3β,16β,17α,18β,20α)-17-Methoxy-12-(methylthio)-18-[(3,4,5-trimethoxybenzoyl)oxy]yohimban-16-carbonsäuremethylester (●)

S *Methiopidin*

V Antihypertonicum

5895 *(4776)* $C_{33}H_{40}N_2O_9$

50-55-5

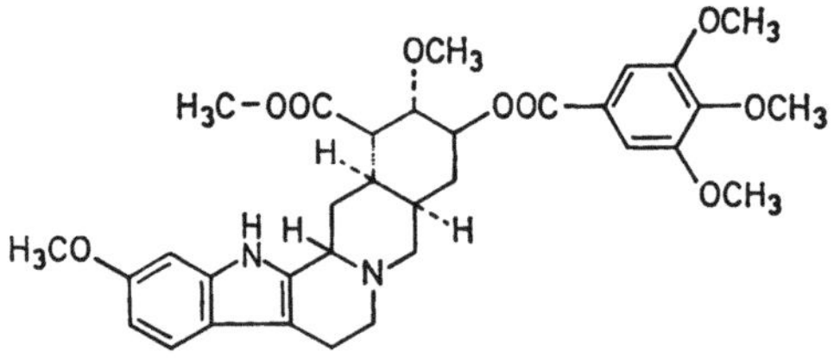

2α,11-Dimethoxy-3-(3,4,5-trimethoxybenzoyl-oxy)-yohimban-1-carbonsäuremethylester = 3,4,5-Trimethoxybenzoesäureester des Methylreserpats = (3β,16β,17α,18β,20α)-11,17-Dimethoxy-18-[(3,4,5-trimethoxybenzoyl)oxy]yohimban-16-carbonsäuremethylester (●)

S Agmaserp, Alkarau, Alkaserp, Alserin, Anquil „Mallinckrodt“, Apoplon, Apsical, Arcum R-S, Aserpon, Austrapine, Banasil, Bexerpine, Bioserpine, Broserpine, Cardioserpin, Carditivo „L“, Carrserp, Crystoserpine, De-Serpa, Deserpine, Ebserpine, Elserpine, Eroserpin, Eserpine, Eskaserp, Gamaserpin, Grona, H 520, Hexaplin, Hiposerpil, Hiserpia, Hyperine, Hypersil, Hypersine, Hyserpine, Idoserp, Interpina, Ipotalaz, Key-Serpine, Kitine, Lemiserp, Leselupin, Loweserp, Marnitension simple, Maviserpin, Mayserpine, Medeserpina, Mephaserpin, Metz-Serp, Naphaserp, Neo-antitensol, Neoserfin, Neo-Serp, Novoreserpine, NSC-59272, Ohserpin, Orthoserpina, Orticalm, Pansertin-Inj., Pinbin, 3 P-Reserp, Purserpine, Quiescin, Raucap, Raudixoid, Raufil, Raugal, Raulen, Rauloydin, Raunervil, Raunormin „Orzan“, Raupasil, Raupresoid, Raurine, Rausan, Rau-Sed, Rausedan, Rausedyl, Rauserpen-Alk, Rauserpin, Rausingle, Rau-Tab(s), Rautrin, Rauvilid, Rauwipur, Rauwita, Rauwoleaf, Rauwopur „Byk“, Repoid, R-E-S, Resa, Resedrex, Resedril, Rese-Lar, Reser-Ar, Reserbal, Resercaps, Resercen, Resercrine, Reserfia, Reserjen, Reserlor, Reserp „Wander“, Reserpal, Reserpamed, Reserpanca, Reserpaneed, *Reserpene*, Reserpex, Reserpidefe, Reserpil, *Reserpin***, Reserpinol, Reserpka, Reserpoid, Reserpur, Resersana, Reserutin, Resiatric, Resine, Resocalm, Resomine, Respil „Adelco“, Respital, Restran, Resyll, *Rezerpin*, Riserpa, Rivased, Rivasin, Rolserp, Roxel, Roxinoid, Ryser, Sandril, Sarpagan, Sedaraupin, Sedserp, Seralen, Serexal, Serpin, Serolfia, Serp(a), Serp-AFD, Serpalan, Serpaloid, Serpanray, Serpasil, Serpasol, Serpate, Serpatin, Serpatone, Serpax „Verdun“, Serpedin, Serpen, Serpena, Serpentil, Serpentine „Pharbil“, Serpicon, Serpilet, Serpiloid, Serpilum, Serpine, Serpipur, Serpivite, Serpoid, Serpone, Serpresan, Serpyrit, Sertabs, Sertens, Sertensin, Sertina, S.P. Tranquilson, Tempo-Reserpina, Temposerpine, Tendoscen-Compr., Tenserp, Tenserpine „Assia“, Tensional, Tranquilar, Transerpin, Triserpin, T-Serp, Unilord, Vio-Serpine, V-Serp

V Antihypertonicum, Tranquillizer (Rauwolfia-alkaloid)

5895-01 *(4776a)* 20235-11-4

H Ascorbat

S Ascoserp, Ascoserpina, Helfoserpin C

V Antihypertonicum, Antipsychoticum, Neuroregulans

5895-02 (4776b)

H Nicotinat
S Atensex
V Antihypertonicum

5895-03 23284-27-7

H Salz der Trijodthyroninessigsäure (Nr. 2380)
S Abesta, *Reserpintriacat*
V Normolipämicum, Antihypertonicum

5896 (4777) $C_{33}H_{40}N_2O_9$
865-04-3

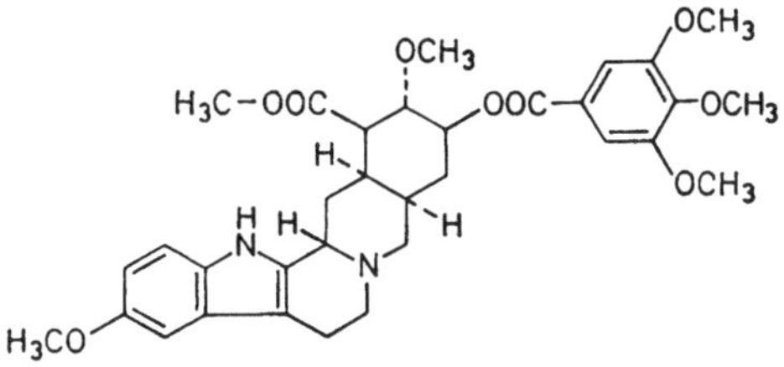

2α,10-Dimethoxy-3-(3,4,5-trimethoxybenzoyl-oxy)-yohimban-1-carbonsäuremethylester = 11-Desmethoxy-10-methoxyreserpin = 10-Methoxy-deserpidin = (3β,16β,17α,18β,20α)-10,17-Dimethoxy-18-[(3,4,5-trimethoxybenzoyl)oxy]yohimban-16-carbonsäuremethylester (●)

S Decaserpil, Decaserpin, Decaserpyl, *Methoserpidin***, Minoran, Neoserpin, Resertene, Tenserpina „Sigmitalia", Vasovan
V Antihypertonicum

5897 (4778) $C_{33}H_{41}NO_{17}$
30851-76-4

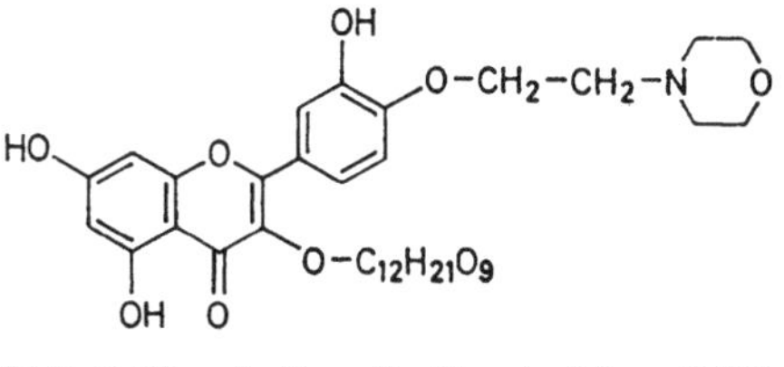

4'-*O*-(β-Morpholinoethyl)-rutosid = 3-[[6-*O*-(6-Deoxy-α-L-mannopyranosyl)-β-D-glucopyranosyl]-oxy]-5,7-dihydroxy-2-[3-hydroxy-4-[2-[4-morpholinyl)ethoxy]phenyl]-4*H*-1-benzopyran-4-on (●)

H auch mit Zusatz von Ascorbinsäure
S *Aethoxazorutosid*, *Ethoxazorutine*, *Ethoxazorutosid***, *Oxarutinum*, Solarutine, Solurutine
V Antihämorrhagicum

5898 (4779) $C_{33}H_{42}O_{19}$
7085-55-4

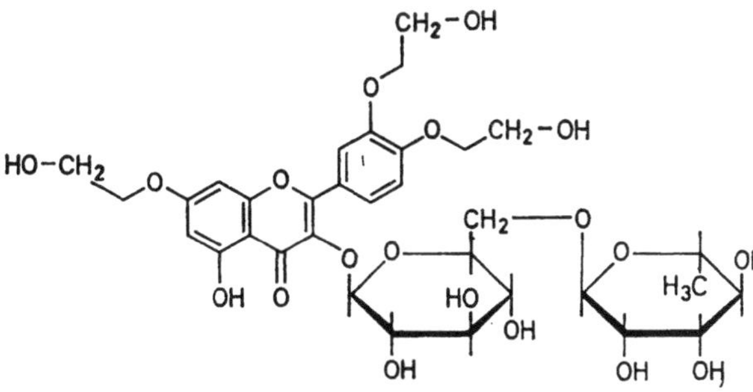

3,5-Dihydroxy-3',4',7-tris-(2-hydroxyethoxy)-flavon-3-rhamnoglucosid = 3',4',7-Tris-(β-hydroxyethyl)-rutosid = 2-[3,4-Bis(2-hydroxyethoxy)-phenyl]-3-[[6-*O*-(6-deoxy-α-L-mannopyranosyl)-β-D-glucopyranosyl]oxy]-5-hydroxy-7-(2-hydroxy-ethoxy)-4*H*-1-benzopyran-4-on (●)

S Capiren, Flebex, Rutilemone, Ruven, Sanaven, THR, Trioxi-R, *Trioxyethylrutine*, *Troxerutin***, Vipê 4
V Therapeuticum gegen venöse Stauungen

5898-01

H Wirkstoffkomplex mit ca. 40% Mono-, Di- und Tetrahydroxyethylrutosiden
S Factor P-Zyma, Paroven, Relvène, Venoruton (-P_4), Verutil, „*Vitamin P_4*"
V Therapeuticum gegen venöse Stauungen

5899 $C_{33}H_{43}FO_6$
40242-27-1

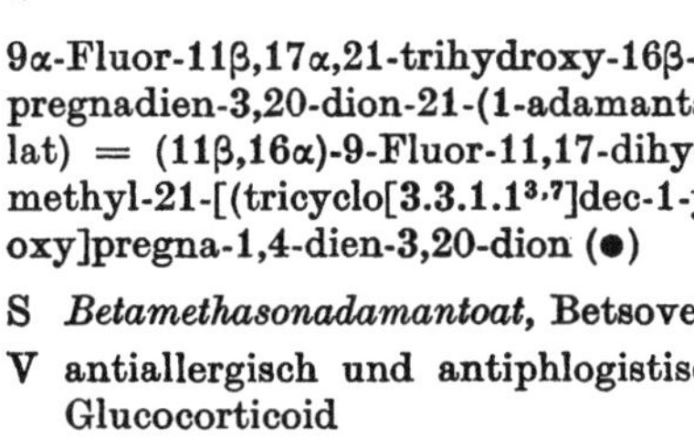

9α-Fluor-11β,17α,21-trihydroxy-16β-methyl-1,4-pregnadien-3,20-dion-21-(1-adamantancarboxylat) = (11β,16α)-9-Fluor-11,17-dihydroxy-16-methyl-21-[(tricyclo[3.3.1.1^{3,7}]dec-1-ylcarbonyl)-oxy]pregna-1,4-dien-3,20-dion (●)

S *Betamethasonadamantoat*, Betsovet
V antiallergisch und antiphlogistisch wirksames Glucocorticoid

5900 (*4780*) $C_{33}H_{44}N_4O_{10}$

752-56-7

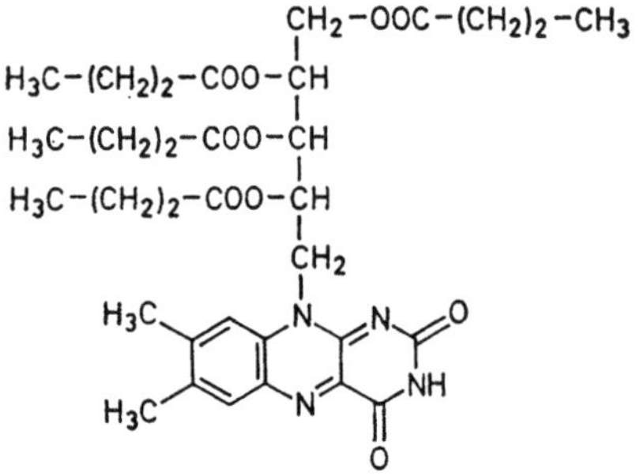

Riboflavin-2',3',4',5'-tetrabutyrat = Riboflavin-2',3',4',5'-tetrabutanoat (●)

S Bonabon B_2, Habulca, Hibon, Liperox, Multiscleran, Ribobutin, *Riboflavinbutyrat*, Two-vita, Viras, *Vitamin-B_2-tetrabutyrat*

V Antiarterioskleroticum

5901 (*234 N*) $C_{33}H_{43}F_3N_2O_2S$

30 909-51-4

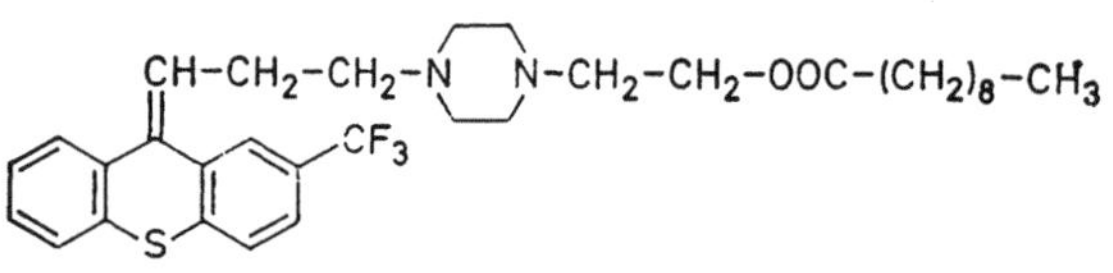

2-{4-[3-(2-Trifluormethyl-9-thioxanthenyliden)-propyl]-1-piperazinyl}-ethyldecanoat = Decansäure-2-[4-[3-[2-(trifluormethyl)-9*H*-thioxanthen-9-yliden]propyl]-1-piperazinyl]ethylester (●)

S Depixol, Fluanxol-Depot, *Flupentixoldecanoat*, Lu 7-105

V Neurolepticum

5902 (*4781*) $C_{33}H_{44}O_8$

17 169-70-9

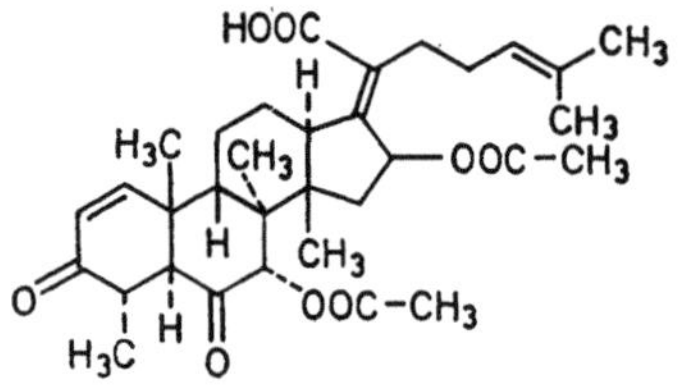

(4α,7α,8α,9β,13α,14β,16β,17*Z*)-7,16-Bis(acetyloxy)-3,6-dioxo-29-nordammara-1,17(20),24-trien-21-säure (●)

S *Fumigacin*, *Helvolinsäure*

V Antibioticum aus Aspergillus fumigatus

5903 (*4782*) $C_{33}H_{46}O_4$

52 279-57-9

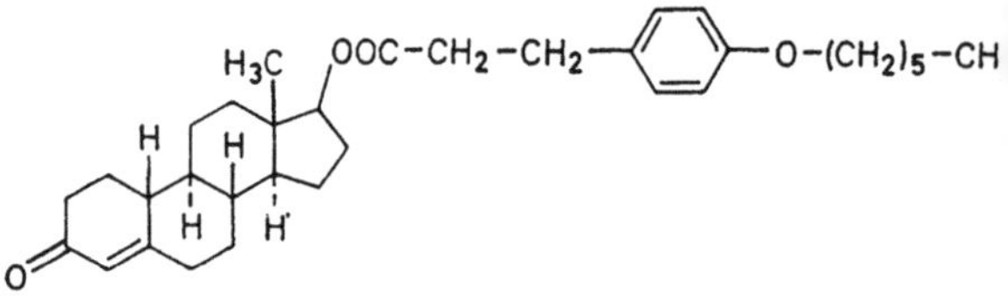

17β-Hydroxy-4-östren-3-on-17β-[3-(*p*-hexyloxyphenyl)-propionat = 19-Nortestosteron-*p*-hexyloxyphenylpropionat = (17β)-17-[3-[4-(Hexyloxy)-phenyl]-1-oxopropoxy]östr-4-en-3-on (●)

S Anador, Anadur, Anadurine „Chropi", *Nandrolonhexyloxyphenylpropionat*, *Nortestosteronhexyloxyphenylpropionat*

V Anabolicum

5904 $C_{33}H_{47}NO$

29 619-86-1

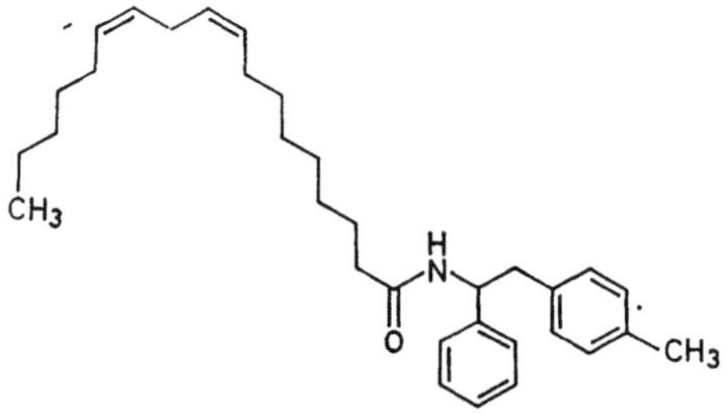

(—)-*N*-(*p*-Methyl-α-phenylphenethyl)-linoleamid = [*S*-(*Z*,*Z*)]-*N*-[2-(4-Methylphenyl)-1-phenylethyl]-9,12-octadecadienamid (●)

S AC-485, AHR-3108, *Moctamid***, PTLA,

V Hypolipämicum

5905 (*4783*) $C_{33}H_{47}NO_{13}$

7681-93-8

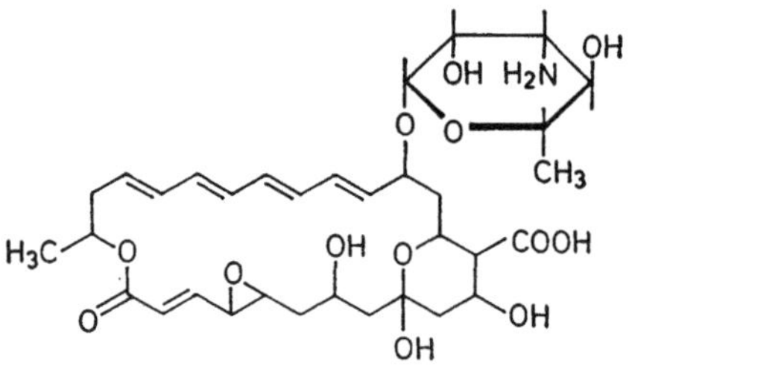

stereoisomere 22-[(3-Amino-3,6-dideoxy-β-D-mannopyranosyl)oxy]-1,3,26-trihydroxy-12-

methyl-10-oxo-6,11,28-trioxatricyclo[22.3.1.0^{5,7}]-octacosa-8,14,16,18,20-pentaen-25-carbonsäure (●)

S CL 12625, Myprozine, *Natamycin**, Pimafucin, Pimafugin, *Pimaricin*, *Tennecetin*

V fungicides Antibioticum aus Streptomyces natalensis

5906 *(4784)* $C_{33}H_{51}NO_8S$

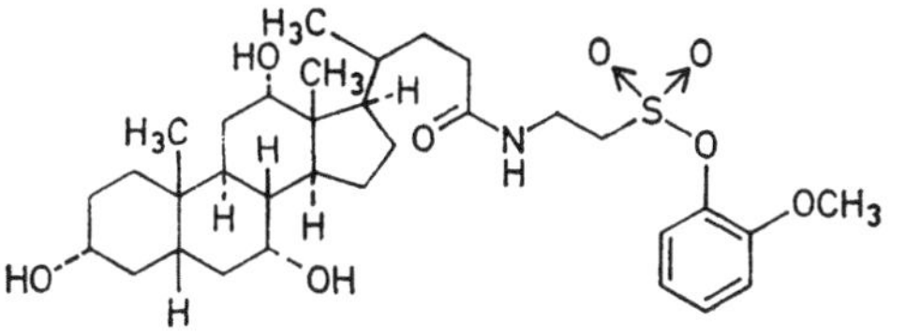

N-(3α,7α,12α-Trihydroxy-5β-cholanoyl)-taurin-guajacolester = Guajacoltaurocholat = 2-[[(3α, 5β,7α,12α)-3,7,12-Trihydroxy-24-oxocholan-24-yl]amino]ethansulfonsäure-2-methoxyphenyl-ester (●)

S Taurocolo

V Bronchotherapeuticum

5907 *(4785)* $C_{33}H_{54}O_5$

17407-37-3

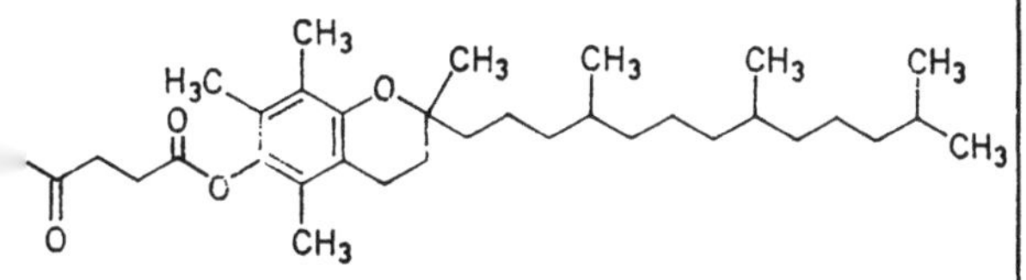

D-2,5,7,8-Tetramethyl-2-(4,8,12-trimethyltridecyl)-chroman-6-ylhydrogensuccinat = α-Tocopherolsuccinat = Butandisäuremono[(+)-3,4-dihydro-2,5,7,8-tetramethyl-2-(4,8,12-trimethyltridecyl)-2*H*-1-benzopyran-6-yl]ester (●)

H meist Calciumsalz (14464-85-8) [auch der DL-Verbindung (14638-18-7)]

S Arcavit E, D-Alpha-E, Dal-Tocol, Daltose, Dextocoferyl, E-Bestomin, E-Ferol succinate, Esta-Tabs, Esuverol-C, Juvela S, Leder-E, Lypron S, Synpherol S, *α-Tocopherolsuccinat*, Tokobera S, Vitan E

V Antisterilitätsvitamin, Therapeuticum gegen cardiovasculäre Störungen

---

5908 $C_{33}H_{54}O_{11}$

34820-53-6

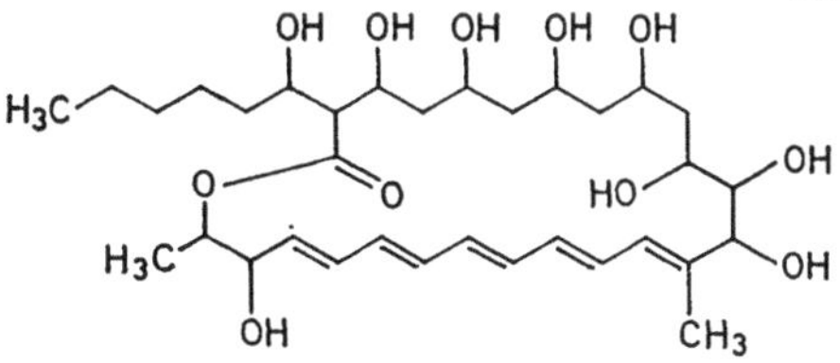

stereoisomeres 4,6,8,10,12,13,14,25-Octahydroxy-3-(1-hydroxyhexyl)-15,26-dimethyl-1-oxacyclohexacosa-15,17,19,21,23-pentaen-2-on (●)

S *Aurenin*

V Antibioticum aus Actinomycetes aureorectus

5909 *(4786)* $C_{33}H_{60}N_2O_5$

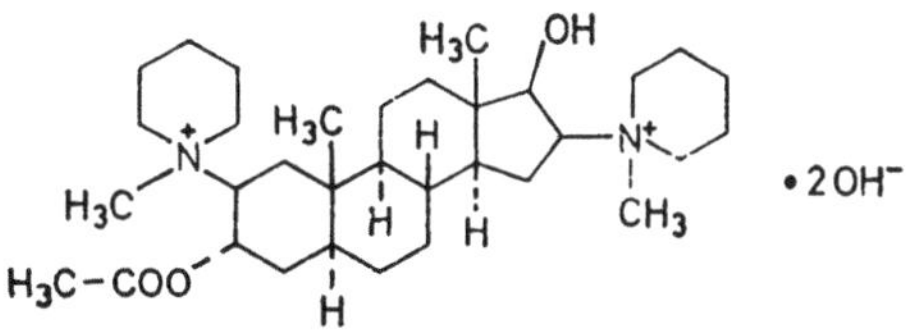

1,1′-(3α-Acetoxy-17β-hydroxy-5α-androstan-2β, 16β-ylen)-bis-(1-methylpiperidiniumhydroxid) = 2β,16β-Dipiperidino-5α-androstan-3α,17β-diol-3-acetat-bismethylhydroxid = 1,1′-[(2β,3α,5α,16β, 17β)-3-(Acetyloxy)-17-hydroxyandrostan-2,16-diyl]bis[1-methylpiperidiniumhydroxid] (●)

H Dibromid (27115-86-2)

S *Dacuroni bromidum*, *Dacuroniumbromid***, NB 68

V Muskelrelaxans

5910 *(4787)* $C_{33}H_{60}O_{10}$

14409-72-4

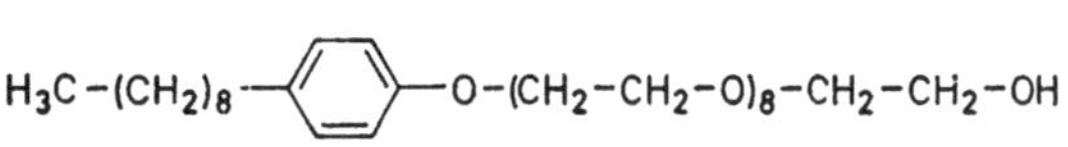

26-(4-Nonylphenoxy)-3,6,9,12,15,18,21,24-octaoxahexacosan-1-ol (●)

H Mittelwert für ein *p*-Nonylphenoxypolyethoxyethanol

S Conceptrol, Delfen, Genexol, Igepal CO-630, Lemco, *Nonoxinol 9***, *Nonoxynol 9*, Orthodelfen, Vagisec

V Spermatocid

5911 *(4788)* $C_{34}H_{28}N_6O_{14}S_4$
2538-83-2

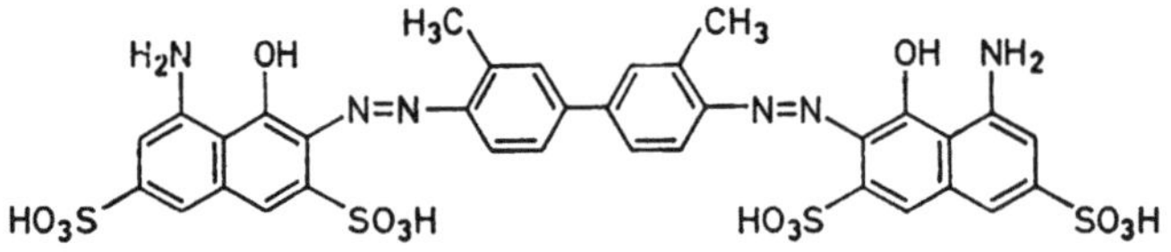

2,2′-(3,3′-Dimethyl-4,4′-biphenylylenbisazo)-bis-(8-amino-1-naphthol-3,6-disulfonsäure) = 3,3′-[(3,3′-Dimethyl[1,1′-biphenyl]-4,4′-diyl)bis(azo)]-bis[5-amino-4-hydroxy-2,7-naphthalendisulfon-säure] (●)

H Tetranatriumsalz (72-57-1)

S Benzamine Blue, *Benzoblau 3 B*, C.I. 23850, C.I. Direct Blue 14, *Congo Blue*, *Diaminblau 3 B*, Dianilblau, *Naphthylamin Blue*, Niagara Blue, Parkibleu, Parkipan, *Trypanblau*, *Trypan Blue*

V Chemotherapeuticum, Farbstoff

5912 *(4789)* $C_{34}H_{28}N_6O_{14}S_4$
6968-33-8

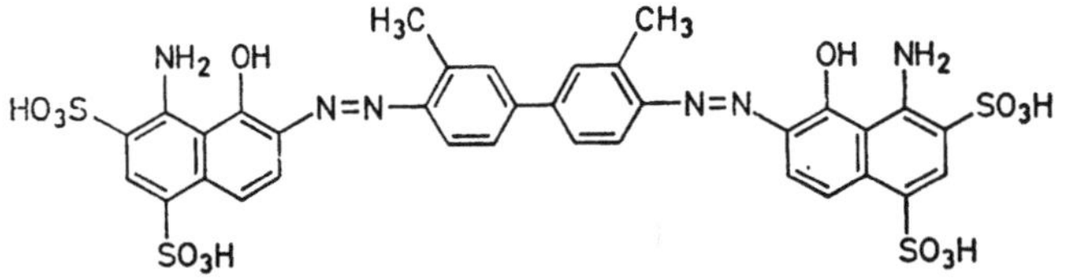

2,2′-(3,3-Dimethyl-4,4′-biphenylylenbisazo)-bis-(8-amino-1-naphthol-5,7-disulfonsäure) = 4,4′-Bis-(1-amino-8-hydroxy-2,4-disulfo-7-naphthyl-azo)-3,3′-bitolyl = 6,6′-[(3,3′-Dimethyl[1,1′-bi-phenyl]-4,4′-diyl)bis(azo)]bis[4-amino-5-hydroxy-1,3-naphthalendisulfonsäure] (●)

H Tetranatriumsalz (314-13-6)

S *Azovan Blue*, *Azovannatrium*, *Azovanum coeruleum*, Chlorazol Sky Blue FF, C. I. Direct Blue 53, Diamine Sky Blue FF, *Diazobleu*, Evablin, Evansblau, Evans Blue, Geigy-Blau 536, T-1824

V Farbstoff, zur Bestimmung des Blutvolumens

5913 *(235 N)* $C_{34}H_{32}N_4O_9$
27959-26-8

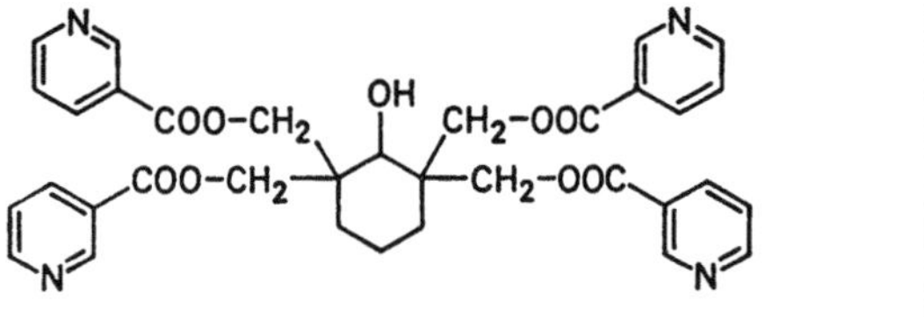

2-Hydroxy-1,1,3,3-cyclohexantetramethanol-1,1,3,3-tetranicotinat = 3-Pyridincarbonsäure(2-hydroxy-1,3-cyclohexandiyliden)tetrakis(methy-len)ester (●)

S Cholexamine, K 31, *Nicomol***

V Hypocholesterinämicum

5914 *(4790)* $C_{34}H_{34}CoN_4O_6$

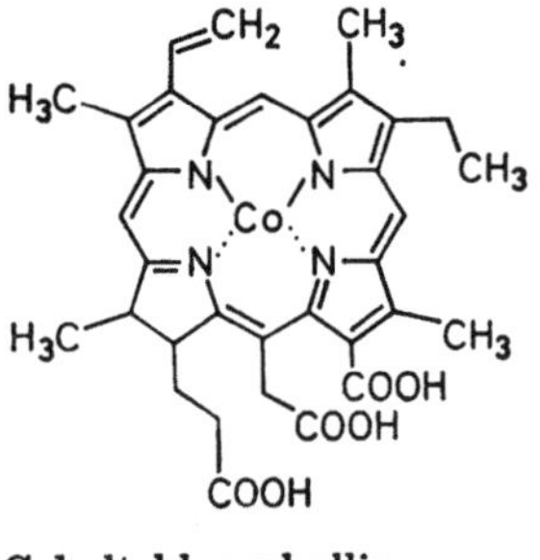

Cobaltchlorophyllin

H Trinatriumsalz (11005-93-9)

S Erythrophyll

V Antineuralgicum, Antianämicum

5915 *(4791)* $C_{34}H_{34}N_4O_4$

553-12-8

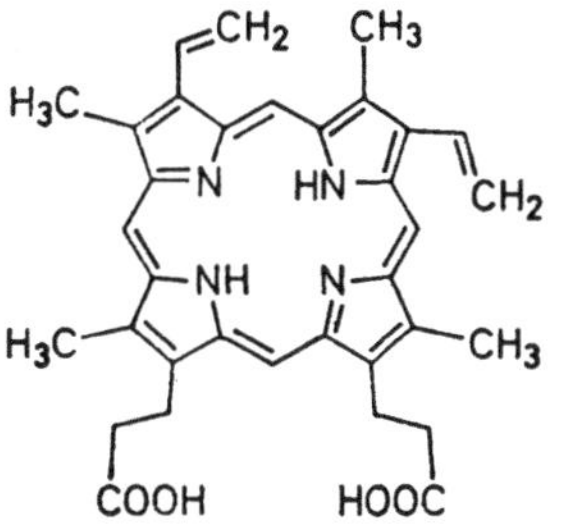

1,3,5,8-Tetramethyl-2,4-divinylporphin-6,7-dipropionsäure = 7,12-Diethenyl-3,8,13,17-tetramethyl-21*H*,23*H*-porphin-2,18-dipropansäure (●)

S Lebersdan, *Ooporphyrin, Protoporphyrin IX*

V Lebertherapeuticum

5915-01 *(4791a)* 6533-64-8

H Dinatriumsalz

S Chlotomin, Depocolin-S, Etanarie, Leberphon-P, Leverse, Liverlon, Napp, Napropol, Nichilevan, Palepron, Panblen, Panparl, Pepenal, Pinpron, Potoro, Prophyl, Prolmon, Protolium, Prott, Ritantol, Tuyoka

V Lebertherapeuticum

5916 *(4792)* $C_{34}H_{35}CoN_4O_6$

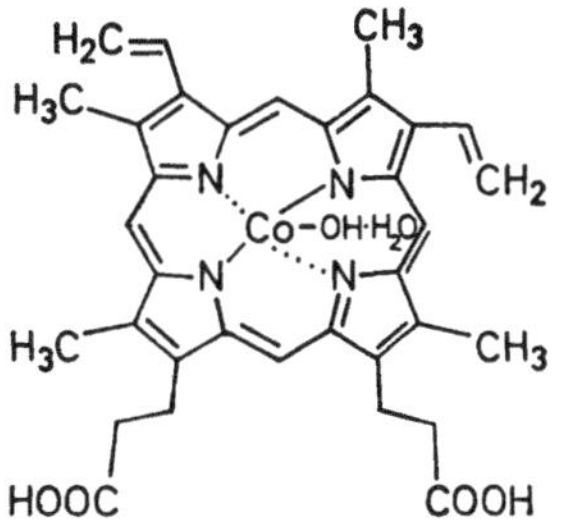

Cobaltiprotoporphyrin

S COPP

V Antineoplasticum

5917 $C_{34}H_{35}N_3O_{10}$

54 083-22-6

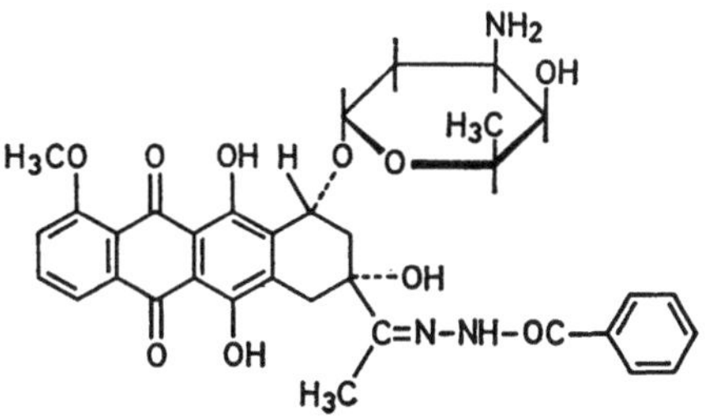

Daunorubicinbenzoylhydrazon = (2*S*-*cis*)-Benzoesäure[1-[4-[(3-amino-2,3,6-trideoxy-α-L-*lyxo*-hexopyranosyl)oxy]-1,2,3,4,6,11-hexahydro-2,5,12-trihydroxy-7-methoxy-6,11-dioxo-2-naphthacenyl]ethyliden]hydrazid (●)

H Hydrochlorid (36 508-71-1)

S NSC-164011, 22050 R.P., *Rubidazonhydrochlorid*

V gegen Leukämie wirksames Cytostaticum

5918 *(4793)* $C_{34}H_{36}HgN_4O_6$

18 400-73-2

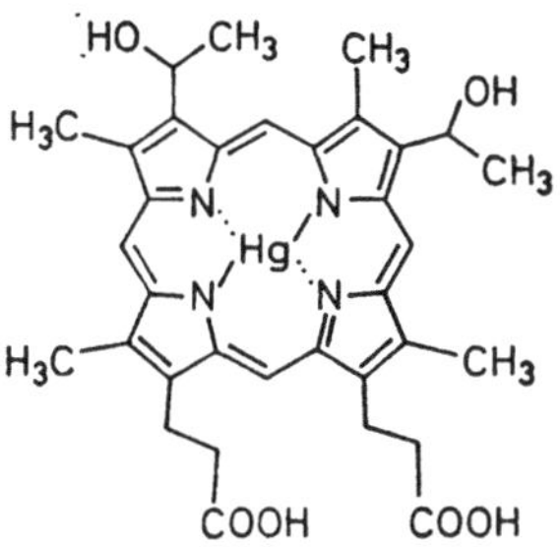

Mercurihaematoporphyrin = [7,12-Bis(1-hydroxyethyl)-3,8,13,17-tetramethyl-21*H*,23*H*-porphin-2,18-dipropanoato(2-)-N^{21},N^{22},N^{23},N^{24}]quecksilber (●)

H Dinatriumsalz (15 375-94-7)

S Merphillin, Merphyrin

V Cytostaticum

5919 $C_{34}H_{37}N_5O_5$
22336-84-1

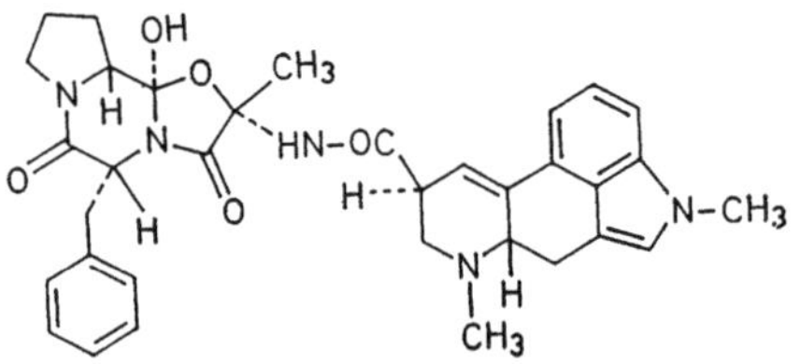

1-Methylergotamin = (5′α)-12′-Hydroxy-1,2′-dimethyl-5′-(phenylmethyl)ergotaman-3′,6′,18-trion (●)

S *Metergotamin**

V Migränetherapeuticum

5920 *(4794)* $C_{34}H_{38}N_2O_4$
5061-22-3

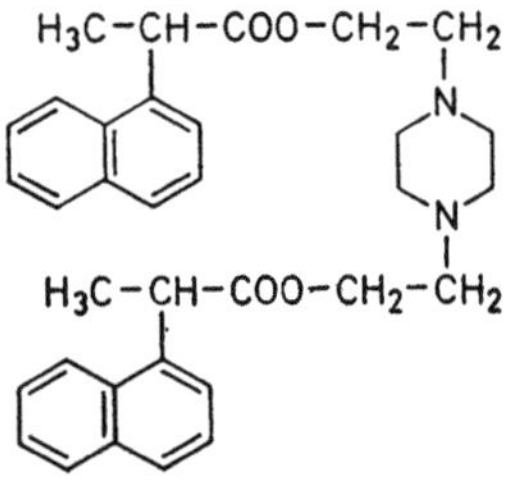

2,2′-(1,4-Piperazindiyl)-diethyl-bis-[2-(1-naphthyl)-propionat] = *N,N′*-Bis-{2-[α-(1-naphthyl)-propionyloxy]-ethyl}-piperazin = α-Methyl-1-naphthalenessigsäure-1,4-piperazindiyldi-2,1-ethandiylester (●)

H Dihydrochlorid

S DA 914, *Nafiverindihydrochlorid***, Naftidan, *Naftimepezin*, *Naphthymepezine*

V Spasmolyticum

5921 *(4795)* $C_{34}H_{38}N_4O_6$
14459-29-1

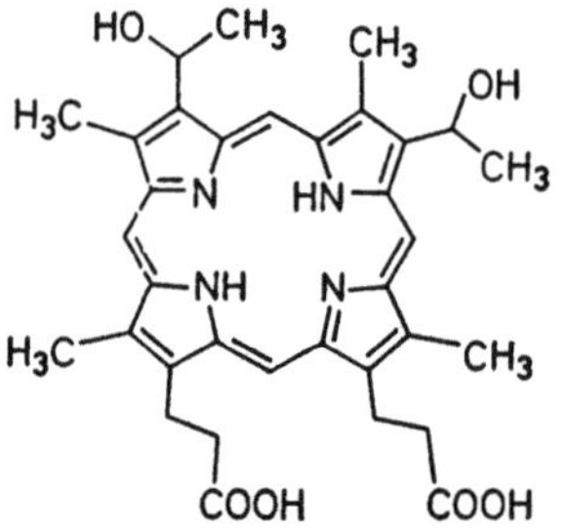

3,3′-[2,4-Bis-(1-hydroxyethyl)-1,3,5,8-tetramethyl-porphin-6,7-diyl]-dipropionsäure = 7,12-Bis(1-hydroxyethyl)-3,8,13,17-tetramethyl-21*H*,23*H*-porphin-2,18-dipropansäure (●)

H auch Hydrochlorid (17471-45-3)

S Alophyrin, Bioporphin, Ematodyn, Haemaporin, *Haematoporphyrin*, Hämophirin, Hematodin, *Hematoporphyrin*, Hémédonine, Heriodain, Niseral, Photodyn, Porfidyna, Porphyrin „Zilliken", Pyrocal-Wirkstoff, Sensibion

V Therapeuticum gegen Depressionen und Melancholien endogenen Ursprungs und gegen Alopecia

5922 *(236 N)* $C_{34}H_{40}J_6N_4O_{12}$
31598-07-9

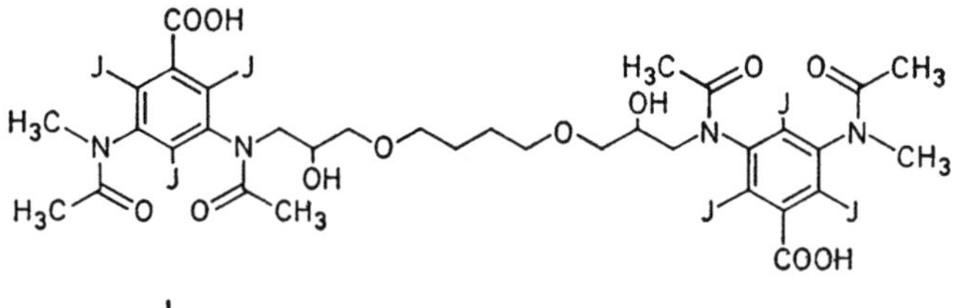

3,3′-{Tetramethylen-bis-[oxy-(2-hydroxytrimethylen)-(acetylimino)]}-bis-[2,4,6-trijod-5-(*N*-methylacetamido)-benzoesäure] = 3*N*,3*N′*-[Tetramethylendioxybis-(2-hydroxytrimethylen)]-bis-[3-acetamido-2,4,6-trijod-5-(*N*-methylacetamido)-benzoesäure] = 3,3′-[1,4-Butandiylbis[oxy-(2-hydroxy-3,1-propandiyl)(acetylimino)]]-bis[5-(acetylmethylamino)-2,4,6-trijodbenzoesäure] (●)

S *Acidum iozomicum***, *Iozomic acid***, Rayodal

V Röntgenkontrastmittel

5923 *(237 N)* $C_{34}H_{40}O_{16}$
4207-90-3

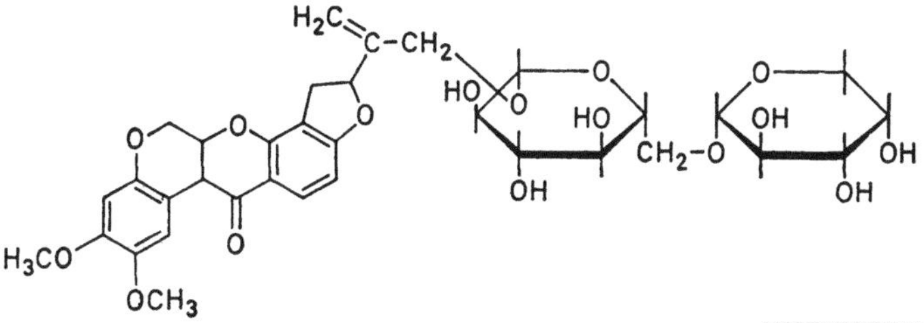

2-[1-(6-*O*-α-L-Arabinopyranosyl)-β-D-glucopyranosyloxymethyl)-vinyl]-1,2,12,12a-tetrahydro-8,9-dimethoxy-[1]-benzopyrano[3,4-*b*]furo[2,3-*h*][1]-benzopyran-6(6a*H*)-on = [2*R*-(2α,6aα,12aα)]-2-[1-[[(6-*O*-α-L-Arabinopyranosyl-β-glucopyranosyl)-oxy]methyl]ethenyl]-1,2,12,12a-tetrahydro-8,9-dimethoxy[1]benzopyrano[3,4-*b*]furo[2,3-*h*][1]-benzopyran-6(6a*H*)-on (●)

S *Amorphin, Frutisin*

V Herzglykosid aus Amorpha fruticosa

5924 *(4796)* $C_{34}H_{40}O_{20}$

Hesperidinascorbat

S Antibortin, Speridin

V Antihämorrhagicum (besonders gegen habituellen Abort)

5925 *(4797)* $C_{34}H_{42}N_2O_4$
510-25-8

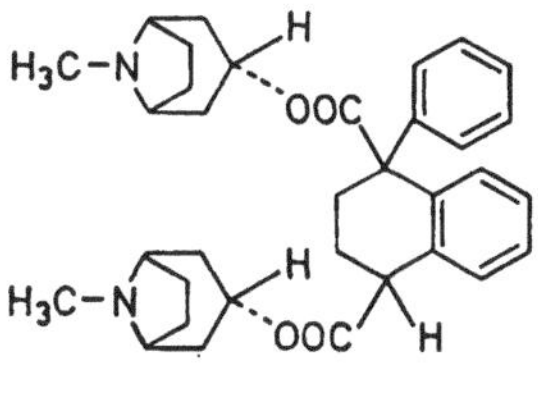

Isatropasäureditropinester = Bis(8-methyl-8-azabicyclo[3.2.1]oct-3-yl)-1,2,3,4-tetrahydro-1-phenyl-1,4-naphthalendicarboxylat (●)

S *Belladonnin*

V Alkaloid aus den Wurzeln von Atropa belladonna

5925-01 *(4797a)* 5908-89-4

H Bisulfathydrat

S Bellacristin

V Antiparkinsonmittel

5926 *(4798)* $C_{34}H_{42}N_2O_8$
53198-86-0

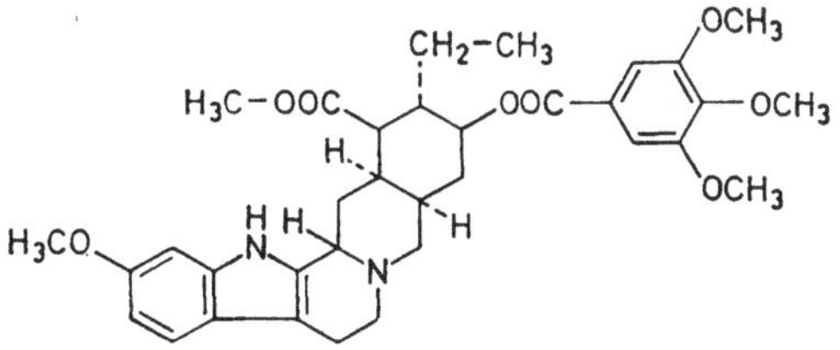

2α-Ethyl-2-desmethoxyreserpin = (3β,16β,17α,18β,20α)-(±)-17-Ethyl-11-methoxy-18-[(3,4,5-trimethoxybenzoyl)oxy]yohimban-16-carbonsäuremethylester (●)

S *Ethyserpine*

V Antihypertonicum

5927 $C_{34}H_{46}ClN_3O_{10}$
35846-53-8

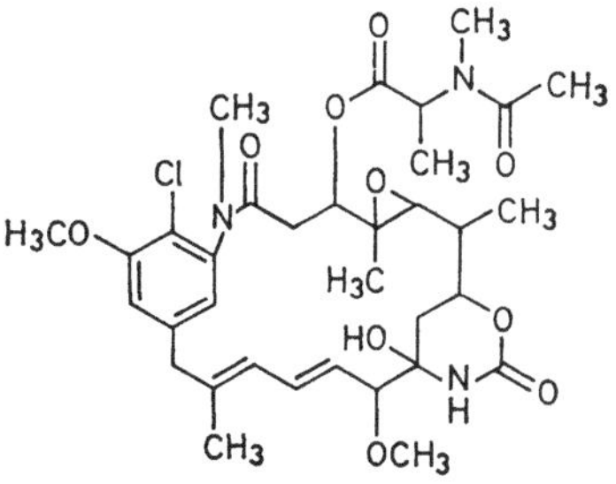

N-Acetyl-*N*-methyl-L-alanin-[1*S*-(1*R**,2*S**,3*R**,5*R**,6*R**,16*E*,20*S**,21*R**)]-11-chlor-21-hydroxy-

12,20-dimethoxy-2,5,9,16-tetramethyl-8,23-dioxo-4,24-dioxa-9,22-diazatetracyclo[19.3.1.$1^{10,14}$.$0^{3,5}$]-hexacosa-10,12,14(26),16,18-pentaen-6-ylester (●)

S *Maytansin*, NSC-153858

V Antineoplasticum (Ansamakrolid aus Maytenus ovatus)

5928 *(4799)* $C_{34}H_{47}NO_{11}$

302-27-2

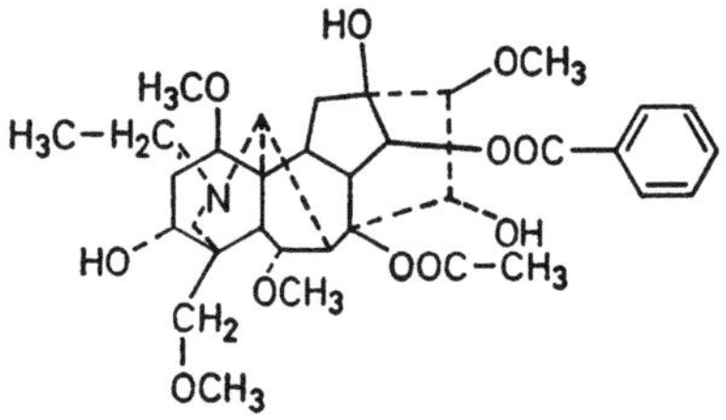

Acetylbenzoylaconin = (1α,3α,6α,10α,18α,19β)-16-Ethyl-1,6,19-trimethoxy-4-(methoxymethyl)-aconitan-3,8,10,11,18-pentol-8-acetat-10-benzoat (●)

S *Aconitin*

V Antineuralgicum, Antipyreticum (Aconitum-Alkaloid)

5929 $C_{34}H_{48}Cl_2O_6S_2$

55837-28-0

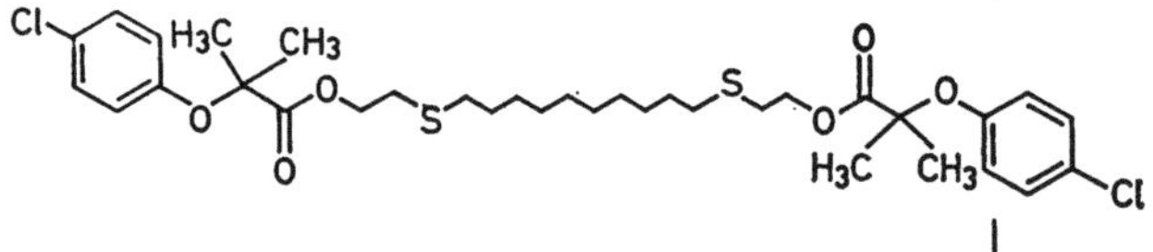

2-(*p*-Chlorphenoxy)-2-methylpropionsäurediester mit 2,2′-(Decamethylendithio)-diethanol = 2-(4-Chlorphenoxy)-2-methylpropansäure[2,2′-[1,10-decandiylbis(thio)]diethyl]ester (●)

S *Tiadenolclofibrat*, *Tiafibrat***

V Hypolipämicum

5930 *(4800)* $C_{34}H_{48}N_2O_2$

582-20-7

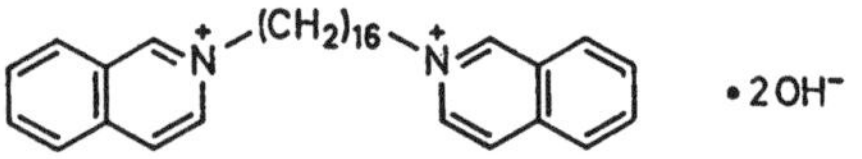

2,2′-Hexadekamethylenbis-(isochinoliniumhydroxid) = 2,2′-(1,16-Hexadecandiyl)bis[isochinoliniumhydroxid] (●)

H Dichlorid (4310-89-8)

S BIQ 16, Duphacid T, Fungifral, *Hedachinum*, *Hedaquiniumchlorid***, *Isoquininoliumchlorid*, Teoquil, Tinevet

V Fungicid, Anthelminthicum

5931 *(4801)* $C_{34}H_{48}O_4$

4838-37-3

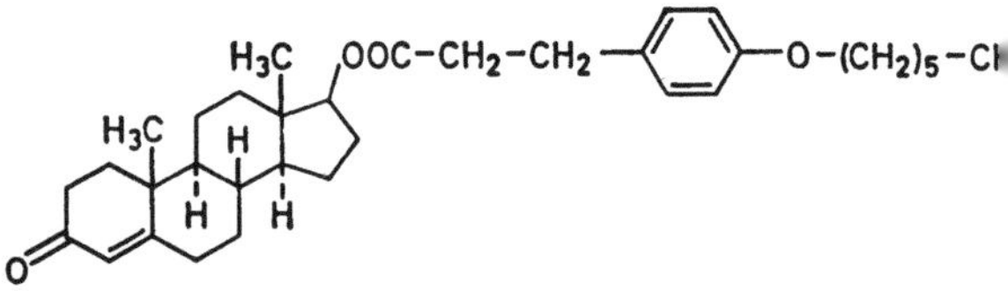

17β-Hydroxy-4-androsten-3-on-17β-[3-(*p*-hexyloxyphenyl)-propionat] = Testosteron-β-(*p*-hexyloxyphenyl)-propionat = (17β)-17-[3-[4-(Hexyloxy)phenyl]-1-oxopropoxy]androst-4-en-3-on (●)

S Andradurin, *Testosteronhexyloxyphenylpropionat*

V Depot-Androgen

5932 *(4802)* $C_{34}H_{50}O_4$
20 305-51-5

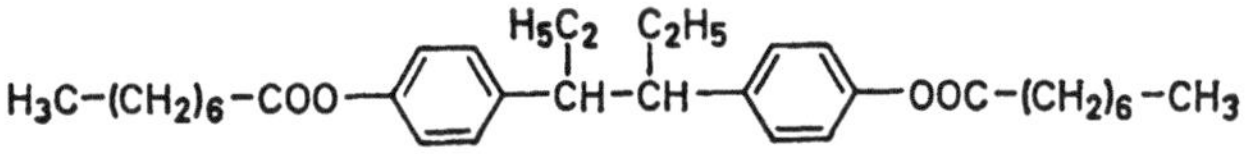

p,p'-(1,2-Diethylethylen)-bis-phenyloctanoat = 3,4-Bis-(*p*-octanoyloxyphenyl)-hexan = Octansäure(1,2-diethyl-1,2-ethandiyl)di-4,1-phenylenester (●)

S *Hexöstroldicaprylat*, Taston

V Östrogen

5933 *(4803)* $C_{34}H_{50}O_7$
5697-56-3

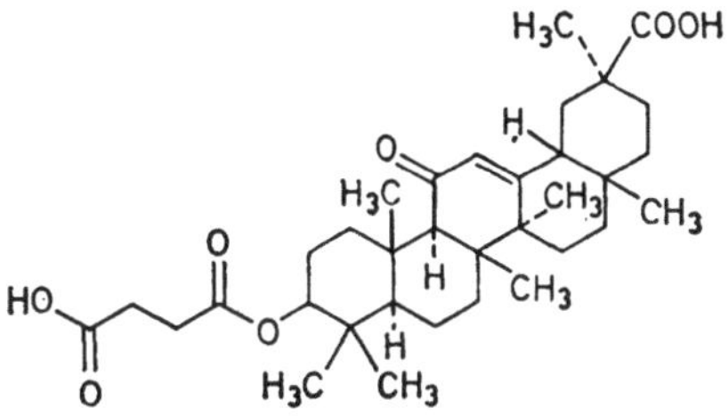

3β-Hydroxy-11-oxoolean-12-en-30-säurehydrogensuccinat = 3β-(3-Carboxypropionyloxy)-11-oxo-18β-olean-12-en-30-säure = (3β,20β)-3-(3-Carboxy-1-oxopropoxy)-11-oxoolean-12-en-29-säure (●)

H auch Dinatriumsalz (7421-40-1)

S Berkobiogastrone, Berkoduogastrone, Biogastrone, Bioral, *Carbenoxolon***, Duogastrone, Gastrausil, Karbenol, Neogel, Sanodin, Sustac „Sintyal“, Terulcon, Ulcoter, Ulcus-Tablinen, Ulkon

V Ulcustherapeuticum.

5934 *(4804)* $C_{34}H_{52}N_2O_2$

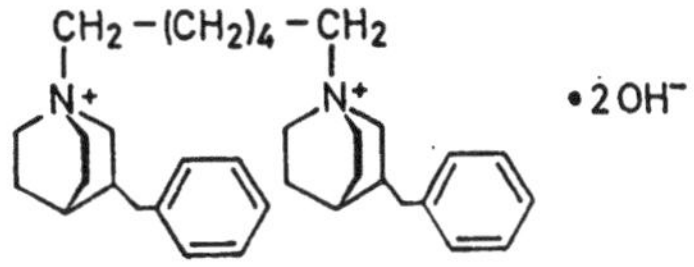

1,1'-Hexamethylenbis-(3-benzylchinuclidiniumhydroxid) = 1,6-Bis-(3-benzyl-1-chinuclidinium)-hexandihydroxid = 1,1'-(1,6-Hexandiyl)bis[3-(phenylmethyl)-1-azoniabicyclo[2.2.2]octanhydroxid] (●)

H Dichlorid (3563-63-1)

S Qualidil

V Curaremimeticum

5935 *(4805)* $C_{34}H_{52}N_4O_4$

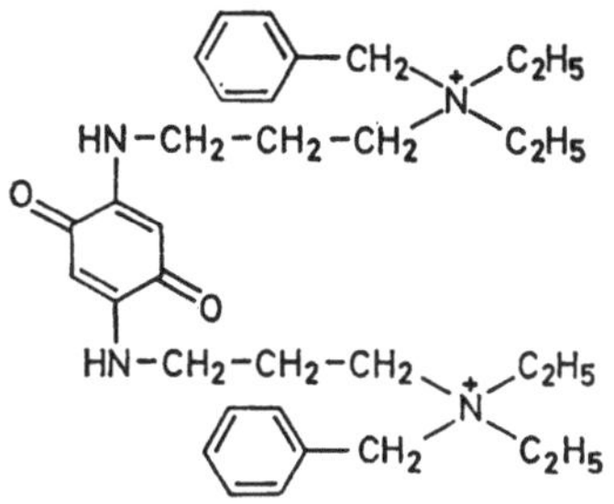

N,N'-[3,3'-(3,6-Dioxo-1,4-cyclohexadien-1,4-ylendiamino)-dipropyl]-bis-(*N,N*-diethylbenzylammoniumhydroxid) = 2,5-Bis-(3-diethylaminopropylamino)-benzochinon-bis-benzylhydroxid = *N,N'*-[(3,6-Dioxo-1,4-cyclohexadien-1,4-diyl)bis-(imino-3,1-propandiyl)]bis[*N,N*-diethylbenzenmethanaminiumhydroxid] (●)

H Dichlorid (311-09-1)

S Amilyt, *Benzochinoniumchlorid*, *Benzoquinonium Chloride*, Mytolon, Win 2747

V Ganglienblocker, Muskelrelaxans

5936 *(68 E)* $C_{34}H_{53}NO_{14}$
11 076-50-9

S *Tetramycin*

V fungicides Polyenantibioticum aus Streptomyces noursei var. jenensis

5937 *(4806)* $C_{34}H_{54}N_2O_6$

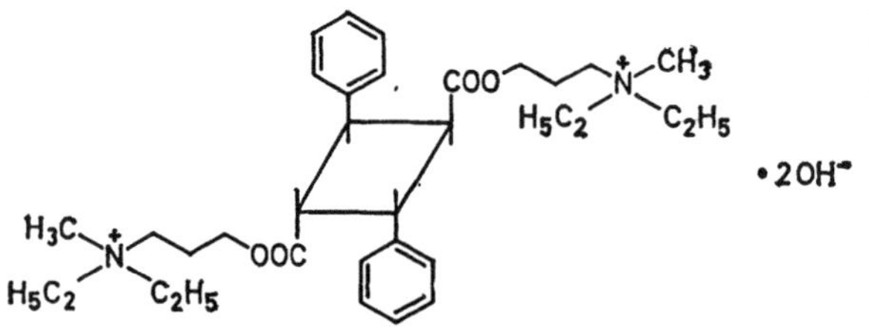

α-Truxillsäure-bis-(3-diethylaminopropylester)-bismethylhydroxid = Bis-[diethyl-(3-hydroxypropyl)-methylammoniumhydroxid]-α-2,4-diphenyl-1,3-cyclobutandicarboxylat = (1α,2α,3β,4β)-3,3′-[(2,4-Diphenyl-1,3-cyclobutandiyl)bis(carbonyloxy)]bis[*N*,*N*-diethyl-*N*-methyl-1-propanaminiumhydroxid] (●)

H Dijodid (4304-01-2)

S Cyclobutonium, *Truxicuriumjodid***, Tsiklobutonii

V Muskelrelaxans

5938 *(4807)* $C_{34}H_{54}O_3$
5776-45-4

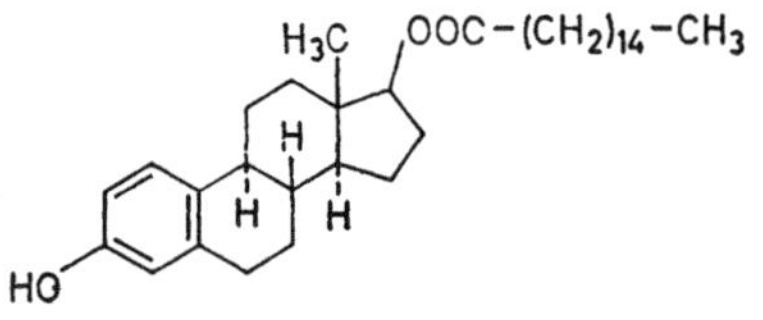

1,3,5(10)-Östratrien-3,17β-diol-17-hexadecanoat = (17β)-Östra-1,3,5(10)-trien-3,17-diol-17-hexadecanoat (●)

S Esmopal, *Östradiolpalmitat*

V Depot-Östrogen

5939 $C_{34}H_{54}O_8$
25 999-31-9

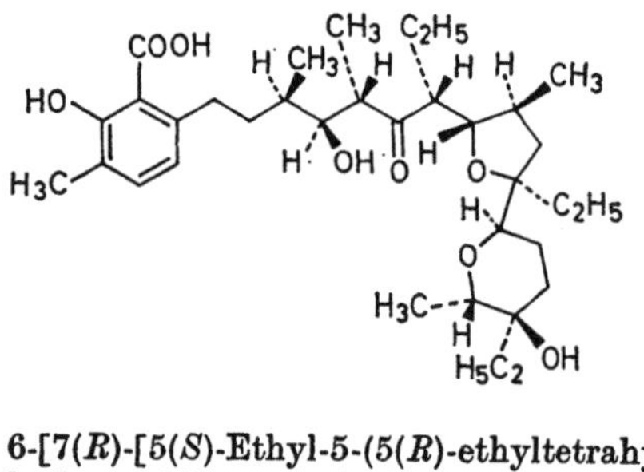

6-[7(*R*)-[5(*S*)-Ethyl-5-(5(*R*)-ethyltetrahydro-5-hydroxy-6(*S*)-methyl-2*H*-pyran-2(*R*)-yl)-tetrahydro-3(*S*)-methyl-2(*S*)-furyl]-4(*S*)-hydroxy-3(*R*),5(*S*)-dimethyl-6-oxononyl]-2,3-cresotinsäure = [2*R*-[2α[2*S**(3*R**,4*S**,5*S**,7*R**), 3*S**, 5*S**],5α,6β]]-6-[7-[5-Ethyl-5-(5-ethyltetrahydro-5-hydroxy-6-methyl-2*H*-pyran-2-yl)tetrahydro-3-methyl-2-furanyl]-4-hydroxy-3,5-dimethyl-6-oxononyl]-2-hydroxy-3-methylbenzoesäure (●)

H auch Natriumsalz (25999-20-6)

S Avatec, *Lasalocid***, Ro 2-2985, X-537 A

V Antibioticum, Coccidiostaticum

5940 *(4808)* $C_{34}H_{54}O_{14}$
1404-08-6

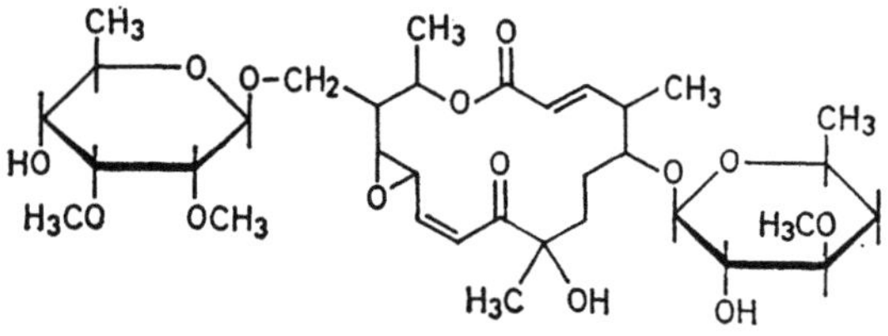

stereoisomeres [9-[(4,6-Dideoxy-3-*O*-methyl-β-D-*xylo*-hexopyranosyl)oxy]-12-hydroxy-3,8,12-trimethyl-5,13-dioxo-4,17-dioxabicyclo[14.1.0]heptadeca-6,14-dien-2-yl]methyl-6-deoxy-2,3-di-*O*-methyl-β-D-allopyranosid (●)

S AE-705, LL-705 W, *Neutramycin***

V Antibioticum aus Streptomyces rimosus

5941 $C_{34}H_{55}NO_{10}$
51 481-64-2

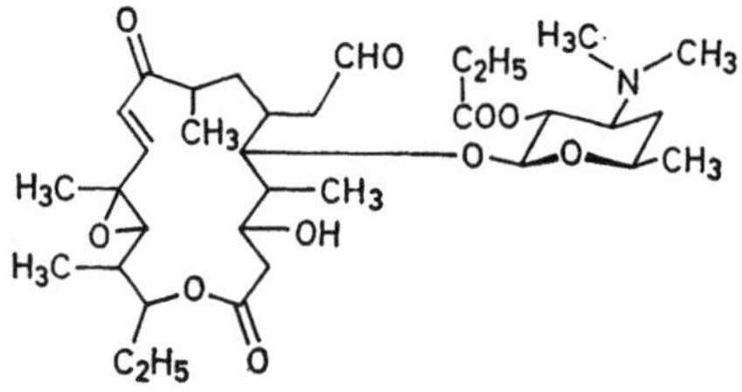

Rosamicin-2′-propanoat (●)

S *Rosamicinpropionat*, Sch 17894

V Breitspektrumantibioticum aus Micromonospora rosaria

5942 $C_{34}H_{63}ClN_2O_6S$
36 688-78-5

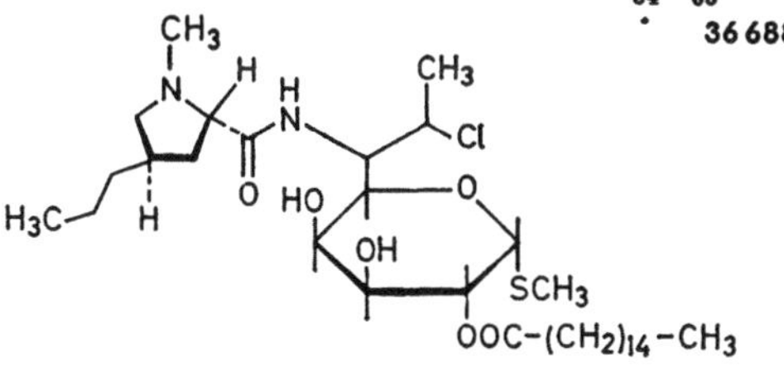

7-Chlor-7-desoxylincomycin-2'-palmitat = (2*S*-*trans*)-Methyl-7-chlor-6,7,8-trideoxy-6-[[(1-methyl-4-propyl-2-pyrrolidinyl)carbonyl]amino]-1-thio-L-*threo*-D-*galacto*-octopyranosid-2-hexadecanoat (●)

H auch Hydrochlorid (25 507-04-4)

S Cleocin Palmitate, *Clindamycinpalmitat*, Dalacin C Palmitate, Sobelin-Granulat, U-25 179 E

V Antibioticum

5943 (239 N) $C_{34}H_{63}N_5O_9$
26 305-03-3

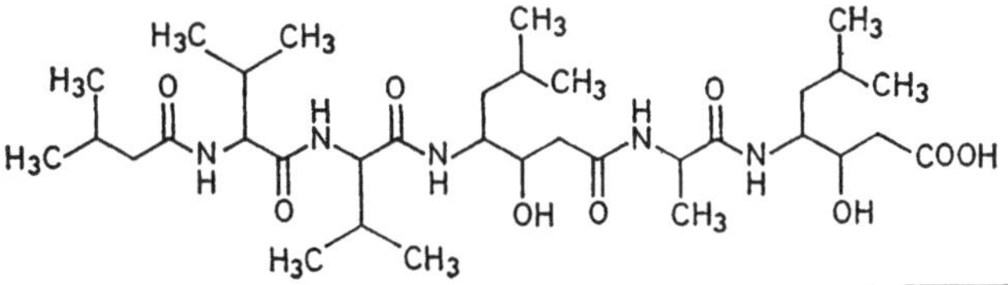

Isovaleryl-L-valyl-L-valyl-4-amino-3-hydroxy-6-methylheptanoyl-L-alanyl-4-amino-3-hydroxy-6-methylheptansäure = *N*-(3-Methyl-1-oxobutyl)-L-valyl-L-valyl-4-amino-3-hydroxy-6-methyl-1-oxoheptyl-L-alanyl-4-amino-3-hydroxy-6-methylheptansäure (●)

S *Pepstatin***, *Pepstatin A*

V Pepsininhibitor, Ulcustherapeuticum (aus Streptomyces-Stämmen isoliertes Peptid)

5944 (238 N) $C_{34}H_{64}N_2O_2$

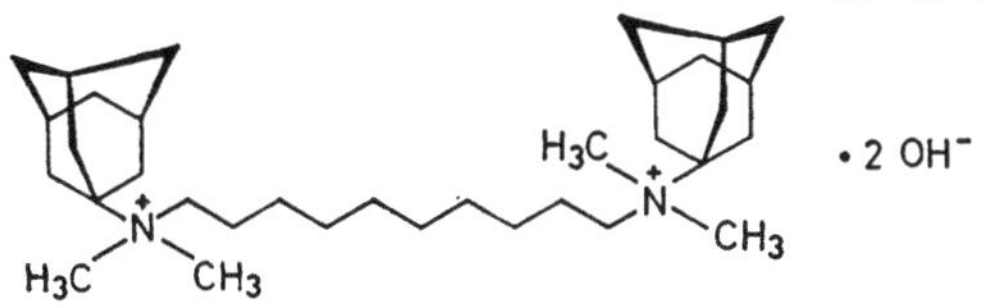

Dekamethylen-bis-[*N*-(1-adamantyl)-dimethylammoniumhydroxid] = *N*,*N*,*N'*,*N'*-Tetramethyl-*N*,*N'*-bis(tricyclo[3.3.1.1^{3,7}]dec-1-yl)-1,10-decandiaminiumdihydroxid (●)

H Dijodid (22 892-02-0)

S Decadonium, Dekadonium

V Muskelrelaxans

5945 $C_{35}H_{28}N_4O_{11}$
4397-91-5

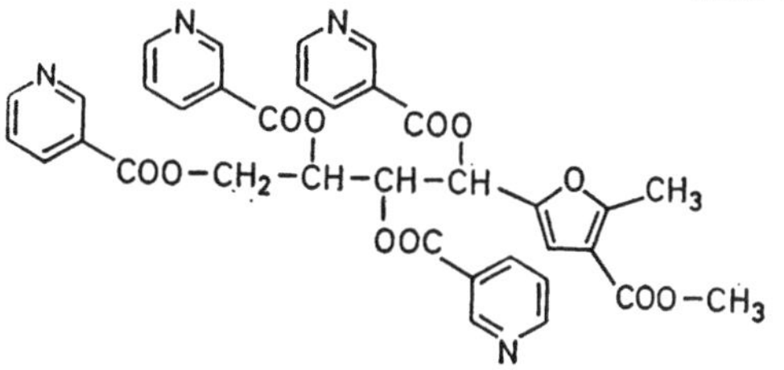

2-Methyl-5-(D-*arabino*-1,2,3,4-tetranicotinoyloxybutyl)-3-furoesäuremethylester = 2-Methyl-3-carbomethoxy-5-(1,2,3,4-tetranicotinoyloxybutyl)-furan = [1*S*-(1*R**,2*S**,3*S**)]-3-Pyridincarbonsäure-1-[4-(methoxycarbonyl)-5-methyl-2-furanyl]-1,2,3,4-butantetraylester (●)

S Arteriolasa, GN-3, *Nicofurat***, *Tetnicoran*

V Vasodilatans, Hypolipämicum

5946 (4809) $C_{35}H_{36}O_{13}$
3268-19-7

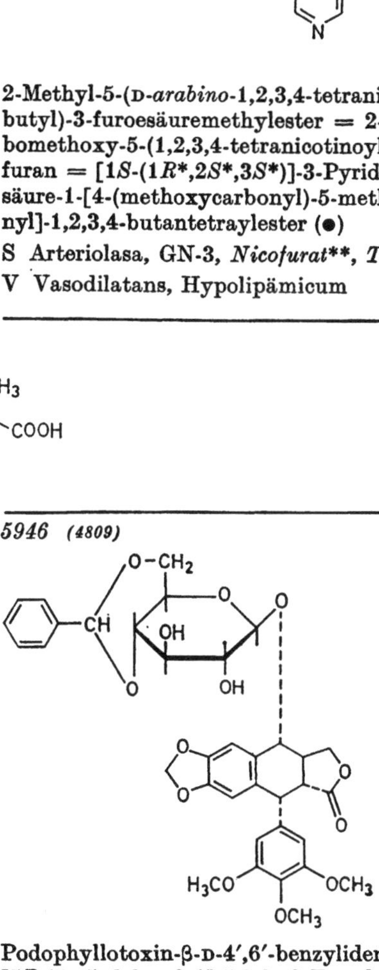

Podophyllotoxin-β-D-4',6'-benzylidenglucosid = [5*R*-(5α,5aβ,8aα,9α)]-5,8,8a,9-Tetrahydro-9-[[4,6-*O*-(phenylmethylen)-β-D-glucopyranosyl]oxy]-5-(3,4,5-trimethoxyphenyl)furo[3',4':6,7]naphtho-[2,3-*d*]-1,3-dioxol-6(5a*H*)-on (●)

S Proresid-Hauptwirkstoff, Proresidor-Hauptwirkstoff, SP-G 827, SP-G Sandoz-Hauptwirkstoff

V Antimitoticum, Cytostaticum

5947 $C_{35}H_{37}ClN_2O_{11}$
39 868-96-7

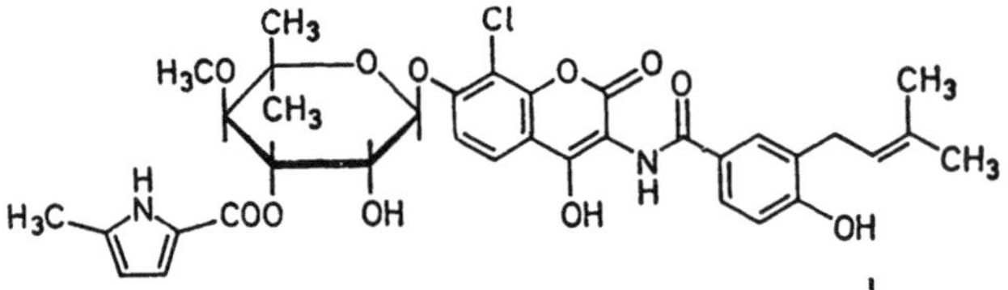

8-Chlor-7-[5,5-di-*C*-methyl-4-*O*-methyl-α-L-lyxo-pyranosyloxy]-4-hydroxy-3-[4-hydroxy-3-(3-methyl-2-butenyl)-benzamido]-cumarin-3′-(5-methylpyrrol-2-carboxylat) = 5-Methyl-1H-pyrrol-2-carbonsäure-3′-ester mit *N*-[8-Chlor-7-[(6-deoxy-5-*C*-methyl-4-*O*-methyl-α-L-*lyxo*-hexo-pyranosyl)oxy]-4-hydroxy-2-oxo-2*H*-1-benzopy-ran-3-yl]-4-hydroxy-3-(3-methyl-2-butenyl)benz-amid (●)

S *Chlorobiocin*, *Clorobiocin*, 18631 R.P.

V Antibioticum

5948 *(4810)* $C_{35}H_{39}N_5O_5$
511-08-0

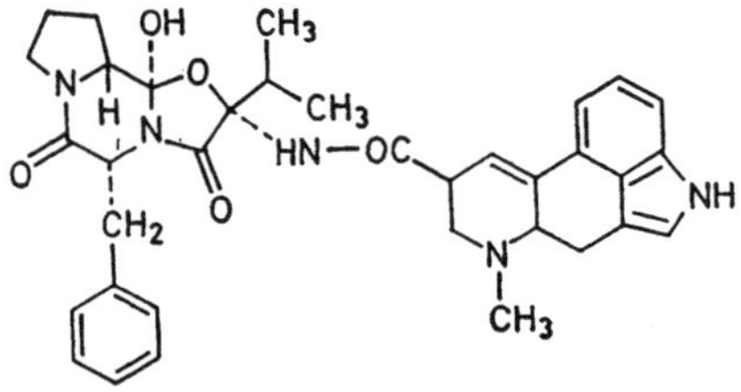

(5′α)-12′-Hydroxy-2′-(1-methylethyl)-5′-(phenyl-methyl)ergotaman-3′,6′,18-trion (●)

S *Ergocristin*

V Sympathicolyticum (Mutterkornalkaloid)

5949 *(4811)* $C_{35}H_{41}N_5O_5$
17 479-19-5

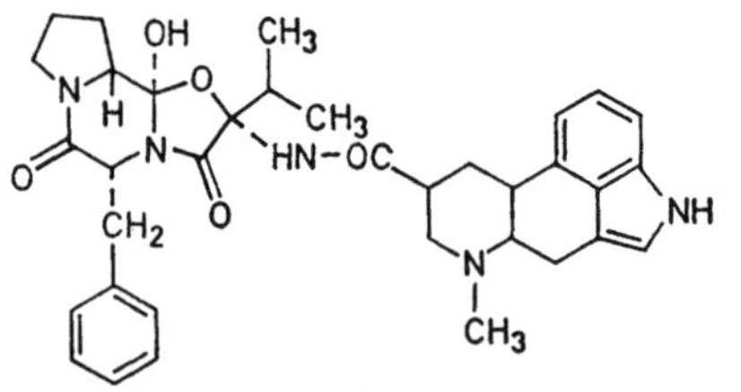

(5′α)-9,10-Dihydro-12′-hydroxy-2′-(1-methyl-ethyl)-5′-(phenylmethyl)ergotaman-3′,6′,18-trion (●)

S *Dihydroergocristin*

V Adrenolyticum, Sympathicolyticum

5949-01 *(4811a)* 24 730-10-7

H Methansulfonat

S Decme, Diertina, Diertine, Hydrofungin, Insibrin, Iskemil, Nehydrin

V Adrenolyticum, Sympathicolyticum

5950 *(4812)* $C_{35}H_{42}N_2O_9$
24 815-24-5

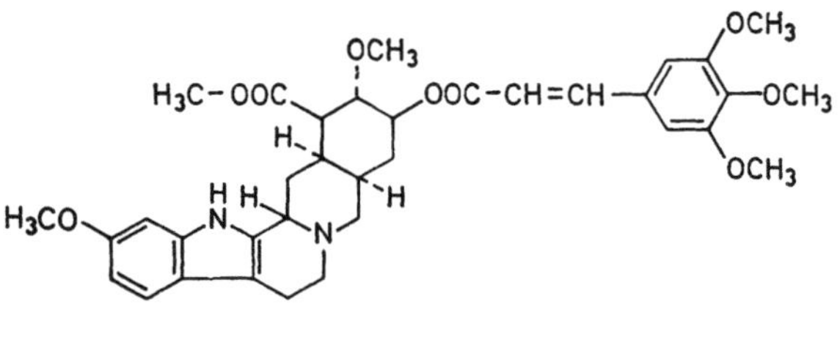

2,11-Dimethoxy-3-(3,4,5-trimethoxycinnamoyl-oxy)-yohimban-1-carbonsäuremethylester = (3β,16β,17α,18β,20α)-11,17-Dimethoxy-18-[[1-oxo-3-(3,4,5-trimethoxyphenyl)-2-propenyl]oxy]-yohimban-16-carbonsäuremethylester (●)

S Anaprel, Apolon, Aporecin, Apoterin, Atension, Caniramin „Hokuriku", Cartric, Cinamine, Cinatabs, Cinnaloid, Cinnasil, Colstamin, Daisaloid, Hypotenamin, Isocalsin, Moderil „Pfizer", Normorescina, Paresinan, Racimida, Raupyrol, Raurescin, Rescaloid, Rescamin, Rescimin, Rescin, Rescinal, Rescinate, *Rescinnamin***, Rescinol, Rescisan, Rescitens, Rescitensina, *Reserpinin*, Resiloid, Resipal, Restene, Rozex, Sciminan, Scinnamina, Sercinamin, Sercinamin-S, Serpinin N, Sinselpin, Tenamine, Tuareg

V Tranquillizer, Antihypertonicum (Rauwolfia-alkaloid)

5951 *(4813)* $C_{35}H_{42}N_2O_{11}$
84-36-6

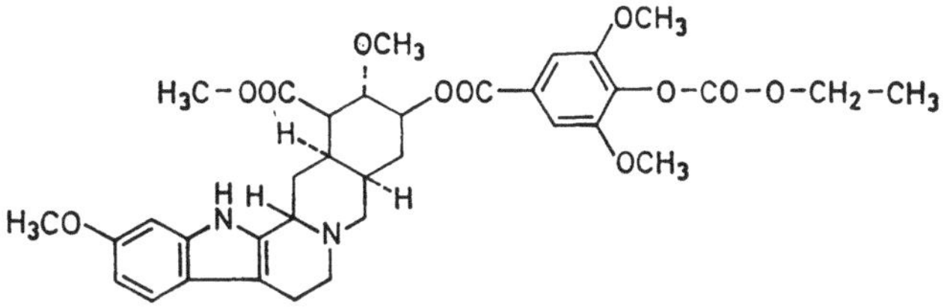

2,11-Dimethoxy-3-[4-(ethoxycarbonyloxy)-3,5-dimethoxybenzoyloxy]-yohimban-1-carbonsäuremethylester = Methyl-carbethoxysyringoyl-reserpat = (3β,16β,17α,18β,20α)-18-[[4-[(Ethoxycarbonyl)oxy]-3,5-dimethoxybenzoyl]oxy]-11,17-dimethoxyyohimban-16-carbonsäuremethylester (●)

S Etropres, HF-41 T, Hipotensor-Zambeletti-Alfa, Ipores, Isotense, Menatensina, Neoreserpan, Novoserpina, Raunova, Serpagon, Singoserp, Siringina, Siringol, Siringone-simple, Siriserpin, Su-3118, Syringina, *Syrosingopin***, Vegaserpina

V Antihypertonicum (Rauwolfiaalkaloid)

5952 $C_{35}H_{45}Cl_2NO_6$
29069-24-7

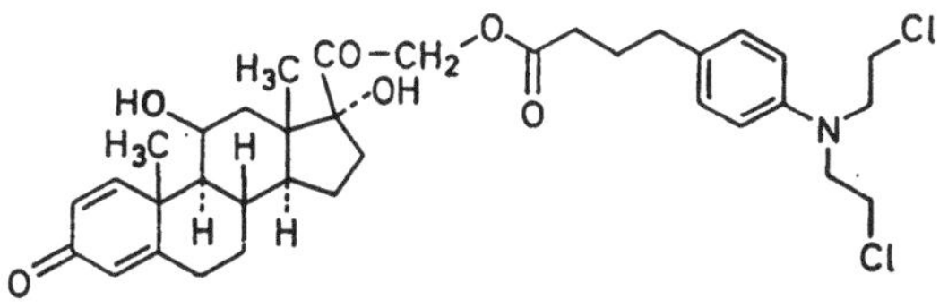

11β,17α,21-Trihydroxypregna-1,4-dien-3,20-dion-21-[4-[*p*-[bis-(2-chlorethyl)-amino]-phenyl]-butyrat] = (11β)-21-[4-[4-[Bis(2-chlorethyl)amino]-phenyl]-1-oxobutoxy]-11,17-dihydroxypregna-1,4-dien-3,20-dion (●)

S Leo 1031, NSC-134087, *Prednimustin***

V Cytostaticum

5953 $C_{35}H_{46}N_6O_8S$
16870-37-4

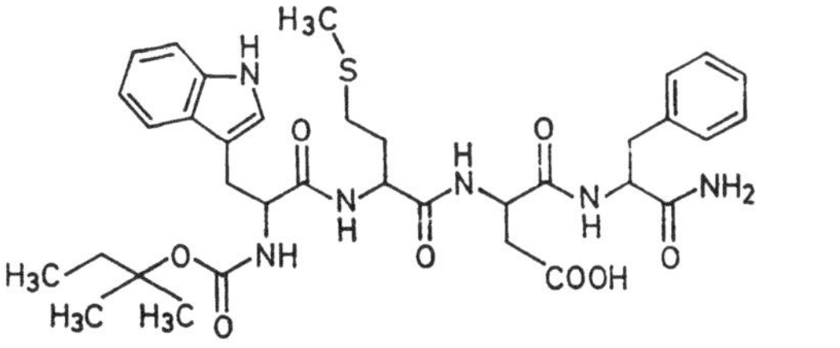

N-Carboxy-L-tryptophyl-L-methionyl-L-α-asparaginyl-3-phenyl-L-alaninamid-*N*-*tert*.-pentylester = *N*-[(1,1-Dimethylpropoxy)carbonyl]-L-tryptophyl-L-methionyl-L-α-aspartyl-L-phenylalaninamid (●)

S *Amogastrin***, *tert.-Amyloxycarbonyltetragastrin*, Gastopsin

V Magensekretionsstimulans

5954 *(69 E)* $C_{35}H_{51}N_3O_4S_2$
22178-11-6

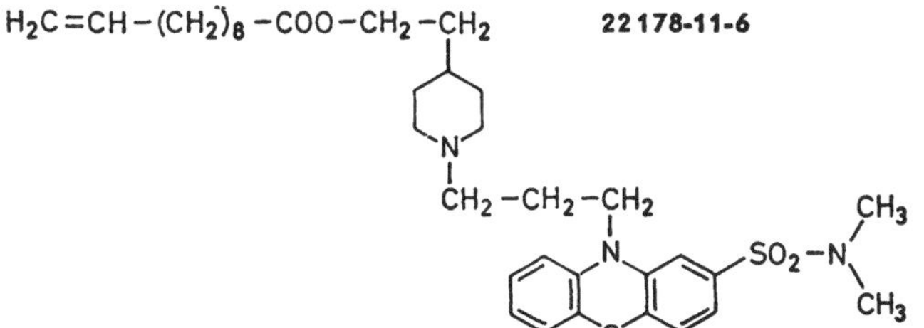

2-{1-[3-(2-Dimethylsulfamoylphenothiazin-10-yl)-propyl]-piperidin-4-yl}-ethylundecenoat = 10-Undecensäure-2-[1-[3-[2-[(dimethylamino)sulfonyl]-10*H*-phenothiazin-10-yl]propyl]-4-piperidinyl]ethylester (●)

S Mi-Lonseren, Piportil M 2, Piportil Medium 2, Piportyl undecylenat, *Pipotiazinundecylenat*, 19551 R.P.

V Neurolepticum

5955 *(4814)*

$C_{35}H_{52}O_{14}$

7082-34-0

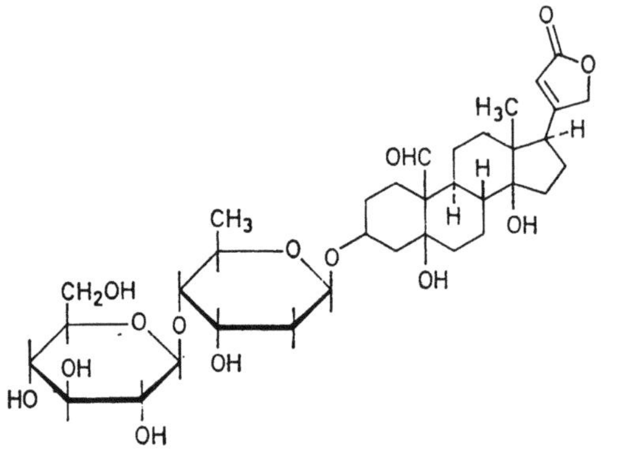

3β,5,14-Trihydroxy-19-oxo-5β-card-20(22)-enolid-3-digitoxo-glucosid = k-Strophanthidin-3-digitoxo-glucosid = (3β,5β)-3-[(2,6-Dideoxy-4-*O*-β-D-glucopyranosyl-β-D-*ribo*-hexopyranosyl)oxy]-5,14-dihydroxy-19-oxocard-20(22)-enolid (●)

S *Erysimosid*

V Cardiotonicum (Glykosid aus Erysimum canescens)

5956

$C_{35}H_{52}O_{14}$

13289-20-8

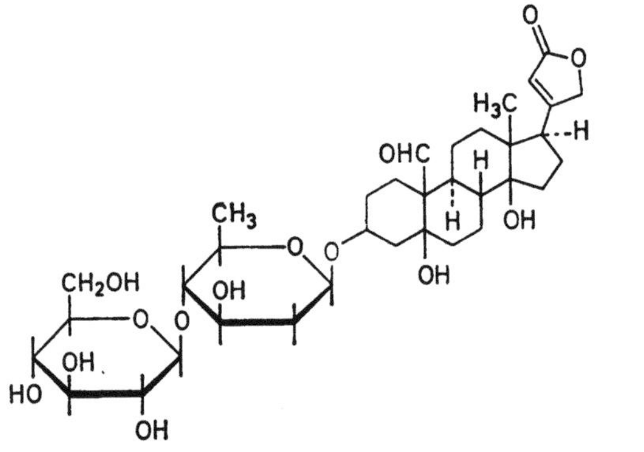

(3β,5β)-3-[(2,6-Dideoxy-4-*O*-β-D-glucopyranosyl-β-D-*xylo*-hexopyranosyl)oxy]-5,14-dihydroxy-19-oxocard-20(22)-enolid (●)

S *Olitorisid*

V Cardiotonicum (Glykosid aus Corchorus olitorius)

5957 *(4815)*

$C_{35}H_{53}NO_3$

16676-75-8

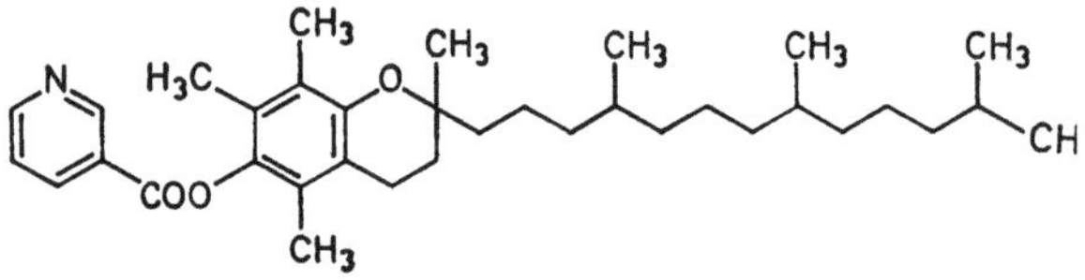

2,5,7,8-Tetramethyl-2-(4,8,12-trimethyltridecyl)-chroman-6-ylnicotinat = 3-Pyridincarbonsäure-3,4-dihydro-2,5,7,8-tetramethyl-2-(4,8,12-trimethyltridecyl)-2*H*-1-benzopyran-6-ylester (●)

S Disclar, Hijuven, Juvela Nicotinate, NE-Kotani, Nicoferol, Renascin, *α-Tocopherolnicotinat*

V Vasodilatans, Geriatricum

5958 *(4816)*

$C_{35}H_{54}O_{14}$

20231-81-6

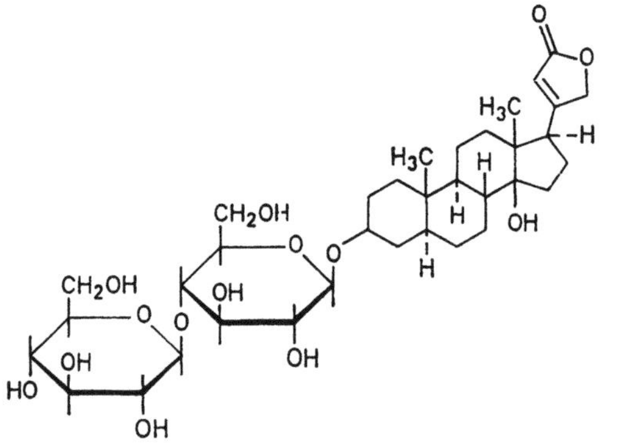

3β,14-Dihydroxy-5α-card-20(22)-enolid-3-gluco-glucosid = Uzarigenin-3-gluco-glucosid = (3β,5α)-3-[(6-*O*-β-D-Glucopyranosyl-β-D-glucopyranosyl)-oxy]-14-hydroxycard-20(22)-enolid (●)

S *Uzarin*

V Antidiarrhoicum (Glykosid aus Gomphocarpus-Arten)

5959 *(4817)* $C_{35}H_{56}N_8O_6$
11 013-76-6

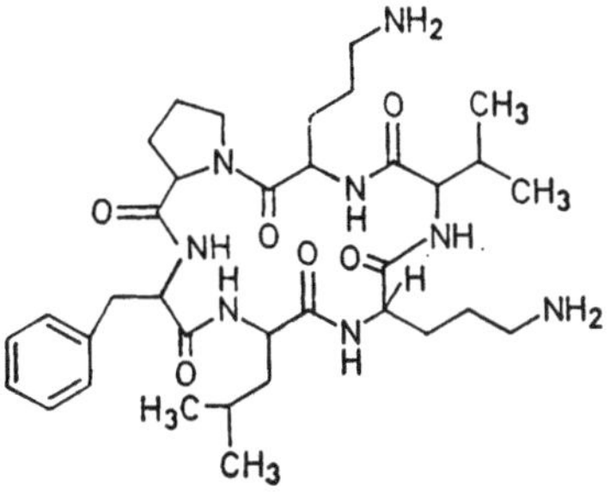

Cyclo-[D-phenylalanyl-D-leucyl-L-ornithyl-L-valyl-D-ornithyl-L-prolyl]

S *Gramicidin* J_2

V Antibioticum aus Bacillus brevis

5960 *(4818)* $C_{35}H_{58}O_{11}$
480-49-9

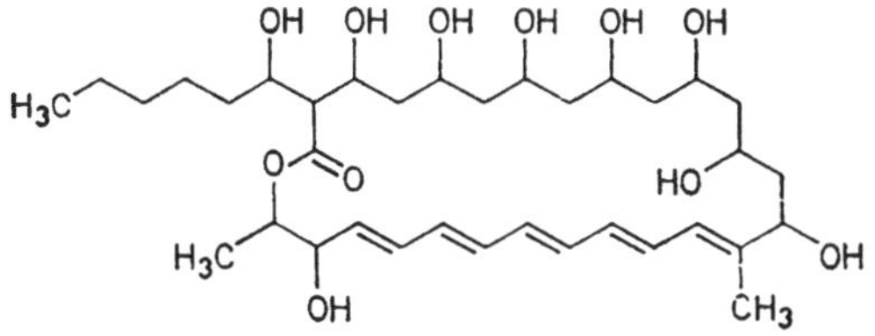

stereoisomeres 4,6,8,10,12,14,16,27-Octahydroxy-3-(1-hydroxyhexyl)-17,28-dimethyloxacyclooctacosa-17,19,21,23,25-pentaen-2-on (●) = Desoxylagosin

S *Filimarisin, Filipin*, Filipin III,* NSC-3364, U-5956

V fungicides Antibioticum aus Streptomyces filipinensis

5961 *(4819)* $C_{35}H_{58}O_{12}$
6834-98-6

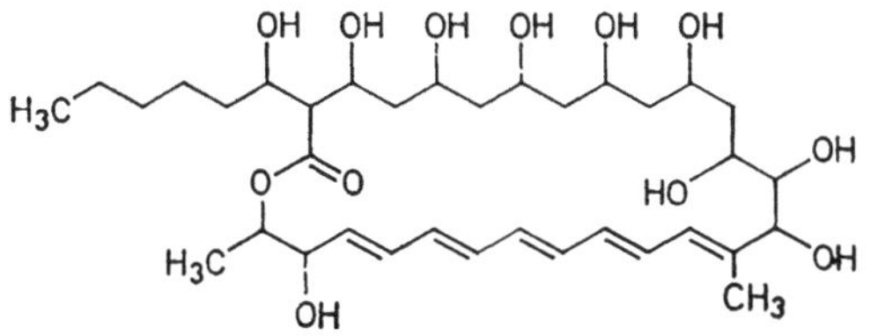

stereoisomeres 4,6,8,10,12,14,15,16,27-Nonahydroxy-3-(1-hydroxyhexyl)-17,28-dimethyloxacyclooctacosa-17,19,21,23,25-pentaen-2-on (●)

S Cogomycin, *Fungichromin, Lagosin, Moldcidin B,* Pentamycin, S-232

V trichomonacides und fungicides Antibioticum aus verschiedenen Streptomyces-Species

5962 *(4820)* $C_{35}H_{61}NO_{12}$
3922-90-5

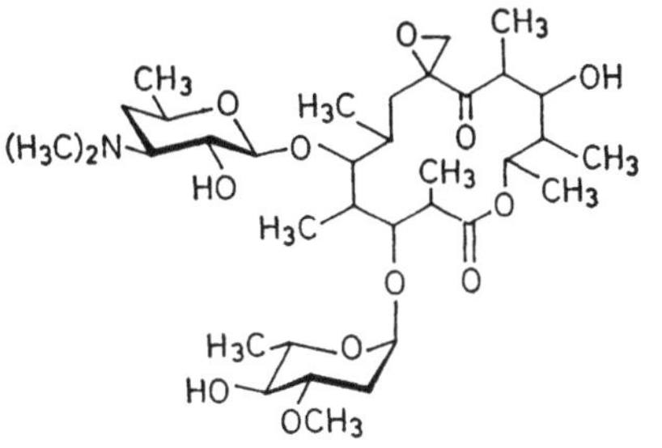

Stereoisomeres von 8,8a-Epoxy-11,13-dihydroxy-2,4,6,8,10,12-hexamethyl-9-oxo-3-(5-hydroxy-4-methoxy-6-methyltetrahydropyran-2-yloxy)-5-(4-dimethylamino-3-hydroxy-6-methyltetrahydropyran-2-yloxy)-tetradecansäure-1,13-lacton = stereoisomeres 12-[(2,6-Dideoxy-3-*O*-methyl-α-L-*arabino*-hexopyranosyl)oxy]-6-hydroxy-5,7,8,11,13,15-hexamethyl-14-[[3,4,6-trideoxy-3-(dimethylamino)-β-D-*xylo*-hexopyranosyl]oxy]-1,9-dioxaspiro[2.13]hexadecan-4,10-dion (●)

H vgl. auch Nrr. 6034, 6037
auch Phosphat (7060-74-4)

S Amimycin, Landomycin, Matrimycin, Matromycin, Miracyl, Oleandocyl, Oleandocyn-parenteral, *Oleandomycin***, Olmicina, OM-5, P.A. 105, Ro 2-7638, Romicil, Romycil, Sinerciclina

V Antibioticum aus Streptomyces antibioticus

5962-01 *(4820a)* 6832-71-9

H Penicillin-G-Salz (Nr. 3066)

S Oleandopen

V Antibioticum

5963 *(4821)* $C_{35}H_{62}N_2O_6$

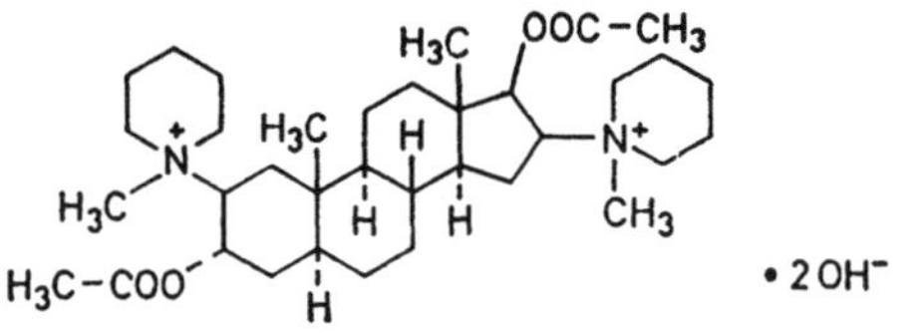

1,1'-(3α,17β-Diacetoxy-5α-androstan-2β,16β-ylen)-bis-(1-methylpiperidiniumhydroxid) = 2β,16β-Dipiperidino-5α-androstan-3α,17β-dioldiacetat-bis-methylhydroxid = 1,1'-[(2β,3α,5α,16β,17β)-3,17-Bis(acetyloxy)androstan-2,16-diyl]bis[1-methylpiperidiniumhydroxid] (●)

H Dibromid (15500-66-0)

S Mioblock, Myoblock, NA 97, OrgNA 97, Pancuronium „Organon", *Pancuroniumbromid***, Pavulon, PCM, *Poncuroniumbromid*

V Muskelrelaxans, Ganglienblocker

5964 *(4822)* $C_{35}H_{73}N_3O$

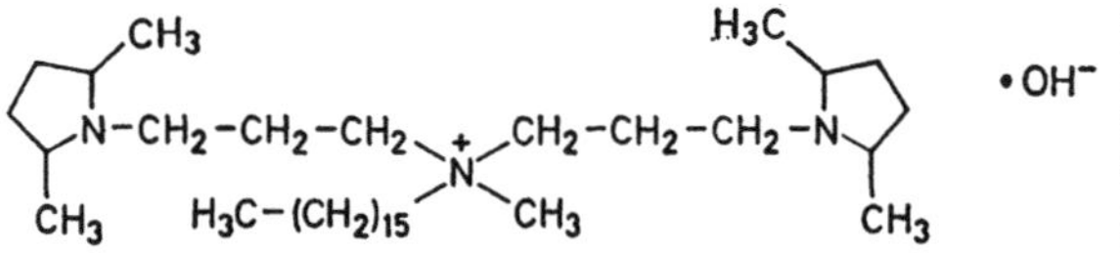

Bis-[3-(2,5-dimethyl-1-pyrrolidinyl)-propyl]-hexadecylmethylammoniumhydroxid = *N*-[3-(2,5-Dimethyl-1-pyrrolidinyl)propyl]-*N*-hexadecyl-*N*,2,5-trimethyl-1-pyrrolidinpropanaminiumhydroxid (●)

H Bromid (17243-65-1)

S Irsium, *Pirralkoniumbromid***

V Antisepticum

5965 *(4824)* $C_{36}H_{36}N_2O_3$

54063-45-5

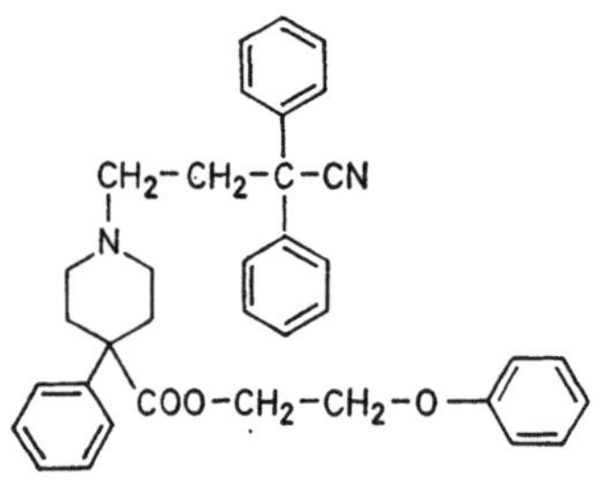

1-(3-Cyan-3,3-diphenylpropyl)-4-phenyl-4-piperidincarbonsäure-2-phenoxyäthylester (●)

H Hydrochlorid (23607-71-8)

S *Fetoxilathydrochlorid***, *Fetoxylathydrochlorid*, McN-JR 13558-11, R 13558

V Antidiarrhoicum

5966 *(4825)* $C_{36}H_{38}N_2O_6$

477-60-1

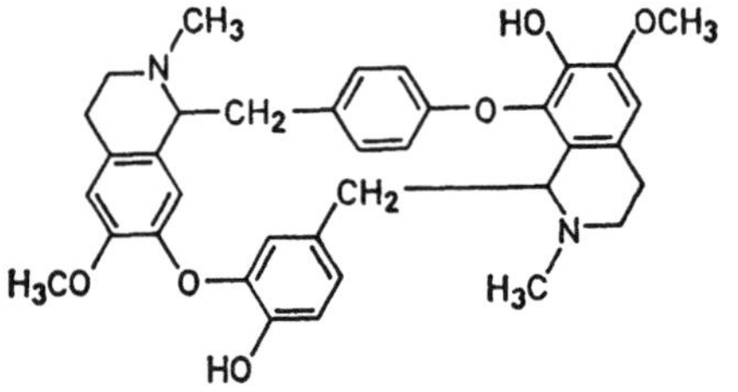

(1'α)-6,6'-Dimethoxy-2,2'-dimethyltubocuraran-7',12'-diol (●)

S *Bebeerin*, Bebirin, Bibirin, *Chondrodendrin*, *Nectandrin*, *Pelosin*

V Curarealkaloid

5967 *(4826)* $C_{36}H_{38}N_2O_6$

436-05-5

L-Chondrodendrin = (1β)-6,6'-Dimethoxy-2,2'-dimethyltubocuraran-7',12'-diol (●)

S *l-Bebeerin*, *Curin(e)*

V Curarealkaloid

5968 *(4827)* $C_{36}H_{38}N_2O_6$

477-62-3

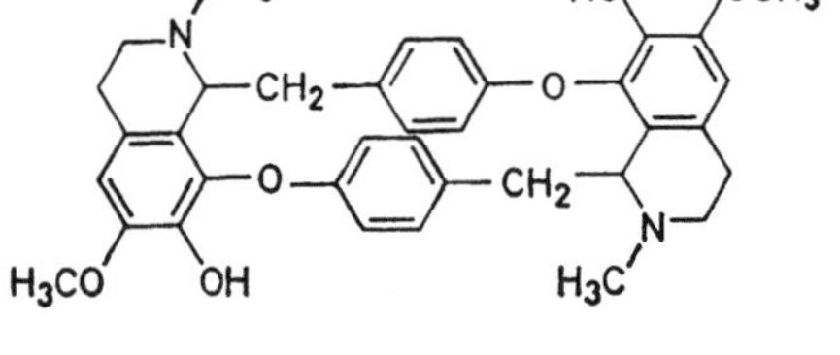

D-Isochondrodendrin = *O*[7],*O*[7']-Didemethylcycleanin (●)

H Sulfat (32434-24-5)

S Isendryl, *Isobebeerinsulfat*, *Isochondrodendrinsulfat*, Isodendril

V Spasmolyticum, zentral dämpfend wirkendes Mittel (Curarealkaloid)

5969 *(4828)* $C_{36}H_{44}N_2O_2$

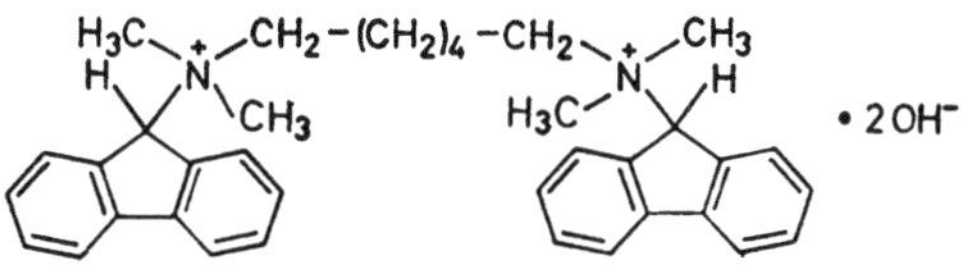

N,N'-Hexamethylenbis-(*N*-9-fluorenyldimethyl-ammoniumhydroxid) = *N,N'*-Di-9*H*-fluoren-9-yl-*N,N,N',N'*-tetramethyl-1,6-hexandiaminium-dihydroxid (●)

H Dibromid (317-52-2)

S *Hexafluoreniumbromid, Hexafluroniumbromid***, IN 117, Laxmus, Mylaxen, Myorelax „Neisler", NSC-19477

V Muskelrelaxans

5970 *(4829)* $C_{36}H_{52}O_{13}$
124-99-2

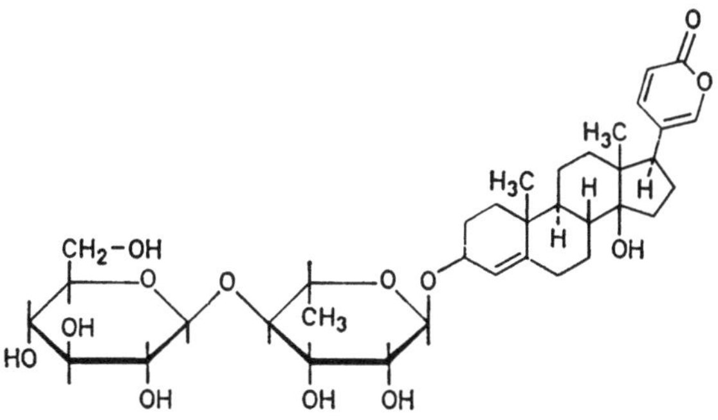

3β,14β-Dihydroxy-4,20,22-bufatrienolid-3-L-rhamno-β-D-glucosid = Scillarenin-3-rhamnoglucosid = (3β)-3-[(6-Deoxy-4-D-β-D-glucopyranosyl-α-L-mannopyranosyl)oxy]-14-hydroxybufa-4,20,22-trienolid (●)

S *Scillaren A, Transvaalin*

V Cardiotonicum (Urginea maritima-Glykosid)

5971 *(4830)* $C_{36}H_{52}O_{15}$
13289-18-4

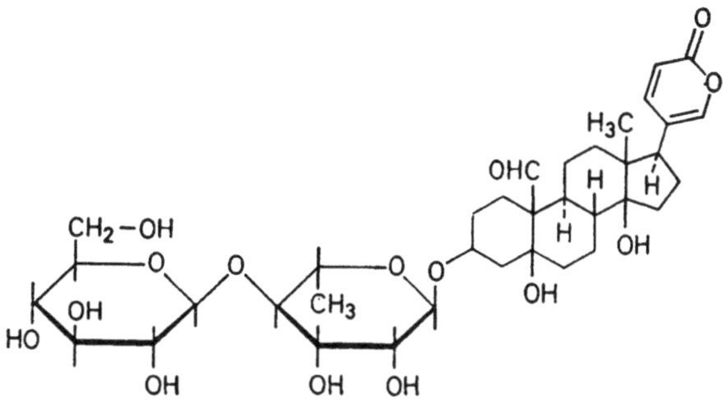

3β,5β,14β-Trihydroxy-19-oxo-5β-bufa-20,22-dienolid-3-L-rhamno-β-D-glucosid = Hellebrigenin-3-rhamnoglucosid = (3β,5β)-3-[(6-Deoxy-4-*O*-β-D-glucopyranosyl-α-L-mannopyranosyl)oxy]-5,14-dihydroxy-19-oxobufa-20,22-dienolid (●)

S *Corelborin*, Helborsid, *Hellebrin*

V Cardiotonicum (Helleborus-Glykosid)

5972 *(4831)* $C_{36}H_{53}NO_{13}$
13058-67-8

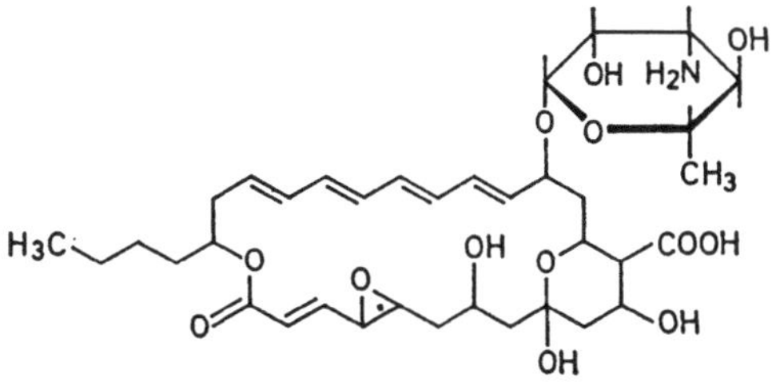

stereoisomere 22-[(3-Amino-3,6-dideoxy-β-D-mannopyranosyl)oxy]-12-butyl-1,3,26-trihydroxy-10-oxo-6,11,28-trioxatricyclo[22.3.1.0^{5,7}]octacosa-8,14,16,18,20-pentaen-25-carbonsäure (●)

S Etruscomicina, Etruscomycin, F.I. 1163, *Lucensomicina, Lucensomycin, Lucimycin**

V Antibioticum aus Streptomyces lucensis

5973 $C_{36}H_{54}N_2O_6$

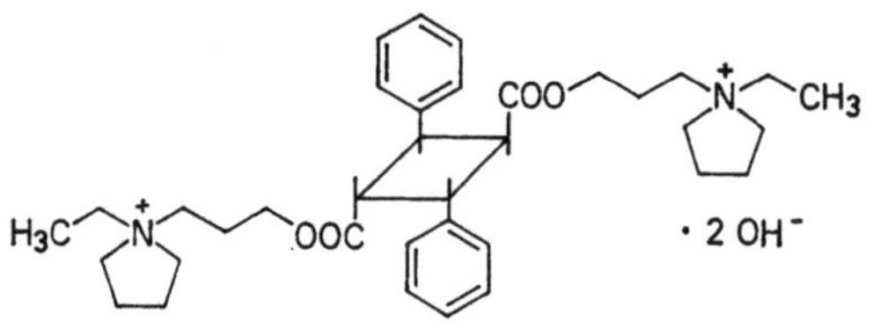

α-Truxillsäure-bis-(3-pyrrolidinopropylester)-bis-ethylhydroxid = (1α,2α,3β,4β)-1,1'-[(2,4-Diphenyl-1,3-cyclobutandiyl)bis(carbonyloxy-3,1-propandiyl)]bis[1-ethylpyrrolidiniumhydroxid] (●)

H Dijodid (4252-08-8)

S Pyrocyclonium

V Curaremimeticum

5974 *(4832)* $C_{36}H_{54}O_{14}$

560-53-2

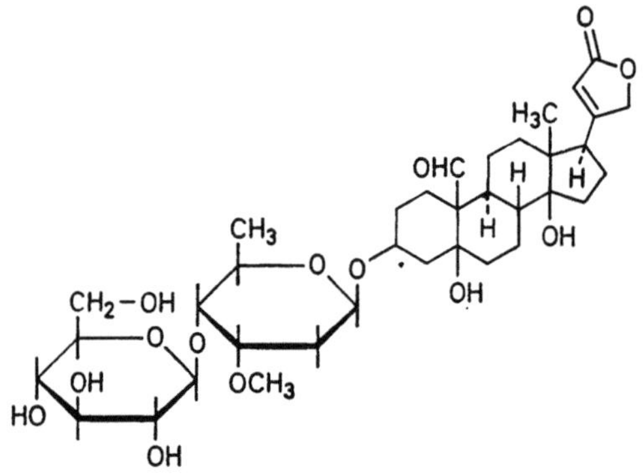

3β,5,14-Trihydroxy-19-oxo-5β-card-20(22)-enolid-3-D-cymaro-β-D-glucosid = k-Strophanthidin-3-cymaroglucosid = (3β,5β)-3-[(2,6-Dideoxy-4-*O*-β-D-glucopyranosyl-3-*O*-methyl-β-D-*ribo*-hexopyranosyl)oxy]-5,14-dihydroxy-19-oxocard-20(22)-enolid (●)

H vgl. auch Nr. 6047

S Cardiovitol, Eustrophinum, Kombecrisan, Kombetin, Kostrophan, Neostrophan, k-Strophan, *k-Strophanthin-β*, Strophanthine Houdé, Strophanthin Leo, Strophanthin „Rieswerke", k-Strophicor

V Cardiotonicum (Strophanthus Kombé-Glykosid)

5975 *(4833)* $C_{36}H_{56}O_{13}$

13137-64-9

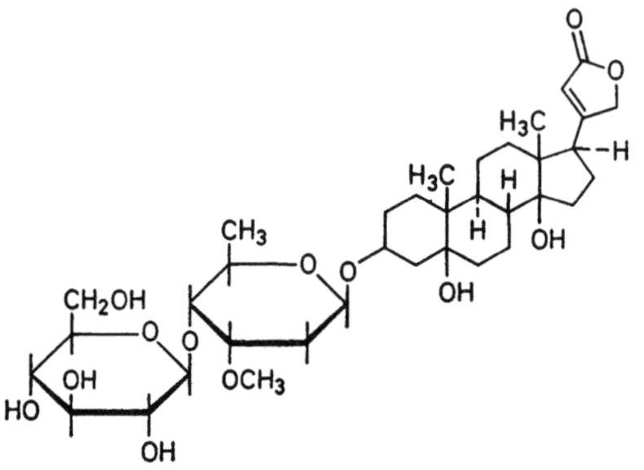

3β,5,14-Trihydroxy-5β-card-20(22)-enolid-3-D-cymaroglucosid = Periplogeninperiplobiosid = (3β,5β)-3-[(2,6-Dideoxy-4-*O*-β-D-glucopyranosyl-3-*O*-methyl-β-D-*ribo*-hexopyranosyl)oxy]-5,14-dihydroxycard-20(22)-enolid (●)

S *Glucoperiplocymarin, Periplocin, Periplocosid*

V Cardiotonicum (Periploca graeca-Glykosid)

5976 *(4834)* $C_{36}H_{58}O_3$

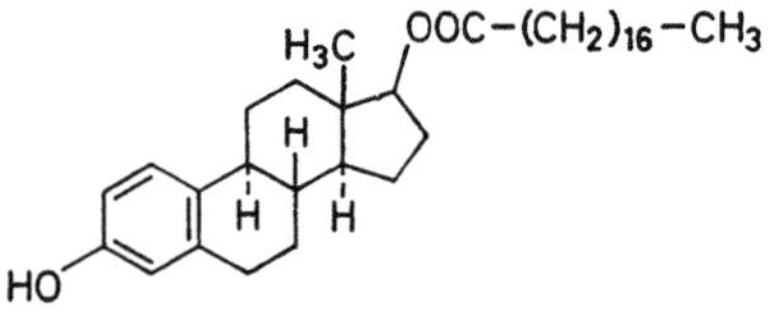

1,3,5(10)-Östratrien-3,17β-diol-17-octadecanoat = 3,17β-Östradiol-17-stearat = (17β)-Östra-1,3,5(10)-trien-3,17-diol-17-octadecanoat (●)

S Depofollan, *Östradiolstearat*

V Depot-Östrogen

5977 *(4835)* $C_{36}H_{60}O_2$

79-81-2

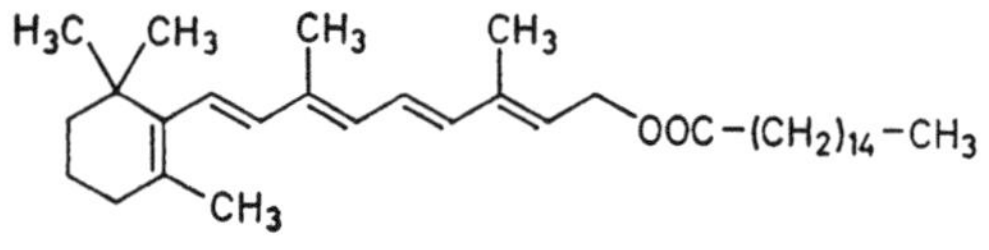

3,7-Dimethyl-9-(2,6,6-trimethyl-1-cyclohexenyl)-2,4,6,8-nonatetraenylhexadecanoat = Vitamin-A-palmitat = Retinolhexadecanoat (●)

S Apostavit, A-Prot, Aquasynth A, Aret-A, Ariovit-Ampuller, Arovit-Ampullen, A-Vicotrat, Avisint, Avitum Capsules, Avogina, Axer Alfa, *Axerophtholpalmitat*, Bellavita, Biominol „A"-Inyect., Dispatabs, Dispatate, Dumovit A, Duphasol, Hydrosol A, Myvax, Neo-Vogan, Oculotect, *Retinolpalmitat*, Ro-A-Vit (Roavit), Testavol-S, Vi-Dom-A, Vio-A, *Vitamin A-palmitat*, Vitamin A „Spofa"-Hydrosol, Vogan-Neu

V Vitamin-A-Präparat

5978 *(4836)* $C_{36}H_{62}O_{11}$

17 090-79-8

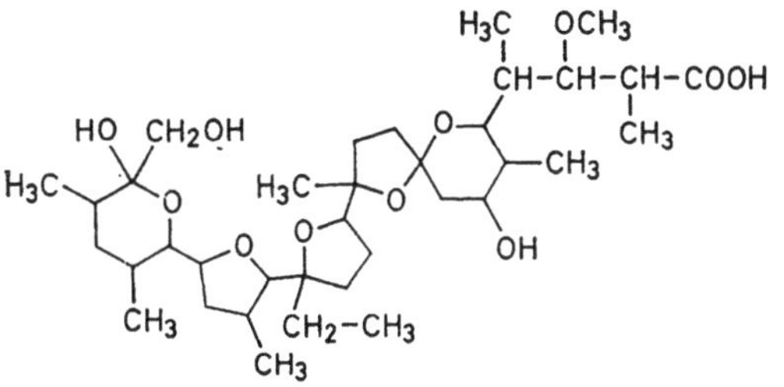

2-{5-[5-(3,5-Dimethyl-6-hydroxy-6-hydroxymethyl-2-tetrahydropyranyl)-3-methyl-2-tetrahydrofuryl]-5-ethyl-2-tetrahydrofuryl}-9-hydroxy-β-methoxy-α,γ,2,8-tetramethyl-1,6-dioxaspiro[4.5]decan-7-buttersäure = stereoisomeres 2-[2-Ethyloctahydro-3′-methyl-5′-[tetrahydro-6-hydroxy-6-(hydroxymethyl)-3,5-dimethyl-2*H*-pyran-2-yl][2,2′-bifuran-5-yl]]-9-hydroxy-β-methoxy-α,γ,2,8-tetramethyl-1,6-dioxaspiro[4.5]decan-7-butansäure (●)

H auch Natriumsalz (22 373-78-0)

S A 3823 A, Coban, Elancoban, Lilly 67314, Monelan, *Monensin***, *Monensäure*

V Antibioticum aus Streptomyces cinnamoensis

5979 *(4837)* $C_{36}H_{76}N_2O_2$

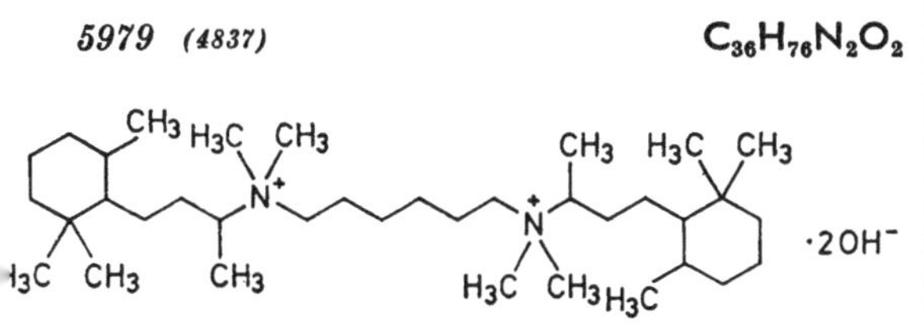

N,*N*′-Hexamethylenbis-{*N*,*N*-dimethyl-[1-methyl-3-(2,2,6-trimethylcyclohexyl)-propyl]-ammoniumhydroxid} = *N*,*N*′-Bis-[1-methyl-3-(2,6,6-trimethylcyclohexyl)-propyl]-*N*,*N*′-dimethyl-1,6-hexandiamin-bis-methylhydroxid = *N*,*N*,*N*′,*N*′-Tetramethyl-*N*,*N*′-bis[1-methyl-3-(2,2,6-trimethylcyclohexyl)propyl]-1,6-hexandiaminiumdihydroxid (●)

H Dichlorid (79-90-3)

S Ro 5-0810/1, TRIB, Trib „Roche", Triburon, *Triclobisoniumchlorid***

V Mikrobicid gegen Hautinfektionen

5980 $C_{37}H_{36}N_2O_9S_3$

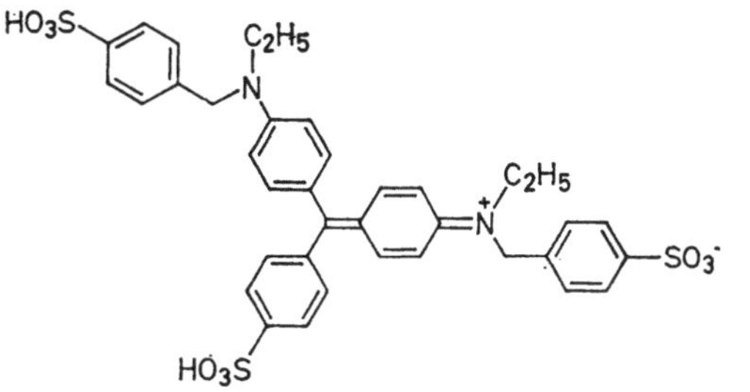

inneres Salz von *N*-Ethyl-*N*-{4-[*p*-(*N*-ethyl-*N*-*p*-sulfobenzylamino)-α-(*p*-sulfophenyl)-benzyliden]-2,5-cyclohexadienyliden}-*N*-(*p*-sulfobenzyl)-ammoniumhydroxid = *N*-Ethyl-*N*-[4-[[4-[ethyl-[(4-sulfophenyl)methyl]amino]phenyl](4-sulfophenyl)methylen]-2,5-cyclohexadien-1-yliden]-4-sulfobenzenmethanaminiumhydroxid (inneres Salz) (●)

H Dinatriumsalz (519-76-6)

S C.I. 42095, C.I. Acid Green 5, Light Green SF Yellowish, *Vert Sulfo J.*

V Farbstoff, Antisepticum

5981 *(4838)* $C_{37}H_{38}N_2O_6$

481-49-2

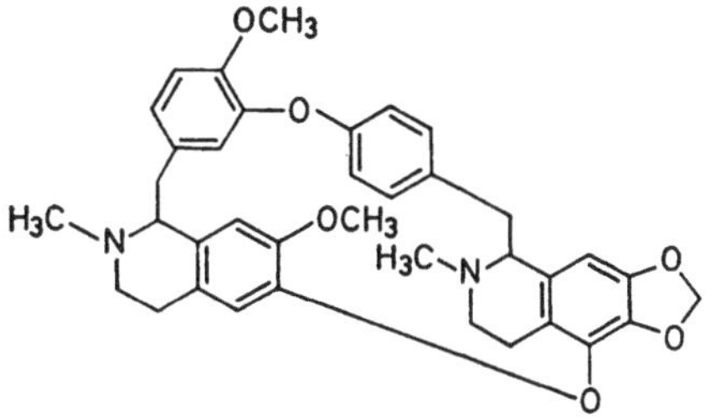

6′,12′-Dimethoxy-2,2′-dimethyl-6,7-[methylenbis-(oxy)]oxyacanthan (●)

S *Cepharanthin*

V Alkaloid aus Stephania-Arten (gegen Alopecia, Leucopenia, Pertussis)

5982 $C_{37}H_{40}N_2O_8S$
50 801-44-0

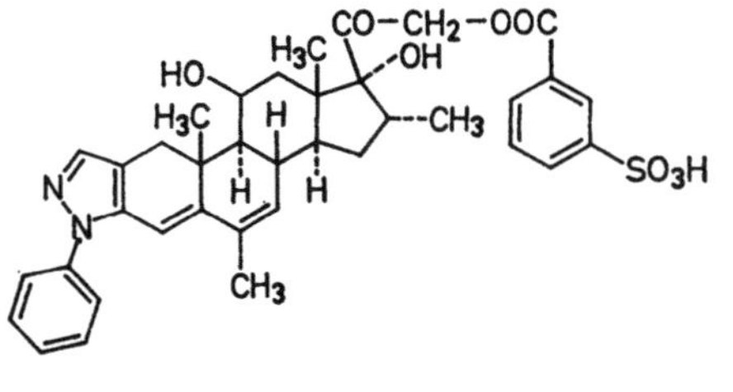

11β,17,21-Trihydroxy-6,16α-dimethyl-2′-phenyl-2′*H*-pregna-2,4,6-trieno[3,2-*c*]pyrazol-20-on-21-(*m*-sulfobenzoat) = 3-(11β,17-Dihydroxy-6,16α-dimethyl-20-oxo-2′-phenyl-2′*H*-pregna-2,4,6-trieno[3,2-*c*]pyrazol-21-yloxycarbonyl)-benzolsulfonsäure = (11β,16α)-11,17-Dihydroxy-6,16-dimethyl-2′-phenyl-21-[(3-sulfobenzoyl)oxy]-2′*H*-pregna-2,4,6-trieno[3,2-*c*]pyrazol-20-on (●)

S *Cortisuzol***

V antiphlogistisch und antiallergisch wirksames Glucocorticoid

5983 *(4839)* $C_{37}H_{47}NO_{12}$
6998-60-3

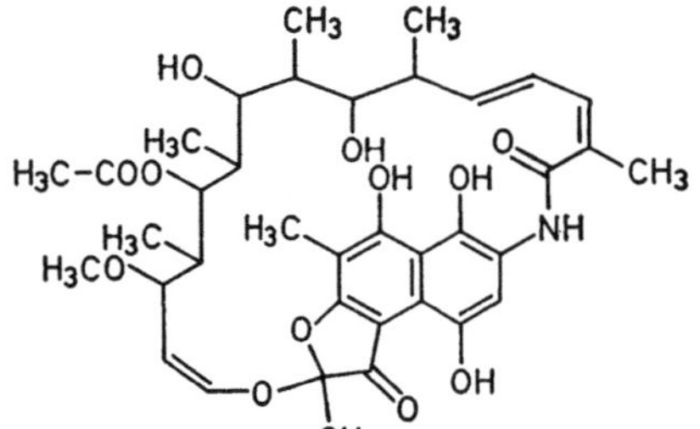

stereoisomeres 21-(Acetyloxy)-5,6,9,17,19-pentahydroxy-23-methoxy-2,4,12,16,18,20,22-heptamethyl-2,7-(epoxypentadeca[1,11,13]trienimino)-naphtho[2,1-*b*]furan-1,11(2*H*)-dion (●)

H auch Natriumsalz (14 897-39-3)

S Chibro-Rifamycin, *Rifamicina*, *Rifamycin***, *Rifamycin SV*, Rifobac, Rifocin(a), Rifocyna, *Rifomycin SV*, Rifosten

V Antibioticum aus Streptomyces mediterranei

5984 *(4840)* $C_{37}H_{49}N_7O_9S$
5534-95-2

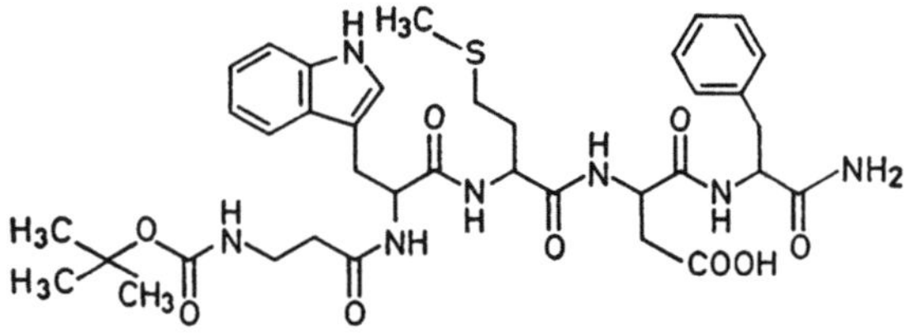

N-*tert*.-Butyloxycarbonyl-β-alanyl-L-tryptophyl-L-methionyl-L-asparaginyl-L-phenylalaninamid = *N*-[(1,1-Dimethylethoxy)carbonyl]-β-alanyl-L-tryptophyl-L-methionyl-L-α-aspartyl-L-phenylalaninamid (●)

S Acignost, AY-6608, Gastrodiagnost, ICI 50123, *Pentagastrin***, Peptavlon

V Polypeptid mit gastrinähnlicher Wirkung zur Stimulierung der Magensäuresekretion (Diagnosticum zur Magenfunktionsprüfung)

5985 *(240 N)* $C_{37}H_{50}N_2O_{10}$
21 019-30-7

S *Mellictin*, *Methyllycaconitin*

V Muskelrelaxans (Alkaloid aus Delphinium dictiocarpum und D. semibarbatum)

5986 *(4841)* $C_{37}H_{53}N_3O_{10}$
6887-42-9

S *Delsemin*

V Muskelrelaxans (Delphinium semibarbatum-Alkaloid)

5987 *(4842)* $C_{37}H_{58}O_6$
54 267-10-6

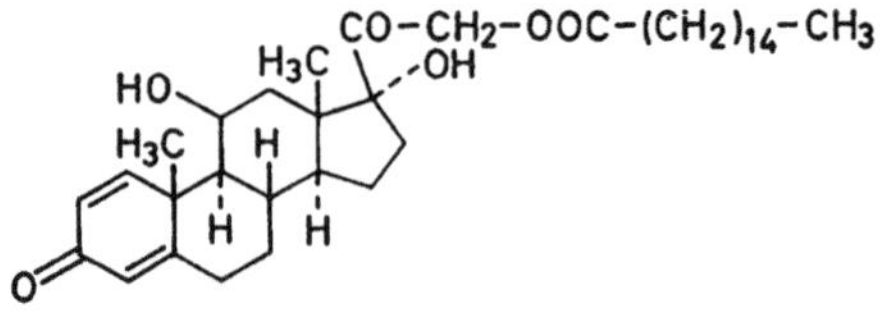

11β,17α,21-Trihydroxy-1,4-pregnadien-3,20-dion-21-palmitat = Prednisolon-21-palmitat = (11β)-11,17-Dihydroxy-21-[(1-oxohexadecyl)oxy]pregna-1,4-dien-3,20-dion (●)

S Cortomas, Deltolio, Itacortone, Lepicortinolo-Gotas, *Prednisolonpalmitat*

V antiphlogistisch und antiallergisch wirksames Glucocorticoid

5988 $C_{37}H_{61}NO_5$

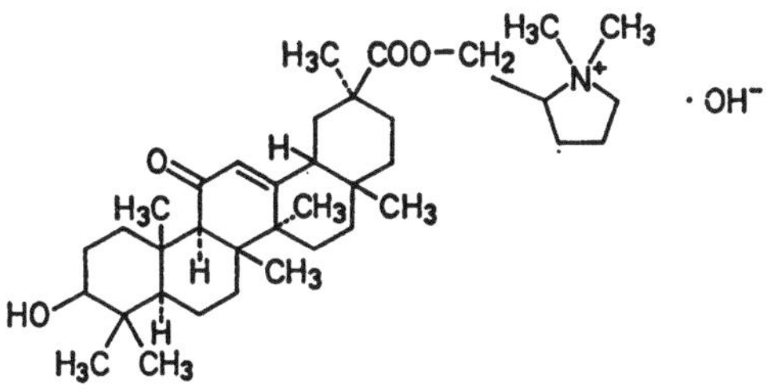

2-(Hydroxymethyl)-1,1-dimethylpyrrolidinium-hydroxid-3β-hydroxy-11-oxoolean-12-en-30-oat = (3β,20β)-2-[[(3-Hydroxy-11,29-dioxoolean-12-en-29-yl)oxy]methyl]-1,1-dimethylpyrrolidinium-hydroxid (●)

H Methylsulfat (53862-80-9)

S Lan-63, *Roxoloniummetilsulfat***

V Ulcustherapeuticum

5989 *(70 E)* $C_{37}H_{67}NO_{12}$

527-75-3

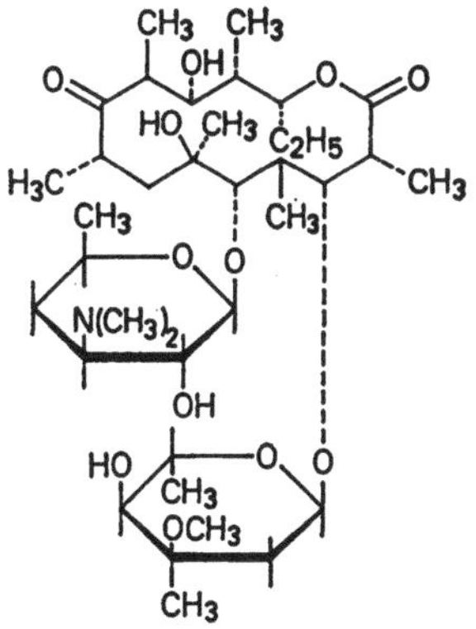

12-Deoxyerythromycin (●)

S Abbott-24091, *Berythromycin**, *12-Desoxyerythromycin*, *Erythromycin B*

V Antibioticum

5990 *(4843)* $C_{37}H_{67}NO_{13}$

114-07-8

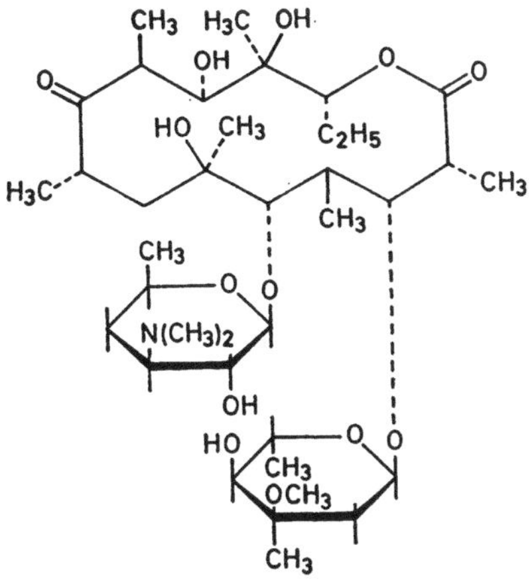

14-Ethyl-7,12,13-trihydroxy-3,5,7,9,11,13-hexamethyl-2,10-dioxo-6-[[3,4,6-trideoxy-3-(dimethylamino)-β-D-*xylo*-hexopyranosyl]oxy]oxacyclotetradec-4-yl-2,6-dideoxy-3-*C*-methyl-3-*O*-methyl-α-L-*ribo*-hexopyranosid (●)

H vgl. auch Nrr. 5586-03, 5989, 6020, 6070

S Abboticine, Abomacetin, Clafanone „Roche", Emisin, EMU, E- Mycin, ERA, Eritran, Eritrax, Eritrocina, *Eritromicin(a)*, Eritro-Wolf, Erostin, Eryc, Erycen, Erycinum, Erythran, Erythrarco, Erythrobiotic, Erythrocin, Erythrogran, Erythroguent, Erythrolaza, Erythromast 36, Erythromid, *Erythromycin***, *Erythromycin A*, Erytrodil, Erytrotil V, Etromycin, Fraxipen, Iloticina, Ilotycin, Kaveryl, Kesso-Mycin, Laurin, Lubomycine, Maocidin, Pantomicina, Pfizerythro, Retcin, Robimycin, RP-Mycin, Terilex

V Antibioticum aus Streptomyces erythreus

5990-01 *(4843a)* 643-22-1

H Stearat

S Abboticine-Compr., Adamycin „Lederle", Bristamycin, Celtiacina, Dowmycin, Eratrex, Eromel, Erymycin, Erostin, Erybid, Erypar, Erypetrine-Tabl., Erythrocin-Filmtabs., Erythrorem, Erythro-ST, Erytrameb, Ethril, Ethryn, Gallimycin, Ifithrocin, Lorecyn, Meberyt, Novorythro-Tabl., OE-7, Pantocid „Ross", Pediamycin aqueous, Pfizer-E, Qidmycin, Reciomycin, Rossomicina, Rotacin-Caps., Rubromycin-Tabl., SK-Erythromycin, Torlamicina, Trozyman, Unimycin „Proel"

V Antibioticum

5990-02 *(4843b)* 7704-67-8

H Thiocyanat

S Erythromix V, Gallimycin W, Matachron

V Antibioticum

5991 *(4844)* $C_{38}H_{30}N_8O_2$

523-78-4

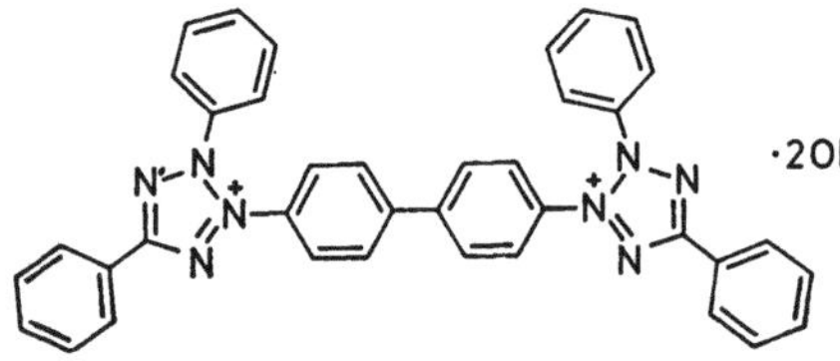

3,3'-(*p,p'*-Biphenylylen)-bis-(2,5-diphenyltetrazolinumhydroxid) = 3,3'-([1,1'-Biphenyl]-4,4'-diyl)bis-[2,5-diphenyl-2*H*-tetrazoliumhydroxid] (●)

H Dichlorid (298-95-3)

S *Neotetrazolium*

V Ganglienblocker, Antihypertonicum

5992 $C_{38}H_{42}N_2O_6$

518-34-3

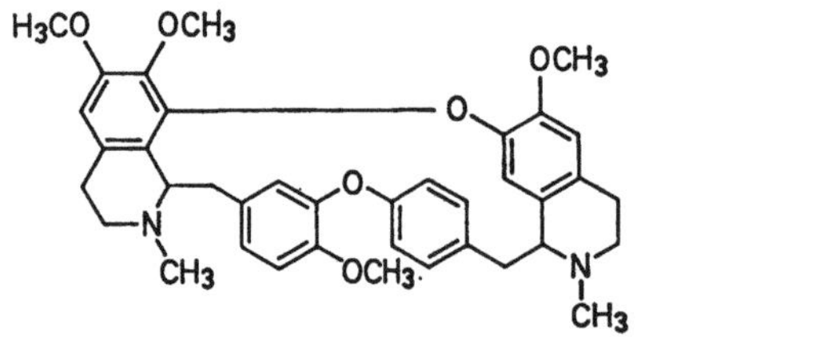

(1β)-6,6',7,12-Tetramethoxy-2,2'-dimethylberbaman (●)

S NSC-77037, *Tetrandrin*

V Tuberkulostaticum (Alkaloid aus Stephania tetrandra)

5993 *(4845)* $C_{38}H_{42}N_8O_6S_2$

2667-89-2

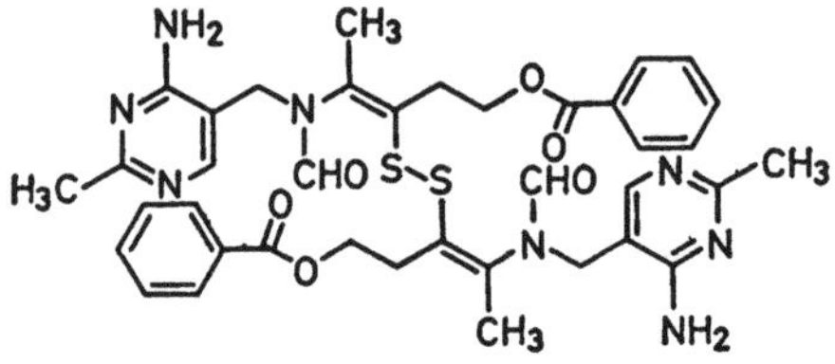

2,2'-Dithiobis-[*N*-(4-hydroxy-1-methyl-1-butenyl)-*N*-(4-amino-2-methyl-5-pyrimidinylmethyl)-formamid]-*O,O'*-dibenzoat = *O*-Benzoylthiamindisulfid = *N,N'*-[Dithiobis[2-[2-(benzoyloxy)-ethyl]-1-methyl-2,1-ethendiyl]]bis[*N*-[(4-amino-2-methyl-5-pyrimidinyl)methyl]formamid] (●)

S *Benzoylthiamindisulfid*, Beprocin, Beston, *Bisbentiamin***, BTDS, Ein B_1, Kestoben, Neostal, Neridal, Supra-B_1-Esteve, Vit-B-retard „Gerot"

V neurotropes Analgeticum (Vitamin-B_1-Derivat)

5994 *(4846)* $C_{38}H_{46}N_2O_8$

477-45-2

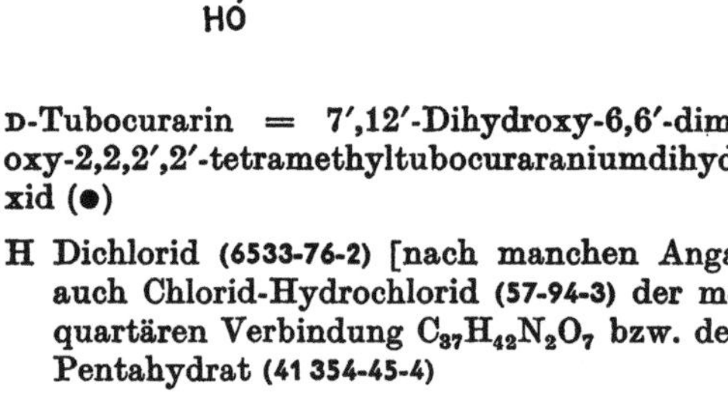

D-Tubocurarin = 7',12'-Dihydroxy-6,6'-dimethoxy-2,2,2',2'-tetramethyltubocuraraniumdihydroxid (●)

H Dichlorid (6533-76-2) [nach manchen Angaben auch Chlorid-Hydrochlorid (57-94-3) der monoquartären Verbindung $C_{37}H_{42}N_2O_7$ bzw. dessen Pentahydrat (41 354-45-4)

S Amelizol, Brentubine, Curadetensin, Curalgesina, Curarin „Asta", Curarin „HAF", Curarina-Miro, Curarine-Taro, Delacurarine, Intocostrin-T, Myostatine, Myricin, Tubadil, Tubaril, Tubarine, Tuberal, Tubocuran, *Tubocurarinchlorid***, Tubocurin, Tucurin

V Muskelrelaxans (Curarealkaloid)

5995 *(4847)* $C_{38}H_{50}N_2O_{10}$

26000-16-8

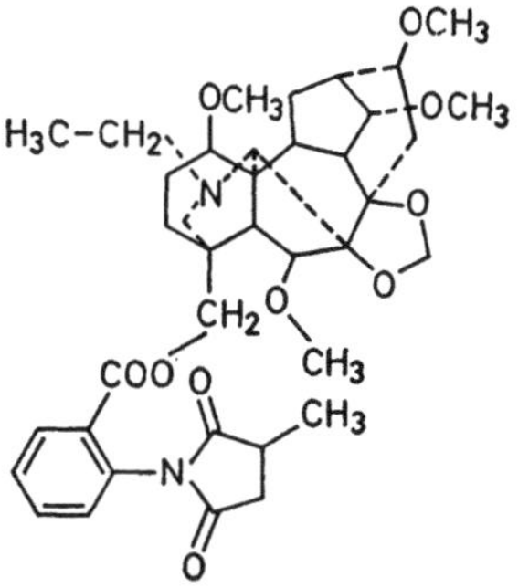

(1β,6β,10α,19β)-16-Ethyl-1,6,10,19-tetramethoxy-7,8-[methylenbis(oxy)]aconitan-4-methanol-2-(3-methyl-2,5-dioxo-1-pyrrolidinyl)benzoat(ester) (●)

S *Elatin*

V Curaremimeticum (Delphinium elatum-Alkaloid)

5996 *(4848)* $C_{38}H_{51}NO_4$

467-18-5

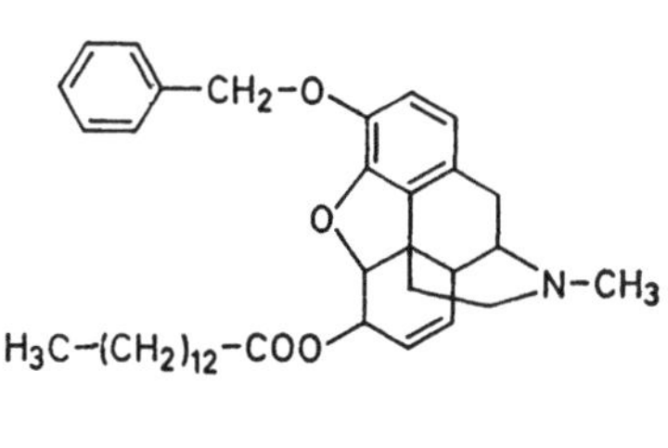

3-Benzyloxy-4,5-epoxy-*N*-methyl-7-morphinen-6-yltetradecanoat = Myristylester des Benzylmorphins = 7,8-Didehydro-4,5-epoxy-17-methyl-3-(phenylmethoxy)morphinan-3-ol-tetradecanoat-(ester) (●)

S *Benzylmorphinmyristat*, Leucodinine, *Mirofina*, Myricodine, *Myrophin***, NIH 5986 A, Peroninmyristat

V Analgeticum

5997 $C_{38}H_{56}O_7$

52247-86-6

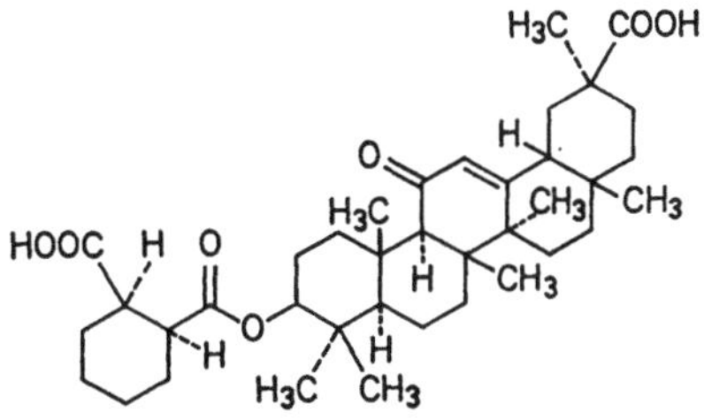

3β-(*cis*-2-Carboxycyclohexylcarbonyloxy)-11-oxo-18β-olean-12-en-30-säure=[3β(*cis*),20β]-3-[[(2-Carboxycyclohexyl)carbonyl]oxy]-11-oxoolean-12-en-29-säure (●)

H Dinatriumsalz (52048-39-2)

S BX 363 A, *Cicloxolon-Dinatrium***, *Cicloxolone-Disodium***

V Ulcustherapeuticum

5998 *(241 N)* $C_{38}H_{57}N_9O_{12}$

57863-88-4

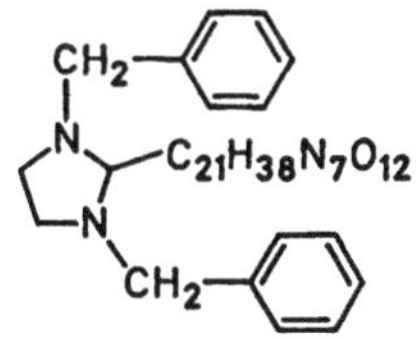

1,2-Dibenzyl-2-streptomycylimidazolidin = *O*-2-Deoxy-2-(methylamino)-α-L-glucopyranosyl-(1→2)-*O*-3-*C*-[[1,3-bis(phenylmethyl)-2-imidazolidinyl]-carbonyl]-5-deoxy-α-L-lyxofuranosyl-(1→4)-*N*,*N'*-bis(aminoiminomethyl)-D-streptamin (●)

H Sulfat

S *Streptoimidazolidin*

V Depot-Streptomycin

5999 *(4849)* $C_{38}H_{58}N_2O_6$

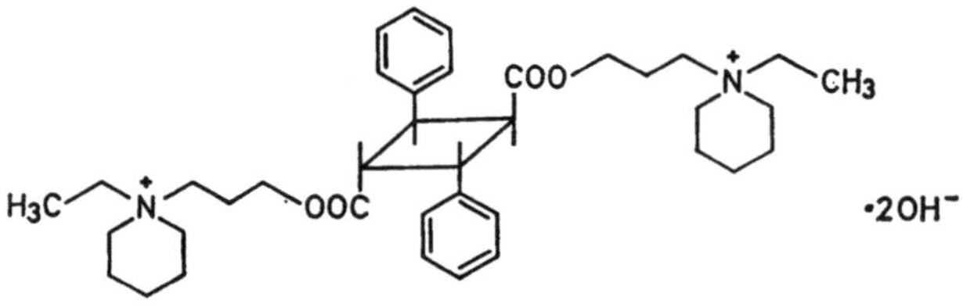

α-Truxillsäure-bis-(3-piperidinopropylester)-bis-äthylhydroxid = Bis-[1-äthyl-1-(3-hydroxypropyl)-piperidiniumhydroxid]-α,2,4-diphenyl-1,3-cyclobutandicarboxylat = (1α,2α,3β,4β)-1,1′-[(2,4-Diphenyl-1,3-cyclobutandiyl)bis(carbonyloxy-3,1-propandiyl)]bis[1-ethylpiperidiniumhydroxid] (●)

H Dijodid (35 515-77-6)

S Anatruxonium, *Truxipicuriumjodid***

V Curaremimeticum

6000 *(4850)* $C_{38}H_{58}N_2O_6$

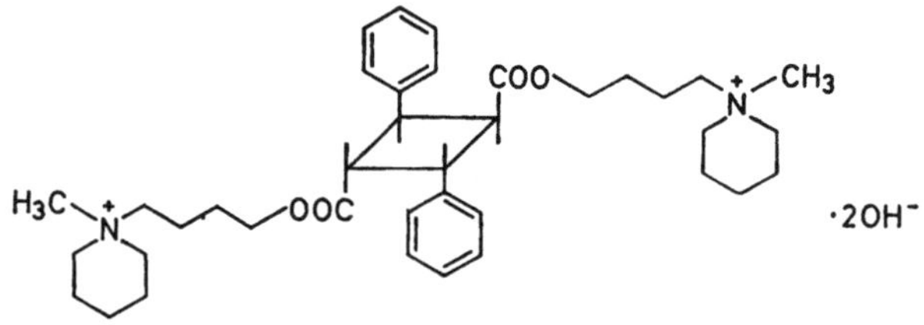

N,*N*′-[4,4′-(2,4-Diphenyl-1,3-cyclobutylendicarbonyldioxy)-dibutyl]-bis-(*N*-methylpiperidiniumhydroxid) = α-Truxillsäure-bis-(4-piperidinobutylester)-bis-methylhydroxid = (1α,2α,3β,4β)-1,1′-[(2,4-Diphenyl-1,3-cyclobutandiyl)bis(carbonyloxy-4,1-butandiyl)]bis[1-methylpiperidiniumhydroxid] (●)

H Dijodid (3811-26-5)

S Truxalon, Truxilon, Truxillonium, Truxolonium

V curareartig wirkendes Muskelrelaxans

6001 *(4851)* $C_{38}H_{60}O_6$

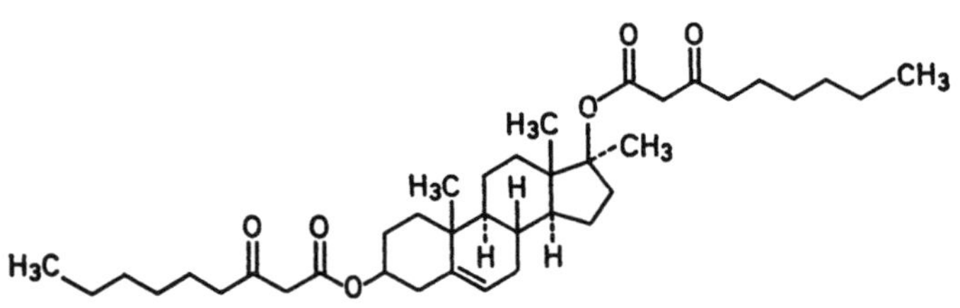

17α-Methyl-5-androsten-3β,17β-diol-3,17-bis-(3-oxononanoat) = Methylandrostendiol-bis-önanthoylacetat = (3β,17β)-17-Methylandrost-5-en-3,17-diolbis(3-oxononanoat) (●)

S *Methandriol-bis-önanthoylacetat*, Notandron-Depot

V Steroidhormon zur anabolen und heterohormonalen Therapie

6002 *(4852)* $C_{38}H_{68}N_2O_4$

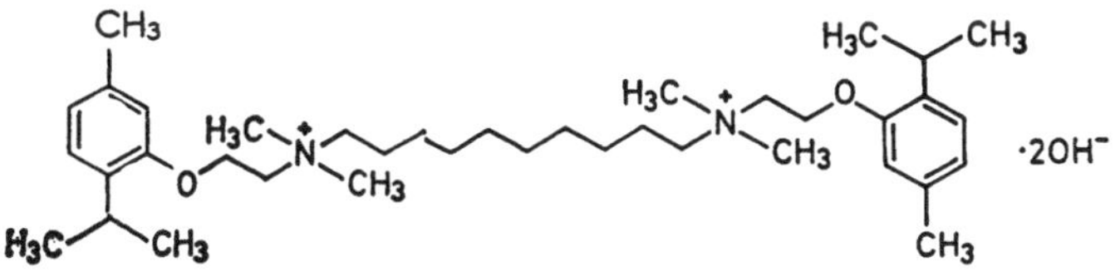

N,N'-Dekamethylen-bis-[*N,N*-dimethyl-2-(thymyloxy)-ethylammoniumhydroxid] = *N,N,N',N'*-Tetramethyl-*N,N'*-bis[2-[5-methyl-2-(1-methylethyl)phenoxy]ethyl]-1,10-decandiaminiumdihydroxid (●)

H Dibromid (2401-56-1)
S *Deditoniumbromid***, Diaseptol
V Bakterieid, Fungicid

6003 *(4853)* $C_{39}H_{43}N_5O_{12}S$
16259-34-0

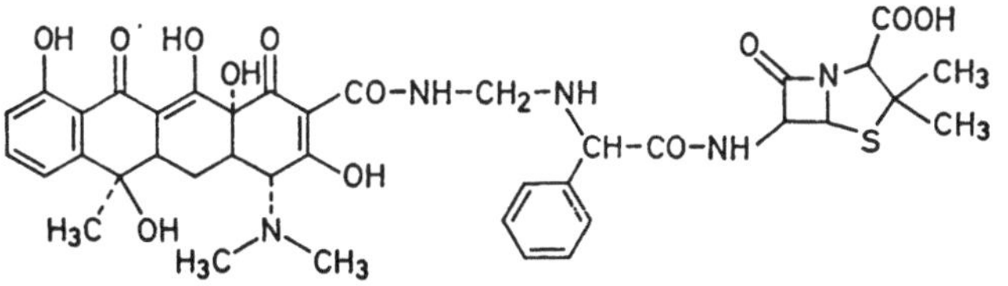

D(—)-6-[2-(4-Dimethylamino-1,4,4a,5,5a,6,11,12a-oktahydro-3,6,10,12,12a-pentahydroxy-6-methyl-1,11-dioxo-2-naphthacencarboxamidomethylamino)-2-phenylacetamido]-3,3-dimethyl-7-oxo-4-thia-1-azabicyclo[3.2.0]heptan-2-carbonsäure = [2*S*-[2α,5α,6β(*S**)]]-6-[[[[[[[[4*S*-(4α,4aα,5aα,6β,12aα)]-4-(Dimethylamino)-1,4,4a,5,5a,6,11,12a-octahydro-3,6,10,12,12a-pentahydroxy-6-methyl-1,11-dioxo-2-naphthacenyl]carbonyl]amino]-methyl]amino]phenylacetyl]amino]-3,3-dimethyl-7-oxo-4-thia-1-azabicyclo[3.2.0]heptan-2-carbonsäure (●)

S BO 725, Intraxium, *Penimocyclin***
V Antibioticum

6004 *(4854)* $C_{39}H_{53}N_3O_9$
53-18-9

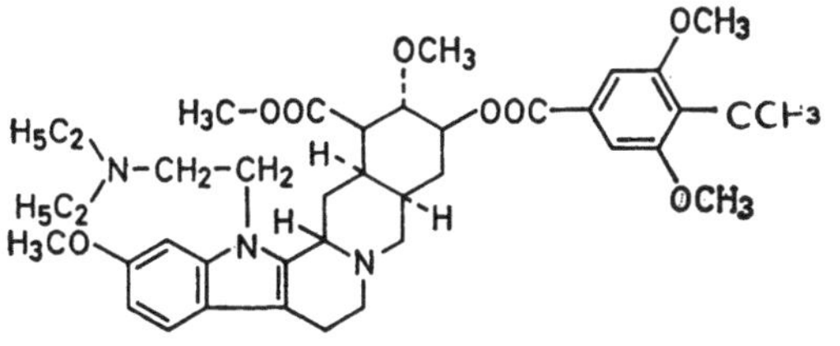

13-(2-Diethylaminoethyl)-2,11-dimethoxy-3-(3,4,5-trimethoxybenzoyloxy)-yohimban-1-carbonsäuremethylester = *N*-(2-Diethylaminoethyl)-reserpin = (3β,16β,17α,18β,20α)-1-[2-(Diethylamino)ethyl]-11,17-dimethoxy-18-[(3,4,5-trimethoxybenzoyl)oxy]yohimban-16-carbonsäuremethylester (●)

H Bitartrat (23618-66-8)
S *Bietaserpinbitartrat**, DL 152, Pleiaserpin, Pleiatensin simplex, S-1210, Tensibar
V Hypotensivum

6005 $C_{39}H_{59}ClO_3$

55 902-94-8

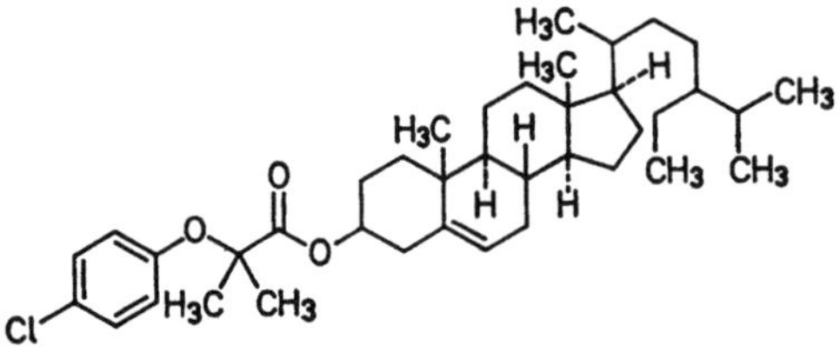

Stigmast-5-en-3β-ol-2-(*p*-chlorphenoxy)-2-methyl-propionat = (3β)-3-[2-(4-Chlorphenoxy)-2-methyl-1-oxopropoxy]stigmast-5-en (●)

S Atherol, Longeril, *Sitofibrat***

V Antilipämicum

6006 $C_{39}H_{59}ClO$

50465-39-9

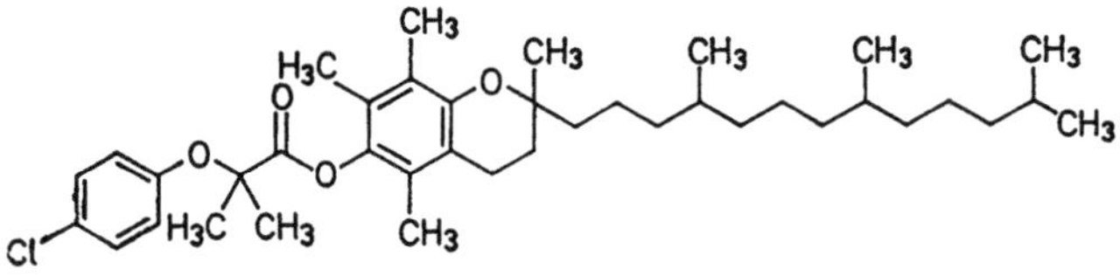

2,5,7,8-Tetramethyl-2-(4,8,12-trimethyltridecyl)-6-chromanyl-2-(*p*-chlorphenoxy)-2-methylpropionat = [2*R**(4*R**,8*R**)]-(±)-2-(4-Chlorphenoxy)-2-methylpropansäure-3,4-dihydro-2,5,7,8-tetramethyl-2-(4,8,12-trimethyltridecyl)-2*H*-1-benzopyran-6-ylester (●)

S Cloferol, *Tocofibrat***

V Hypolipämicum

6007 *(4855)* $C_{39}H_{59}Cl_2NO_2$

3546-10-9

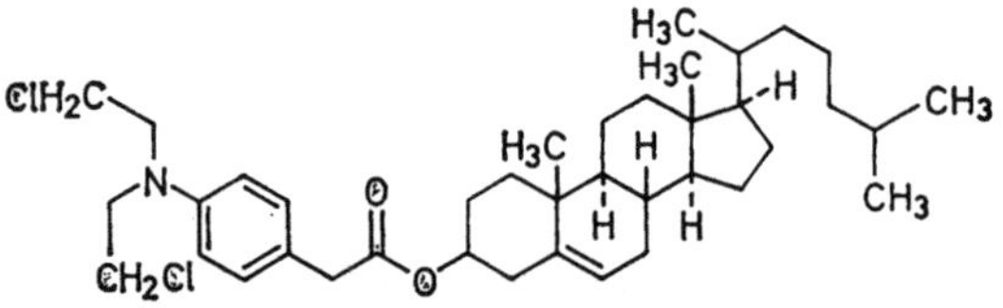

5-Cholesten-3-yl-*p*-[bis-(2-chlorethyl)-amino]-phenylacetat = *p*-[Bis-(2-chlorethyl)-amino]-phenylacetylcholesterin = (3β)-Cholest-5-en-3-ol-4-[bis(2-chlorethyl)amino]benzenacetat (●)

S Fenesterin, NSC-104469, Phenesterin

V Cytostaticum

6008 *(4869)* $C_{40}H_{46}N_2O_8$

7072-86-8

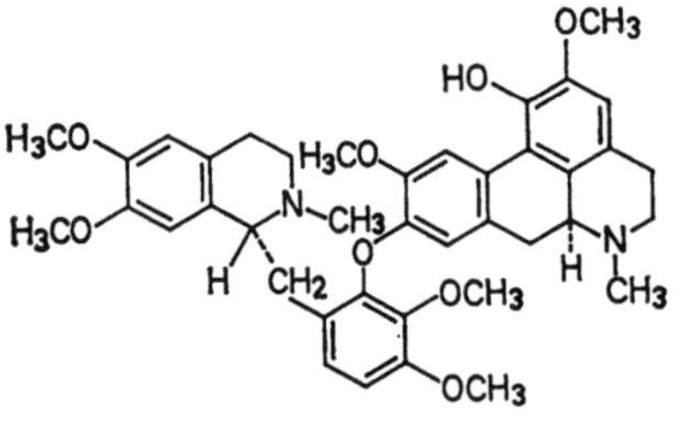

9-[5,6-Dimethoxy-α-(1β,2,3,4-tetrahydro-6,7-dimethoxy-2-methyl-1-isochinolyl)-*o*-tolyloxy]-2,10-dimethoxy-6aα-aporphin-1-ol = [*S*-(*R**,*R**)]-9-[2,3-Dimethoxy-6-[(1,2,3,4-tetrahydro-6,7-dimethoxy-2-methyl-1-isochinolinyl)methyl]phenoxy]-5,6,6a,7-tetrahydro-2,10-dimethoxy-6-methyl-4*H*-dibenzo[*de*,*g*]chinolin-1-ol (●)

S *Fetidin*

V Adrenolyticum, Antiphlogisticum (Alkaloid aus Thalictrum-Arten)

6009 *(4857)* $C_{40}H_{50}N_2O_8$
477-44-1

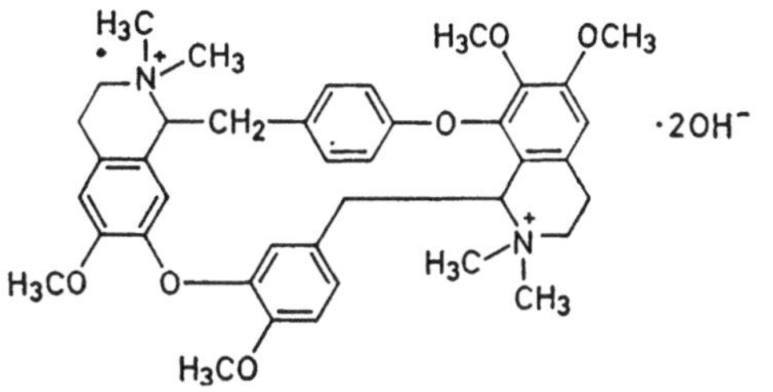

D-*O,O*-Dimethyltubocurarin = Methylbebeerindimethyläther = 6,6′,7′,12′-Tetramethoxy-2,2,2′,2′-tetramethyltubocuraraniumdihydroxid (●)

H Dichlorid (33335-58-9) [oder Dijodid (7601-55-0)]

S Auxoperan, Curare B, Diamethine, *Dimethyltubocurariniumchlorid***, D.M.E., Kondrocurare, Mecostrin, Methyl-Curarin, *Methyltubocurarini chloridum, Metocurine iodide,* Metubin(e), Viocurin

V Muskelrelaxans (Curarealkaloidderivat)

6010 *(4858)* $C_{40}H_{52}N_2O_4$

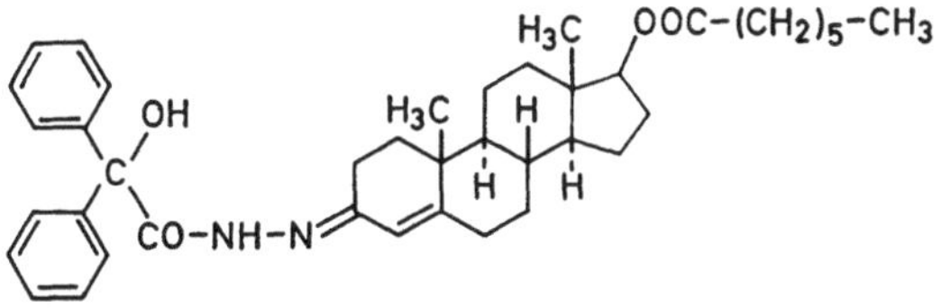

3-Benziloylhydrazono-4-androsten-17β-ylheptanoat = (17β)-17-[(1-Oxoheptyl)oxy]androst-4-en-3-on(2-hydroxy-2,2-diphenylacetyl)hydrazon (●)

S *Testosteronönanthatbenziloylhydrazon*

V Depot-Androgen

6011 *(4859)* $C_{40}H_{53}N_6O_{23}Sb_7$

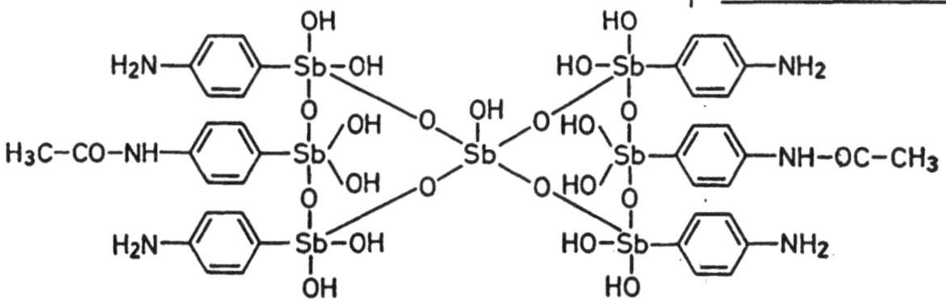

Komplexverbindung aus *p*-Aminobenzolstibonsäure-*p*-acetylaminobenzolstibonsäure-antimonsäure

H Diethylaminsalz
vgl. auch Nr. 382

S Neostibosan

V Chemotherapeuticum gegen Kala-Azar

6012 $C_{40}H_{56}$
7235-40-7

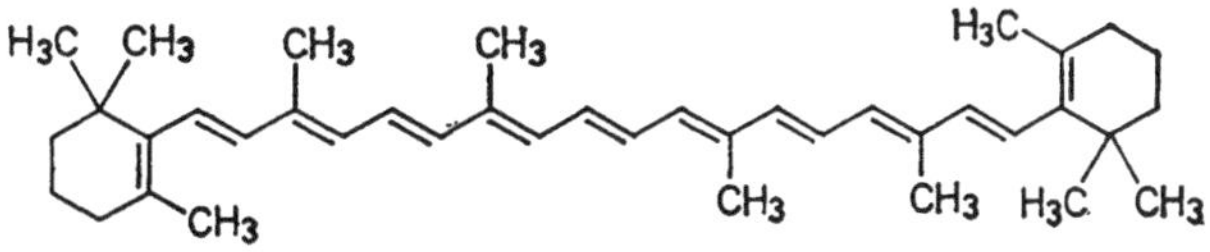

3,7,12,16-Tetramethyl-1,18-bis-(2,6,6-trimethyl-1-cyclohexenyl)-1,3,5,7,9,11,13,15,17-octadecanonaen = (*all-E*)-1,1′-(3,7,12,16-Tetramethyl-1,3,5,7,9,11,13,15,17-octadecanonaen-1,18-diyl)bis[2,6,6-trimethylcyclohexen] (●)

S *Betacaroten**, *β-Carotene*, *β-Carotin*, Solatene, Vitacarotene Puro

V Provitamin A (Lichtschutzmittel)

6013 *(4860)* $C_{40}H_{58}O_4$
11042-64-1

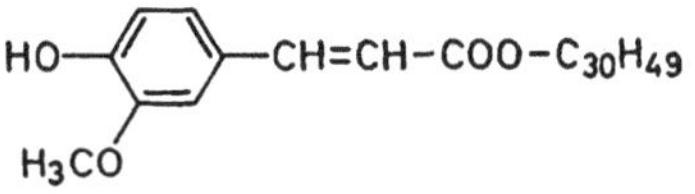

ungesättigter Triacontanester der 3-(4-Hydroxy-3-methoxyphenyl)-2-propensäure

S *Gamma-Oryzanol*, Gammariza, Guntrin, Hi-Z, Maintenan, Maspiron, Oliver, Oryvita, Oryza, *γ-Oryzanol*, γ-OZ, Thiaminogen

V Stoffwechseltherapeuticum zur Regulierung der Funktionen des autonomen Nervensystems (Wirkstoff aus Oryza sativa)

6014 *(4861)* $C_{40}H_{60}N_4O_2$

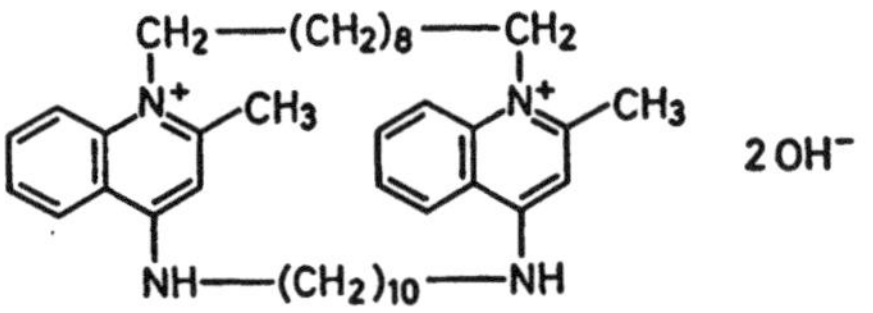

N,[1]*N*[1']-Dekamethylen-*N*[4],*N*[4']-dekamethylen-bis-(4-aminochinaldiniumhydroxid) = 6,7,8,9,10,11,12,13,14,15,16,17,24,25,26,27,28,29,30,31,32,33-Docosahydro-35,37-dimethyl-5,34:18,23-diethenodibenzo[*b*,*r*][1,5,16,20]tetraazacyclotriacontin-23,24-diiumdihydroxid (●)

H Diacetat

S Alsol „Also", *Bisdequaliumdiacetat,* Dekamesol, Mykosal, R 199, Salvizol, Tapazol „Star", Tonsil „Leiras"

V Bakteriostaticum, Fungistaticum

6015 $C_{40}H_{63}N_3O_4S_2$
37517-26-3

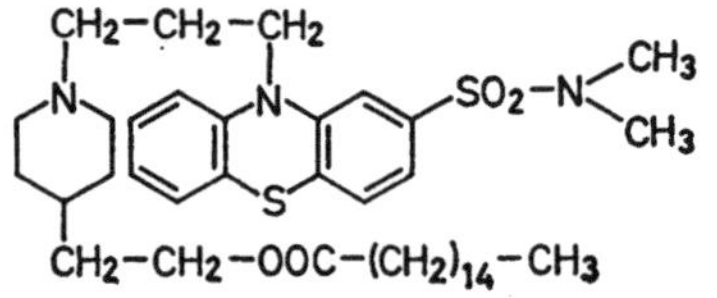

2-{1-[3-(2-Dimethylsulfamoylphenothiazin-10-yl)-propyl]-piperidin-4-yl}-ethylhexadecanoat = 10-{3-[4-(2-Hydroxyethyl)-piperidino]-propyl}-*N*,*N*-dimethylphenothiazin-2-sulfonamid-palmitat = Hexadecansäure-2-[1-[3-[2-[(dimethylamino)sulfonyl]-10*H*-phenothiazin-10-yl]propyl]-4-piperazinyl]ethylester (●)

S IL-19552, Lonseren, Piportil L 4, Piportil Longum 4, Piportyl palmitat, *Pipotiazinpalmitat,* 19552.R.P.

V Depot-Neurolepticum

6016 *(4862)* $C_{40}H_{64}N_2O_2$
4267-81-6

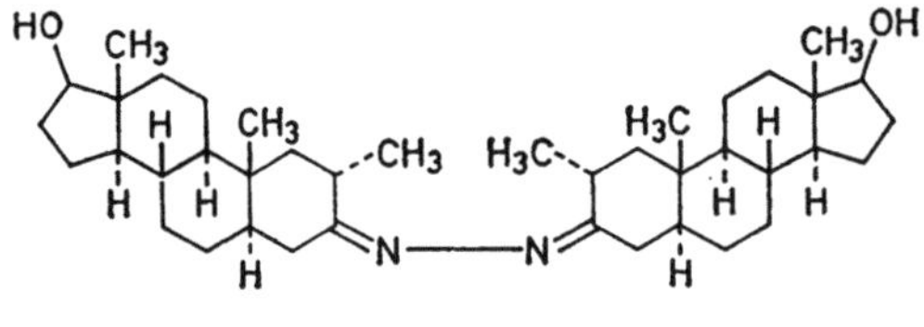

17β-Hydroxy-2α-methyl-5α-androstan-3-on-3,3'-azin = (2α,5α,17β)-17-Hydroxy-2-methylandrostan-3-on[(2α,5α,17β)-17-hydroxy-2-methylandrostan-3-yliden]hydrazon (●)

H vgl. auch Nr. 6122

S *Bolazin**

V Anabolicum

6017 *(4863)* $C_{40}H_{64}O_4$
1263-57-6

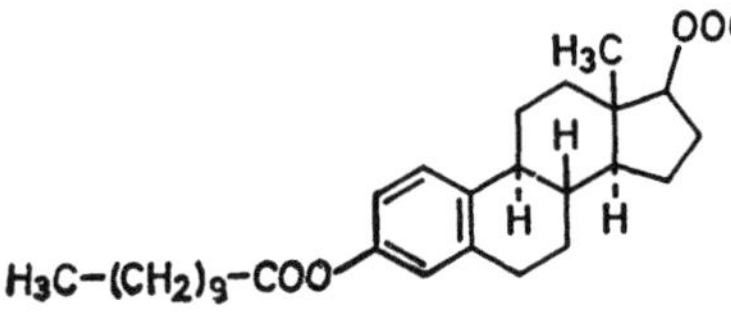

1,3,5(10)-Östratrien-3,17β-diol-3,17-bis-undecanoat = Östradiol-bis-undecylat = (17β)-Östra-1,3,5(10)-trien-3,17-dioldiundecanoat (●)

S Estrolent, *Östradioldiundecylat,* Oestradiol-retard Théramex

V Depot-Östrogen

6018 *(4864)* $C_{40}H_{64}O_{12}$
6833-84-7

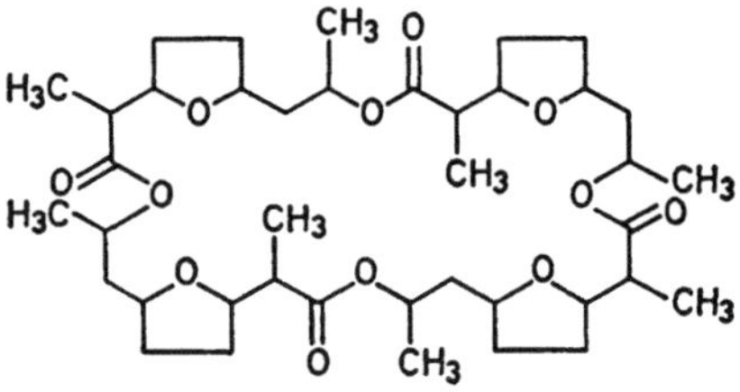

2,5,11,14,20,23,29,32-Octamethyl-4,13,22,31,37,38,39,40-octaoxapentacyclo[32.2.1.1[7,10].1[16,19].1[25,28]]-tetracontan-3,12,21,30-tetron (●)

S FH 3582 A, *Nonactin,* Werramycin

V Antibioticum aus Streptomyces-Arten

6019 *(4865)* $C_{40}H_{67}NO_{14}$

16846-34-7

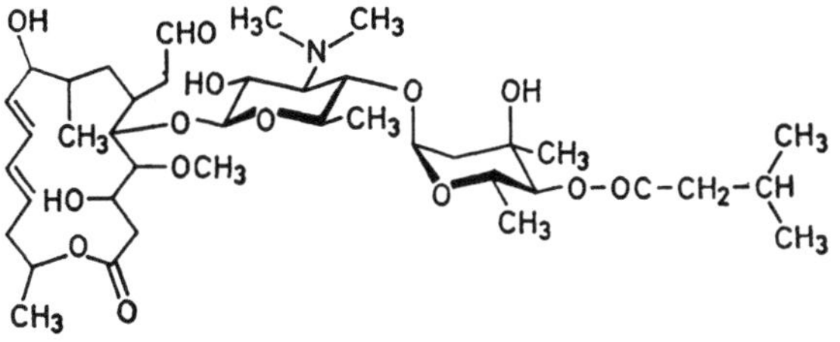

Leucomycin V-4^B-(3-methylbutanoat) (●)

S *Leucomycin* A_1

V Antibioticum aus Streptomyces kitasatoensis

6019-01 *(4865a)* 1392-21-8

H Gemisch mit Leucomycin A_2, B_1, B_2, B_3 und B_4

S Ayermicina, C 637, Katasamycin, Kitamycin, *Kitasamycin***, *Leucomycin*, Sineptina, Stéréomycine, Syneptine

V Antibioticum aus Streptomyces kitasatoensis

6020 *(4867)* $C_{40}H_{71}NO_{14}$

134-36-1

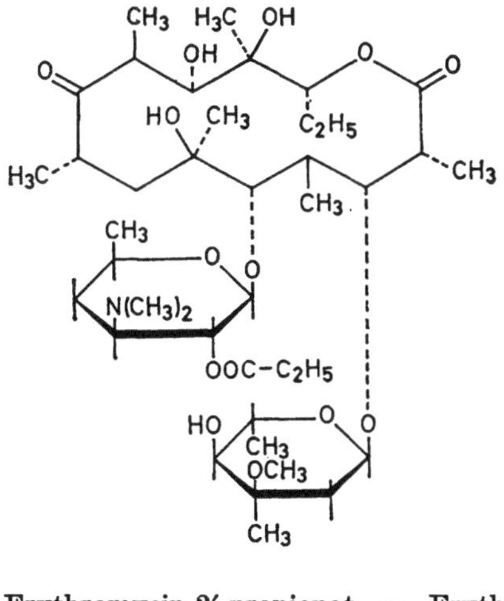

Erythromycin-2′-propionat = Erythromycin-2′-propanoat (●)

H Laurylsulfat (3521-62-8)

S Afditrycin, Agnocyclin, Aldoeritrina, Alimax, Althrocin, Astromix, Athasline, Becromil, Biomicron, Biotril, Calciclin, Chemthromycin, Cimetrin, Dibiosal-Wirkstoff, Dosisbiotico, Dovacyclin, Dreimicina, Duromycin, Dyl, Ecrythrin, Emcinka, Endoeritrin, Enzitrozim, Er-Est, Erestomicina, Eriber, Ericap, Erimec, Erimicina, Erimyc, Erimycin, Eripharma, Erirouge, Eriscel, Erisuspen, Eritina, Eritrazon, Eritrex, Eritril, Eritro-Susp., Eritrobiotic, Eritrocin, Eritrodel, Eritrodex, Eritrolat, Eritrolonga, Eritromix, Eritropan-Wirkstoff, Eritrosan, Eritroveinte, Ermycin, Ermysin, Eromycin, Erybiocin, Erycer, Ery-Dem, Erygreco, Erylan, Erymyk, Erynova, Erypark, Eryseam, Erystamine, Erysticin, Erytetran, Erythrobiocina, Erythrocalmine, Erythrofarm, Erythrolate, *Erythromycinestolat*, Erythromyctine, Erythropen, Erythrosporin, Erythrosuiss, Erytrarco, Erytrodol, Erytro-Prot, Espimina, Estolacina, Estolcina, Estomicina, Estral, Estromicin, Eumicina, Eutamicina, External, Extragal, Famycin, Galentromicina, Ilosone, Klevamycin, Lanomycin, Latotryd, Lauricina, Laurilmicina, Lauritran, Laurobiotic, Laurocin, Lauromicina, Lauromycin, Laurylin, Liferytrin, Loucamycin, Lubomycine B, Luril, Manilin(a), Marcoeritrex, Meclivit, Mistral, Moderil „Norma Hellas“, Monomycin „Isafarm“, Motolark, Neilmycin, Neo-Erycinum, Neo-Ilotycin, Novoerythren, Novorythro, PELS, Phasmamycin, Promycin, Propiocine, *Propionylerythromycinlaurylsulfat*, Proterytrin, Puntol, Redocin, Restolon, Result, Ritromin, Rosobiotic, Roug-Mycin, Roxochemil, Roxomicina, Rubixyl, Rubracina, Rubrocid, Santamycin, Sitrimin, Sportenol, Stellamicina, Toscamycin, Virustat „Ebers“, Vrasco, Zabycine, Zyrantryl

V Antibioticum

6020-01 *(4867a)* 56934-03-3

H Verbindung mit Sulfamethoxypyridazin (Nr. 1594)

S DAN-352

V Chemotherapeuticum

6021 $C_{41}H_{32}N_8O_{10}$
14984-66-8

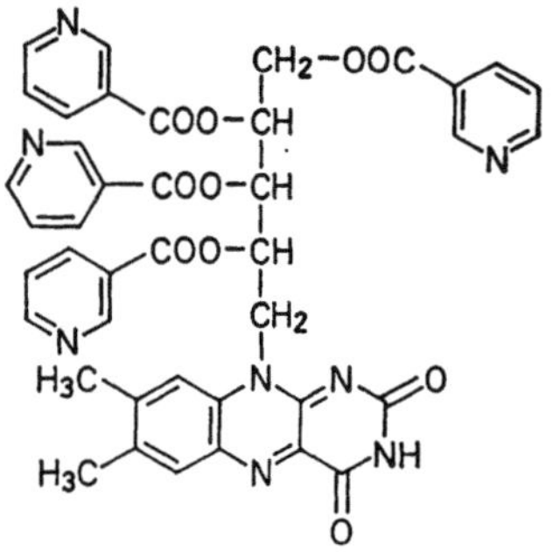

Riboflavin-2′,3′,4′,5′-tetranicotinat = Riboflavin-2′,3′,4′,5′-tetra-3-pyridincarboxylat (●)

S *Riboflavinnicotinat*, RN-4

V Hypolipämicum

6022 *(4868)* $C_{41}H_{46}N_4O_5$
146-06-5

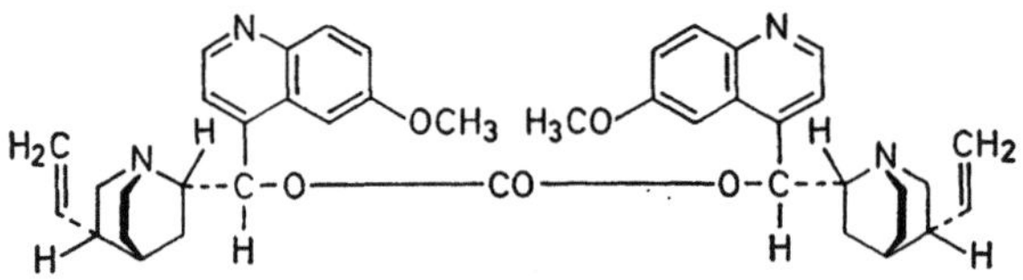

Dichinincarbonat = Kohlensäure-bis-chininester = Kohlensäurebis[(8α,9*R*)-6′-methoxycinchonan-9-yl]ester (●)

S Aristochin, Aristoquin

V Therapeuticum gegen Keuchhusten, Pneumonie und Malaria

6023 $C_{41}H_{47}FN_2O_8$
51 241-99-7

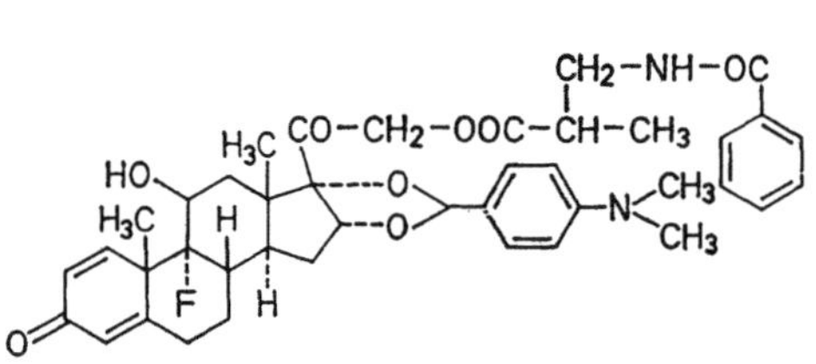

16α,17α-[*p*-(Dimethylamino)-benzylidendioxy]-9α-fluor-11β,21-dihydroxy-1,4-pregnadien-3,20-dion-21-[β-(benzoylamino)-isobutyrat] = 16,17-*p*-Dimethylaminobenzylidentriamcinolon-21-β-benzoylaminoisobutyrat = (11β,16α)-21-[3-(Benzoylamino)-2-methyl-1-oxopropoxy]-16,17-[[[4-(dimethylamino)phenyl]methyliden]bis(oxy)]-9-fluor-11-hydroxypregna-1,4-dien-3,20-dion (●)

S TBI/PAB

V antiphlogistisch und antiallergisch wirksames Glucocorticoid

---

6024 $C_{41}H_{48}N_2O_8$
5373-42-2

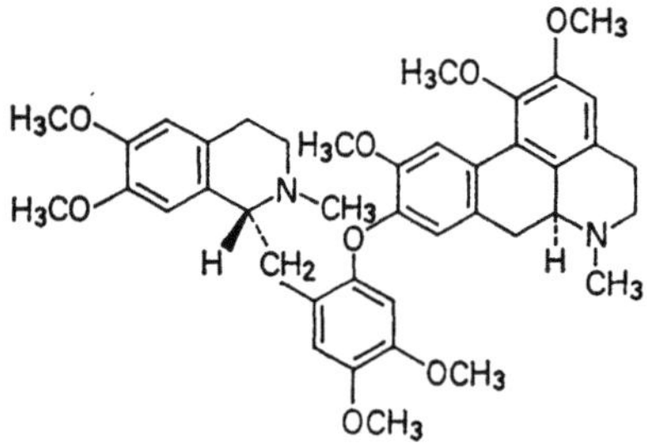

9-[4,5-Dimethoxy-α-(1β,2,3,4-tetrahydro-6,7-dimethoxy-2-methyl-1-isochinolyl)-*o*-tolyloxy]-1,2,10-trimethoxy-6aα-aporphin = [*S*-(*R**,*R**)]-9-[4,5-Dimethoxy-2-[(1,2,3,4-tetrahydro-6,7-dimethoxy-2-methyl-1-isochinolinyl)methyl]phenoxy]-5,6,6a,7-tetrahydro-1,2,10-trimethoxy-6-methyl-4*H*-dibenzo[*de,g*]chinolin (●)

S NSC-68075, *Thalicarpin*

V Cytostaticum (Thalictrum dasycarpum-Alkaloid)

6025 *(4904)* $C_{41}H_{50}N_2O_{11}$
11 048-97-8

S Hedamycin, NSC-70929 D

V Cytostaticum (Antibioticum aus Streptomyces griseoruber)

6026 *(4870)* $C_{41}H_{56}O_2$
84-81-1

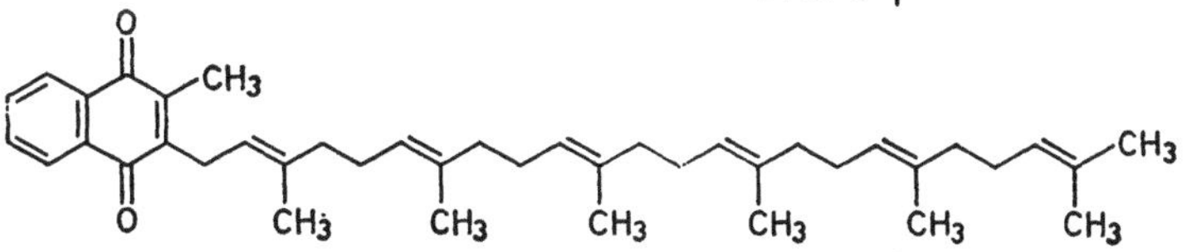

2-Methyl-3-difarnesyl-1,4-naphthochinon = 2-Methyl-3-(3,7,11,15,19,23-hexamethyl-2,6,10,14,18,22-tetracosahexaenyl)-1,4-naphthochinon = (*all-E*)-2-(3,7,11,15,19,23-Hexamethyl-2,6,10,14,18,22-tetracosahexaenyl)-3-methyl-1,4-naphthalendion (●)

S *Farnochinon*, *Farnoquinone*, β-*Phyllochinon*, *Vitamin* $K_{2(30)}$

V Antihämorrhagicum

6027 $C_{41}H_{56}O_5$
31 581-02-9

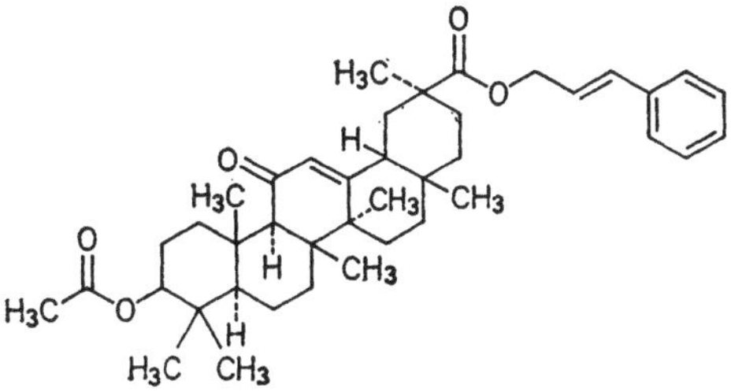

Cinnamyl-3β-acetoxy-11-oxo-18β-olean-12-en-30-oat = (3β,20β)-3-(Acetyloxy)-11-oxoolean-12-en-29-säure-3-phenyl-2-propenylester (●)

S BX 311, *Cinoxolon***

V Ulcustherapeuticum

6028 *(4871)* $C_{41}H_{63}Cl_2NO_2$

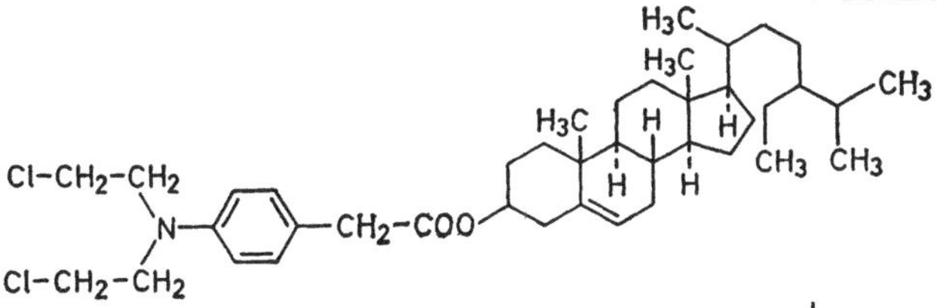

24-Ethyl-5-cholesten-3-yl-*p*-[bis-(2-chlorethyl)-amino]-phenylacetat = *p*-[Bis-(2-chlorethyl)-amino]-phenylacetyl-β-sitosterin = (3β)-Stigmast-5-en-3-ol-4-[bis(2-chlorethyl)amino]benzenacetat (●)

S Phensitol

V Cytostaticum

6029 *(4872)* $C_{41}H_{63}NO_{14}$
143-57-7

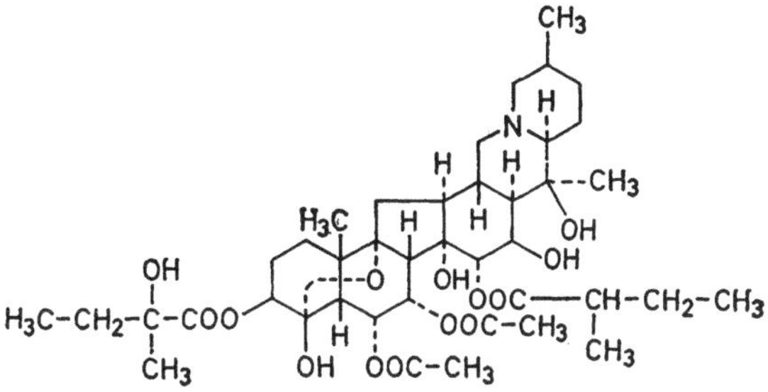

Protoverin-6,7-diacetat-3-[(+)-2-hydroxy-2-methylbutyrat]-15-[(—)-2-methylbutyrat] = [3β(*S*)-4α,6α,7α,15α(*R*),16β]-4,9-Epoxycevan-3,4,6,7,14,15,16,20-octol-6,7-diacetat-3-(2-hydroxy-2-methylbutanoat)-15-(2-methylbutanoat) (●)

S Pro-Amid, Protalba, *Protoveratrin A*, Puroverin

V Antihypertonicum (Veratrum-Alkaloid)

6029-01 *(4872a)* 8053-18-7

H Mischung mit Protoveratrin B (Nr. 6030)

S Ebrantan, Provell, PVS 295, Tensatrin, Veralba

V Antihypertonicum

6030 *(4873)* $C_{41}H_{63}NO_{15}$

127-97-0

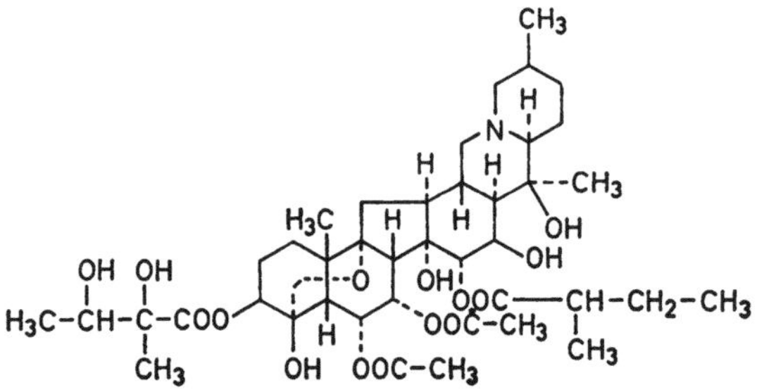

Protoverin-6,7-diacetat-3-[(+)-2,3-dihydroxy-2-methylbutyrat]-15-[(—)-2-methylbutyrat] = [3β,4α,6α,7α,15α(*R*),16β]-4,9-Epoxycevan-3,4,6,7,14,15,16,20-octol-6,7-diacetat-3-(2,3-dihydroxy-2-methylbutanoat)-15-(2-methylbutanoat) (●)

H vgl. auch Nr. 6029-01

S *Neoprotoveratrin*, *Protoveratrin B*, Veratetrin

V Antihypertonicum (Veratrum-Alkaloid)

6031 *(4874)* $C_{41}H_{64}O_8$

5060-55-9

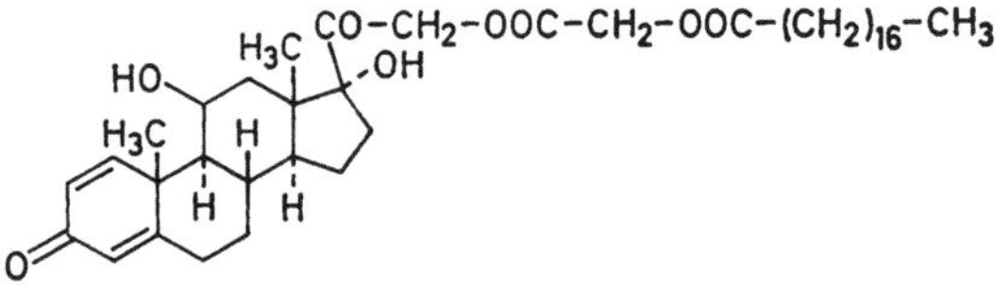

11β,17α,21-Trihydroxy-1,4-pregnadien-3,20-dion-21-(stearoyloxyacetat) = Prednisolon-21-stearoylglycolat = (11β)-11,17-Dihydroxy-21-[[[(1-oxooctadecyl)oxy]acetyl]oxy]pregna-1,4-dien-3,20-dion (●)

S Cortiral, Erbacort, Erbasona, Estilsona, Glistelone, Glitisone, K 1557, Lentosone, *Prednisolonsteaglat***, *Prednisolonstearoylglycolat*, PSG, Rolesone, Rolisone, Sintisone, Verisone

V antiphlogistisch und antiallergisch wirksames Glucocorticoid mit prolongierter Wirkung

6032 *(4875)* $C_{41}H_{64}O_{13}$

71-63-6

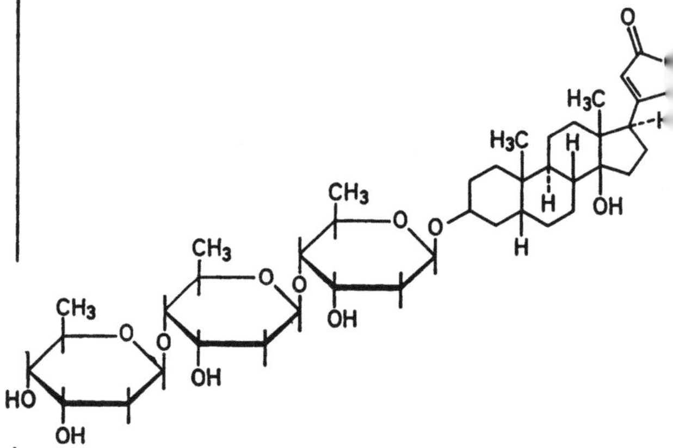

3β,14β-Dihydroxy-5β-card-20(22)-enolid-3-tridigitoxosid = Digitoxigenin-3-tridigitoxosid = (3β,5β)-3-[(*O*-2,6-Dideoxy-β-D-*ribo*-hexopyranosyl-(1 → 4)-*O*-2,6-dideoxy-β-D-*ribo*-hexopyranosyl-(1 → 4)-2,6-dideoxy-β-D-*ribo*-hexopyranosyl)oxy]-14-hydroxycard-20(22)-enolid (●)

H vgl. auch Nr. 6064

S Afdigyl, Cardidigin, Cardigin, Carditàlin, Carditoxin, Cardoxin, Cordalen, Cordipurat-Amp., Coriowin, Cristapurat, Crystodigin, De-Tone, Digacin (alte Form), Digaloid „Hadra", Digazon, Digicoid, Digicoryl, Digicrisan, Digicristin, Digi-Flavin, Digi-Flexiole, Digilisa, Digilong, Digimed, Digimerck, Digi-Noxi, Digipan, Digipellets, Digipolar, Digipurin, Digisidin, Digisolan, Digistrat, Digitalettes, *Digitaline cristallisée*, Digitaline Nativelle, Digitaline Rougier, Digitalin Lek, Digitalin Spofa, Digitasid, Digitin, Digitisol, Digitocin, *Digitoksin*, *Digitossina*, Digitox, *Digitoxin***, Digitoxinol, *Digitoxosid*, Digitrin, Digotin, Ditaven, Dixin „Knoll-Australia", Foxalin, Gladilon, Glucodigin, Infa-Digin, Inomax lento, Lanatoxin, Myodigin, Myopurin, Procardium, Prodigal, Purodigin, Puro-Toxin, Purpuren, Purpurid, Unidigin, Unitoxin, Variplastic

V Cardiotonicum (Digitalis purpurea-Sekundärglykosid), extern: Venotonicum

6033 *(4876)* $C_{41}H_{64}O_{14}$

20 830-75-5

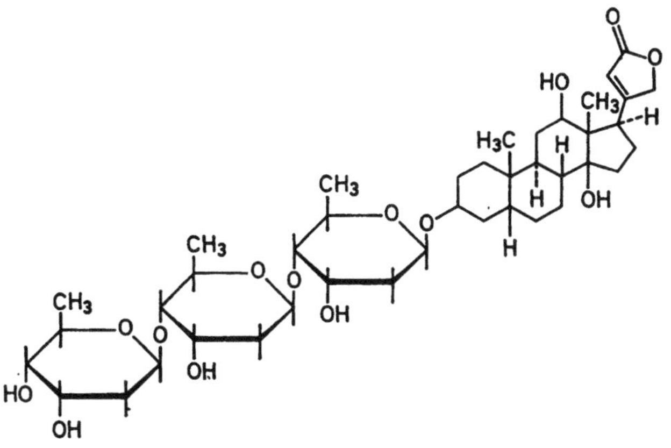

β,12β,14β-Trihydroxy-5β-card-20(22)-enolid-3-ridigitoxosid = Digoxigenin-3-tridigitoxosid = 3β,5β,12β)-3-[(*O*-2,6-Dideoxy-β-D-*ribo*-hexopyranosyl-(1 → 4)-*O*-2,6-dideoxy-β-D-*ribo*-hexopyranosyl-(1 → 4)-2,6-dideoxy-β-D-*ribo*-hexopyranosyl)oxy]-12,14-dihydroxycard-20(22)-enolid (●)

H vgl. auch Nrr. 6051, 6065, 6066

S Cardigox, Cardiogoxin, Cardiox, Cardioxin, Cardoxin „Remek; Vita Elixir", Cedoxin, Chemgoxin, Clondigox, Cogoxin, Coragoxine, Cordioxil, Davoxin, Dialoxin, Digacin, Digazolan, Digitab, Digitacor, Digolan, Digomal, Digosin, *Digossina*, Digostip, *Digoxin***, Dilacor, Dilanacin, Dixina, Erftocor, Eudigox, Fibroxin, *Hydroxydigitoxin*, Lanacordin, Lanacrist, Lanadicor, Lanadix, Lanicol, Lanicor, Lanorale, Lanoxin, Luaxin, Medigoxin „Medica", Natidigoxine, Natigoxin, Novodigal-Amp., Novodigoxin, *Oxydigitoxin*, Prodigox, Prodoxin, Rougoxin, Vanoxin, Winoxin

V Cardiotonicum (Digitalis lanata-Sekundärglykosid)

6034 *(4877)* $C_{41}H_{67}NO_{15}$

2751-09-9

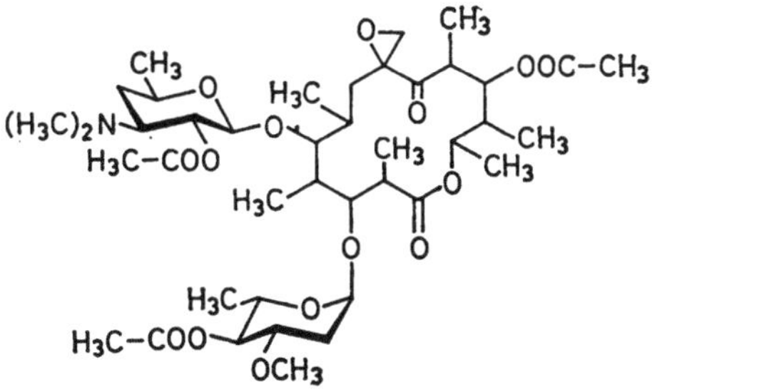

Stereoisomeres von 8,8a-Epoxy-11,13-dihydroxy-2,4,6,8,10,12-hexamethyl-9-oxo-3-(5-hydroxy-4-methoxy-6-methyltetrahydropyran-2-yloxy)-5-(4-dimethylamino-3-hydroxy-6-methyltetrahydropyran-2-yloxy)-tetradecansäure-1,13-lacton-triacetat = Oleandomycintriacetat(ester) (●)

S *Acetyloleandomycin*, Altomicina, Aovine, Benmicina, Cyclamycin, Evramicina, Evramycin, Germilene, Isomycin „Yamanouchi", Isotriacin, Matromicina, Matromycin T, Micotil, Oleanbel, Oleandocetine, Oleandocetyl, Oleandocyn-oral, Oleandom, *Oleandomycintriacetat*, Oleomycin, Olicin, Signemycin, Spectrobact, Tao, Taocin, Tekmisin, Toamina, Tolecid, Tradomicina, Treis-micina, Treolmicina, Triacet, *Triacetyloleandomycin*, Triacil, Trialandima, Triandomycin, Tribiocillina, Trilen „Lafare", Triocetin, Triolan, *Troleandomycin***, Viamicina, Wy 651, Wytrion

V Antibioticum

6035 $C_{41}H_{67}NO_{15}$
35 457-80-8

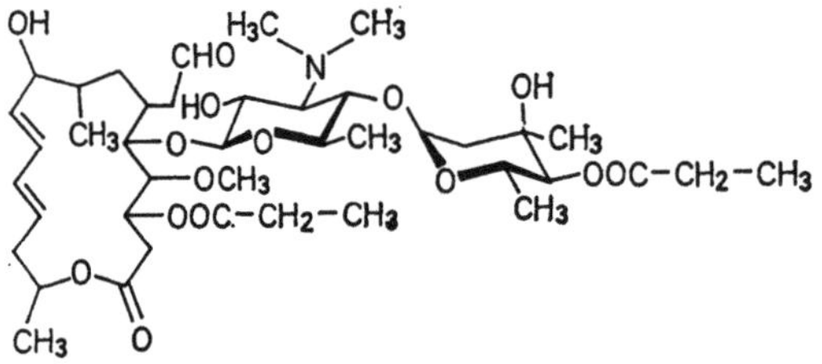

7-(Formylmethyl)-4,10-dihydroxy-5-methoxy-9,16-dimethyl-2-oxooxacyclohexadeca-11,13-trien-6-yl-3,6-dideoxy-4-*O*-(2,6-dideoxy-3-*C*-methyl-α-L-*ribo*-hexapyranosyl)-3-(dimethylamino)-β-D-glucopyranosid-4′,4″-dipropionat = Leucomycin-V-3,4B-dipropanoat (●)

S *Espinomycin A*₁, Medemycin, *Midecamycin***, *Mydecamycin*, SF-837, YL 704 B₁

V Antibioticum aus Streptomyces micarofaciens ATCC 21454

6036 $C_{41}H_{67}NO_{16}$
35 775-82-7

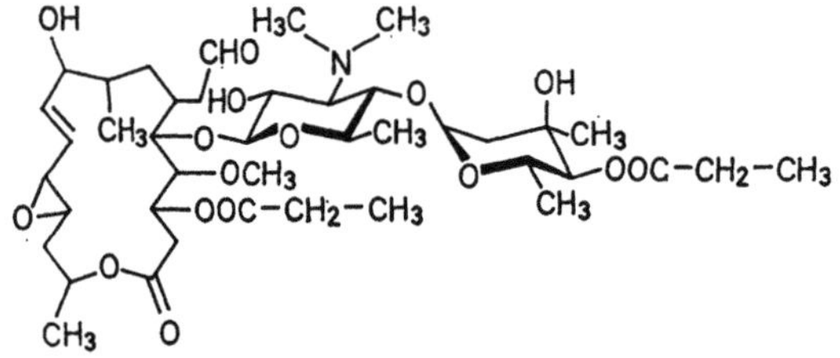

10-(Formylmethyl)-7,13-dihydroxy-8-methoxy-3,12-dimethyl-5-oxo-4-17-dioxabicyclo[14.1.0]heptadeca-14-en-9-yl-3,6-dideoxy-4-*O*-(2,6-dideoxy-3-*C*-methyl-α-L-*ribo*-hexapyranosyl)-3-(dimethylamino)-β-D-glucopyranosid-4″,7′-dipropionat = 12,13-Epoxy-12,13-dihydroleucomycin V-3,4B-dipropanoat (●)

H vgl. auch Nr. 6076

S *Maridomycin***, *Maridomycin III*

V Antibioticum aus Streptomyces hygroscopicus B 5050

6037 $C_{41}H_{69}NO_{14}$
14 289-25-9

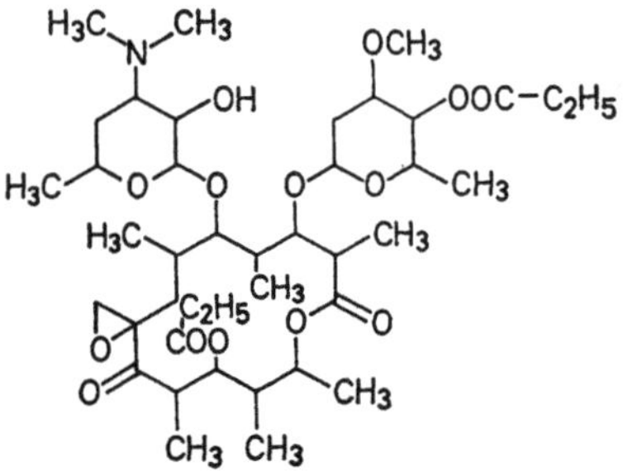

Oleandomycin-4′,11-dipropionat = Oleandomycin-4′,11-dipropanoat (●)

S *Diproleandomycin***

V Antibioticum

6038 *(4878)* $C_{42}H_{30}N_6O_{12}$
6556-11-2

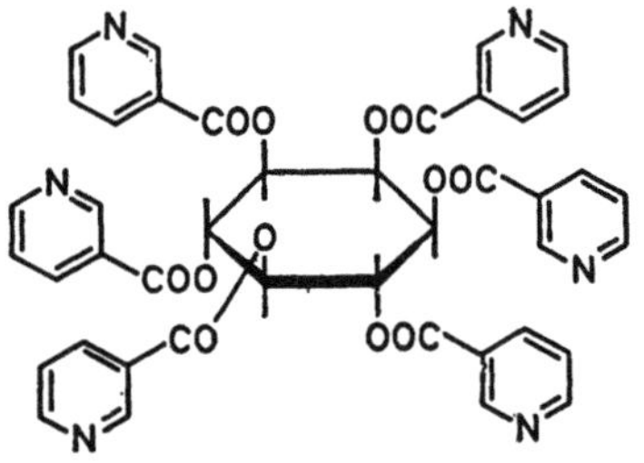

Mesoinosithexanicotinat = *myo*-Inositolhexa-3-pyridincarboxylat (●)

S Chilvinit, Cilfomide, Clevamin, Cyclit, Cycnate, Dilcit, Dilexpal, Ebelin, Esantene, Evicyl, Hexainosineat, Hexalmin, Hexanate, Hexanicit, Hexanicon, Hexanicotol, Hexanin, Hexaniton, Hexate, Hexatin, Hexit „Toho", Hexopal, Inochinate, Inosinit, *Inositol niacinate*, *Inositolnicotinat***, Kotanisit, Linodil, Mesonex, Mesosit, Mesotal, Nasky, Neonitin, Nicohexan, Nicosamin, Nicosinate, Nicosinit, Nicoster, Nicotol „Maruko", Nicoxatin, Nic-Ster, NSC-49506, Palohex, Physonit, Polysquall H, Romanit, Salex, Sannecit, Secotinen, Shikicit, Tolanate, Vasodil „Winthrop", Vasonicit, Vitanicit, Win 9154, Xatolone, Yonomol

V Vasodilatans, Aknetherapeuticum

6039 $C_{42}H_{32}N_6O_{12}$
6184-06-1

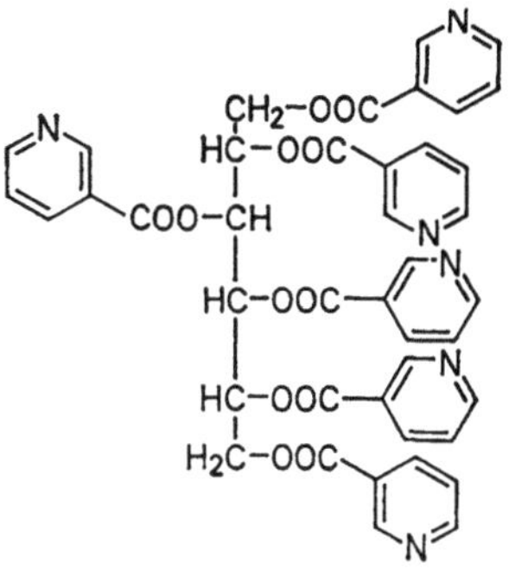

Sorbithexanicotinat = D-Glucitolhexa-3-pyridincarboxylat (●)

S Nicosorbina, Nicosterolo, *Sorbinicat***, *Sorbitoli nicotinas*

V Coronarvasodilatans

6040 *(4880)* $C_{42}H_{38}O_{20}$
517-43-1

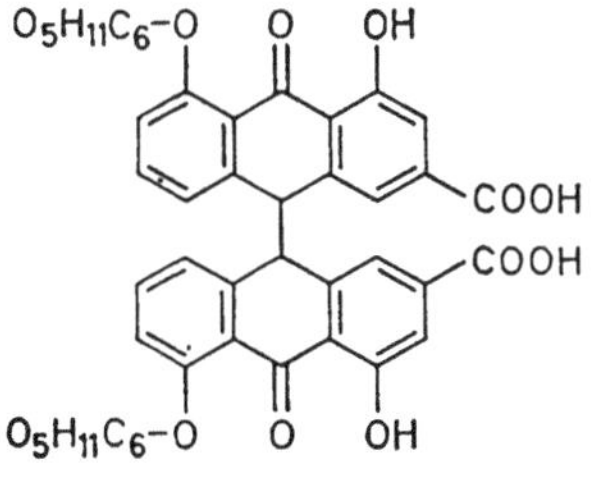

5,5′-Bis(β-D-glucopyranosyloxy)-9,9′,10,10′-tetrahydro-4,4′-dihydroxy-10,10′-dioxo[9,9′-bianthracen]-2,2′-dicarbonsäure (●)

H Gemisch der (+)-Form [Sennosid A (81-27-6)) und der meso-Form [Sennosid B (128-57-4)] [auch als Calciumsalze) (62211-03-4)]

S Amyron, Cathartin, Colonorm, Exprep, Forsenid, Glysennid, Laxenna, Prex, Pursennid, Ritasend, Senacide, Senactin, Senan, Senevacul, Sennaside, Sennatab, *Sennoside A + B*, Senokot, X-Praep, X-Prep

V Laxans (Sennesblätter-Glykoside)

6041 *(242 N)* $C_{42}H_{48}Cl_4N_2O_4$
19659-38-2

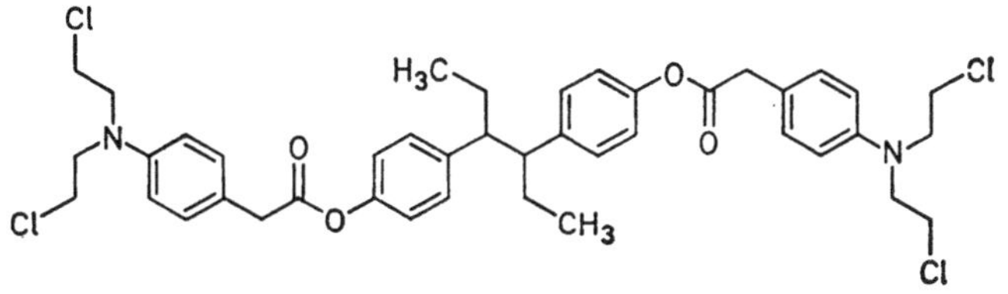

p,p′-(1,2-Diethylethyliden)-bis-{phenyl-[*p*-(2,2′-dichlordiethylamino)-phenylacetat]} = 4-[Bis(2-chlorethyl)amino]benzenessigsäure[1,2-diethyl-1,2-ethandiylbis(4,1-phenylen)]ester (●)

S Phenoestrol

V Cytostaticum

6042 *(4881)* $C_{42}H_{55}O_{12}P$

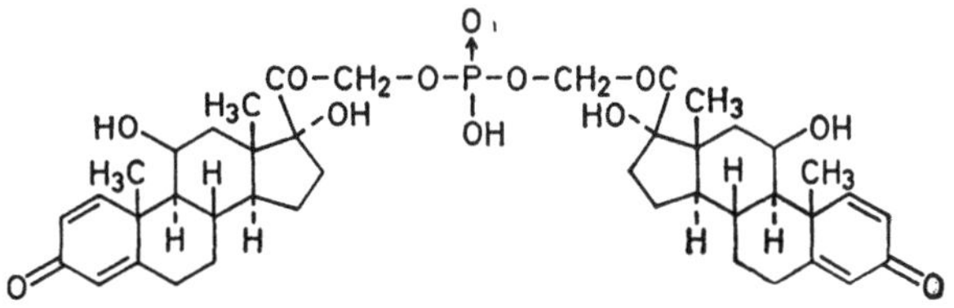

Bis-(11β,17α-dihydroxy-3,20-dioxo-1,4-pregnadien-21-yl)-hydrogenphosphat = Bis-(21-prednisolon)-phosphat = (11β)-21,21′-[Phosphinicobis(oxy)]bis[11,17-dihydroxypregna-1,4-dien-3,20-dion] (●)

H Natriumsalz (6546-55-0)

S *Diprednisolonnatriumphosphat*, Glucortin-ampuller

V lösliches Prednisolonderivat

6043 *(4882)* $C_{42}H_{59}O_{12}P$
20513-23-9

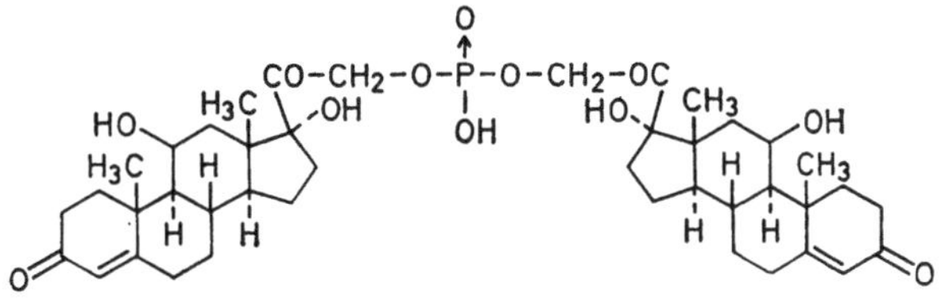

Bis-(11β,17α-dihydroxy-3,20-dioxo-4-pregnen-21-yl)-hydrogenphosphat = Bis-[17-hydroxycorticosteryl-(21)]-phosphat = (11β)-21,21'-[Phosphinicobis(oxy)]bis[11,17-dihydroxypregn-4-en-3,20-dion] (●)

H Natriumsalz (315-33-3)

S Actocortin, *Di-hydrocortison-natriumphosphat*, Venocortin

V lösliches Hydrocortisonderivat

6044 *(4883)* $C_{42}H_{62}O_{16}$ 1405-86-3

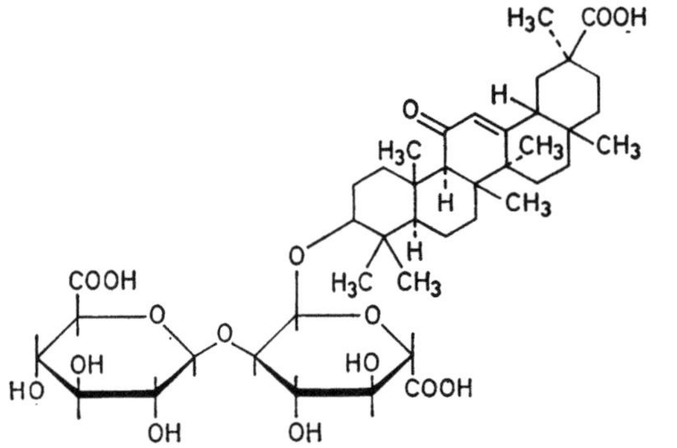

3β-Hydroxy-11-oxo-12-oleanen-30-säurediglucuronat = Glycyrrhetinsäurediglucuronsäureester = (3β,20β)-20-Carboxy-11-oxo-30-norolean-12-en-3-yl-2-*O*-β-D-glucopyranuronosyl-α-D-glucopyranosiduronsäure (●)

S *Acidum glycyrrhizinicum*, Dermacrin, Glycyron-Inj., Glycyrrhitin, *Glycyrrhizin(säure)*

V Expectorans, Antiphlogisticum, Antihämorrhagicum

6044-01 *(4883a)* 1407-03-0

H Ammoniumsalz

S Chiyorhizin AN, Rizinsan A

V Ulcustherapeuticum, Dermaticum

6044-02 *(4883b)* 11052-18-9

H Kaliumsalz

S Chiyorhizin K, Glyrin, Rizinsan K

6044-03 *(4883c)* 11006-73-8

H Aluminiumsalz

S Régacid, Rizinsan AL

V Magentherapeuticum, Antidot

6045 *(4884)* $C_{42}H_{64}O_4$

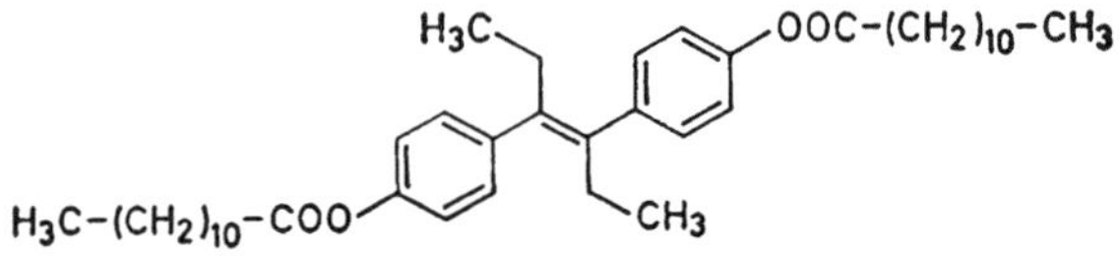

trans-p,p'-(1,2-Diethylvinylen)-bis-(phenyldodecanoat) = *trans*-4,4'-Dihydroxy-α,β-diethylstilbendilaurat = (*E*)-4,4'-(1,2-Diethyl-1,2-ethendiyl)-bis[phenol]didodecanoat (●)

S Acnestrol-Lotion, *Diäthylstilböstroldilaurat*

V Östrogen

6046 *(4885)'* $C_{42}H_{64}O_{15}$ 3261-53-8

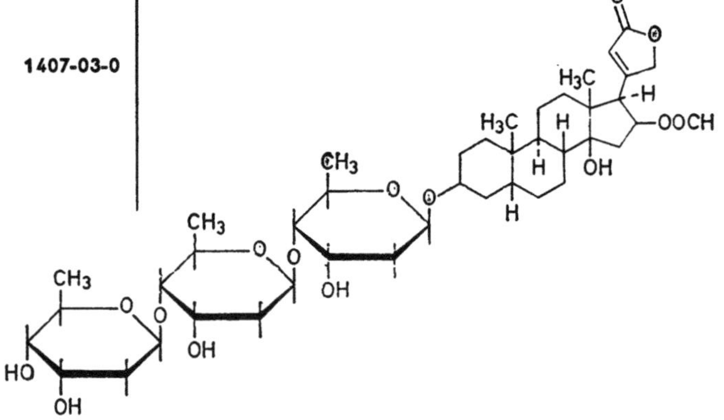

3β,14β-Dihydroxy-16β-formyloxy-5β-card-20(22)-enolid-3-tridigitoxosid = Gitaloxigenin-3-tridigitoxosid = (3β,5β,16β)-3-[(*O*-2,6-Dideoxy-β-D-*ribo*-hexopyranosyl-(1 → 4)-*O*-2,6-dideoxy-β-D-*ribo*-hexopyranosyl-(1 → 4)-2,6-dideoxy-β-D-*ribo*-hexapyranosyl)oxy]-16-(formyloxy)-14-hydroxy-card-20(22)-enolid (●)

S Cristaloxine, Formigital, *16-Formylgitoxin*, *Gitaloxin***

V Cardiotonicum (Lanatosid E-Spaltprodukt)

6047 *(4886)*

$C_{42}H_{64}O_{19}$

11 005-64-4

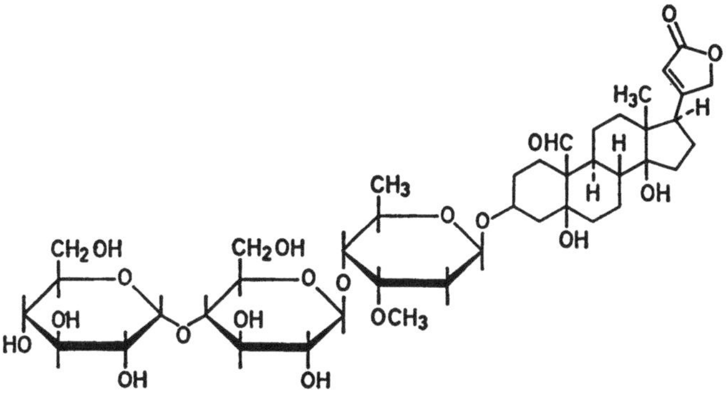

3β,5,14-Trihydroxy-19-oxo-5β-card-20(22)-enolid-3-D-cymaro-β-D-gluco-α-D-glucosid = k-Strophanthidin-3-cymaroglucoglucosid = (3β,5β)-3-[(*O*-α-D-Glucopyranosyl-(1 → 4)-*O*-β-D-glucopyranosyl-(1 → 4)-2,6-dideoxy-3-*O*-methyl-β-D-*ribo*-hexopyranosyl)oxy]-5,14-dihydroxy-19-oxocard-20(22)-enolid (●)

H vgl. auch Nr. 5974

S Castrosid, Estrofosid, Liostrofanto, Strofan-K, Strofopan, Strofosid, *k-Strophanthin-γ*, *k-Strophanthosid*, Strophosid

V Cardiotonicum (Strophanthus Kombé-Glykosid)

6048

$C_{42}H_{64}O_{19}$

37 933-66-7

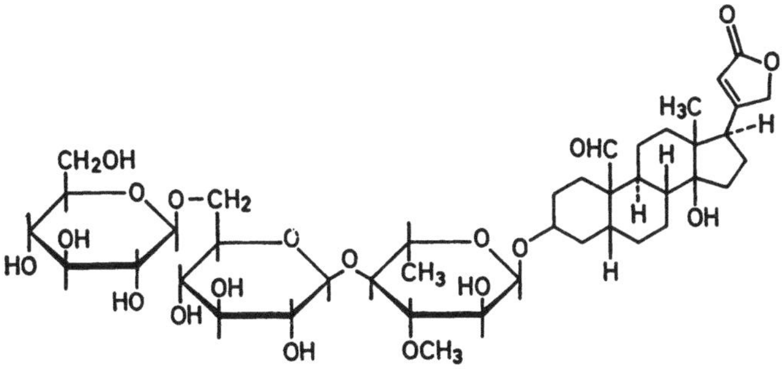

3β,14β-Dihydroxy-19-oxo-5β-card-20(22)-enolid-3-α-L-theveto-β-D-gluco-β-D-glucosid = Cannogenin-3-thevetoglucoglucosid = (3β,5β)-3-[(*O*-β-D-Glucopyranosyl-(1 → 6)-*O*-D-glucopyranosyl-(1 → 4)-6-deoxy-3-*O*-methyl-α-L-glucopyranosyl)-oxy]-14-hydroxy-19-oxocard-20(22)-enolid (●)

S Tevosid, *Thevetin A*

V Cardiotonicum (Glykosid aus Thevetia neriifolia)

6049 $C_{42}H_{65}N_{11}O_{12}S_2$

26 995-91-5

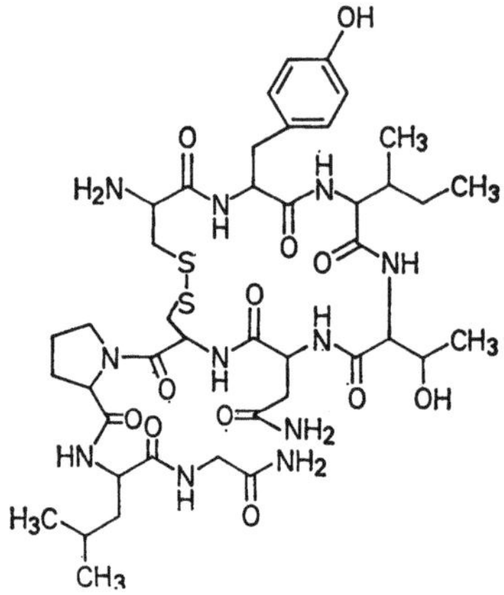

4-L-Threoninoxytocin (●)

S Metrodin, *Treoxytocin*

V Oxytocicum

6051 *(243 N)* $C_{42}H_{66}O_{14}$

30 685-43-9

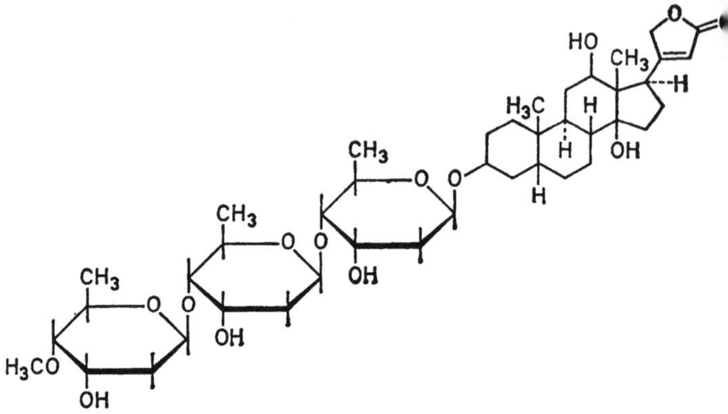

3β,12β,14β-Trihydroxy-5β-card-20(22)-enolid-3-(4‴-*O*-methyltridigitoxosid) = Digoxigenin-3-(4‴-*O*-methyltridigitoxosid) = 4‴-*O*-Methyldigoxin = (3β,5β,12β)-3-[(*O*-2,6-Dideoxy-4-*O*-methyl-β-D-*ribo*-hexopyranosyl-(1 → 4)-*O*-2,6-dideoxy-β-D-*ribo*-hexopyranosyl-(1 → 4)-2,6-dideoxy-β-D-*ribo*-hexopyranosyl)oxy]-12,14-dihydroxy-card-20(22)-enolid (●)

S Lanirapid, Lanitop, *Medigoxin*, *β-Methyldigoxin*, *Metildigoxin***, Metidi

V Cardiotonicum

6050 $C_{42}H_{65}N_{13}O_{10}$

34 273-10-4

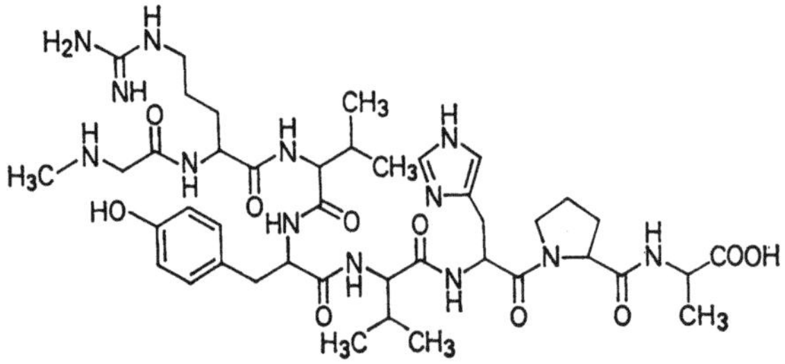

N-[1-[*N*-[*N*-[*N*-[*N*-[N^2-(*N*-Methylglycyl)-L-arginyl]-L-valyl]-L-tyrosyl]-L-valyl]-L-histidyl]-L-prolyl]-L-alanin = 1-[(*N*-Methylglycin)-5-L-valin-8-L-alaninangiotensin II (●)

H Acetathydrat (39 698-78-7)

S P 113, *Saralasinacetat***, Sarenin

V Antihypertonicum

6052 *(4887)*

$C_{42}H_{66}O_{18}$
27127-79-3

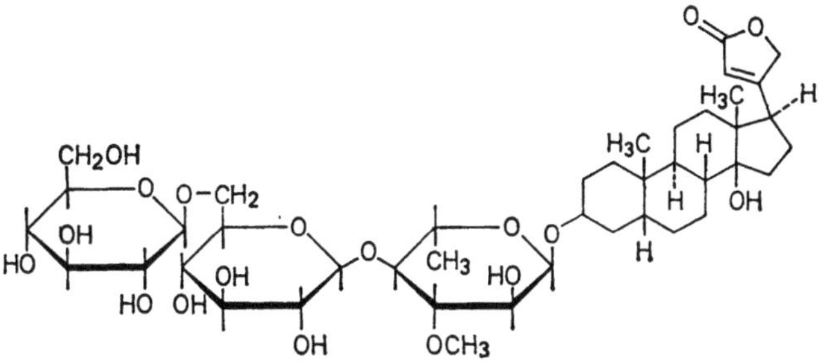

3β,14β-Dihydroxy-5β-card-20(22)-enolid-3-α-L-theveto-β-D-gluco-β-D-glucosid = Digitoxigenin-3-thevetoglucoglucosid = (3β,5β)-3-[(*O*-β-D-Glucopyranosyl-(1 → 6)-*O*-D-glucopyranosyl-(1 → 4)-6-deoxy-3-*O*-methyl-α-L-glucopyranosyl)oxy]-14-hydroxycard-20(22)-enolid (●)

S *Cerberosid,* Tevecrisan, Tevina, Thevanid, Thevanil, *Thevetin (B),* Theviline, Thévina

V Cardiotonicum (Glykosid aus Thevetia neriifolia und Cerbera odollam)

6053 *(4888)*

$C_{42}H_{67}NO_{16}$
4564-87-8

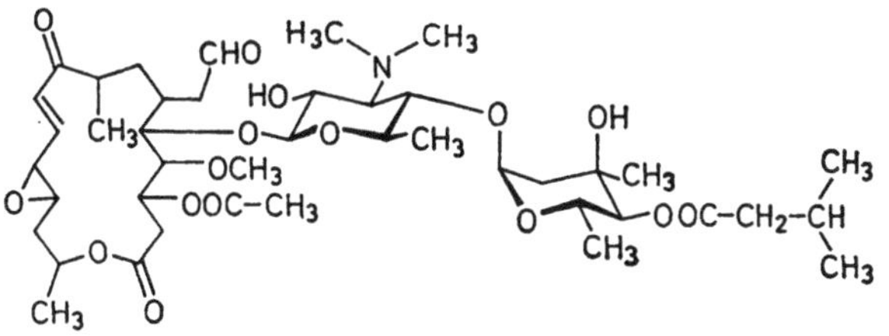

(12*R*, 13*S*)-9-Deoxy-12,13-epoxy-12,13-dihydro-9-oxoleucomycin V-3-acetat-4B-(3-methylbutanoat) (●)

S *Carbomycin**, D-Mycin, M-4209, Magnamycin

V Antibioticum aus Streptomyces halstedii

6054 *(4889)*

$C_{42}H_{68}N_2O_2$
3625-07-8

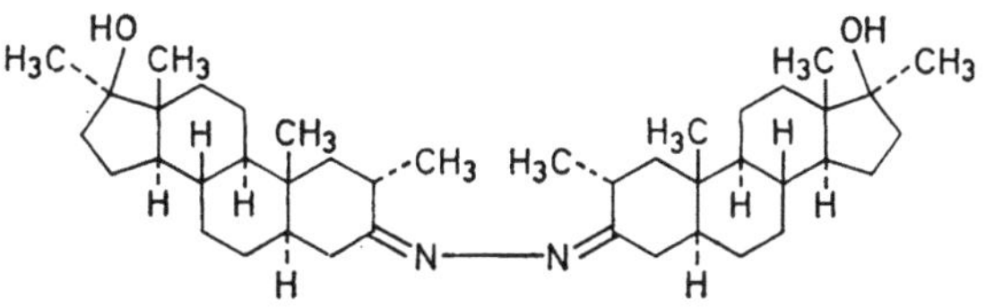

17β-Hydroxy-2α,17α-dimethyl-5α-androstan-3-on-3,3′-azin = 2α,17α-Dimethyl-5α-androstan-17β-ol-3,3′-azin = (2α,5α,17β)-17-Hydroxy-2,17-dimethylandrostan-3-on[(2α,5α,17β)-17-hydroxy-2,17-dimethylandrostan-3-yliden]hydrazon (●)

S *Dimetazin, Dimethazine,* Dimetina „Neofarma“, Dostalon, *Mebolazin***, Roxilon

V Anabolicum

6055 *(4866)* $C_{42}H_{69}NO_{15}$

56 689-45-3

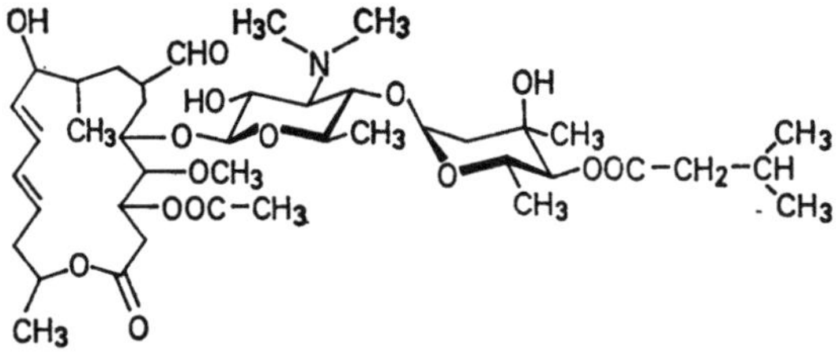

8-Formyl-4,11-dihydroxy-5-methoxy-10,17-dimethyl-2-oxooxacycloheptadeca-12,14-dien-6-yl-3,6-dideoxy-4-*O*-(2,6-dideoxy-3-*C*-methyl-α-L-*ribo*-hexopyranosyl)-3-dimethylamino-β-D-glucopyranosid-4′-acetat-4″-isovalerat = 4-(Acetyloxy)-6-[[3,6-dideoxy-4-*O*-[2,6-dideoxy-3-*C*-methyl-4-*O*-(3-methyl-1-oxobutyl)-α-L-*ribo*-hexopyranosyl]-3-(dimethylamino)-β-D-glucopyranosyl]oxy]-11-hydroxy-5-methoxy-10,17-dimethyl-2-oxooxacycloheptadeca-12,14-dien-8-carboxaldehyd (●)

H nach älteren Angaben Leucomycin V-3-acetat-4^B-(3-methylbutanoat) (16846-24-5)

S EN-141, Jomybel, *Josamycin***, Josaxin, Proxacin, *Yosamicina*, Yosaxin

V Antibioticum aus Streptomyces narbonensis var. josamyceticus

---

6056 $C_{43}H_{49}N_7O_{10}$

23152-29-6

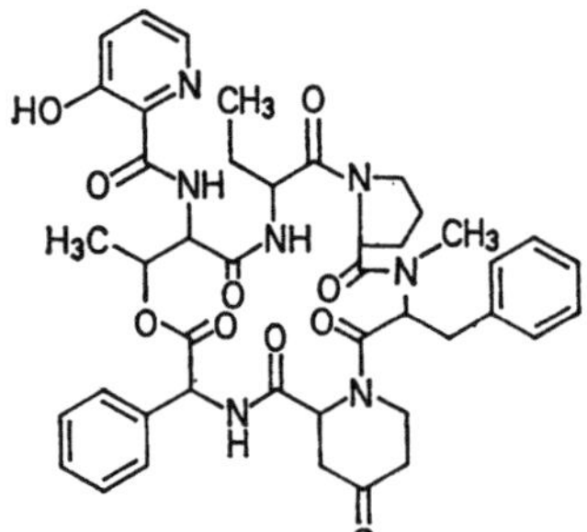

N-[(3-Hydroxy-2-pyridinyl)carbonyl]-L-threonyl-D-α-aminobutyryl-L-prolyl-*N*-methyl-L-phenylalanyl-4-oxo-L-pipecoloyl-L-2-phenylglycin-ρ-lacton (●)

H vgl. auch Nr. 5672-01

S Staphylomycin S, *Virginiamycin* S_1

V Antibioticum aus Streptomyces virginia

6057 *(4890)* $C_{43}H_{50}N_2O_7S_2$

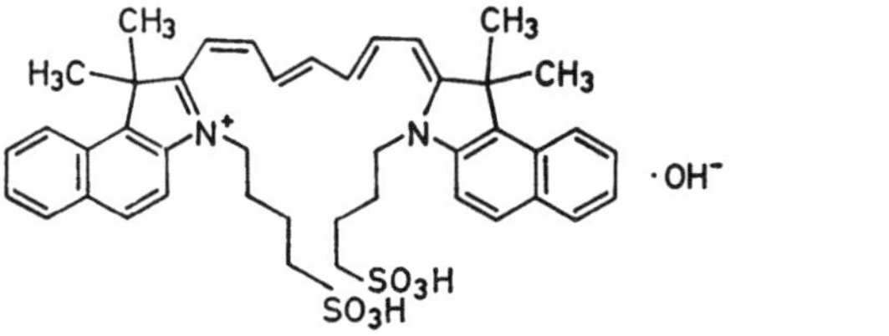

2-{7-[1,1-Dimethyl-3-(4-sulfobutyl)-benz[*e*]indolin-2-yliden]-1,3,5-heptatrienyl}-1,1-dimethyl-3-(4-sulfobutyl)-1*H*-benz[*e*]indoliumhydroxid = 3,3,3′,3′-Tetramethyl-1,1′-bis-(4-sulfobutyl)-4,5,4′,5′-dibenzoindotricarbocyanin = 2-[7-[1,3-Dihydro-1,1-dimethyl-3-(4-sulfobutyl)-2*H*-benz[*e*]-indol-2-yliden]-1,3,5-heptatrienyl]-1,1-dimethyl-3-(4-sulfobutyl)-1*H*-benz[*e*]indoliumhydroxid (●)

H Natriumsalz-Jodid (3599-32-4)

S Cardio-Green, Diagnogreen, Fox green, *Indocyanine green*, *Indozyaningrün*, Ujoviridin, Wofaverdin

V Farbstoff zur Herz- und Kreislaufdiagnostik und Leberfunktionsprüfung

---

6058 *(4891)* $C_{43}H_{54}N_2O_{14}$

23412-26-2

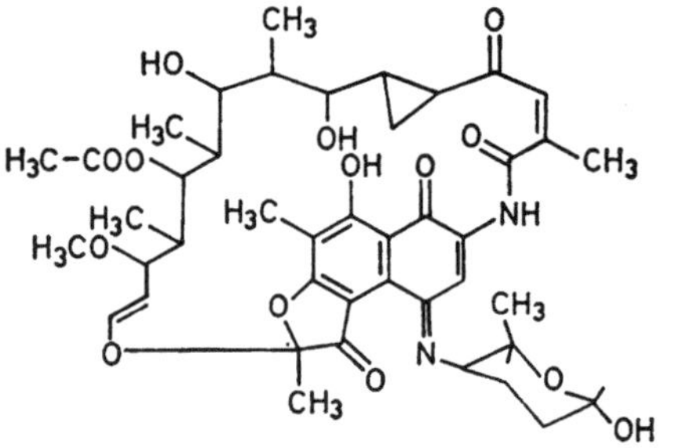

S *Tolypomycin Y*

V Antibioticum aus Streptomyces tolypophorus

6059 *(4892)* $C_{43}H_{58}N_2O_{13}$
2750-76-7

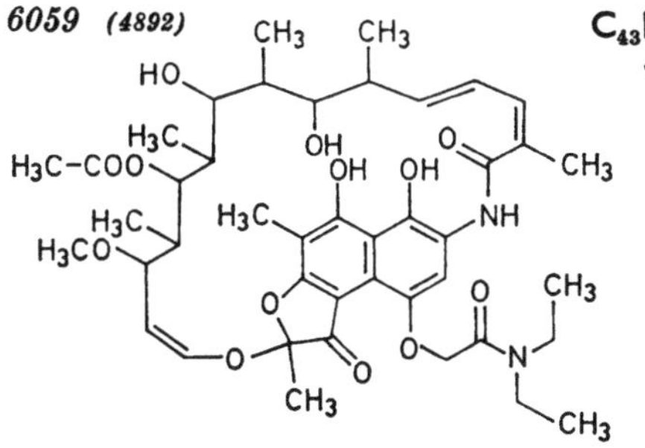

5,6,9,17,19,21-Hexahydroxy-23-methoxy-2,4,12,16,18,20,22-heptamethyl-2,7-(epoxypentadeca-1,11,13-trienimino)-naphtho[2,1-*b*]furan-1,11(2*H*)-dion-21-acetat-9-*O*-essigsäurediethylamid = *N*,*N*-Diethylrifamycin-B-amid = 4-*O*-[2-(Diethylamino)-2-oxoethyl]rifamycin (●)

S M/14, *Rifamid**, *Rifammide*, *Rifamycin M-14*, Rifocin M

V Antibioticum

6060 *(4893)* $C_{43}H_{58}N_4O_{12}$
13292-46-1

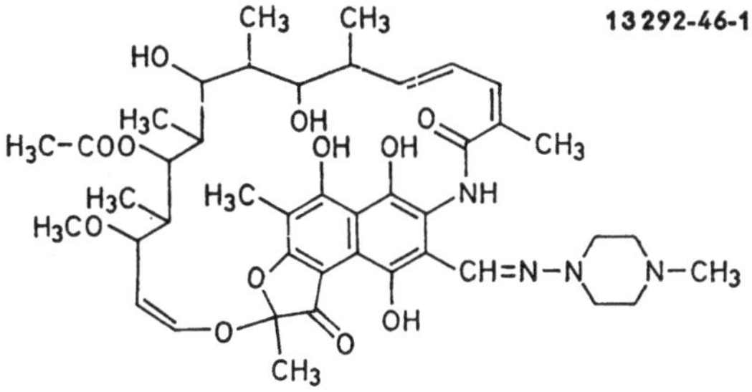

5,6,9,17,19,21-Hexahydroxy-23-methoxy-2,4,12,16,18,20,22-heptamethyl-8-[*N*-(4-methyl-1-piperazinyl)-formimidoyl]-2,7-(epoxypentadeca-1,11,13-trienimino)-naphtho[2,1-*b*]furan-1,11(2*H*)-dion-21-acetat = 3-(4-Methyl-1-piperazinyliminomethyl)-rifamycin SV = 3-[[(4-Methyl-1-piperazinyl)-imino]methyl]rifamycin (●)

S Archidyn, Arficin, Ba-41166, Daral, Eurifam, Fenampicin, Feronia, L-5103 Lepetit, NSC-113926, RAMP, Richtedin, Rifa, Rifadin(e), Rifagen, Rifal, Rifaldazine, Rifaldin, Rifam, *Rifampicin***, *Rifampin*, *Rifamycin AMP*, Rifaprodin, Rifobac, Rifoldin(e), Rifonilo, Riforal, Rimactan, Ripamisin, Tubocin

V Antibioticum

6061 *(4894)* $C_{43}H_{58}O_{11}$
12766-32-4

S *Goniodomin*

V fungicides Antibioticum aus einer Goniodoma-Species (Dinoflagellatae)

6062 *(4895)* $C_{43}H_{65}N_{11}O_{12}S_2$
113-78-0

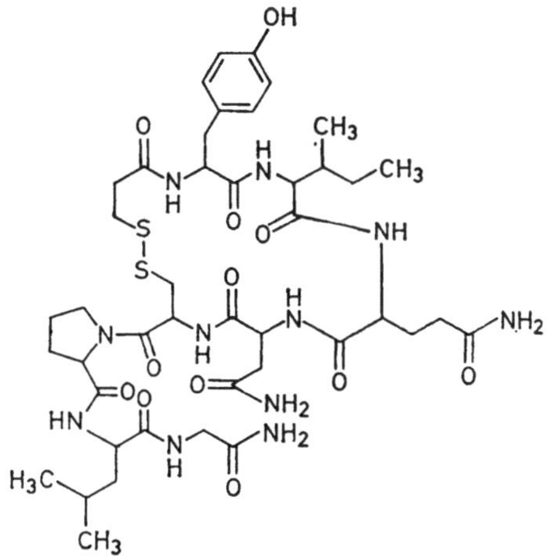

1-(3-Mercaptopropionsäure)-oxytocin = 1-(3-Mercaptopropansäure)oxytocin (●)

S *Demoxytocin***, *Desaminooxytocin*, ODA 914, Sandopart

V Oxytocicum

6063 *(4896)* $C_{43}H_{66}N_{12}O_{12}S_2$
50-56-6

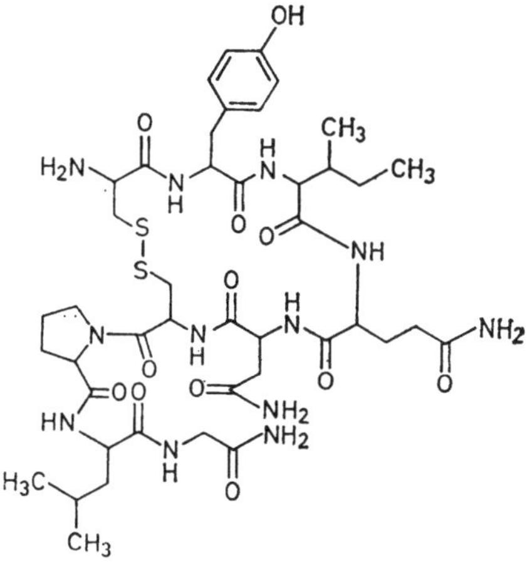

S *α-Hypophamine*, Intertocine-S, Ipofamin, *Ocytocin*, Orasthin, Orastina, *Ossitocina*, OTS 68, Oxystin, *Oxytocin***, Partocon, Pitocin, Piton-S, Pituilobine, Pitupartin, Synpitan, Syntocinon, Utedrin, Uteracon

V Hypophysenhinterlappenhormon (Oxytocicum)

6064 *(4897)*

$C_{43}H_{66}O_{14}$
1111-39-3

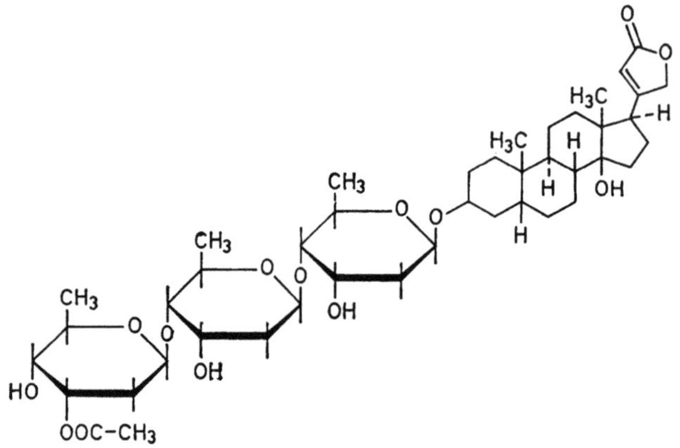

3β,14β-Dihydroxy-5β-card-20(22)-enolid-3-monoacetyltridigitoxosid = Digitoxigenin-3-monoacetyltridigitoxosid = Acetyldigitoxin-α = (3β,5β)-3-[(*O*-3-*O*-Acetyl-2,6-dideoxy-β-D-*ribo*-hexopyranosyl-(1 → 4)-*O*-2,6-dideoxy-β-D-*ribo*-hexopyranosyl-(1 → 4)-2,6-dideoxy-β-D-*ribo*-hexopyranosyl)-oxy]-14-hydroxycard-20(22)-enolid (●)

S Acedigal, Acedoxin, *Acetil-Digitoxina*, *Acetyl-digitoxin***, Acigoxin, Acylanid, Acylanil, Digicetyl, Inomax medio, Lanacetyl, Nidacil

V Cardiotonicum (Digitalis lanata-Glykosid)

6065 *(4898)*

$C_{43}H_{66}O_{15}$
5511-98-8

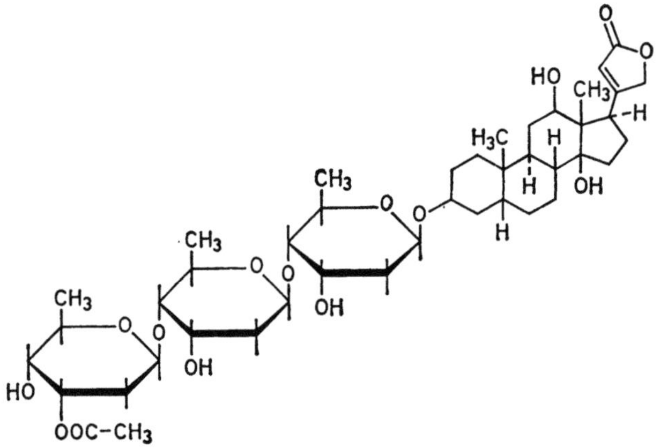

3β,12β,14β-Trihydroxy-5β-card-20(22)-enolid-3-monoacetyltridigitoxosid = Digoxigenin-3-monoacetyltridigitoxosid = α-Acetyldigoxin = (3β,5β,12β)-3-[(*O*-3-*O*-Acetyl-2,6-dideoxy-β-D-*ribo*-hexopyranosyl-(1 → 4)-*O*-2,6-dideoxy-β-D-*ribo*-hexopyranosyl)-(1→4)-2,6-dideoxy-*β*-D-*ribo*-hexopyranosyl)oxy]-12,14-dihydroxycard-20(22)-enolid (●)

S α-*Acetyldigoxin*, AD 125, Acygoxine, Agolanid, Cedigocin(a), Cedigossina, Decardil, *Desglucolanatosid C*, Dioxanin, Gewacor, Lanadigin, Lanatilin, Sandolanid

V Cardiotonicum (Digitalis lanata-Glykosid)

6066 *(4899)*

$C_{43}H_{66}O_{15}$
5355-48-6

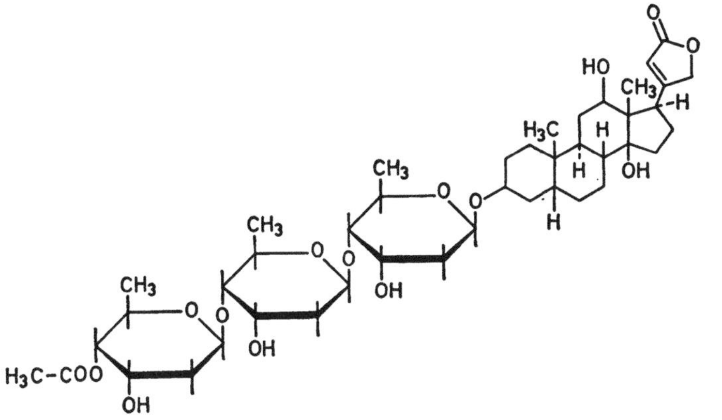

3β,12β,14β-Trihydroxy-5β-card-20(22)-enolid-3-monoacetyltridigitoxosid = Digoxigenin-3-monoacetyltridigitoxosid = β-Acetyldigoxin = (3β,5β,12β)-3-[(*O*-4-*O*-Acetyl-2,6-dideoxy-β-D-*ribo*-hexopyranosyl-(1 → 4)-*O*-2,6-dideoxy-β-D-*ribo*-hexopyranosyl-(1 → 4)-2,6-dideoxy-β-D-*ribo*-hexopyranosyl)oxy]-12,14-dihydroxycard-20(22)-enolid (●)

S *β-Acetyldigoxin, Beta-Acetyldigoxin,* Digidesit, Digotab, β-Digoxin-Medice, Novodigal

V Cardiotonicum (Digitalis lanata-Glykosid)

6067 *(71 E)*

$C_{43}H_{66}O_{15}$
7242-07-1

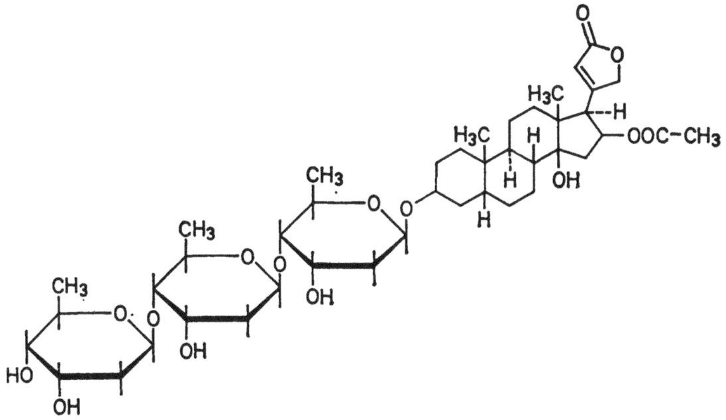

16β-Acetoxy-3β,14β-dihydroxy-5β-card-20(22)-enolid-3-tridigitoxosid = Gitoxigenin-16-acetat-3-tridigitoxosid = (3β,5β,16β)-16-(Acetyloxy)-3-[(*O*-2,6-dideoxy-β-D-*ribo*-hexopyranosyl-(1 → 4)-*O*-2,6-dideoxy-β-D-*ribo*-hexopyranosyl)-(1→4)-2,6-dideoxy-*β*-D-*ribo*-hexopyranosyl)oxy]-14-hydroxycard-20(22)-enolid (●)

S *16-Acetylgitoxin, Acetylgitoxinum,* 16-AG, Resorptol

V Cardiotonicum

6068 *(4900)* $C_{43}H_{67}N_{15}O_{12}S_2$
113-80-4

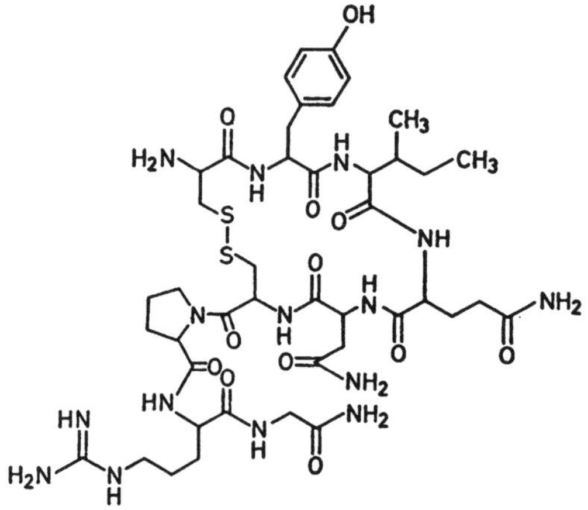

8-L-Argininoxytocin (●)

S *Argiprestocin***

V Antidiureticum, Oxytocicum (Peptidhormon)

6069 *(4901)* $C_{43}H_{74}N_2O_{14}$
24916-50-5

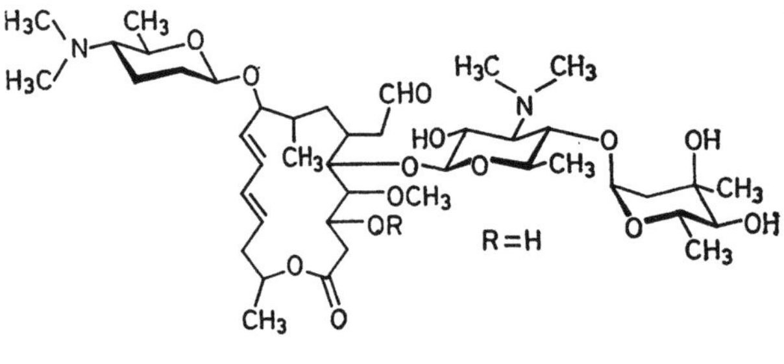

9-*O*-[2,3,4,6-Tetradeoxy-4-(dimethylamino)-D-*erythro*-hexopyranosyl]leucomycin V (●)

S *Spiramycin I, Spiramycin A*

V Antibioticum aus Streptomyces ambofaciens

6069-01 *(4901a)* **8025-81-8**

H Gemisch mit Spiramycin II (B) (R = —CO—CH_3) und Spiramycin III (C) (R = —CO—CH_2—CH_3)

S Amplomycin, Entero-Pork, *Espiramicina*, Foromacidin, IL 5902, NSC-64393, Provamicina, Provamycin, Rovamicina, Rovamycine, 5337 R.P., Selectomycin, Sequamycin, *Spiramycin***, Suanovil

V Antibioticum aus Streptomyces ambofaciens

6070 *(4902)* $C_{43}H_{75}NO_{16}$
41 342-53-4

Erythromycinethylsuccinat = Erythromycin-2'-(ethylbutandioat) (●)

S Abboject, Abboticine-Amp., Ambamida, E.E.S. 400, Eromerzin-Granulat, Erypétrine-Susp., Erythrocin-I.M., Erythroforte, Erythroped, Gallimycin-Inject., Nolamit, Paediathrocin, Pediamycin, Rotacin-Syr., Rubromycin-Syr., Rythrocaps, Troxilin

V Antibioticum

6071 $C_{43}H_{90}N_2O_2$
35 607-20-6

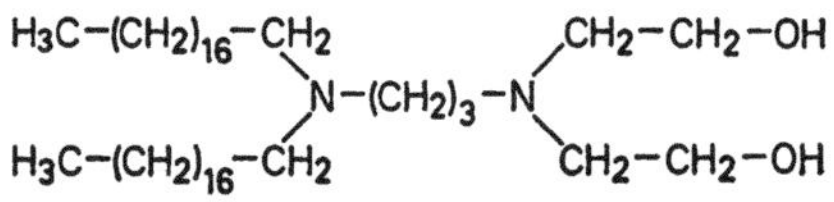

2,2'-[3-(Dioctadecylamino)-propylimino]-diethanol = 2,2'-[[3-(Dioctadecylamino)propyl]imino]-bis[ethanol] (●)

S CP-20961

V Virustaticum

6072 *(4903)* $C_{44}H_{52}N_4O_4$

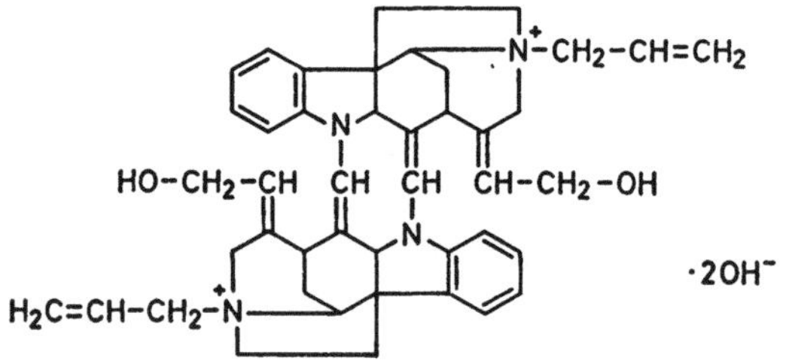

Diallyl-bis-nor-toxiferin = 4,4'-Didemethyl-4,4'-di-2-propenyltoxiferin I-dihydroxid (●)

H Dichlorid (15180-03-7)

S *Alcuroniumchlorid***, Alloferin, Allofèrine, *Alnortoxiferin*, Aloferin, DANT, Dialferin, Dialloferin, Nortoxiferina „Lux"; Ro 4-3816, Toxiferine „Roche"

V curareartig wirkendes Muskelrelaxans

6073 *(4905)* $C_{44}H_{62}N_8O_{11}$

299-20-7

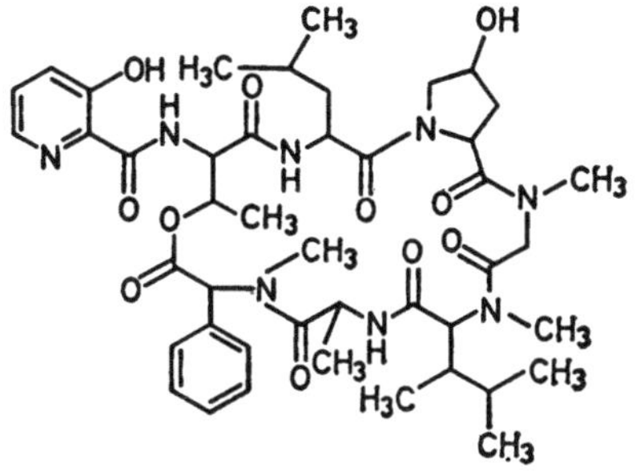

3-Hydroxypicoloyl-threonyl-D-leucyl-D-allohydroxyprolyl-sarkosyl-*β*,*N*-dimethyl-L-leucyl-L-alanyl-*α*-phenylsarkosinlacton = *N*-[*N*-[*N*-[*N*-[4-*allo*-Hydroxy-1-[*N*-[*N*-[(3-hydroxy-2-pyridinyl)carbonyl]-L-threonyl]-D-leucyl]-D-prolyl]-*N*-methylglycyl]-*N*,3-dimethyl-L-leucyl]-L-alanyl]-*N*-methyl-L-2-phenylglycin-*υ*-lacton (●)

S *Antibioticum 6613*, Etamycin, *Viridogrisein*

V Antibioticum aus Streptomyces griseus

6074 $C_{44}H_{64}N_2O_4S$

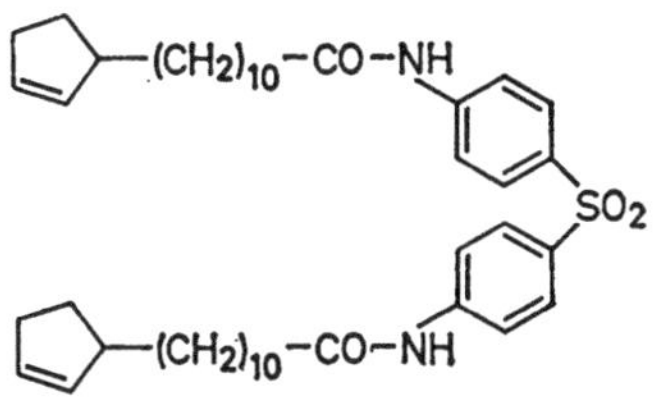

p,p'-Sulfonyl-bis-hydnocarpussäureanilid = 4,4'-Bis-(hydnocarpoylamino)-diphenylsulfon = *N,N'*-[Sulfonylbis(4,1-phenylen)]bis[2-cyclopenten-1-undecanamid] (●)

S Hydnosulphone

V Lepra-Chemotherapeuticum

6075 *(4906)* $C_{44}H_{68}N_{12}O_{12}S_2$

2706-70-9

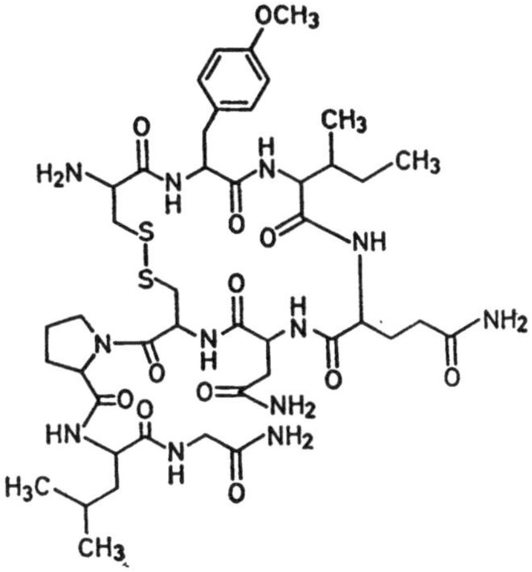

2-(*O*-Methyl-L-tyrosin)oxytocin (●)

S *Mesotocin*, Methyloxytocin „Spofa", OMO

V Uterotonicum

6076 $C_{44}H_{71}NO_{17}$

35775-84-9

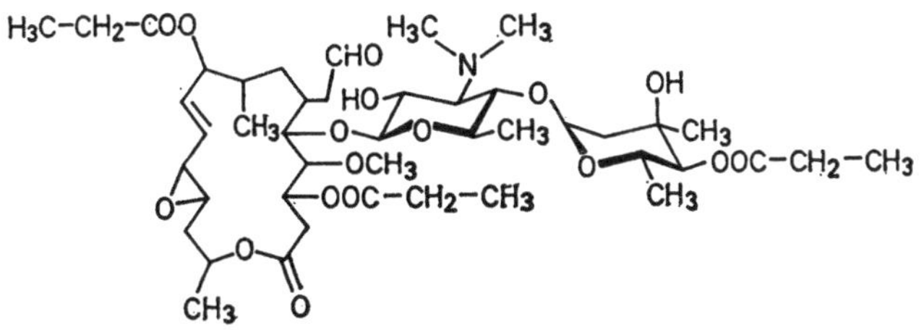

12,13-Epoxy-12,13-dihydroleucomycin V-3,4[B],9-tripropanoat (●)

S *Maridomycinpropionat*, *9-Propionylmaridomycin*, Remimycin

V Antibioticum

6077 *(4907)* $C_{45}H_{32}N_6O_6$

6148-08-9

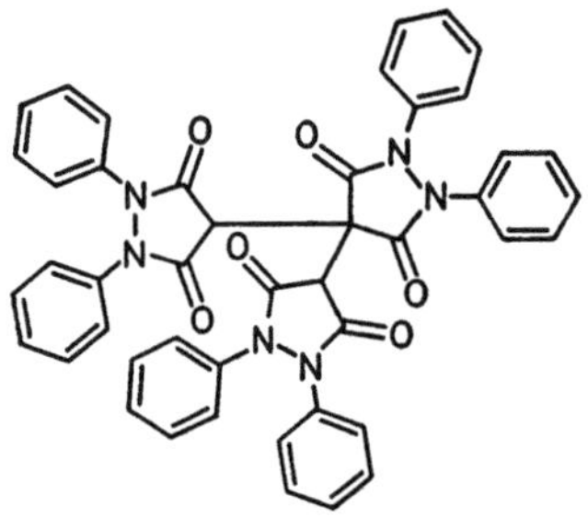

4,4-Bis(3,5-dioxo-1,2-diphenyl-4-pyrazolidinyl)-1,2-diphenyl-3,5-pyrazolidindion (●) = 1,1′,1″,2,2′,2″-Hexaphenyl-4,4′:4′,4″-terpyrazolidin-3,3′,3″,5,5′,5″-hexon

S DA 369, *Tripirafene, Tripyraphene, Tripyrazolidinyl*

V Antipyreticum, Antirheumaticum

6078 *(4908)* $C_{45}H_{52}O_8$

15 301-67-4

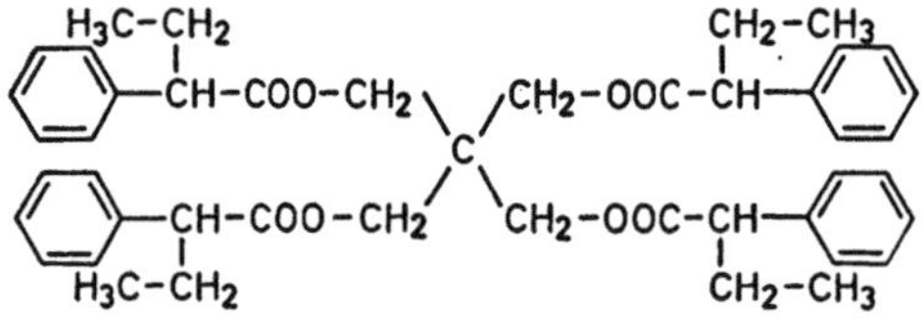

2,2-Bis-(hydroxymethyl)-propan-1,3-diol-tetrakis-[(±)-2-phenylbutyrat] = Pentaerythrit-tetrakis-[(±)-2-phenylbutyrat] = α-Ethylbenzenessigsäure-2,2-bis[(1-oxo-2-phenylbutoxy)methyl]-1,3-propandiylester (●)

S *Feneritrol***, SD 149-01

V Hypercholesterinämicum

6079 *(4909)* $C_{45}H_{54}N_8O_{10}$

3131-03-1

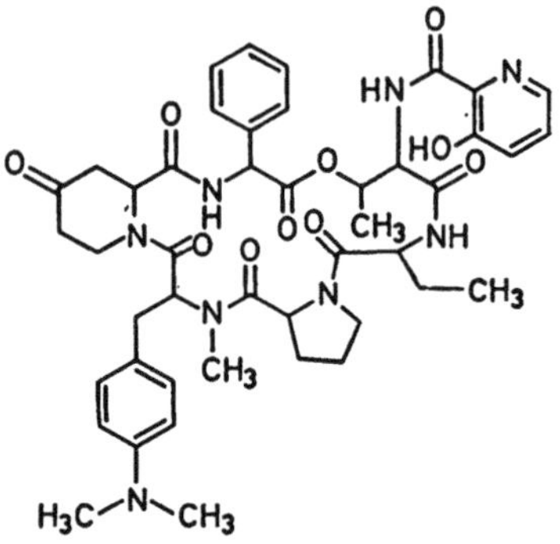

4-[4-(Dimethylamino)-*N*-methyl-L-phenylalanin]-virginiamycin S_1 (●)

S *Mikamycin B, Ostreogrycin B,* PA 114 B, *Pristinamycin-Komponente IA, Vernamycin B_α*

V Antibioticum aus Streptomyces mitakaensis bzw. loidensis bzw. ostreogriseus

6079-01 *(4909a)* 11 006-49-8

H Gemisch mit Nr. 5672 und geringen Mengen weiterer Komponenten

S Piostacin(a), *Pristinamycin***, Pyostacine, 7293 R.P., Stapyocine

V Antibioticum aus Streptomyces pristinaespiralis

6080 *(4910)* $C_{45}H_{57}N_3O_9$

26 048-05-5

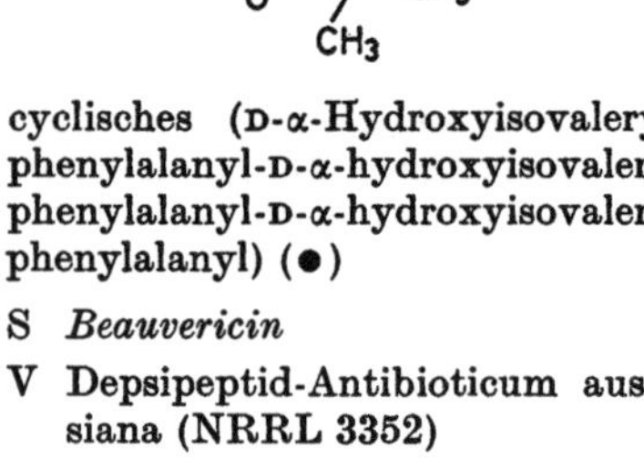

cyclisches (D-α-Hydroxyisovaleryl-*N*-methyl-L-phenylalanyl-D-α-hydroxyisovaleryl-*N*-methyl-L-phenylalanyl-D-α-hydroxyisovaleryl-*N*-methyl-L-phenylalanyl) (●)

S *Beauvericin*

V Depsipeptid-Antibioticum aus Beauveria bassiana (NRRL 3352)

6081 $C_{45}H_{61}N_{13}O_{13}S_2$
34044-11-6

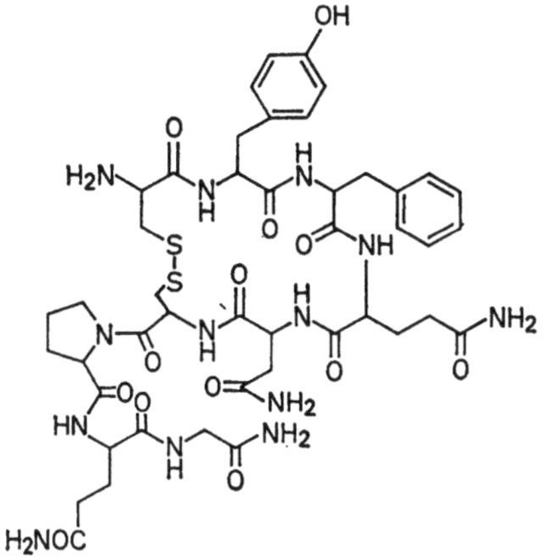

8-L-Glutaminvasopressin (●)

S Glumipressin

V Vasokonstriktor (Peptidhormon)

6082 (*4911*) $C_{45}H_{63}N_{13}O_{12}S_2$
3397-23-7

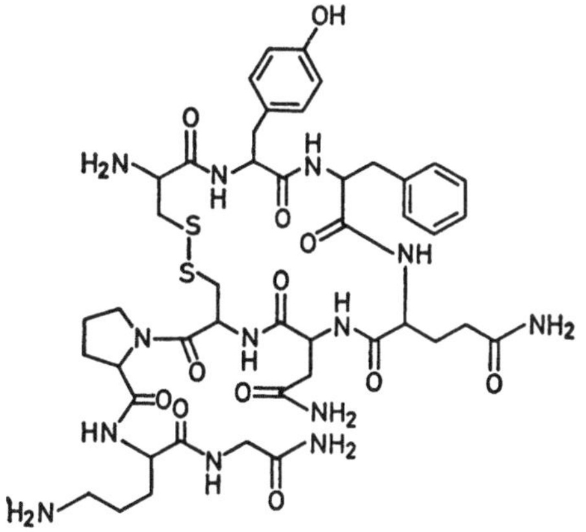

L-Halbcystinyl-L-tyrosyl-L-phenylalanyl-L-glutaminyl-L-asparaginyl-L-halbcystinyl-L-propyl-L-ornithyl-glycinamid = 8-L-Ornithinvasopressin (●)

S Haesandon, *Ornipresina*, *Ornipressin***, *Orpressin*, POR-8

V Vasokonstriktor

6083 (*4912*) $C_{45}H_{75}NO_{17}$
1401-69-0

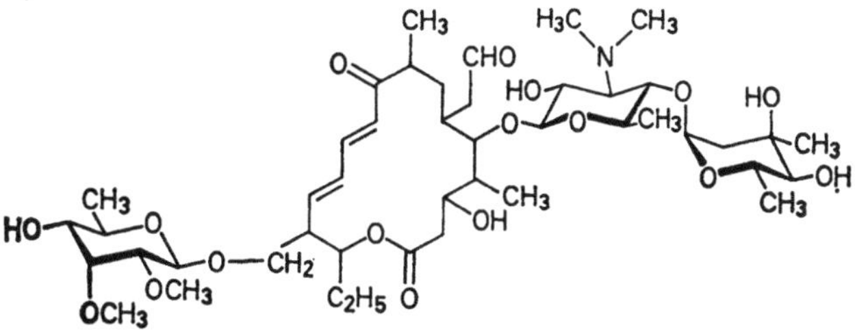

stereoisomeres 15-[[(6-Deoxy-2,3-di-*O*-methyl-β-D-allopyranosyl)oxy]methyl]-6-[[3,6-dideoxy-4-*O*-(2,6-dideoxy-3-*C*-methyl-α-L-*ribo*-hexopyranosyl)-3-(dimethylamino)-β-D-glucopyranosyl]oxy]-16-ethyl-4-hydroxy-5,9-dimethyl-2,10-dioxooxacyclohexadeca-11,13-dien-7-acetaldehyd

H nach neuen Angaben die 5,9,13-Trimethylverbindung $C_{46}H_{77}NO_{17}$

S Corvel-Tylocine, *Dehydrorelomycin*, Elanco-M, T-10, Tylan, Tylon, *Tylosin***

V Veterinär-Antibioticum aus Streptomyces fradiae

6084 (*4913*) $C_{45}H_{77}NO_{17}$
1404-48-4

H vgl. Hinweis bei Nr. 6083

S AM 684 β, *Dihydrotylosin*, LL-AM 684 β, *Relomycin***

V Makrolid-Antibioticum aus Streptomyces hygroscopicus

6085 (*4914*) $C_{45}H_{84}O_{16}$
17692-59-0

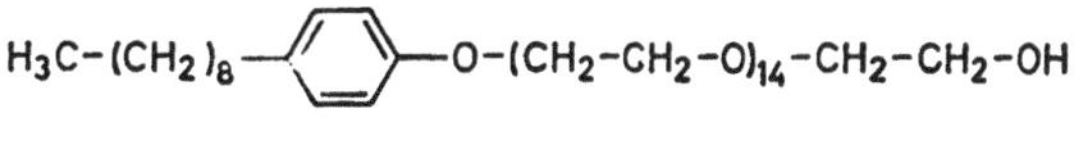

44-(4-Nonylphenoxy)-3,6,9,12,15,18,21,24,27,30,33,36,39,42-tetradecaoxatetratetracontan-1-ol (●)

H Mittelwert für ein *p*-Nonylphenoxypolyethoxyethanol

S Igepal CO-730, *Nonoxinol 15***, *Nonoxynol 15*

V oberflächenaktives Antisepticum

6086 *(4916)* $C_{46}H_{54}Br_2N_2O_4$

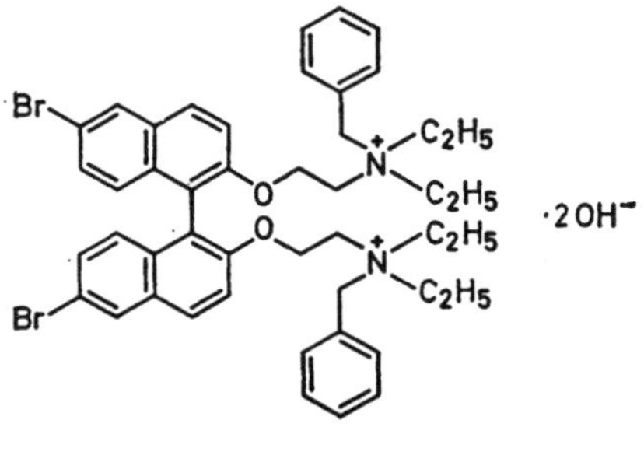

N,N'-[2,2-'(6,6'-Dibrom-1,1'-binaphthyl-2,2'-ylendioxy)-diethyl]-bis-(*N,N*-diethylbenzylammoniumhydroxid) = 6,6'-Dibrom-2,2'-bis-(2-diethylaminoethoxy)-1,1'-binaphthyl-*N,N'*-bis-benzylhydroxid = *N,N'*-[(6,6'-Dibrom[1,1'-binaphthalen]-2,2'-diyl)bis(oxy-2,1-ethandiyl)]bis[*N,N*-diethylbenzenmethanaminiumhydroxid] (●)

H Dichlorid

S Bactocidyn

V Bakteriostaticum

6087 *(4917)* $C_{46}H_{56}N_4O_{10}$

57-22-7

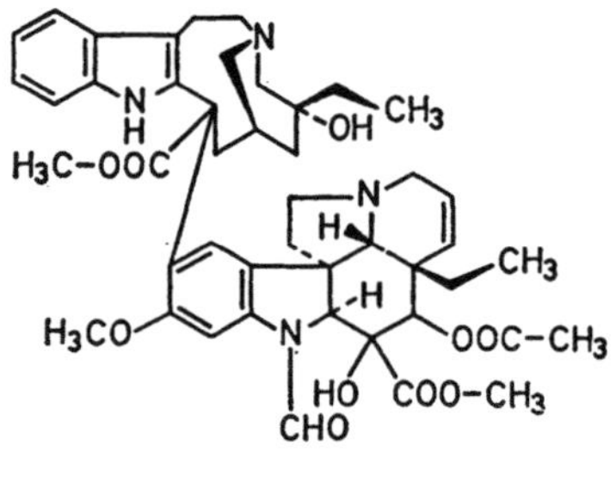

22-Oxovincaleukoblastin (●)

H auch Sulfat **(2068-78-2)**

S L 37231, *Leurocristine*, NSC-67574, Oncovin, *Vincristin***, Vincrisul

V Antineoplasticum (Vinca rosea-Alkaloid)

6088 *(4918)* $C_{46}H_{58}N_4O_9$

865-21-4

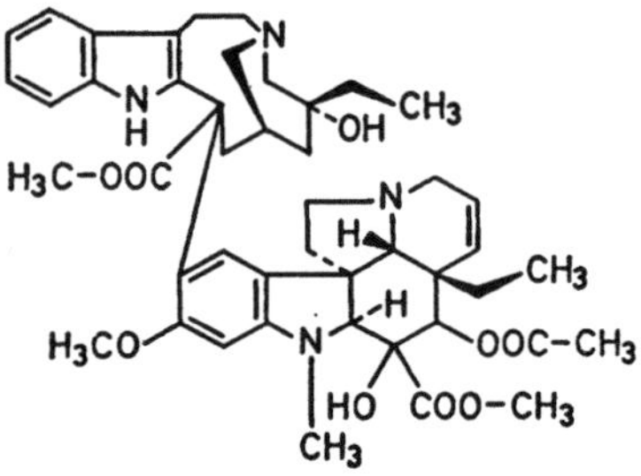

[3a*R*-[3aα,4β,5β,5aβ,9(3*R**,5*S**,7*R**,9*S**),10b*R**,13aα]]-Methyl-4-(acetyloxy)-9-[5-ethyl-1,4,5,6,7,8,9,10-octahydro-5-hydroxy-9-(methoxy-carbonyl)-2*H*-3,7-methanoazacycloundecino-[5,4-*b*]indol-9-yl]-3a-ethyl-3a,4,5,5a,6,11,12,13a-octahydro-5-hydroxy-8-methoxy-6-methyl-1*H*-indolizino[8,1-*cd*]-carbazol-5-carboxylat (●)

H auch Sulfat **(143-67-9)**

S Exal, LE-29060, NSC-49842, Velban, Velbe, *Vinblastin***, *Vincaleukoblastine*, VLB

V Antineoplasticum (Vinca rosea-Alkaloid)

6089 $C_{46}H_{64}N_{14}O_{12}S_2$

16679-58-6

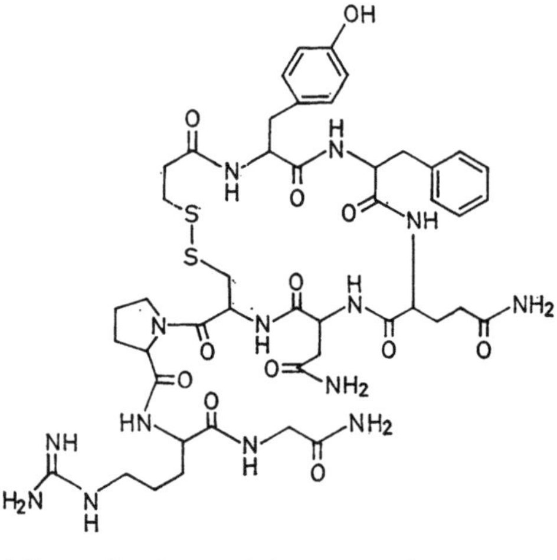

1-Desamino-8-D-argininvasopressin = 8-D-Arginin-1-(3-mercaptopropansäure)vasopressin (●)

H auch Diacetat **(16789-98-3)**

S Adiuretin SD, Dav-Sigma-Lösung, DDAVP, *Desapressinum*, *Desmopressin***, Desurin, Minirin, Minrin

V Antidiureticum (Peptidhormon)

6090 *(4919)* $C_{46}H_{64}O_{19}$
7685-23-6

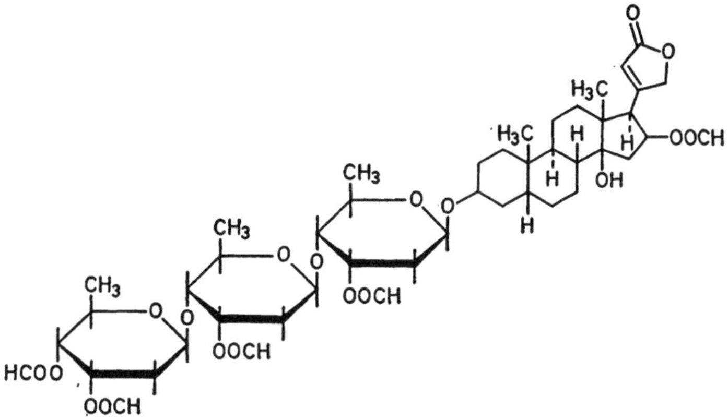

3β,14β-Dihydroxy-16β-formyloxy-5β-card-20(22)-enolid-3-tetraformyltridigitoxosid = Gitaloxigenin-3-tetraformyltridigitoxosid = (3β,5β,16β)-3-[(*O*-2,6-Dideoxy-3,4-di-*O*-formyl-β-D-*ribo*-hexopyranosyl-(1 → 4)-*O*-2,6-dideoxy-3-*O*-formyl-β-D-*ribo*-hexopyranosyl-(1 → 4)-2,6-dideoxy-3-*O*-formyl-β-D-*ribo*-hexopyranosyl)oxy]-16-(formyloxy)-14-hydroxycard-20(22)-enolid (●)

S AC 2770, Dynocard, Formiloxin(a), *Gitoformat***, *Pentaformylgitoxin*

V Cardiotonicum

6091 *(4920)* $C_{46}H_{65}N_{13}O_{11}S_2$
56-59-7

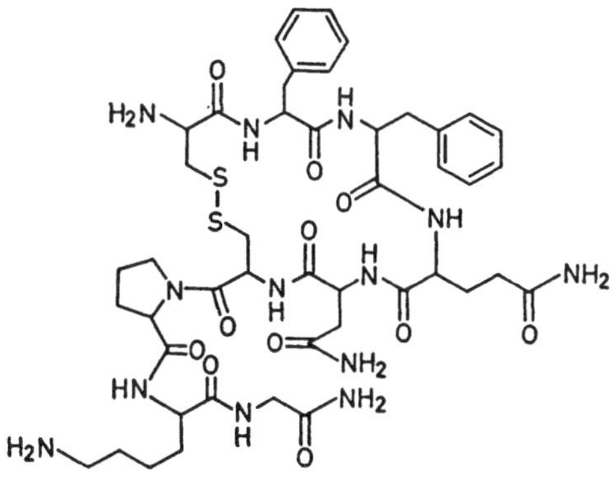

2-L-Phenylalanin-8-L-lysinvasopressin (●)

S *Felypressin***, Octapressin, Octopressin, *Phelypressin*, PLV-2

V vasokonstriktorisch wirksames Peptidhormon

6092 *(4921)* $C_{46}H_{65}N_{13}O_{12}S_2$
50-57-7

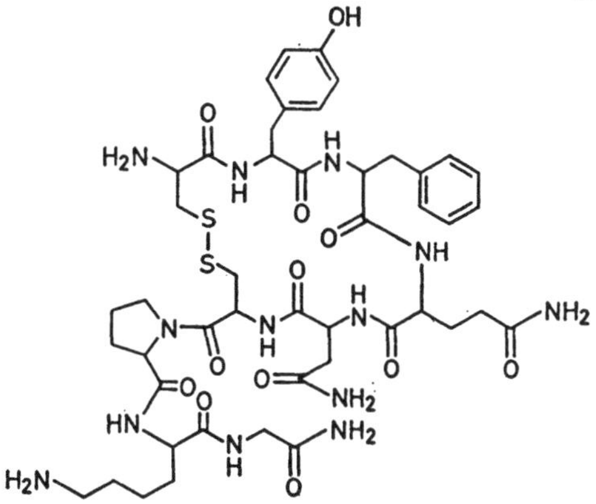

8-L-Lysinvasopressin (●)

S Diapid, Insipidin „Spofa“ (neue Form), L-8, LVP, *Lypressin***, *Lysin-Vasopressin*, Postacton, Syntopressin, Vasopresina „Sandoz“, Vasopressin „Sandoz“, Vasopressin „Spofa“

V antidiuretisch wirksames Peptidhormon

6093 *(4922)* $C_{46}H_{65}N_{15}O_{12}S_2$
113-79-1

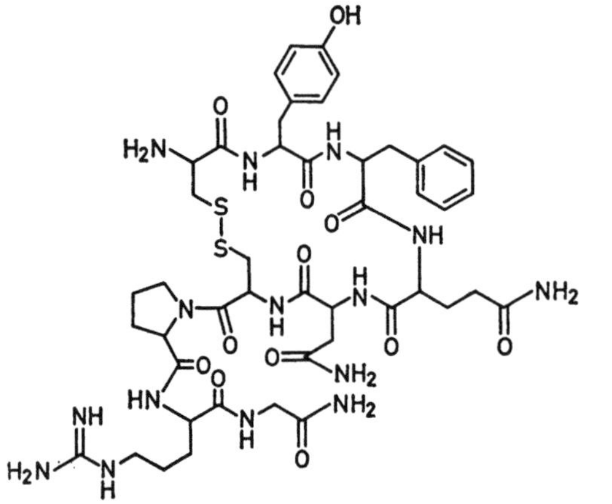

8-L-Argininvasopressin (●)

S *Argipressin**, Arg-Vasopressin; *Rinder-Vasopressin*

V antidiuretisch wirksames Peptidhormon

6094 *(4923)* $C_{46}H_{76}O_{14}$
1404-20-2

S NSC-76455, *Peliomycin***

V cytotoxisch wirksames Antibioticum aus Streptomyces luteogriseus

6095 $C_{47}H_{51}NO_{14}$
33069-62-4

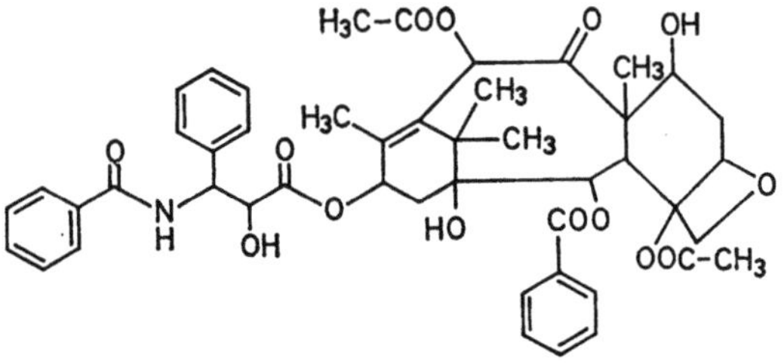

[2a*R*-[2aα,4β,4aβ,6β,9α(α*R**,β*S**),11β,12α,12bα]]-β-(Benzoylamino)-α-hydroxybenzenpropansäure-6,12b-bis(acetyloxy)-12-(benzoyloxy)-1,2a,3,4,4a,6,9,10,11,12,12a,12b-dodecahydro-4,11-dihydroxy-4a,8,13,13-tetramethyl-5-oxo-7,11-methano-5*H*-cyclodeca[3,4]benz[1,2-*b*]oxet-9-ylester (●)

S NSC-125973, *Taxol*

V Cytostaticum aus Taxus brevifolia

6096 *(4924)* $C_{47}H_{73}NO_{17}$
1397-89-3

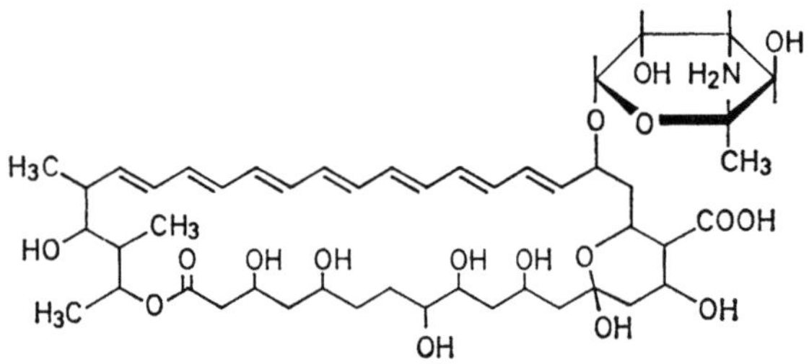

[1*R*-(1*R**,3*S**,5*R**,6*R**,9*R**,11*R**,15*S**,16*R**,17*R**,18*S**,19*E*,21*E*,23*E*,25*E*,27*E*,29*E*,31*E*,33*R**,35*S**,36*R**,37*S**)]-33-[(3-Amino-3,6-dideoxy-β-D-mannopyranosyl)oxy]-1,3,5,6,9,11,17,37-octahydroxy-15,16,18-trimethyl-13-oxo-14,39-dioxabicyclo-[33.3.1]nonatriaconta-19,21,23,25,27,29,31-heptaen-36-carbonsäure (●)

S AmB, Amfostat, Ampho-Moronal, *Amphotericin B***, Amphozone, Anfostat, *Anfotericina B*, Funganiline, Fungilin, Fungizone, Fungzona, Saramycetin, Vencidin

V fungicides Antibioticum aus Streptomyces nodosus

6097 *(4925)*

$C_{47}H_{74}O_{19}$
17598-65-1

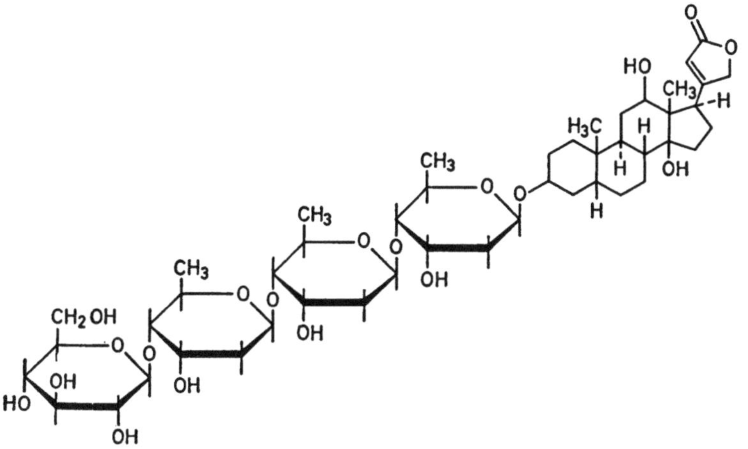

3β,12β,14β-Trihydroxy-5β-card-20(22)-enolid-3-tridigitoxoglucosid = Digoxigenin-3-tridigitoxoglucosid = (3β,5β,12β)-3-[(*O*-β-D-Glucopyranosyl-(1 → 4)-*O*-2,6-dideoxy-β-D-*ribo*-hexopyranosyl-(1 → 4)-*O*-2,6-dideoxy-β-D-*ribo*-hexopyranosyl)-(1→4)-2,6-dideoxy-*β*-D-*ribo*-hexopyranosyl)oxy]-12,14-dihydroxycard-20(22)-enolid (●)

S Carison, Cedilanid-Ampullen, Cedilanid-D, Cedilanid-desacetyl, Ceglunat-Ampullen, Celanata-inject., Delanate, Désacé, *Desacetyllanatosid C*, Desacetyldigilanid C, Desaci, Desacil, Deslanocide, *Deslanoside(C)*, *Deslanosid***, Deslanosin, Digicardiol, Digilanogen C-Inj., Digysid-Inj., Inomax rapido fiale, Isolanid-Ampullen, Lanacard C-Amp., Lanasid, Lanimerck-Ampullen, Lano-C-Ampullen, Verdiana

V Cardiotonicum (Digitalis lanata-Glykosid)

6098 *(4926)*

$C_{47}H_{75}NO_{17}$
34786-70-4

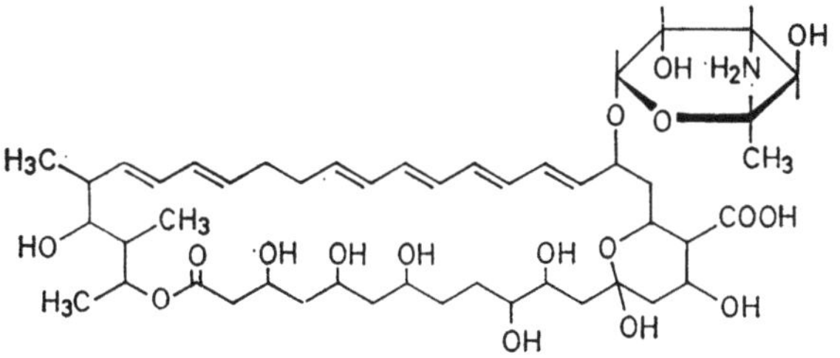

stereoisomere 33-[(3-Amino-3,6-dideoxy-β-D-mannopyranosyl)oxy]-1,3,4,7,9,11,17,37-octahydroxy-15,16,18-trimethyl-13-oxo-14,39-dioxabicyclo-[33.3.1]nonatriaconta-19,21,25,27,29,31-hexaen-36-carbonsäure (●)

S *Nystatin A_1*

V fungicides Antibioticum aus Streptomyces noursei und anderen Streptomyces-Arten

6098-01 *(4926)* **1400-61-9**

H Gemisch mit Nystatin A_2 und anderen Nystatinen

S Anticandine, Biofanal, Candio-Hermal, Canstat, Candistatin, Diastatin, Fungicidin, Herniocid, Korostatin, Micostatin, Mikostatin, Moronal, Mycostatin, Nadostine, Nilstat, Nistafugin, Nistaquim, *Nistatin*, Nystacid, Nysta-Dome, Nystafungin, Nystan, *Nystatin***, *Nystatyna*, Nystil-V, O-V Statin, Stamicin, Stereomycin

V fungicides Antibioticum aus Streptomyces noursei und anderen Streptomyces-Arten

---

6099 *(4927)* $C_{48}H_{63}N_5O_9$ **865-24-7**

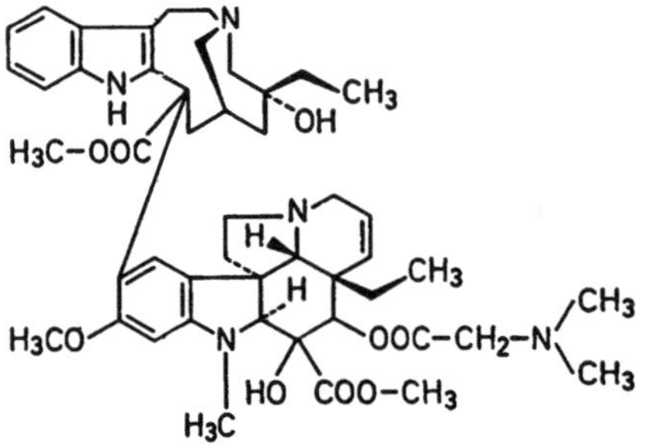

Desacetylvincaleukoblastin-4-(*N*,*N*-dimethylglycinat) = 26-(Dimethylamino)vincaleukoblastin (●)

S *Vinglycinat***

V Antineoplasticum

6100 *(4928)* $C_{48}H_{76}N_2O_4S$ **473-32-5**

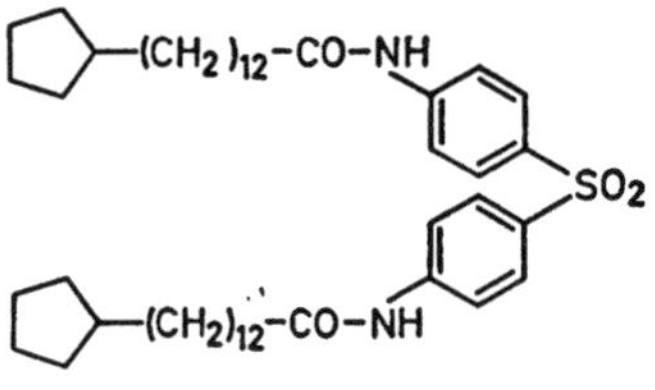

p,*p*′-Sulfonyl-bis-dihydrochaulmoograsäureanilid = 4,4′-Bis-(dihydrochaulmoogroylamino)-diphenylsulfon = *N*,*N*′-[Sulfonylbis(4,1-phenylen)]bis-[cyclopentantridecanamid] (●)

S Chaulfone, *Chaulmosulfon***

V Chemotherapeuticum gegen Lepra

6101 *(4929)* $C_{48}H_{78}O_{19}$ **16830-15-2**

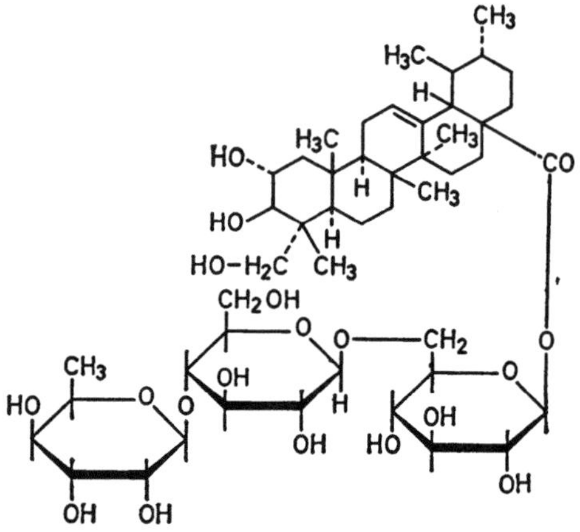

O-α-L-Rhamnopyranosyl-*O*-β-D-glucopyranosyl-*O*-β-D-glucopyranosyl-2α,3β,23-trihydroxy-12-ursen-28-carboxylat = (2α,3β)-2,3,23-Trihydroxy-urs-12-en-28-säure-*O*-6-deoxy-α-L-mannopyranosyl-(1 → 4)-*O*-β-D-glucopyranosyl-(1 → 6)-*O*-β-D-glucopyranosylester (●)

S *Asiaticosid*, Blastoestimulina, Madecassol-Wirkstoff, Marticassol

V die Vernarbung förderndes Wundheilmittel (Centella asiatica-Glykosid)

6102 *(4930)* $C_{49}H_{36}N_6O_{19}S_4$

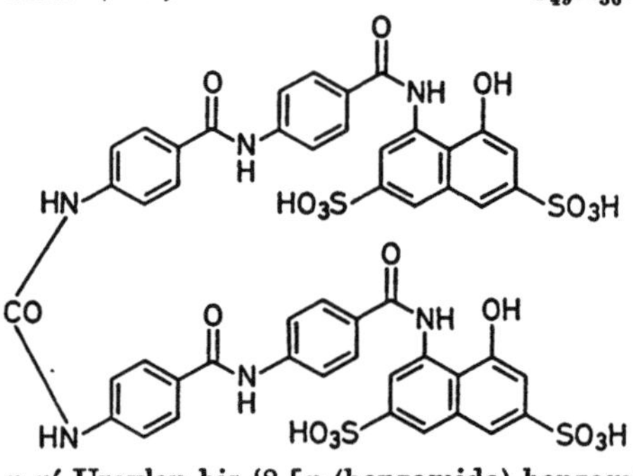

p,*p*′-Ureylen-bis-{8-[*p*-(benzamido)-benzamido]-1-naphthol-3,6-disulfonsäure} = symmetrische Harnstoffverbindung der *p*-Benzoyl-*p*-aminobenzoyl-1-amino-8-hydroxynaphthalin-3,6-disulfonsäure = 4,4′-[Carbonylbis(imino-4,1-phenylencarbonylimino-4,1-phenylencarbonylimino)]bis[5-hydroxy-2,7-naphthalendisulfonsäure] (●)

H Tetranatriumsalz

S S.U.P. 36

V Chemotherapeuticum

6103 $C_{49}H_{62}N_{10}O_{16}S_3$
25126-32-3

SO_3H
H-L-Asp-L-Tyr-L-Met-Gly-L-Trp-L-Met-L-Asp-L-Phe-NH_2

L-Aspartyl-L-tyrosyl-L-methionylglycyl-L-tryptophyl-L-methionyl-L-aspartylphenyl-L-alaninamid-hydrogensulfat(ester) = 1-De(5-oxo-L-prolin)-2-de-L-glutamin-5-L-methionincaerulein (●)

S CCK-8, *Cholecystokininoctapeptid*, Kinevac, *Sincalid***, SQ 19844

V CholeretICUM, Cholecystokineticum

6104 *(4931)* $C_{49}H_{70}N_{14}O_{11}$
53-73-6

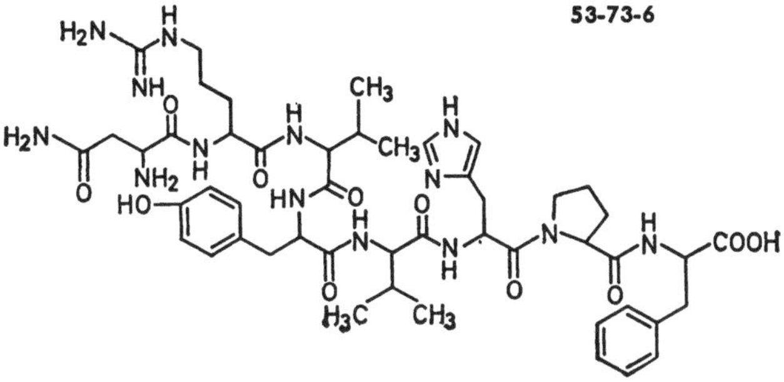

L-Asparaginyl-L-arginyl-L-valyl-L-tyrosyl-L-valyl-L-histidyl-L-prolyl-L-phenylalanin = *N*-[1-{*N*-[*N*-{*N*-[*N*-(N^2-Asparaginylarginyl)-valyl]-tyrosyl}-valyl]-histidyl}-prolyl]-3-phenylalanin = 1-L-Asparagin-5-L-valinangiotensin II (●)

S *Angiotensin*, *Angiotensinamid***, Hipertensina, Hypertensin „Ciba", Ipertensina

V Hypertensivum

6105 *(4932)* $C_{49}H_{76}O_{19}$
17575-20-1

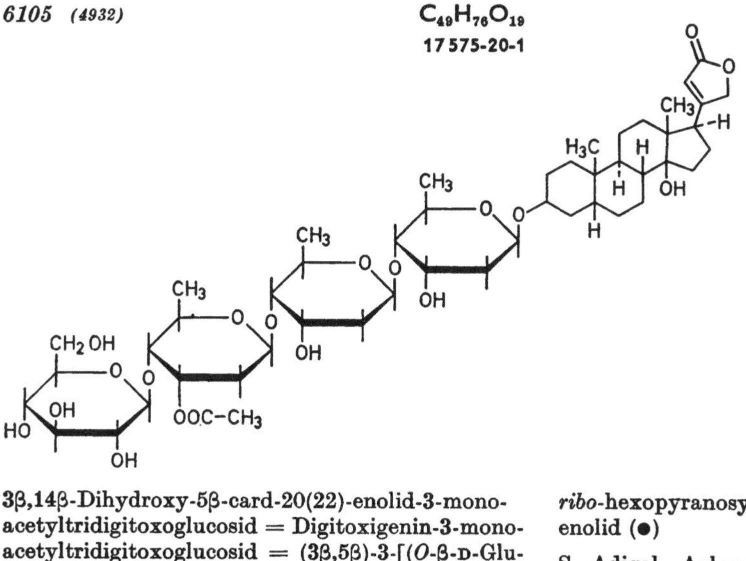

3β,14β-Dihydroxy-5β-card-20(22)-enolid-3-monoacetyltridigitoxoglucosid = Digitoxigenin-3-monoacetyltridigitoxoglucosid = (3β,5β)-3-[(*O*-β-D-Glucopyranosyl-(1 → 4)-*O*-3-*O*-acetyl-2,6-dideoxy-β-D-*ribo*-hexopyranosyl-(1 → 4)-*O*-2,6-dideoxy-β-D-*ribo*-hexopyranosyl-(1 → 4)-2,6-dideoxy-β-D-*ribo*-hexopyranosyl)oxy]-14-hydroxycard-20(22)-enolid (●)

S Adigal, Aglunat, Cordilanat A, Digilanid A, *Lanatosid A*

V Cardiotonicum (Digitalis lanata-Glykosid)

6106 *(4933)*

$C_{49}H_{76}O_{20}$

17575-21-2

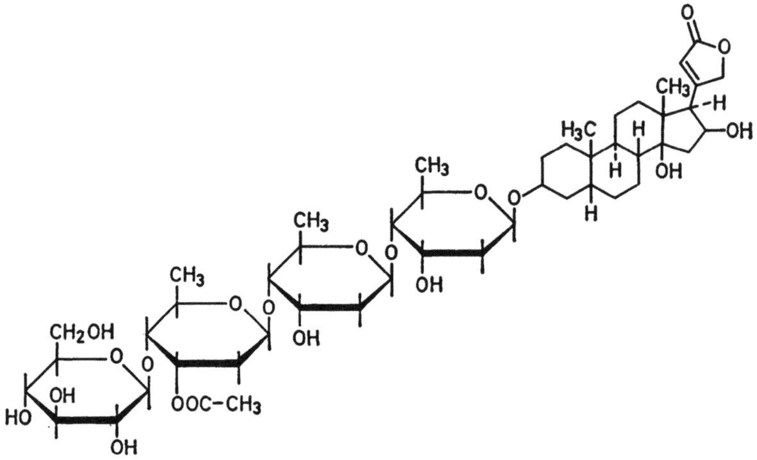

3β,14β,16β-Trihydroxy-5β-card-20(22)-enolid-3-monoacetyltridigitoxoglucosid = Gitoxigenin-3-monoacetyltridigitoxoglucosid = (3β,5β,16β)-3-[(*O*-β-D-Glucopyranosyl-(1 → 4)-*O*-3-*O*-acetyl-2,6-dideoxy-β-D-*ribo*-hexopyranosyl-(1 → 4)-*O*-2,6-dideoxy-β-D-*ribo*-hexopyranosyl-(1 → 4)-2,6-dideoxy-β-D-*ribo*-hexopyranosyl)oxy]-14,16-dihydroxycard-20(22)-enolid (●)

S Digilanid B, *Lanatosid B*

V Cardiotonicum (Digitalis lanata-Glykosid)

6107 *(4934)*

$C_{49}H_{76}O_{20}$

17575-22-3

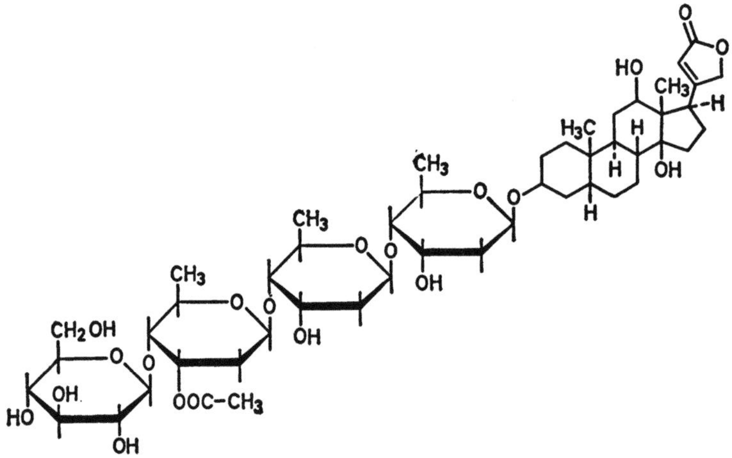

3β,12β,14β-Trihydroxy-5β-card-20(22)-enolid-3-monoacetyltridigitoxoglucosid = Digoxigenin-3-monoacetyltridigitoxoglucosid = (3β,5β,12β)-3-[(*O*-β-D-Glucopyranosyl-(1 → 4)-*O*-3-*O*-acetyl-2,6-dideoxy-β-D-*ribo*-hexopyranosyl-(1→4)-*O*-2,6-dideoxy-*β*-D-*ribo*-hexopyranosyl-(1→4)-2,6-dideoxy-*β*-D-*ribo*-hexopyranosyl)oxy]-12,14-dihydroxycard-20(22)-enolid (●)

H vgl. auch Nrr. 6065, 6097

S Allocor, Cedigalan, Cedilanid, Cedisanol, Cedistabil, Ceglunat, Celadigal, Celanat, Celanata, *Celanidum*, Ceto-sanol, Cordilanat C, Corlanata, Cristalanat C, Cristalanid, Digilanid C, Digilanogen C, Digysid, Dilanosid-C, Erpasin, Farmakozid, *Glycosid C aus Digitalis lanata*, Inomax rapido, Isolanid, Lanacard C, Lanasid C, Lanaside „Toyo S.-Ono“, Lanatigen C, Lanatos, *Lanatosid C***, Lanatosid-Hameln, Lanimerck, Lano-C, Lanocide-C, Lekozid, Neolanid, Ranato C, Simes-Lanide C

V Cardiotonicum (Digitalis lanata-Glykosid)

6108 *(4935)* $C_{49}H_{76}O_{21}$
11 030-31-2

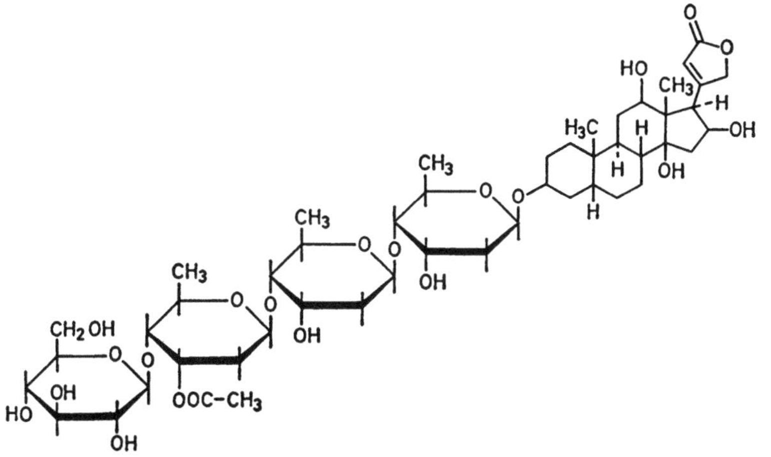

3β,12β,14β,16β-Tetrahydroxy-5β-card-20(22)-enolid-3-monoacetyltridigitoxoglucosid = Diginatigenin-3-monoacetyltridigitoxoglucosid = (3β,5β,12β,16β)-3-[(*O*-β-D-Glucopyranosyl-(1 → 4)-*O*-3-*O*-acetyl-2,6-dideoxy-β-D-*ribo*-hexopyranosyl-(1 → 4)-*O*-2,6-dideoxy-β-D-*ribo*-hexopyranosyl-(1 → 4)-2,6-dideoxy-β-D-*ribo*-hexopyranosyl)oxy]-12,14,16-trihydroxycard-20(22)-enolid (●)

S Digilanid D, *Lanatosid D*

V Cardiotonicum (Digitalis lanata-Glykosid)

6109 $C_{50}H_{40}O_7$
13157-90-9

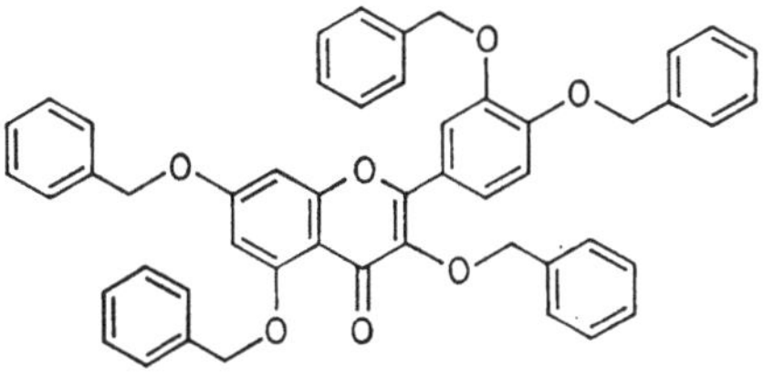

3,3′,4′,5,7-Pentakis-(benzyloxy)-2-phenylbenzo-4-pyron = 3,3′,4′,5,7-Penta-*O*-benzylquercetin = 2-[3,4-Bis(phenylmethoxy)phenyl]-3,5,7-tris-(phenylmethoxy)-4*H*-1-benzopyran-4-on (●)

S *Benzquercinum*, Parietrope

V Venotonicum, Kapillartherapeuticum

6110 *(4937)* $C_{50}H_{60}N_6O_{16}$

15 590-00-8

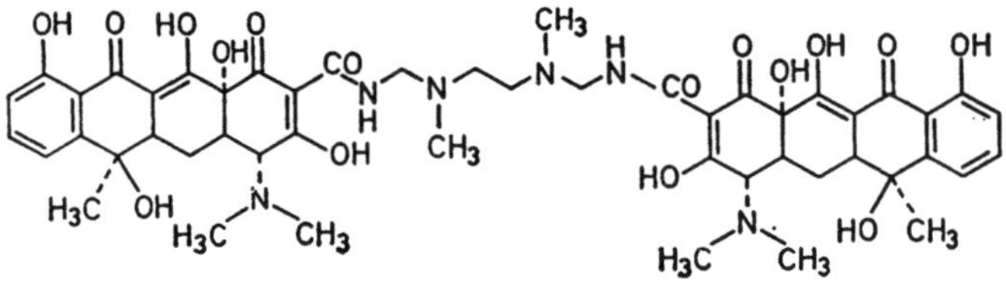

N,N'-[*N,N'*-Ethylenbis-(methylaminomethyl)]-bis-[4-dimethylamino-1,4,4a,5,5a,6,11,12a-oktahydro-3,6,10,12,12a-pentahydroxy-6-methyl-1,11-dioxo-2-naphthacencarboxamid] = *N,N'*-Dimethyl-*N,N'*-bis-(4-dimethylamino-3,6,10,12,12a-pentahydroxy-6-methyl-1,11-dioxo-1,4,4a,5,5a,6,11,12a-oktahydronaphthacen-2-carboxamidomethyl)-ethylendiamin = *N,N'*-[1,2-Ethandiylbis-[(methylimino)methylen]]bis[[4*S*-(4α,4aα,5aα,6β,12aα)]-4-(dimethylamino)-1,4,4a,5,5a,6,11,12a-octahydro-3,6,10,12,12a-pentahydroxy-6-methyl-1,11-dioxo-2-naphthacencarboxamid] (●)

S *Etamicycline, Etamocyclin***, Tetroid

V Antibioticum

6111 $C_{50}H_{70}N_{16}O_{21}S_2$

41 138-54-9

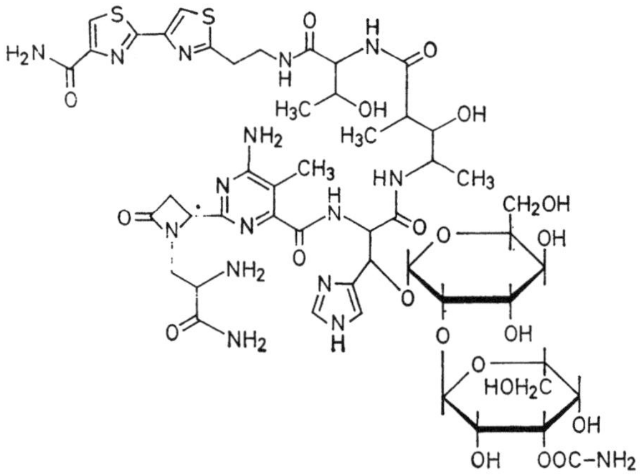

stereoisomeres 6-Amino-*N*-[2-[[4-[[1-[[[2-[4-(aminocarbonyl)[2,4'-bithiazol]-2'-yl]ethyl]amino]-carbonyl]-2-hydroxypropyl]amino]-2-hydroxy-1,3-dimethyl-4-oxobutyl]amino]-1-[[[2-*O*-[3-*O*-(aminocarbonyl)-α-D-mannopyranosyl]-α-L-gulopyranosyl]oxy]-1*H*-imidazol-4-ylmethyl]-2-oxo-ethyl]-2-[1-(2,3-diamino-3-oxopropyl)-4-oxo-2-azetidinyl]-5-methyl-4-pyrimidincarboxamid (●)

S *Bleomycinamid*

V Bleomycin-Grundsubstanz

6111-01 11 056-06-7

H Gemisch zahlreicher Derivate, die sich besonders durch endständige Substitution (am N[4] des 2,4'-Bithiazol-4-carboxamids) mit verschiedensten Aminen unterscheiden [Anwendung auch als Hydrochlorid, Phosphat oder Sulfat (9041-93-4)]

S Blanoxan, Blenoxane, Bleo, Bleocin, *Bleomycin**, Blocamicina, NSC-125066

V cytostatisch wirksames Antibioticum aus Streptomyces verticillus

6112 *(4938)*

$C_{50}H_{73}N_{15}O_{11}$
58-82-2

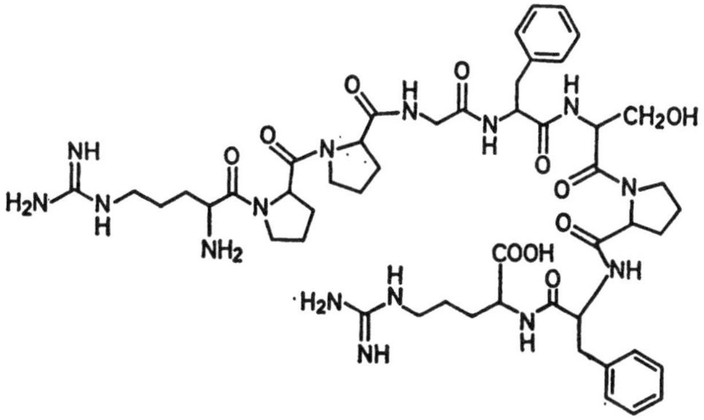

L-Arginyl-L-prolyl-L-prolyl-glycyl-L-phenylalanyl-L-seryl-L-prolyl-L-phenylalanyl-L-arginin = *N*²-[*N*-[1-[*N*-[*N*-[*N*-[1-(1-L-Arginyl-L-prolyl)-L-prolyl]glycyl]-L-phenylalanyl]-L-seryl]-L-prolyl]-L-phenylalanyl]-L-arginin (●)

S *Bradykinin*, BRS 640, *Kallidin I*

V Hypotensivum, Vasodilatans

6113 *(4939)*

$C_{50}H_{76}O_{21}$
20460-30-4

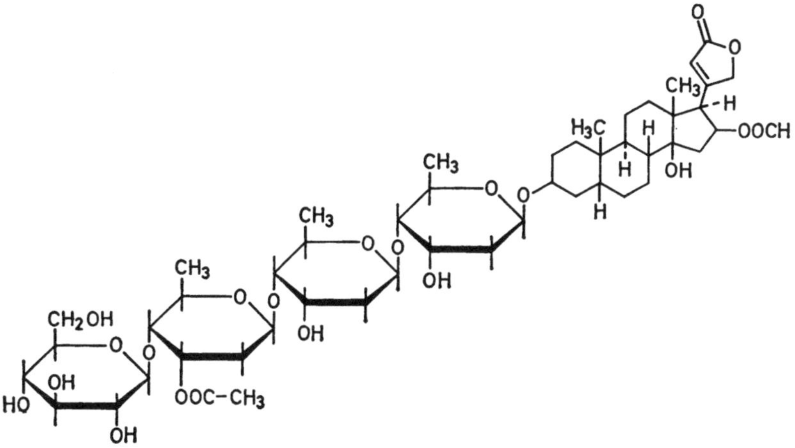

3β,14β,16β-Trihydroxy-5β-card-20(22)-enolid-16-formiat-3-monoacetyltridigitoxoglucosid = 16-Formyllanatosid B = (3β,5β,16β)-3-[(*O*-β-D-Glucopyranosyl-(1 → 4)-*O*-3-*O*-acetyl-2,6-dideoxy-β-D-*ribo*-hexopyranosyl-(1 → 4)-*O*-2,6-dideoxy-β-D-*ribo*-hexopyranosyl-(1 → 4)-2,6-dideoxy-β-D-*ribo*-hexopyranosyl)oxy]-16-(formyloxy)-14-hydroxy-card-20(22)-enolid (●)

S Digilanid E, *Lanatosid E*

V Cardiotonicum (Digitalis lanata-Glykosid)

6114 *(4940)* $C_{50}H_{80}O_4$
6533-53-5

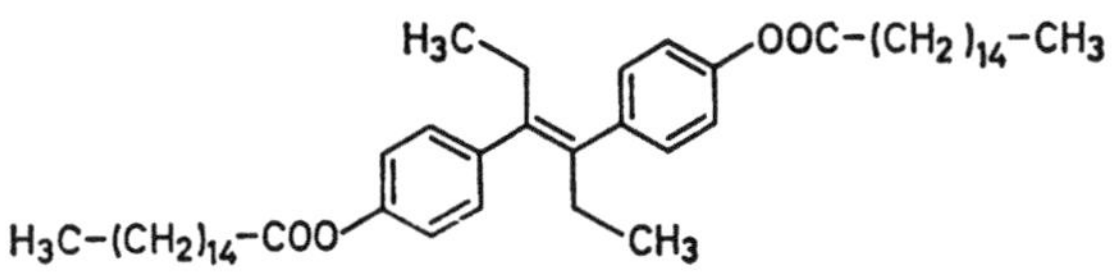

trans-p,p'-(1,2-Diethylvinylen)-bis-(phenylhexadecanoat) = *trans*-4,4'-Dihydroxy-α,β-diethylstilbendipalmitat = (*E*)-4,4'-(1,2-Diethyl-1,2-ethendiyl)bis[phenol]dihexadecanoat (●)

S *Diäthylstilböstroldipalmitat,* Palmestril, *Stilböstroldipalmitat,* Stilpalmitate

V synthetisches Östrogen

6115 *(4941)* $C_{50}H_{83}NO_{21}$
17406-45-0

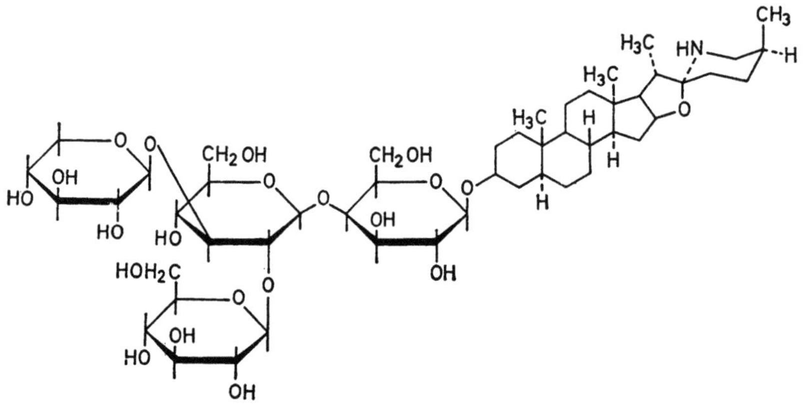

(3β,5α,22*S*,25*S*)-Spirosolan-3-yl-*O*-β-D-glucopyranosyl-(1 → 2)-[*O*-β-D-xylopyranosyl-(1 → 3)]-*O*-β-D-glucopyranosyl-(1 → 4)-β-D-galactopyranosid (●)

S *Lycopersicin, Tomatin*

V fungicid, bakterizid und antiphlogistisch wirksames Steroidalkaloid aus Solanum lycopersicum

6116 *(4943)* $C_{51}H_{40}N_6O_{23}S_6$
145-63-1

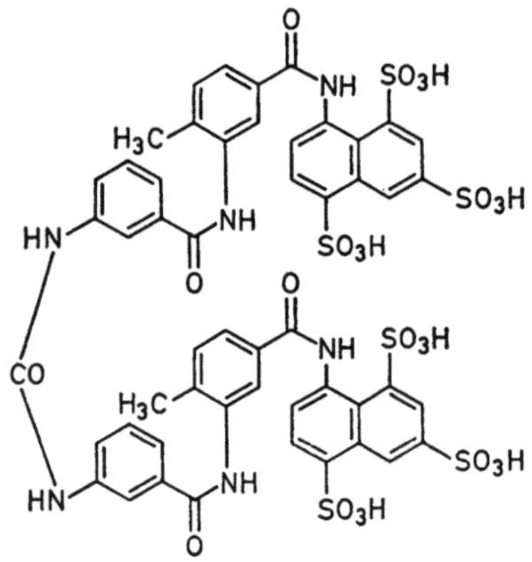

m,m'-Ureylen-bis-{8-[*m*-(benzamido)-*p*-toluamido]-naphthalin-1,3,5-trisulfonsäure} = symmetrische Harnstoffverbindung der *m*-Aminobenzoyl-*m*-amino-*p*-methylbenzoyl-1-naphthylamin-4,6,8-trisulfonsäure = 8,8'-[Carbonylbis[imino-3,1-phenylencarbonylimino(4-methyl-3,1-phenylen)carbonylimino]]bis[1,3,5-naphthalentrisulfonsäure] (●)

H vgl. auch Nr. 4036-02
Hexanatriumsalz (129-46-4)

S Antrypol, Bayer 205, Belganyl, Farma „939“, Fourneau 309, Germanin, Moranyl, *Naganin(um),* Naganol, Naphuride, *Suramin-Natrium***

V Chemotherapeuticum gegen Trypanosomiasis

6117 *(4944)* $C_{51}H_{74}O_{19}$

7242-04-8

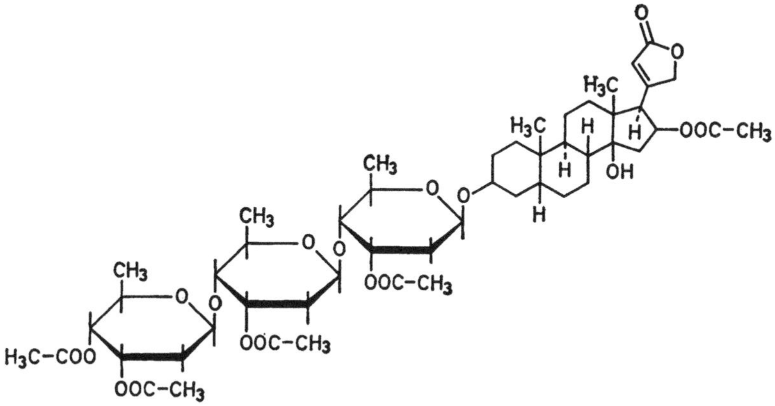

3β,14β,16β-Trihydroxy-5β-card-20(22)-enolid-16-acetat-3-tetraacetyltridigitoxosid = Gitoxigenin-16-acetat-3-tetraacetyltridigitoxosid = (3β,5β,16β)-16-(Acetyloxy)-3-[(*O*-3,4-di-*O*-acetyl-2,6-dideoxy-β-D-*ribo*-hexopyranosyl-(1 → 4)-*O*-3-*O*-aceayl-2,6-dideoxy-β-D-*ribo*-hexopyranosyl-(1→4)-3-*O*-acetyl-2,6-dideoxy-*β*-D-*ribo*-hexopyranosyl)oxy]-14-hydroxycard-20(22)-enolid (●)

S Acegit, Carnacid-Cor, Cordoval, *Pengitoxin***, *Pentaacetylgitoxin*, Pentagit

V Cardiotonicum (Digitalis-Glykosid)

6118 *(4945)* $C_{52}H_{76}N_2O_{10}$

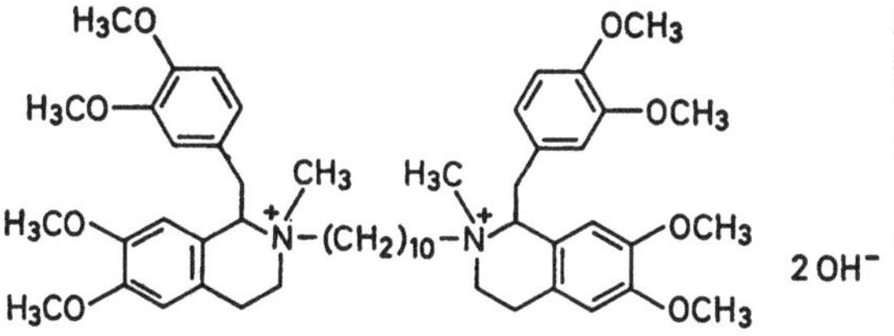

2,2'-Dekamethylenbis-[6,7-dimethoxy-1-(3,4-dimethoxybenzyl)-2-methyl-1,2,3,4-tetrahydro-isochinolinhydroxid] = 2,2'-(1,10-Decandiyl)bis-[1-[(3,4-dimethoxyphenyl)methyl]-1,2,3,4-tetrahydro-6,7-dimethoxy-2-methylisochinolinium-hydroxid] (●)

H Bis-methylsulfat (3253-60-9)

S Compound 20, *Curarexium methylsulfate*, *Laudexiummetilsulfat***, *Laudexoni methylsulfas*, Laudissine, Laudolissin

V Muskelrelaxans

6119 *(244 N)* $C_{52}H_{76}O_{24}$

18 378-89-7

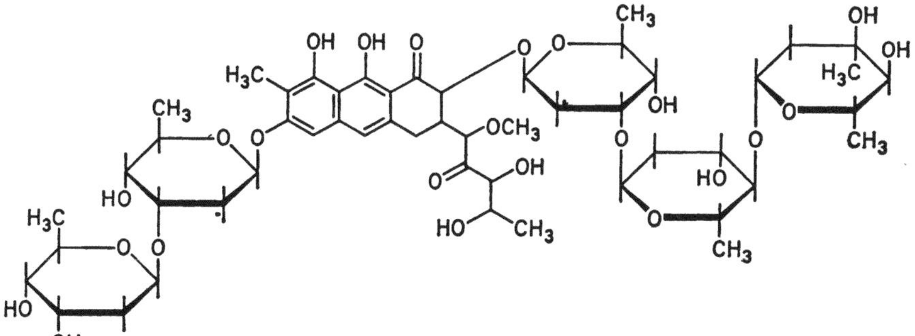

[2*S*-[2α,3β(1*R**,3*R**,4*S**)]]-6-[[2,6-Dideoxy-3-*O*-(2,6-dideoxy-β-D-*arabino*-hexopyranosyl)-β-D-*arabino*-hexopyranosyl]oxy]-2-[(*O*-2,6-dideoxy-3-*C*-methyl-β-D-*ribo*-hexopyranosyl-(1 → 4)-*O*-2,6-

dideoxy-α-D-*lyxo*-hexopyranosyl-(1 → 3)-2,6-dideoxy-β-D-*arabino*-hexopyranosyl)oxy]-3-(3,4-dihydroxy-1-methoxy-2-oxopentyl)-3,4-dihydro-8,9-dihydroxy-7-methyl-1(2*H*)-anthracenon (●)

S A-2371, *Aureolic acid*, Mithracin, *Mithramycin***, Mitracina, *Mitramicina*, *Mitramycinum*, NSC-24559, PA-144

V cytostatisch wirksames Antibioticum aus Streptomyces tanashiensis bzw. Str. plicatus

6120 *(245 N)* $C_{52}H_{84}N_2O_4$

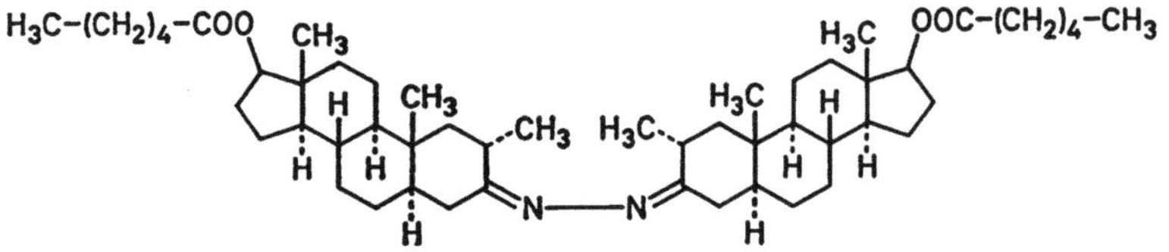

17β-Hydroxy-2α-methyl-5α-androstan-3-on-3,3′-azin-17-capronat = (2α,5α,17β)-2-Methyl-17-[(1-oxohexyl)oxy]androstan-3-on-[(2α,5α,17β)-2-methyl-17-[(1-oxohexyl)oxy]androstan-3-yliden]-hydrazon (●)

S *Bolazincapronat**, *Metazina capronato*, Roxilon inyect.

V Anabolicum

6121 $C_{53}H_{93}N_7O_{13}$
24730-31-2

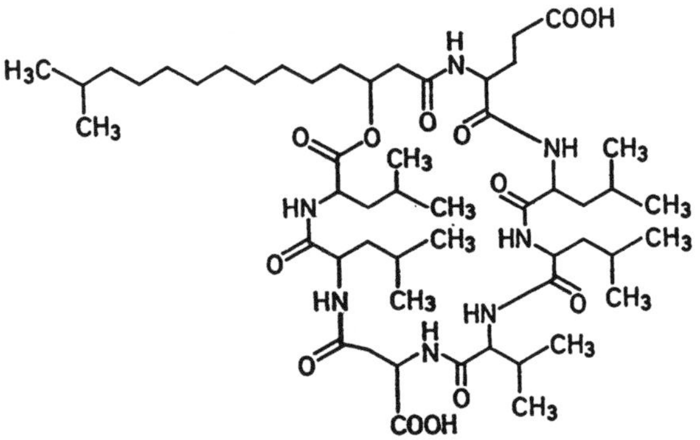

S *Surfactin*

V hypolipämisch wirksames Peptid-Antibioticum aus einem Bacillus subtilis-Stamm

6122 *(4915)* $C_{53}H_{100}N_{16}O_{13}$
7722-44-3

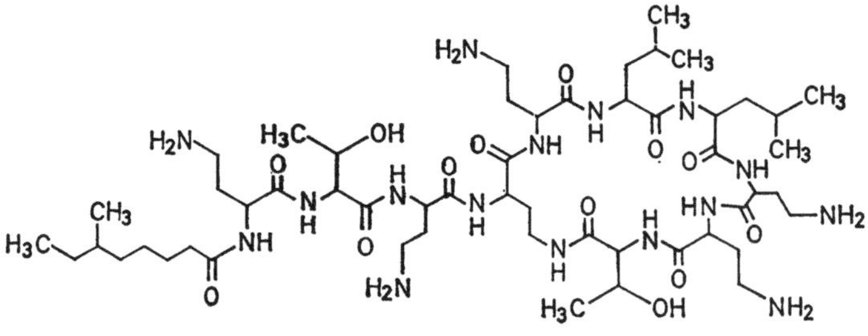

N-[3-Amino-1-[[1-[[3-amino-1-[[6,9,18-tris-(2-aminoethyl)-3-(1-hydroxyethyl)-12,15-diisobutyl-2,5,8,11,14,17,20-heptaoxo-1,4,7,10,13,16,19-heptaazacyclotricos-21-yl]-carbamoyl]-propyl]-carbamoyl]-2-hydroxypropyl]-carbamoyl]-propyl]-6-methyloctanamid = N^{α}-(6-Methyl-1-oxooctyl)-L-α,γ-diaminobutyryl-L-threonyl-L-α,γ-diaminobutyryl-L-α,γ-diaminobutyryl-L-α,γ-diaminobutyryl-D-leucyl-L-leucyl-L-α,γ-diaminobutyryl-L-α,γ-diaminobutyryl-L-threonin-cycl.-(10 → 4)peptid (●)

H vgl. auch Nrr. 6130, 6158

S *Colistin A*, *Polymyxin E_1*

V Antibioticum aus Bacillus colistinus oder Bacillus polymyxa

6122-01 **1066-17-7**

H Gemisch mit Colistin B (Polymyxin E_2) ($C_{52}H_{98}N_{16}O_{13}$) [analoges Heptanamid (1-Oxoheptyl-Verbindung)] (und Colistin C) auch Sulfat **(1264-72-8)**

S Belcomycine, Colimicina-oral, Colimycine, Colisticina, *Colistin**, Colomycin, Coly-Mycin S, Farmicin, Multimycine, *Polymyxin E*, Unimicina, Visucolistin

V gegen gramnegative Bakterien wirksames Antibioticum

6123 *(4946)* $C_{54}H_{84}O_{23}$ **6805-41-0**

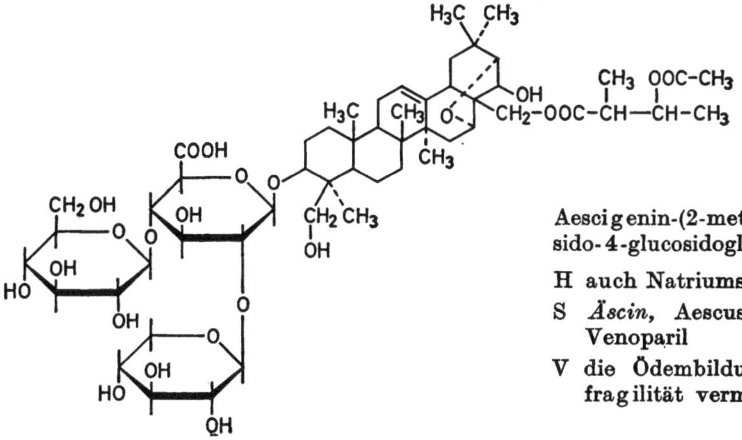

Aescigenin-(2-methyl-3-acetoxybutyrat)-(2-xylosido-4-glucosidoglucuronosid)

H auch Natriumsalz **(20977-05-3)**

S *Äscin*, Aescusan, *Escin(a)*, Feparil, Reparil, Venoparil

V die Ödembildung hemmendes und die Gefäßfragilität verminderndes Roßkastaniensaponin

---

6124 $C_{54}H_{85}N_{13}O_{15}S$ **69-25-0**

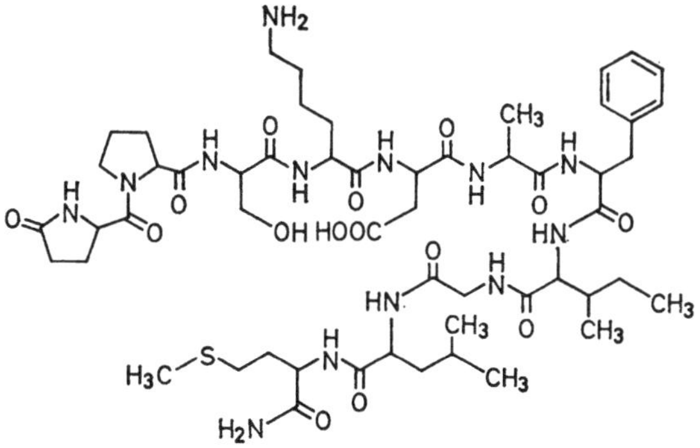

5-Oxo-L-prolyl-L-prolyl-L-seryl-L-lysyl-L-asparaginyl-L-alanyl-L-phenylalanyl-L-isoleucylglycyl-L-leucyl-L-methioninamid

S ELD 950, *Eledoisin**

V Vasodilatans, Hypotensivum

6125 *(4947)* $C_{55}H_{59}N_5O_{20}$
4434-05-3

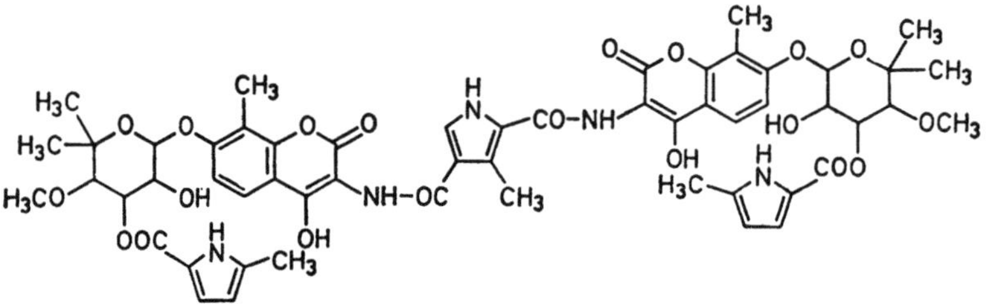

Diester der 5-Methylpyrrol-2-carbonsäure mit 3,3'-[(3-Methylpyrrol-2,4-diyl)-bis-(carbonylimino)]-bis-[4-hydroxy-8-methyl-7-(tetrahydro-3,4-dihydroxy-5-methoxy-6,6-dimethylpyran-2-yloxy)-cumarin] = 5-Methyl-1*H*-pyrrol-2-carbonsäure-Diester mit *N*,*N'*-Bis[7-[(6-deoxy-5-*C*-methyl-4-*O*-methyl-α-L-*lyxo*-hexopyranosyl)oxy]-4-hydroxy-8-methyl-2-oxo-2*H*-1-benzopyran-3-yl]-3-methyl-1*H*-pyrrol-2,4-dicarboxamid (●)

S *Coumamycin**, *Coumermycin (A₁)*, *Cumamycinum*, Notomycin, Sugordomycin D-1a

V Antibioticum aus Streptomyces rishiriensis

6126 $C_{55}H_{75}N_{17}O_{13}$
33515-09-2

H–5-Oxo-L-Pro-L-His-L-Trp-L-Ser-L-Tyr
H₂N-Gly-Pro-L-Arg-L-Leu-L-Gly

5-Oxo-L-prolyl-L-histidyl-L-tryptophyl-L-seryl-L-tyrosylglycyl-L-leucyl-L-arginyl-L-prolylglycinamid

S *Gonadorelin***, Hoechst 471, HRF, LH-RH, Lutal, Relefact LH-RH, Relisorm L, Stimu-LH

V Freigabefaktor (vom Schwein) für das luteinisierende Hormon

6126-01 52699-48-6

H Diacetattetrahydrat

S Abbott-41070, *Gonadorelinacetat***

V luteinisierendes Hormon, follikelstimulierendes Hormon, releasing Hormon

6126-02 51952-41-1

H Dihydrochlorid

S AY-24031, *Gonadorelinhydrochlorid***

V luteinisierendes Hormon, follikelstimulierendes Hormon, releasing Hormon

---

6127 *(4948)* $C_{56}H_{85}N_{17}O_{12}$
342-10-9

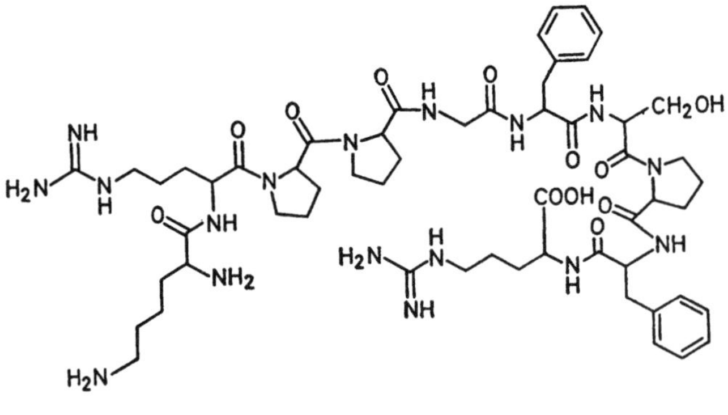

L-Lysyl-L-arginyl-L-prolyl-L-prolyl-glycyl-L-phenylalanyl-L-seryl-L-prolyl-L-phenylalanyl-L-arginin = N^2-L-Lysyl-bradykinin (●)

S *Kallidin, Kallidin II*

V Hypotensivum, Vasodilatans

6128 *(4949)*

$C_{56}H_{98}N_{16}O_{13}$
4135-11-9

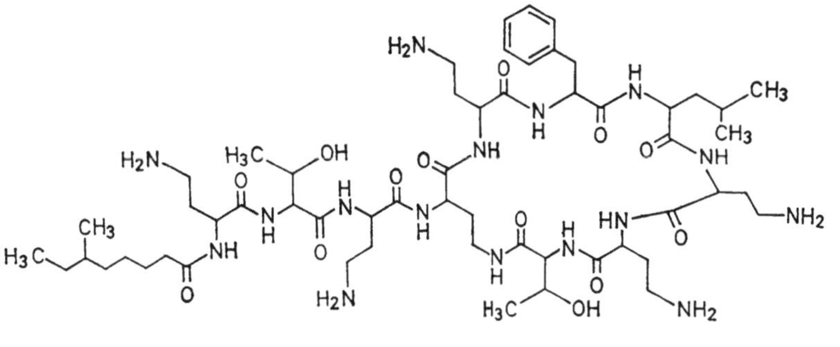

N-[3-Amino-1-[[1-[[3-amino-1-[[6,9,18-tris-(2-aminoethyl)-15-benzyl-3-(1-hydroxyethyl)-12-isobutyl-2,5,8,11,14,17,20-heptaoxo-1,4,7,10,13,16,19-heptaazacyclotricos-21-yl]-carbamoyl]-propyl]-carbamoyl]-2-hydroxypropyl]-carbamoyl]-propyl]-6-methyloctanamid = N^{α}-(6-Methyl-1-oxooctyl)-L-α,γ-diaminobutyryl-L-threonyl-L-α,γ-diaminobutyryl-L-α,γ-diaminobutyryl-L-α,γ-diaminobutyryl-D-phenylalanyl-L-leucyl-L-α,γ-diaminobutyryl-L-α,γ-diaminobutyryl-L-threonin-cycl.-(10 → 4)-peptid (●)

H vgl. auch Nr. 6139

S *Polymyxin* B_1

V Antibioticum aus Bacillus polymyxa

6128-01 1404-26-8

H Gemisch mit Polymyxin B_2 ($C_{55}H_{96}N_{16}O_{13}$) [analoges Heptanamid (1-Oxoheptyl-Verbindung)] auch Sulfat (1405-20-5)

S Aerosporin, Bacillosporin, *Polimixina B*, Polmix, *Polymyxin B***

V Antibioticum aus Bacillus polymyxa

6129 *(246 N)*

$C_{57}H_{82}O_{26}$
7059-24-7

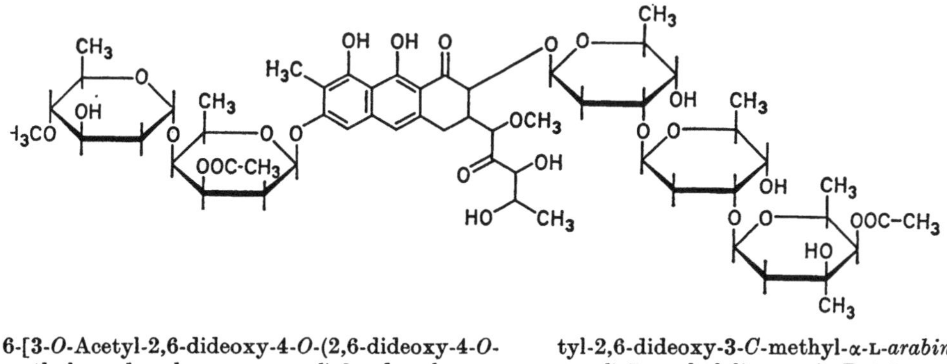

6-[3-*O*-Acetyl-2,6-dideoxy-4-*O*-(2,6-dideoxy-4-*O*-methyl-α-D-*lyxo*-hexopyranosyl)-β-D-*lyxo*-hexopyranosyloxy]-2-[*O*-4-*O*-acetyl-3-*C*-methyl-α-L-*arabino*-hexopyranosyl-(1 → 3)-*O*-2,6-dideoxy-β-D-*arabino*-hexopyranosyl-(1→3)-2,6-dideoxy-*β*-D-*arabino*-hexopyranosyloxy]-3-[3,4-dihydroxy-1-methoxy-2-oxopentyl]-3,4-dihydro-8,9-dihydroxy-7-methylanthracen-1(2*H*)-on = 3^{B}-*O*-(4-*O*-Acetyl-2,6-dideoxy-3-*C*-methyl-α-L-*arabino*-hexopyranosyl)-7-methylolivomycin D (●)

S *Aburamycin B*, *Chromomycin* A_3, NSC-58514, Toyomycin

V cytostatisch wirksames Antibioticum aus Streptomyces griseus bzw. Str. aburaviensis

6130 *(4936)* $C_{57}H_{108}N_{16}O_{25}S_4$

30 387-39-4

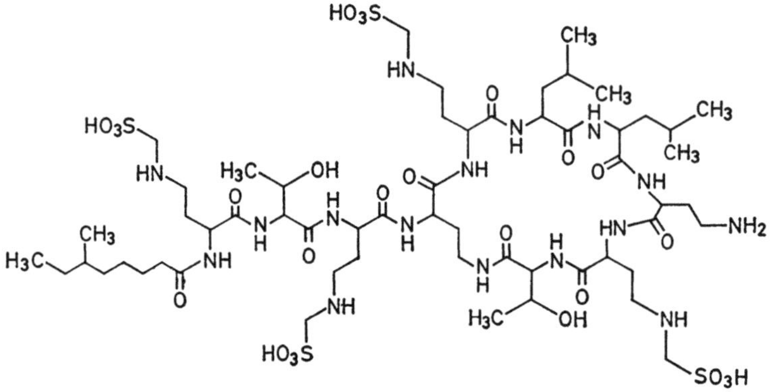

Colistin-1,3,5,9-tetramethansulfon A-säure = 1-[L-2-[(6-Methyl-1-oxooctyl)amino]-4-[(sulfomethyl)amino]butansäure]-3-[L-2-amino-4-[(sulfomethyl)amino]butansäure]-5-[L-2-amino-4-[(sulfomethyl)amino]butansäure]-9-[L-2-amino-4-[(sulfomethyl)amino]butansäure]polymyxin E_1 (●)

H Tetranatriumsalz (8068-28-8) des Gemischs mit den analogen Colistin B (Polymyxin E_2)- und Colistin C-derivaten

S Belcomycine-Amp., Colibiotic, Colimicina, *Colistimethate Sodium*, Colistinat, *Colistin mesilate sodium*, *Colistinmethansulfonat-Natrium*, *Colistin Sulphomethate*, Coly-Mycin M, Metha-Colimycin, W 1929

V gegen gramnegative Bakterien wirksames Antibioticum

6131 $C_{58}H_{73}N_{13}O_{21}S_2$

17 650-98-5

```
              NH2              SO3H
               |                 |
H-5-Oxo-L-Pro-L-Glu-L-Asp-L-Tyr-L-Tyr
                                   |
      H2N-Phe-L-Asp-L-Met-L-Trp-L-Gly
```

5-Oxo-L-Prolyl-L-glutaminyl-L-asparaginyl-L-tyrosyl-L-threonylglycyl-L-tryptophyl-L-methionyl-L-asparaginyl-L-phenylalaninamid-4-hydrogensulfat

H auch Diethylaminsalz

S *Caerulein*, Ceosumin, *Ceruletid***, F.I. 6934, Takus

V Diagnosticum, Cholecystokineticum

6132 *(4950)* $C_{58}H_{84}N_{14}O_{16}S$

2507-24-6

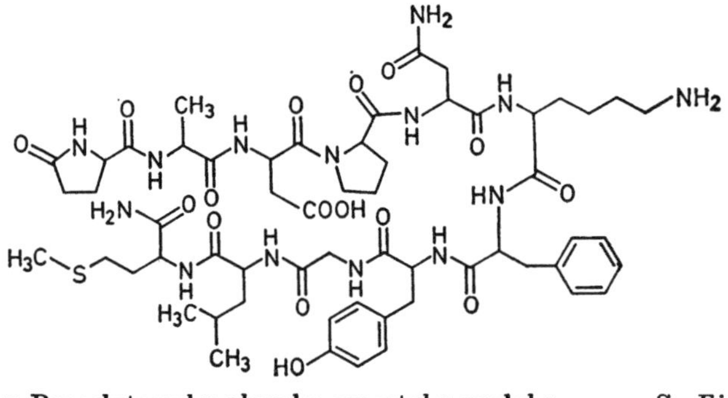

L-Pyroglutamyl-L-alanyl-L-aspartyl-L-prolyl-L-asparaginyl-L-lysyl-L-phenylalanyl-L-tyrosyl-glycyl-L-leucyl-L-methioninamid

S *Fisalemina, Physalaemin*

V Hypotensivum, Vasodilatans (Peptid aus Physalaemus fuscumaculatus)

6133 *(4951)* $C_{58}H_{84}O_{25}$

11 006-70-5

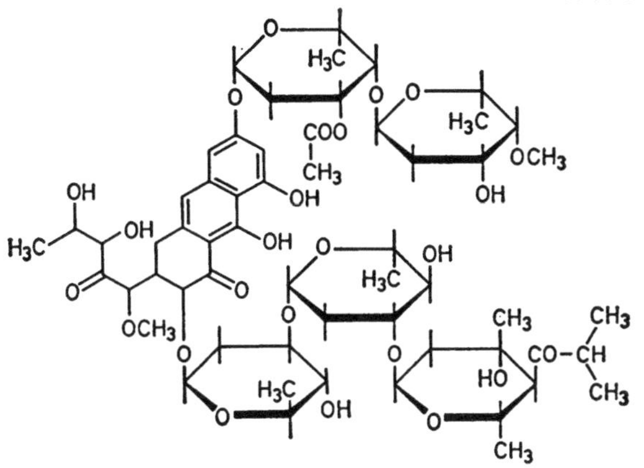

S *Olivomycin***

V cytostatisch wirksames Antibioticum aus Streptomyces olivoreticuli var. olivomycini

6134 $C_{59}H_{90}O_4$

303-98-0

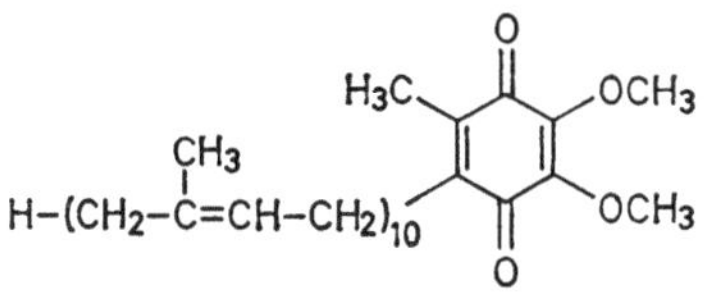

2,3-Dimethoxy-5-methyl-6-decaprenyl-1,4-benzochinon = 2-(3,7,11,15,19,23,27,31,35,39-Decamethyl-2,6,10,14,18,22,26,30,34,38-tetracontadecaenyl)-5,6-dimethoxy-3-methyl-2,5-cyclohexadien-1,4-dion (●)

S *Coenzym Q*, Neuquinone, NSC-140865, Q 199, *Ubidecarenone*, *Ubiquinone-10*

V Cardiacum

6135 *(4952)* $C_{60}H_{60}N_6O_{21}$

11 002-20-3

S *Carzinophilin*

V cytostatisch wirksames Antibioticum aus Streptomyces Sahachiroi

6136 *(4953)* $C_{60}H_{92}N_{12}O_{10}$

113-73-5

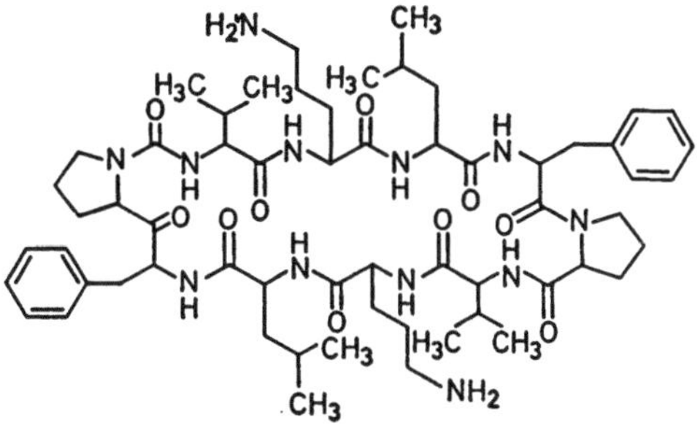

Cyclo-[L-valyl-L-ornithyl-L-leucyl-D-phenylalanyl-L-prolyl-L-valyl-L-ornithyl-L-leucyl-D-phenylalanyl-L-prolyl] = cycl. (L-Leucyl-D-phenylalanyl-L-prolyl-L-valyl-L-ornithyl-L-leucyl-D-phenylalanyl-L-prolyl-L-valyl-L-ornithyl) (●)

S *Gramicidin C*, *Gramicidin S***

V Antibioticum aus Bacillus brevis

6137 *(4954)* $C_{61}H_{84}CoN_{14}O_{15}P$

14708-95-3

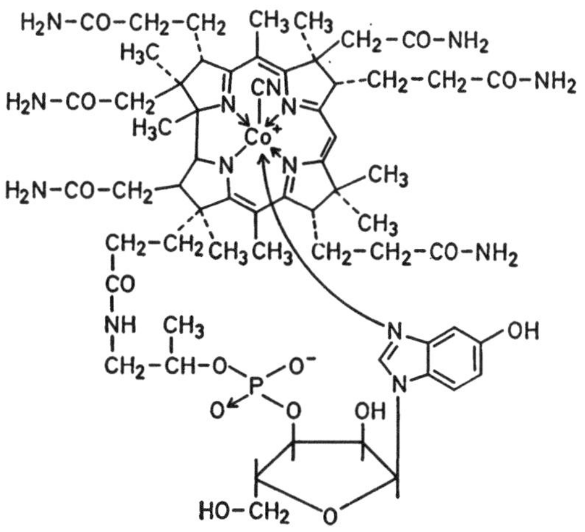

α-(5-Hydroxybenzimidazolyl)-cobamidcyanid = Cobinamidcyanidhydroxid-dihydrogenphosphat-(ester) (inneres Salz)-3′-Ester mit 1-α-D-Ribofuranosyl-1*H*-benzimidazol-5-ol (●)

S *Faktor I*, *Faktor III*, Trifavit, *Vitamin* B_{12}III

V antiperniziöses Vitamin

6138 *(4955)* $C_{61}H_{84}N_2O_{20}$
12 698-99-6

S Trichomycin A

V Heptaen-Antibioticum aus Streptomyces hachijoensis

6138-01 *(4955a)* 1394-02-1

H Gemisch mit anderen Trichomycinen

S Cabimicina, *Hachimycin**, Trichomycin, *Trichomycinum*, Trichonat, Trichosept, Tricomicina, Vegex

V Heptaen-Antibioticum aus Streptomyces hachijoensis

6139 *(4956)* $C_{61}H_{108}N_{16}O_{28}S_5$
1405-52-3

Pentakis-(*N*-sulfomethyl)-polymyxin B

H auch Pentanatriumsalz (11 006-58-9)

S Apesporine, Aremyxine, Dynamyxin, GS-6742, *Sulfomyxin***, *Sulphomyxin*, Thiosporin

V Antibioticum

6140 *(4957)* $C_{62}H_{68}N_6O_{16}$
2950-70-1

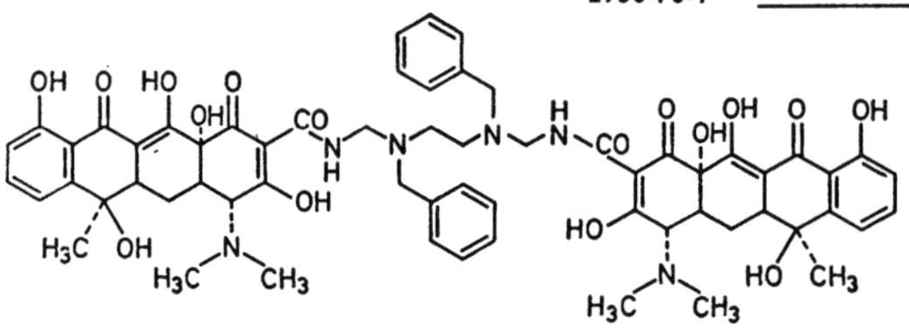

N,N'-[*N,N'*-Ethylenbis-(benzylaminomethyl)]-bis-[4-dimethylamino-1,4,4a,5,5a,6,11,12a-oktahydro-3,6,10,12,12a-pentahydroxy-6-methyl-1,11-dioxo-2-naphthacencarboxamid] = *N,N'*-Dibenzylethylendiamindimethylditetracyclin = *N,N'*-[1,2-Ethandiylbis[[(phenylmethyl)imino]methylen]]bis[[4*S*-(4α,4aα,5aα,6β,12aα)]-4-(dimethylamino)-1,4,4a,5,5a,6,11,12a-octahydro-3,6,10,12,12a-pentahydroxy-6-methyl-1,11-dioxo-2-naphthacencarboxamid] (●)

S *Ditetracyclin*

V Antibioticum

6141 *(4958)* $C_{62}H_{86}N_{12}O_{16}$
50-76-0

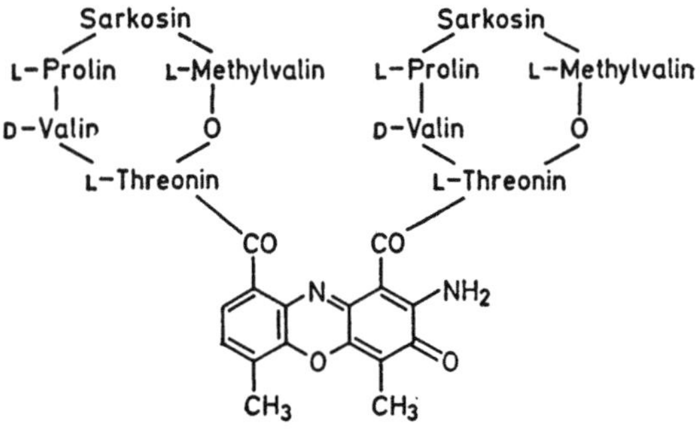

2-Amino-1,9-bis-(2,9-diisopropyl-6 10,13-trimethyl-1,4,8,11,14-pentaoxo-7-oxa-3,10,13,17a-tetraaza-5-bicyclo[14.3.0]nonadecylcarbamoyl)-4,6-dimethyl-3*H*-phenoxazin-3-on = stereoisomeres *N,N'*-[(2-Amino-4,6-dimethyl-3-oxo-3*H*-phenoxazin-1,9-diyl)bis[carbonylimino[2-(1-hydroxyethyl)-1-oxo-2,1-ethandiyl]imino[2-(1-methylethyl)-1-oxo-2,1-ethandiyl]-1,2-pyrrolidindiylcarbonyl(methylimino)(1-oxo-2,1-ethandiyl)]]bis[*N*-methyl-L-valin]bis(ξ-lacton) (●)

S *Actinomycin C_1*, *Actinomycin D*, AD, Cosmegen, Cosmogen, *Dactinomycin***, Lyovac-Cosmegen, *Meractinomycin*, NSC-3053

V Antibioticum, Antineoplasticum

6142 (*4959*) $C_{62}H_{89}CoN_{13}O_{15}P$

13422-51-0

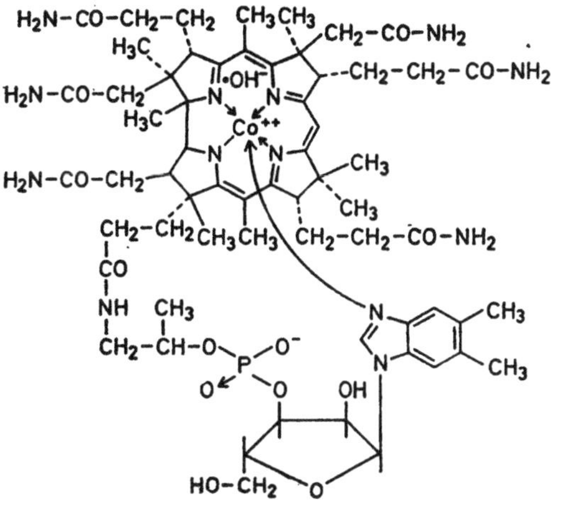

α-(5,6-Dimethylbenzimidazolyl)-hydroxocobamid = Cobinamiddihydroxid-dihydrogenphosphat-(ester)(mono-inneres Salz)-3′-Ester mit 5,6-Dimethyl-1-α-D-ribofuranosyl-1*H*-benzimidazol (●)

H auch Hydrat (Aquocobalamin) (13422-52-1)

S Actobe 12, Alfaredisol, Alpha-Cobione, Alphamin, alpha-Redisol, Alpha-Ruvite, Alpha Vee-12, Amacran, *Aquocobalamin*, Aquodavur, Axlon, Axofor, Axonvit, Bamilen, B_{12}-Depot-Siegfried, B_{12}-Depot „Wander", B_{12}-Depot-Vicotrat, Bedotin, Bedoxyl-AP, Bedozil, Bédumil-Depo, Behepan novum, Belvedrox, Bemulton, Berubi long, Berusol-L.A., Besubdoce, Bi-Nevril, Biocobal, Bituel, B_{12}-Pharmabit, Bradirubra, B Red S, Britafor, B-Vàlet B_{12}, B_{12}-Vitadurin, B_{12}-vitamin retard, Byladoce L.D., Cien Bedoce Depot, Ciplamin H, Cobalex, Cobalidrina, Cobalphamead, Cobaltinex B_{12}, Cobaltron-retard, Cobalvit, Cobamide, Cobavite L.A., Cobexan, Cobidrossi, Cobilid, Codroxomin, Conformin, Cycobal-H, Dafalgan, Dasvit H, Decadue, Depodoce, Depot-Favi-zwölf, Docélan, Docevit, Docevita, Dodemina, Dodilan, Dolivern, Dozetrat depot, Drocobal, Droxodoce, Droxofor, Droxomin, Droxovite, Ducobee-HY, Duradoce, Dura-Gram, Duralta-12, Duravit-12, Erycytol-Depot, Fravit B_{12}, Fresmin S, Funacomin-F, Geamin, Hemogen „Geva", Hicobalamin, Hicobalan, Hidro-B_{12}, Hidrodce, Hidrogris, Hidrovin, *Hidroxicobalamina*, Hidroxil-B_{12}, Hidroxo-Catavin, Hidroxodoce, Hidroxuber, Hozofor, Hy-12, Hybalamin, Hy-Cobalagen, Hydocobamin, Hydro-12, Hydrobedouze, Hydrocobamine, Hydrogrisevit, Hydronevrine, Hydrovit, Hydroxo 5000, Hydroxo B-12, Hydroxobase, *Hydroxocobalamin***, *Hydroxocobeminum*, *Hydroxokobemin*, *Hydroxycobalamin*, *Hyxobamine*, Ibedox, Icovit B_{12}, Idro-Apavit, Idrobamina, Idrobetina, *Idrocobalamin*, Idrocobina, Idrofarm B_{12}, Idrogrisevit, Idrorubina, Idrospes B_{12}, Idrossi B_{12}, Idrossicobal, Idrossirubrin, Idrossivit B_{12}, Idrozima, Imphacobin-H, Iperdodici, Kab-H, Kobalong, Lencobal, Lentadoce, Lento B_{12}, Lentoelve, Longicobal, Longirubrin, Macrabin-H, Medinil, Mepharubin-Depot, Milbedoce-depot, Natur B_{12}, Neo-Alavit, Neo-Benol, Neo-Betalin-12, Neo-Cobalan, Neo-Cytamen, Neo-Hepatex, Neo-Macrabin, Neo-Rojamin, Neo-Rubentin, Neorubra, Neovit, Neo-Vitadom, Neo-Vitwel, Novabidodici, Novo B_{12}, Novobedouze, OH B_{12}, *OH-Cobalamin*, OH-Duphar, Omega-P.A., Oxobemin, Oxolamine „Arcum", Primabalt R.P., Rasedon, Red, Redisol-H, Retar-B_{12}, Retavin B_{12}, Ritardovit B_{12}, Rossobivit, Rubesol-LA, Rubitard B_{12}, Rubramin OH, Rubranova, Rubrovit 1000 Depot, Runova, Sigamine L.A., Siocobin-H, Solco H, Span-12, Super B_{12}, Sustwelve, Sytobex-H, Theravite-H, Twelomin S, V-12, Vibeden, Vibedosan, Vidodex, Vitadurin, Vitafebo, *Vitamin* B_{12a}, *Vitamin* B_{12b}

V antiperniziöses Vitamin

6142-01 (*4959a*) 22465-48-1

H Acetat

S Acimexan, Acuo-Godabion B_{12}, Anemisol H, Aquo B, Aquo-Cytobion, B 12-Depot „Hormosan", Bistin, Citobion, Cobala, Cobalamin-12, Cobalparen-Depot, Cohemin depot, Colsamine, Depogamma, Docivit Depot, Doleven, Droxusvit, Forta B_{12}, Hepagon novum, Hepavit-Depot-fortissimum, Hicomin Hycomin, Hydocomin, Hydromin, Hydroxomin, Hydroxy-Hepavit, Idoxo-B_{12}, Liodozal, Masblon H, Mega-Milbedoce, Nichicoba, Novidroxin, Novocobalamin, Red-B, Tsuerumin S, Vigolatin, Vitarubin-Depot

V antiperniziöses Vitamin

6143 *(4960)* $C_{63}H_{88}CoN_{14}O_{14}P$

68-19-9

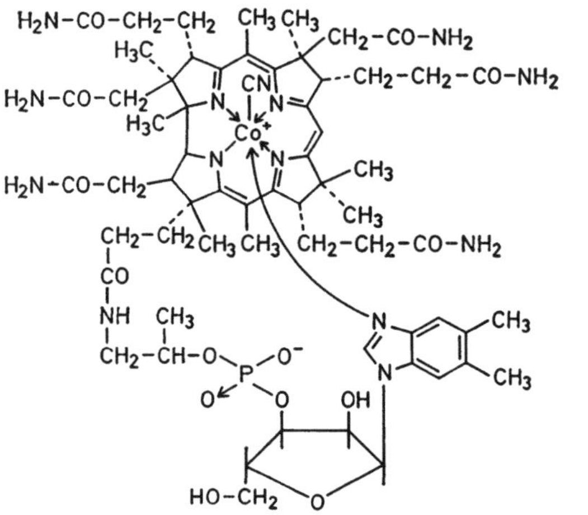

α-(5,6-Dimethylbenzimidazolyl)-cobamidcyanid = Cobinamidcyanidhydroxid-dihydrogenphosphat-(ester) (inneres Salz)-3′-Ester mit 5,6-Dimethyl-1-α-D-ribofuranosyl-1*H*-benzimidazol (●)

S Acro B_{12}, Actamin B_{12}, Almeret, Anacobin, Andro-B 12, Anemiol-B_{12}, Aneper B_{12}, Anfadoc, Antinem, Antipernicin, Anti-perniciosa, Apavit B_{12}, Arcavit B_{12}, Arcored, Bagovit B_{12}, Balamin, Baltovit, B_{12} „Ankermann", B_{12}-Delagrange, B-docin, Bedocatines B_{12}, Bedoc B12, Bedoce, Bedodec, Bedodeka, Bedomican, Bedoxyl, Bedoz, Bedozane, Bedoze, Bedozin, Bedumil, Bee-12-Gel, Beglan-12, Begoncal-B_{12}, Behepan, Belixir-12, Belvetin, Bendogen, Beniform, Benol, Bentavit B_{12}, Berubi, Berubigen, Berubin, Berusol, Betalily-12, Betalin-12, Betamine B_{12}, Beterapion-12, Betolvex, Betwelve, Bevatine, Bevidoral, Bevidox, Bevite, Bexii, Bexil, Bexitab, B_{12}-Flavin, B12-Framan, B_{12}-Galter, B_{12}-Horfervit, B12 „Hormosan", B_{12}-Ifmy, Bihexin, Bimil, Biobin, Biocobalamine, Biocres, Biolamin, Biopar, Bipibi-12, Bitevan, B_{12}-Kairon, B_{12}-Kattwiga, B_{12}-Lasa, B_{12}-Level, Blootamin, B_{12}-Mille, B_{12}-Monovit, B_{12}-Pierrel, B_{12}-Siegfried, B_{12}-Steigerwald, B-Twel, B-Twelv, B-Twelvora, B_{12}-Vicotrat, *B_{12}-Vitamin*, B_{12}-Weber, Byladoce, Cabadon-M, Calton-becien, Catavin, Centauro, Cetimil B_{12}, Chibro B12, Chocola B_{12}, *Cianocobalamina*, Cianovit R, Cinabase, Cipalmin, Claretin-12, *CN-Cobalamin*, Coba, Cobadoce, Cobal 12, Cobalamed, *Cobalamin*, Cobalin, Coballamine, Cobaloral, Cobalparen, Cobaltron, Cobamac, Cobamine, Copharvit 5000, Cobastab, Cobastan, Cobavite, Cobegel, *Cobeminum*, Cobione, Cobrumin, Cocavitan B_{12}, Cohemin, Corubeen, Corubin, Corubrin, Cosmo-Rey, Cotel, Covit, Co-Vitamin B_{12}, Cresiro(l), Crystamin, Crystimin, Crysto-Gel, Crysto-Vim, Crystwel, Cy-1000, Cyanabin, Cyanocobal, *Cyanocobalamin***, Cyano-Gel, Cyano-Hepavit, Cyanomin, Cyanoton, Cyanovit, Cycobal, *Cycobemin*, Cycogel, Cycolamin, Cycomin, Cycoplex, Cykobeminet, Cynobal, Cynoplon, Cyredin, Cytacon, Cytamen, Cytaton, Cytobex, Cytobion, Dancavit B_{12}, Dapoten, Darovitam B_{12}, Dasvit, Davitamon B_{12}, DBH-B-12, Depinar, Devit 1000, Dinevit B_{12}, Distivit, Dobetin, Docecol, Docecrisina, Docedep, Docémine, Doce-Oral, Docergona, Docetasan, Docibin, Docigado 15, Docigram, Docivit, Dodamine, Dodec, Dodecabee, Dodecavite, Dodemina, Dodevitina, Dodex, Douzoral B_{12}, Dozelin, Dozetrat, Dozevitan, Dozibel, Ducobee, Dumovit B_{12}, Duo B_{12}, Duodebex, Duodecibin, Dura-12-M, Embiol, Emobione, Endo B_{12}, Eocill, Erftamin 12, Eritro-B 12, Eritrone, Eritrosir, Eritrovit B_{12}, Erycytol, Erythrotin, Euhaemon, Examen, Exoral, *extrinsic factor*, Fanrubina, Fardoc, Fermin, Fiviton B_{12}, Fortbeol-12, Fresmin, Gel-12, Gevedoce, Godabion B_{12}, Griseovit, Grisevit, Grisovit, Helbradoze, Hematolamin, Hemo-B-Doze, Hemoergene, Hemolin, Hemomin, Hemosalus B_{12}, Hepagon, Hepatex-T, Hepavis, Hepavit, Hepcovite, Heptenyl-12, Hydoxamin, Hylugel, IDO-B_{12}, Imphacobin, Intrinase, Intrinolon, Juvabe 12, Kab-12, Kaybovite, Kee-B-12, *Lactobacillus lactis Dorner factor*, Larmavita B_{12}, Lentobedoze, Lentovit, Lifaton. B_{12}, Liofhem, Liorubrina, *LLD-Factor*, Lubedoce, Macrabin, Macrocyclin, Macrocyte, Made B_{12}, Magna B12, Masblon, Megabion „Sigma", Megalovel, Mepharubin, Mico-12, Milbedoce, Millevit, Miluyvit B_{12}, Nagravon, Neododamine, Neurobaltina, Neuro-Liser, Ni-Vit-12, Normocytin, Nova-Rubi, Noventabedoce, Novivit, Optovite B_{12}, 12-Oral, Osfavit B_{12}, Palvite, Pam-B-12, Panalamine, Parentosol B_{12}, Pasing B_{12}, Pernaemon, Pernaevit, Pernajek, Pernapar, Pernavit, Pernical, Pernicipur, Pernipuron, Pernoral, Perviol-Doce, Pharmatovit B_{12}, Pinkamin, Plecyamin, Plentasal, Poyamin, Primabalt, Quantin-100 (—1000), Quinienbedoce, Rametin, Rectocenga, Recytomin, Redamin, Redavit B_{12}, Redisol, Repocobe, Reticulogen, Retidex B_{12}, Rhodacryst, Rhodavin, Rhodavite, Ritamine, Robelvit, Rojamin, Rolo-12, Rotamin, Ru-B_{12},

Rubavit, Rubentin, Rubesol, Rubicrest, Rubion, Rubitrate, Rubivitan, Rubivite, Rubraluy, Rubramin, Rubraroc-500, Rubrine, Rubripca, Rubrocitol, Rubron, Rubrovit, Rubyvit, Rulivan, Ruvite, Sancoba, Sani-12, Savex inyect., Serravit B_{12}, Sigamine, Siocobin, Solco B_{12}, Sorbevit B_{12}, Spavit B_{12}, S.P. Cycolamin, Supervit B_{12}, Surgevit, Sytobex, Tempo B_{12}, Themisol, Tuelve B, Twel-Be, Tweltone, Twelve-Oral, Ucemine B_{12}, Vibalt, Vibecon, Vibedoz, Vibicon, Vibisone, Vibrumin, Vicapan B_{12}, Vidox „Scan.", Viemin 12, Virubra, Vitabee 12, Vitadom, Vitadouze, *Vitamin B_{12}*, Vitapur B_{12}, Vitarubin, Vita-Rubra, Vitral, Vi-Twel, Willcotrin, Winbex, Wyocobin, *Zyanokobalamin*

V antiperniziöses Vitamin

6144 *(4961)* $C_{63}H_{88}{}^{57}CoN_{14}O_{14}P$

13115-03-2

^{57}Co-Cyanocobalamin

S *Cyanocobalamin (^{57}Co)***, *Racobalamin-57*, *Radiocyanocobalamin (^{57}Co)*, Rubratope Co 57

V Diagnosticum (der perniziösen Anaemie)

6145 *(247 N)* $C_{63}H_{88}{}^{58}CoN_{14}O_{14}P$

18195-32-9

^{58}Co-Cyanocobalamin

S *Cyanocobalamin (^{58}Co)***

V radioisotopes Diagnosticum

6146 *(4962)* $C_{63}H_{88}{}^{60}CoN_{14}O_{14}P$

13422-53-2

^{60}Co-Cyanocobalamin

S *Cyanocobalamin (^{60}Co)***, *Racobalamin-60*, *Radiocyanocobalamin (^{60}Co)*, *Radiocycobeminum (^{60}Co)*, Rubratope

V Diagnosticum (der perniziösen Anaemie)

6147 *(72 E)* $C_{63}H_{91}CoN_{13}O_{14}P$

13422-55-4

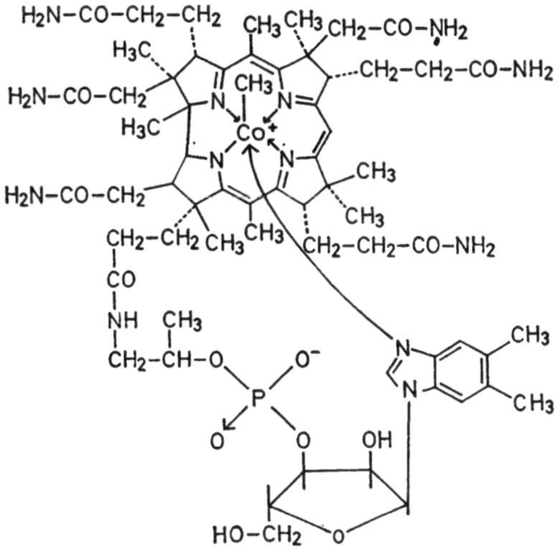

Cobinamid-*Co*-methylderivat-hydroxid-dihydrogenphosphat(ester)(inneres Salz)-3'-Ester mit 5,6-Dimethyl-1-α-D-ribofuranosyl-1*H*-benzimidazol (●) = α-(5,6-Dimethylbenzimidazol-2-yl)-cobamid-methyl

S Algobaz, Asimil B_{12}, Calomide-ME, Cobaldocemetil, Cobamain, Cobametin, Liversanol, *Mecobalamin**, Methycoba(l), *Methylcobalamin*, Méthylcobaz, Metil-Vitelix, Vancomin

V Vitamin-B_{12}-Therapeuticum

6148 *(4963)* $C_{64}H_{90}N_{12}O_{16}$

6156-47-4

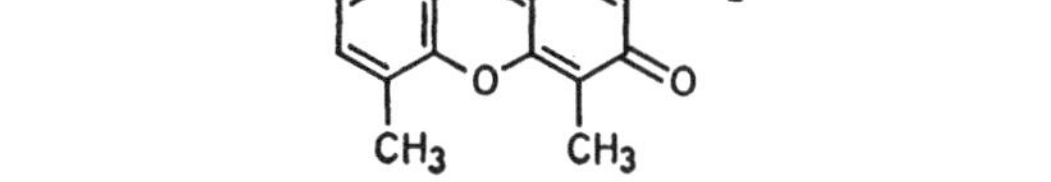

2A-D-Alloisoleucin-2B-D-alloisoleucinactinomycin D (●)

S *Actinomycin VII*, *Actinomycin C_3*

V cytostatisch wirksames Antibioticum aus Streptomyces chrysomallus

6148-01 *(4963a)* 8052-16-2

H Mischung aus 45% Actinomycin C_3, 45% Actinomycin C_2 und 10% Dactinomycin

S *Actinomycin C*, *Cactinomycin***, HBF 386, NSC-18268, Sanamicina, Sanamycin

V cytostatisch wirksames Antibioticum aus Streptomyces chrysomallus

6149 *(4964)* $C_{66}H_{103}N_{17}O_{16}S$

21 373-17-1

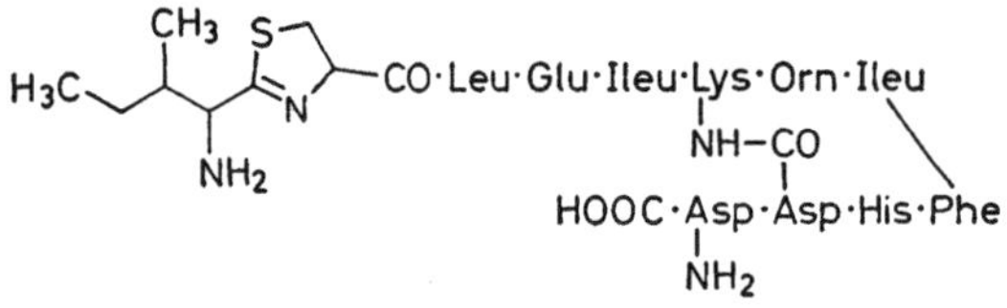

N-[[2-(1-Amino-2-methylbutyl)-4,5-dihydro-4-thiazolyl]carbonyl]bacitracin F (●)

S *Bacitracin A*

V Polypeptidantibioticum aus Bacillus subtilis

6149-01 *(4964a)* 1405-87-4

H Gemisch mit gewissen Mengen anderer Bacitracine

S Ayfivin, Baci-Jel, Bacidrin, Baciguent, Bacilone, Baci-Max, Bacitek, *Bacitracin***, Bacitrin, Baci-Troches, Batrogyn, Batroral, Fortracin, Ginebatin, Parentracin, Penitracin, Sarbatracine, Topitracin, Zutracin

V Polypeptidantibioticum aus Bacillus subtilis (besonders zur lokalen Anwendung)

6150 *(4965)* $C_{68}H_{79}NO_{11}$

54063-34-2

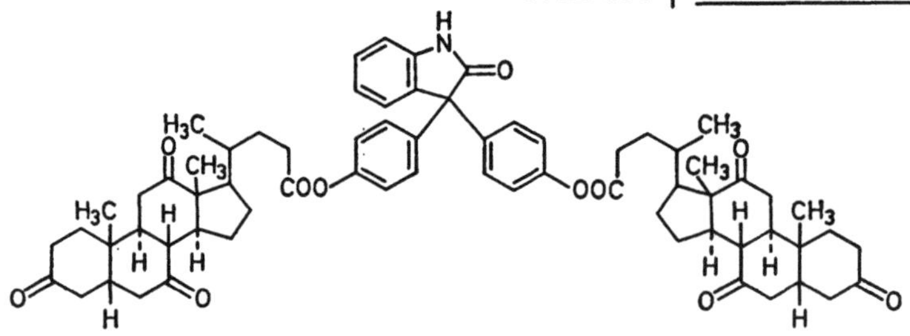

3,3-Bis-(*p*-hydroxyphenyl)-2-indolinon-(3,7,12-trioxo-5β-cholansäure)-diester = (5β)-(5′β)-3,7,12-Trioxocholansäure(1,2-dihydro-2-oxo-3*H*-indol-3-yliden)di-4,1-phenylenester (●)

S *Cofisatin***, Mucilax-Wirkstoff

V Laxativum

6151 *(4966)* $C_{72}H_{100}CoN_{18}O_{17}P$

13870-90-1

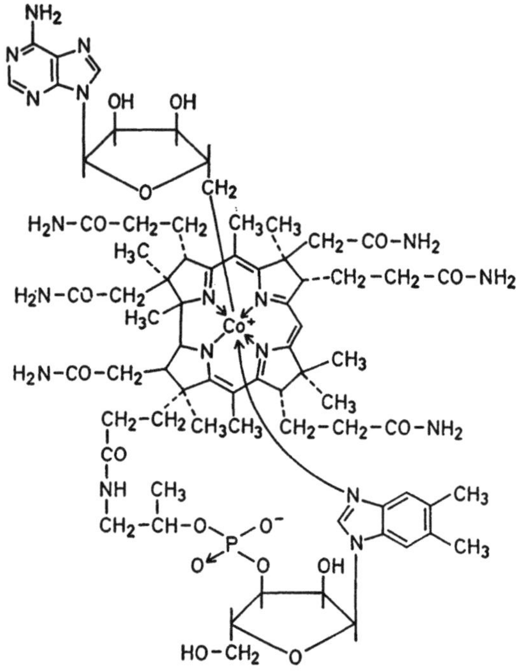

5,6-Dimethylbenzimidazolcobamid-coenzym = Inneres Salz des *Co*-(5′-Desoxyadenosin-5′)-derivates des 3′-Esters von Cobinamidphosphat mit 5,6-Dimethyl-1-α-D-ribofuranosylbenzimidazol = Cobinamid-*Co*-(5′-deoxyadenosin-5′)derivat-hydroxid-dihydrogenphosphat(ester)(inneres Salz)-3′-Ester mit 5,6-Dimethyl-1-α-D-ribofuranosyl-1*H*-benzimidazol (●)

S Actavix, Actimide, Activanat, Adecomide, Ademide, *Adenosylcobalamin*, Aima, Aktibol,

Ambritan, Amplixal, Anabasi, Anabolizante Hermes, Anabozima, Anadin, Anadinibi, Anazym, Appevit, Benydiol, Benzimarr, Betarin, Calomide, Cebetan, Ciclozim, Cobafor, Cobaforte, Cobagen, Cobalan, Cobalin „San Carlo", Cobalion, Cobaltamin S, *Cobamamid**, Cobamyde, Cobanzyme, Cobarol, Cobaxid, Cobazina, Cobazymase, Coben B_{12}, Cobenzim, Coenbi, *Coenzima* B_{12}, Coenzyl, *Coenzym* B_{12}, Coezim-B_{12}, Colusamide, Contaren, Conzibi 12, Corrinozide, Corubrin „Ellea", Cotrefon, Co-Vibedoze, Crinozim, Cromazim, DBCC, Decab, Dibencozan, *Dibencozide*, *Dibenzcozamide*, Dimazin, *Dimébenzcozamide*, Dodecozim B12, Enductol, Enzicoba, Enzim, B12, Extrabolin, Fisiocobal, Fortezim, Frazim, Funacomide, Glade, Gradilin Co B12, Héraclène, Hi-Fresmin, Hi-Nichicoba, Hokuramide, Hycobal, Hyrasedon, Indusil, Lewis, LM 176, Marvizim, Maxibol „Roussel", Maximal, Medozim, Metamide, Milbedoce anabolico, Neocobal, Neoenzim B_{12}, Neomide, Névrizide, Nutricon, Obalamin-S, Paidozim, Panhor, Pantidia, Percoa, Peromide, Protemi, Radiozima, Ripresil, Rubenzim, Rubolan, Sabalamin, Sarbol, Sartoenzim, Satomid, Taitan, Thencel, Torrezim, Trefarist, Trillovit, Trofamide B_{12}, Trofogal, Trofozim, Unifort, Vector, Viconzim, Vitosit, Xobaline, Zervital, Zim B_{12}, Zinabol

V Anabolicum

6152 *(4967)* $C_{72}H_{116}O_4$

547-17-1

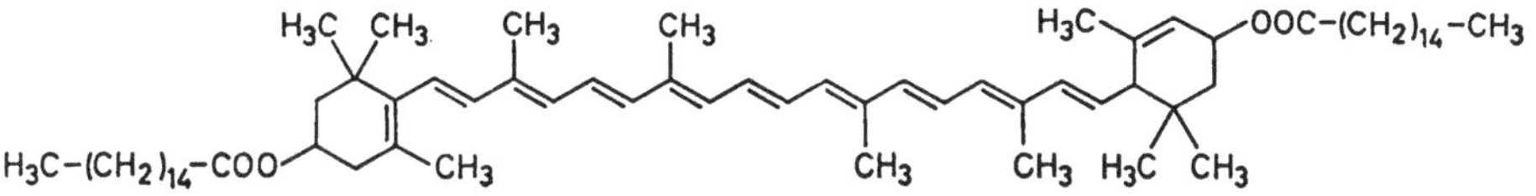

α-Carotin-3,3'-dioldipalmitat = Luteindipalmitat = β,ε-Caroten-3,3'-dioldihexadecanoat (●)

H nach anderen Angaben das γ-Carotin-3,3'-dioldipalmitat[β,ψ-Caroten-3,3'-diolhexadecanoat (●)] (30508-47-5)

S Adaptinol, Aptinol, *Helenien*, Heligal, *Xantofyli palmitas***

V Blendschutzmittel (Carotinoid aus Helenium autumnale)

6153 $C_{73}H_{78}F_2O_{16}$

55461-42-2

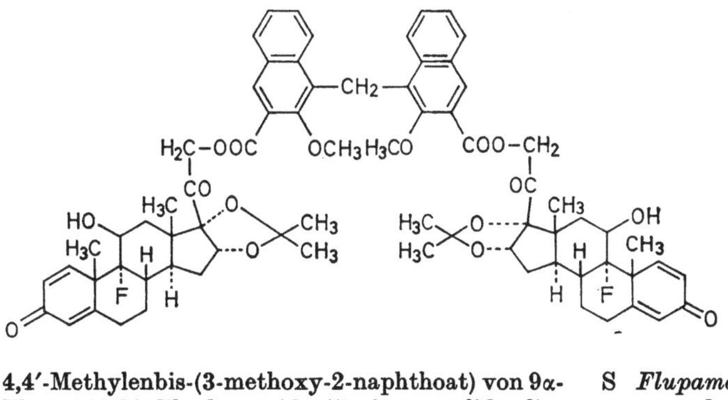

4,4'-Methylenbis-(3-methoxy-2-naphthoat) von 9α-Fluor-11β,21-dihydroxy-16α,17α-isopropylidendioxy-1,4-pregnadien-3,20-dion = (9α,11β,16α)-21,21'-[Methylenbis[(2-methoxy-1,3-naphthalendiyl)carbonyloxy]]bis[9-fluor-11-hydroxy-16,17-[(1-methylethyliden)bis(oxy)]pregna-1,4-dien-3,20-dion] (●)

S *Flupamesone*, Flutenal, *Triamcinolonacetonidmetembonat*, UR-105

V antiphlogistisch und antiallergisch wirksames Glucocorticoid

6154 *(4968)* $C_{75}H_{144}O_{31}$
2073-51-0

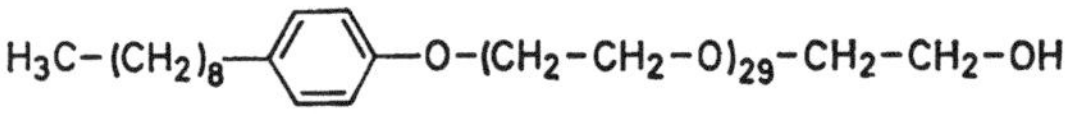

89-(4-Nonylphenoxy)-3,6,9,12,15,18,21,24,27,30,33,36,39,42,45,48,51,54,57,60,63,66,69,72,75,78,81,84,87-nonacosaoxanonaoctacontan-1-ol (●)

H Mittelwert für ein *p*-Nonylphenoxypolyethoxyethanol

S Igepal CO-880, *Nonoxinol 30***, *Nonoxynol 30*

V oberflächenaktives Antisepticum

6155 *(4969)* $C_{85}H_{154}N_{32}O_{27}$

S *Triculamin*

V Tuberkulostaticum (Peptid-Antibioticum aus Streptomyces triculaminicus)

6156 $C_{100}H_{156}N_{34}O_{22}S$
24 870-04-0

Glycyl-L-tyrosyl-L-seryl-L-methionyl-L-glutamyl-L-histidyl-L-phenylalanyl-L-arginyl-L-tryptophyl-glycyl-L-lysyl-L-prolyl-L-valylglycyl-L-lysyl-L-lysyl-L-arginyl-L-argininamid = 1-Glycin-18-L-argininamid-α^{1-18}-corticotropin (●)

H auch Acetat (37 998-27-9)

S Acthormon, *Giractid***, Renactid

V synthetisches ACTH-Präparat

6157 *(248 N)* $C_{101}H_{158}N_{30}O_{23}S$
22 572-04-9

D-Seryl-L-tyrosyl-L-seryl-L-methionyl-L-glutamyl-L-histidyl-L-phenylalanyl-L-arginyl-L-tryptophyl-glycyl-L-lysyl-L-prolyl-L-valyl-glycyl-L-lysyl-L-lysyl-L-lysyl-L-lysinamid = 1-D-Serin-17-L-lysin-18-L-lysinamid-α^{1-18}-corticotropin (●)

S Ba-41 795, C 41 795, *Codactid** *Octodécactide*

V synthetisches ACTH-Präparat

6158 ca. $C_{122}H_{172}N_{22}O_{40}$
58 298-92-3

Reaktionsprodukt von 1 Mol. Colistin (Nr. 6122-01) mit 3 Mol. Oxytetracyclin (Nr. 4849) in Gegenwart von Formaldehyd

S *Colimecyclin***

V Antibioticum

6159 *(4970)* $C_{131}H_{229}H_{39}O_{31}$
20 449-79-0

H · Gly · Ileu · Gly · Ala · Val · Leu · Lys · Val · Leu · Thre · Thre · Gly · Leu
H_2N · Glu · Glu · Arg · Lys · Arg · Lys · Ileu · Try · Ser · Ileu · Leu · Ala · Pro
(Glu: NH_2, Glu: NH_2)

S *Melittin*

V Gift der Honigbiene (Apis mellifica)

6160 *(4972)* $C_{136}H_{210}N_{40}O_{31}S$
16 960-16-0

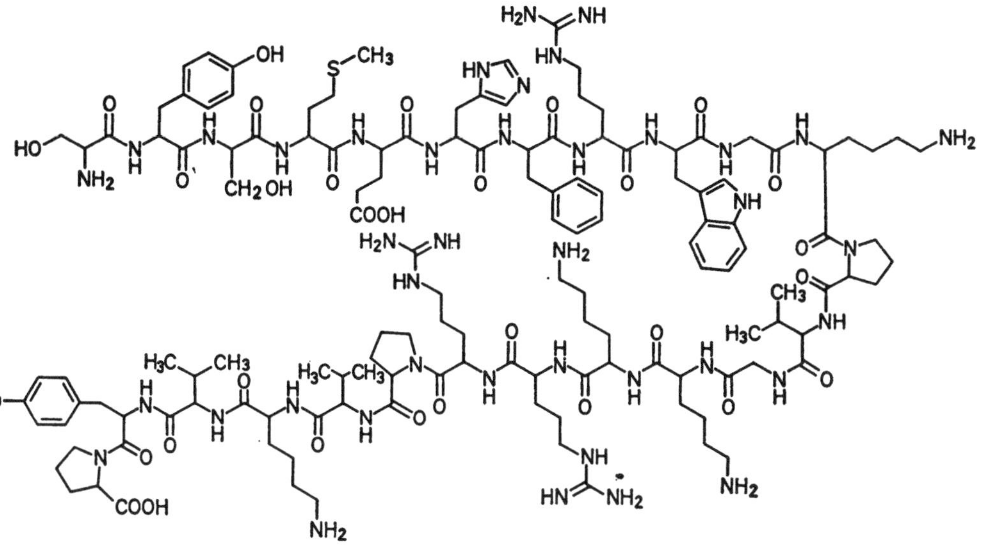

L-Seryl-L-tyrosyl-L-seryl-L-methionyl-L-α-glutamyl-L-histidyl-L-phenylalanyl-L-arginyl-L-tryptophyl-glycyl-L-lysyl-L-prolyl-L-valyl-glycyl-L-lysyl-L-lysyl-L-arginyl-L-arginyl-L-prolyl-L-valyl-L-lysyl-L-valyl-L-tyrosyl-L-prolin = α^{1-24}-Corticotropin (●)

S Actholain, Ciba 30920-Ba, *β^{1-24}-Corticotropin, Corticotropintetracosapeptid,* Cortrophin-S, Cortrosina, Cortrosinta, Cortrosyn, *Cosyntropin,* Nuvacthen, S-Cortrophin, Synacthen, *Tetracosactid**, Tetracosactrin*

V synthetisches ACTH-Präparat

6161 *(4973)* $C_{142}H_{222}N_{42}O_{31}$
17 692-62-5

D-Seryl-L-tyrosyl-L-seryl-L-norleucyl-L-glutamyl-L-histidyl-L-phenylalanyl-L-arginyl-L-tryptophyl-glycyl-L-lysyl-L-prolyl-L-valyl-glycyl-L-lysyl-L-lysyl-L-arginyl-L-arginyl-L-prolyl-L-valyl-L-lysyl-L-valyl-L-tyrosyl-L-prolyl-L-valinamid = D-Ser^1-NLe^4-$(Val\text{-}NH_2)^{25}$-β^{1-25}-corticotropin = 1-D-Serin-4-L-norleucin-25-L-valinamid-α^{1-25}-corticotropin (●)

S DW-75, *Norleusactid*, Pentacosactid, Pentacosactride*

V synthetisches ACTH-Präparat

6162 *(4974)* $C_{148}H_{185}Cl_4N_{21}O_{56}$
1404-90-6

H auch Hydrochlorid (1404-93-9)

S Cicovina, Diatracin, *Vancomycin**,* Vancocin(a)

V Antibioticum aus Streptomyces orientalis

6163 *(4975)* $C_{150}H_{230}N_{44}O_{39}S$
47 931-80-6

L-Seryl-L-tyrosyl-L-seryl-L-methionyl-L-α-glutamyl-L-histidyl-L-phenylalanyl-L-arginyl-L-tryptophyl-glycyl-L-lysyl-L-prolyl-L-valyl-glycyl-L-lysyl-L-lysyl-L-arginyl-L-arginyl-L-prolyl-L-valyl-L-lysyl-L-valyl-L-tyrosyl-L-prolyl-L-asparaginyl-L-alanyl-glycyl-L-glutaminsäure = 25-L-Asparaginsäure-26-L-alanin-27-glycin-α^{1-28}-corticotropin (vom Schwein) (●)

S Actid 1-28, *h-Corticotropin 1-28,* Homactid, Humacthid, *Octacosactid, Octacosactrin, Tosactid***

V synthetisches Human-ACTH-Präparat

6164 *(4976)* $C_{153}H_{225}N_{43}O_{49}S$
16 941-32-5

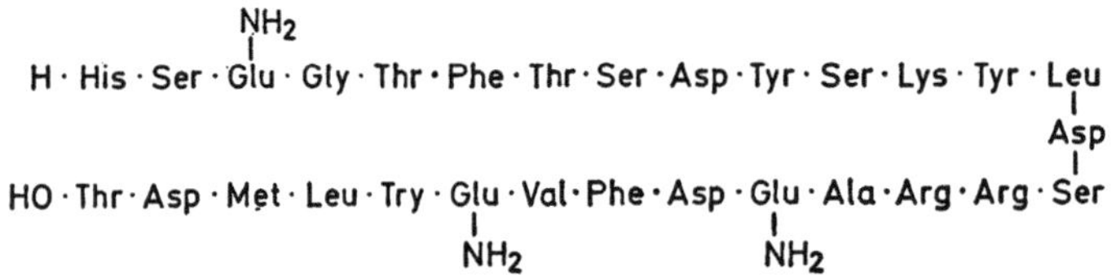

S *Glucagon*, Glukagon, HG-factor, Hyperglykämisch-glykogenolytischer Faktor* •

V Pankreaspolypeptid zur Anwendung in der Insulintherapie

6165 $C_{159}H_{232}N_{46}O_{45}S_3$
12 321-44-7

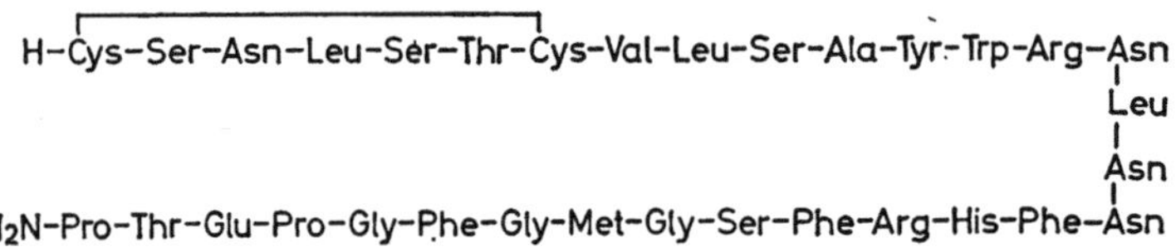

L-Cysteinyl-L-seryl-L-asparaginyl-L-leucyl-L-seryl-L-threonyl-L-cysteinyl-L-valyl-L-leucyl-L-seryl-L-alanyl-L-tyrosyl-L-tryptophyl-L-arginyl-L-asparaginyl-L-leucyl-L-asparaginyl-L-asparaginyl-L-phenylalanyl-L-histidyl-L-arginyl-L-phenylalanyl-L-serylglycyl-L-methionylglycyl-L-phenylalanylglycyl-L-prolyl-L-glutamyl-L-threonyl-L-prolinamid-cyclisches-(1 → 7)-disulfid

H auch Produkte ohne genaue chemische Definition (9007-12-9)

S Calcimar, Calcitar(e), *Calcitonin**, Calcitonine naturelle de porc,* Staropos, TCA, *Thyrocalcitonin (vom Schwein)*

V den Calcium-Blutspiegel senkendes Hormon aus Schilddrüsen (vom Schwein)

6166 $C_{207}H_{308}N_{56}O_{58}S$
12 279-41-3

L-Seryl-L-tyrosyl-L-seryl-L-methionyl-L-α-glutamyl-L-histidyl-L-phenylalanyl-L-arginyl-L-tryptophylglycyl-L-lysyl-L-prolyl-L-valylglycyl-L-lysyl-L-lysyl-L-arginyl-L-arginyl-L-prolyl-L-valyl-L-lysyl-L-valyl-L-tyrosyl-L-prolyl-L-asparaginyl-L-alanylglycyl-L-glutamyl-L-asparaginyl-L-glutaminyl-L-seryl-L-alanyl-L-glutamyl-L-alanyl-L-phenylalanyl-L-prolyl-L-leucyl-L-glutamyl-L-phenylalanin = 25-L-Asparaginsäure-26-L-alanin-27-glycin-30-L-glutamin-31-L-serin-α^{1-39}-corticotropin (vom Schwein) (●)

H Acetathydrat (39 295-97-1)

S *Seractidacetat***

V synthetisches ACTH-Präparat

6167 *(4977)* $C_{210}H_{314}N_{56}O_{57}S$

9061-27-2

L-Seryl-L-tyrosyl-L-seryl-L-methionyl-L-α-glutamyl-L-histidyl-L-phenylalanyl-L-arginyl-L-tryptophyl-glycyl-L-lysyl-L-prolyl-L-valyl-glycyl-L-lysyl-L-lysyl-L-arginyl-L-arginyl-L-prolyl-L-valyl-L-lysyl-L-valyl-L-tyrosyl-L-prolyl-L-asparaginyl-glycyl-L-alanyl-L-glutamyl-L-asparaginyl-L-glutaminyl-L-eucyl-L-alany l-L-glutamyl-L-alanyl-L-phenylalanyl-L-prolyl-L-leucyl-L-glutamyl-L-phenylalanin = α^{1-39}-Corticotropin (vom Schwein) (●)

S *ACTH$^{1-39}$-Peptid, β-Corticotropin (vom Schwein)*, Isactid, *Schweine-ACTH*, *Swine ACTH*

V natürliches adrenocorticotropes Hormon vom Schwein

6168 *(4978)* $C_{254}H_{377}N_{65}O_{75}S_6$

11070-73-8

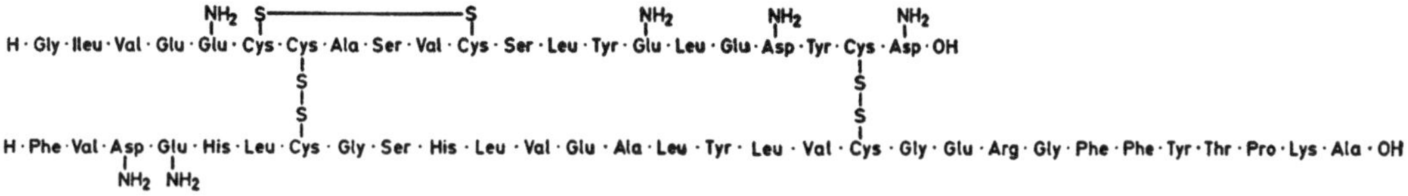

S Insulin

V Pankreashormon

6169 *(4979)* $C_{284}H_{440}N_{86}O_{77}S_7$

9004-04-0

S Antagosan, Antikrein, Antilysin, *Aprotinin**, Bayer A-128, Contrykal, Gordox, Iniprol, Kir, Onquinin, Repulson, Riker 52 G, 9921 R.P., Traskolan, Trasylol, Trazinin, Trykalex, Tzalol, Zymofren

V Proteinasen-Inhibitor

6170 *(4980)* $C_{587}H_{909}N_{171}O_{197}S_{12}$

9001-99-4

Polypeptid aus 124 Molekeln 19 verschiedener Aminosäuren

S Ribalgilase, *Ribonuclease*

V externes Antiphlogisticum und Analgeticum (Ribonucleinsäure spaltendes Enzym)

ORGANISCH-CHEMISCHE ARZNEIMITTEL UND IHRE SYNONYMA

(Nachtrag)

6171 $CH_4Cl_2O_6P_2$

10596-23-3

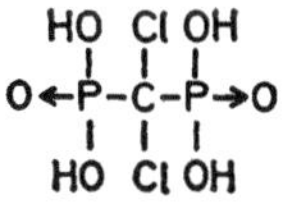

(Dichlormethylen)bis(phosphonsäure) (●)

S *Acidum clodronicum***, Cl_2MDP, *Clodronic acid***

V Calciumregulator (der Knochen)

6172 $C_2H_5O_5P$

4408-78-0

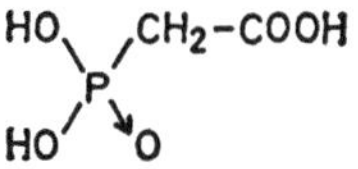

Phosphonoessigsäure (●)

H Dinatriumsalzmonohydrat (54870-27-8)

S Abbott-38642, *Fosfonet-Natrium***

V Virustaticum, Komplexbildner

6173 $C_3H_5DFNO_2$

35523-45-6

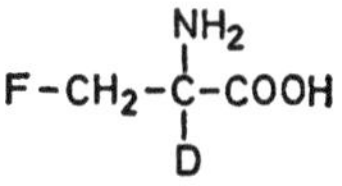

2-Deutero-3-fluor-D-alanin = 3-Fluor-D-alanin-*2-d* (●)

S DFA, *Fludalanin**, MK-641

V Antibioticum

6174 $C_4H_3ClF_4O$

56689-41-9

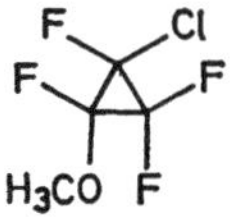

1-Chlor-1,2,2,3-tetrafluor-3-methoxycyclopropan (●) = 2-Chlor-1,2,3,3-tetrafluorcyclopropylmethyläther

S *Alifluran***, 26-P

V Inhalationsanästheticum

6175 $C_4H_5NO_4S$

33665-90-6

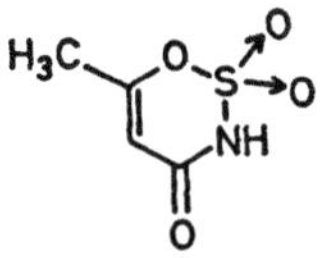

6-Methyl-1,2,3-oxathiazin-4(3*H*)-on-2,2-dioxid (●)

S *Acesulfam***

V Süßstoff

6176 $C_4H_5N_3O$

56368-59-3

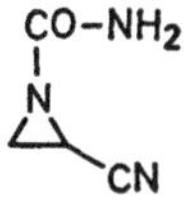

2-Cyano-1-aziridincarboxamid (●) = *N*-(2-Cyanethylen)-harnstoff

S BA 1

V Cytostaticum

6177 $C_4H_5N_3O$

59643-91-3

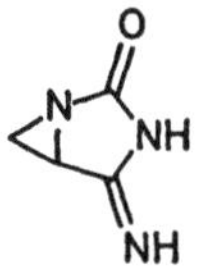

4-Imino-1,3-diazabicyclo[3.1.0]hexan-2-on

S *Imexon***

V Immunostimulans

6178 $C_4H_6N_4$

4023-00-1

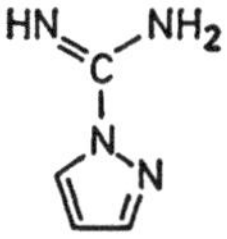

Pyrazol-1-carboxamidin = 1*H*-Pyrazol-1-carboximidamid (●)

S *Praxadin***

V Antiphlogisticum, Analgeticum

6179 $C_5H_7NO_4S$

30097-06-4

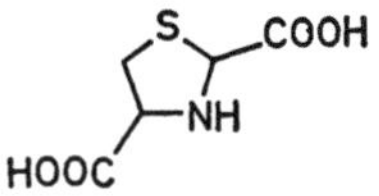

2,4-Thiazolidindicarbonsäure (●)

S *Tidiacic***

V Lebertherapeuticum

6179-01 30986-62-0

H Argininsalz (1:1)

S *Arginintidiacicat*, Triadilon

V Lebertherapeuticum

6180 $C_5H_7N_3$

6714-29-0

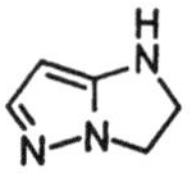

2,3-Dihydro-1*H*-imidazo[1,2-*b*]pyrazol (●)

S Ba 21381, IMPY

V Virustaticum

6181 $C_5H_8BrNO_4$

53983-00-9

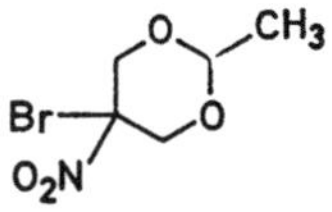

5-Brom-2-methyl-5-nitro-1,3-dioxan (●)

S Lilly 85287, *Nibroxan***

V Bakterícid, Fungicid

6182 $C_5H_{12}NO_4P$

35597-44-5

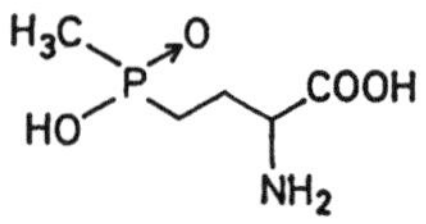

L-2-Amino-4-(methylphosphino)-buttersäure = (*S*)-2-Amino-4-(hydroxymethylphosphinyl)butansäure (●)

S *Phosphinothricin*

V Antibioticum aus Streptomyces viridochromogenes

6183 $C_6H_2N_4O_4$

5714-12-5

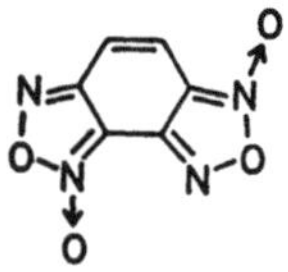

Benzo[1,2-*c*:3,4-*c'*]bis[1,2,5]oxadiazol-1,6-dioxid (●)

S FBF, *Furoxanobenzofuroxan*

V Monoaminooxydaseinhibitor

6184 $C_6H_6N_2O_3$

51037-30-0

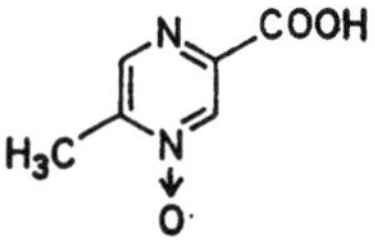

5-Methylpyrazincarbonsäure-4-oxid (●)

S *Acipimox***

V Hypolipämicum

6185 $C_6H_6N_4O_2S_2$

40016-42-0

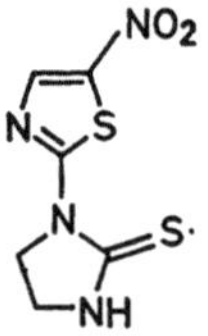

1-(5-Nitro-2-thiazolyl)-2-imidazolidinthion (●)

S 26354 R.P.

V Schistosomicid

6186 $C_6H_6O_8S_2$

4444-23-9

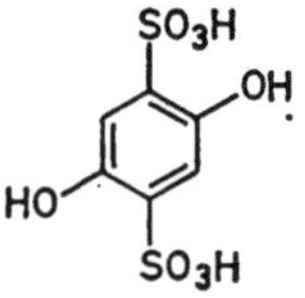

2,5-Dihydroxybenzol-1,4-disulfonsäure = 2,5-Dihydroxy-1,4-benzendisulfonsäure (●)

S *Acidum persilicum***, *Persilic acid***

V Kapillartherapeuticum

6186-01 57775-25-4

H Bis-Diethylaminsalz
S Dietilan
V Kapillartherapeuticum

6186-02

H Calciumsalz (1:1)
S Fencadium
V Kapillartherapeuticum

6187 $C_6H_8O_4$
2459-05-4

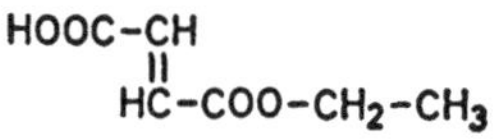

Fumarsäuremonoethylester = (*E*)-2-Butensäuremonoethylester (●)

S Anti-Psoriaticum „Koronis“
V internes Antipsoriaticum

6188 $C_7H_6ClNO_4S$

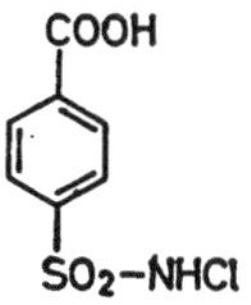

4-(*N*-Chlorsulfamoyl)-benzoesäure = 4-[(Chloramino)sulfonyl]benzoesäure (●)

H Dinatriumsalz (61477-95-0)
S *Monalazon-Dinatrium**, *Naclobenz-Natrium*
V Antisepticum

6189 $C_7H_6N_4O_2$
53131-74-1

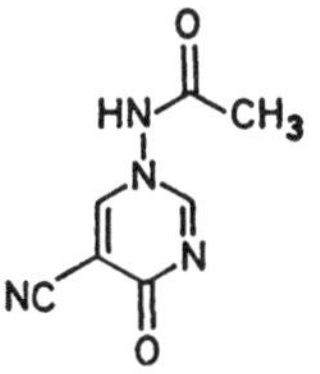

N-(5-Cyano-4-oxo-1(4*H*)-pyrimidinyl)acetamid (●)

S *Ciapilom***
V Xanthinoxydaseinhibitor

6190 $C_7H_7O_6P$
6064-83-1

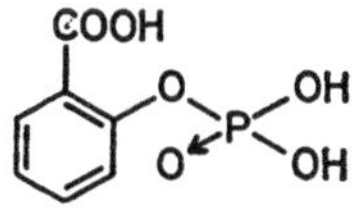

2-(Phosphonooxy)benzoesäure (●) = Salicylsäure-dihydrogenphosphat

S *Fosfosal***, Menir
V Analgeticum, Antipyreticum

6191 $C_7H_8N_4OS$
37497-00-0

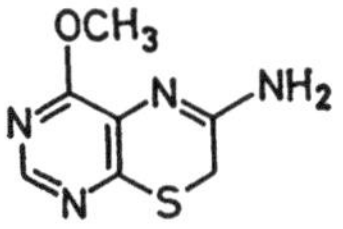

6-Amino-4-methoxy-7*H*-pyrimido[4,5-*b*][1,4]thiazin = 4-Methoxy-7*H*-pyrimido[4,5-*b*][1,4]thiazin-6-amin (●)

H Monohydrochlorid (50602-44-3)
S Thomizine, Tomizin
V Cytostaticum

6192 $C_7H_9NO_2S$
30709-69-4

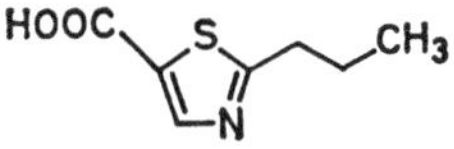

2-Propyl-5-thiazolcarbonsäure (●)

S *Acide tizoprolique***, *Acidum tizoprolicum***, RU 15350, *Tizoprolic acid***
V Hypolipämicum, Vasodilatans, Antiphlogisticum

6193 $C_7H_{10}N_4O_4$
31478-45-2

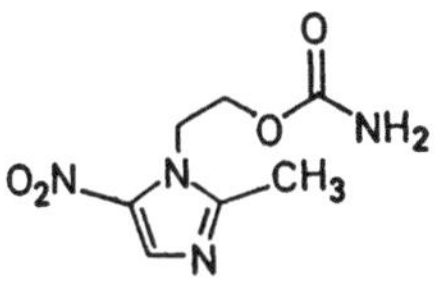

2-(2-Methyl-5-nitroimidazol-1-yl)-ethylcarbamat = 2-Methyl-5-nitro-1*H*-imidazol-1-ethanolcarbamat(ester) (●)

S *Bamnidazol***, 20578 R.P.
V Chemotherapeuticum (Trichomonacid)

6194 $C_7H_{11}N_3O_3$
1077-93-6

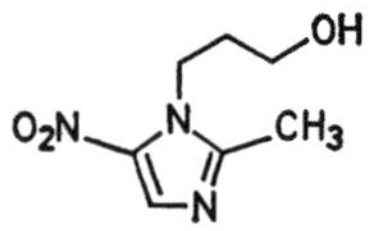

3-(2-Methyl-5-nitroimidazol-1-yl)-1-propanol = 2-Methyl-5-nitro-1*H*-imidazol-1-propanol (●)

S *Ternidazol***

V Therapeuticum zur Behandlung des chronischen Alkoholismus

6195 $C_7H_{12}N_2O_2$

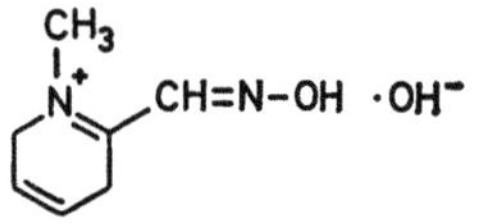

3,6-Dihydro-*N*-methylpyridiniumhydroxid-2-aldoxim = 2,5-Dihydro-6-[(hydroxyimino)methyl]-1-methylpyridiniumhydroxid (●)

H Chlorid (57244-95-8)

S Pro-2-PAM

V Antidot gegen Anticholinesterase-Alkylphosphate

6196 $C_7H_{12}N_4O$
18329-77-6

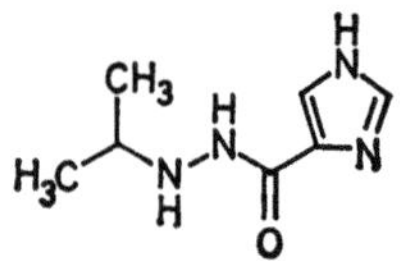

Imidazol-4(5)-carbonsäure-2-isopropylhydrazid = 1*H*-Imidazol-4-carbonsäure-2-(1-methylethyl)hydrazid (●)

S SOG-18

V Antikonvulsivum, Hypothermicum, Monoaminooxydaseinhibitor

6197 $C_7H_{13}Cl_2NO_2$

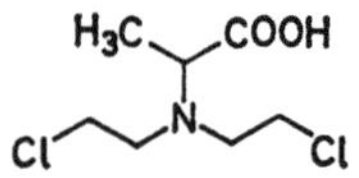

N,N-Bis-(2-chlorethyl)-DL-alanin (●)

H Hydrochlorid (3374-04-7)

S *Alanine Mustard*, NSC-17663

V Cytostaticum

6198 $C_7H_{14}N_2O_6S$
56488-60-9

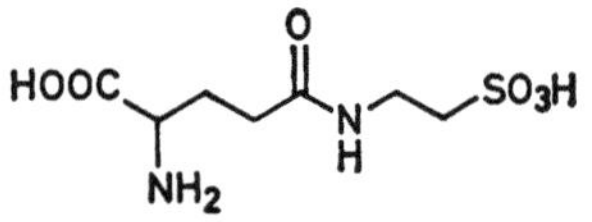

N-(2-Sulfoethyl)-L-glutamin (●) = γ-L-Glutamyltaurin

S *Glutaurin**, Litoralon

V Strahlenschutzmittel, Wundheilmittel, zur Erhöhung der körpereigenen Infektionsabwehr

6199 $C_8H_{11}NO$
619-60-3

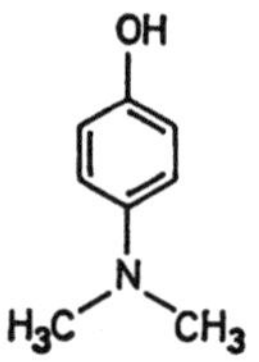

4-(Dimethylamino)phenol (●)

H Hydrochlorid (5882-48-4)

S Dimethylaminophenol-Amp., 4-DMAP

V Antidot bei Cyanidvergiftungen

6200 $C_8H_{11}NO_3$
1199-18-4

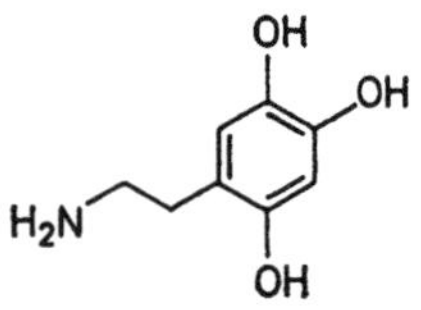

5-(2-Aminoethyl)-1,2,4-trihydroxybenzol = 5-(2-Aminoethyl)-1,2,4-benzentriol (●)

S 6-HD, *Hydroxydopamin*, *Oxidopamin***

V Sympathicomimeticum (Mioticum)

6201 $C_8H_{12}N_2O_3$

55 694-83-2

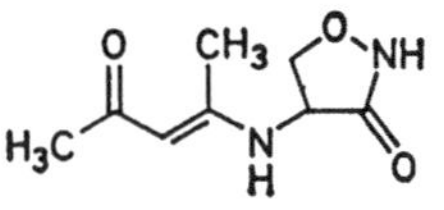

D-4-[(2-Oxo-3-penten-4-yl)-amino]-3-isoxazolidinon = (*R*)-4-[(1-Methyl-3-oxo-1-butenyl)amino]-3-isoxazolidinon (●)

H Natriumsalzhemihydrat (59831-62-8)

S MK-642, PCS, *Pentizidon-Natrium***

V Antibioticum

6202 $C_8H_{13}N_5O$

54 881-33-3

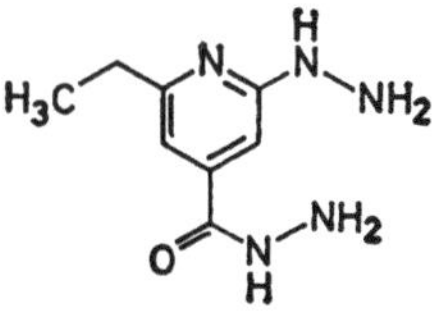

2-Hydrazino-6-ethylisonicotinsäurehydrazid = 2-Ethyl-6-hydrazino-4-pyridincarbonsäurehydrazid (●)

S T_{28}

V Tuberkulostaticum

6203 $C_8H_{19}NO_6S_2$

13 425-98-4

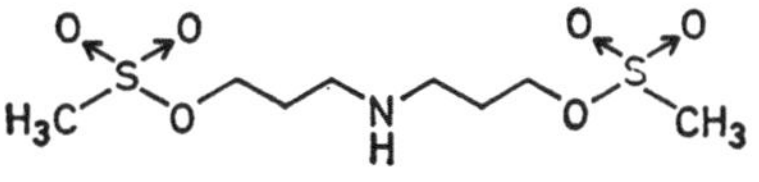

3,3′-Iminodi-1-propanol-dimethansulfonat(ester) = 3,3′-Iminobis-1-propanoldimethansulfonat-(ester) (●)

H Hydrochlorid (3458-22-8)

S 864, *Improsulfanhydrochlorid***, NSC-102 627, Protecton, Yoshi

V Cytostaticum

6204 $C_8H_{19}N_5$

45 086-03-1

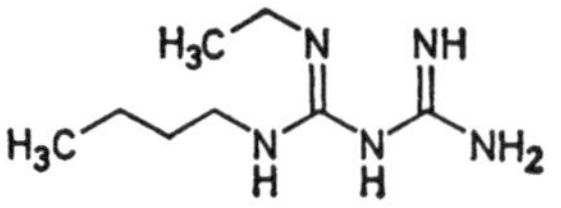

2-Ethyl-1-butylbiguanid = *N*-Butyl-*N*″-ethylimidodicarbonimiddiamid (●)

H Hydrochlorid (53597-26-5)

S *Etoforminhydrochlorid***, SHE 199

V Antidiabeticum

6205 $C_9H_8ClNS_2$

50 435-25-1

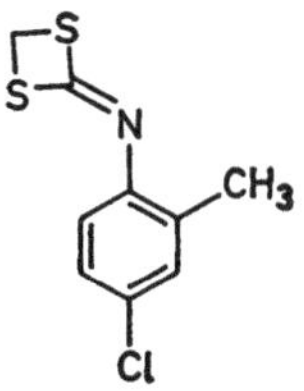

cyclisches Methylen-(4-chlor-*o*-tolyl)-dithioimidocarbonat = 4-Chlor-*N*-1,3-dithietan-2-yliden-2-methylbenzenamin (●) = 4-Chlor-*N*-(1,3-dithietan-2-yliden)-2-methylanilin

S Abequito, CL 84 633, ENT 29 106, *Nimidan***

V Tickicid (gegen Boophilus microplus bei Katzen)

6206 $C_9H_8Cl_2N_6$

55 248-23-2

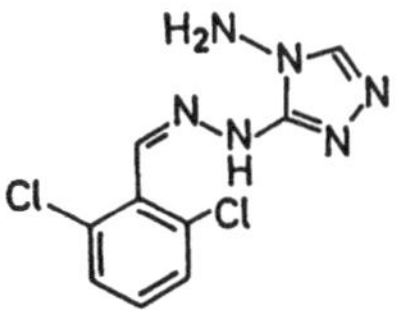

1-(1-Amino-1,3,4-triazol-2-yl)-2-(2,6-dichlorbenzyliden)-hydrazin = 2,6-Dichlorbenzaldehyd(4-amino-4*H*-1,2,4-triazol-3-yl)hydrazon (●)

S FLA 136, H 113/75, *Nebidrazin**

V Antihypertonicum

6207 $C_9H_9ClN_2O_3S$

56524-75-5

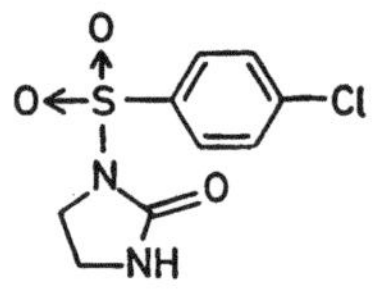

1-(*p*-Chlorphenylsulfonyl)-2-imidazolidinon = 1-[(4-Chlorphenyl)sulfonyl]-2-imidazolidinon (●)

S CPSI

V Antidiabeticum

6208 $C_9H_9Cl_2N_3$

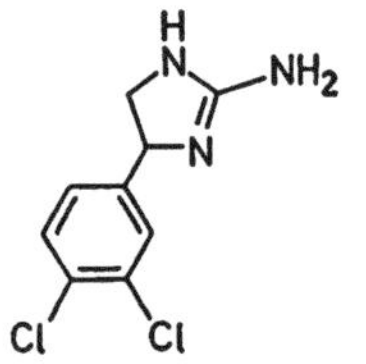

2-Amino-4-(3,4-dichlorphenyl)-2-imidazolin = 4-(3,4-Dichlorphenyl)-4,5-dihydro-1*H*-imidazol-2-amin (●)

H Hydrobromid (40659-00-5)

S MJ 10459-2

V Antihypertonicum

6209 $C_9H_9Cl_2N_3O$

29110-47-2

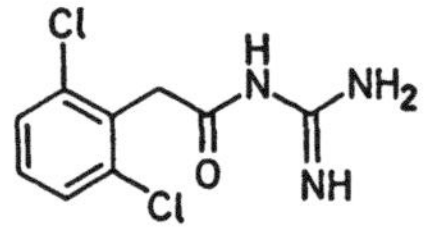

N-Amidino-2-(2,6-dichlorphenyl)-acetamid = (2,6-Dichlorphenylacetyl)-guanidin = *N*-(Amino-iminomethyl)-2,6-dichlorbenzenacetamid (●)

H Monohydrochlorid (29110-48-3)

S BS 100-141, *Guanfacinhydrochlorid***, LON-798

V Antihypertonicum

6210 $C_9H_9N_3O_2$

10605-21-7

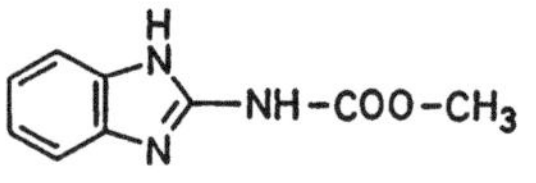

Methyl-2-benzimidazolcarbamat = 1*H*-Benzimidazol-2-ylcarbamidsäuremethylester (●)

S *Carbendazim*, G-665, MBC

V Anthelminthicum, Antimitoticum, Fungicid

6211 $C_9H_{11}Cl_3NO_3PS$

2921-88-2

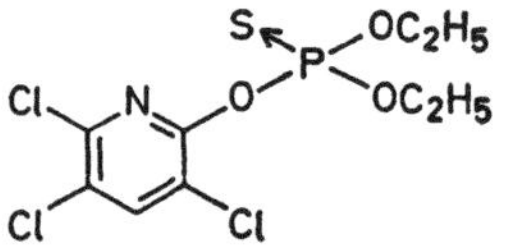

O,O-Diethyl-*O*-3,5,6-trichlor-2-pyridylphosphorothioat = Phosphorothiosäure-*O,O*-diethyl-*O*-(3,5,6-trichlor-2-pyridinyl)ester (●)

S *Chlorpyrifos*, Dowco 179, Dursban, Lorsban

V Insekticid

6212 $C_9H_{12}Cl_2N_4$

55926-23-3

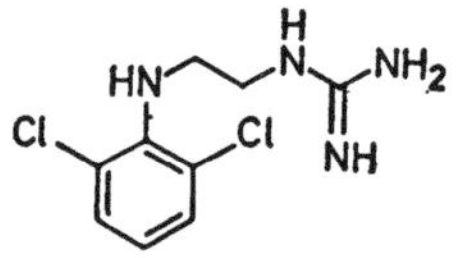

[2-(2,6-Dichloranilino)-ethyl]-guanidin = [2-[(2,6-Dichlorphenyl)amino]ethyl]guanidin (●)

S *Guanclofin***, Vopressal

V Antihypertonicum

6213 $C_9H_{12}JN_3O_4$

611-53-0

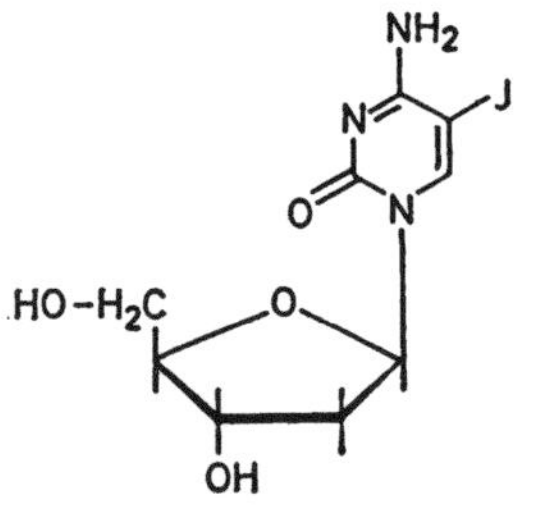

4-Amino-5-jod-1-(2-deoxyribofuranosyl)-pyrimidin-2(1*H*)-on = 2′-Deoxy-5-jodcytidin (●)

S Cébé-Viran, Cuterpes, I.D.C., *Iododesoxycytidin*

V Virustaticum (gegen Herpes-Infektionen)

6214 $C_9H_{12}NO_5PS$

122-14-5

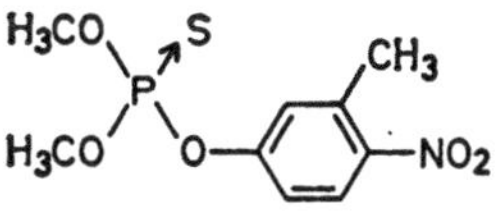

O,O-Dimethyl-*O*-(4-nitro-*m*-tolyl)-phosphorothioat = Phosphorothiosäure-*O,O*-dimethyl-*O*-(3-methyl-4-nitrophenyl)ester (●)

S Bayer 41831, EC-50, *Fenitrothion*, HC-8057, *Metathion*, *Methylnitrophos*, OMS-43, Sumithion

V Ectoparasiticid, Insekticid

6215 $C_9H_{13}ClN_6O_2$

42471-28-3

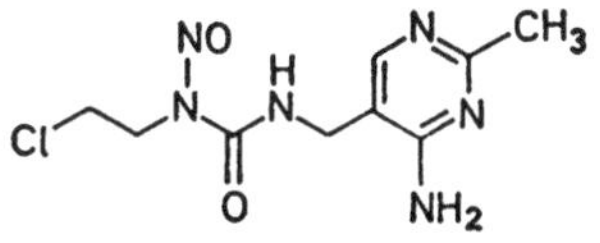

1-(4-Amino-2-methyl-5-pyrimidinylmethyl)-3-(2-chlorethyl)-3-nitrosoharnstoff = *N'*-[(4-Amino-2-methyl-5-pyrimidinyl)methyl]-*N*-(2-chlorethyl)-*N*-nitrosoharnstoff (●)

S *Nimustin***, NSC-245382, *Pimustine*

V Antineoplasticum

6216 $C_9H_{13}N_3O_6$

50924-49-7

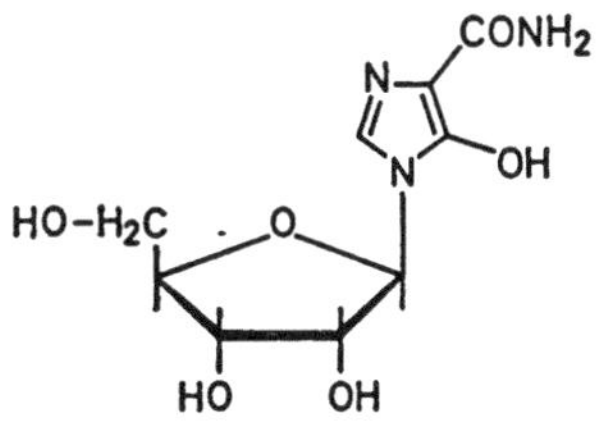

5-Hydroxy-1-β-D-ribofuranosyl-1*H*-imidazol-4-carboxamid (●)

S *Bredinin*

V Antibioticum aus Penicillium brefeldianum Stamm M-2166 (Immunosuppressivum)

6217 $C_9H_{14}NO_8SSb$

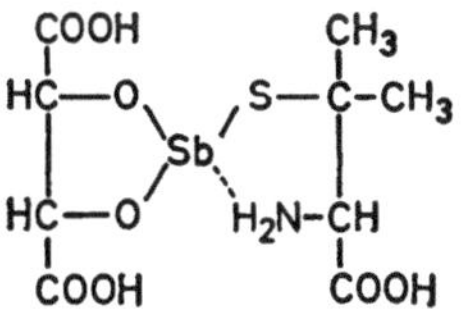

stereoisomeres (2,3-Dihydroxybutandioato-O^2,O^3)-(3-mercaptovalinato-*N,S*)antimon (●)

H Mononatriumsalz (34755-53-8)

S NaP, *Sodium Antimony Dimethylcysteine Tartrate*

V Schistosomicid

6218 $C_9H_{14}N_4O_3S$

51022-76-5

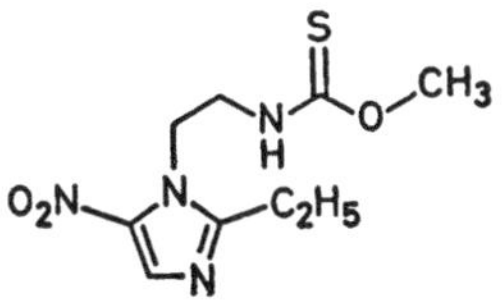

O-Methyl-[2-(2-ethyl-5-nitroimidazol-1-yl)-ethyl]-thiocarbamat = 2-(2-Ethyl-5-nitro-1*H*-imidazol-1-yl)ethylcarbamothiosäure-*O*-methylester (●)

S R 26412, *Sulnidazol***

V Trichomonacid

6219 $C_9H_{16}ClN_3O_7$

54749-90-5

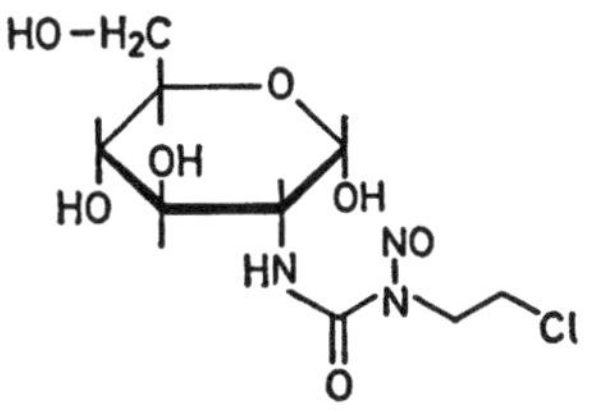

N-(2-Chlorethyl)-*N'*-(D-2-glucosyl)-*N*-nitrosoharnstoff = 2-[[[(2-Chlorethyl)nitrosoamino]carbonyl]-amino]-2-deoxy-D-glucose (●)

S *Chlorozotocin*, DCNU, NSC-178248

V cytostatisch wirksames Antibioticum

6220 $C_9H_{16}N_2O_4$
39 825-23-5

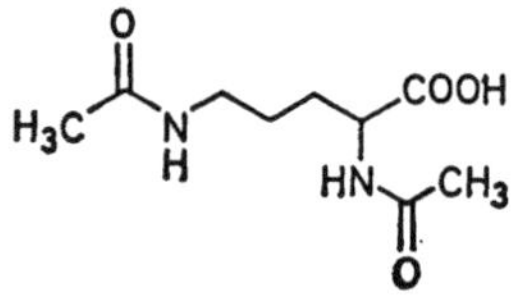

N^2,N^5-Diacetyl-L-ornithin (●)

S *Bisorcic***

V Psychostimulans

6221 $C_{10}H_5BrO_2$
6954-48-9

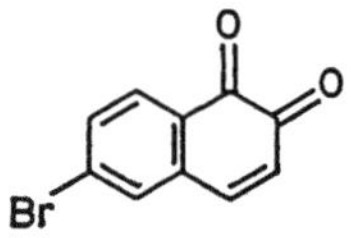

6-Brom-1,2-naphthochinon = 6-Brom-1,2-naphthalendion (●)

S Bonafton, Bonaphthon

V Virustaticum (Grippeprophylacticum)

6222 $C_{10}H_8ClJOS$

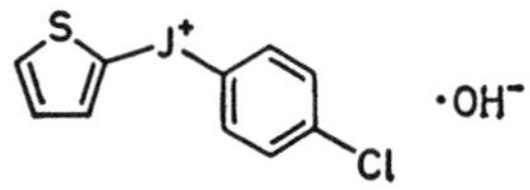

(4-Chlorphenyl)-2-thienyljodoniumhydroxid (●)

H Chlorid (38 070-41-6)

S DL 164, *Tiodoniumchlorid***

V baktericides Chemotherapeuticum

6223 $C_{10}H_9NO$
53 394-92-6

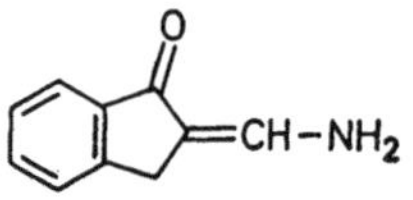

2-(Aminomethylen)-1-indanon = 2-(Aminomethylen)-2,3-dihydro-1*H*-inden-1-on (●)

S CL-24 877, *Driniden***

V Analgeticum

6224 $C_{10}H_{10}Cl_2N_2O_2$
51 230-28-5

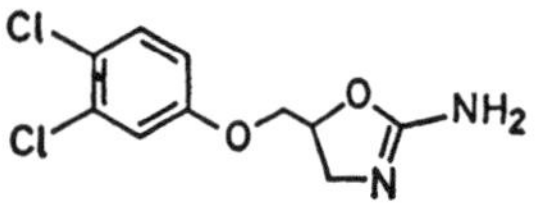

2-Amino-5-(3,4-dichlorphenoxymethyl)-2-oxazolin = 5-[(3,4-Dichlorphenoxy)methyl]-4,5-dihydro-2-oxazolamin (●)

H Monohydrochlorid (35 576-08-0)

S APMO

V Appetitzügler

6225 $C_{10}H_{10}N_2O_2$
23 249-97-0

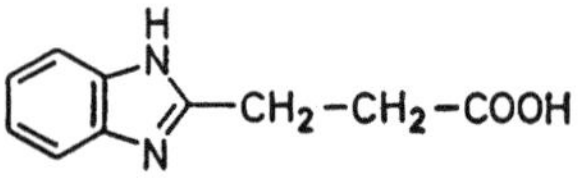

3-(2-Benzimidazolyl)-propionsäure = 1*H*-Benzimidazol-2-propansäure (●)

S *Procodazol***, *Propazol*

V Immunosuppressivum

6226 $C_{10}H_{10}O_4$
1135-24-6

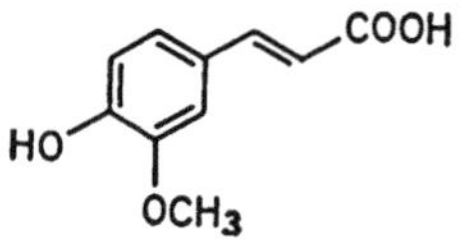

4-Hydroxy-3-methoxyzimtsäure = 3-(4-Hydroxy-3-methoxyphenyl)-2-propensäure (●) = Ferulasäure

H Magnesiumsalz (2 : 1) (32 179-46-7)

S Fruchol, *Magnesiumferulat*

V Choleretícum

6227 $C_{10}H_{11}F_3N_2O_5$
70-00-8

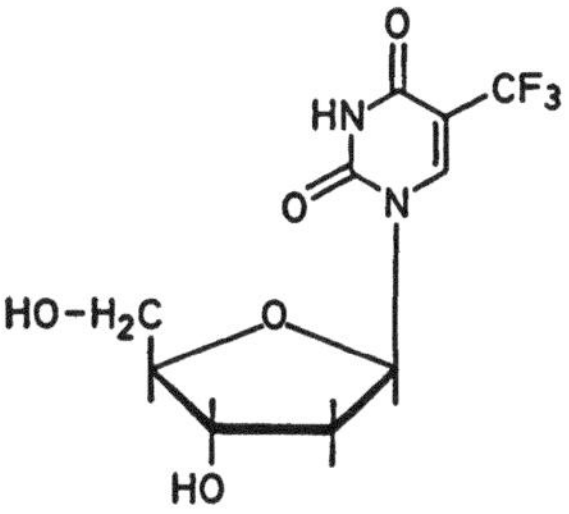

1-(2-Deoxy-β-D-ribofuranosyl)-5-trifluormethyl-pyrimidin-2,4(1*H*,3*H*)-dion = 2′-Deoxy-5-(trifluormethyl)-uridin = α,α,α-Trifluorthymidin (●)

S F_3T, *Trifluorthymidin*, *Trifluridin***, Viroptic
V Virustaticum

6228 $C_{10}H_{12}O_6S$
58703-77-8

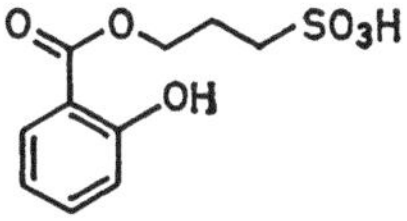

3-(2-Hydroxybenzoyloxy)-propan-1-sulfonsäure = 3-Salicyloyloxypropylsulfonsäure = 3-[(2-Hydroxybenzoyl)oxy]-1-propansulfonsäure (●) = Salicylsäureester mit 3-Hydroxy-1-propansulfonsäure

H Natriumsalz
S *Sulprosal-Natrium**
V Analgeticum, Antipyreticum, Antiphlogisticum

6229 $C_{10}H_{13}Cl_2O_3PS$
97-17-6

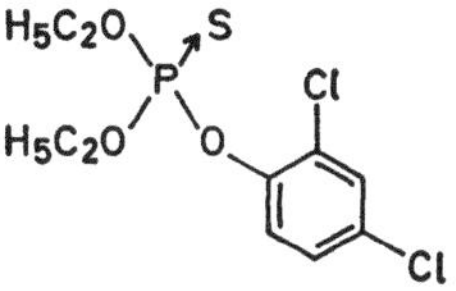

O-2,4-Dichlorphenyl-*O,O*-diethylphosphorothioat = Phosphorothiosäure-*O*-(2,4-dichlorphenyl)-*O,O*-diethylester (●)

S Bromex, *Dichlofenthion*, Nemacide VC-13, V-C 13
V Insekticid, Nematocid

6230 $C_{10}H_{13}NO_3$
672-87-7

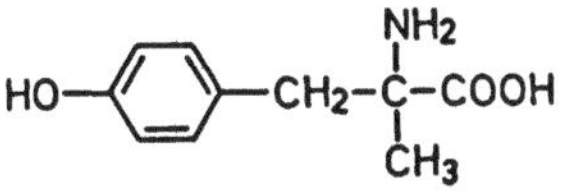

α-Methyl-L-tyrosin (●)

S L-588357-0, *Metirosin***, *Metyrosine*, MK-781
V Antihypertonicum (Tyrosinhydroxylaseinhibitor)

6231 $C_{10}H_{13}NO_3$
620-30-4

(±)-α-Methyl-DL-tyrosin (●)

S *Racemetirosin**
V Antihypertonicum

6232 $C_{10}H_{14}N_2O_3S$
10118-85-1

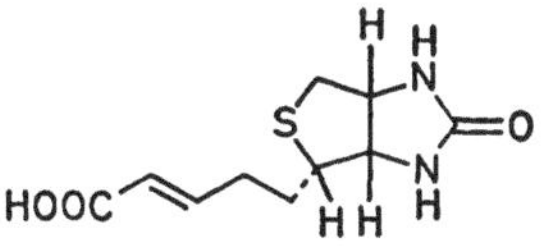

[3a*S*-(3aα,4β,6aα)]-5-(Hexahydro-2-oxo-1*H*-thieno[3,4-*d*]imidazol-4-yl)-2-pentensäure (●)

S *Lidimycin***, *Lydimycin*, U-15965
V fungicides Antibioticum aus Streptomyces lydicus

6233 $C_{10}H_{14}N_2O_4$
3258-51-3

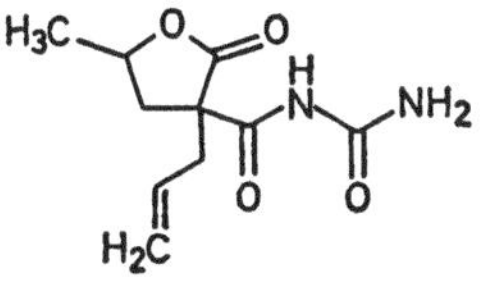

2-Allophanyl-2-allyl-4-valerolacton = (3-Allyl-tetrahydro-5-methyl-2-oxo-3-furoyl)-harnstoff = *N*-(Aminocarbonyl)tetrahydro-5-methyl-2-oxo-3-(2-propenyl)-3-furancarboxamid (●)

S Cephatac-Hauptwirkstoff, *Valofan***
V Migränetherapeuticum

6234 $C_{10}H_{14}N_4O_2S$
3736-05-8

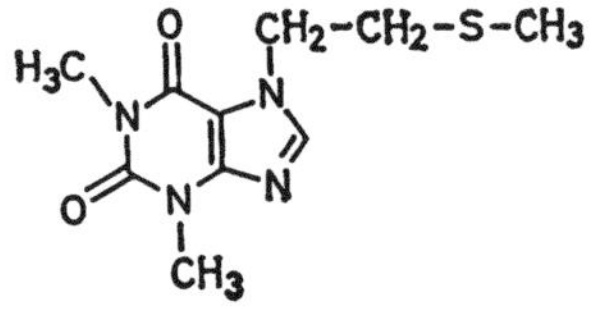

7-[2-(Methylthio)-ethyl]-theophyllin = 3,7-Dihydro-1,3-dimethyl-7-[2-(methylthio)ethyl]-1*H*-purin-2,6-dion (●)

S Metet

V Theophyllinpräparat

6235 $C_{10}H_{14}O_3S$
38452-29-8

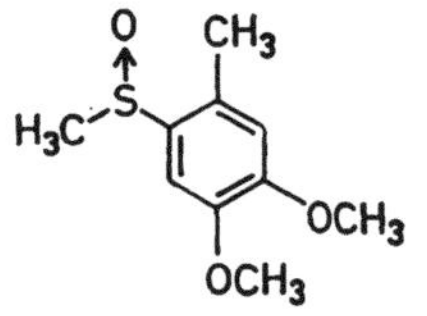

4,5-Dimethoxy-*o*-tolylmethylsulfoxid = 4,5-Dimethoxy-2-(methylsulfinyl)-toluol = 1,2-Dimethoxy-4-methyl-5-(methylsulfinyl)benzen (●)

S RX 71107, *Tolmesoxid***

V Antihypertonicum

6236 $C_{10}H_{15}Cl_2NOS$
38450-46-3

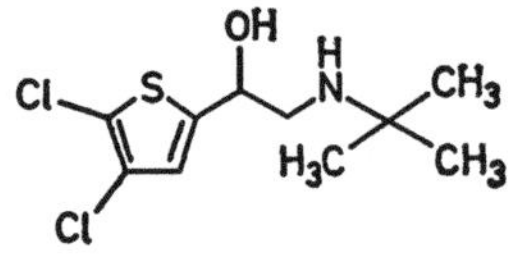

1-(4,5-Dichlor-2-thienyl)-2-(*tert.*-butylamino)-ethanol = 4,5-Dichlor-α-[[(1,1-dimethylethyl)-amino]methyl]-2-thiophenmethanol (●)

S QM-5119

V adrenergischer β-Rezeptorenblocker

6237 $C_{10}H_{16}N_6S$
51481-61-9

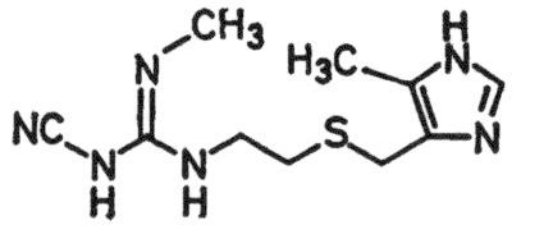

1-Cyano-2-methyl-3-[2-[[(5-methylimidazol-4-yl)-methyl]-thio]-ethyl]-guanidin = *N*-Cyano-*N''*-methyl-*N'*-[2-[[(5-methyl-1*H*-imidazol-4-yl)-methyl]thio]ethyl]guanidin (●)

H auch Hydrochlorid

S *Cimetidin***, SKF 92334, Tagamet

V Antihistaminicum, Ulcustherapeuticum (H_2-Rezeptorantagonist)

6238 $C_{10}H_{20}N_3OP$
18144-64-4

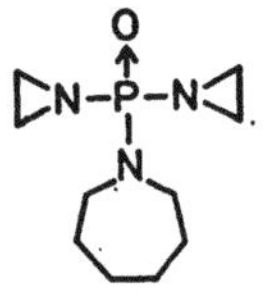

Bis-(1-aziridinyl)-(hexahydro-1*H*-azepin-1-yl)-phosphinoxid = 1-[Bis(1-aziridinyl)phosphinyl]-hexahydro-1*H*-azepin (●)

S *Hexadepa*

V Cytostaticum

6239 $C_{11}H_9J_3N_2O_5$
19863-06-0

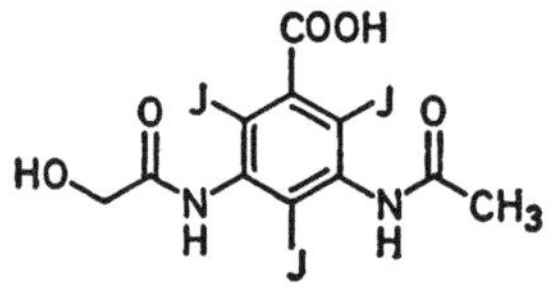

3-Acetamido-5-glycolamido-2,4,6-trijodbenzoesäure = 3-(Acetylamino)-5-[(hydroxyacetyl)-amino]-2,4,6-trijodbenzoesäure (●)

S *Acidum ioxotrizoicum***, *Ioxotrizoic acid***, SHH 248 AB

V Röntgenkontrastmittel

6240 $C_{11}H_9NO_4$
49 561-92-4

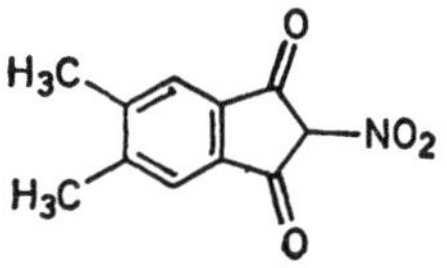

5,6-Dimethyl-2-nitroindan-1,3-dion = 5,6-Dimethyl-2-nitro-1*H*-inden-1,3(2*H*)-dion (●)

H Natriumsalz (57441-90-4)

S BRL 10833, *Nivimedon-Natrium***

V Antiallergicum

6241 $C_{11}H_{10}O_4$
37 770-79-9

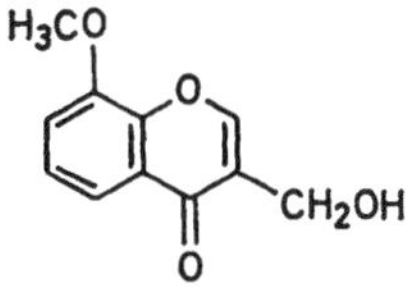

3-(Hydroxymethyl)-8-methoxychromon = 3-(Hydroxymethyl)-8-methoxy-4*H*-1-benzopyran-4-on (●)

S W 8011

V Antiallergicum

6242 $C_{11}H_{11}ClN_4O_2$
57 653-26-6

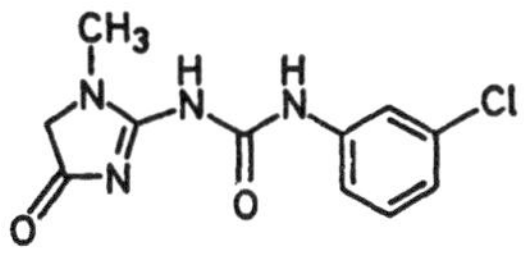

1-(*m*-Chlorphenyl)-3-(1-methyl-4-oxo-2-imidazolin-2-yl)-harnstoff = *N*-(3-Chlorphenyl)-*N'*-(4,5-dihydro-1-methyl-4-oxo-1*H*-imidazol-2-yl)harnstoff (●)

S *Fenobam**, McN-3377

V Anxiolyticum

6243 $C_{11}H_{11}Cl_2N_3O$
55 294-15-0

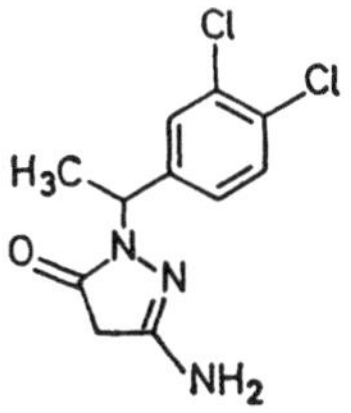

3-Amino-1-(3,4-dichlor-α-methylbenzyl)-2-pyrazolin-5-on = 5-Amino-2-[1-(3,4-dichlorphenyl)-ethyl]-2,4-dihydro-3*H*-pyrazol-3-on (●)

S Bay g 2821, *Muzolimin***

V Diureticum, Antihypertonicum

6244 $C_{11}H_{11}N_3O$

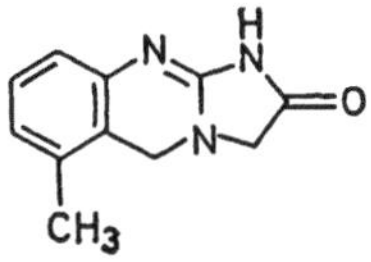

6-Methyl-1,2,3,5-tetrahydroimidazo[2,1-*b*]chinazolin-2-on = 1,5-Dihydro-6-methylimidazo[2,1-*b*]chinazolin-2(3*H*)-on (●)

H Monohydrochlorid (50 608-63-4)

S BL-3459

V Antithromboticum

6245 $C_{11}H_{11}N_3O_2S$
6363-02-6

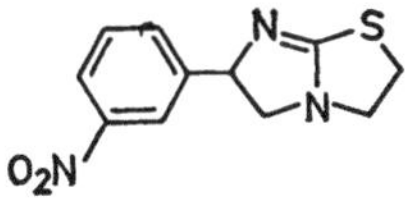

(±)-2,3,5,6-Tetrahydro-6-(3-nitrophenyl)imidazo[2,1-*b*]thiazol (●)

H Hydrochlorid (56 689-44-2)

S *Nitramisolhydrochlorid***, R 29 860

V Anthelminthicum

6246 $C_{11}H_{12}BrNO$
58473-74-8

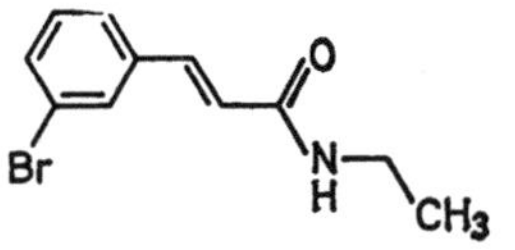

(*E*)-*m*-Brom-*N*-ethylcinnamamid = (*E*)-3-(3-Bromphenyl)-*N*-ethyl-2-propenamid (●)

S *Cinromid***

V Antikonvulsivum

6247 $C_{11}H_{12}Cl_2N_2O$
31036-80-3

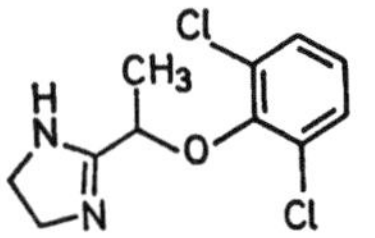

2-[1-(2,6-Dichlorphenoxy)-ethyl]-2-imidazolin = 2-[1-(2,6-Dichlorphenoxy)ethyl]-4,5-dihydro-1*H*-imidazol (●)

S *Lofexidin***

V Antihypertonicum

6248 $C_{11}H_{12}F_3NO$
30914-89-7

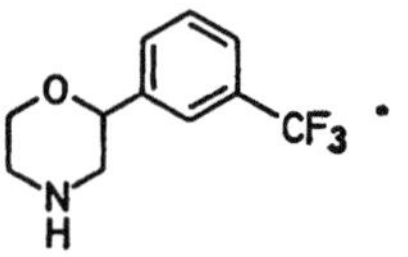

2-[3-(Trifluormethyl)phenyl]morpholin (●) = 2-(α,α,α-Trifluor-*m*-tolyl)-morpholin = 2-(3-Trifluormethylphenyl)-tetrahydro-1,4-oxazin

S CERM 1841, *Flumexadol***

V Analgeticum

6249 $C_{11}H_{12}N_2O_3$
114-03-4

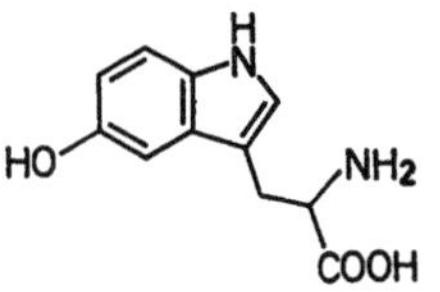

(±)-2-Amino-3-(5-hydroxyindol-3-yl)-propionsäure = DL-5-Hydroxytryptophan (●)

S 5-HTP, *5-Hydroxytryptophan*, *Oxytriptanum*, Prétonine, Quietim

V Serotoninpräcursor (Antidepressivum, Antiepilepticum)

6250 $C_{11}H_{13}NO_2S$
39754-64-8

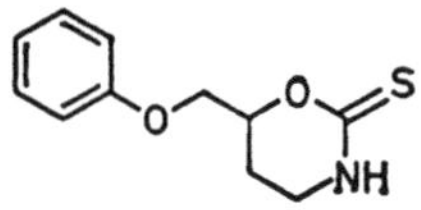

Tetrahydro-6-(phenoxymethyl)-2*H*-1,3-oxazin-2-thion (●)

S *Tifemoxon***

V Analgeticum, Spasmolyticum, Antidepressivum, Vasodilatans

6251 $C_{11}H_{13}N_3$
60719-86-0

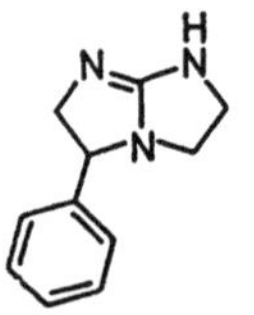

2,3,5,6-Tetrahydro-5-phenyl-1*H*-imidazo[1,2-*a*]-imidazol (●)

H auch Hydrochlorid

S *Imafen***, R 25540

V Antidepressivum

6252 $C_{11}H_{13}N_3O_2$

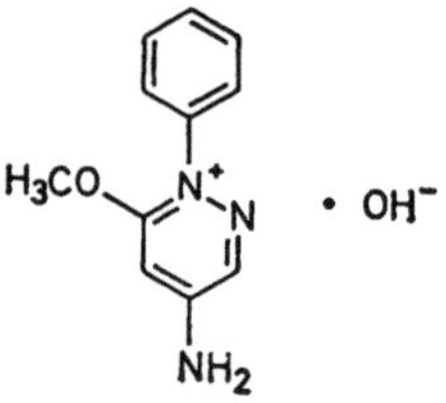

4-Amino-6-methoxy-1-phenylpyridazinium-hydroxid (●)

H Methylsulfat (30578-37-1)

S *Ameziniummetilsulfat***

V Sympathicomimeticum

6253 $C_{11}H_{14}ClN_3O_3S_2$
56488-58-5

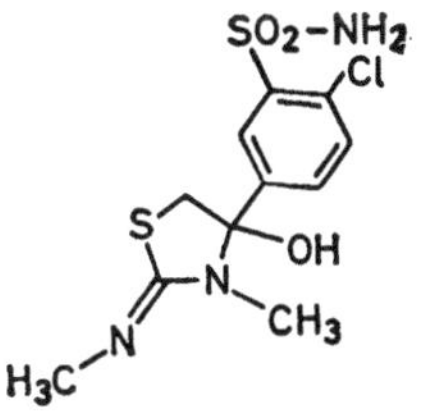

2-Chlor-5-[4-hydroxy-3-methyl-2-(methylimino)-4-thiazolidinyl]-benzolsulfonamid = 2-Chlor-5-[4-hydroxy-3-methyl-2-(methylimino)-4-thiazolidinyl]benzensulfonamid (●)

S *Tizolemid***

V Diureticum

6254 $C_{11}H_{14}N_2S$
53400-67-2

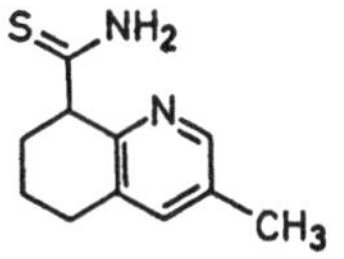

5,6,7,8-Tetrahydro-3-methyl-8-chinolincarbothioamid (●) = 5,6,7,8-Tetrahydro-3-methylthio-8-chinolincarboxamid

H Monohydrochlorid (53400-68-3)

S *Tiquinamidhydrochlorid***, Wy-24081

V Ulcustherapeuticum

6255 $C_{11}H_{15}ClN_2O_2$
20938-38-9

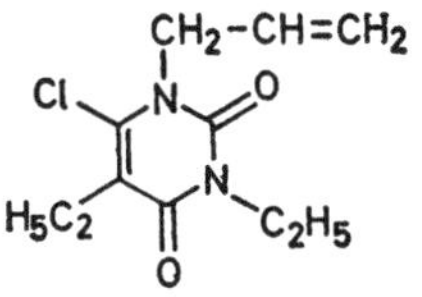

3,5-Diethyl-1-allyl-6-chloruracil = 6-Chlor-3,5-diethyl-1-(2-propenyl)-2,4(1*H*,3*H*)-pyrimidindion (●)

S *Aclu*, Acluracil

V Virustaticum

6256 $C_{11}H_{16}N_2O$
41708-72-9

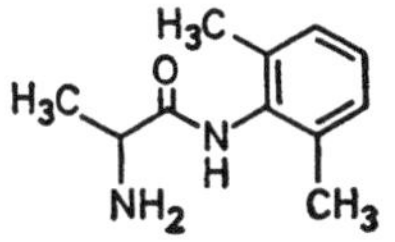

2-Amino-2′,6′-propionoxylidid = 2-Amino-*N*-(2,6-dimethylphenyl)propanamid (●)

H Hydrochlorid (35891-93-1)

S APX, Astra W 36095, *Tocainidhydrochlorid***, W-36095

V Antiarrhythmicum

6257 $C_{11}H_{16}N_2O_3S$
56784-39-5

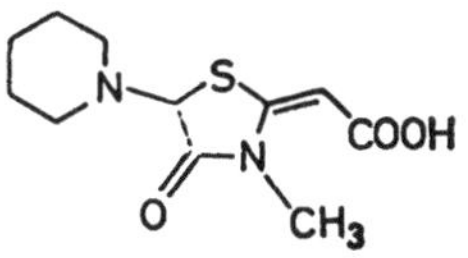

(*Z*)-3-Methyl-4-oxo-5-piperidino-$\Delta^{2,\alpha}$-thiazolidinessigsäure = (*Z*)-[3-Methyl-4-oxo-5-(1-piperidinyl)-2-thiazolidinyliden]essigsäure (●)

S W 3282

V Diureticum

6258 $C_{11}H_{18}ClN_5S$
50335-55-2

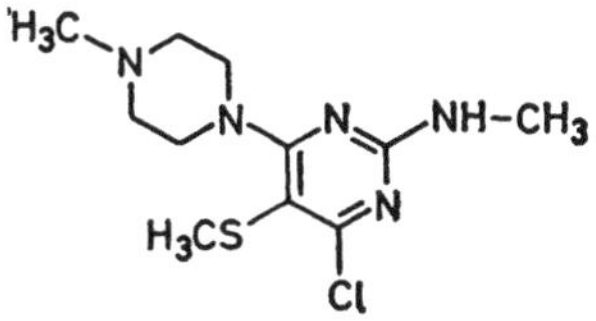

4-Chlor-2-methylamino-6-(4-methyl-1-piperazinyl)-5-methylthiopyrimidin = 4-Chlor-*N*-methyl-6-(4-methyl-1-piperazinyl)-5-(methylthio)-2-pyrimidinamin (●)

H Hydrochlorid (50295-40-4)

S *Mezilaminhydrochlorid***, O 6553

V Antiemeticum, Muskelrelaxans, Neurolepticum

6259 $C_{11}H_{20}N_2O$

26070-52-0

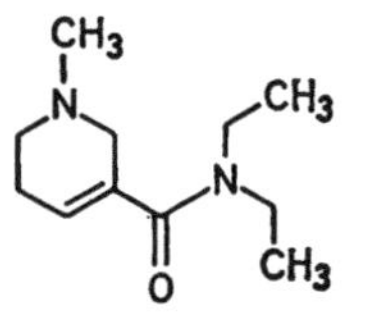

N,N-Diethyl-1,2,5,6-tetrahydro-1-methyl-3-pyridincarboxamid (●) = 1-Methyl-1,2,5,6-tetrahydronicotinsäurediethylamid

S THPC

V LSD-Antagonist

6260 $C_{11}H_{22}N_4$

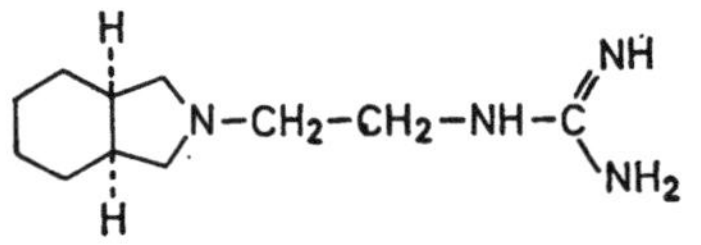

cis-2-(Hexahydro-2-isoindolinyl)-ethylguanidin = *cis*-[2-(Octahydro-2*H*-isoindol-2-yl)ethyl]guanidin (●)

H Sulfat (2:1) (59084-03-6)

S *Guanisoline*

V Antihypertonicum

6261 $C_{12}H_8N_4O_6S$

39978-42-2

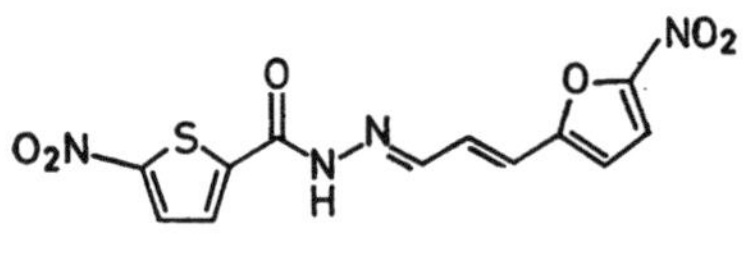

5-Nitro-2-thiophencarbonsäure[3-(5-nitro-2-furanyl)-2-propenyliden]hydrazid (●) = N^1-(5-Nitro-2-furylacryliden)-N^2-(5-nitro-2-thenoyl)-hydrazin = 5-Nitro-2-thiophencarbonsäure-[3-(5-nitro-2-furyl)-allyliden]-hydrazid

S *Nifurzid***, Ricridène

V Darmantisepticum

6262 $C_{12}H_{11}ClN_6O_2S_2$

27589-33-9

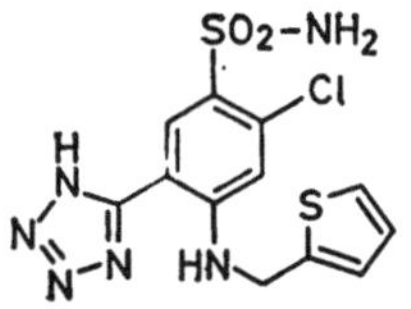

2-Chlor-5-(1*H*-tetrazol-5-yl)-N^4-2-thenylsulfanilamid = 2-Chlor-5-(1*H*-tetrazol-5-yl)-4-[(2-thienylmethyl)amino]benzensulfonamid (●)

S *Azosemid***

V Diureticum, Salureticum

6263 $C_{12}H_{11}NO$

53179-13-8

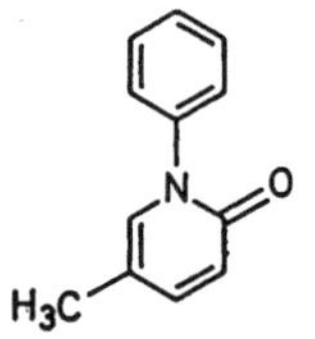

5-Methyl-1-phenyl-2(1*H*)-pyridon = 5-Methyl-1-phenyl-2(1*H*)-pyridinon (●)

S AMR-69, *Pirfenidon***

V Analgeticum, Antiphlogisticum, Antipyreticum

6264 $C_{12}H_{12}Cl_2N_4$

18588-57-3

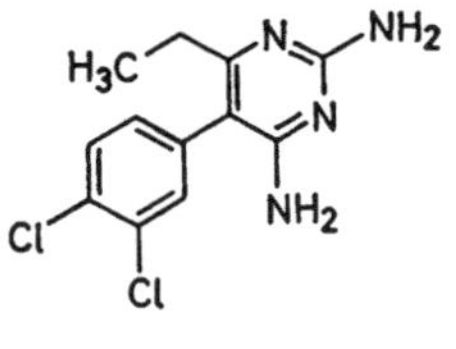

2,4-Diamino-5-(3,4-dichlorphenyl)-6-ethylpyrimidin = 5-(3,4-Dichlorphenyl)-6-ethyl-2,4-pyrimidindiamin (●)

S DDEP, *Etoprine*

V Cytostaticum (Antileukämicum)

6265 $C_{12}H_{12}N_2O_3$

57 687-92-0

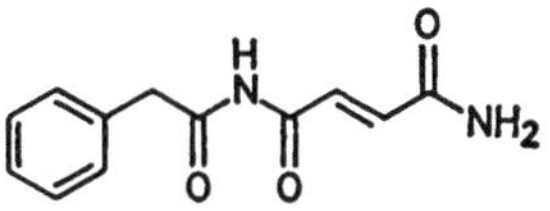

N-(Phenylacetyl)-fumaramid = (*E*)-*N*-(Phenylacetyl)-2-butendiamid (●)

S C 9154, *Fumaramidmycin*, Ro 09-0049

V Breitspektrumantibioticum

6266 $C_{12}H_{12}N_2O_4S$

49 785-74-2

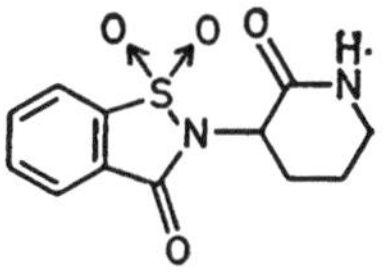

2-(2-Oxo-3-piperidyl)-1,2-benzisothiazolin-3-on-1,1-dioxid = 2-(2-Oxo-3-piperidinyl)-1,2-benzisothiazol-3(2*H*)-on-1,1-dioxid (●)

S Dotan, *Supidimid***

V Sedativum, Hypnoticum

6267 $C_{12}H_{12}O_3$

35 981-68-1

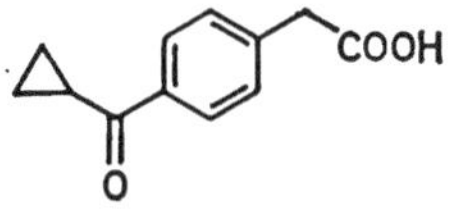

p-(Cyclopropylcarbonyl)-phenylessigsäure = 4-(Cyclopropylcarbonyl)benzenessigsäure (●)

S SQ 20 650

V Antiphlogisticum, Analgeticum

6268 $C_{12}H_{12}O_3$

37 664-95-2

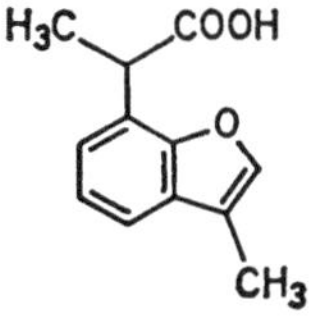

α-Methyl-3-phenyl-7-benzofuranessigsäure (●) = 2-(3-Phenylbenzofuran-7-yl)-propionsäure

S R 803

V Antiphlogisticum

6269 $C_{12}H_{13}NO_2S$

5234-68-4

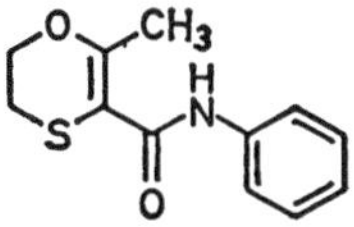

5,6-Dihydro-2-methyl-1,4-oxathiin-3-carboxanilid = 5,6-Dihydro-2-methyl-*N*-phenyl-1,4-oxathiin-3-carboxamid (●)

S *Carboxin*

V Fungicid

6270 $C_{12}H_{13}N_3O_3S$

59 729-37-2

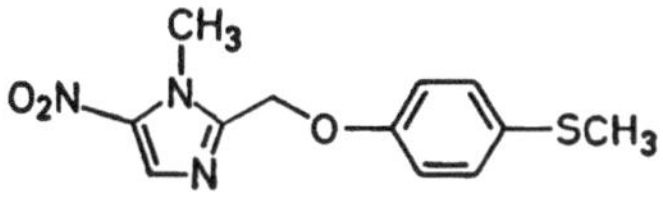

1-Methyl-2-[[4-(methylthio)phenoxy]methyl]-5-nitro-1*H*-imidazol (●)

S *Fexinidazol***

V Trichomonacid

6271 $C_{12}H_{14}ClNO_4$

52 042-24-7

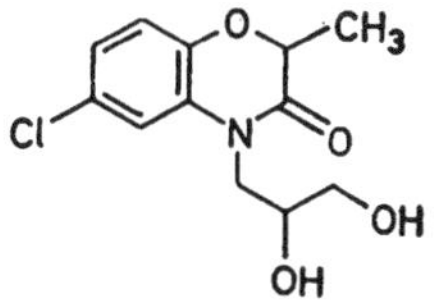

6-Chlor-4-(2,3-dihydroxypropyl)-2-methyl-2*H*-1,4-benzoxazin-3(4*H*)-on (●)

S *Diproxadol***

V Analgeticum

6272 $C_{12}H_{14}N_2$

26 304-61-0

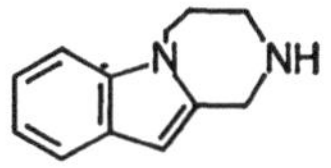

2,3,4,5-Tetrahydro-1*H*-[1,4]diazepino[1,2-*a*]indol (●)

S *Azepindol***, McN-2453

V Antidepressivum

6273 $C_{12}H_{14}N_4O$

22587-11-7

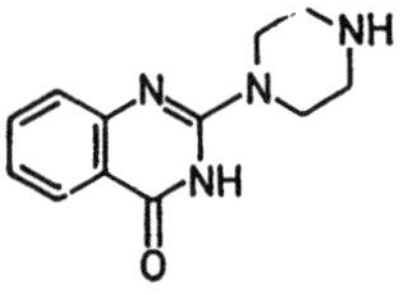

2-(1-Piperazinyl)-4(3*H*)-chinazolinon (●)

H Monoacetat (22587-29-7)

S *Centpiperalone*

V Antidiabeticum

6274 $C_{12}H_{15}ClN_2O_2$

28482-91-9

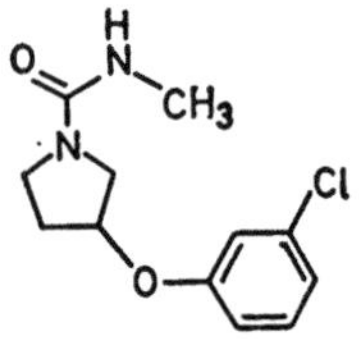

3-(*m*-Chlorphenoxy)-1-(methylcarbamoyl)-pyrrolidin = 3-(3-Chlorphenoxy)-*N*-methyl-1-pyrrolidincarboxamid (●)

S AHR-2666

V Skelettmuskelrelaxans

6275 $C_{12}H_{15}N_3O_2S$

54965-21-8

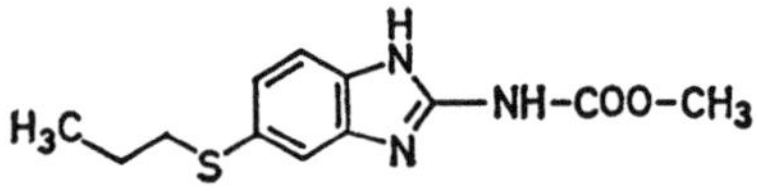

Methyl-5-(propylthio)-2-benzimidazolcarbamat = [5-(Propylthio)-1*H*-benzimidazol-2-yl]carbamidsäuremethylester

S *Albendazol***, SKF 62979

V Anthelminthicum

6276 $C_{12}H_{15}N_3O_3S$

37598-94-0

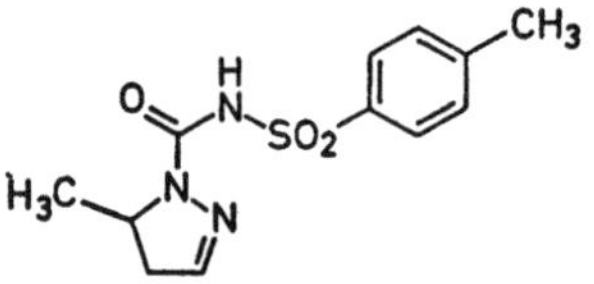

N-(*p*-Toluolsulfonyl)-5-methyl-2-pyrazolin-1-carboxamid = 4,5-Dihydro-5-methyl-*N*-[(4-methylphenyl)sulfonyl]-1*H*-pyrazol-1-carboxamid (●)

S SPC-703

V Antidiabeticum

6277 $C_{12}H_{16}ClN_3O$

22790-84-7

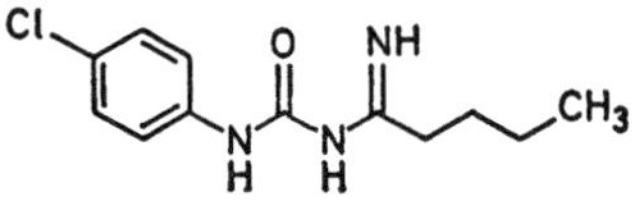

1-(*p*-Chlorphenyl)-3-valerimidoylharnstoff = *N*-(4-Chlorphenyl)-*N'*-(1-iminopentyl)harnstoff (●)

S *Carbantel**, Win 29194

V Anthelminthicum

6277-01 54644-15-4

H Verbindung (1:1) mit Dodecylhydrogensulfat

S *Carbantel Lauryl Sulfate*, Win 29194-6

V Anthelminthicum

6278 $C_{12}H_{16}F_3NS$

53993-67-2

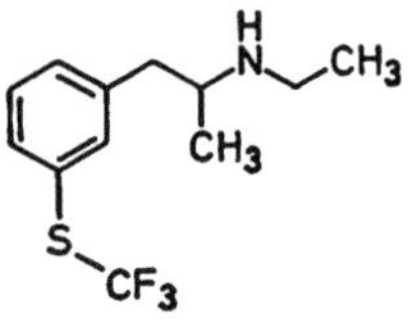

(+)-*N*-Ethyl-α-methyl-*m*-[(trifluormethyl)-thio]-phenethylamin = (+)-*N*-Ethyl-α-methyl-3-[(trifluormethyl)thio]benzenethanamin (●)

S *Tiflorex***

V Appetitzügler

6279 $C_{12}H_{16}F_3NS$

59173-25-0

(±)-*N*-Ethyl-α-methyl-*m*-[(trifluormethyl)-thio]-phenethylamin = (±)-*N*-Ethyl-α-methyl-3-[(trifluormethyl)thio]benzenethanamin (●)

S *Flutiorex*, SL 72340

V Appetitzügler

6280 $C_{12}H_{16}N_2O_3$

25956-47-2

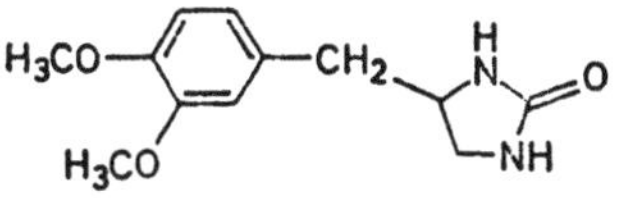

4-(3,4-Dimethoxybenzyl)-2-imidazolidinon = 4-Veratrylimidazolidin-2-on = 4-[(3,4-Dimethoxyphenyl)methyl]-2-imidazolidinon (●)

S Ro 7-2956

V Hypotensivum, Lipolyticum, Cardiotonicum

6281 $C_{12}H_{16}N_4O_3$

7248-21-7

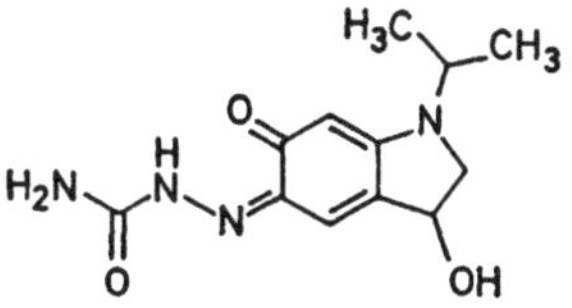

3-Hydroxy-1-isopropyl-5,6-indolindion-5-semicarbazon = *N*-Isopropylnoradrenochrommonosemicarbazon = 2-[1,2,3,6-Tetrahydro-3-hydroxy-1-(1-methylethyl)-6-oxo-5*H*-indol-5-yliden]hydrazincarboxamid (●)

S Divascan

V Migränetherapeuticum, Hämostypticum

6282 $C_{12}H_{17}NO$

23915-73-3

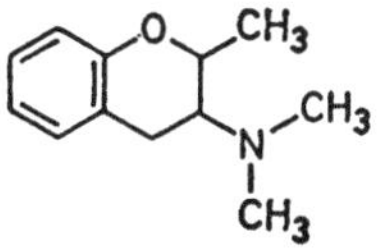

(±)-*N*,*N*,2-Trimethyl-3-chromanamin, Razemat I = (±)-3,4-Dihydro-*N*,*N*,2-trimethyl-2*H*-1-benzopyran-3-amin (●)

H Hydrochlorid (23915-74-4)

S CI-686 HCl, *Trebenzominhydrochlorid***

V Antidepressivum

6283 $C_{12}H_{18}ClNO$

41570-61-0

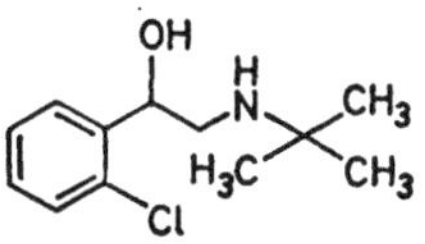

1-(*o*-Chlorphenyl)-2-*tert.*-butylaminoethanol = 2-Chlor-α-[[(1,1-dimethylethyl)amino]methyl]benzenmethanol (●)

H Hydrochlorid (56776-01-3)

S C-78

V Bronchodilatans

6284 $C_{12}H_{18}O_7$

18467-77-1

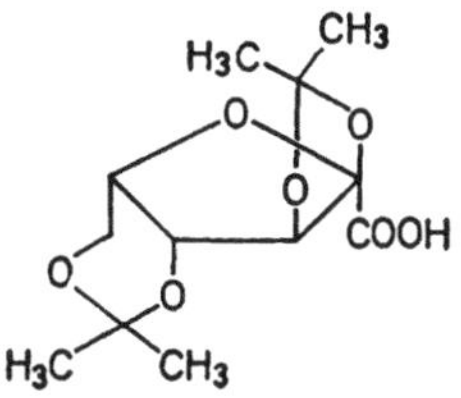

2,3:4,6-Di-*O*-isopropyliden-α-L-*xylo*-hexulofuranosonsäure = 2,3:4,6-Bis-*O*-(1-methylethyliden)-α-L-*xylo*-2-hexulofuranosonsäure (●)

S *Acide diprogulique***, *Acidum diprogulicum***, Dikegulac, *Diprogulic acid***, Lipostem

V Antilipidaemicum, Wachstumsregulator für Bäume

6285 $C_{12}H_{19}NO_3$

18866-78-9

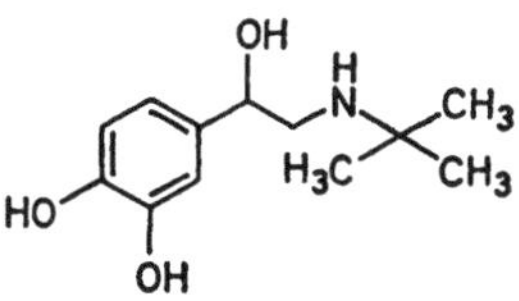

(±)-α-[(*tert.*-Butylamino)-methyl]-3,4-dihydroxybenzylalkohol = (±)-2-(*tert.*-Butylamino)-1-(3,4-dihydroxyphenyl)-ethanol = (±)-4-[2-[(1,1-Dimethylethyl)amino]-1-hydroxyethyl]-1,2-benzendiol (●)

H Methansulfonat (Mesilat) (17605-73-1)

S *Colterolmesilat***, Win 5563-3

V Bronchodilatans

6286 $C_{12}H_{20}N_2O_2$

57067-46-6

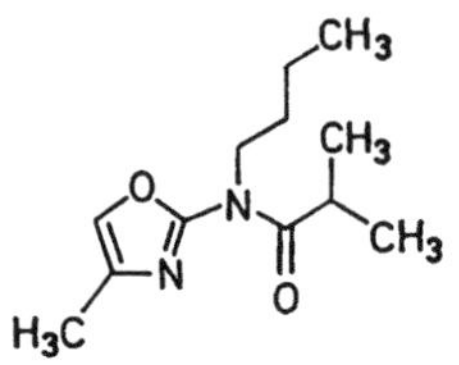

N-Butyl-2-methyl-*N*-(4-methyloxazol-2-yl)-propionamid = *N*-Butyl-2-methyl-*N*-(4-methyl-2-oxazolyl)propanamid (●)

S *Isamoxol***, Lilly 90606, LRCL 3950

V Bronchotherapeuticum

6287 $C_{12}H_{21}N$

19982-08-2

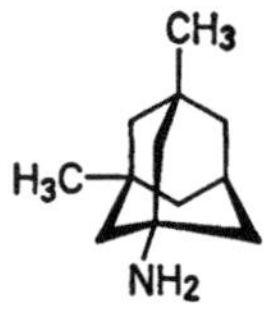

3,5-Dimethyl-1-adamantanamin = 3,5-Dimethyltricyclo[3.3.1.$1^{3,7}$]decan-1-amin (●)

S D-145, *Memantin***

V Parkinsontherapeuticum (Dopaminantagonist)

6288 $C_{12}H_{25}NO_2$

32838-26-9

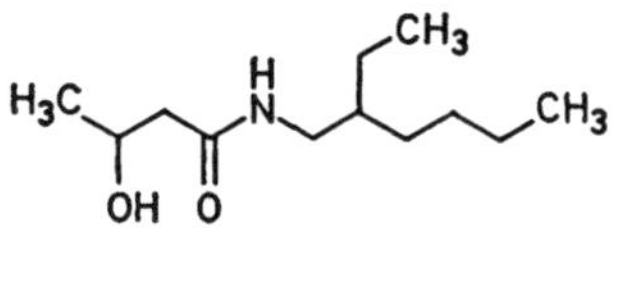

N-(2-Ethylhexyl)-3-hydroxybutyramid = *N*-(2-Ethylhexyl)-3-hydroxybutanamid (●)

H vgl. auch Nr. 6430

S *Butoctamid***, *Hexobutyramide*

V Hypnoticum

6289 $C_{13}H_6Br_3NO_2$

32564-58-2

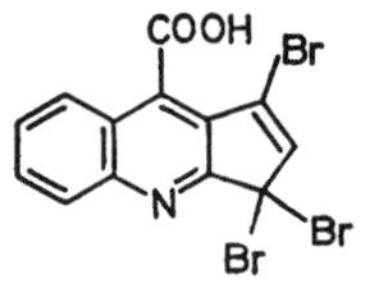

1,3,3-Tribrom-3*H*-cyclopenta[*b*]chinolin-9-carbonsäure (●)

S Pentaliquine

V Virustaticum

6290 $C_{13}H_8F_2O_3$

22494-42-4

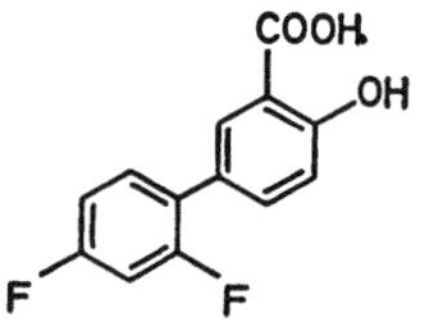

2′,4′-Difluor-4-hydroxy-3-biphenylcarbonsäure = 5-(2,4-Difluorphenyl)-salicylsäure = 2′,4′-Difluor-4-hydroxy[1,1′-biphenyl]-3-carbonsäure (●)

S *Diflunisal***, MK-647

V Antiphlogisticum, Antipyreticum, Analgeticum

6291 $C_{13}H_8N_2O_3S$

19881-18-6

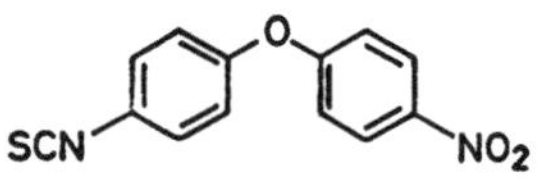

p-(*p*-Nitrophenoxy)-phenylisothiocyanat = 1-Isothiocyanato-4-(4-nitrophenoxy)benzen (●)

S *Cantrodifene*, CGA-23654, GS 23654, Lopatol, *Nitroscanat***

V Veterinär-Anthelminthicum

6292 $C_{13}H_9N_3O_2S$
26328-53-0

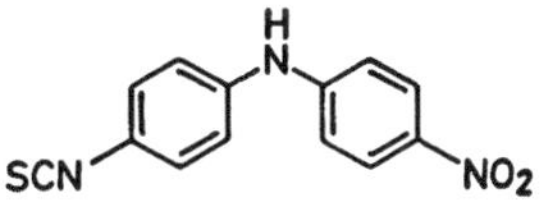

4-Isothiocyanato-4′-nitrodiphenylamin = Isothiocyansäure-*p*-(*p*-nitroanilino)-phenylester = 4-Isothiocyanato-*N*-(4-nitrophenyl)benzenamin (●) = *p*-(*p*-Nitroanilino)-phenylisothiocyanat

S *Amoscanat***, C 9333-Go/CGP 4540, Go 9333

V Anthelminthicum

6293 $C_{13}H_{11}NO_3$
56153-30-1

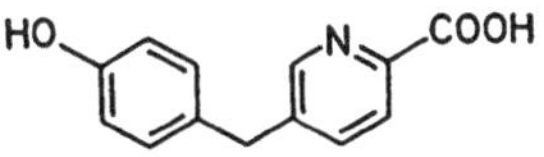

5-(4-Hydroxybenzyl)-picolinsäure = 5-[(4-Hydroxyphenyl)methyl]-2-pyridincarbonsäure (●)

S *Phenopicolinic acid*

V Hypotensivum (aus Paecilomyces sp. AF 2562)

6294 $C_{13}H_{11}N_3OS$
57237-97-5

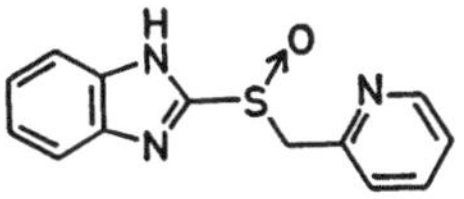

2-[(2-Pyridylmethyl)-sulfinyl]-benzimidazol = 2-[(2-Pyridinylmethyl)sulfinyl]-1*H*-benzimidazol (●)

S H 83/69, *Timoprazol***

V Ulcustherapeuticum

6295 $C_{13}H_{12}J_3N_3O_5$
49755-67-1

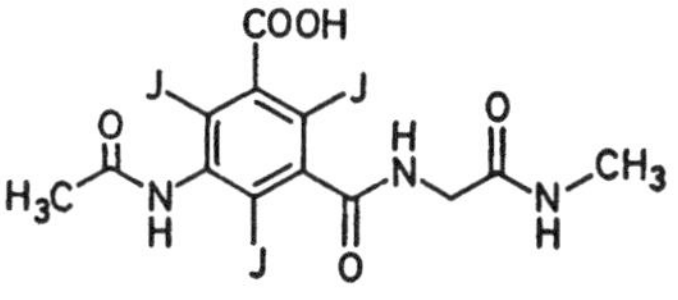

5-Acetamido-2,4,6-trijod-*N*-[(methylcarbamoyl)-methyl]-isophthalamidsäure = 3-(Acetylamino)-2,4,6-trijod-5-[[[2-(methylamino)-2-oxoethyl]-amino]carbonyl]benzoesäure (●)

S *Acidum ioglicicum***, *Ioglicic acid***, SHH 200 AB

V Röntgenkontrastmittel

6296 $C_{13}H_{12}N_2O_5S$
51803-78-2

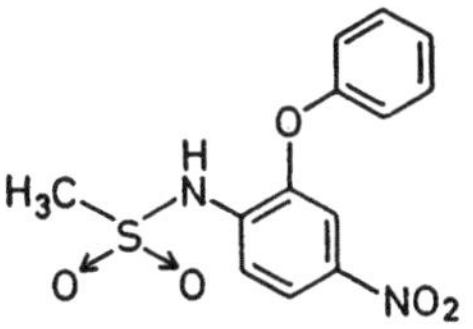

4-Nitro-2-phenoxymethansulfonanilid = *N*-(4-Nitro-2-phenoxyphenyl)methansulfonamid (●)

S R-805

V Antiphlogisticum

6297 $C_{13}H_{12}N_4O_6S$

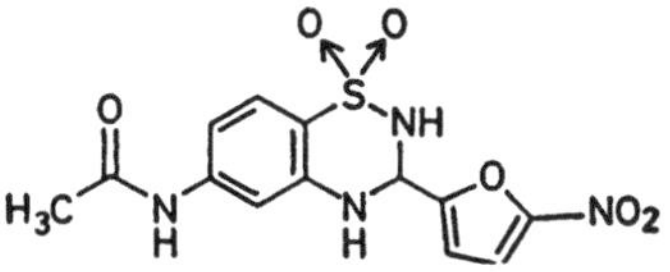

6-Acetamido-3,4-dihydro-3-(5-nitro-2-furyl)-2*H*-1,2,4-benzothiadiazin-1,1-dioxid = *N*-[3,4-Dihydro-3-(5-nitro-2-furanyl)-2*H*-1,2,4-benzothiadiazin-6-yl]acetamid-1,1-dioxid (●)

S *Nitrofurathiazid*, Rosat, Utonex

V Veterinär-Chemotherapeuticum

6298 $C_{13}H_{12}N_8O_4S_3$
26973-24-0

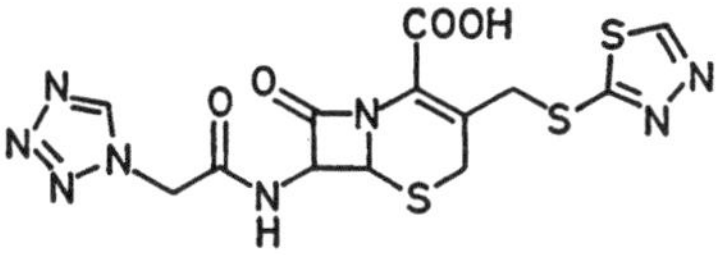

(6*R*,7*R*)-8-Oxo-7-[2-(1*H*-tetrazol-1-yl)-acetamido]-3-[(1,3,4-thiadiazol-2-ylthio)-methyl]-5-thia-1-azabicyclo[4.2.0]oct-2-en-2-carbonsäure = (6*R*-*trans*)-8-Oxo-7-[(1*H*-tetrazol-1-ylacetyl)-amino]-3-[(1,3,4-thiadiazol-2-ylthio)methyl]-5-thia-1-azabicyclo[4.2.0]oct-2-en-2-carbonsäure (●)

S *Ceftezol***, CG-B 3 Q, *Demethylcefazolin*

V Antibioticum

6299 $C_{13}H_{12}O_7S_2$
57775-26-5

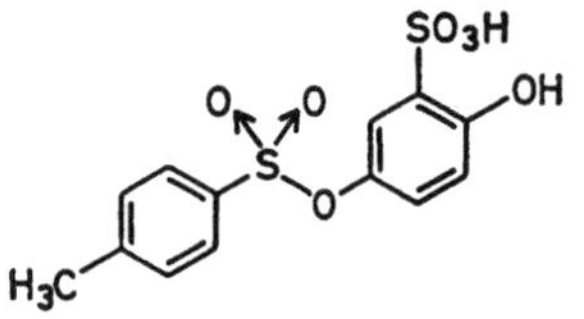

2,5-Dihydroxybenzolsulfonsäure-5-*p*-toluolsulfonat = 2,5-Dihydroxybenzolsulfonsäure-5-monotosilat = 2-Hydroxy-5-[[(4-methylphenyl)sulfonyl]oxy]benzensulfonsäure (●)

S *Acidum sultosilicum***, *Sultosilic acid***

V Hypolipämicum

6299-01 57775-27-6

H Piperazinsalz

S Mimedran

V Hypolipämicum

6300 $C_{13}H_{13}F_3N_6O_4S_3$
58665-96-6

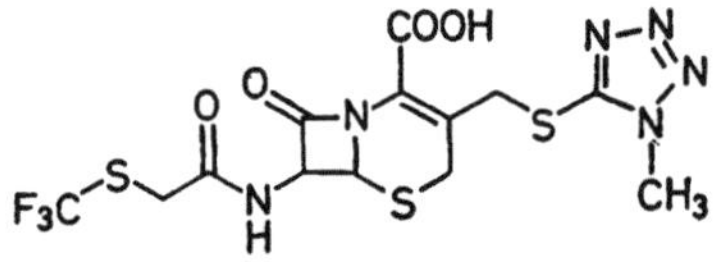

(6*R*,7*R*)-3-[[(1-Methyl-1*H*-tetrazol-5-yl)thio]-methyl]-8-oxo-7-[2-[(trifluormethyl)thio]acetamido]-5-thia-1-azabicyclo[4.2.0]oct-2-en-2-carbonsäure = (6*R-trans*)-3-[[(1-Methyl-1*H*-tetrazol-5-yl)thio]methyl]-8-oxo-7-[[[(trifluormethyl)-thio]acetyl]amino]-5-thia-1-azabicyclo[4.2.0]oct-2-en-2-carbonsäure (●)

H Natriumsalz (52123-49-6)

S *Cefazaflur-Natrium**, SKF 59962

V Antibioticum

6301 $C_{13}H_{13}N_5O_2$
37762-06-4

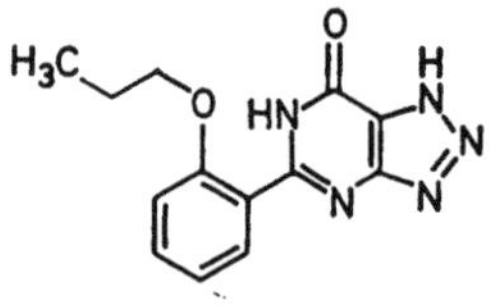

2-(*o*-Propoxyphenyl)-8-azapurin-6-on = 1,4-Dihydro-5-(2-propoxyphenyl)-7*H*-1,2,3-triazolo-[4,5-*d*]pyrimidin-7-on (●)

S M. & B. 22948

V Antiasthmaticum

6302 $C_{13}H_{14}ClN_3O_2$
54708-51-9

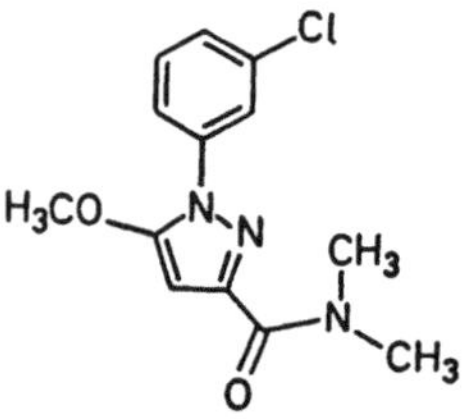

1-(*m*-Chlorphenyl)-5-methoxy-*N*,*N*-dimethyl-3-pyrazolcarboxamid = 1-(*m*-Chlorphenyl)-3-*N*,*N*-dimethylcarbamoyl-5-methoxypyrazol = 1-(3-Chlorphenyl)-5-methoxy-*N*,*N*-dimethyl-1*H*-pyrazol-3-carboxamid (●)

S PZ-177

V Analgeticum, Antiphlogisticum

6303 $C_{13}H_{14}Cl_2O_3$
52214-84-3

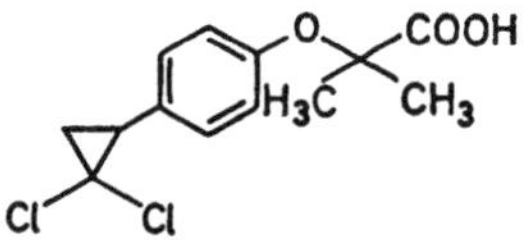

2-[*p*-(2,2-Dichlorcyclopropyl)-phenoxy]-2-methylpropionsäure = 2-[4-(2,2-Dichlorcyclopropyl)phenoxy]-2-methylpropansäure (●)

S *Ciprofibrat***, Win 35833

V Hypolipämicum

6304 $C_{13}H_{15}J_3N_2O_3$
37863-70-0

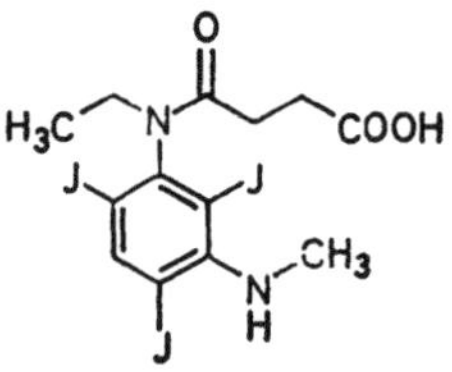

N-Ethyl-2′,4′,6′-trijod-3′-(methylamino)-succinanilsäure = 4-[Ethyl[2,4,6-trijod-3-(methylamino)phenyl]amino]-4-oxobutansäure (●)

S *Acidum iosumeticum***, *Iosumetic acid***

V Röntgenkontrastmittel

6305 $C_{13}H_{15}NO_2$

56 391-55-0

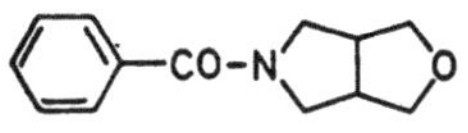

5-Benzoylhexahydro-1*H*-furo[3,4-*c*]pyrrol (●)

S ICI 45457, ICI-U.S. 457, *Octazamid***

V Analgeticum

6306 $C_{13}H_{18}Cl_2N_2O_2$

1088-80-8

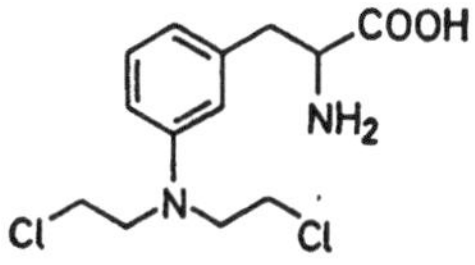

3-[Bis-(2-chlorethyl)amino]-L-phenylalanin (●)

H Peptidkomplex (9076-25-9)

S Peptichemio, Peptiquemio

V Antineoplasticum

6307 $C_{13}H_{18}N_4O_3$

10 226-54-7

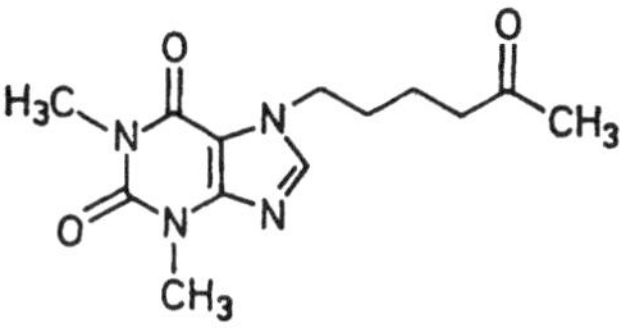

1,3-Dimethyl-7-(5-oxohexyl)-xanthin = 7-(5-Oxohexyl)-theophyllin = 3,7-Dihydro-1,3-dimethyl-7-(5-oxohexyl)-1*H*-purin-2,6-dion (●)

S *Lomifyllin***

V peripheres Vasodilatans

6308 $C_{13}H_{18}N_6O_5$

52 279-59-1

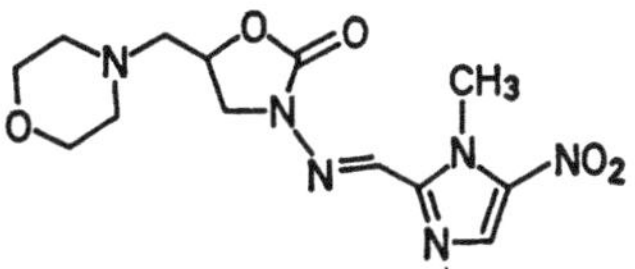

3-[[(1-Methyl-5-nitroimidazol-2-yl)-methylen]-amino]-5-(morpholinomethyl)-2-oxazolidinon = 3-[[(1-Methyl-5-nitro-1*H*-imidazol-2-yl)methylen]-amino]-5-(4-morpholinylmethyl)-2-oxazolidinon (●)

H Monohydrochlorid (30 826-72-3)

S *Moxnidazolhydrochlorid***, SH 240, ZK 25095

V Trichomonacid

6309 $C_{13}H_{19}BrN_2OS$

41 542-51-2

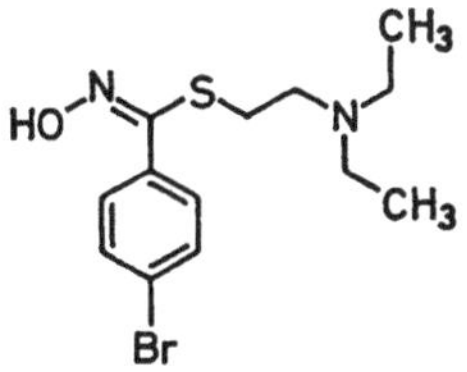

p-Brombenzthiohydroximsäure-*S*-2-(diethylamino)-ethylester = 4-Brom-*N*-hydroxybenzencarboximidothiosäure-2-(diethylamino)ethylester (●)

S Diethyxime, Dietiksim

V Antidot (Cholinesterasereaktivator)

6310 $C_{13}H_{19}Cl_2NO_2$

39 563-28-5

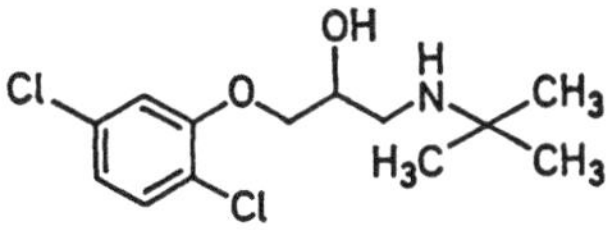

1-(2,5-Dichlorphenoxy)-3-*tert.*-butylamino-2-propanol = 1-(2,5-Dichlorphenoxy)-3-[(1,1-dimethylethyl)amino]-2-propanol (●)

H Hydrochlorid (54 247-25-5)

S GYKI 41099

V adrenergischer β-Rezeptorenblocker

6311 $C_{13}H_{19}NO_2$
53 370-90-4

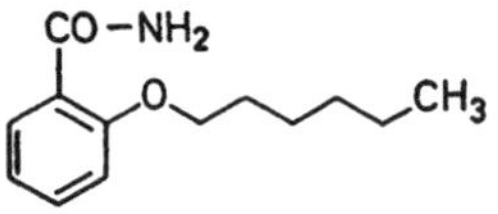

2-(Hexyloxy)benzamid (●) = *O*-Hexylsalicylamid

S *Exalamid***, Hyperan, *Xenamide*

V Fungicid

6312 $C_{13}H_{19}NO_2$
53 648-05-8

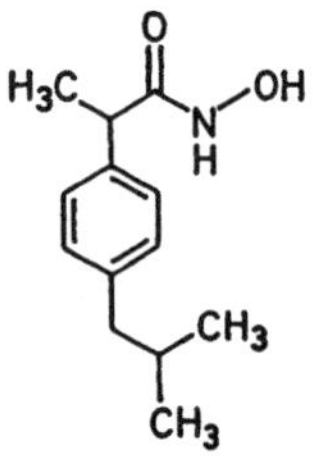

p-Isobutylhydratropohydroxamsäure = 2-(4-Isobutylphenyl)-propionohydroxamsäure = *N*-Hydroxy-α-methyl-4-(2-methylpropyl)benzenacetamid (●)

S Ibudros, *Ibuproxam***

V Analgeticum, Antipyreticum, Antiphlogisticum

6313 $C_{13}H_{19}NO_4$
1149-23-1

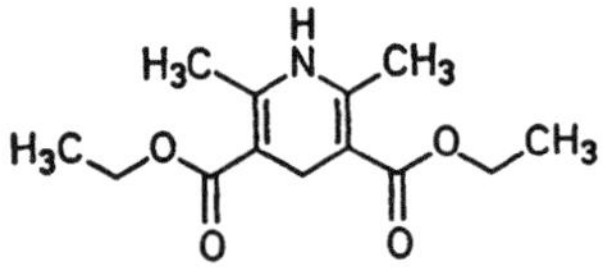

1,4-Dihydro-2,6-dimethyl-3,5-pyridindicarbonsäurediethylester (●)

S Diludine, Ethidin

V Lebertherapeuticum, Antioxydans

6314 $C_{13}H_{19}N_3O_2$
58 489-32-0

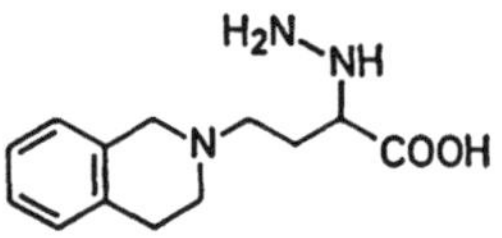

DL-γ-(1,2,3,4-Tetrahydroisochinolin-2-yl)-α-hydrazinobuttersäure = (±)-α-Hydrazino-3,4-dihydro-2(1*H*)-isochinolinbutansäure (●)

S AIS 48

V Magensekretionsinhibitor (Histidindecarboxylaseinhibitor)

6315 $C_{13}H_{21}NO_2$
52 842-59-8

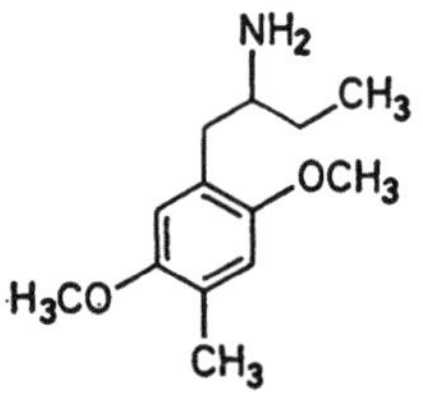

(—)-α-Ethyl-2,5-dimethoxy-4-methylphenethylamin = (—)-2-Amino-1-(2,5-dimethoxy-4-methylphenyl)-butan = (*R*)-α-Ethyl-2,5-dimethoxy-4-methylbenzenethanamin (●)

H Hydrochlorid (52 663-86-2)

S BL-3912 A

V Psychotonicum

6316 $C_{13}H_{21}NO_3$
5741-22-0

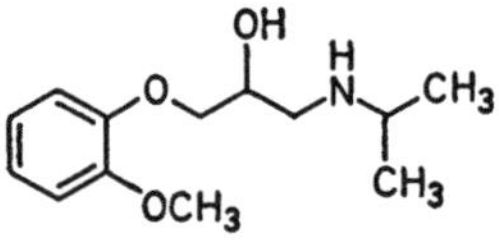

1-Isopropylamino-3-(*o*-methoxyphenoxy)-2-propanol = 1-(2-Methoxyphenoxy)-3-[(1-methylethyl)amino]-2-propanol (●)

H Hydrochlorid (27 058-84-0)

S *Moprololhydrochlorid***, Omeral, S-D/1601

V adrenergischer β-Rezeptorenblocker

6317 $C_{13}H_{22}ClN_5S$
55 477-19-5

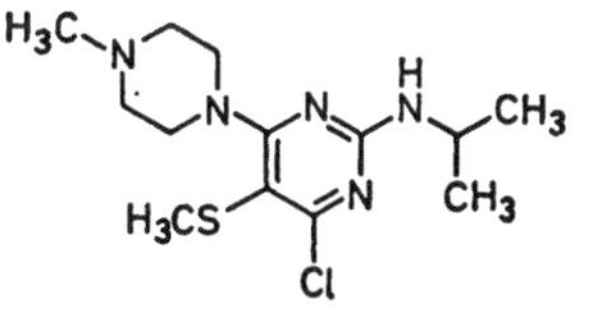

4-Chlor-2-isopropylamino-6-(4-methyl-1-piperazinyl)-5-methylthiopyrimidin = 4-Chlor-*N*-(1-methylethyl)-6-(4-methyl-1-piperazinyl)-5-(methylthio)-2-pyrimidinamin (●)

S *Iprozilamin***

V Antiemeticum, Muskelrelaxans, Neurolepticum

6318 $C_{14}H_8N_2O_6$
57 474-29-0

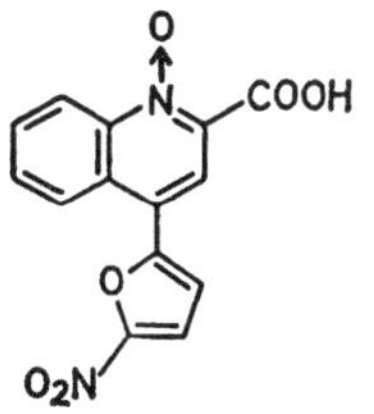

4-(5-Nitro-2-furyl)-chinaldinsäure-1-oxid = 4-(5-Nitro-2-furanyl)-2-chinolincarbonsäure-1-oxid (●)

S Abimasten, *Nifuroquin***, *Quinaldofur*

V Veterinär-Chemotherapeuticum (gegen Mastitis)

6319 $C_{14}H_8N_4O_3S$
51 762-95-9

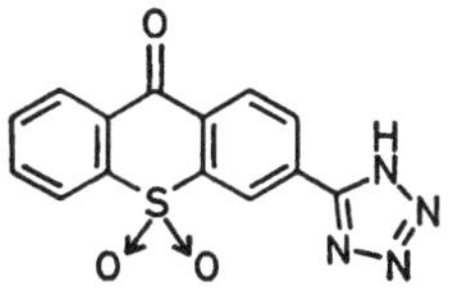

3-(5-Tetrazolyl)-thioxanthen-9-on-10,10-dioxid = 3-(1*H*-Tetrazol-5-yl)-9*H*-thioxanthen-9-on-10,10-dioxid (●)

S *Doxantrazole*

V Antiasthmaticum, Antihistaminicum

6320 $C_{14}H_9Cl_2N_3O_2$
42 863-81-0

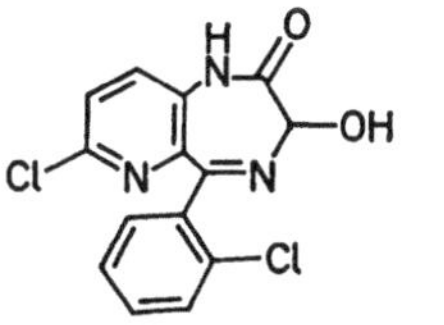

7-Chlor-5-(2-chlorphenyl)-1,3-dihydro-3-hydroxy-2*H*-pyrido[3,2-*e*]-1,4-diazepin-2-on (●)

S *Lopirazepam***

V Tranquillizer

6321 $C_{14}H_9Cl_2N_3O_3$
14 796-28-2

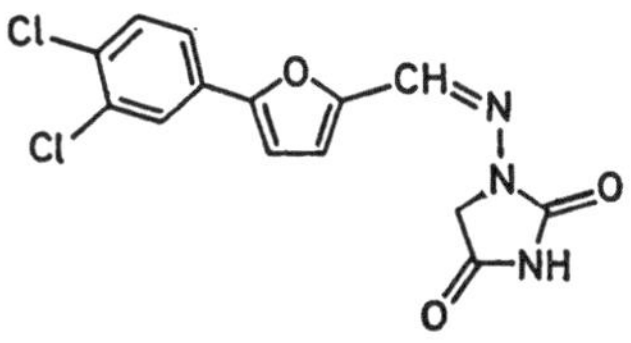

1-[5-(3,4-Dichlorphenyl)-furfurylidenamino]-hydantoin = 1-[[[5-(3,4-Dichlorphenyl)-2-furanyl]methylen]amino]-2,4-imidazolidindion (●)

S *Clodanolen***, F-413

V Skelettmuskelrelaxans

6322 $C_{14}H_9NO_4$
51 411-04-2

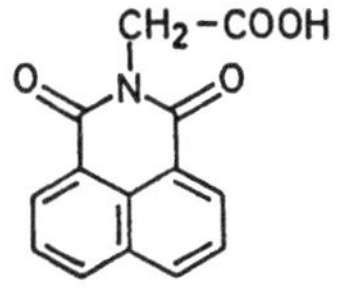

1,3-Dioxo-1*H*-benz[*de*]isochinolin-2(3*H*)-essigsäure (●)

H Natriumsalz (51 876-97-2)

S *Alrestatin-Natrium***, AY-22 284

V Aldosereduktaseinhibitor

6323 $C_{14}H_{10}O_2$
134-81-6

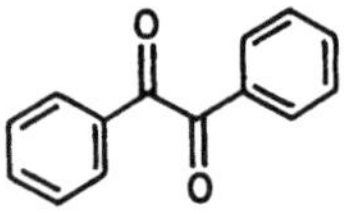

Diphenylethandion (●) = Diphenylglyoxal = 1,2-Diphenyl-α,β-diketon = Dibenzoyl = Benzil

H Gemisch mit den analogen Peroxid

S RaSaVé, RSV

V Virustaticum

6324 $C_{14}H_{11}ClN_4S$
51 124-29-9

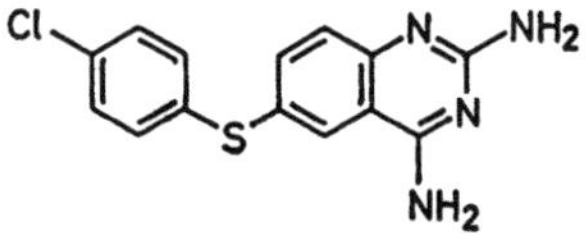

2,4-Diamino-6-(*p*-chlorphenylthio)-chinazolin = 6-[(4-Chlorphenyl)thio]-2,4-chinazolindiamin (●)

S WR 135403

V Malariachemotherapeuticum

6325 $C_{14}H_{11}N_3O_3S$
31 430-18-9

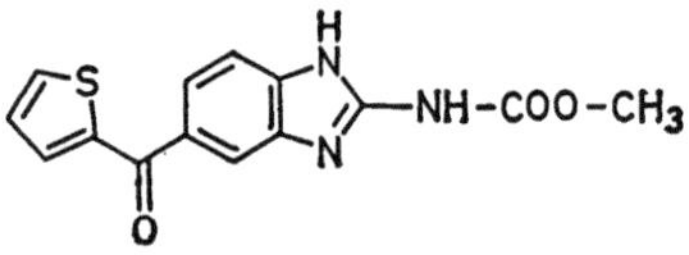

Methyl-5-(2-thenoyl)-2-benzimidazolcarbamat = [5-(2-Thienylcarbonyl)-1*H*-benzimidazol-2-yl]-carbamidsäuremethylester (●)

S *Nocodazol***, NSC-238159, Oncodazole, R 17934

V Cytostaticum, Anthelminthicum

6326 $C_{14}H_{12}FNO_3$
42 835-25-6

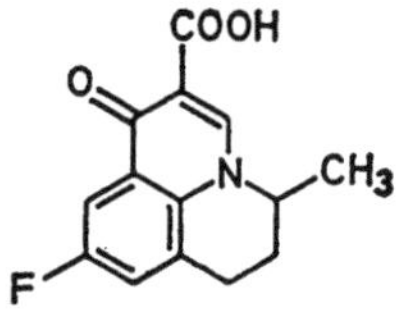

9-Fluor-6,7-dihydro-5-methyl-1-oxo-1*H*,5*H*-benzo[*ij*]chinolizin-2-carbonsäure (●)

S *Flumequin***

V baktericides Chemotherapeuticum

6327 $C_{14}H_{12}N_2O_4S$
34 976-39-1

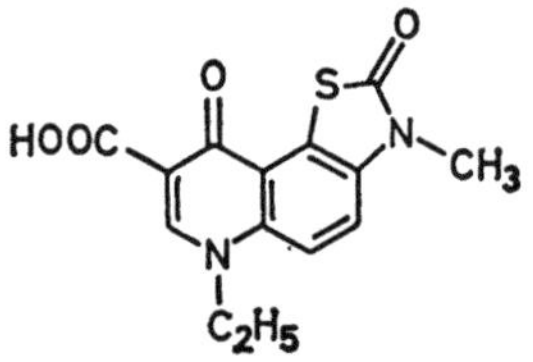

6-Ethyl-2,3,6,9-tetrahydro-3-methyl-2,9-dioxo-thiazolo[5,4-*f*]chinolin-8-carbonsäure (●)

S TA, *Tioxacin***

V baktericides Chemotherapeuticum

6328 $C_{14}H_{13}NO_4$
35 067-47-1

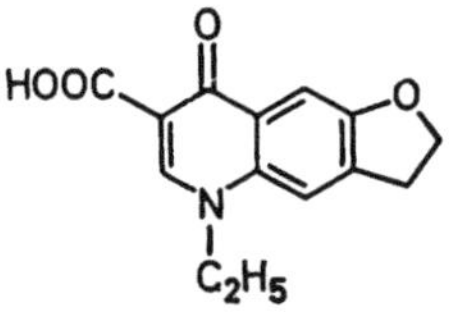

5-Ethyl-2,3,5,8-tetrahydro-8-oxofuro[2,3-*g*]chinolin-2-carbonsäure (●)

H Natriumsalz (57 363-13-0)

S *Droxacin-Natrium**, SH 263

V baktericides Chemotherapeuticum

6329 $C_{14}H_{13}N_5O_4S$
54 657-96-4

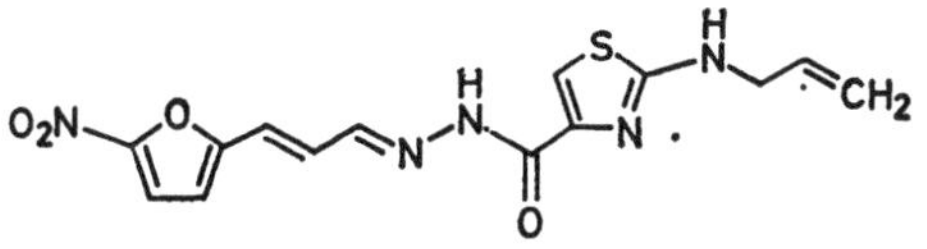

2-(Allylamino)-4-thiazolcarbonsäure-[3-(5-nitro-2-furyl)-allyliden]-hydrazid = 2-(2-Propenylamino)-4-thiazolcarbonsäure[3-(5-nitro-2-furanyl)-2-propenyliden]hydrazid (●)

S *Nifuralid***

V Baktericid, Fungicid

6330 $C_{14}H_{14}ClNS$
55 142-85-3

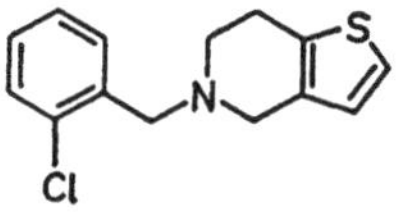

5-(*o*-Chlorbenzyl)-4,5,6,7-tetrahydrothieno[3,2-*c*]-pyridin = 5-[(2-Chlorphenyl)methyl]-4,5,6,7-tetrahydrothieno[3,2-*c*]pyridin (●)

H Hydrochlorid (53 885-35-1)

S 53-32 C, Ticlid, Ticlodix, Ticlodone, *Ticlopidin-hydrochlorid***

V Antiphlogisticum, Thrombocyten-Aggregationsinhibitor

6331 $C_{14}H_{14}ClN_3O_2S$
50 892-23-4

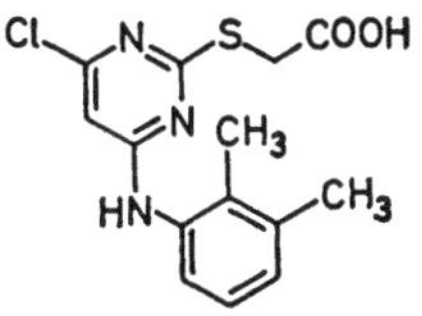

[4-Chlor-6-(2,3-xylidino)-2-pyrimidinylthio]-essigsäure = [[4-Chlor-6-[(2,3-dimethylphenyl)-amino]-2-pyrimidinyl]thio]essigsäure (●)

S Wy-14 643

V Hypocholesterinämicum

6332 $C_{14}H_{14}N_2O_2$
57 021-61-1

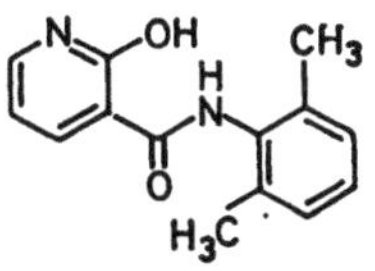

2-Hydroxy-2′,6′-nicotinoxylidid = *N*-(2,6-Dimethylphenyl)-2-hydroxy-3-pyridincarboxamid (●)

S IBH-194, *Isonixin***, Nixyn-Caps.

V Antiphlogisticum

6333 $C_{14}H_{14}N_2O_3$
55 812-46-9

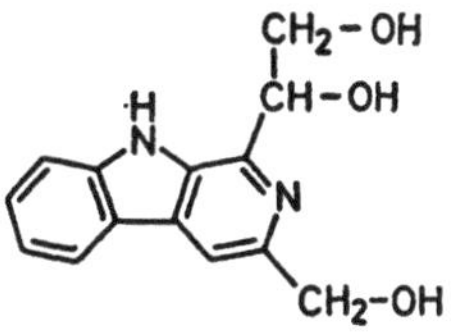

1-[1(*R*),2-Dihydroxyethyl]-3-hydroxymethyl-9*H*-pyrid[3,4-*b*]indol = (*R*)-α¹-(Hydroxymethyl)-9*H*-pyrido[3,4-*b*]indol-1,3-dimethanol (●)

S *Pyridindolol*

V β-Galactosidaseinhibitor

6334 $C_{14}H_{15}JO$

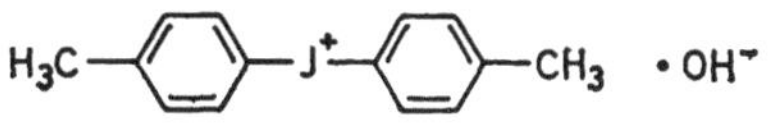

Bis-(*p*-tolyl)-jodoniumhydroxid = Bis(4-methylphenyl)jodoniumhydroxid (●)

H Chlorid (19 028-28-5)

S SKF 15 601-A, *Toliodiumchlorid***

V bakterizides Chemotherapeuticum (veter. Futterzusatz)

6335 $C_{14}H_{16}N_2O_4$
14166-26-8

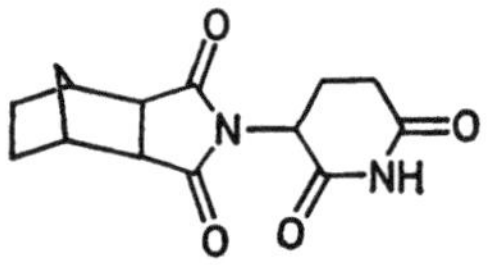

2-(Bicyclo[2.2.1]heptan-2-*endo*,3-*endo*-dicarboximido)-glutarimid = (3aα,4α,7α,7aα)-2-(2,6-Dioxo-3-piperidinyl)hexahydro-4,7-methano-1*H*-isoindol-1,3(2*H*)-dion (●)

S *Biglumid*, K-2004, Synval

V Sedativum, Hypnoticum

6336 $C_{14}H_{16}N_4$
36798-79-5

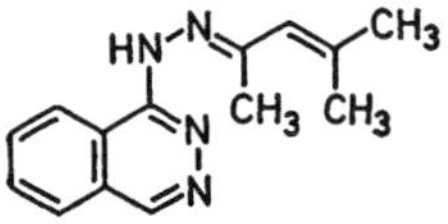

4-Methyl-3-penten-2-on-1-phthalazinylhydrazon (●) = 1-[2-(1,3-Dimethyl-2-butenyliden)-hydrazino]-phthalazin

S *Budralazin***, DJ-1461

V Hypotensivum

6337 $C_{14}H_{16}N_4O_3$
2101-44-2

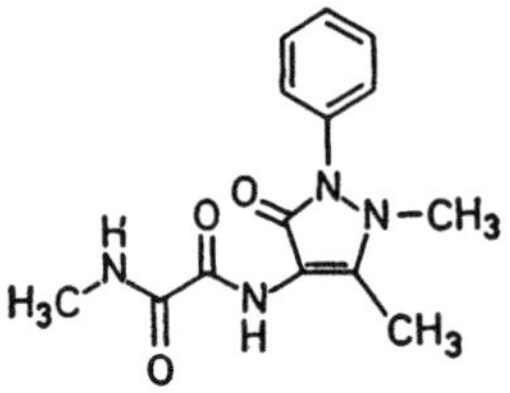

N-(2,3-Dimethoxy-5-oxo-1-phenyl-3-pyrazolin-4-yl)-*N'*-methyloxalsäurediamid = *N*-(2,3-Dihydro-1,5-dimethyl-3-oxo-1*H*-pyrazol-4-yl)-*N'*-methylethandiamid (●)

S Oxapyrin

V Analgeticum, Antipyreticum

6338 $C_{14}H_{16}N_6O$
10597-58-7

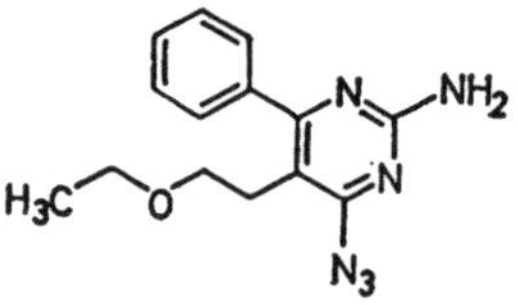

2-Amino-4-azido-5-(2-ethoxyethyl)-6-phenylpyrimidin = 4-Azido-5-(2-ethoxyethyl)-6-phenyl-2-pyrimidinamin (●)

S SC-16102

V Diureticum

6339 $C_{14}H_{18}N_2$
32211-97-5

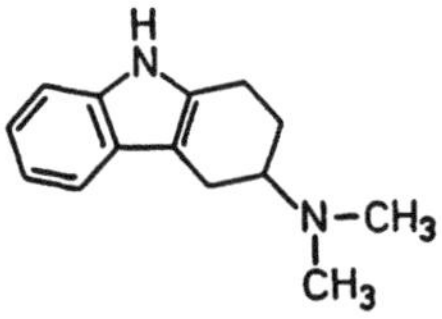

3-Dimethylamino-1,2,3,4-tetrahydrocarbazol = 2,3,4,9-Tetrahydro-*N*,*N*-dimethyl-1*H*-carbazol-3-amin (●)

S *Ciclindol***, *Cyclindole*, Win 27147-2

V Antidepressivum

6340 $C_{14}H_{18}N_2O_4$
29936-79-6

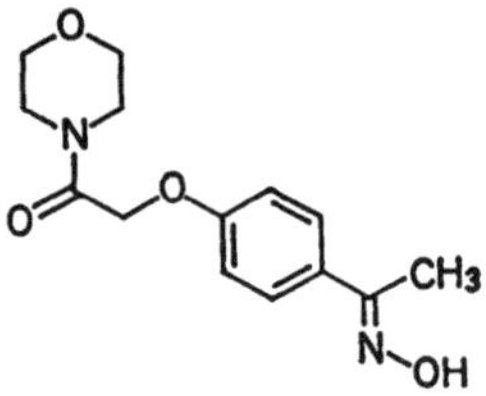

4-[(*p*-Acetylphenoxy)-acetyl]-morpholin-*p*-oxim = 4-[[4-[1-(Hydroxyimino)ethyl]phenoxy]acetyl]-morpholin (●) = 4'-(4-Morpholinylcarbonylmethoxy)-acetophenonoxim

S *Mofoxim***

V Hustensedativum

6341 $C_{14}H_{18}O_3$
49763-96-4

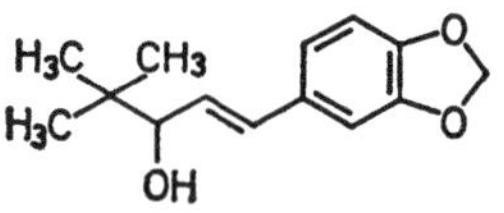

4,4-Dimethyl-1-(3,4-methylendioxyphenyl)-1-penten-3-ol = 1-(1,3-Benzodioxol-5-yl)-4,4-dimethyl-1-penten-3-ol (●)

S *Stiripentol***

V Anxiolyticum, Muskelrelaxans

6342 $C_{14}H_{19}ClN_2O_3$
58832-68-1

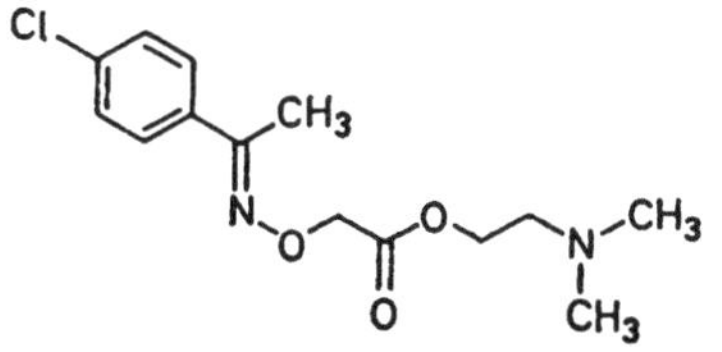

(*E*)-[[(*p*-Chlor-α-methylbenzyliden)amino]oxy]-essigsäure-2-(dimethylamino)ethylester = (*E*)-[[[1-(4-Chlorphenyl)ethyliden]amino]oxy]essigsäure-2-(dimethylamino)ethylester (●)

H Hydrochlorid

S *Cloximathydrochlorid***, DU 22599

V Antiphlogisticum, Analgeticum

6343 $C_{14}H_{19}Cl_2N_3O_4$
54940-95-3

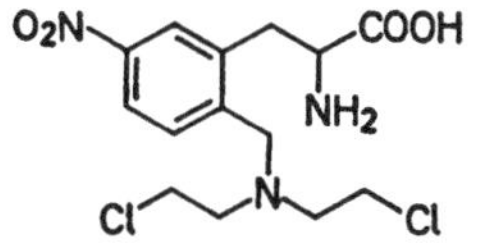

2-[[Bis(2-chlorethyl)amino]methyl]-5-nitrophenylalanin (●)

S AT-1258, *Nitrocafan, Nitrocaphane*

V Cytostaticum

6344 $C_{14}H_{19}N_3O$
50528-97-7

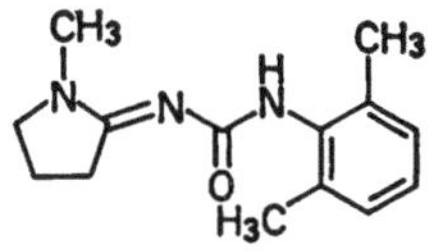

1-(1-Methyl-2-pyrrolidinyliden)-2-(2,6-xylyl)-harnstoff = (2,6-Dimethylphenyl)(1-methyl-2-pyrrolidinyliden)harnstoff (●)

S McN-3113, *Xilobam***

V Muskelrelaxans

6345 $C_{14}H_{19}N_5O_2$
51022-77-6

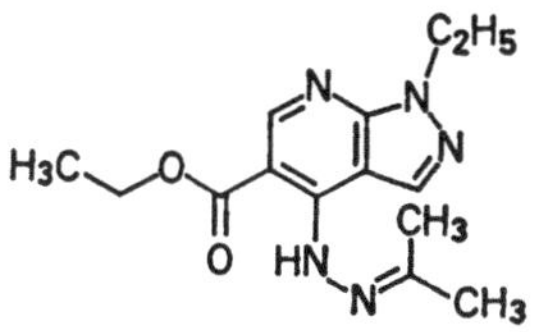

1-Ethyl-4-(isopropylidenhydrazino)-1*H*-pyrazolo-[3,4-*b*]pyridin-5-carbonsäureethylester = 1-Ethyl-4-[(1-methylethyliden)hydrazino]-1*H*-pyrazolo-[3,4-*b*]pyridin-5-carbonsäureethylester (●)

H Monohydrochlorid (35838-58-5)

S *Etazolathydrochlorid***, *Etazole hydrochloride*, SQ 20009

V Tranquillizer

6346 $C_{14}H_{19}O_6P$
7700-17-6

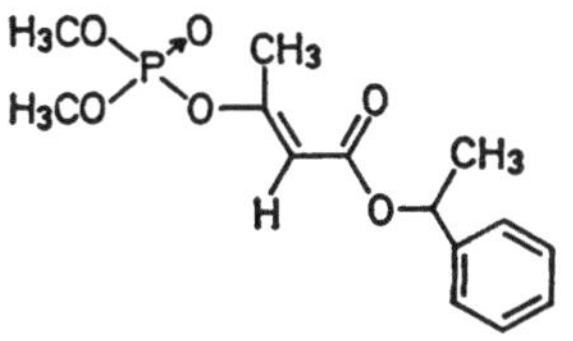

α-Methylbenzyl-3-(dimethoxyphosphinyloxy)-isocrotonat = (*E*)-3-[(Dimethoxyphosphinyl)oxy]-2-butensäure-1-phenylethylester (●)

S Ciodrin, *Crotoxyfos*

V Insekticid, Ectoparasiticid

6347 $C_{14}H_{21}ClN_2O_2$
54739-19-4

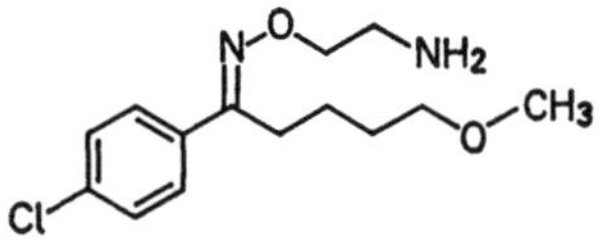

4'-Chlor-5-methoxyvalerophenon-(*E*)-*O*-(2-amino-ethyl)-oxim = (*E*)-1-(4-Chlorphenyl)-5-methoxy-1-pentanon-*O*-(2-aminoethyl)oxim (●)

S *Clovoxamin***, DU 23811

V Antidepressivum

6348 $C_{14}H_{21}N_5O_5$

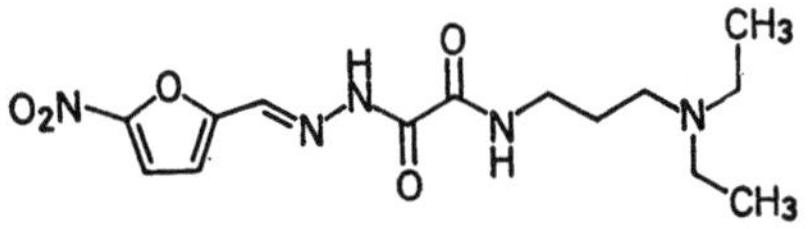

5-Nitro-2-furaldehyd-5-[3-(diethylamino)-propyl]-semioxamazon = [[3-(Diethylamino)propyl]-amino]oxoessigsäure[(5-nitro-2-furanyl)methylen]hydrazid (●)

H Hydrochlorid (51415-04-4)

S NF 167

V Chemotherapeuticum

6349 $C_{14}H_{22}N_2O_3$
29122-68-7

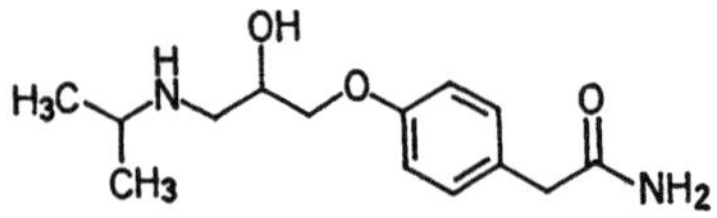

4-(2-Hydroxy-3-isopropylaminopropoxy)-phenyl-acetamid = 4-[2-Hydroxy-3-[(1 methylethyl)-amino]propoxy]benzenacetamid (●)

H auch Hydrochlorid (51706-40-2)

S *Atenolol**, ICI 66082, Tenormin

V adrenergischer β-Rezeptorenblocker, Antihypertonicum

6350 $C_{14}H_{28}N_9OP_3$
37132-72-2

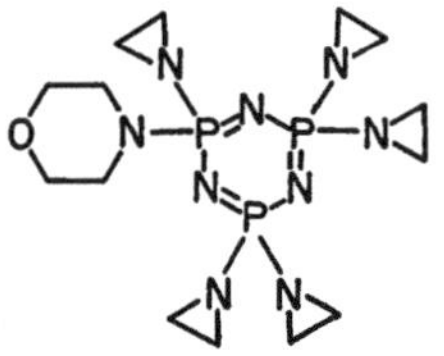

2,2,4,4,6-Pentakis(1-aziridinyl)-2,2,4,4,6,6-hexahydro-6-(4-morpholinyl)-1,3,5,2,4,6-triazatriphosphorin (●)

S Fotrin

V Antineoplasticum

6351 $C_{14}H_{30}O_2$
36449-36-6

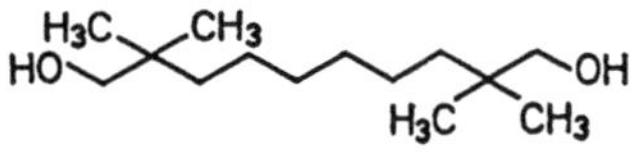

2,2,9,9-Tetramethyl-1,10-decandiol (●)

S CI-720, *Gemcadiol***

V Hypolipämicum

6352 $C_{15}H_{10}Cl_2N_2O_5$
32060-33-6

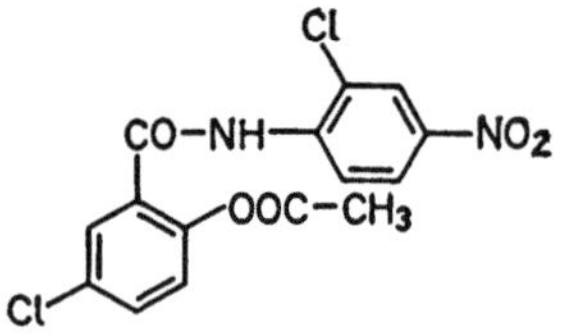

2',5-Dichlor-4'-nitrosalicylanilidacetat(ester) = *O*-Acetyl-5-chlor-*N*-(2-chlor-4-nitrophenyl)-salicylamid = 2-(Acetyloxy)-5-chlor-*N*-(2-chlor-4-nitrophenyl)benzamid (●)

S Afesal, Aphesal

V Anthelminthicum

6353 $C_{15}H_{10}O_5S$
40 691-50-7

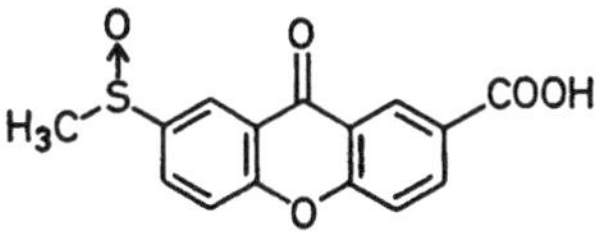

7-(Methylsulfinyl)-9-oxo-9*H*-xanthen-2-carbonsäure (●)

S RS-7337, *Tixanox***

V Antiallergicum

6354 $C_{15}H_{11}ClN_2O$
1788-93-8

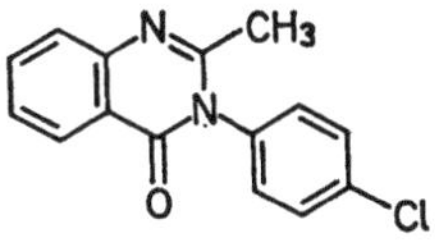

3-(4-Chlorphenyl)-2-methyl-4(3*H*)-chinazolinon (●)

S Menilon

V Tranquillizer

6355 $C_{15}H_{11}N_3O_2$
56 119-96-1

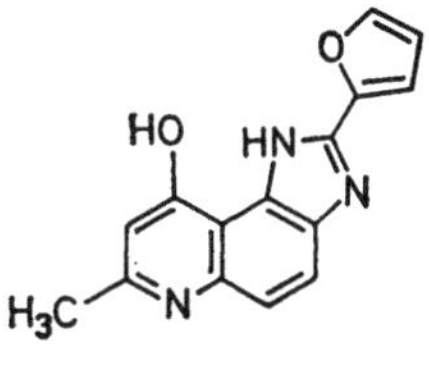

2-(2-Furyl)-7-methyl-1*H*-imidazo[4,5-*f*]chinolin-9-ol = 2-(2-Furanyl)-7-methyl-1*H*-imidazo[4,5-*f*]-chinolin-9-ol (●)

H auch Hydrat (58 503-80-3)

S F-691, *Furodazol***

V Anthelminthicum

6356 $C_{15}H_{12}ClNO_2$
53 716-49-7

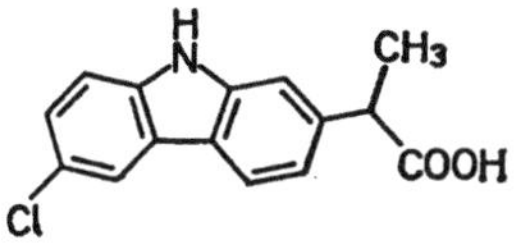

(±)-6-Chlor-α-methylcarbazol-2-essigsäure = (±)-2-(6-Chlor-2-carbazolyl)-propionsäure = (±)-6-Chlor-α-methyl-9*H*-carbazol-2-essigsäure (●)

S C-5720, *Carprofen***, Ro 20-5720/000

V Antiphlogisticum, Antipyreticum, Analgeticum

6357 $C_{15}H_{12}Cl_2N_2O$

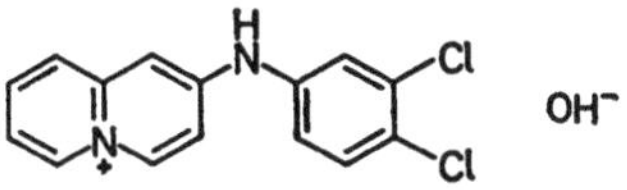

2-(3,4-Dichloranilino)-chinoliziniumhydroxid = 2-[(3,4-Dichlorphenyl)amino]chinoliziniumhydroxid (●)

H Bromid (40 759-33-9)

S *Dicloniumbromid*, EU-2972, *Noliniumbromid***

V Anticholinergicum, Spasmolyticum

6358 $C_{15}H_{13}ClN_2O$
29 176-29-2

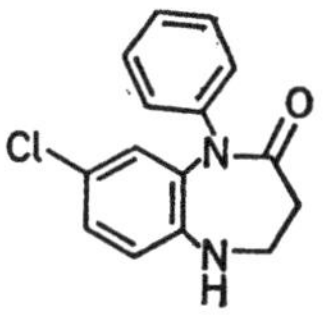

8-Chlor-1,3,4,5-tetrahydro-1-phenyl-2*H*-1,5-benzodiazepin-2-on (●)

S Bu 1014, *Lofendazam***

V Tranquillizer

6359 $C_{15}H_{13}NO_3$
52549-17-4

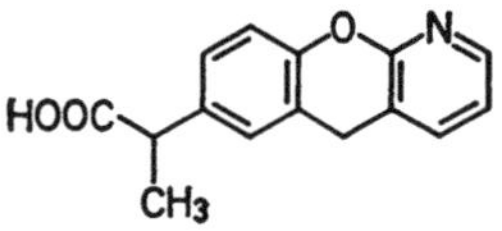

2-(5*H*-[1]Benzopyrano[2,3-*b*]pyridin-7-yl)-propionsäure = α-Methyl-5*H*-[1]benzopyrano[2,3-*b*]pyridin-7-essigsäure (●)

S *Piranoprofen, Pranoprofen**, Y-8004
V Antiphlogisticum, Analgeticum

6360 $C_{15}H_{13}N_3O_2S$
26130-02-9

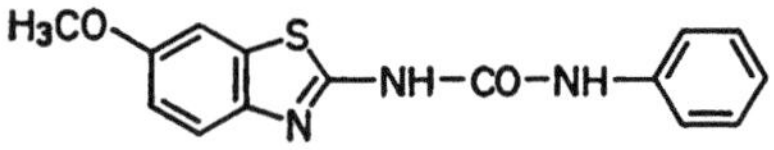

N-(6-Methoxy-2-benzothiazolyl)-*N'*-phenylharnstoff (●)

S *Frenazole, Frentizol***, Lilly 53616
V Immunosuppressivum, Virustaticum

6361 $C_{15}H_{13}N_3O_3S$
53716-50-0

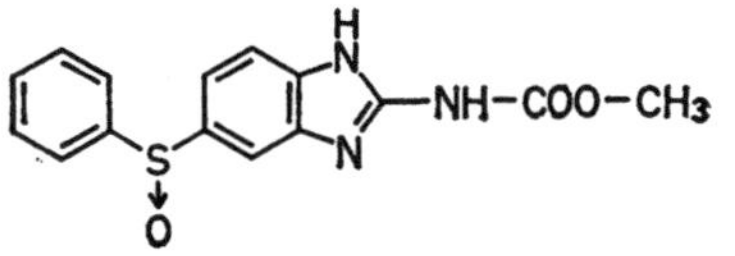

Methyl-5-(phenylsulfinyl)-2-benzimidazolcarbamat = [5-(Phenylsulfinyl)-1*H*-benzimidazol-2-yl]-carbamidsäuremethylester (●)

S *Oxfendazol***, RS-8858
V Anthelminthicum

6362 $C_{15}H_{14}ClNO_3$
33369-31-2

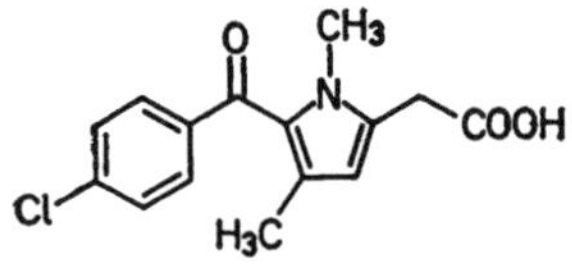

5-(4-Chlorbenzoyl)-1,4-dimethyl-1*H*-pyrrol-2-essigsäure (●)

S McN-2783, *Zomepirac***
V Analgeticum, Antiphlogisticum

6363 $C_{15}H_{14}ClN_3O_4S$
53994-73-3

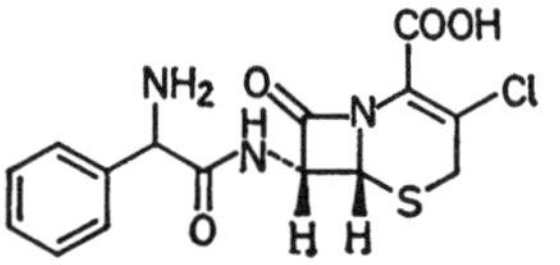

(6*R*,7*R*)-7-[(*R*)-2-Amino-2-phenylacetamido]-3-chlor-8-oxo-5-thia-1-azabicyclo[4.2.0]oct-2-en-2-carbonsäure = [6*R*-[6α,7β(*R**)]]-7-[(Aminophenylacetyl)amino]-3-chlor-8-oxo-5-thia-1-azabicyclo[4.2.0]oct-2-en-2-carbonsäure (●) = 3-Chlor-7-D-(2-phenylglycinamido)-3-cephem-4-carbonsäure

S *Cefaclor**, Lilly 99638
V Antibioticum

6364 *(2135)* $C_{15}H_{14}O_4$
20079-30-5

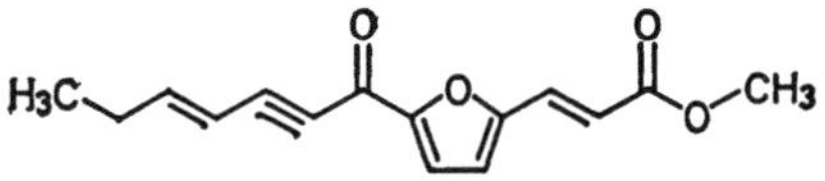

(*E*,*Z*)-5-(4-Hepten-2-inoyl)-2-furanacrylsäuremethylester = (*E*,*Z*)-3-[5-(1-Oxo-4-hepten-2-inyl)-2-furanyl]-2-propensäuremethylester (●)

S *Wyerone*
V Fungicid aus Vicia faba

6365 $C_{15}H_{14}O_5$
51089-21-5

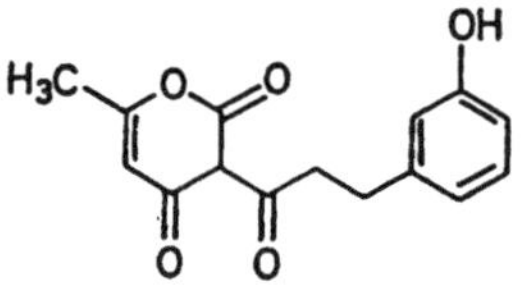

3-[3-(3-Hydroxyphenyl)-1-oxopropyl]-6-methyl-2*H*-pyran-2,4(3*H*)-dion (●)

S *Pyratrione*
V Antihypertonicum (Tyrosinhydroxylaseinhibitor)

6366 $C_{15}H_{16}ClNO$
56481-43-7

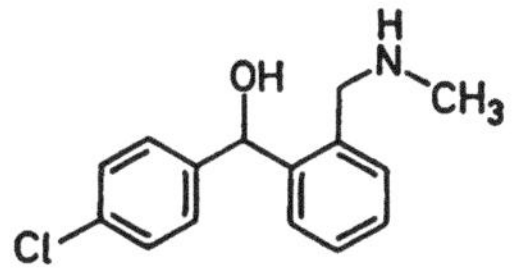

4′-Chlor-2-(methylaminomethyl)-benzhydrol = 4-Chlor-α-[2-[(methylamino)methyl]phenyl]benzenmethanol (●)

S PR-F 36, *Setazindol***

V Appetitzügler

6367 $C_{15}H_{16}J_3N_3O_7$
51876-99-4

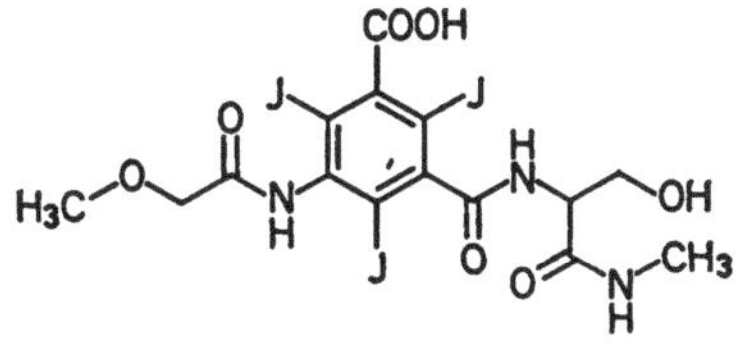

N-[2-Hydroxy-1-(methylcarbamoyl)-ethyl]-2,4,6-trijod-5-(2-methoxyacetamido)-isophthalamidsäure = 3-[[[1-(Hydroxymethyl)-2-(methylamino)-2-oxoethyl]amino]carbonyl]-2,4,6-trijod-5-[(methoxyacetyl)amino]benzoesäure (●)

S *Acidum iosericum***, *Ioseric acid***, SH H 239 AB

V Röntgenkontrastmittel

6368 $C_{15}H_{17}FN_4O_2$
56995-20-1

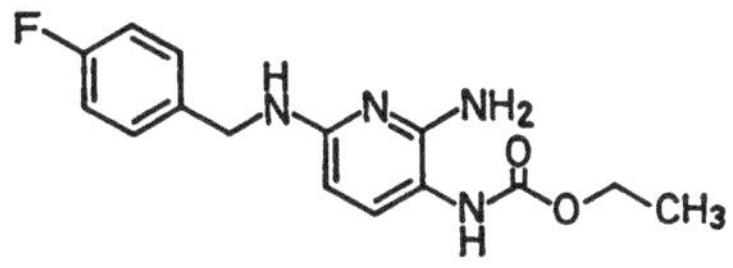

2-Amino-6-[(*p*-fluorbenzyl)-amino]-3-pyridincarbamidsäureethylester = [2-Amino-6-[[(4-fluorphenyl)methyl]amino]-3-pyridinyl]carbamidsäure-ethylester (●)

S *Flupirtin***

V Analgeticum

6369 $C_{15}H_{17}N_3O$
54188-45-3

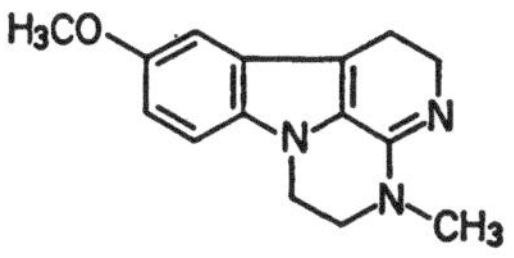

2,4,5,6-Tetrahydro-9-methoxy-4-methyl-1*H*-3,4,6a-triazafluoranthen (●)

H Hydrochlorid (54188-46-4)

S Inkasan

V Antidepressivum

6370 *(2472)* $C_{15}H_{18}Cl_2O_7$
20585-97-1

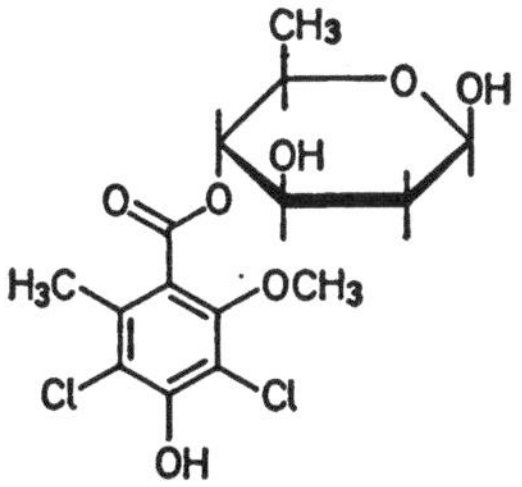

4-*O*-(3,5-Dichlorisoverninyl)-2,6-didesoxy-D-arabinohexose = 2,6-Dideoxy-D-*arabino*-hexose-4-(3,5-dichlor-4-hydroxy-2-methoxy-6-methylbenzoat) (●)

S Curacin, *Everninocin*

V Antibioticum

6371 $C_{15}H_{19}NO_3$
56187-89-4

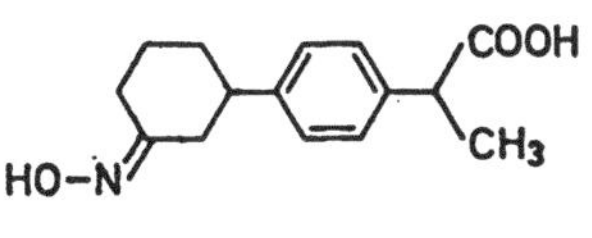

2-[4-[3-(Hydroxyimino)-cyclohexyl]-phenyl]-propionsäure = 4-[3-(Hydroxyimino)cyclohexyl]-α-methylbenzenessigsäure (●) = *p*-(3-Oxocyclohexyl)-hydratropsäure-oxim

S *Ximoprofen***

V Antiphlogisticum, Antirheumaticum

6372 $C_{15}H_{19}N_3OS$
54400-59-8

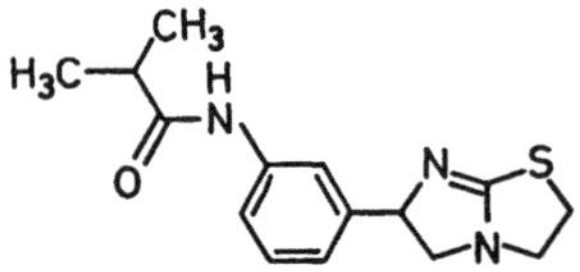

(—)-2-Methyl-3'-(2,3,5,6-tetrahydroimidazo[2,1-*b*]-thiazol-6-yl)-propionanilid = (—)-2-Methyl-*N*-[3-(2,3,5,6-tetrahydroimidazo[2,1-*b*]thiazol-6-yl)phenyl]propanamid (●)

H Monohydrochlorid (54400-62-3)

S *Butamisolhydrochlorid***, CL 206214

V Anthelminthicum

6373 $C_{15}H_{20}N_2O_3$
31224-92-7

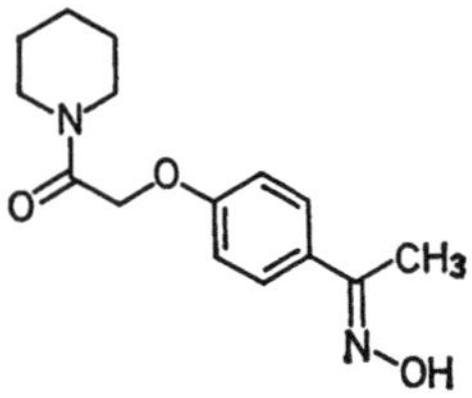

1-[(*p*-Acetylphenoxy)-acetyl]-piperidin-*p*-oxim = 1-[[4-[1-(Hydroxyimino)ethyl]phenoxy]acetyl]-piperidin (●) = 4'-(1-Piperidylcarbonylmethoxy)-acetophenonoxim = 2-[4-(1-Hydroxyiminoethyl)-phenoxy]-1-piperidinoethanon

S Flamanil, *Pifoxim***, *Pixifenidum*, SW 77

V Antiphlogisticum

6374 $C_{15}H_{21}Cl_2N_3O$
55485-20-6

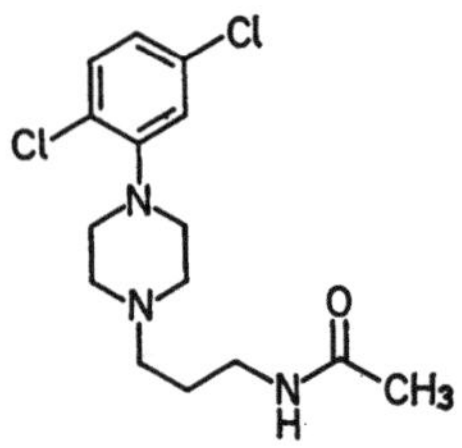

N-[3-[4-(2,5-Dichlorphenyl)-1-piperazinyl]propyl]-acetamid (●) = 1-(3-Acetamidopropyl)-4-(2,5-dichlorphenyl)-piperazin

S *Acaprazin**

V Adrenolyticum, Tranquillizer

6375 $C_{15}H_{21}F_3N_2O_2$
54739-18-3

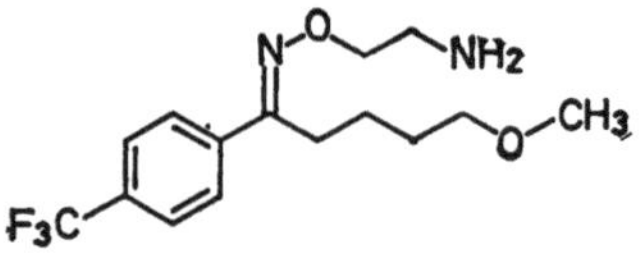

5-Methoxy-4'-(trifluormethyl)-valerophenon-(*E*)-*O*-(2-aminoethyl)-oxim = (*E*)-5-Methoxy-1-[4-(trifluormethyl)phenyl]-1-pentanon-*O*-(2-aminoethyl)-oxim (●)

S DU 23000, *Fluvoxamin***

V Antidepressivum

6376 $C_{15}H_{21}NO$
40173-75-9

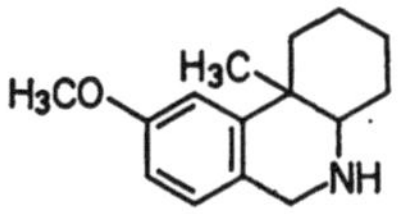

(—)-1,2,3,4,4a,5,6,10b-Octahydro-9-methoxy-10b-methylphenanthridin (●)

S *Tofetridin***

V Analgeticum

6377 $C_{15}H_{21}NO_2$
53449-58-4

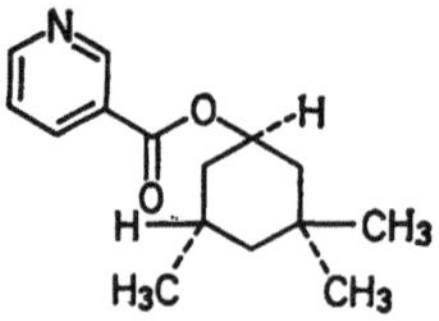

trans-3,3,5-Trimethylcyclohexylnicotinat = *trans*-3-Pyridincarbonsäure-3,3,5-trimethylcyclohexylester (●)

S *Ciclonicat***, Vasargil

V peripheres Vasodilatans, Spasmolyticum

6378 $C_{15}H_{21}NO_2$
55 694-98-9

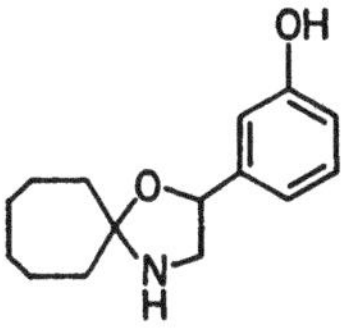

3-(1-Oxa-4-azaspiro[4.6]undec-2-yl)phenol (●)

H Hydrochlorid (51 222-36-7)

S *Ciclafrinhydrochlorid***, Gö 3026 A, W 43026 A

V Antihypertonicum

6379 $C_{15}H_{21}NO_2$

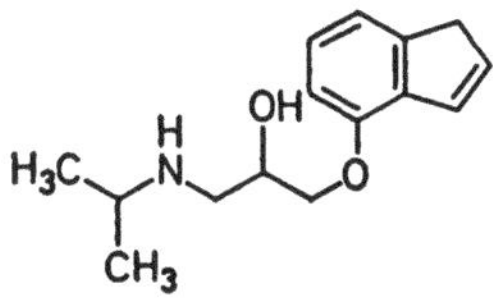

1-(4-Indenyloxy)-3-isopropylaminopropan-2-ol = 1-(1*H*-Inden-4-yloxy)-3-[(1-methylethyl)amino]-2-propanol (●)

H tautomeres Gemisch mit der 1-(7-Indenyloxy)-Verbindung (Nr. 2853) (60 607-68-3)

S *Indenolol***, Pulsan

V adrenergischer β-Rezeptorenblocker, Antiarrhythmicum

6380 $C_{15}H_{21}NO_5$
55 719-97-6

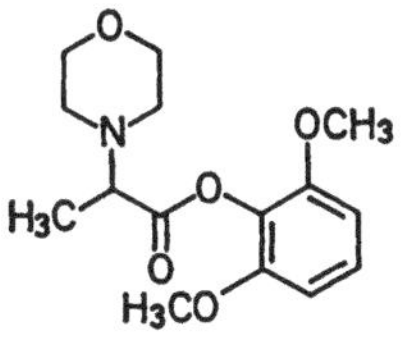

2,6-Dimethoxyphenyl-2-morpholinopropionat = α-Methyl-4-morpholinessigsäure-2,6-dimethoxyphenylester (●)

S M. & B. 16573

V Anästheticum

6381 $C_{15}H_{22}N_2O_2$
58 503-83-6

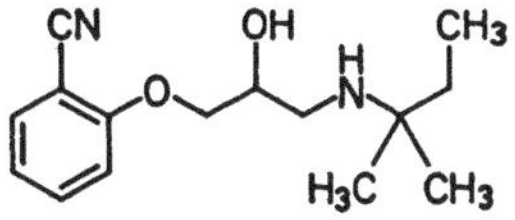

o-[2-Hydroxy-3-(*tert.*-pentylamino)-propoxy]-benzonitril = 2-[3-[(1,1-Dimethylpropyl)amino]-2-hydroxypropoxy]benzonitril (●)

H Monohydrochlorid (28 243-76-7)

S Kö 1393, *Penirololhydrochlorid***

V adrenergischer β-Rezeptorenblocker

6382 $C_{15}H_{22}N_2O_2$
23 694-81-7

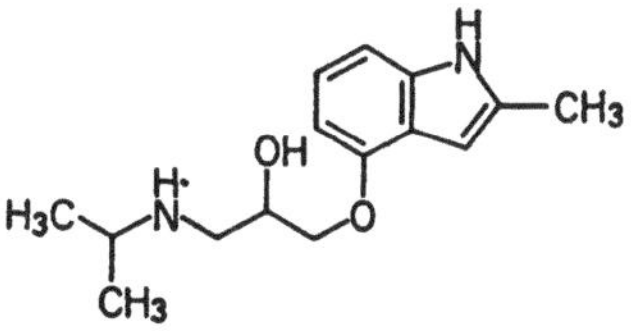

1-Isopropylamino-3-(2-methylindol-4-yloxy)-2-propanol = 1-[(1-Methylethyl)amino]-3-[(2-methyl-1*H*-indol-4-yl)oxy]-2-propanol (●)

S LF 17895, *Mepindolol***

V adrenergischer β-Rezeptorenblocker

6383 $C_{15}H_{22}N_4O_2$
34 966-41-1

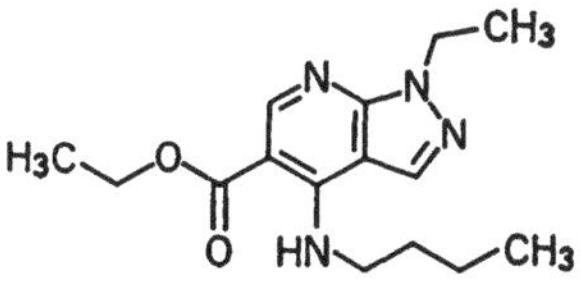

4-(Butylamino)-1-ethyl-1*H*-pyrazolo[3,4-*b*]pyridin-5-carbonsäureethylester (●)

S *Cartazolat***, SQ 65396

V Antidepressivum

6384 $C_{15}H_{22}N_6O_5S$
29908-03-0

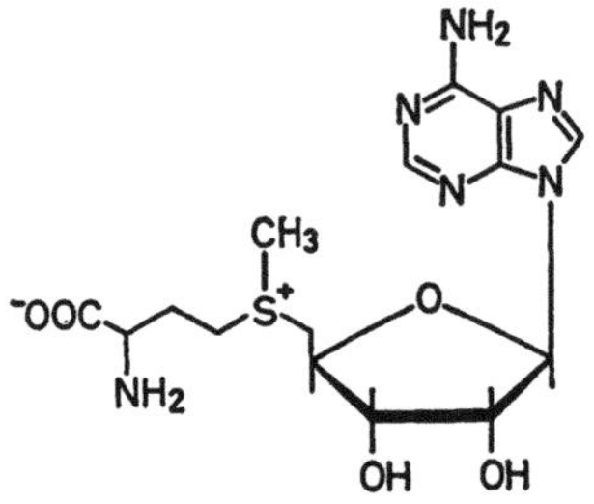

(*S*)-5′-[(3-Amino-3-carboxypropyl)methylsulfonio]-5′-deoxyadenosinhydroxid (inneres Salz) (●) = *S*-Adenosyl-L-methionin

H auch Disulfat-di-*p*-toluolsulfonat (58994-55-1)

S *Ademethioninum*, *Adenosylmethionin*, *Methioninyladenylat*, SAMe, Samyr

V Metabolicum

6385 $C_{15}H_{22}OS$
10489-23-3

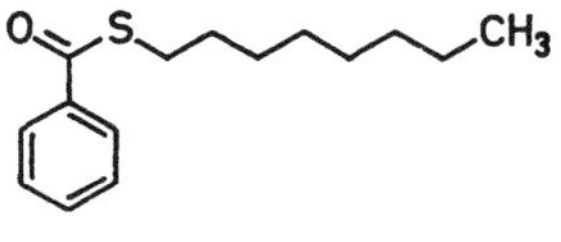

S-Octylthiobenzoat = Benzencarbothiosäure-*S*-octylester (●)

S Scabexol, *Tioctilat***

V Acaricid

6386 $C_{15}H_{22}O_3$
25812-30-0

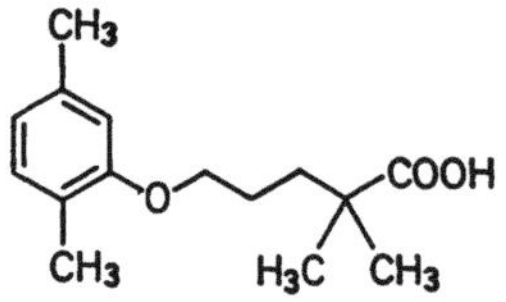

2,2-Dimethyl-5-(2,5-xylyloxy)-valeriansäure = 5-(2,5-Dimethylphenoxy)-2,2-dimethylpentansäure (●)

S CI-719, *Gemfibrozil***

V Antihypercholesterinämicum

6387 $C_{15}H_{23}N_3$
55299-11-1

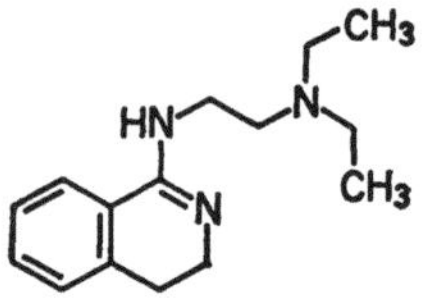

1-[[2-(Diethylamino)-ethyl]-amino]-3,4-dihydroisochinolin = *N*′-(3,4-Dihydro-1-isochinolinyl)-*N*,*N*-diethyl-1,2-ethandiamin (●)

S *Iquindamin***, 20517 R.P.

V Antitussivum

6388 $C_{15}H_{23}N_3O_2$
32795-44-1

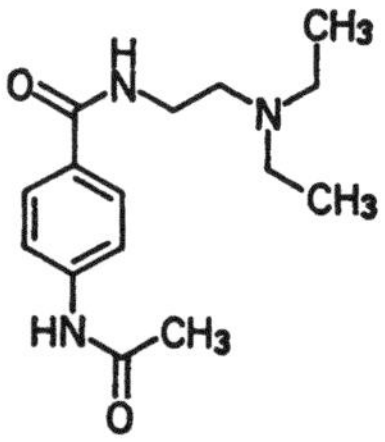

4-(Acetylamino)-*N*-[2-(diethylamino)ethyl]benzamid (●) = *N*-Acetylprocainamid

H auch Monohydrochlorid (34118-92-8)

S ASL-601 NAPA

V Antiarrhythmicum

6389 $C_{15}H_{23}N_3O_4S$
42792-26-7

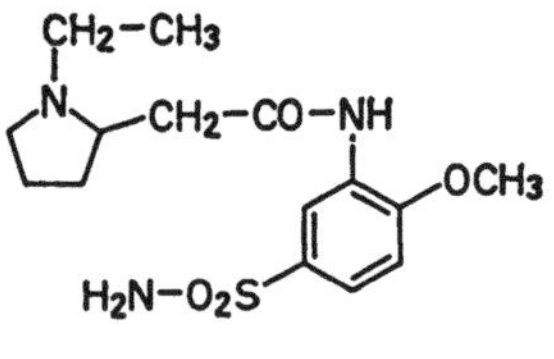

2-(1-Ethyl-2-pyrrolidinyl)-*N*-(2-methoxy-5-sulfamoylphenyl)-acetamid = *N*-[5-(Aminosulfonyl)-2-methoxyphenyl]-1-ethyl-2-pyrrolidinacetamid (●) = 1-Ethyl-5′-sulfamoyl-2-pyrrolidinacet-*o*-anisidid

S *Isosulprid**

V Antiemeticum

6390 $C_{15}H_{25}NO_2$
30187-90-7

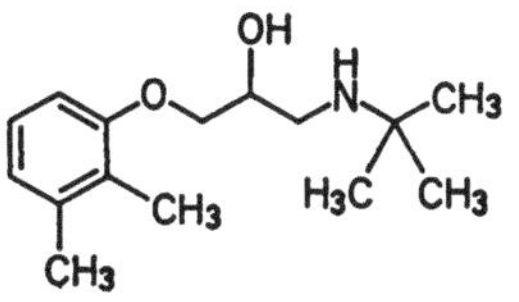

1-*tert.*-Butylamino-3-(2,3-dimethylphenoxy)-2-propanol = 1-[(1,1-Dimethylethyl)amino]-3-(2,3-dimethylphenoxy)-2-propanol (●)

H Hydrochlorid (15263-30-6)

S D 32

V adrenergischer β-Rezeptorenblocker

6391 $C_{15}H_{26}O$
1891-45-8

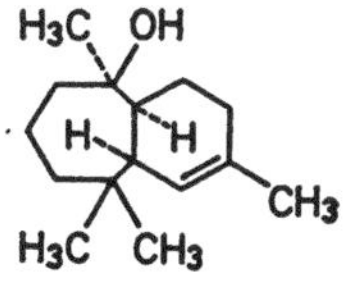

(4aα,9α,9aα)-(+)-2,4a,5,6,7,8,9,9a-Octahydro-3,5,5,9-tetramethyl-1*H*-benzocyclohepten-9-ol (●)

S *Himachalol*

V Spasmolyticum (aus dem Holz von Cedrus deodora)

6392 $C_{16}H_9Cl_2N_3O_3$
38571-19-6

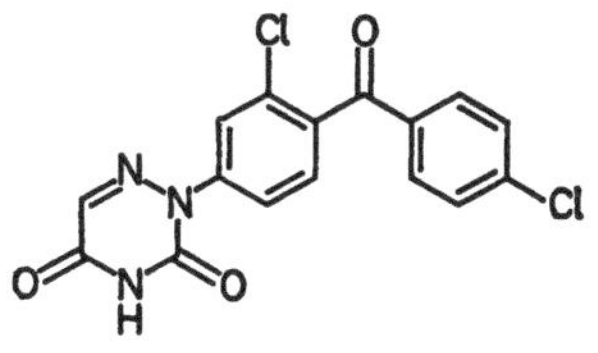

2-[3-Chlor-4-(4-chlorbenzoyl)phenyl]-1,2,4-triazin-3,5(2*H*,4*H*)-dion (●)

S CP-25415

V Coccidiostaticum

6393 $C_{16}H_{10}ClF_3N_2O$
37554-40-8

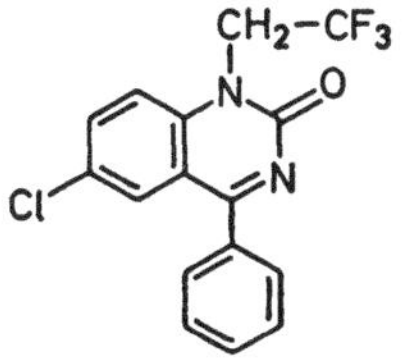

6-Chlor-4-phenyl-1-(2,2,2-trifluorethyl)-2(1*H*)-chinazolinon (●)

S EN-970, *Fluquazon**

V Antiphlogisticum

6394 $C_{16}H_{11}ClN_2O_3$

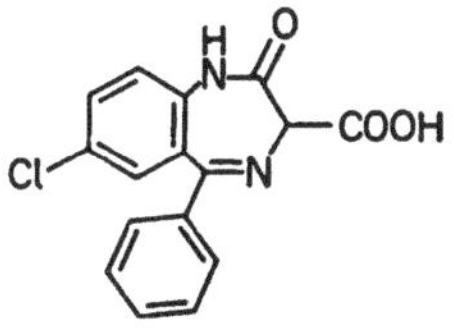

7-Chlor-2,3-dihydro-2-oxo-5-phenyl-1*H*-1,4-benzodiazepin-3-carbonsäure (●)

H Monokaliumsalz (5991-71-9)

S Mendon

V Tranquillizer

6395 $C_{16}H_{12}ClFN_2O$
3900-31-0

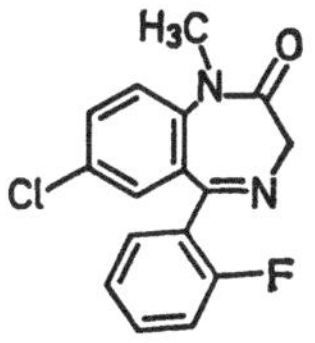

7-Chlor-5-(2-fluorphenyl)-1,3-dihydro-1-methyl-2*H*-1,4-benzodiazepin-2-on (●)

S Erispan, *Fludiazepam***, ID-540

V Tranquillizer

6396 $C_{16}H_{12}ClNO_3$
51 234-28-7

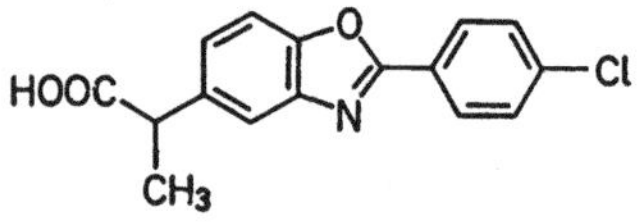

2-(4-Chlorphenyl)-α-methyl-5-benzoxazolessigsäure (●) = 2-[2-(*p*-Chlorphenyl)-5-benzoxazolyl]-propionsäure

S *Benoxaprofen***, Lilly 90459, LRCL 3794
V Antiphlogisticum, Analgeticum

6397 $C_{16}H_{12}FN_3O_3$
31 430-15-6

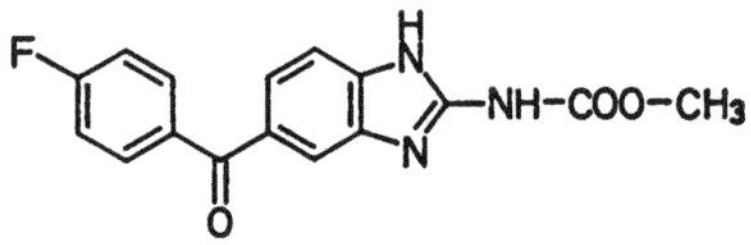

Methyl-5-(*p*-fluorbenzoyl)-2-benzimidazolcarbamat = [5-(4-Fluorbenzoyl)-1*H*-benzimidazol-2-yl]-carbamidsäuremethylester (●)

S *Flubendazol***, R 17889
V Anthelminthicum

6398 $C_{16}H_{12}O_4$
55 453-87-7

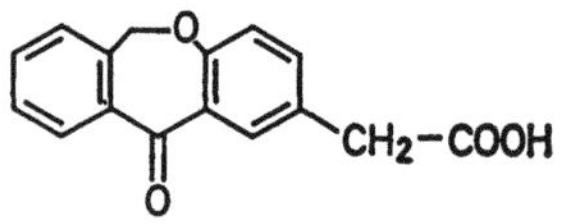

6,11-Dihydro-11-oxodibenz[*b*,*e*]oxepin-2-essigsäure (●)

S HP 549, *Isoxepac***
V Antiphlogisticum, Analgeticum

6399 $C_{16}H_{12}O_4$
55 689-65-1

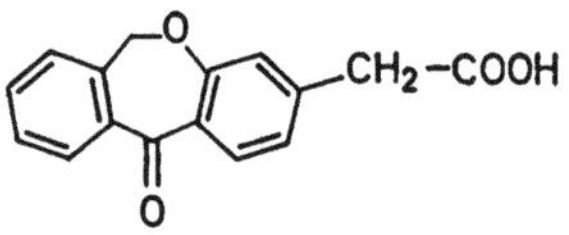

6,11-Dihydro-11-oxodibenz[*b*,*e*]oxepin-3-essigsäure (●)

S *Oxepinac***
V Antiphlogisticum, Analgeticum, Antipyreticum

6400 $C_{16}H_{12}O_6$
11 048-15-0

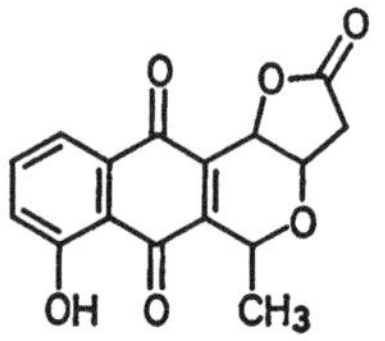

3,3a,5,11b-Tetrahydro-7-hydroxy-5-methyl-2*H*-furo[3,2-*b*]naphtho[2,3-*d*]pyran-2,6,11-trion (●)

S *Kalafungin**, *Kalamycin*, NSC-137443, U-19718
V Antibioticum aus Streptomyces tanashiensis Stamm kala

6401 $C_{16}H_{12}O_7$
56 365-38-9

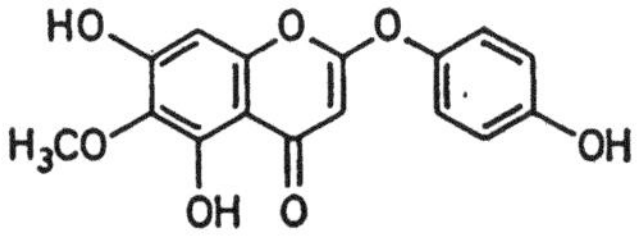

5,7-Dihydroxy-2-(4-hydroxyphenoxy)-6-methoxychromon = 5,7-Dihydroxy-2-(4-hydroxyphenoxy)-6-methoxy-4*H*-1-benzopyran-4-on (●)

S *Capillarisin*
V Cholagogum (Wirkstoff aus Artemisia capillaris)

6402 $C_{16}H_{13}ClN_2O_4S$
30 279-49-3

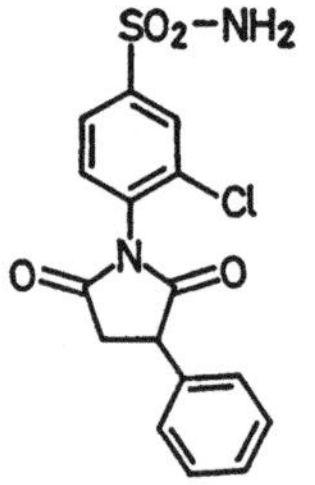

N-(2-Chlor-4-sulfamoylphenyl)-2-phenylsuccinimid = 3-Chlor-4-(phenylsuccinimido)-benzolsulfonamid = 3-Chlor-4-(2,5-dioxo-3-phenyl-1-pyrrolidinyl)benzensulfonamid (●)

S *Suclofenid***, Sulfalepsine
V Antikonvulsivum

6403 $C_{16}H_{13}FO_3$
34682-15-0

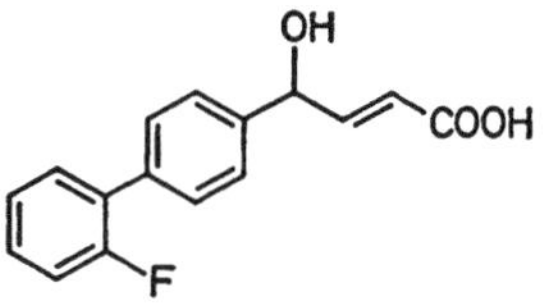

4-[4-(2′-Fluorbiphenylyl)]-4-hydroxycrotonsäure = 4-(2′-Fluor[1,1′-biphenyl]-4-yl)-4-hydroxy-2-butensäure (●)

S S-H 766

V Antiphlogisticum

6404 $C_{16}H_{14}N_2O_2$
37585-38-9

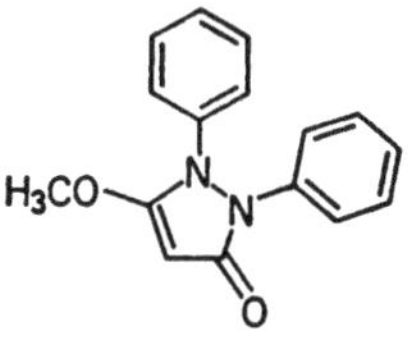

1,2-Dihydro-5-methoxy-1,2-diphenyl-3*H*-pyrazol-3-on (●)

S *Phenylmethoxazone*

V Antiphlogisticum

6405 $C_{16}H_{14}O_3$
13164-03-9

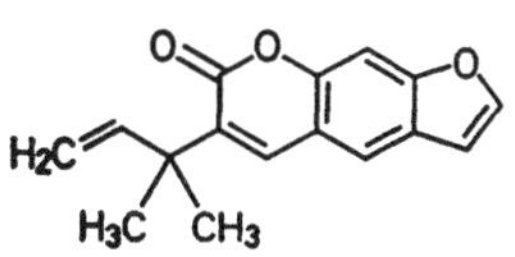

6-(1,1-Dimethyl-2-propenyl)-7*H*-furo[3,2-*g*][1]-benzopyran-7-on (●) = 3-(1,1-Dimethylallyl)-furo[3′,2′ : 6,7]cumarin

S *Chalepensin*

V Furocumarin aus Ruta chalepensis mit hypnoticaverstärkender Wirkung

6406 $C_{16}H_{15}NO_3$
37398-31-5

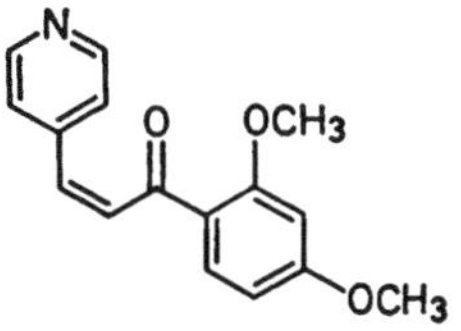

2′,4′-Dimethoxy-3-(4-pyridyl)-acrylophenon = 1-(2,4-Dimethoxyphenyl)-3-(4-pyridinyl)-2-propen-1-on (●)

S *Dilmefon***

V Coronarvasodilatans

6407 $C_{16}H_{16}N_4O_8S$
55268-75-2

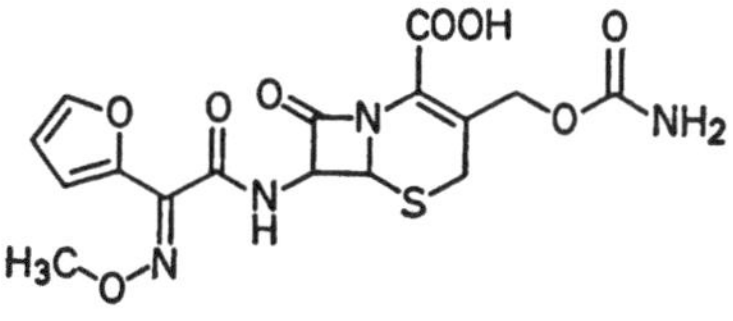

(6*R*,7*R*)-2-[2-(2-Furyl)-glyoxylamido]-3-(hydroxymethyl)-8-oxo-5-thia-1-azabicyclo[4.2.0]oct-2-en-2-carbonsäure-(*Z*)-mono-(*O*-methyloxim)-carbamat(ester) = (6*R*,7*R*)-3-Carbamoyloxymethyl-7-[(2*Z*)-2-(2-furyl)-2-methoxyiminoacetamido]ceph-3-em-4-carbonsäure = [6*R*-[6α,7β(*Z*)]]-3-[[(Aminocarbonyl)oxy]methyl]-7-[[2-furanyl(methoxyimino)-acetyl]amino]-8-oxo-5-thia-1-azabicyclo[4.2.0]oct-2-en-2-carbonsäure (●)

S *Cefuroxim***

V Antibioticum

6408 $C_{16}H_{17}BrN_2$
56775-88-3

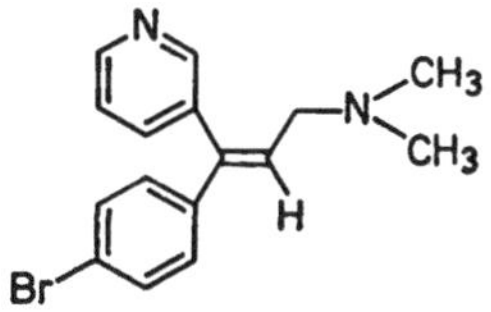

(*Z*)-3-[1-(*p*-Bromphenyl)-3-(dimethylamino)-1-propenyl]-pyridin = (*Z*)-3-(4-Bromphenyl)-*N*,*N*-dimethyl-3-(3-pyridyl)-allylamin = (*Z*)-3-(4-Bromphenyl)-*N*,*N*-dimethyl-3-(3-pyridinyl)-2-propen-1-amin (●)

H auch Dihydrochloridmonohydrat (61129-30-4)

S H 102/09, *Zimelidin***

V Antidepressivum

6409 $C_{16}H_{17}NO_4$
10139-29-4

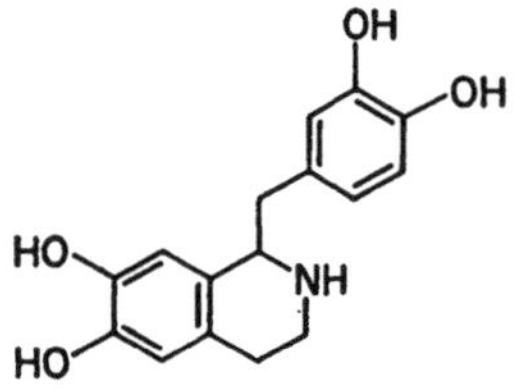

1-(3,4-Dihydroxybenzyl)-1,2,3,4-tetrahydroisochinolin-6,7-diol = 1-[(3,4-Dihydroxyphenyl)methyl]-1,2,3,4-tetrahydro-6,7-isochinolindiol (●)

S RU 17000, *Tetrahydropapaverolin*, THPV

V Parkinsontherapeuticum

6410 $C_{16}H_{17}N_3O_5S$
50370-12-2

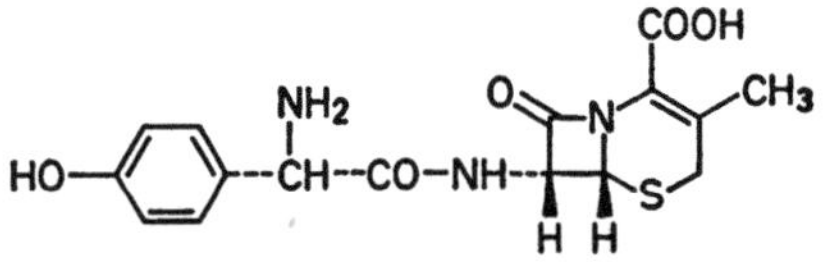

(6*R*,7*R*)-7-[(*R*)-2-Amino-2-(*p*-hydroxyphenyl)-acetamido]-3-methyl-8-oxo-5-thia-1-azabicyclo-[4.2.0]oct-2-en-2-carbonsäure = [6*R*-[6α,7β(*R**)]]-7-[[Amino(4-hydroxyphenyl)acetyl]amino]-3-methyl-8-oxo-5-thia-1-azabicyclo[4.2.0]oct-2-en-2-carbonsäure (●)

S BL-S 578, *Cefadroxil**, Duracef, Oracéfal

V Antibioticum

6411 $C_{16}H_{17}N_5O_6S_2$
12656-40-5

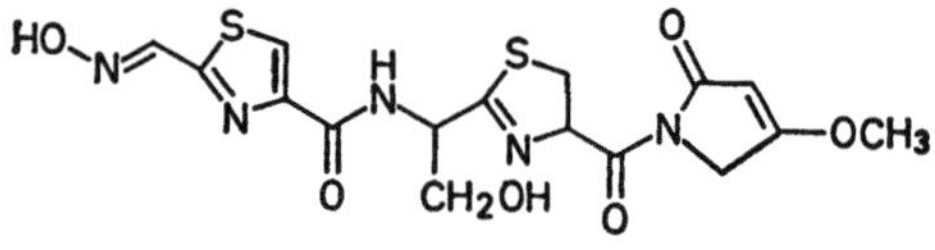

N-[1-[4-[(2,5-Dihydro-4-methoxy-2-oxo-1*H*-pyrrol-1-yl)carbonyl]-4,5-dihydro-2-thiazolyl]-2-hydroxyethyl]-2-[(hydroxyimino)methyl]-4-thiazolcarboxamid (●)

S *Althiomycin, Matamycin*

V Antibioticum aus Streptomyces althioticus und Str. matensis

6412 $C_{16}H_{18}N_2$
21730-16-5

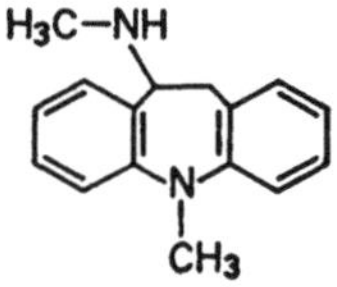

10,11-Dihydro-5-methyl-10-(methylamino)-5*H*-dibenz[*b,f*]azepin = 10,11-Dihydro-*N*,5-dimethyl-5*H*-dibenz[*b,f*]azepin-10-amin (●)

S *Metapramin***, 19560 R.P.

V Antidepressivum

6413 $C_{16}H_{19}N_3OS$
55745-35-2

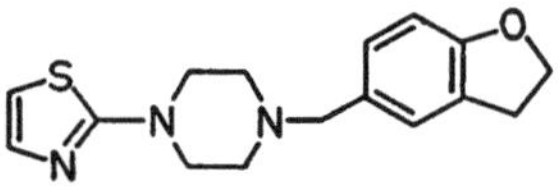

1-(Cumaran-5-ylmethyl)-4-(2-thiazolyl)-piperazin = 1-[(2,3-Dihydro-5-benzofuranyl)methyl]-4-(2-thiazolyl)piperazin (●)

H Hydrochlorid (57359-17-8)

S S 3608

V Antihypertonicum, peripheres Vasodilatans

6414 $C_{16}H_{20}ClNO_5S$
54657-98-6

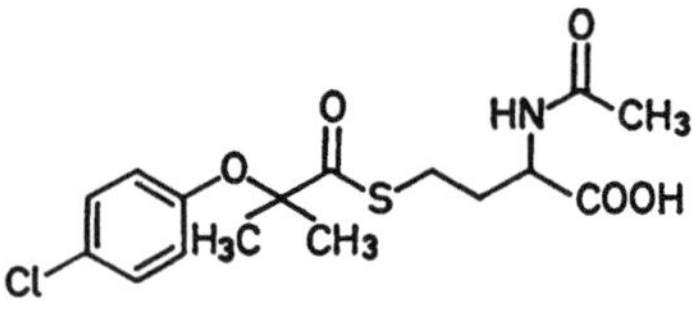

2-Acetamido-4-mercaptobuttersäure-2-(*p*-chlorphenoxy)-2-methylpropionat(ester) = *N*-Acetyl-*S*-[2-(4-chlorphenoxy)-2-methyl-1-oxopropyl]-homocystein (●)

S *Serfibrat***

V Hypolipämicum

6415 $C_{16}H_{20}N_4O_3S$

56 211-40-6

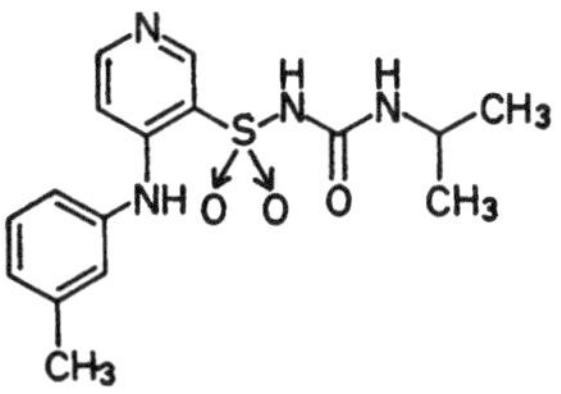

1-Isopropyl-3-[(4-*m*-toluidino-3-pyridyl)-sulfonyl]-harnstoff = *N*-[[(1-Methylethyl)amino]carbonyl]-4-[(3-methylphenyl)amino]-3-pyridinsulfonamid (●)

S *Torasemid***

V Diureticum

6416 $C_{16}H_{21}NO_4$

39 552-01-7

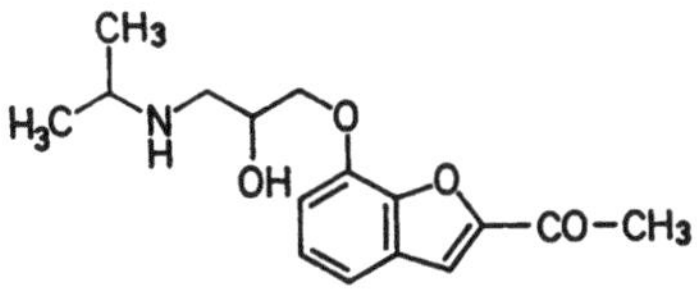

2-Acetyl-7-(2-hydroxy-3-isopropylaminopropoxy)-benzofuran = 1-[7-[2-Hydroxy-3-[(1-methylethyl)-amino]propoxy]-2-benzofuranyl]ethanon (●)

H Hydrochlorid (39 543-79-8)

S Benfuran, BFE-60

V adrenergischer β-Rezeptorenblocker

6417 $C_{16}H_{22}ClN_3$

15 386-51-3

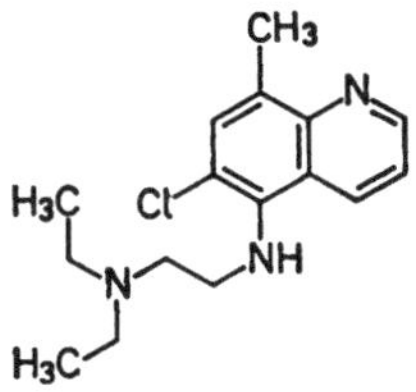

6-Chlor-5-(2-diethylaminoethylamino)-8-methoxy-chinolin = *N'*-(6-Chlor-8-methyl-5-chinolinyl)-*N*,*N*-diethyl-1,2-ethandiamin (●)

S RD 12869

V Schistosomicid

6418 $C_{16}H_{22}N_2O_3$

60 443-17-6

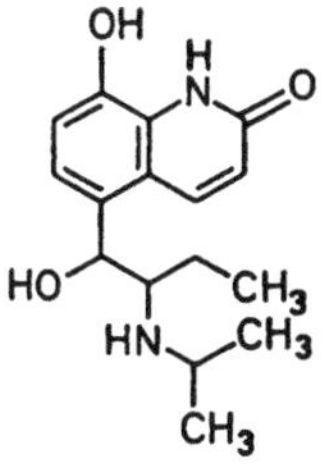

8-Hydroxy-5-(1-hydroxy-2-isopropylaminobutyl)-2(1*H*)-chinolinon = 5-(1-Hydroxy-2-isopropyl-aminobutyl)-8-hydroxycarbostyril = 8-Hydroxy-5-[1-hydroxy-2-[(1-methylethyl)amino]butyl]-2(1*H*)-chinolinon (●)

H Hydrochlorid (59 828-07-8)

S OPC 2009, *Procaterolhydrochlorid***

V β-adrenergisches Stimulans

6419 $C_{16}H_{22}N_4O_4$

53 808-87-0

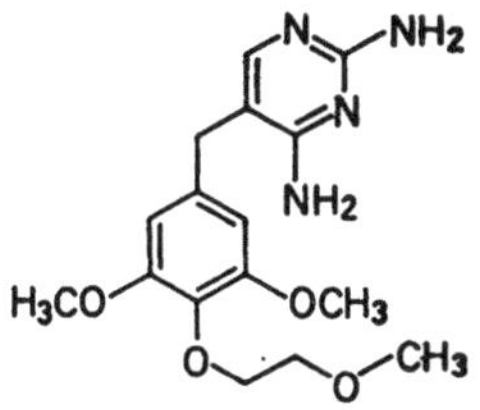

2,4-Diamino-5-[3,5-dimethoxy-4-(2-methoxyeth-oxy)-benzyl]-pyrimidin = 5-[[3,5-Dimethoxy-4-(2-methoxyethoxy)phenyl]methyl]-2,4-pyrimidin-diamin (●)

S *Tetroxoprim***

V baktericides Chemotherapeuticum

6420 $C_{16}H_{22}O_2$

37 529-08-1

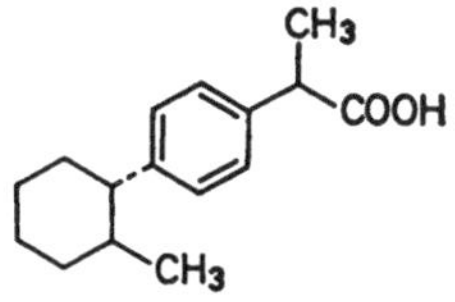

2-[4-(*trans*-2-Methylcyclohexyl)-phenyl]-propion-säure = *p*-(*trans*-2-Methylcyclohexyl)-hydratrop-säure = *trans*-α-Methyl-4-(2-methylcyclohexyl)-benzenessigsäure (●)

S *Mexoprofen***

V Antiphlogisticum

6421

$C_{16}H_{23}NO$

53 648-55-8

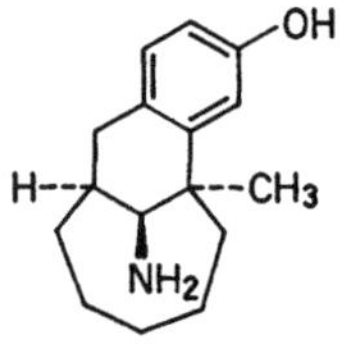

(—)-13β-Amino-5,6,7,8,9,10,11α,12-octahydro-5α-methyl-5,11-methanobenzocyclodecen-3-ol = (5α,11α,13*S**)-(—)-13-Amino-5,6,7,8,9,10,11,12-octahydro-5-methyl-5,11-methanobenzocyclodecen-3-ol (●)

H Hydrobromid (57 236-36-9)

S *Dezocinhydrobromid***, Wy-16 225

V Analgeticum

6422

$C_{16}H_{23}NO_3$

47 082-97-3

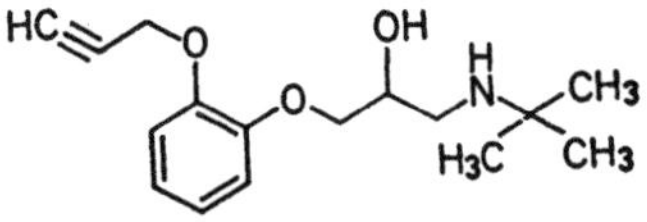

1-(*tert.*-Butylamino)-3-[2-(2-propinyloxy)-phenoxy]-2-propanol = 1-[(1,1-Dimethylethyl)amino]-3-[2-(2-propinyloxy)phenoxy]-2-propanol (●)

H Monohydrochlorid

S Kö 1400, *Pargololhydrochlorid***

V adrenergischer β-Rezeptorenblocker

6423

$C_{16}H_{23}N_3O_4$

39 492-01-8

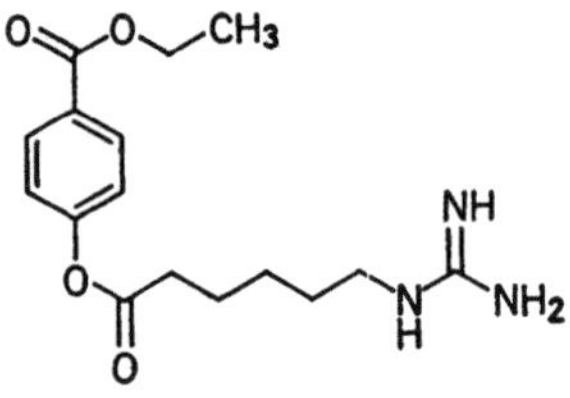

p-(6-Guanidinohexanoyloxy)-benzoesäureethylester = Ethyl-*p*-hydroxybenzoat-6-guanidinohexanoat = 4-[[6-[(Aminoiminomethyl)amino]-1-oxohexyl]oxy]benzoesäureethylester (●)

H auch Methansulfonat (56 974-61-9)

S FOY, *Gabexat***

V Enzyminhibitor (Antikallikrein),

6424

$C_{16}H_{24}ClNO_2$

25 947-99-3

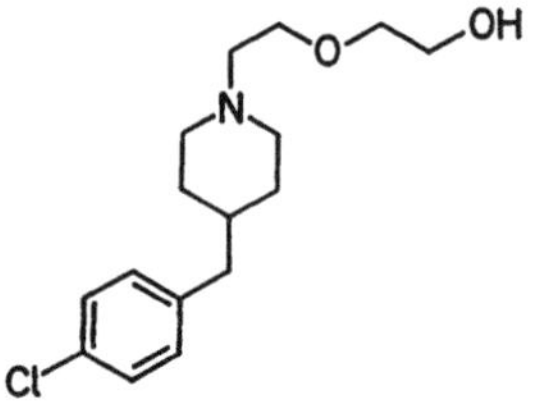

2-[2-[4-(*p*-Chlorbenzyl)-piperidino]-ethoxy]-ethanol = 2-[2-[4-[(4-Chlorphenyl)methyl]-1-piperidinyl]ethoxy]ethanol (●)

H Hydrochlorid (25 948-00-9)

S *Piclobetol*

V Antitussivum

6425

$C_{16}H_{24}ClN_3O_3$

5608-13-9

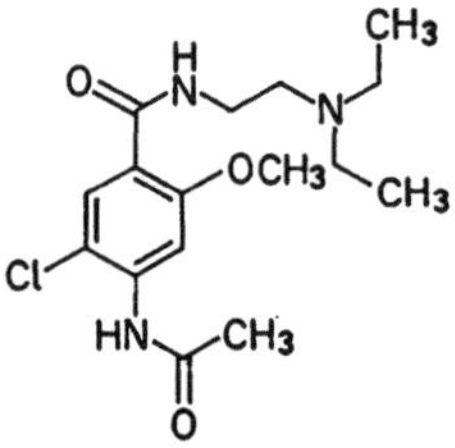

4-(Acetylamino)-5-chlor-*N*-[2-(diethylamino)-ethyl]-2-methoxybenzamid (●)

S *Amo*

V Analgeticum, Spasmolyticum

6426

$C_{16}H_{24}N_2O_3$

51 781-06-7

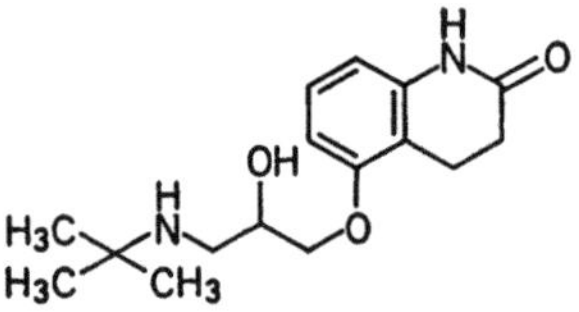

5-(3-*tert.*-Butylamino-2-hydroxypropoxy)-3,4-dihydrocarbostyril = 5-[3-[(1,1-Dimethylethyl)-amino]-2-hydroxypropoxy]-3,4-dihydro-2(1*H*)-chinolinon (●)

H Monohydrochlorid (51 781-21-6)

S Abbott-43 326, *Carbonololhydrochlorid*, *Carteololhydrochlorid**, OPC-1085

V adrenergischer β-Rezeptorenblocker

6427 $C_{16}H_{25}NO_6$
12707-95-8

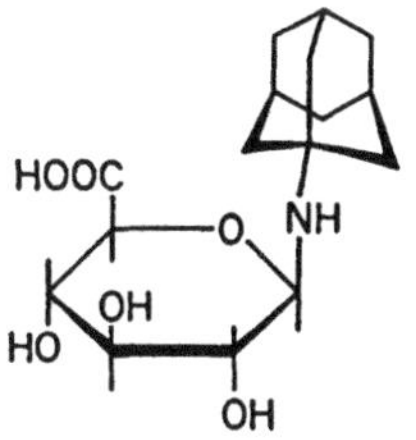

1-Deoxy-1-(tricyclo[3.3.1.1^{3,7}]dec-1-ylamino)-β-D-glucopyranuronsäure (●)

S Gludantan

V Virustaticum

6428 $C_{16}H_{25}N_3O_2$
55126-17-5

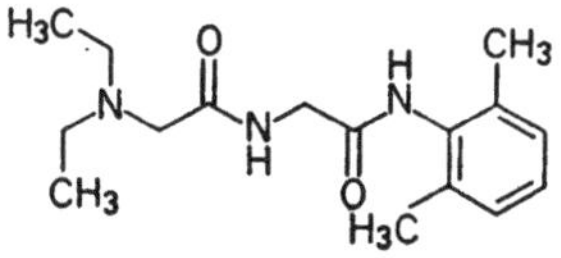

2-(Diethylaminoacetamido)-2′,6′-dimethylacetanilid = 2-[[(Diethylamino)acetyl]amino]-*N*-(2,6-dimethylphenyl)acetamid (●)

S GEA 968

V Lokalanästheticum

6429 $C_{16}H_{26}N_2O_4$
59110-35-9

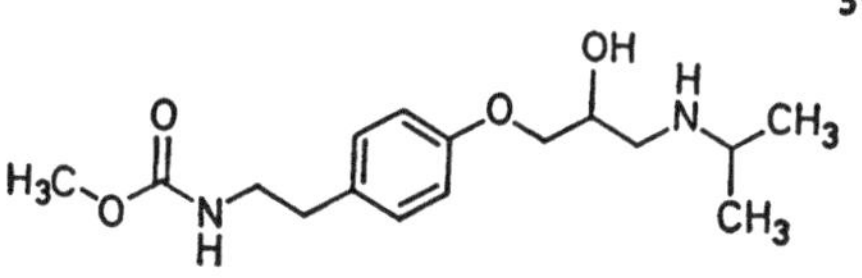

Methyl-(±)-*p*-[2-hydroxy-3-(isopropylamino)-propoxy]-phenethylcarbamat = (±)-[2-[4-[2-Hydroxy-3-[(1-methylethyl)amino]propoxy]phenyl]ethyl]carbamidsäureethylester (●)

H Sulfat (2 : 1) (59954-01-7)

S H 104/08, *Pamatololsulfat***

V Antihypertonicum

6430 $C_{16}H_{29}NO_5$
32838-28-1

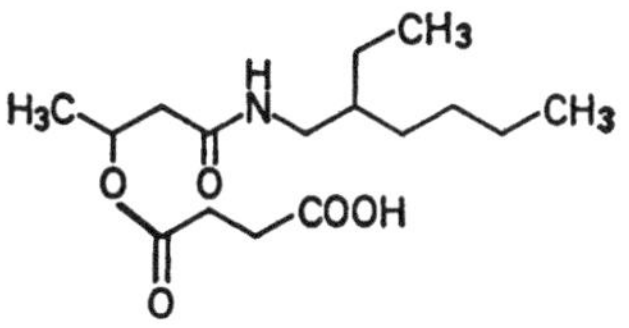

N-(2-Ethylhexyl)-3-hydroxybutyramidhydrogensuccinat = Butandisäuremono[3-[(2-ethylhexyl)-amino]-1-methyl-3-oxopropylester (●)

S *Butoctamidsuccinat***, M-2 H

V Hypnoticum

6431 $C_{17}H_{11}ClF_4N_2S$
36735-22-5

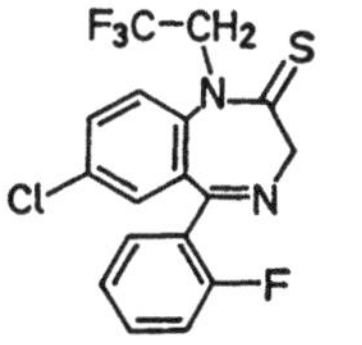

7-Chlor-5-(2-fluorphenyl)-1,3-dihydro-1-(2,2,2-trifluorethyl)-2*H*-1,4-benzodiazepin-2-thion (●)

S *Quazepam***, Sch 16134

V Sedativum, Hypnoticum

6432 $C_{17}H_{13}ClN_2O_2$
53808-88-1

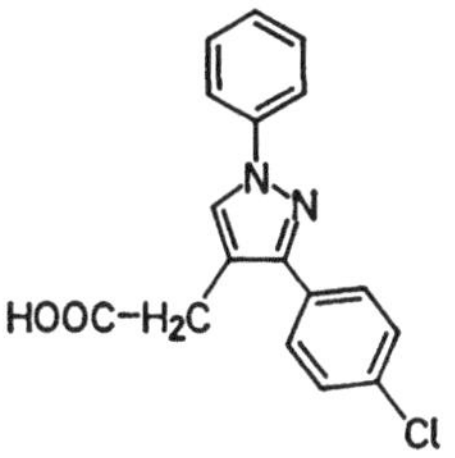

3-(*p*-Chlorphenyl)-1-phenylpyrazol-4-essigsäure = 3-(4-Chlorphenyl)-1-phenyl-1*H*-pyrazol-4-essigsäure (●)

S *Lonazolac***

V Analgeticum

6433 $C_{17}H_{14}BrFN_2O_2$
59128-97-1

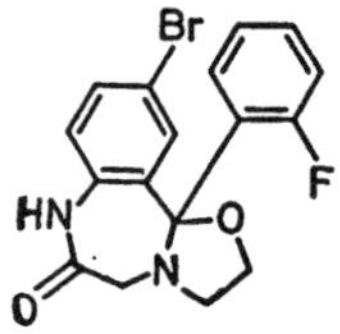

10-Brom-11b-(2-fluorphenyl)-2,3,7,11b-tetrahydro-oxazolo[3,2-*d*][1,4]benzodiazepin-6(5*H*)-on (●)

S *Haloxazolam**
V Hypnoticum

6434 $C_{17}H_{14}N_2O_3$
40034-42-2

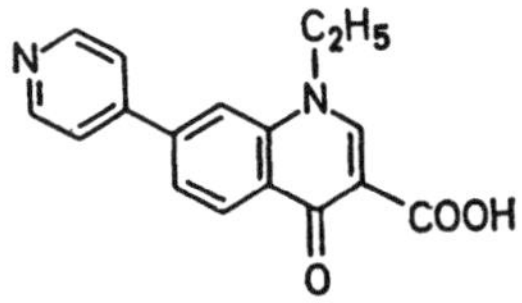

1-Ethyl-1,4-dihydro-4-oxo-7-(4-pyridinyl)-3-chinolincarbonsäure (●)

S *Rosoxacin***, Win 35213
V bakterizides Chemotherapeuticum

6435 $C_{17}H_{15}ClN_2O$
37751-39-6

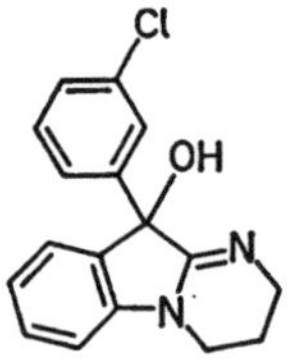

10-(3-Chlorphenyl)-2,3,4,10-tetrahydropyrimido-[1,2-*a*]indol-10-ol (●)

H Hydrochlorid (37647-52-2)
S *Ciclazindolhydrochlorid***, Wy-23409
V Antidepressivum

6436 $C_{17}H_{16}ClNO_4$
54870-28-9

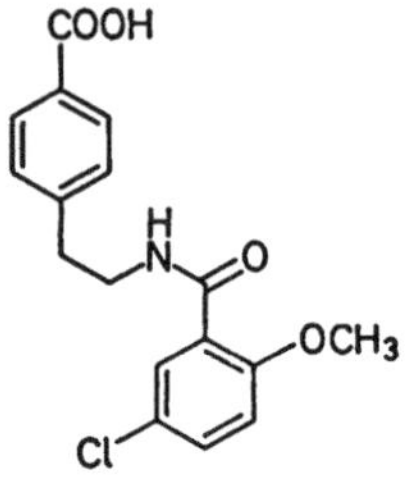

p-[2-(5-Chlor-*o*-anisamido)-ethyl]-benzoesäure = 4-[2-[(5-Chlor-2-methoxybenzoyl)amino]ethyl]-benzoesäure (●)

S *Meglitinid***
V Antidiabeticum

6437 $C_{17}H_{16}F_6N_2O$
53230-10-7

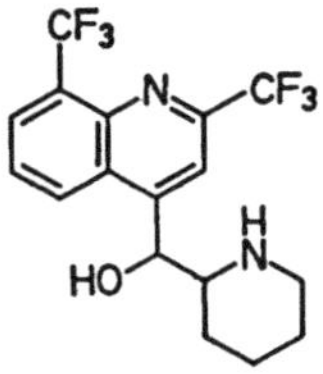

DL-*erythro*-α-2-Piperidyl-2,8-bis-(trifluormethyl)-4-chinolinmethanol = (*R**,*S**)-(±)-α-2-Piperidinyl-2,8-bis(trifluormethyl)-4-chinolinmethanol (●)

H auch Hydrochlorid (51773-92-3)
S *Mefloquin***, WR 142490
V Malariachemotherapeuticum

6438 $C_{17}H_{16}N_2OS$
29462-18-8

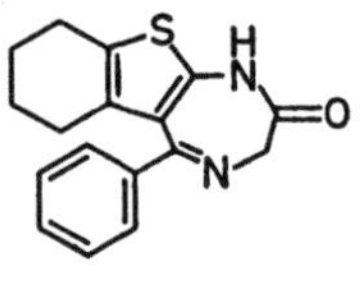

1,3,6,7,8,9-Hexahydro-5-phenyl-2*H*-[1]benzo-thieno[2,3-*e*]-1,4-diazepin-2-on (●) = 6,7-Tetramethylen-5-phenyl-1,2-dihydro-3*H*-thieno[2,3-*e*]-[1,4]diazepin-2-on

S *Bentazepam***, CI-718, Liberan, QM-6008, Thiadipone, Tiadipona
V Antikonvulsivum, Tranquillizer

6439 $C_{17}H_{17}ClN_4S$
57 567-93-8

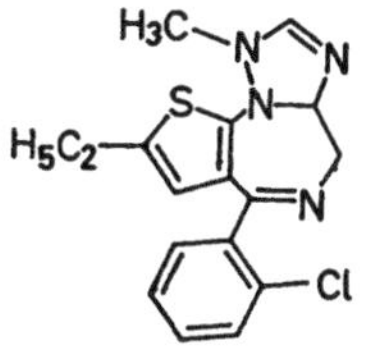

6-(*o*-Chlorphenyl)-8-ethyl-1-methyl-4*H*-1,2,4-triazolo[3,2-*c*]thieno[2,3-*e*][1,4]diazepin = 6-(2-Chlorphenyl)-8-ethyl-3a,4-dihydro-1-methyl-1*H*-thieno[3,2-*f*][1,2,4]triazolo[1,5-*a*][1,4]diazepin (●)

S Y-7131

V Tranquillizer, Hypnoticum

6440 $C_{17}H_{18}ClN_3O$
28 907-44-0

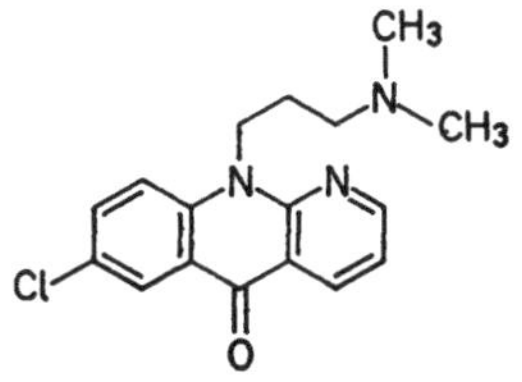

7-Chlor-10-[3-(dimethylamino)propyl]benzo[*b*]-[1,8]naphthyridin-5(10*H*)-on (●)

H Monohydrochlorid (28 907-45-1)

S IF-C-45

V Antidepressivum

6441 $C_{17}H_{18}F_2O_2$
34 633-34-6

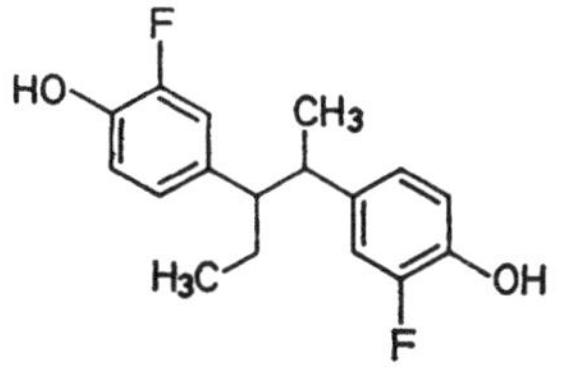

(2*R*,3*S*)-4,4′-Pentan-2,3-diyldi-(2-fluorphenol) = (*R**,*S**)-4,4′-(1-Ethyl-2-methyl-1,2-ethandiyl)bis-[2-fluorphenol] (●) = *erythro*-4,4′-(1-Ethyl-2-methylethylen)-bis-(2-fluorphenol)

S *Bifluranol***, BX 341

V Therapeuticum gegen gutartige Prostatahypertrophie

6442 $C_{17}H_{18}F_3NO$
54 910-89-3

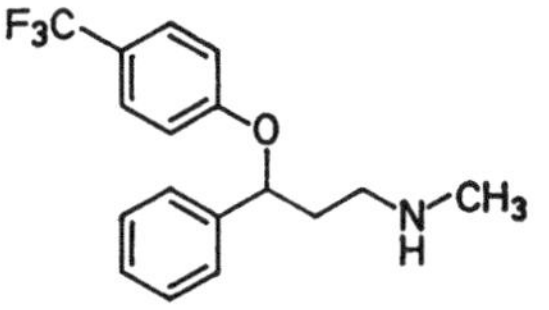

(±)-3-[*p*-(Trifluormethyl)-phenoxy]-*N*-methyl-3-phenylpropylamin = (±)-*N*-Methyl-γ-[4-(trifluormethyl)phenoxy]benzenpropanamin (●) = (±)-*N*-Methyl-3-phenyl-3-[(α,α,α-trifluor-*p*-tolyl)-oxy]-propylamin

S *Fluoxetin***, Lilly 103 472

V Antidepressivum (Serotonininhibitor)

6443 $C_{17}H_{18}N_2O_3$
41 400-85-5

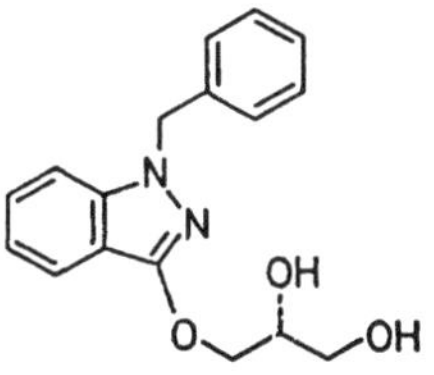

3-(1-Benzylindazol-3-yloxy)-1,2-propandiol = 1-Benzyl-3-(2,3-dihydroxypropoxy)-indazol = 3-[[1-(Phenylmethyl)-1*H*-indazol-3-yl]oxy]-1,2-propandiol (●)

S *Benzidol*

V Antiphlogisticum, Antipyreticum, Analgeticum

6444 $C_{17}H_{18}N_2O_5S$
55 837-27-9

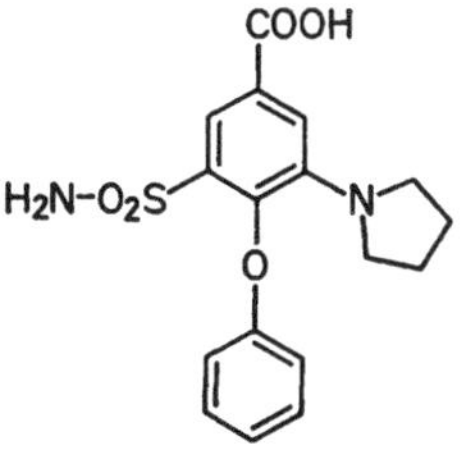

4-Phenoxy-3-(1-pyrrolidinyl)-5-sulfamoylbenzoesäure = 3-(Aminosulfonyl)-4-phenoxy-5-(1-pyrrolidinyl)benzoesäure (●)

S Hoechst 118, *Piretanid***

V Diureticum

6445 $C_{17}H_{20}F_6N_2O_3$
54143-55-4

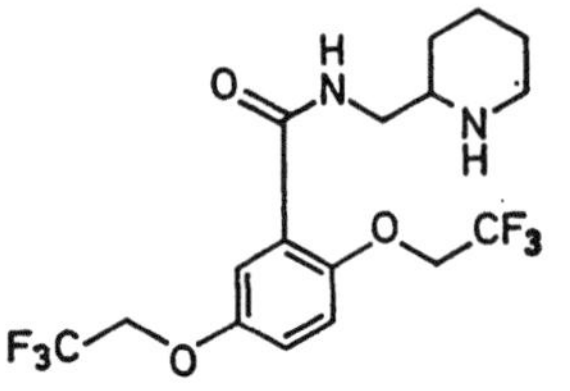

N-(2-Piperidinylmethyl)-2,5-bis(2,2,2-trifluorethoxy)benzamid (●)

H Monoacetat (54143-56-5)

S *Flecainidacetat***

V Antiarrhythmicum

6446 $C_{17}H_{20}J_3N_3O_4$
51934-76-0

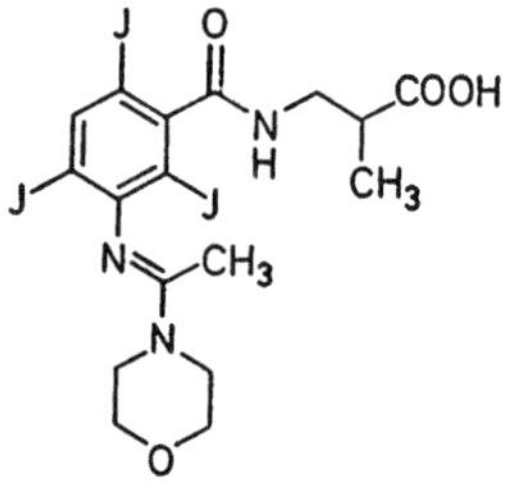

2-Methyl-*N*-[2,4,6-trijod-3-[(1-morpholinoethyliden)-amino]-benzoyl]-β-alanin = 2 Methyl-3-[3-(α-morpholinoethylidenamino)-2,4,6-trijodbenzoylamino]-propionsäure = 2-Methyl-3-[[2,4,6-trijod-3-[[1-(4-morpholinyl)ethyliden]amino]benzoyl]amino]propansäure (●)

H auch Natriumsalz

S *Acidum iomorinicum***, *Iomorinic acid***, Oravesin

V Röntgenkontrastmittel (zur peroralen Cholecystographie)

6447 $C_{17}H_{20}N_2O_3S$
32295-18-4

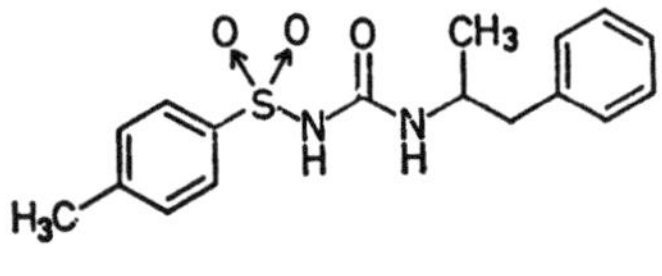

(—)-1-(α-Methylphenethyl)-3-(*p*-tolylsulfonyl)-harnstoff = (*R*)-4-Methyl-*N*-[[(1-methyl-2-phenylethyl)amino]carbonyl]benzensulfonamid (●)

S Sch 11973, *Tosifen***

V Antiarrhythmicum

6448 $C_{17}H_{21}NO_2$
53179-07-0

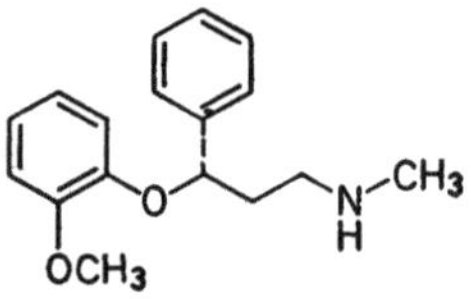

(±)-3-(*o*-Methoxyphenoxy)-*N*-methyl-3-phenylpropylamin = (±)-γ-(2-Methoxyphenoxy)-*N*-methylbenzenpropanamin (●)

S Lilly 89218, *Nisoxetin***

V Antidepressivum

6449 $C_{17}H_{21}NO_3$
41340-25-4

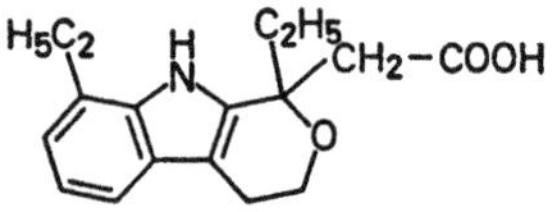

1,8-Diethyl-1,3,4,9-tetrahydropyrano[3,4-*b*]indol-1-essigsäure (●)

S *Acidum etodolicum***, AY-24236, *Etodolic acid***

V Antiphlogisticum

6450 $C_{17}H_{22}N_2$
38349-38-1

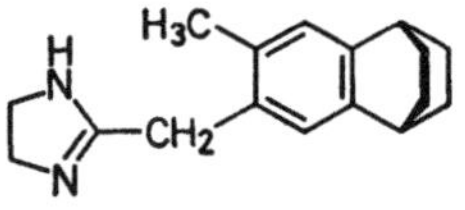

2-[(1,2,3,4-Tetrahydro-7-methyl-1,4-ethanonaphth-6-yl)-methyl]-2-imidazolin = 4,5-Dihydro-2-[(1,2,3,4-tetrahydro-7-methyl-1,4-ethanonaphthalen-6-yl)methyl]-1*H*-imidazol (●)

S *Metrafazolin***

V Vasokonstrictor

6451 $C_{17}H_{23}FN_2O$

2856-81-7

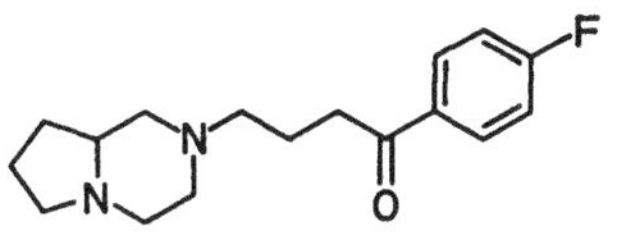

4'-Fluor-4-(hexahydropyrrolo[1,2-*a*]pyrazin-2(1*H*)-yl)-butyrophenon = 1-(4-Fluorphenyl)-4-(hexahydropyrrolo[1,2-*a*]pyrazin-2(1*H*)-yl)-1-butanon (●) = *p*-Fluorphenyl-3-(1,4-diazabicyclo[4.3.0]non-4-yl)-propylketon

H auch Dihydrochlorid (3162-75-2)

S *Azabuperon***, *Azabutyrone*, Orfilon

V Neurolepticum

6452 $C_{17}H_{23}NO_2$

32 066-26-5

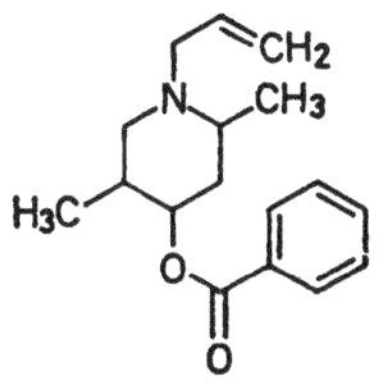

1-Allyl-2,5-dimethyl-4-piperidylbenzoat = 2,5-Dimethyl-1-(2-propenyl)-4-piperidinolbenzoat(ester) (●)

H Hydrochlorid (54 336-41-3)

S Rhinocain

V Lokalanästheticum

6453 $C_{17}H_{23}NO_4$

34 675-84-8

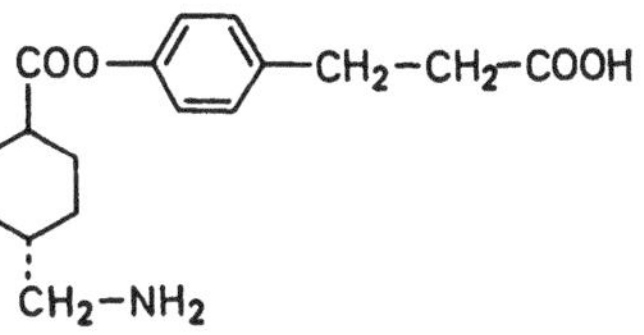

p-Hydroxyzimtsäure-*trans*-(4-aminomethyl)-cyclohexancarboxylat = *trans*-3-[4-[4-(Aminomethyl)-cyclohexylcarbonyloxy]-phenyl]-propionsäure = 4-(2-Carboxyethyl)-phenyl-*trans*-4-(aminomethyl)-cyclohexancarboxylat = *trans*-4-[[[4-(Aminomethyl)cyclohexyl]carbonyl]oxy]benzenpropansäure (●)

S *Cetraxat***, DV 1006

V Antifibrinolyticum, Ulcustherapeuticum

6454 $C_{17}H_{23}NO_4$

52 646-91-0

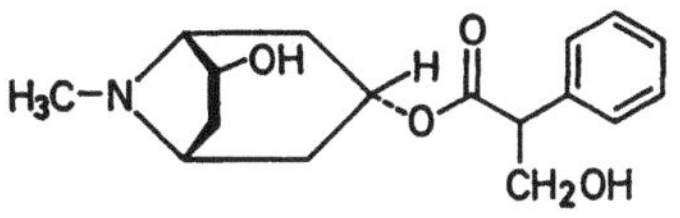

Tropasäure-6-hydroxytropinester = *endo*-α-(Hydroxymethyl)benzenessigsäure-6-hydroxy-8-methyl-8-azabicyclo[3.2.1]oct-3-ylester (●)

S *Anisodamine*

V Anticholinergicum, Spasmolyticum (Alkaloid aus Anisodus tanguticus)

6455 $C_{17}H_{25}NO_4$

55 837-25-7

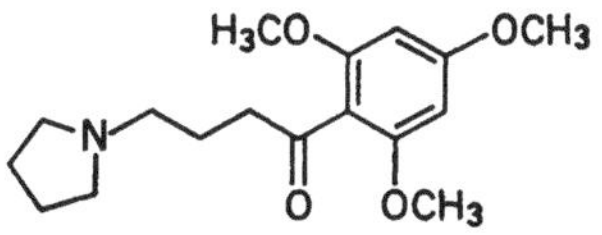

2',4',6'-Trimethoxy-4-(1-pyrrolidinyl)-butyrophenon = 4-(1-Pyrrolidinyl)-1-(2,4,6-trimethoxyphenyl)-1-butanon (●)

H Hydrochlorid (35 543-24-9)

S *Buflomedilhydrochlorid***, Fonzylane, LL 1656

V Vasodilatans, Spasmolyticum

6456 $C_{17}H_{27}NO_4$

42 200-33-9

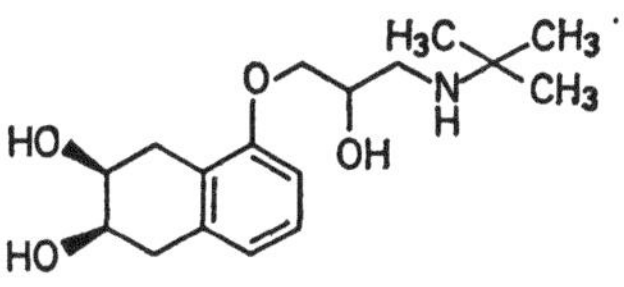

1-(*tert*.-Butylamino-3-[(5,6,7,8-tetrahydro-*cis*-6,7-dihydroxy-1-naphthyl)-oxy]-2-propanol = *cis*-5-[3-[(1,1-Dimethylethyl)amino]-2-hydroxypropoxy]-1,2,3,4-tetrahydro-2,3-naphthalendiol (●) = (2*R*,3*S*)-5-(3-*tert*.-Butylamino-2-hydroxypropoxy)-1,2,3,4-tetrahydronaphthalin-2,3-diol

S Corgard, *Nadolol**, SQ 11 725

V adrenergischer β-Rezeptorenblocker, Antiarrhythmicum

6457 $C_{17}H_{27}N_3O_3S$

59840-71-0

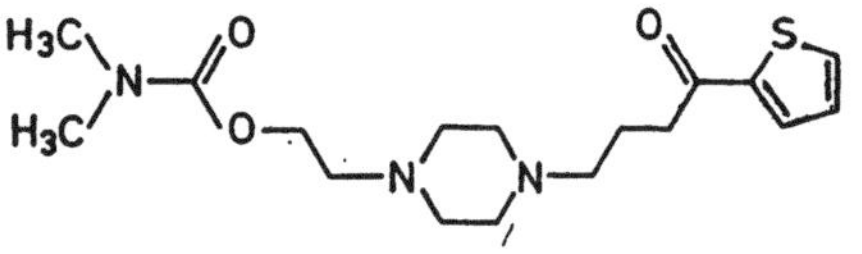

2-[4-[3-(2-Thenoyl)-propyl]-1-piperazinyl]-ethyl-dimethylcarbamat = Dimethylcarbamidsäure-2-[4-[4-oxo-4-(2-thienyl)butyl]-1-piperazinyl]ethyl-ester (●) = *N*-[γ-2-Thenoylpropyl]-*N'*-[2-(dimethylcarbamoyloxy)-ethyl]-piperazin

S *Pitenodil***

V Vasodilatans, Antihypertonicum

6458 $C_{18}H_{15}Cl_2N_5O_5S_3$

56187-47-4

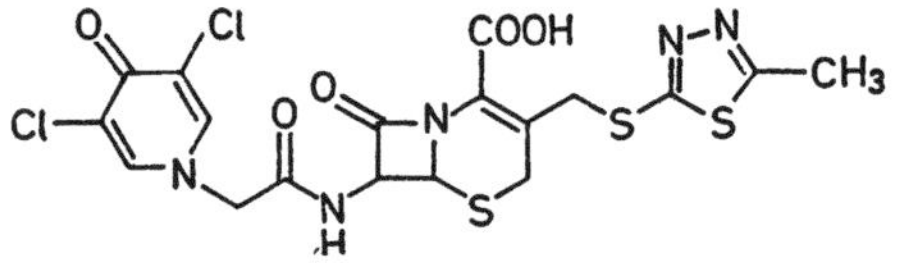

(6*R*,7*R*)-7-[2-(3,5-Dichlor-4-oxo-4(1*H*)-pyridyl)-acetamido]-3-[[(5-methyl-1,3,4-thiadiazol-2-yl)-thio]-methyl]-8-oxo-5-thia-1-azabicyclo[4.2.0]oct-2-en-2-carbonsäure = 7-[2-(3,5-Dichlor-4-oxo-1(4*H*)-pyridyl)-acetamido]-3-(5-methyl-1,3,4-thiadiazol-2-ylthiomethyl)-cephem-4-carbonsäure = (6*R-trans*)-7-[[(3,5-Dichlor-4-oxo-1(4*H*)-pyridinyl)-acetyl]amino]-3-[[(5-methyl-1,3,4-thiadiazol-2-yl)thio]methyl]-8-oxo-5-thia-1-azabicyclo[4.2.0]-oct-2-en-2-carbonsäure (●)

H Natriumsalz

S *Cefazedon-Natrium**, EMD 30087

V Antibioticum

6459 $C_{18}H_{16}N_2O_4$

16426-83-8

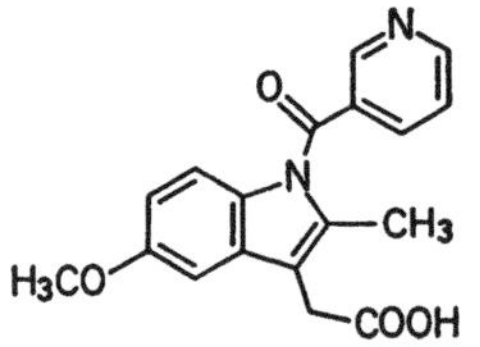

5-Methoxy-2-methyl-1-nicotinoylindol-3-essigsäure = 5-Methoxy-2-methyl-1-(3-pyridinylcarbonyl)-1*H*-indol-3-essigsäure (●)

S *Niometacin***

V Antiphlogisticum, Antipyreticum, Analgeticum

6460 $C_{18}H_{16}N_2O_6$

54867-56-0

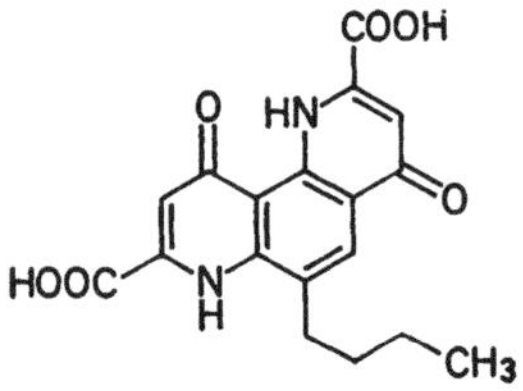

6-Butyl-1,4,7,10-tetrahydro-4,10-dioxo-1,7-phenanthrolin-2,8-dicarbonsäure (●)

H Dinatriumsalz (54545-84-5)

S *Bufrolin-Natrium**, ICI 74917

V Antiallergicum, Antiasthmaticum

6461 $C_{18}H_{17}NO_8P_2$

36175-06-1

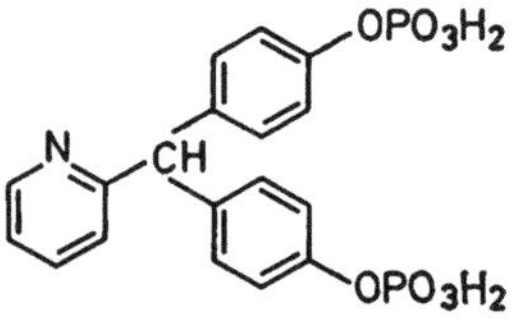

4,4'-(2-Picolyliden)-bis-(phenyldihydrogenphosphat) = 4,4'-(2-Pyridinylmethylen)bis(phenol)bis(dihydrogenphosphat)(ester) (●)

H Tetranatriumsalz (36175-05-0)

S *Natrii picofosfas***, *Sodium picofosfate***

V Laxativum

6462 $C_{18}H_{18}ClNOS$

26615-21-4

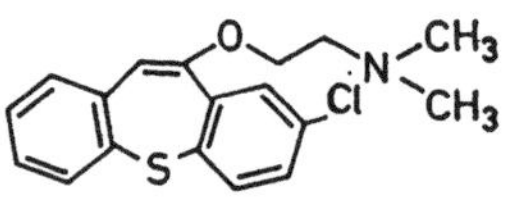

2-Chlor-11-(2-dimethylaminoethoxy)-dibenzo[*b*,*f*]-thiepin = 2-[(8-Chlordibenzo[*b*,*f*]thiepin-10-yl)-oxy]-*N*,*N*-dimethylethanamin (●)

S *Zotepin***

V Neurolepticum

6463 $C_{18}H_{18}N_6O_5S_2$
51627-14-6

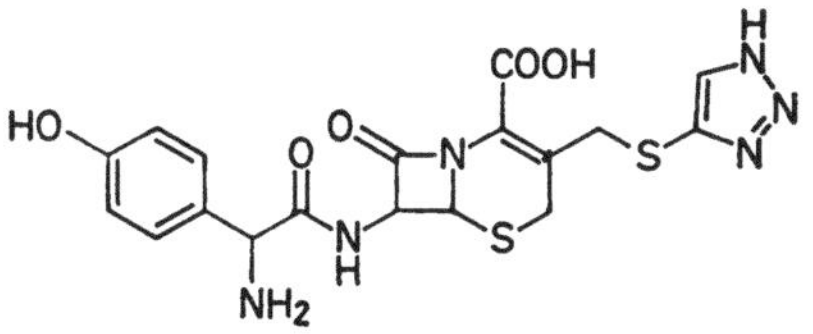

(6*R*,7*R*)-7-[(*R*)-2-Amino-2-(*p*-hydroxyphenyl)-acetamido]-8-oxo-3-[(1,2,3-triazol-4-ylthio)-methyl]-5-thia-1-azabicyclo[4.2.0]oct-2-en-2-carbonsäure = [6*R*-[6α,7β(*R**)]]-7-[[Amino(4-hydroxyphenyl)acetyl]amino]-8-oxo-3-[(1*H*-1,2,3-triazol-4-ylthio)methyl]-5-thia-1-azabicyclo[4.2.0]oct-2-en-2-carbonsäure (●)

S BL-S 640, *Cefatrizin**, S 640 P, SKF 60771

V Antibioticum

6464 $C_{18}H_{19}ClN_2O_4$
57548-79-5

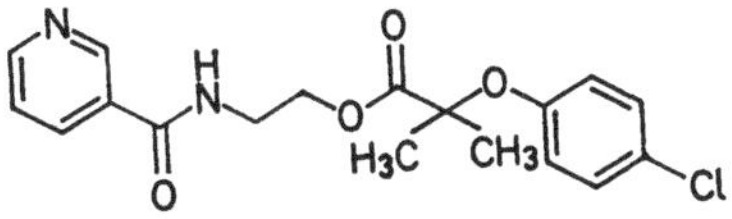

2-(*p*-Chlorphenoxy)-2-methylpropionsäureester mit *N*-(2-Hydroxyethyl)-nicotinamid = 2-(4-Chlorphenoxy)-2-methylpropansäure-2-[(3-pyridinylcarbonyl)amino]ethylester (●)

S *Picafibrat***

V Hypolipämicum

6465 $C_{18}H_{19}N_3O_4$
47439-36-1

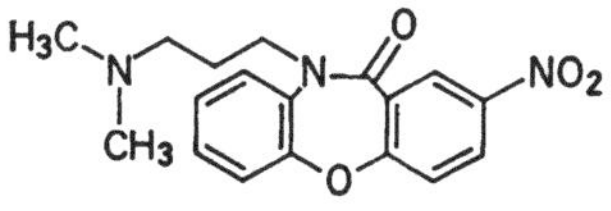

10-[3-(Dimethylamino)propyl]-2-nitrodibenz[*b*,*f*]-[1,4]oxazepin-11(10*H*)-on (●)

H Hydrochlorid **(16398-39-3)**

S Go 2330, Sintamil

V Antidepressivum

6466 $C_{18}H_{19}N_3O_5$
10329-96-1

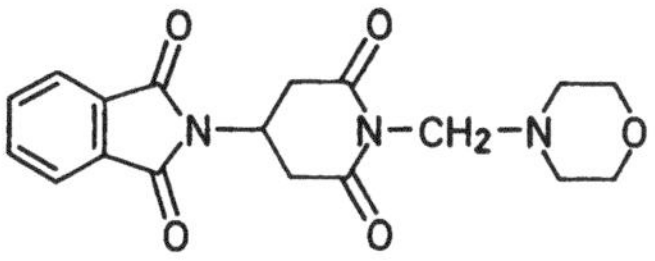

1-Morpholinomethyl-4-phthalimidopiperidin-2,6-dion = 2-[1-(4-Morpholinylmethyl)-2,6-dioxo-4-piperidinyl]-1*H*-isoindol-1,3(2*H*)-dion (●)

S CG 603

V Adjuvans in der Tumortherapie mit Drostanolonpropionat (Nr. 5206)

6467 $C_{18}H_{20}N_4O_2$
4533-39-5

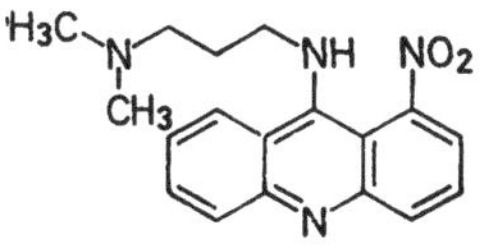

9-[3-(Dimethylamino)-propylamino]-1-nitroacridin = *N*,*N*-Dimethyl-*N'*-(1-nitro-9-acridinyl)-1,3-propandiamin (●)

H Dihydrochlorid **(6514-85-8)**

S C 283, Ledakrin, *Nitracrindihydrochlorid***

V Cytostaticum

6468 $C_{18}H_{22}Cl_2N_2O_3$
56776-24-0

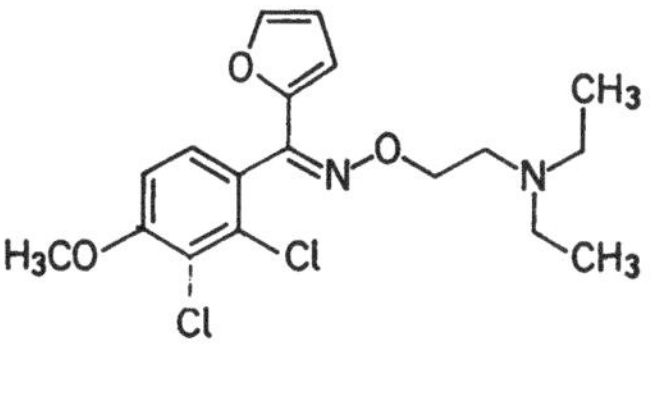

4-Methoxy-2,3-dichlorphenyl-2-furyl-*O*-2-(diethylamino)-ethylketonoxim = (2,3-Dichlor-4-methoxyphenyl)-(2-furanylmethanon-*O*-[2-(diethylamino)ethyl]oxim (●)

H Monomethansulfonat **(56776-25-1)**

S ANP 4364

V Cardiotropicum

6469 $C_{18}H_{22}N_2O_2$
57775-29-8

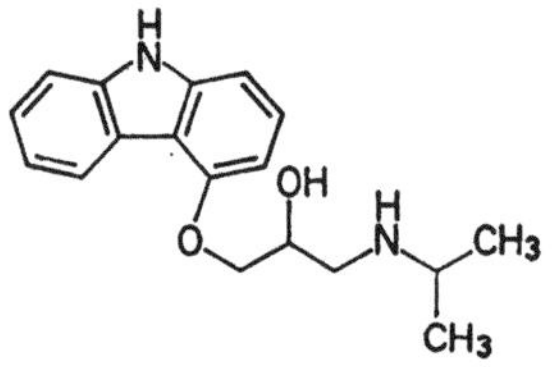

1-(4-Carbazolyloxy)-3-isopropylamino-2-propanol = 4-(3-Isopropylamino-2-hydroxypropoxy)-carbazol = 1-(9*H*-Carbazol-4-yloxy)-3-[(1-methylethyl)-amino]-2-propanol (●)

S BM 51052, *Carazolol**

V adrenergischer β-Rezeptorenblocker

6470 $C_{18}H_{23}Cl_2N_3O_3$
39113-89-8

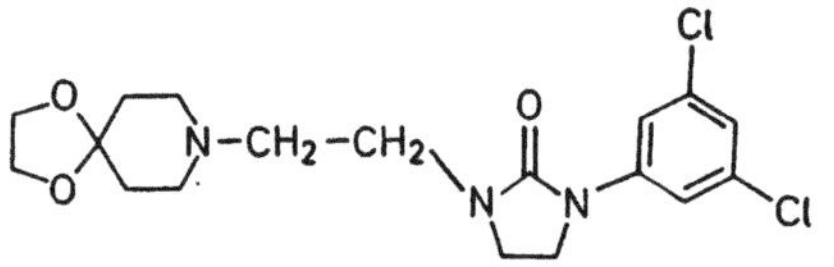

1-(3,5-Dichlorphenyl)-3-[2-(1,4-dioxa-8-azaspiro-[4.5]dec-8-yl)ethyl]-2-imidazolidinon (●)

S AL-1965

V Neurolepticum (Antipsychoticum)

6471 $C_{18}H_{23}NO_2$
36292-69-0

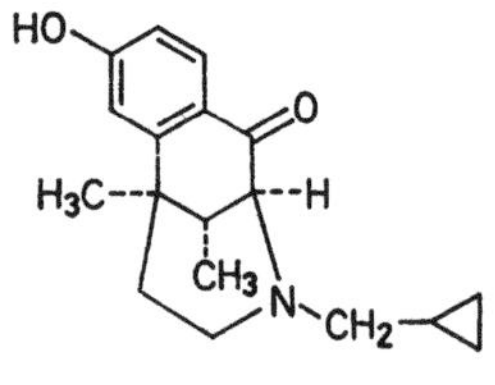

(2*R**,6*S**,11*S**)-3-(Cyclopropylmethyl)-3,4,5,6-tetrahydro-8-hydroxy-6,11-dimethyl-2,6-methano-3-benzazocin-1(2*H*)-on = 2*S*-(2α,6α,11*S**)-3-(Cyclopropylmethyl)-3,4,5,6-tetrahydro-8-hydroxy-6,11-dimethyl-2,6-methano-3-benzazocin-1(2*H*)-on (●)

S *Ketazocin***, *Ketocyclazocin*, Win 34276

V Analgeticum, Narkoticaantagonist

6472 $C_{18}H_{23}N_3O_3$

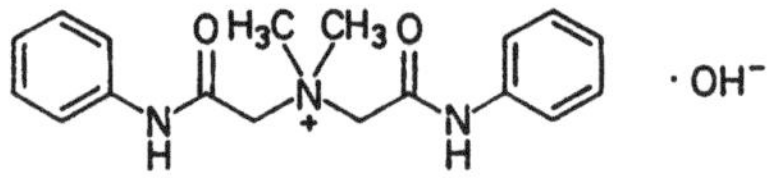

Dimethylbis-(phenylcarbamoylmethyl)-ammoniumhydroxid = *N*,*N*-Dimethyl-2-oxo-*N*-[2-oxo-2-(phenylamino)ethyl]-2-(phenylamino)ethanaminiumhydroxid (●)

H Chlorid (1042-42-8)

S *Carcainiumchlorid***, QX-572

V Antiarrhythmicum

6473 $C_{18}H_{24}O$
10309-37-2

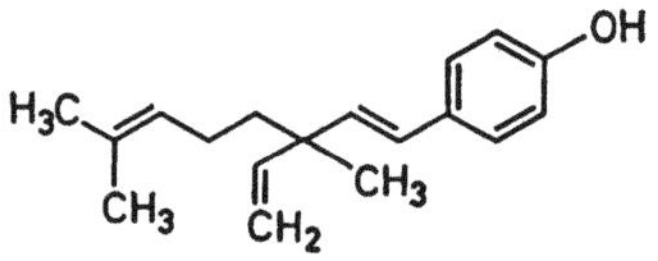

(*E*)-*p*-(3,7-Dimethyl-3-vinyl-2,6-octadienyl)-phenol = (*E*)-4-(3-Ethenyl-3,7-dimethyl-2,6-octadienyl)phenol (●)

S *Bakuchiol*

V antibakterieller Wirkstoff aus Psoralea coryfolia

6474 $C_{18}H_{29}NO_4$
52403-19-7

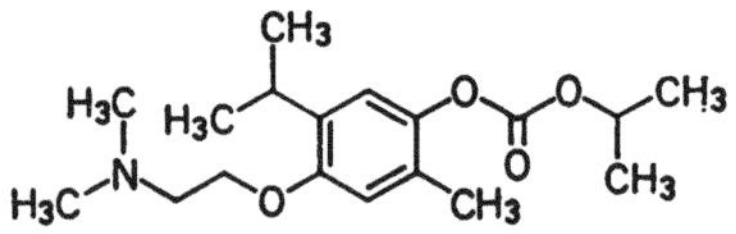

5-[2-(Dimethylamino)-ethoxy]-carvacryl-isopropylcarbonat = Kohlensäure-4-[2-(dimethylamino)-ethoxy]-2-methyl-5-(1-methylethyl)phenyl-1-methylethylester (●)

H Hydrochlorid (51222-37-8)

S Gö 2782, *Iproxaminhydrochlorid***, W 42782

V Sympathicolyticum, peripheres Vasodilatans

6475 $C_{19}H_{17}ClN_2O_4$
27035-30-9

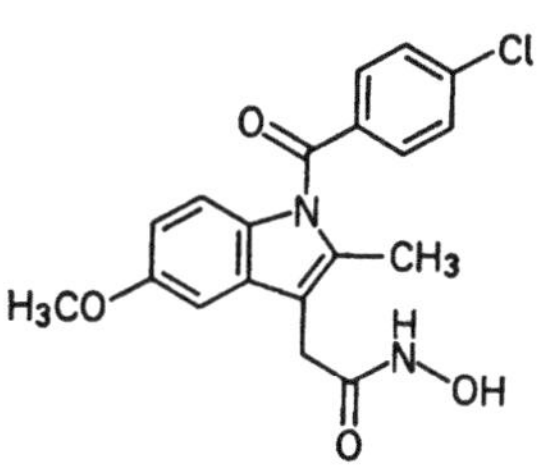

1-(*p*-Chlorbenzoyl)-5-methoxy-2-methylindol-3-ylacethydroxamsäure = 1-(4-Chlorbenzoyl)-*N*-hydroxy-5-methoxy-2-methyl-1*H*-indol-3-acetamid (●)

S ABC 8/3, Flogar, *Indoxamic acid, Oxametacin***

V Antiphlogisticum

6476 $C_{19}H_{17}N_5O_7S$
40016-88-4

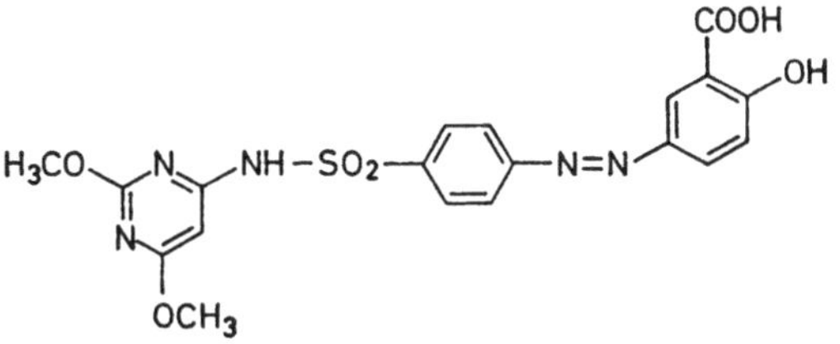

5-[*p*-(2,4-Dimethoxy-6-pyrimidinylsulfamoyl)-phenylazo]-salicylsäure = 5-[[4-[[(2,6-Dimethoxy-4-pyrimidinyl)amino]sulfonyl]phenyl]azo]-2-hydroxybenzoesäure (●)

S *Salazodimethoxin*

V Chemotherapeuticum

6477 $C_{19}H_{18}ClFN_2O_3S$
52042-01-0

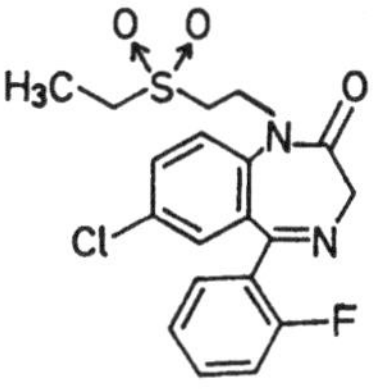

7-Chlor-1-[2-(ethylsulfonyl)ethyl]-5-(2-fluorphenyl)-1,3-dihydro-2*H*-1,4-benzodiazepin-2-on (●)

S *Elfazepam**, SKF 72517

V Appetitstimulans

6478 $C_{19}H_{18}F_3NO_2$
57775-28-7

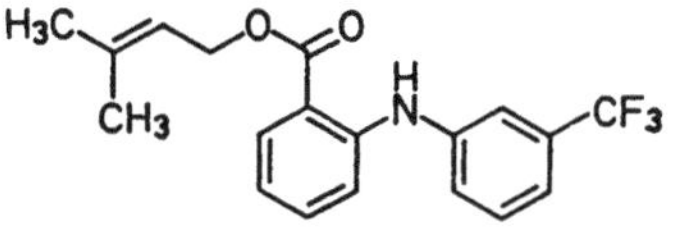

N-(α,α,α-Trifluor-*m*-tolyl)-anthranilsäure-3-methyl-2-butenylester = 2-(3-Trifluormethylanilino)-benzoesäure-2-isopentenylester = 2-[[3-(Trifluormethyl)phenyl]amino]benzoesäure-3-methyl-2-butenylester (●)

S *Prefenamat***

V Antiphlogisticum, Analgeticum

6479 $C_{19}H_{18}N_6O_6S_2$
57268-80-1

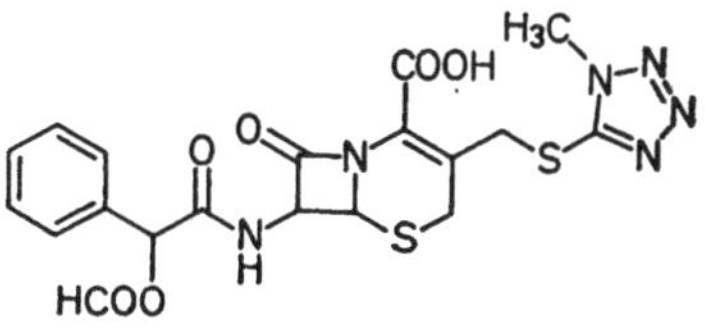

7-[D-*O*-Formylmandelamido)-3-(1-methyl-1*H*-tetrazol-5-ylthiomethyl)-8-oxo-5-thia-1-aza-bicyclo[4.2.0]oct-2-en-2-carbonsäure = [6*R*-[6α,7β(*R**)]]-7-[[(Formyloxy)phenylacetyl]amino]-3-[[(1-methyl-1*H*-tetrazol-5-yl)thio]methyl]-8-oxo-5-thia-1-azabicyclo[4.2.0]oct-2-en-2-carbonsäure (●)

H Natriumsalz (42540-40-9)

S *Cefamandole nafate*, Lilly 106223, Mandol

V Antibioticum

6480 $C_{19}H_{19}NOS$
34580-13-7

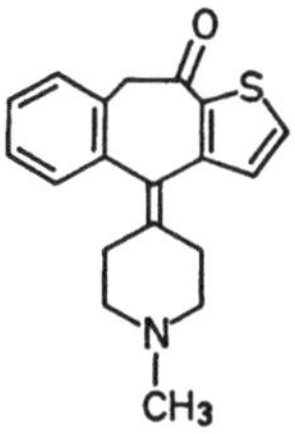

4,9-Dihydro-4-(1-methyl-4-piperidinyliden)-10*H*-benzo[4,5]cyclohepta[1,2-*b*]thiophen-10-on (●)

S HC 20-511, *Ketotifen***

V Antihistaminicum

6481 $C_{19}H_{20}ClNO_4$

41 859-67-0

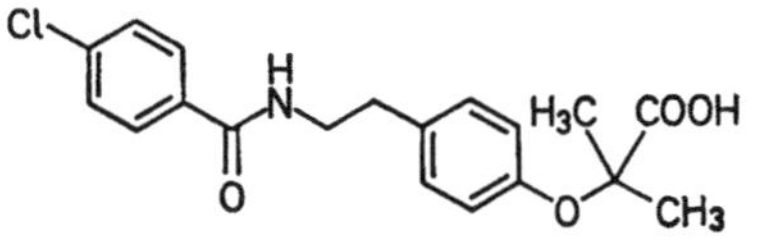

2-[*p*-[2-(*p*-Chlorbenzamido)-ethyl]-phenoxy]-2-methylpropionsäure = 2-[4-[2-[(4-Chlorbenzoyl)-amino]ethyl]phenoxy]-2-methylpropansäure (●)

S *Bezafibrat***

V Hypolipämicum

6482 $C_{19}H_{20}N_2O$

6880-54-2

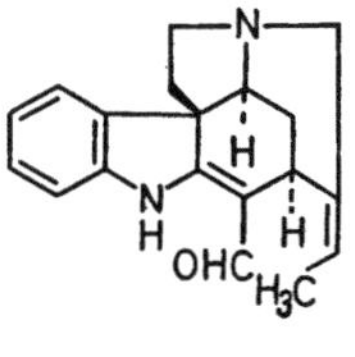

(19*E*)-2,16,19,20-Tetradehydrocuran-17-al (●)

H auch Hydrochlorid (17 682-63-2)

S *Barvincan, Vincanin*

V Analepticum (Alkaloid aus Vinca erecta)

6483 $C_{19}H_{21}ClN_2$

6196-08-3

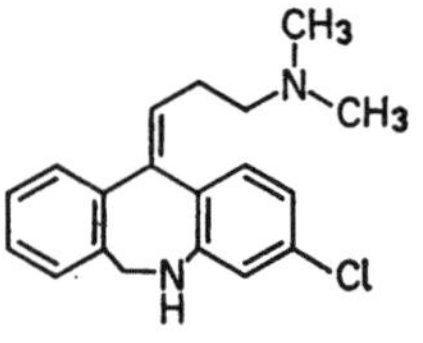

3-Chlor-11-(3-dimethylaminopropyliden)-5,6-dihydro-11*H*-dibenz[*b,e*]azepin = 3-Chlor-11-(3-dimethylaminopropyliden)-5,6-dihydromorphanthridin = 3-(3-Chlor-5,6-dihydro-11*H*-dibenz[*b,e*]azepin-11-yliden)-*N,N*-dimethyl-1-propanamin (●)

S *Elanzepin**, W-A 363

V Antidepressivum

6484 $C_{19}H_{21}ClN_4O_5$

54 504-70-0

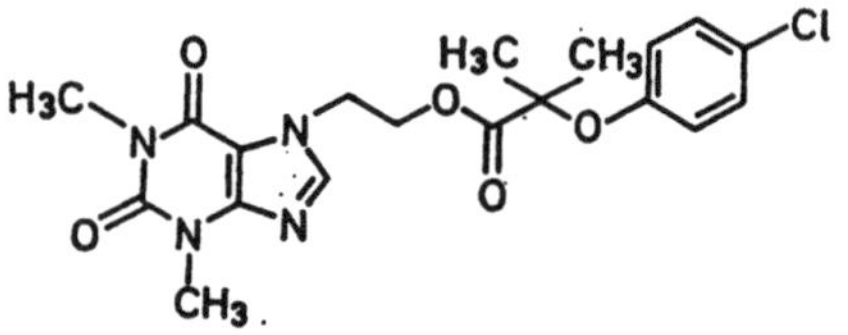

β-(7-Theophyllinyl)-ethyl-2-(*p*-chlorphenoxy)-2-methylpropionat = 2-(4-Chlorphenoxy)-2-methylpropansäure-2-(1,2,3,6-tetrahydro-1,3-dimethyl-2,6-dioxo-7*H*-purin-7-yl)ethylester (●)

S *Etofyllinclofibrat**, ML 1024

V Hypolipämicum

6485 $C_{19}H_{21}FN_2S$

19 905-05-6

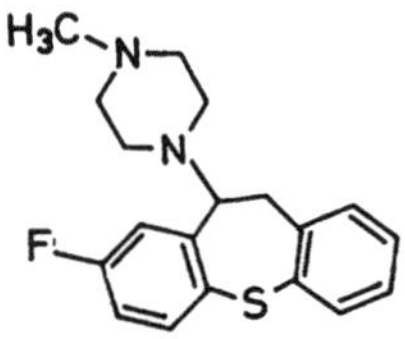

1-(8-Fluor-10,11-dihydrodibenzo[*b,f*]thiepin-10-yl)-4-methylpiperazin (●)

S *Fluothepin*

V Neurolepticum

6486 $C_{19}H_{23}N_3$

33 089-61-1

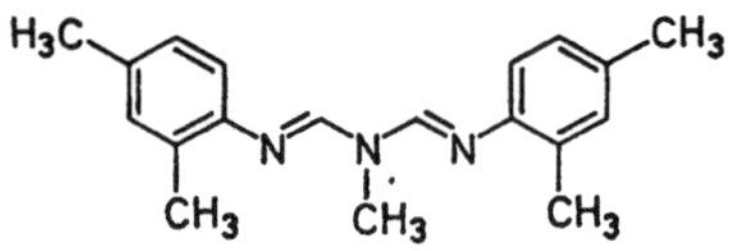

1,5-Bis-(2,4-dimethylphenyl)-3-methyl-1,3,5-triazapenta-1,4-dien = *N*-Methylbis-(2,4-xylyliminomethyl)-amin = *N*-Methyl-*N'*-2,4-xylyl-*N*-(*N*-2,4-xylylformimidoyl)-formamidin = *N'*-(2,4-Dimethylphenyl)-*N*-[[(2,4-dimethylphenyl)-imino]methyl]-*N*-methylmethanimidamid (●)

S *Amitraz*, Taktic, Triatix, Triatox, U-36059

V Acaricid, Appetitstimulans

6487 $C_{19}H_{24}ClNO_3$

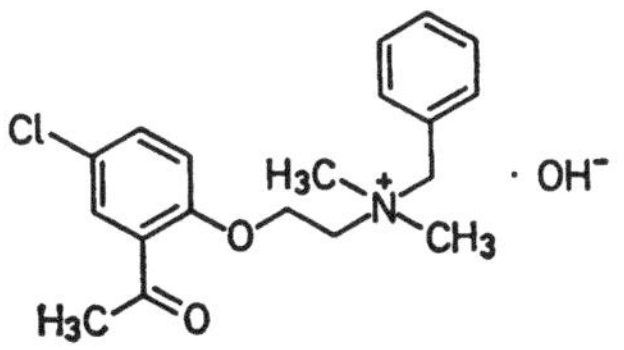

N-[2-(2-Acetyl-4-chlorphenoxy)-ethyl]-*N*-benzyl-*N*,*N*-dimethylammoniumhydroxid = *N*-[2-(2-Acetyl-4-chlorphenoxy)ethyl]-*N*,*N*-dimethylbenzenmethanaminiumhydroxid (●)

H *p*-Chlorbenzolsulfonat (Closilat) (51489-69-1)

S Bemosat, G 526

V Anthelminthicum

6488 $C_{19}H_{24}N_2O$
19877-89-5

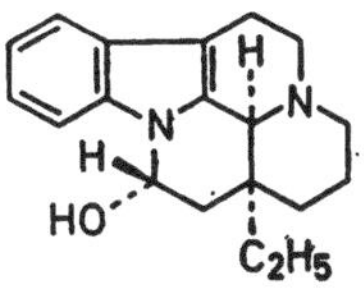

(3α,14α,16α)-14,15-Dihydroeburnamenin-14-ol (●)

S RGH-4406, Torondel, *Vincanol**

V Cerebrotonicum

6489 $C_{19}H_{24}N_2O_2$
55268-74-1

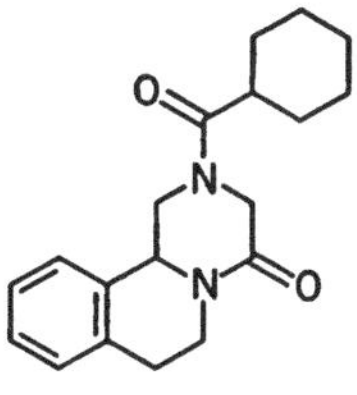

2-(Cyclohexylcarbonyl)-1,2,3,6,7,11b-hexahydro-4*H*-pyrazino[2,1-*a*]isochinolin-4-on (●)

S Droncit, EMBAY 8440, *Praziquantel***

V Vet.-Anthelminthicum (Taenicid)

6490 $C_{19}H_{25}NO$
58473-73-7

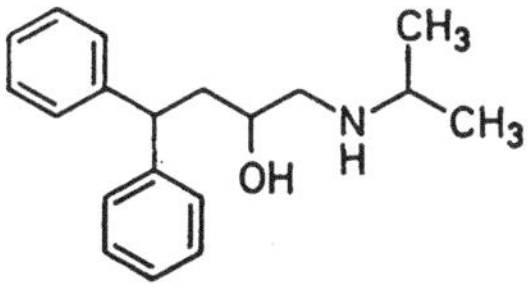

(±)-1-Isopropylamino-4,4-diphenyl-2-butanol = (±)-α-[[(1-Methylethyl)amino]methyl]-γ-phenylbenzenpropanol (●)

S *Drobulin***, Lilly 122587

V Antiarrhythmicum

6491 $C_{19}H_{25}N_4O_6PS_2$
52406-01-6

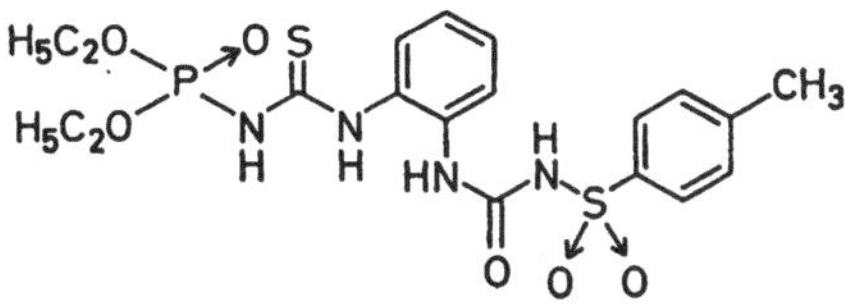

Diethyl-[thio-[*o*-[3-(*p*-tolylsulfonyl)-ureido]-phenyl]-carbamoyl]-phosphoramidat = [[[2-[[[[(4-Methylphenyl)sulfonyl]amino]carbonyl]amino]-phenyl]amino]thioxomethyl]phosphoramidsäurediethylester (●)

S RH-565, RH-32565, Sansalid, *Uredofos***

V Vet.-Anthelminthicum

6492 $C_{19}H_{27}NO_5$

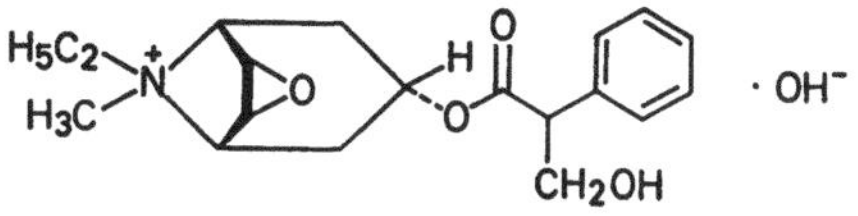

(8*r*)-6β,7β-Epoxy-8-ethyl-3α-hydroxy-1α*H*,5α*H*-tropaniumhydroxid-(−)-tropat = *N*-Ethyl-*O*-tropoylscopiniumhydroxid = [7(*S*)-[1α,2β,4β,5α,7β)]-9-Ethyl-7-(3-hydroxy-1-oxo-2-phenylpropoxy)-9-methyl-3-oxa-9-azoniatricyclo[3.3.1.0^{2,4}]nonanhydroxid (●)

H Bromid (30286-75-0)

S *Äthylhyoscinbromid*, Ba 253-BR, *Ethylhyoscine bromide*, *Oxitropiumbromid***, *Scopolaminäthobromid*

V Bronchospasmolyticum, Anticholinergicum

6493 $C_{19}H_{28}ClN_5O$
52942-31-1

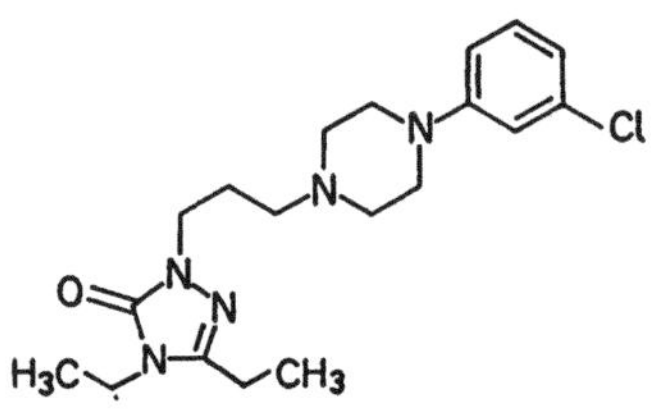

3,4-Diethyl-1-[3-[4-(*m*-chlorphenyl)-1-piperazinyl]-propyl]-Δ^2-1,2,4-triazolin-5-on = 2-[3-[4-(3-Chlorphenyl)-1-piperazinyl]propyl]-4,5-diethyl-2,4-dihydro-3*H*-1,2,4-triazol-3-on (●)

S *Etoperidon***

V Antidepressivum, Anxiolyticum

6494 $C_{19}H_{29}NO_2$
53716-48-6

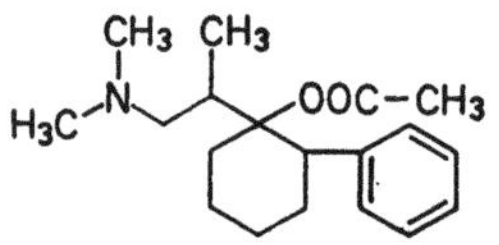

1-[2-(Dimethylamino)-1-methylethyl]-2-phenylcyclohexanolacetat(ester) (●)

H Hydrochlorid (53716-47-5)

S Compound 673-082, *Nexeridinhydrochlorid***

V Analgeticum

6495 $C_{19}H_{31}NO_2$
50588-47-1

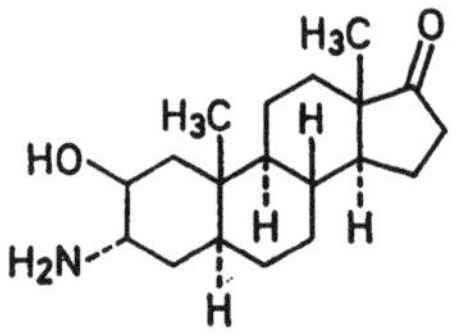

3α-Amino-2β-hydroxy-5α-androstan-17-on = (2β,3α,5α)-3-Amino-2-hydroxyandrostan-17-on (●)

H Hydrochlorid (51740-76-2)

S Org 6001

V Antiarrhythmicum

6496 $C_{20}H_{13}ClF_3NO_3$
53966-34-0

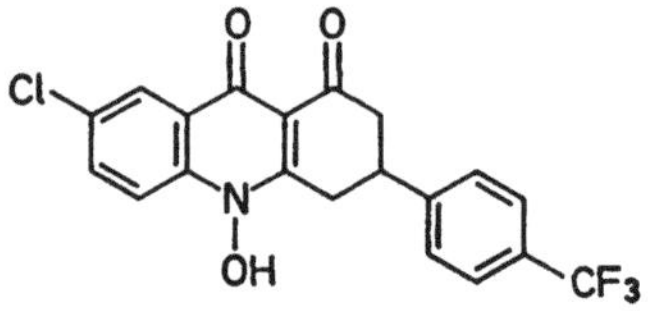

7-Chlor-3,4-dihydro-10-hydroxy-3-(α,α,α-trifluor-*p*-tolyl)-1,9(2*H*)-acridandion = 7-Chlor-3,4-dihydro-10-hydroxy-3-[4-(trifluormethyl)phenyl]-1,9(2*H*,10*H*)-acridindion (●)

S *Floxacrin***

V Malariachemotherapeuticum

6497 $C_{20}H_{18}Cl_2N_2O_3$
57773-81-6

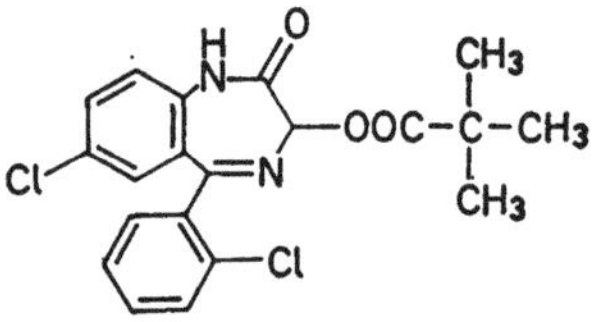

7-Chlor-5-(*o*-chlorphenyl)-1,3-dihydro-3-pivaloyloxy-2*H*-1,4-benzodiazepin-2-on = 2,2-Dimethylpropansäure-7-chlor-5-(2-chlorphenyl)-2,3-dihydro-2-oxo-1*H*-1,4-benzodiazepin-3-ylester (●)

S *Lorazepampivalat*

V Tranquillizer

6498 $C_{20}H_{19}ClN_2O_3$
55299-10-0

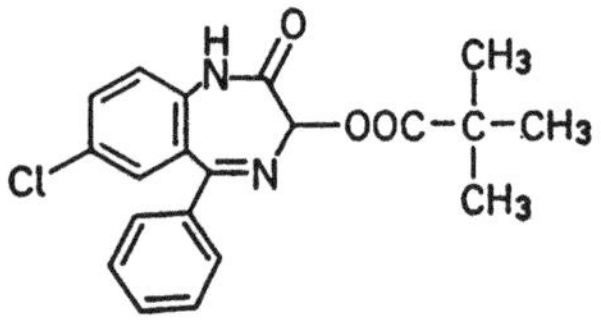

7-Chlor-1,3-dihydro-3-hydroxy-5-phenyl-2*H*-1,4-benzodiazepin-2-on-pivalat(ester) = 2,2-Dimethylpropansäure-7-chlor-2,3-dihydro-2-oxo-5-phenyl-1*H*-1,4-benzodiazepin-3-ylester (●)

S *Pivoxazepam***

V Tranquillizer

6499 $C_{20}H_{19}FN_6O_5$

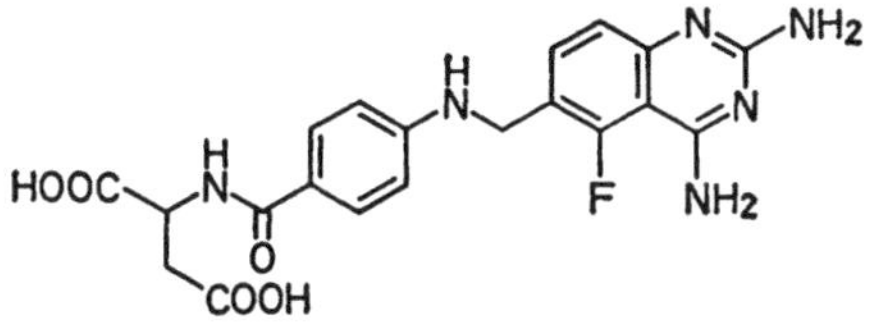

N-[*p*-(2,4-Diamino-5-fluor-6-chinazolinylmethyl-amino)-benzoyl]-L-asparaginsäure = *N*-[4-[[(2,4-Diamino-5-fluor-6-chinazolinyl)methyl]amino]-benzoyl]-L-asparaginsäure (●)

S *Fluorasquin*

V Antineoplasticum

6500 $C_{20}H_{20}N_2O_2$
41 717-30-0

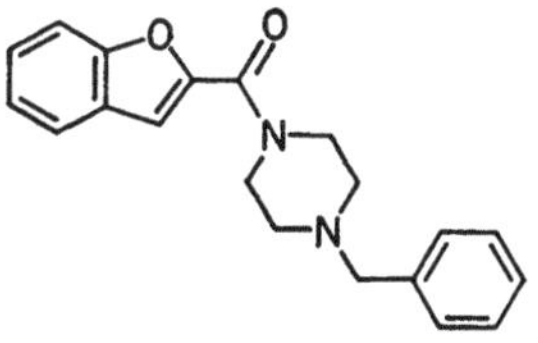

1-(2-Benzofuranylcarbonyl)-4-benzylpiperazin = 1-(2-Benzofuranylcarbonyl)-4-(phenylmethyl)piperazin (●)

S *Befuralin***, DIV 154

V Antidepressivum (Phosphodiesteraseinhibitor)

6501 $C_{20}H_{21}ClO_4$
49 562-28-9

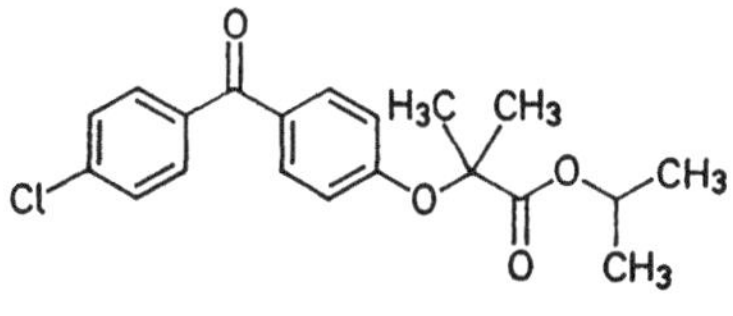

2-Methyl-2-[4-(4-chlorbenzoyl)-phenoxy]-propionsäureisopropylester = 2-[4-(4-Chlorbenzoyl)-phenoxy]-2-methylpropansäure-1-methylethyl-ester (●)

S *Benprofibratum*, *Fenofibrat**, Lipanthyl, LF 178, *Procetofene*, W 13 635

V Normolipämicum

6502 $C_{20}H_{21}FN_2O$
59 729-33-8

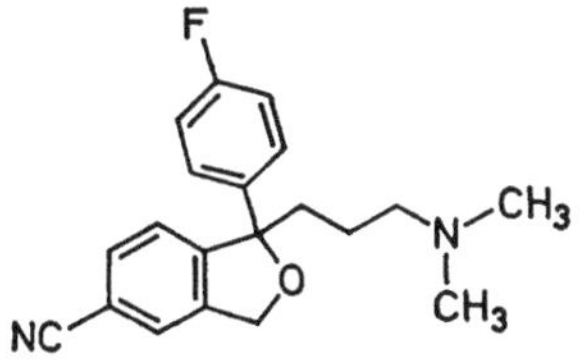

1-(3-Dimethylaminopropyl)-1-(*p*-fluorphenyl)-5-phthalancarbonitril = 1-[3-(Dimethylamino)propyl]-1-(4-fluorphenyl)-1,3-dihydro-5-isobenzofurancarbonitril (●)

S *Citalopram***, Lu 10-171, *Nitalapram*

V Antidepressivum

6503 $C_{20}H_{21}NO_3$
17 854-59-0

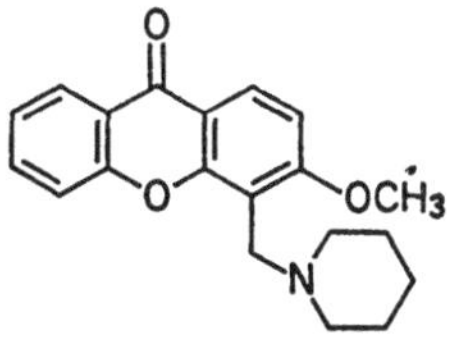

3-Methoxy-4-piperidinomethylxanthon = 3-Methoxy-4-(1-piperidinylmethyl)-9*H*-xanthen-9-on (●)

S *Mepixantonum*, Pimexone

V Respirationsanalepticum

6504 $C_{20}H_{22}N_4O_4S$
52 231-20-6

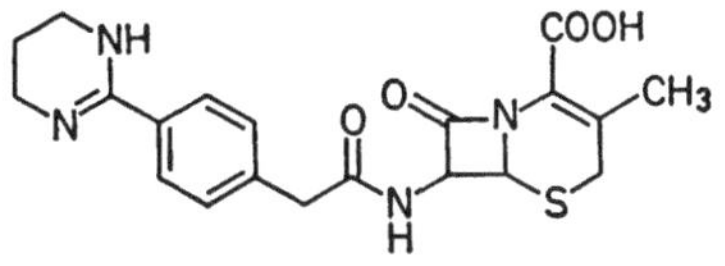

(6*R*,7*R*)-3-Methyl-8-oxo-7-[2-[*p*-(1,4,5,6-tetrahydro-2-pyrimidinyl)-phenyl]-acetamido]-5-thia-1-azabicyclo[4.2.0]oct-2-en-2-carbonsäure = (6*R*-*trans*)-3-Methyl-8-oxo-7-[[[4-(1,4,5,6-tetrahydro-2-pyrimidinyl)phenyl]acetyl]amino]-5-thia-1-azabicyclo[4.2.0]oct-2-en-2-carbonsäure (●)

S *Cefrotil***, HR 580

V Antibioticum

6505 $C_{20}H_{23}ClO_3$
55 937-99-0

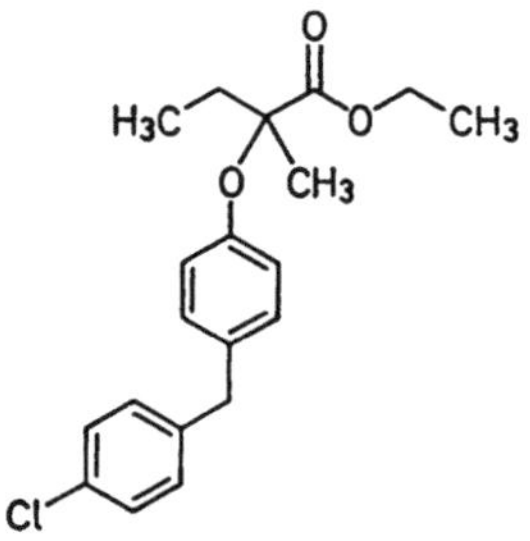

Ethyl-(±)-2-[[α-(*p*-chlorphenyl)-*p*-tolyl)-oxy]-2-methylbutyrat = (±)-2-[4-[(4-Chlorphenyl)methyl]phenoxy]-2-methylbutansäureethylester (●)

S *Beclobrat***

V Hypolipämicum

6506 $C_{20}H_{23}NO$
4317-14-0

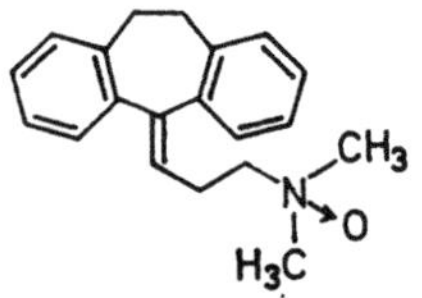

10,11-Dihydro-*N*,*N*-dimethyl-5*H*-dibenz[*a*,*d*]-cyclohepten-$\Delta^{\gamma 5'}$-propylamin-*N*-oxid = 3-(10,11-Dihydro-5*H*-dibenzo[*a*,*d*]cyclohepten-5-yliden)-*N*,*N*-dimethyl-1-propanamin-*N*-oxid (●)

S *Amitriptylinoxid***

V Antidepressivum

6507 $C_{20}H_{23}N_5O_6S$
37 091-66-0

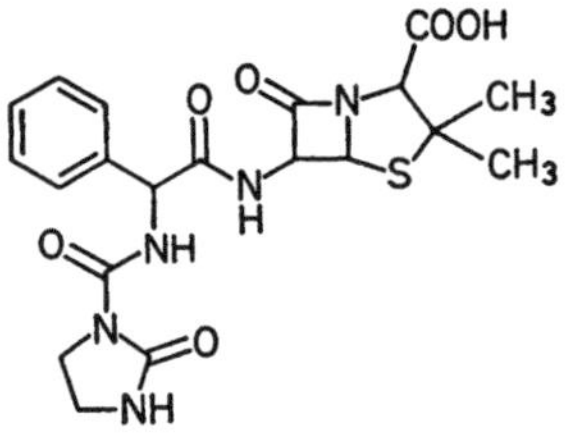

(2*S*,5*R*,6*R*)-3,3-Dimethyl-7-oxo-6-[(*R*)-2-(2-oxo-imidazolidin-1-carboxamido)-2-phenylacetamido]-4-thia-1-azabicyclo[3.2.0]heptan-2-carbonsäure = 6-[D-2-(2-Oxoimidazolidin-1-carboxamido)-2-phenylacetamido]-penicillansäure = [2*S*-[2α,5α,6β(*S**)]]-3,3-Dimethyl-7-oxo-6-[[[[(2-oxo-1-imidazolidinyl)-carbonyl]amino]phenylacetyl]amino]-4-thia-1-azabicyclo[3.2.0]heptan-2-carbonsäure (●)

H Natriumsalz (37 091-65-9)

S *Azlocillin-Natrium***, Bay e 6905, Securopen

V Antibioticum

6508 $C_{20}H_{24}FN_3O_4S$
56 488-61-0

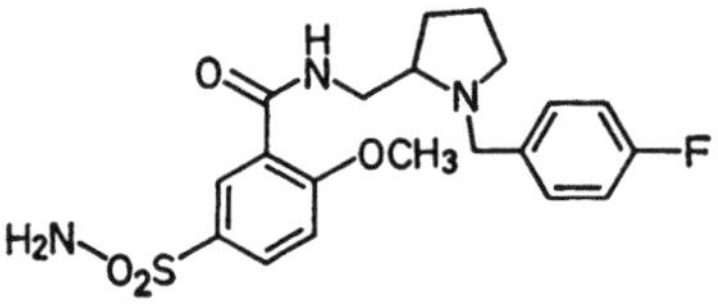

N-[[1-(*p*-Fluorbenzyl)-2-pyrrolidinyl]-methyl]-5-sulfamoyl-*o*-anisamid = 5-(Aminosulfonyl)-*N*-[[1 [(4-fluorphenyl)methyl]-2-pyrrolidinyl]methyl]-2-methoxybenzamid (●)

S *Flubeprid***

V Psychotropicum, Antiemeticum

6509 $C_{20}H_{24}N_2O_2$

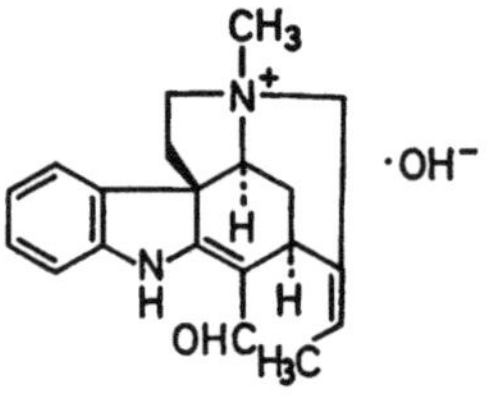

(19*E*)-2,16,19,20-Tetradehydro-4-methyl-17-oxo-curaniumhydroxid (●)

H Chlorid (22 273-09-2)

S Metvin, *Vincaninmethylchlorid*

V Ganglienblocker

6510 $C_{20}H_{24}O_5$
56 488-59-6

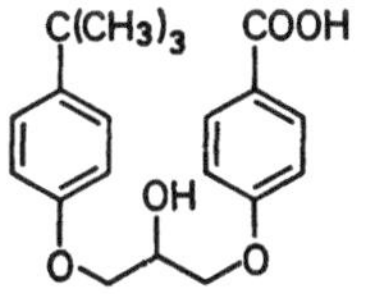

p-[3-(*p-tert.*-Butylphenoxy)-2-hydroxypropoxy]-benzoesäure = 4-[3-[4-(1,1-Dimethylethyl)phenoxy]-2-hydroxypropoxy]benzoesäure (●)

S *Terbufibrol***

V Antilipidaemicum

6511 $C_{20}H_{25}NO_2$
59 859-58-4

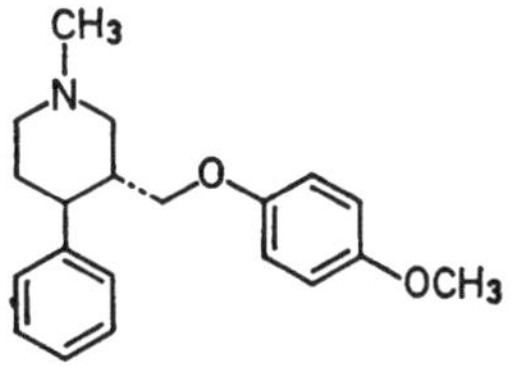

trans-(+)-3-[(4-Methoxyphenoxy)methyl]-1-methyl-4-phenylpiperidin (●)

H Hydrochlorid (56 222-04-9)

S *Femoxetinhydrochlorid***, FG 4963

V Antidepressivum

6512 $C_{20}H_{25}N_3O_2$
5793-04-4

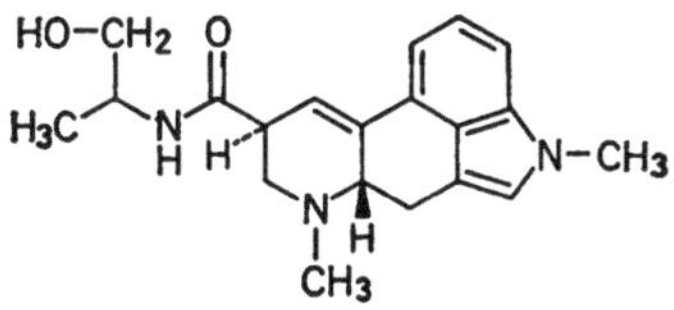

[8β(*S*)]-9,10-Didehydro-*N*-(2-hydroxy-1-methylethyl)-1,6-dimethylergolin-8-carboxamid (●)

S *Propisergid***

V Migränetherapeuticum

6513 $C_{20}H_{26}Br_2N_2O$
54 785-02-3

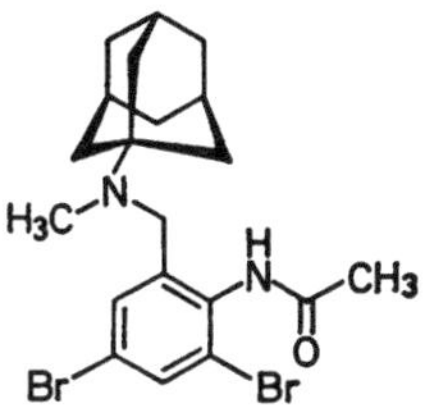

α-(1-Adamantylmethylamino)-4′,6′-dibrom-*o*-acetotoluidid = 2′-[(*N*-1-Adamantyl-*N*-methylamino)-methyl]-4′,6′-dibromacetanilid = *N*-(2-Acetamido-3,5-dibrombenzyl)-*N*-methyl-1-adamantanamin = *N*-[2,4-Dibrom-6-[(methyltricyclo[3.3.1.1^{3,7}]dec-1-ylamino)methyl]phenyl]-acetamid (●)

S *Adamexin***

V Mucolyticum

6514 $C_{20}H_{26}N_2O$
53 716-46-4

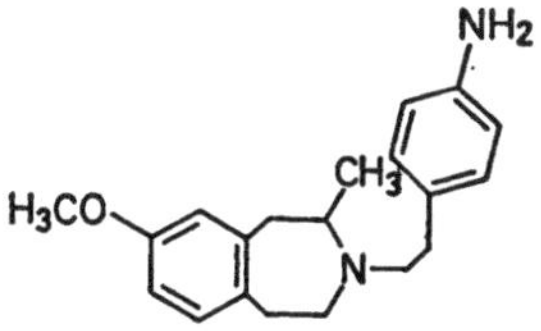

(−)-3-(*p*-Aminophenethyl)-2,3,4,5-tetrahydro-8-methoxy-2-methyl-1*H*-3-benzazepin = (−)-4-[2-(1,2,4,5-Tetrahydro-8-methoxy-2-methyl-3*H*-3-benzazepin-3-yl)ethyl]benzenamin (●)

H Hydrochlorid (53 716-45-3)

S *Anilopamhydrochlorid***, PR 786-723

V Analgeticum

6515 $C_{20}H_{27}NO$
58 313-74-9

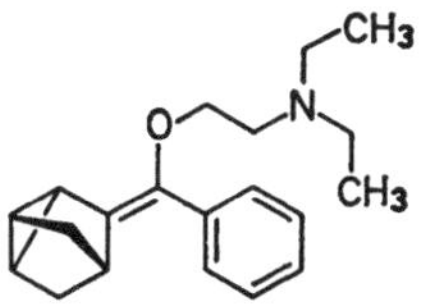

2-(α-Tricyclo[2.2.1.0^{2,6}]hept-3-ylidenbenzyloxy)-triethylamin = *N,N*-Diethyl-2-(phenyltricyclo-[2.2.1.0^{2,6}]hept-3-ylidenmethoxy)ethanamin (●)

S *Treptilamin***

V Spasmolyticum

6516 $C_{20}H_{27}NO_3$
13647-35-3

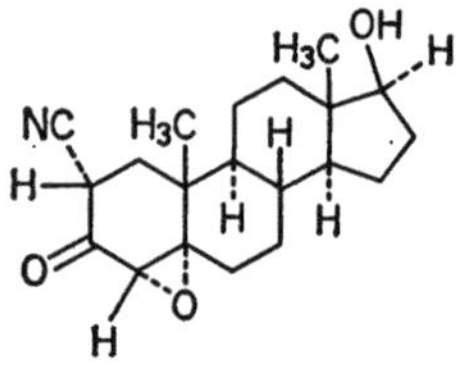

4α,5-Epoxy-17β-hydroxy-3-oxo-5α-androstan-2α-carbonitril = (2α,4α,5α,17β)-4,5-Epoxy-17-hydroxy-3-oxoandrostan-2-carbonitril (●)

S *Trilostan**, Win 24540

V Inhibitor der Nebennierenrindenfunktion

6517 $C_{20}H_{27}NO_4$
59170-23-9

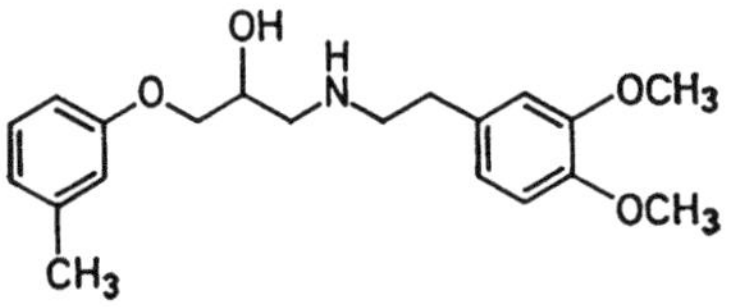

1-(3,4-Dimethoxyphenethylamino)-3-*m*-tolyloxy-propan-2-ol = 1-[[2-(3,4-Dimethoxyphenyl)ethyl]-amino]-3-(3-methylphenoxy)propan-2-ol (●)

H Hydrochlorid (42864-78-8)

S *Bevantololhydrochlorid***, CI-775

V adrenergischer β-Rezeptorenblocker, Antiarrhythmicum

6518 $C_{20}H_{29}NO$
57653-28-8

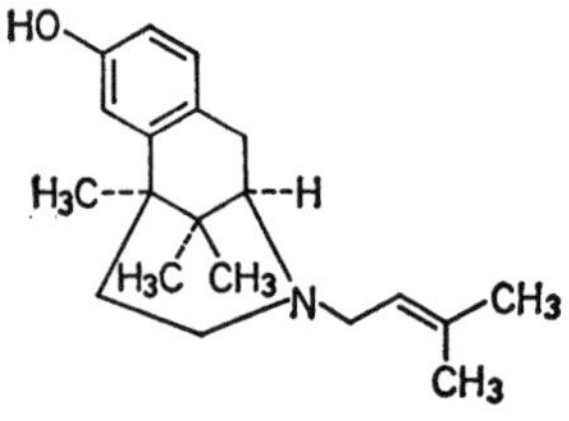

3-(3-Methyl-2-butenyl)-1,2,3,4,5,6-hexahydro-6,11,11-trimethyl-2,6-methano-3-benzazocin-8-ol = 1,2,3,4,5,6-Hexahydro-6,11,11-trimethyl-3-(3-methyl-2-butenyl)-2,6-methano-3-benzazocin-8-ol (●)

S *Ibazocin**

V Analgeticum

6519 $C_{20}H_{29}NO_3$
22150-28-3

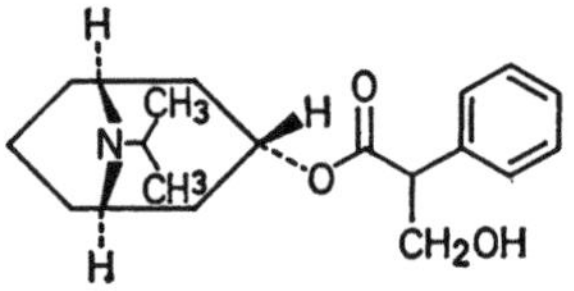

9-Isopropylgranatolin-(±)-tropat(ester) = *endo*-(±)-α-(Hydroxymethyl)benzenessigsäure-9-(1-methylethyl)-9-azabicyclo[3.3.1]non-3-ylester (●)

S *Ipragratin***, Kor 12-CL

V Anticholinergicum, Spasmolyticum

6520 $C_{20}H_{29}N_5O_3$
59184-78-0

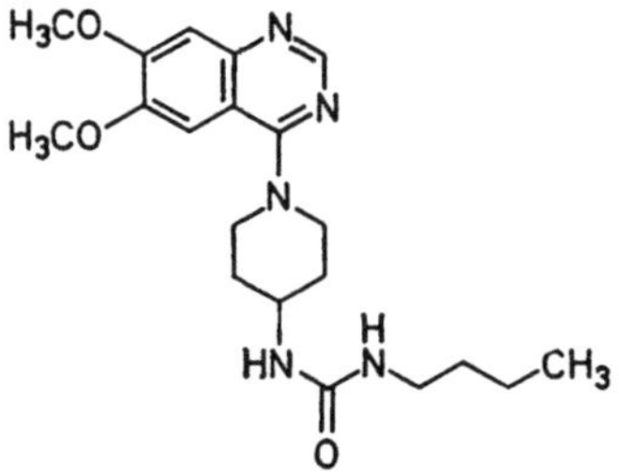

1-Butyl-3-[1-(6,7-dimethoxychinazolin-4-yl)-4-piperidyl]-harnstoff = *N*-Butyl-*N'*-[1-(6,7-dimethoxy-4-chinazolinyl)-4-piperidinyl]harnstoff (●)

S BDPU, UK-14275

V Coronarvasodilatans

6521 $C_{20}H_{31}N_3O_6S$
50846-45-2

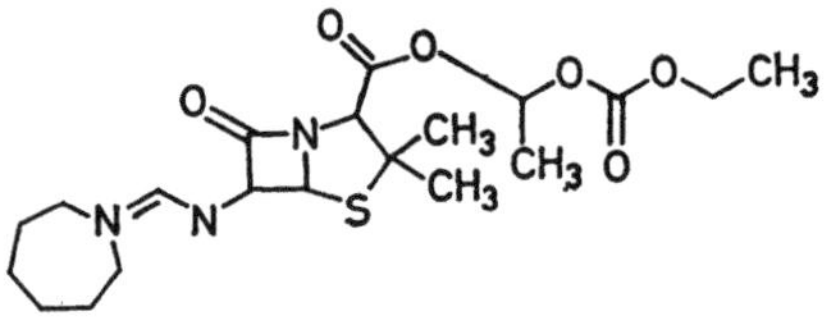

(2*S*,5*R*,6*R*)-6β-[[(Hexahydro-1*H*-azepin-1-yl)-methylen]-amino]-3,3-dimethyl-7-oxo-4-thia-1-azabicyclo[3.2.0]heptan-2-carbonsäure-1-(ethoxy-carbonyloxy)-ethylester = 1'-(Ethoxycarbonyl-oxy)-ethyl-6β-[(hexahydro-1*H*-azepin-1-yl)-

methylenamino]-penicillinat = [2*S*-(2α,5α,6β)]-6-[[(Hexahydro-1*H*-azepin-1-yl)methylen]amino]-3,3-dimethyl-7-oxo-4-thia-1-azabicyclo[3.2.0]-heptan-2-carbonsäure-1-[(ethoxycarbonyl)oxy]-ethylester (●)

S *Bacmecillinam**

V Antibioticum

6522 $C_{20}H_{32}O_3S$

53 602-61-2

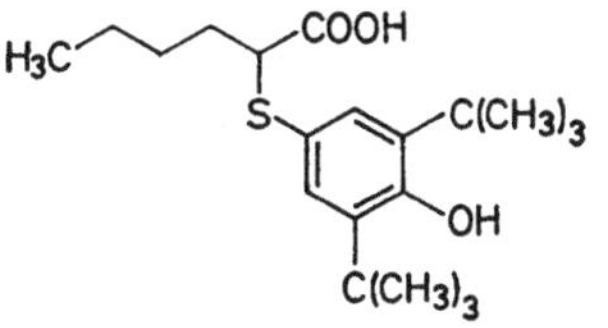

2-(3,5-Di-*tert.*-butyl-4-hydroxyphenylthio)-capronsäure = 2-[[3,5-Bis(1,1-dimethylethyl)-4-hydroxyphenyl]thio]hexansäure (●)

S DH 990, DL 990

V Hypocholesterinämicum

6523 $C_{20}H_{33}N_3O_4$

56 980-93-9

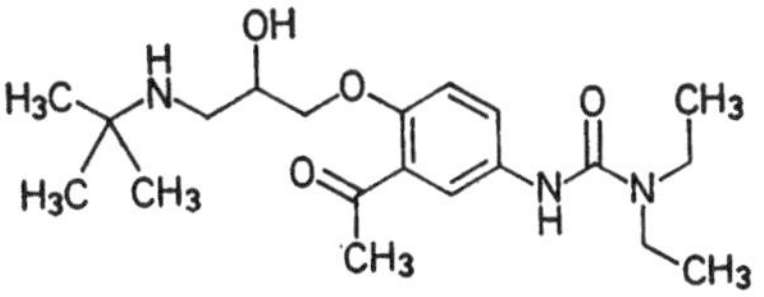

3-[3-Acetyl-4-(3-*tert.*-butylamino-2-hydroxypropoxy)-phenyl]-1,1-diethylharnstoff = *N'*-[3-Acetyl-4-[3-[(1,1-dimethylethyl)amino]-2-hydroxypropoxy]phenyl]-*N,N*-diethylharnstoff (●)

S *Celiprolol***

V adrenergischer β-Rezeptorenblocker

6524 $C_{20}H_{34}AuO_9PS$

34 031-32-8

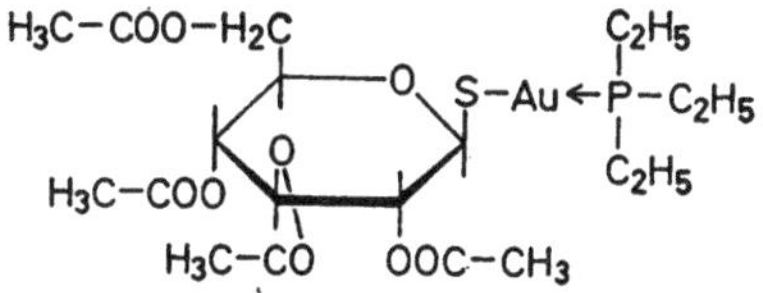

(1-Thio-β-D-glucopyranosato)(triethylphosphin)-gold-2,3,4,6-tetraacetat = (2,3,4,6-Tetra-*O*-acetyl-1-thio-β-D-glucopyranosato-*S*)(triethylphosphin)-gold (●)

S *Auranofin***, SKF 39 162

V Antiarthriticum, Antirheumaticum

6525 $C_{20}H_{37}N_3O_{13}$

1403-76-5

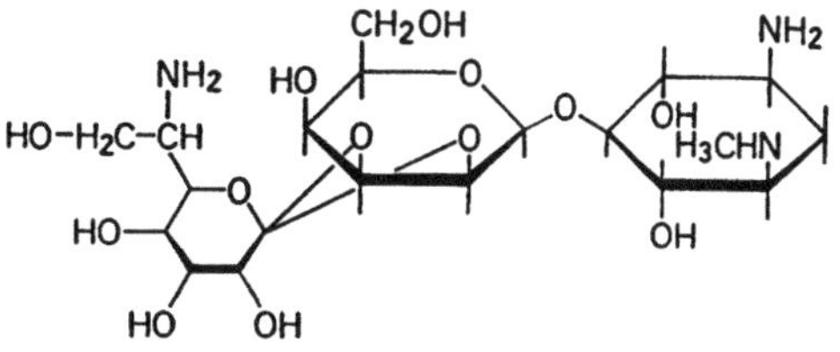

5-*O*-[2,3-*O*-(6-Amino-6-deoxyheptapyranosyliden)-β-D-talopyranosyl]-2-deoxy-N^1-methyl-D-streptamin (●)

S *Hygromycin B*, Hygrovetine

V Antibioticum aus Streptomyces hygroscopicus (Veterinär-Anthelminthicum)

6526 $C_{20}H_{38}O_2$

54 460-46-7

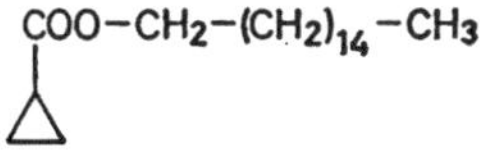

Hexadecylcyclopropancarboxylat = Cyclopropancarbonsäurehexadecylester (●)

S *Cycloprate*, Zardex, ZR-856

V Miticid

6527 $C_{20}H_{41}N_5O_7$

52 093-21-7

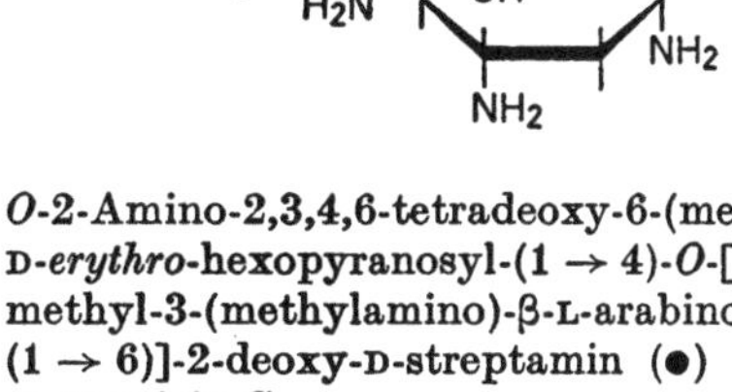

O-2-Amino-2,3,4,6-tetradeoxy-6-(methylamino)-α-D-*erythro*-hexopyranosyl-(1 → 4)-*O*-[3-deoxy-4-*C*-methyl-3-(methylamino)-β-L-arabinopyranosyl-(1 → 6)]-2-deoxy-D-streptamin (●) = *N*-Methylgentamicin C_{1A}

S *Sagamicin*, XK-62-2

V Antibioticum aus Micromonospora sagamiensis var. nonreducans nov. sp. MM 62

6528 $C_{21}H_{17}NO_9S_2$
54935-03-4

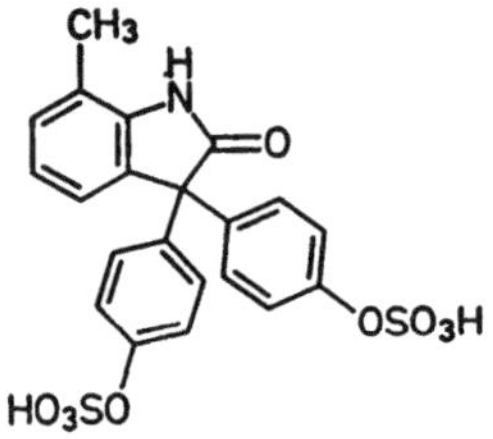

3,3-Bis-(*p*-hydroxyphenyl)-7-methyl-2-indolinon-bis-(hydrogensulfat)(ester) = 1,3-Dihydro-7-methyl-3,3-bis[4-(sulfooxy)phenyl]-2*H*-indol-2-on (●)

H Dinatriumsalz (54935-04-5)

S DAN-603, *Sulisatin-Natrium**

V Laxativum

6529 $C_{21}H_{20}ClNS$
36471-39-3

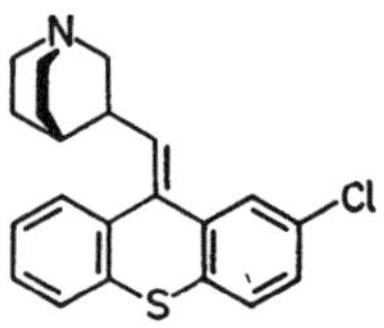

3-[(2-Chlorthioxanthen-9-yliden)-methyl]-chinuclidin = 3-[(2-Chlor-9*H*-thioxanthen-9-yliden)-methyl]-1-azabicyclo[2.2.2]octan (●)

S LM 21005, *Nuclotixen***

V Antidepressivum

6530 $C_{21}H_{21}ClN_2O_2$
57916-70-8

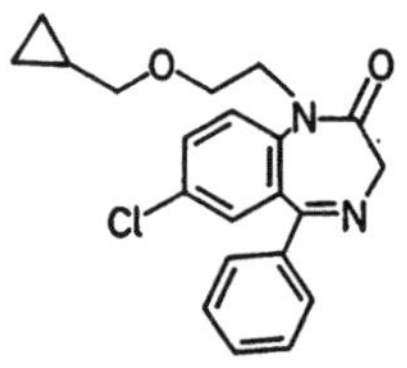

7-Chlor-1-[2-(cyclopropylmethoxy)ethyl]-1,3-dihydro-5-phenyl-2*H*-1,4-benzodiazepin-2-on (●)

S *Iclazepam***

V Tranquillizer

6531 $C_{21}H_{22}ClFN_4O_2$
59831-65-1

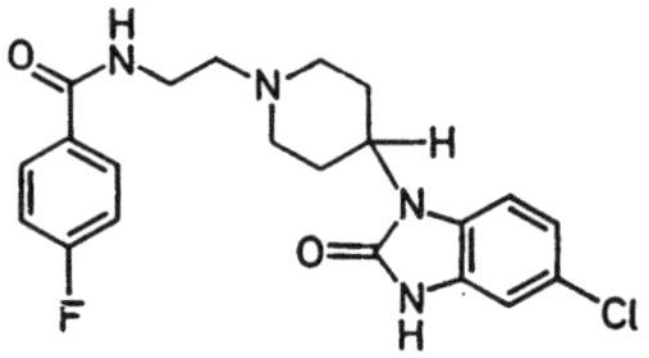

N-[2-[4-(5-Chlor-2-oxo-1-benzimidazolinyl)-piperidino]-ethyl]-*p*-fluorbenzamid = *N*-[2-[4-(5-Chlor-2,3-dihydro-2-oxo-1*H*-benzimidazol-1-yl)-1-piperidinyl]ethyl]-4-fluorbenzamid (●)

S *Halopemid**, R 34301

V Neurolepticum

6532 $C_{21}H_{23}NO_5$
3246-21-7

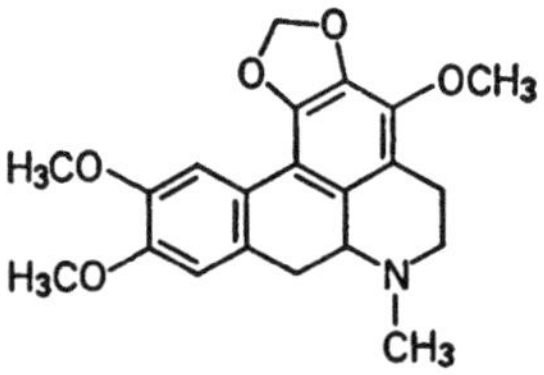

1,2-Methylendioxy-3,9,10-trimethoxyaporphin = (*S*)-6,7,7a,8-Tetrahydro-4,10,11-trimethoxy-7-methyl-5*H*-benzo[*g*]-1,3-benzodioxolo[6,5,4-*de*]-chinolin (●)

S *Ocotein, Thalicmin*

V Hustensedativum (Alkaloid aus Thalictrum minus, Nectandra saligna oder Phoebe porfiria)

6533 $C_{21}H_{24}F_3N$
35764-73-9

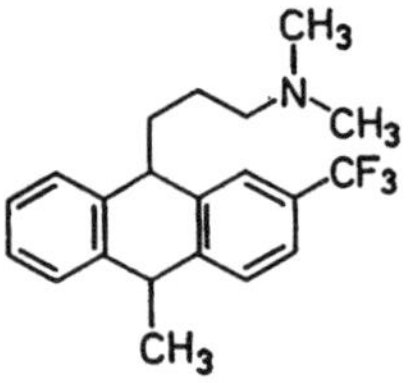

cis-(±)-9,10-Dihydro-*N*,*N*,10-trimethyl-2-(trifluormethyl)-9-anthracenpropylamin = *cis*-(±)-9,10-Dihydro-*N*,*N*,10-trimethyl-2-(trifluormethyl)-9-anthracenpropanamin (●)

H Hydrochlorid (57363-14-1)

S *Fluotracenhydrochlorid***, SKF 28175

V Antidepressivum, Tranquillizer

6534 $C_{21}H_{24}N_2O$
35452-73-4

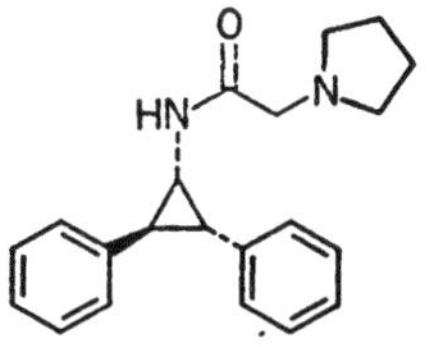

N-(2,3-*cis,trans*-Diphenylcyclopropyl)-1-pyrrolidinacetamid = *N*-Pyrrolidinoacetyl-2,3-*cis,trans*-diphenylcyclopropylamin = (1α,2α,3β)-*N*-(2,3-Diphenylcyclopropyl)-1-pyrrolidinacetamid (●)

S *Ciprafamid***, Z 839

V Antiarrhythmicum

6535 $C_{21}H_{24}O_2$
40542-65-2

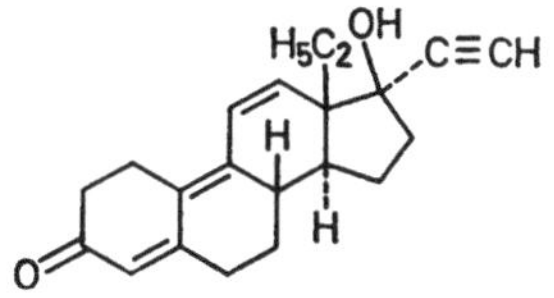

13-Ethyl-17β-hydroxy-18,19-dinor-17α-pregna-4,9,11-trien-20-in-3-on = (17α)-13-Ethyl-17-hydroxy-18,19-dinorpregna-4,9,11-trien-20-in-3-on (●) = 13-Ethyl-17α-ethinyl-17β-hydroxygona-4,9,11-trien-3-on

S A 46745, *Äthylnorgestrienon*, *Ethylnorgestrienone*, R 2323, RU 2323

V Antiprogesteron

6536 $C_{21}H_{25}BrF_2O_5$
57781-15-4

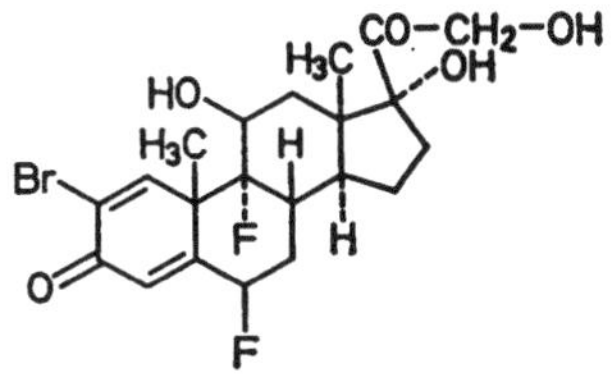

2-Brom-6β,9α-difluor-11β,17α,21-trihydroxy-pregna-1,4-dien-3,20-dion = (6β,11β)-2-Brom-6,9-difluor-11,17,21-trihydroxypregna-1,4-dien-3,20-dion (●)

H auch 17,21-Diacetat (57781-14-3)

S *Halopredon***, Topicon

V antiphlogistisch und antiallergisch wirksames Glucocorticoid

6537 $C_{21}H_{26}Cl_2O$
37693-01-9

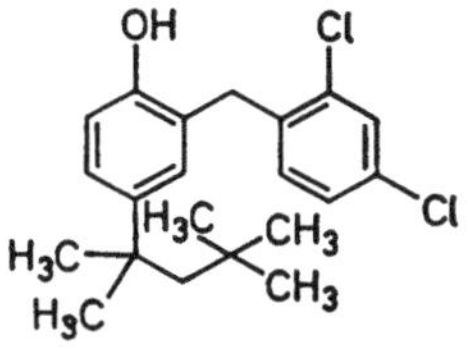

o-(2,4-Dichlorbenzyl)-*p*-(1,1,3,3-tetramethyl-butyl)-phenol = 2-[(2,4-Dichlorphenyl)methyl]-4-(1,1,3,3-tetramethylbutyl)phenol (●) = α-(2,4-Dichlorphenyl)-4-(1,1,3,3-tetramethylbutyl)-*o*-cresol

S *Clofoctol***, Octofène

V antibakterielles Bronchotherapeuticum

6538 $C_{21}H_{26}N_2O$
48203-83-4

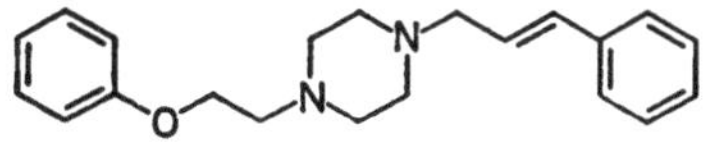

1-(2-Phenoxyethyl)-4-cinnamylpiperazin = 1-(2-Phenoxyethyl)-4-(3-phenyl-2-propenyl)piperazin (●)

H Dihydrochlorid (41331-77-5)

S AS 34

V Coronarvasodilatans, Spasmolyticum

6539 $C_{21}H_{26}N_2O_3$
25552-59-4

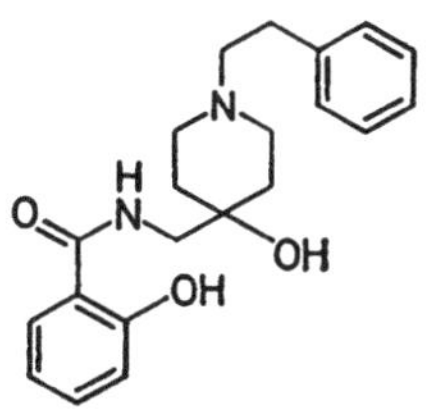

N-(4-Hydroxy-1-phenethyl-4-piperidylmethyl)-salicylamid = *N*-[[4-Hydroxy-1-(2-phenylethyl)-4-piperidinyl]methyl]-2-hydroxybenzamid (●)

H Hydrochlorid (25552-58-3)

S S 1592

V Antitussivum

6540 $C_{21}H_{26}O_2$
60282-87-3

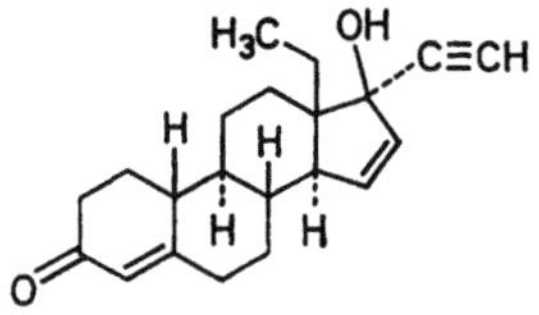

17α-Ethinyl-17β-hydroxy-18-methyl-4,15-östradien-3-on = 17-Hydroxy-18-methyl-19-nor-17α-pregna-4,15-dien-20-in-3-on = (17α)-13-Ethyl-17-hydroxy-18,19-dinorpregna-4,15-dien-20-in-3-on (●)

S *Gestoden***, SHB 331

V Progestogen

6541 $C_{21}H_{27}N$
57 982-78-2

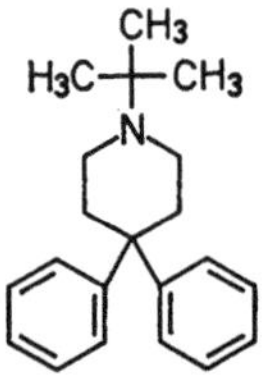

1-*tert.*-Butyl-4,4-diphenylpiperidin = 1-(1,1-Dimethylethyl)-4,4-diphenylpiperidin (●)

S *Budipin***

V Parkinsontherapeuticum, Antidepressivum

6542 $C_{21}H_{27}N_3O_5S$
40 966-79-8

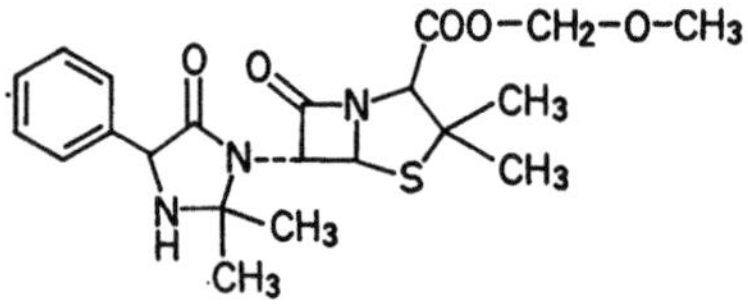

(2*S*,5*R*,6*R*)-6-(2,2-Dimethyl-5-oxo-4-phenyl-1-imidazolidinyl)-3,3-dimethyl-7-oxo-4-thia-1-azabicyclo[3.2.0]heptan-2-carbonsäuremethoxymethylester = [2*S*-(2α,5α,6β)]-6-(2,2-Dimethyl-5-oxo-4-phenyl-1-imidazolidinyl)-3,3-dimethyl-7-oxo-4-thia-1-azabicyclo[3.2.0]heptan-2-carbonsäuremethoxymethylester (●)

H auch [2*S*-[2α,5α,6β(*S**)]]-Verbindung (60 252-40-6)

S BL-P 1761, *Hetacillinmethoxymethylester*, *Sarpicillin**

V Antibioticum

6543 $C_{21}H_{28}O_2$
23 983-19-9

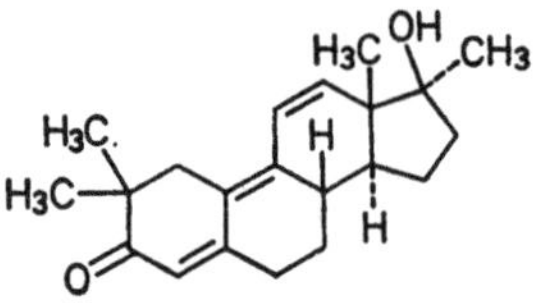

17β-Hydroxy-2,2,17-trimethyl-4,9,11-östratrien-3-on = (17β)-17-Hydroxy-2,2,17-trimethylöstra-4,9,11-trien-3-on (●)

S R 2956

V Antiandrogen

6544 $C_{21}H_{30}O_4S$
61951-99-3

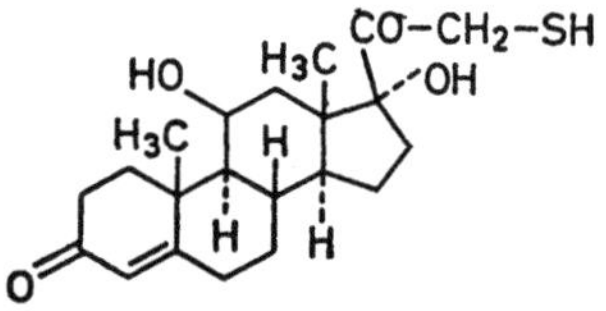

11β,17-Dihydroxy-21-mercapto-4-pregnen-3,20-dion = (11β)-11,17-Dihydroxy-21-mercaptopregn-4-en-3,20-dion (●)

S *Tiocortisol*, *Tixocortol**

V antiphlogistisch und antiallergisch wirksames Glucocorticoid

6545 $C_{21}H_{31}NO$
57 653-29-9

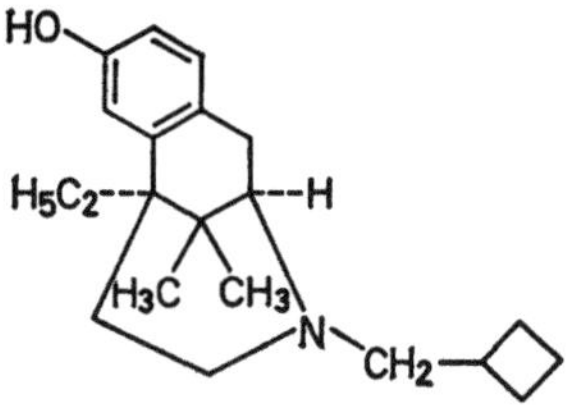

3-(Cyclobutylmethyl)-6-ethyl-1,2,3,4,5,6-hexahydro-11,11-dimethyl-2,6-methano-3-benzazocin-8-ol (●)

S *Cogazocin***

V Analgeticum

6546 $C_{21}H_{31}NO_2$
20 448-86-6

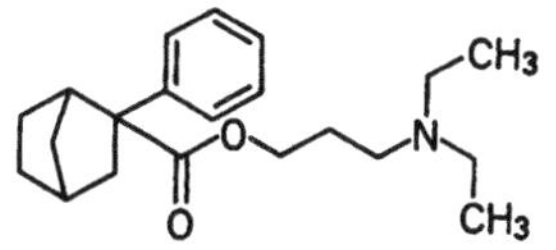

2-Phenyl-2-norbornancarbonsäure-3-(diethylamino)-propylester = 2-Phenylbicyclo[2.2.1]heptan-2-carbonsäure-3-(diethylamino)propylester (●)

H Hydrochlorid (26 908-91-3)

S *Bornaprinhydrochlorid***, Kr 339, Sormodren

V Parkinsontherapeuticum

6547 $C_{21}H_{32}O_5$
61 557-12-8

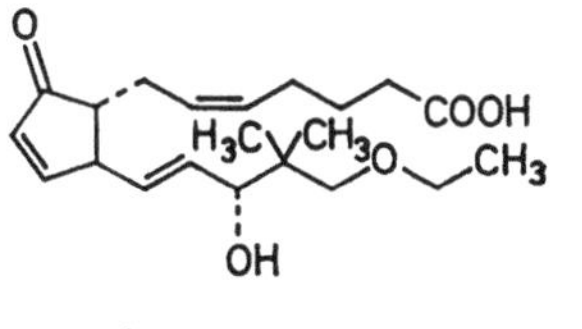

(±)-(*Z*)-7-[(1*R**,2*S**)-2-[(*E*)-3*R**-5-Ethoxy-3-hydroxy-4,4-dimethyl-1-pentenyl]-5-oxo-3-cyclopenten-1-yl]-5-heptensäure = [1α(*Z*),2β(1*E*,3*R**)]-7-[2-(5-Ethoxy-3-hydroxy-4,4-dimethyl-1-pentenyl)-5-oxo-3-cyclopenten-1-yl]-5-heptensäure (●)

S *Penprosten***

V Antihypertonicum

6548 $C_{21}H_{34}O_5$
55 028-70-1

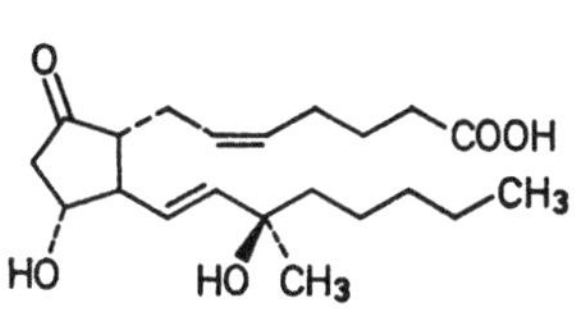

(*E,Z*)-(1*R*,2*R*,3*R*)-7-[3-Hydroxy-2-[(3*R*)-3-hydroxy-3-methyl-1-octenyl]-5-oxocyclopentyl]-5-heptensäure = (5*Z*,11α,13*E*,15*R*)-11,15-Dihydroxy-15-methyl-9-oxoprosta-5,13-dien-1-säure (●) = (15*R*)-15-Methylprostaglandin E_2

S *Arbaprostil***, U-42 842

V Ulcustherapeuticum

6549 $C_{21}H_{35}NO_2$
18 668-43-4

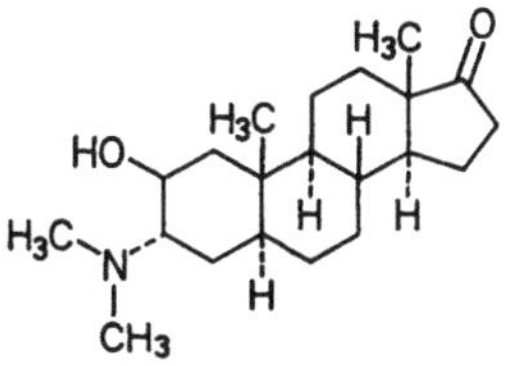

3α-Dimethylamino-2β-hydroxy-5α-androstan-17-on = (2β,3α,5α)-3-(Dimethylamino)-2-hydroxyandrostan-17-on (●)

S Org NA 13

V Anästheticum, Antiarrhythmicum

6550 $C_{21}H_{35}N_3$
51 481-62-0

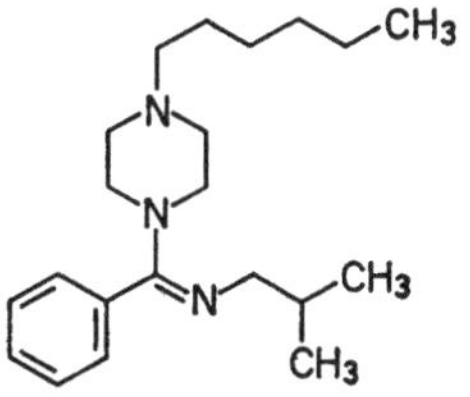

1-Hexyl-4-(*N*-isobutylbenzimidoyl)-piperazin = *N*-[(4-Hexyl-1-piperazinyl)phenylmethylen]-2-methyl-1-propanamin (●)

Maleinat (1:2) (51 481-63-1)

S *Bucainidmaleat***

V Antiarrhythmicum

6551 $C_{21}H_{36}O_4$
51 953-95-8

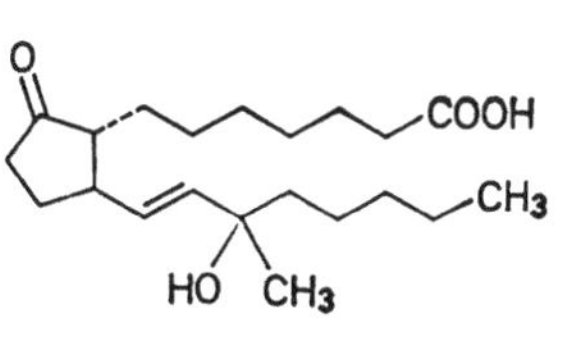

(1*R**,2*R**)-2-[(*E*)-3-Hydroxy-3-methyl-1-octenyl]-5-oxocyclopentanheptansäure = (13*E*)-15-Hydroxy-15-methyl-9-oxoprost-13-en-1-säure (●)

S AY-24 559, *Doxaprost***

V Bronchodilatans

6552 $C_{21}H_{36}O_5$
35 700-23-3

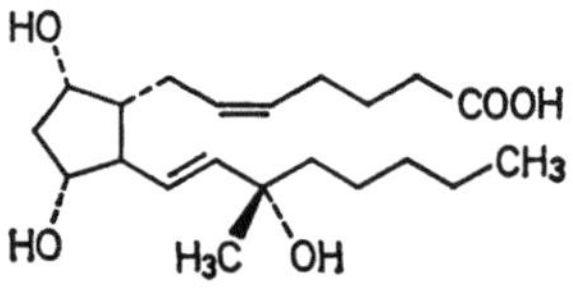

(E,Z)-(1R,2R,3R,5S)-7-[3,5-Dihydroxy-2-[(3S)-3-hydroxy-3-methyl-1-octenyl]-cyclopentyl]-5-heptensäure = (5Z,9α,11α,13E,15S)-9,11,15-Trihydroxy-15-methylprosta-5,13-dien-1-säure (●)

S *Carboprost***, *15-Methyl-PGF*$_{2\alpha}$, *15(S)-15-Methylprostaglandin F*$_{2\alpha}$, 15M-PG, U-32921

V Oxytocicum

6552-01 58 551-69-2

H Tromethamolsalz (1:1) (Nr. 212)

S *Carboprost-Tromethamin*, U-32921 E

V Oxytocicum

6553 $C_{21}H_{41}N_5O_7$
56 391-56-1

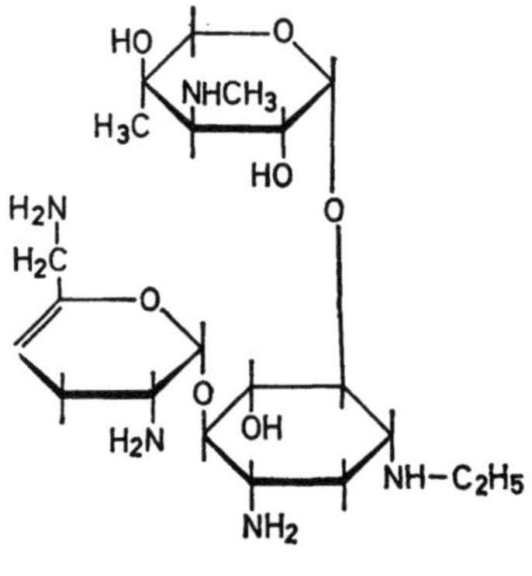

O-3-Deoxy-4-C-methyl-3-(methylamino)-β-L-arabinopyranosyl-(1 → 4)-O-[2,6-diamino-2,3,4,6-tetradeoxy-α-D-*glycero*-hex-4-enopyranosyl-(1 → 6)-2-deoxy-N^3-ethyl-L-streptamin = (2S-*cis*)-4-O-[3-Amino-6-(aminomethyl)-3,4-dihydro-2H-pyran-2-yl]-2-deoxy-6-O-[3-deoxy-4-C-methyl-3-(methylamino)-β-L-arabinopyranosyl]-N^1-ethyl-D-streptamin (●)

H Sulfat (2:5) (56 391-57-2)

S *Netilmicinsulfat***, Sch 20569

V Antibioticum

6554 $C_{22}H_{14}Cl_2J_2N_2O_2$
57 808-65-8

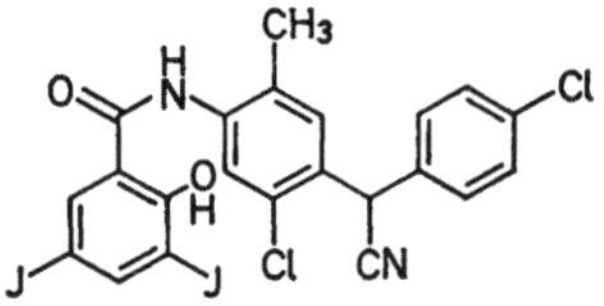

5'-Chlor-4'-(p-chlor-α-cyanobenzyl)-3,5-dijod-2'-methylsalicylanilid = 5'-Chlor-α$^{4'}$-(p-chlorphenyl)-α$^{4'}$-cyano-3,5-dijod-2',4'-salicyloxylidid = N-[5-Chlor-4-[(4-chlorphenyl)cyanomethyl]-2-methylphenyl]-2-hydroxy-3,5-dijodbenzamid (●)

S *Closantel***, R 31520

V Anthelminthicum

6555 $C_{22}H_{14}O_9$
4431-00-9

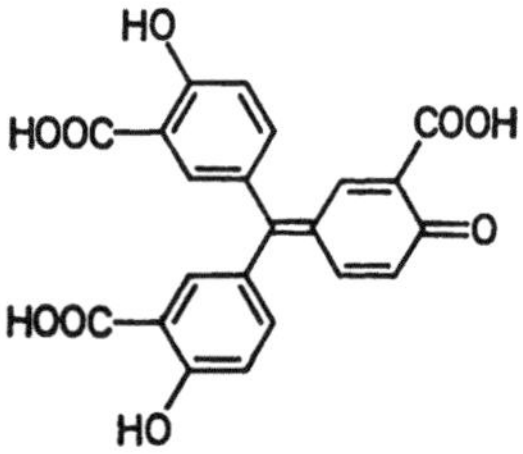

3-[Bis-(3-carboxy-4-hydroxyphenyl)-methylen]-6-oxo-1,4-cyclohexadien-1-carbonsäure = 5-[(3-Carboxy-4-hydroxyphenyl)(3-carboxy-4-oxo-2,5-cyclohexadien-1-yliden)methyl]-2-hydroxybenzoesäure (●) = Aurintricarbonsäure

H Triammoniumsalz (569-58-4)

S Aluminon, *Ammoniumaurintricarboxylat*, Lysofon, *Tricarbaurinium*

V Hyaluronidaseinhibitor, Reagenz

6556 $C_{22}H_{18}O_4$
17 667-23-1

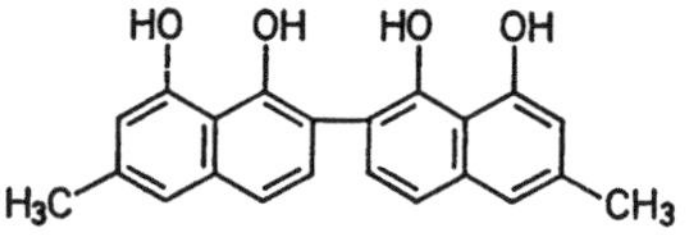

6,6'-Dimethyl-2,2'-binaphthyl-1,1',8,8'-tetrol = 6,6'-Dimethyl[2,2'-binaphthalen]-1,1',8,8'-tetrol (●)

S *Diospyrol*

V Anthelminthicum aus den Früchten von Diospyros mollis

6557 — $C_{22}H_{21}ClN_2O_6$
57 645-05-3

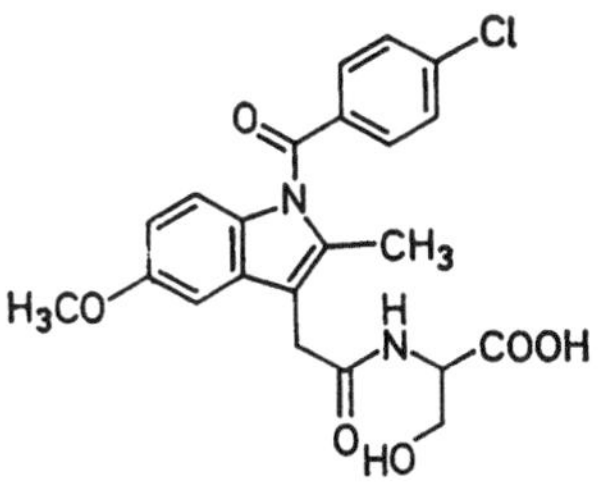

N-[[1-(4-Chlorbenzoyl)-5-methoxy-2-methyl-3-indolyl]acetyl]-L-serin = *N*-[[1-(4-Chlorbenzoyl)-5-methoxy-2-methyl-1*H*-indol-3-yl]acetyl]-L-serin (●)

S *Sermetacin***, SHG 318 AB

V Antiphlogisticum

6558 — $C_{22}H_{22}N_2O_6S_2$
59 070-07-4

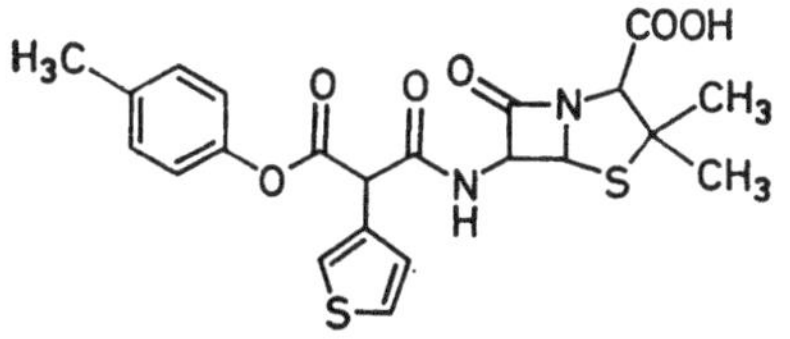

p-Tolyl-(*R*)-*N*-[(2*S*,5*R*,6*R*)-(2-carboxy-3,3-dimethyl-7-oxo-4-thia-1-azabicyclo[3.2.0]hept-6-yl)]-3-thiophenmalonamat = [2*S*-[2α,5α,6β(*S**)]]-3,3-Dimethyl-6-[[3-(4-methylphenoxy)-1,3-dioxo-2-(3-thienyl)propyl]amino]-7-oxo-4-thia-1-azabicyclo[3.2.0]heptan-2-carbonsäure (●)

H Natriumsalz (59 070-06-3)

S BRL 12594, *Ticarcillin-cresyl-Sodium*

V Antibioticum

6559 — $C_{22}H_{23}NO_5$
571-95-9

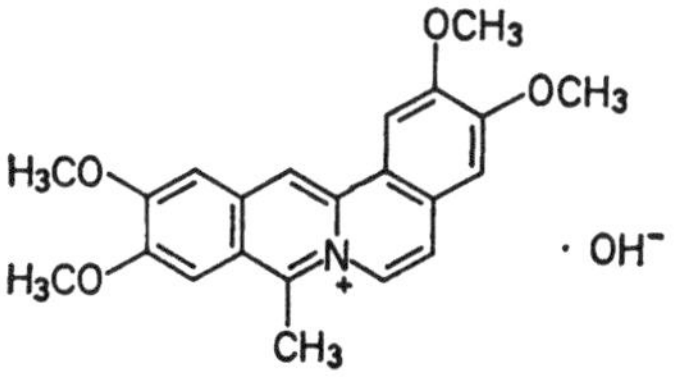

2,3,10,11-Tetramethoxy-8-methyldibenzo[*a*,*g*]chinoliziniumhydroxid (●) = 5,6,7,8,13,13a-Hexadehydro-2,3,10,11-tetramethoxy-8-methylberbiniumhydroxid

H Chlorid (38 989-38-7)

S *Coralynchlorid*, NSC-96 349

V Cytostaticum (Antileukämicum)

6560 — $C_{22}H_{24}ClN_3O$
58 581-89-8

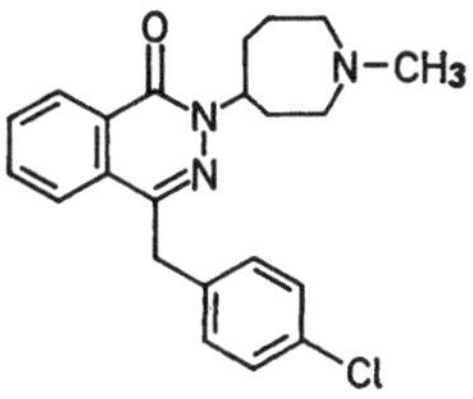

4-(*p*-Chlorbenzyl)-2-(hexahydro-1-methyl-1*H*-azepin-4-yl)-phthalazin-1(2*H*)-on = 4-[(4-Chlorphenyl)methyl]-2-(hexahydro-1-methyl-1*H*-azepin-4-yl)-1(2*H*)-phthalazinon (●)

S *Azelastin***

V Antihistaminicum

6561 — $C_{22}H_{24}ClN_5O_2$
57 808-66-9

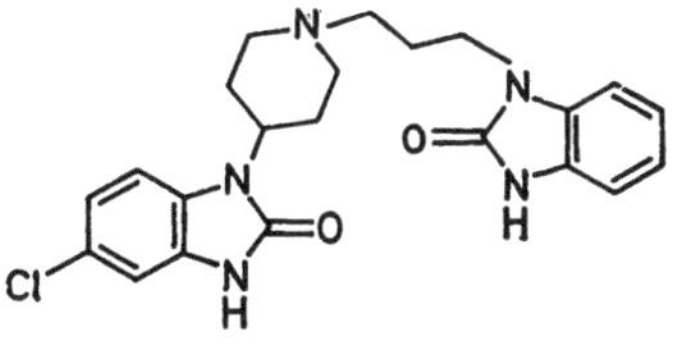

5-Chlor-1-[1-[3-(2-oxo-1-benzimidazolinyl)-propyl]-4-piperidyl]-2-benzimidazolinon = 5-Chlor-1-[1-[3-(2,3-dihydro-2-oxo-1*H*-benzimidazol-1-yl)-propyl]-4-piperidinyl]-1,3-dihydro-2*H*-benzimidazol-2-on (●)

S *Domperidon***, R 33812

V Antiemeticum

6562 — $C_{22}H_{26}N_2O_2$
42 971-09-5

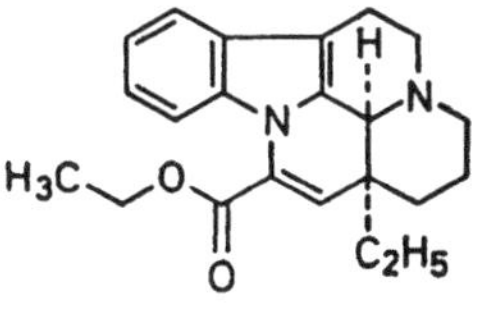

Apovincaminsäureethylester = (3α,16α)-Eburnamenin-14-carbonsäureethylester (●) = Ethylapovincamin-22-oat

S Cavinton, RGH-4405, *Vinpocetin***

V Cerebrotonicum

6563 $C_{22}H_{27}ClN_2O$
59729-31-6

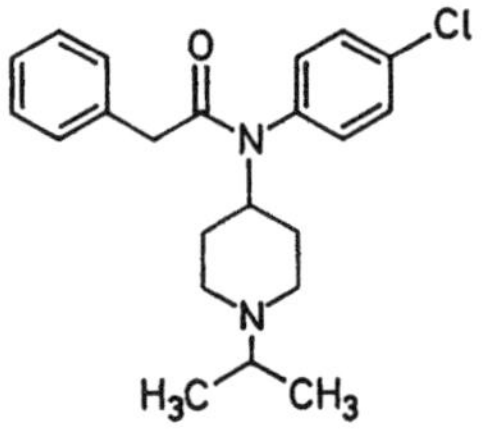

4'-Chlor-*N*-(1-isopropyl-4-piperidyl)-2-phenyl-acetanilid = *N*-(4-Chlorphenyl)-*N*-[1-(1-methyl-ethyl)-4-piperidinyl]benzenacetamid (●)

H Monohydrochlorid (58934-46-6)

S *Lorcainidhydrochlorid**, R 15889

V Antiarrhythmicum

6564 $C_{22}H_{27}NO_2$
57574-09-1

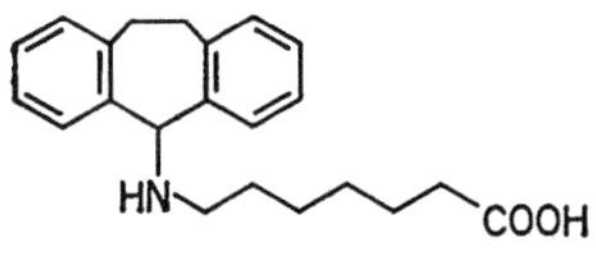

7-[(10,11-Dihydro-5*H*-dibenzo[*a,d*]cyclohepten-5-yl)amino]heptansäure (●)

H Hydrochlorid (30272-08-3)

S *Amineptinhydrochlorid***, S 1694, Survector 100

V Psychoanalepticum

6565 $C_{22}H_{28}ClNO_3$

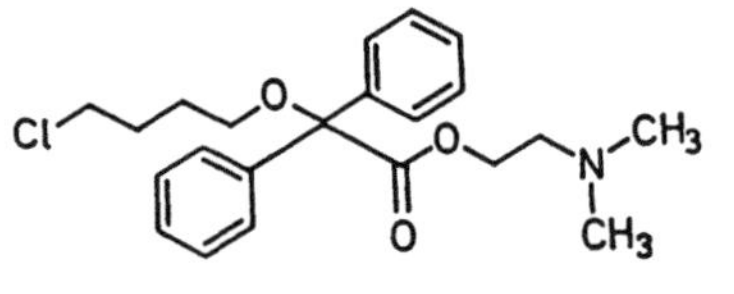

2-(4-Chlorbutoxy)-2,2-diphenylessigsäure-2-dimethylaminoethylester = α-(4-Chlorbutoxy)-α-phenylbenzenessigsäure-2-(dimethylamino)ethyl-ester (●)

H Hydrochlorid (1446-44-2)

S Satal

V Hypolipämicum

6566 $C_{22}H_{30}F_2N_{10}$
53416-52-7

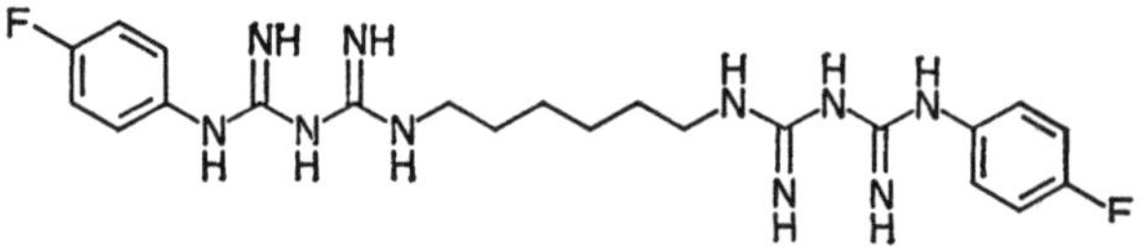

1,1'-Hexamethylen-bis-[5-(*p*-fluorphenyl)-biguanid = 1,6-Bis-[5-(*p*-fluorphenyl)-diguanido]-hexan = *N,N''*-Bis(4-fluorphenyl)-3,12-diimino-2,4,11,13-tetraazatetradecandiimidamid (●)

S *Fluorhexidin*

V Kariesprophylacticum

6567 $C_{22}H_{30}N_2O_2S$
56030-54-7

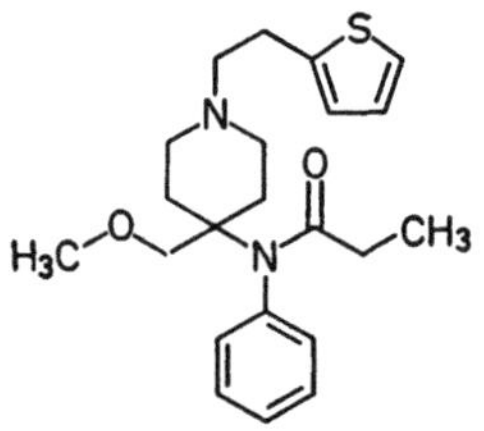

N-[4-(Methoxymethyl)-1-[2-(2-thienyl)ethyl]-4-piperidyl]-propionanilid = *N*-[4-(Methoxymethyl)-1-[2-(2-thienyl)ethyl]-4-piperidinyl]-*N*-phenyl-propanamid (●)

H auch Citrat (60561-17-3)

S R 30730, *Sufentanil***

V Analgeticum

6568 $C_{22}H_{34}N_2O_3$

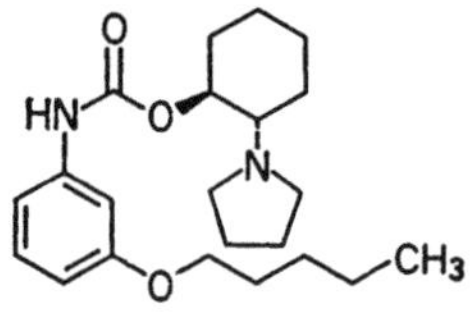

trans-[3-(Pentyloxy)phenyl]carbamidsäure-2-(1-pyrrolidinyl)cyclohexylester (●) = *trans-m*-Pentyl-oxycarbanilsäure-2-(1-pyrrolidinyl)-cyclohexyl-ester

H Monohydrochlorid (38198-35-5)

S K 1902, *Pentacaine*

V Lokalanästheticum

6569 $C_{22}H_{34}O_5$
125-65-5

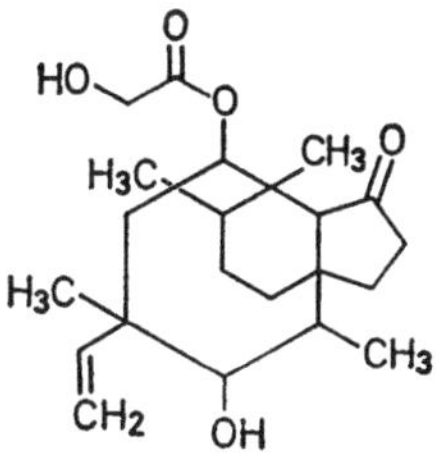

Glykolsäure-8-ester mit Octahydro-5,8-dihydroxy-4,6,9,10-tetramethyl-6-vinyl-3a,9-propano-3a*H*-cyclopentacycloocten-1(4*H*)-on = Hydroxyessigsäure-6-ethenyldecahydro-5-hydroxy-4,6,9,10-tetramethyl-1-oxo-3a,9-propano-3a*H*-cyclopentacycloocten-8-ylester (●)

S *Drosophilin B*, *Pleuromulin***, *Pleuromutilin*
V Antibioticum aus Pleurotus mutilis und anderen Pleurotus-Arten

6570 $C_{22}H_{36}O_5$
54120-61-5

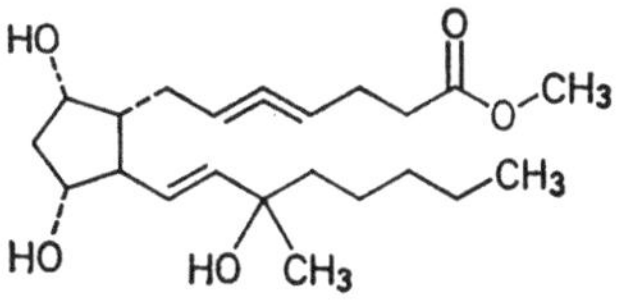

(±)-7-[(1*R**,2*R**,3*R**,5*S**)-3,5-Dihydroxy-2-[(*E*)-3-hydroxy-3-methyl-1-octenyl]-cyclopentyl]-4,5-heptadiensäuremethylester = (±)-(9α,11α,13*E*)-9,11,15-Trihydroxy-15-methylprosta-4,5,13-trien-1-säuremethylester (●)

S *Prostalen**, RS-9390, Synchrocept
V Luteolyticum

6571 $C_{23}H_{18}N_2O_2$
32710-91-1

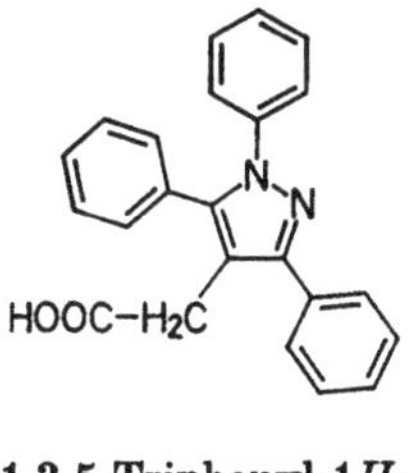

1,3,5-Triphenyl-1*H*-pyrazol-4-essigsäure (●)

S *Trifezolac***
V Analgeticum, Antiphlogisticum

6572 $C_{23}H_{25}F_2N_3O_2$
54965-22-9

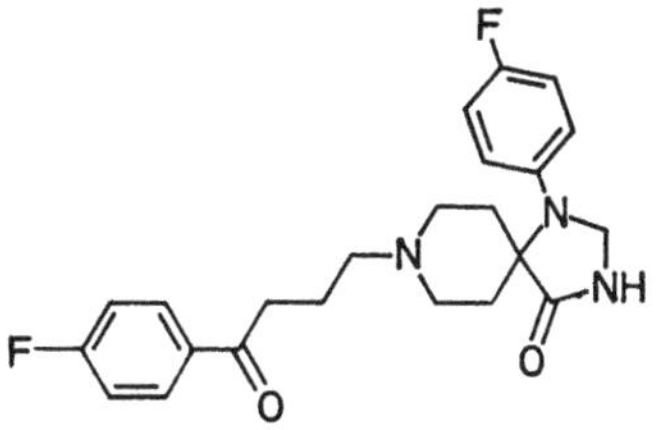

8-[3-(4-Fluorbenzoyl)-propyl]-1-(4-fluorphenyl)-1,3,8-triazaspiro[4.5]decan-4-on = 8-[4-(4-Fluorphenyl)-4-oxobutyl]-1-(4-fluorphenyl)-1,3,8-triazaspiro[4.5]decan-4-on (●)

S *Fluspiperon***, R 28930
V Neurolepticum

6573 $C_{23}H_{27}F_3N_2O_2S$
47682-41-7

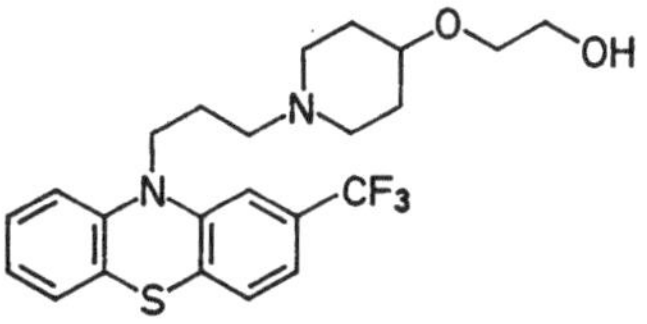

2-[[1-[3-[2-(Trifluormethyl)-phenothiazin-10-yl]-propyl]-4-piperidyl]-oxy]-ethanol = 2-[[1-[3-[2-(Trifluormethyl)-10*H*-phenothiazin-10-yl]propyl]-4-piperidinyl]oxy]ethanol (●)

S *Flupimazin***, RU 17033
V Neurolepticum

6574 $C_{23}H_{27}N_5O_7S$
61477-96-1

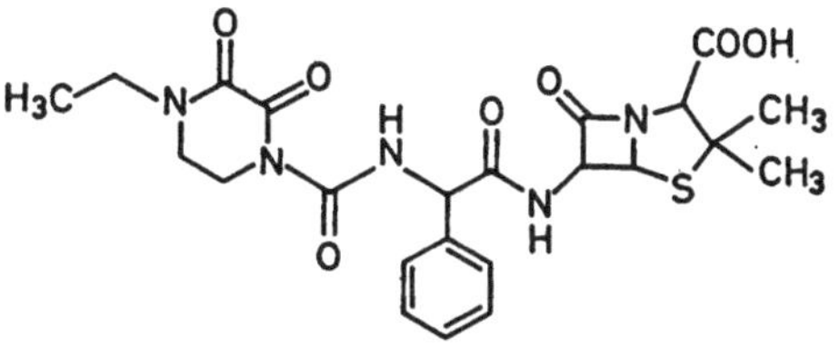

(2*S*,5*R*,6*R*)-6-[(2*R*)-2-[(4-Ethyl-2,3-dioxo-1-piperazinyl)-formamido]-2-phenylacetamido]-3,3-dimethyl-7-oxo-4-thia-1-azabicyclo[3.2.0]heptan-2-carbonsäure = [2*S*-[2α,5α,6β(*S**)]]-6-[[[[(4-Ethyl-2,3-dioxo-1-piperazinyl)carbonyl]amino]-phenylacetyl]amino]-3,3-dimethyl-7-oxo-4-thia-1-azabicyclo[3.2.0]heptan-2-carbonsäure (●)

S *Piperacillin**
V Antibioticum

6575 $C_{23}H_{29}ClO_5$
38 462-04-3

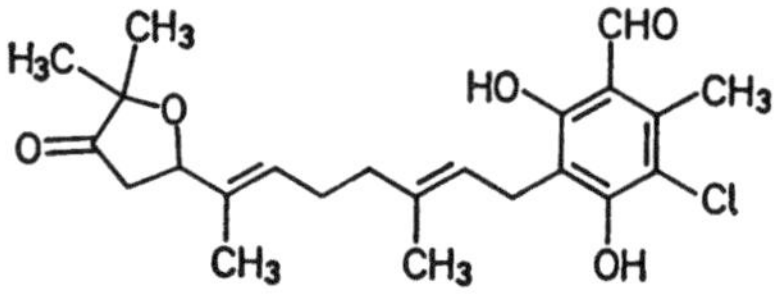

[*S*-(*E*,*E*)]-3-Chlor-4,6-dihydroxy-2-methyl-5-[3-methyl-7-(tetrahydro-5,5-dimethyl-4-oxo-2-furanyl)-2,6-octadienyl]benzaldehyd (●)

S *Ascofuranone*

V Hypolipämicum (Antibioticum aus Ascochyta viciae)

6576 $C_{23}H_{29}NO_3$
60 569-19-9

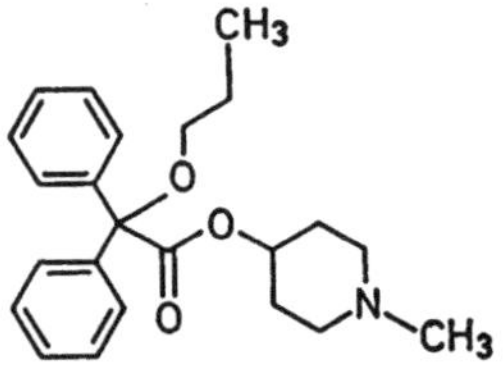

α,α-Diphenylpropoxyessigsäure-1-methyl-4-piperidylester = α-Phenyl-α-propoxybenzenessigsäure-1-methyl-4-piperidinylester (●) = *O*-Propylbenzilsäure-1-methyl-4-piperidylester

S P 4

V Parkinsontherapeuticum

6577 $C_{23}H_{30}BrN_3O_2$
60 019-20-7

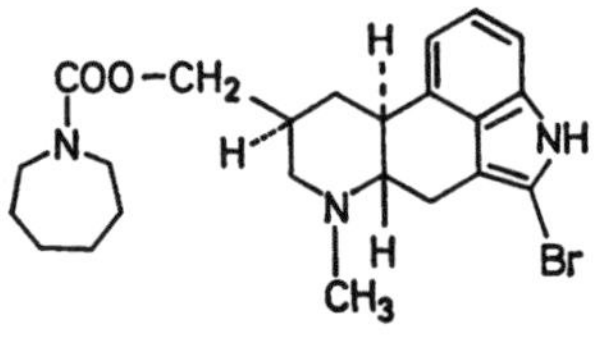

2-Brom-6-methylergolin-8β-methanol-1*H*-hexahydroazepin-1-carboxylat = (8β)-2-Brom-6-methylergolin-8-methanolhexahydro-1*H*-azepin-1-carboxylat(ester) (●)

H Methansulfonat (60 019-21-8)

S *Brazergolinmesilat***, Luvion

V Vasodilatans

6578 $C_{23}H_{30}N_2O_3$
57694-27-6

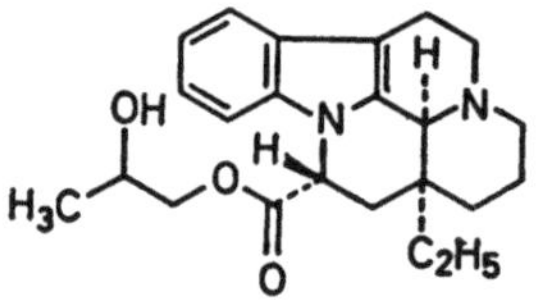

14-Deoxyvincaminsäure-2-hydroxypropylester = (3α,14α,16α)-14,15-Dihydroeburnamenin-14-carbonsäure-2-hydroxypropylester (●)

S *Vinpolin***

V Cerebrotonicum

6579 $C_{23}H_{30}O_4S$
28 913-23-7

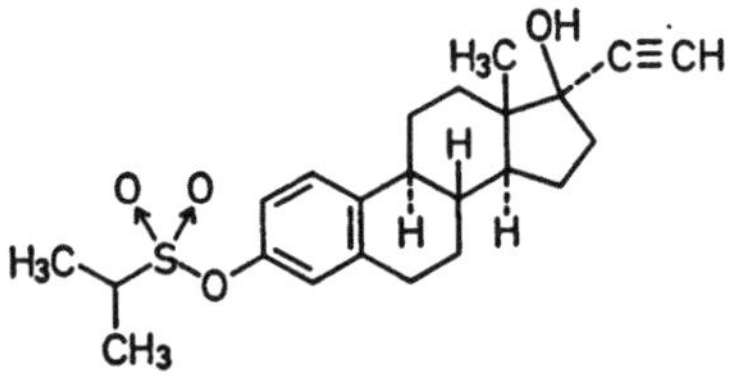

17α-Ethinyl-3-isopropylsulfonyloxyöstradiol = (17α)-19-Norpregna-1,3,5(10)-trien-20-in-3,17-diol-3-(2-propansulfonat) (●)

S *Äthinylöstradiol-3-isopropylsulfonat*, Depositon-Östrogen, J 96

V Depot-Östrogen

6580 $C_{23}H_{31}NO_2$
56 281-36-8

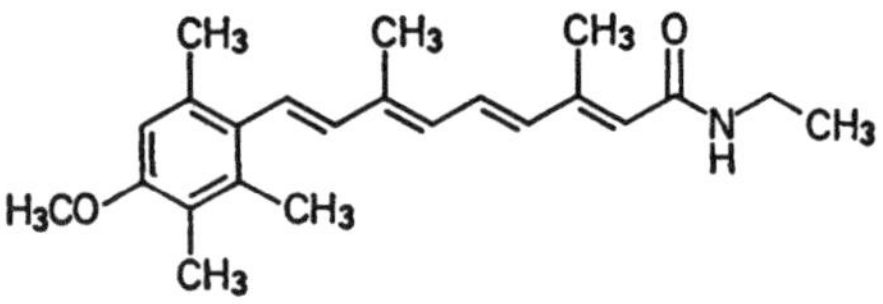

(*all-E*)-*N*-Ethyl-9-(4-methoxy-2,3,6-trimethylphenyl)-3,7-dimethyl-2,4,6,8-nonatetraenamid (●)

S *Motretinid**, Ro 11-1430

V Dermatologicum (gegen Epitheltumoren)

6581 $C_{23}H_{31}NO_7S$

60 325-46-4

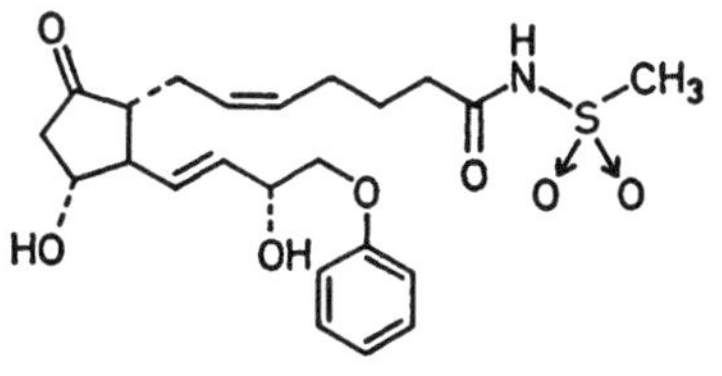

(*Z*)-7-[(1*R*,2*R*,3*R*)-3-Hydroxy-2-[(*E*)-(3*R*)-3-hydroxy-4-phenoxy-1-butenyl]-5-oxocyclopentyl]-*N*-(methylsulfonyl)-5-heptenamid = [1*R*-[1α(*Z*),2β(1*E*,3*R**),3α]]-7-[3-Hydroxy-2-(3-hydroxy-4-phenoxy-1-butenyl)-5-oxocyclopentyl]-*N*-(methylsulfonyl)-5-heptenamid(●) = (5*Z*,13*E*)-(8*R*,11*R*,12*R*,15*R*)-11,15-Dihydroxy-*N*-(methylsulfonyl)-9-oxo-16-phenoxy-17,18,19,20-tetranor-5,13-prostadiensäureamid

S CP-34089, *Sulproston***, ZK 57671

V Prostaglandin

6582 $C_{23}H_{33}N_3O_6S$

56 211-43-9

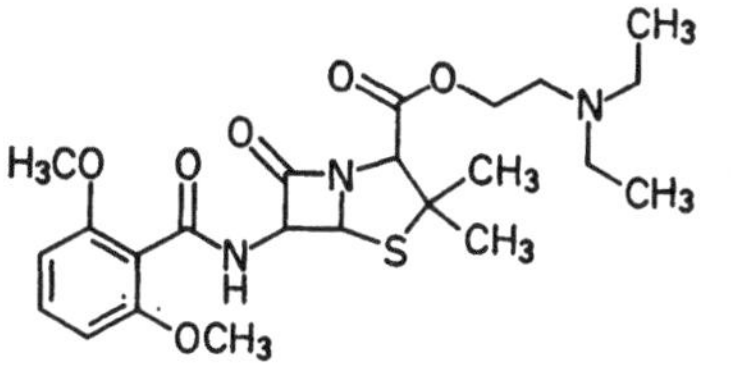

(2*S*,5*R*,6*R*)-6-(2,6-Dimethoxybenzamido)-3,3-dimethyl-7-oxo-4-thia-1-azabicyclo[3.2.0]heptan-2-carbonsäure-2-(diethylamino)-ethylester = [2*S*-(2α,5α,6β)]-6-[(2,6-Dimethoxybenzoyl)amino]-3,3-dimethyl-7-oxo-4-thia-1-azabicyclo[3.2.0]heptan-2-carbonsäure-2-(diethylamino)ethylester (●)

S *Tameticillin***

V Antibioticum

6583 $C_{24}H_{21}J_6N_5O_8$

59 017-64-0

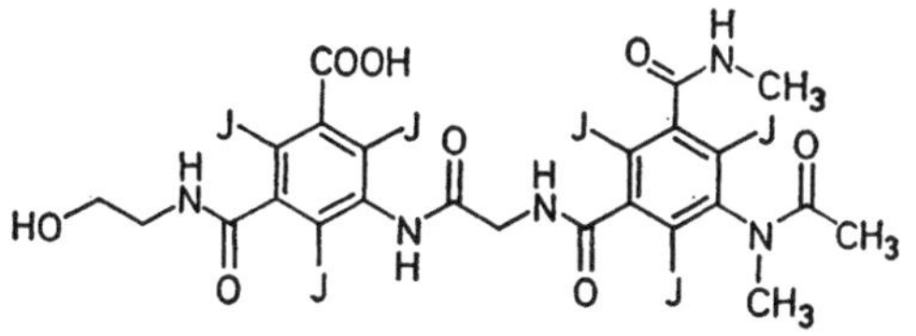

3-[(2-Hydroxyethyl)-carbamoyl]-5-[[3-(*N*-methylacetamido)-5-(methylcarbamoyl)-2,4,6-trijodbenzoyl]-glycinamido]-2,4,6-trijodbenzoesäure = 3-[[[[3-(Acetylmethylamino)-2,4,6-trijod-5-[(methylamino)carbonyl]benzoyl]amino]acetyl]-amino]-5-[[(2-hydroxyethyl)amino]carbonyl]-2,4,6-trijodbenzoesäure (●) = *N*-(2-Hydroxyethyl)-2,4,6-trijod-5-[2-[2,4,6-trijod-3-(*N*-methylacetamido)-5-(methylcarbonyl)-benzamido]-acetamido]-isophthalamidsäure

S *Acidum ioxaglicum***, Hexabrix, *Ioxaglic acid***

V Röntgenkontrastmittel (für die Angiographie und Urographie)

6584 $C_{24}H_{22}J_6N_2O_{10}$

60 019-19-4

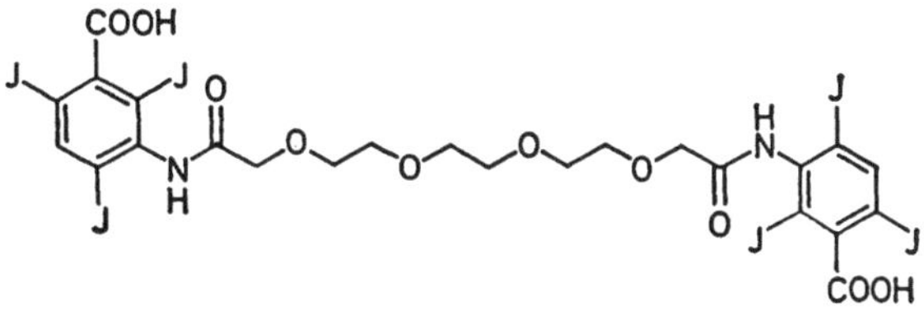

3,3'-(3,6,9,12-Tetraoxatetradecandioyldiamino)-bis-(2,4,6-trijodbenzoesäure) = 3,3'-[Ethylenbis-(oxyethylenoxymethylencarbonylimino)]-bis-[2,4,6-trijodbenzoesäure] = 3,3'-[(1,4-Dioxo-3,6,9,12-tetraoxatetradecan-1,14-diyl)diimino]bis-[2,4,6-trijodbenzoesäure] (●)

S *Acidum iotetricum***, *Iotetric acid***, ZK 71630

V Röntgenkontrastmittel

6585 $C_{24}H_{25}F_4NOS$

54341-02-5

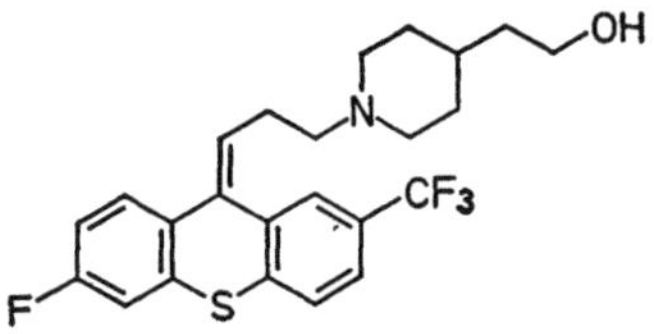

1-[3-[6-Fluor-2-(trifluormethyl)-9*H*-thioxanthen-9-yliden]propyl]-4-piperidinethanol (●)

S *Piflutixol***

V Neuroleptieum

6586 $C_{24}H_{26}N_2O$

52395-99-0

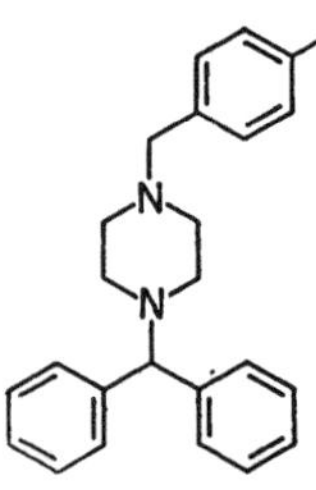

α-[4-(Diphenylmethyl)-1-piperazinyl]-*p*-cresol = *N*-Benzhydryl-*N'*-(*p*-hydroxybenzyl)-piperazin = 4-[[4-(Diphenylmethyl)-1-piperazinyl]methyl]-phenol (●)

S *Belarizin***

V Vasodilatans

6587 $C_{24}H_{26}N_6O_5S$

55975-92-3

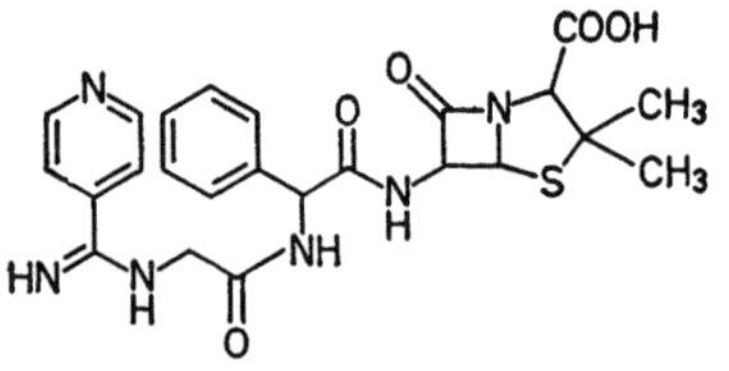

(2*S*,5*R*,6*R*)-6-[(*R*)-2-[2-(Isonicotinimidoylamino)-acetamido]-2-phenylacetamido]-3,3-dimethyl-7-oxo-4-thia-1-azabicyclo[3.2.0]heptan-2-carbonsäure = [2*S*-[2α,5α,6β(*S**)]-6-[[[[[(Imino-4-pyridinylmethyl)amino]acetyl]amino]phenylacetyl]-amino]-3,3-dimethyl-7-oxo-4-thia-1-azabicyclo-[3.2.0]heptan-2-carbonsäure (●)

H Natriumsalz (55162-26-0)

S CP-33994-2, *Pirbenicillin-Natrium***

V Antibioticum

6588 $C_{24}H_{27}NS$

39516-21-7

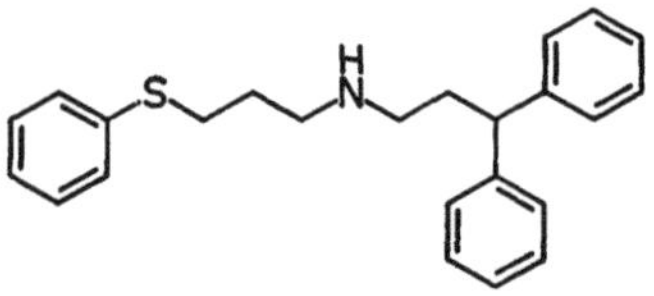

3,3-Diphenyl-3'-(phenylthio)-dipropylamin = 1-[(3,3-Diphenylpropyl)-amino]-3-(phenylthio)-propan = γ-Phenyl-*N*-[3-(phenylthio)propyl]-benzenpropanamin (●)

S Redden, *Tiopropamin***

V Ulcustherapeuticum

6589 $C_{24}H_{28}FNO_2$

34608-77-0

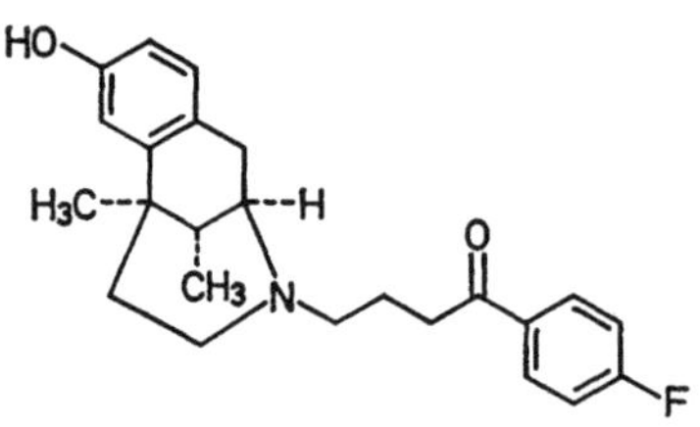

3-[4-(4-Fluorphenyl)-4-oxobutyl]-1,2,3,4,5,6-hexahydro-6α,11α-dimethyl-2,6-methano-3-benzazocin-8-ol = (2α,6α,11*R**)-1-(4-Fluorphenyl)-4-(1,4,5,6-tetrahydro-8-hydroxy-6,11-dimethyl-2,6-methano-3-benzazocin-3(2*H*)-yl)-1-butanon (●) = 2-[3-(*p*-Fluorbenzoyl)-propyl]-5α,9α-dimethyl-2'-hydroxy-6,7-benzomorphan

S ID-1229

V Analgeticum

6590 $C_{24}H_{31}NO_3$

55837-21-3

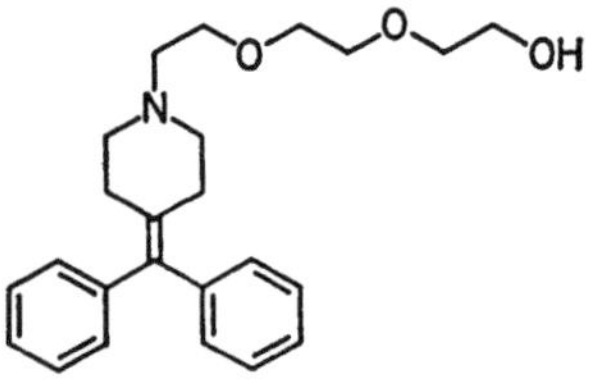

2-[2-[2-[4-(Diphenylmethylen)-piperidino]-eth-oxy]-ethoxy]-ethanol = 2-[2-[2-[4-(Diphenyl-methylen)-1-piperidinyl]ethoxy]ethoxy]ethanol (●)

H Hydrochlorid (29958-58-5)

S *Pipoxizinhydrochlorid***, Respacal

V Bronchodilatans, Antihistaminicum, Antiserotonin

6591 $C_{24}H_{33}N$
57653-27-7

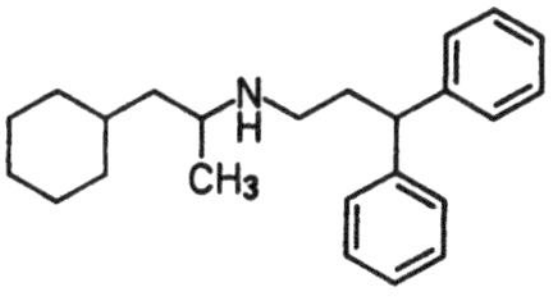

N-(2-Cyclohexyl-1-methylethyl)-3,3-diphenylpropylamin = *N*-(3,3-Diphenylpropyl)-α-methylcyclohexanethylamin = *N*-(2-Cyclohexyl-1-methylethyl)-γ-phenylbenzenpropanamin (●)

H Hydrochlorid (59182-63-7)

S *Droprenilaminhydrochlorid***, M.G. 8926

V Coronarvasodilatans

6592 $C_{24}H_{36}N_2O_6$
58774-82-6

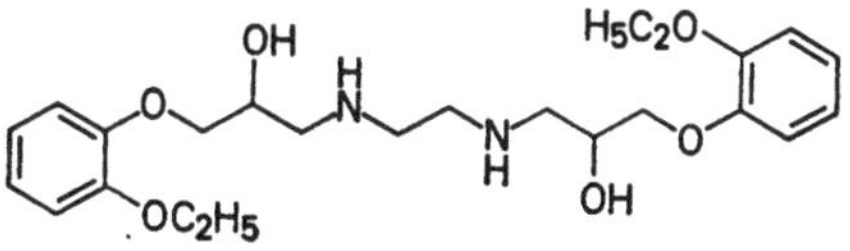

1,1′-(Ethylendiimino)-bis-[3-(*o*-ethoxyphenoxy)-2-propanol] = *N*,*N*′-Bis-[3-(2-ethoxyphenoxy)-2-hydroxypropyl]-ethylendiamin = 1,1′-(1,2-Ethandiyldiimino)bis[3-(2-ethoxyphenoxy)-2-propanol] (●)

H Dihydrochlorid (26958-05-4)

S Falirytmin, I 092

V Antiarrhythmicum

6593 $C_{24}H_{36}O_3$
51022-71-0

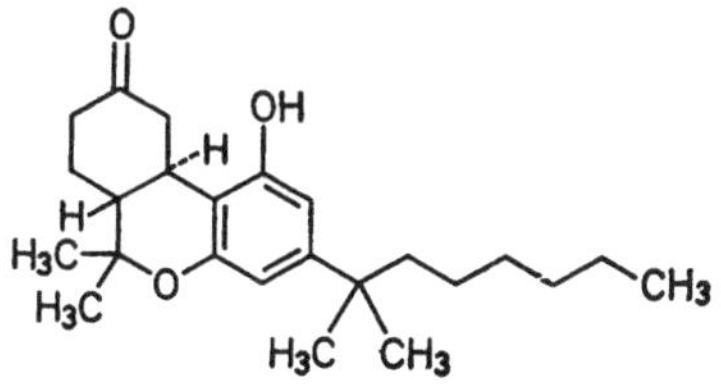

DL-3-(1,1-Dimethylheptyl)-6,6aβ,7,8,10,10aα-hexahydro-1-hydroxy-6,6-dimethyl-9*H*-dibenzo-[*b*,*d*]pyran-9-on = *trans*-(±)-3-(1,1-Dimethylheptyl)-6,6a,7,8,10,10a-hexahydro-1-hydroxy-6,6-dimethyl-9*H*-dibenzo[*b*,*d*]pyran-9-on (●)

S Lilly 109514, *Nabilone*

V Muskelrelaxans, Tranquillizer

6594 $C_{24}H_{38}O_3$
56689-43-1

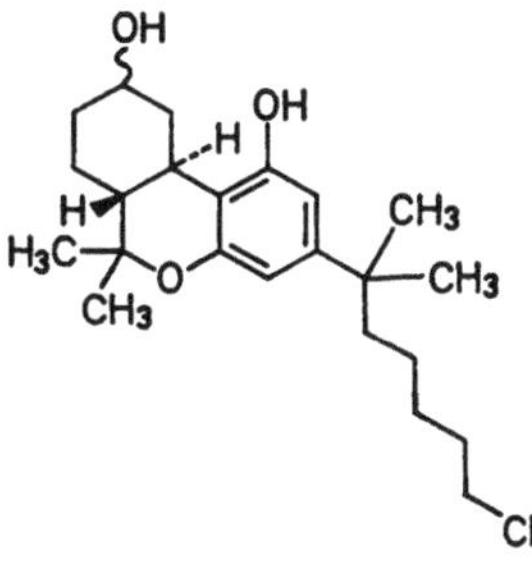

(±)-3-(1,1-Dimethylheptyl)-6aβ,7,8,9,10,10aα-hexahydro-6,6-dimethyl-6*H*-dibenzo[*b*,*d*]pyran-1,9-diol = (±)-(6aα,10aβ)-3-(1,1-Dimethylheptyl)-6a,7,8,9,10,10a-hexahydro-6,6-dimethyl-6*H*-dibenzo[*b*,*d*]pyran-1,9-diol (●)

S *Canbisol**, Lilly 106990, *Nabidrox*

V Antihypertonicum

6595 $C_{25}H_{19}NO_3$
53597-27-6

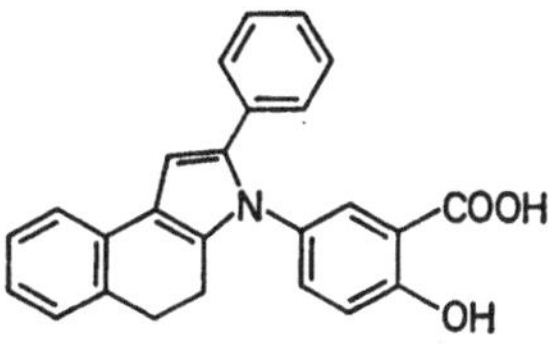

5-(4,5-Dihydro-2-phenyl-3*H*-benz[*e*]indol-3-yl)-salicylsäure = 5-(4,5-Dihydro-2-phenyl-3*H*-benz[*e*]indol-3-yl)-2-hydroxybenzoesäure (●)

S *Fendosal***, HP-129, P 710129

V Analgeticum, Antiphlogisticum, Antipyreticum

6596 $C_{25}H_{22}O_{10}$
33889-69-9

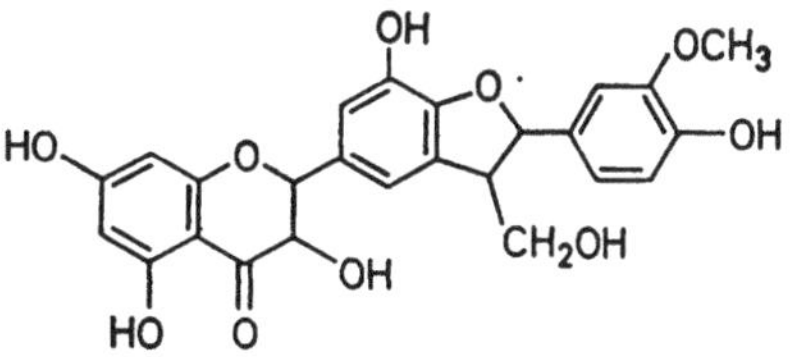

2-[2,3-Dihydro-7-hydroxy-2-(4-hydroxy-3-methoxyphenyl)-3-(hydroxymethyl)-5-benzofuranyl]-3,5,7-trihydroxy-4-chromanon = 2-[2,3-Dihydro-7-hydroxy-2-(4-hydroxy-3-methoxyphenyl)-3-

(hydroxymethyl)-5-benzofuranyl]-2,3-dihydro-3,5,7-trihydroxy-4*H*-1-benzopyran-4-on (●)

S *Silicristin***, *Silychristin*

V Lebertherapeuticum

6597 $C_{25}H_{22}O_{10}$
29782-68-1

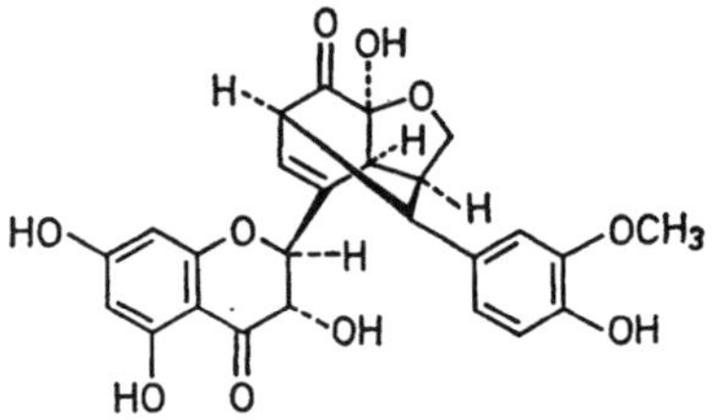

(+)-2,3α,3aα,7a-Tetrahydro-7aα-hydroxy-8-(4-hydroxy-3-methoxyphenyl)-4-(3α,5,7-trihydroxy-4-oxo-2β-chromanyl)-3,6-methanobenzofuran-7(6α*H*)-on = [3*R*-[3α,3aβ,4(2*R**,3*R**),6α,7aβ,8*R**]]-4-(3,4-Dihydro-3,5,7-trihydroxy-4-oxo-2*H*-1-benzopyran-2-yl)-2,3,3a,7a-tetrahydroxy-7a-hydroxy-8-(4-hydroxy-3-methoxyphenyl)-3,6-methanobenzofuran-7(6*H*)-on (●)

S *Silidianin***, *Silydianin*

V Lebertherapeuticum

6598 $C_{25}H_{29}N_3O$
57726-65-5

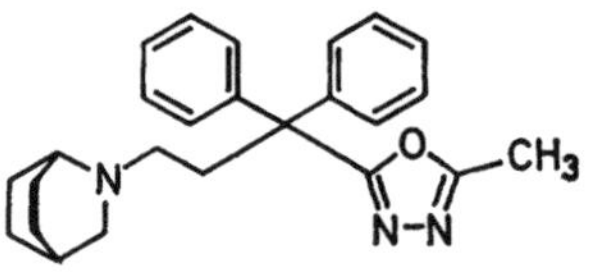

2-[3-(5-Methyl-1,3,4-oxadiazol-2-yl)-3,3-diphenylpropyl]-2-azabicyclo[2.2.2]octan (●)

S SC-27166

V Antidiarrhoicum

6599 $C_{25}H_{31}NO_4$
40190-75-8

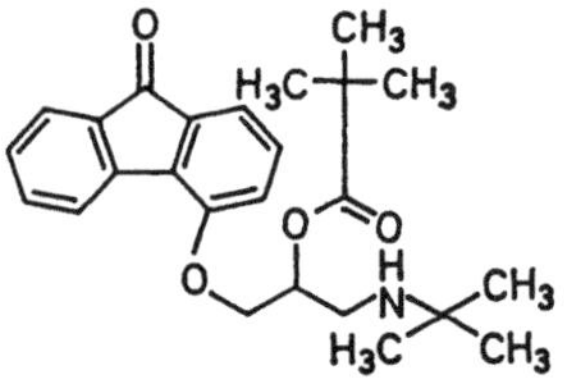

4-(3-*tert.*-Butylamino-2-pivaloyloxypropoxy)-9-fluorenon = 2,2-Dimethylpropansäure-1-[[(1,1-dimethylethyl)amino]methyl]-2-[(9-oxo-9*H*-fluoren-4-yl)oxy]ethylester (●)

S LL 21-945

V adrenergischer β-Rezeptorenblocker

6600 $C_{25}H_{31}N_3O_4$
27076-46-6

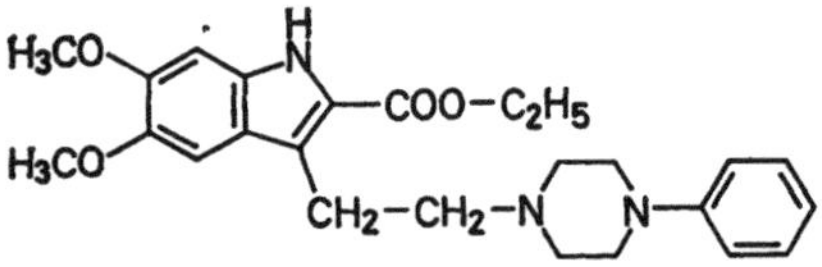

Ethyl-5,6-dimethoxy-3-[2-(4-phenyl-1-piperazinyl)-ethyl]-indol-2-carboxylat = 5,6-Dimethoxy-3-[2-(4-phenyl-1-piperazinyl)ethyl]-1*H*-indol-2-carbonsäureethylester (●)

S *Alpertin***, Win 31665

V Tranquillizer

6601 $C_{25}H_{34}O_6$
51333-22-3

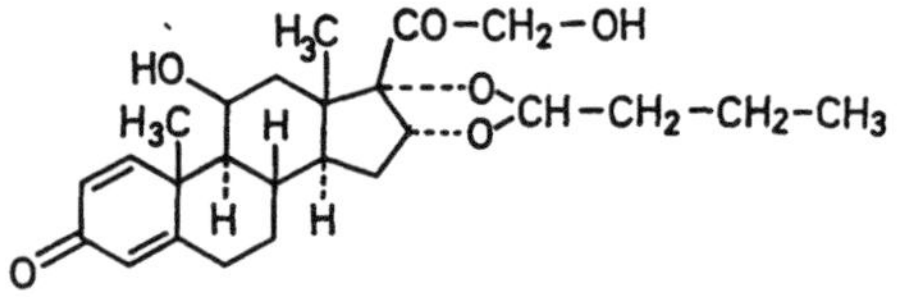

16α,17α-Butylidendioxy-11β,21-dihydroxy-1,4-pregnadien-3,20-dion = (11β,16α)-16,17-[Butylidenbis(oxy)]-11,21-dihydroxypregna-1,4-dien-3,20-dion (●) = 11β,16α,17,21-Tetrahydroxy-pregna-1,4-dien-3,20-dion-16,17-butyraldehyd-acetal

S *Budesonid***, Nohalon, Pulmicort

V antiphlogistisch und antiallergisch wirksames Glucocorticoid

6602 $C_{25}H_{42}O_6$
1404-59-7

S A-272, *Oligomycin D*, RR No. 32705, *Rutamycin***

V fungicides Antibioticum aus Streptomyces rutgersensis

6603 $C_{26}H_{22}Cl_2N_2O_3$
59 831-63-9

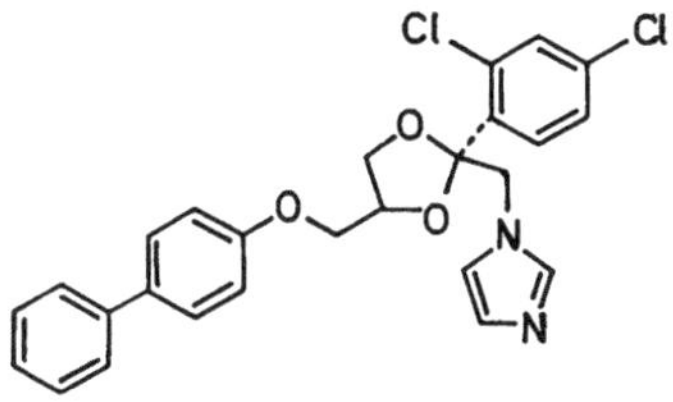

cis-1-[[4-[(4-Biphenylyloxy)-methyl]-2-(2,4-dichlorphenyl)-1,3-dioxolan-2-yl]-methyl]-imidazol = *cis*-1-[[4-[([1,1'-Biphenyl]-4-yloxy)methyl]-2-(2,4-dichlorphenyl)-1,3-dioxolan-2-yl]methyl]imidazol (●)

S *Doconazol***, R 34000

V Fungicid

6604 $C_{26}H_{24}Cl_4N_2O_2$

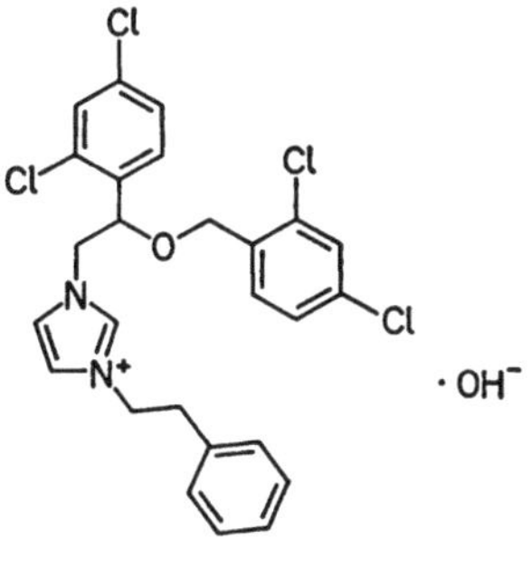

1-[2,4-Dichlor-β-[(2,4-dichlorbenzyl)-oxy]-phenethyl]-3-phenethylimidazoliumhydroxid = 1-[2-(2,4-Dichlorphenyl)-2-[(2,4-dichlorphenyl)methoxy]ethyl]-3-(2-phenylethyl)-1*H*-imidazoliumhydroxid (●)

H Chlorid (54143-54-3)

S R 27500, *Sepazoniumchlorid***

V Antisepticum

6605 $C_{26}H_{26}N_2$
58503-82-5

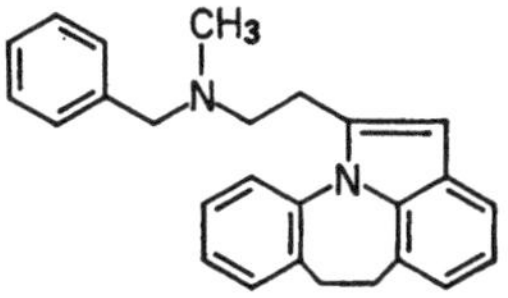

1-[2-(Benzylmethylamino)-ethyl]-6,7-dihydroindolo[1,7-*ab*][1]benzazepin = 6,7-Dihydro-*N*-methyl-*N*-(phenylmethyl)indolo[1,7-*ab*][1]benzazepin-1-ethanamin (●)

H Monohydrochlorid (57529-83-6)

S *Aziprаminhydrochlorid***, TQ 86

V Antidepressivum

6606 $C_{26}H_{32}ClFO_5$
25122-57-0

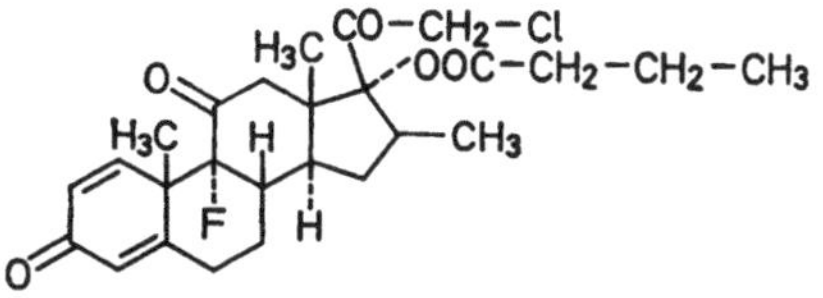

21-Chlor-9α-fluor-17α-hydroxy-16-methyl-1,4-pregnadien-3,11,20-trion-17-butyrat = (16β)-21-Chlor-9-fluor-16-methyl-17-(1-oxobutoxy)pregna-1,4-dien-3,11,20-trion (●)

S *Clobetasonbutyrat*, GR 2/1214, Molivate

V antiphlogistisch und antiallergisch wirksames Glucocorticoid

6607 $C_{26}H_{36}N_2O_4S_2$
41891-94-5

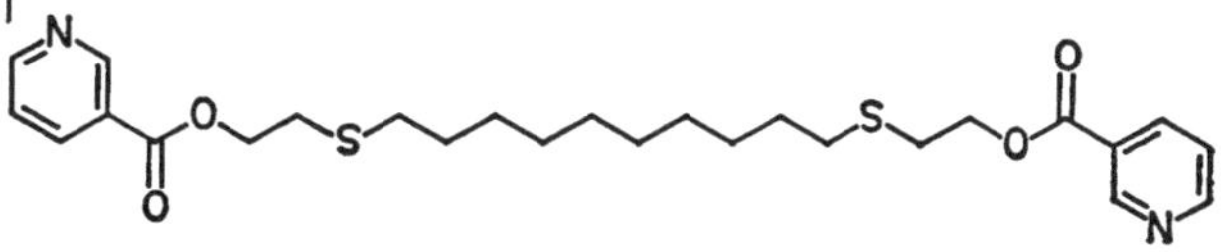

Nicotinsäurediester mit 2,2'-(Decamethylendithio)-diethanol = 1,10-Bis-(2-nicotinoyloxyethylthio)-decan = 3-Pyridincarbonsäure-1,10-decandiylbis(thio-2,1-ethandiyl)ester (●)

S *Tiadenolnicotinat*

V Hypolipämicum

6608 $C_{26}H_{48}N_2O_2$

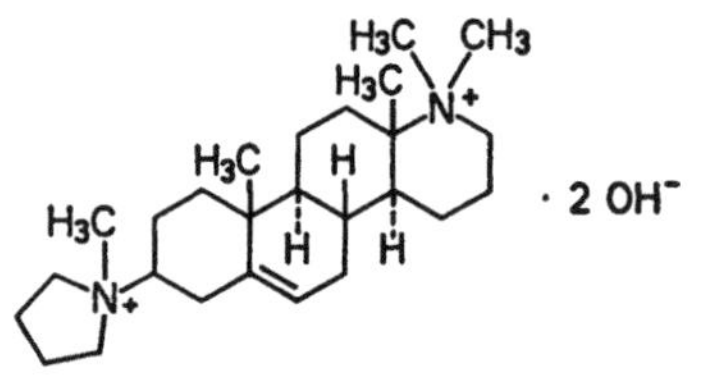

17a-Methyl-β-pyrrolidino-17a-aza-D-homoandrost-5-en-dimethylhydroxid = (3β)-17a,17a-Dimethyl-3-(1-methylpyrrolidinio)-17a-azonia-D-homoandrost-5-endihydroxid (●)

H Dijodid (54 278-85-2)

S *Chandoniumjodid*, HS-310

V Muskelrelaxans

6609 $C_{27}H_{31}NO_4$

4140-20-9

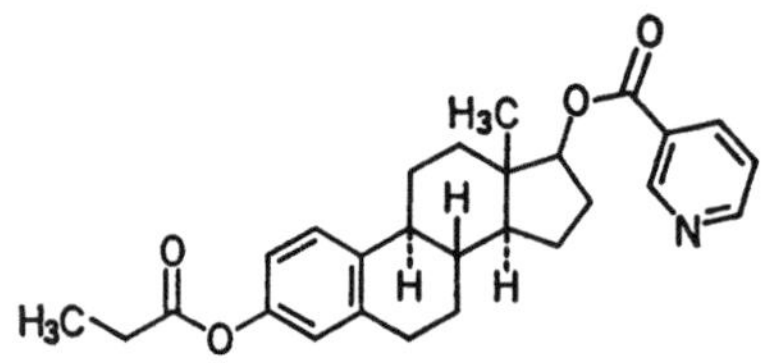

Östradiol-17-nicotinat-3-propionat = (17β)-Östra-1,3,5(10)-trien-3,17-diol-3-propanoat-17-(3-pyridincarboxylat) (●)

S *Estrapronicat***

V Östrogen

6610 $C_{27}H_{34}N_4O$

24 679-20-7

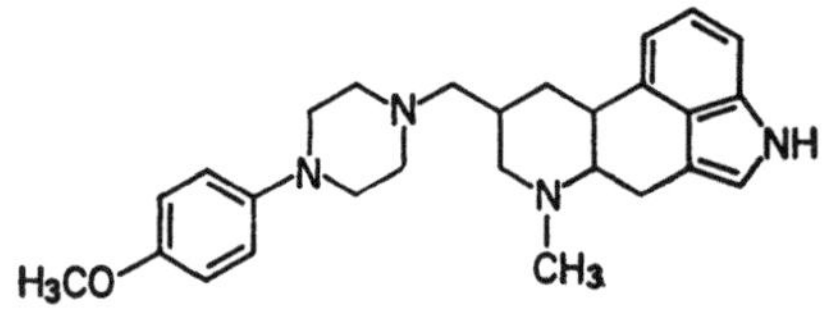

(5*R*,8*R*)-8-(4-*p*-Methoxyphenyl-1-piperazinyl-methyl)-6-methylergolen = (8β)-8-[[4-(4-Methoxyphenyl)-1-piperazinyl]methyl]-6-methylergolin (●)

S MPME, PTR 17 402

V Antidepressivum

6611 $C_{27}H_{35}ClN_2O_5$

51354-31-5

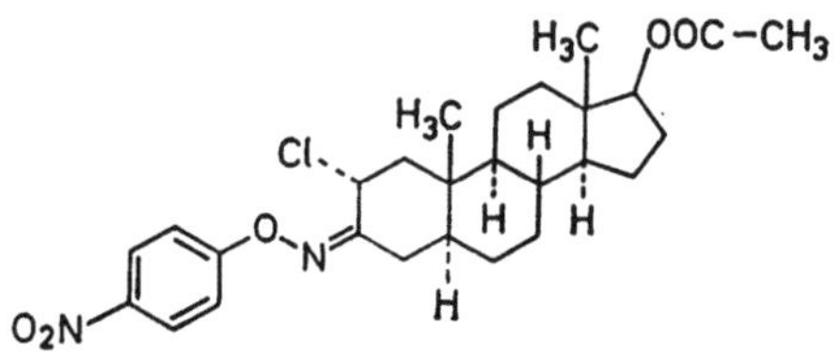

17β-(Acetyloxy)-2α-chlor-5α-androstan-3-on-3-[*O*-(4-nitrophenyl)-oxim] = 2α-Chlor-17β-hydroxy-5α-androstan-3-on-*O*-(*p*-nitrophenyl)-oxim-acetat(ester) = (2α,5α,17β)-17-(Acetyloxy)-2-chlorandrostan-3-on-3-[*O*-(4-nitrophenyl)oxim] (●)

S *Nisterimacetat**, ORF 9326

V Antigestagen

6612 $C_{27}H_{36}F_2O_5$

59198-70-8

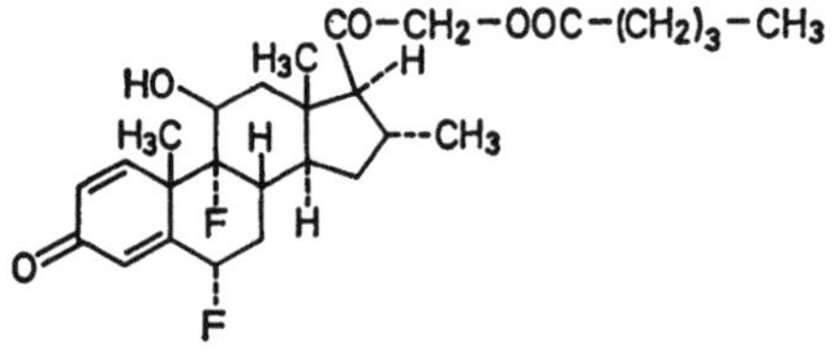

6α,9α-Difluor-11β,21-dihydroxy-16α-methyl-1,4-pregnadien-3,20-dion-21-valerianat = 6α,9-Difluor-11β-hydroxy-16α-methyl-21-valerianyloxy-1,4-pregnadien-3,20-dion = (6α,11β,16α)-6,9-Difluor-11-hydroxy-16-methyl-21-[(1-oxopentyl)-oxy]pregna-1,4-dien-3,20-dion (●)

S Demetex, DFV, *Diflucortolonvalerianat*, Nerisona, Nerisone, SHK 183, Temetex

V antiphlogistisch und antiallergisch wirksames Glucocorticoid

6613 $C_{27}H_{40}N_2O_2$
56 208-01-6

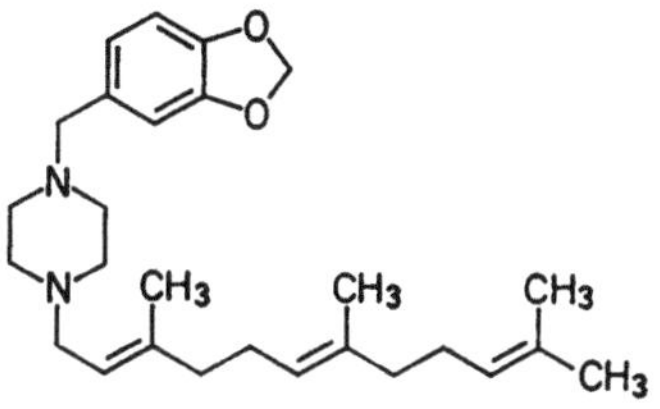

1-Piperonyl-4-(3,7,11-trimethyl-2,6,10-dodecatrienyl)-piperazin = 1-(1,3-Benzodioxol-5-yl-methyl)-4-(3,7,11-trimethyl-2,6,10-dodecatrienyl)-piperazin (●)

S *Pifarnin***, U-27

V Ulcustherapeuticum, Magensekretionsinhibitor

6614 $C_{27}H_{43}N_3O_4$

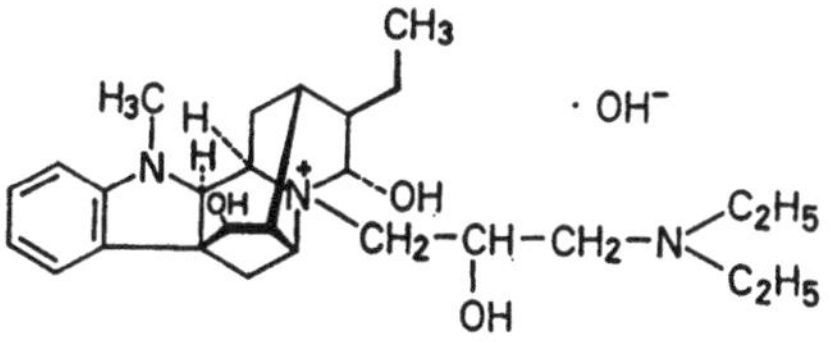

4-[3-(Diethylamino)-2-hydroxypropyl]-ajmaliniumhydroxid = (17*R*,21α)-4-[3-(Diethylamino)-2-hydroxypropyl]-17,21-dihydroxyajmalanium-hydroxid (●)

H Hydrogentartratmonohydrat (53 862-81-0)

S *Detajmiumbitartrat***, Tachmalcor

V Antiarrhythmicum

6615 $C_{27}H_{45}NO_4$
6535-03-1

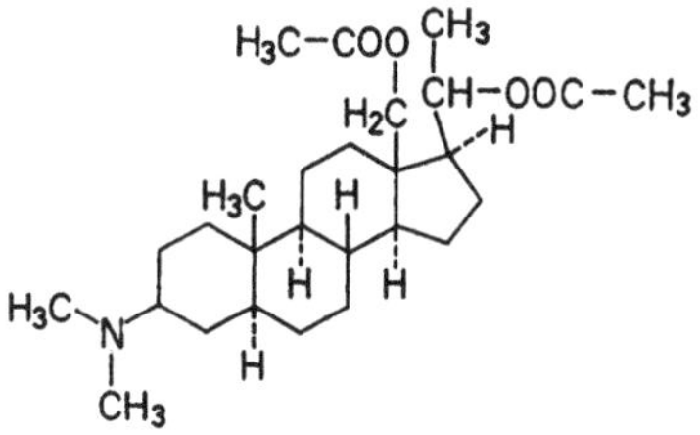

3β-(Dimethylamino)-5α-pregnan-18,20α-diol-diacetat(ester) = (3β,5α,20*S*)-3-(Dimethylamino)-pregnan-18,20-dioldiacetat(ester) (●)

S *Stevaladil***

V Amöbicid, Trichomonacid

6616 $C_{28}H_{30}O_{13}$
11 033-34-4

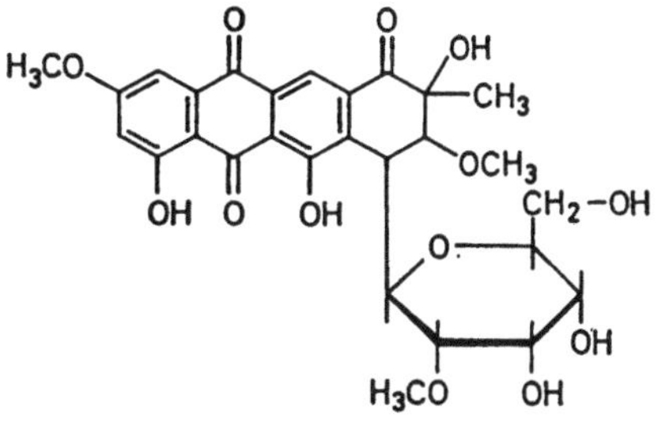

4-[(6-Deoxy-2-*O*-methylhexopyranosyl)oxy]-3,4-dihydro-2,5,7-trihydroxy-3,9-dimethoxy-2-methyl-1,6,11(2*H*)-naphthacentrion (●)

S *Steffimycin***, U-20661

V Antibioticum aus Streptomyces steffiburgensis var. steffiburgensis n. sp.

6617 $C_{28}H_{31}NO_5$
30 392-40-6

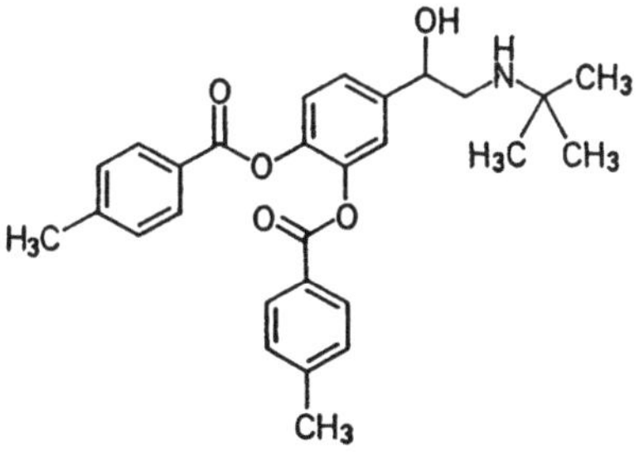

4-[2-(*tert.*-Butylamino)-1-hydroxyethyl]-*O*-phenylen-di-*p*-toluat = 4-Methylbenzoesäure-4-[2-[(1,1-dimethylethyl)amino]-1-hydroxyethyl]-1,2-phenylenester (●)

S *Bitolterol***, S 1540, Win 32784

V Bronchodilatans

6618 $C_{28}H_{31}N_5O_5S$
55 530-41-1

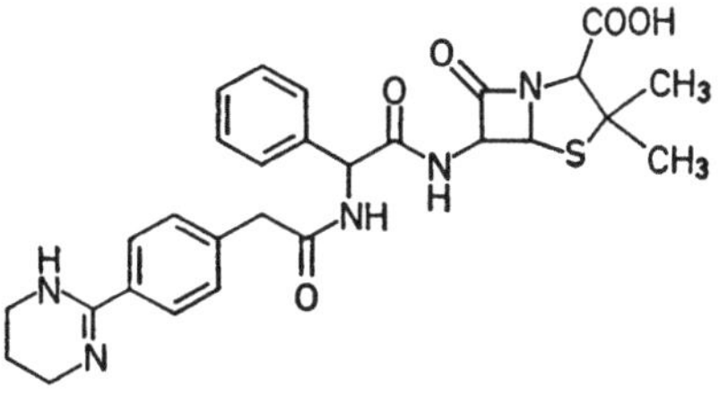

(2*S*,5*R*,6*R*)-3,3-Dimethyl-7-oxo-6-[(*R*)-2-phenyl-2-

[2-[*p*-(1,4,5,6-tetrahydro-2-pyrimidinyl)-phenyl]-acetamido]-acetamido]-4-thia-1-azabicyclo-[3.2.0]heptan-2-carbonsäure = [2*S*-[2α,5α,6β(*S**)]]-3,3-Dimethyl-7-oxo-6-[[phenyl[[[4-(1,4,5,6-tetrahydro-2-pyrimidinyl)phenyl]acetyl]amino]acetyl]-amino]-4-thia-1-azabicyclo[3.2.0]heptan-2-carbonsäure (●)

S *Rotamicillin***

V Antibioticum

6619 $C_{28}H_{38}N_4O_8$

23 668-11-3

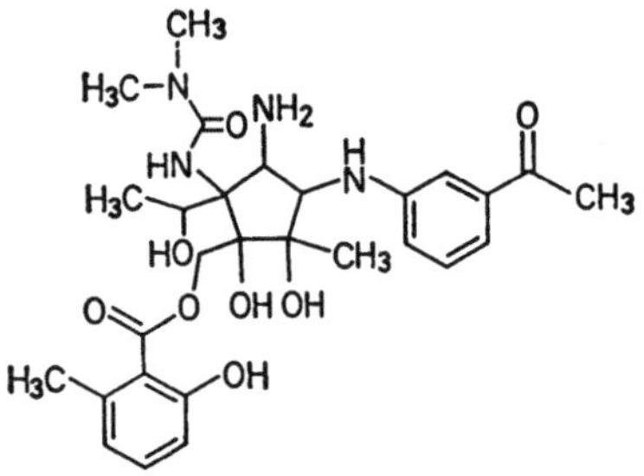

2-Hydroxy-6-methylbenzoesäure[3-[(3-acetyl-phenyl)amino]-4-amino-5-[[(dimethylamino)carbonyl]amino]-1,2-dihydroxy-5-(1-hydroxyethyl)-2-methylcyclopentyl]methylester (●)

S NSC-52947, *Pactamycin*, U-15800

V cytostatisch wirksames Antibioticum aus Streptomyces pactum

---

6620 $C_{28}H_{38}O_4$

56470-64-5

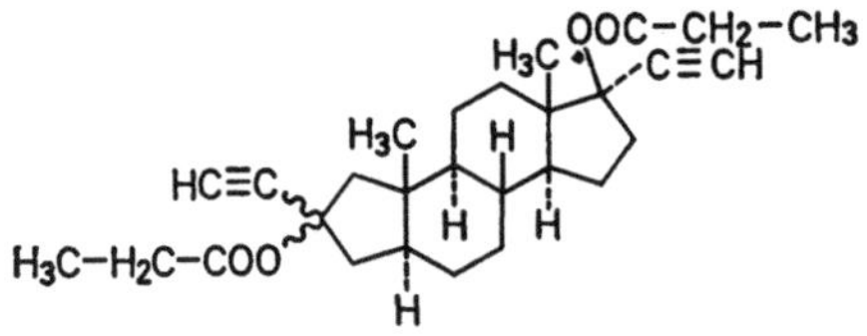

2ε,17α-Diethinyl-2ε,17β-dihydroxy-A-norandrostandipropionat = (17α)-2-Ethinyl-A-norpregn-20-in-2,17-dioldipropanoat (●)

S AF 53, Anordrin

V Progestativum

6621 $C_{28}H_{47}NO_4S$

56142-71-3

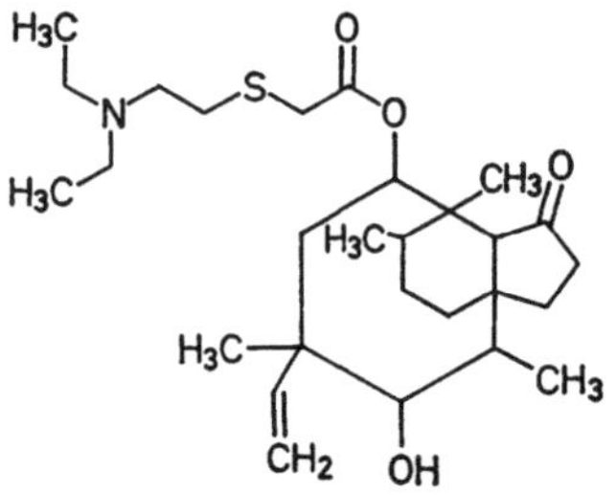

[2-(Diethylamino)-ethylthio]-essigsäure-8-ester mit Octahydro-5,8-dihydroxy-4,6,9,10-tetramethyl-6-vinyl-3a,9-propano-3a*H*-cyclopentacycloocten-1(4*H*)-on = [[2-(Diethylamino)ethyl]-thio]essigsäure-6-ethenyldecahydro-5-hydroxy-4,6,9,10-tetramethyl-1-oxo-3a,9-propano-3a*H*-cyclopentacycloocten-8-ylester (●) = 11-Hydroxy-6,7,10,12-tetramethyl-1-oxo-10-vinylperhydro-3a,7-pentanoinden-8-yl-(2-diethylaminoethylthio)-acetat

H Hydrogenfumarat (56193-13-6)

S 81723 hfu, SQ 22947, *Tiamulinfumarat***

V Veterinär-Antibioticum

6622 $C_{28}H_{55}N_5O_2$

41340-39-0

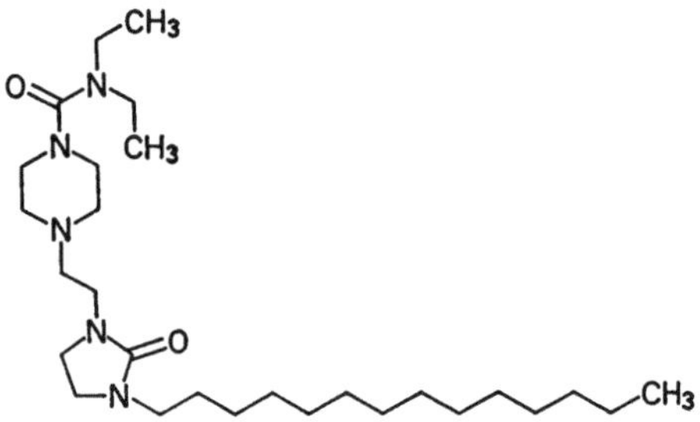

N,N-Diethyl-4-[2-(2-oxo-3-tetradecyl-1-imidazolidinyl)ethyl]-1-piperazincarboxamid (●) = 1-[2-(1-Diethylcarbamoyl-4-piperazinyl)-äthyl]-3-tetradecyl-2-imidazolidinon

H Hydrochlorid (41340-42-5)

S Asta 5531, DPTI, *Impacarzinhydrochlorid***

V Virustaticum

6623 $C_{30}H_{26}F_6N_4O_2$
55 300-29-3

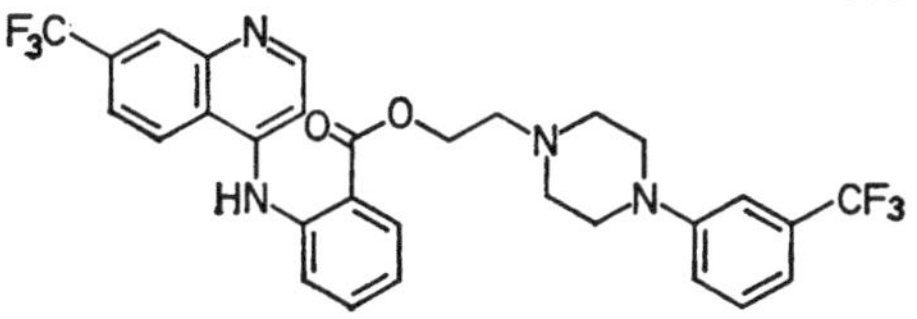

2-[4-(α,α,α-Trifluor-*m*-tolyl)-1-piperazinyl]-ethyl-*N*-[7-(trifluormethyl)-4-chinolyl]-anthranilat = 2-[[7-(Trifluormethyl)-4-chinolinyl]amino]benzoesäure-2-[4-[3-(trifluormethyl)phenyl]-1-piperazinyl]ethylester (●)

S *Antrafenin***, SL 73003

V Analgeticum, Antiphlogisticum

6624 $C_{30}H_{32}N_4O$
51 493-19-7

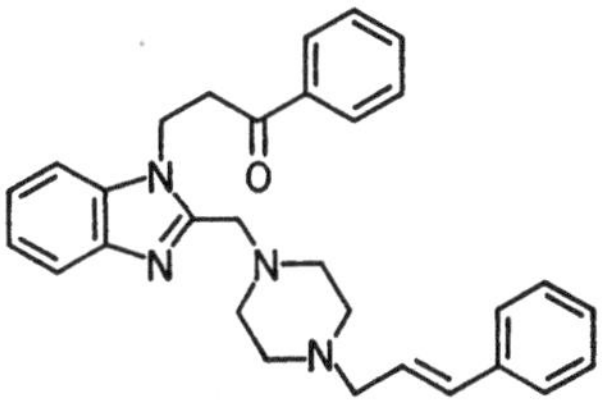

3-[2-[(4-Cinnamyl-1-piperazinyl)-methyl]-benzimidazol-1-yl]-propiophenon = 1-Phenyl-3-[2-[[4-(3-phenyl-2-propenyl)-1-piperazinyl]methyl]-1*H*-benzimidazol-1-yl]-1-propanon (●)

S *Cinprazol***

V Ulcustherapeuticum

6625 $C_{31}H_{44}O_8$
33 396-37-1

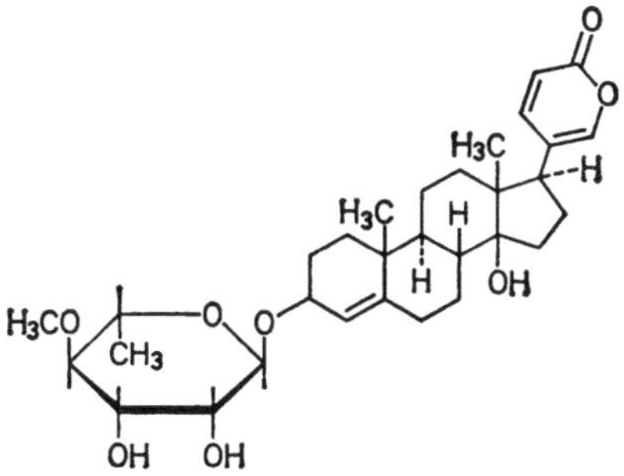

14-Hydroxy-3-(4-*O*-methyl-α-L-rhamnopyranosyloxy)-14β-bufa-4,20,22-trienolid = (3β)-3-[(6-Deoxy-4-*O*-methyl-α-L-mannopyranosyl)oxy]-14-hydroxybufa-4,20,22-trienolid (●) = 4′-*O*-Methylproscillaridin

S Clift, *Meproscillarin**, *Methylproscillaridin*, *Rambufaside*

V Cardiotonicum

6626 $C_{31}H_{46}O_{11}$
6875-10-1

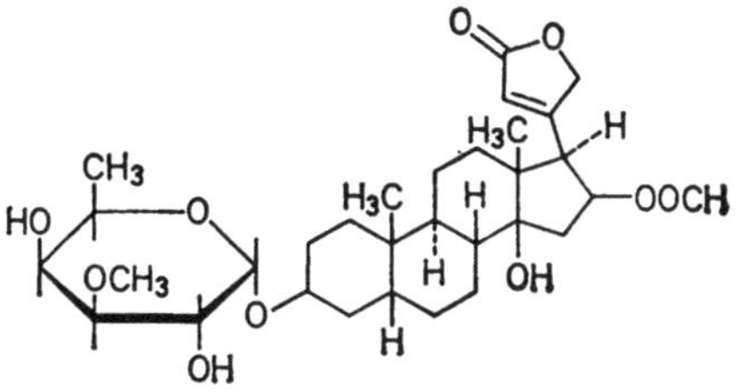

3β,14β-Dihydroxy-16β-formyloxy-5β-card-20(22)-enolid-3-digitalosid = Gitaloxigenin-3-digitalosid = (3β,5β,16β)-3-[(6-Deoxy-3-*O*-methyl-D-galactopyranosyl)oxy]-16-(formyloxy)-14-hydroxycard-20(22)-enolid (●)

S *Formylstrospesid*, *Verodoxin*

V Cardiotonicum (Digitalis-Glykosid)

6627 $C_{31}H_{51}NO_8$
56 689-42-0

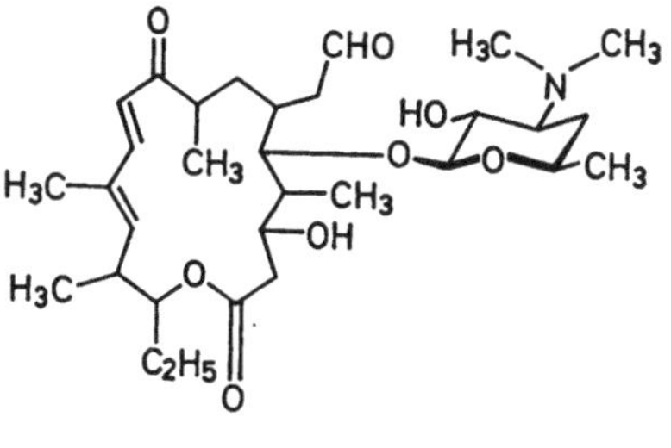

16-Ethyl-4-hydroxy-5,9,13,15-tetramethyl-2,10-dioxo-6-[[3,4,6-trideoxy-3-(dimethylamino)-β-D-*xylo*-hexopyranosyl]oxy]oxacyclohexadeca-11,13-dien-7-acetaldehyd = 12,13-Deepoxy-12,13-didehydro-4′-deoxycirramycin A_1 (●)

S *Repromicin***, Sch 16524

V Antibioticum

6628 $C_{32}H_{58}O_{10}$
2315-65-3

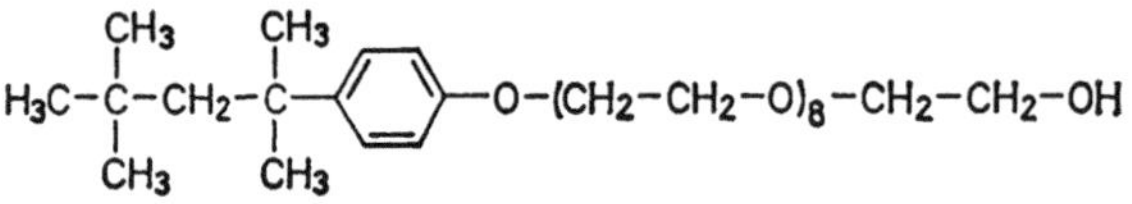

26-[4-(1,1,3,3-Tetramethylbutyl)phenoxy-3,6,9,12,15,18,21,24-octaoxahexacosan-1-ol (●)

H Mittelwert für ein α-[4-(1,1,3,3-Tetramethylbutyl)phenyl]-ω-hydroxypoly(oxy-1,2-ethandiyl) (●)

S Igepal CA-630, *Octoxinol 9***, *Octoxynol 9*

V Spermatocid

6629 $C_{33}H_{31}N_3O_4$
19854-90-1

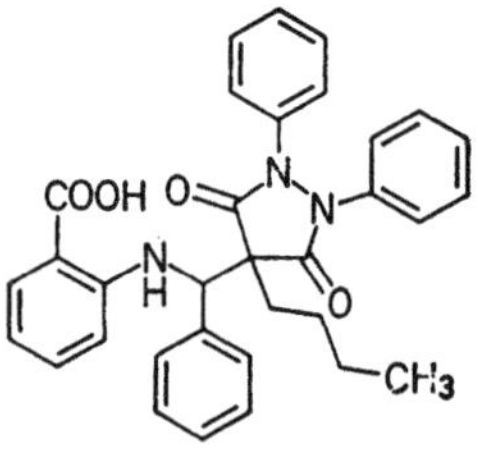

N-[α-(4-Butyl-3,4-dioxo-1,2-diphenyl-4-pyrazolidinyl)-benzyl]-anthranilsäure = 2-[[(4-Butyl-3,5-dioxo-1,2-diphenyl-4-pyrazolidinyl)phenylmethyl]-amino]benzoesäure (●)

S Anthradion

V Antiphlogisticum

6630 $C_{33}H_{35}FO_8$
4989-94-0

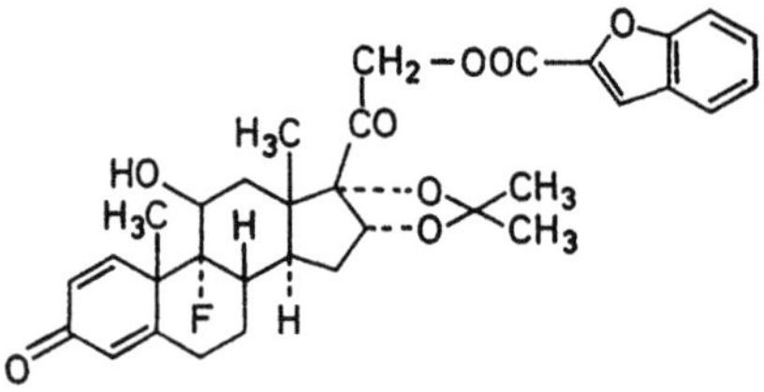

9-Fluor-11β,16α,17,21-tetrahydroxypregna-1,4-dien-3,20-dion-16,17-acetonacetal-21-(2-benzofurancarboxylat) = (11β,16α)-21-[(2-Benzofuranylcarbonyl)oxy]-9-fluor-11-hydroxy-16,17-[(1-methylethyliden)bis(oxy)]pregna-1,4-dien-3,20-dion (●) = 9α-Fluor-16α-hydroxyprednisolon-16,17-acetonid-21-(2-benzofurancarboxylat)

S H-E 192, *Triamcinolonfuretonid***

V antiphlogistisch und antiallergisch wirksames Glucocorticoid

6631 $C_{33}H_{37}NO$

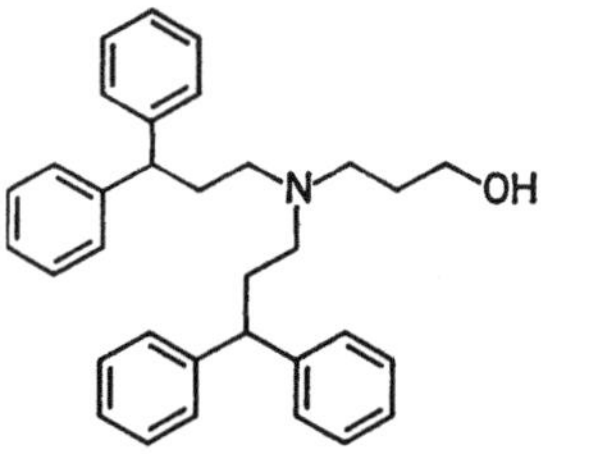

3-[Bis(3,3-diphenylpropyl)amino]-1-propanol (●)

H Hydrochlorid (33979-27-0)

S PF-244

V cerebrales Vasodilatans

6632 $C_{34}H_{42}Cl_2N_8$
53658-96-1

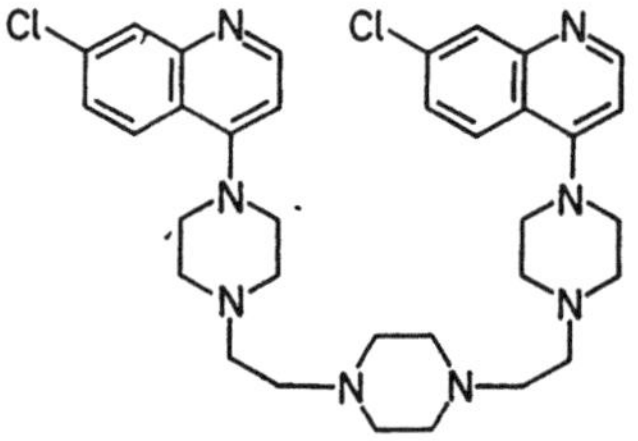

1,4-Bis-[2-[4-(7-chlor-4-chinolinyl)-1-piperazinyl]-ethyl]-piperazin = 4,4′-[1,4-Piperazindiylbis(2,1-ethandiyl-4,1-piperazindiyl)]bis[7-chlorchinolin] (●)

S M 1020, *Tripiperakin*, *Tripiperaquine*

V Malariachemotherapeuticum

6633 $C_{35}H_{42}FNO_8$
31002-79-6

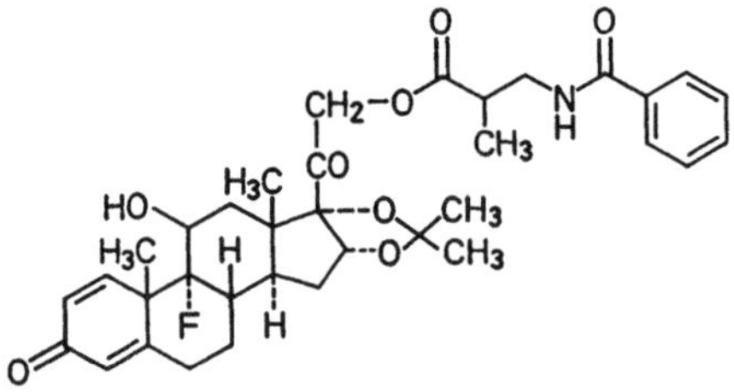

9α-Fluor-11β,21-dihydroxy-16α,17α-isopropylidendioxy-1,4-pregnadien-3,20-dion-21-[3-(benzoylamino-2-methylpropionat] = 9-Fluor-11β,16α,17,21-tetrahydroxypregna-1,4-dien-3,20-dion-16,17-acetonacetal-21-ester mit *N*-Benzoyl-2-methyl-β-alanin = 9α-Fluor-16α-hydroxyprednisolon-16,17-acetonid-21-[β-(benzoylamino)-isobutyrat] = (11β,16α)-21-[3-(Benzoylamino)-2-methyl-1-oxopropoxy]-9-fluor-11-hydroxy-16,17-[(1-methylethyliden)bis(oxy)]pregna-1,4-dien-3,20-dion (●)

S TBI, Tibicorten, *Triamcinolonacetonidbenzamidoisobutyrat, Triamcinolonbenetonid***

V antiphlogistisch und antiallergisch wirksames Glucocorticoid

6634 $C_{35}H_{57}NO_{10}$
55 103-30-5

Rosamicin-2′-butanoat

S *Rosamicinbutyrat*, Sch 18667

V Antibioticum

6635 $C_{36}H_{30}N_4O_6S_2$
13 010-27-0

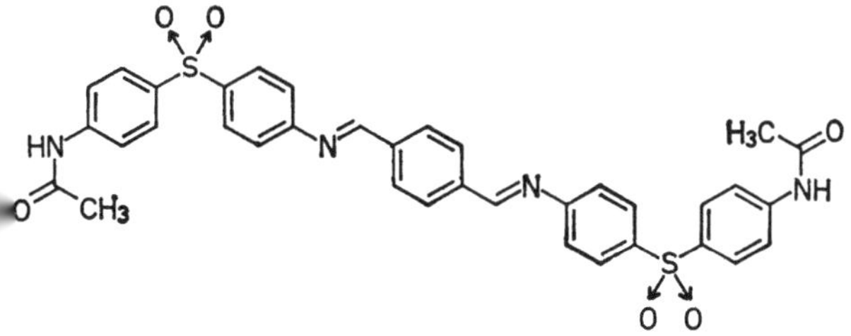

4′,4′′′′-[*p*-Phenylenbis-(methylidinimino-*p*-phenylensulfonyl)]-bis-acetanilid = *N,N′*-[1,4-Phenylenbis(methylidinnitrilo-4,1-phenylensulfonyl-4,1-phenylen)]bis[acetamid] (●)

S CI-608, PSBA

V Leprostaticum, Malariachemotherapeuticum

6636 $C_{36}H_{46}O_6$
55 566-22-8

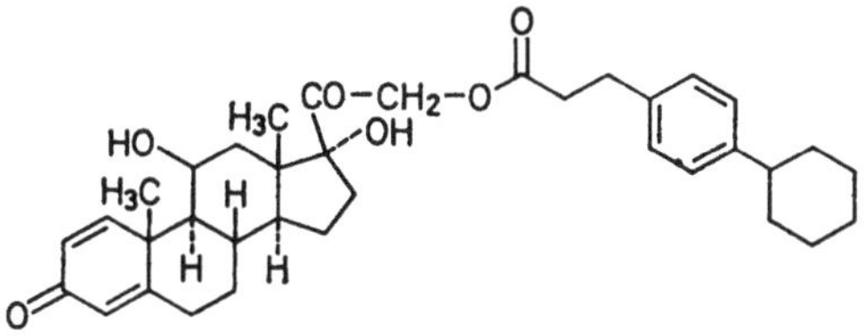

11β,17α,21-Trihydroxy-1,4-pregnadien-3,20-dion-21-[3-(*p*-cyclohexylphenyl)-propionat] = (11β)-21-[3-(4-Cyclohexylphenyl)-1-oxopropoxy]-11,17-dihydroxypregna-1,4-dien-3,20-dion (●)

S M. G. 5997, *Prednisolon-21-(p-cyclohexylphenylpropionat)*

V antiphlogistisch und antiallergisch wirksames Glucocorticoid

6637 $C_{37}H_{42}N_2O_7$
53 716-43-1

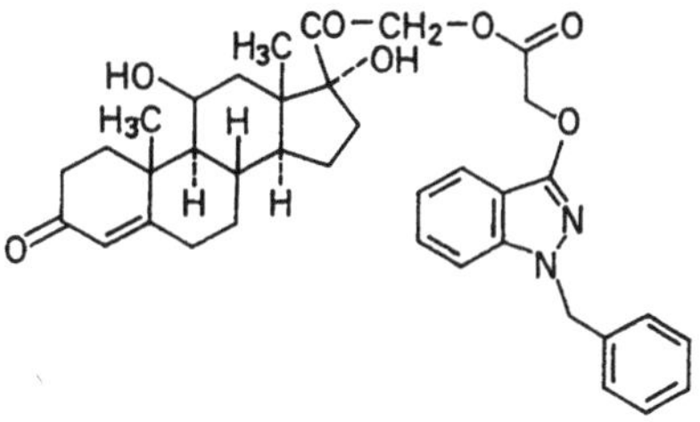

Hydrocortison-21-ester mit 1-Benzyl-1*H*-indazol-3-yloxyessigsäure (Nr. 2994) = (11β)-11,17-Dihydroxy-21-[[[[1-(phenylmethyl)-1*H*-indazol-3-yl]-oxy]acetyl]oxy]pregn-4-en-3,20-dion (●)

S AF 2071, Bendacort

V lokal anwendbares Antiphlogisticum

6638 $C_{39}H_{49}NO_{17}$
1404-15-5

S *Nogalamycin***, NSC-70 845, U-15167

V Antibioticum aus Streptomyces nogalater

6639 $C_{42}H_{64}N_{12}O_{12}S_2$
4117-65-1

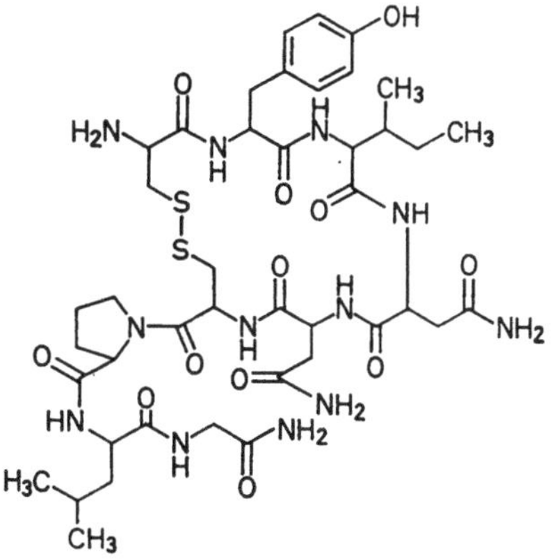

4-L-Asparaginoxytocin (●)

S A 8999, *Aspartocin**

V Antibioticum aus Streptomyces griseus var. spiralis

6640 $C_{42}H_{65}N_{11}O_{12}$

33 605-67-3

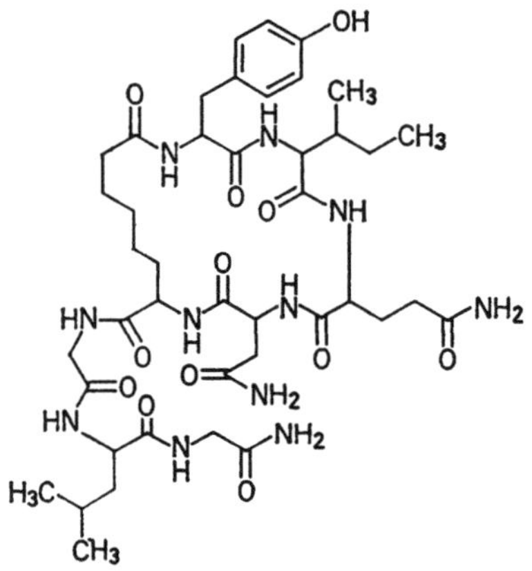

1-Buttersäure-6-(L-2-aminobuttersäure)-7-glycin-oxytocin = 1-Butansäure-7-glycin-1,6-dicarba oxytocin (●)

S *Cargutocin***, Statocin, Y-5330

V Oxytocicum

6641 $C_{42}H_{70}O_{11}$

53 003-10-4

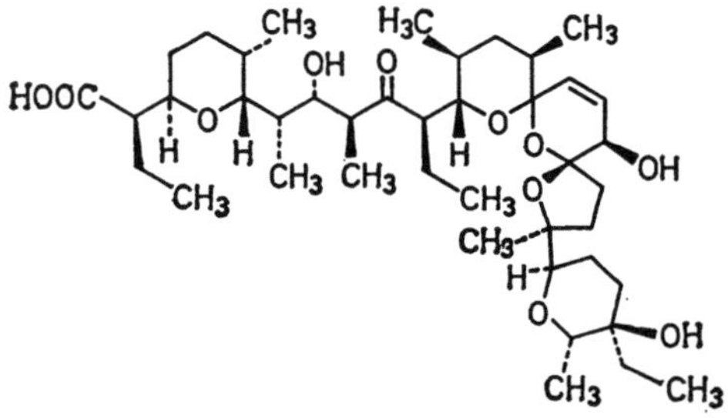

(α*R*,2*R*,5*S*,6*R*)-α-Ethyl-6-[(1*S*,2*S*,3*S*,5*R*)-5-[(2*S*, 5*S*,7*R*,9*S*,10*S*,12*R*,15*R*)-2-[(2*R*,5*R*,6*S*)-5-ethyl-tetrahydro-5-hydroxy-6-methyl-2*H*-pyran-2-yl]-15-hydroxy-2,10,12-trimethyl-1,6,8-trioxadispiro-[4.1.5.3]pentadec-13-en-9-yl]-2-hydroxy-1,3-dimethyl-4-oxoheptyl]tetrahydro-5-methyl-2*H*-pyran-2-essigsäure

S Eustin, *Salinomycin***

V Coccidiostaticum (Antibioticum aus Streptomyces albus)

6642 $C_{43}H_{55}N_5O_7$

53 643-48-4

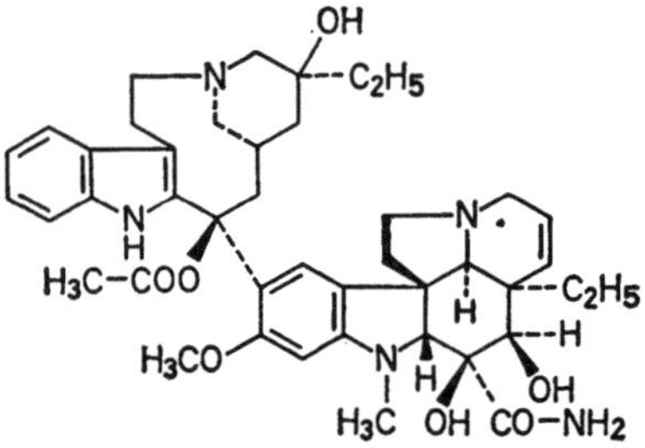

3-Carbamoyl-4-desacetyl-3-des-(methoxycarbonyl)-vincaleukoblastin = 3-(Aminocarbonyl)-O^4-deacetyl-3-de(methoxycarbonyl)vincaleukoblastin (●)

S Lilly 112531, *Vindesin***

V Antineoplasticum

6643 $C_{43}H_{60}N_2O_{12}$

50 935-71-2

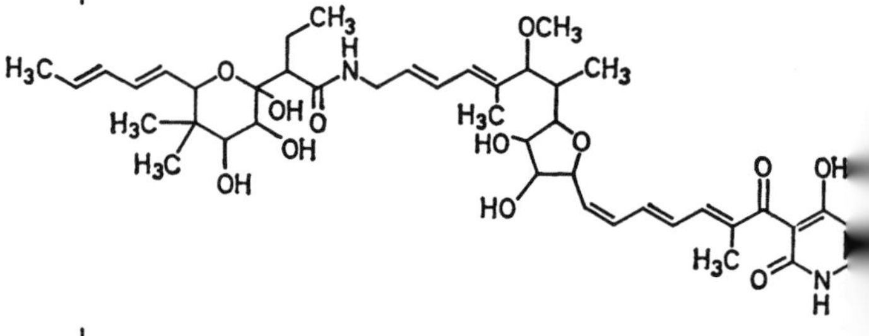

stereoisomeres *N*-[7-[5-[7-(1,2-Dihydro-4-hydroxy-2-oxo-3-pyridinyl)-6-methyl-7-oxo-1,3,5-heptatrienyl]tetrahydro-3,4-dihydroxy-2-furanyl]-6-methoxy-5-methyl-2,4-octadienyl]-α-ethyltetrahydro-2,3,4-trihydroxy-5,5-dimethyl-6-(1,3-pentadienyl)-2*H*-pyran-2-acetamid (●)

S *Delvomycin*, *Kirromycin*, *Mocimycin***, MYC 8003

V Antibioticum aus Streptomyces ramocissimus und anderen Streptomyces-Arten

6644 $C_{43}H_{72}O_{11}$

55134-13-9

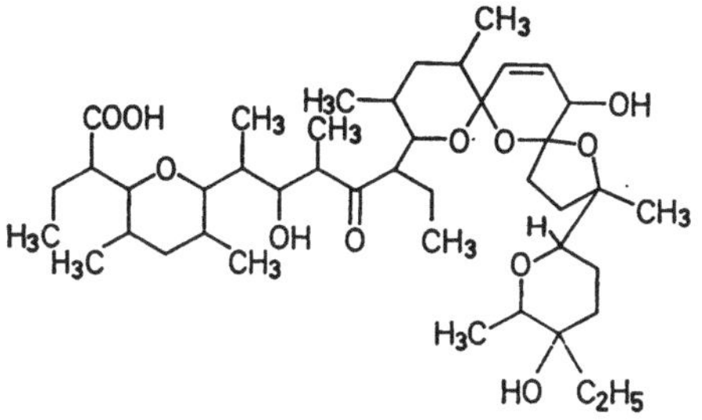

α-Ethyl-6-[5-[2-(5-ethyltetrahydro-5-hydroxy-6-methyl-2*H*-pyran-2-yl)-15-hydroxy-2,10,12-trimethyl-1,6,8-trioxadispiro[4.1.5.3]pentadec-13-en-9-yl]-2-hydroxy-1,3-dimethyl-4-oxoheptyl]-tetrahydro-3,5-dimethyl-2*H*-pyran-2-essigsäure (●)

S Lilly 79891, *Narasin***

V Coccidiostaticum, veter. Wachstumsstimulans

6645 $C_{44}H_{76}O_{14}$

58785-63-0

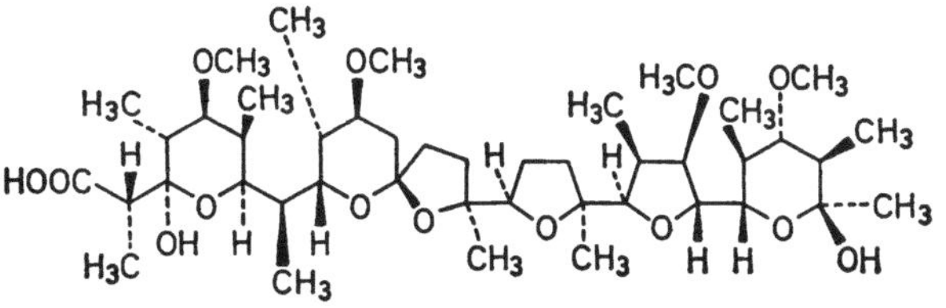

S DE 3936, *Emericid, Lonomycin,* 31559 R.P., TM 481

V Antibioticum aus Streptomyces ribosidificus

6646 $C_{44}H_{80}N_2O_{15}$

28022-11-9

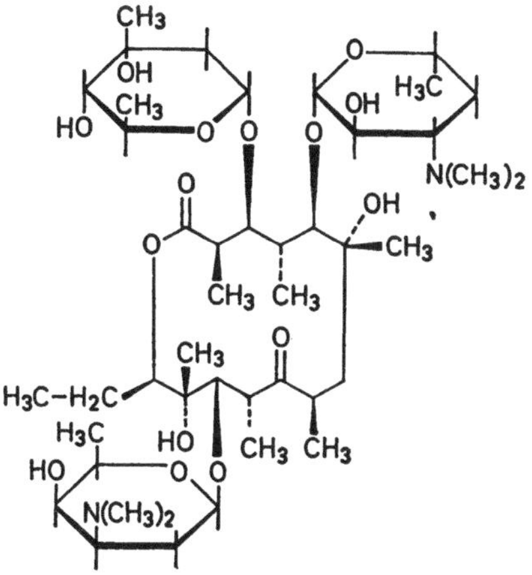

[3*R*-(3*R**,4*S**,5*S**,6*R**,7*R**,9*R**,11*R**,12*R**,13*R**,14*R**)]-4-[(2,6-Dideoxy-3-*C*-methyl-α-L-*ribo*-hexopyranosyl)oxy]-14-ethyl-7,13-dihydroxy-3,5,7,9,11,13-hexamethyl-12-[[2,3,6-trideoxy-3-(dimethylamino)-β-D-*lyxo*-hexopyranosyl]oxy]-6-[[3,4,6-trideoxy-3-(dimethylamino)-β-D-*xylo*-hexopyranosyl]oxy]oxacyclotetradecan-2,10-dion (●)

H Verbindung (1 : 1) mit Kaliumdihydrogenphosphat (51481-68-6)

S *Megalomicinphosphat**, *Megalomicin Potassium Phosphate, Megalomycin-A-Kaliumdihydrogenphosphat,* Sch 13430

V Antibioticum aus Micromonospora megalomicea

6647 $C_{45}H_{74}BNO_{15}$

34524-20-4

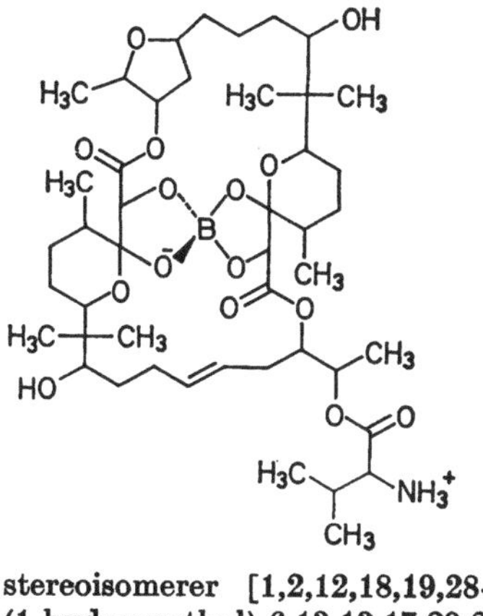

stereoisomerer [1,2,12,18,19,28-Hexahydroxy-22-(1-hydroxyethyl)-6,13,13,17,29,29,33-heptamethyl-4,7,21,34,35-pentaoxatetracyclo[28.3.1.1^{5,8} · 1^{14,18}]hexatriacont-24-en-3,20-dionato(4$^-$)-O^1,O^2, O^{18},O^{19}]borat(1$^-$)-22-D-valinester (●)

S *Boromycin*

V Antibioticum aus Streptomyces antibioticum (Coccidiostaticum)

6648 $C_{46}H_{56}N_4O_9$

23 360-92-1

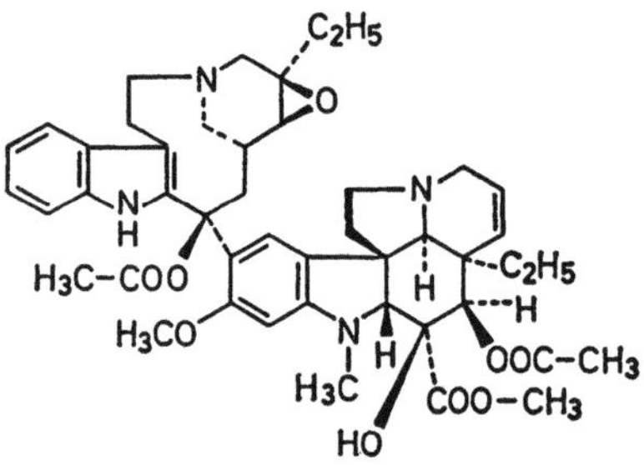

(3′β)-4′-Deoxy-3′,4′-epoxyvincaleukoblastin (●)

S *Leurosin, Vinleurosin***

V Antineoplasticum (Vinca rosea-Alkaloid)

6650 $C_{46}H_{58}N_4O_9$

15 228-71-4

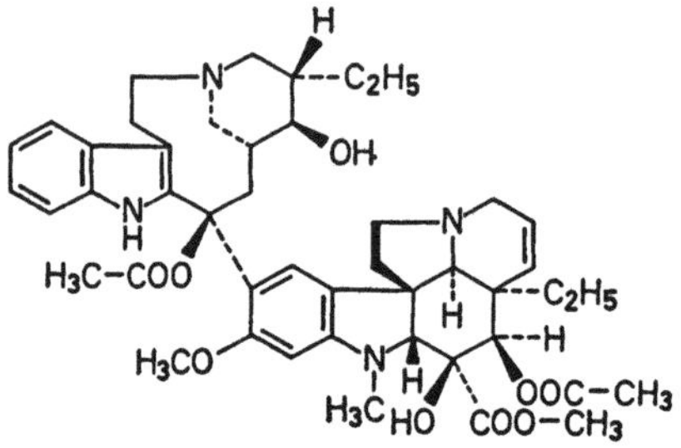

4′-Deoxy-3′-hydroxyvincaleukoblastin (●)

S *Leurosidin, Vinrosidin***

V Antineoplasticum (Vinca rosea-Alkaloid)

6649 $C_{46}H_{58}ClN_5O_8$

57 132-53-3

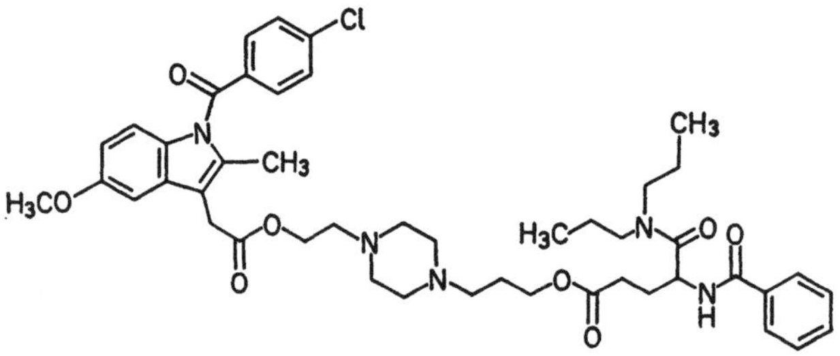

3-[4-(2-Hydroxyethyl)-1-piperazinyl]-propyl-DL-4-benzamido-N,N-dipropylglutaramat-1-(p-chlorbenzoyl)-5-methoxy-2-methylindol-3-acetat-(ester) = (±)-1-(4-Chlorbenzoyl)-5-methoxy-2-methyl-1*H*-indol-3-essigsäure-2-[4-[3-[[4-(benzoylamino)-5-(dipropylamino)-1,5-dioxopentyl]oxy]-propyl]-1-piperazinyl]ethylester (●)

S *Proglumetacin***

V Analgeticum, Antiphlogisticum

6651 $C_{47}H_{71}NO_{17}$

12 609-89-1

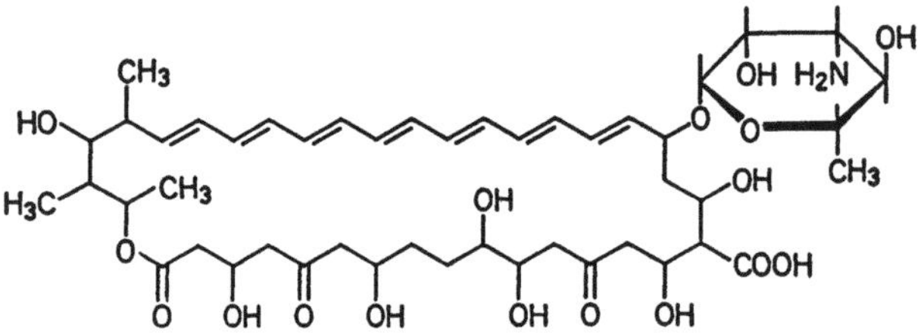

S *Mycoheptin*

V fungicides Antibioticum aus Streptomyces mycoheptinicum

6652 $C_{48}H_{82}O_{16}$
54 927-63-8

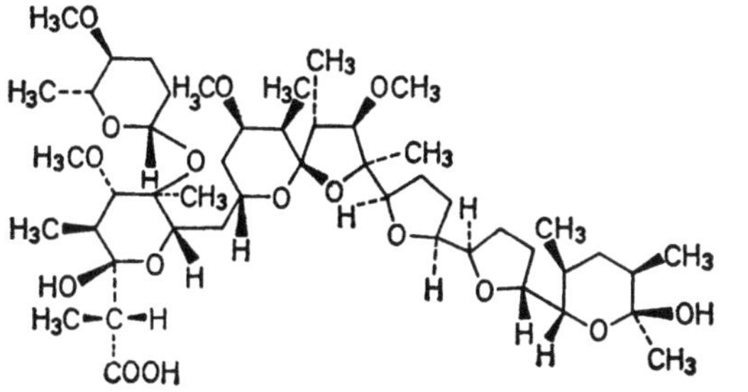

S A 28695 A, *Septamycin*
V Breitspektrum-Antibioticum aus Streptomyces hygroscopicus NRRL 5678

6654 $C_{53}H_{76}N_{14}O_{12}$
35 115-60-7

5-Oxo-L-prolyl-L-tryptophyl-L-prolyl-L-arginyl-L-prolyl-L-glutaminyl-L-isoleucyl-L-prolyl-L-prolin = 2-L-Tryptophan-3-de-L-leucin-4-de-L-prolin-8-L-glutaminbradykininpotentiator B (●)
S BPP$_{9\alpha}$, SQ 20881, *Teprotid***
V Antihypertonicum (Angiotensinconversions-inhibitor aus dem Gift von Botrops jararaca)

6655 $C_{54}H_{43}N_{13}O_{13}S_6$
56 377-79-8

S *Nosiheptid***, Primofax, 9671 R.P.
V Peptid-Antibioticum aus Streptomyces actuosus 40037

6653 $C_{52}H_{74}N_{16}O_{15}S_2$
14 636-12-5

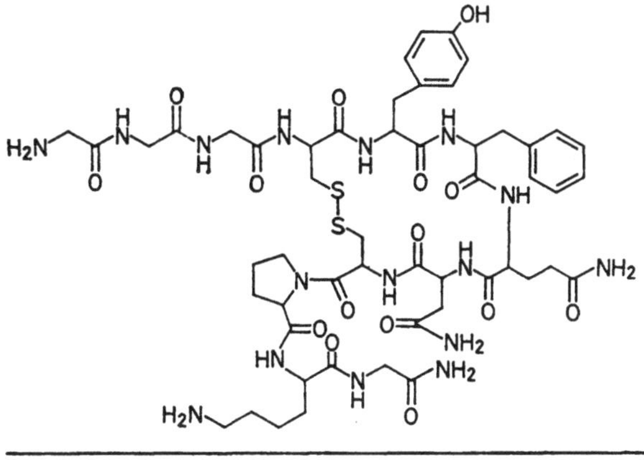

N-[*N*-(*N*-Glycylglycyl)glycyl]-8-L-lysinvasopressin (●) = N^{α}-Triglycyl-(8-lysin)-vasopressin
S Glypressin, Remestyp, *Triglycyllypressin*
V vasokonstriktorisch wirksames Peptidhormon

6656 $C_{55}H_{103}N_3O_{17}$
47 917-41-9

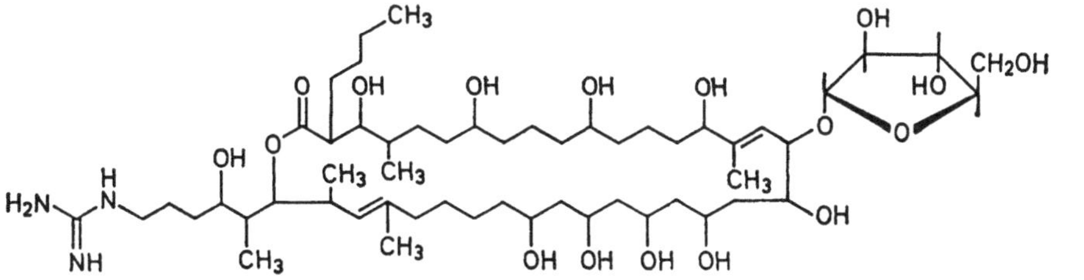

18-Arabinosyl-2-butyl-3,7,11,15,19,21,23,25,27,37-decahydroxy-4,16,32,34,36-pentamethyltetraconta-16,32-dien-35-*O*-lacton-40-guanidin = stereoisomeres [5-[19-(α-D-Arabinofuranosyloxy)-35-butyl-10,12,14,16,18,22,26,30,34-nonahydroxy-3,5,21,33-tetramethyl-36-oxooxacyclohexatriaconta-4,20-dien-2-yl]-4-hydroxyhexyl]guanidin (●)
H Sulfat (2:1) (30 003-49-7)
S *Primycin**
V Antibioticum

6657 $C_{56}H_{100}CuN_{18}O_{24}P_2$
11 056-20-5

S U-30640, YA-56 X, *Zorbamycin*
V Antibioticum aus Streptomyces bikinensis

6658 $C_{60}H_{86}N_{16}O_{13}$
57 982-77-1

5-Oxo-L-prolyl-L-histidyl-L-tryptophyl-L-seryl-L-tyrosyl-*O-tert.*-butyl-D-seryl-L-leucyl-L-arginyl-*N*-ethyl-L-prolinamid = [D-Ser(Bu^t)^6]LH-RH-(1-9)-nonapeptidethylamid = 6-[*O*-(1,1-Dimethylethyl)-D-serin]-9-(*N*-ethyl-L-prolinamid)-10-deglycinamid-luteinisierendes Hormon-releasing-Faktor (vom Schwein) (●)

S *Buserelin***
V LH-RH-wirksames Peptid

6659 $C_{62}H_{111}N_{11}O_{12}$
56 645-58-0

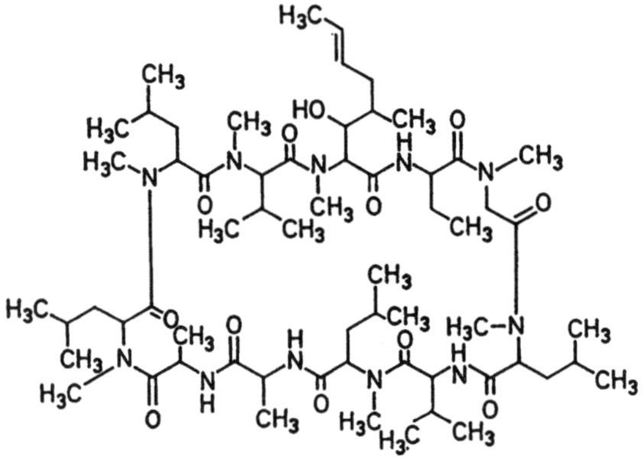

S *Cyclosporin A*, OL 27-400, S 7481/F 1
V Immunosuppressivum (Antibioticum aus Cylindrocarpon lucidum und Trichoderma polysporum)

6660 $C_{71}H_{110}N_{24}O_{18}S$
31 326-50-2

H–Oxo–L–Pro–L–Glu(NH2)–L–Arg–Gly–L–Asp(NH2)–L–Glu(NH2)
H2N–Met–L–Leu–L–His–L–Gly–Val–L–Ala–L–Trp–L

S *Bombesin*
V Pankreassekretions- und Magensekretionsstimulans (Tetradekapeptid aus der Haut von europäischen Discoglossis-Arten)

6661 $C_{76}H_{94}N_4O_{24}$
37 281-41-7

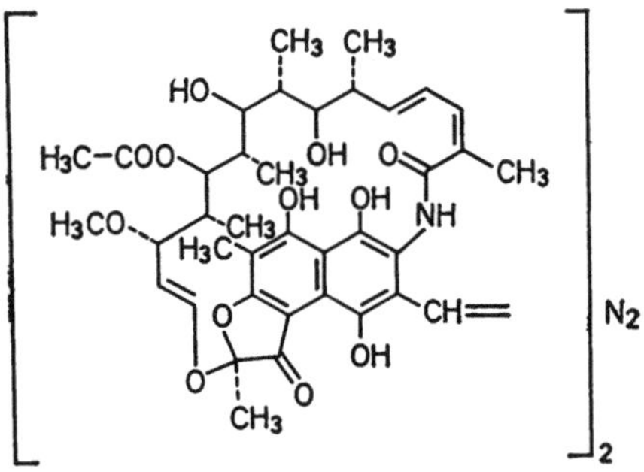

3,3′-(Azinodimethylidin)bis[rifamycin] (●)

S AF/RP, *Rifamazin*
V Antibioticum

6662 $C_{76}H_{104}N_{18}O_{19}S_2$
38 916-34-6

Ala–Gly–Cys–Lys–Asn–Phe–Phe–Trp
Cys–Ser–Thr–Phe–Thr–Lys

S GH-RIF, *Somatostatin*, SRIF
V Wachstumshormoninhibitor

6663 $C_{145}H_{240}N_{44}O_{48}S_2$

47 931-85-1

L-Cysteinyl-L-seryl-L-asparaginyl-L-leucyl-L-seryl-L-threonyl-L-cysteinyl-L-valyl-L-leucylglycyl-L-lysyl-L-leucyl-L-seryl-L-glutaminyl-L-α-glutamyl-L-leucyl-L-histidyl-L-lysyl-L-leucyl-L-glutaminyl-L-threonyl-L-tyrosyl-L-prolyl-L-arginyl-L-threonyl-L-asparaginyl-L-threonylglycyl-L-serylglycyl-L-threonyl-L-prolinamid-cyclisches-(1 → 7)-disulfid

S *Calcitonine synthétique de saumon, Calcitonin (Salmon),* Miacalcic, *Salcatonin,* SCT 1

V den Calcium-Blutspiegel senkendes Hormon

6664 $C_{264}H_{362}N_{48}O_{61}S_{12}$

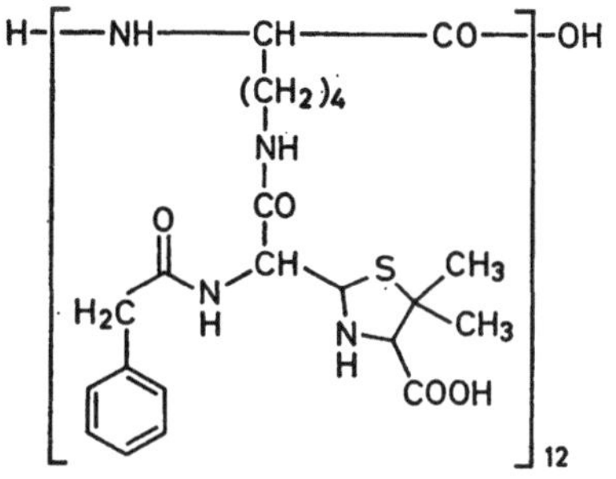

Dodekakis-(benzyl-α-penicilloyl)-dodeka-L-lysin = N^6-[D-2-[(2*R*,4*S*)-4-Carboxy-5,5-dimethyl-2-thiazolidinyl]-*N*-(phenylacetyl)-glycyl]-L-lysin-dodekapeptid

H Dodekakaliumsalz (61 990-92-9)

S *Benpenolisin***

V Diagnosticum zur Testung auf Penicillinallergie